# Verhandlungen der Deutschen Gesellschaft für Neurologie 2

56. Tagung
Jahrestagung vom 14.–16. Oktober 1982 in Hamburg
gemeinsam mit der Gesellschaft Österreichischer Nervenärzte und Psychiater und der Schweizerischen Neurologischen Gesellschaft

# Hämoblastosen
# Zentrale Motorik
# Iatrogene Schäden
# Myositiden

Herausgegeben von
D. Seitz und P. Vogel

Hauptreferate von
P. Engelhardt, K. Felgenhauer, K. Fischer, P. A. Fischer, H. Gänshirt, F. Gerstenbrand, H. H. Goebel, K. Hausmann, B. Holdorff, H. Ch. Hopf, G. Huffmann, J. Igloffstein, K. Jellinger, F. Jerusalem, H. E. Kaeser, K. Kunze, C. Ladurner, H. Lechner, H. P. Ludin, B. Mamoli, H. G. Mertens, M. Mumenthaler, B. Neundörfer, D. Pongratz, F. Regli, K. Ricker, G. Ritter, K. Schimrigk, H. Schliack, H. Spiess, M. Stöhr

Mit 202 Abbildungen und 160 Tabellen

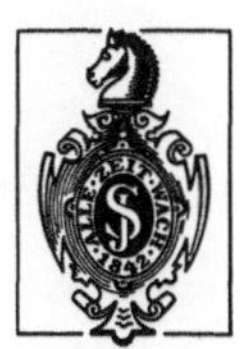

Springer-Verlag
Berlin Heidelberg New York Tokyo 1983

Prof. Dr. DIETER SEITZ
Neurologische Abteilung des
Allgemeinen Krankenhauses St. Georg
Lohmühlenstr. 5
D-2000 Hamburg 1

Dr. PETER VOGEL
Neurologische Universitätsklinik
Sigmund-Freud-Str. 25
D-5300 Bonn-Venusberg

ISBN-13: 978-3-540-12341-5 e-ISBN-13: 978-3-642-45561-2
DOI: 10.1007/978-3-642-45561-2

CIP-Kurztitelaufnahme der Deutschen Bibliothek.
Hämoblastosen. Zentrale Motorik. Iatrogene Schäden. Myositiden.
[Jahrestagung vom 14. - 16. Oktober 1982 in Hamburg ; 75 Jahre Dt. Ges. für Neurologie 1907 - 1982].
Hrsg. von D. Seitz u. P. Vogel. Hauptreferate von P. Engelhardt ... [Gemeinsam mit d. Ges. Österr. Nervenärzte u. Psychiater u.d. Schweizer. Neurolog. Ges.]. - Berlin ; Heidelberg ; New York ; Tokyo : Springer, 1983.
(Verhandlungen der Deutschen Gesellschaft für Neurologie ; 2) (... Tagung / Deutsche Gesellschaft für Neurologie ; 56)

NE: Seitz, Dieter [Hrsg.]; Engelhardt, P. [Mitverf.]; Deutsche Gesellschaft für Neurologie: Verhandlungen der Deutschen ...; Deutsche Gesellschaft für Neurologie ... Jahresversammlung.



Verantwortlich für den Anzeigenteil: M. Olle, Kurfürstendamm 237, D-1000 Berlin 15
2125-3130/543210

# 75 Jahre
# Deutsche Gesellschaft für Neurologie
# 1907-1982

# Inhaltsverzeichnis

VIII. Myositiden ohne Erregernachweis

## Freie Vorträge

### IX. Zerebrale Zirkulationsstörungen

XX. Varia

# Verzeichnis der Autoren und Vortragenden


Alexopoulos T., Neurologische Universitätsklinik Hamburg

Anstätt Th., Dr.med., Neurologische Universitätsklinik Homburg/Saar

Aulich A., Dr.med., Neurologische Universitätsklinik Düsseldorf

Baas H., Dr.med., Abt. f. Neurologie, Klinikum der Universität Frankfurt am Main

Barocka A., Dr.med., Universitäts-Nervenklinik Erlangen

Baumgarten v. F.J., Dr.med., Neurologische Universitätsklinik Würzburg

Baumgartner G., Prof.Dr.med., Neurologische Universitätsklinik Kantonsspital Zürich

Beck R., Dr.med.Dr.rer.nat., Universitäts-Nervenklinik Köln

Becker H., Dr.med., Neuroradiologische Abteilung der Universität Frankfurt am Main

Benecke R., Dr.med., Abt.f.Klinische Neurophysiologie d. Neurologischen Universitätsklinik Göttingen

Besinger U.A., Dr.med., Neurologische Klinik der Technischen Universität München

Besser R., Dr.med., Neurologische Abt.d. Landesnervenklinik Alzey

Böninger Ch., Dr.med., Diabetesklinik Bad Oeynhausen

Bogdahn U., Dr.med., Neurologische Universitätsklinik Würzburg

Bogousslavsky J., M.D., Service de neurologie, centre Hospitalier Universitaire Vaudois, Lausanne

Boxler K., Dr.med., Neurologische Universitätsklinik Bonn

Braeuer H.C., Dr.med., Neurologische Universitätsklinik Hamburg

Brunke J., Dr.med., Neuroradiologische Abteilung der Universität Göttingen

Buchmüller H.R., Dr.med., Neurologische Klinik, Klinikum Mannheim

Budka H., Univ.-Doz.Dr.med., Neurologisches Institut der Universität Wien

Buettner U.W., Dr.med., Neurologische Universitätsklinik Tübingen

Büttner U., PD Dr.med., Neurologische Universitätsklinik Düsseldorf

Busse O., PD Dr.med., Neurologische Universitätsklinik Gießen

Claus D., Dr.med., Klinik f. Neurologie, Med. Hochschule Lübeck

Deckert J., Neurologische Universitätsklinik Würzburg

Deecke L., Prof.Dr.med., Abt. Neurologie der Universität Ulm

Diener H.C., Dr.med., Neurologische Universitätsklinik Tübingen

Dietz V., Doz.Dr.med., Abt. Klinische Neurologie und Neurophysiologie, Universität Freiburg

Dommasch D., Prof.Dr.med., Neurologische Universitätsklinik Würzburg

Druschky K.-F., PD Dr.med.,Dr.med.habil., Neurologische Universitätsklinik Erlangen

Emskötter Th., Neurologische Universitätsklinik Hamburg

Engelhardt A., Dr.med., Klinik für Neurologie der Medizinischen Hochschule Lübeck

Engelhardt P., Prof.Dr.med., Neurologische Klinik d. Medizinischen Hochschule Hannover

Fasshauer K., PD Dr.med., Neurologische Universitätsklinik Marburg

Feistner H., Dr.med., Neurologische Universitätsklinik Gießen

Felgenhauer K., Prof.Dr.med., Neurologische Universitätsklinik Göttingen

Fischer K., Prof.Dr.med., Abt.f.Immunpathologie der Universitäts-Kinderklinik Hamburg

Fischer P.-A., Prof.Dr.med., Abt.f.Neurologie Klinikum der Universität Frankfurt am Main

Friedemann H.-H., Dr.med., Neurologische Universitätsklinik Düsseldorf

Fuhrmann H., Dr.med., Neurologische Klinik d. Medizinischen Hochschule Hannover

Gänshirt H., Prof.Dr.med., Neurologische Universitätsklinik Heidelberg

Galle G., Dr.med., Neurologische Universitätsklinik Erlangen

Gehlen W., Prof.Dr.med., Neurologische Klinik der Ruhruniversität am Knappschaftskrankenhaus Bochum-Langendreer

Gerber W.D., Dr.rer.soc.Dipl.Psych., Abt. Neuropsychologie mit Neurologischer Poliklinik, Neurologische Universitätsklinik Tübingen

Gerhard L., Prof.Dr.med., Neuropathologisches Institut der Universität Essen

Gerstenbrand F., Prof.Dr.med., Universitätsklinik für Neurologie, Innsbruck

Gibbels E., Prof.Dr.med., Universitäts-Nervenklinik Köln

Glasner H., Prof.Dr.med., Neurologisch-Psychiatrische Abt.d. Krankenhauses Neukölln, Berlin

Glees P., Prof.Dr.med., Department of Anatomy, University of Cambridge

Goebel H.H., Prof.Dr.med., Abt.f.Neuropathologie der Universität Göttingen

Grisold W., Dr.med., L.Boltzmann-Institut f.klin. Neurobiologie Krankenhaus Wien-Lainz

Grossmann W., PD Dr.med., Neurologische Abt. Städtisches Krankenhaus München-Harlaching

Gutjahr L, Dr.med., Abt.f. Klinische Neurophysiologie und experimentelle Neurologie der Medizinischen Hochschule Hannover

Gypser-Hoischen B., Dr.med., Abt.Hämatologie und Onkologie, Klinikum Charlottenburg, Freie Universität Berlin

Haan J., Dr.med., Neurologische Universitätsklinik St. Josef Hospital Bochum

Hagenah R., PD Dr.med., Neurologische Universitätsklinik Hamburg

Hagner G., Dr.med., Abt.Hämatologie und Onkologie, Klinikum Charlottenburg, Freie Universität Berlin

Halbach M., Dr.med., Neurologische Universitätsklinik Düsseldorf

Hamster W., Dr., Abt.Neuropsychologie mit Neurologischer Poliklinik, Neurologische Universitätsklinik Tübingen

Hartmann A., PD Dr.med., Neurologische Universitätsklinik Heidelberg

Haupt W.F., Dr.med., Universitäts-Nervenklinik Köln

Hausmann K., Prof.Dr.med., Hämatologische Abt. Allgemeines Krankenhaus St. Georg, Hamburg

Heininger K., Dr.med., Neurologische Universitätsklinik Düsseldorf

Hennerici M., PD Dr.med., Neurologische Universitätsklinik Düsseldorf

Heuser K., Dr.med., Abt.Neurologie Klinikum der Universität Kiel

Höhnke K., Dr.med., Neurologische Universitätsklinik Würzburg

Hohlfeld R., Dr.med., Neurologische Universitätsklinik Düsseldorf

Hohnstädt P., Neurologische Universitätsklinik Hamburg

Holdorff B., PD Dr.med., Neurologische Klinik, Städtische Kliniken Kassel

Holtvoeth W., Dr.med., Neurologische Universitätsklinik "Bergmannsheil" Bochum

Hopf H.C., Prof.Dr.med., Neurologische Universitätsklinik Mainz

Hopp G., Dr.med., Abt.f.Neurologie Klinikum der Universität Frankfurt am Main

Hornig C.R., Dr.med., Neurologische Universitätsklinik Gießen

Huffmann G., Prof.Dr.med., Neurologische Universitätsklinik Marburg

Igloffstein D., Dr.med., Neurologische Abt. Allgemeines Krankenhaus St. Georg, Hamburg

Igloffstein J., Dr.med., Neurologische Abt. Allgemeines Krankenhaus St. Georg, Hamburg

Isermann H., Dr.med., Neurologische Abt. Krankenanstalten Sarepta, Bielefeld-Bethel

Isler H., Dr.med., Neurologische Universitätsklinik Kantonsspital Zürich

Jacobi P, PD Dr.phil., Abt.Neurologie Klinikum der Universität Frankfurt am Main

Janzen R.W.C., PD Dr.med., Neurologische Universitätsklinik Hamburg

Jellinger K., Prof.Dr.med., L. Boltzmann-Institut für Klinische Neurobiologie, Krankenhaus Wien-Lainz

Jerusalem F., Prof.Dr.med., Neurologische Universitätsklinik Bonn

Kaeser H.E., Prof.Dr.med., Neurologische Universitätsklinik Kantonsspital Basel

Kappos L., Dr.med., Neurologische Universitätsklinik Würzburg

Kaps M., Dr.med., Neurologische Universitätsklinik Gießen

Kaschka W.P., Dr.med., Psychiatr.Universitätsklinik Erlangen

Kauerz U., Neurologische Universitätsklinik Hamburg

Kempski O., Dr.med., Institut für chirurgische Forschung Universität München, Klinikum Großhadern

Kepplinger B., Dr.med., Wagner-Jauregg-Krankenhaus Linz

Kessler Ch., Dr.med., Neurologische Universitätsklinik Heidelberg

Kießling W.R., Dr.med.habil., Neurologische Universitätsklinik Würzburg

Klinger M., PD Dr.med.Dr.med.habil., Neurologische Universitätsklinik Erlangen

Klös G., Dr.med., Abt.Neurologie Klinikum der Universität Frankfurt am Main

Kölmel H.W., PD Dr.med., Neurologische Abt. Klinikum Charlottenburg, Freie Universität Berlin

Kömpf D., PD Dr.med., Klinik für Neurologie, Medizinische Hochschule Lübeck

König F., Dr.med., Klinik für Neurologie, Medizinische Hochschule Lübeck

Kotzian J., Dr.med., Neurologische Universitätsklinik Erlangen

Kountouris D., Dr.med., Neurologische Klinik der Ruhr-Universität am Knappschaftskrankenhaus Bochum-Langendreer

Krämer G., Dr.med., Neurologische Universitätsklinik Mainz

Kraus P., cand.med., Neurologische Universitätsklinik Würzburg

Krauseneck P., PD Dr.med., Neurologische Universitätsklinik Würzburg

Krüger H., Dr.med., Neurologische Universitätsklinik Würzburg

Kütemeyer M., Dr.med., Abt.Neurologie, Klinikum Charlottenburg, Freie Universität Berlin

Kummer G., Dr.med., Abt.Neurologie der Universität Ulm

Kunze K., Prof.Dr.med., Neurologische Universitätsklinik Hamburg

Kutzner M., Dr.med., Neurologische Universitätsklinik "Bergmannsheil" Bochum

Kuypers H.G.J.M., Prof.Dr., Department of Anatomy II, Erasmus Universiteit, Rotterdam

Ladurner G., Doz.Dr.med., Psychiatrisch-Neurologische Universitäts-Klinik Graz

Lang M., cand.med., Abt.f.Neurologie der Universität Ulm

Langohr H.D., Prof.Dr.med., Neurologische Universitätsklinik Tübingen

Lechner H., Prof.Dr.med., Psychiatrisch-neurologische Universitätsklinik Graz

Lemon R.N., Dr., Department of Anatomy II, Erasmus Universiteit Rotterdam

Liebert U.G., Dr.med., Neuropathologisches Institut, Universität Düsseldorf

Lorenzoni E., Prof.Dr.med., Neurologische Klinik Medizinische Hochschule Hannover

Lowitzsch K., Prof.Dr.med., Neurologische Universitätsklinik Mainz

Ludin H.P., Prof.Dr.med., Neurologische Universitätsklinik Inselspital, Bern

Lüth G., Dr.med., Neurologische Universitätsklinik Mainz

Lumenta C.B., Dr.med., Neurochirurgische Universitätsklinik Düsseldorf

Mamoli B., Prof.Dr.med., Neurologische Universitätsklinik Wien

Mayer K., Prof.Dr.med., Abt.Neuropsychologie mit Neurologischer Poliklinik, Neurologische Universitätsklinik Tübingen

Meienberg O., Dr.med., Neurologische Universitätsklinik Inselspital, Bern

Meinck H.-M., Dr.med., Abt.klinische Neurophysiologie Neurologische Universitätsklinik Göttingen

Mertens H.G., Prof.Dr.med., Neurologische Universitätsklinik Würzburg

Meyer M., Dr.med., Neurologische Universitätsklinik Zürich

Missmahl H.P., Prof.Dr.med., I. Med.Abt. Marienkrankenhaus Hamburg

Möller W.-D., Prof.Dr.med., Abt.Neurologie, Klinikum der Universität Kiel

Movassaghi A., Prof.Dr.med., Neurologische Universitätsklinik St. Josef Hospital Bochum

Müller O.A., PD Dr.med., Medizinische Klinik Innenstadt, Universität München

Müller-Jensen A., Prof.Dr.med., Neurologische Universitätsklinik Hamburg

Müller-Vahl H., Dr.med., Abt.Klinische Neurophysiologie und experimentelle Neurologie, Medizinische Hochschule Hannover

Mumenthaler M., Prof.Dr.med., Neurologische Universitätsklinik Inselspital Bern

Neundörfer B., Prof.Dr.med., Klinik für Neurologie, Medizinische Hochschule Lübeck

Neuser D., Dr.rer.nat., Neurologische Universitätsklinik Würzburg

Nichtweiß M., Dr.med., Neurologische Klinik Städtische Kliniken Darmstadt

Nix W.A., Dr.med., Neurologische Universitätsklinik Mainz

Noth J., Prof.Dr.med., Neurologische Universitätsklinik Düsseldorf

Okur H., Dr.med., Neurologische Klinik der Ruhruniversität am Knappschaftskrankenhaus Bochum-Langendreer

Pateisky K., Neurologische Universitätsklinik Wien

Patzold U., Prof.Dr.med., Neurologische Klinik Medizinische Hochschule Hannover

Peiffer J., Prof.Dr.med., Institut für Hirnforschung Universität Tübingen

Pette D., Prof.Dr.med., Fakultät für Biologie Universität Konstanz

Podoll K., cand.med., Neurologische Universitätsklinik Düsseldorf

Pongratz D., Prof.Dr.med., Friedrich-Baur-Institut Medizinische Klinik Innenstadt, Universität München

Poser S., Prof.Dr.med., Neurologische Universitätsklinik Göttingen

Prange H., Dr.med., Neurologische Universitätsklinik Göttingen

Przuntek H., Prof.Dr.med., Neurologische Universitätsklinik Würzburg

Regli F., Prof.Dr.med., Service de neurologie Centre Hospitalier Universitaire Vaudois, Lausanne

Reichmann H., Dr.med., Fakultät für Biologie, Universität Konstanz

Reisner Th., Dr.med., Neurologische Universitätsklinik Wien

Reuther R., Prof.Dr.med., Neurologische Universitätsklinik Heidelberg

Ricker K., Prof.Dr.med., Neurologische Universitätsklinik Würzburg

Ringelstein E.B., Dr.med., Abt.Neurologie RWTH Aachen

Ritter G., Prof.Dr.med., Neurologische Universitätsklinik Göttingen

Rödl W., Dr.med., Medizinische Universitätsklinik Erlangen

Röthig H.-J., Dr.med., Neurologische Universitätsklinik Hamburg

Rohkamm R., Dr.med., Neurologische Universitätsklinik Würzburg

Russ H., cand.rer.nat., Neurologische Universitätsklinik Würzburg

Scollo-Lavizzari G., Prof.Dr.med., Neurologische Universitätsklinik Kantonsspital Basel

Seidel D., PD Dr.med., Neurologische Abt. Augustahospital Anholt, Isselburg

Seitz D., Prof.Dr.med., Neurologische Abt. Allgemeines Krankenhaus St. Georg, Hamburg

Seitz R.J., Dr.med., Neuropathologisches Institut der Universität Düsseldorf

Sobirey Ch., Dr.med., Neurologische Universitätsklinik Hamburg

Spiess H., PD Dr.med., Talstraße 65, CH-8001 Zürich

Spunda Ch., Primarius Dr., II. Abt. Neurologisches Krankenhaus Rosenhügel, Wien

Suchenwirth R.M.A., Prof.Dr., Amalienthaler Str. 35, Ahnatal-Weimar

Scheid W., Prof.Dr.med.Dr.h.c., Universitäts-Nervenklinik Köln

Schimrigk K., Prof.Dr.med., Neurologische Universitätsklinik Homburg/Saar

Schipper H.I., Dr.med., Neurologische Universitätsklinik Göttingen

Schlegel S., Dr.med., Neurologische Universitätsklinik Düsseldorf

Schliack H., Prof.Dr.med., Neurologische Klinik, Medizinische Hochschule Hannover

Schlickewei W., Dr.med., Abt. Unfallchirurgie Chirurgische Universitätsklinik Freiburg

Schmidt D., PD Dr.med., Abt.Neurologie Klinikum Charlottenburg, Freie Universität Berlin

Schneider E., Prof.Dr.med., Abt.Neurologie Klinikum der Universität Frankfurt

Schneider R., Dr.med., Abt.Neurologie RWTH Aachen

Schröder J.M., Prof.Dr.med., Abt. Neuropathologie RWTH Aachen

Schütz H.J., Dr.med., Neurologische Universitätsklinik Gießen

Schwerdtfeger R., Dr.med., Abt.Hämatologie, Klinikum Charlottenburg, Freie Universität Berlin

Stasch J.P., Dipl.Chem., Neurologische Universitätsklinik Würzburg

Statz A., Dr.med.., Universitäts-Kinderklinik Köln

Stöhr M., Prof.Dr.med., Neurologische Universitätsklinik Tübingen

Taghavy A., Prof.Dr.med., Neurologische Universitätsklinik Erlangen

Tkocz E., Dr.med., Neurologische Universitätsklinik Homburg/Saar

Toyka K.V., Prof.Dr.med., Neurologische Universitätsklinik Düsseldorf

Tsai J.J., M.D., Abt.Neurologie Klinikum Charlottenburg, Freie Universität Berlin

Vogel P., Dr.med., Neurologische Abt. Allgemeines Krankenhaus St. Georg, Hamburg

Volles E., PD Dr.med., Neurologische Abt. Klinik Schildautal, Seesen

Weisner B., PD Dr. med., Neurologische Universitätsklinik Hamburg

Weitbrecht W.U., Dr.med., Klinik für Neurologie der Medizinischen Hochschule Lübeck

Weizäcker M., Dr.med., Neuropathologisches Institut der Universität Düsseldorf

Wessel K., Dr.med., Universitäts-Nervenklinik Köln

Wettstein A., Dr.med., Neurologische Universitätsklinik Zürich

Wiesendanger M., Prof.Dr.med., Physiologisches Institut der Universität Fribourg

Wiethölter H., Dr.med., Neurologische Universitätsklinik Tübingen

Wismann H., Dr.med., Neurologische Universitätsklinik Göttingen

Wolf P., Prof.Dr.med., Abt.Neurologie Klinikum Charlottenburg, Freie Universität Berlin

Wolter M., Prof.Dr.med., Neurologische Abt. Schloßpark-Klinik Berlin

Zangemeister W.H., PD Dr.med., Neurologische Universitätsklinik Hamburg

# Begrüßung

D. Seitz

Erster Vorsitzender der Deutschen Gesellschaft für Neurologie

Meine sehr verehrten Damen und Herren!

Im Namen des Vorstandes der Deutschen Gesellschaft für Neurologie begrüße ich Sie, die Sie von nah und fern zu unserer 56. Tagung hierher gekommen sind, herzlich.

Vor allem begrüße ich Herrn Dr. Mellmann als Vertreter von Frau Bürgermeister Elstner, die ihre persönliche Verbundenheit mit unserer Tagung bereits durch ihr Grußwort zum Ausdruck gebracht hat.

Ebenso begrüße ich Herrn Prof. Hölzer, der uns als Sprecher des medizinischen Fachbereichs die Glückwünsche der Universität übermittelt hat.

Sehr herzlich begrüße ich die Vertreter und Mitglieder der Österreichischen und Schweizerischen Neurologischen Gesellschaft, die gern unserer Bitte entsprochen haben, unserer 75-Jahr-Feier durch eine gemeinsame Tagung besondere Bedeutung zu verleihen.

Mit großer Dankbarkeit erinnern wir uns in diesem Zusammenhang an die gemeinsame Tagung 1960 in Zürich auf Initiative unseres Ehrenmitglieds Professor Fritz Lüthy, der leider nicht unter uns weilen kann. Wir wissen, daß wir seiner souveränen und von humanitären Idealen geprägten Persönlichkeit jene erste Einladung ins Ausland nach dem Kriege verdanken, die uns zurückführte in die Gemeinschaft der europäischen Neurologen.

Die harmonische Arbeitstagung in Wien vor drei Jahren steht uns noch lebhaft vor Augen. Herbert Reisner hatte mit jener Einladung an eine alte Tradition angeknüpft, hatte doch unsere Gesellschaft bereits bei ihrer dritten Zusammenkunft, nämlich 1909 in Wien getagt. Sie ist auch zwischen den Kriegen wiederholt nach Österreich eingeladen worden. Reisner hat es mit seiner warmen Herzlichkeit verstanden, diese lange und enge Gemeinsamkeit wiederaufleben zu lassen.

Er hat den Plan zu unserer heutigen Zusammenkunft lebhaft gefördert und auch die wesentlichen Vorbereitungen getroffen. Daß er nicht mehr unter uns weilt, wirft einen dunklen Schatten auf diesen Tag. Wir verneigen uns in Ehrerbietung vor Ihnen, sehr verehrte gnädige Frau, die Sie nach Hamburg gekommen sind, gleichsam um das Vermächtnis Ihres Gatten zu vollenden.

Ich begrüße ferner sehr herzlich unsere übrigen auswärtigen Gäste, vornehmlich die Herren Referenten und Vortragenden aus Holland und England, die unsere wissenschaftlichen Sitzungen wesentlich bereichern werden.

Leider kann auch unser Ehrenmitglied Professor Stephan Környey nicht an unserer Tagung teilnehmen. Wir bedauern das außerordentlich schon deshalb, weil bei unserer Gründungsfeier 1907 Ungarn durch seine bedeutenden Neurologen Jendrassik, v. Sarbo und Schaffer vertreten war; mehr noch, weil Környey als Sproß des alten Österreich-Ungarns Hamburg besonders verbunden ist. Als ältester Pette-Schüler hat er mit seinem Lehrer vor 50 Jahren hier am Allgemeinen Krankenhaus St. Georg grundlegende experimentelle Untersuchungen über die Pathogenese der Poliomyelitis durchgeführt und dort auch unter Wohlwill eine bedeutsame Studie über die paraadventitiellen Sarkome des Gehirns verfaßt, die wir heute zu den Lymphomen rechnen. Seinem Wunsch entsprechend, möchte ich Ihnen allen seine herzlichen Grüße und Wünsche übermitteln.

Ich brauche Ihnen nicht zu sagen, wie tief wir bedauern, daß unsere Kollegen in der DDR, die wir eingeladen haben, auch eine Absage erteilten. Gerade heute lastet die unerbittliche Trennung trotz der intensiven politischen Bemühungen während des letzten Jahrzehnts in Gedenken an unsere Gründungsversammlung in Dresden sehr schwer auf uns.

Eine besondere Freude ist es für mich, Herrn Kollegen Dietz als Präsidenten der Deutschen Gesellschaft für Neurochirurgie begrüßen zu können. Leider haben sowohl der Präsident der Deutschen Gesellschaft für Innere Medizin als auch der Präsident der Deutschen Gesellschaft für Psychiatrie mitgeteilt, verhindert zu sein, lassen aber ihre Grüße übermitteln.

Eine ganz besonders große Freude ist es für mich, anläßlich dieser Jahrestagung nächste Angehörige der Persönlichkeiten begrüßen zu können, die zu den bedeutendsten Vertretern unserer Gesellschaft zählen. Es sind die Töchter und der Schwiegersohn von Max Nonne, und zwar Fräulein Clara Nonne und Herr Dr. Seelig und Frau, sowie ferner die Nachkommen von Heinrich Pette, und zwar seiner Tochter, Frau Dr. Karin Pette-Prosenc, und sein Sohn, Prof. Dr. Dirk Pette. Es ist wirklich ganz ungewöhnlich, daß Angehörige von zwei Generationen hervorragender Wissenschaftler einer solchen Tagung wie dieser Glanz verleihen, vor allem wenn jene Forscher und Ärzte schon ein Viertel- bzw. ein halbes Jahrhundert aus dem Amt geschieden sind. Sie, sehr verehrte Angehörige, geben unserer Feierstunde aber nicht nur einen besonders ehrwürdigen Rahmen, sondern repräsentieren auch die geistige Kontinuität unserer Neurologen-Familie über die Generationen.

Leider hat unser Ehrenpräsident Herr Professor Bodechtel wegen der Beschwerlichkeiten des Alters abgesagt, aber mich gebeten, Ihnen seine herzlichen Grüße und die besten Wünsche für das Gelingen der Tagung zu übermitteln.

Von unseren Ehrenmitgliedern begrüße ich Frau Professor Lange und die Herren Kuhlendahl und Pass. Ferner möchte ich meinen Gruß entbieten dem Inhaber der Nonne-Gedenkmünze und Heinrich-Pette-Schüler, zugleich auch sein emeritierter Nachfolger im Amt, Professor Rudolf Janzen. Eine große Freude ist für mich auch, daß Herr Professor P.E. Becker, Göttingen, und Herr Professor Jacob, Marburg, unter uns weilen.

Meine sehr verehrten Damen und Herren! Seit unserem letzten Treffen in München haben sich unsere Reihen wieder gelichtet:

Am 4.12.1982 verstarb unser Ehrenmitglied Hans-Robert Müller im Alter von 80 Jahren. Nach Assistentenjahren bei Nonne, v. Weizsäcker und Grafe, habilitierte er sich 1933 in Würzburg für innere Medizin und Nervenheilkunde. 1935 wurde er Chefarzt der Neurologischen Abteilung des Allgemeinen Krankenhauses St. Georg in Hamburg, die von Saenger gegründet und E. Trömner und H. Pette fortgeführt worden war. Diese älteste kommunale neurologische Abteilung in der Bundesrepublik hat Müller über 30 Jahre geleitet. 1959 wurde er zum außerplanmäßigen Professor ernannt. Dem Vorstand unserer Gesellschaft hat er 20 Jahre seit ihrer Wiedergründung als Schatzmeister treu gedient.

Am 25.12.1981 verstarb mit 66 Jahren unser Ehrenmitglied Heinrich Kalm. Sofort nach dem Kriege war er als wissenschaftlicher Assistent und später als Oberarzt unter Pette an der Neurologischen Universitätsklinik in Hamburg tätig. 1952 wurde er habilitiert und 1958 zum außerplanmäßigen Professor ernannt. Zu seinen wesentlichen wissenschaftlichen Leistungen zählen seine morphologisch-klinischen Beiträge zur Pathogenese und Lokalisation der Poliomyelitis, zur pathologischen Anatomie und Klinik der subakuten sklerosierenden Panencephalitis sowie Studien zur Hirntumor-Pathologie und den Polyneuropathien. 1958 wurde er zum Chefarzt der Neurologischen Abteilung in Dortmund bestellt, die er bis zu seiner Pensionierung vorbildlich geleitet hat. 1964 erfolgte seine Wahl zum Vorsitzenden der Deutschen Gesellschaft für Neurologie. In dieser Eigenschaft hat er 1966 eine gemeinsame Sitzung mit der Deutschen Gesellschaft für Innere Medizin anläßlich des Wiesbadener Kongresses geleitet und den ersten gemeinsamen Kongreß nach dem Kriege mit der Französischen Gesellschaft für Neurologie in Paris durchgeführt.

Am 30. März 1982 erlag unser Beiratsmitglied Herbert Reisner im 70. Lebensjahr einem langwierigen, mit bewunderswürdiger Haltung getragenen Leiden.

Mit 70 Jahren verschied am 1. Oktober 1982 Prof. Dr. Hartwig Heyck. Nach langjähriger Leitung der Poliklinik der Neurochirurgischen Klinik in Zürich war er an der Psychiatrischen und Neurologischen Klinik der Freien Universität Berlin tätig, wo er sich 1958 habilitierte. Seit 1965 führte er die neu eingerichtete Neurologische Abteilung des Städtischen Rudolf-Virchow-Krankenhauses in Berlin. Von seinem speziellen wissenschaftlichen Arbeitsgebiet zeugen seine Monographien über den Kopfschmerz und die Myopathien.

Verstorben ist ferner unser Mitglied Prof. Dr. J. Zutt, der zuletzt in Frankfurt den Lehrstuhl für Neurologie und Psychiatrie bekleidete.

Zu Ehren der Verstorbenen bitte ich Sie, sich von Ihren Plätzen zu erheben.

Meine sehr verehrten Damen und Herren! Die Deutsche Gesellschaft für Neurologie tagt in diesem Jahr zum sechsten Mal in Hamburg. Von den vorangegangenen Tagungen möchte ich besonders erwähnen das erste Treffen vor genau 70 Jahren unter der Leitung von Hermann Oppenheim. Damals repräsentierten Alfred Saenger und Max Nonne als Chefärzte im alten und neuen Allgemeinen Krankenhaus der Hansestadt unser Fach, zu einer Zeit, in der im damaligen Deutschen Reich sonst eine selbständige Abteilung für Neurologie nur an der Medizinischen Universitätsklinik in Heidelberg und zwei städtische Abteilungen in Breslau bestanden.

Vor genau 30 Jahren leitete mein sehr verehrter Lehrer Heinrich Pette als Direktor der Hamburger Neurologischen Universitätsklinik hier die erste Tagung nach der von ihm initiierten Wiedergründung unserer Gesellschaft. Programmatisch führte er sie durch gemeinsam mit der Deutschen Gesellschaft für Neurochirurgie und der Deutschen Gesellschaft für Physiologische Chemie.

Im Vergleich mit jenen Tagungen von 1912 und 1952 ist unser diesjähriges Programm weit umfangreicher. Wollen wir hoffen, daß sein Gehalt einem Vergleich mit den bewunderungswürdigen Leistungen unserer Vorväter einigermaßen standhält. In diesem Sinne eröffne ich die diesjährige Jahrestagung.

# Grußwort

G. Baumgartner

Präsident der Schweizerischen Neurologischen Gesellschaft

Im Namen der Schweizerischen Neurologischen Gesellschaft danke ich für die Einladung zu Ihrer 75. Jubiläumstagung. Wir sind ihr gerne gefolgt, da unsere Verbindungen zur Deutschen Neurologischen Gesellschaft ebenso alt sind und damit auch nach einem Jubiläum verlangen. Professor K. von Monakow (Zürich) war Mitbegründer Ihrer Gesellschaft und hat 1909 auch die Gründung der Schweizerischen Neurologischen Gesellschaft eingeleitet. Seither blieben die Beziehungen der beiden Gesellschaften abgesehen von der Zeit der unglücklichen politischen Verwirrung eng und kontinuierlich. Monakows Nachfolger, Professor M. Minkowski, kam von Berlin nach Zürich, dessen Nachfolger wiederum, Professor F. Lüthy, hat hier in Hamburg neuropathologisch bei Jakob und neurologisch bei Nonne gearbeitet. F. Lüthy hat nach dem Krieg viel dazu beigetragen, daß die deutsche Neurologie die kriegsbedingte Isolierung relativ rasch überwinden konnte. Auch heute sind an allen deutschsprachigen neurologischen Kliniken der Schweiz junge deutsche Kollegen als Mitarbeiter tätig. Als kleine Fachgemeinde sind wir für die Erweiterung unseres Erfahrungsraumes und Ihre Hilfe sehr dankbar. Wir wünschen der Tagung einen guten Verlauf, einen regen Gedankenaustausch sowie die Konsolidierung von alten und die Etablierung von neuen Verbindungen über den Rhein hinweg.

# Grußwort

H. Lechner

Präsident der Gesellschaft Österreichischer Nervenärzte und Psychiater

Es ist mir eine ganz besondere Ehre und Auszeichnung Ihnen Grüße der Gesellschaft Österreichischer Nervenärzte und Psychiater, zu übermitteln.

Mein Vorgänger, Professor Dr. Reisner, der uns durch einen allzufrühen Tod entrissen wurde, hatte dieser Tagung ganz besonderes Augenmerk zugewandt und damit ein vordergründiges Anliegen unserer Gesellschaft erfüllt, nämlich kooperative und koordinative Aufgaben zu übernehmen. So ist in diesem Zusammenhang Pula durch die Zusammenarbeit zwischen Professor Dr. Scheid und Dozent Dr. Grinschgl, zu einer der bedeutendsten Tagungen auf diesem Gebiet geworden. Die alten, kulturellen Gemeinsamkeiten wurden dann durch die Donau-Symposien aktiviert und setzten damit eine alte Tradition des Erfahrungsaustausches, der durch den Donaustrom verbundenen Länder, fort. In weiterer Folge entstanden dann die Venezianischen Symposien, die jährlich in Venedig abgehalten werden und die Kommunikation zwischen dem romanischen und deutschen Sprachraum intensivierten. Als letztes und jüngstes Glied in dieser Kette ist die Süd-Ost-Europäische Gesellschaft für Neurologie und Psychiatrie, zu erwähnen, die über die erwähnten Räume weit hinausgreifend, einen Rahmen liefert, der durch die europäischen Entwicklungen bis in den vorderen Orient, hineingeprägt wurde.

Damit wurde Österreich zu einem wichtigen Verbindungsglied zwischen den Ländern deutscher Zunge und damit zu einem Zentrum der wissenschaftlichen Kommunikation in diesem alten Kulturraum, dem die Welt so entscheidende Beiträge verdankt.

Ganz besonders möchte ich Herrn Professor Dr. Seitz danken, daß er die so wichtige Aufgabe der Koordination im deutschen Sprachraum in so hervorragender Weise verwirklicht hat. Möge dieser Kongreß ein weiterer Meilenstein zu einer schon lange in unserer Gesellschaft postulierten Forderung nach einem Dachverband der neurologischen Wissenschaften deutscher Sprache sein, um so intensiver einen weltweiten gemeinsamen Anliegen Rechnung tragen zu können.

# In memoriam Professor Dr. Herbert Reisner

K. Pateisky

Hochverehrte Frau Medizinalrat Dr. Reisner!
Meine sehr verehrten Herren Vorsitzenden der Neurologischen Gesellschaften von Deutschland, von der Schweiz und von Österreich!
Meine Damen und Herren!

Professor Dr. Herbert Reisner, der Präsident des Vereins für Österreichische Nervenärzte und Psychiater, der diesen gemeinsamen Kongreß mitvorbereitet hat, ist mitten in seiner Amtsperiode am 30. März 1982 verstorben. Gestatten Sie, daß ich mir erlaube, Gedanken der Erinnerung an Professor Reisner bei Ihnen wachzurufen.

Herbert Reisner ist am 1. Dezember 1912 in Wien geboren. Er entstammt einer altösterreichischen Offiziersfamilie. Seine wissenschaftliche Laufbahn beginnt bereits während seines Medizinstudiums in Wien. Hier hat er gemeinsam mit seiner späteren Gattin, Frau Dr. Auguste Reisner, an Instituten und Kliniken gearbeitet und mitpubliziert. So war er bereits damals am chemischen Institut bei Otto Fürth, auf der internen Klinik bei Eppinger und auf der anatomischen Pathologie bei Chiari tätig. Gleich nach seiner Promotion 1938 trat er an der Psychiatrisch-Neurologischen Universitätsklinik unter Otto Pötzl ein. 1949 erfolgte seine Habilitation zum Dozenten für Neurologie und Psychiatrie, 1958 wurde er außerordentlicher Professor und 1968 ordentlicher Universitätsprofessor. Seine ärztliche Laufbahn beginnt an der Neurologisch-Psychiatrischen Universitätsklinik in Wien und endet an der Neurologischen Universitätsklinik in Wien, wo er insgesamt 22 Jahre lang, hiervon 12 Jahre als Vorstand dieser Klinik tätig war. Daneben war er ein Jahr in Kriegszeiten bei Viktor von Weizsäcker im Otfried Försterinstitut in Breslau tätig, leitete durch 10 Jahre das Neurologische Krankenhaus in Wien am Rosenhügel, wo er eine Forschungsstätte für Schlaganfälle aufbaute und war 3 Jahre Leiter der Psychiatrisch-Neurologischen Universitätsklinik in Graz. Von hier knüpfte er gemeinsam mit Lechner internationale Beziehungen zu den neurologischen Herkunftsstätten im Süd-Osten Europas. Die wissenschaftliche Tätigkeit Reisners fand ihren Niederschlag in 325 Publikationen, die weit über das Gebiet der gesamten Neurologie und Psychiatrie gestreut sind, sich jedoch hauptsächlich mit dem Problem der zerebrovaskulären Erkrankungen des Gehirns, mit Polyneuropathien und mit forensischen Fragen der Psychiatrie beschäftigen.

Professor Reisner war im Laufe seines Wirkens gründendes Mitglied und Vorstand zahlreicher internationaler neurologischer Gesellschaften und Arbeitskreise. Er verstand es in hervorragender Weise die von ihm bearbeiteten und vorgetragenen Problemstellungen zukunftsweisend darzustellen. In seinem ganzen Wirken am Krankenbett, im Gespräch mit den Patienten, bei seiner Untersuchung, bei der Therapie, in Lehre und wissenschaftlicher Forschung, bei all seinem hohen Wissen, Können und Handeln hatte er nur einen Grundsatz, alles muß danach ausgerichtet sein, dem Wohlergehen und der Gesundung des Kranken zu dienen. Dieser

Grundsatz war auch ein Teil des Geheimnisses der Ausstrahlung der faszinierenden Persönlichkeit von Herbert Reisner. Lassen Sie mich hier den Nachruf beenden. Ich bitte Sie, sich zum Gedenken an Professor Reisner von Ihren Sitzen zu erheben.
Ich danke Ihnen.

# Eröffnungsansprache des Vorsitzenden: Perspektiven der Neurologie

D. Seitz

Jubiläumstagungen bergen die Gefahr, den Gegenstand des Jubiläums in einem zu günstigen Licht erscheinen zu lassen. Die Verlockung, überschwenglich zu werden, ist auch heute nicht klein, wenn wir bedenken, daß sich die Neurologie während des letzten Viertejahrhunderts an fast allen Universitäten der Bundesrepublik als selbständiges Fach etablieren konnte, befreit von den Fesseln der Psychiatrie.

Wir wollen uns dazu nicht verleiten lassen, aber die Situation auch nicht ins Gegenteil verkehren. Not tun eine nüchterne Analyse und klare Perspektiven, zumal das Schlagwort von der Krise der Neurologie, das übrigens durch journalistische Sinnverschiebung entstanden ist, noch nachhallt. Von einer Krise der Neurologie kann, um es klar und deutlich zu sagen, überhaupt keine Rede sein.

Die kurz bemessene Zeit erlaubt nur, thesenartig unsere ärztlichen und wissenschaftlichen Aufgaben zu umreißen, wie sie sich heute darstellen.

Die Einrichtung der neurologischen Universitätskliniken war zwar ein entscheidender Schritt, der jedoch für eine angemessene neurologische Versorgung nicht ausreicht. Es sind zwar auch eine ganze Reihe kommunaler Abteilungen neu geschaffen worden. Benötigt werden aber stationäre Einrichtungen an allen Krankenhäusern der Zentralversorgung und den Landeskrankenhäusern. Diese Abteilungen müssen personell und apparativ so ausgestattet sein, daß sie allen diagnostischen und therapeutischen Problemen gerecht werden können. Bei dieser Spezialisierung ist es nicht vertretbar, den Neurologen quasi als Nebenamt psychiatrische Aufgaben aufzubürden.

An den Krankenhäusern der Regelversorgung werden kompetente Neurologen als Konsiliarius benötigt, von denen zu erwarten ist, daß sie auch die relevanten neurophysiologischen Untersuchungsverfahren beherrschen.

Auch in der Praxis wird es zunehmend Schwerpunkte für Neurologie und Psychiatrie geben müssen, was bei der großen Zahl der Neuzulassungen keine besonderen Probleme aufwirft.

Diese angemessenen Forderungen machen eine eingehende neurologische Weiterbildung für alle Ärzte unabdingbar, die sich nur, oder auch als Arzt für Neurologie bezeichnen wollen. Die neurologische Weiterbildung muß mindestens drei Jahre betragen. Selbstverwaltungsgremien, die dafür verantwortlich sind, müssen sich fragen lassen, ob sie meinen, sich noch länger dieser von uns seit über acht Jahren erhobenen Forderung verschließen zu dürfen.

Die ärztliche Aufgabe des Neurologen ist seit Rombergs Tagen einem tiefen Wandel unterworfen. Unser idyllisch wirkendes Titelbild zeigt Ihnen den Neurologen, wie er gestützt auf seine naturwissenschaftlichen

Studien mit Hilfe seiner fünf Sinne, seinem Geschick, seinem Scharfsinn und seiner Erfahrung sich in schneller Fahrt am Wind hält.

Welche bewunderungswürdigen Leistungen haben diese Neurologen über die Generationen am Krankenbett und in der Wissenschaft vollbracht.

Aber selbst an diesem, aus heutiger Perspektive so friedlichen und unmittelbar menschlichen Arztbild hat das unbestimmte Mißbehagen des Zeitgeistes Kritik geübt, wie man in der denkwürdigen Hamburger Eröffnungsrede von Foerster 1928 nachlesen kann.

Seitdem die Technik in die Medizin Eingang gefunden hat, ist die dumpfe Kritik zu einem Sturm angewachsen. Dabei wird sich niemand, der die drei letzten Jahrzehnte übersieht, der Faszination des Fortschritts durch die technische Entwicklung entziehen können.

Wieviel schonender, risikoärmer und informationsreicher ist die Diagnostik geworden, wenn man sich nur der Pneumencephalographie erinnert. Wieviel wirksamer wurden unsere Medikamente, wie das Beispiel des Parkinsonismus täglich erweist. Wieviele Menschen mit Myasthenie und Polyneuritiden hat die Intensivtherapie das Leben gerettet? Wieviel Not und Elend hat die orale Lebendvakzine gegen die Poliomyelitis verhindert?

Wir müssen deutlich machen, welchen Segen die technischen Innovationen gebracht haben, und hinzufügen, daß wir auch in Zukunft in Praxis und Wissenschaft neue Techniken benötigen, wenn wir in unserem Kampf gegen die organischen Krankheiten des Nervensystems und der Muskulatur voranschreiten wollen.

Wenn neuerdings geltend gemacht wird, daß die steigenden Kosten der technischen Neuerungen Grenzen setzen, darf das nicht bedeuten, den erreichten Status gleichsam einzufrieren. Sie erfordern allerdings Schwerpunkte zu setzen, die aber nur unter dem Aspekt der gestuften fachlichen Kompetenz und der damit verknüpften strukturellen Interpedenzen akzeptiert werden können.

Natürlich wissen wir alle, daß die Technik auch verführerisch ist. Ist es verwunderlich, wenn Kollegen anderer Disziplinen bei Betrachtung instruktiver cranialer Computertomogramme meinen, des Neurologen entraten, und mit Hilfe des Computers die neurologischen Probleme selbst lösen zu können? Wer kennt nicht die Patienten, die gleichsam als ultima ratio mit Röntgenbildern und Computertomogrammen wohl ausstaffiert in die Klinik kommen, obwohl eine einfache gezielte Exploration die Situation zu klären vermag? Auch hier sind bei der ständigen Kostensteigerung Korrekturen unter dem Gesichtspunkt der Kompetenz zu empfehlen.

Peccatur et intra muros. Die technischen Raffinessen verleiten zu pragmatischer Oberflächlichkeit und führen zu scheinbar schnellen Erfolgen. Weder jetzt noch in Zukunft können wir aber der Mühsal des Neurologen alter Prägung ausweichen. Nur die unmittelbar am Krankenbett gewonnenen Fähigkeiten und Erfahrungen schaffen Souveränität und nur das unmittelbare Verständnis für den Kranken sowie die Zuwendung und das Verantwortungsbewußtsein des Arztes vermag eine wahrhaft humanitäre Gesinnung zu bilden.

Dieses muß man auch den Kommunalpolitikern und Verbandsfunktionären nachdrücklich sagen. Manche Sparplanentwürfe kann man nur beklommen zur Kenntnis nehmen. Sie würden die Krankenhäuser zu Fließband-Fabriken machen mit leidlicher medizin-technischer Effizienz. Aber für die eigentlichen ärztlichen Aufgaben würde kein Raum bleiben.

Jenseits der unmittelbaren ärztlichen Pflichten ist es unsere Aufgabe, die Einheit der Neurologie zu bewahren. Schon die Lehre muß darauf ausgerichtet sein, dem Studenten ein klares und abgerundetes Bild aus hoher Warte zu vermitteln.

Auch die Strukturen der Kliniken müssen auf die Einheit unseres Faches ausgerichtet sein. Eigenständige Organisationen für neurologische Teilaufgaben, z.B. Polikliniken sind schädlich. Vor allem bergen interdisziplinäre Spezialeinrichtungen, z.B. für Epileptologie, die Gefahr, die mühsam erworbene Selbständigkeit der Neurologie einem fortwirkenden Erosionsprozeß auszusetzen. Das hindert natürlich nicht, innerhalb der Kliniken Laboratorien mit speziellen Aufgaben zu etablieren. Es erübrigt sich zu sagen, daß ihre Leiter hinsichtlich der Krankenversorgung weisungsgebunden sein müssen. Anzufügen ist aber, daß sie sich darüber hinaus auch sonst als Teil des Ganzen zu begreifen haben.

Für die Förderung dieser Einheit müssen als übergreifendes Prinzip die Arbeits- und Jahrestagungen der Gesellschaft Mittelpunkt unseres wissenschaftlichen Austausches sein. Sieht man von Symposien über spezielle Probleme ab, gewinnt man den Eindruck, daß andere Tagungen zwar die Profilierung des Veranstalters fördern, jedoch der Zersplitterung und Qualitätsminderung Vorschub leisten. Gerade in der Zeit der leeren Kassen sollten wir uns auf eine Kräftekonzentration besinnen.

Darüber hinaus sind Anstrengungen erforderlich, um die niedergelassenen Neurologen zu gewinnen, sich unserer Gesellschaft anzuschließen, so wie es früher der Fall war. Schon in den Zwanziger Jahren zählten wir bei annähernd gleicher Bevölkerungszahl über sechshundert Mitglieder.

Allerdings setzt das voraus, den vor zehn Jahren eingeschlagenen Weg fortzusetzen und uns außer der Förderung der Wissenschaft auch den praktischen Problemen unseres Faches zuzuwenden.

Über die Mühsal, Pflichten und Sorgen des Tages hebt uns die Wissenschaft hinaus und ihre Perspektiven, an die sich unsere Hoffnungen knüpfen. Die Erforschung der Ätiologie und Pathogenese der vielfältigen Krankheiten ist die zentrale, immerwährende Aufgabe.

Wenn auch die Mittel magerer fließen, erscheint es möglich, ihre Effektivität zu erhöhen, wenn die kompetenten Wissenschaftler wieder in die Lage versetzt werden, in Sachfragen persönliche Entscheidungen zu treffen, und sie freigestellt werden, ihre Leistungskraft durch überflüssige organisatorische Akte zu vergeuden.

Die sogenannte Hochschulreform hat zwar den Personalschlüssel an den Universitäten verbessert, aber zugleich die 40-Stunden-Wochen-Mentalität mitgeliefert. Von dieser egalitären Freizeit-Ideologie müssen wir uns trennen. Wer sich die Mühe macht nachzulesen, wie die Generationen vor uns die Neurologie entwickelt und in knapp 150 Jahren zu einer bewunderungswürdigen Höhe geführt haben, wird feststellen, daß diese Erfolge Persönlichkeiten zu verdanken sind, die ihr Leben in unablässiger intensiver Tätigkeit der Wissenschaft gewidmet haben.

Ich wende mich deshalb vor allem an den wissenschaftlichen Nachwuchs, dem unser ganzes Wohlwollen gehört. Lassen Sie sich nicht beirren oder auf Ihrem Wege entmutigen. Es gilt noch immer der Ausspruch von Goethe, den schon Max Nonne mehrfach zitiert hat: "Das Leben ist keine Lust, das Leben ist keine Last, das Leben ist eine Aufgabe".

# Stiftung des Trinkbechers von Wilhelm Erb durch Herrn Professor Dr. D. Pette

Herr Vorsitzender, meine Damen und Herren!

In meinem Besitz befindet sich ein silberner Trinkbecher, verziert mit den Initialen W.E.. Max Nonne hat diesen Becher meinem Vater am 23. November 1957 zu seinem 70. Geburtstage vermacht. Alle, die damals bei dem Festakt im Auditorium der Chirurgischen Klinik des Eppendorfer Krankenhauses zugegen waren, werden sich der ergreifenden Festrede des 97jährigen Lehrers auf seinen 70jährigen Schüler erinnern. Am Ende seiner Rede verließ Professor Nonne das Rednerpult und ging auf meinen Vater zu. Vor ihm stehend blickte er hilfesuchend nach dem Pult, auf dem ein schwarzes Etui stand, und sprach folgende Worte, die durch Bandaufzeichnung erhalten sind:

> "Wie alt ich geworden bin, sehe ich daran, daß ich vergessen habe, das Geschenk mitzubringen. Sie lachen ----- Es ist ein Geschenk, zwar von Gold und Silber, aber das ist nicht sein Wert. Der Wert ist: er hat dem alten Erb gehört. Wilhelm Erb bekam diesen Becher in den frühen Jahren seiner Praxis bei einem schweren Fall, den andere nicht hatten heilen können, den er aber heilen konnte. Ein schöner silberner Becher mit seinem Namen drauf. Er hatte den Becher ungemein lieb -----
>
> '... und als er kam zu sterben,
> zählt' er seine Städt' im Reich,
> gönnt' alles seinen Erben,
> den Becher nicht zugleich.'
>
> (König von Thule)
>
> Seine Frau hat mir zwei Jahre nach dem Tode zu Weihnachten den Becher geschenkt und sagte: 'Ich glaube, es ist im Sinne meines Mannes.' Nehmen Sie den Becher auch zu Ihrem Gebrauch, auf Konsultationsreisen, auf Bildungsreisen, und möge er Ihnen Anerkennung und Glück bringen wie meinem Chef und Lehrer."

Mein Vater war stolz und glücklich über diesen Becher, der nach seinem und meiner Mutter Tod schließlich in meinen Besitz gekommen ist.

Obwohl in meiner Familie nun bereits eine neue Medizinergeneration heranwächst, die diesen Becher als ein Stück bildhafter Erinnerung an Heinrich Pette schätzt, bin ich der Meinung, daß der Becher Wilhelm Erbs nicht in unserem Familienbesitz verbleiben sollte. Ich handele gewiß im Sinne meines Vaters, der diesen Becher nicht mehr persönlich weiterreichen konnte, wenn ich den "Erb-Becher" der Deutschen Gesellschaft für Neurologie übergebe und bitte, ihn zur Lebendigerhaltung einer Tradition von nun an stets dem Vorsitzenden der Gesellschaft für die Dauer seiner Amtszeit zu überreichen.

Es erfüllt mich mit besonderer Freude, anläßlich der 75. Jahrestagung der Deutschen Gesellschaft für Neurologie in Hamburg gerade Ihnen, lieber Herr Seitz, den "Erb-Becher" zu übergeben.

Lieber Herr Pette!

Im Namen der Deutschen Gesellschaft für Neurologie danke ich Ihnen bewegt für Ihr wunderbares Geschenk. Die Gesellschaft wird den silbernen Trinkbecher von Wilhelm Erb in hohen Ehren halten aus tiefer Ehrfurcht vor dem Begründer der deutschen Neurologie und in dankbarer Erinnerung an Max Nonne und Ihren Vater, die die Selbständigkeit der Neurologie erkämpft und in schweren Zeiten erhalten haben.

Mit diesen drei Namen verbinden wir die glänzendsten Vertreter dreier Generationen derjenigen Schulen, die die Neurologie in Deutschland zu hohem Ansehen und Ruhm führten.

Persönlich freut mich besonders, daß es mir vergönnt ist, den Becher für die Deutsche Gesellschaft für Neurologie in Empfang nehmen zu können, da ich in der Tradition jener Schule aufgewachsen bin.

Der silberne Trinkbecher wird Ihren Wünschen entsprechend, zukünftig vom Vorsitzenden zum Vorsitzenden weitergereicht werden als verpflichtendes Symbol unserer Gesellschaft.

D. Seitz

# Laudatio auf Professor Dr. Dr. h.c. W. Scheid

anläßlich der Verleihung der Max-Nonne-Gedenkmünze am 14. Oktober 1982 in Hamburg

D. Seitz

Sehr verehrter, lieber Herr Professor!

Der Vorstand der Deutschen Gesellschaft für Neurologie hat beschlossen, Ihnen die Max-Nonne-Gedenkmünze zu verleihen, die 1960 gestiftet wurde und mit der bisher Ihr Lehrer Heinrich Pette sowie Georges Schaltenbrand, Th. Alajouanine, R. Garcin und R. Janzen ausgezeichnet worden sind. Es geschieht in der Überzeugung, daß Sie, wie die bisher Geehrten, die klinische Neurologie im Sinne Nonnes in hervorragender Weise vertreten und gefördert haben.

Vermutlich ist schon während Ihres klinischen Studiums in Berlin, Breslau und Heidelberg Ihr besonderes Interesse an der Nervenheilkunde geweckt worden. Jedenfalls spricht dafür, daß Sie unmittelbar nach Ihrer Approbation Assistent wurden an der Klinischen Abteilung der Deutschen Forschungsanstalt für Psychiatrie in München. Das war im Jahre 1934.

Ihr von Ihnen sehr verehrter Lehrer Kurt Schneider, der Sie wohl auch wegen seines bewunderungswürdigen analytischen Scharfsinns in seinen Bann gezogen hatte, vermittelte Ihnen die klinische Psychiatrie klassischer Prägung, was sich für Ihr ganzes Leben als bestimmend erweisen sollte.

Sie haben selbst ausgeführt, daß Sie auf Rat Ihres Lehrers wegen der wachsenden Schwierigkeiten, denen die Psychiatrie zu jener Zeit ausgesetzt war, Ihr wissenschaftliches Interesse mehr und mehr der Neurologie zuwandten. Dabei mag für Schneiders Empfehlung auch von Bedeutung gewesen sein, daß er Ihre besondere Begabung für die Neurologie klar erkannte.

So gingen Sie 1938 endgültig zu Pette nach Hamburg und wurden Neurologe. Acht Jahre waren Sie an der Eppendorfer Klinik als Assistent und Oberarzt tätig. 1946 konnten Sie in Hamburg die Neurologische Abteilung am neu eingerichteten Krankenhaus Heidberg übernehmen. Ein-Jahr später wurden Sie zum außerplanmäßigen Professor ernannt.

In dieser Hamburger Periode haben Sie eine Reihe vorzüglicher Arbeiten über die entzündlichen Krankheiten des Nervensystems verfaßt. Meisterhaft war vor allem Ihre Analyse der Verlaufsweisen der postdiphtherischen Polyneuritis, die in unseren Tagen wieder aktuelle Bedeutung gewinnt. Ihre subtilen Studien dienen heute einer jüngeren, mit jenem Leiden nicht mehr vertrauten Generation als verläßlicher Leitfaden.

Damals haben Sie auch, wie ich aus eigener Erfahrung weiß, ein sehr gut besuchtes Kolleg gehalten, in dem Sie mit bestechender Klarheit vor Ihren Hörern die spezielle Problematik neurologischer Krankheitszustände ausbreiteten.

Sie gehörten also zu den besonderen Hoffnungen der kleinen Neurologen-Garde, die seit der Jahrhundertwende hartnäckig um Ihre Selbständigkeit gerungen und seit den Dreißiger Jahren um ihr Überleben gekämpft hatte.

1949 wurden Sie nach Köln berufen und zwar, wie es damals üblich war, auf den Lehrstuhl für Neurologie und Psychiatrie. Sie nahmen jenen Ruf an. Das war bei der allgemeinen Organisation der medizinischen Fakultäten verständlich und folgerichtig, aber auch bei Betrachtung Ihres wissenschaftlichen Werdegangs. Wahrscheinlich wäre es Ihnen in Gedanken an Ihren Lehrer Kurt Schneider als geradezu unredlich erschienen, nicht so zu handeln, zumal der Psychiatrie nach den schlimmen Kriegsjahren wieder zu Ansehen und Würde verholfen werden mußte. Ihr Entschluß hat sich auch für die Neurologie, wie ich noch zeigen werde, rückblickend als glücklich erwiesen.

Damals war allerdings die Enttäuschung bei den Neurologen, vor allem bei Ihrem Lehrer Heinrich Pette, groß, hatte er sich doch dafür eingesetzt, in Köln eine selbständige neurologische Klinik nach dem Muster von Heidelberg, Hamburg und Würzburg zu etablieren.

Diese gegensätzlichen Motive haben zwischen Ihnen lange nachgewirkt. Erst in den letzten Jahren, bei gemeinsamen Arbeiten an einem Lehrbuch der entzündlichen Krankheiten des Nervensystems, das leider durch den plötzlichen Tod Pettes nicht erschienen ist, hat das gegenseitige Verständnis zunehmend die Überhand gewonnen.

In Köln haben Sie der Neurologie unermüdlich in Forschung, Lehre und Praxis gedient. Ihr Hauptarbeitsgebiet wurden nach Hamburger Tradition die entzündlichen Krankheiten des Nervensystems. Nach mehreren Studienaufenthalten in den USA sahen Sie sich in der Lage, Ihrer Klinik eine Virus-Abteilung anzufügen für die Diagnostik und Epidemiologie der viralen Infektionen des Nervensystems. Aus der Fülle Ihrer persönlichen Arbeiten möchte ich vor allem Ihre zahlreichen Beiträge über die lymphozytäre Choriomeningitis erwähnen, aber auch Ihre Studien über die Leptospiren- und Echoviren-Infektionen, über die Mumps- und Herpes simplex-Encephalitis, sowie schließlich Ihre Arbeiten zur zentraleuropäischen Frühjahr-Sommer-Encephalitis.

Daneben galt Ihr klinisch orientiertes wissenschaftliches Interesse vor allem der Neurolues, den Zirkulationsstörungen des Gehirns, sowie den Polyneuritiden und Polyneuropathien. Schon frühzeitig haben Sie auf die Nervenschäden nach Thalidomidgabe aufmerksam gemacht.

Vor allem haben Sie gemeinsam mit Ihren Schülern ein Lehrbuch der Neurologie verfaßt, das einen grundlegenden Überblick über die gesamte Neurologie vermittelt. Dieses Werk kann geradezu Anspruch erheben, als Quintessenz der Hamburger Neurologie zu gelten, ebenso wie die Differentialdiagnose neurologischer Krankheitsbilder von G. Bodechtel.

Es ist erstaunlich und nur erklärbar durch Ihre ärztliche Vorbildung in München und Ihr Wirken - um es etwas überspitzt zu formulieren - erst an der Schwelle des technischen Zeitalters der Neurologie, daß Sie in Ihrer Klinik auch noch der Psychiatrie in Praxis und Lehre gerecht wurden und sogar mehrere Abhandlungen auf jenem Gebiet verfassen konnten.

Ebenso wie Bodechtel als letzter Internist bezeichnet werden muß, der auch noch in der klinischen Neurologie zu Hause war, scheinen Sie mir der letzte Neurologe zu sein, der auch noch die klassische Psychiatrie zu umspannen vermochte.

Die Neurologie hat sich in den beiden letzten Jahrzehnten sprunghaft entwickelt. Niemand wird ernsthaft bestreiten, daß die Neurologie weiterhin in der inneren Medizin verankert bleiben und die klinischen Grundlagen der Neurochirurgie integrieren muß. Darüber hinaus müssen Ihre Vertreter die neuen neurophysiologischen Untersuchungsverfahren beherrschen und auch mit den modernen bildgebenden Untersuchungstechniken vertraut sein. Nur so wird die Neurologie ihre schwer erkämpfte Selbständigkeit in der Zukunft behaupten können.

Ihre Botschaft lautet, daß der Neurologe auch mit dem Fundament der klassischen Psychiatrie verbunden sein muß, wenn seine Tätigkeit nicht in weiten Bereichen Stückwerk bleiben soll.

Der Neurologe muß nach Ihrer Ansicht in der Lage sein, einen differenzierten psychopathologischen Befund zu erheben. Es darf ihm auch keine Schwierigkeiten bereiten, die akuten und chronischen körperlich begründbaren psychischen Veränderungen zu analysieren, sowie pathogenetisch und prognostisch richtig einzuschätzen. Dazu gehört auch die Analyse der Durchgangssyndrome, deren Definition wir Ihrem Hamburger Schüler Hans Wieck verdanken.

Der Neurologe muß, anders formuliert, mit den Störungen der sogenannten höheren Hirnfunktionen vertraut sein, wobei die Grenzziehungen zur Psychiatrie aus praktischen Erwägungen unter dem Aspekt von Diagnostik, Therapie und Rehabilitation unterschiedlich verlaufen.

Ihre Argumentation für die Unterweisung des Neurologen in der Psychiatrie gründet sich aber auch auf die Besonderheiten des unmittelbaren Arzt-Patienten-Verhältnisses bei den Hirnkranken. Was nützt es, wenn der Neurologe durch bewunderungswürdige Analyse zerebraler Funktionsstörungen die kompliziertesten pathophysiologischen Korrelationen zu erkennen vermag, ihm aber für die angemessene Beurteilung und Betreuung der organisch Hirnkranken die entsprechenden Voraussetzungen fehlen. Das gilt vor allem auch für sein Vermögen zur persönlichen Einfühlung, zum persönlichen Verstehen und zum richtigen ärztlichen Wort zur richtigen Zeit.

Wir sind Ihnen also zu besonderem Dank verpflichtet, weil sie in dem langen Evolutionsprozeß der Neurologie die Seite unseres Faches vertreten und Ihren Schülern eingepflanzt haben, die den Neurologen nicht auf die Kategorien der inneren Medizin, praktischen Neurochirurgie und analytischen Neurophysiologie beschränkt, sondern ihn auf Aufgaben verpflichtet, die mit der Untersuchung und Behandlung von organisch Hirnkranken sensu strictu unabdingbar verknüpft sind.

Herr Vorsitzender, sehr verehrter und lieber Herr Professor Seitz, meine Damen und Herren!

Der Deutschen Gesellschaft für Neurologie danke ich herzlich für die bedeutende Ehrung, die mir mit der Verleihung der Nonne-Gedenkmünze zuteil wird. Sagt mir doch diese Feierstunde, daß 30 Jahre im Dienst der klinischen Neurologie nicht nutzlos und sinnlos vertan wurden. Besondere Freude für mich bedeutet es, daß die Deutsche Gesellschaft für Neurologie sich über alte Mißverständnisse hinweggesetzt hat und in meiner Herkunft aus der Psychiatrie und fortbestehenden Verbindungen mit der Schwesterdisziplin nicht mehr einen Makel zu sehen bereit ist.

Schließlich freut mich die Verleihung der Nonne-Gedenkmünze, weil ich aus der Eppendorfer Schule stamme und im Geiste der Nonne-Schule aufgewachsen bin, einem Geist, der bis zum heutigen Tage für mich Richtschnur der Tätigkeit als Neurologe geblieben ist. In unserem Kreis dürften allerdings nur noch vereinzelt Nonne-Schüler zu finden sein.

Ich selbst habe wenige Tage bei Max Nonne gedient. Dies war in den ersten September-Tagen des Jahres 1939, kurz nach dem Ausbruch des 2. Weltkrieges, als unser verehrter Lehrer Heinrich Pette in der Uniform eines Flottenarztes weitgehend von Hamburg abwesend war. Da gab es lange Belehrungen, die der Jüngling in angemessen straffer Haltung vor dem Schreibtisch des Altmeisters stehend, entgegennehmen mußte. Zum Glück regnete es nicht in jenen unglaublich schönen Herbsttagen, so daß uns das Bad auf dem Weg von dem einen zum anderen Pavillon, die bekanntlich aus historischen Gründen weit auseinanderliegen, erspart blieb. Professor Nonne hatte nämlich die oft störende Angewohnheit, trotz aller Unbilden der Witterung stehenzubleiben, um Bedeutendes zu sagen.

Die Wahl unseres Themas für unsere heutige kurze Vorlesung ist das Ergebnis eines langen monologischen Zwiegesprächs mit dem alten Herrn. Wenn es um einen Rückblick auf das Werk von Professor Nonne geht, bietet sich zunächst und vor allem ein Thema aus der Lues-Lehre an. Wir baten Professor Nonne gern in das neu gegründete Krankenhaus Heidberg zu einer Gastvorlesung. Ein nahezu stereotypes Telefongespräch diente der Wahl des Themas. Professor Nonne stellte zunächst die Frage, ob er über die *Sclerosis* multiplex oder über den Tumor cerebri reden solle. Schließlich aber machte er den Vorschlag, ein Kapitel aus der Lehre von der Lues des Nervensystems darzustellen. Die selbstverständlich begeisterte Zustimmung erfreute Professor Nonne in höchstem Maße. So wird es verständlich, daß wir den Fußstapfen des Altmeisters folgend, heute über das Thema sprechen "Probleme der Lues einst und heute".

W. Scheid

# Probleme der Neurolues einst und heute

W. Scheid

War François Paul de Neuville, der mit 50 Jahren von einer Geisteskrankheit expansiver Form befallen wurde und acht Jahre später im Jahre 1751 dem Leiden erlag, tatsächlich der erste Paralysekranke? Es möchte so scheinen, wenn auch die Annahme naheliegt, daß die bis dahin unbekannte Geisteskrankheit in breiter Front auftauchte und der Träger geistlicher Würden in Lyon, der die Frauen allzu sehr geliebt haben soll, lediglich wegen seines Ranges den ersten Platz in der Geschichte der Paralyse einnehmen konnte. Die für uns von der Paralyse und auch der Tabes, also den beiden sogenannten parenchymatösen Formen der Neurolues, auch heute noch streng abzutrennende Lues cerebrospinalis mit ihren mannigfachen Äußerungen, wie sie ähnlich auch außerhalb des Nervensystems von den Sekundär- und Tertiärerscheinungen der Lues bekannt sind, war offenbar schon länger bezeugt, nämlich durch Beobachtungen aus den Zeiten bald nach dem Einbruch der Lues in Mitteleuropa. So finden wir etwa bei Ulrich von Hutten, der die Lues und ihre Behandlung aus eigenem Erleben anschaulich schildern konnte, daß es im Verlauf des Mal français nicht nur zu Haut- und Schleimhautveränderungen komme, sondern auch zur Apoplexie und zur Lähmung. Die Paralyse tauchte zuerst in Nordfrankreich auf. Aus Paris und seiner Umgebung, so aus der Anstalt Charenton stammen die ersten Berichte über die Geisteskrankheit, die bereits nach dem Jahre 1820 eine beachtliche Ausbreitung erreicht haben muß. Bayle hat in seiner Dissertation vom Jahre 1822 eindrucksvolle Krankengeschichten Paralysekranker gebracht. Wir sprechen übrigens nicht vom "Paralytiker", weil uns dies an eine Berufsbezeichnung erinnert: Elektriker, Gärtner. Selbst in der Malerei jener Zeit begegnen wir dem Porträt eines offensichtlich an Paralyse erkrankten Mannes in Phantasieuniform, einem Bild, das uns von Größenideen und einem Abbau der Persönlichkeit zu erzählen scheint. Das Werk findet sich in der bedeutenden Kunstsammlung Oskar Reinhart in Winterthur, deren Direktion uns ein Diapositiv für den heutigen Vortrag zur Verfügung gestellt hat. Für dieses Entgegenkommen sei auch hier aufrichtig gedankt. Das Bild trägt den Namen "le fou" und entstammt der Meisterhand des jung verstorbenen Théodore Géricault, der es etwa am Ende der Napoleonära gemalt haben muß, zu einer Zeit, als sich offenbar die psychotischen Renommierereien in den Anstalten, so in Charenton und in der Salpêtrière überboten haben. Auch die bildende Kunst vermittelt uns keinerlei weitere Hinweise auf Paralysekranke, insbesondere auch solche aus den Zeiten vor Géricault, wenn auch zugegeben sei, daß die schlaffen, ausdruckslosen Gesichter nicht gerade die Maleraugen angezogen haben dürften. Aber auch die in anderem Zusammenhang - so für das Vorkommen der Schizophrenie - so ergiebigen Quellen lassen uns in der Frage der Paralyse im Stich. Es ist kaum zu hoffen, daß sich hierin etwas ändern wird und daß bisher unbekannte Schätze der älteren Archive uns mit eindeutigen Paralysen bekannt machen. Die Geschichte der Paralyse ist wie zu den Zeiten der sorgfältigen Studien des Hildesheimer Psychiaters Mönkemöller aus dem Jahre 1911 weiterhin in Dunkel gehüllt. Schwerlich läßt sich ein ähnlich hartnäckiges Problem der Medizingeschichte aufzeigen, wie dies von der Paralyse und den Paralysekranken zu berichten ist.

Zu den Zeiten der Erstbeschreiber war auch die Paralyse in anderen Gegenden Europas außerhalb Nordfrankreichs noch eine Seltenheit. So erfahren wir, daß in Toulon unter 111 Geisteskranken nur bei drei männlichen und zwei weiblichen Patienten eine Paralyse anzunehmen war. Die geographischen Unterschiede in der Verteilung der Paralyse verwischen sich mehr und mehr mit der genauen Kenntnis des Krankheitsbildes. Wo zweifelhafte Schwerpunkte bestehen bleiben, ist eine unterschiedliche Durchseuchung mit der Lues anzunehmen. Dieser Schluß wurde aber erst erlaubt, nachdem die Paralyse als syphilitische Erkrankung erkannt oder jedenfalls vermutet worden war.

Die seinerzeitige Häufung der Paralysen regt zu manchen Überlegungen an. Nach einer Angabe von E.H. Hare waren im Jahre 1901 in England und Schottland 2272 Paralysekranke gemeldet worden, im Jahre 1957 nur noch 68 Fälle. Die älteren Kliniker unserer Tage erinnern sich noch recht genau an die Fülle der Kranken mit einer Paralyse. Gleiches gilt übrigens auch von der Tabes, die seinerzeit wegen der Buntheit ihrer Symptomatik als der klinische Riese bezeichnet wurde und als häufigste organische Nervenkrankheit galt. Trotzdem darf heute die zuverlässige Angabe bedeutender Kliniker aus nicht allzu lange zurückliegenden Zeiten, daß nicht weniger als 10% der in die Fachkliniken aufgenommenen psychisch Kranken eine syphilitische Geistesstörung boten, auf eine gewisse Überraschung rechnen. Die einstige Verbreitung der Metalues war Folge und Auswirkung der Durchseuchung mit der Lues, der Rückgang der sogenannten Metalues - auch wenn wir ihr in jüngerer Zeit wieder häufiger begegnen, - darf auf die wirkungsvollere und verläßlichere Therapie der Frühlues zurückgeführt werden. Nicht zu deuten ist aber nach wie vor das Überwiegen der Paralyse und der Tabes beim männlichen Geschlecht. Hier ist eine unterschiedliche Durchseuchung beider Geschlechter mit Lues zu vermuten. Dieser Annahme steht entgegen, daß Frauen gleich häufig an Syphilis erkranken sollen wie Männer. Selbst wenn dies nicht zutrifft, läßt sich die unterschiedlich starke Beteiligung beider Geschlechter an der Paralyse nicht ohne weiteres auf Unterschiede in der Syphilishäufigkeit zurückführen. Manche Hilfshypothese wurde ins Feld geführt, so auch die Annahme, daß die Schwangerschaft den metaluischen Erkrankungen entgegenstehe. Die Vermutung ist leicht zu widerlegen, wenn die Schwangerschaften bei Paralysekranken ermittelt werden. Ein lehrreiches Beispiel, das für einen vorsichtigen Umgang mit der scheinbar exakten Zahl anregt, stammt aus fernen Ländern. So erfahren wir aus Peking (N.C. Liu, 1960), daß dort unter 134 Aufnahmen mit Paralyse 109 Männer und nur 15 Frauen vertreten waren. Unter 134 Paralysekranken in Südindien wurde nur eine einzige Frau gezählt (A.V. Rao und Mitarbeiter, 1972). Der Bericht aus Peking läßt uns wissen, daß Geisteskrankheit in China Schande bedeutet und daher die Kranken möglichst lange in der Familie gehalten werden. Dies wird bei Frauen leichter gelingen als bei Männern mit ihrer höheren Neigung zur Gewalttätigkeit. Sicher kommen dort Kranke mit fortgeschrittenen Prozessen nicht mehr in die Betreuung von Fachkliniken, so daß die Aufnahmezahlen der weiblichen Patienten hinter denen der Männer zurückbleiben. Solche Deutungen wären für unseren Kulturbereich völlig abwegig.

Welche Faktoren für das tatsächlich unzweifelhafte Überwiegen männlicher Kranker unter unseren Paralysekranken verantwortlich sind, läßt sich trotz aller Erklärungsversuche noch nicht beantworten. Gleich verhüllt und hartnäckig ist das Problem der für den Befall des Nervensystems maßgeblichen Faktoren. Warum wird der eine Lueskranke von einer Paralyse, der andere von einer Tabes, der dritte von beiden Nervenleiden befallen, also von einer Tabes-Paralyse, nicht, wie häufig gesagt wird, einer Tabo-Paralyse - der vierte Kranke von einer echten Hirnlues, einer vaskulären meningitischen oder gummösen Form. Warum bleibt schließlich ein weiterer Kranker von allen klinischen Zeichen einer Lues des Nervensystems verschont, vielleicht trotz anhaltender Liquorveränderungen, die auf einen schwelenden Prozeß, einen klinisch latenten Befall des Nervensystems hinweisen. Mit dieser fundamental wichtigen Frage gelangen wir in ein Gestrüpp von Theorien, die bisher noch nicht durch tragfähige Erkenntnisse ersetzt werden konnten.

Bei den maßgeblichen Erörterungen spielt die Frage der neurotropen Treponemenstämme eine führende Rolle. Die These von Gärtner, nach der die Therapie des Lueskranken die Treponemen in das Nervensystem verweist, ist längst widerlegt. Die meisten unserer Kranken können nicht von einer vorausgegangenen ausreichenden Therapie der Frühlues berichten; viele haben niemals selbst eine bescheidene antisyphilitische Therapie durchgemacht. Bekanntlich hat Wilmanns vermutet, nicht die Behandlung des einzelnen Kranken sei für dessen Schicksal, nämlich für die Umwandlung der Treponemen in neurotrope Erreger verantwortlich, sondern der Kontakt mit Treponemenstämmen, die durch die seit Jahrhunderten übliche Behandlung neurotrope Eigenschaften angenommen haben.

Die deutsch-russische Syphilis-Expedition vom Jahre 1928 in die Burjato-Mongolei, in der die Lues endemisch war, führte zu dem Ergebnis, daß auch dort, obwohl von einer zeitgemäßen Therapie nicht die Rede sein konnte, alle Formen der Neurolues vorkommen, wie sie auch bei uns bekannt sind. Skeptiker haben damals mit vorgehaltener Hand den Verdacht geäußert, daß auch unter den Burjato-Mongolen behandelt werde, wenn auch nicht nach den Regeln unserer Schulmedizin. Immerhin dürften die von den Verbannten des westlichen Rußlands nach Sibirien eingeschleppten Treponemen neurotrope Eigenschaften mitgebracht haben. Oder ist der Neurotropismus ein gelegentlich sich einstellendes, mehr zufälliges Phänomen? Ist derartiges denkbar? Manche älteren Autoren haben die Gruppenerkrankungen ins Feld geführt, also Erkrankungen, für die eine einzige bekannte Infektionsquelle anzuschuldigen war. Hier ist auf Glasbläser zu verweisen, die ein gemeinsames Mundstück benutzten und gleichartig erkrankten. Gleichgewichtig schienen Beobachtungen, nach denen Offiziere langweiliger Garnisonen dieselbe Infektionsquelle für die frisch erworbene Lues anschuldigen konnten und zum großen Teil oder sogar ausnahmslos von einer Lues des Nervensystems befallen wurden.

Der Aussagewert solcher Gruppeninfektionen verdient bereits nach einfachen Überlegungen abgelehnt zu werden. Wenn wir die Häufigkeit der spätluischen Nervenleiden auf 16% der Infizierten schätzen, so entspricht dies gerade einer einzelnen Fläche des Spielwürfels. Wir unterstellen, daß alle Syphiliskranken ihr weiteres Schicksal würfeln und eine bestimmte Zahl auf den Würfelflächen den zukünftigen Befall des Nervensystems anzeigt. Dabei ergäbe sich also eine Wahrscheinlichkeit von 1:6 oder 16%, entsprechend der Gefährdung des Syphiliskranken. Bei diesem Modell ist damit zu rechnen, daß gelegentlich alle Angehörigen einer kleinen oder größeren Gruppe dieselbe gefürchtete Zahl würfeln, also erkranken. Solche Gruppenerkrankungen dürften meistens unerkannt bleiben und nur unter besonderen Bedingungen erfaßt werden, nämlich wenn sich die gefürchtete Spätlues des Nervensystems einstellt.

Ein weiteres Problem der Neurolues ergibt sich aus der klinischen Beobachtung. Schon vor vielen Jahrzehnten tauchte der Verdacht auf, das klinische Bild der Paralyse habe sich gewandelt. Die einst als klassisch bezeichnete Form mit Größenideen sei von Bildern nach Art einer einfachen Demenz abgelöst worden. Dewhurst in England (1968) behauptete vor nicht langer Zeit, vor dem Jahre 1870 hätten in Europa Krankheitsbilder mit Größenideen überwogen. Jetzt konnte der Autor nur noch 10,9% solcher megalomaner Erkrankungen, allerdings dazu noch 5,85% manischer Patienten ermitteln. Demente Kranke waren mit beinahe 21% vertreten. Aus Peking wird hingegen noch über ein Überwiegen expansiver und manischer Kranker mit zusammen 70% berichtet. Von der ganzen Welt ließen sich Statistiken sammeln, die für das Vorherrschen dieser oder jener Form der Paralyse zeugen könnten. Wir halten solche Aussagen für nahezu wertlos. Die Statistik bietet sich heute in der Psychiatrie, Psychopathologie und Psychologie allenthalben überlaut an, um Wissenschaftlichkeit zu bekunden. Hier verbieten sich aber offensichtlich die Methoden der Statistik, weil die miteinander verglichenen Formen der Erkrankung tatsächlich unvergleichbar sind und jeder Randschärfe entbehren. Welche Kriterien erlauben es, manische und expansive Erkrankungen zu trennen, depressive Formen mit Unproduktivität und Antriebsschwäche von einer einfachen Demenz zu unterscheiden. Darüber hinaus weiß jeder erfahrene Kliniker von Kranken zu berichten, die zunächst von Größenideen und Aktivität förmlich übersprudeln, bald aber still, uninteressiert und unbeteiligt, vielleicht auch depressiv anmuten, ohne daß depressive Inhalte vorgebracht werden und sich eine echte erfüllte traurige Verstimmung aufzeigen ließe. Der Kranke mit grotesken Größenideen ist trotz seiner Seltenheit so eindrucksvoll, daß er das Bild, das der Untersucher von der Paralyse gewonnen hat, übermächtig als klassisch bestimmt und demgegenüber andere Formen mit leiser Symptomatik in den Hintergrund des Erfahrungsbildes verweist. Wir können uns nicht von einem Wandel der klinischen Bilder überzeugen und vermögen nicht jenen Autoren zu folgen, die den angeblichen Verlust an klassischen Paralysen mit Zivilisationsmüdigkeit und Kulturpessimismus in Verbindung bringen wollen und sich hierbei sogar auf das Wort der Dichter und Philosophen berufen.

Die Tabes ist von den Fragen der Symptomatik nicht verschont geblieben. Wenn wir uns mit den älteren klinischen Darstellungen des Krankheitsbildes beschäftigen, so stoßen wir auf Erscheinungen, die sogar wir Älteren nur noch höchst selten gesehen haben und die den heute Jüngeren lediglich in den Beschreibungen der Lehr- und Handbücher begegnen dürften. Wir denken hier etwa an die Krisen des Tabeskranken. Die vielfältigen Formen der Organkrisen, von denen uns nur noch wenige in Jahrzehnten begegneten, sind nach Otfried Foerster gekennzeichnet durch Schmerzen, Motilitätsstörungen, wie etwa das Erbrechen, und eine vermehrte Sekretion. Von der bunten Fülle der einst sorgfältig beschriebenen Krisen sind nur noch die als gastrische Krisen bezeichneten Zustände übriggeblieben. Solche oft in Intervallen erheblich gequälte Kranke werden heute den Gastroenterologen beschäftigen, der ein Ulcus ventriculi oder duodeni nachweist und entsprechend behandelt, ohne daß die Tabes sonderlich beachtet würde. Vielleicht bleibt sie auch unerkannt und die Frage der tabischen Krisen taucht nicht einmal auf. Bei den ungewöhnlichen Krisen, den Larynxkrisen, den Leberkrisen, den Intestinal-, Rektal-, Vesikal- und Urethralkrisen wird sich noch unmittelbarer die Frage nach dem zugrunde liegenden Organprozeß stellen, also die für die Abwandlung des klinischen Bildes verantwortliche Tabes außerhalb der Erörterungen bleiben. Für die gastrischen Krisen haben wir auf die Doppelgesichtigkeit des Phänomens hingewiesen. Dies brachte uns schon nach Stunden die Einladung unseres verehrten Professor Nonne zum abendlichen Gespräch ein, bei dem es um die Tabes und ihre Symptomatik ging. Halb beunruhigt, aber nicht ohne eine gewisse Anerkennung nahm der große Kenner der Neurolues den Umgang des jungen Neurologen mit den scheinbar unantastbaren Tabes-Symptomen auf. Der Wandel unserer Anschauung über die Pathogenese mancher klinischer Symptome betrifft auch die lanzinierenden Schmerzen und die Besonderheiten der amyotrophischen Tabes. C.D. Allergan in England hat später im Jahre 1860 auf die Bedeutung der tabischen Arthropathie der Wirbelsäule mit Wurzelkompression für die zuvor der Tabes unmittelbar zugeordneten Erscheinungen, nämlich die radikulären Phänomene, hingewiesen.

Zu den vielen offenen Fragen im Zusammenhang mit der Lues des Nervensystems gehören die Probleme der Therapie. Diese haben in den letzten Jahrzehnten sonstige Fragen der Klinik und der Pathogenese weitgehend verdrängt. An der Notwendigkeit einer antisyphilitischen Behandlung der Primär- und Sekundärlues mit dem Ziel, der Neurolues zu begegnen, dürfte heute nicht mehr gezweifelt werden. Unzählige Untersuchungen haben auch erwiesen, daß die alleinige Penicillin-Behandlung genügt und nicht durch eine Fiebertherapie oder auch eine Schwermetallbehandlung ergänzt werden muß. Die ehrwürdige Malaria-Behandlung, die unzählige Menschen vor Siechtum und Tod bewahrt hat, ist schon deshalb von der ungefährlichen Penicillin-Behandlung vollständig verdrängt worden, weil der Malariaerreger von Mensch zu Mensch fortlaufend weitergegeben werden muß. Andere fiebererzeugende Mittel, abgetötete Bakterien, wie wir sie vom Pyrifer früherer Zeiten kennen, dürfen als völlig nutzlos abgewertet werden. Die Penicillin-Dosen sind seit der Einführung des Penicillins in die Therapie der luischen Nervenkrankheiten im Jahre 1943 inflationistisch angestiegen. Dies geschah gewissermaßen nach dem in der Medizin bekannten Motto, daß der höher dosierende Kliniker sich stets gegenüber dem bescheideneren im Recht befindet. Inzwischen werden Gaben von 2 bis 4 Millionen Einheiten wasserlöslichen Penicillins im Abstand von vier Stunden über 10 bis 14 Tagen empfohlen. Der bedeutende frühere Mitarbeiter Wagner von Jaureggs in Wien, Bernhard Dattner, hat beim Ausbau der Penicillin-Therapie in den USA erhebliche Verdienste erworben. Bereits Dattner gab im Jahre 1947 alle drei bis vier Stunden 30- bis 40.000 Einheiten Penicillin und eine Gesamtmenge von 2 bis 9 Million Einheiten, also nach heutigen Maßstäben eine bei weitem zu geringe Gesamtmenge. Es besteht kein Anhalt für die Annahme, daß auch die heutigen Dosen nicht schon morgen als unzureichend angesehen werden und der optische Nachweis einiger Treponemen im Kammerwasser oder in den Lymphknoten nach weit höheren Penicillin-Dosen verlangt.

Wenig Beachtung hat vor allem auch in den USA das Ziel der Therapie gefunden. Worauf geht die Behandlung aus? Diese scheinbar banale Frage wird unterschiedlich beantwortet. Manche Publikationen bemessen den Therapieerfolg an klinischen Maßstäben, etwa am Befinden des Kranken mit einer Paralyse oder an seiner noch erhaltenen Leistungsfähigkeit. Bei der Tabes wird zumal an die lanzinierenden Schmerzen gedacht, sobald der Erfolg der Penicillin-Behandlung infrage steht. Wenn Penicillin die tabischen Krisen und sonstige tabische Schmerzen lindert, ist mit hoher Wahrscheinlichkeit mit einem Placebo-Effekt zu rechnen. Es ist das große Verdienst Bernhard Dattners und anderer in den USA tätiger Neurologen, klare Richtlinien für die Behandlung der spätluischen Nervenleiden aufgestellt zu haben, zumal auch für das Ziel der Therapie und die Maßstäbe für den Therapieerfolg. Rein klinische Kriterien werden in diesem Zusammenhang mit Recht als eindeutig unzureichend abgelehnt. Entscheidend für das therapeutische Vorgehen ist der Liquorbefund. Wenn über fünf Zellen/$mm^3$ nachzuweisen sind, ist auf eine Aktivität des syphilitischen Prozesses zu schließen. Die Normalisierung der Zellen unter und nach der Penicillin-Behandlung erfolgt innerhalb einiger Monate, meistens jedenfalls bis zum Ende des ersten Jahres. Der Rückgang der Eiweißwerte zu Normbereichen benötigt oft längere Zeit. Die Kolloidreaktionen und die VDRL werden oft erst im Verlauf einiger Jahre zur Norm zurückkehren. Der nach der Therapie ein bis zwei Jahre negative Liquor bleibt im allgemeinen auch weiterhin regelrecht. Es gibt aber auch Ausnahmen, nämlich Kranke mit über viele Jahre normalem Liquor, die dann doch noch aus unerklärlichen Gründen von einer luischen Erkrankung des Nervensystems befallen werden. Solche Erfahrungen sind aber extrem selten. Im allgemeinen gilt die Regel, daß mit der Normalisierung des Liquors und während einiger Jahre anhaltend negativen Befunden der syphilitische Prozeß zum Abschluß gekommen ist. Einzelne Versager sind uns von der Malaria-Therapie früherer Zeiten bestens bekannt. Sollten sie beim Penicillin fehlen? Die Therapiebedürftigkeit beschränkt sich nicht nur auf die Paralyse, sondern betrifft auch die Tabes. Wir erinnern uns nicht ohne Beschämung an Visiten mit Herrn Professor Nonne, die er auch nach seiner Emeritierung noch hoch schätzte und die wir, seine medizinischen Enkel, dankbar begrüßten. Dies hinderte uns nicht, mitunter Tabes-Kranke, die wir mit Malaria behandelt hatten, im nahegelegenen Badezimmer zu verstecken oder zu einer Untersuchung in eine andere Klinik zu schicken. Professor Nonne liebte nämlich nicht die offensive Behandlung der Tabes, sondern duldete allenfalls harmlose Quecksilber-Schmierkuren und physikalische Maßnahmen sowie in Anlehnung an seinen bedeutenden Lehrer Wilhelm Erb, den großen Tabeskenner, die wärmende lange Unterhose.

Schwierigkeiten der Deutung bereiten uns manche Paralyse-Kranke, die mit völlig saniertem Liquor unaufhaltsam in ihrer geistigen Leistungsfähigkeit und in ihrer Persönlichkeitsstruktur verfallen. Für solche Fälle hat schon vor vielen Jahrzehnten Braunmühl eine Deutung angeboten, die darauf hinausläuft, einen degenerativen Ganglienzellprozeß zu unterstellen, der unabhängig von der die Paralyse im übrigen kennzeichnenden Encephalomeningitis weiterläuft und durch die Therapie nicht zu beeinflussen ist. Ähnliche Gedankengänge sind später im Jahre 1953 bei V.A. Kral und seinen Mitarbeitern in den Vereinigten Staaten aufgetaucht.

Der kurze und flüchtige Überblick wird uns lehren, daß die Probleme der Neurolues nicht mit dem fortschreitenden Rückgang der Erkrankung geschwunden sind. Wir erfuhren, daß gleichartige Probleme über lange Zeit und bis heute offengeblieben sind. Mit diesen Fragen wird sich die Forschung auch in der Zukunft beschäftigen müssen, unabhängig davon, ob die Neurolues weiterhin auf praktische Bedeutung verzichten muß oder, wie pessimistische Forscher annehmen, uns in der Zukunft wieder häufiger begegnet.

# Verleihung des Heinrich-Pette-Preises

D. Seitz

Meine sehr verehrten Damen und Herren!

Am Anfang des heutigen Tages stehen die Verleihungen des Heinrich-Pette- und des Hugo-Spatz-Preises auf dem Programm, wozu ich Sie alle herzlich begrüße, insbesondere Herrn Professor Friedel von der Firma Thiemann.

Für den Vorsitzenden ist dies eine dankbare Aufgabe, der er sich freudig unterzieht, nicht nur in Anerkennung der besonderen wissenschaftlichen Leistungen der auserkorenen Preisträger, sondern auch weil dieses Ereignis die schöpferische Kraft der neurologischen Wissenschaft widerspiegelt, um deren Förderung unsere Gesellschaft in erster Linie bestrebt ist und auf deren unablässiges Gedeihen unserer aller Zukunftshoffnungen gerichtet sind.

Der Heinrich-Pette-Preis wurde 1964 gestiftet. Er ist mit dem Namen des Mannes verknüpft, dem wir die Wiedergründung unserer Gesellschaft nach dem Kriege verdanken. Mit diesem Preis sollen junge Kollegen zur wissenschaftlichen Tätigkeit angeregt und für besondere Leistungen ausgezeichnet werden.

Leider war die Resonanz bei dem Nachwuchs bisher sehr gering. Die Preisverleihung mußte wegen zu weniger oder nicht genügend qualifizierter Arbeiten mehrmals unterbleiben. Der Vorstand hat daraufhin beschlossen, auch Habilitationsarbeiten zuzulassen.

Trotzdem ist erst in diesem Jahr eine bemerkenswerte Wende eingetreten. Fünfzehn Arbeiten, davon zehn Habilitationsschriften wurden eingereicht, die die Kommissionsmitglieder vor eine umfangreiche Aufgabe stellten.

Unter den Preisarbeiten fanden sich nämlich mehrere vorzügliche Studien, übrigens auch aus der Schweiz, die den einzelnen Kommissionsmitgliedern die Auswahl schwer machte. Bei der Synopsis der Beurteilungen zeigte sich dann aber, daß eine klinische Studie - und solchen Arbeiten gebührt satzungsgemäß der Vorzug - den größten Zuspruch gefunden hatte. Sie lautet: "Visuelle Pseudohalluzinationen im hemianopen Gesichtsfeld bei homonymer Hemianopsie" und wurde von H.W. Kölmel, Berlin, eingereicht.

Herr Privatdozent Dr. Kölmel wurde 1944 im Murgtal geboren. Nach dem Schulbesuch in Rastatt studierte er in Heidelberg, Göttingen und München. Das Staatsexamen legte er in Heidelberg ab. Nach der Approbation wurde er Assistent in der Neurologischen Klinik in Heidelberg. Seit 1973 ist er in Berlin bei Janz am Universitätsklinikum Charlottenburg tätig. Sein besonderes Interesse war seit 1970 auf die Liquorzytologie bei entzündlichen und neoplastischen Prozessen gerichtet.

Darüber hinaus hat er eine Reihe von Beiträgen verfaßt, zuletzt auch über die intrathekale Zytostatika-Therapie. Seit sechs Jahren hat er sich den Störungen des zentralen visuellen Apparates gewidmet.

Sehr geehrter Herr Kollege Kölmel!

Sie haben Ihre als Preisarbeit eingereichte Habilitationsschrift mit dem Hinweis eingeleitet, daß die raschen und zweifelsohne wertvollen diagnostischen Fortschritte in der Neurologie mehr denn je die Gefahr mit sich bringen, daß der Arzt unter der Last technischer Untersuchungen klinische Symptome, die sich nicht aufdrängen, aus dem Auge verliert. So geschehe es auch sicher leicht, daß die Gesichtsfeldausfälle eines Patienten allein als eine Frage des perimetrisch meßbaren Ausfalles angesehen und die zahlreichen, den Patienten nicht minder beeinträchtigenden, mit dem Gesichtsfeldausfall aber kombinierten Störungen visueller Funktionen vernachlässigt würden. Und Sie haben hinzugefügt, daß die Suche nach solchen mehr im Verborgenen liegenden Funktionsbeeinträchtigungen häufig mehr Zeit erfordere als apparative Untersuchungen.

Ihre Abhandlung gibt Aufschluß über Ihr Studium von 96 Patienten mit einer homonymen oder Quadranten-Hemianopsie, die Sie mit der Frage nach Pseudohalluzinationen im hemianopischen Gesichtsfeld untersucht haben.

Diese Pseudohalluzinationen haben Sie, wie schon Wilbrand und Saenger in einfache Photopsien und komplexere Pseudohalluzinationen unterteilt und sich sodann bemüht, diese Phänomene näher zu charakterisieren, was bisher nicht erfolgt war. Nach Entwicklung eines geeigneten individuellen Fragenkatalogs ist es Ihnen gelungen, die einfachen Pseudohalluzinationen phänomenologisch zu ordnen in bunte blendende Muster, bunte Felder oder Flecken, bunte Nebel, unbunte blendende sowie unbunte, nicht blendende Photopsien.

Dabei haben Sie festgestellt, daß die bunten blendenden Muster und die unbunten blendenden Muster nach ihrer Pathogenese und dem neurologischen Befund eine homogene Gruppe bildeten, deren computertomographisches Korrelat meist eine kleine umschriebene, überwiegend den Cortex des Interhemisphärenspaltes und das angrenzende Marklager betreffende Infarzierung bildete.

Die unbunten blendenden Muster haben Sie der Area 17 zugeschrieben und angenommen, daß die bunten Muster einer Erregung der Felder 18 und 19 repräsentieren.

Eine ähnlich homogene Gruppe stellte nach Ihren Untersuchungen die bunten Nebel und innerhalb der unbunten, nicht blendenden Photopsien die unbunten Nebel dar. Sie wiesen auf eine zerebrale Funktionsstörung und nicht einen Substanzverlust hin und wurden als Ausdruck einer diffusen Neuronen-Aktivierung innerhalb der visuellen Felder interpretiert, ähnlich der physiologischen Ruhe-Entladung, die das Eigengrau hervorruft.

Die bunten Felder und Flecken erschienen dagegen heterogener Natur zu sein, wobei erstere als Resultante kortikaler und letzterer als Folge subkortikaler Reize angesehen wurden.

Schließlich haben Sie die komplexen visuellen Pseudohalluzinationen unterteilt in unbewegte, sowie bewegte und szenische Trugwahrnehmungen sowie Erscheinungen im Sinne einer Heautoskopie und halluzinatorischen

Palinopsie. Diese Pseudohalluzinationen wanderten nicht mit dem Gesichtsfeld. Der Ort der Hirnschädigung lag bevorzugt occipital, reichte aber bis nach temporal vorwiegend im Marklager, weniger im Cortex. Diese komplexen Pseudohalluzinationen haben Sie teils als Entkopplungs-, teils als Reizphänomen aufgefaßt.

Ihre Arbeit ist eine klar formulierte, klassische Studie, die auf sorgfältiger klinischer Beobachtung und exakter Analyse pathophysiologischer Phänomene beruht. Sie schlägt überdies die Brücke zu der Art und dem Umfang der damit verknüpften morphologischen Veränderungen, soweit es dies die computertomographische Technik erlaubt.

Das Resultat ist eine allgemeine Aussage über den Hintergrund bestimmter Funktionsstörungen des zentralen visuellen Systems.

Ich beglückwünsche Sie zu Ihren Untersuchungen und möchte anfügen, daß es mich besonders freut, Ihnen den Heinrich-Pette-Preis für eine neuroophthalmologische Arbeit verleihen zu können. Haben doch hier in Hamburg der Ophthalmologe Wilbrand und der Neurologe Saenger in den Krankenhäusern St. Georg und Eppendorf mit ihrem neunbändigen Handbuch der Neurologie des Auges das Fundament für dieses wichtige Spezialgebiet gelegt.

# Verleihung des Hugo-Spatz-Preises

D. Seitz

Wir kommen damit zur Verleihung des Hugo-Spatz-Preises, der 1974 von der Firma Thiemann gestiftet worden ist. Die damit verknüpften Verhandlungen waren das letzte Werk von Fritz Erbslöh. Der Preis wurde ein Jahr später an dieser Stelle von Herrn Behrend erstmals verliehen.

Anders als bei dem Heinrich-Pette-Preis ist die Preiswürdigkeit nicht an eine bestimmte Personengruppe gebunden, sondern an ein bestimmtes Thema. Die Arbeiten müssen Bezug haben zu den Zirkulationsstörungen des Zentralnervensystems und sollen alternierend an deutsche und ausländische Forscher verliehen werden.

Anders als beim Pette-Preis haben die Kommissionsmitglieder die Aufgabe, Kandidaten auszusuchen, die sich nach ihrer Auffassung auf diesem Forschungsgebiet durch hervorragende wissenschaftliche Leistungen hervorgetan haben. In diesem Jahr hatte die Wahl auf einen einhemischen Wissenschaftler zu fallen.

Im Gegensatz zu der Auswahl des Preisträgers für den Heinrich-Pette-Preis war diese Aufgabe diesmal nicht schwierig. Für die Neurologie hat in den letzten Jahren in der Diagnostik zerebraler Zirkulationsstörungen die direktionelle dopplersonographische Untersuchung der hirnversorgenden Gefäße eine so entscheidende Bedeutung gewonnen, daß die Entwicklung dieser Untersuchungsmethode als besonders preiswürdig angesehen wurde.

Kontinuierliche Blutflußmessungen nach dem Doppler-Prinzip sind schon 1959 von Satomura in die Diagnostik der Gefäßerkrankungen eingeführt worden. Rund zehn Jahre später wurde diese Methode von Brinker und Mitarbeitern, Pourcelot sowie Brismann und Mitarbeitern für die Diagnostik extrakranieller Strömungsbehinderungen eingesetzt. Der Aussagewert der Methode war jedoch zunächst durch die Schwierigkeit beeinträchtigt, die einzelnen Halsarterien sicher zu differenzieren. So blieb das Verfahren ursprünglich auf die Durchblutungsmessung der Arteria supratrochlearis und Arteria supraorbitalis beschränkt, über deren Nutzen für den Nachweis von Carotisstenosen und Verschlüssen 1971 H.R. Müller, Basel, sowie zwei Jahre später auch Keller, Baumgartner und Regli ausführlich berichtet haben.

Planiol und Pourcelot haben zwar in den Jahren 1972 bis 1974 zuerst erwähnt, daß es möglich ist, die Arteria carotis communis, interna und externa durch ihre verschiedenen Strömungscharakteristika zu unterscheiden. Aber erst durch die systematischen Studien in der Neurologischen Klinik der Universität Freiburg, die im wesentlichen von H.J. Büdingen und G.M. v. Reutern durchgeführt wurden, ist es gelungen, verläßliche Kriterien für die perkutane direktionelle dopplersonographische Untersuchung aller wesentlichen hirnversorgenden Gefäße zu gewinnen.

Die Autoren haben schon in ihren grundlegenden Arbeiten aus dem Jahre 1976 im einzelnen die akustischen Signale und Strömungsprofile der Arteria carotis communis, Arteria carotis interna, sowie der Arteria carotis externa und ihrer Äste, ferner auch der Arteria subclavia und Arteria vertebralis beschrieben.

Weiterhin konnten sie damals bei der Anwendung des Verfahrens bei 76 angiographisch kontrollierten Patienten Carotisstenosen mit einer Lumeneinengung von mindestens 50% mit einer diagnostischen Zuverlässigkeit von 97% nachweisen. Vor allem gelang ihnen auch eine genaue Differenzierung zwischen Gefäßstenosen und Gefäßverschlüssen. Die Untersuchungsergebnisse von Stenosen und Verschlüssen der Vertebralarterien waren weniger spektakulär. Es zeigte sich immerhin bei 26 von 27 Patienten mit einem dopplersonographischen Normalbefund auch angiographisch kein Hinweis auf eine hämodynamisch wirksame Strömungsbehinderung. Abnorme Dopplerbefunde erwiesen sich als klarer Hinweis auf eine Stenose, einen Verschluß oder eine Hypoplasie der Arteria vertebralis. Vor allem gelang es, das subclavian steal Syndrom dopplersonographisch sicher zu erkennen.

Die Zuverlässigkeit ihrer Untersuchungsmethode hat sich schnell bestätigt, so auch seit 5 Jahren an der eigenen Abteilung.

Ich möchte Ihnen zunächst die Preisträger vorstellen:

Herr Kollege Büdingen ist in Konstanz geboren und aufgewachsen. Nach seinem Medizinstudium in Freiburg und Fribourg war er zunächst als wissenschaftlicher Assistent am Physiologischen Institut in Zürich bei Professor Wyss tätig. Dort führte er tierexperimentelle Arbeiten auf dem Gebiet der motorischen Steuerung der Atmung durch. Später unterzog er sich einer zweijährigen Weiterbildung in der Psychiatrie am Landeskrankenhaus Reichenau. Von 1972 bis 1977 war er wissenschaftlicher Assistent an der Neurologischen Universitätsklinik in Freiburg, wo er sich über die Dopplersonographie habilitierte.

Seit fünf Jahren ist er Chefarzt der Abteilung für Neurologie und klinische Neurophysiologie am St. Elisabethen-Krankenhaus in Ravensburg. Dort hat er seine dopplersonographischen Studien fortgesetzt und seine Erfahrungen zusammen mit Herrn Kollegen v. Reutern und Freund in einer umfassenden Monographie niedergelegt.

Herr Kollege v. Reutern ist in Freiburg aufgewachsen und hat dort 1964 mit dem Medizinstudium begonnen, das er später in Hamburg und Heidelberg fortsetzte.

Nach der Approbation hat er ein Jahr Entwicklungsdients geleistet in einer Inneren Abteilung in Algerien.

1973 wurde er Assistent an der Psychiatrischen Universitätsklinik in Freiburg. Ein Jahr später wechselte er an die dortige Neurologische Universitätsklinik über, wo er jetzt als Oberarzt tätig ist. 1978 erfolgte seine Habilitation.

Mit der Dopplersonographie hat er sich seit 1975 intensiv beschäftigt. In den letzten Jahren organisierte er drei Kongresse in Dopplersonographie, zweimal in Freiburg und einmal in Tübingen. Außerdem hat er die Belange der Neurologie in der Fachgesellschaft für Ultraschall, Angiologie und im Doppler-Club de France vertreten.

Sehr geehrter Herr Kollege Büdingen, sehr geehrter Herr Kollege von Reutern!

Ihre Untersuchungsmethode, die von Ihnen zwischenzeitlich noch verfeinert wurde und bisher durch keine modifizierten oder zusätzlichen Techniken wie die gepulste Dopplersonographie und ihre Kombination mit einem gefäßabbildenden B-Scan überflügelt worden ist, hat für die Neurologie grundlegende Bedeutung gewonnen. Ihr Verfahren gehört zu den modernen Standarduntersuchungen. Als Suchmethode, aber auch für die prä- und postoperativen Verlaufsstudien stenosierender Prozesse der hirnversorgenden Gefäße ist es unentbehrlich geworden und hat die Diagnostik der zerebralen Zirkulationsstörungen entscheidend modifiziert. Darüber hinaus hat es das Verständnis der Pathophysiologie zerebraler Durchblutungsstörungen wesentlich gefördert.

Neben der Elektroencephalographie und dem elektromyographisch-neurographischen Untersuchungsverfahren ist die Dopplersonographie zur dritten eigenständigen technischen Untersuchungsmethode geworden, die an allen neurologischen Abteilungen zur Verfügung stehen muß, auch für die Weiterbildung der angehenden Neurologen.

Im Namen unserer Gesellschaft beglückwünsche ich Sie beide daher sehr zu Ihren wissenschaftlich und praktisch gleichermaßen bedeutsamen Untersuchungen.

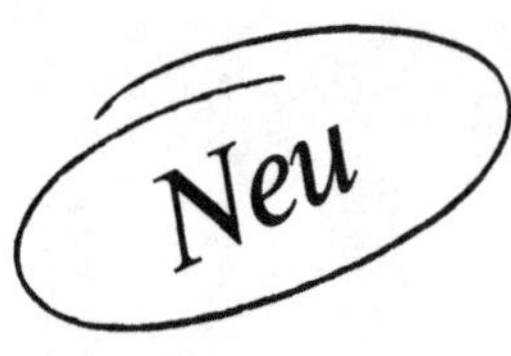
Neu



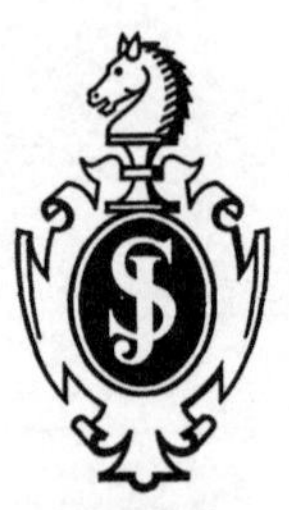

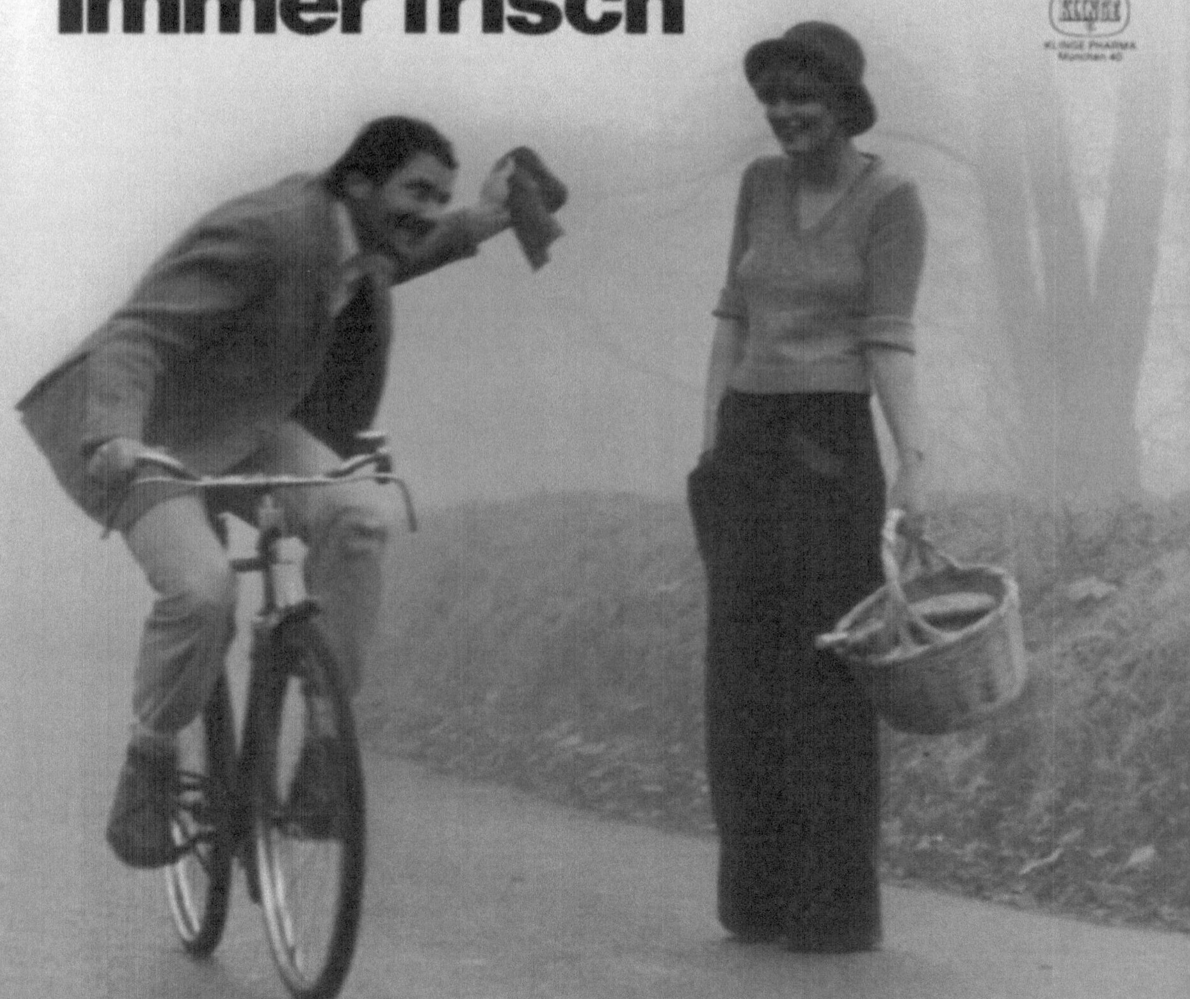

# Hauptreferate

## I. Hämoblastosen und Nervensystem

# Maligne Lymphome und Leukämien in ihrer Bedeutung für die Neurologie. Diagnostische und therapeutische Entwicklungen

K. Hausmann

In der Behandlung der Hämoblastosen wurden durch den risikoangepaßten Einsatz von Zytostatika und Strahlentherapie wesentliche Fortschritte erzielt. Die laufende Erweiterung der diagnostischen und therapeutischen Möglichkeiten erforderte Lernprozesse über nunmehr Jahrzehnte und berührte zunehmend andere Fachgebiete, insbesondere auch die Neurologie.

Im folgenden werden die aktuellen Probleme in der Reihenfolge akute Leukämien (9, 18, 29-31, 34, 36), M.Hodgkin (11, 13, 16, 18, 21-27, 32, 35), Non-Hodgkin-Lymphome (6, 7, 8, 15, 36), Plasmozytome (14, 19, 28, 36) und chronische myeloproliferative Erkrankungen (5, 12, 36) aufgezeigt. In diesen Krankheitsgruppen wiederholen sich neoplastische, paraneoplastische, therapiebedingte und von der Grundkrankheit unabhängige Komplikationen in unterschiedlichen Zusammenhängen, Häufigkeiten und Verläufen. Zur Vereinfachung ist es zweckmäßig, die Aufmerksamkeit auf Brennpunkte der Entwicklungen zu richten, in denen die Ergebnisse Modellcharakter für andere Gebiete der hämatologischen Onkologie und der Onkologie überhaupt gewinnen.

## 1. Akute Leukämien

Erst durch die therapeutischen Fortschritte der letzten dreißig Jahre haben die Häufigkeit und klinische Bedeutung neurologischer Komplikationen im Verlauf akuter Leukämien (17, 29-31, 36) stark zugenommen. Zytologische, immunologische und zytogenetische Unterschiede gewinnen zunehmend prognostische Bedeutung in bezug auf Remissionsquoten und Überlebenswahrscheinlichkeiten. Von den sieben immunologischen Untergruppen der akuten lymphatischen Leukämien (ALL) zeigen die T-lymphoblastischen Leukämien die schlechteste Prognose (36). Unbehandelt und bei Therapieresistenz führen die verschiedenen Formen der akuten Leukämien (AL) und die akuten Phasen chronischer Leukämien innerhalb von Wochen zu einer massiven Knochenmarkinfiltration mit unreifen Zellen und durch sekundäre Markinsuffizienz zum Tode. Schwere Infekte sind auf Granulozytopenien, Blutungen auf Thrombozytopenien und Verbrauchskoagulopathien zurückzuführen. Die klinische Relevanz von cerebralen Blutungen ist gering, da es sich meistens um schwere präterminale Schäden handelt.

Seit 1950 wurden zunehmend Zytostatika verfügbar, die zunächst bei den akuten Leukämien des Kindesalters vorübergehende Remissionen mit Normalisierung des Knochenmarks bewirkten (30, 31, 36). Die Behandlung von Sekundärinfektionen wurde durch Antibiotikakombinationen und in den letzten Jahren durch Granulozytentransfusionen, die Blutungsprophylaxe durch Thrombozytentransfusionen verbessert. Die Zunahme der Überlebenszeiten bei ALL im Kindesalter führte zu einem Befall des ZNS mit Häufigkeiten zwischen 20 und 80% (36). Eine frühzeitige Prophylaxe durch Hirnschädelbestrahlung und intrathekale Verabreichung von Methotrexat und Cytosinarabinosid verringerte diese prognostisch äußerst ungünstige Komplikation auf etwa 10% (30, 31). Die weitere Entwicklung in der Therapie akuter Leukämien tendiert immer mehr zu einer massiven Anfangsbehandlung mit maximalem Einsatz aller wirksamen Zytostatika, um im ersten Anlauf möglichst alle Leukämiezellen zu vernichten, bevor sie therapieresistent werden und Meningeosen verursachen. Die sehr eingreifende und risikoreiche Knochenmarktransplantation ist auf jüngere Patienten mit HLA-identischen Geschwistern als Knochenmarkspendern beschränkt (34).

Als Spitzenergebnisse der aufgezeigten Entwicklungen wurden bei ALL-Therapiestudien der Universitätskinderkliniken Berlin-Frankfurt-Münster (BFM) (Tabelle 1) seit 1970 Überlebenswahrscheinlichkeiten nach 10 Jahren von 70% (30), bei AML seit 1978 nach 5 Jahren von vermutlich 40% (31) erreicht. Mit Intensivierung der Therapie stieg bei Erwachsenen zunächst die Zahl der Vollremissionen bei Patienten verschiedener Arbeitsgruppen von 10 auf 60% (36) und seit kurzem sogar über 70% (9, 20), jedoch blieb die Zahl der Langzeitremissionen vorläufig noch gering mit Überlebenswahrscheinlichkeiten von weniger als 5% nach 5 Jahren und weniger als 1% nach 10 Jahren (36). Knochenmarktransplantationen (Seattle) in stark ausgewählten Kollektiven für jüngere Patienten führten zu wesentlich höheren Erfolgsraten, wenn sie in Vollremission und nicht im Rezidiv durchgeführt wurden (Tabelle 1) (34). Eine ZNS-Prophylaxe wurde bei akuten Leukämien im Kindesalter (30, 31) und bei ALL im Erwachsenenalter zwischen 15 und 65 Jahren vorgenommen (20), dagegen nicht bei AML im Erwachsenenalter (9). In der letztgenannten Gruppe beträgt das Risiko leukämischer Meningeosen etwa 10% und bei chronischen Leukämien weniger als 1%. Eine generelle Prophylaxe wäre wegen der Möglichkeit von Therapieschäden (2, 17) nicht gerechtfertigt. Bei Kindern wurden spätere Störungen der intellektuellen Entwicklung beobachtet (29). Die Therapieschemata zur Behandlung der ALL (20) enthalten auch Asparaginase, die das Antithrombin III im Blut erniedrigt. Das beträchtliche Risiko thromboembolischer

Tabelle 1. Akute lymphatische Leukämien (ALL) und akute myeloische Leukämien (AML) im Kindesalter (<16 J.) (30, 31) und im Erwachsenenalter (>16 J.) (9, 20, 34, 36). Vollremissionen (VR) und Überlebenswahrscheinlichkeiten nach Intensivierung der zytostatischen Kombinationstherapie bzw. nach Knochenmarktransplantation im Rezidiv (AML-R) und nach Vollremission (Seattle) (34)

| Typ | Alter J. | Studie | Zeit | Patienten n | VR % | Überlebenswahrscheinlichkeit % 5 J. | 10 J. |
|---|---|---|---|---|---|---|---|
| ALL | <16 | BFM | 1970-1981 | 610 | >90 | 78 | 71 |
| AML | <16 | BFM | seit 1978 | 126 | 75 | 40(?) | ? |
| ALL | >16 | | bisher | | 10→60 | <5 | <1 |
| AML | >16 | | bisher | | 10→60 | <5 | <1 |
| ALL | >16 | BMFT | seit 1979 | 170 | 77,5 | ? | ? |
| AML | >16 | Ko-Gr | seit 1978 | 213 | 70 | ? | ? |
| AML-R | <42 | Seattle | seit 1975 | 110 | | 10-20 | ? |
| AML | 9-47 | Seattle | seit 1976 | 19 | | 60 | ? |

Komplikationen kann durch die Verabreichung von Antithrombin III-Konzentraten erheblich verringert werden (33). Zweitneoplasien nach intensiver zytostatischer Therapie spielen zahlenmäßig noch eine untergeordnete Rolle.

## 2. Morbus Hodgkin

Diagnostische und therapeutische Fortschritte (18, 19, 21-27, 35, 36) haben wesentlich dazu beigetragen, die Risiken verschiedenartiger neurologischer Komplikationen (Tabelle 2) zu verringern, jedoch entstanden auch neue Probleme (32). Zu den wichtigsten prognostischen Faktoren wurden die Ausbreitungsstadien der Krankheit (Abb. 2), die histologischen Subtypen (Abb. 2) und zunehmend auch das Lebensalter der Patienten (Abb. 1). Stadium I der Ann Arbor-Klassifikation (21)

Tabelle 2. M. Hodgkin. Häufigkeiten neurologischer Komplikationen in den Diagnosezeiträumen 1950-1981 (AK St. Georg)

| | bis 1965<br>n | 1966-1971<br>n | 1972-1981<br>n | insgesamt<br>n | % |
|---|---|---|---|---|---|
| Accessorius-Parese (PE) | - | 5 | 7 | 12 | 1,4 |
| ZNS-Befall durch M. Hodgkin | 6 | 3 | - | 9 | 1,1 |
| Querschnitts-Lähmung durch M. Hodgkin | 5 | 5 | 5 | 15 | 1,8 |
| Querschnitts-Lähmung durch Strahlen | 2 | 2 | 2 | 6 | 0,7 |
| Psychosen durch Zytostatica | - | 6 | 4 | 10 | 1,2 |
| Meningitis | - | 3 | 2 | 5 | 0,6 |
| schwerer H. zoster (Neuropathien) | 5 | 3 | - | 8 | 0,9 |
| verschiedene | 3 | 7 | 5 | 15 | 1,8 |
| | 21/200<br>11% | 35/223<br>15,7% | 25/422<br>5,9% | 80/847<br>9,4% | |

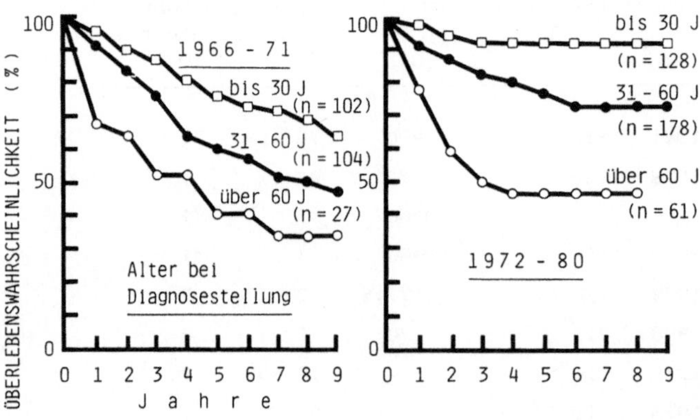


Abb. 1. Gesamtüberlebenswahrscheinlichkeiten von Patienten mit M. Hodgkin in den Diagnosezeiträumen 1966-1971 und 1972-1980. Unterteilung nach Altersgruppen (aus (26) mit freundlicher Genehmigung des Verlags Versicherungswirtschaft Karlsruhe)

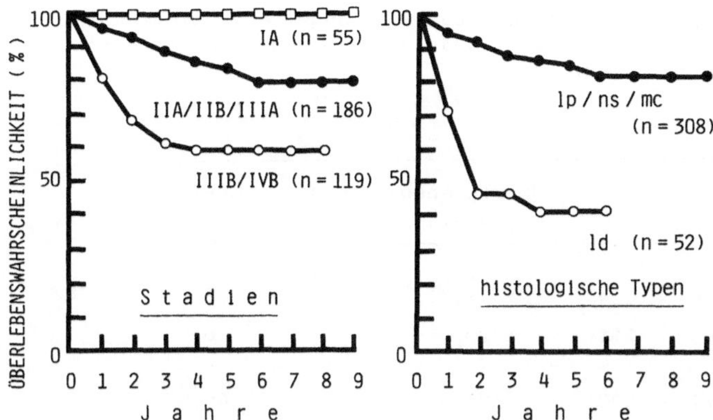


Abb. 2. M. Hodgkin 1972-1980. Überlebenswahrscheinlichkeiten Gruppierung nach Stadien (li. Seite) und Histologie (lp: lymphozytenreiche, ns: nodulär-sklerosierende, mc: gemischtzellige und ld: lymphozytenarme Form). (aus (26) mit freundlicher Genehmigung des Verlags Versicherungswirtschaft Karlsruhe)

kennzeichnet den Befall einer Lymphknotengruppe, Stadium II den Befall von zwei oder mehr Lymphknotengruppen auf einer Seite des Zwerchfells, Stadium III den Befall von Lymphknotengruppen ober- und unterhalb des Zwerchfells ohne und mit Beteiligung der Milz und Stadium IV die Ausbreitung auf andere Organe, wie Leber, Knochenmark, Lunge, Herz und ZNS. Methodisch wichtig für die Ausbreitungsdiagnostik wurden u.a. Lymphographie, explorative Laparotomie als eingreifendste Maßnahme (11, 21, 22), Laparoskopie und seit einigen Jahren auch die Computertomographie. Die klinische Form A geht ohne, die klinische Form B mit Allgemeinerscheinungen, wie Gewichtsabnahme, Fieber und stark erhöhter Blutsenkung einher.

Therapeutisch verfügbar wurden nacheinander die ultraharte Bestrahlung großer Körperabschnitte, die kombinierte zytostatische Therapie in Form von COPP (Cyclophosphamid-Endoxan[R], Oncovin[R]- Vincristin, Procarbacin-Natulan[R], Prednison) (35) und ABVD (Adriblastin, Bleomycin, Vinblastin-Velbe[R], Dacarbacin), und kombiniert-modale Therapiekonzepte mit dem sequentiellen Einsatz von Zytostatika und Strahlentherapie. Die Risiken von Virusinfekten in Form von Zostervarizellen (2, 21, 23) und schweren bakteriellen Infektionen nach Splenektomie (2, 21, 23) sowie von Leukämien (13, 16, 21, 22) und anderen Zweitneoplasien (21-23) wurden unterschiedlich beurteilt. Es ergab sich jedoch zunehmend die Frage, ob eine Diagnostik- und Therapiereduktion gerechtfertigt sei. Die Tabelle 3 zeigt einen Anstieg der Überlebenswahrscheinlichkeiten nach 10 Jahren von 1,1% bei unbehandelten Patienten (21) und 6% bei früher nur mit geringen Erfolgen behandelbaren Patienten (3) auf nunmehr etwa 70% in den wenigen Institutionen, die Gesamtergebnisse der letzten 10-15 Jahre vorlegen konnten (4, 18, 21-27). 17 Kranke unserer Abt., die nicht kooperativ waren und den vorgeschlagenen therapeutischen Maßnahmen nicht oder zu spät zustimmten, starben innerhalb weniger Jahre mit einer Überlebenswahrscheinlichkeit von 0 % nach 10 Jahren. Die Höhe der Erfolgsraten hängt von den therapeutischen Strategien und den wichtigsten Risiko-Faktoren der Patienten ab. Unsere Kenntnisse hierüber wurden durch die umfangreichen Datenanalysen von Kuse, Calavrezos und anderen in unserer Abt. laufend erweitert und aktualisiert (11, 18, 22-27). Bei historischen Vergleichen (Abb. 1) stehen die erst kürzlich auf 10 Jahre berechneten Überlebenswahrscheinlichkeiten bei Patienten bis zum 30. Lebensjahr

Tabelle 3. M. Hodgkin. Überlebenswahrscheinlichkeiten unbehandelter Patienten (1923-1974) (21), nach unzulänglicher Therapie (1935-1966) (3) und nach Intensivierung der Therapie (1966-1981) (4, 21-27)

| | Zeitraum | n | Überlebenswahrscheinlichkeit % 5 J. | 10 J. |
|---|---|---|---|---|
| unbehandelt (Kaplan) | 1923-1974 | 824 | 7,7 | 1,1 |
| AK St. Georg, Hamburg | 1935-1966 | 211 | 20 | 6 |
| Stanford, Kalifornien | 1968-1977 | 923 | 83,5 | 69,9 |
| PMH, Toronto | 1968-1977 | 780 | 78 | 68,4 |
| AK St. Georg, Hamburg | 1966-1971 | 233 | 65 | 50 |
| | 1972-1981 | 422 | 78 | 71 |

auf 86%, bei Patienten zwischen dem 31. und 60. Lebensjahr auf 69% und bei Kranken über 60 Jahre jedoch nur auf 46%. Die Plateaubildungen entsprechen dem Anteil stabiler Remissionen, d.h. den Prozentsätzen vermuteter Heilungen. Die entsprechenden Zahlen (Abb. 2) liegen für das Stadium I A bei 98%, für die Stadien II A, II B und III A um 73% und für die Stadien III B und IV B bei 60%. Für die lymphozytenreiche, die nodulär-sklerosierende und die gemischtzellige histologische Form wurde ein Mittelwert von 81% errechnet, für die lymphozytenarme Form jedoch nur eine Überlebenswahrscheinlichkeit von 46% nach 7 Jahren. Patienten mit ungünstigen prognostischen Faktoren stellen in unserem Gesamtkollektiv einen wesentlich höheren Anteil als in amerikanischen Erfolgsberichten (4, 21, 35). Wie Risikofaktoren durch geeignete therapeutische Strategien kompensiert wurden, wird an einem Beispiel mit einer ungewöhnlichen neurologischen Komplikation aufgezeigt:
Eine 38-jährige Hausfrau erkrankte 1978/79 an einem lymphozytenarmen M. Hodgkin im Stadium II B mit großem Mediastinaltumor, Einengung der Trachea, Einwachsen in den Herzbeutel und zunehmender Einflußstauung. Unter COPP gingen alle Symptome zurück; der obere Abschnitt wurde mit 40 Gy und das Herz mit 15 Gy adjuvant bestrahlt. Eine computertomographisch nachweisbare Raumforderung im Bereich des Pankreasschwanzes und fraglich vergrößerter Bauch-Lymphknoten erweckten den Verdacht auf ein therapieresistentes Rezidiv, da eine abdominelle Bestrahlung mit 26 Gy und weitere Zytostatika-Gaben keine wesentlichen Veränderungen brachten. Die explorative Laparotomie ergab keine Zeichen eines M. Hodgkin, jedoch ein Phaeochromozytom im Bereich der li. Nebenniere mit einem Gewicht von 54 g. Anfang 1981 traten erhebliche Kopfschmerzen auf, die vom Hausarzt als Okzipitalneuralgien angesehen wurden. Es handelte sich aber um chronische beidseitige Subduralhämatome aus unbekannter Ursache, die erfolgreich ausgeräumt wurden. Die Patientin befindet sich seither in Vollremission und ist völlig wiederhergestellt.

Die klinische Relevanz neurologischer Komplikationen hängt weitgehend davon ab, ob sie in therapieempfindlichen oder erst in therapieresistenten Krankheitsphasen auftreten. Die Tabelle 3 zeigt zunächst einen

Anstieg von 11% auf 15,7% und dann ein Absinken auf 5,9% in den untersuchten Zeiträumen. Es handelt sich um Accessoriusparesen nach Probeexzision von Lymphknoten, ZNS-Befall und Querschnittslähmungen durch M. Hodgkin sowie Querschnittslähmungen nach Strahlentherapie, Psychosen durch Zytostatika (Procarbacin-Natulan[R], Prednison), Meningitis im späteren Krankheitsverlauf, insbesondere nach Splenektomie, schwere Herpes Zoster-Verläufe und verschiedenartige andere Komplikationen. In Parallele zum Rückgang neurologischer Komplikationen ging auch die Häufigkeit von Knochenmetastasen etwa auf ein Drittel zurück (19). Eine Patientin, die 1957 im Alter von 22 Jahren an M. Hodgkin erkrankte und 10 Jahre später ein Querschnittssyndrom mit Paraparese der unteren Extremitäten und Lähmung des li. Arms infolge Zerstörung des 6. Halswirbelkörpers zeigte, wurde bereits damals durch lokale Strahlentherapie und Langzeitbehandlung mit Vinblastin in eine Vollremission gebracht, wieder gehfähig und berufsfähig. Die Zostervarizellenkrankheit war bei unseren Patienten mit 16,4% (22, 23) eine relativ häufige Komplikation bei intensiv behandelten Patienten, die früher vereinzelt infolge Enzephalitis zum Tode führte und auch jetzt noch in der onkologischen Hämatologie und der Onkologie überhaupt besonders gefürchtet wird. Bei plötzlich auftretenden schweren neuralgiformen Beschwerden hämatologischer Patienten sollte frühzeitig an die Möglichkeit eines Herpes zoster gedacht werden, da eine frühzeitige Behandlung mit dem neuen Virostatikum Acyclovir (1) schwere Neuralgien und evtl. sogar eine Enzephalitis verhindern kann.

Ein zweites allgemein zu fürchtendens Risiko ist das Auftreten von Zweitneoplasien nach Zytostatika und Strahlentherapie (4, 13, 16, 21, 22, 23). In unserem Gesamtkollektiv der Jahre 1950-1981 (n = 847) wurden insgesamt 11 akute myeloische Leukämien, 9 Nicht-Hodgkin-Lymphome und 23 Karzinome beobachtet. Auch mit anerkannten statistischen Methoden vorgenommene Vorausberechnungen der Risikohäufigkeiten sind wegen kleiner Ereigniszahlen, langer Zeiträume und Veränderungen therapeutischer Strategien mit erheblicher Unsicherheit belastet. Sie zeigen einen Anstieg auf wenige Prozente im ersten Jahrzehnt, der bei den Zweitleukämien wesentlich niedriger liegt als in einigen neueren Statistiken aus den Vereinigten Staaten (13, 16). Erst nach 20-30 Jahren erfolgte bei den Zweitleukämien eine Zunahme der Wahrscheinlichkeit auf 16,4% und bei den Karzinomen auf 31,4%. Von diesen Zweitneoplasien war ein Teil der Zweitlymphome durch Zytostatika und ein Teil der Zweitkarzinome durch Operation günstig zu beeinflussen.

Die Therapieerfolge bei M. Hodgkin haben dazu geführt, daß die Zahl lebender Patienten in unserer Abt. auf nunmehr 438 angestiegen ist. Die Todesfälle an therapieresistentem M. Hodgkin oder Frühkomplikationen haben seit 1975 deutlich abgenommen (18, 22, 23) und halten sich bei anderen Todesursachen auf einem relativ niedrigen Plateau. Diese Entwicklung spiegelt sich auch in der allgemeinen Mortalitätsstatistik in Hamburg. In der Bundesrepublik starben seit über 10 Jahren immer noch etwa 1000 Patienten/Jahr mit nur geringen Schwankungen von Jahr zu Jahr.

## 3. Non-Hodgkin (NH-)Lymphome

Bei diesen biologisch äußerst uneinheitlichen Lymphomen werden ähnliche neurologische Komplikationen wie bei M. Hodgkin und außerdem Meningeosen beobachtet. Die großen Risiken des ZNS-Befalls bei T-lymphoblastischen Lymphomen des Mediastinums und hochgradig malignen Lymphomen mit frühem Knochenmarkbefall (15) rechtfertigen eine ZNS-Prophylaxe wie bei akuten Leukämien. Eine solche ist aber nicht indiziert bei den chronisch leukämischen Lymphomen, die erst nach

Malignitätssteigerungen Meningeosen in Häufigkeiten von 2% und weniger verursachen (36).

Lernprozesse in der Behandlung der NH-Lymphome (7,8) stießen aus verschiedenen Gründen immer wieder auf erneute Schwierigkeiten, die u.a. zu erheblichen Unsicherheiten bei therapeutischen Entscheidungen führten. Die histologische Einstufung eines Lymphoms als niedrig maligne sollte nicht als Anleitung verstanden werden, in solchen Fällen regelmäßig eine nur wenig aggressive Behandlung einzuleiten. Durch eine immer mehr den Krankheitsrisiken angepaßten Therapie von wenig bis zu hochgradig aggressiven Behandlungsmaßnahmen bei den histologisch als niedrig maligne eingestuften centroblastisch-centrocytischen (CB-CC) Lymphomen in unserer Abt. wurden bei insgesamt 113 Patienten des Diagnosezeitraums 1970-1978 Überlebenswahrscheinlichkeiten von 60% nach 10 Jahren errechnet. Mit Ausnahme des Stadiums I A (Abb. 3) kam es jedoch nicht zu Plateaubildungen wie bei M. Hodgkin. Besonders zu fürchten sind lokale Malignitätssteigerungen, wie sie von vornherein oder erst im Krankheitsverlauf vorkommen und an einem Beispiel mit ungewöhnlichen Komplikationen aufgezeigt werden: Ein 45-jähriger Patient wurde 1982 zunächst wegen eines Bandscheibenschadens operiert. Später entwickelte sich in der linken Beckenschaufel und der Gesäßmuskulatur ein großer knochenzerstörender Tumor, der wie ein Weichteilsarkom wirkte, histologisch aber ein diffus wachsendes CB-CC-Lymphom mit Übergang in CB-Lymphom war und zu einer Parese des li. Beines führte. Außerdem bestanden eine Hypercalcämie (10) mit Nephrocalcinose und Niereninsuffizienz sowie eine Erythroblastenphthise. Die CT-Abbildung zeigte einen riesigen Tumor, der nach zytostatischer Kombinationstherapie (CHOP) ebenso zurückging (Abb. 4) wie die anderen Komplikationen mit Ausnahme der sich nur langsam zurückbildenden Parese. Ähnliche Verläufe wurden kürzlich von uns bei immunoblastischem Lymphom und atypischem M. Hodgkin beobachtet.

Im Vergleich zu den CB-CC-Lymphomen sind die klinischen Probleme bei den histologisch ebenfalls als niedrig maligne eingestuften Immunozytomen noch unübersichtlicher. Die primär lokalisierten Immunozytome sind potentiell heilbar und werden in ihrer Ausbreitung ebenso wie der M. Hodgkin klassifiziert. Es erwies sich aber als zweckmäßig, die Ausbreitung der primär mit Knochenmarkbefall einhergehenden, z.T. leukämischen und nur palliativ beeinflußbaren Immunozytome wie bei

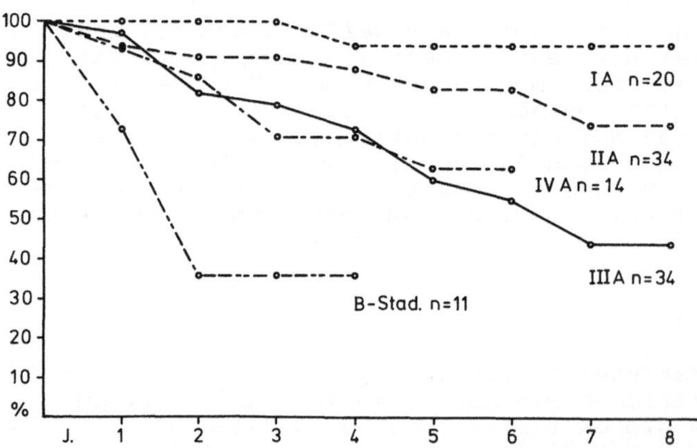


Abb. 3. Centroblastisch-centrocytische Lymphome 1970-1978. Überlebenswahrscheinlichkeiten. Gruppierung nach Ann-Arbor-Stadien (AK St. Georg)

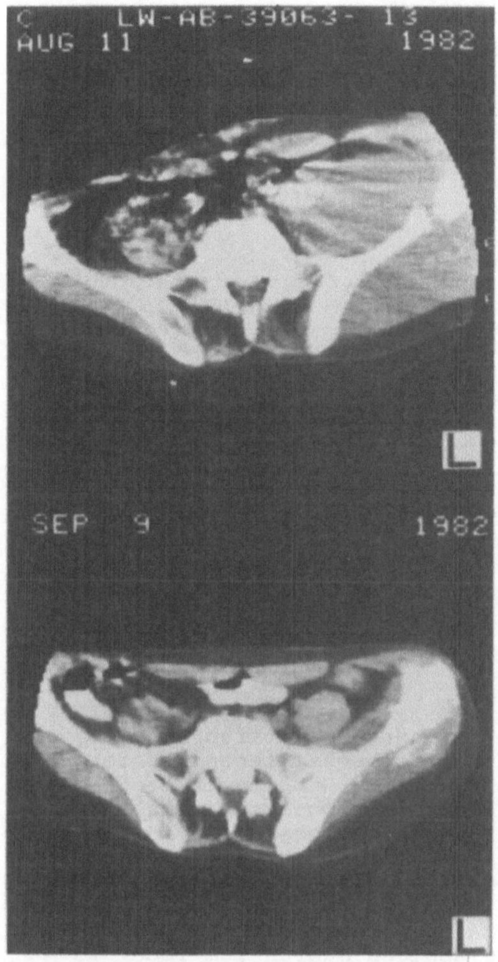


Abb. 4. 45-jähriger Patient. Diffus wachsendes centroblastisch-centrocytisches Lymphom mit Übergang in centroblastisches Lymphom. Tumor im Bereich der Beckenschaufel und Gesäßmuskulatur li. mit Knochenzerstörung. Computertomogramme vor und nach 3 Zyklen (CHOP) (*C*yclophosphamid, *H*-Adriblastin, *O*ncovin, *P*rednison). Weitgehende Rückbildung

chronisch lymphatischer Leukämie (CLL) zu klassifizieren. Im Stadium RAI O der CLL besteht eine Knochenmarkinfiltration mit Lymphozytose im peripheren Blut. Im RAI-Stadium I sind Lymphknoten und im Stadium II auch die Milz befallen. Nach einer neueren ABC-Klassifikation werden diese Stadien in Abhängigkeit von der Ausdehnung des Lymphknoten-Befalls in die Stadien A und B unterteilt (6). Die prognostisch äußerst ungünstigen RAI-Stadien III und IV mit Anämie bzw. Thrombozytopenie werden zum Stadium C zusammengefaßt (6). Die u.a. mit H. Scherf erarbeitete Abbildung 5 zeigt die Überlebenswahrscheinlichkeit der verschiedenen Immunozytome aus den Diagnosejahrgängen 1976-1980. Neurologisch wichtig ist, daß bei den mit Paraproteinämien einhergehenden lymphoplasmozytischen und lymphoplasmozytoiden Immunozytomen, die früher als M. Waldenström bezeichnet wurden, vereinzelt Polyneuropathien durch Paraproteinablagerungen in den peripheren Nerven vorkommen können, ohne daß die Grundkrankheit über längere Zeit stärker progredient ist. Prognostisch am ungünstigsten waren die polymorph- bzw. pleomorphzelligen Immunozytome, unabhängig davon, ob diese nach RAI oder Ann Arbor klassifiziert wurden. Bei drei Patienten konnten präfinal leukämische Meningeosen beobachtet werden. Bei der CLL sind neurologische Komplikationen relativ selten aber dann vereinzelt noch günstig beeinflußbar.

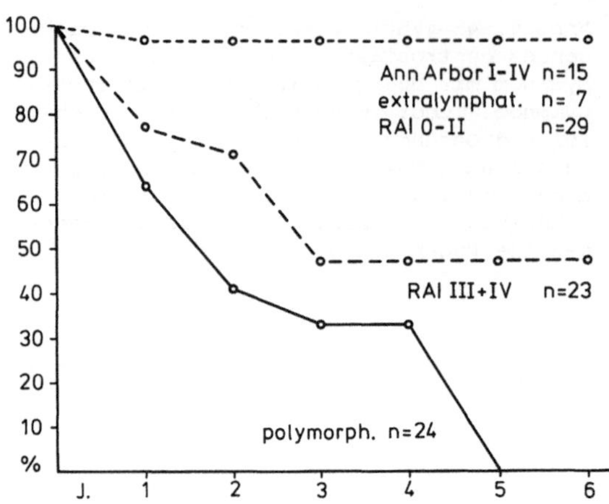


Abb. 5. Lymphoplasmozytische und lymphoplasmozytoide Immunozytome sowie polymorphzellige Immunozytome 1976-1980. Überlebenswahrscheinlichkeiten. Gruppierung nach Ann-Arbor-Stadien bei primär lokalisierten Lymphomen und RAI-Stadien bei Lymphomen mit primärem Befall des Knochenmarks und anderer Organe (AK St. Georg)

Eine nunmehr 79-jährige Patientin konnte vor 3 Jahren nicht mehr sehen und nicht mehr hören. Die CT zeigte eine enorme Verdickung der Sehnerven bds., die nach gezielter Bestrahlung vollständig zurück ging. Seh- und Hörvermögen kehrten vollständig zurück und blieben unter zytostatischer Therapie seit nunmehr 3 Jahren normal.

## 4. Plasmozytome

Die besonders in den Wirbelkörpern zu findenden solitären Plasmozytome und generalisierten Plasmozytome in den fortgeschrittenen Stadien B und C führen durch die pathologischen Zellen im Knochenmark regelmäßig zu Knochenzerstörungen und damit zum Risiko der Querschnittlähmung (19, 36). Polyneuropathien infolge Paraproteinablagerungen in den peripheren Nerven (14) und Coma paraproteinaemicum durch paraproteinämisch bedingte Viscositätssteigerungen des Blutes (28) sind selten.

Ohne systematische Therapie mit Zytostatika führen generalisierte Plasmozytome innerhalb von Monaten bis wenigen Jahren zum Tode. Im Diagnosezeitraum 1973-1979 wurden im AK St. Georg 61 Patienten intensiv mit Zytostatika behandelt. Die Überlebenswahrscheinlichkeit nach 5 Jahren betrug 43% (19). 3 Patienten mit solitären Plasmozytomen der Wirbelsäule und Querschnittssymptomatik wurden durch Stabilisierungs-Operationen, lokaler Strahlentherapie und Zytostatika-Gaben bis zu 10 Jahren völlig wiederhergestellt. Plasmozytome waren die Hämoblastosen, bei denen am häufigsten Wiederherstellungs-Operationen an Knochen einschließlich Wirbelsäule sowie an Gelenken erforderlich und erfolgreich waren (19).

## 5. Chronische myeloproliferative Syndrome

Unter diesem Begriff werden Polycythämien, primäre Thrombozythämien, Myelofibrosen, chronische myeloische Leukämien und Übergangsformen zwischen diesen Krankheiten zusammengefaßt (36). Neurologische Risiken entstehen durch starke Vermehrungen der Erythrozyten und Thrombozyten sowie der Leukozyten (36) einschließlich eosinophiler Granulozyten.Letztere enthalten nach neueren Untersuchungen ein Neurotoxin.

Die Polyzythämie führte früher unbehandelt infolge von Thromboembolien innerhalb von 2 Jahren zum Tode. Dabei standen cerebrale Thrombosen im Vordergrund (12). Durch eine systematische Aderlaß-Therapie, Radiophosphor und/oder Zytostatika wurde die Prognose wesentlich verbessert mit Überlebenszeiten von etwa 50% nach 10 Jahren (5). Nach Radiophosphor und insbesondere nach Chlorambucil wurden vermehrt Übergänge in akute Leukämien von etwa 10-20% beobachtet (5). Thrombozythämien von über 800/nl und später über 400/nl wurden wegen der damit verknüpften thromboembolischen Risiken von uns systematisch mit Zytostatika behandelt, um die Plättchenzahlen zu normalisieren. Die Tabelle 4 zeigt die Häufigkeit thromboembolischer Komplikationen bei primären und sekundären Thrombozythämien im Verlauf myeloproliferativer Erkrankungen mit Zahlen über 400/nl einschließlich Patienten mit neurologischer Symptomatik, die insgesamt 8% betrug. In diesen Zahlen sind allerdings Ereignisse eingeschlossen, die erst zur hämatologischen Diagnostik führten. Die Höhe der Thrombozytenzahlen ist vermutlich nicht der einzige Risikofaktor für die Entwicklung von Thromboembolien. Zusätzliche Faktoren sind starkes Rauchen, hohe Cholesterinwerte, Verminderung von Antithrombin III infolge Leberschäden und Splenektomien (Tabelle 4). Bei myeloproliferativen Erkrankungen ist die Milz ein wichtiges Schutz- und Regulationsorgan, das als Filter große Mengen Thrombozyten und vielleicht auch aktivierter Thrombozyten aus dem Blutstrom entfernen kann. Eine zu frühe Splenektomie kann bei Myelofibrosen zu therapeutisch nicht zu beeinflussenden Thrombozythämien und thromboembolischen Komplikationen führen.

Ein wenig bekanntes Krankheitsbild sind die hypereosinophilen Syndrome (36). Von 18 selbst beobachteten Patienten erfüllten 3 die Kriterien eines echten myeloproliferativen Syndroms. Bei 6 Kranken mit schwerer Polyneuropathie, erhöhten Immunkomplexen im Serum und IgE-Vermehrung sowie Asthma bronchiale in der Anamnese handelte es sich um allergisch bedingte reaktive Veränderungen, die durch Prednison und Hydroxyurea über längere Zeit bis zu nunmehr 10 Jahren wesentlich gebessert werden konnten.

Tabelle 4. Myeloproliferative Syndrome. Gesamtzahl, Häufigkeit von Thrombosen und Embolien bei Diagnosestellung und im Verlauf der Therapie. Zahl der Patienten mit neurologischen Symptomen (AK St. Georg)

| | | Thrombosen und Embolien | |
|---|---|---|---|
| durch | ges. n | n | n neurol. Sympt. |
| primäre Thrombozythämie | 31 | 12 | 6 |
| Polyzythämia vera | 33 | 11 | 2 |
| myeloprolif. Syndrome | 42 | 26 | 3 |
| chron. myeloische Leukämie | 59 | 11 | 1 |
| Myelofibrose nach Splenektomie | 15 | 5 | 1 |
| insgesamt | 180 | 65 (36%) | 14 (8%) |

Literatur


1. Alford CA (1982) Acyclovir treatment of herpes virus infections in immunocompromised humans. Am J Med Acyclovir Symposium 225-228
2. Armstrong D, Wong B (1982) Central nervous system infections in immunocompromised hosts. Ann Rev Med 33:293-308
3. Arnal ML, Hausmann K (1969) Zusammenarbeit zwischen Radiotherapie und Chemotherapie in der Behandlung maligner Lymphome. Maligne Lymphome, Strahlentherapie Sbd. 69:95-100
4. Bergsagel DE, Alison RE, Bean HA, Brown TC, Bush RS, Clark RM, Chua T, Dalley D, DeBoer G, Gospodarowicz M, Hasselback R, Perrault D, Rideout DF (1982): Results of treating Hodgkin's disease without a policy of laparotomy staging. Cancer Treat Rep 66:717-731
5. Berk PD, Goldberg JD, Silverstein MN, Weinfeld A, Donovan PB, Ellis JT, Landaw SA, Laszlo J, Najean Y, Pisciotta AV, Wassermann LR (1981) Increased incidence of acute leukemia in polycythemia vera associated with chlorambucil therapy. N Engl J Med 8:441-447
6. Binet JL, Auquier A, Dighiero G, Chastang C, Piguet H, Goasguen J, Vaugier G, Potron G, Colona P, Oberling F, Thomas M, Tchernia G, Jasquillat C, Boivin P, Lesty C, Duault MT, Monconduit M, Belabbes S, Gremy F (1981) A new prognostic classification of chronic lymphocytic leukemia derived from a multivariate survival analysis. Cancer 48:198-206
7. Bremer K, Meusers P, Brittinger G (1980) Chemotherapie der Non-Hodgkin-Lymphome. Internist 21:512-528
8. Brittinger G, Schmalhorst U, Bartels H, Fülle HH, Gerhartz H, Gremmel G, Grisar T, Grupp HJ, Gunzer U, Huhn D, Koeppen KM, Kubanek B, Leopold H, Löffler H, Löhr GW, Nowicki L, Rühl U, Schmidt M, Stacher A, Theml H, Lennert K (1981) Principles and present status of a prospective multicenter study on the clinical relevance of the Kiel classification. Blut 43:155-166
9. Büchner T, Urbanitz D, Emmerich B, Fischer JT, Fülle HH, Heinecke A, Hossfeld DK, Koeppen KM, Labedzki L, Löffler H, Nowrousian MR, Pfreundschuh M, Pralle H, Rühl H, Wendt FC (1982) Multicenter study on intensified remission induction therapy for acute myeloid leukemia. Leukemia Research (im Druck)
10. Clinicopathologic conference (1982) Hypercalcemia in a man with non-Hodgkin's lymphoma. Am J Med 451-461
11. Calavrezos A, Hausmann K, Kuse R (1981) Explorative Laparotomie und Splenektomie bei Morbus Hodgkin. Dtsch Med Wschr 34:1069-1071
12. Chievitz E, Thiede T (1962) Complications and causes of death in polycythaemia vera. Acta Med Scand 172:513-523
13. Coltmann CA, Dixon DO (1982) Second malignancies complicating Hodgkin's disease: A Southwest Oncology Group 10-years followup. Cancer Treat Rep 66:1023
14. Delauche MC, Clauvel JP, Seligmann M (1981) Peripheral neuropathy and plasma cell neoplasias. A report of 10 cases. Brit J Haem 48:383-392
15. Delbrück H, Wetter O, Schmidt CG, Weichert HC, Schmitt G (1977) Die Meningeosis neoplastica und ihre Prophylaxe bei malignen Non-Hodgkin-Lymphomen. Dtsch med Wschr 102:1446-1451
16. Glicksman AS, Pajak TF, Gottlieb A, Niessen N, Stutzman L, Cooper MR (1982) Second malignant neoplasms in patients successfully treated for Hodgkin's disease: A Cancer and Leukemia Group B study. Cancer Treat Rep 66:1035-1036
17. Goldberg ID, Bloomer WD, Dawson DM (1982) Nervous system toxic effects of cancer therapy. JAMA 247:1437-1441

18. Hausmann K, Kuse R (1982) Entwicklungen und Langzeitergebnisse in der Hämatologischen Abteilung des Allgemeinene Krankenhauses St. Georg 1961-1981. Hamburger Ärzteblatt 35:464-467
19. Hausmann K (1982) Knochen- und Gelenkbefunde bei Hämoblastosen und ihre zytostatische Therapie. In: Wolter D (ed) Osteolysen. Pathologische Frakturen. Thieme Stuttgart New york p 343-352
20. Hoelzer D, Thiel E, Löffler D, Koch P, Heimpel H, Engelhardt R, Müller U, Wendt FC, Sodomann H, Rühl H, Herrmann F, Kaboth W, Dietzfelbinger H, Pralle H, Lunschen CH, Hellriegel KP, Spors S, Nowrousian M, Fischer J, Fülle HH, Mitrou P, Pfreundschuh M, Görg C, Emmerich B, Queisser W, Meyer P, Labedzki L, Essers U, König H, Mainzer K, Fritsche D, Messerer and Zwingers T (1982) Intensified therapy in acute lymphatic and undifferentiated leukemia in adults-definition of risk groups. Blut (im Druck)
21. Kaplan HS (1980) Hodgkin's Disease, Harvard University Press. Cambridge Mass. London
22. Kuse R, Hinrichs A, Calavrezos A, Hausmann K, Heilmann HP (1979) Erfolge, Mißerfolge und Überlebensraten bei der Therapie der Lymphogranulomatose. Inn Med 6:10-17
23. Kuse R (1980) Datenanalyse der Lymphogranulomatose des Erwachsenenalters. Diagnostische, therapeutische und prognostische Fortschritte. Habilitationsschrift Hamburg
24. Kuse R, Calavrezos A, Hinrichs A, Hausmann K (1981) Überlebensraten und Rückgang der Mortalität bei Morbus Hodgkin in Beziehung zum Lebensalter. Dtsch Med Wschr 15:453-458
25. Kuse R, Calavrezos A, Hinrichs A, Hausmann K (1981) Überlebensraten bei Morbus Hodgkin in Beziehung zu den histologischen Subtypen. Dtsch Med Wschr 18:571-574
26. Kuse R, Calavrezos A, Hinrichs A, Hausmann K (1980) Stadien III B und IV B des Morbus Hodgkin. Ansprechbarkeit auf Chemotherapie, Rezidive, Überlebensraten. Klin Wschr 59:737-742
27. Kuse R, Calavrezos A, Hausmann K (1982) Zur Prognose des Morbus Hodgkin. Lebensversicherungsmedizin 7:157-160
28. Lehmkuhl G, Bauerdick H, Stuhlsatz HW (1980) Das Coma paraproteinaemicum beim multiplen Myelom. Dtsch Med Wschr 105:1079-1083
29. Moss HA, Nannis ED, Poplack DG (1981) The effects of prophylactic treatment of the central nervous system on the intellectual function of children with acute lymphocytic leukemia. Am J Med 71:47-52
30. Rhiem H (1982) Akute lymphoblastische Leukämie. Heilungschancen der Kinder. MK Ärztl Fortb 32:20-28
31. Schellong G (1982) Akute myeloische Leukämie: Therapie-Fortschritte bei Kindern. MK Ärztl Fortb 32:31-39
32. Schimpff SC, O'Conell MJ, Greene WH, Wiernik PH (1975) Infections in 92 splenectomized patients with Hodgkin's disease. Am J Med 59:695-701
33. Schöndorf TH, Pralle H, Graubner M (1982) Hypercoagulability due to antithrombin III-decrease under long-term asparaginase administration. Blut 45:199
34. Thomas ED (1982) The role of marrow transplantation in the eradication of malignant disease. Cancer 49:1963-1969
35. DeVita VT, Simon RM, Hubbard SM, Young RC, Berard CW, Moxley JH, Frei E, Carbone PP, Canellos GP (1980) Curability of advanced Hodgkin's disease with chemotherapy. Ann int Med 5:587-595
36. Wintrobe MM (1981) Clinical hematology 8th ed. Lea & Febiger, Philadelphia

# Primäre und sekundäre Lymphome des Zentralnervensystems

K. Jellinger

## 1. Einleitung

Maligne Lymphome (ML) können das ZNS in mehrfacher Weise betreffen: 1. als isolierte "primäre" Läsion ohne (oder mit späterer) extraneuraler Organbeteiligung; 2. durch Dissemination oder Fortleitung einer Systemerkrankung oder 3. durch Komplikationen, Zweitschäden und paraneoplastische Syndrome. Beschrieb Burns (23) 1811 erstmals eine ZNS-Beteiligung bei Leukosen (Chlorom der Dura mit Paraplegie), lieferte 1869 Murchison (143) die erste Beobachtung von ZNS-Befall bei ML (Infiltration der Dura nahe dem Foramen magnum bei 6-jährigem Knaben mit mediastinalem ML) und Askanazy (4) 1921 jene bei M. Hodgkin (MH). Welch (226) erwähnte 1910 erstmals eine Rückenmarkskompression durch ein epidurales Lymphom. Hirngeschwülste mit Beziehung zum lymphoretikulären System wurden zuerst 1921 von Bailey (5) als "Perithelialsarkome" beschrieben und bis vor kurzem als "Mikrogliome" (69, 77, 135, 185) oder "Retikulumzellsarkom-Mikrogliome" (1, 183, 188) als eigene Entität subsumiert. Heute gilt die zytologische und immunologische Identität der "primären" ML (PL) des ZNS mit den extraneuralen ML als gesichert (34, 80, 85, 86, 90, 94-97, 138, 211) und ihre einheitliche histologische Klassifikation als gerechtfertigt.

Die durch die moderne Therapie erzielte Verbesserung der Remissionsquoten systemischer Hämoblastosen mit Verlängerung der Überlebenszeit der Patienten hat in den letzten Jahren, ähnlich wie bei den Leukosen, (47, 96, 110, 163-165, 169, 171, 207, 228) zu einer Zunahme der Ausbreitung von ML auf das ZNS geführt (22, 68, 78, 83, 90, 94, 111, 115, 118, 145, 149, 166, 196, 229). Auch für die PL des ZNS wird ein Frequenzanstieg mit überzufälliger Häufung bei Immundefekten und Immunsuppression (insb. nach Organtransplantationen) verzeichnet (6, 9, 67, 72, 93, 116, 123, 139, 156, 160, 222). Eine gleichzeitige Zunahme nervöser Komplikationen und Zweiterkrankungen (26, 77, 89), aber auch Fortschritte in der Diagnostik und ermutigende Ergebnisse der Therapie stellen die ML des ZNS in das aktuelle Blickfeld der klinischen Neuroonkologie.

---

Unterstützt von der Hochschuljubiläumsstiftung und vom Med.-Wiss. Fonds der Stadt Wien

## 2. Morphologie der ZNS-Lymphome

Bei Hämoblastosen können sämtliche Abschnitte des Nervensystems isoliert oder kombiniert betroffen sein. Man unterscheidet folgende *morphologische Manifestationsformen* der Beteiligung des Nervensystems bei ML (und Leukosen) (Tabelle 1, Abb. 1).

a) *Intrakranielle Absiedelungen* ausgehend von Schädelknochen, Periost, Nebenhöhlen, Orbita oder Epiduralraum mit Kompression oder Invasion von Dura, Meningen, Gehirn und Hirnnervenwurzeln;

b) *Pachymeningosis blastomatosa* mit herdförmiger, raumfordernder oder diffuser Infiltration der Dura (und oft der Meningen und Wurzeln);

c) *Meningosis blastomatosa* mit Befall des Subarachnoidalraumes in ubiquitärer oder lokalisierter Form ohne oder mit Infiltration meningealer Gefäße und Hirnnervenwurzeln;

Tabelle 1. Beteiligung des Nervensystems bei Hämoblastosen

1. Intrakranielle Absiedelungen
   a) Schädelknochen, extradurale Tumorbildung (Raumforderung)
   b) Dura-, Arachnoideainfiltration - Pachymeningosis neoplastica
   c) Meningeale Aussaat - Meningosis neoplastica
   d) Hirnnervenwurzelbefall - meist kombiniert mit c)
   e) Intrazerebrale Infiltrate - Parenchymbefall - meist mit c) Meningoenzephalosis neoplastica: 1. perivasal, 2. diffus, 3. Infiltratknötchen, 4. Tumorbildung
   f) isolierter/solitärer Parenchymbefall - "primäre ZNS-Lymphome"
2. Spinale Absiedelungen
   a) Wirbelsäule, epidural mit/ohne Rückenmarks-Wurzelkompression
   b) Infiltrate Meningen, Wurzeln, Rückenmark, Cauda
   c) isolierter Rückenmarksbefall (selten!)
3. Befall der neuro-muskulären Peripherie
   a) Infiltration von Nervenplexus, peripheren Nerven
   b) Infiltration der Skeletmuskulatur - oft kombiniert mit a)
   c) Neuro-muskuläre Begleitschäden (neurogene Atrophie u.a.)
4. Komplikationen und Zweitschäden
   a) Blutungen - extra-, intradural, Meningen, Hirn, Rückenmark
   b) Blutung mit blastomatöser Infiltration - "weisse Blutungen"
   c) Hypoperfusions-Enzephalopathie - Ischämieschäden, Infarkte, Hyperviskositätssyndrom; BHS-Störungen, Anämie usw.
   d) Sekundärinfektionen: bakteriell, viral, Mykosen, Parasiten
   e) Enzephalopathien - Parenchymdegeneration, Gliose, Hirnatrophie, pontine Myelinolyse, Wernicke-Syndrom, Axondystrophien u.a.
   f) Liquorzirkulationsstörungen - Hydrozephalus internus
   g) Myelopathien - Komb. Strangdegeneration; Strangdegeneration bei Polyneuropathien; Radikulomyelopathien
5. Paraneoplastische Syndrome
6. Therapiefolgen (therapieinduzierte Schäden)

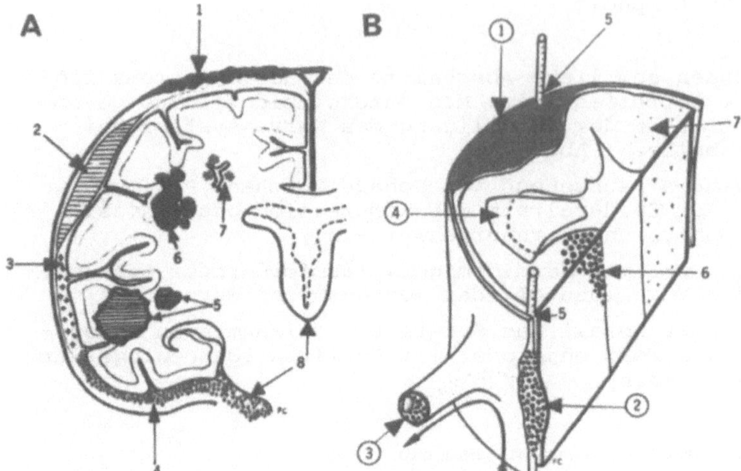


Abb. 1A,B. Schema der ZNS-Veränderungen bei Hämoblastosen (aus 89) A Hirn und seine Häute - 1 Durainfiltration, 2 Duratumor oder Subduralhämatom, 3 Subarachnoidalblutung, 4 Meningose (Meningealinfiltrate), 5 intrazerebrale Blutungen, 6 intrazerebrale Infiltrate oder Granulome, 7 "weiße" Blutungen, 8 Hydrozephalus internus durch basale Arachnoidalinfiltrate. B Rückenmark und Wurzel - 1 Extradurale Absiedelung mit Rückenmarks- oder Gefäßkompression (5), 2 Dura- und Meningealinfiltrate, 3 Wurzelinfiltrate, 4 ischämische Rückenmarksnekrosen, 5 Gefäßbefall, 6 diffuse Parenchyminfiltration (selten), 7 Strangedegeneration (paraneoplastisch)

d) *Hirnparenchymbefall* mit allen Übergängen von Infiltration intrazerebraler Gefäße ohne oder mit Durchbrechung der Gefäß-Gliaschranke, umschriebenen oder diffusen Gewebsinfiltraten bis zur Tumorbildung. Meist, aber nicht obligat, ist eine Verbindung mit Meningealbefall, doch kommt bei ML eher als bei Leukosen vereinzelt perivasale oder Parenchyminfiltration ohne Meningose vor (68, 77, 78, 94, 96, 127, 183, 229). Der ZNS-Befall läßt sich am Muster akuter kindlicher lymphoblastischer Leukosen (ALL) in 3 Grade gliedern (171); *Grad 1* entspricht einer reinen, makroskopisch nicht immer augenfälligen Meningose mit blastomatöser Durchsetzung des Subarachnoidalraumes ohne Beteiligung intrazerebraler oder spinaler Gefäße (Abb. 5a); *Grad 2* dem Übergreifen der Infiltrate auf die Hirngefäße mit perivasalen Infiltraten ohne Parenchyminvasion; *Grad 3* repräsentiert eine *Meningoenzephalosis blastomatosa* mit schwerem Parenchymbefall durch diffuse oder umschriebene Gefäß- und Gewebsinfiltration, die meist mit einer Meningose kombiniert ist (Abb. 5b);

e) *Tumorbildung* (Lymphom) durch solitäre oder multiple intrakranielle (sub-, epidural) und intrazerebrale Absiedelungen kann zu Gewebskompression (Raumforderung) oder Infiltration führen (Abb. 5c). Sie ist bei primären ML häufiger als bei den sekundären ML des ZNS;

f) *Spinale Absiedelungen* durch Invasion des Epiduralraumes aus paravertebralen Lymphknoten, Knochen bzw. Knochenmark oder selten direkten Durabefall gehen mit und ohne Rückenmarkskompression, Befall spinaler Meningen, Rückenmark, Spinal- und Kaudawurzeln einher.

g) *Befall der neuro-muskulären Peripherie* (s. Mamoli)

h) *Komplikationen und Zweitkrankheiten* - Blutungen, Zirkulationsstörungen, Infektionen, Gliosen, Enzephalo- und Myelopathien usw. - sowie

i) *Paraneoplastische Syndrome* sind von den ML des ZNS sowie von therapieinduzierten Schäden abzugrenzen.

Die ZNS-Läsionen bei ML ähneln weitgehend jenen bei ZNS-Leukosen (20, 77, 81, 86, 92, 96, 106, 110, 111, 164, 169, 171, 183, 213). Ferner besteht weitgehende Übereinstimmung im zytologischen Aufbau und morphologischem Ausbreitungsmuster zwischen den primären ML (PL) des ZNS (isolierter Befall ohne Generalisation) und den sekundären ML (SL) durch ZNS-Befall bei systemischen ML. Eine Abgrenzung ist daher *nicht* aus der Histologie oder Ausbreitung der ZNS-Läsionen, sondern mitunter aus dem klinisch-radiologischen Gesamtbild, oft aber erst autoptisch - Nachweis oder Fehlen extraneuraler ML - möglich. Die einzelnen Lymphomentitäten zeigen jedoch unterschiedliche Neigung zu primärem und sekundärem ZNS-Befall sowie abweichende Läsionsmuster, vermutlich in Abhängigkeit von ihrem biologischen Verhalten sowie von immunologischen Faktoren, die jedoch noch weitgehend unbekannt sind.

## 3. Primäre Lymphome des ZNS

### 3.1 Definition und Häufigkeit

Die früher als "Retikulosarkome-Mikrogliome" bezeichneten Läsionen umfassen extranodale Lymphome, die das Gehirn und seine Häute *isoliert* ohne extrakranielle Organmanifestation bzw. Dissemination oder als initialen unizentrischen Manifestationsort mit sekundärer extraneuraler Aussaat betreffen. In 7-43% aller als "PL" des ZNS beschriebenen Fälle wurden im späteren klinischen Verlauf oder autoptisch Organabsiedelungen - Lymphknoten, Knochenmark, Milz, Lunge, Herz - (1, 8, 11, 25, 76, 81, 94, 135, 157, 162, 185, 188) oder Dysglobulinämien (6, 69, 99, 107, 210, 222) nachgewiesen. Die ZNS-PL stellen 0,3-1,5% aller intrakraniellen Geschwülste (76, 86, 90, 94, 205, 230), 1,7% aller Hirnsarkome (102). Über isolierten Befall des *Rückenmarks* wurde bisher nur in 4 Fällen berichtet (18, 88, 137, 197). Wurden bis 1964 unter 12.447 ML nur 13 PL des ZNS beobachtet (53), umfassen sie 0,7-2% der Lymphome aller Standorte (76, 90, 94, 188); 1,6% aller nicht-disseminierten extranodalen ML (53), stellen aber in großen Autopsieserien 1,2%-9% (122, 200) aller ZNS-ML bzw. 13-45% aller ZNS-NHL (Tabelle 2).

### 3.2 Klinik und Zusatzbefunde

Die ZNS-PL treten in jedem Lebensalter mit Gipfel um das 55. Lebensjahr und leichtem Überwiegen bei Männern auf (76, 81, 90, 94, 95, 119, 135, 183, 185, 203, 205). Unter rund 10.000 intrakraniellen Tumoren sahen wir 100 Fälle mit ausschließlich intrakranieller Lokalisation, davon 2/3 Männer mit Symptombeginn im Alter zwischen 19 Tagen und 89 Jahren mit einem Altersmedian von 57,5 Jahren (Tabelle 3). Bei je 1 Patienten bestanden Paraproteinämie, Zustand nach Organtransplantation und Immunsuppressivbehandlung wegen nekrotisierender Vaskulitis (93). Autoptisch wurden generalisierte ML ausgeschlossen; doch waren kleine extraneurale Organinfiltrate in 3 Fällen nachweisbar.

*Klinisch* besteht meist ein rasch progredientes Bild mit a) Störung höherer Hirnleistungen, organisches Psychosyndrom, Bewußtseinsstörungen oder neuropsychologischen Ausfällen; b) Kopfschmerzen und Zeichen intrakranieller Drucksteigerung mit und ohne Stauungspapillen; c) neurologische Herdausfälle, wie Paresen, Hemianopsie, Aphasie, Kleinhirn- und Hirnstammsyndrome und multiple Herdsymptomatik; c) selten hirnor-

Tabelle 2. ZNS-Befall bei malignen Lymphomen (Autopsieserien)

| Autoren (Referenz) | General. Lymphome N | ZNS-Befall N | % |
|---|---|---|---|
| Sparling et al. (201) | 188 | 19 | 10,1 |
| John u. Nabarro (98) | 93 | 9 | 9,7 |
| Buerger u. Monteleone (20) | 17 | 2 | 11,7 |
| 700 Autopsien | | | |
| Scholtze u. Jänisch (192) | 124 RCS | 16 | 11,9 |
| 29.423 Autopsien | (+ prim. ZNSL) | (11) | |
| Griffin et al. (68) | 140 | 15 | 10,7 |
| Schaumburg et al. (188) | 121 RCS | 13 | 10,8 |
| 25.200 Autopsien | (+ prim. ZNSL) | (23) | |
| Jänisch et al. (84) | 49 | 10 | 20,4 |
| | davon 28 NHL | 8 | 21,4 |
| Reznik (178) | 17 RCS | 3 | 17,6 |
| 6000 Autopsien | (+ prim. ZNSL) | (9) | |
| Law et al. (111) | 172 NHL | 20 | 11,7 |
| Jänisch et al. (85) | 118 | 21 | 20,4 |
| | davon 67 NHL | 20 | 29,8 |
| Longpre et al. (122) | 138 NHL | 17 | 12,3 |
| | (+ prim. ZNSL) | (2) | 1,4 |
| | + PNS, epidural | 4 | 2,9 |
| Jellinger (90) | 200 (+ALL) | 52 | 26,0 |
| | + epidural | 9 | 4,5 |
| | (+ prim. ZNSL) | (17) | 7,8 |
| | davon 158 NHL | 51 | 32,2 |
| Gerlach et al. (56) | 131 NHL | 31 | 23,6 |
| Young et al. (229) | 445 NHL | 38 | 8,5 |
| (klinische Serie) | davon 25 Autopsien | 20 | 80,0 |
| Eigenes Material | 308 (+ALL, PLZ) | 73 | 22,9 |
| (1972-1981) | + epidural | 20 | 6,5 |
| | (+ prim. ZNSL) | 30 | 8,9 |
| | davon 200 NHL (+ALL) | 69 | 34,5 |
| | davon 160 NHL ohne ALL | 42 | 26,2 |

RCS = Retikulumzellsarkom    Prim. ZNSL = prim. ZNS-Lymphom
NHL = Non-Hodgkin-Lymphom    PLZ = Plasmozytom

ganische Krampfanfälle sowie d) die bei ZNS-SL häufigen Hirnnervenausfälle mit Verdachtszeichen basaler Meningitis (25, 76, 93, 114, 119, 188, 203). Gelegentlich findet sich eine initiale Kombination mit Uveitis (114, 136, 180). Häufig weist die rasch progrediente klinische Symptomatik auf Befall tiefer Hirnregionen (Balken, Stammganglien, Hirnstamm) oder multiples Herdgeschehen. Die zerebrale *Angiographie* zeigt negative oder unspezifische Lokalzeichen mit gefäßarmen oder -reichen Bezirken (114, 203); die *Hirnszintigraphie* gelegentlich solitäre oder multiple Anreicherungszonen (74, 203). In der *CT* finden sich solitäre homogene, hypodense, aber meist hyperdense Herde oft zentral in Stammganglien, Balken (Abb. 2b), Hirnstamm oder Kleinhirn, sowie in 30-43% multiple Läsionen (48, 101, 154, 203, 209) mit geringem bis deutlichem homogenen Kontrastmittelenhancement. Schwierigkeiten in der Abgrenzung ergeben sich zu Meningiomen, zentralen Gliomen, Metastasen sowie ZNS-SL. Der *Liquor* zeigt häufig erhöhten Eiweißgehalt (69, 76, 91, 93, 94, 114, 119, 188, 205) und geringe Pleozytose mit Lympho- und Monozyten bei oft negativer Liquorzytologie (114, 119,

Tabelle 3. Primäre maligne Lymphome des Zentralnervensystems (100 Autopsiefälle)

| Lymphomtyp | Immunoblastom | Immunozytom | Lymphoblastom | Gesamt |
|---|---|---|---|---|
| Fallzahl | 46 | 42 | 12 | 100 |
| Geschlecht M/F | 28/18 | 27/15 | 8/4 | 63/37 |
| Erkrankungsalter | 56,6 ± 2,9 | 59,3 ± 2,0 | 54,5 ± 5,0 | 57,5 ± 2,7 |
| Anamnesedauer (Mo) | 2,8 ± 0,7 | 4,1 ± 0,9 | 2,8 ± 1,0 | 3,3 ± 0,5 |
| ÜLZ (Mo) Kons. Ther. | 0,9 ± 0,3 (23) | 1,6 ± 0,2 (16) | 1,2 ± 0,7 (2) | 1,3 ± 0,5 |
| postoperat. | 0,8 ± 0,2 (13) | 1,8 ± 0,4 (11) | 0,8 ± 0,2 (5) | 1,1 ± 0,3 |
| Op- + Strahlen- u./o. Chemother. | 6,0 ± 2,3 (10) | 24,9 ± 10,6 (15) | 5,8 ± 2,7 (5) | 15,0 ± 5,4 |
| Überlebensrate 12 Mo (Strahlen/Chemother.) | 10% | 67% | 0 | 37% |
| Lokalisation | | | | |
| Hemisphären | 18 = 39% | 12 = 29% | 8 = 67% | 38 |
| Balken (Schmetterling) | 4 = 9% | 5 = 12% | 1 = 8% | 10 |
| Stammgangl-Hirnstamm | 4 = 9% | 11 = 26% | 1 = 8% | 16 |
| Multipel | 12 = 26% | 9 = 21% | 2 = 17% | 23 |
| Hintere Schädelgrube | 8 = 17% | 5 = 12% | 0 | 13 |

Tabelle 4. Liquorzytologie bei malignen Lymphomen des ZNS (außer ALL)

| Autor Verfahren | | Autopsie/ ZNS-Befall | Pos. CSF-Zytol. n | % | CSF-Zytologie falsch neg. | pos. | Korrekte Diagnose n | % |
|---|---|---|---|---|---|---|---|---|
| Billingham et al. (14) | MF | | | | | | | |
| M. Hodgkin | | 18/1 | 1 | 100,0 | 0 | 0 | 8/18 | 100,0 |
| Non-Hodgkin | | 39/13 | 6 | 46,0 | 8 | 1 | 30/39 | 77,0 |
| Gondos-King (65) | MF | 18/18 | 11 | 70,0 | 7 | 0 | 11/18 | 70,0 |
| Glass et al. (61) | MF | | | | | | | |
| Sek. Lymphome | | 11/11 | 5/8 | 62,5 | 3/8 | 0 | 5/8 | 62,5 |
| Mackintosh et al. (127) | MF | | | | | | | |
| Non-Hodgkin | | 54/54 | 63/90 | 70,0 | 21 | 0 | 63/90 | 70,0 |
| Eigene Serie | SK | | | | | | | |
| Sek. Lymphome | | 30/25 | 23 | 92,0 | 2 | 0 | 23/25 | 92,0 |
| Prim. Lymphome[a] | | 60/60 | 27 | 45,0 | 33 | 0 | 27/60 | 45,0 |

[a]Eiweißvermehrung in 88,3%; Pleozytose in 60,0%

MF = Membranfilter; SK = Sedimentkammer

Tabelle 5. Artdiagnose primärer Lymphome des ZNS (Kiel-Klassifikation)

| Autor (Referenz) | N | Immuno-blastom | Immuno-zytom | Lympho-blastom | Zentrozyt. /blast. L. | Zentro-zytom | Zentro-blastom | Unklass. Lymphom | Diff. Ret. Sa. |
|---|---|---|---|---|---|---|---|---|---|
| Olvera-Rabiella et al. (151) | 10 | 4 | 3 | 1 | - | - | - | 2 | - |
| Tanaka et al. (210) | 6 | 2 | 1 | 2 | - | - | - | 1 | - |
| Taylor et al. (211) | 24 | 12 | 2 | 1 | 8 | - | - | 1 | - |
| Kazner et al. (101) | 10 | 3 | 2 | 4 | - | - | 1 | - | - |
| Shankar et al. (194) | 17 | 4 | 6 | 1 | - | - | - | 6 | - |
| Houthoff et al. (80) | 16 | 4 | 11 | 1 | - | - | - | - | - |
| Jänisch et al. (85) | 9 | 6 | 1 | - | - | - | - | 2 | - |
| Chazot et al. (29) | 4 | 1 | - | - | 1 | 2 | - | - | - |
| Matsuda et al. (132) | 3 | 3 | - | - | - | - | - | - | - |
| Berry-Simpson (12) | 21 | 13 | 1 | - | - | - | - | 7 | - |
| Letendre et al. (114) | 17 | 1 | 1 | - | 2 | 7 | 6 | - | - |
| Jardon-Reznik (88) | 16 | 9 | 4 | 1 | - | 1 | - | - | 1 |
| Eigene Serie | 100 | 46 | 42 | 12 | - | - | - | - | - |
| Gesamt | 253 | 108 | 74 | 23 | 11 | 10 | 7 | 19 | 1 |
| Prozent | 100 | 42,6 | 29,6 | 9,0 | 4,3 | 4,0 | 2,8 | 7,5 | 0,4 |

203) bzw. positivem Tumorzellnachweis zwischen 4% (188, 205) bis 45% (92). Damit liegt die Trefferquote der Liquorzytologie deutlich niedriger als bei SL und Leukosen des ZNS (Tabelle 4). Immunelektrophorese und Immunzytochemie zeigten bei einigen Patienten mit Immunoblastom (IB) und Immunozytom (IC) erhöhte Immunglobuline (Ig). IgG/K oder IgM-K im Liquor als Hinweis auf die Bildung monoklonaler Ig durch die im Liquor befindlichen Tumorzellen (91, 93, 97, 132), die durch transmissions- und rasterelektronenoptische Befunde als B-Zellen identifiziert wurden (41, 158).

## 3.3 Morphologie

Makroskopisch finden sich solitäre sowie in 10-44% multiple, oft gliomähnliche solide, grau-rötliche Tumoren mit oder ohne Blutungen sowie multiple Herde in subependymärer oder regelloser Anordnung, selten diffuse entzündungs- oder ödemartige Läsionen ohne faßbare Tumorbildung (1, 24, 25, 69, 76, 80, 85, 90, 95, 183, 185, 188, 205, 230). Die Großhirnhemisphären sind in etwa 50%, häufig mit Schmetterlingstumoren in Balken und Fornix (Abb. 2a, b), sowie in enger Beziehung zu subependymären Strukturen; Stammganglien (Abb. 2c), Hirnstamm und Kleinhirn (Abb. 2g) in je 10-15% betroffen, während 20-40% als multiple Herde hervortreten (Tabelle 3). Gelegentlich finden sich isolierte Herde im Hypothalamus (1, 3, 67).

Das *histologische* Bild entspricht dem diffuser, nicht-follikulärer NHL mit konzentrischer manschettenförmiger Gefäßinfiltration und wechselnder Proliferation von Silberfasern, Mikro- und Astroglia sowie fleckförmiger und diffuser Infiltration von nervösem Parenchym mit Invasion von Subarachnoidal- und Subependymärräumen bis hin zur entzündungsähnlichen meningoenzephalen Infiltration weiter ZNS-Areale (Abb. 2e). Rückenmarksbefall erfolgt meist sekundär (76, 88, 135, 183, 188, 230). War die Mehrzahl der Fälle bisher global als Retikulumzellsarkome (1, 9, 11, 31, 34, 43, 67, 72, 81, 152, 183, 186, 188, 205, 230), histiozytäre Lymphome (3, 6, 218) oder Lymphsarkome (19) angesprochen oder keiner näheren Klassifikation unterzogen worden (12, 114, 203, 210, 230), zeigt die Analyse einer beschränkten Anzahl von ZNS-PL nach der Kiel-Klassifikation (Tabelle 5) ein starkes Überwiegen von IB (Abb. 2g) und IC (Abb. 3); letztere zeigen mitunter starke Polymorphie mit Übergang in IB. Seltener sind Lymphoblastome, davon einige vom Burkitt-Typ (90, 94, 97, 217) (Abb. 2f), T-Zell-convoluted-Typ oder unklassifizierbar. Daneben wurden unklassifizierbare ML und vereinzelt Keimzentrumtumoren beschrieben, die in einigen Serien nicht nachzuweisen waren (80, 85, 117). Das auch im eigenen Material starke Überwiegen von IB und IC (zusammen 73 bzw. 88%), die in Lymphknoten nur mit je 13-18% vertreten sind (113, 172, 206), ergibt deutliche Frequenzunterschiede der NHL-Entitäten im ZNS und in den Lymphknoten, deren Ursachen bisher unbekannt sind.

→

Abb. 2a-f. Primäre ZNS-Lymphome. a,b Immunoblastom des Balken (CT) mit bifrontalen Nekrosen nach Strahlen-Chemotherapie bei 52jähr. Frau (ÜLZ 6 Monate); c,g Gliomähnliches Immunoblastom linke Stammganglien (c) bei 67jährigem Mann; g) polymorphes Zellbild mit Reed-Sternberg-ähnlichen Riesenzellen (H.-E. x 1100); d,f) Multizentrisches Lymphoblastom mit Kleinhirnherden (47jähr. Mann); f) dichtes monomorphes Zellbild mit "Sternhimmel" Muster; Giemsa x 660; e) Immunoblastom nach Immunsuppressivtherapie (58jähr. Frau mit nekrot. Vaskulitis). Dichte meningoenzephale Infiltrate am Boden des 4. Ventrikels. K.V. x 40

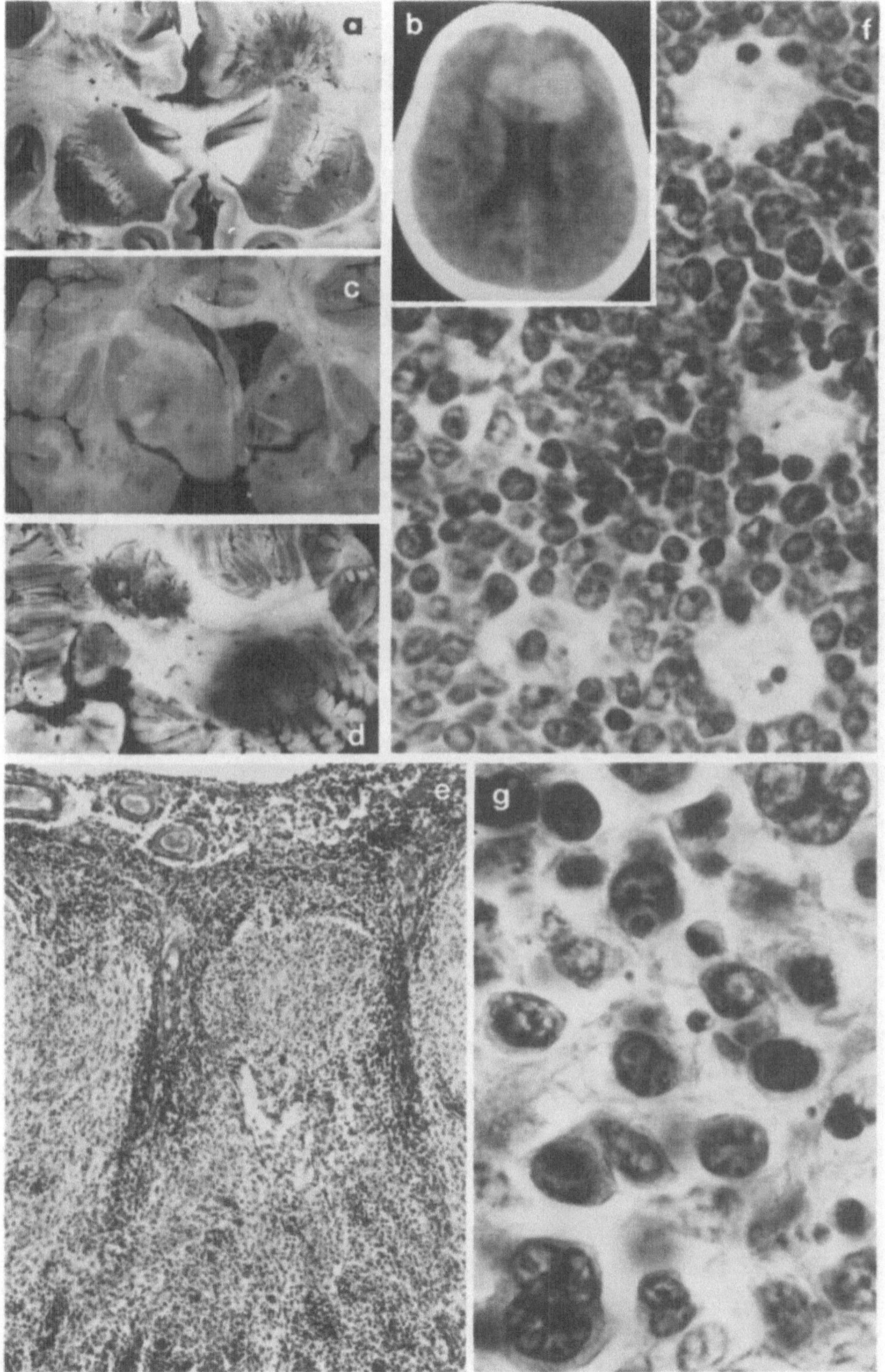
a
b
f
c
d
e
g

*Ultrastrukturell* finden sich alle Übergänge von undifferenzierten lymphoiden "Blasten" mit großem Kern, randständigem Chromatin und polysomenreichem, organellenarmem Zytoplasma in dichter Anordnung mit und ohne hemidesmosomale Verbindungen zu rauhes endoplasmatisches Retikulum bildende Zellen mit organellenreichem Zytoplasma (Immunoblasten oder Plasmablasten) mit dichten Ergastoplasmasäcken und Depositen im rauhen E.R. Überwiegen in IB die undifferenzierten organellenarmen Formen, treten im IC differenzierte, rauhes E.R. produzierende organellenreiche Zellen gelegentlich mit Russell-Körperchen hervor (Abb. 3). Die Tumorzellen sind oft um kleine Gefäße innerhalb aufgesplitterter Basalmembranen oder einer Matrix aus amorphem oder mikrofibrillärem

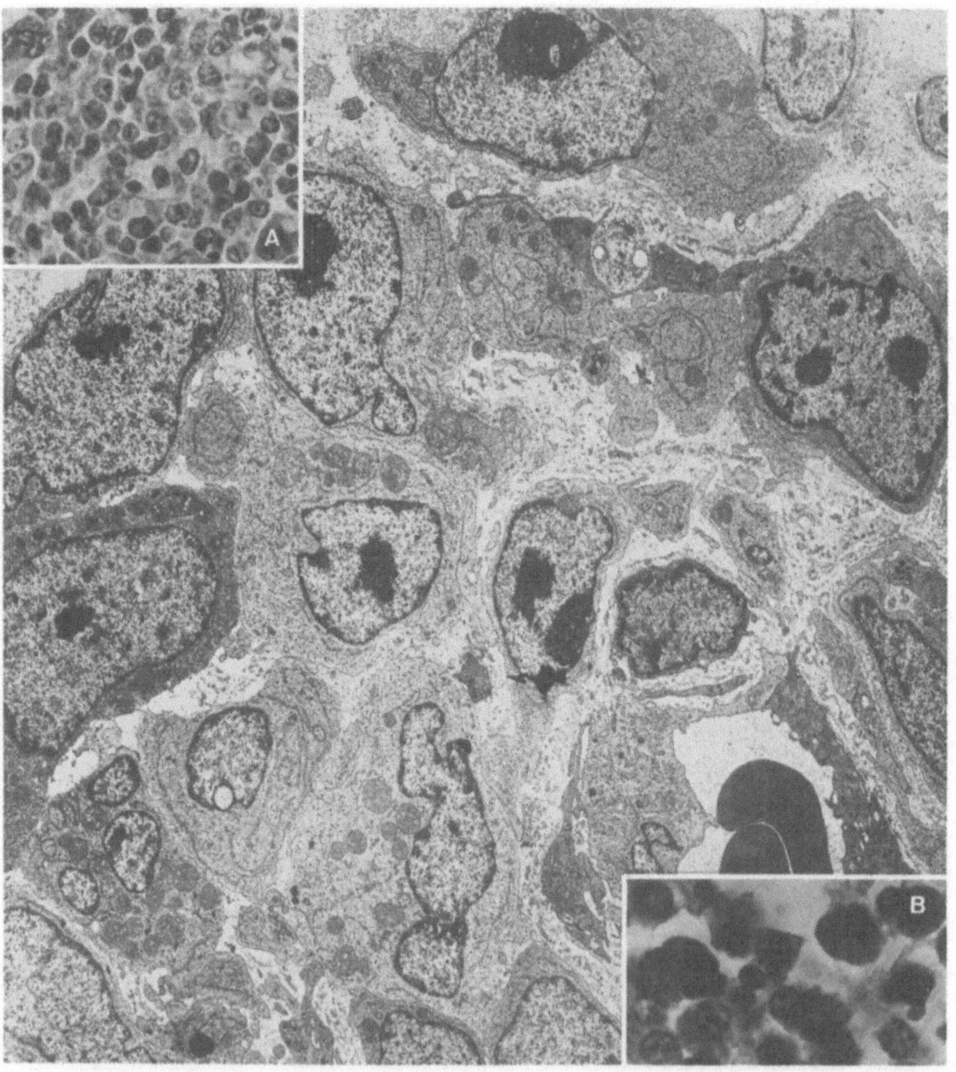


Abb. 3. Polymorphes Immunozytom mit einzelnen Riesenzellen (Inset A, Giemsa x 400) und Russell-Körperchen (Inset B, PAS x 900). Perivasale Anordnung blastenähnlicher und rauhes E.R.-haltiger Zellen mit reichlich Organellen (Plasmablasten); x 6000

Material mit Kollagenfasern angeordnet. Daneben finden sich stäbchenförmige Zellen (Mikroglia), Makrophagen, Fibroblasten, kleine Lymphozyten und reichlich reaktive Astroglia; reife Plasmazellen sind selten. Neuere immunzytochemische Befunde zeigen bei einem relativ großen Teil primärer IB und IC des ZNS intrazytoplasmatische Bildung monoklonaler Ig und weisen damit in Einklang mit den ultrastrukturellen Befunden auf ihre Abkunft von B-Lymphozyten (80, 88, 97, 211, 218), die auch den überwiegenden Anteil der extraneuralen IB und IC ausmachen (113, 172, 206, 211). In Einzelfällen von Lymphoblastom und Zentrozytom (88) sowie als Keimzentrumstumoren klassifizierter PL war keine Ig-Bildung nachweisbar (114, 211), doch wurden primäre T-Zell-Lymphome im Gegensatz zu SL des ZNS (148) u.W. bisher nicht nachgewiesen. Neben vereinzelt biklonalen IC im ZNS (80) und in extraneuralen IC (172, 206) ergeben sich daraus Hinweise auf eine mögliche intratumorale Heterotopie der ZNS-PL (88, 211).

*Primäre ML des Rückenmarks*, in 3 Fällen auf das Rückenmark beschränkt, einmal mit einem zerebralen Herd (multizentrisches ML) verbunden (137), betrafen dreimal das Halsmark (18, 88, 197), einmal das Lumbalmark (137) als IB (18, 88, 137) oder IC (197).

## 3.4 Prognose

Die Prognose der ZNS-PL ist im allgemeinen ungünstig. Die Anamnesedauer beträgt meist wenige Wochen bis Monate. Operative Behandlung hat kaum Einfluß auf die Überlebensdauer, die jedoch durch postoperative Bestrahlung, System- oder intrathekale Chemotherapie erheblich verlängert werden kann, da die ML als strahlensensibel gelten (Tabellen 3, 6). Die mittlere Überlebenzeit nach Radio- und/oder Chemotherapie beträgt 10-33 Monate, doch wurde vereinzelt Überleben oder Rezidivfreiheit von 3-17 Jahren beschrieben (25, 76, 90, 114, 118, 152, 211). Die 5-Jahres-Überlebensrate wird mit 4-17% angegeben (114, 118). In vielen Fallserien sind keine Korrelationen zwischen Lymphomentität und Prognose ablesbar. Nach vorläufigen Erfahrungen an kleinen Serien zeigen hochmaligne HNL wesentlich schlechtere Prognose als IC, bei denen vereinzelt Überleben oder Rezidivfreiheit bis und über 10 Jahre beobachtet wurde (Tabelle 6, Abb. 4).

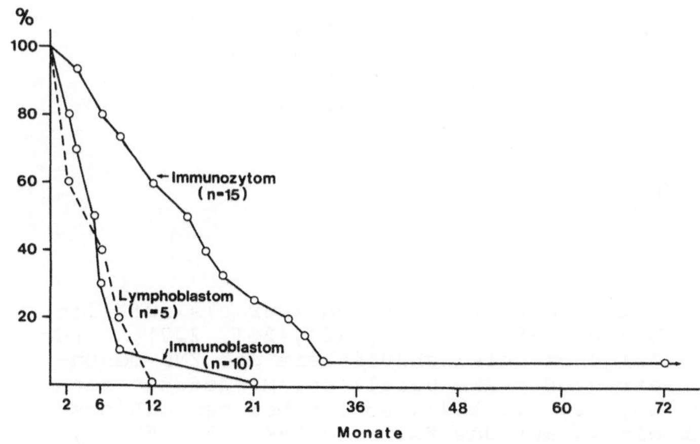


Abb. 4. Überlebenszeit von Patienten mit primären Lymphomen des ZNS (Kiel-Klassifikation) nach Operation, Strahlen und/oder Chemotherapie

Tabelle 6. Prognose primärer intrakranieller Lymphome

| Autor (Referenz) | N | Kons. Ther. | Operation | Op.+Strahlen- u./o. Chemother. |
|---|---|---|---|---|
| Burstein et al. (25) | 41 | ca. 3 Wo | ca. 3 Mo | M = 3 9/12 a<br>(3 Pat. 10-17a!) |
| Samuelsen et al. (186) (Literatur) | 103 | 3-5 Mo | | |
| Schaumburg et al. (188) | 21 | 3-7 Mo (4)<br>15-21 Mo (3) | - | 5,5-67 Mo (12)<br>M = 33 Mo |
| Henry et al. (76) | 64 | M = 3,3 MO<br>(15) | M = 4,6 Mo<br>(28) | M = 15,2 Mo (21)<br>(1 Pat. - 6a!) |
| Stefanko et al. (205) | 13 | 1-8 Mo | | |
| Littman-Wang (119)<br>150 Fälle/Lit. | 19 | | | 2 - 12 Mo (9)<br>3 - 10a (10)<br>5a - ca. 4% |
| Taylor et al. (211) | 24 | 1-3 Mo | | 1a (2), 3/7a (2) |
| Jänisch et al. (85) | 9 | 3-6 Mo | | - |
| Berry et al. (12) | 21 | - | - | 6d - 65 Mo; M = 10 Mo<br>> 1a - 47%<br>> 2a - 16% |
| Letendre et al. (114) | 17 | | | M = 26,5 Mo (9)<br>> 1a - 94%<br>> 2a - 34%<br>> 5a - 17% |
| Jardon-Reznik (88) | 16 | | | |
| Niedr. Mal. Grad | 6 | | | 2 - 21 Mo; M = > 12 Mo |
| Hoher Mal. Grad | 11 | | | 3d - 12 Mo; M = 4 Mo |
| Eigene Serie | 100 | für Gesamtserie<br>> 1a - 10%<br>> 2a - 5%<br>> 5a - 1% | | M = 15 ± 5 Mo (20)<br>> 1a - 50%<br>> 2a - 20%<br>> 5a - 5% |

## 4. Sekundäre Lymphome des ZNS

### 4.1 Häufigkeit

Findet sich im älteren Schrifttum eine seltene und eher als zufällig aufgefaßte Beteiligung des ZNS bei ML (40, 144, 181, 201, 227), wurde in der letzten Dekade auf steigende Befallshäufigkeit des ZNS besonders bei NHL hingewiesen. Beträgt der ZNS-Befall bei M. Hodgkin nach wie vor 0,25-1,0% (26, 37, 38, 42, 77, 214), so ist bei den NHL des Erwachsenen mit einer Ausbreitung auf das ZNS in 9-29% (22, 26, 30, 39, 55, 56, 68, 78, 84, 94, 111, 115, 118, 122, 146, 149, 166, 208, 219, 227, 229), bei kindlichen NHL sowie bei Burkitt-Lymphom sogar in 30-50% zu rechnen (7, 83, 145, 225). Neurologische Ausfälle bei

ML-Trägern durch metastasischen Befall und nicht-metastasische (Zweit- und paraneoplastische) Syndrome sind in 15-30% zu erwarten; klinisch handelt es sich in 50-80% um Meningosen, 15-30% um Hirnparenchymschäden, 30% Hirnnervenwurzelläsionen und 5-40% Rückenmarksbeteiligung (77, 78, 115, 127, 149, 229). Art und Häufigkeit der neurologischen Ausfälle und ihres morphologischen Substrats wechseln je nach Entität, Malignität und Verlauf der extraneuralen ML.

Große Autopsieserien zeigen direkten ZNS-Befall (intrakranielle Absiedelungen) bei ML ohne Übergreifen von Knochenmetastasen in 10-34%, bei amerikanischem Burkitt-Lymphom sogar in 46,5% (7), sowie zusätzliche spinal-epidurale Aussaat mit und ohne Rückenmarkskompression in 3-7%. Dazu kommen die in manchen Autopsieserien sogar häufiger als die SP beobachteten PL des ZNS (Tabelle 2).

In einer 10-Jahresautopsieserie von 318 systemischen ML mit und ohne Ausschwemmung, die nach der Kiel-Klassifikation (113, 206) gegliedert wurden, sahen wir einen ZNS-Befall in 22,9% des Gesamtkollektivs, davon in 4,7% bei MH und 34,5% aller NHL (samt ALL) bzw. in 26,2% der NHL ohne ALL (Tabellen 2 und 7). Das entspricht den Ergebnissen prospektiver Obduktionsstudien in der DDR (56, 84). Daneben fand sich spinal-epidurale Aussaat in 6,5% aller ML und zwar häufiger bei NHL (5,5%) als bei MH (3,2%); rund 40% aller histologisch untersuchten Fälle boten Infiltration der Spinalwurzeln und peripheren Nerven. Weitere 30 Fälle (= 13% aller NHL) waren auf das ZNS beschränkt, doch scheinen die ZNS-PL im eigenen Material überrepräsentiert.

*ZNS-Komplikationen* und *Zweitschäden* umfaßten (Tabellen 7 und 8): intrakranielle Blutungen in 12%, ZNS-Infektionen in 12,5% mit Überwiegen bakterieller gegenüber mykotischen und viralen Entzündungen, diffuse Gliosen mit und ohne Hirnatrophie oder Markschäden (35, 75), sowie andere Zweitschäden und paraneoplastische Syndrome in 7,5%, darunter vaskuläre Läsionen, disseminierte nekrotisierende Leukenzephalopathie (170, 184), Wernicke-Enzephalopathie, zentrale pontine Myelinolyse, Kleinhirnatrophien, nekrotisierende und andere Myelopathien sowie subakute Vorderhorndegeneration.

Das morphologische Substrat des ZNS-Befalles ist für die ML weitgehend einheitlich, doch zeigen die verschiedenen Entitäten abweichende Befallsmuster und Häufigkeit.

4.1.1. Bei *M. Hodgkin* (MH) stehen a) *spinal-epidurale* und Wirbelabsiedelung mit Rückenmarkskompression in einer Häufigkeit von 2-10% im Vordergrund (26, 36, 38, 40, 42, 54, 63, 64, 82, 106). Sie stellen 6-20% aller spinalen extraduralen Malignome (13, 15, 16, 45, 60, 70), betreffen meist das Brust- und Lendenmark und treten in späten Prozeßstadien auf (49, 54, 70, 144, 227). Selten ist die epidurale Absiedelung von Invasion der Meningen, Spinalwurzeln oder des Rückenmarks begleitet (44, 77). b) *Intrakranielle Absiedelungen* sind mit 0,25-1,0% seltener (36, 98, 109, 214), machen aber im eigenen Material 4,7% und bei Poser u. Chernik (168) 7% aller MH-Fälle aus. Sie entsprechen etwa der Häufigkeit von Durametastasen bei Mammakarzinom (26, 77). Die vom Schädelknochen ausgehenden epi- oder subduralen Metastasen liegen an der Konvexität oder Schädelbasis (mittlere Schädelgrube, Kleinhirnbrückenwinkel) und führen zur Kompression oder Invasion des Hirngewebes (24, 37, 42, 109, 117). c) *Intrazerebrale Absiedelungen* sind selten (37, 42, 77, 98, 124, 130, 176, 187, 189, 230). Sie umfassen in etwa gleicher Häufigkeit umschriebene Tumorbildung oder diffuse Infiltrate von Meningen und Parenchym nach Art einer Meningoenzephalosis blastomatosa (28, 42, 68, 77, 124). Sie können den Plexus chorioideus betreffen (187); Invasion von Hypothalamus und Hypophyse

Tabelle 7. Beteiligung des Nervensystems bei malignen Lymphomen im Autopsiematerial (Path. Inst. Univ. Wien 1972-1976; Path. Inst. KHL 1977-1981: ca. 16.000 Autopsien)

| Extraneural Lymphomtypen | N | Hirn-befall | | Epidural Spinal | | Wurzeln+ per. Nerven | | Intrakran. Blutung | | Sek. ZNS-Infektion | | Gliose | | Andere Komplik. | |
|---|---|---|---|---|---|---|---|---|---|---|---|---|---|---|---|
| | | N | % | N | % | N/N | % | N | % | N | % | N | % | N | % |
| Plasmozytom | 55 | 1[a] | 1,8 | 7 | 12,7 | - | - | - | | 4 | | 3 | | 2 | |
| M. Hodgkin | 63 | 3 | 4,8 | 2 | 3,2 | 1/8 | 12,5 | 8 | | 7 | | 9 | | 1 | |
| CLL + HCL | 43 | 8 | 18,6 | - | - | 4/16 | 25,0 | 8 | | 6 | | 10 | | 3 | |
| MF + Sezary S. | 6 | 4 | 66,7 | - | - | 2/4 | 50,0 | - | | 1 | | - | | - | |
| Immunozytom | 32 | 9[b] | 28,1 | 1[b] | 3,1 | 7/15 | 46,7 | 5 | | 3 | | 14 | | 6 | |
| Zentrozytom | 8 | 3 | 37,5 | 1 | 12,5 | 1/6 | 16,7 | 1 | | 3 | | 4 | | 1 | |
| Zentrobl/zyt. L. | 19 | - | - | 3 | 15,8 | 1/5 | 20,0 | 1 | | - | | 2 | | 1 | |
| Zentroblastom | 6 | 1[b] | 16,7 | 3[b] | 50,0 | 1/4 | 25,0 | - | | - | | 1 | | - | |
| Lymphoblastom | 16 | 8 | 50,0 | 1 | 6,2 | 5/8 | 62,5 | 1 | | 2 | | 4 | | 1 | |
| ALL | 38 | 27 | 71,0 | - | - | 10/10 | 100,0 | 12 | | 11 | | 10 | | 6 | |
| Immunoblastom | 25 | 7[b] | 28,0 | 2[b] | 8,0 | 4/8 | 50,0 | 1 | | 1 | | 6 | | 2 | |
| Unklass. Lymphom | 5 | 2 | 40,0 | - | - | 1/5 | 20,0 | - | | 1 | | - | | 1 | |
| Mal. Lymphome (extraneural) | 318 | 73 | 22,9 | 20 | 6,5 | 37/96 | 38,6 | 37 | 12,0 | 39 | 12,4 | 63 | 20,2 | 23 | 7,5 |
| Prim. ZNS-Lymph. | (338) | 30 | 8,9 | | | | | | | | | | | | |
| NHL (+ALL) | 200 | 69 | 34,5 | 11 | 5,5 | 36/88 | 40,9 | 29 | 14,5 | 28 | 14,0 | 51 | 25,5 | 20 | 10,0 |
| NHL ohne ALL | 160 | 42 | 26,2 | 11 | 6,9 | 26/68 | 38,2 | 17 | 10,6 | 17 | 10,6 | 41 | 25,6 | 14 | 8,6 |

NHL = Non-Hodgkin-Lymphome; N/N = Anzahl der untersuchten Fälle; [a] = mit Ausschwemmung; [b] = kombinierter Befall Hirn + spinale Dura

Tabelle 8. ZNS-Komplikationen bei 318 Autopsiefällen mit systemischen malignen Lymphomen

| Komplikation/Zweitläsion | N | % |
|---|---|---|
| 1. Blutungen | 37 | 12,0 |
| Subduralhämatom | 6 | 2,0 |
| Subarachnoidalblutung | 14 | 4,7 |
| Hirnmassenblutungen | 5 | 1,7 |
| Purpura cerebri | 12 | 4,0 |
| "weiße Blutungen" | 7 | 2,3 |
| 2. Infektionen | 39 | 12,4 |
| Mykosen | 11 | 3,7 |
| Bakt. metast. Herdenzephal. | 9 | 3,0 |
| Zoster, Hirnstammenzephal. | 8 | 2,7 |
| Meningitis purulenta | 6 | 2,0 |
| Meningitis tuberculosa | 1 | 0,3 |
| Tuberkulom | 1 | 0,3 |
| Toxoplasmose-Enzephalitis | 1 | 0,3 |
| S.S.P.E. | 1 | 0,3 |
| Progress. multif. Leukoenz. | 1 | 0,3 |
| 3. Diffuse Gliosen | 63 | 20,2 |
| 4. Andere ZNS-Läsionen | 23 | 7,5 |
| Hirninfarkte | 5 | 1,7 |
| Dissem. Mikronekrosen | 4 | 1,3 |
| Dissem. Leukoenzephalopath. | 3 | 0,9 |
| Strahlennekrosen Hirn | 3 | 0,9 |
| Wernicke-Enzephalopathie | 2 | 0,6 |
| Kleinhirnatrophie | 2 | 0,6 |
| Bakt. Phlebothrombose | 1 | 0,3 |
| Zentrale pont. Myelinolyse | 1 | 0,3 |
| MTX-Enzephalopathie | 1 | 0,3 |
| Nekrot. Myelopathie | 1 | 0,3 |
| Subakute Motoneuronopathie | 1 | 0,3 |
| Randnekrosen Rückenmark | 1 | 0,3 |
| Unklassif. Myelopathie | 1 | 0,3 |

führt zu Diabetes insipidus und anderen Zwischenhirnausfällen (108). Die intrakranielle Absiedelung, die histologisch überwiegend dem gemischtzelligen Typ des MH (125) entspricht, erfolgt meist im Verlauf der aktiven Systemerkrankung, kann aber auch deren Erstmanifestation darstellen (94, 193). Hingegen ist das Auftreten isolierter intrazerebraler Tumoren im Sinne eines "primären" MH des ZNS (76, 121, 151, 201, 230) wegen der schwierigen histologischen Abgrenzung zu IB (Abb. 2g) umstritten und wird in mehreren Fallserien völlig vermißt (80, 90, 94, 114, 119, 211).

4.1.2. Bei den *Non-Hodgkin Lymphomen* (NHL) zeigen die verschiedenen Entitäten unterschiedliche ZNS-Befallshäufigkeit. Unter Anwendung der RAPPAPORT-Klassifikation (175) zeigen 82-90% der Fälle mit ZNS-Befall diffuse NHL in der Häufigkeitsreihung lymphoblastisch-convoluted, undifferenziert (Burkitt und Non-Burkitt-Typ), wenig differenziert und histiozytisch, während noduläre NHL selten zu ZNS-Aussaat neigen, hier vorwiegend histiozytische und wenig differenzierte Formen (68, 78, 111, 115, 127, 146, 149, 208, 229). Nach der Kiel-Klassifikation wird ZNS-Befall nur selten bei NHL niedriger Malignitätsgrade, vorwiegend aber bei hochmalignen Formen, insbesondere bei Lymphoblastomen (Kinder häufiger als Erwachsene), selten bei Zentroblastom, Immunoblastom und polymorphem Immunozytom angetroffen (30, 39, 94, 149). Das ZNS-Befallsrisiko gilt als besonders groß bei hochmalignen NHL mit rascher Progredienz oder initialem Stadium IVb, primärem extranodalen und Knochenmarksbefall und/oder Dissemination sowie hoher Rate leukämischer Transformation (22, 30, 39, 55, 78, 111, 118, 127, 146, 149, 196, 208, 229).

Ein Vergleich sekundärer ZNS-NHL im Obduktionsgut unter Berücksichtigung der Kiel-Klassifikation (Tabelle 8) bestätigt zwar die größere Häufigkeit des ZNS-Befalles bei hochmalignen NHL (34 bzw. 49%) mit höchster Inzidenz bei Lymphoblastom (48 und 62%) gegenüber den niedrigen Malignitätsgraden (15 bzw. 20%). Die vorläufigen Befunde an kleinen Fallserien zeigen aber von klinischen Erfahrungen abweichende Ergebnisse, die einer Überprüfung bedürfen. Auffallend ist etwa relative Häufigkeit des - klinisch oft nicht manifesten - ZNS-Befalles bei generalisierten Zentrozytom und Immunozytom (56, 94) sowie bei Mycosis fungoides - Sezary-Syndrom, die mit Meningose (126), diffuser ZNS-Infiltration (50, 62, 73) oder umschriebenen Herden und Tumorbildung mit und ohne Meningealinfiltration einhergehen kann (57, 140, 216, 223). Für die ZNS-Beteiligung bei zentroblastisch-zentrozytischem Lymphom und Zentroblastom liegen bisher divergente Befunde vor (39, 56, 68, 94, 96, 111, 127).

Ähnlich anderen Serien boten die Mehrzahl unserer Obduktionsbeobachtungen von sekundären ZNS-NHL multiple nodäre und extranodäre Dissemination, Knochenmarksbefall in 68% der Fälle mit Hirnbefall und in 82% jener mit spinaler Epiduralaussaat. Leukämische Ausschwemmung, zumindest in der Obduktionshistologie faßbar, lag in 59% aller Fälle von NHL vor; davon zeigten 53% ZNS-Befall und nur 2,5% spinal-epidurale Läsionen. 85% der Fälle von ZNS-SL boten Hinweise auf zumindest terminale Ausschwemmung, am häufigsten bei Meningose und Infiltration von Meningen und Hirngefäßen, nur 33% bei Epiduralbefall (Tabelle 9). Das bestätigt die häufig vertretene Annahme, wonach Knochenmarksinfiltrate und leukämische Konversion zu ZNS-Befall prädisponieren, aber keine Voraussetzung dafür sind.

Die Art und Häufigkeit des morphologisch faßbaren ZNS-Befalles bei NHL sind in Tabelle 9 und 10 zusammengefaßt. Es sei jedoch betont, daß die an Obduktionsmaterial erhobenen Befunde nur beschränkte Rückschlüsse auf die Häufigkeit neurologischer Ausfälle im klinischen Krankengut gestatten (56, 77), zumal sie oft erst bei der Autopsie erfaßt werden, nur selten makroskopisch auffällig, häufig erst histologisch erkennbar sind und sich oft auch als histologisch geringfügig erweisen (56, 94, 111, 127), d.h. vermutlich erst in terminalen Erkrankungsstadien auftreten und klinisch oft stumm bleiben.

a) *Intrakranielle Absiedelungen* ausgehend von Lymphomen im Schädelknochen, Nebenhöhlen und Orbita, mit Infiltration der Dura (epi- und subdurale Metastasen), Meningen, Gehirn und Hirnnerven, die in 3-14% der NHL auftreten (24, 26, 77, 127, 229), führen zu Kompression und Invasion benachbarter Strukturen; an der Schädelbasis etwa des N. Opticus und Hypothalamus (56, 227). Sie machen in großen Serien und im eigenen Krankengut etwa 1% der intrakraniellen Metastasen aus (66), werden

Tabelle 9. Häufigkeitsvergleich des ZNS-Befalles bei generalisierten Non-Hodgkin Lymphomen (Kiel-Klassifikation) im Obduktionsgut

| Histologischer Typ | Gerlach et al. (1980) | | | Eigenes Material (1972-1981) | | | | |
|---|---|---|---|---|---|---|---|---|
| | N | ZNS-Befall | | N | ZNS-/Hirnbefall | | Epiduralbefall | |
| | | N | % | | N | % | N | % |
| Niedr. malign. Grad | 84 | 17 | 20,0 | 163/120[a] | 25/17 | 15,3/14,2 | 12 | 7,4/10,0 |
| CLL | n.u. | | | 43 | 8 | 18,6 | - | 0 |
| Myc. fung., Sezary S. | 1 | 1 | 100,0 | 6 | 4 | 66,7 | - | 0 |
| Immunozytom | 32 | 10 | 31,0 | 32 | 9 | 28,1 | 1 | 3,0 |
| Plasmozytom | 39 | 1 | 2,6 | 55 | 1 | 1,8 | 7 | 12,7 |
| Zentrozytom | 4 | 2 | 50,0 | 8 | 3 | 37,5 | 1 | 12,5 |
| Zentrozyt./blast. L. | 8 | 3 | 37,5 | 19 | - | 0 | 3 | 15,8 |
| Hoher malign. Grad | 38 | 13 | 34,0 | 87/49[b] | 43/16 | 49,4/32,6 | 5 | 5,7/10,2 |
| Zentroblastom | 4 | - | 0 | 6 | 1 | 16,7 | 3 | 50,0 |
| Lymphoblastom | 23 | 11 | 48,0 | 56/18[b] | 35/8 | 62,5/44,4 | - | 0 |
| Immunoblastom | 11 | 2 | 18,0 | 25 | 7 | 28,0 | 2 | 8,0 |
| Unklass. Lymphome | 9 | 1 | 11,0 | 5 | 2 | 40,0 | - | 0 |
| Gesamt NHL | 131 | 31 | 23,6 | 200/169[c] | 68/33 | 34,0/19,5 | 17 | 8,5/10,0 |

[a] = ohne CLL; [b] = ohne ALL; [c] = ohne ALL und CLL

aber in systematischen Untersuchungen der ZNS-ML nicht als kombinierte Läsionen bewertet; Metastasierung in die Hypophyse ist selten (227). *Pachymeningosis neoplastica* mit herdförmiger oder diffuser Durainfiltration wird in 9-60% der Autopsiefälle (Tabelle 10) und damit in annähernd gleicher Häufigkeit wie bei Leukosen angetroffen (112, 141, 190). Sie wird besonders bei IB, aber auch bei anderen NHL angetroffen (68, 111, 130, 201) und geht gelegentlich mit chronischem Subduralhämatom (161) oder Sinusthrombosen einher (190).

b) *Meningealbefall* - klinisch in 4-29%, autoptisch in 58-93% der Fälle mit ZNS-Befall nachweisbar, kann ubiquitär oder lokal auftreten. *Reine Meningose* ohne Beteiligung von Hirngefäßen und -parenchym (Abb. 5a) - im eigenen Material in 13% vorhanden - scheint seltener als bei Leukosen und findet sich vorwiegend bei hochmalignen NHL, insbesondere Lymphoblastom und ALL, seltener bei IB (68, 94, 111, 146, 150, 166), bei CLL und bei IC, evtl. mit epiduraler Aussaat. Sie zeigt hohe Korrelation zu gleichzeitig bestehendem Knochenmarksbefall (65-100%) als Hinweis auf schlecht kontrollierbaren Krankheitsverlauf mit rascher Progression und Dissemination (22, 39, 55, 111, 127, 196), kann aber auch vor Knochenmarksbefall oder leukämischer Transformation auftreten (77, 127, 149). In Analogie zu den Leukosen treten die Infiltrate zuerst in der Wand und Adventitia kleiner Arachnoidalvenen auf, greifen von hier auf das perivasale Gewebe der oberflächennahen und später der tiefen Abschnitte des Arachnoidalmaschenwerkes und anschließend auf die Virchow-Robin-Räume über, um zuletzt nach Durchbrechung der Pia-Gliaschranke auf das Hirnparenchym überzugreifen (164, 169, 171). Nicht selten sind die Ventrikelplexus befallen (Abb. 5c). 18-40% aller Fälle zeigen disseminierte oder generalisierte Infiltration der Hirnnerven (Abb. 5d), die sich klinisch in häufigen, mitunter als Initial- oder Führungssymptome auftretenden Hirnnervenausfällen manifestieren (36, 68, 77, 111, 127, 134, 167, 182, 212, 227).

*Folgen der Meningose* sind Störungen der Liquorzirkulation mit Ausbildung eines Hydrozephalus internus (35, 77, 213), Übergreifen auf das Hirnparenchym sowie Infiltration von Hirngefäßen mit zerebralen Perfusionsstörungen, vereinzelt Gefäßruptur oder Thrombose durch blastomatöse Wandinfiltration (26, 77, 96).

c) *Hirnparenchymbefall*, der in rund 2/3 der SP-Fälle angetroffen wird (Tabellen 10 und 11), reicht von kleinen Gefäßsäumen ohne Durchbrechung der Gefäß-Hirnschranke bis zu ausgedehnten Gefäß- und Gewebsinfiltraten (Abb. 5b), die meist, aber nicht obligat mit Meningealbefall einhergehen. Etwas häufiger als bei Leukosen finden sich isolierte perivasale Infiltrate ohne Parenchymbefall (141, 171), etwa bei Mycosis fungoides oder IC ohne Ausschwemmung (Tabelle 10) sowie intrazerebrale Gefäß- und Gewebsinfiltrate ohne Meningose (13% der eigenen NHL-Fälle), während rund 25% kombinierte Meningose und intrazerebrale Gefäßinfiltrate ohne Parenchyminvasion aufweisen. Dieses Befallsmuster sowie die diffuse meningoenzephale Infiltration als häufigste Befallsform (65-87% aller Fälle) treten bei den hochmalignen NHL, bei CLL-Sezary-Syndrom sowie bei generalisiertem IC auf und sind im allgemeinen mit leukämischer Ausschwemmung verbunden (Tabellen 10, 11). Sie gehen häufig mit Infiltration der Ventrikelplexus, des N. opticus (56, 94, 111), des Sinus cavernosus, von Hypothalamus-Hypophyse mit Diabetes insipidus und anderen dienzephalen Syndromen (77), Befall von Hirnnervenwurzeln oder generalisiertem Befall von ZNS, peripheren Nerven und Skeletmuskulatur einher (90, 94).

d) *Intrazerebrale Tumorbildung* mit solitären oder multiplen Absiedelungen sind seltener als die damit oft verbundene meningeale und Parenchyminfiltration. Sie betreffen 2-11% aller NHL (Tabelle 10) und finden

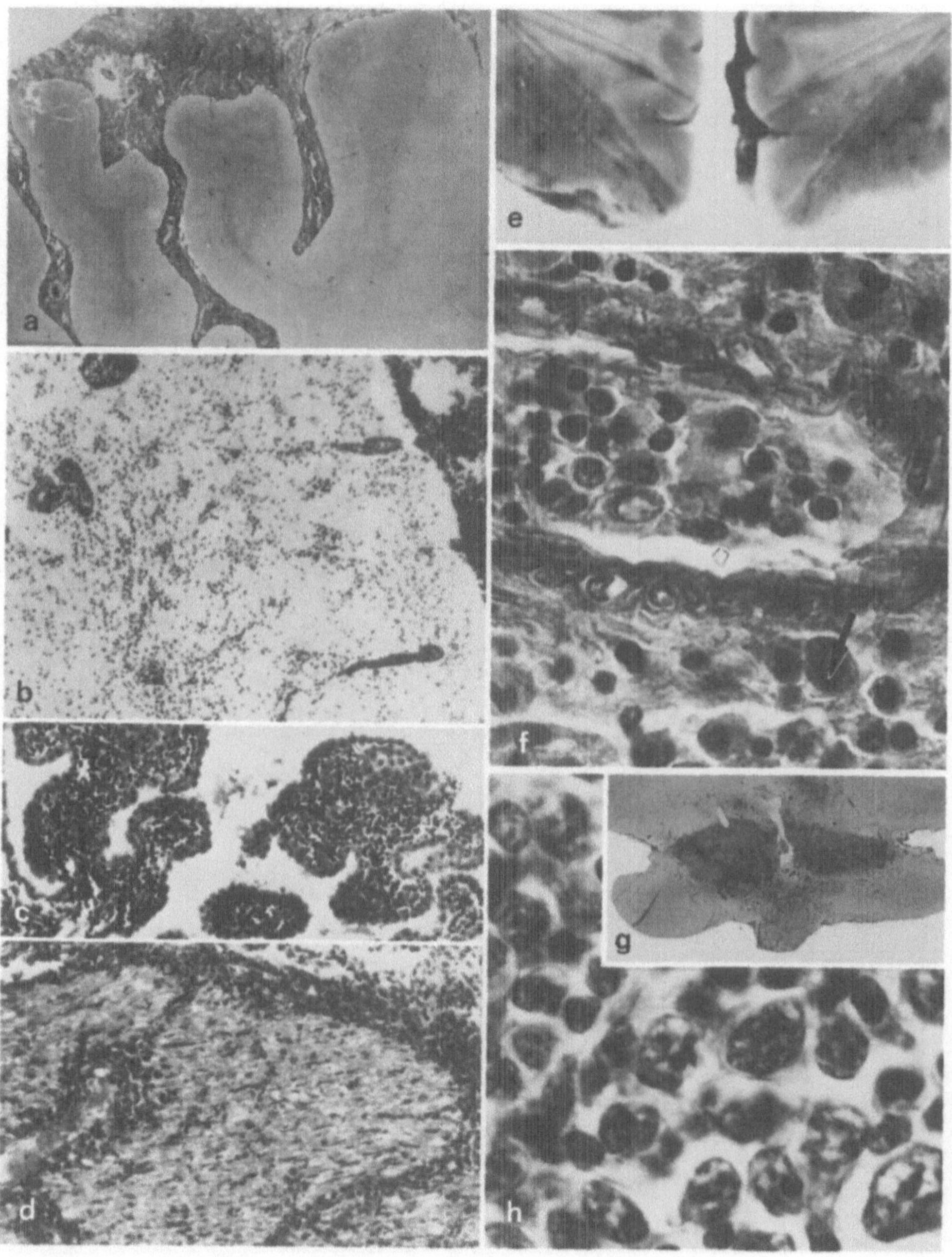


Abb. 5. Sekundäre ZNS-Lymphome. a Meningose (Grad 1) bei Lymphoblastom (H.-E. x 40); b Meningoenzephalose (Grad 3), c Infiltration der Ventrikelplexus, d der Okulomotoriuswurzel bei generalisiertem Immunozytom mit Ausschwemmung (K.V. x 40); e,f Sezary-Syndrom: tumorartige Herde bds frontal (e); f intraluminale und perivasale Infiltrate mit einzelne Mykosezellen (PAS x 500); g,h Hypothalamusbefall bei generalisiertem Immunoblastom mit terminalem Diabetes insipidus; g gemischtes Zellbild mit Immunoblasten, Zentrozyten und Plasmablasten (Giemsa x 1000)

Tabelle 10. Formen des ZNS-Befalles bei malignen Lymphomen, Häufigkeit leukämischer Ausschwemmung (LA) sowie des Knochenmarksbefalles (KMB)

| Extraneurale Lymphomtypen | Gesamt n/LA | Meningose n/LA | Perivas. Hirninf. n/LA | Mening+ p.v.Inf. n/LA | Meningen+ Parenchym (+Tumor) | Hirnbefall gesamt n/LA/KMB | % | Spinal epidural n/LA/KMB | % | Primäre ZNS-Lymphome |
|---|---|---|---|---|---|---|---|---|---|---|
| M. Hodgkin | 63/2 | - | - | - | 1(+2)/1 | 3/1/0 | 4,8 | 2/0/2 | 3,2 | - |
| CLL + M.f. | 49/44 | - | 4/3 | 2/2 | 6(+2)/6 | 12/11/9 | 24,5 | - | - | - |
| Immunozytom | 32/13 | $1^{x}/1$ | 2/1 | 3/2 | 3(+1)/2 | 9/6/6 | 28,1 | $1^{x}/1/1$ | 3,1 | 11 |
| Zentrozytom | 8/4 | - | 1/0 | 2/2 | - | 3/2/2 | 37,5 | 1/0/0 | 12,5 | - |
| Zentrobl./zyt. L. | 19/0 | - | - | - | - | - | - | 3/0/3 | 15,8 | - |
| Zentroblastom | 6/1 | - | - | - | $1^{x}/1$ | 1/0/0 | 16,7 | $3^{x}/0/3$ | 50,0 | - |
| Lymphoblastom | 16/9 | 2/1 | - | 1/1 | 5(+1)/5 | 8/7/7 | 50,0 | 1/0/1 | 6,2 | 2 |
| ALL | 38/38 | 10/10 | - | 9/9 | 8/9 | 27/27/27 | 71,0 | - | - | - |
| Immunoblastom | 25/6 | $2^{x}/2$ | 1/0 | - | 4(+2)/3 | 7/5/6 | 28,0 | $2^{x}/1/1$ | 8,0 | 17 |
| Unklass. Lymphom | 5/2 | - | 1/1 | - | 1/1 | 2/2/0 | 40,0 | - | - | - |
| Prim. ZNS-Lymphom | 30/1 | | | | | | | | | 30 |
| NHL (+ALL) n | 200/118 | 15/14 | 9/5 | 17/16 | 28(+6)/25 | 69/60/47 | 34,5 | 11/2/9 | 5,5 | |
| % | 59,0 | 93,3 | 55,6 | 94,1 | 89,2 | 87,0/68,0 | | 18,0/81,8 | | 13,0 |
| NHL (ohne ALL) n | 160/80 | 5/4 | 9/5 | 8/7 | 20(+6)/27 | 42/33/30 | 26,2 | 11/2/9 | 6,9 | |
| % | 50,0 | 80,0 | 55,6 | 87,5 | 85,0 | 78,6/71,4 | | 18,0/81,8 | | |

$^{x}$ = Kombinierte Läsion Meningose + epiduraler Tumor (je 1 Fall)

Tabelle 11. Formen der Beteiligung des Nervensystems bei Non-Hodgkin Lymphomen (relative Häufigkeit in %)

| Autor (Referenz) | Material | N | % ZNSL | Dura | Meningen | Hirnparenchym p.v.Inf., | Parenchym | Tumor | Epidural RM-Kompress. | Wurzeln |
|---|---|---|---|---|---|---|---|---|---|---|
| Sparling et al. (201) | Autop. | 188 | 10,1 | | 22,2 | | 33,3 | 11,0 | 33,3 | |
| Janota (87) | Burkitt-Aut. | 26 | 80,7 | 9,6 | 73,1 | | | | | |
| Griffin et al. (68) | Autop. | 16 | | 18,8 | 81,2 | 75,0 | 37,5 | | | 37,5 |
| Law et al. (111) | Klin. | 348 | 6,9 | | | | | | | |
| | Autop. | 24 | | 33,3 | 80,9 | 82,3 | 23,5 | | | 17,6 |
| Bunn et al. (22) | Klin. | 52 | 29,0 | | | | | | | |
| | Autop. | 15 | | 60,0 | 92,8 | | 55,6 | | 7,1 | |
| Delbrück et al. (39) | Klin. | | | | | | | | | |
| | hohe Mal. | 334 | 4,2 | | 100,0 | | | | | |
| | nied. Mal. | 144 | 0 | | | | | | | |
| Russell-Rubinstein (185) | Autop. | 37 | | | 81,0 | | 24,3 | | | 41,2 |
| Longpre et al. (122) | Autop. | 138 | 16,7 | | 58,3 | | | 8,3 | 16,6 | |
| Herman et al. (78) | Klin. | 1039 | 5,0 | | 78,0 | | 20,0 | | 4,0 | |
| Young et al. (229) | Klin. | 445 | 8,5 | | | | | | | |
| | Autop. | 25 | | 90,0 | | | 20,0 | | | |
| Venables et al. (219) | Klin. | | 12,0 | | 88,8 | | 11,1 | | | |
| Levitt et al. (115) | Klin. | 592 | 9,0 | | 46,0 | | 13,5 | | 38,5 | |
| Cetto et al. (30) | Klin. | 146 | 10,3 | | 26,7 | 6,7 | 46,7 | | 20,0 | |
| Mackintosh et al. (127) | Klin. | 105 | 83,3 | 14,0 | 83,3 | | 31,0 | 10,2 | | 36,0 |
| | Autop. | 54 | | | | | | | | |
| Eigene Serie | Autop. | 200 | 34,5 | n.u. | 21,7[a] | 13,0[a] | 65,2 | 8,7 | | 40,9 |
| | +prim. ZNS-L | 230 | 43,0 | | 86,9 | | | 34,0 | | |

[a]isolierter Befall; MG = Malignitätsgrad; ZNS-L = prim. ZNS-Lymphome

sich bei IB (56, 77, 94, 111, 168, 188), Lymphoblastom, IC, CCL (58) und Sezary-Syndrom (57, 94, 216). Ähnlich den Chloromen treten sie meist in Spät- und Genralisationsstadien auf, etwa tumorartige Herde bifrontal bei 72-jährigem Mann mit terminaler Verwirrtheit bei Sezary-Syndrom (Abb. 5e) oder Hypothalamusbefall bei 53-jährigem Mann mit generalisiertem IB (Dauer 2 Jahre), der 3 Monate vor dem Tod Diabetes insipidus entwickelte (Abb. 5g, h). Ein Parietaltumor mit positiver Liquorzytologie - Nachweis von Sezary-Zellen in Liquor und Hirnbiopsie (Abb. 5f) - manifestierte sich bei einem 51-jährigen Mann mit zytostatisch vorbehandelter Mycosis fungoides ein Jahr vor dem Tod (autoptisch Generalisation) im Rahmen einer T-Zell-Leukose (97% T-Zellen im peripheren Blut). Der ultrastrukturelle Nachweis von Sezary-Zellen im Liquor (57, 62) demonstriert die klinisch-diagnostische Relevanz der Liquorzytologie, deren Treffsicherheit bei sekundären ZNS-ML 70-100% beträgt (Tabelle 4). Etwas häufiger als bei MH entwickeln sich intrakranielle Absiedelungen als Frühmanifestationen von NHL mit späterer Dissemination (77, 94, 127). Sie lassen sich schwer von PL des ZNS ("Mikrogliomen") mit sekundärer extraneuraler Metastasierung abgrenzen (1, 8, 11, 25, 76, 135, 157, 185, 188).

e) *Spinale Lymphome*, die vorwiegend als epidurale Massen zu Rückenmarkskompression führen, betreffen in 50-66% das Brustmark und seltener das Hals- und Lendenmark oder Kauda. Sie stellen 5-14% aller spinal-epiduralen Metastasen (10, 15, 16, 60, 120) und werden in 2-8% aller ML, häufiger bei NHL als bei MH, angetroffen (26, 54, 70, 77, 78, 94, 144, 227). Häufiger als bei MH treten sie während der klinischen Remission (105) oder als Initialsymptome von NHL auf (54, 70, 77, 227). Primäre spinale ML, die 30% einer kleinen Serie epiduraler Tumore ausmachten (174), scheinen hingegen selten (19). *Intramedulläre Absiedelungen* finden sich meist im Rahmen einer generalisierten ZNS-Aussaat; isolierte Infiltration des Rückenmarks ist selten (59). Infiltration von Spinal- und Kaudawurzeln, klinisch in 2-4% faßbar (38, 68, 77, 227), ist bei systematischer histologischer Obduktionsuntersuchung in 35-40% aller NHL faßbar (68, 94, 127).

## 4.2 Andere Lymphome

4.2.1. Bei *Plasmozytom* (Pz), das trotz überwiegender Ausbreitung im Knochenmark oft den ML zugerechnet wird (113, 206), erfolgt ZNS-Befall durch a) epidurale Rückenmarkskompression, seltener b) intrakranielle Raumforderung oder c) direkten Befall von Meningen und Gehirn.

a) Das meist vom Wirbelknochen ausgehende *spinal-epidurale* Pz, das 2-21% aller epiduralen Tumoren stellt (10, 17, 60, 77, 153, 200), bevorzugt das mittlere und kaudale Thorakalmark und führt zu Kompression von Rückenmark und/oder Kauda in 3-16% der Pz-Patienten (33, 77, 153, 200, 201, 227); im eigenen Material in 12,7%. Primäre epidurale Pz ohne Knochenbefall (33, 227) sind umstritten.

b) *Intrakranielle* Läsionen sind trotz des häufigen, meist symptomlosen Befalles der Schädelknochen (rund 40%) selten. Sie gehen von Kalvaria, Schädelbasis (32, 81, 153, 179, 204) und selten von der Dura aus (32, 128, 129, 224), sitzen meist oberflächlich ähnlich Meningiomen und führen zu Kompression von Hirn und Hirnnerven (49, 153, 204), selten zu direkter Invasion von Meningen und Gehirn (198, 202, 224).

c) *Intrazerebraler* Befall ist sehr selten und umfaßt meningeale Infiltration (128, 129, 200, 202, 224), selten tumorartige Infiltrate im Gehirn (104, 106). Im allgemeinen findet sich bei rein ossärem Pz kein echter ZNS-Befall mit Ausnahme seltener Fälle mit geringer Hirngefäßinfiltration bei präfinaler Plasmazellausschwemmung in das Blut (56) (s. Tabellen 9, 10).

4.2.2. Bei *lymphomatoider Granulomatose*, einem durch angiodestruktive lymphoretikuläre Reaktion und Granulombildung vorwiegend in der Lunge mit B-Zellhyperplasie gekennzeichnetem Syndrom, das in ML übergehen kann (51, 100), wurde ZNS-Befall klinisch in 20-33% und autoptisch in rund 14% der Fälle beobachtet (51, 220, 221). Die Läsionen umfassen verstreute lympho-plasmozytäre Infiltration der Meningen, Hirngefäße oder des Parenchyms (71, 103, 221) oder tumorartige solitäre (79, 159) und multizentrische meningozerebrale, mitunter IB-ähnliche Absiedelungen mit Meningealbefall (155, 177, 195), häufige Affektion von Kleinhirn und Hirnstamm sowie des peripheren Nervensystems (77).

4.2.3. Bei *angioimmunoblastischer Lymphadenopathie* finden sich neben der häufigen Beteiligung des peripheren Nervensystems selten meningeale Infiltrate (17, 147), multifokaler ZNS-Befall (191) sowie multiple Rückenmarkskompression (142).

## 5. Pathogenese der ZNS-Lymphome

Die Ausbreitung der ML erfolgt im allgemeinen auf 3 Wegen (149): 1. intrakanalikulär-lymphogen, 2. invasiv in die unmittelbar benachbarten Organe und Gewebe, 3. hämatogen durch Dissemination. Dem ZNS kommt eine Sonderstellung zu, da es nach allgemeiner Ansicht weder über ortsständiges lymphatisches Gewebe noch über eine Lymphdrainage verfügt (2, 52) sowie zu den immunologisch privilegierten Organen zählt. Für die Entstehung von PL und SL des ZNS werden folgende Möglichkeiten diskutiert: 1. Generalisation durch hämatogene Aussaat; 2. direkte Fortleitung aus lymphatischem Gewebe; 3. unabhängige multizentrische neoplastische Transformation.

ad 1. Für eine Invasion des ZNS auf *hämatogenem* Wege sprechen die häufige Koordination von ZNS-Befall bei NHL mit leukämischer Ausschwemmung (70-85%) sowie Knochenmarksbefall (70-95%), die morphologische Übereinstimmung der SL des ZNS mit den ZNS-Leukosen sowie vereinzelt nachweisbare Tumorzellembolien in Hirngefäßen (1, 77) oder intravasaler Lymphomzellen in SL (Abb. 5f). Allerdings kommt es zu ZNS-Befall bei NHL und akuten Leukosen nicht selten ohne Knochenmarksbefall oder Ausschwemmung bzw. im Stadium hämatologischer Vollremission (22, 105, 127, 145, 229).

ad 2. *Direkte Invasion* des ZNS von Knochenmark, befallenen extraneuralen Strukturen (Lymphknoten, Muskulatur u.a.) über Lymphkanäle entlang von Nervenwurzeln und Gefäßen sowie transdural ergibt sich aus Befunden bei experimentellen Leukosen und Burkitt-Lymphom (22, 27, 165) sowie häufiger Kombination von ZNS-Befall mit Knochenmarksbefall.

ad 3. *Multizentrische Entstehung* mit Initialbefall des ZNS als Frühmanifestation einer Systemerkrankung oder einer generalisierten subklinischen extranodalen Erkrankung (228) erscheint wie folgt möglich:

a) *Frühmetastasierung* in das Gehirn bei subklinischer oder in Remission befindlicher Systemerkrankung ohne Dissemination oder Ausschwemmung;

b) Durchtritt einzelner Zellklone durch die Blut-Hirnschranke im Initialstadium einer Systemerkrankung;

c) Neoplastische Transforamtion undifferenzierter Zellklone in Dura, spinalem Epidural- Subarachnoidalraum, in Wänden von Piagefäßen oder Plexus chorioidei analog der extramedullären Blutbildung (133, 171);

d) Lokale unizentrische extranodale Frühentwicklung im ZNS bei immunologischer Proliferationshemmung in den extraneuralen Organen (165). Die initiale unizentrische Manifestation bleibt aus noch ungeklärten Gründen auf das ZNS und seine Häute beschränkt oder geht nur vereinzelt oder verspätet mit extraneuraler Dissemination einher, die sich stets nach dem ZNS-Befall oder erst autoptisch manifestiert. Bei der schlechten Prognose der ZNS-PL handelt es sich um eine lokale unizentrische extranodäre Früh- oder Initialmanifestation im ZNS, die meist noch vor Dissemination zum Tode führt. Das Auftreten primär extranodaler ML im ZNS könnte - wie die Begrenzung von Tumorwachstum auf das ZNS sowie die seltene extrakranielle Metastasierung von Gliomen - durch immunologische Faktoren oder Schutz der maligne transformierten Lymphozyten vcr Elimination durch die Blut-Hirnschranke bzw. infolge der immunologischen Sonderstellung des ZNS erklärt werden (2, 80). In diesem Zusammenhang sei auf die überzufällige Häufung von ZNS-ML bei Immundefekten (6, 67, 72, 123, 139, 156) und nach Immunsuppression nach Organtransplantation (9, 31, 131, 160) und anderen Erkrankungen (93, 116) hingewiesen. Chronische Immunsuppression oder anhaltende Antigenstimulation durch Allotransplanate können eine neoplastische Transformation von Lymphozyten hervorrufen, die eine Frühentwicklung von ML im immunologisch geschützten ZNS bei Proliferationshemmung in extraneuralen Organen gestatten (80, 114). Die Ätiologie und Pathogenese der primären und sekundären ML des ZNS sind jedoch noch weitgehend ungeklärt.

## Zusammenfassung

Maligen Lymphome (ML) betreffen das ZNS 1. *isoliert* ohne (oder mit später) Dissemination, als *"primäre" ZNS-ML*. Sie stellen rund 1% aller intrakraniellen Geschwülste, betreffen oft tiefe Hirnregionen und sind in 30-40% multipel. Histologisch entsprechen sie diffusen Non-Hodgkin-Lymphomen (NHL), meist Immunoblastomen und Immunozytomen (70-88%). Ihre Prognose ist schlecht, doch zeigen Immunozytome nach Strahlen- und Chemotherapie 5-Jahresüberlebensraten bis 17%. 2. *Sekundärer ZNS-Befall* ist in 23% aller ML (selten bei M. Hodgkin) und in 26-34% aller NHL autoptisch (mitunter ohne klinisches Korrelat) faßbar. Höchste ZNS-Befallsquote zeigen hochmaligne NHL, Sezary-Syndrom und Immunozytome mit Generalisation, Knochenmarksbefall und leukämischer Aussaat. Meningose, perivasale und Parenchyminfiltration sowie seltene intrazerebrale Tumorbildung ähneln den ZNS-Leukosen. 3. *Epidurale Absiedelung* mit Rückenmarkskompression ist bei NHL (3-8%) häufiger als bei M. Hodgkin. ZNS-Befall ist selten bei ossärem Plasmozytom, häufiger bei lymphoider Granulomatose. Pathogenetisch werden unizentrischer extranodaler ZNS-Befall ("primäre" ML), multizentrische Entstehung, hämatogene Aussaat und direkte Invasion von Nachbargeweben diskutiert.

## Literatur

1. Adams JH, Jackson JM (1966) Intracerebral tumours of reticular tissue: the problem of microgliomas and reticulo-endothelial sarcomas of the brain. J Path Bact 91:369-381
2. Adelman DC, Miller RA, Kaplan HS (1980) Humoral immune responses to human lymphoma cell heterotransplants in the central nervous system of athymic, nude mice. Int J Cancer 25:467-473

3. Ashworth B (1982) Cerebral histiocytic lymphoma presenting with loss of weight. Neurology (NY) 32:894-896
4. Askanazy M (1921) Lymphogranulom des Knochenmarks. Verh Dtsch Ges Pathol 18:78-83
5. Bailey P (1929) Intracranial sarcomatous tumors of leptomeningeal origin. Arch Surg 18:1359-1402
6. Bale JF Jr., Wilson JF, Hill HR (1977) Fatal histiocytic lymphoma of the brain associated with hyperimmoglobulinemia and recurrent infections. Cancer 39:2386-2390
7. Banks PM, Areseneau JC, Gralnick HR, Canellos GP, DeVita VT, Berard CW (1975) American Burkitt's lymphome: a clinico-pathologic study of 30 cases. Am J Med 58:322-329
8. Barnard RD, Scott T (1975) Patterns of proliferation in cerebral lymphoreticular tumours. Acta neuropath Suppl 6:125-130
9. Barnett LB, Schwartz E (1974) Cerebral reticulum cell sarcoma after multiple renal transplantation. J Neurol Neurosurg Psychiat 37:966-970
10. Barron KD, Hirano A, Araki S, Terry RD (1959) Experiences with metastatic neoplasms involving the spinal cord. Neurology (Minneap) 9:919-1006
11. Benjamin I, Case MES (1980) Primary reticulum-cell sarcoma (microglioma) of the brain with massive cardiac metastasis. J Neurosurg 53:714-716
12. Berry MP, Simpson WJ (1981) Radiation therapy in the management of primary malignant lymphoma of the brain. Int J Rad Oncol Biol Phys 7:35-39
13. Bickel GS (1971) Die Lymphogranulomatose Hodgkin des Spinalkanals. Schweiz Arch Neurol Psychiat 108:193-208
14. Billingham ME, Rawlinson DG, Berry PF, Kempson RL (1975) The cytodiagnosis of malignant lymphomas and Hodgkin's disease in cerebrospinal, pleural and ascitic fluids. Acta cytol 19:547-556
15. Black P (1979) Spinal metastasis. Neurosurgery 5:726-746
16. Botterell EH, Fitzgerald GW (1959) Spinal cord Compression produced by extradural malignant tumours. Can Med Asn Rad J 25:297-299
17. Brunet P, Binet JL, Saxce HDE, Gray F (1982) Neuropathies peripheriques au cours de la lymphadenopathie ango-immunoblastique. Rev Neurol
18. Bruni J, Bilbao JM, Gray T (1977) Primary intramedullary malignant lymphoma of the spinal cord. Neurology (NY) 27:896-898
19. Bucy PC, Jerva MJ (1962) Primary epidural spinal lymphosarcoma. J Neurosurg 19:142-152
20. Buerger LF, Monteleone PN (1966) Leukemic-lymphomatous infiltration of skeletal muscle. Cancer 19:1416-1422
21. Bunick FM, Hirsch LF, Rose LI (1978) Panhypopituitarism resulting from Hodgkin's disease of the nasopharnyx. Cancer 41:1134-1136
22. Bunn PA Jr., Schein PS, Banks PM, DeVita VT Jr. (1976) Central nervous system complications in patients with diffuse histiocytic and undifferentiated lymphoma: leukemia revisited. Blood 47:3-10
23. Burns A (1811) Observations on the Surgical Anatomy of the Head and Neck. Bryce, Edinburgh, p 364
24. Burger PC, Vogel FS (1976) Surgical pathology of the nervous system and its coverings. Wiley & Sons, New York London Sidney
25. Burstein SD, Kernohan JW, Uihlein A (1963) Neoplasms of the reticuloendothelial system of the brain. Cancer 16:289-305
26. Cairncross JG, Posner JB (1980) Neurological complications of malignant lymphoma. In: Vinken PJ, Bruyn GW (eds) Handbook of Clinical Neurology, Vol 36, North Holland-Elsevier, Amsterdam New York, p 27-62
27. Calvo W, Hoelzer D (1976) Involvement of the central nervous system in guinea pigs with $L_2$/NB leukemia. Acta haematol 55:28-35

28. Castaigne P, Cambier J, Escourolle R (1969) Leptomeningite hodgkinienne. Rev Neurol 121:563-570
29. Chazot G, Pialat J, Touraine F, Trillet M, Shott B (1981) Lymphomes non hodgkinienes dits primitifs du névraxe. Rev Neurol 137:291-295
30. Cetto GL, Iannuncci A, Tummarello D, Rizzuto N (1981) Involvement of the central nervous system in non-Hodgkin's lymphoma. Tumor 67:39-44
31. Cho ES, Conolly E, Porro RS (1974) Primary reticulum cell sarcoma of the brain in a renal transplantation recipient. J Neurosurg 41:235-239
32. Clarke E (1954) Cranial and intracranial myelomas. Brain 77:61-81
33. Clarke E (1956) Spinal cord involvement in multiple myelomatosis. Brain 79:332-348
34. Cravioto H (1975) Human and experimental reticulum cell sarcoma (microglioma) of the nervous system. Acta neuropath Suppl 6:135-140
35. Crosley CJ, Rorke LB, Evans A, Nigro M (1978) Central nervous system lesions in childhood leukemia. Neurology (NY) 28:678-685
36. Currie S, Henson RA (1971) Neurological syndromes in the reticuloses. Brain 94:307-320
37. Cuttner J, Meyer R, Huang YP (1979) Intracerebral involvement in Hodgkin's disease. Cancer 43:1497-1506
38. Davies-Jones GAB, Preston FE, Timperley WR (1980) Neurological complications in clinical haematology. Blackwell, Oxford London Edinburgh
39. Delbrück H, Wetter O, Schmidt CG, Weichert H, Schmitt G (1977) Die Meningosis neoplastica und ihre Prophylaxe bei malignen Non-Hodgkin-Lymphomen. Dtsch Med Wochenschr 102:1446-1451
40. Diamond HD, Williams HM, Craven LF (1960) The pathogenesis and management of neurological complications in malignant lymphomas and leukemias. Acta Un Int Canc 16:831-841
41. Domagala W, Emeson EE, Greenwald E, Koss LG (1977) A scanning electron microscopic study of B-cell lymphosarcoma cells in cerebrospinal fluid. Cancer 40:716-720
42. Dujovny M, McBride D, Segal R (1980) Intracranial manifestations of Hodgkin's disease. Surg Neurol 13:258-265
43. Ebels EJ (1972) Reticulosarcomas of the brain presenting as butterfly tumours. Eur Neurol 8:333-338
44. Edelson RN, Deck MDF, Posner JB (1972) Intramedullary spinal cord metastases. Neurology (Minneap) 22:1222-1231
45. Eggleston JC, Hartmann WH (1968) Hodgkin's disease involving the spinal epidural space. Johns Hopkins Med J 123:265-270
46. Engelhardt P, Avenarius HJ, Lohmann E, Lorenz R (1978) Meningeosis leucaemica. Nervenarzt 50:245-253
47. Engelhardt P, Richter R (1973) Meningocerebrale Manifestation der Mycosis fungoides. Z Neurol 205:297-300
48. Enzmann DR, Krikorian KR, Norman D, Kramer R, Pollock J, Faer M (1979) Computed tomography in primary reticulum cellsarcoma of the brain. Radiology 130:165-170
49. Erbslöh F (1958) Das Zentralnervensystem bei Erkrankungen des Blutes. In: Handb spez path Anat Histol, Bd XIII/2B. Springer, Berlin Göttingen Heidelberg, S. 1428-1525
50. Erp MG van, Vloten WA van, Groot-Verhaar JC de, Buruma OJS (1981) Neurological sequelae in mycosis fungoides.
51. Fauci AS, Haynes BF, Costa J, Katz P, Wolff SM (1982) Lymphoid granulomatosis. New Engl J Med 306:68-74
52. Földi M (1972) Physiologie und Pathologie des Lymphgefäßsystems. In: Hdb d allgem Pathologie, Bd. 3/Tl.6. Springer, Berlin Göttingen, pp 239-310
53. Freeman C, Berg JW, Cutler SJ (1972) Occurrence and prognosis of extranodal Lymphomas. Cancer 29:252-260

54. Friedman M, Kim TH, Panamon AM (1976) Spinal cord compression in malignant lymphoma. Cancer 37:1485-1491
55. Gendelman S, Rizzo T, Mones RJ (1969) Central nervous system complications of leukemic conversion of the lymphomas. Cancer 24:676-682
56. Gerlach H, Jänisch W, Schreiber D, Feist H, Wessel H (1980) Beteiligung des Zentralnervensystems bei generalisierten Nicht-Hodgkin-Lymphomen. Arch Geschwulstforsch 50:1-10
57. Gerstenbrand F, Jellinger K, Lutz D, Maida E (1975) Cerebrale Beteiligung bei Sezary-Syndrom. Z Neurol 212:55-64
58. Geschwind N, Kleinman GM (1980) Cerebellar mass in an elderly woman with CLL. New Engl J Med 302:1194-1199
59. Getaz EP, Miller GJ (1979) Spinal cord involvement in chronic lymphocytic leukemia. Cancer 43:1858-1861
60. Gilbert RW, Kim JH, Posner JB (1978) Epidural spinal cord compression from metastatic tumor. Ann Neurol 3:40-51
61. Glass JP, Melamed M, Chernik NL, Posner JB (1979) Malignant cells in cerebrospinal fluid (CSF): The meaning of a positive CSF cytology. Neurology (NY) 29:1369-1375
62. Gold JH, Shelburne JD, Bossen EH (1976) Meningeal mycosis fungoides. Acta cytol 20:349-355
63. Goldhahn WE, Goldhahn G (1976) Neoplasms of the spinal epidural space with special reference to lymphogranulomatosis. In: Vinken PJ, Bruyn GW (eds) Handbook of Clincical Neurology, Vol. 20. North-Holland-Elsevier, Amsterdam Oxford, pp 103-136
64. Goldman LB (1940) Hodgkin's disease. An analysis of 212 cases. JAMA 114:1611-1616
65. Gondos B, King EB (1976) Cerebrospinal fluid cytology: Diagnostic accuracy and comparison of different techniques. Acta cytol 20:562-567
66. Greenberg HS, Deck MDF, Vikram B, Chu FCH, Posner JB (1981) Metastasis to the base of the skull. Clinical findings in 43 patients. Neurology (NY) 31:530-537
67. Gregory MC, Hughes JT (1973) Intracranial reticulum cell sarcoma associated with immunoglublin A deficiency. J Neurol Neurosurg Psychiat 36:769-776
68. Griffin JW, Thompson RW, Mitchinson JM, Kiewief J, Welland FH (1971) Lymphomatous leptomeningitis. Am J Med 51:200-208
69. Gunderson CH, Henry J, Malamud N (1971) Plasma globulin determination in patients with microglioma. J Neurosurg 35:406-415
70. Haddad P, Thaell JF, Kiely JM, Harrison EG Jr, Miler RH (1976) Lymphoma of the spinal extradural space. Cancer 38:1862-1866
71. Hammar S, Mennemeyer R (1976) Lymphomatoid granulomatosis in a renal transplant recipient. Hum Pathol 7:111-116
72. Heidelberger KP, LeGolvan D (1974) Wiskott-Aldrich syndrome and cerebral neoplasmia: Report of a case with localized reticulum cell sarcoma. Cancer 33:280-284
73. Heintel H, Heintel-Tröster U, Worbes C (1969) Mycosis fungoides mit Beteiligung der Leptomeningen, Hirnnerven, Rückenmarkswurzeln und Spinalganglien. Dtsch Z Nervenheilk 196:156-165
74. Heiss WD, Jellinger K, Podreka I (1976) Scintigraphy in lymphomas and leukemias of the brain. Neuroradiology 10:251-255
75. Hendlin B, DeVivo DC, Torack R, Lell ME, Ragab AH, Vietti TJ (1974) Parenchymatous degeneration of the CNS in childhood leukemia. Cancer 33:468-482
76. Henry JM, Heffner RR Jr, Dillard SH, Earle KM, Davis RL (1974) Primary malignant lymphomas of the central nervous system. Cancer 34:1293-1302
77. Henson RA, Urich H (1982) Cancer and the Nervous System. Blackwell, London Edinburgh New York

78. Herman TS, Hammond N, Jones SE, Butler JJ, Byrne GE, McKelvey EM (1979) Involvement of the central nervous system by Non-Hodgkin's lymphoma. Cancer 43:390-397
79. Hood J, Wilson ER Jr, Alexander B, Flint A, Ho KJ (1982) Lymphomatoid granulomatosis manifested as a mass in the cerebellopontine angle. Arch Neurol 39:319-320
80. Houthoff HJ, Poppema S, Ebels EJ, Elema JD (1978) Intracranial malignant lymphomas. Acta neuropathol (Berl) 44:203-210
81. Hubert JWA (1975) Tumours of the reticuloendothelial system. In: Vinken PJ, Bruyn GW (eds) Handbook of Clinical Neurology, Vol 18. North-Holland-Elsevier, Amsterdam Oxford, pp 233-267
82. Hutchinson EC, Leonard BJ, Maudsley C, Yates PO (1958) Neurological complications of the reticuloses. Brain 81:75-92
83. Hutter JJ Jr, Favara BE, Nelson M, Holton CP (1975) Non-Hodgkin's lymphoma in children. Correlation of CNS disease with initial presentation. Cancer 36:2132-2137
84. Jänisch W, Gerlach H, Remus I (1975) Neoplastic involvement of the central nervous system in generalized lymphomas. Acta Neuropathol Suppl 6:81-84
85. Jänisch W, Gerlach H, Schreiber D (1979) Primäre maligne Lymphome des Zentralnervensystems. Arch Geschwulstforsch 49:747-753
86. Jänisch W, Güthert H, Schreiber D (1976) Pathologie der Tumoren des Zentralnervensystems. Fischer, Jena
87. Janota I (1969) Involvement of the nervous system in malignant lymphoma in Nigeria. Brit J Cancer 20:47-61
88. Jardon-Jeghers C, Reznik M (1982) Etude immunohistochimique de 16 lymphomes primitifs du systeme nerveux central. J Neurol Sci 53:331-346
89. Jellinger K (1971) Pathologie zentralnervöser Störungen bei internen Krankheiten. Wien Z Nervenheilk 29:1-37
90. Jellinger K (1979) Maligne Lymphome des Zentralnervensystems. In: Stacher A, Höcker P (eds) Lymphknoten-Tumoren. Urban & Schwarzenberg, München Wien, S. 240-247
91. Jellinger K (1982) Primary lymphoma of the CNS. Arch Neurol 39:458
92. Jellinger K, Budka H (1980) Leukosen und maligne Lymphome. In: Dommasch D, Mertens HG (eds) Cerebrospinalflössigkeit-CSF. Thieme, Stuttgart, S. 34-40
93. Jellinger K, Kothbauer P, Weiss R, Sunder-Plassmann E (1979) Primary malignant lymphoma of the CNS and polyneuropathy in a patient with necrotizing vasculitis treated with immunosuppression. J Neurol 220:259-268
94. Jellinger K, Radaszkiewicz T (1976) Involvement of the central nervous system in malignant lymphomas. Virchows Arch Pathol Anat 370:345-362
95. Jellinger K, Seitelberger F (eds) (1975) Lymphomas of the Nervous System. Acta neuropathol (Berl) Suppl 6
96. Jellinger K, Slowik F (1978) Beteiligung des Nervensystems bei Leukosen und malignen Lymphomen. Zbl pathol Anat 122:439-461
97. Jellinger K, Slowik F, Sluga E (1979) Primary intracranial malignant lymphomas - A fine structural, cytochemical and CSF immunological study. Clin Neurol Neurosurg 81:173-184
98. John HT, Nabarro JDN (1955) Intracranial manifestation of malignant lymphoma. Brit J Cancer 9:386-400
99. Katayama Y, Shimoyama N, Yagishashi S et al. (1981) Primary cerebral malignant lymphoma with macroglobulinemia and carcinoma of the colon. Acta Pathol Jpn 31:335-347
100. Katzenstein AL, Carrington CB, Liebowa A (1979) Lymphomatoid granulomatosis: A clinicopathologic study of 152 cases. Cancer 43:360-373

101. Kazner E, Wilske J, Steinhoff H, Stochdorph O (1978) Computer assisted tomography in primary malignant lymphomas of the brain. J Comput Assist Tomogr 2:125-134
102. Kernohan JW, Uihlein A (1962) Sarcomas of the brain. Thomas, Springfield, Ill
103. Kokmen E, Billman JK, Abell MR (1977) Lymphomatoid granulomatosis clinically confined to the CNS. Arch Neurol 34:782-784
104. Kramer W (1963) Plasmocytoma of the brain in Kahler's disease (multiple myeloma). Acta neuropathol (Berl) 2:438-450
105. Krepler P, Mayer-Obiditsch I, Salatt S (1975) Lymphoblastic extramedullary spinal tumor during remission of acute lymphoblastic leukemia. Acta neuropathol (Berl) Suppl. 6:213-216
106. Labauge R, Izarn P, Castan P (1963) Les manifestations nerveuses des hémopathies. Masson, Paris
107. Lambert CD, Trewby PN (1974) Microglioma with paraproteinemia. J Neurol Neurosurg Psychiat 37:835-840
108. Lascelles RG, Burston J (1962) Hodgkin's disease. Arch Neurol 7:359-364
109. Laster W, Rose JS, Tenner MS, Rothman LM, Quencer RM (1976) Intracranial Hodgkin's disease. NY State J Med pp 1512-1515
110. Law IP, Blom J (1976) Adult central nervous system leukemia: incidence and clinicopathologic features. Sth med J 69:1054-1057
111. Law IP, Dick FR, Blom J, Bergevin PR (1975) Involvement of the central nervous system in non-Hodgkin's lymphoma. Cancer 36:225-231
112. Leidler F, Russell WC (1945) The brain and leukemia. A clinicopathologic study of twenty cases with a review of the literature. Arch Path 40:14-33
113. Lennert K (1978) Malignant Lymphomas. Other than Hodgkin's Disease. Histology, cytology, ultrastructure, immunology. In: Ühlinger E (ed) Handb Spez path Anat Histol, Vol I/3. Springer, Berlin Heidelberg New York
114. Letendre L, Banks PM, Reese DF, Miller RN (1982) Primary lymphoma of the central nervous system. Cancer 49:939-943
115. Levitt LJ, Dawson DM, Rosenthal DS, Moloney WC (1980) CNS involvement in the Non-Hodgkin's lymphomas. Cancer 45:545-552
116. Lipsmeyer EA (1972) Development of malignant cerebral lymphoma in a patient with systemic lupus erythematosus treated with immunosuppression. Arthritis Rheum 15:183-186
117. Litvak J, Leder MM, Kauvar AJ (1964) Hodgkin's disease involving optic nerve and brain. J Neurosurg 21:798-801
118. Litam JP, Cabanillas F, Smith TL, Bodey GP, Freireich EJ (1979) Central nervous system relaps in malignant lymphomas: risk factors and implications for prophylaxis. Blood 54:1249-1257
119. Littman P, Wang CC (1975) Reticulum cell sarcoma of the brain. Cancer 35:1412-1420
120. Livingston KE, Perrin RG (1978) The neurosurgical management of spinal metastases causing cord and cauda equina compression. J Neurosurg 49:839-843
121. Ljungdahl L, Strang RR, Tovi D (1965) Intracerebral Hodgkin's granuloma. Neurochirurgia (Stuttg) 8:113-118
122. Longpre B, Lamarche J, Rochon M, Lepine M (1978) Involvement of the nervous system in Non-Hodgkin's lymphomas. In: Mathé G (ed) Lymphoid Neoplasias, vol II. Springer, Berlin Heidelberg New York, S. 81-87
123. Louie S, Schwartz RS (1978) Immunodeficiency and the pathogenesis of lymphoma and leukemia. Sem Hematol 15:117-138
124. Louis-Bar D (1947) Sur les manifestations cérébrales de la lymphogranulomatose maligne et le problème de l'encéphalite lymphogranulomateuse. J Belge Neurol Psychiatr 12:703-728

125. Lukes RJ, Collins RD (1977) Lukes-Collins classification and its significance. Cancer Treat Rep 61:971-980
126. Lundberg WB, Cadman EC, Skeel RT (1976) Leptomeningeal mycosis fungoides. Cancer 38:2149-2153
127. Mackintosh FR, Colby TV, Podolsky WJ, Burke JS et al. (1982) Central nervous system involvement in non-Hodgkin's lymphoma: An analysis of 105 cases. Cancer 49:586-595
128. Maldonaldo JP, Kyle RA, Ludwig J et al. (1970) Meningeal myeloma. Arch Int Med 126:660-663
129. Mancilla-Jimenez R, Tavassoli FA (1976) Solitary meningeal plasmocytoma. Cancer 38:798-806
130. Marshall G, Roessmann U, Van Den Noort S (1968) Invasive Hodgkin's disease of brain. Cancer 22:621-630
131. Matas AJ, Hertel BF, Rosai J, Simmons RL, Najarian JS (1976) Posttransplant malignant lymphoma. Am J Med 61:716-720
132. Matsuda M, McMurria H, Hale P van, Miller CA (1981) CSF findings in primary lymphoma of the CNS. Arch Neurol 38:397
133. Metcalf D, Moore MAS (1971) Haematopoetic cells. In: Tatum, Neuberger (eds) Frontiers in biology. North-Holland, Amsterdam, pp 175-291
134. Michaelis E, Rupprecht L, Mortier W (1974) Primär neurologische Symptome diffuser lymphoretikulärer Neoplasien Mschr Kinderheilk 122:433-434
135. Miller AA, Ramsden F (1963) Primary reticulosis of the central nervous system - "microgliomatosis". Acta neurochir (Wien) 11:439-478
136. Minckler DS, Font RL, Zimmerman LE (1975) Uveitis and reticulum cell sarcoma of brain with bilateral neoplastic seeding of vitrous without retinal or uveal involvement. Am J Ophthalmol 80:435-439
137. Mitsumoto H, Breuer AC, Lederman RJ (1980) Malignant lymphoma of the central nervous system. A case of primary spinal intramedullary involvement. Cancer 46:1258-1262
138. Miyoshi I, Kubonishi I, Yoshimoto S, Hikita T et al. (1982) Characteristics of a brain lymphoma cell line derived from primary intracranial lymphoma. Cancer 49:456-459
139. Model LM (1977) Primary reticulum cell sarcoma of the brain in Wiskott-Aldrich syndrome. Arch Neurol 34:633-635
140. Moncorps C, Borger G (1932) Mycosis fungoides mit mycosiden Veränderungen im Gehirn und in den Gehirnnerven. Virchows Arch Pathol Anat 286:157-166
141. Moore EW, Thomas LB, Shaw RK, Freireich EJ (1960) The central nervous system in acute leukemia. A postmortem study of 117 consecutive cases, with particular reference to hemorrhages, leukemic infiltrations, and the syndrome of meningeal leukemia. Arch int Med 105:141-158
142. Moore SB, Harrison EG, Weiland LH (1976) Angioimmunoblastic lymphadenopathy. Mayo Clin Proc 51:273-280
143. Murchison C (1869-1870) Case of lymphadenoma of the lymphatic system, spleen, liver, lungs, heart, diaphragm, dura mater, etc. Tr Pathol Soc London 31:372
144. Mullins GM, Flynn JPG, El-Mahdi AM, McQueen JD, Owens AH (1971) Malignant lymphoma of the epidural space. Ann Int Med 74:416-423
145. Murphy SB, Frizzera G, Evans AE (1975) A study of childhood non-Hodgkin's lymphoma. Cancer 36:2121-2131
146. Nathwani BN, Kim H, Rappaport H (1976) Malignant lymphoma, lymphoblastic. Cancer 38:964-971
147. O'Donnell PP, Jiji R, Vigorito S, Price TR (1980) Angio-immunoblastic lymphadenopathy. Its occurrence with meningeal involvement. Arch Neurol 37:598-599

148. Oehmichen M, Gärtner HV, Knittel-Jung U (1977) T cell type immunoblastic sarcoma diagnosed primarily by CSF membrane cell features. Klin Wochenschr 55:37-40
149. Olbrecht JP (1982) Klinik der malignen Lymphome. In: Schwiegk H (ed) Handbuch der Inneren Medizin Bd 2/Teil 7, 5. Aufl., Springer, Berlin Heidelberg New York, S. 159-672
150. Olsen ME, Chernik NL, Posner JB (1974) Infiltration of the leptomeninges by systemic cancer. Arch Neurol 30:122-137
151. Olvera Rabiela JE, Poucell Lopez S, Albores Saavedre J (1975) Primary lymphoma of the brain. Pathologia (Mex) 13:325-339
152. Op de Coul AAW, Veuger AJL, Sloof JL (1979) A patient with so-called primary reticulum cell sarcoma of the brain with 6,5 years' survival, treated as "meningeal leucemia". Clin Neurol Neurosurg 79:133-142
153. Orf G (1970) Das Plasmozytom als neurochirurgisches Krankheitsbild. Acta neurochir (Wien) 22:91-108
154. Palacios E, Gorelick PB, Gonzalez CF, Fein M (1982) Malignant lymphomas of the nervous system. J Comput Assist Tomogr 6:689-701
155. Pasquier B, Pasquier D, Guelle JM, N'Golet A, Panh MH, Gouderc P (1980) Granulomatose lymphomatoide et systeme nervoux. Rev Neurol 136:205-220
156. Pattengale PK, Taylor CR, Panke T, Tatter D et al. (1979) Selective immunodeficiency and malignant lymphoma of the central nervous system. Acta neuropathol (Berl) 48:165-169
157. Peison B (1967) Microglial glioma of brain with extracerebral involvement. Cancer 20:983-990
158. Pelc S, Fondu P, Otten J, Gompel C (1981) Immunoblastic sarcoma of the B-cell type in the CSF. Acta neuropathol (Berl) 55:289-292
159. Pena CE (1977) Lymphomatoid granulomatosis with cerebral involvement. Acta neuropathol (Berl) 37:193-197
160. Penn I (1978) Malignancies associated with immunosuppressive or cytotoxic therapy. Surgery 83:492-502
161. Pitner SE, Johnson WW (1973) Chronic subdural hematoma in childhood acute leukemia. Cancer 32:185-190
162. Plafker J, Martinez AJ, Rosenblum WI (1972) A neoplasm of the reticulo endothelial system involving brain (microglioma) and viscera (reticulum cell sarcoma) South Med J 65:385-389
163. Pochedly C (1975) Neurologic manifestations in acute leukemia. New York State J Med 75:575-580, 715-721, 878-882
164. Pochedly C (1977) Leukemia and Lymphoma in the nervous system. Thomas, Springfield, Ill
165. Pole JRG, Willoughby MLN (1975) Leukemia in the nervous system: factors in pathogenesis. Mod Probl Paediat 16:59-79
166. Portlock CS (1979) Lymphomatous involvement of the central nervous system. In: Whitehouse JMA (ed) Central nervous system complications of Malignant disease . Macmillan, London Basingstoke, p 113-120
167. Poskanzer DC, Richardson EP Jr (1972) Cranial nerve defects in a patient with chronic lymphatic leukemia. New Engl J Med 286:308-315
168. Posner CB, Chernik N (1978) Intracranial metastases from systemic cancer. Adv Neurol 19:575-586
169. Price RA (1975) Histopathology of central nervous system leukemia. Mod Probl Paediat 16:80-98
170. Price RA, Jamieson PA (1975) The central nervous system in childhood leukemia. II. Subacute leukoencephalopathy. Cancer 35:306-318
171. Price RA, Johnson WW (1973) The central nervous system in childhood leukemia. I. The arachnoid. Cancer 31:520-533

172. Radaszkiewicz T (1980) Maligne und benigne Lymphome. Histologische Klassifikation und immunmorphologische Untersuchungen. Wien klin Wochenschr 92:819-832
173. Radford M, Leonard JV, Normand ICS, Smith JL (1976) T-cell leukemia in a young boy presenting with central nervous system symptoms. Brit med J 4:1295-1296
174. Rao TV, Narayanaswamy KS, Shankar SK, Deshpande DH (1982) Primary spinal epidural lymphomas. Acta neurochir (Wien) 62:307-317
175. Rappaport H (1966) Atlas of Tumor Pathology, section 3, fascicle 8. Armed Forces Institute of Pathology, Washington, DC
176. Reagan TJ, Derby BM (1971) Intracerebral Hodgkin's disease. Dis nerv System 32:843-847
177. Reddick RL, Fauci AS, Valsamis MP, Mann RB (1978) Immunoblastic sarcoma of the central nervous system in a patient with lymphomatoid granulomatosis. Cancer 42:652-659
178. Reznik M (1976) Réticulosarcome primitif du systéme nerveux central. Acta neurol belg 76:227-244
179. Rosen BJ (1975) Multiple myeloma. A clinical review. Med Clin North Am 59:375-386
180. Rosenbaum TJ, MacCarty CS, Buettner H (1979) Uveitis and cerebral reticulum-cell sarcoma (large-cell lymphoma) J Neurosurg 50:660-664
181. Rosenberg SA, Diamond HD, Jaslowitz B et al. (1961) Lymphosarcoma: a review of 1269 cases. Medicine (Balt) 40:31-84
182. Rossum I van, Zwaan FE, Bots GTAM (1979) Facial palsy as the initial symptom of a lymphoreticular malignancy. Eur Neurol 18:212-216
183. Rubinstein LJ (1972) Tumors of the central nervous system. Atlas of Tumor Pathology, 2nd ser., Fasc.6. Armed Forces Institute of Pathology, Washington, DC
184. Rubinstein LJ, Herman MM, Long TF, Wilbur JR (1975) Disseminated necrotizing leukoencephalopathy: A complication of treated central nervous system leukemia and lymphoma. Cancer 35:291-305
185. Russell DS, Marshall AHE, Smith FB (1948) Microgliomatosis: a form of reticulosis affecting the brain. Brain 71:1-14
186. Samuelsson SM, Werner I, Pontén J, Nathorst-Windahl G, Tnorell J (1966) Reticuloendothelial (perivascular) sarcoma of the brain. Acta Neurol Scand 42:567-580
187. Sanchez JE, Garcia JH, Kwee H (1977) Neurologic complications of Hodgkin's disease. Choroid plexus involvement. Acta neuropathol (Berl) 37:169-171
188. Schaumburg HH, Plank CR, Adams RD (1972) The reticulum cell sarcoma-microglioma group of brain tumours. Brain 95:199-212
189. Scheithauer BW (1979) Cerebral metastasis in Hodgkin's disease. Arch Path Lab Med 103:284-287
190. Schneider H, Stoltenburg G (1980) Meningosis leucaemica. In: Dommasch D, Mertens HG (eds) Cerebrospinalflüssigkeit. Thieme, Stuttgart, pp 182-187
191. Schober R (1982) A case of angioimmunoblastic lymphadenopathy with involvement of the CNS. Virchows Arch A Path Anat 359:109-113
192. Scholtze P, Jänisch W (1971) Zur Häufigkeit und Einordnung neoplastischer Retikulosen des ZNS. Zbl allg Path path Anat 114:159-164
193. Schricker JL, Smith DE (1955) Primary intracerebral Hodgkin's disease. Cancer 8:629-633
194. Shankar SK, Banerji AK, Roth PK, Roy S (1978) Primary lymphomas of the brain. Neurol (India) 26:47-51
195. Simon RH (1981) Lymphomatoid granulomatosis with multiple intracranial lesions. J Neurosurg 55:293-298

196. Skarin AT, Rosenthal DS, Moloney WC, Frei E (1977) Combination chemotherapy of advanced non-Hodgkin's lymphoma with BACOPP. Blood 49:759-770
197. Slager UT, Kaufman RL, Cohen KL, Tuddenham WJ (1982) Primary lymphoma of the spinal cord. J Neuropathol exp Neurol 41:437-445
198. Slager UT, Taylor WF, Opfell RW, Myers A (1979) Leptomeningeal myeloma. Arch Pathol Lab Med 103:680-682
199. Someran A, Osgoord CP Jr, Brylski J (1971) Solitary posterior fossa plasmacytoma. J Neurosurg 35:223-228
200. Spaar FW (1980) Paraproteinaemias and multiple myeloma. In: Vinken PJ, Bruyn GW (eds) Handbook of Clinical Neurology, vol 39. North-Holland, Amsterdam New York Oxford, pp 131-179
201. Sparling HJ, Adams RD, Parker F (1947) Involvement of the nervous system by malignant lymphomas. Medicine (Baltimore) 26:285-332
202. Spiers, ASD, Halpern R, Ross SC, Neiman ES et al. (1980) Meningeal myelomatosis. Arch Int Med 140:256-259
203. Spillane JA, Kendall BE, Moseley IF (1982) Cerebral lymphoma: clinical radiological correlation. J Neurol Neurosurg Psychiatry 45:199-208
204. Stark RJ, Henson RA (1981) Cerebral compression by myeloma. J Neurosurg Psychiatry 44:833-836
205. Stefanko S, Moffie D (1974) Primary reticulum-cell-sarcoma of the brain. Clin Neurol Neurosurg 77:96-109
206. Stein H (1982) Systematik der Non-Hodgkin-Lymphome. In: Schwiegk, H (ed) Handbuch der inneren Medizin, Bd 2/Teil, 7, 5. Aufl. Springer, Berlin Heidelberg New York, S. 1-79
207. Stewart DJ, Keating MJ, McCreadie KB et al. (1981) Natural history of central nervous leukemia in adults. Cancer 47:184-196
208. Sweet DL, Golomb HM, Ultmann JE, Bitran JD, Lester EP, Miller JB (1978) Central nervous system involvement in patients with histiocytic lymphoma, diffuse type. Blood 51:177-178
209. Tadmor R, David KR, Roberson GH, Kleinman GM (1978) Computed tomography in primary malignant lymphoma of the brain. J Comput Assist Tomogr 2:135-140
210. Tanaka T, Nishimoto A, Doi A, Nago S, Hujita M et al. (1977) Primary intracranial malignant lymphomas with particular reference to their pathogenesis. Acta Pathol Jpn 27:927-940
211. Taylor CR, Russell R, Lukes RJ, Davis RL (1978) An immunohistological study of immunoglobulin content of primary central nervous system lymphomas. Cancer 41:2197-2205
212. Teoh R, Barnard Ro, Gauthier-Smith PC (1980) Polyneuritis cranialis as a presentation of malignant lymphoma. J Neurol Sci 48:399-412
213. Thomas LB (1965) The pathology of leukemia in the brain and meninges. Cancer Res 25:1555-1571
214. Todd IDH (1967) Intracranial lesions in Hodgkin's disease. Proc R Soc Med 60:734-735
215. Trebbin H, Gutjahr L (1969) Mycosis fungoides mit Beteiligung des Gehirns. Acta neuropathol (Berl) 13:282-288
216. Tremblay GF (1982) Brain biopsy in the diagnosis of cerebral mycosis fungoides. J Neurol Neurosurg Psychiat 45:175-178
217. Valsamis MP, Levine PH, Rapin I et al. (1976) Primary intracranial Burkitt's lymphoma in an infant. Cancer 37:1500-1507
218. Varadachari C, Palutke M, Climie ARW, Weise RW, Chason JL (1978) Immunoblastic sarcoma (histiocytic lymphoma) of the brain with B cell markers. J Neurosurg 49:887-892
219. Venables GS, Proctor SJ, Bates D et al. (1980) Intracranial disease in non-Hodgkin's lymphoma. Quart J Med 49:111-131
220. Verity GL (1968) Neurologic manifestations and complications of lymphoma. Radiol Clin North Am 6:97-109

221. Verity MA, Wolfson WL (1976) Cerebral lymphomatoid granulomatosis. Acta neuropathol (Berl) 117-124
222. Vollenweiler A, Largiader F, Uhlschmid G et al. (1982) Maligne Tumoren bei Nierentransplantatempfängern unter immunsuppressiver Therapie. Schweiz Med Wschr 112:102-111
223. Weber MB, McGavran MH (1967) Mycosis fungoides involving the brain. Arch Neurol 16:645-650
224. Weiner LP, Anderson PN, Allen JC (1966) Cerebral plasmocytoma with myeloma protein in the cerebrospinal fluid. Neurology 16:616-618
225. Weinstein HJ, Link MP (1979) Non-Hodgkin's lymphoma in childhood. Clin Hematol 8:699-705
226. Welch JE (1910) Tumor of the neck showing unusually histologic features. Proc NY Pathol Soc 10:161-169
227. Williams HM, Diamond HD, Craver LF (1968) The pathogenesis and management of neurological complications in patients with malignant lymphoma and leukemia. Cancer 11:76-82
228. Wolk RW, Masse SR, Conklin R, Freireich EJ (1974) The incidence of central nervous system leukemia in adults with acute leukemia. Cancer 33:863-869
229. Young RC, Howser DM, Anderson T, Fisher RI, Jaffe E, DeVita Vt Jr (1979) Central nervous complications of Non-Hodgkin's lymphoma. Am J Med 66:435-443
230. Zimmerman HM (1975) Malignant lymphomas of the nervous system. Acta neuropathol (Berl) Suppl 6:69-74

# Diagnostik und Therapie cerebrospinaler Manifestationen von Leukosen und malignen Lymphomen

H. G. Mertens, U. Bogdahn, D. Dommasch, H. Krüger, R. Wodarz und D. Wünsch

## 1. Einleitung

Die malignen Erkrankungen blutbildender Organe werden in letzter Zeit mit zunehmendem Erfolg strahlen- und chemotherapeutisch-systemisch behandelt, das gilt ganz besonders für die kindlichen Leukosen. Da aber die Invasion maligner Blutzellen in das Nervensystem nicht selten diese Erfolge begrenzt und einen ungünstigen Ausgang einleitet, ist dieses Thema besonders aktuell.

Angesichts gleichartiger pathogenetischer Mechanismen und fließender Übergänge zwischen Leukosen und malignen Lymphomen ergeben sich für die folgende Diskussion zwei sich breit überlappende Problemkreise (Abb. 1). Diesen sekundären Erkrankungen des zentralen Nervensystems sind als dritte Krankheitsgruppe mit ähnlichen therapeutischen und diagnostischen Problemen die primären Lymphome des ZNS gegenüberzustellen. Dabei kann hier nur auf einige praktisch wichtige klinische und insbesondere therapeutische Gesichtspunkte hingewiesen werden.

## 2. Anatomische Voraussetzungen der Therapie

### 2.1. Leukosen

Die Schranke zwischen Blutbahn und Liquor behindert die Vernichtung von Tumorgewebe im Liquorraum durch eine orale oder parenterale Chemotherapie. Ein Prozeß, der außerhalb des ZNS ausheilt, schreitet in diesem weiter fort und kann von dort ein systemisches Rezidiv herbeiführen, d.h. von der meningealen Aussaat maligner Lymphome und Leukosen wird die Rezidivquote und Überlebenszeit wesentlich mitbestimmt. Beweiskräftig in diesem Sinne sind z.B. Sektionsstatistiken, nach denen im Kindesalter die Häufigkeit der Meningiosen entsprechend einer verlängerten Überlebenszeit der Leukämiekranken zwischen 1948 und 1960 von 4% auf 50% zunahm (31, 34, 35, 50). 1975 wurde bei akuten kindlichen Leukosen in 85% eine ZNS-Invasion gesehen. Bei Erwachsenen sind Meningen und ZNS in 13-40% der unbehandelten, jedoch bis zu 74% der durch Chemotherapie remittierten Fälle autoptisch infiltriert (16, 21, 25, 44, 52).

Da also offenbar Leukämiezellclone bei hämatogener zytostatischer Therapie im Schutze der Blut-Liquor-Schranke überleben, muß durch intrathekale Applikation eine ausreichende Liquorkonzentration erreicht werden. Aber nur bei intraventrikulärer Infusion ist eine gleichmäßige Verteilung im gesamten Liquorraum zu erwarten, auch dann nur, wenn keine Abschnitte verlegt sind. Ein länger anhaltender Erfolg oder

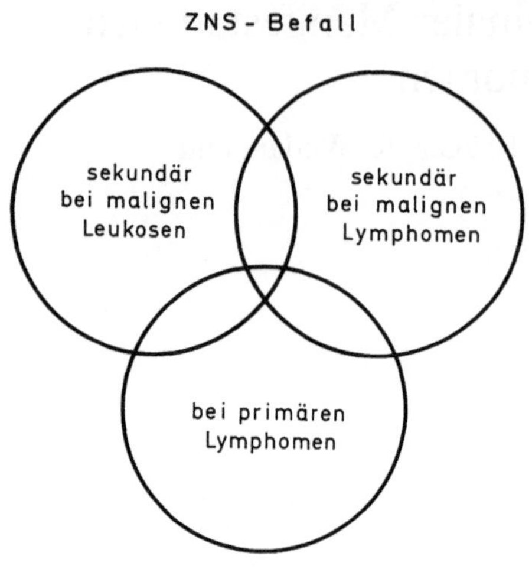


Abb. 1. Überlappende Problembereiche in Pathogenese, Diagnose und Therapie bei Befall des Zentralnervensystems durch primäre und sekundäre maligne Lymphome und Leukosen

gar eine Heilung der Meningeosen ist jedoch nur bei frühzeitiger Diagnose und Behandlung möglich. Bedingt der Befall des Subarachnoidalraumes bereits eine ausgeprägte neurologische Krankheitssymptomatik, so wirkt die intrathekale Therapie nur dann nachhaltig, wenn die leukämischen Infiltrate nicht bereits weit in die graue Substanz vorgedrungen sind (1, 36). Eine Prophylaxe der ZNS-Invasion ist sehr viel aussichtsreicher.

Durainfiltrate fanden Schneider und Stoltenberg 1980 (43) autoptisch bei 80% der Fälle, davon in 68% bei akuten, in 92% bei chronischen Leukosen. Konstant war der Venenwinkel des Sinus sagittalis superior betroffen. Die Ausbreitung erfolgt auch breitflächig, oft kombiniert mit intra- und subduralen Blutungen. Dieser hohe Prozentsatz in unausgewähltem systematisch kontrollierten Material läßt an die entwicklungsgeschichtliche Affinität der Dura zur Hämopoese denken und zeigt, wie die Dura bei Knochenmarksrezidiven frühzeitig infiltriert wird, und daß andrerseits auch eine Wechselbeziehung zwischen Pachy- und Leptomeninx besteht. Die Relevanz dieser Herde für einen erneuten Befall der Arachnoidea, der Hirnnerven und Gefäße sollte nach den therapeutischen Erfahrungen jedoch nicht überbewertet werden. Der Zellpool der Dura nimmt parallel zur Leukozytenzahl im peripheren Blut sowohl bei systemischer wie bei intrathekaler Behandlung ab.

## 2.2. Sekundäre Lymphome des ZNS

Während das ZNS bei der Lymphogranulomatose nur in 1% betroffen ist (4, 23), zeigt sich bei malignen Non-Hodgkin-Lymphomen autoptisch wie klinisch in 5-30% ein ZNS-Befall (3, 4, 12, 16, 23), der oft vom Schädelknochen ausgeht. Davon haben 50-80% eine meningeale Aussaat und meist perivasale Infiltrate mit und ohne Parenchyminvasion. Von der geringeren Häufigkeit einer ZNS-Invasion abgesehen entspricht das dem Bild bei Leukämien. Eine intracerebrale Metastasierung haben insgesamt 20-30%, eine Rückenmarksbeteiligung je nach Tumorart zwischen 2-40%. Dabei ist eine epidurale Kompression häufiger und pathogenetisch entscheidender als etwa eine Verlegung radikulärer Arterien (12, 23, 39, 42, 46).

Bei 54 Fällen mit bereits behandelten ZNS-Lymphomen fanden MacKintosh und Mitarbeiter 1982 (26) autoptisch folgendes (Tabelle 1):

Tabelle 1. Autopsie des ZNS nach Radiatio und Chemotherapie bei ZNS-Beteiligung maligner Lymphome

| N=54 | | in % |
|---|---|---|
| ZNS-Lymphom | frei | 16 |
| | noch befallen | 84 |
| | davon | |
| | Leptomeninx und perivaskulär | 76 |
| | Nervenwurzeln | 36 |
| | Hirnparenchym | 31 |
| | Dura | 14 |

nach Mackintosh et al., 1982

In 9 Fällen war das ZNS frei von Neoplasien. Bei den übrigen waren in absteigender Häufigkeit die Leptomeningen und perivaskulären Räume, die Nervenwurzeln, das Hirnparenchym und die Dura betroffen.

Als direkte Todesursache stehen jedoch Meningeosen nicht an erster Stelle (Tabelle 2).

Tabelle 2. Todesursachen bei ZNS-Beteiligung maligner Lymphome (n. Mackintosh et al. (1982) N=98

| | | |
|---|---|---|
| Infektionen | | 20 |
| lokal | 4 | |
| systemisch | 14 | |
| ZNS | 2 | |
| Verschlechterung d. system. Lymphoms | | 23 |
| Verschlechterung d. ZNS-Lymphoms | | 19 |
| Verschlechterung von beidem | | 13 |
| Blutung | | 4 |
| behandlungsbedingte ZNS-Toxizität | | 3 |
| andere Therapie-Komplikationen | | 1 |
| andere systemische Erkrankungen | | 1 |
| unsicher | | 14 |

Multivariante Analysen zeigen, daß jüngere Patienten unter 30 Jahren wesentlich besser abschneiden als ältere, und die geringsten Überlebensaussichten (median 8 Wochen) bei systemischem Lymphombefall bestehen, falls dieser therapeutisch resistent ist. Selbst wenn sich die Erkrankung des ZNS erfolgreich behandeln läßt, ergibt sich leider für diese große Patientengruppe keine objektivierbare Überlebensverlängerung (Abb. 2). Das Diagramm von MacKintosh und Mitarbeitern, 1982 (26) läßt den raschen ungünstigen Verlauf bei 59 Kranken mit dieser Konstellation innerhalb eines halben Jahres erkennen, während 11 Kranke, die jünger sind als 30 Jahre und keine systemische Progression zeigen, sehr viel besser abschneiden. Unter kombinierter

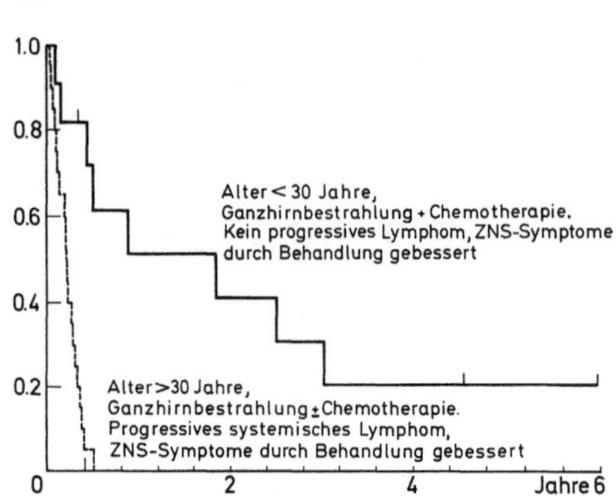


Abb. 2. Die unterschiedliche Prognose bei sekundären malignen Lymphomen im Zentralnervensystem bei zwei Patientengruppen, die sich unterscheiden hinsichtlich des Alters (jünger bzw. älter als 30 Jahre) und der Ansprechbarkeit der systemischen Lymphomatose auf die Chemotherapie. (Nach MacKintosh und Mitarb. 1982)

intrathekaler Chemotherapie und Ganzhirnbestrahlung stieg in dieser Gruppe die mittlere sekundäre Überlebenszeit von 0,7 auf 1,8 Jahre.

Im Hinblick auf ihre unterschiedliche Prognose ist eine Beurteilung des Therapie-Erfolges nur nach genauer Klassifikation der malignen Lymphome möglich. Diese ist daher zu fordern, auch wenn artspezifisch angepaßte therapeutische Schemata erst zum Teil erarbeitet wurden. Auch das sogenannte Burkitt-Lymphom, das lymphoblastische Lymphosarkom vom B-Zell-Typ, welches Antikörper gegen Epstein-Barr-Virus aufweist (11, 20), ist besonders gut zu behandeln und oft heilbar. Bei tumorartigen Metastasen im ZNS sind Lymphoblastome evtl. mit Übergang zu akuten lymphatischen Leukämien in erster Linie beteiligt, seltener Immunoblastome und Zentroblastome, nur vereinzelt Lymphome niedriger Malignität, z.B. Immunozytome, Mycosis fungoides bzw. chronisch lymphatische Leukämie (3, 4, 10, 12, 14, 16, 23, 26).

2.3. *Primäre Lymphome des ZNS* ohne erkennbar systemische Beteiligung schneiden günstiger ab als sekundäre. Sie machen etwa 1% der Hirntumoren aus (15, 22). Das folgende Diagramm (Abb. 3) zeigt die längere Überlebenszeit bei 55 Patienten mit primären ZNS-Lymphomen aus jüngeren gut dokumentierten Arbeiten (8, 22, 38, 40, 41), 12 davon sind eigene Beobachtungen. Nach 3 Jahren sind von den primären ZNS-Lymphomen noch 40%, von den sekundären Lymphomen nur 10% am Leben, nach 6 Jahren 30 bzw. 5%. Das folgende Bild (Abb. 4) zeigt Ihnen den Altersaufbau dieser Gruppe, von der der größte Anteil 40-70 Jahre alt

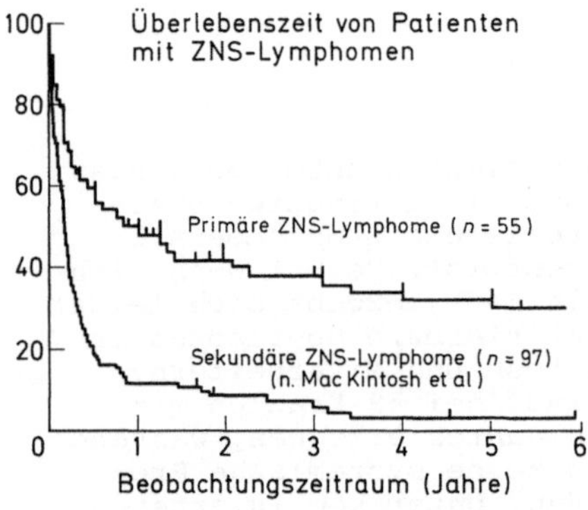


Abb. 3. Unterschiedliche Lebenserwartungen bei primären (n=55) und sekundären (n=97) Lymphomerkrankungen des ZNS

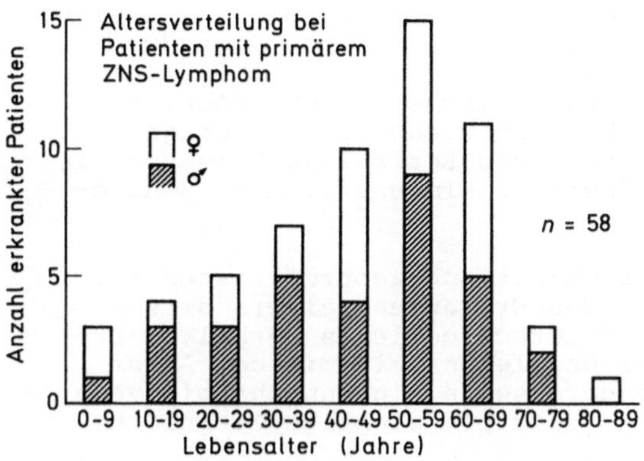


Abb. 4. Altersverteilung bei 58 Patienten mit primären Lymphomen des ZNS

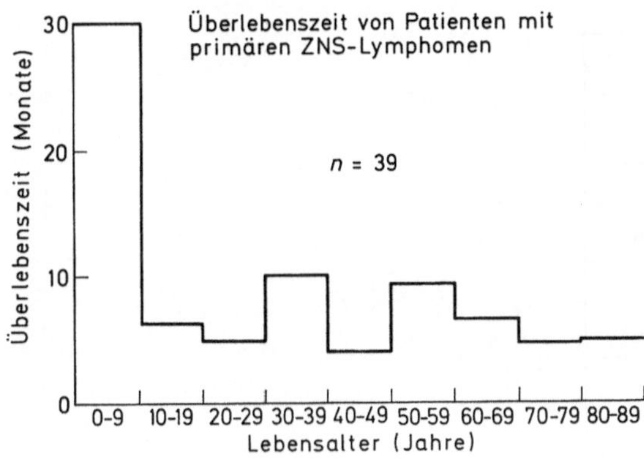


Abb. 5. Unterschiedliche Lebenserwartungen je nach Altersstufe bei 39 Patienten mit primären Lymphomen des ZNS

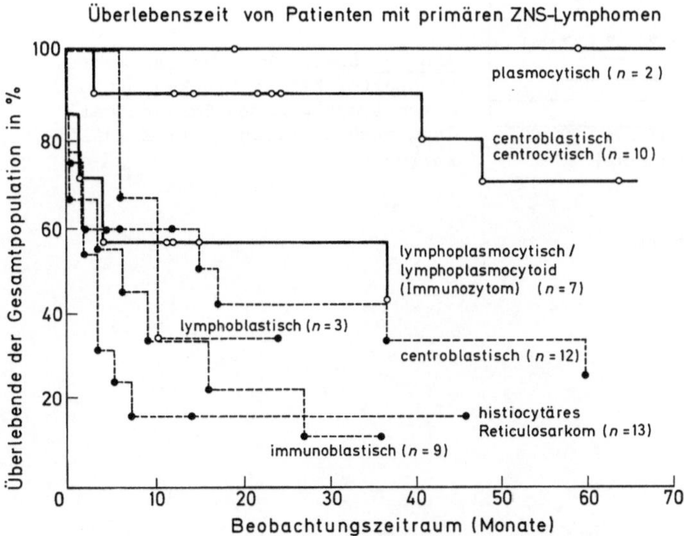


Abb. 6. Unterschiedliche Überlebenszeiten je nach histologischer Klassifikation bei 36 Kranken mit primären Lymphomen des ZNS

ist. Nur die relativ kleine Gruppe der unter 10 Jahre alten schneidet besonders gut ab, mit einer medianen Überlebenszeit von über 30 Monaten (Abb. 5). Abgesehen vom Alter ergibt sich eine sehr überzeugende Korrelation der Überlebenszeit zum histologischen Befund (Abb. 6). Lymphome mit niedriger Malignität schneiden wesentlich günstiger ab. Am ungünstigsten verliefen die histiozytären Retikulosarkome und die Immunoblastome, gefolgt von Lymphoblastomen, Immunozytomen, Zentroblastomen.

Längere Überlebenszeiten zeigen zentroblastisch-zentrozytische und plasmozytische Tumoren. Hinsichtlich des Erkrankungsalters dieser Tumorarten läßt sich kein erheblich unterschiedliches Verhalten erkennen (Abb. 7). Die Korrelation der Überlebenszeit mit dem Alter einerseits und der Klassifikation andererseits sind unabhängig voneinander. Das für die Lebenserwartungen sonst oft wichtige Geschlecht ist dagegen hier bedeutungslos (Abb. 8).

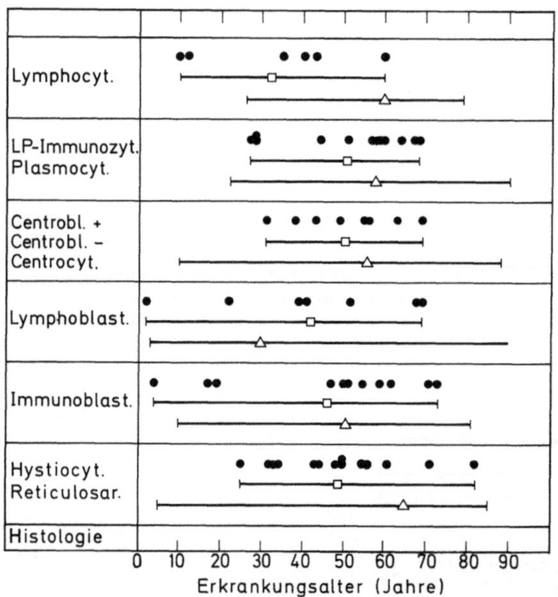


Abb. 7. Übersicht über das Erkrankungsalter bei 58 Kranken mit primären Lymphomen des ZNS. Aufteilung nach histologischer Klassifikation

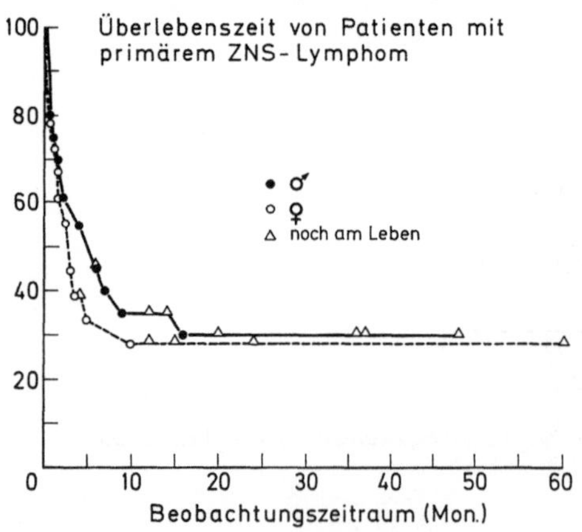


Abb. 8. Die Lebenserwartung bei Patienten mit primären Lymphomen des Zentralnervensystems ist nicht abhängig vom Geschlecht

# 3. Diagnostische Gesichtspunkte

## 3.1. Klinik

Die *primären Lymphome* des ZNS bleiben gewöhnlich auch bei längerem Krankheitsverlauf auf das Nervensystem begrenzt. Sie wurden früher entsprechend als Mikrogliom/Retikulosarkom bezeichnet. Erst nachdem durch sorgfältige Allgemeinuntersuchungen andere Lokalisationen und durch wiederholte Blut- und Knochenmarkskontrollen generalisierte lymphoproliferative Prozesse soweit möglich ausgeschlossen sind, kann von primären cerebralen Lymphomen gesprochen werden. Diese zeigen einen raschen Verlauf bei einer mittleren Anamnesedauer von 3,5 Monaten (15, 16). Die Symptomatik entspricht der eines soliden Tumors dieser Lokalisation. Betroffen können praktisch alle Abschnitte des ZNS sein, Hemisphären, Balken, Stammganglien überwiegen jedoch, Hirnstamm, Kleinhirn sind seltener (22). Bei einzelnen Patienten wird der Eindruck eines diffusen cerebralen Prozesses evtl. auch entzündlicher und demyelinisierender Art erweckt (48). Multifokale Läsionen kommen vereinzelt vor. Auch die leptomeningeale Symptomatik mit Ausfällen von Hirnnerven ist im Gegensatz zu den sekundären ZNS-Manifestationen selten (22). Bemerkenswerterweise findet sich bei primären und bei sekundären Krankheitsformen, auch im eigenen Krankengut, mitunter eine Uveitis (22, 28, 29, 38).

Eine *Leukose oder eine generalisierende Lymphoblastose* wird nur relativ selten erstmalig durch Symptome des Zentralnervensystems erkannt. Ist jedoch eine derartige Systemerkrankung bereits bekannt, so sollte immer wieder aufmerksam nach einer Invasion der malignen Zellen in das ZNS und seine Hüllen gefahndet werden. Diese bleibt oft längere Zeit blande und symptomarm. Dabei entscheidet ihre frühzeitige Erkennung in erster Linie über den Behandlungserfolg, wenn man einmal von der histologischen Klassifikation und dem Alter der Betroffenen absieht. Die Diagnose einer ZNS-Beteiligung einer bekannten Leukämie oder Lymphomatose sollte gestellt werden bei folgenden Kriterien (Tabelle 3):

Tabelle 3. Diagnose einer ZNS-Beteiligung bei Leukosen und Lymphomen

1. sonst unerklärten neurologischen Symptomen
2. suspektem zytologischem Befund im Liquor
3. entsprechenden Strukturanomalien des ZNS in CT, NMR-Tomogramm, Hirnszintigramm und/oder Angiogramm
4. Besserung der neurologischen Symptome nach Ganzhirnbestrahlung und/oder intrathekaler Chemotherapie
5. operativ bioptischem oder autoptischem Nachweis

Als Hinweis für eine Beteiligung des ZNS - aufgeführt nach ihrer Häufigkeit - dienen (Abb. 9) (26): Kopfschmerz, psychische Alteration, lokale Paresen, Rückenschmerzen, Übelkeit und Brechreiz, sensible Störungen. Seltener sind Meningismus, Blasen-Mastdarm-Störungen, Papillenödem, Hemiparese, Gangstörung und Krämpfe. Diagnostisch besonders bedeutsam - da etwa bei der Hälfte der Fälle nachweisbar - sind Hirnnervenzeichen, von diesen am häufigsten Doppelbilder, Facialisläh-

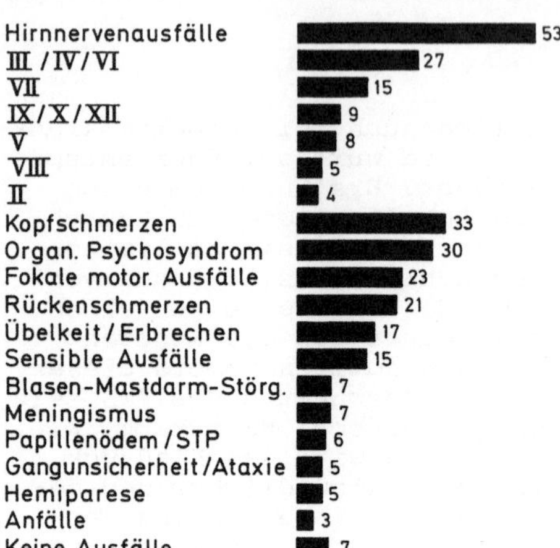


Abb. 9. Neurologische Symptome bei 105 Patienten mit Lymphomen des ZNS nach MacKintosh und Mitarbeitern 1980

mung, es folgen Schluck- und Sprachstörungen, Trigeminusausfälle und Hörstörungen.

Von den unmittelbar tumorbedingten Komplikationen, die sich nach der Lokalisation unterteilen lassen (Tabelle 4), sind differentialdiagnostisch die indirekten (Tabelle 5) (9, 28, 29) abzugrenzen, nicht zuletzt aus therapeutischen Gründen. Es stellt sich die Frage, ob die Symptomatik angesichts von Resistenzminderung und Thromboseneigung der Betroffenen nicht durch einen cerebralen oder meningealen Infekt, eine Gefäßaffektion durch eine zusätzliche andersartige Neoplasie oder Therapiefolgen hervorgerufen ist.

Tabelle 4. Unmittelbar Tumor-bedingte Komplikationen bei ZNS-Beteiligung maligner Lymphome

| |
|---|
| Querschnitt (Rückenmarkskompression) |
| Kompression oder Infiltration einzelner Nerven oder Plexus (Abdomen, Becken, Arm- und Beinplexus) |
| Meningeale Aussaat (Hirn- und Spinalnervenlähmungen, Infiltrate an der Hirnbasis) |
| Solitäre intracranielle Lymphome |
| Diffuse cerebrale Infiltrate (Pseudotumor cerebri) |

## 3.2. Liquor

Von der Biopsie abgesehen lassen sich pathognomonische Befunde nur durch Liquoruntersuchungen feststellen, die bei sekundärem Befall des Zentralnervensystems nur selten versagen. Aber auch bei primären hirn-

Tabelle 5. Indirekte, nicht unmittelbar Tumor-bedingte ZNS-Komplikationen bei malignen Lymphomen

| |
|---|
| Infektionen (Pilz-, Virus-, bakterielle Meningitis, Toxoplasmose) |
| Herpes zoster (Radiculitis, generalisiert, Encephalomyelitis) |
| progressive multifokale Leukencephalopathie |
| Iridocyklitis |
| granulomatöse Angiitis (z.B. "A. spin. ant. S.") |
| Hämorrhagien |
| transitorisch ischämische Attacken (Hyperviskositätssyndrom) |
| paraproteinämische Encephalopathie/Neuropathie - Amyloidose |
| Limbic Dementia |
| zentrale pontine Myelinolyse |
| endokrine Störungen (Hypothalamus, Pinealis) |
| Diabetes insipidus |
| inappropriate ADH-Sekretion |
| Galaktorrhö (Hyperprolaktinämie) |
| übrige paraneoplastische Syndrome |

tumorartigen Lymphomen fanden wir meist charakteristische Befunde (Tabelle 6): Eine Pleozytose in 7 von 10 Fällen, während der Eiweißgehalt nur in der Hälfte der Fälle erhöht war. Eine Erhöhung von Immunglobulinen, meist im IgG-Bereich, ist relativ uncharakteristisch, kann jedoch auf ein B-Zell-Lymphom hinweisen. Auch oligoklonale Banden bei der isoelektrischen Fokussierung des Liquors sind ein solches diagnostisches Merkmal. Pathologische Zellen sind auch bei niedrigem oder sogar normalem Zellgehalt mit Hilfe einer Anreicherung durch Zellzentrifuge, Sedimentkammer- oder Membranfiltertechnik fast stets nachweisbar. Bei negativem Befund sollte die Zelldiagnostik wiederholt werden. Mitunter gelingt der Nachweis auch erst nach einer Röntgenbestrahlung des ZNS. Bei akuten Leukämien ergibt sich ein charakteristisches monomorphes Liquorzellbild von fast ausschließlich malignen Zellen; bei Lymphomen können solche dagegen schwer zu finden sein, da normale Zellen entzündliche oder Reiz-Pleozytosen oft überwiegen. Spezialfärbungen sind hilfreich (Tabellen 6, 7, 8). Auch der autoradiografische Befund erlaubt, den Prozentsatz proliferierender Zellen diagnostisch mit heranzuziehen. Bei der Differenzierung zwischen B- und T-Zell-Lymphomen helfen neben den enzymatischen Färbungen der Rosettentest sowie die Anwendung von Antikörperfluoreszenzfärbungen, evtl. der Einsatz monoklonaler Antikörper. B-Zell-Lymphome sind neben dem Nachweis oligo- und monoklonaler Banden in der Globulinfraktion auch durch Oberflächenmarker (Fc-Rezeptor, Immunglobulin, Komplementrezeptor, Mäuseerythrozytenrezeptor) zu erkennen (5, 6, 30, 45).

### 3.3. Neuroradiologische Befunde bei intracerebralen Lymphomen (14, 18, 47, 53)

In groben Zügen lassen sich solide Tumorknoten und diffuses Tumorwachstum voneinander unterscheiden (17).

Tabelle 6. Liquorbefunde bei primären ZNS-Lymphomen

| | |
|---|---|
| Pleozytose (20-2000/3) | 7/10 |
| Proteinerhöhung (58-260 mg/dl) | 5/10 |
| Immunglobulinerhöhung<br>(IgG 3/10; IgM 1/10) | 4/10 |
| Oligoklonale Banden (IgG) | 3/5 |
| Pathologische Zellen | 7/10 |
| Normaler Liquor | 1/10 |

Tabelle 7. Immunologische und cytochemische Verfahren zur Charakterisierung maligner Lymphome im Liquor

| |
|---|
| Oberflächenimmunglobulin |
| Rezeptoren für Complement<br>Mäuseerythrozyten<br>Schafserythrozyten<br>Fc-Portion des Ig |
| Cytoplasmatisches Immunglobulin |
| Isoelektrische Focussierung |
| Saure Phosphatase Reaktion |
| Unspezifische Esterase |
| PAS-Reaktion |
| Peroxidase-Reaktion |

Tabelle 8. Bedeutung der immunologischen Methoden in der Liquorzytologie der Non-Hodgkin Lymphome

| |
|---|
| Abgrenzung gegenüber reaktiven/entzündlichen Veränderungen |
| Exakte Klassifizierung - bessere Vergleichbarkeit |
| Genauere Kenntnisse über die Pathogenese |
| Möglicherweise prognostische Aussagen: |
| Unterschiedl. Verlauf v. B- und T-Lymphomen? |
| Verlust des Complementrezeptors: diffus. Wachstum mit schlechter Prognose? |
| Glukokortikoid-Rezeptor-Dichte: Ansprechen auf Cortocoid-Therapie, Prognose? |
| Selektive Isolierung maligner Zellen für in vitro Exp. |

Die soliden Tumoranteile weisen meist eine gering erhöhte Dichte gegenüber normalem Hirngewebe auf, die Kontrastmittelaufnahme ist deutlich und zumeist homogen (17, 37). Die Tumorrandpartien können ganz glatt imponieren, gelegentlich mit pseudozystischen Einschlüssen; häufiger soll die Abgrenzung gegenüber dem umliegenden Hirngewebe wegen der diffusen Tumorinfiltration unscharf sein. Die Ödementwicklung kann fehlen oder unterschiedlich stark ausgeprägt sein. Aus diesen CT-Eigenschaften des nodulären Tumortyps ergeben sich die Differentialdiagnosen und meist auch Fehldiagnosen: Die Unterscheidung von einem Meningeom kann unmöglich sein (Abb. 10) (13). Bei Kindern und Jugendlichen ist die

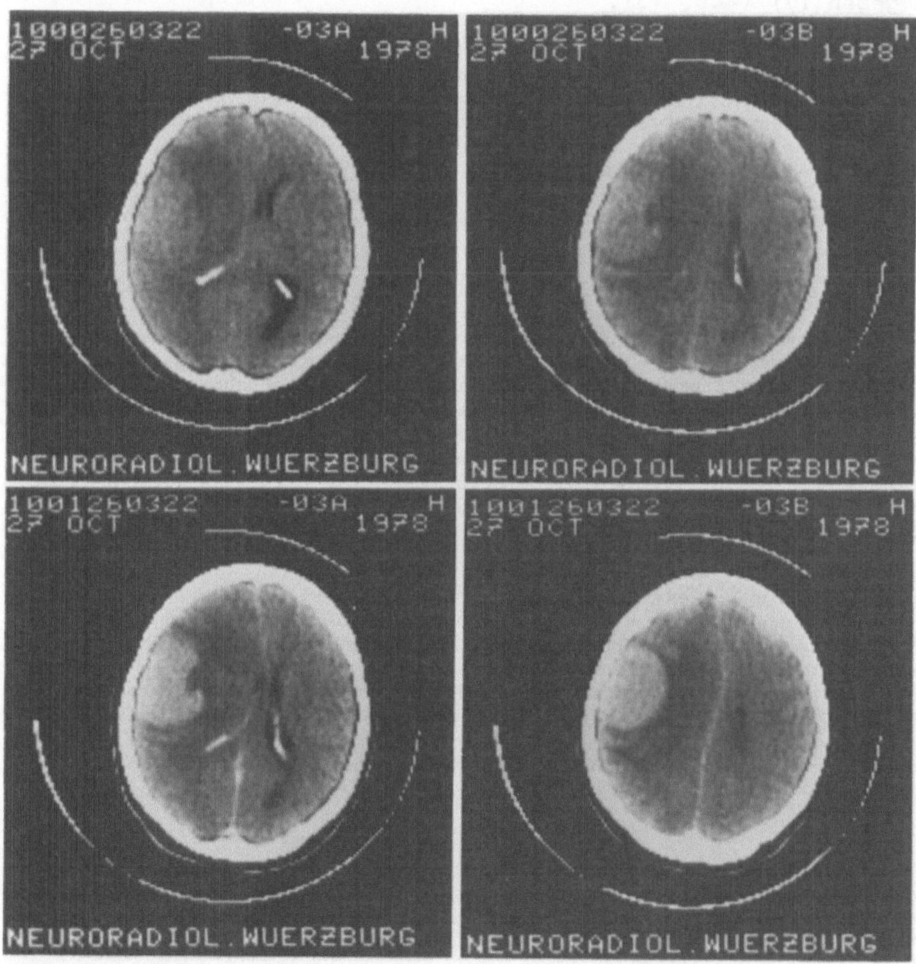


Abb. 10. 56-jährige Patientin mit einer seit 6 Wochen zunehmenden motorischen Aphasie und rechtsseitigen Halbseitensymptomatik. Nach dem CT-Befund wurde in erster Linie ein linksseitiges Konvexitätsmeningeom vermutet (oben vor, unten nach i.v. Kontrast). Pathologisch-anatomisch handelte es sich jedoch um ein immunoblastisches Lymphom (high grade)

Abgrenzung der Lymphome der hinteren Schädelgrube vom Medulloblastom oder Ependymom schwierig; bei multiplen Tumorknoten gelingt eine Unterscheidung von Metastasen allein aus dem CT-Befund nicht (Abb. 11) (28, 29).

Diesem soliden Tumortyp bei primären oder auch sekundären Lymphomen ist das mehr diffuse Tumorwachstum bei Leukosen und diffus wachsenden Lymphomen gegenüberzustellen, das zumeist periventrikulär erfolgt und von einem periventrikulären Ödem oder einer periventrikulären Leukodystrophie unspezifischer Genese kaum zu unterscheiden ist (Abb. 12). Gelegentlich sind doch periventrikulär solide und saumartige Tumorpartien auszumachen, die sich durch ihre Kontrastmittelaufnahme zu erkennen geben (7) (Abb. 13).

Schließlich sei noch ein dritter Typ der Tumormanifestation herausgestellt, der als diffuses mehr oder minder lokal betontes Ödem in Erscheinung tritt und keine formale Unterscheidung etwa von einer Enzephalitis oder einer massiven Sinusthrombose erlaubt (Abb. 14).

Bei diesen differentialdiagnostischen Schwierigkeiten anhand des CT-Befundes verwundert es nicht, daß auch subtile angiographische Untersuchungen keinen entscheidenden diagnostischen Beitrag leisten (19).

---

Abb. 11. Die 67-jährige Patientin litt an einer chronischen therapierefraktären Panuveitis; mit einer leichten linksseitigen Halbseitensymptomatik kam sie zur Aufnahme. Im rechtsseitigen Stammgangliengebiet fand sich ein Kontrastmittel aufnehmender Rundherd, der liquorzytologisch als unklassifizierbares Non-Hodgkin-Lymphom (high grade) diagnostiziert wurde (obere Bildreihe). Unter einer Ganzhirnbestrahlung war der Herd zunächst nicht mehr nachweisbar (mittlere Bildreihe); später imponierte er als lakunärer Defekt (untere Bildreihe). Die klinische Verschlechterung korrelierte mit zusätzlichen Herdbildungen links occipital
(Abb. s. Seite 61)

Abb. 12. Der 57-jährige Patient kam mit Nystagmus, rechtsseitiger Hemiataxie und doppelseitiger Abducensparese zur Aufnahme. Nach dem CT wurde die Diagnose eines zystischen Kleinhirntumors gestellt; die lokal raumfordernde Dichtestörung im rechten Vorderhornbereich war zunächst nicht einzuordnen (obere Bildreihe). Postoperativ wurde pathologisch-anatomisch ein lymphoplasmozytoides Immunozytom diagnostiziert. Die CT-Kontrolle zeigte mehrere hyperdense Herde periventrikulär (mittlere Bildreihe). Nach einer Bestrahlung sind sämtliche Ventrikel erweitert; die fleckförmigen hypodensen Bezirke sind diagnostisch unspezifisch (untere Bildreihe)
(Abb. s. Seite 62)

Abb. 13. Die 19-jährige Patientin bot bei der Aufnahme Hirndruckzeichen, eine vertikale Blickparese und eine fortgeschrittene Kachexie. Im Kontrast-CT fand sich ein Okklusionshydrozephalus bei periventrikulären Infiltraten und deutlicher Infiltration im Epiphysenbereich. Die Verdachtsdiagnose Germinoblastom wurde liquorzytologisch und liquorimmunologisch zu einem immunoblastischen Non-Hodgkin-Lymphom revidiert (obere Bildreihe). Nach Shuntbehandlung, Ganzhirnbestrahlung, 3 × 5 mg MTX intraventrikulär und 1,5 g Endoxan sind die Infiltrate nicht mehr nachzuweisen (mittlere Bildreihe). Die weitere Normalisierung der Ventrikelweite mit Entfaltung der äußeren Liquorräume ergibt sich aus der unteren Bildreihe. Der klinische Verlauf wurde allerdings nicht positiv beeinflußt. Die Patientin kam mit zunehmenden dienzephalen Störungen in hochgradiger Kachexie nach einer Sepsis bei Knochenmarkdepression ad exitum
(Abb. s. Seite 63)

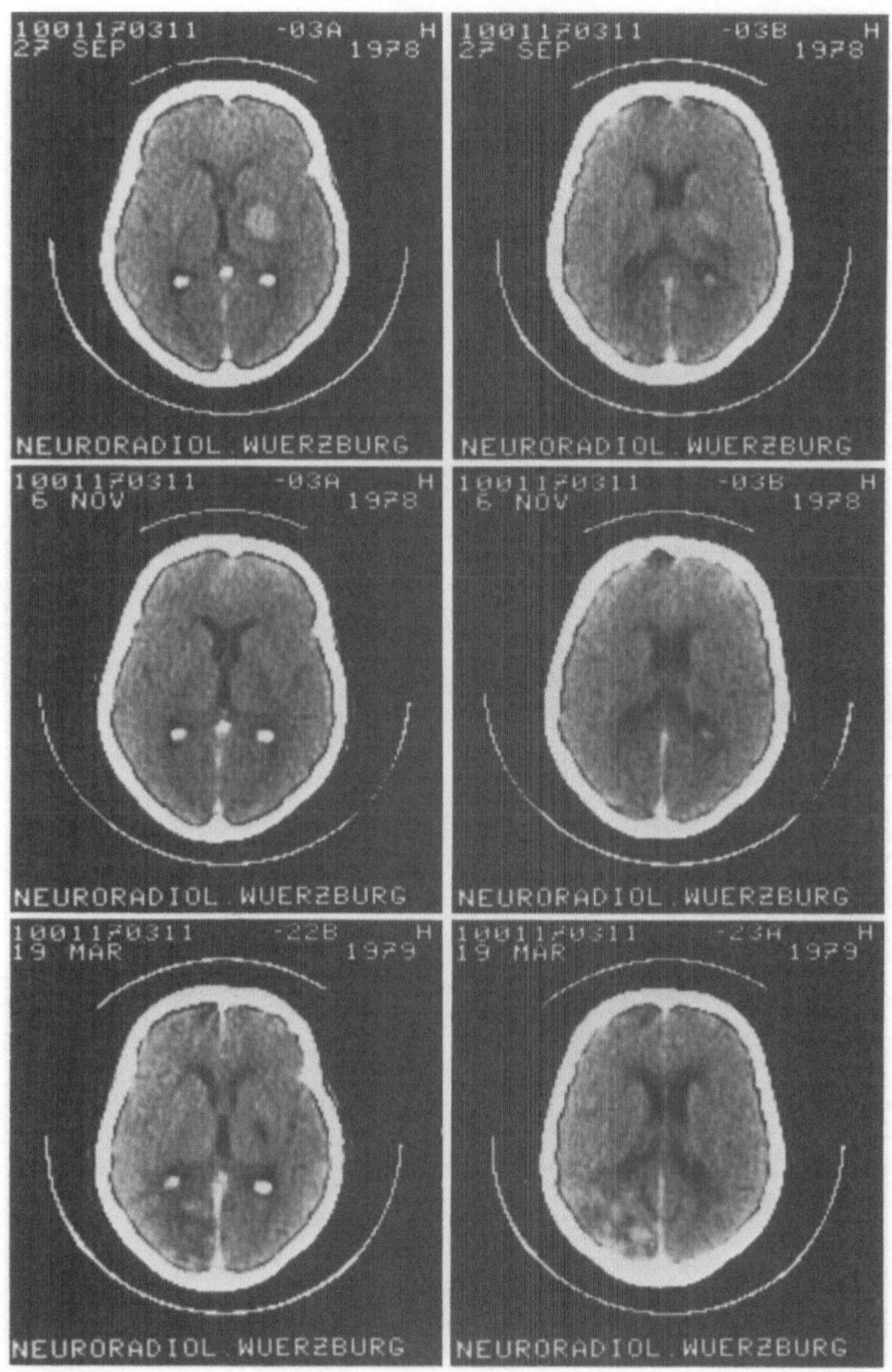


Abb. 11 (Legende s. Seite 60)

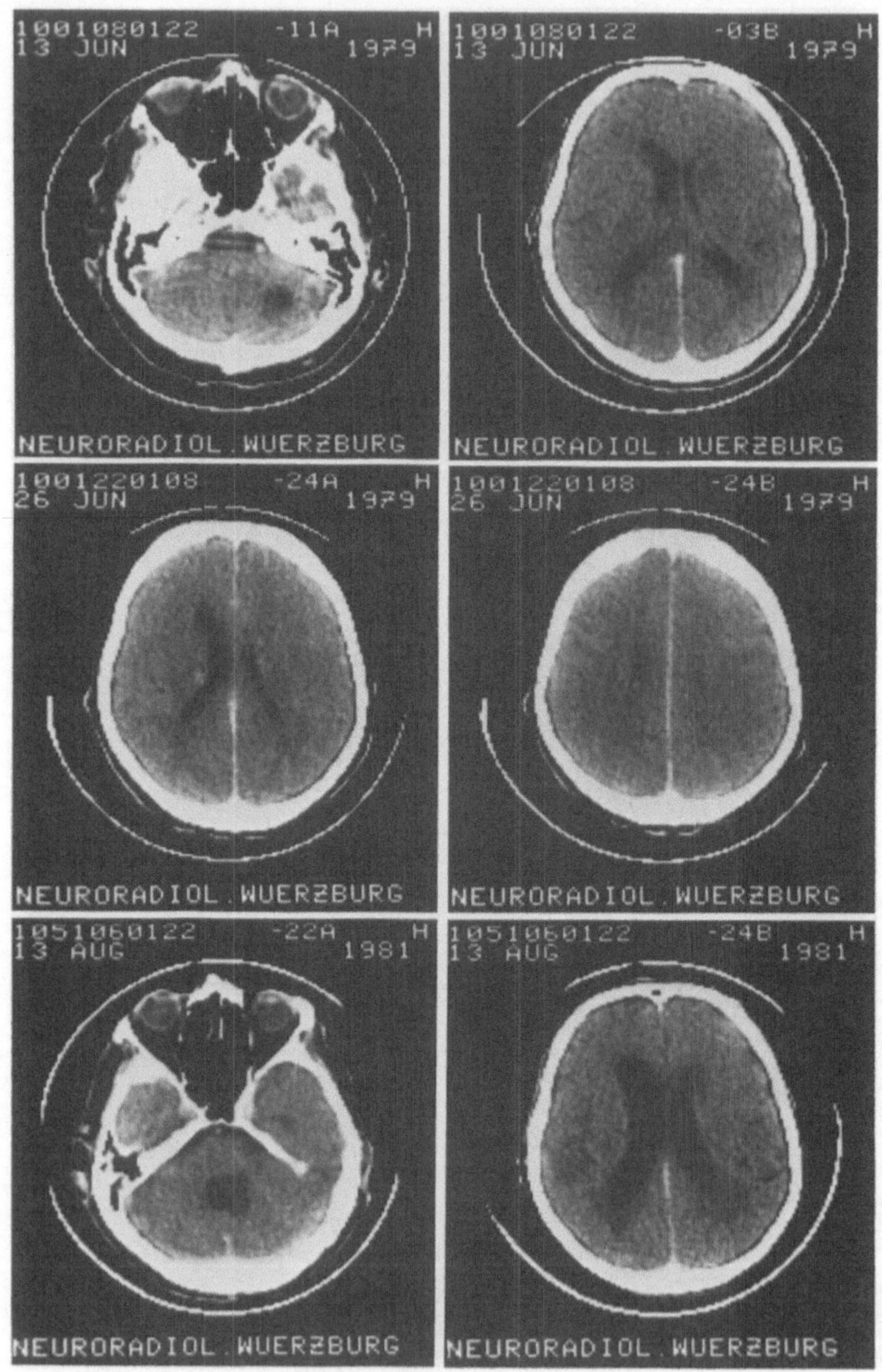


Abb. 12 (Legende s. Seite 60)

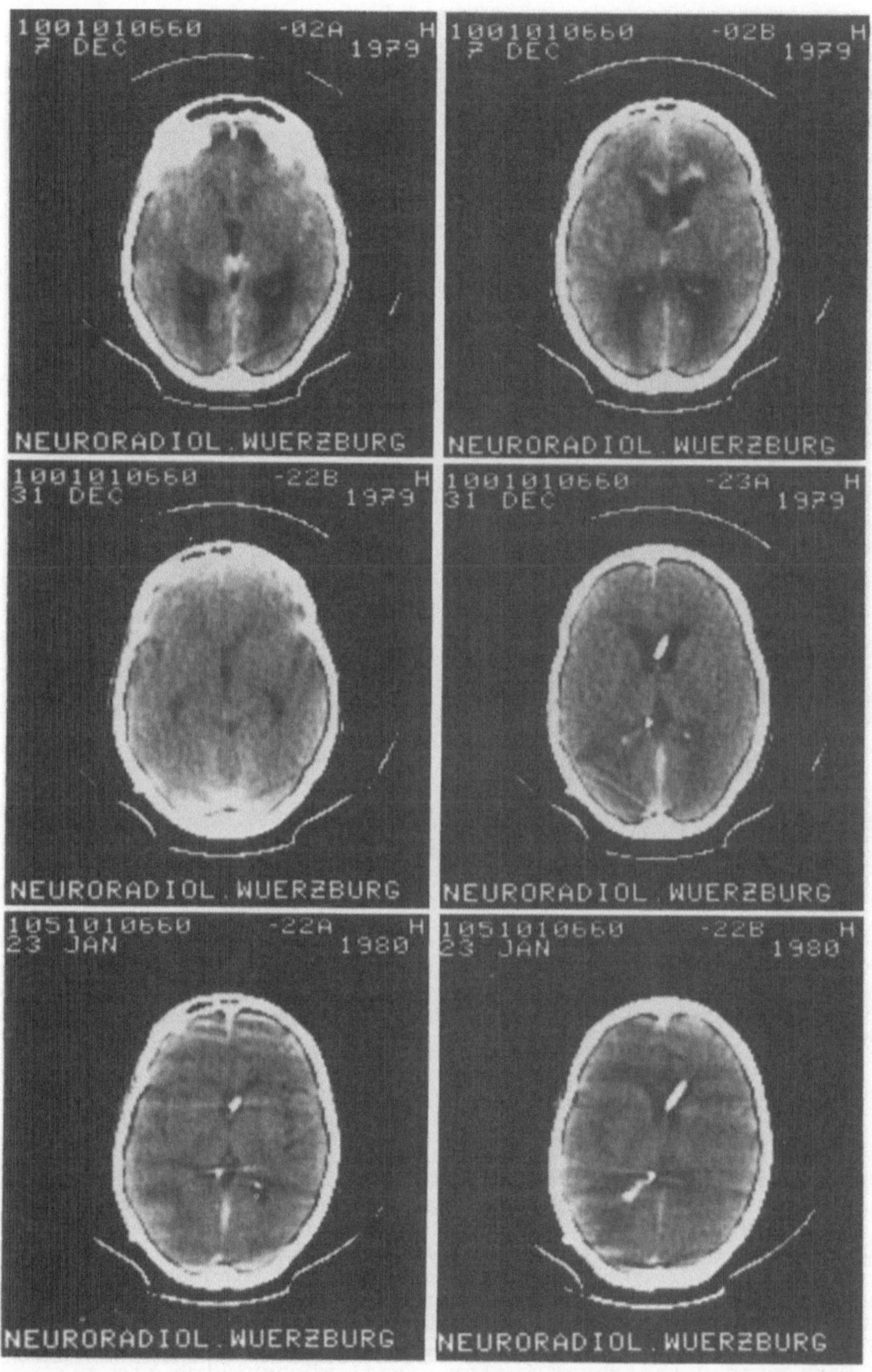


<u>Abb. 13</u> (Legende s. Seite 60)

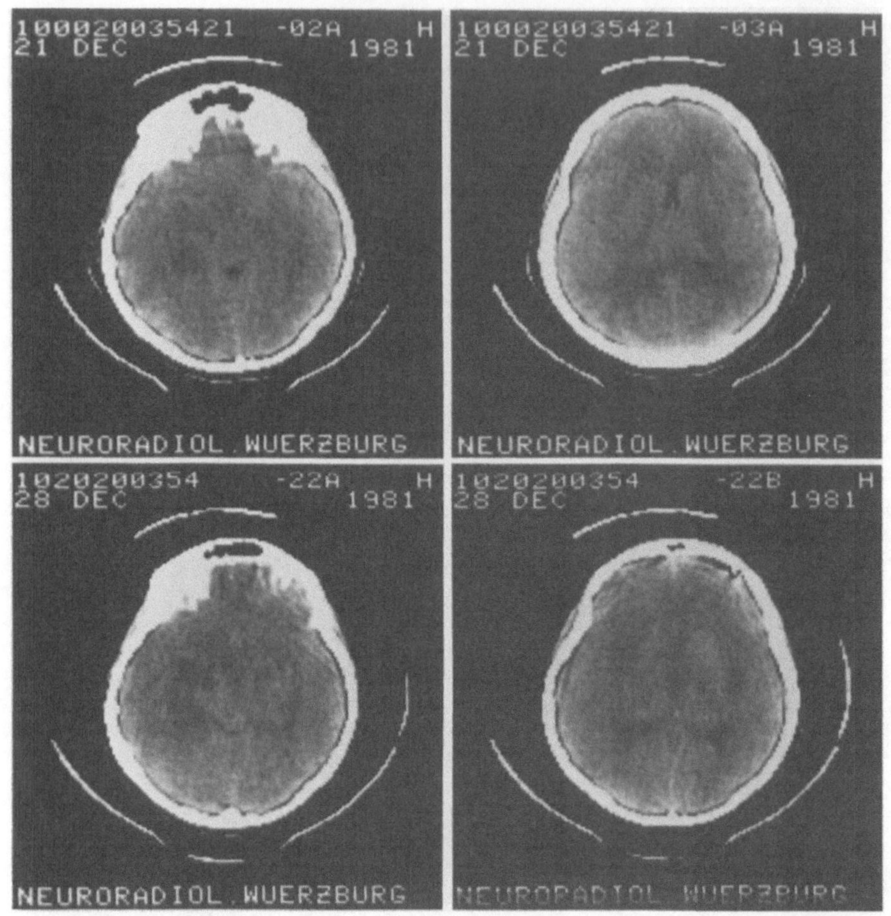


Abb. 14. 27-jährige Patientin mit akut aufgetretener Symptomatik: Kopfschmerz, Fieber, fortschreitende Bewußtseinsstörung. Nach dem CT-Befund (diffuses links temporal betontes Ödem) und bei Liquorpleozytose wurde eine Enzephalitis angenommen. Erst autoptisch konnte die Diagnose eines lymphoplasmozytoiden Immunozytoms gestellt werden

## 4. Therapie (24, 26, 27, 34-36, 41, 49, 51)

Eine aggressive Therapie eines ZNS-Lymphoms ist, wenn eine verlängerte Überlebenszeit oder Heilung zu erwarten ist, gerechtfertigt. Bisher erscheint kein Therapieschema ausreichend abgesichert, insbesondere hinsichtlich der Dosierung. Für die Ganzhirnbestrahlung wird meist eine mittlere Dosis von 3500 und spinal von 2500 rad eingesetzt. Sie wird bei Meningeosen kombiniert mit intrathekaler Methotrexatgabe von 12 mg zweimal wöchentlich, zum Teil werden auch höhere Einzeldosierungen (bis 50 mg) verwendet, bis der Liquor frei von neoplastischen Zellen ist. Dann wird Methotrexat weiter einmal wöchentlich bis zu 8 mal appliziert. Um die Remissionsdauer zu verlängern, empfehlen MacKintosh und Mitarbeiter (26), die Methotrexattherapie mit einer monatlichen Applikation jeweils im Wechsel mit Ara-C auf 1 Jahr auszudehnen. Cytosin-Arabinosid wird mit einer Dosis von 70-100 mg/m$^2$ KOF 2 mal pro Woche meist ohne Nebenwirkungen toleriert. In Einzelbeobachtungen sprechen Amethopterin-refraktäre Leukosen noch auf Cytosin-Arabinosid an. Obwohl randomisierte Vergleiche fehlen, scheint die Amethopterin-Therapie im allgemeinen überlegen zu sein. Die intrathekale Chemotherapie ist aus theoretischen und praktischen Gründen wirksamer, wenn sie nicht lumbal, sondern ventrikulär über ein Ommaya-Reservoir appliziert wird (2, 27).

Wenig klar ist die Bedeutung der hochdosierten Methotrexatanwendung mit Citrovorumfaktor im Gesamttherapieplan (8). Einzelne Berichte sprechen von einem besseren Erfolg, wenn eine solche systemische Therapie mit einer intrathekalen und Röntgen-Therapie abwechselt. Eigene Erfahrungen waren eher enttäuschend. Die toxischen Nebenwirkungen sind jedoch bedrohlicher, insbesondere kann eine Leukencephalopathie entstehen, offenbar auch ohne Ganzhirnbestrahlung. Bisher ist eine signifikante Erfolgsverbesserung durch hochdosierte Methotrexatanwendung nicht bewiesen. Eine solche wurde auch durch alternierende Gabe von Ara-C mit Methotrexat nicht sicher gesehen. Dagegen ergab sich bei Aufnahme von Ara-C in die systemische Chemotherapie ein besserer prophylaktischer Schutz des ZNS bei histiozytischen Lymphomen.

## 5. Prophylaxe (4)

Die Prophylaxe von Komplikationen des ZNS ist inzwischen ein fester Bestandteil der Therapieprogramme bei akuten Leukämien geworden. Auch bei lymphoblastischen und bei diffusen undifferenzierten Lymphomen ist eine Prophylaxe indiziert. Ein erhöhtes Risiko für einen ZNS-Befall läßt eine prophylaktische Behandlung bei folgenden Indikationen diskutabel erscheinen (Tabelle 9).

Tabelle 9. Risiken des ZNS-Befalls bei Non-Hodgkin Lymphomen

| |
|---|
| Primär disseminiert |
| Knochenmarks-Rezidiv |
| Ausgedehnter Mediastinal-/Abdominal-Befall |
| Initial ossäre Beteiligung |
| Initial epiduraler- oder Hoden-Befall |
| Pathologische Zellen im per. Blut |
| Histologie: Burkitt-L., Histiocyt. RSA, Immunoblastisches L., übr. Lymphobl. L. |

Wenn andrerseits ein systemisches Fortschreiten des malignen Prozesses nicht aufzuhalten ist, erscheint eine ZNS-Prophylaxe angesichts der schlechten Allgemeinprognose, zumal bei älteren Patienten, nicht gerechtfertigt.

## Zusammenfassung und Kritik der therapeutischen Bemühungen

Bei allem therapeutischen Optimismus ist abschließend und zusammenfassend darauf hinzuweisen, daß das Schicksal unserer Patienten in erster Linie von Art und Lokalisation des Prozesses abhängt. Die eindeutigsten Unterschiede in der Überlebenszeit ergeben sich je nach Klassifikation der malignen Zellen und dem Lebensalter der Erkrankten. Der Erfolg der therapeutischen Maßnahmen bleibt angesichts der relativ geringen Zahlen, die uns bei den Komplikationen des Zentralnervensystems zur Verfügung stehen, sehr schwer zu beurteilen. Dennoch wird man in vielen Fällen an einem Bestrahlungserfolg kaum zweifeln können. Dies zeigt Ihnen das folgende Diagramm (Abb. 15) für die etwas besser übersehbare Gruppe von Kranken mit primären ZNS-Lymphomen. Die Unbehandelten ebenso wie die nur Operierten hatten nach der Diagnosestellung eine mittlere Überlebenschance von einem halben Jahr. Sie waren alle nach 1 1/2 Jahren verstorben. Demgegenüber sind die bestrahlten Patienten, bei denen es sich durchaus auch um eine Auswahl günstigerer Erkrankungen handelt, wesentlich länger vital und lebensfähig. Nach den statistischen Ergebnissen wird der Bestrahlungserfolg insgesamt durch Operation und/oder Chemotherapie nicht verbessert. Eine Chemotherapie wurde jedoch im allgemeinen erst dann verwendet, wenn die Strahlentherapie ausgeschöpft war und der Prozeß erneut fortschritt.

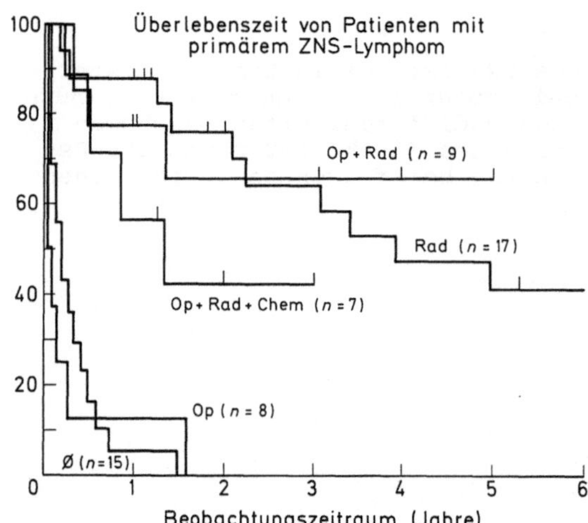


Abb. 15. Lebenserwartung bei 26 Kranken mit primären Lymphomen des ZNS, je nach Behandlung

Daraus ergeben sich folgende Indikationen für eine chirurgische Intervention (Tabelle 10):

Tabelle 10. Indikationen für eine chirurgische Intervention bei ZNS-Befall durch maligne Lymphome

|  |
|---|
| Beseitigung einer akut lebensbedrohlichen intracraniellen Raumforderung |
| Beseitigung des akuten spinalen Querschnitts |
| Gewinnung der Histologie bei fehlender meningealer Beteiligung - Sicherung der Diagnose |
| Anlage von Rikham- oder Ommaya-Reservoir |

Als Indikationen der Strahlentherapie lassen sich formulieren (Tabelle 11):

Tabelle 11. Indikationen für die Strahlentherapie bei ZNS-Beteiligung maligner Lymphome

| |
|---|
| Primäre ZNS- oder spinale Lymphome: Versuch der curativen Radiatio (volle Tumordosis) mit anschl. systemischer Radiatio (± Chemotherapie) |
| Palliative Radiatio bei sekundärem spinalem oder ZNS-Befall (35 Gy HD) |
| Notfallmäßige Radiatio beim akuten Querschnitt (auch über 24 h Dauer, 25 Gy) |
| Prophylaktische Radiatio craniospinal (25 Gy) bei den "high risk" Lymphomen |

Literatur

1. Bramlet D, Giliberti J, Bender J (1976) Meningeal carcinomatosis. Neurology 26:287-290
2. Bremer K, Meusers P, Brittinger G (1980) Chemotherapie der Non-Hodgkin-Lymphome. Internist 21
3. Bunn P, Schein Ph, Banks P, DeVita V (1976) Central nervous system complications in patients with diffuse histiocytic and undifferentiated lymphoma: leukemia revisited. Blood 47:3-10
4. Delbrück H, Wetter O, Schmidt CG, Weichert HC, Schmitt G (1977) Die Meningosis neoplastica und ihre Prophylaxe bei malignen Non-Hodgkin-Lymphomen. Dtsch med Wschr 102:1446-1451
5. Dommasch D (1980) Spezialfärbungen. In: Dommasch D, Mertens HG (eds) Cerebrospinalflüssigkeit CSF. Thieme, Stuttgart
6. Dommasch D (1980) Untersuchung der proliferativen Aktivität. In: Dommasch D, Mertens HG (eds) Cerebrospinalflüssigkeit CSF. Thieme, Stuttgart
7. Dubois Ph J, Martinez AJ, Myerowitz RL, Rosenbaum AE (1978) Subependymal and leptomeningeal spread of systemic malignant lymphoma demonstrated by cranial computed tomography. J Comput Ass Tomogr 2:218-221
8. Ervin T, Canellos GP (1980) Successful treatment of recurrent primary central nervous system lymphoma with high-dose methotrexate. Cancer 45:1556-1557
9. Garofalo M jr, Danon MJ, Donnenfeld H, Chusid JG (1978) Peripheral polyneuropathy associated with primary malignant lymphoma of the brain. Arch Neurol 35:50-52
10. Gunzer U, Bartels H, Burger A, Common H, Dabag S, Fülle HH, Huhn D, Leopold H, Löffler H, Nowicki L, Vogt W, Waldner R (Kieler Lymphomgruppe): Klinik und Prognose des lymphoblastischen Lymphoms. In: Stacher A, Höcker P (Hrsg) Lymphknotentumoren. Urban & Schwarzenber, München Wien Baltimore p 229
11. Henle W, Henle G, Lennett WT (1979) The Epstein-Barr virus. Scientific American 40:241
12. Hermann TS, Hammond N, Jones SE, Butler JJ, Byrne GE jr, McKelvey EM (1979) Involvement of the central nervous system by non-Hodgkin's lymphoma. The Southwest Oncology Group experience. Cancer (Philad.) 43:390

13. Herold S, v. Kummer R (1981) Fehldiagnose eines primären intrazerebralen malignen Lymphoms als Meningeom. Tumordiagnostik 2 6:271-272
14. Jellinger K, Radaskiewicz T, Slowik F (1975) Primary malignant lymphomas of the central nervous system in man. Acta Neuropathol Suppl, VI 95-102
15. Jellinger K, Slowik F, Sluga E (1979) Primary intracranial malignant lymphomas. A fine strucutral cytochemical and CSF immunological study. Clin Neurol Neurosurg 81-3:173-184
16. Jellinger K, Budka H (1980) Leukosen und maligne Lymphome. In: Dommasch D, Mertens HG (eds) CSF. Thieme, Stuttgart
17. Kazner E, Wilske J, Steinhoff H, Stochdorph O (1978) Computer assisted tomography in primary malignant lymphomas of the brain. J Comput Ass Tomogr 2:125-134
18. Kepes JJ, Maxwell LA, Hedeman L, Slaven J (1971) Primary diffuse malignant lymphoma of the leptomeninges presenting as "pseudotumor cerebri". Neurochirurgia 14:188-196
19. Kishikawa T, Numaguchi Y, Fukui M, Komaki S, Ikeda J, Kitamura K, Matsuura K (1981) Primary intracranial sarcomas: Radiological diagnosis with emphasis on arteriography. Neuroradiology 21:25-31
20. Klein G (1971) Immunological aspects of Burkitt's lymphoma. Adv Imm 14:150-187
21. Law I, Dick F, Blom J, Bergevin P (1975) Involvement of the CNS in non-Hodgkin's lymphoma. Cancer 36:225-231
22. Letendre L, Banks PM, Reese DF, Miller RH, Scanlon PW, Kiely JM (1982) Primary lymphoma of the central nervous system. Cancer 49:939-943
23. Levitt LJ, Dawson DM, Rosenthal DS, Moloney WC (1980) CNS involvement in the non-Hodgkin's lymphomas. Cancer (Philad) 45:545
24. Liffers, R (1981) Zentralnervöse Manifestation bei malignen Non-Hodgkin-Lymphomen und Strahlentherapie. Röntgen-Berichte 10:161-166
25. Lister TA, Whitehouse JMA, Beard MEJ, Paxton und Mitarb. (1977) Early central nervous system involvement in adults with acute non-myelogenous leukemia. Brit J Cancer 35:479-483
26. MacKintosh FR, Colby TV, Podolsky WJ, Burke JS, Hoppe RT, Rosenfelt FP, Rosenberg SA, Kaplan HS (1982) Central nervous system involvement in non-Hodgkin's lymphoma: An analysis of 105 cases. Cancer 49:586-595
27. Mertens HG, Reuther P (1980) Indikationen intrathekaler Applikation und Pharmakotherapie von Krankheiten des Liquorraumes. In: Dommasch D, Mertens HG (eds) CSF. Thieme, Stuttgart
28. Minckler DS, Ramon L, Zimmerman E (1975) Uveitis and reticulum cell sarcoma of brain with bilateral neuroplastic seeding of vitreous without retinal or uveal involvement. Amer J Ophthalmol 80:433-439
29. Neault RW, van Scoy RE, Okazaki H, Maccarty CS (1972) Uveitis associated with isolated reticulum cell sarcoma of the brain. Amer J Ophthalmol 73:431-435
30. Oehmichen M (1980) Differenzierung mononukleärer Zellen mit immunologischen und zytochemischen Methoden. In: Dommasch D, Mertens HG (eds) Cerebrospinalflüssigkeit CSF. Thieme, Stuttgart
31. Olson ME, Chernik NL, Posner JB (1974) Infiltration of the leptomeninges by systemic cancer. Arch Neurol 30:122-137
32. Pattengale PK, Taylor CR, Panke T, Tatter D, McCormick R, Rawlinson DG, Davis RL (1979) Selective immunodeficiency and malignant lymphoma of the central nervous system. Acta Neuropathol 48:165-169
33. Penn JC (1976) Second malignant neoplasms associated with immunosuppressive medication. Cancer 37:1024-1032
34. Pinkel D (1971) Central nervous system therapy and combination chemotherapy of childhood lymphocytic leukemia. Blood 37:272

35. Pinkel D, Simone J, Hustu HO, Aur RJA (1972) Nine years experience with "total therapy" of childhood acute lymphocytic leukemia. Pediatrics 50:246
36. Price RA, Johnson WW (1973) The central nervous system in childhood leukemia: I. The arachnoid. Cancer 31:520-533
37. Radvany J, Levine H (1978) Computed tomography in the diagnosis of primary lymphoma of the central nervous system. (Case report). J Comput Ass Tomogr 1:215-217
38. Rosenbaum TJ, MacCarty CS, Buettner H (1979) Uveitis and cerebral reticulum-cell sarcoma (large-cell lymphoma). J Neurosurg 50:660-664
39. Rubin D (1969) Extradural spinal cord compression by tumor: II. High daily dose experience without laminectomy. Radiology 93:1248-1260
40. Russel DS, Marshall AHE, Smith FB (1948) Microgliomatosis. Brain 71:1-15
41. Sagerman RH, Cassady JR, Chang CH (1967) Radiation therapy for intracranial lymphoma. Radiology 88:552-554
42. Schmidt CG (1981) Zentralnervöser Befall bei malignen Lymphomen. Dtsch med Wschr 106:124-125
43. Schneider H, Stoltenburg G (1980) Meningosis leucaemica - Neuropathologie und therapeutischer Ansatz. In: Dommasch D, Mertens HG (eds) CSF. Thieme, Stuttgart
44. Schwartz JH, Canellos GB, Young RC DeVita VT (1975) Meningeal leukemia in the blastic phase of chronic granulocytic leukemia. Amer J Med 59:819-828
45. Siegal FP, Good RA (1977) Human lymphocyte differentiation markers and their application to immunodeficiency and lymphoproliferative disease. Clin Hematol 6:355-422
46. Silverberg IJ, Jacobs EN (1971) Treatment of spinal cord compression in Hodgkin's disease. Cancer 27:308-313
47. Tadmor R, Davis KR, Roberson R, Glenn H, Kleinman GM (1978) Computed tomography in primary malignant lymphoma of the brain. J Comput Ass Tomogr 2:135-140
48. Wallack EM, Reavis WM, Hall CD (1978) Primary brain stem reticulum cell sarcoma causing dementia. Disease of the Nervous System 38:744-747
49. Weinstein HJ, Link MP (1979) Non-Hodgkin's lymphoma in childhood. Clin Haemat 8:699
50. West R, Graham-Pole J, Hardistry R, Pike M (1972) Factors in pathogenesis of centralnervous-system leukemia. Brit med J 3:311-314
51. Winkler K, Landbeck G (1978) Klinik und Therapie der Non-Hodgkin-Lymphome im Kindesalter. Klinikarzt 7:874
52. Wold RW, Masse SR, Conklin R, Freireich EJ (1974) The incidence of central nervous system leukemia in adults with acute leukemia. Cancer (Philad.) 33:863
53. Zimmerman HM (1975) Malignant lymphomas of the nervous system. Acta Neuropathol. Suppl. VI 69-74

# Meningoradikuläre Syndrome bei Leukosen und malignen Lymphomen

B. Mamoli, W. Grisold, R. Heintz, D. Lutz, H. Gadner und C. A. Martins da Cunha

## I. Einleitung

In den letzten zwei Jahrzehnten hat das Interesse für das Auftreten zentral nervöser Manifestationen bei malignen Lymphomen und Leukämien deutlich zugenommen. Dies ist auf die deutliche Zunahme der Incidenz-Beteiligung des Zentralnervensystems (ZNS) sowohl bei malignen Lymphomen (11, 14, 15, 48) als auch bei Leukämien (10) zurückzuführen, wenngleich bei akuten Leukämieformen durch die ZNS-Prophylaxe in den letzten Jahren wieder eine deutliche Abnahme der Incidenz der ZNS-Manifestation erzielt werden konnte (12). Als Grund für die Incidenzzunahme wird vor allem die Einführung einer effektiveren Systemtherapie angesehen, woraus eine deutliche Zunahme der Überlebenszeit und somit der Beobachtungszeit resultiert (10, 15). Eine weitere Ursache dürfte in der verbesserten Diagnostik, vor allem hinsichtlich der Identifizierung maligner Zellen im Liquor liegen (8). Das vermehrte Auftreten einer ZNS-Beteiligung zwang auch die Kliniker und nicht, wie bisher, vorwiegend die Neuropathologen zu einer intensiveren Auseinandersetzung mit der Problematik.

Pathologisch-anatomisch sind z.B. bei Non-Hodgkin-Lymphomen am häufigsten die Leptomeningen und perivaskulären Räume (76% der Patienten mit ZNS-Manifestation), die Nervenwurzeln (36%), das ZNS-Parenchym (31%) und die Dura (14%) befallen (28). Zusätzlich können paraneoplastische Syndrome, Herpes Zoster oder andere Infektionen des ZNS, medikamentös toxische Nebenwirkungen (z.B. Methotrexate, Vincristin) und Nebenwirkungen der Radiatio (z.B. multifokale Leukenzephalopathie), zerebrovaskuläre Komplikationen bzw. intrakranielle Blutungen auftreten.

Ziel dieser Mitteilung ist es, anhand eigener Untersuchungen sowie des Literaturstudiums auf die Incidenz der lymphatischen und leukämischen Meningiosis, auf ihr Erscheinungsbild, auf ihre Beziehung zur Systemerkrankung, auf die diagnostischen und differentialdiagnostischen Probleme, auf das Management und auf die Prognose, möglichst unter Berücksichtigung des Patientenalters, einzugehen.

## II. Patientengut

In Tabelle 1 sind die Angaben über das gesamte beobachtete Patientengut mit akuter Leukämie bzw. mit Non-Hodgkin-Lymphomen zusammengefaßt.

Tabelle 1. Beobachtetes Patientengut mit ALL, AML und hochmalignen Lymphomen

| | Beobachtungs-zeitraum | ALL | AML | Mal. Lymphome (hochmaligne) | Total |
|---|---|---|---|---|---|
| Kinder | 1967-1982 | 155 | | | |
| männlich | | 82 | - | - | 155 |
| weiblich | | 73 | | | |
| Erwachsene | 1978-1982 | 33 | 164 | 71 | 197 |
| männlich | | 15 | 66 | 34 | |
| weiblich | | 18 | 98 | 37 | |
| Total | | 188 | 164 | 71 | 352 |

1. Kinder ( < 15 Jahre)

Das in dieser Studie eingeschlossene Patientengut umfaßt die von 1967 bis 1982 im St. Anna Kinderspital in Wien beobachteten Patienten mit akuter lymphatischer Leukämie (ALL). Das Durchschnittsalter lag bei 5 8/12 Jahren. Alle Patienten dieser Studie erhielten eine ZNS-Prophylaxe bzw. bei primärem Auftreten einer Meningiosis im Initialstadium eine ZNS-Therapie. Eine Lumbalpunktion (LP) wurde routinemäßig nach Erreichen der hämatologischen Remission durch die Induktionstherapie, sowie bei Auftreten von klinischen Hinweisen auf eine ZNS-Manifestation durchgeführt. Darüber hinaus wurden die Krankengeschichten von zwei Kindern mit akuter myeloischer Leukämie (AML) und Meningiosis ausgewertet.

2. Erwachsene ( > 15 Jahre)

In die Studie eingeschlossen wurden Patienten mit ALL und AML im Erwachsenenalter sowie 5 erwachsene Patienten mit Meningiosis bei Non-Hodgkin-Lymphomen, welche im Beobachtungszeitraum 1978-1982 an der hämatologischen Abteilung des Hanusch-Krankenhauses der Wiener Gebietskrankenkasse behandelt wurden. Bei den Patienten erfolgte eine LP nur bei Auftreten von klinischen Zeichen einer ZNS-Manifestation. Eine ZNS-Prophylaxe wurde vereinzelt bei jugendlichen Patienten mit ALL oder AML durchgeführt.

Die Diagnose einer Meningiosis stützte sich auf den Nachweis von Blasten im Liquor. Die Diagnose wurde in diesen Fällen selbst bei Fehlen klinischer Zeichen gestellt. Andererseits wurde bei Fehlen von Tumorzellen im Liquor trotz typischer klinischer Ausfälle keine Diagnose einer Meningiosis gestellt.

## III. Ergebnisse

Anhand der oben beschriebenen Kriterien wurde in insgesamt 44 Fällen die Diagnose einer Meningiosis gestellt. Es handelte sich in 21 Fällen bei ALL im Kindesalter, 10 Fällen bei ALL im Erwachsenenalter,

Tabelle 2. Symptome der Meningiosis bei ALL, AML und malignen Non-Hodgkin-Lymphomen im Kindes- und Erwachsenenalter

| | ALL | | AML | | Maligne Lymphome | |
|---|---|---|---|---|---|---|
| | Kinder (N 21) | Erwachsene (N 10) | Kinder (N 2) | Erwachsene (N 6) | Erwachsene (N 5) | Total (N 44) |
| Symptomfrei | 7 | 1 | 0 | 0 | 0 | 8 |
| Nur subjekt. Beschwerden | 10 | 2 | 2 | 0 | 2 | 16 |
| Hirnnervenausfälle | 1 | 6 | 0 | 6 | 1 | 14 |
| radikuläre Symptome | 1 | 2 | 0 | 3 | 2 | 8 |
| Cephalea (gesamt) | 5 | 7 | 0 | 1 | 2 | 15 |
| Erbrechen (gesamt) | 7 | 3 | 0 | 1 | 0 | 11 |
| Schwindelgefühl (gesamt) | 2 | 4 | 0 | 0 | 0 | 6 |
| Stauungspapillen | 0 | 1 | 0 | 0 | 1 | 2 |
| Bewußtlosigkeit | 1 | 0 | 0 | 0 | 0 | 1 |
| Meningismus | 2 | 1 | 0 | 1 | 0 | 4 |
| Epilepsie | 2 | 2 | 0 | 0 | 1 | 5 |
| Großhirnsymptomatik | 1 | 0 | 0 | 0 | 0 | 1 |
| cerebelläre Symptomatik | 1 | 1 | 0 | 1 | 0 | 3 |

2 Fällen von AML im Kindesalter, 6 Fällen von AML im Erwachsenenalter, sowie von 5 Fällen mit Non-Hodgkin-Lymphomen im Erwachsenenalter. Während bei den ALL-Patienten im Kindesalter verläßliche Schlüsse auf die Incidenz der Meningiosis anhand des hier vorgestellten Untersuchungsgutes möglich sind, da die entsprechenden Unterlagen laufend zur Datenverarbeitung gespeichert wurden, erscheinen uns Schlüsse auf die Häufigkeit der Meningiosis bei ALL und AML, sowie bei malignen Lymphomen im Erwachsenenalter nicht ausreichend verläßlich, da bei diesen Fällen eine retrospektive Studie vorliegt. Dementsprechend wird infolge unvollständiger Erfassung der Patienten mit Meningiosis eine zu niedrige Frequenz der Meningiosis vorgetäuscht. Die Angaben über die Incidenz stützten sich daher in der Folge weitgehend auf die Literaturangaben.

Die bei Meningiosis auftretenden Symptome sind in Tabelle 2 zusammengefaßt. Zu berücksichtigen ist, daß das häufigere Auftreten einer symptomfreien Meningiosis bei Kindern im Vergleich zu den Erwachsenen auf das Management zurückzuführen ist, da Kinder routinemäßig punktiert wurden, während Erwachsene nur bei Auftreten klinischer Verdachtszeichen einer Meningiosis einer LP unterzogen wurden.

Unter der Rubrik "nur subjektive Beschwerden" wurden jene Patienten erfaßt, bei denen keine klinisch-neurologischen Ausfälle objektivierbar waren. Dagegen wurde unter z.B. "Cephalea (gesamt)" die Gesamtzahl der Patienten mit Meningiosis verstanden, bei denen Kopfschmerzen bestanden. Radikuläre Läsionen infolge Zosterinfektionen wurden nicht mitberücksichtigt.

Tabelle 3 zeigt die Häufigkeit der Hirnnervenausfälle bei ALL und AML des Erwachsenen im einzelnen. Bei 2 Patienten trat eine bilaterale Fazialisparese auf. Bei 2 Patienten mit ALL kam es trotz scheinbarer Liquorsanierung in Abständen von 2-6 Monaten zu einem meningealen Rezidiv.

Tabelle 4, 5 und 6 zeigen die Beziehung zwischen der Meningiosis und der Grundkrankheit.

Tabelle 3. Häufigkeit des Auftretens der einzelnen Hirnnervenausfälle im Rahmen einer Meningiosis bei ALL und AML im Erwachsenenalter (Erwachsene N 16)

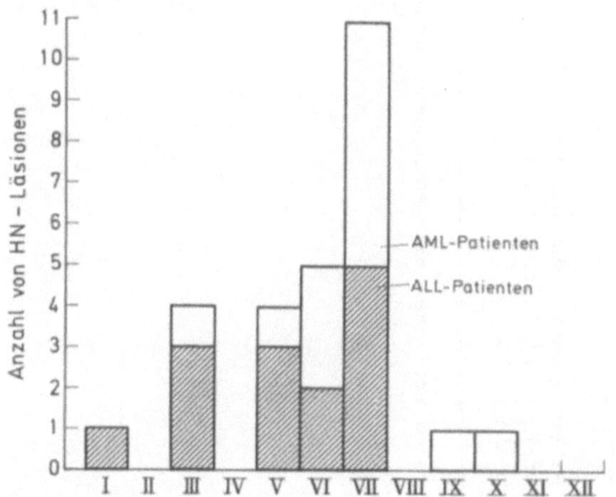

Tabelle 4. Mittleres Intervall zwischen Zeitpunkt der Diagnosestellung der Hämoblastose und dem Auftreten der Meningiosis, sowie zwischen Auftreten der Meningiosis und Exitus bei ALL, AML und Non-Hodgkin-Lymphomen im Kindes- und Erwachsenenalter. In Klammer ist jeweils das niedrigste und das höchste beobachtete Intervall angegeben. Weiteres ist die Anzahl der Patienten mit initialer Meningiosis, sowie die Anzahl der Patienten, bei denen die Meningiosis während eines hämatologischen Rezidivs auftrat, angeführt

| | ALL | | AML | | Mal. Lymphome |
|---|---|---|---|---|---|
| | Kinder (N 21) | Erwachsene (N 10) | Kinder (N 2) | Erwachsene (N 6) | |
| Mittlerer Intervall | | | | | |
| Dg. Hämobl.-Meningiosis | 17 Mo (0-5 1/2a) | 3,6 Mo (0-9 Mo) | 14 Mo (13-15 Mo) | 3,8 Mo (0-7 Mo) | 38 Mo (2 Mo-8a) |
| Meningiosis-Exitus | 16 Mo (0-9a) | 3,3 Mo (1/2-6 Mo) | - | 5 Mo (0-15 Mo) | 9 Mo (1/2-16 Mo) |
| Patienten mit initialer Meningiosis* | 3/21 | 3/10 | 0/2 | 1/6 | 2/5 |
| Patientenanzahl mit hämat. Rezidiv bei Auftreten der Meningiosis | 12/21 | 6/10 | 2/2 | 5/6 | 5/5 |

*alle Patienten mit Meningiosis hatten bei ihrem Aufteten eine hämatologische Beteiligung

Tabelle 5. Intervall zwischen Diagnose der Haemoblastose und Auftreten der Meningiosis bei den einzelnen Patienten in Abhängigkeit vom Lebensalter (N 44)

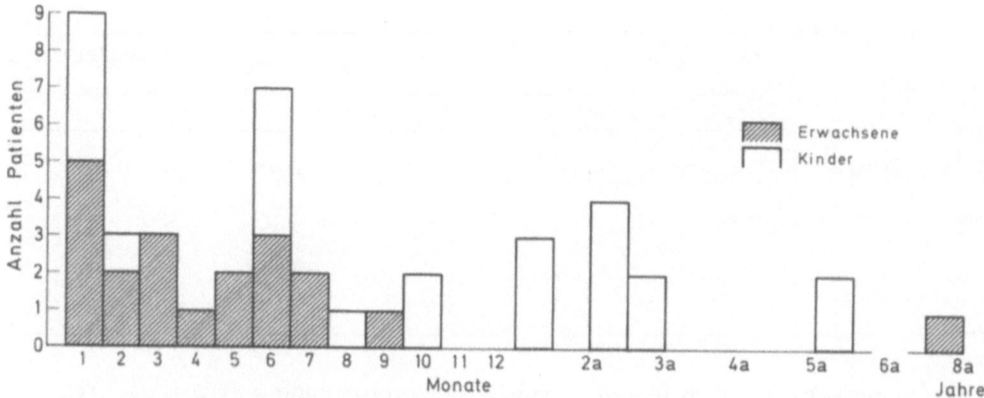


Tabelle 6. Intervall zwischen Auftreten der Meningiosis und Exitus bei den einzelnen Patienten in Abhängigkeit vom Lebensalter (N 44)

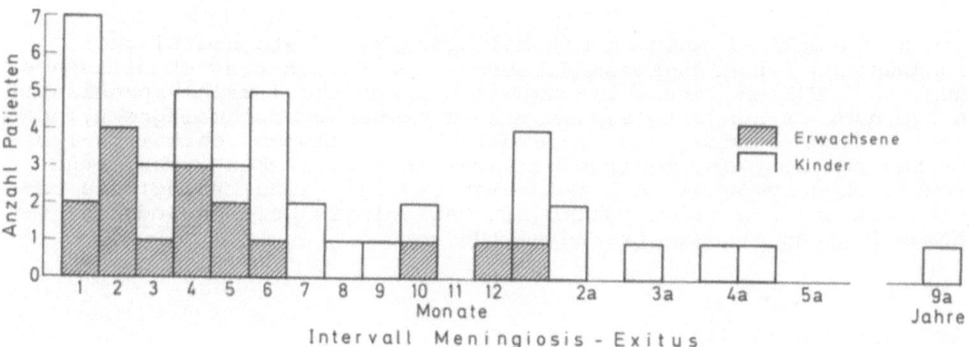


In Tabelle 4 ist das mittlere Intervall zwischen Diagnose der Hämoblastose und der Meningiosis, sowie zwischen Auftreten der Meningiosis und dem Exitus dargestellt. Weiters ist die Anzahl Patienten mit initialer Meningiosis, sowie mit einem gleichzeitigen hämatologischen Rezidiv zum Zeitpunkt des Auftretens der Meningiosis angegeben. Bei allen Patienten mit initialer Meningiosis wurde gleichzeitig die hämatologische Grundkrankheit festgestellt.

Tabelle 5 zeigt eine graphische Darstellung des Intervalles zwischen Diagnosestellung der Hämoblastose und Auftreten der Meningiosis und Tablle 6 des Intervalles zwischen Auftreten der Meningiosis und Exitus bei den einzelnen Patienten in Abhängigkeit vom Alter.

Die Liquorbefunde sind in Tabelle 7 erfaßt. Angegeben ist die höchste beim Einzelfall im Verlauf der Meningiosis gemessene Zellzahl im Liquor. Bei einem Erwachsenen mit ALL fand sich zwar eine normale Zellzahl (6/3), doch handelte es sich um pathologische Zellen, sodaß das Krankheitsbild unter Meningiosis klassifiziert wurde. Auf eine Angabe über die durchschnittliche Dauer bis zur Liquorsanierung wurde bei AML im Kindesalter in Anbetracht der zu geringen Fallzahl verzichtet.

Tabelle 7. Liquorbefunde bei Meningiosis leukaemica oder lymphatica. Als durchschnittliche Dauer bis zur Liquorsanierung wurde das Intervall zwischen Diagnosestellung der Meningiosis und dem ersten Liquorbefund ohne Blastennachweis

| | ALL | | AML | | Maligne Lymphome |
|---|---|---|---|---|---|
| | Kinder (N 21) | Erwachsene (N 10) | Kinder (N 2) | Erwachsene (N 6) | Erwachsene (N 5) |
| Höchste Liquorzellzahl | $204/_3$-$6400/_3$ | $6/_3$-$5936/_3$ | - $7180/_3$ | $25/_3$-$4240/_3$ | $42/_3$-$1000/_3$ |
| Patientenanzahl ohne Liquorsanierung | 5/21 | 1/10 | 1/2 | 2/6 | 1/5 |
| Durchschnittliche Dauer bis Liquorsanierung | 3,7 Wo (1-8) | 3,6 Wo (2-6) | - | 3,7 Wo (3-4) | 4,1 Wo (2-8) |

Bei jenen Patienten, bei denen keine Liquorsanierung erfolgte, trat die Meningiosis terminal auf. Da der Exitus nicht direkte Folge der Meningiosis war, ist die fehlende Liquorsanierung nicht als Zeichen eines Therapiemißerfolges der Meningiosis aufzufassen, sondern darin begründet, daß der Patientn eine mögliche Liquorsanierung nicht mehr erlebte.

Bei den Non-Hodgkin-Lymphomen mit Meningiosis lautete die Diagnose unter Anwendung der KIEL-Klassifikation in 2 Fällen zentroblastisches Lymphom, in 2 Fällen immunoblastisches Lymphom und 1 mal lymphoblastisches Lymphom. Es handelte sich somit durchwegs um hochmaligne Lymphome. Dagegen konnte unter 370 niedermalignen Lymphomen (chronisch-lymphatisches Immunozytom, zentroblastisch-zentrozytisches Lymphom und zentrozytisches Lymphom) in keinem einzigen Fall eine Meningiosis beobachtet werden. Bei allen Fällen mit Meningiosis bei Non-Hodgkin-Lymphomen lag das Krankheitsstadium IVb vor.

## IV. Klinisches Bild der Meningiosis

Die bei Meningiosis auftretenden Symptome leiten sich aus folgenden pathophysiologischen Faktoren ab:
1. Meningeale Irritation und erhöhter intrakranieller Druck
2. Invasion von Hirnnerven und Nervenwurzeln
3. Mitbeteiligung von Gehirn und Rückenmark.

Die Symptomatik ist weitgehend unabhängig von der Art der Leukämie bzw. des malignen Lymphoms (15), sodaß bei der Besprechung der auftretenden Symptome keine zusätzliche Differenzierung erforderlich ist.

Folgende klinische Syndrome können voneinander abgegrenzt werden:
1. Asymptomatische Meningiosis
2. Oligosymptomatische Meningiosis mit Auftreten von rein subjektiven Beschwerden (wie Cephalea, Erbrechen, usw.) ohne objektivierbare neurologische Ausfälle
3. Objektive neurologische Ausfälle im Sinne von Hirnnervenausfällen und/oder radikulären Läsionen mit oder ohne zusätzliche subjektive Beschwerden
4. Symptome seitens einer zerebralen oder medullären Läsion infolge parenchymatöser Infiltration bei gleichzeitigem Vorliegen von Punkt 2 und/oder 3.

Eine asymptomatische Meningiosis wurde im eigenen Patientengut in 1/3 der Kinder mit Meningiosis und in 1 von 10 Erwachsenen mit Meningiosis bei ALL erfaßt. Dieser Unterschied reflektiert wahrscheinlich nur die unterschiedliche Vorgangsweise bei Kindern und Erwachsenen. So wurden Kinder mit ALL routinemäßig und Erwachsene nur bei Auftreten von klinischen Verdachtszeichen punktiert. Bei Auftreten klinisch manifester Symptome entwickelt sich das Krankheitsbild akut bis subakut, wobei die Dynamik und die Intensität des Prozesses von der Malignität und vom Ausmaß der Generalisierung der Systemerkrankung weitgehend abhängig ist. Gelegentlich werden aber auch über Jahre sich erstreckende Abläufe beobachtet (34). In insgesamt 16 von 44 Fällen lagen lediglich subjektive Beschwerden im Sinne von Kopfschmerzen, Brechreiz oder Schwindelgefühl, als Ausdruck eines gesteigerten Hirndruckes vor. Kopfschmerzen treten bei ca. 50% der Patienten mit Meningiosis auf (27, 40). Es handelt sich zumeist um diffuse okzipital betonte Dauerkopfschmerzen, die sich innerhalb von Tagen bis Wochen entwickeln (6, 15). In der Folge treten ebenfalls durch den erhöhten Hirndruck in einem Teil der Fälle Stauungspapillen und Visusverlust, sowie bei Kindern Nahtsprengungen auf, welche röntgenologisch charakteristische Bilder zeigen. Die häufigsten Symptome beim Erwachsenen sind neben Kopfschmerzen Hirnnervenausfälle (6, 13, 15, 40, 41, 43). Zumeist handelt es sich um Fazialisparesen oder um Augenmotilitätsstörungen (Oculomotorius- und Abducensparesen, selten Trochlearisparesen) (15, 40). Auffällig ist, daß die häufig bei sogenannter idiopathischer Fazialisparese auftretenden retroaurikulären Schmerzen bei Meningiosis nicht vorliegen. Dawson und Mitarbeiter (1973) beobachteten einen Patienten mit peripherer Fazialisparese, die sich ohne Therapie zurückbildete und erst 2 Monate später von einer Pleozytose gefolgt wurde. Inwieweit in Fällen von Fazialisparese ohne Pleozytose ein zufälliges zeitliches Zusammentreffen einer idiopathischen Fazialisparese und einer Hämoblastose vorliegt, ob die bei Leukämie vorliegenden Zirkulationsstörungen häufiger als beim Gesunden zur Fazialisparese infolge Hypoxie führt, ob intraneurale Mikroblutungen infolge Thrombopenie die Fazialisparesen verursachen oder ob neurale bzw. intra- oder epidurale Infiltrate verantwortlich sind, kann nur diskutiert werden. Weiters können arachnitische Verklebungen infolge vorangegangener Therapie den Nachweis von Tumorzellen im Liquor verhindern. Im Rahmen einer Meningiosis werden wiederholt auch bilaterale periphere Fazialisparesen beobachtet (6, 15). Visusstörungen können als Folge von Stauungspapillen und Hirndrucksteigerung aber auch durch Opticusbefall mit eventuell darauffolgender Opticusatrophie auftreten (13). Seltener werden auch Läsionen der anderen Hirnnerven beobachtet. Die ersten Symptome der Meningiosis können aber auch radikulär bedingt sein mit Auftreten von Nacken- bzw. Kreuzschmerzen, Schmerzen mit radikulärer Ausstrahlung und/oder Parästhesien, motorischen Ausfällen mit Atrophien, Tonusherabsetzung und Reflexanomalien. Bei weiterem Fortschreiten kann sich das Bild einer Mononeuritis multiplex entwickeln. Die anfänglich asymmetrischen Ausfälle können bei weiterer Progredienz zu symmetrischen Ausfällen bis zur Quadruplegie führen. Am häufigsten kommen lumbale und sakrale Wurzelläsionen vor, wobei in diesem Zusammenhang unter anderem Sphinkterstörungen und Impotenz auftreten können. Das klinische Bild erlaubt in fortgeschrittenen Fällen keine sichere Differenzierung zwischen radikulären Läsionen und Läsionen peripherer Nerven. Dies ist umso weniger verwunderlich als pathologisch anatomische Untersuchungen zeigen, daß ein kombiniertes Auftreten eher die Regel als die Ausnahme darstellt und daß bei Infiltraten peripherer Nerven sich meist auch im Liquor Blasten nachweisen lassen.

Delbrück und Mitarbeiter (1977) fanden bei Non-Hodgkin-Lymphomen mit Meningiosis unter 14 Patienten in 7 Fällen Hirnnervenausfälle und in 5 Cephalea; Young und Mitarbeiter (1979) beobachteten unter 38 Patienten mit Meningiosis in 39% Cephalea, 39% motorische Ausfälle an den Extremitäten, 34% Verwirrtheitszustände, 29% Lethargie und 24% eine Störung des visuellen Systems. Bei der neurologischen Untersuchung waren in 50% spinale Wurzelausfälle, in 42% Hirnnervenläsionen und in 3% allgemeine Zeichen einer Meningitis (Meningismus, Brechreiz und Stauungspapillen) nachweisbar. Bei 11% waren trotz Meningiosis keine neurologischen Ausfälle objektivierbar.

Dawson und Mitarbeiter (1973) beschrieben radikuläre Läsionen nur bei Patienten mit AML, jedoch nicht bei ALL, eine Beobachtung, die wir nicht bestätigen können. Weitere Symptome ergeben sich aus der Mitbeteiligung des Gehirns mit parenchymatösen Infiltraten im Rahmen einer Meningiosis. In Abhängigkeit von der Lokalisation der Infiltrate kann es zu Symptomen wie Aphasien, Hemiparesen, Ataxie, Anfällen aus dem epileptischen Formenkreis usw. kommen. Wiederholt wurde auch das Vorkommen von Infiltraten im Hypothalamus (41, 43), sowie in der Hypophyse (13) mit Auftreten von Diabetes insipidus bzw. von Potenzstörungen usw. (15) beobachtet. Delbrück und Mitarbeiter (1977) beobachteten unter 14 Erwachsenen mit Meningiosis bei Non-Hodgkin-Lymphomen in 2 Fällen einen Diabetes insipidus. Auch im eigenen Patientengut lag in einem Fall ein Diabetes insipidus vor, doch wurde infolge eines normalen Liquors der Patient nicht in die Studie aufgenommen.

Gewisse Charakteristika bestehen hinsichtlich des Erscheinungsbildes der Meningiosis in Abhängigkeit vom Patientenalter. So finden sich bei Kindern relativ häufig Stauungspapillen und Nahtsprengungen. Ca. 25% der Kinder haben einen erhöhten Appetit mit Gewichtssteigerung infolge einer hypothalamischen Störung (15). Hirnnerven- und radikuläre Ausfälle sind im Vergleich zu den Erwachsenen, wie auch im eigenen Patientengut zu beobachten war, relativ selten. Die bei Patienten mit chronischer Leukämie auftretende Symptomatik unterscheidet sich im wesentlichen nicht von jener bei akuter Leukämie (22).

## V. Beziehung der Meningiosis zur Grundkrankheit

Die Meningiosis kann sich in jedem Stadium der Erkrankung entwickeln (14). So kann sie sich sowohl initial als auch nach Erreichen einer Remission als Rezidiv manifestieren (16). Im eigenen Patientengut trat sie in 9 von 44 Fällen von Meningiosis initial auf (20%), wobei keine sichere Beziehung zur hämatologischen Diagnose oder zum Patientenalter bestand. Jasmin und Mitarbeiter (1979) fanden unter den Patienten mit Meningiosis bei ALL einen initialen ZNS-Befall in 14%. Bei allen Patienten mit initialer Meningiosis lag eine Generalisierung der Grunderkrankung vor. Sie kann aber, wahrscheinlich infolge Persistierens von Tumorzellen in den Meningen aufgrund der für die meisten Chemotherapeutika nicht durchlässigen Blut-Liquorschranke, während der hämatologischen Remission auftreten. Bei Non-Hodgkin-Lymphomen tritt die Symptomatik allerdings nur selten während einer klinischen Remission auf. Dies war in 18% der 38 von Young und Mitarbeitern (1979) und in 21% der von Delbrück und Mitarbeitern (1977) mitgeteilten Patienten der Fall. Bei den eigenen 5 Beobachtungen war es stets zu einer Generalisierung des Lymphoms zum Zeitpunkt der Diagnosestellung der Meningiosis gekommen.

Wesentlich häufiger trat im eigenen Patientengut eine Meningiosis während der Remissionsphase bei Patienten mit ALL auf (bei Kindern in 47%, bei Erwachsenen in 40%), während Pippard und Mitarbeiter (1979) so wie wir zum Zeitpunkt der neurologischen Manifestation bei AML üblicherweise eine Generalisierung der Erkrankung fanden.

Das Intervall zwischen der Diagnosestellung der Leukämie und dem Auftreten der Meningiosis ist altersabhängig. So betrug das durchschnittliche Intervall zwischen dem Auftreten der ALL und der Meningiosis bei Kindern 17 Monate (0-5 1/2 Jahre) und bei Erwachsenen 3,6 Monate (0-9 Monate). Es besteht kein wesentlicher Unteschied zwischen ALL und AML. Das von Engelhardt und Mitarbeitern (1979) festgestellte längere mittlere Intervall bei AML (7 Monate) gegenüber ALL (27 Monate) ist auf die unterschiedliche Altersverteilung der 2 Gruppen in dieser Studie zurückzuführen. Im eigenen Patientengut betrug das längste Intervall bei einem Erwachsenen mit akuter Leukämie 9 Monate. Ähnliche Angaben über das Intervall "Diagnose des Hämoblastoms - Auftreten der Meningiosis" stammen von McElwain und Mitarbeitern (1979) sowie Brearley und Mitarbeitern (1979) bei Erwachsenen mit AML, wobei gelegentlich aber auch etwas längere Intervalle (bis 90 Wochen) beobachtet wurden. Simone und Mitarbeiter (1979) fanden bei Kindern mit ALL ein mittleres Intervall von 10 Monaten (1-39 Monate). Bei Kindern mit ALL tritt ein meningeales Rezidiv nach Erreichen einer Remission in 50% der Fälle mit Meningiosis innerhalb von 1 Jahr auf (47). Intervalle bis zu 10 Jahren wurden bei Kindern mitgeteilt (37).

Unterschiedliche Auffassungen bestehen hinsichtlich des Zeitpunktes des Auftretens der Meningiosis bei Non-Hodgkin-Lymphomen. Während Jellinger und Radaszkiewicz (1976) sowie Griffin und Mitarbeiter (1971) und Henson und Urich (1982) darauf hinweisen, daß die meisten Fälle eine intrakranielle Manifestation im späten oder terminalen Stadium ihrer Erkrankung aufweisen (Dauer der Erkrankung vor Beginn der neurologischen Symptome zwischen 4 Monaten und 15 Jahren) fanden Young und Mitarbeiter (1979) sowie Brearley und Mitarbeiter (1979) bei den meisten Patienten eine ZNS-Beteiligung als Initialsymptomatik oder in der Phase des Abklingens der Systemserkrankung. 90% der Patienten im Stadium IV eines histiozytischen Lymphoms mit ZNS-Beteiligung entwickelten im Untersuchungsgut von Law und Mitarbeitern (1975) die Symptomatik am Anfang ihres Krankheitsverlaufes.

Trotz der heutzutage effektiven therapeutischen Möglichkeiten bei Meningiosis stellt ihr Auftreten ein prognostisch schlechtes Zeichen dar. So berichteten Delbrück und Mitarbeiter (1977) über eine mittlere Überlebenszeit bei lymphoblastischem Lymphom ohne Meningiosis von 21 Monaten und mit meningealer Infiltration trotz Therapie 7 Monate. Ähnliche Mitteilungen betreffend die Überlebenszeit von Patienten mit Non-Hodgkin-Lymphomen nach Auftreten einer Meningiosis stammen von Griffin und Mitarbeiter(1971) (durchschnittlich 3 Monate, höchste Überlebenszeit unter 19 Fällen 20 Monate) so wie von Jellinger und Radaszkiewicz (1976) (einige Tage bis 3 Monate). Im eigenen Patientengut betrug die mittlere Überlebenszeit 9 Monate (1/2-16 Monate). Hinsichtlich der Überlebenszeit bei ALL findet sich eine deutliche Abhängigkeit vom Lebensalter. So betrug im eigenen Patientengut die mittlere Überlebenszeit bei Erwachsenen 3,3 Monate (1/2-6 Monate) und bei Kindern 16 Monate (0-9 Jahre). 1 Kind mit ALL ist derzeit 9 Jahre nach Auftreten der Meningiosis noch am Leben. McElwain und Mitarbeiter (1979) berichten bei Erwachsenen mit Meningiosis bei AML über eine durchschnittliche Überlebenszeit nach Auftreten der ZNS-Manifestation von nur 6 Wochen (höchstens 11 Wochen). Die ZNS-Manifestation ist allerdings nur selten die unmittelbare Ursache des Todes (16, 27).

## VI. Häufigkeit der Meningiosis bei Leukämien und Lymphomen

Wie bereits in der Einleitung erwähnt, ist es durch Verbesserung der Systemtherapie zu einer Änderung der Incidenz der ZNS-Manifestationen bei Leukämien und malignen Non-Hodgkin-Lymphomen gekommen. Bei der Beurteilung der klinisch manifesten Häufigkeit der Meningiosis bei Leukämien und Non-Hodgkin-Lymphomen muß berücksichtigt werden, daß aus post mortem Untersuchungen nicht unbedingt verläßliche Schlüsse auf die klinische Incidenz der Meningiosis gezogen werden können. So lassen sich häufig bei Patienten, welche klinisch keine Hinweise für eine Meningiosis hatten, autoptisch Zeichen einer leptomeningealen Infiltration nachweisen. Das Vorkommen einer klinisch stummen Meningiosis ist seit Einführung der routinemäßigen LP vor allem bei ALL-Kindern hinreichend bekannt.

Non-Hodgkin-Lymphome. Bei Non-Hodgkin-Lymphomen liegt in rezenteren Mitteilungen die Incidenz der klinischen Meningiosis zwischen 8 und 15% (4, 13, 19, 25, 43, 48). Dagegen findet sich in der früheren Literatur vor Einführung einer effektiven Systemtherapie wegen der kürzeren Lebenserwartung eine wesentlich niedrigere Frequenz (0,3-2,5%) (1, 5, 18, 33, 39). Das Auftreten der Meningiosis ist abhängig vom histologischen Typ des Lymphoms. Nach Griffin und Mitarbeitern (1971), Litan und Mitarbeiter (1979), Henson und Urich (1982) und Young und Mitarbeitern (1979), welche die Rappaport-Klassifikation anwandten, findet sich eine häufigere Incidenz der Meningiosis bei Patienten mit der histologischen Diagnose eines diffusen Lymphoms als bei Vorliegen eines Lymphoms des nodulären Typs. Venables und Mitarbeiter (1980) beobachteten bei diffuser Histologie eine Meningiosis in 24%, Litan und Mitarbeitern (1979) sowie von Young und Mitarbeitern (1979) Meningiosis bei Lymphomen des nodulären Typs im Patientengut von Litan und Mitarbeiter (1979) sowie von Young und Mitarbeiter (1979) bei ca. 3%. Young und Mitarbeiter (1979) fanden unter 445 Patienten mit NHL klinisch eine Meningiosis in 38 Fällen. Es handelte sich in 42% um Patienten mit diffusem histiozytischem Lymphom, 24% mit diffus schlecht differenziertem lymphozytischen Lymphom, 11% mit diffusem gemischten lymphozytisch-histiozytischen Lymphom, 5% mit diffusem undifferenzierten Lymphom, 2% mit diffusem gut differenzierten lymphozytischen Lymphom, 8% mit nodulären, schlecht differenzierten lymphozytischen Lymphomen, 5% mit nodulären gemischten lymphozytisch-histiozytischen Lymphomen und 5% mit nodulären histiozytischen Lymphomen. Leider geben die Autoren nicht detailliert an, wieviele Patienten der jeweiligen Subtypen das Ausgangspatientengut waren.

Unter Anwendung der KIEL-Klassifikation beobachteten Jellinger und Radaszkiewicz (1976) eine zerebrale Beteiligung bei 29% der Patienten mit immunozytischem Lymphom, in 18,2% jener mit solidem lymphoblastischen Lymphom und 16,2% jener mit zentrozytischem Lymphom.

Einigkeit besteht in der Literatur über das seltene Auftreten einer Meningiosis bei Lymphomen niedrigen Malignitätsgrades (7, 17, 19).

Die Abhängigkeit des Auftretens einer ZNS-Manifestation von der histologischen Subklassifikation des Lymphoms wurde von Delbrück und Mitarbeitern (1977) auch für die unterschiedliche Incidenz bei Kindern bzw. Erwachsenen verantwortlich gemacht. Während bei Erwachsenen die follikulären Formen überwiegen, gilt das bei Erwachsenen seltener auftretende lymphoblastische Lymphom als häufgste Lymphomform im Kindesalter (21). Dementsprechend ist eine ZNS-Manifestation im Kindesalter häufiger als im Erwachsenenalter.

Seltener beschrieben und von uns nicht beobachtet ist leptomeningealer Befall bei M. Hodgkin (13, 24) und bei chronisch lymphatischer Leukämie (22).

Eine Diskrepanz zwischen autoptischen und klinischen Befunden dürfte bei chronisch lymphatischer Leukämie vorliegen. Reske-Nielsen und Mitarbeiter (1976) fanden in 10 von 14 Fällen autoptische Zeichen einer ZNS-Manifestation. Keiner dieser Fälle bot klinisch Verdachtsmomente für eine zerebrale Beteiligung.

Leukämien. Die Frequenz des meningealen Befalls ist von der Art der Leukämie und vom Alter der Patienten abhängig. Am häufigsten tritt sie bei ALL, gefolgt von akuter undifferenzierter Leukämie und AML auf.

ALL und akute undifferenzierte Leukämie (AUL). Die Meningiosis ist die häufigste Form eines extramedullären Befalls bei ALL im Kindesalter und ihre Incidenz betrug vor Beginn der Durchführung einer ZNS-Prophylaxe 50-70% (10, 31, 45, 46).

Wolk und Mitarbeiter (1974) geben vor Einführung der ZNS-Prophylaxe im Erwachsenenalter die Incidenz der klinisch manifesten Meningiosis bei ALL mit 40% und bei AUL mit 30% an.

Nach Einführung einer ZNS-Prophylaxe mit MTX intrathekal und/oder Radiatio hat die Incidenz der meningealen Leukämie auf ca. 10% abgenommen (12, 30), wobei bei Leukämien des T-Zell-Typs die Meningiosis häufiger als bei B-Zell-Typ infolge geringeren Ansprechens der ZNS-Prophylaxe vorkommt (23, 35, 42).

AML. Mit zunehmender Lebenserwartung hat wie bei ALL die Incidenz einer ZNS-Beteiligung bei AML zugenommen (6, 20, 46). Die Frequenz der Meningiosis bei AML wird von McElwain und Mitarbeitern (1979) mit 18,7% angegeben, wobei deutliche Unterschiede in Abhängigkeit von der diagnostischen Vorgangsweise bestehen. So fanden sie in einer Gruppe von Patienten (N 64), bei denen die LP nur bei Auftreten von klinischen Verdachtsmomenten durchgeführt wurde, eine Pleozytose in 12,5% bis 15% (in Abhängigkeit von der Induktionstherapie), wogegen bei einer anderen Patientengruppe, die zusätzlich routinemäßig in der frühen Remissionsphase punktiert wurde, die Incidenz 24,5% betrug. Dawson und Mitarbeiter (1973) fanden in einer retrospektiven Studie im Beobachtungszeitraum 1954-1970 lediglich in 2 von 230 Fällen von AML eine Meningiosis ( $<$ 1%). 1970-1972 nahm sie in Zusammenhang mit der gestiegenen Remissionsrate auf 17% zu.

Bei chronisch myeloischer Leukämie mit akutem Blastenschub findet sich mit ca. 7% eine etwas geringere Incidenz der meningealen Leukämie im Vergleich zur AML (36).

## VII. Weitere Faktoren, welche das Auftreten einer Meningiosis begünstigen

### 1. Non-Hodgkin-Lymphome

Knochenmarkbefall. Wiederholt wurde auf das häufige gleichzeitige Bestehen eines Knochenmarkbefalles bei Patienten mit Meningiosis bei NHL (4, 7, 11, 13, 19, 24, 44) aufmerksam gemacht. Patienten mit einem diffusen Lymphom im fortgeschrittenen Stadium und initialem Knochen- oder Knochenmarkbefall entwickeln mit einer Wahrscheinlichkeit von

25% initial oder während des Krankheitsverlaufes eine ZNS-Manifestation (48). Bei den 14 von Bunn und Mitarbeitern (1976) mitgeteilten Fällen mit meningealer Infiltration war in 13 das Knochenmark mitbetroffen. Delbrück und Mitarbeiter (1977) fanden bei 7 von 14 Patienten mit Meningiosis das Knochenmark bereits vor Entwicklung der meningealen Symptomatik befallen, bei 6 kam es gleichzeitig oder kurze Zeit danach zu einer Generalisierung mit Knochenmarkbeteiligung. Die Knochenmarkbeteiligung stellt jedoch keine unbedingte Voraussetzung für das Auftreten einer Meningiosis dar (6, 17).

Leukämische Konversion. Post mortem Untersuchungen von Jellinger und Radaszkiewicz (1976) zeigten eine leukämische Konversion bei Non-Hodgkin-Lymphomen (unter Ausschluß von Patienten mit ALL) mit ZNS-Beteiligung in 75%, während andere Autoren zwar auch eine hohe Konversionsrate feststellten (ca. 30%), aber in geringerem Ausmaß (13, 20). Unterschiedliche Angaben finden sich auch hinsichtlich der leukämischen Konversion aus klinischen Gesichtspunkten. Gendelman und Mitarbeiter (1969) fanden das Auftreten einer neurologischen Manifestation bei 40% der Patienten mit leukämischer Konversion, während sie bei nicht leukämisch konvertierten Lymphomen nur in 23% vorkam. In der von Jellinger und Radaszkiewicz (1976) durchgeführten Literaturzusammenstellung finden sich Angaben zwischen 10% und 70% (2, 11, 26, 44). Die hohe Incidenz einer leukämischen Konversion wird vor allem bei Fällen mit meningealen und intrazerebralen Infiltraten beobachtet (11, 17). Die Überlebensrate betrug nach 2 Jahren in der Gruppe mit leukämischer Konversion 36,2% und in der nicht leukämischen Gruppe 78,9%. Innerhalb jeder Gruppe findet sich kein Unterschied ob eine neurologische Manifestation auftritt oder nicht (11). Es zeigt sich somit, daß das Auftreten einer neurologischen Komplikation keinen Einfluß auf die Überlebenszeit hat. Dieser Eindruck entsteht lediglich dadurch, daß Patienten mit leukämischer Konversion eine kürzere Überlebenszeit haben und daß gerade bei Patienten mit leukämischer Konversion häufiger eine neurologische Manifestation auftritt.

Law und Mitarbeiter (1975) fanden ein besonders häufiges Auftreten einer ZNS-Beteiligung bei *retroperitonealem Lymphknoten-Befall.*

Die Primärmanifestation zum Zeitpunkt der Diagnose erlaubt dagegen nach Meinung von Delbrück und Mitarbeitern (1977) keine Rückschlüsse auf das Auftreten der Meningiosis. Eine sichere *Geschlechtsdisposition* ist nicht bekannt.

## 2. Leukämien

Bei Leukämien begünstigt eine hohe periphere Leukozytenzahl ( > 25.000) das Auftreten einer Meningiose (38, 40). Weiters scheint eine Blastenzahl von mehr als 95% sowie ein diffuser Organbefall für eine Meningiose zu prädisponieren (40).

Zuletzt seien noch die differentialdiagnostisch in Frage kommenden Krankheitsbilder erwähnt. Einerseits handelt es sich um andere neurologische Manifestationen der Leukämien oder der Lymphome wie parenchymatöse cerebrale Infiltrate, Orbitainfiltrate, epidurale Infiltrate, und neurale oder muskuläre Infiltrate, andererseits um paraneoplastische Prozesse und toxisch iatrogene Schädigungen, wie Polyneuropathien, Arachnitiden, nekrotisierende Myelitiden, multifokale Leukencephalitiden oder sekundäre Folgen der Hämoblastosen im Sinne von Blutungen und hypoxischen Störungen durch Anämie und Leukostase.

Zusammenfassung

Anhand der Untersuchung von 44 Patienten mit ALL, AML oder Non-Hodgkin-Lymphomen im Kindes- und Erwachsenenalter, bei denen die klinische Diagnose einer Meningiose gestellt wurde, werden die auftretenden neurologischen Syndrome besprochen. Neben der Incidenz und den Faktoren, welche das Auftreten einer Meningiosis begünstigen, wird auf die auftretende Symptomatik, auf die zeitlichen Beziehungen der Meningiosis zur Grundkrankheit und auf die Prognose eingegangen.

Literatur

1. Adams RD (1975) Certain notable clinical attributes of the histiocytic sarcomas of the central nervous system. Acta neuropath (Berl.) Suppl VI:177-180
2. Aur A, Simon J, Hustu OH, Walters T, Borella L, Pratt Ch, Pinkel D (1971) Central Nervous System Therapy and Combination Chemotherapy of Childhood Lymphocytic Leukemia. Blood 37:272-281
3. Brearley RL, Paxton AM, Lister TA, Brown L (1979) The Relationship of Cell Morphology to CNS Involvement in Adult Leukemia and Lymphoma. In: Whitehouse JMA, Kay HEM (eds) CNS Complications of Malignant Disease. The Macmilan Press Ltd., London and Basingstoke, p 149
4. Bunn PA, Schein PS, Banks PM (1976) Central nervous system complications in patients with diffuse histiocytic and undifferentiated lymphoma: leukemia revisited. Blood 47:3-10
5. Currie S, Henson RA (1971) Neurological syndromes in the reticuloses. Brain 94:307-320
6. Dawson DM, Rosenthal DS, Moloney WC (1973) Neurological Complications of Acute Leukemia in Adults: Changing Rate. Ann Int Med 79:541-544
7. Delbrück H, Wetter O, Schmidt CG, Weichert HC, Schmitt G (1977) Die Meningiosis neoplastica und ihre Prophylaxe bei malignen Non-Hodgkin-Lymphomen. Dtsch med Wschr 102:1446-1451
8. Engelhardt P, Avenarius HJ, Heidelberg P (1976) Zur Methodik der Liquorzellgewinnung. Ärztl Lab 22:366-370
9. Engelhardt P, Avenarius HJ, Lohmann E, Lorenz R (1979) Meningiosis leucaemica. Nervenarzt 50:245-253
10. Evans AE, Gilbert ES, Zandstra R (1970) The increasing incidence of central nervous system leukemia in children. Cancer 26:404-409
11. Gendelman S, Rizzo F, Mones RJ (1969) Central nervous system complications of leukemic conversion of the lymphomas. Cancer 24:676-682
12. Green DM, Freeman AI, Sather HN (1980) Comparison of three methods of CNS prophylaxis in childhood acute lymphocytic leukemia. Lancet I:1398-1402
13. Griffin JW, Thompson RW, Mitchinson MJ (1971) Lymphomatous leptomeningitis. Am J Med 51:200-208
14. Hardisty RM, Norman PM (1967) Meningeal Leukemia. Arch of Dis Child 42:441-447
15. Henson RA, Urich H (1982) Cancer and the Nervous System, Blackwell Scientific Publications, Oxford London Edinburgh
16. Jasmin C, Mathé G, Gouveia N, Larnicol N, de Vassal F, Misset JL (1979) A Study of the Prognostic Factors of Central Nervous System Leukemia in Acute Lymphoid Leukemia Patients. In: Whitehouse JMA, Kay HEM (eds) CNS Complications of Malignant Disease. The Macmilan Press Ltd, London and Basingstoke, p 80
17. Jellinger K, Radaszkiewicz T (1976) Involvement of the central nervous system in malignant lymphomas. Virchows Archiv. A: Pathologische Anatomie und Histologie 370:345-362

18. John HT, Nabarro JDN (1955) Intracranial manifestations of malignant lymphoma. Brit J of Canc 9:389-400
19. Law IP, Dick FR, Blom J (1975) Involvement of the central nervous system in non-Hodgkin's lymphoma. Cancer 36:225-231
20. Law IP, Blom J (1976) Adult central nervous system leukemia. Incidence and clinopathologic features. South Med J 69:1054-1057
21. Lemerle MR, Gerard-Merchant D, Sarrazin H, Sancho G, Tcherma F, Flamant J, Lemerle J, Schweisgut O (1973) Lymphosarcoma and reticulum cell sarcoma in children. Retrospective study of 172 cases. Cancer 32:1499
22. Liepman M, Votaw ML (1981) Meningeal Leukemia Complicating Chronic Lymphocytic Leukemia. Cancer 47:2482-2484
23. Lilleyman JS, Sugden PJ (1981) T lymphoblastic leukemia and the central nervous system. Brit J of Cancer 43:320-323
24. Lister TA, Stucliffe SBJ, Brearley RL, Cullen MH (1979) Patterns of CNS Involvement in Malignant Lymphoma. In: Whithouse JMA, Kay HEM (eds) CNS Complications of Malignant Disease. The Macmillan Press Ltd, London and Basingstoke, p 131
25. Litan JP, Cabanillas F, Smith RL (1979) CNS relapse in malignant lymphomas. Risk factors and implication for prophylaxis. Blood 54:1249-1257
26. Mathé G, Pouillart P, Schwarzenberg L (1975) Meningeal localisation of acute leukemias. Acta Neuropath Suppl VI:235-239
27. McElwain TJ, Clink HM, Jameson B, Kay HEM, Powles RL (1979) Central Nervous System Involvement in Acute Myelogenous Leukemia. In: Whithouse JMA, Kay HEM (eds) CNS Complications of Malignant Disease. The Macmillan Press Ltd, London and Basingstoke, p 91
28. Mackintosh FR, Colby T, Podolsky W, Burke J, Hoppe R, Rosenfelt F, Rosenberg S, Kaplan H (1982) Central Nervous System Involvement in non-Hodgkin's Lymphoma: An Analysis of 105 Cases. Cancer 49:586-595
29. Pippard MJ, Callender ST, Sheldon PWE (1979) Infiltration of central nervous system in adult acute myeloid leukemia. Brit Med J I:227-229
30. Price RA, Jamieson PA (1975) The central nervous system in childhood leukemia. II. Subacute Leukoencephalopathy. Cancer 35:306-318
31. Price RA, Johnson WW (1973) The central nervous system in childhood leukemia. I. The arachnoid. Cancer 31:520-533
32. Reske-Nielsen E, Petersen JH, Sogaard H, Jensen KB (1976) Leukemia of the central nervous system. Lancet 1:211-212
33. Rosenberg SA, Diamond HD, Jaslowitz B (1961) Lymphosarcoma: a review of 1269 cases. Medicine 40:31-84
34. Russell DS, Rubinstein LJ (1977) Pathology of Tumours of the Nervous System. 4th Edition. London: Edward Arnold. Chapter 4
35. Sallan SE, Ritz J, Pesando J (1980) Prognostic implications in childhood acute lymphoblastic leukemia. Blood 55:395-402
36. Schwartz JH, Canellos G, Young RC (1975) Meningeal leukemia in the blastic phase of chronic granulocytic leukemia. Am J of Med 59:819-828
37. Schweinle JE, Alperin JB (1980) Central nervous system recurrence ten years after remission of acute lymphoblastic leukemia. Cancer 45:16-18
38. Simone JV, Hustu HO, Aur RJA (1979) Prevention and Treatment of Central Nervous System Leukemica in Childhood. In: Whitehouse JMA, Kay HEM (eds) CNS Complications of Malignant Disease. The Macmillan Press Ltd, London and Basingstoke, p 19
39. Sparling HJ, Adams RD, Parker F (1947) Involvement of the nervous system by malignant lymphomas. Med 26:285-332
40. Stewart DJ, Keating MJ, McCredie KB, Smith TL, Youness E, Murphy SG, Bodey GP, Freireich EJ (1981) Natural History of Central Nervous System Acute Leukemia in Adults. Cancer 47:184-196

41. Teoh R, Barnard RO, Gautier-Smith PC (1980) Polyneuritis cranialis as a presentation of malignant lymphoma. J Neurol Sci 48:399-412
42. Tsukimoto I, Wong KY, Lampkin BC (1976) Surface markers and prognostic factors in acute lymphoblastic leukemia. New Engl J Med 294:245-248
43. Venables GS, Proctor SJ, Bates D (1980) Intracranial disease in non-Hodgkin's lymphoma. Quarterly Journal of Med 49:111-131
44. Watanabe A, Sullivan MP, Sutow WW, Wilbur JR (1973) Undifferentiated lymphoma, non-Burkitt's type. Am J Dis Child 125:57-61
45. West RJ, Graham-Pole J, Hardisty RM (1972) Factors in pathogenesis of central nervous system leukemia. Brit Med J III:311-314
46. Wolk RW, Masse SR, Conklin R, Freireich E (1974) The incidence of central nervous system leukemia in adults with acute leukemia. Cancer 33:863
47. Wrigley PR (1974) Neurological involvement in the lymphomas and leukemias. Prophylaxis, diagnosis and chemotherapy. Royal Soc Med. Proceedings 67:981
48. Young RC, Howser DM, Anderson T, Jaffe E, DeVita VT (1979) CNS Infiltration: A Complication of Diffuse Lymphomas. In: Whithouse JMA, Kay HEM (eds) CNS Complications of Malignant Disease. The Macmillan Press Ltd, London and Basingstoke, p 121

# Polyneuropathien bei Retikulosen und Myelomen

M. Mumenthaler

## 1. Einleitung

Polyneuropathien sind sowohl in der allgemeinen Praxis als vor allem auch im neurologischen Krankengut eine relativ häufige Affektion. Wir fanden sie z.B. bei 0,4% eines stationären internistischen Krankengutes und bei 1,2% von 3700 ambulanten neurologischen Patienten (40). Unter den zahlreichen ätiologischen Gruppen machen jene bei Malignomen nur einen kleinen Anteil aus und von diesen wiederum sind die bei Leukosen, malignen Lymphomen und Myelomen selten. Sie nehmen aber dennoch insofern eine wichtige Stellung ein, als neuere Untersuchungen Licht auf die pathogenetischen Zusammenhänge zwischen der primären malignen Erkrankung und der Polyneuropathie werfen.

Nachfolgend soll aufgrund der Literatur eine Übersicht über diesen Problemkreis gegeben werden und eine eigene Beobachtung soll einen Beitrag zum Verständnis der pathogenetischen Mechanismen liefern.

## 2. Polyneuropathien bei Retikulosen und Myelomen

Zu den Retikulosen werden die in Tabelle 1 aufgeführten Erkrankungen gerechnet. Sie alle führen häufig zu sehr unterschiedlichen neurologischen Komplikationen (9, 15, 35, 50, 62). Unter diesen sind allerdings die Polyneuropathien nur beim Myelom nicht selten, während sie bei den übrigen Retikulosen eine Rarität darstellen. Wir wollen im folgenden nur jene Polyneuropathien besprechen, die nicht Folge eines (multiplen) Befalles peripherer Nerven durch zellige Infiltration darstellen.

### 2.1 Polyneuropathien bei Leukosen

Bei der Analyse der allgemeinen neurologischen Komplikationen der *akuten Leukämien* (15, 61, 62) ergibt sich eine Häufigkeit zwischen 20 und 25%. Darunter sind jedoch Erscheinungen von seiten peripherer Nerven eine Seltenheit. Williams und Mitarbeiter (62) fanden sie in 0,37% aller Leukämien, Wells und Silver (61) bei 3 von 63 Fällen und Currie und Henson (15) kein einziges Mal. Die meisten der publizierten Fälle stellten den Befall einzelner peripherer Nerven bzw. einzelner Hirnnerven dar, während eine symmetrische Polyneuropathie eine große Rarität ist. Harris (24) beschrieb einen solchen Fall mit einer über zwei Monate progredient zunehmenden, symmetrischen, sensomotorischen Polyneuropathie. Aber auch hier fanden sich dann leukämische Infiltrate in den peripheren Nerven, ähnlich wie beim akut verlaufenden, in eine Tetraplegie ausmündenden Fall von Alajouanine

Tabelle 1. Die Retikulosen (mit Polyneuropathien)

1. Leukosen
   - akute Leukämie
   - chronische lymphatische Leukämie
   - chronische myeloische Leukämie

2. Myeloproliferative Störungen
   - Polycythaemia vera
   - Myelofibrose

3. Lymphome
   - Morbus Hodgkin
   - Lymphosarkom
   - Retikulumzellsarkom
   - follikuläres Lymphom (Brill-Symmers)

4. Myelome
   - solitäres Myelom
   - osteosklerotische Form
   - osteolytische Form

und Mitarbeitern (2). Das Eiweiß im Liquor war erhöht. McLeod und Walsh (37) beschreiben einen Patienten mit akuter Leukämie, bei welchem eine über vier Monate progrediente, klinisch rein motorische, symmetrische Polyneuropathie vorlag. Die motorische Erregungsleitung war hochgradig verlängert, die sensiblen Potentiale in ihrer Amplitude vermindert. Die Autopsie ergab fleckige Degeneration und Axon-Degeneration peripherer Nerven ohne zellige Infiltration. Allerdings wurden die peripheren Nerven nicht in ihrem ganzen Verlauf von der Wurzel an distalwärts untersucht. Man kann sich deshalb fragen, ob eine echte, nicht durch zellige Infiltration bedingte Polyneuropathie bei akuter Leukämie überhaupt vorkommt.

Bei der *chronischen Leukämie* sind echte Polyneuropathien beschrieben (14, 60). Sie sind klinisch selten und wurden z.B. bei der *chronischen lymphatischen Leukämie* in 2,5% der Fälle, bei chronischer myeloischer Leukämie in 3% beschrieben (15). Bei systematischer Anwendung elektrophysiologischer Untersuchungsmethoden allerdings konnte eine allgemeine Reduktion der motorischen und sensiblen Erregungsleitung in 8 von 18 Patienten mit chronischer lymphatischer Leukämie, also in 44% der Fälle nachgewiesen werden (60). Klinisch manifestierten sie sich als symmetrische, zunächst sensorische, über Monate progrediente Polyneuropathien. Remissionen nach Therapie des Grundleidens wurden ebenfalls beschrieben (6). Pathologisch-anatomisch wurden in einer Suralisbiopsie bei einer chronischen lymphatischen Leukämie (60) sowohl axonale Degeneration wie auch segmentale Demyelinisation beschrieben. Eine Autopsie (6) ergab bei einer chronischen myeloischen Leukämie allerdings außerdem perineurale und interfaszikuläre leukämische Infiltrate. Vielleicht stellen also die Polyneuropathien bei den chronischen Leukämien ebenfalls einen multiplen Befall peripherer Nerven durch leukämische Infiltrate dar?

*Polyneuropathien bei myeloproliferativen Störungen* (15, 31, 37, 49) sind extrem selten. Während Parästhesien der Extremitätenenden bei *Poly-*

*cythaemia vera* bei 13% der Patienten vorkommen (49) ist eine echte Polyneuropathie mit den klassischen objektiven klinischen Kriterien nur vereinzelt und meist ohne Angabe von Details beschrieben worden (14, 15). Bei *Myelofibrosis* wird über einen 73-jährigen Patienten mit Polyneuropathie berichtet (37), der allerdings auch eine Myelopathie bei Zervikalspondylose hatte.

## 2.2 Polyneuropathie bei malignen Lymphomen

Zu den malignen Lymphomen rechnet man das Lymphogranuloma Hodgkin, das Lymphosarkom, das Retikulumzellsarkom und das follikuläre Lymphom (Brill-Symmers). Sie alle verursachen recht oft neurologische Komplikationen, worüber in der Literatur wiederholt zusammenfassend berichtet wurde (14, 15, 37, 54, 60, 62). Polyneuropathien von unterschiedlichem Charakter wurden auch bei einer angioimmunoblastischen Lymphadenopathie beschrieben (10).

Die allgemeine *Häufigkeit neurologischer Komplikationen bei Lymphomen* wird mit 10 bis 25% der Fälle angegeben (37). Wesentliche Unterschiede zwischen den einzelnen Lymphomformen scheinen nicht zu bestehen. Als Beispiel für die verschiedenen Manifestationsformen seien die Angaben von Currie und Henson (15) für den Morbus Hodgkin zusammenfassend in Tabelle 2 wiedergegeben. Während also ziemlich genau jeder vierte Patient neurologische Komplikationen aufwies, waren es nur 1,5%, die eine

Tabelle 2. Die neurologischen Komplikationen bei Morbus Hodgkin (zusammengefaßt aus einer Tabelle von Currie und Henson 1971)

| | | |
|---|---|---|
| 210 Patienten (65% M, 35% F) | | |
| 56 *neurologische Syndrome* bei 51 Pat. = 24% der Pat. | | |
| A) Lokale Herde | 41% der 56 Syndrome<br>10,5% der 210 Patienten | |
| - intrakranielle (Epilepsie) | | 2,5% der Patienten |
| - orbital | | 0,5% |
| - RM-Kompression | | 4,5% |
| - Cauda-Kompression | | 1,0% |
| - Wurzelkompression | | 2,5% |
| - einzelne P.N. | | 1,0% |
| B) Begleitsymptome | 59% der 56 Syndrome<br>15% der 210 Patienten | |
| - Infektionen | | 10,5% der Patienten |
| - Polyneuropathien | | 1,5% |
| - Polymyositis | | 1,0% |
| - hepatische Enzephalopathie | | 0,5% |
| - progressive multifokale Leukoenzephalopathie | | 0,5% |

Polyneuropathie hatten. Dieser Prozentsatz wird auch von anderen Autoren bei Lymphomen bestätigt (14, 62). Einzig Walsh (60) fand in einer prospektiven Studie bei 62 Patienten 8% mit einer klinisch evidenten Polyneuropathie. Bei Anwendung elektrophysiologischer Kriterien gar waren es 35%. In jener Serie schien die Häufigkeit bei Lymphosarkomen und Retikulumzellsarkomen größer als bei anderen Lymphomen zu sein. Dies stand weder zur Dauer der Erkrankung noch zum Alter der Patienten in Beziehung.

Die *klinischen Besonderheiten* können recht unterschiedlich sein. So wurden *rein sensible, rasch oder über Jahre sich schleichend entwickelnde Polyneuropathien* bei Morbus Hodgkin (16, 34) und bei Lymphosarkom (62) beschrieben. Eine Rückbildung der Symptome nach operativer Entfernung eines Hodgkin-Tumors wurde publiziert (34), wobei aber die Mitbeteiligung einer Vincristinmedikation beim Zustandekommen der vorübergehenden Polyneuropathie-Symptome nicht sicher ausgeschlossen werden kann. Auch *gemischt sensomotorische Polyneuropathien* wurden beschrieben. Einerseits können sich diese als *akute Polyradikulitis vom Typus Guillain-Barré* präsentieren (4, 11, 14, 23, 28), sogar im Kindesalter (29). Nebst rasch tödlich verlaufenden Tetraplegien wurden auch vollständige Remissionen beschrieben (14). Andererseits sind auch *subakut oder chronisch verlaufende Formen* publiziert worden (3, 14, 38, 60), wobei die Fallbeschreibungen der meisten Formen durch multiple tumoröse Wurzelinfiltrationen charakterisiert waren (3, 38). Die Symptome können auch dem Manifestwerden des Malignoms vorausgehen (3, 38). In einem Fall waren während sechs Jahren drei Episoden von rezidivierender Polyneuropathie abgelaufen, bevor die Diagnose eines Morbus Hodgkin gestellt wurde (13), in einem anderen wurde ein Lymphosarkom während zehn Jahren von einer langsam progredienten Polyneuropathie begleitet (44). Fälle reiner *Polyradiculitis cranialis* als Initialsymptom sind Ausdruck einer Infiltration der Hirnnervenwurzeln durch das Lymphom (53).

Die *elektrophysiologischen Besonderheiten* wurden oben schon erwähnt (60). Der *Liquor* zeigte nicht selten eine erhöhte Zahl von mononukleären Elementen (3, 4, 38) und das Eiweiß war normal oder erhöht, letzteres besonders bei den rezidivierenden Formen (13, 44).

Die *pathologisch-anatomischen Befunde* bei der akuten Form vom Typus Guillain-Barré umfassen Ansammlungen von Lymphozyten und Histiozyten sowie von Plasmazellen in den Wurzeln und peripheren Nerven (11) bzw. entzündliche Veränderungen und segmental verteilten Myelinzerfall (4). Ähnliche Veränderungen wurden auch in chronischen Fällen beschrieben (13). Bei einer rezidivierenden Form im Rahmen eines Morbus Hodgkin wurden Demyelinisation und Axonuntergang nachgewiesen (13). Es scheint, daß die Fasern aller Kaliber im gleichen Ausmaß betroffen werden (37).

Verschiedene *pathogenetische Mechanismen* wurden diskutiert (37). In manchen Fällen ist eine diffuse Infiltration von Nervenwurzeln und peripheren Nerven durch maligne Zellen festgestellt worden (s. oben). Dies dürfte bei systematischer Suche auch noch häufiger nachweisbar sein und würde zu gleichen Symptomen wie bei nicht metastatischen Mechanismen führen (6). Immerhin dürften bei einer Reihe von Fällen auch andere pathogenetische Faktoren eine Rolle spielen, namentlich toxische, stoffwechselbedingte, virale und immunologische Mechanismen. Die letzteren mögen dann ähnlich sein wie sie im nachfolgenden Abschnitt bei den Myelomen beschrieben werden.

## 2.3 Polyneuropathien bei Myelomen

Die *neurologischen Komplikationen* bei den verschiedenen Formen des Myeloms wurden in der Literatur besonders beachtet und z.T. zusammenfassend dargestellt (4, 12, 17, 18, 21, 22, 25, 27, 30, 36, 45, 46). Die ersten Beschreibungen im deutschen Schrifttum erfolgten 1938 (48) und 1970 (41). Einen Überblick über die allgemeinen neurologischen Komplikationen des Myeloms gibt die Tabelle 3.

Tabelle 3. Die Häufigkeit der allgemeinen neurologischen Komplikationen des Myeloms (zusammengefaßt aus einer Tabelle von Silverstein und Doniger 1963)

*227 Patienten mit Myelom*

160 Patienten mit neurologischen Komplikationen (70,5%)

davon mit

| | n | % der neurol. Komplikat. |
|---|---|---|
| - RM-Kompression | 22 | 13,7 |
| - Cauda-Kompression | 5 | 3,1 |
| - intrakranielle Raumford. | 7 | 4,4 |
| - Wurzelschmerzen | 62 | 38,8 |
| - *Polyneuropathie* | *10* | *6,3* |
| - psychoorgan. Syndrom | 24 | 15,0 |
| - akute Hemiparesen | 3 | 1,9 |
| - epileptische Anfälle (bei Urämie) | 2 | 1,2 |
| - Synkopen (bei Anämie) | 7 | 4,4 |
| - Trigeminusneuropathie (Therapiefolge) | 14 | 8,8 |
| - Myelopathie | 2 | 1,2 |
| - Hirnstammstörungen | 1 | 0,6 |
| - Herpes zoster | 1 | 0,6 |
| Total | 160 | 100,0% |

Den *Polyneuropathien im besonderen* sind ebenfalls zahlreiche Arbeiten gewidmet (17, 30, 36, 59). Die erste gut dokumentierte Beschreibung eines klinischen Falles bei solitärem Myelom des Sternums mit gründlicher pathologisch-anatomischer Untersuchung, diejenige von Scheinker aus dem Jahre 1938, stammt übrigens aus dem deutschen Schrifttum.

Die *Häufigkeit der Polyneuropathien bei Myelom* ist mit 6,3% unter den neurologischen Komplikationen viel höher als bei den anderen Retikulosen. Bei retrospektiven Studien, in welchen die klinisch eindrücklichen Fälle berücksichtigt wurden, sind sie allerdings erwartungsgemäß mit 1,1 bis 3,5% der Myelomfälle (48, 62) niedriger, ebenso wenn vom Material eines immunologischen Laboratoriums ausgegangen wird, wo nur 5 von 600 Fällen eine Polyneuropathie aufwiesen (17). Bei gezielter Aufmerksamkeit fanden sich Zeichen einer Polyneuropathie in 3 von 23 (13%) Fällen und elektrophysiologisch sogar in 9 der 23 Myelompatienten, also 39% (60).

Die *klinische Symptomatologie* ist in Tabelle 4 anhand von 54 Fällen aus der Literatur zusammenfassend dargestellt. Es zeigt sich, daß am häufigsten eine gemischte, sensible und motorische Polyneuropathie vorliegt, die symmetrisch zunächst die unteren Extremitäten, später alle vier Extremitäten befällt. Bei scheinbar isoliertem Befall der oberen Extremitäten muß besonders sorgfältig nach einer Halsmarkläsion oder einem Befall zervikaler Wurzeln gesucht werden. Die polyneuropathischen Symptome manifestieren sich nicht selten bevor andere Symptome des Myeloms auffallen. Sie entwickeln sich mit stetiger Progredienz über Monate bis Jahre. Nicht selten werden Schmerzen in den von der Polyneuropathie befallenen Beinen und Armen angegeben. Es besteht keine Korrelation zwischen der Schwere der Polyneuropathie einerseits und der Ausdehnung des Myeloms andererseits (58). Auch kommen Polyneuropathien bei den verschiedenen Myelomformen vor, also sowohl bei den solitären Plasmozytomen (48, 59) als auch bei den selteneren osteosklerotischen Formen (39, 46, 59).

Tabelle 4. Wichtigste klinische Besonderheiten bei 54 Patienten mit Polyneuropathie bei Myelom (zusammengefaßt aus Driedger und Pruzanski 1980)

| *54 Patienten mit Myelom und Polyneuropathie* | |
|---|---|
| 42 M (78%) / 12 F (22%) | |
| Alter bei 53 Patienten: 28 bis 72 Jahre | |
| 13% jünger als 41 Jahre | |
| 48% jünger als 51 Jahre | |
| Nur Polyneuropathiebeschwerden | 52% |
| Nur Skeletschmerzen | 6% |
| beides | 39% |
| Lymphdrüsenschwellung | 17% |
| Hepato- und/oder Splenomegalie | 13% |
| Weichteil- oder Knochenschwellung | 7% |
| Nur sensible Störungen | 4% |
| Nur motorische Störungen | 15% |
| Motorische und sensible Störungen | 81% |
| Nur untere Extremitäten | 28% |
| Nur obere Extremitäten | 2% |
| Alle vier Extremitäten | 69% |

Die *Laborbefunde* bei den Myelomen mit Polyneuropathie sind in Tabelle 5 zusammengefaßt. Es sei hervorgehoben, daß in diesem Krankengute (17) die Blutsenkungsgeschwindigkeit nur in 48% höher als 20 mm und in 32% der Fälle höher als 40 mm in der ersten Stunde war. Nur 7% zeigten eine schwere Anämie. Bei allen war das Knochenmark pathologisch. Im Liquor zeigten 90% der untersuchten Fälle ein erhöhtes Eiweiß und in 23 von 24 Fällen eine normale Zellzahl. Elektrophysiologisch fin-

Tabelle 5. Laborbefunde bei 54 Fällen mit Polyneuropathie bei Myelom (adaptiert nach Tabellen und Angaben aus Driedger und Pruzanski 1980)

| *54 Patienten mit Myelom und Polyneuropathie* (Für jedes Kriterium unterschiedliche Anzahl Fälle verwendbar) | |
|---|---|
| BS > 20 mm in 1. Stunde | 48% |
| Anämie (Hb < 12 g/dl) | 45% |
| Polyzythämie | 15% |
| Hypoalbuminämie ( < 3,5 g/dl) | 45% |
| Serum M-Komponente (Elektrophorese) | 45% |
| IgG (Immunoelektrophorese) | 70% |
| IgA (Immunoelektrophorese) | 19% |
| Leichte Ketten vom Lambda-Typ | 50% |
| Bence-Jones-Eiweiß im Urin | 23% |
| Liquor-Eiweiß erhöht | 90% |
| Liquor-Zellen erhöht | 4% |
| Pathologische Plasmazellen im Knochenmark | 98% |
| Pathologisches Knochenmark bei alleiniger Aspiration | 61% |
| Im Knochen nur Osteolyse | 24% |
| Im Knochen nur Osteosklerose | 22% |
| Im Knochen beides | 33% |
| Knochen normal (unspezifisch verändert) | 20% |

den sich regelmäßig Störungen. Von 17 Fällen mit Nervenbiopsie (17) fand sich bei 9 eine axonale Degeneration und Demyelinisation, bei 5 nur Demyelinisation, bei 1 nur Axon-Degeneration und zweimal ein normales Ergebnis.

Der *Verlauf* ist erwartungsgemäß ohne Therapie durch eine konstante Progredienz gekennzeichnet. Unter 40 Fällen, die chemotherapeutisch und/ oder durch Röntgenbestrahlung behandelt wurden, zeigten 21 eine Rückbildung der Polyneuropathie (17). Prognostisch eher günstig schienen Fälle mit solitärem Plasmozytom, solche aus der jüngeren Altersgruppe sowie jene zu sein, die besonders aggressiv behandelt wurden. Eine 10-Jahres-Heilung (21) und eine 6-Jahres-Heilung eines solitären Plasmozytoms sowie der begleitenden Polyneuropathie (19) wurden beschrieben. Die *mittlere Überlebensdauer* (50% der Patienten) bei einer Gruppe von 48 Fällen (17) betrug 28 Monate vom Zeitpunkt der ersten Symptome und 20 Monate vom Zeitpunkt der Diagnosestellung an gerechnet. Nach 144 bzw. nach 120 Monaten wäre der Tod aller Patienten zu erwarten gewesen.

Noch offen ist die Beziehung zwischen dem soeben beschriebenen Krankheitsbild und einem Syndrom, das zunächst von japanischen Autoren beschrieben wurde (26, 52, 62). Es umfaßt eine Polyneuropathie, osteosklerotische Skeletveränderungen, eine leichte Plasmazellvermehrung im Knochenmark, gehäufte solitäre Plasmozytome, Hautveränderungen (Hyperpigmentation, Hypertrichose, Schwellungen), endokrine Störungen (Diabetes, Potenzstörungen), autonome Störungen (Hyperhydrose), Ergüsse in den Körperhöhlen, Hepatosplenomegalie und M-Komponente im Serum, alle mit leichten Ketten vom Lambda-Typus. Nach Chemotherapie oder Beseitigung solitärer Myelome verschwanden manche der erwähnten Symptome (26). Auch außerhalb Japans sind einzelne der zusätzlichen Symptome bei Myelom-Polyneuropathien beschrieben worden (5, 22, 47). Man spricht auch vom *POEMS-Syndrom* (*P*olyneuropathie, *O*rganomegalie, *E*ndokrinopathie, *M*-Protein und "*S*kin-Changes").

Die *pathologisch-anatomischen Befunde* wurden z.T. oben mit Bezug auf die Nervenbiopsie schon angedeutet. Auch bei Einzelfaserdarstellung und bei der Autopsie zeigen sich sowohl segmentaler Myelinzerfall als auch Untergang von Axonen. Die Ausmessung der Einzelfaserdurchmesser zeigt, daß das ganze Faserspektrum gleichmäßig befallen wird (36). Auch Zellveränderungen in den Spinalganglien, Vorderhornganglienzelluntergang im Rückenmark und Degeneration der Hinterstränge wurden beschrieben (1, 59).

Neuere Untersuchungen unter Anwendung ultrastruktureller und immunhistochemischer Methoden haben vertieftere Einblicke ermöglicht, die auch Rückschlüsse auf die *pathogenetischen Mechanismen* erlauben. Amyloidablagerungen in peripheren Nerven (20, 50) und in den Wänden der Vasa nervorum (25) sind vielfach beschrieben. Sie sind aber nicht regelmäßig vorhanden (17, 25, 45, 50, 59) und sind somit sicher nicht generell für die Entstehung der Polyneuropathien bei Myelom verantwortlich. Beim Zustandekommen des bei Myelom nicht so selten vorhandenen Karpaltunnelsyndroms ist allerdings eine Infiltration des Ligamentum carpi volare durch Amyloid ein wichtiger pathogenetischer Faktor (8, 41). Da Amyloidose ohne Myelom auch mit Polyneuropathien einhergehen kann (30, 56) muß man vielmehr annehmen, daß beide Phänomene eher Ausdruck ein und desselben Pathomechanismus sind. Sehr vieles spricht dafür, daß dieser in der abnormen Produktion von Immunglobulinen beim Myelom zu suchen ist (36, 42, 45, 51, 57, 58). Die klinische Analogie der Polyneuropathien mit jenen bei anderen monoklonalen Gammopathien ist eindrücklich (18, 36, 43, 51, 57, 58). Im besonderen seien jene bei Makroglobulinämie (32, 36), bei Cryoglobulinämie (33, 36, 57, 58) und anderen nicht familiären monoklonalen Gammopathien (18, 51), auch bei sogenannter gutartiger monoklonaler Gammopathie (42, 43) erwähnt. Aber auch bei polyklonaler Gammopathie (diffuse Hypergammoglobulinämie) wurden Polyneuropathien beschrieben (36, 55). Pathologisch-anatomisch finden sich in der Suralisbiopsie bei Immunofluoreszenzstudien die leichten Ketten mit den Charakteristika jener der zirkulierenden Immunoglobuline (18). Bei einer Cryoglobulinämie (mit Myelom) fanden sich elektronenoptisch im Endoneuralraum und in den Wänden der Vasa nervorum tubuläre Strukturen, die identisch mit jenen der Kältepräzipitate aus dem Patientenserum waren (57, 58). In einem eigenen Fall von Polyneuropathie bei monoklonaler Gammopathie waren die äußeren Myelinlamellen in den Interperiodenlinien aufgesplittert (51). In derselben eigenen Beobachtung gelang es, den vom zirkulierenden monoklonalen IgM-Kappa-Antikörper erkannten Myelinbestandteil zu identifizieren. Es scheint sich in jenem Fall um das sogenannte "major myelin associated Protein" (MAG) zu handeln. In Zusammenhang mit der pathogenetischen Rolle des monogkonalen Immunglobulins kommt eine besondere Bedeutung der experimentellen Studie von Besinger, Toyka und anderen zu (7). Ihnen gelang es, gereinigtes monoklonales IgG von Patienten mit einer Polyneuropathie bei Myelom auf Mäuse zu übertragen. Die Tiere entwickelten eine Polyneuropathie mit den elektromyographischen und histologischen Charakteristika einer Demyelinisation.

## 3. Schlußbemerkungen

Retikulosen und besonders häufig das Myelom werden u.a. von Polyneuropathien begleitet. Für das Myelom ist es erwiesen, für andere paraneoplastische Formen doch wohl wahrscheinlich, daß ein Angriff zirkulierender Antikörper (-Anteile) auf bestimmte Myelinstrukturen (oder neuroaxonale Bestandteile) pathogenetisch eine wichtige Rolle spielt. Dies eröffnet neue Aspekte für das Verständnis dieser und anderer diffuser Polyneuropathien. Dies verpflichtet uns aber auch, bei ungeklärten Polyneuropathien mit entsprechender Methodik immunchemisch und immunhistochemisch sowie ultrastrukturell zu untersuchen.

## Zusammenfassung

Anhand der Literatur wird über die Polyneuropathien bei Retikulosen und Myelomen berichtet. Bei den verschiedenen Leukosen (akute und chronische Leukämien, myeloproliferative Störungen) sind Polyneuropathien relativ selten und in der Regel durch Infiltrate verursacht. Unter den malignen Lymphomen (Lymphogranuloma Hodgkin, Lymphosarkom, Retikulumzellsarkom und follikuläres Lymphom) sind neurologische Komplikationen als solche bei 10 bis 25% der Fälle beschrieben. Eine echte Polyneuropathie hingegen wird lediglich bei 1 bis 2% beobachtet. Neben rein sensiblen, rasch oder über Jahre schleichend sich entwikkelnden Polyneuropathien kommen gemischt sensomotorische vor, die entweder subakut oder chronisch oder aber akut im Sinne einer Polyradikulitis Guillain-Barré sich entwickeln. Bei vielen dieser Fälle ist eine diffuse Infiltration von Nervenwurzeln und peripheren Nerven durch maligne Zellen festzustellen. Am häufigsten sind Polyneuropathien beim Myelom, wo sie 6,3% der neurologischen Komplikationen ausmachen. Die polyneuropathischen Symptome gehen nicht selten den anderen Zeichen des Myeloms voraus und sind durch eine gelegentlich schmerzhafte, langsam progrediente, symmetrische distal betonte Symptomatologie gekennzeichnet. Eine Besserung ist bei erfolgreicher Therapie des Myeloms möglich. Es werden eingehend auch anhand einer eigenen Fallbeobachtung die pathogenetischen Mechanismen diskutiert, wobei ähnlich wie bei anderen monoklonalen Gammopathien die Ablagerung zirkulierender monoklonaler Antikörper an bestimmte Strukturen des Myelins für das Zustandekommen der Polyneuropathie verantwortlich zu sein scheint.

## Literatur

1. Aguayo A, Thompson DW, Hunphrey JG (1964) Multiple myeloma with polyneuropathy and osteosclerotic lesions. J Neurol Neurosurg Psychiat 27:562-566
2. Alajouanine T, Thurel R, Castaigne P (1949) Leucémie aiguë avec syndrome polynévritique et infiltration leucosique des nerfs. Rev Neurol (Paris) 81:249-261
3. Allison RS, Gordon DS (1955) Reticulosis of the nervous system simulating acute infective polyneuritis. Lancet 2:120-122
4. Asbury AK, Arnason BG, Adams RD (1969) The inflammatory lesion in idiopathic polyneuritis. Medicine (Baltimore) 48:173-215
5. Bardwick PA, Zvaifler NJ, Gill GN et al (1980) Plasma cell dyscrasia with polyneuropathy, organomegaly, endocrinopathy, M-protein, and skin-changes: The POEMS syndrome. Report on two cases and a review of the literature. Medicine (Baltimore) 59:311-322

6. Barron KD, Rowland LP, Zimmerman HM (1960) Neuropathy with malignant tumor metastases. J Nerv Ment Dis 131:10-31
7. Besinger UA, Toyka KV, Anzil AP et al (1981) Myeloma neuropathy: Passive transfer from man to mouse. Science 213:1027-1030
8. Blodgett RC, Lipscomb PR, Hill RW (1962) Incidence of hematologic disease in patients with carpal tunnel syndrome. J Amer Med Ass 182:814-815
9. Brain WR, Norris FH jr (1965) The remote effects of cancer on the nervous system. Grune and Stratton New York
10. Brunet P, Binet JL, de Saxce H et al (1981) Neuropathies au cours de la lymphadenopathie angio-immunoblastique. Rev Neurol (Paris) 137:503-515
11. Cameron DG, Howell DA, Hutchison JL (1958) Acute peripheral neuropathy in Hodgkin's disease. Neurology (Minneap) 8:575-577
12. Clarke E (1956) Peripheral neuropathy associated with multiple myelomatosis. Neurology (Minneap) 6:146-151
13. Croft PB, Ulrich H, Wilkinson M (1967) Peripheral neuropathy of sensorimotor type associated with malignant disease. Brain 90:31-66
14. Currie S, Henson RA, Morgan HG et al (1970) The incidence of the non metastatic neurological syndromes of obscure origin in the reticuloses. Brain 93:629-640
15. Currie S, Henson RA (1971) Neurological syndromes in the reticuloses. Brain 94:307-320
16. Dalakas MC, Engel WK (1981) Polyneuropathy with monoclonal gammopathy: Studies of 11 patients. Ann Neurol 10:45-52
17. Davidson S (1972) Solitary myeloma with peripheral neuropathy. Recovery after treatment. Calif Med 116:68-71
18. Davies-Jones GAB, Esiri MM (1971) Neuropathy due to amyloid in myelomatosis. Brit Med J 2:444
19. Davis LE, Drachman DB (1972) Myeloma neuropathy. Successful treatment of two patients and review of cases. Arch Neurol (Chic) 27:507-511
20. Delauche MC, Clauvel JP, Seligmann M (1981) Peripheral neuropathy and plasma cell neoplasias: A report of 10 cases. Brit J Haematol 48:383-392
21. Dogan S (1953) Polineuritis Kid Hodgkinove bolesti. Neuropsihijatrija 1:27
22. Driedger H, Pruzanski W (1980) Plasma cell neoplasia with peripheral polyneuropathy. A study of 5 cases and a review of the literature. Medicine (Baltimore) 59:301-310
23. Gupta SP (1961) Neuropathy in lymphosarcoma. Indian J Med Sci 15:717-724
24. Harris W (1921) A case of leucemic polyneuritis. Lancet 1:122 zit. McLeod JG, Walsh JC (1975) Saunders Company Philadelphia S 1314
25. Hesselvik M (1969) Neuropathological studies on myelomatosis. Acta Neurol Scand 45:95-108
26. Imawari M, Akatsuka N, Ishibashi M et al (1974) Syndrome of plasma cell dyscrasia, polyneuropathy and endocrine disturbances. Report of a case. Ann Intern Med 81:490-493
27. Jancelewicz A, Takatsuki K, Sugai S et al (1975) IgD multiple myeloma: Review of 133 cases. Arch Intern Med 135:87-93
28. Klingon GH (1965) Guillain-Barré syndrome associated with cancer. Cancer 18:157-163
29. Kurczynski TW, Choudhury AA, Horwitz SJ et al (1980) Remote effect of malignancy on the nervous system in children. Dev Med Child Neurol 22:205-222
30. Kyle RA, Bayrd ED (1975) Amyloidosis: Review of 236 cases. Medicine (Baltimore) 54:271-295
31. Labauge R, Izarn P, Castan P (1963) Les manifestations nerveuses des hémopathies. Masson (Paris) 57-82

32. Logothetis J, Silverstein P, Coe J (1960) Neurological aspects of Waldenström's macroglobulinemia. Arch Neurol 3:564-573
33. Logothetis J, Kennedy WR, Ellington A et al (1968) Cryoglobulinemic neuropathy. Incidence and clinical characteristics. Arch Neurol (Chic) 19:389-397
34. Mannès P, Derriks R, Delporte et al (1965) Maladie de Hodgkin. Une forme de tumeur isolée du mediastin antérieur avec neuropathie sensitive de Denny-Brown. Lille Med 10:111-115
35. Maurach R, Strian F (1980) Polyneuropathies as diseases complicating malignant tumors. Med Klin 75:678-682
36. McLeod JG, Walsh JC (1975) Neuropathies associated with paraproteinemias and dysproteinemias. In: Dyck PJ, Thomas PK, Lambert EH (eds) Peripheral neuropathy. Saunders Company, Philadelphia p 1012-1029
37. McLeod JG, Walsh JC (1975) Peripheral neuropathy associated with lymphomas and other reticuloses. In: Dyck PJ, Thomas PK, Lambert EH (eds) Peripheral neuropathy. Saunders Company, Philadelphia p 1314-1325
38. Moore RY, Oda Y (1962) Malignant lymphoma with diffuse involvement of the peripheral nervous system. Neurology (Minneap) 12:186-192
39. Morley JB, Schwieger AC (1967) The relation between chronic polyneuropathy and osteosclerotic myeloma. J Neurol Neurosurg Psychiat 30:432-442
40. Mumenthaler M (1964) Polyneuropathien. Diagnostische Kriterien anhand von 113 eigenen Beobachtungen. Praxis 53:678-686
41. Neundörfer B, Masuhr KF (1970) Polyneuropathie und Carpaltunnelsydrom beim Myelom. Z Neurol 198:164-180
42. Noring L, Kjellin KG, Siden A (1980) Neuropathies associated with disorders of plasmocytes. Eur Neurol 19:224-230
43. Noring L et al (1982 im Druck) Peripheral neuropathy in patients with benign monoclonal gammopathie. A pilot study. J Neurol
44. Patten JP (1971) Remittent peripheral neuropathy and cerebellar degeneration complicating lymphosarkoma. Neurology (Minneap) 21:189-194
45. Pellegrini G, Scarlato G, Maggio C et al (1981) Sensorimotor polyneuropathy in light chain multiple myeloma. Acta Neuropathol 7:255-257
46. Reitan JB, Pape E, Fossa SD et al (1980) Osteosclerotic myeloma with polyneuropathy. Acta Med Scand 208:137-144
47. Resnick D, Greenway GD, Bardwick PA et al (1981) Plasma-cell dyscrasia with polyneuropathy, organomegaly, endocrinopathy, M-protein, and skin-changes: The POEMS syndrome. Distinctive radiographic abnormalities. Radiology 140:17-22
48. Scheinker J (1938) Myelom und Nervensystem. Über eine bisher nicht beschriebene, mit eigentümlichen Hautveränderungen einhergehende Polyneuritis bei einem plasmazellulären Myelom des Sternums. Dtsch Z Nervenheilk 147:247-273
49. Silverstein A, Gilbert H, Wasserman LR (1962) Neurologic complications of polycythemia. Ann Intern Med 57:909-916
50. Silverstein A, Doniger DE (1963) Neurological complications of myelomatosis. Arch Neurol (Chic) 9:534-544
51. Steck AJ, Murray N, Meier C et al (1982) Demyelinating neuropathy associated with a monoclonal IgM antibody to the major myelin associated glycoprotein. Neurolgoy (Minneap) in Press
52. Takatsuki K, Yodoi J, Wakisaka K et al (1974) Proceedings: Plasma cell dyscrasia with polyneuritis and an endocrine anomaly: Endocrinological study of a new syndrome. Folia Endocrinol Jpn 50:567 zit. Driedger H, Pruzanski W (1980)
53. Teoh R, Barnard RO, Gautier-Smith PC (1980) Polyneuritis cranialis as a presentation of malignant lymphoma. J Neurol Sci 48:399-412

54. Thies H, Kiefer H, Noetzel H (1961) Die neurologischen Komplikationen bei maligner Lymphogranulomatose. Dtsch Med Wschr 86:1908-1917/1952-1956
55. Thomas PK, Lascelles RG (1966) Hypertrophic neuropathy. Quart J Med 36:223-238
56. Thomas PK, King RHM (1974) Peripheral nerve changes in amyloid neuropathy. Brain 97:395-404
57. Vallat JM, Desproges-Gotteron R, Leboutet MJ et al (1980) Cryglobulinemic neuropathy: A pathological study. Ann Neurol 8:179-185
58. Vallat JM, Leboutet MJ, Loubet A (1981) Cryglobulinemic neuropathy: Ultrastructural study of the nerve capillaries. Acta Neuropathol 7:252-254
59. Victor M, Banker BQ, Adams RD (1958) The neuropathy of multiple myeloma. J Neurol Neurosurg Psychiat 21:73-88
60. Walsh JC (1971) Neuropathy associated with lymphoma. J Neurol Neurosurg Psychiat 34:42-50
61. Wells CE, Silver RT (1957) The neurologic manifestations of the acute leukemias: A clinical study. Ann Intern Med 46:439-449
62. Williams HM, Diamond HD, Craver LF et al (1959) Neurological complications of lymphomas and leukemias. Thomas, Springfield Ill.
63. Yodoi J, Takatsuki K, Wakisaka K (1973) Association of atypical myeloma, polyneuropathy, pigmentation and gynecomastia. A possible new syndrome. Acta Haematol Jpn 36:363 zit. Driedger H, Pruzanski W (1980)

# Liquorproteine bei malignen Lymphomen

K. Felgenhauer

Tumorzellen bewahren viele der biologischen Funktionen, die den Zellen eigen sind, von denen sie ausgehen. So sind Plasmozytom-Zellen durchaus in der Lage, denselben Antikörper zu produzieren, den die gesunde, normal reagierende Plasmazelle vor der Entartung gebildet hat. Der einzelne Antikörper ist jedoch unter den etwa 100.000 anderen Antikörpern des Serums nicht leicht zu finden und wird erst dann als individuelles Immunglobulin - als Paraprotein - nachweisbar, wenn er in großen Mengen durch die ungehindert wachsenden Zellen des multiplen Myeloms in die Blutbahn abgegeben wird. Das Paraprotein ist also das Produkt eines individuellen Plasmazellstammes, eines Zell-Klons und wird deshalb als monoklonales Immunglobulin bezeichnet. Etwa 80% aller Paraproteine weisen auf eine Neoplasie des lymphatischen Systems hin, sind also Tumormarker.

Der Nachweis erfolgt am einfachsten mit Hilfe der Elektrophorese, etwa in Agarose-Gel. Die Antikörper werden als Gamma-Globuline von allen anderen Proteinen getrennt und das monoklonale Tumorprotein überragt die breite Region der ungezählten "polyclonalen" Antikörper. Seine Individualität und molekulare Einheitlichkeit wird besonders deutlich, wenn wir das noch besser auflösende Trennmedium Polycrylamid verwenden.

Hier ist zwar die gewohnte Alpha-Beta-Gamma-Fraktionierung aufgehoben, die schmale Paraproteinbande zeigt jedoch unbezweifelbar die gleiche Konfiguration wie die anderen einheitlichen Proteine des Serums, etwa das Präalbumin, das Albumin, das Transferrin und das Alpha 2-Makroglobulin. Immer taucht bei einem multiplen Myelom das Paraprotein auch im Liquor auf, weil dieses den gleichen Gesetzen des Übertritts vom Serum in den Liquor, wie alle anderen Proteine, folgt. Deshalb ist der Nachweis eines Liquor-Paraproteins nur äußerst selten ein Hinweis auf eine Beteiligung des Zentralnervensystems an der Tumorkrankheit.

Außerordentlich selten beginnt ein Myelom im Zentralnervensystem und wenn der Tumor in der Nähe des Liquorkompartments wächst, besteht die Chance, das Paraprotein ausschließlich im Liquor nachzuweisen.

Häufiger als das multiple Myelom ist das maligne Immunoblastom (Reticulum-Zell-Sarkom) auf das Zentralnervensystem begrenzt und es besteht die Möglichkeit, ein Paraprotein als Tumormarker sichtbar zu machen. In der Regel wird jedoch ein lokal synthetisiertes Paraprotein mit dem aus dem Serum stammenden vermischt und entzieht sich damit dem Nachweis. Dies ist besonders dann der Fall, wenn die Blut-Liquor-Schranke durch die Tumorinfiltration zusammenbricht und die Serumproteine breit in den Liquorraum übertreten. Für all diese Fälle ist zur Abgrenzung des lokal gebildeten, von dem aus dem Serum stammenden Paraprotein ein quantitatives Verfahren notwendig. Ein solches besitzen wir bereits für entzündliche Erkrankungen und wir können versuchen, es für Immunglobulin-produzierende Tumoren zu verwenden. Dafür müssen jedoch die folgenden Voraussetzungen erfüllt sein:

1. Das Paraprotein des Serums muß dieselben molekularen Eigenschaften wie ein normaler Antikörper haben, d.h. es darf weder in Bruchstücke zerfallen, noch polymerisieren.
2. Es darf kein aktiver Transport an der Blut-Liquor-Schranke stattfinden.
3. Die Art der Schrankenstörung bei entzündlichen und tumorösen Erkrankungen darf sich nicht voneinander unterscheiden.

Grundlage der quantitativen Differenzierung von Liquor-Immunglobulinen ist ein einfaches, allgemeingültiges Schrankenmodell (1). Zwischen dem primären intravasculären Kompartment und dem Sekundärkompartment existiert eine Filtrationsschranke mit gleichbleibender Permeabilität P. Unter Steady state Bedingungen ist auch die Plasma-Konzentration $C_1$ und das Turnover T der Sekundärflüssigkeit konstant. Der Konzentrationsquotient $C_1/C_2$ ist dann ein klinisch verwertbarer Schrankenparameter. Er fällt ab, wenn das Turnover kleiner oder die Permeabilität größer wird.

Bei jeder biologischen Filtration treten kleine Eiweiße, etwa das Albumin stärker durch die Schranke hindurch als große Eiweiße, etwa das Alpha 2-Makroglobulin. Der Quotient $C_1/C_2$ von Albumin ist also kleiner als der von Alpha 2-Makroglobulin. Die beiden Immunglobuline IgG und IgA liegen zwischen diesen beiden Proteinen und wenn zu jenem Serumanteil, der sich schrankenkonform verhält, eine lokal synthetisierte Fraktion hinzukommt, wird ein unerwartet niedriger Quotient gefunden (4). Es hat sich nun gezeigt, daß die Neigung dieser Linie auch bei tumorbedingten Schrankenstörungen nicht anders ist als bei entzündlichen Erkrankungen, so daß wir uns auf ein Protein, etwa das Albumin als universellem Permeabilitäts-Parameter beschränken können. Zunächst bleibt offen, ob das auch für IgM gilt, das mit einem Molekülradius von etwa 120 Angström weit außerhalb des Größenbereiches liegt, den wir mit der konventionellen Schrankenlinie erfassen. Für eine Verlängerung der Linie stände zwar das etwa gleichgroße Beta-Lipoprotein zur Verfügung, das jedoch wegen seiner Instabilität ein unsicherer Parameter wäre.

Wir können jedoch auf das IgM nicht verzichten, weil es von einigen Non-Hodgkin-Lymphomen sezerniert wird, die relativ häufig im Zentralnervensystem vorkommen: Maligne Immunocytome und -blastome, chronisch-lymphatische Leukämie, Morbus Waldenström (3, 5, 6).

Dabei können wir zunächst einmal das gleiche Verfahren ausprobieren, das sich für die beiden kleineren Immunglobuline bewährt hat (2). Mit einem Blick erfassen wir nicht nur, ob die Schranke intakt oder alteriert ist, sondern auch, ob eine lokale Antikörperproduktion in Gang ist. Besonders häufig findet sich eine humorale Immunreaktion bei der multiplen Sklerose, der Neurolues, den Parasitosen und den Infektionen des Nervensystems mit Herpes- und Paramyxoviren.

Das gleiche Schema läßt sich auch für IgM verwenden und es wird deutlich, daß bei den genannten Erkrankungen neben dem IgG oft auch IgM gebildet wird (2). Bei der Meningiosis lymphomatosa wird die IgM-Differenzierung durch die oft bestehende massive Schrankenstörung mit Albumin-Quotienten unter 50 zusätzlich erschwert. "Reine" Schrankenstörungen solchen Ausmaßes kommen vorwiegend bei Tumoren, sowie in frühen Stadien der eitrigen Meningitis und der Guillain-Barré-Polyneuritis vor. Eine IgM-Synthese neben einer hochgradigen Schrankenstörung kann man bei Abszessen, bei einigen Luesfällen und vor allen

Dingen bei der Meningo-Polyneuritis Bannwarth finden. Übernimmt man die bei den entzündlichen Erkrankungen gewonnene Grenzlinie, dann wird offensichtlich, daß einige Lymphome massiv IgM produzieren. Im Vergleich dazu bleibt die Lokalsynthese der beiden anderen Immunglobulinklassen bescheiden. Damit gewinnt die Differenzierung von IgM bei raumfordernden Prozessen klinische Bedeutung, die an einigen Patienten demonstriert werden soll, die gemeinsam mit den Medizinischen Kliniken Köln betreut worden sind.

Fall 1: Bei der 17-jährigen Patientin wird im September 1980 ein malignes Lymphom diagnostiziert. Es entwickelt sich in den folgenden Wochen eine Polyneuropathie und bei einer Lumbalpunktion werden 740/3 Zellen gefunden. Von Oktober bis Dezember wird mehrfach Methotrexat instilliert. Im März 1981 bekommt sie Fieber, wirkt schwer krank und bei einer Kontrolluntersuchung wird neben der Areflexie der Beine auch ein Verlust der Armsehnenreflexe festgestellt. Im Mai wird sie nackensteif und im Liquor finden sich 2500/3 Zellen. Die Blut-Liquor-Schranke ist komplett zusammengebrochen und es läßt sich eine lokal gebildete IgM-Fraktion nachweisen. Nach erneuter intrathekaler Methotrexat-Gabe sinkt die Zellzahl rasch auf 22/3 und die Blut-Liquor-Schranke baut sich wieder auf. Wieder läßt sich eine deutliche Lokalsynthese von IgM, geringer auch von IgA nachweisen. Bei einer weiteren Lumbalpunktion am 16. Tag nach Beginn der lokalen Therapie ist der Liquor in allen Anteilen wieder in Ordnung. Die Beinparesen bessern sich erstaunlich rasch und alle Sehnenreflexe mit Ausnahme der Achillessehnenreflexe sind wieder auslösbar. Der Verlauf zeigt besonders eindrucksvoll, wie rasch zelluläre und humorale Tumormarker verschwinden können, wenn die Tumorzellen gut auf die cytostatische Therapie ansprechen.

Fall 2: der 58-jährige Patient wurde seit 1978 wegen einer chronisch-lymphatischen Leukämie behandelt. Im September 1980 entwickelt sich eine Parese des rechten Armes und der Bauchwandmuskulatur. Im Liquor finden sich 519/3 Zellen und eine massive lokale IgM-Produktion. Aber auch die anderen beiden Immunglobulinklassen sind in geringerem Ausmaß beteiligt. Die Blut-Liquor-Schranke ist mittelgradig alteriert. Wie später zu erfahren war, haben sich die Paresen komplett unter cytostatischer Therapie zurückgebildet. Eine Kontrolluntersuchung des Liquors war leider nicht möglich.

Besonders lehrreich war für uns der folgende Fall: Bei dem 58-jährigen Patienten wurde Anfang 1980 ein Morbus Waldenström diagnostiziert. Unter der Therapie mit Cytostatica und Plasmapharesen kam es zu einer Vollremission. Anfang 1982 traten psychomotorische Anfälle mit einer postictalen Wernicke-Aphasie auf. Er erbrach häufig, klagte über Kopfschmerzen und bekam Fieber. Außerdem entwickelte sich langsam eine Polyneuropathie der Beine. Der Liquor enthielt 3200/3 Zellen, von denen sich die meisten mit peroxydase-markiertem Anti-IgM anfärben ließen. Die Blut-Liquor-Schranke war komplett zusammengebrochen, der Albumin-Quotient betrug 8,4. Als IgM-Spiegel wurde 1,2 mg/dl gefunden, was einem Gehalt von nur 0,1% des Gesamtproteins entsprochen hätte. Erst später wurde klar, daß wir mit der laser-nephelometrischen Methode im Bereich des massiven Antigen-Überschusses gemessen hatten. Der wahre IgM-Spiegel dürfte 150-200 mg/dl betragen haben, Liquorwerte, die wir vorher nicht für möglich gehalten hatten. Erst als nach Methotrexat-Gabe die Zellen abfielen und die Sekretion des Tumorproteins in den Liquorraum nachließ, geriet der IgM-Spiegel in den Äquivalenz-Bereich der Methode, betrug aber immer noch 96 mg/dl, wovon etwa 88% innerhalb des Zentralnervensystems synthetisiert worden waren. Unter mehrwöchiger Therapie fielen zunächst die Zellen bis auf 20/3 ab. Im Gewebe müssen aber zu dieser Zeit noch reichlich Tumorzellen vorhanden gewesen sein, die sich allein durch das lokal produzierte IgM verrieten, was wesentlich langsamer abfiel.

Sehr aufschlußreich war das Bild der vergleichenden Elektrophorese von Serum und Liquor. Der Serum-IgM-Wert betrug 161 mg/dl, war also nach mehreren Plasmaparesen von über 2000 mg/dl wieder in den Normalbereich abgefallen.

Trotzdem ist das Paraprotein im Serum noch nachweisbar, sein Spiegel liegt jedoch unter dem des Transferrins. Wesentlich höher ist sein Anteil jedoch im Liquor, wo es neben dem Albumin die zweitstärkste Eiweißfraktion darstellt. Der Spiegel des IgM im Liquor betrug 83 mg/dl, also etwa die Hälfte des Serumspiegels. Berücksichtigt man die starke Restriktion des riesigen IgM-Moleküls an der Blut-Liquor-Schranke, ist zu vermuten, daß nur ein kleiner Anteil des Liquor-Paraproteins aus dem Blut stammt.

Sein Anteil läßt sich nun mit Hilfe des hier erläuterten Verfahrens errechnen: Er beträgt nicht mehr als 4%.

Eine zuverlässige elektrophoretische Charakterisierung des im Zentralnervensystems gebildeten IgM ist zur Zeit noch nicht bei jedem Fall möglich, weil das sekretorische IgM oft durch IgG überdeckt wird. Die Unterscheidung zwischen einer mono- und einer oligoclonalen IgM-Vermehrung hätte nämlich, ähnlich wie bei IgG, durchaus einen differentialdiagnostischen Wert, etwa wenn sich der Tumorkrankheit eine entzündliche Erkrankung des Zentralnervensystems aufpfropft. So sahen wir einen Fall, bei dem sich als Sekundärerkrankung ein Tuberkulom entwickelt hatte.

Bei dem 57-jährigen Mann wurde im Februar 1981 eine akute Myeloblasten-Leukämie diagnostiziert und cytostatisch behandelt. Ende Juli wird er zunehmend desorientiert und schläfrig, außerdem erbricht er häufig. Das craniale Computer-Tomogramm zeigt eine fleckige Hyperdensität rechts occipital, zunächst ohne Zeichen der Massenverdrängung, dann mit Kompression des Seitenventrikels. Bei der ersten Lumbalpunktion im August werden 730/3 Zellen gezählt. Die Proteindifferenzierung deckt eine deutliche IgM-Synthese bei schwerer Schrankenstörung auf, ein Befund, der nach unseren bisherigen Erfahrungen gegen eine myeloische Leukämie spricht. Die Frage, ob es sich dann um eine entzündliche IgM-Produktion handeln könnte, mußte jedoch unbeantwortet bleiben. Erst die Sektion brachte die endgültige Klärung.

Wahrscheinlich hätte die Frage malignes Lymphom oder entzündliches Granulom beantwortet werden können, wenn wir das lokal synthetisierte IgM hätten charakterisieren können. Die Techniken stehen im Prinzip auch heute schon zur Verfügung, müssen jedoch noch an die Besonderheiten der Liquordiagnostik angepaßt werden.

## Literatur

1. Felgenhauer K (1980) Protein filtration and secretion at human body fluid barriers. Europ J Physiol 384:9-17
2. Felgenhauer K (1982) The differentiation of the humoral immune response in inflammatory diseases of the central nervous system. J Neurol (In Press)
3. Pochedly C (ed) (1977) Leukemia and lymphoma in the nervous system. Ch C Thomas Publ, Springfield Ill., USA

4. Schliep G, Felgenhauer K (1978) Serum-CSF protein gradients, the blood-CSF barrier and the local immune response. J Neurol 218:77-96
5. Stacher A, Höcker P (1979) Lymphknotentumoren: Pathophysiologie, Klinik und Therapie. Urban u. Schwarzenberg, München
6. Taylor CR (ed) (1978) Hodgkin's disease and the lymphomas. Churchill Livingstone, Edinburgh

# Liquorzytologie bei Hämoblastosen

P. Engelhardt, R. Lorenz, St. Wiehler, L. Plaumann und H. Bodenstein

## Einleitung

Die zytologische Untersuchung des Liquor cerebro spinalis ist bei Leukosen und malignen Lymphomen die wichtigste diagnostische Maßnahme zur Feststellung einer meningealen Beteiligung. Die Beschwerden der Erkrankten sind dagegen vieldeutig. Viele Patienten sind völlig beschwerdefrei. Der klinisch-neurologische Befund ist durch Hirnnervenausfälle, radikuläre Reiz- oder Ausfallssymptome und zuweilen Meningismus geprägt, oft aber unauffällig (4, 6, 12, 14). Nicht selten wird eine primäre meningeale Manifestation beschrieben, während Blutbildveränderungen, Knochenmark- oder Lymphknotenbefall später festzustellen sind (4, 14). Da der Befall des zentralen Nervensystems und seiner Hüllen mit zunehmender Lebenserwartung der an Leukosen und Lymphomen Erkrankten steigt, sollen Möglichkeiten und Ergebnisse liquorzytologischer Untersuchungen vor allem am eigenen Material dargestellt werden (6).

## Material und Methodik

Bei 139 an Non-Hodgkin-Lymphomen, M. Hodgkin und Leukämien Erkankten wurden pathologische Zellen im Liquor nachgewiesen (Tabelle 1).

Tabelle 1. Übersicht über die im Liquor cytologisch nachgewiesenen und behandelten Leukämien und Lymphome

| | Diagnose | Therapie |
|---|---|---|
| Akut Lymphoprolif. | 109 | 35 |
| Akut Myeloprolif. | 15 | 4 |
| Chron. Lymphoprolif. | 3 | 1 |
| Chron. Myeloprolif. | 1 | 1 |
| M. Hodgkin | 4 | 3 |
| Plasmocytom | 7 | 1 |

Die Zellbilder wurden nach der Membranfiltertechnik, mit der Sedimentierkammer oder nach Zytozentrifugation gewonnen. Neben May-Grünwald-Giemsa- und Pappenheim-Färbungen wurden die in der Hämatologie gebräuchlichen zytochemischen Reaktionen sowie autoradiographische Darstellungen mit $^3$H-Thymidin nach Inkubation unter $O_2$-Überdruck verwandt (3).

Neben der zytologischen Differenzierung wurden Markierungsindex und Mitoserate im Erstpunktat sowie bei Kontrollen während der Therapie ermittelt (3).

Der Vergrößerungsmaßstab der Abb. wurde bezogen auf das Kleinbildformat. Nach Vergrößerung auf 7/10 cm für Abb. 1, 2a, 2c, für die übrigen auf 9/12 cm.

Eine intrathekale zytostatische Therapie wurde überwiegend mit 25 mg Amethopterin (Methotrexat, MTX) wöchentlich (entsprechend 11-16 mg/m$^2$ Körperfläche, KOF), seltener mit 60 mg Cytosinarabinosid (Alexan) durchgeführt. Bei fehlendem Therapieerfolg wurde zusätzlich bestrahlt. In der Regel aber folgte eine Schädelbestrahlung mit 24 Gray (Gy) der zytologischen Liquorsanierung.

Für die graphischen Darstellungen wurden die Daten nur der Patienten verwandt, die im eigenen Haus mindestens 4mal punktiert und deren Erkrankung nach der Kiel-Klassifikation typisiert war.

Die Tumorzellzahlen bei Therapiebeginn wurden mit 100% festgelegt, der Zeitpunkt einer zytologischen Sanierung oder der letzte ermittelte Wert in Relation dazu angegeben.

Bei Errechnung der Inzidenz einer Meningeose konnten für die einzelnen Tumorarten nur die Zeiträume berücksichtigt werden, in denen eine histologisch eindeutige Typisierung nach der Kiel-Klassifikation vorlag.

## Ergebnisse

Die Inzidenz einer Meningeose für definierte Zeiträume geht aus Tabelle 2 hervor und ist für die ALL am höchsten, für AML und Non-Hodgkin-Lymphome (NHL) ungleich niedriger.

Tabelle 2. Inzidenz meningealer Blastosen im eigenen Krankengut

| | Neuerkrankungen (Erwachsene) | Meningeose | |
|---|---|---|---|
| Myeloische Leukämie 1.1.78-15.11.81 | 64 | 7 | 11% |
| Lymphatische Leukämie 1.1.78-30.6.82 | 44 | 20 | 45% |
| NHL | | | |
| 1970-1979 | 464 | 6 (prim.) | |
| 1975-1979 (Kiel) | 195 | 17 | 9% |

Die Gesamtzellzahlen im Liquor betrugen bei den akuten lymphoproliferativen Meningeosen bis 4200/$mm^3$, bei den myeloproliferativen bis 1850.

Normale Zellzahlen (bis 5/$mm^3$) fanden wir bei 5% der Erkrankten.

Bei chronisch-lymphoproliferativen Erkrankungen zählten wir bis 140, bei einer myeloproliferativen 120 Zellen/$mm^3$. Beim M. Hodgkin fanden sich max. 48 Zellen/$mm^3$, beim malignen plasmozytischen Lymphom 108.

Der Tumorzellanteil war um so höher, je ausgeprägter die Pleocytose war. Er sank im Verlauf der Therapie, während ein Liquorreizsyndrom mit Vorherrschen der Monocyten zu registrieren war.

Zytologisch entsprachen die Tumorzellen aus dem Liquor denen aus Blut, Knochenmark oder Lymphknoten einschließlich ihrer zytochemischen Reaktionen (Abb. 1).

Eine zuweilen stärkere Polymorphie ist am ehesten Artefakten bei der Zellgewinnung anzulasten.

Die lymphoproliferativen Meningeosen waren zytologisch aus dem Liquor meist grob klassifizierbar, eine genaue Zuordnung zuweilen nur in Kenntnis des Befundes des Blut-, Knochenmark- oder Lymphknotenbiopsates möglich (Abb. 2).

Als Ursache halten wir Veränderungen der Zellen durch Aufenthalt im flüssigen Milieu Liquor oder die Zellgewinnung am wahrscheinlichsten. Im Verlaufe der intrathekalen Zytostatika-Therapie setzte neben regressiven Veränderungen in der Regel auch eine stärkere Polymorphie ein.

Ein unreifzelliges IgD-Plasmozytom zeigte im Liquor (Abb. 3) gut kenntliche typische Zellen. Eine Untersuchung mit immunologischen Markern erfolgte jedoch nicht (12).

Beim M. Hodgkin fanden sich typische Hodgkin-Zellen nicht, dagegen Immunocyten (Abb. 7), deutlich different von den Immunoblasten in einem anderen Fall (Abb. 4).

Die akuten myeloproliferativen Erkrankungen waren zytologisch gut kenntlich durch ihre größeren Zellen, gekerbte oder gelappte Kerne mit oft vielen Nukleolen, sehr viel seltener auftretenden Mitosen als bei lymphoproliferativen Erkrankungen (Abb. 5).

Im Liquor eines Patienten mit seit 10 Jahren behandelter Philadelphia-Chromosom-positiver chronisch-myeloischer Leukämie fanden sich alle Reifungsstufen der Granulopoese. Eine Blutbeimengung zum Liquor bei der Punktion war mikroskopisch auszuschließen. Ein Blastenschub war bei dem Erkankten durch Blut- und Knochenmarkkontrolle ausgeschlossen (Abb. 6).

Bei einer Meningeose nach M. Hodgkin wandelte sich durch Zytostatika das initiale Zellbild mit entdifferenzierten zu einem weitgehend monomorphen Zellbild, das vornehmlich Immunocytomzellen zeigte (Abb. 7).

Unter intrathekaler zytostatischer Therapie waren die Meningeosen bei akuten Leukämien zu sanieren, auch wenn sie, wie bei 6 Patienten, mehrmals auftraten. Nur in 2 Fällen wurde zusätzlich bestrahlt. Die überprüften zytologischen Parameter sanken in der Reihenfolge: Markierungsindex, Mitoserate, Tumorzellzahl, Gesamtzellzahl. Mit zunehmender Sanierung des Zellbildes kam es zu einer Reizpleocytose (Tabellen 3, 4).

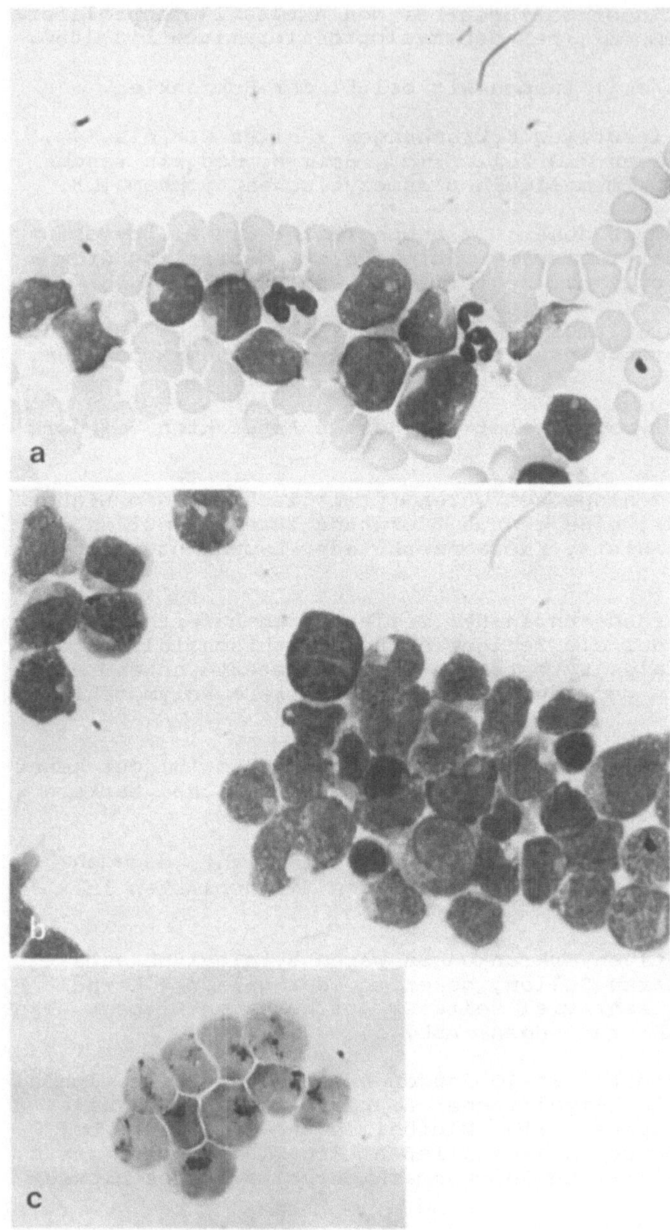


Abb. 1a-c. Lymphoblastisches Lymphom. a Blutausstrich; b Liquorsediment; Vergrößerung jeweils 250 x. c Fokal positive Saure-Phosphatase-Reaktion bei T-lymphoblastischem Lymphom. Liquorsediment, 250 x

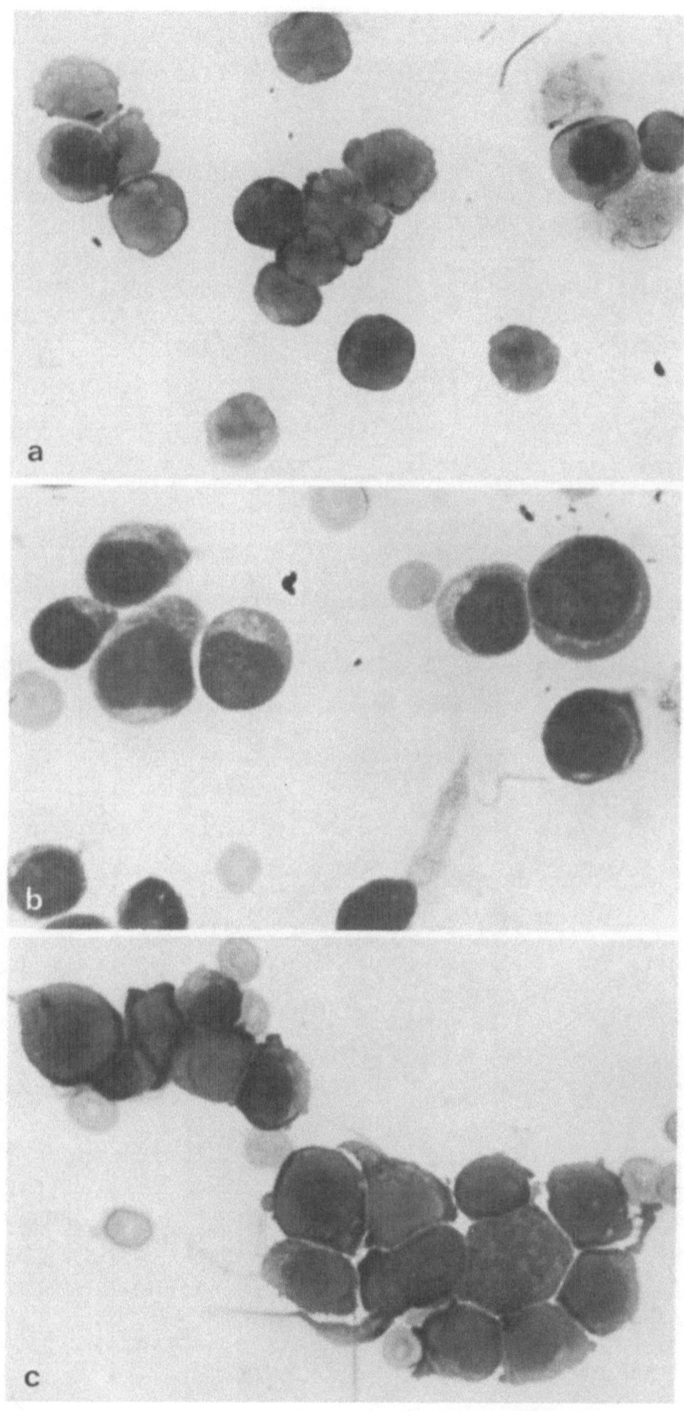


Abb. 2. *a* Lymphoblastisches Lymphom "convoluted"; *b* T-ALL 400 x; *c* centrocyt.-centroblast. Lymphom, 250 x

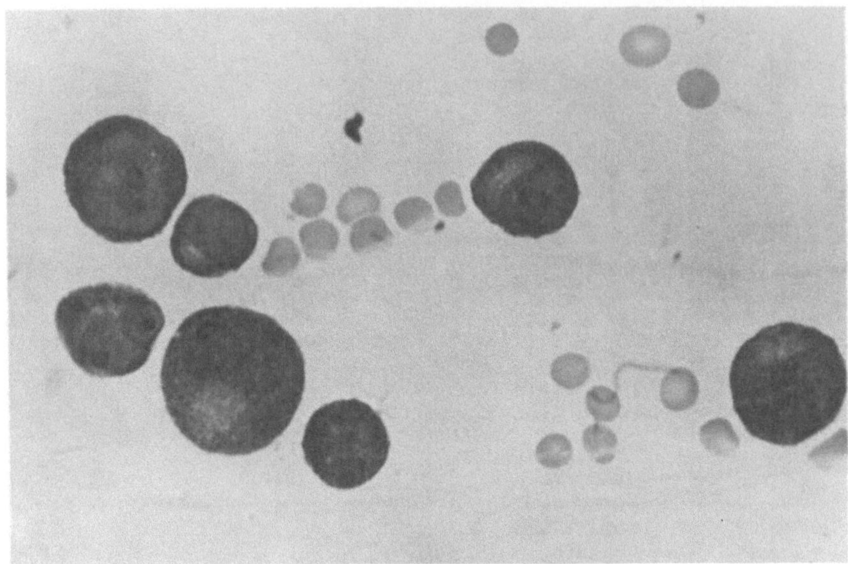

Abb. 3. Plasmocytom mit gut differenzierbaren Tumorzellen. Liquorsediment, 250 x

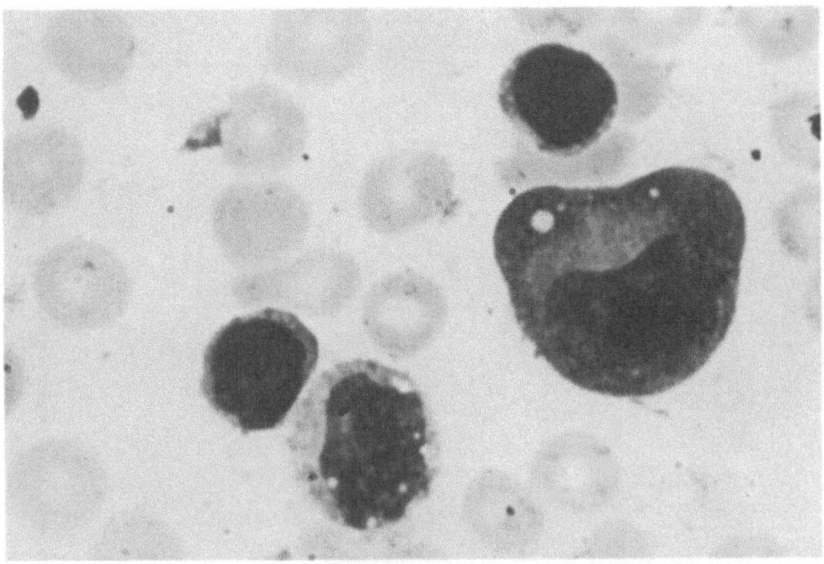

Abb. 4. Ein Immoblast bei bekanntem immunoblastischen Lymphom mit multiplen intracerebralen Absiedelungen. Zytozentrifugenpräparate des Liquors, 500 x

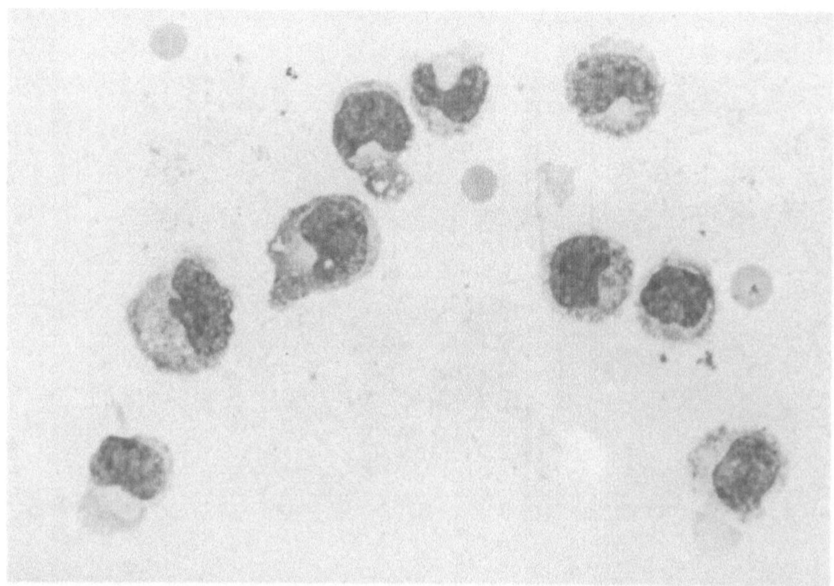

Abb. 5. AML, Liquorsediment, 250 x

Die chronisch-lymphoproliferativen Meningeosen sprachen z.T. ebenfalls gut auf die Zytostatika an, waren jedoch z.T. auch nicht zu beeinflussen (Tabelle 5). Die einzige chronisch-myeloproliferative Erkrankung zeigte eine rasche und vollständige Rückbildung (Tabelle 6).

Bei der von uns verwandten Autoradiographietechnik, die eine Inkubation mit Thymidin unter $O_2$-Überdruck einschließt, wurden initial Markierungsindizes von max. 88% bei AUL registriert, während andere lymphoblastische Lymphome um 60% ereichten, einige zu keinem Zeitpunkt Thymidin einbauten (Abb. 8).

Bei der chronisch-myeloischen Leukämie waren 60% der pathologischen Zellkerne geschwärzt, bei dem offenbar entdifferenzierten M. Hodgkin 25%.

Die Tumorzellen bei akuten nicht lymphatischen Leukämien erreichten Markierungsindizes von 15%.

Der Markierungsindex scheint um so höher, je geringer der Differenzierungsgrad des Tumors ist, vorausgesetzt, die Zellen bauen das Thymidin ein.

Eine Korrelation von Beschwerden und klinisch-neurologischen Befunden der an einer Meningeose Erkrankten mit Zellzahl oder zytologischer Dignität bestand nicht. Kopfschmerzen waren inkonstant, fehlten bei einem lymphoblastischen Lymphom mit über 4000 Zellen ganz.

Auch Hirnnervenausfälle, radikuläre Reiz- oder Ausfallssymptome, Meningismus und Psychosyndrome waren inkonstant, vor allem aber viel seltener als bei den meningealen Carcinosen.

Unsere Lymphome von hohem Malignitätsgrad führten nie zu intrazerebralen soliden, im CT nachweisbaren Absiedlungen, die von niedrigem Malignitätsgrad und die myeloproliferativen Erkrankungen aber häufig.

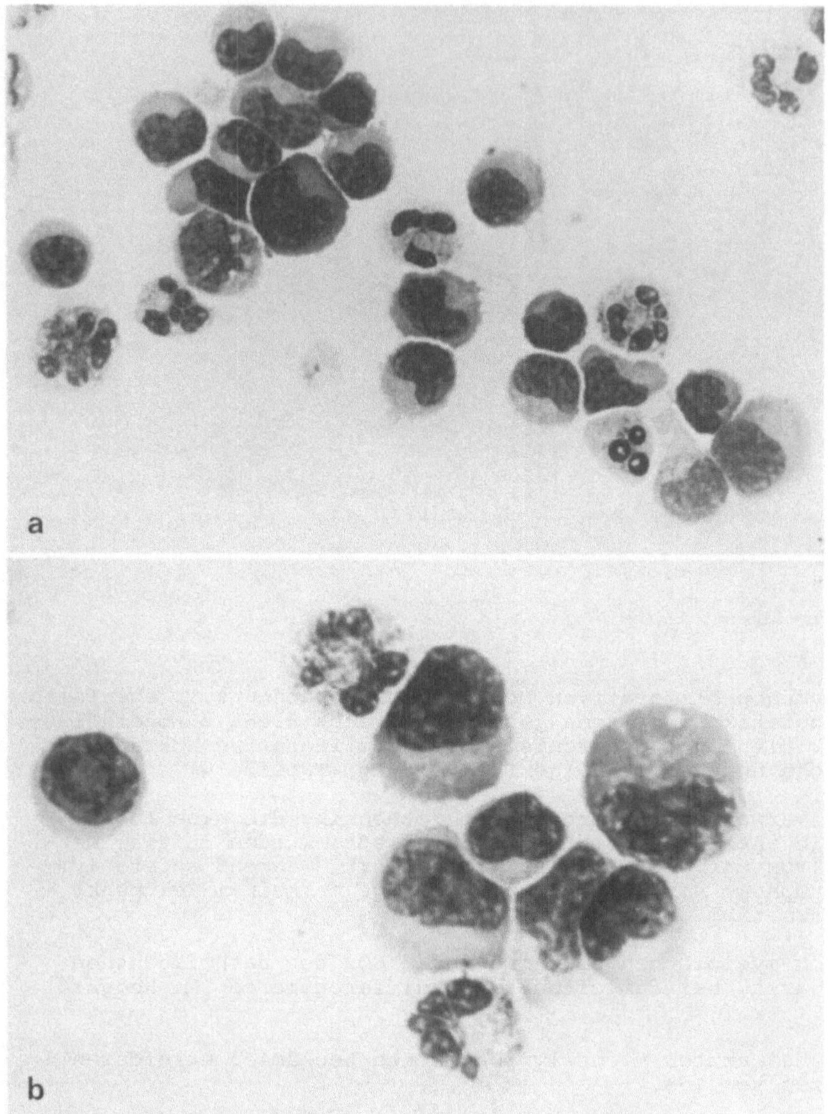

Abb. 6a,b. Liquorzellbild bei chronisch-myeloischer Leukämie. Zytozentrifugenpräparat, Pappenheim-Färbung. *a* 250 x; *b* 400 x

## Besprechung

Neurologische Komplikationen bei Leukämien sind aufgrund pathologisch-anatomischer Untersuchungen schon seit 1823 bekannt. Zwischen 1835 und 1935 wurden in der Literatur 146 Fälle beschrieben, in den 30er und 40er Jahren wurden Beobachtungen über perivaskuläre leptomeningeale Infiltrate mitgeteilt, die, bevor Blutbild oder Knochenmark Veränderungen zeigten, schon auf die Erkrankung hinwiesen (4, 14).

Tabelle 3. Graphische Darstellung der Tumorzellzahlen während intrathekaler cytostatischer Behandlung bei 35 akuten lymphoproliferativen Meningeosen

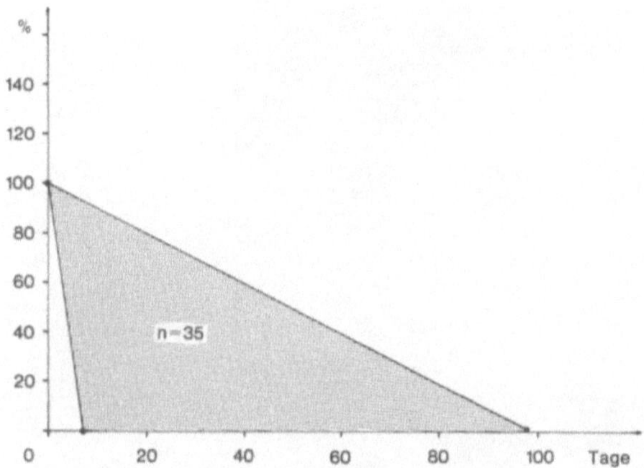


Tabelle 4. Graphische Darstellung der Tumorzellzahlen während intrathekaler cytostatischer Behandlung bei 4 akuten myeloproliferativen Meningeosen

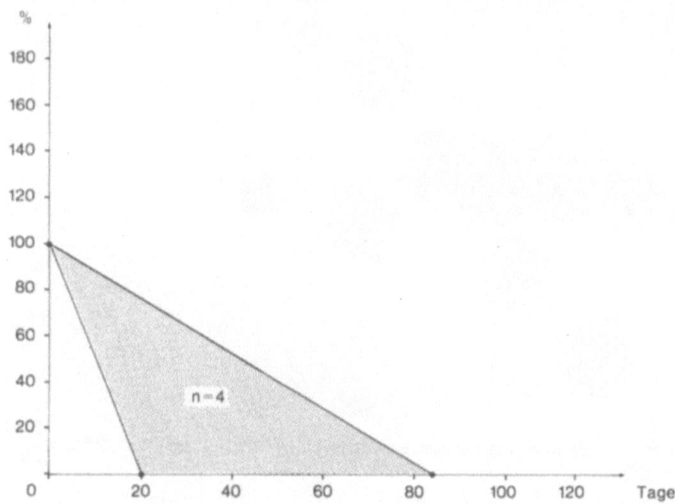


Obwohl diese Tumoren wie ihre zentralnervösen Komplikationen besonders dem Pädiater bekannt sind, erwähnt Schönenberg in seinem 1960 erschienenen Buch über den Liquor cerebrospinalis im Kindesalter diese Manifestation nur kurz, weist allerdings darauf hin, daß die meningitischen Symptome gering, die Zellzahlen dagegen oft hoch seien. Auch betont er, daß die leukämische Meningeose besonders bei dem durch hormonale und zytostatische Therapie verlängerten Krankheitsverlauf auftrete (20). Schon 10 Jahre zuvor hatte Demme (3) erwähnt, daß unreife Blutzellen

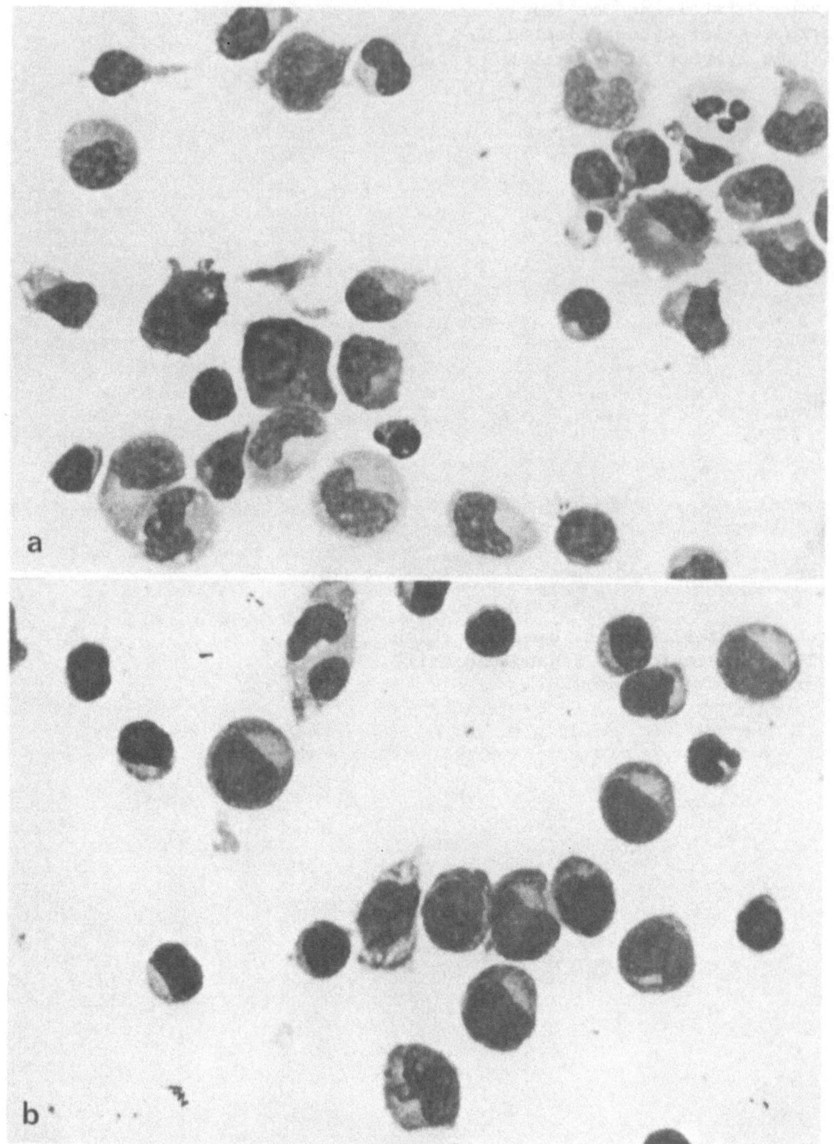

Abb. 7. Meningeose bei M. Hodgkin. Zytozentrifugenpräparat. *a* 250 x vor; *b* 250 x nach intrathekaler MTX-Instillation

im Liquor Leukämiekranker vorkämen. Sayk, dem wir eine effektive Methode zur Zellgewinnung aus dem Liquor, seine Sedimentierkammer, verdanken, erwähnt die Leukosen in seinem 1960 erschienen Buch nicht (18).

Die zunehmende Bedeutung der meningealen Leukosen wird schon daraus ersichtlich, daß in den 50er Jahren mit einer Inzidenz von unter 10% gerechnet wurde, 30 Jahre später eine solche um 50% angenommen wird, wobei unter Berücksichtigung autoptischer Befunde bis zu 85% der an

Tabelle 5. Graphische Darstellung der Tumorzellzahlen während intrathekaler cytostatischer Behandlung bei 3 chronisch-lymphoproliferativen Meningeosen

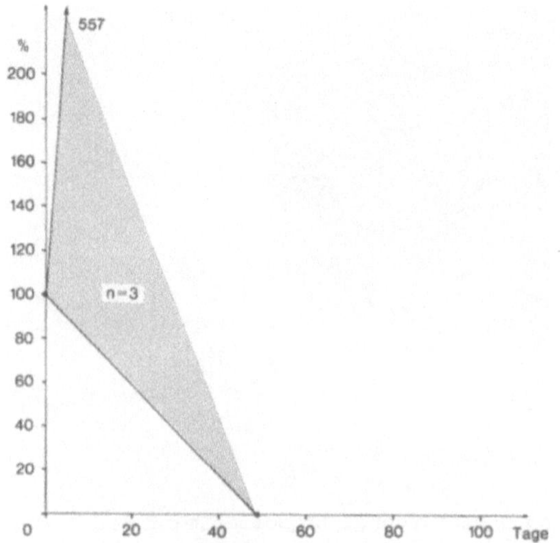


Tabelle 6. Graphische Darstellung der Tumorzellzahlen während intrathekaler cytostatischer Behandlung bei 1 Meningeose nach CML

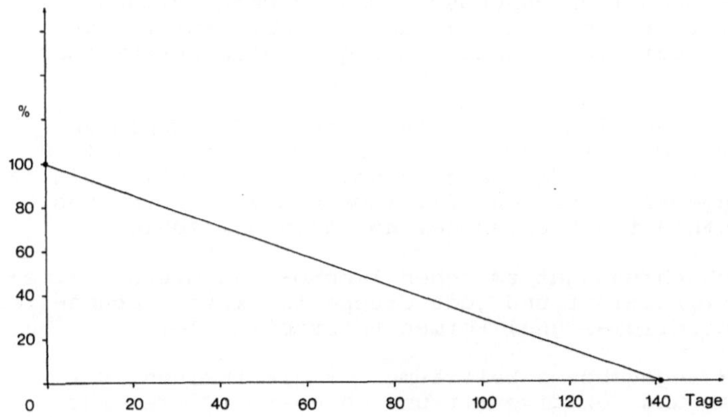


Leukämien und Lymphomen Erkrankten eine Beteiligung des ZNS und seiner Häute bieten sollen (8, 9).

Auf die Notwendigkeit einer zytologischen Liquoruntersuchung wird daher von allen Autoren hingewiesen, die zugleich mehrheitlich die Diskrepanz zwischen klinischem Befund und Liquorzellzahlen betonen. Nicht selten werden meningeale Leukämien anläßlich von Punktionen entdeckt, die systematisch und ohne klinisch begründete Notwendigkeit durchgeführt wurden (3, 4, 8, 9, 13, 14).

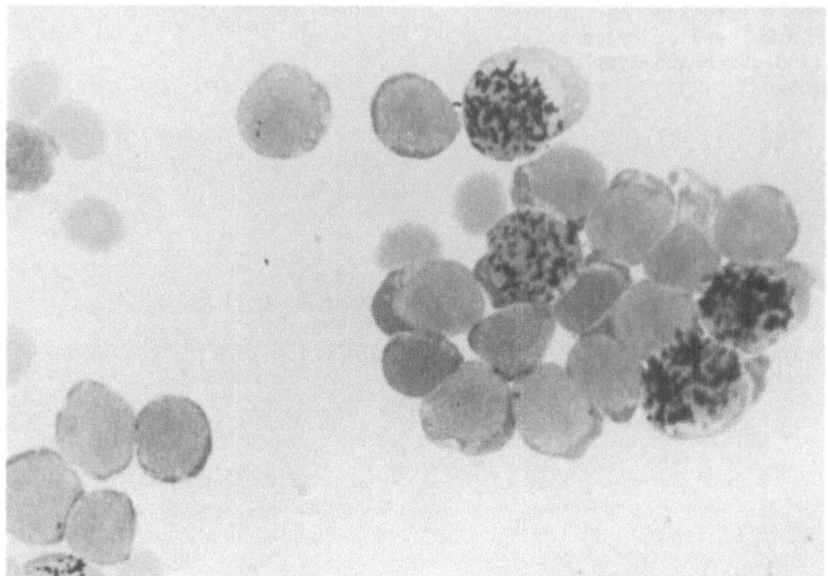

Abb. 8. Autoradiographie mit $^3$H-Thymidin, Pappenheimfärbung, Liquorsediment bei lymphoblastischem Lymphom, 320 x. Markierungsindex 18%

Obwohl meist Kopf- oder Gliederschmerzen infolge radikulärer Reizerscheinungen beklagt werden, wird auch Wohlbefinden behauptet, das bei einem Fehlen des sonst so häufigen Psychosyndroms durchaus glaubhaft ist. So wies einer unserer Kranken, ein 21-jähriger mit akuter lymphoblastischer Leukämie und über 4000 Blasten im Liquor alle Beschwerden weit von sich.

Die Gesamtzellzahlen im Liquor lassen in aller Regel keine Schlüsse zu. Obwohl Pleocytosen von mehreren 100 Zellen die Regel sind, ist selbst bei unter 5 Zellen/mm$^3$ der Nachweis pathologischer Zellen als beweisend für eine Meningeose anzusehen (8). Immerhin 5% des von uns untersuchten Liquores enthielten Blasten bei normalen Zellzahlen.

Wir haben in unserem Beobachtungsgut zwischen lympho- und myeloproliferativen Erkrankungen differenziert und jede Gruppe in akute (hochmaligne) und chronische (niedrigmaligne) Formen unterteilt (10).

Für die in der Tabelle 2 angegebenen Zeiträume war die Inzidenz der Meningeosis (Erstdiagnose und Rezidive mit und ohne Prophylaxe) für die ALL mit 45% am höchsten. Für die AML mit 11 und für die Non-Hodgkin-Lymphome mit 9% lag der Anteil deutlich niedriger.

Unter Zusammenfassung von ALL und Non-Hodgking-Lymphomen ergab sich für diese hochmaligne lymphoproliferative Erkrankungsgruppe eine Inzidenz von 15%.

Die Zellzahlen lagen bei den hochmalignen lymphoproliferativen Meningeosen zwischen 1 und 4200/mm$^3$, bei den akuten myeloproliferativen deutlich niedriger mit höchstens 1850/mm$^3$.

Bei chronischen lymphoproliferativen Erkrankungen zählten wir bis 140, bei einer myeloproliferativen 120 Zellen. Zytologisch entsprechen die Zellen aus dem Liquor denen aus Blut, Knochenmark oder Lymphknoten einschließlich ihrer zytochemischen Reaktion.

Als Ursache einer zuweilen stärkeren Polymorphie ist in erster Linie die Methodik zu verdächtigen, da die oft vulnerablen Zellen vor allem bei der Zytozentrifugation Techniken unterzogen werden müssen, die nachweislich und reproduzierbar zu morphologischen Veränderungen führen.

In unserem Untersuchungsgut waren praktisch alle Typen und Subklassen von Non-Hodgkin-Lymphomen vertreten wenngleich die lymphoblastischen Lymphome am häufigsten waren. Eine nähere Typisierung ließ sich liquorzytologisch meist vornehmen, wurde im westentlichen jedoch nach dem histologischen Bild der Primärmanifestation vorgenommen, zumal in der Regel nur eine begrenzte Menger Untersuchungsmaterial zur Verfügung steht und Grundkrankheit einschließlich Klassifizierung bekannt waren.

Neben Plasmocytomen und immunoblastischen Lymphomen fanden wir eine Meningeose auch bei einem an M. Hodgkin Erkrankten. Die Zellen waren im Erstpunktat sehr viel polymorpher als nach intrathekaler MTX-Gabe, wo zunehmend Immunocyten auftraten.

Der Mitosereichtum war sehr unterschiedlich, bei einem undifferenzierten lymphoblastischen Lymphom besonders hoch. In Übereinstimmung mit der Literatur fanden wir bei den akuten Myelosen größere, insgesamt polymorphere Zellen mit breiterem Plasmasaum.

Der Reichtum an Nukleolen sowie die Granulierung im Zytoplasma erlaubt in der Regel und insbesondere bei zellreichen Präparaten eine klare Zuordnung (8).

Die Erkrankung eines 58-jährigen, 10 Jahre wegen chronisch-myeloischer Leukämie behandelten Mannes an meningealer Aussaat stellt sicher eine Ausnahme dar, zumal in Blut oder Knochenmark Anzeichen für einen Blastenschub nicht gegeben waren. Ein ähnlicher Fall ist bislang nur selten mitgeteilt worden (1, 2, 12).

Beim M. Hodgkin ist die Frage, ob es zu einer Absiedlung in das Zentralnervensystem oder seine Hüllen kommt, strittig, zumindest sind Mitteilungen hierüber sehr selten. Bei einem unserer Patienten, bei dem 4 Jahre lang ein Hodgkin bekannt war, kam es zu einer meningealen Manifestation, später computertomographisch nachweisbarer intrazerebraler, während der Liquor zytologisch ein zunächst polymorphes Bild zeigte, nach Zytostatika nurmehr Immunocyten. Ob es sich hier um einen Zweittumor handelt, oder die einen Hodgkin beweisenden Sternberg- oder Hodgkin-Zellen im Liquor nicht nachweisbar waren, muß offen bleiben.

Für den Kliniker scheint bedeutsam, daß Myelosen und Lymphome niedriger Malignität sehr viel häufiger zu intrazerebralen Absiedlungen führen als solche hoher Malignität. So waren computertomographisch unter den hochmalignene Lymphomen in unserem Beobachtungsgut keine, die intrazerebrale Infiltrate verursacht hätten. Bei frühzeitigem Beginn einer Therapie ist eine gute Remission meist zu erreichen, selbst bei multiplen Absiedlungen.

Eine intrathekale zytostatische Therapie, bei Kindern zuerst durchgeführt, ist inzwischen auch als sog. prophylaktische Therapie zum festen Bestandteil jeder Behandlungsstrategie geworden (7, 11, 16).

Da eine Aussat des Tumors in das Zentralnervensystem und seine Hüllen die Lebenserwartung der Patienten erheblich reduziert, soll die Etablierung der Tumorzellen durch zytostatische und Radiotherapie verhindert werden (11, 16, 17). Die Frage, ob der Meningealraum hämatogen oder von einem epiduralen Infiltrat aus besiedelt wird, ist noch immer strittig. Eine Antwort wäre für die Therapie besonders wichtig, scheint doch eine Schädelbestrahlung, insbesondere bei unterstellten epiduralen Infiltraten die einzig sinnvolle Prophylaxe (19).

Als intrathekal verträgliche Zytostatika werden heute in der Regel Amethopterin und Cytosinarabinosid benutzt. Auch die ein- oder mehrmalige Instillation von Radiogold hat sich als effektiv erwiesen, jedoch nicht durchgesetzt (11).

Bei unseren meningealen Blastosen erwiesen sich intrathekale Instillationen von 25 mg Amethopterin oder 60 mg Alexan wöchtentlich in der Regel aus ausreichend, selbst bei mehrfachem Auftreten der Meningeose noch als wirkungsvoll. Nur in Ausnahmefällen war zusätzlich gleichzeitige Strahlentherapie notwendig. Eine Schädelganzbestrahlung mit 24-30 Gy wurde im Anschluß an die zytologische Sanierung des Liquors durchgeführt.

Ein signifikanter Unterschied zwischen akuten lymphoproliferativen und 4 myeloproliferativen Meningeosen ließ sich in Bezug auf die Behandlungsdauer bis zur erfolgten Liquorsanierung nicht ermitteln. Auch das Abfallen der Markierungsindizes wies keine signifikante Differenz aus. Die Frage einer Korrelation zwischen hohem Markierungsindex und rascher Liquorsanierung, unabhängig von der Art des Tumors, muß überprüft werden.

3 chronisch-lymphoproliferative Meningeosen verhielten sich während der Therapie sehr unterschiedlich, unsere chronische Myelose sprach dagegen auf die Zytostatika an.

In Auswirkung der intrathekal instillierten Chemotherapeutika sind zytologisch degenerative Veränderungen an den Tumorzellen festzustellen, die von einer Vakuolisierung der Zelle bis zum Kernzerfall reichen (21).

Die Feststellung zahlreicher Autoren, daß der liquorzytologische Befund bei in der Regel negativen kontrastdiagnostischen Untersuchungsergebnissen praktisch die einzig relevante Information über eine meningeale Aussaat erbringt, ist nur zu wiederholen.

Abschließend ist deshalb die Forderung nachdrücklich zu stellen, daß gerade bei der Meningeose von an Leukämien und malignen Lymphomen Erkrankten zytologische Liquorkontrollen häufig durchgeführt werden müssen, vor allem da Beschwerden der Erkrankten und klinisch-neurologischer Befund als Zeichen einer meningealen Aussaat nicht verläßlich sind. Für Diagnose wie Therapiekontrolle ist deshalb nur der zytologische Liquorbefund relevant.

## Zusammenfassung

Die Häufgkeit der Meningeose bei Leukosen und Lymphomen nimmt mit steigender Lebenserwartung der Erkrankten zu. Die Inzidenz betrug bei uns für die ALL 45, die AML 11, die malignen Lymphome 9%. In der Regel sind zytomorphologisch die malignen Lymphome einschließlich ihrer Typen sowie die akuten Myelosen gut differenzierbar. Durch intrathekale Zytostatika ist der Liquor bei akuten lymphoproliferativen Erkrankungen in der Regel gut zu sanieren, bei chronischen nur in einem Teil der Fälle. Bei akuten myeloproliferativen Erkrankungen ist der Therapieerfolg vergleichbar gut, bei unserer chronisch myeloproliferativen Meningeose, die ohne Blastenschub einsetzte, war der Liquor nach Zytostatika ebenfalls blastenfrei.

Besonders hervorzuheben ist, daß bei Lymphomen niedrigen Malignitätsgrades und myeloproliferativen Erkrankungen intrazerebrale Absiedlungen die computertomographisch erfaßbar sind, häufig auftreten, einer zusätzlichen Bestrahlung bedürfen.

## Literatur


1. Atkinson K, Kay HEM, Lawler SD, Wells DG, Mc Elwain TJ (1975) Meningeal leukemia after blastic transformation of chronic myeloid leukemia. Cancer 35:529-533
2. Chessels JM (1982) Acute lymphoblastic leukemia. Seminars in Hematology. 19:155-171
3. Demme H (1950) Die Liquordiagnostik in Klinik und Praxis. Urban & Schwarzenberg, München Berlin
4. Dufresne J-J (1973) Praktische Zytologie des Liquors. Ciba-Geigy, Basel
5. Engelhardt P (1976) Intrathecal cytostatic therapy of meningeal carcinomatosis. J Neurol 213:309-315
6. Engelhardt P, Avenarius HJ, Lohmann E, Lorenz R (1979) Meningeosis leucaemica. Nervenarzt 50:245-253
7. Gross R (1982) Der neueste Stand in der Behandlung der Leukämie. Deutsches Ärzteblatt 39:38
8. Jellinger K, Budka H (1980) Leukosen und maligne Lymphome. In: Dommasch D, Mertens HG (eds) Cerebrospinalflüssigkeit CSF. Thieme, Stuttgart New York
9. Law JP, Blom J (1977) Adult acute leukemia. Cancer 40:1304-1306
10. Lennert K (1981) Histopathologie der Non-Hodgkin-Lymphome. Springer, Berlin Heidelberg New York
11. Mertens HG, Reuther P (1980) Intrathekale Chemotherapie. In: Dommasch D, Mertens HG (eds) Cerebrospinalflüssigkeit CSF. Thieme, Stuttgart New York
12. Meyer RJ, Cuttner J (1978) Central nervous system involvement at presentation in the chronic phase of chronic myelogenous leukemia in childhood. Cancer 42:305-310
13. Möbius W, Stang-Voss C, Hennekeuser HH (1975) Light and electron microscopic studies in hemoblastoses with CNS-disorder. Acta Neuropath (Berlin) Suppl. VI:193-198
14. Neubauer W, Martz G, Moccetti T (1969) Behandlungsmöglichkeiten der meningealen Aussaat bei Leukämie und malignen Tumoren im Erwachsenenalter. Schweiz med Wschr 99:330-334
15. Oehmichen M (1980) Differenzierung mononukleärer Zellen mit immunologischen und zytochemischen Methoden. In: Dommasch D, Mertens HG (eds) Cerebrospinalflüssigkeit CSF. Thieme, Stuttgart New York
16. Omura GA, Moffitt St, Vogler WR, Salter MM (1980) Combination Chemotherapy of adult acute lymphoblastic leukemia with randomized central nervous system prophylaxis. Blood 55:199-204
17. Reske-Nielsen E, Hoffmann Petersen J, Sogaard H, Jensen KB (1974) Leukemia of the central nervous system. Lancet 1:211-212
18. Sayk J (1960) Cytologie der Cerebrospinalflüssigkeit. G. Fischer, Jena
19. Schneider H, Stolgenburg G (1980) Meningeosis leucaemica - Neuropathologie und therapeutischer Ansatz. In: Dommasch D, Mertens HG (eds) Cerebrospinalflüssigkeit CSF. Thieme, Stuttgart New York
20. Schonenberg H (1960) Der Liquor cerebrospinalis im Kindesalter. Thieme, Stuttgart
21. Wieczorek V (1980) Zytologische Befunde unter intrathekaler Therapie. In: Dommasch D, Mertens HG (eds) Cerebrospinalflüssigkeit CSF. Thieme, Stuttgart New York

tive, [illegible]

Besonders [illegible] Lymphomen [illegible] ist, [illegible] sind, [illegible] beobachtet.

Literatur


1. [illegible] Lymphoma [illegible]
2. [illegible] Hematology [illegible]
3. [illegible] München [illegible]
4. [illegible]
5. [illegible]
6. [illegible]
7. [illegible]
8. [illegible] New York
9. [illegible]
10. [illegible] New York
11. [illegible] New York
12. [illegible] New York
13. [illegible] Central nervous system [illegible]
14. [illegible] Suppl [illegible]
15. [illegible] Schweiz med Wschr [illegible]
16. [illegible]
17. [illegible]
18. [illegible]
19. [illegible] New York
20. [illegible]
21. [illegible] New York

# II. Organisation der Motorik im Bereich der Hemisphären

# A New Look at the Organization of the Motor System (Abstract)

H. G. J. M. Kuypers

The motor pathways to the spinal cord are derived from cerebral cortex and brain stem. The corticospinal fibers in many species terminate in the dorsal horn and intermediate zone. However, in monkey, chimpanzee and human they terminate also in motoneuronal cell groups. These cortico-motoneural connections probably provide the capacity to execute highly fractionated movements as exemplified by individual finger movements. The descending brain stem pathways, according to earlier anterograde degeneration findings, are distributed mainly to the intermediate zone. They may be subdivided into a medial and a lateral group. The motor defects after transection of these two groups of brain stem fibers at the pontomedullary transition indicate that the lateral brain stem fibers which comprise mainly the rubrospinal tract contribute to the capacity to execute relatively independent movements of the individual extremities especially their distal parts, while the medial group steers mainly head and body movements, integrated limb-body movements as well as synergistic movements of the limbs. However, recent anterograde transport findings indicate that in several species many brain stem fibers are distributed also to the spinal motoneuronal cell groups by way of the ventral and ventrolateral funiculi. Some of these fibers are derived from the nucleus coeruleus and subcoeruleus and carry noradrenaline as a putative transmitter. However, the bulk is derived from the medullary raphe nuclei and the adjoining parts of the medial reticular formation. They represent a very diffuse system with many collaterals and are in part serotonergic. The cells of origin of these pathways receive many descending afferents, e.g. from hypothalamus, amygdala and mesencephalic central grey. Pharmacological data suggest that they may control the overall responsiveness of interneurons and motoneurons. These pathways may therefore represent a third component of the motor system, which provides motivational drive in the execution of movements and aspect of motor control, which seldom has been considered in connection with the descending pathways.

# Neuere Konzepte über die funktionelle Organisation motorischer Hirnrindenareale (Abstract)

M. Wiesendanger

Die Abgrenzung corticaler Areale erfolgte aufgrund operationeller Kriterien: elektrische Erregbarkeit, Läsionsfolgen, Cytoarchitektonik, Hodologie. Zu diesen klassischen Methoden sind in neuerer Zeit dazugekommen: Mikrostimulation, Eingang-Ausgang Beziehungen von Einzelneuronen, und Registrierung der elektrischen Aktivität beim Wachtier. Aufgrund dieser neuen Kriterien wird ein Versuch unternommen, die lange Zeit strittigen Abgrenzungen motorischer und prämotorischer Rindenareale neu zu definieren und die spezifischen Eigenschaften zu charakterisieren.

# III. Iatrogene Schäden am Nervensystem und der Skelettmuskulatur

# Zur Bedeutung iatrogener Schäden in der Neurologie

H. Müller-Vahl, H. Schliack und H. Kolbe

Unsere Diskussionen über iatrogene Schäden im Bereich des Nervensystems wollen keine Anklagen erheben, schon gar keine Sensationsberichte in den Medien auslösen. Sie wollen an zuständiger Stelle Informationen geben und damit bestimmten Schadensmöglichkeiten vorbeugen.

Eine wesentliche Schwierigkeit unseres Referates liegt darin, daß keine umfassenden wissenschaftlichen Studien vorliegen, auf die sich eine Antwort auf unsere Frage stützen könnte. Die Dunkelziffer ist auf diesem Gebiet sicher groß. Wir sind deshalb nicht in der Lage, einen umfassenden Überblick über die Problematik zu geben, wir müssen uns vielmehr auf eine Erörterung uns wichtig erscheinender Teilaspekte beschränken. Unseren Ausführungen liegen eigene klinische Erfahrungen zugrunde und gleichzeitig auch Ergebnisse der Auswertungen von 370 Haftpflichtverfahren, die neurologische Schäden betrafen und über die in einem weiteren Vortrag bereits zusammenfassend berichtet worden ist.

Es erscheint uns zweckmäßig, eine gewisse ordnende Systematik zu versuchen und, wo nötig, jeweils typische Beispiele zu bringen.

Die erste entscheidende Ursache fehlerhafter ärztlicher Maßnahmen ist die *falsche Diagnose*. Darüber sind nicht viele Worte zu machen:
Jeder von uns kennt die versäumte Operation eines gutartigen spinalen Tumors unter der Fehldiagnose Multiple Sklerose, die als Delirium tremens verkannte Meningitis oder das als akuter Rausch interpretierte subdurale Hämatom (Tabelle 1).

Die zweite Gruppe von Schadensmöglichkeiten läßt sich zusammenfassen unter dem Thema *fragwürdige Indikation*. Auch hierzu sind keine längeren Erläuterungen nötig. Kurze Beispiele auch hierzu:

Bei einem 9-jährigen Mädchen bestand ein klinisch eindeutiger M. von Recklinghausen die Mutter litt an der gleichen Krankheit. Zur "Sicherung der Diagnose" wurden 2 neubeobachtete Knötchen entfernt, das eine im Bereich der linken Axilla, das andere oberhalb des linken Kiefergelenkes. Die Entfernung dieser Neurinome führte zu einer Läsion des li. N. radialis und zu einer partiellen Lähmung des li. N. facialis.

Bei einer über 50-jährigen Frau wurde wegen chronischer Lumbalgien eine paravertebrale Injektion durchgeführt, und zwar mit einer sogenannten Tübinger Mischspritze (Delphimix). Die Maßnahme führte zu einem schweren bleibenden Defekt im Bereich des Plexus lumbosacralis. Der Fehler ist klar: antirheumatische Mittel wie Butazolidin darf man nur systemisch, aber keinesfalls lokal am Nerven anwenden.

An dieser Stelle ist auch an die chiropraktischen Maßnahmen an der Wirbelsäule zu erinnern. Fehlerhafte Indikationen - Manipulationen also bei Wirbeldestruktionen und bei struktureller Instabilität der Atlanto-Occipitalregion - können zu akuten Querschnittsläsionen führen oder zu Strangulationen der A. Vertebralis.

Tabelle 1. Fehldiagnosen (aus einer Sammlung von 370 Haftpflichtfällen)

| Richtige Diagnose | Fehldiagnose | |
|---|---|---|
| Tumoren | | |
| Hypophysenadenom | Niedrigdruckglaukom | |
| Hypophysenadenom | vaskuläre Opticusatrophie | |
| Parasagittales Meningeom | Osteom | |
| Hämangioblastom des Kleinhirns (Lindau-Tumor) | (Beschwerden bei tatsächlich auch vorhandenem) Cholesteatom | |
| Ponsgliom | Strabismus (Op.) | |
| Neurinom Th 11 | Multiple Sklerose | |
| Caudaependymom | Diskusprolaps | 7 |
| Entzündungen | | |
| Neugeborenensepsis | ? | |
| Meningokokkenmeningitis | Gastroenteritis | 2 |
| Durchlutungsstörungen | | |
| Subclavian-steal-Syndrom | ? | |
| Transitorische ischämische Attacke | Sprachstörung in beruflicher Streßsituation | |
| Verschluß der A. iliaca communis | Bandscheibenvorfall (Op.) | 3 |
| Varia | | 11 |
| | | 23 |

Unser o.e. Material umfaßt hier 4 Fälle von neurologischen Schäden nach manueller Therapie an der Wirbelsäule. In 2 Fällen traten- glücklicherweise mit nur leichten Defekten ausgeheilte - vertebrobasiläre Störungen auf. Zweimal wurden Bandscheibenvorfälle provoziert mit schweren akuten Wurzelkompressionen bei C8 bzw. bei L5. Weitere gesicherte Fälle dieser Art haben wir in den letzten Jahren mehrfach gesehen.

In der gleichen Zeit wurde in der Lokalpresse über einen Todesfall einer 34-jährigen Patientin nach Chirotherapie der Halswirbelsäule berichtet. In dem Gerichtsverfahren waren 3 namhafte Experten der manuellen Therapie hinzugezogen worden, die übereinstimmend zu dem Schluß kamen, daß hinsichtlich Indikation wie Durchführung der Behandlung keine Verstöße gegen die Regeln der manuellen Therapie festzustellen seien.

Auf mögliche Schäden durch die sogenannte Frischzellentherapie wollen wir nicht näher eingehen. Diese Behandlungsverfahren haben bis heute ihre Berechtigung nicht erwiesen. Dagegen sind schwerwiegende Schädigungen eindeutig beschrieben worden: aseptische lokale Gewebsnekrosen (eigene Beobachtung), vaskuläre bzw. allergische Encephalopathien bzw. Encephalitiden, Querschnittsmyelitiden und Landryparalysen, z.T. mit tödlichem Ausgang (3-6, 10).

Eine dritte wichtige Gruppe bilden *fehlerhaft durchgeführte Eingriffe* vorwiegend operativer Art. Hierzu nur 1 Beispiel:

Ein 11-jähriges Mädchen erlitt eine rechtsseitige Radiusfraktur distal vom Radiusköpfchen, dies zum zweiten Mal an der gleichen Stelle. Daraufhin wurde eine operative Osteosynthese vorgenommen, die eine totale Zerreißung (bioptisch erwiesen) des N. radialis profundus zur Folge hatte. Zum Überfluß führte eine Spongiosaentnahme aus dem Beckenkamm zusätzlich noch zu einer Läsion des N. cutaneus femoris lateralis.

Als weiteren Punkt möchten wir die Fehleinschätzung von Gefahren vorwiegend *diagnostischer Maßnahmen* besprechen. Hier sind u.E. ausführlichere Bemerkungen am Platze:

Unter dem faszinierenden Sog des technischen Fortschrittes, der allzu leichtgläubig meist auch als Fortschritt medizinischer Erkenntnismöglichkeiten gewertet wird, hat die aggressive Invasivdiagnostik immer mehr an Raum gewonnen.

Die Indikationsstellung zu diagnostischen oder therapeutischen Eingriffen setzt ein Abwägen von Nutzen und Risiko eines solchen Eingriffes voraus. Während über den möglichen diagnostischen oder therapeutischen Gewinn zumeist klare Vorstellungen herrschen, ist es vielfach schwierig, das Risiko hinsichtlich möglicher iatrogener Schäden zu bemessen.

Über die Häufigkeit der meisten Komplikationen ärztlicher Eingriffe bestehen nur ungefähre Vorstellungen (9). Verhältnismäßig gut untersucht ist die Komplikationsrate von Radialislähmungen anläßlich operativer Versorgung von Oberarmschaftbrüchen. Und doch schwanken auch hier die Zahlenangaben zwischen 4,3 und 23% (12). Sehr weit gehen auch die Literaturangaben auseinander über das Risiko von peripheren Nervenschäden beim totalen Hüftgelenkersatz. Auf der einen Seite stehen anhand von großen Patientenzahlen gewonnene Berichte, in denen periphere Nervenschäden nicht erwähnt werden oder in denen ihnen keine wesentliche Bedeutung beigemessen wird (1, 2).

Neuere Untersuchungen haben aber gezeigt, daß die Häufigkeit von elektromyographisch nachweisbaren Denervierungszeichen auch bei in Spezialkliniken operierten Patienten über 50% (12, 14) liegt. Die von Stöhr angegebene Größenordnung klinisch relevanter iatrogener Nervenschäden beim totalen Hüftgelenkersatz in einer Größenordnung von 10% entspricht auch in etwa unseren eigenen Erfahrungen.

Der Neurochirurg Kuhlendahl (7) hat kürzlich über die Häufigkeit unnötiger Myelographien Klage geführt, und er sprach in diesem Zusammenhang sogar von einer "Verwilderung diagnostischer Sitten". Auch wir selbst haben keinen Zweifel daran, daß die Häufigkeit unnötiger Myelographien beträchtlich ist. Zu häufig wird bei bloßen Kreuzschmerzen oder bei in die Beine ausstrahlenden Schmerzen myelographiert, ohne daß vorher eine hinreichend sorgfältige klinische und neurologische Untersuchung stattgefunden hat.

So kommt es vor, daß die Coxarthrose erst nach einer Myelographie erkannt wird. Die Häufigkeit von Nebenwirkungen bei Myelographien wird oft ungenügend berücksichtigt. Besonders nach wiederholten Myelographien und Operationen kommt es in einem hohen Prozentsatz zu chronisch-progredienten Arachnitiden, die in ihrem desolaten Verlauf mit quälenden Schmerzen nicht mehr beseitigt werden können.

Der mangelnde Einsatz von klinischen diagnostischen Fertigkeiten und die Überbewertung der Myelographie hat aber auch weitere nachteilige Folgen: Kuhlendahl stützt sich auf vielfältige eigene Erfahrungen, wenn er feststellt, daß zu oft und ohne hinreichend zuverlässige klinische Indikationen nur aufgrund eines womöglich unzuverlässigen Myelogrammes operiert wurde, und eben solche Operationen haben dann natürlich mangelhafte Resultate.

Schließlich verkümmert unter solcher Regie die Kunst der direkten ärztlichen Untersuchung.

Kuhlendahl sagt:
"Der Verzicht auf die Lust an der sorgfältigen Diagnosefindung, vielmehr deren Ersatz durch in diesem Falle sogar unsichere technische Manipulationen muß zwangsläufig Fehlergebnisse bringen. Die ärztliche Kunst wird ohne die Lust an der (nicht-apparativen) Diagnosefindung zum platten Handwerk!"

Über die Gefahren der zerebralen Angiographie wird ausführlich gesondert gesprochen werden. Diese Gefahren sind bei bestimmten Patientengruppen besonders groß. Vor allem bei zerebralen Durchblutungsstörungen kommt es darauf an, zum rechten Zeitpunkt diese Untersuchung vorzunehmen:

Bei der transitorischen ischämischen Attacke alsbald, nach Infarkten - wenn überhaupt - nach etwa 6 Wochen. Vor Durchführung dieser Invasivdiagnostik ist stets zu klären, ob überhaupt eine Operabilität und ob eine Operationsbereitschaft vorliegen.

Indessen können auch einfacher erscheinende Untersuchungen zu einem risikoreichen Problem werden: Ein 72-jähriger Kollege wird nachts mit einem schweren akuten apoplektischen Insult mit rechtsseitiger Halbseitenlähmung, Aphasie und erheblicher allgemeiner Unruhe eingeliefert. 2 Herzinfarkte waren bereits vorausgegangen. Der Puls lag bei 160. Nach langen erregten nächtlichen Diskussionen zwischen Neurologen, Neuroradiologen, Internisten und Anaesthesisten wurde dann in der Narkose die Computertomographie durchgeführt um festzustellen, ob computertomographisch nichts Krankhaftes vorläge. Die Feststellung einer intrazerebralen Blutung hätte zu diesem Zeitpunkt und wahrscheinlich überhaupt auch keine aktiven therapeutischen Maßnahmen ergeben.

Selbst einfache Röntgenuntersuchungen mit Transporten und Wartezeiten können bei Schwerkranken bedenklich sein; man sollte dies nicht vergessen.

Eine wohlüberlegte Untersuchung hat zunächst stets mit ungefährlichen Befunderhebungen zu beginnen. Die risikoreicheren diagnostischen Eingriffe, falls sie dann überhaupt noch erforderlich sind, müssen am Ende der Diagnostik stehen. Wir sollten den relativen Stellenwert der Befunde beachten. Die modernste und aufwendigste Untersuchung ist keineswegs immer den Erkenntnissen aus der Anamnese und der unmittelbaren körperlichen Untersuchung überlegen.

Auf einer Mißachtung dieser Regel beruhen zahlreiche Akzessoriuslähmungen infolge von Lymphknotenbiopsien im seitlichen Halsdreieck. Wir haben es häufig beobachtet, daß die Lymphknoten nach spärlicher körperlicher Untersuchung und ohne jegliche Laboruntersuchung im Rahmen der ersten ärztlichen Konsultation entnommen wurden. Die Gefährdung des N. accessorius durch seine exponierte Lage im Bereich der oberflächlichen Lymphknotenkette am Hals ist leider viel zu wenig bekannt.

Im Kapitel "Fehleinschätzung von Gefahren" ist auch ein Hinweis auf den Umgang mit bestimmten Medikamenten angebracht.

Wegen der Häufigkeit ihrer Anwendung und wegen Häufigkeit und Schwere der durch sie verursachten Funktionsstörungen nehmen die durch neuroleptikainduzierten neurologischen Störungen den wichtigsten Platz unter den pharmakologisch ausgelösten Krankheiten ein. Obwohl die unterschiedlichen Typen der durch sie hervorgerufenen Krankheitsbilder bald nach Einführung der Neuroleptika beschrieben wurden, haben wir über die Bedeutung dieser Schäden erst in den letzten Jahren Klarheit gewonnen. Wir wissen, daß ein Teil dieser Nebenwirkungen die Medikation sehr lange überdauert, ja irreversibel sein kann.

Bereits 2 Jahre nach Einführung der Neuroleptika beschrieb Steck den durch Neuroleptika verursachten Parkinsonismus. Dieser gleicht in jeder Hinsicht dem M. Parkinson und tritt in 20-40% aller Behandelten wenige Wochen nach Behandlungsbeginn auf.

Interessant ist, daß er auch nach Absetzen des Mittels bis zu 5 Jahre klinisch nachweisbar bleiben kann (8). Steck beschrieb 1954 auch die Akathisie, einen Zustand mentaler und motorischer Rastlosigkeit mit einem intensiven Drang, sich ständig zu bewegen. Dieser Bewegungsdrang ist durch Willensanstrengung zu unterdrücken, stellt also keine unwillkürlich abnorme Bewegung dar. Die Akathisie tritt oft bereits 36 Stunden nach Behandlungsbeginn auf und zeigt eine gewisse Dosisabhängigkeit. Wenige Tage nach Behandlungsbeginn mit einem Dopaminrezeptoren-Blocker kommt es bei ca. 2% der Behandelten zu einer "akuten dystonen Reaktion", einer oft dramatischen extrapyramidalmotorischen Bewegungsstörung, die mit dystonen Bewegungsabläufen an Gesicht, Rumpf und Extremitäten einhergeht. Die schwerste und folgenreichste iatrogene Krankheit nach Neuroleptikabehandlung ist die tardive Dyskinesie, die bei 20-40% aller Behandelten auftritt. Sie wird kaum vor einer Behandlungsdauer von 6 Monaten, meist erst nach 2 Jahren beobachtet und soll in 30% persistieren. Typisch ist, daß das bei Älteren vorwiegende "bucco-linguo-masticatorische Syndrom" (Zungen-Schlund-Syndrom) und die mehr dystonen Bewegungsabläufe bei Jüngeren nach Absetzen der Neuroleptika zunächst zunehmen. Eine zufriedenstellende Behandlung gibt es nicht. Ein Absetzen der auslösenden Medikation sollte, wenn möglich, angestrebt werden. Wegen der Schwere der Krankheit und einer fehlenden Behandlungsmöglichkeit ist die Verhinderung oberstes Gebot: Vermeiden unnötiger Neuroleptikagaben; wenn unvermeidlich, dann so kurz wie möglich behandeln.

In diesem Zusammenhang sind auch die neurologisch relevanten Blutungen bei Antikoagulantien-Therapie zu erwähnen: Intrazerebrale und subdurale Blutungen, epidurale spinale Blutungen (akute Querschnittsläsionen, die unter heftigen Schmerzen auftreten) und akute Psoashämatome, die oft schlecht reversible Plexusläsionen verursachen. Punktionen und intramuskuläre Injektionen sind unter der Behandlung mit Antikoagulantien mit einem ganz erheblich vermehrten Risiko verbunden.

Den sogenannten Spritzenschäden widmen wir einen eigenen Abschnitt, denn bei Haftpflichtverfahren nehmen Komplikationen nach - vor allem intramuskulären Injektionen - seit Jahren einen bedeutenden Raum ein. Es handelt sich vor allem um periphere Nervenläsionen, um aseptische Gewebsnekrosen und Abszesse.

Nach unseren Untersuchungen betrifft fast jeder 15. Haftpflichtanspruch eine Komplikation nach intramuskulärer Injektion. Mit diesen oftmals sehr schwerwiegenden Komplikationen sind vor allem Antirheumatika belastet. Bei der Auswertung von 97 Fällen waren die Schäden 81mal nach Applikation von Antirheumatika und hier vor allem nach Gaben von Pyrazolderivaten (Monopräparaten oder häufiger pyrazolhaltigen Kombinationspräparaten) aufgetreten. Gewiß läßt sich diese Häufung nicht durch die hohe Anzahl der Anwendungen dieser Substanzen erklären. Ihre sehr schlechte lokale Gewebsverträglichkeit nach intramuskulärer Gabe ist bekannt, seit diese Pharmaka eingeführt wurden. Pharmakologische Gründe, sie intramuskulär zu applizieren, gibt es nicht. Die Bioverfügbarkeit ist nach intramuskulärer Applikation der oralen Gabe keineswegs überlegen.

Die gastrointestinalen Nebenwirkungen sind im wesentlichen systemische Effekte (Hemmung der Prostaglandinsynthese). Wenn man einmal von den allgemeinen Bedenken gegen die Anwendung von Pyrazolderivaten im allgemeinen und gegen eine Kombination mit Depotkortikoiden im besonderen absieht, halten wir die intramuskuläre Applikation dieser Medikamente für besonders bedenklich, weil die orale Gabe bei gleichem Nutzen mit einem unvergleichlich geringeren Risiko behaftet ist. Wir meinen, daß die intramuskuläre Applikation von Antirheumatika drastisch eingeschränkt werden sollte.

Die Indikation zu Injektionen sollte umso kritischer gestellt werden, je unsicherer der therapeutische Effekt und je schwerer mögliche Komplikationen sind. Wir möchten in diesem Zusammenhang hinweisen auf schwerwiegende Komplikationen nach Stellatumblockaden und lumbalen Grenzstrangblockaden (11).

Schon 1953 berichtete Volkmann (13) über 1240 Zwischenfälle und 56 Todesfälle bei 78.000 Grenzstrangblockaden. Die tatsächliche Komplikationsrate ist hier wahrscheinlich höher anzusetzen. In jedem Falle zwingen uns diese Zahlen zu einer ernsthaften Überprüfung der vielerorts doch auch jetzt noch weitgefaßten Indikation (6).

Ein anderes Problem entsteht bei der Therapie maligner Erkrankungen mit aggressiven Zytostatika und mit Röntgenstrahlen. Hier wird man oft bis an die Toleranzgrenze gehen müssen. Dabei müssen die neurologischen Nebenwirkungen - meist Polyneuropathien bei der systemischen, radiogene lokale Neuropathien bei der Strahlenanwendung - dem Therapeuten bekannt sein. Die differentialdiagnostischen Schwierigkeiten, die sich daraus ergeben, sind nicht selten schwer lösbar.

In 18 Fällen von den 370 Fällen ging es entscheidend um die Frage, ob durch *versäumte Indikation* von diagnostischen oder therapeutischen Maßnahmen Schäden aufgetreten waren. Hier liegt der Schwerpunkt eindeutig auf geburtshilflichem Gebiet. Nicht weniger als 10mal wurde der Vorwurf erhoben, daß durch unterlassene Maßnahmen während oder unmittelbar nach der Geburt (versäumte Beendigung der Geburt durch Schnittentbindung, Verlegung des Neugeborenen, Austauschtransfusion usw.) z.T. schwerste Hirnschädigungen oder Armplexuslähmungen verursacht worden seien. In einem Teil der Fälle wurden die Vorwürfe bestätigt. 3 andere Fälle betrafen unterlassene Faszienspaltung nach der Ausbildung eines sogenannten Compartment-Syndroms, ein Krankheitsbild, das leider auch noch zu wenig bekannt ist.

Die beste und sicherste Möglichkeit, iatrogene Schäden zu vermeiden, besteht in einer umfassenden Information, in die in Zukunft unbedingt auch das große Material der Haftpflichtverfahren einbezogen werden sollte. Unkenntnis und mangelnde Ehrlichkeit führen zu noch größeren Katastrophen, z.B. durch Fortdauer der schädlichen Medikation oder durch Verhinderung von Gegenmaßnahmen (etwa durch eine rechtzeitige Nervennaht).

Es ist nicht die Aufgabe dieses Referates, die juristischen Probleme zu untersuchen. Nur so viel wollen wir abschließend dazu sagen:

Ein Arzt muß wissen, mit welchen Risiken seine diagnostischen und therapeutischen Maßnahmen belastet sind. Er muß rechtzeitig gezielt danach suchen bzw. eine Spezialuntersuchung veranlassen. Er zeigt

Unkenntnis, wenn er trotz Auftretens charakteristischer Beschwerden diese Untersuchungen unterläßt, und er muß sich dann den Vorwurf mangelnder Sorgfaltspflicht gefallen lassen.

Literatur

1. Amstutz HC (1970) Complications of total hip replacement. Clin Orthop 72:123-137
2. Bergström B, Lindberg L, Persson BM, Önnerfätt R (1973) Complications after total hip arthroplasty according to Charnley in a Swedish series of cases. Clin Orthop 95:91-95
3. Gsell S (1976) Polyneuritis nach Frischzellinjektion. Akt Neurol 3:215-218
4. Hupfeld P, Wenzel U (1980) Landry-Guillain-Barré-Syndrom nach Frischzellentherapie. Mat Med Nordm 32:105-110
5. Jellinger K, Seitelberger F (1958) Akute tödliche Entmarkungs-Encephalitis nach wiederholten Hirntrockenzellen-Injektionen. Klin Wschr 36:437-441
6. Kazmeier F, Wild H (1974) Iatrogene Schäden. In: Bodechtel G (Hrsg) Differentialdiagnose neurologischer Krankheitsbilder. Thieme, Stuttgart pp 798-812
7. Kuhlendahl H (1980) Schattenseiten medizinischen Fortschritts (im neurologisch-neurochirurgischen Bereich). Nervenarzt 51:453-456
8. Marsden CD (1982) Motor disorders in schizophrenia. Psychological Medicine 12:13-15
9. Mattig HW (1977) Gutachterliche Probleme bei der Beurteilung von Komplikationen ärztlicher Eingriffe. Z ärztl Fortb 70:206-208
10. Oepen I (1980) Über Zelltherapie und Zelltherapeuten. Monatsschr Kinderheilk 128:453-458
11. Paulsen K, Reinhardt M (1970) Nil nocere: Die Stellatumblockade und ihre Gefahren. Münch med Wschr 112:817-823
12. Stöhr M (1980) Iatrogene Nervenläsionen. Thieme, Stuttgart New York
13. Volkmann J (1953) Beobachtungen über Zwischenfälle bei fast 78.000 Grenzstrangblockaden. Ärztl Wschr 8:727
14. Weber ER, Daube JR, Coventry MG (1976) Peripheral neuropathies associated with total hip arthroplasty. J Bone It Surg 58A:66-69

# Komplikationen bei der zerebralen Angiographie

G. Ladurner, G. Boné, S. Fuchs, H. Schreyer und E. Justich

Durch die weitere Entwicklung nicht invasiver Untersuchungen ist die Abklärung neurologischer Erkrankungen wesentlich vereinfacht worden. Dies gilt besonders für die Computertomographie in der Darstellung morphologischer Veränderungen des Gehirns aber auch für Gefäßdarstellungen durch Ultraschalluntersuchungen und die digitale Radiographie. Durch die Gegenüberstellung dieser nicht invasiven Verfahren zu den invasiven - insbesondere der zerebralen Angiographie - klingt bereits eine besondere Gefährlichkeit der letzteren an. Gleichzeitig scheint damit auch die absolute Notwendigkeit der invasiven Untersuchung infrage gestellt zu sein. Bei differenzierter Betrachtung dieses Problems ist jedoch evident, daß zwar die Primärdiagnostik und Screening-Untersuchung der zerebralen Gefäße nicht invasiv erfolgen kann, daß aber die Angiographie bei entsprechender klinischer Notwendigkeit nicht ersetzbar ist (Sager et al. 1981). Dabei zeigte sich, daß durch die Einführung nicht invasiver Untersuchungen zwar insgesamt weniger Patienten, dafür aber mehr Gefäße untersucht werden. Dies trifft besonders für die vaskulären Patienten zu, bei denen vor allem das Risiko der Diagnostik (Faught et al. 1979) abgewogen werden muß. Es erscheint daher im Hinblick auf die Entwicklung nicht invasiver Methoden notwendig, Komplikationen der Angiographie unter Berücksichtigung der technischen Gegebenheiten und Definition des Patientenrisikos bei bestimmten Erkrankungen zu untersuchen.

## Krankengut und Methodik

Es wurden 1865 Patienten (Psychiatrisch-Neurologische Univ. Klinik) auswahlfrei aus den Jahren 1971-1981 untersucht, bei denen während des stationären Aufenthaltes eine Angiographie durchgeführt worden war (Radiologische Univ. Klinik). Bei diesen Patienten wurden insgesamt 2215 Gefäße aus diagnostischen Gründen untersucht. Bei den Untersuchungen des Aortenbogens wurde dieser nur dann als eigene Untersuchung gewertet, wenn diese auch von klinischer Seite gewünscht worden war. Die Patienten wurden nach Jahren der Untersuchung unterteilt, wobei diese wieder in die technisch determinierte Gruppe Direktpunktion der A. carotis, Direktpunktion und Katheterangiographie ausschließlich Katheterangiographie und verbesserte Katheterangiographie in 2 Jahresschritten zusammengefaßt wurden. Dabei wurde zusätzlich das Alter, die Grundkrankheit und eine Unterscheidung in der Übergangsphase zwischen Direktpunktion und Katheterangiographie angegeben.

Die Komplikationen wurden in lokale (Hämatome, Gefäßverletzungen, Aneurysmen), allgemeine (allergische, Blutdruckabfall, kardiale Beschwerden) und neurologische unterteilt. Bei den neurologisch-psychiatrischen Symptomen wurde dabei zwischen Neuauftreten des Symptomes, Zunahme der bereits bestehenden Symptomatik und epileptischen Anfällen unterschieden. Dabei ist die Differenzierung zwischen Komplikationen oder einer akuten Verschlechterung des Spontanverlaufs nicht immer ganz einfach durchzuführen. Ebenso wurden die Todesfälle durch und bei Angiographie angegeben, bei denen ebenfalls die Trennung zwischen Komplikation und akuter Spontanverschlechterung nicht immer einfach trennbar war. Im Zweifelsfall wurde der zeitliche Zusammenhang auch als ein kausaler interpretiert.

## Ergebnisse

Bei Betrachtung der globalen Komplikationsraten in der Zeit von 1971-1981 (Abb. 1), zeigen sich deutliche Unterschiede in Abhängigkeit von der Untersuchungstechnik. Dabei ist zusätzlich zu berücksichtigen, daß ab 1977 ein Computertomogramm zur Verfügung gestanden ist, so daß danach die Zahl der in der Akutphase angiographierten Patienten deutlich abgenommen hat. Dabei zeigte sich (Tabelle 1) bei Betrachtung der wesentlichen technischen Gegebenheiten kein signifikanter Unterschied im Hinblick auf Allgemeinkomplikationen. Dabei sind hier allergische Phänomene, Blutdruckabfall, kardiale Symptome miteingeschlossen. Deutlich anders ist die Situation bei den neurologischen Komplikationen, die signifikant gehäuft bei ausschließlicher Direktpunktion auftreten und signifikant erniedrigt, bei ausschließlicher, verbesserter Katheterangiographie sind. Dabei ist noch zu berücksichtigen, daß in der ersten Gruppe 512, in der letzteren Gruppe hingegen 1200 Gefäße untersucht worden sind.

Die Altersverteilung zwischen Patienten mit und ohne Komplikationen war in den einzelnen Untersuchungsgruppen nicht signifikant unterschiedlich (Tabelle 2).

Der Zeitraum der Umstellung von Direktpunktion auf Katheterangiographie (Tabelle 3) ergab bei gleichem Untersuchungsalter und bei gleicher Diagnoseverteilung der Patienten einen signifikanten Unterschied der Komplikationsrate. Dies gilt dabei sowohl für die neurologischen Kom-

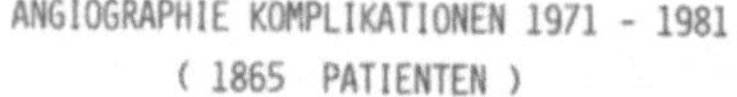


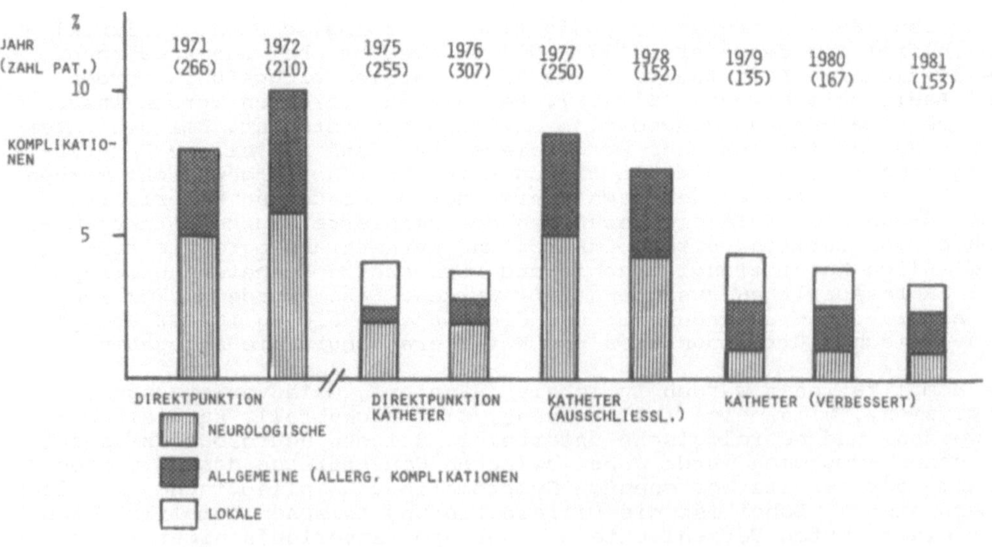


Abb. 1

Tabelle 1

| Angiographie Methode | Pat. Zahl | Komplikationen Zahl | Lokal | Allgem. | Neurol. | Exit. |
|---|---|---|---|---|---|---|
| Direktpunktion | 476 | 44 | - | 17 | * 27 ** | 24** |
| Direktpunktion u. Katheter | 562 | 24 | 4 | 8 | ** 12 | 1 |
| Katheter | 372 | 33 | - | 9 | ** 24 | 4 |
| Katheter (verbess.) | 455 | 21 | 7 | 10 | 4 | - |
| Gesamt | 1865 | 122 | 11 | 44 | 67 | 29 |

*P < 0.01; **P < 0.001

Tabelle 2

| Angiographie | Durchschnitt 1971/72 | 75/76 | Alter 77/78 | 79/81 |
|---|---|---|---|---|
| Ohne Komplikationen | 53 | 55 | 52 | 47 |
| Mit | 54 | 54 | 52 | 44 |

N.S.

Tabelle 3

| Umstellungs-phase 1975/76 | Pat. Zahl | Komplikationen Ohne | Mit | (Neurol.) |
|---|---|---|---|---|
| Direktpunktion | 361 | 353 | 8 | (5) |
| Katheter (car. vert.) | 174 | 158 | 16** | (7)* |
| Gesamtzahl | 535 | 511 | 24 | (12) |

*P < 0.01; **P < 0.001

plikationen als auch für die Komplikationsrate insgesamt. Patienten mit ausschließlicher Untersuchung des Aortenbogens wurden in diese Untersuchung nicht miteinbezogen.

Wenn dagegen die Patienten am Beginn der Katheterangiographie mit denen nach Verbesserung derselben verglichen werden (kontinuierliche Katheterspülung, Verbesserung der Katheterführung und des Kathetermaterials, medikamentöse Patientenvorbereitung), zeigte sich ebenfalls ein signifikanter Unterschied zwischen beiden Untersuchungsgruppen. Dieser galt dabei (Tabelle 4) sowohl für die Komplikationen an sich, als auch für die neurologischen Komplikationen alleine. Dabei ist zusätzlich zu berücksichtigen, daß die Komplikationen bei verbesserter Kathetertechnik zusätzlich wesentlich leichter verlaufen sind. So ist es in dieser Phase nie mehr zum Neuauftreten neurologischer Symptome gekommen, sondern die Komplikationen haben sich ausschließlich in der Zunahme schon bestehender neurologischer Symptome manifestiert (Tabelle 5). Zusätzlich war das Ausmaß der Verschlechterung geringer als für den Zeitraum davor. Die Betrachtung der Grundkrankheiten (Abb. 2) zeigt ein kontinuierliches Ansteigen der Patienten mit Gefäßerkrankungen von 35 auf 58% der angiographierten Patienten. Das intrazerebrale Hämatom und SAB bleiben relativ konstant. Patienten mit Tumoren nehmen von 15-18% auf 12-13% ab. Die relative Abnahme angiographierter Tumorpatienten fällt mit dem Beginn der CT-Diagnostik zusammen. Komplikationen zeigen überraschend eine konstante Spitze bei den ischämischen Insulten wobei allerdings ein Abfall von einem Maximum von 12% auf 8% zu bemerken ist. Dabei ist zu berücksichtigen, daß die neurologischen Komplikationen insgesamt deutlich abnehmen, da diese bis 1978 63% der Komplikationen an sich ausmachen und für den Zeit-

Tabelle 4

| Katheter Angiographie | Pat. Zahl | Gefäß-Zahl | Komplikationen Ohne | Mit | (Neurol.) |
|---|---|---|---|---|---|
| Beginn (1975/76) | 174 | 406 | 158 | 16 | (7) |
| Verbess. Technik | 443 | 1200 | 422 | 21* | (4*) |
| Gesamt | 617 | 1606 | 580 | 37 | (11) |

*P < 0.05

Tabelle 5

| Neurol. Symptome | Zahl | Komplikationen (Neurolog.) 1971/72 | 1975/76 | 1977/78 | 1979/81 |
|---|---|---|---|---|---|
| Neuauftreten | 17 | 7 | 5 | 5 | - |
| Zunahme | 45 | 19 | 5 | 17 | 4 |
| Epil. Anfälle | 5 | 1 | 2 | 2 | - |
| Gesamt | 67 | 27 | 12 | 24 | 4 |

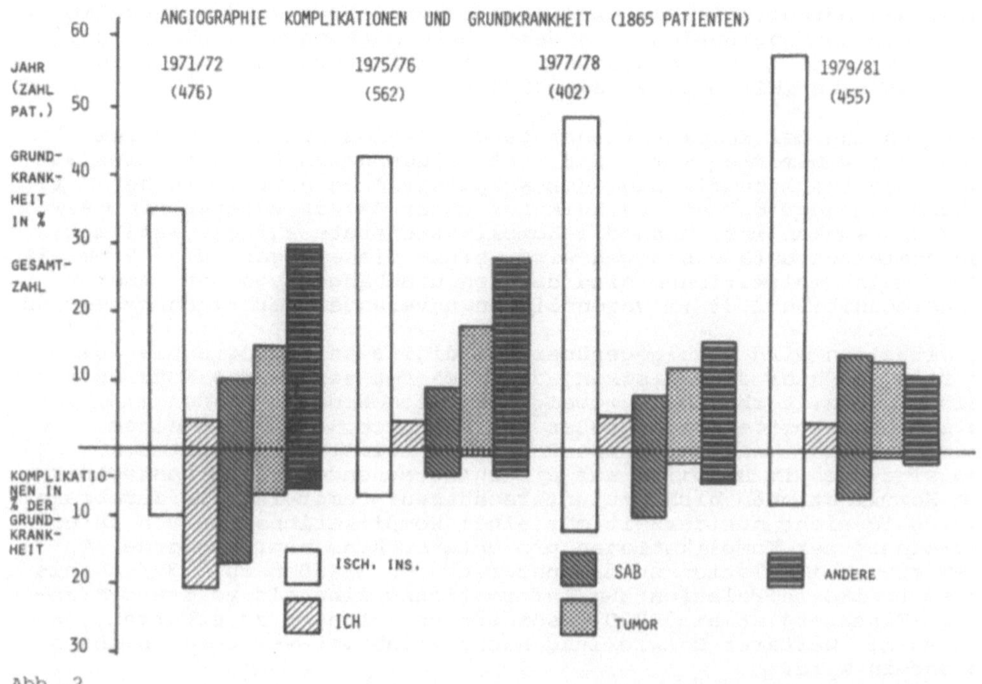


Abb. 2

raum zwischen 1979 und 1981 nur noch 19% der Komplikationen betragen. Die Komplikationsrate bei Tumoren fällt von 7 auf 1% bei SAB von 17 auf 7% und beim intracerebralen Hämatom von 21 auf 0%.

## Diskussion

Komplikationen bei der Angiographie zerebraler Gefäße können mechanischer Art (Schiefer 1972, Ring 1979) durch das Kontrastmittel bedingt sein, durch Thrombenbildung oder Embolisierung ausgelöst werden sowie durch Blutungen und Gefäßwandläsionen auftreten (Herlinger 1976). Dabei stehen natürlich im Vordergrund des Interesses Komplikationen technischer Natur, da diese prinzpiell vermeidbar sind. Außerdem ist darüberhinausgehend bei einzelnen dieser Faktoren auch eine gezielte Prophylaxe durch die Heparinisierung bzw. die Gabe von Thrombozytenaggregationshemmern möglich (Herlinger 1976). Die Bedeutung solcher technischer Probleme kann auch in unserem Untersuchungsmaterial in der Phase der Umstellung von Direktpunktion auf die Katheterangiographie abgelesen werden. Dabei waren initial wesentlich mehr Komplikationen durch die Katheterangiographie als bei Direktpunktion des Gefäßes aufgetreten. Bei verbesserter Kathetertechnik war dagegen die Komplikationsrate niedriger als bei Beginn derselben bzw. bei der Direktpunktion.

Kontrastmittelwirkungen sind dagegen weniger beeinflußbar, da sie von der individuellen Patientensituation abhängig sind. Dabei sind hier vor allem allergische Reaktionen, Störungen der Bluthirnschranke mit Permeabilitätsstörungen und auch eine Erhöhung des intrakraniellen Druckes durch eine Vasadilatation anzuführen (Kagstrom et al. 1960). Ein spezielles Problem das die Kontrastmittelwirkung lokal verstärken kann, ist die Strömungsverlangsamung bei einer erniedrigten Hirndurchblutung (Faught 1979). Dies erklärt auch, warum Insultpatienten ein erhöhtes Angiographierisiko aufweisen. Dabei läßt sich dies auch in unserer Untersuchung analog zu anderen Untersuchungen (Wende et al. 1961) nachweisen. Allerdings scheinen Risikofaktoren an sich keine Rolle zu spielen (Witzmann et al. 1979).

Bei Betrachtung der Komplikationsrate der Angiographie in unserem Krankengut ist bemerkenswert, daß trotz eines hohen Prozentsatzes an ischämischen Insulten die Zahl der Komplikationen neurologischer Art bei entsprechender Kathetertechnik auf unter 1% der untersuchten Patienten abgesunken ist. Wenn die Komplikationsrate auf die Zahl der angiographierten Gefäße bezogen wird, sinkt diese sogar auf 3 Promille ab. Allgemeinkomplikationen sind dagegen unabhängig von der Untersuchungstechnik in 2,3% im wesentlichen unverändert erhalten geblieben.

Diese Situation wird auch gegenüber der digitalen Radiographie abzuwägen sein, da hier alle Risiken, die sich von seiten des Kontrastmittels ergeben, verbleiben, wobei zusätzlich bedacht werden muß, daß die Kontrastmittelmenge größer ist. Dadurch, als Folge eines Plasmaeinstromes, kann auch eine Rechtsherzbelastung auftreten. Ebenso sind auch im Hinblick auf die entsprechende Injektionstechnik lokale Komplikationen nicht zu unterschätzen. Damit ist die zerebrale Angiographie nicht nur derzeit mit einer Komplikationsrate von unter 1% neurologischer Komplikationen pro untersuchtem neurologischen Patienten bzw. bei Relation zu den untersuchten Gefäßen in 0,3‰ als in ihrem Risiko in Relation zum Informationsgewinn als vertretbar anzusehen (Eisenberg et al. 1980), sondern es ist auch zu erwarten, daß sich dies mit weiterer Entwicklung nicht invasiver Verfahren nicht so rasch ändern wird.

## Literatur

Eisenberg RL, Bankwo MW, Hedgcock MW (1980) Neurologic complications of angiography for cerebrovascular disease. Neurology 30:895-897

Faught E, Trader SD, Hann GR (1979) Cerebral complications of angiography for transient ischemia and stroke. Neurology 29:4-15

Herlinger H (1976) Aortography and peripheral Arteriography in Complications in diagnostic Radiology. Blackwell, Oxford

Kagstrom h, Lindgreen P (1960) Changes in intracranial pressure during carotid angiography. Acta radiol 54:379-391

Ring J (1979) Die Problematik der Kontrastmittelüberempfindlichkeit. Dtsch Med Wschr 104:517-524

Schiefer W (1972) Zwischenfälle bei der Hirngefäßdarstellung. In: Gänshirt H (ed) Der Hirnkreislauf. Thieme, Stuttgart

Sager, WD, Schreyer H, Lepuschütz H, Ladurner G (1981) Kraniale Computertomographie: mehr Untersuchungen und höhere Kosten. Dtsch Med Wschr 106:163-164

Wende S (1969) Die Bedeutung der klinischen Zusatzuntersuchungen. Fortschr Neurol Psychiat 37:225-250

Wende S (1961) Die zerebrale Angiographie und ihre Komplikationen. Fortschr Röntgenstr 94:494-505

Witzmann A, Lechner H, Ladurner G, Ott E (1979) Insultrisikofaktoren und Angiographiekomplikationen. Nervenarzt 50:154-156

# Komplikationen bei Lumbal- und Suboccipitalpunktionen sowie der Liquorraumdiagnostik mit positiven Kontrastmitteln

J. Brunke und G. Ritter

## Einleitung

Der Arzt kann für diagnostische Eingriffe am Liquorraum juristisch belangt werden wegen einer evtl. Verletzung der Aufklärungs- oder Sorgfaltspflicht, sofern er über typische Komplikationen des Eingriffes nicht informiert hat. Es können auch *Schadensersatzansprüche* auftreten, wenn die Komplikation nicht frühzeitig erkannt und angemessen behandelt wurde. Der Jurist fordert, unter Berufung auf die medizinische Lehrmeinung, daß ein diagnostischer Eingriff am Liquorraum (analog zu den Verhältnissen am peripheren Nervensystem) sofort abzubrechen ist, wenn der Patient über sensible Reizerscheinungen klagt. Sofern eine *kausale Verknüpfung* zwischen Eingriff und Folgeschaden anzunehmen ist, muß man klären, ob eine mechanische, gefäßbedingte, infektiöse oder toxische Läsion vorliegt - und ob sie unter Beachtung aller Vorsichtsmaßnahmen hätte vermieden werden können. Eine strenge *Sterilität* wird selbstverständlich vorausgesetzt. Zur Vermeidung toxischer Reaktionen soll eine evtl. Injektion in den Liquorraum vorschriftsmäßig erfolgen. Die Gabe von *Kontrastmitteln* muß nach der Anweisung steril, in richtiger Konzentration und frei von Verunreinigungen stattfinden. Bei *Gerinnungsstörungen* sind Eingriffe am Liquorraum bei einem Quickwert unter 40% kontraindiziert. Eine Spina bifida, Folgezustände nach Bestrahlung des Rückenmarkes und andere bekannte Vorschädigungen beinhalten ein erhöhtes Risiko. Jede Querschnittssymptomatik nach einem diagnostischen Eingriff am Liquorraum zwingt zur Abgrenzung vorbestehender neurologischer Erkrankungen. So kann z.B. ein bis dahin unbekannter Rückenmarkstumor zu akuten *Einklemmungserscheinungen* führen. Die Verwendung von Adrenalinzusätzen im Injektionsgut gefährdet die arterielle Durchblutung - eine vasculär-bedingte Rückenmarksnekrose kann die Folge sein. Besteht aus ärztlicher Sicht ein Sonderrisiko, dann muß ausdrücklich darauf verwiesen werden und entsprechend ausführlich aufgeklärt werden. Man sollte immer die Möglichkeit sofortiger Schockbekämpfung und maschineller Beatmung bedenken. Wenn trotz Beachtung aller Vorsichtsmaßnahmen Komplikationen auftreten, liegen diese im Risikobereich des Eingriffes und berechtigen nicht zu Haftungsansprüchen gegenüber dem Arzt (9, 24).

Außer der Lokalanästhesie für die Liquorentnahme ist bei diagnostischen Eingriffen mit Kontrastmittel heute keine *Spinalanästhesie* mehr erforderlich. Sie hat früher oft zu vasculären Zwischenfällen mit zum Teil bleibenden Schäden geführt. Auch die Myelographie mit öligem Kontrastmittel vom Typ der Jodester, die für chronische Arachnitiden verantwortlich gewesen sein soll, wurde nahezu entbehrlich, nachdem auch die Ventrikulographie durch das *Computer-Tomogramm* ersetzt werden konnte (Duroliopaque, Pantopaque etc.). Die spätere Verwendung von ionisiertem Glucaminsalzen (Conray, Dimer-X, Abrodil etc.) - mit wesentlich geringerer Nebenwirkungsrate konnte in den letzten Jahren durch das nichtionisierte Metrizamide ersetzt werden (Amipaque), das noch risikoärmer ist. Mit letzterem können im Einzelfall auch Cisternographien, etwa zur Kleinhirnbrückenwinkel-Diagnostik, durchgeführt werden (3, 20).

## Klinik und Pathophysiologie

Das Liquorverlust-Syndrom führt zu den bekannten postpunktionellen Beschwerden und evtl. zu Zeichen einer *aseptischen Meningitis*. Das Ausmaß der Beschwerden korreliert mit dem Nadeldurchmesser. Die *postpunktionellen Beschwerden* werden im Schrifttum auf 18 bis 20% geschätzt, jüngere Patienten sind bevorzugt betroffen. In der *Schwangerschaft* können peridurale Venen varizenartig erweitert sein und durch die Punktion zu erheblichen Blutungen führen. Die Häufigkeit einer *Gefäßverletzung* wird auf 3% geschätzt. Eine postpunktionelle Meningitis oder ein Epiduralabszeß gelten als extreme Seltenheit. Als Infektionsquelle werden Hautbakterien und eine *hämatogene Streuung* aus den Geweben um den Liquorraum diskutiert. Bei der Verwendung von Kathetern für diagnostische und therapeutische Eingriffe am Liquorraum ist ein Abriß des Plastikmaterials durch Knotenbildung im periduralen oder subarachnoidalen Raum in Höhe der Nadelspitze möglich. Das wenig schattengebende Material ist röntgenologisch schwer zu lokalisieren. Nach derzeitiger Lehrmeinung ist der Abriß eines Katheters und das Zurückbleiben eines Fragments im Liquorraum nicht so gefährlich, wie man zunächst dachte. Die verwendeten *Plastikmaterialien* werden reizlos toleriert und brauchen operativ in der Regel nicht entfernt zu werden.

Die spinale Schädigung durch Kontrastmittel entspricht wie der Anästhesieschaden meistens einem *Cauda-Syndrom* (6, 16, 21). Man diskutiert eine lokale Ischämie durch Blutdruckabfall und *Gefäßspasmen*, sowie toxische Einflüsse, abhängig von der Konzentration des gegebenen Kontrastmittels, neben *allergischen Reaktionen* auf die Jodkomponente oder andere Trägersubstanzen, die für den Fertigungsprozeß benötigt werden. Eine Verunreinigung während der Herstellung ist heute praktisch ausgeschlossen. Die proximalen *Myelopathien* sind zwar seltene, aber gefürchtete Komplikationen in Gestalt akuter oder subakuter Querschnittslähmungen mit ungewisser Prognose. Sie entwickeln sich nach anfänglich radikulären oder funikulären Reizerscheinungen. Die in der Literatur beschriebenen Sektionsbefunde einer *Myelomalazie* deuten auf eine *vaskuläre Schädigung* hin. Daneben ist eine direkte Verletzung der *A. radicularis magna* möglich. Sie hat Querschnittslähmungen im unteren Thorakalbereich zur Folge. Bei der Myelographie wird üblicherweise mit einer starken Verdünnung des Kontrastmittels im Liquorraum gerechnet. Dieser Verdünnungseffekt entfällt bei der Injektion in einen Sperrliquor, wodurch das Rückenmark mit hochkonzentriertem Kontrastmittel kontaminiert wird. Die daraus folgende Nekrose läßt sich schwer vom Grundleiden abgrenzen. Die weniger dramatischen Myelopathien werden auf verschiedene Mechanismen zurückgeführt: Bei der Punktion oberhalb von L1 ist eine mechanische Rückenmarksschädigung mit Hämatomyelie möglich. Durch Gefäßspasmen kann ein Blutdruckabfall und eine *spinale Ischämie* auftreten, nach Art eines Spinalis anterior-Syndroms oder der isolierten Nekrose des Vorderhorns über mehrere Segmente. Der Gefäßspasmus soll auch ohne Verwendung von *Adrenalinzusätzen* vorkommen, nicht nur bei der Injektion in den Subarachnoidalraum, sondern auch durch Diffusion von Substanzen zur Regionalanästhesie aus dem paravertebralen und periduralen Gewebe.

Die *Neurotoxizität von Kontrastmitteln* zur Darstellung der Liquorräume hat sich heute stark verringert. Sie ist z.Zt. für das am meisten verwendete Metrizamide sehr gering (20). Zusätzlich kann man durch die Verwendung dünner Punktionskanülen die Häufigkeit postpunktioneller Beschwerden reduzieren. Bei der Verwendung moderner Kontrastmittel werden leichte *spinale Reaktionen* in Gestalt sensibler Reiz- und Ausfallserscheinungen, Myoklonien, Spasmen, sowie Blasen- und Mastdarmstörungen vorübergehend bei 1% der Kranken gesehen. Eine passagere Reflexsteigerung nach Kontrastmittelgabe in den Liquorraum soll in 22% der Fälle vorkommen. Eine passagere Areflexie ist demgegenüber nach der Literatur ein seltenes Ereignis. Über vital bedrohliche generalisierte *Spasmen und Myoklonien* enthält die neuere Literatur nur Einzelmitteilungen. Derartige Zwischenfälle waren früher bei Anwendung von Jodsalzen häufiger. Auch der *anaphylaktische Schock* mit Atemlähmung und Herzkreislaufstillstand ist heute selten geworden und gehört bei sorgfältiger Erhebung der Anamnese des Patienten zu den Raritäten. Zu den Seltenheiten gehört auch die chronische Arachnitis, nachdem die öligen Kontrastmittel und Jodsalze kaum noch Verwendung finden. Das *Risiko der Arachnitis* korreliert nach der Literatur mit der Kontrastmittelkonzentration. Die öligen Jodester und Jodsalze galten als gefährlich, wenn die diagnostische Punktion blutig verlief. Eine hämatogene Verschleppung von Kontrastmittel (z.B. Fettembolien in die Lunge) sind vereinzelt beschrieben wordem (11). Sofern die Myelographie eine Operation zur Folge hatte, dann kann die echte Arachnitis von einer postoperativen Narbenbildung anhand eines Myelogrammes nicht unterschieden werden (10, 15).

Bei SOP-Punktionen sind direkte Rückenmarksverletzungen möglich, neben der bekannten Punktionsverletzung der A. cerebellaris posterior inferior.

Die Komplikationsrate nimmt nach proximal allgemein zu und korreliert auch hier mit der Menge und der Konzentration des gegebenen Kontrastmittels. Bei cervicalen Myelographien gelangt die Substanz auch relativ leicht in hoher Konzentration in den Schädelinnenraum. Die Punktion in Höhe C1/C2 soll nach der Literatur eine geringe Komplikationsrate haben (23).

Beim cervicalen Stop besteht die Gefahr, daß große Mengen des Kontrastmittels nach intracraniell fließen. Bei cervicalen Myelographien soll für eine Untersuchung die Konzentration von 300 mg Jod/ml nicht überschritten werden. Es wird deshalb eine abschließende Rückgewinnung durch Abpunktieren empfohlen. Ähnliches gilt für die lumbale Myelographie bei raumfordernden Prozessen im Thorakalbereich (8, 17, 21).

Bei Anfallskranken und Personen mit bekannt niedriger *Krampfschwelle* wird prophylaktisch vor der geplanten Myelographie die Gabe von Antikonvulsiva empfohlen. Die älteren Patienten, mit einer vasculären *Vorschädigung* des Gehirns, entwickeln häufiger als jüngere nach der Kontrastmittelgabe ein hirnorganisches *Durchgangssyndrom*. Die Krampfschwelle wird bekanntlich auch durch Psychopharmaka gesenkt. Es sollte deshalb regelmäßig vor dem geplanten Eingriff nach Medikamenten gefragt werden, die zu unerwünschten Interaktionen führen können. Bei einer Allergievorgeschichte empfiehlt sich die Durchführung des Eingriffes in *Anästhesiebereitschaft* (3, 19).

Die neurotoxische Wirkung der wasserlöslichen Kontrastmittel ergibt sich daraus, daß es zwischen dem Liquor im Subarachnoidalraum und dem extracellulären Raum von Gehirn und Rückenmark keine Barriere gibt. Dadurch gelangt das Kontrastmittel in unmittelbaren Kontakt mit dem Nervengewebe. Da sich bei allem Fortschritt in der Technik und Entwicklung der Kontrastmittel Komplikationen nicht völlig ausschließen lassen, wird im Schrifttum nachhaltig von der *ambulanten Myelographie* abgeraten - dennoch wird sie häufig praktiziert und ist nach der eigenen Erfahrung die übliche Ursache für die Zwischenfälle, die juristische Folgen für den Arzt nach sich ziehen können (4, 7, 21).

Das z. Zt. risikoärmste, nicht ionisierte Kontrastmittel Metrizamide dissoziiert nicht, hat einen geringen osmotischen Druck und kann für die Darstellung des gesamten Liquorraumes Verwendung finden. Während bei den älteren Substanzen die Arachnitisrate mit 50% angegeben wurde (10), sind beim Metrizamide bislang nur Einzelfälle bekannt geworden (3). Die Epileptogenität ist gering (1%), vegetative Symptome wie Erbrechen und Übelkeit sind häufiger (3-10%), postmyelographische Kopfschmerzen ebenfalls (30-50%); völlig neu sind hirnorganische Psychosyndrome (5%).

Bei cervicalen Untersuchungen ist die Beschwerderate höher als bei lumbalen. Ein *postmyelographisches Hirnödem* - nach dem CT-Befund - zeigt im eigenen Krankengut etwa jeder 4. Patient; allerdings von der Schwere her ohne Bezug zu den subjektiven Beschwerden. Bei 135 in der Göttinger Neuroradiologie untersuchten Patienten zeigten 5 nach cervicaler Myelographie und 2 nach lumbaler ein hirnorganisches *Psychosyndrom*, wobei alle 7 Patienten ein schweres im CT nachgewiesenes Hirnödem hatten. Die klinische Symptomatik bildet sich innerhalb von 24 Stunden zurück, die CT-Veränderung nach 2-3 Tagen (Abb. 1).

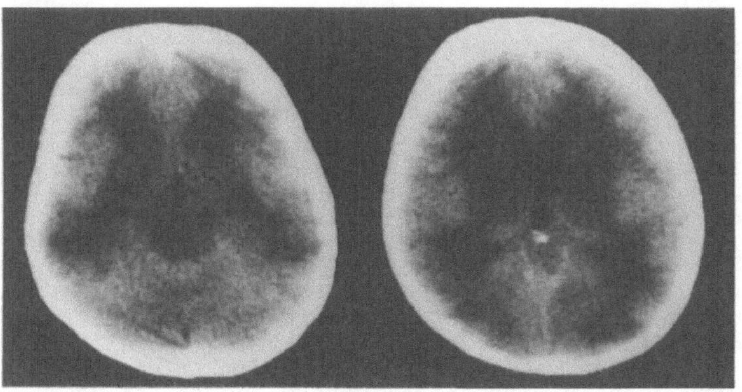

Abb. 1. Zustand nach Myelographie mit Metrizamide - ausgedehntes Ödem im Marklager und im Bereich des Mittelhirnes

Früher glaubte man, daß die halb-sitzende Position des Patienten nach der Myelographie das *Aufsteigen von Kontrastmittel* verhindern könne. Seit Einführung der Computer-Tomographie ist aber bekannt, daß schon nach 4-6 Stunden - unabhängig von der Position des Patienten - ein wässriges Kontrastmittel in den äußeren Liquorräumen über der Hirnoberfläche nachweisbar wird und in den folgenden 24 Stunden zu einer diffusen Anfärbung durch Penetration ins Parenchym führt. Im Computer-Tomogramm sieht man als unmittelbare Reaktion auf die *Kontamination des Hirngewebes* mit Kontrastmittel ein Hirnödem, das mehrere Tage bestehen bleibt. Der Befund kann aber klinisch stumm bleiben. Er korreliert nicht mit etwaigen postmyelographischen Beschwerden des Patienten, wie die Nachuntersuchungen an einem größeren Krankengut gezeigt hat (7). Das Eindringen des Kontrastmittels wird aber bei einem vorgeschädigten Ependym - z.B. durch *entzündliche Prozesse* - begünstigt (1, 5, 22). Es empfiehlt sich deshalb in diagnostischen Zweifelsfällen vor dem Beginn der Myelographie eine notfallmäßige Zellzählung durchzuführen. Findet sich eine Pleozytose, dann kann der Eingriff zur Risikovermeidung abgebrochen werden, hat aber dennoch zu einem diagnostischen Resultat geführt.

Bei der *Myelographie mit Jodöl* kann nicht mit einer Resorption gerechnet werden. Die Kontrastmittelreste sind noch Jahrzehnte später röntgenologisch in den Liquorräumen und den regionalen Lymphknoten nachweisbar. Ein Teil des Kontrastmittels gelangt auch unvermeidlich in den Schädelinnenraum (Abb. 2 u. 3). Es soll dort für schwere chronische *Arachnitiden und Granulome* an der Hirnbasis verantwortlich sein. Bei 10% der Patienten, die 2-7 Jahre nach einer Myelographie mit Pantopaque untersucht wurden, fanden sich beträchtliche Reste im Spinalkanal und Schädelinnenraum, weshalb eine strenge Indikationsstellung und

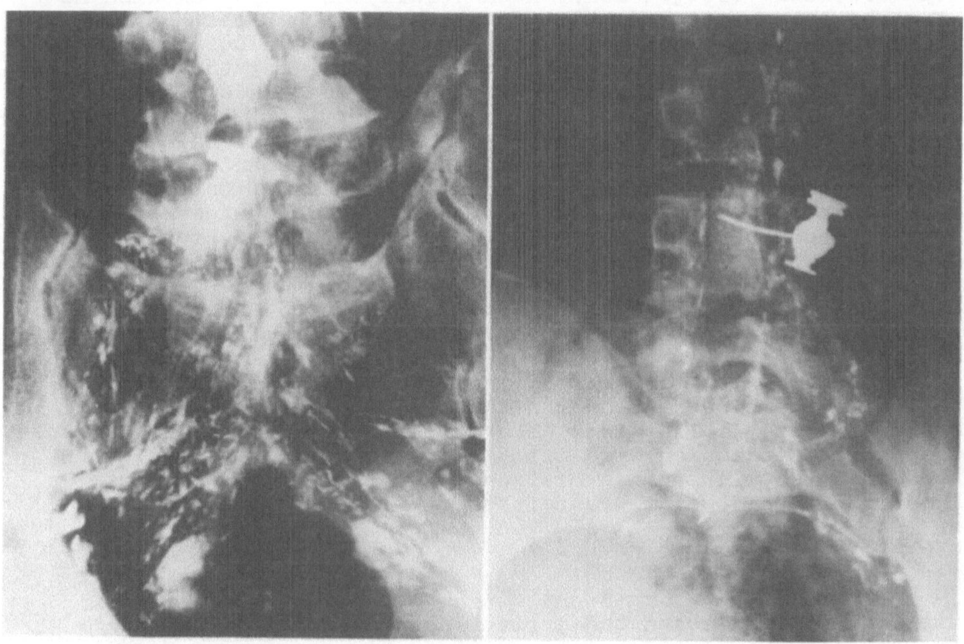

Abb. 2. Zustand nach Pantopaque-Myelographie; ausgedehnte Abwanderung des Kontrastmittels über die lumbalen Wurzeltaschen

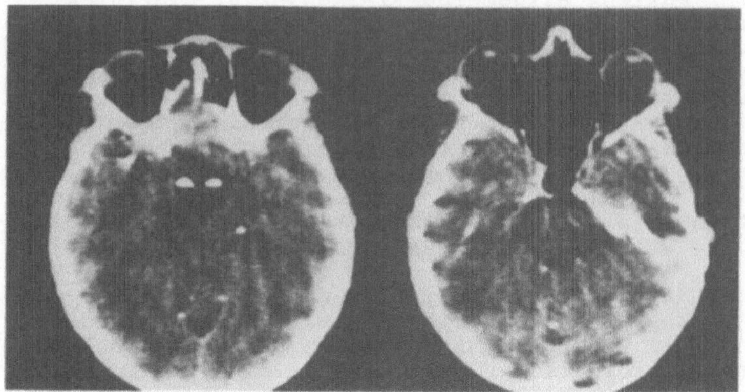

Abb. 3. Zustand nach Pantopaque-Myelographie; Kontrastmitteltropfen im cerebralen Subarachnoidalraum

möglichst vollständige Abpunktion nach der Untersuchung empfohlen wird (25). Die Jodöl-Arachnitis soll auch einige Todesfälle verursacht haben. Auch für das 1947 zur Anwendung frei gegebene Abrodil als Natrium-Jod-Salzverbindung wurde ähnliches berichtet. Es sind epileptische Anfälle und Herzkreislaufstillstände als Todesursache gemeldet worden - ca. 1-2 auf 1000 Myelographien. Das Conray 60 und Dimer X gilt als weniger toxisch, führte aber relativ oft zu epileptischen Anfällen, Myoklonien und spinalen Automatismen, nach der Literatur auch zu einer Arachnitis - insgesamt aber seltener zu bedrohlichen und langfristig schwerwiegenden Schäden (Conray wurde 1971, Dimer X 1975 zur Verwendung freigegeben). Auch 1 Fall von Staphylokokken-Meningo-Encephalitis mit Querschnittssymptomatik nach Dimer X-Myelographie, ferner 2 Schenkelhalsfrakturen durch postmyelographische epileptische Anfälle, wurden beschrieben (17). Die entzündlichen Komplikationen nach einer Myelographie werden auf mangelnde *Sterilität und Keimverschleppung* bei der Lumbalpunktion zurückgeführt. Diese *Inokulationsmeningitis* ist ein seltenes Ereignis. Sie tritt häufiger bei Anästhesien im wirbelsäulennahen Bereich und Ganglienblockaden auf (12, 13). Nach einer retrospektiven Untersuchung soll bei 2% der Untersuchten nach einer Lumbalpunktion eine entzündliche Reaktion aufgetreten sein. Eine vorbestehende Bakeriämie wird bei 0,8% der Untersuchten ursächlich angeschuldigt, d.h. ein zufälliges zeitliches Zusammentreffen muß danach vorgelegen haben (5). Die Nachuntersuchung von 200 Patienten ergab für die *postmyelographische Arachnitis* eine direkte Beziehung zur Kontrastmittelmenge und Konzentration (8). Die epileptischen Anfälle treten in einem Abstand von 5-6 Stunden auf. Es handelt sich hauptsächlich um *generalisierte Krämpfe* und mehrstündige Dämmerzustände. Im EEG fand man Allgemeinveränderungen und Krampfpotentiale. Die Häufigkeit epileptischer Anfälle liegt nach der Literatur bei 3,7%. Das Auftreten spinaler Myoklonien wird mit 8% angegeben (19). Alle die zuletzt genannten Komplikationen beziehen sich auf ältere und heute nicht mehr gebräuchliche Kontrastmittel (Abb. 4).

## Juristische Aspekte

Es besteht im medizinischen und juristischen Schrifttum Einigkeit darüber, daß ein diagnostischer Eingriff am Liquorraum der Einwilligung des Patienten bedarf. Die *Einwilligung* ist nur wirksam, wenn dem Patienten die wesentlichen Umstände, die Prognose und alternative Behandlungen erläutert worden sind. Für dieses Aufklärungsgespräch geht die Rechtssprechung vom "verständigen Durchschnittspatienten" aus. Man unterstellt, daß der Patient allgemeine Risiken, z.B. die Infektionsgefahr durch Operationen, kennt. Für die Intensität der *Aufklärung* besagt die Rechtssprechung, daß diese von der Dringlichkeit des Eingriffes abhängig gemacht werden darf. Man soll die medizinischen Vorerfahrungen, Entwicklungsstand und Sonderinteressen des Patienten hierbei beachten. Im Schadensersatzprozeß muß der Patient als Kläger die Ursächlichkeit des Schadens beweisen. Eine Beweiserleichterung, bis hin zur Beweislastumkehr, steht ihm zur Verfügung. Der Beweis, daß aufgeklärt wurde, obliegt dem Arzt. Zur *Beweissicherung* hat der Patient das Recht der Einsichtnahme in seine Krankenunterlagen. Die Rechtsgrundlage dafür ist der Behandlungsvertrag (2, 14, 18).

Die sogenannte Totalaufklärung und Konfrontation mit der nahezu unübersehbaren Vielfalt denkbarer Komplikationen wird von der Rechtssprechung nicht verlangt. In einer Stufenaufklärung kann der Kranke durch ein Merkblatt erste Informationen erhalten und dann in einem Aufklärungsgespräch sein individuelles Risiko erfahren. Dieser Vorgang sollte schriftlich dokumentiert werden als *Einwilligungserklärung*. Die abgestufte Aufklärung beinhaltet, daß der Patient selbst entschei-

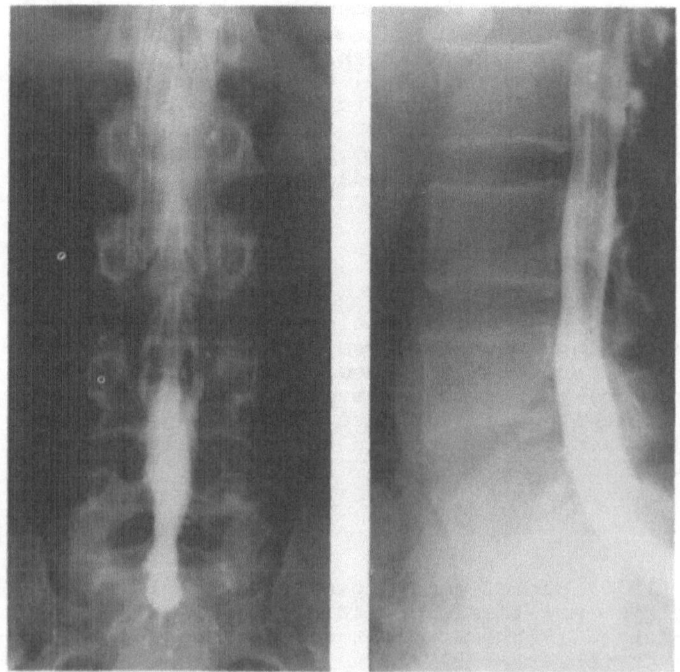

Abb. 4. Arachnitis nach früher durchgeführter Pantopaque-Myelographie ohne nachfolgende Operation - ölige Kontrastmittelreste im Spinalkanal; Remyelographie mit Metrizamide

det, wieweit er aufgeklärt werden will: Er soll alles erfahren, was er wissen möchte, aber nicht nur Absicherung mit Fakten konfrontiert werden, die seiner persönlichen Entscheidung nicht weiterhelfen (24). Das Recht der Einsichtnahme in Krankenpapiere besagt, daß dem Arzt eine *Aufzeichnungspflicht* obliegt, die der Kranke nach der Rechtssprechung des Bundesgerichtshofes überprüfen darf. Der Nachteil dieser "Alibi-Medizin" ist eine mögliche Störung des Arzt/Patienten-Verhältnisses, weil damit der Arzt als potentieller Prozeßgegner definiert wird (14). Nach der Rechtssprechung des Bundesgerichtshofes ab 1980 soll auch noch über Risiken mit einer *Komplikationsdichte* von 0,05% aufgeklärt werden. Mit dieser Übermaßaufklärung, die nicht nur zivilrechtlich, sondern auch strafrechtlich von Belang ist, wird der Arzt leicht in die Nähe des Kriminellen befördert. Der Arzt als Vertragspartner hat nicht nur für sein eigenes, sondern auch für das Verhalten aller Personen zu haften, die an der Vertragserfüllung beteiligt sind. Bewußt fahrlässig handelt, wer mit der Möglichkeit des schädlichen Erfolges rechnet, aber fahrlässig auf das Nichteintreffen hofft. Ein nicht *adäquater Kausalzusammenhang* besteht dann, wenn Umstände auftreten, die außerhalb der Lebenswahrscheinlichkeit und dem gewöhnlichen Verlauf der Dinge liegen (9). Für das Schadensereignis besteht im Krankenhaus eine Meldepflicht, unabhängig davon, ob eine Haftpflichtversicherung besteht oder nicht - und unabhängig davon ob mit juristischen Konsequenzen gerechnet wird. Der *Haftpflichtprozeß* beginnt mit der Strafanzeige, die eine staatsanwaltschaftliche Ermittlung, Beschlagnahme der Krankenblätter und Einholung von Sachverständigen-Gutachten auf Staatskosten nach sich zieht. Die *Delikthaftung* hat eine kürzere Verjährungsfrist als die *Vertragshaftung*, nämlich 3 statt 30 Jahre. Oft muß geklärt werden, ob eine Behandlung nur deshalb länger dauerte, weil der Arzt einen Fehler gemacht hat und damit dem *Versicherungsträger* erhöhte Kosten entstanden, die beim Arzt als Verursacher eingeklagt werden können. Der Vorwurf mangelnder Aufklärungspflicht ist juristisch zum *Auffangtatbestand* geworden für wahrscheinliche, aber nicht beweisbare Fehler des Arztes. Während der Behandlungsfehler vom Patienten dem Arzt nachgewiesen werden muß - allerdings mit der Möglichkeit der *Beweislastumkehr* - trägt für den Nachweis, daß eine adäquate Aufklärung stattfand der Arzt die Beweislast (4).

## Zusammenfassung

Die postpunktionellen Beschwerden und Komplikationen lassen sich nicht völlig vermeiden, aber bei strenger Indikationsstellung und fachgerechtem Vorgehen auf ein Minimum reduzieren. Nachdem jetzt nicht ionisierte Kontrastmittel (Metrizamide) zur Verfügung stehen, gehören die folgenschweren Kontrastmittelzwischenfälle heute der Vergangenheit an. Lediglich in Begutachtungsfällen spielen sie in der Beurteilung von Spätschäden noch eine Rolle.

## Literatur


1. Berman RS, Eisele JH (1978) Bacteriemia, spinal anesthesia and development of meningitis. Anesthesiology 48:376-377
2. Bochnik HJ, Gärthner-Huth C (9182) Einsicht des Patienten in seine Krankenpapiere. Dtsch Ärzteblatt 79:97-101
3. Bradac GB, Kaernbach A (1981) Neue Aspekte in der Myelographie. Schering, Berlin; Selektive cervikale Myelographie mit Metrizamide. Radiologe 21:199-202
4. Deutsch E (1976) Rechtliche Folgen ärztlicher Tätigkeit. Nds Ärzteblatt 17:550-554; (1978) Zum Problem des ärztlichen Kunstfehlers. Nds Ärzteblatt 10:332-336
5. Eng RHK, Seligman StJ (1981) Lumbar puncture - induced meningitis. JAMA 245:1456-1459
6. Eriksson E (1969) Illustrated handbook in local anaesthesia. Munksgaard, Copenhagen
7. Hammer B (1981) Die Computertomographie - Cisternographie - Technik und Pathophysiologie als Ursache der Nebenerscheinungen. Röntgen-Bl 34:185-189
8. Hansen EB, Fahrenkrug A, Praestholm J (1978) Late meningeal effects of myelographic contrast media with special reference to Metrizamide. Brit J Radiol 51:321-327
9. Herbrand B, Hollmann A (1979) Aspekte der haftungsrechtlichen Verantwortung gegenüber dem Patienten. Nds Ärzteblatt 12:400-405
10. Johnson AJ, Burrows EH (1978) Thecal deformity after lumbar myelography with iophendylate (Myodil) and meglumine iothalamate (Conray 280). Brit J Radiol 31:196-202
11. Keats ThE (1956) Pantopaque pulmonary embolism. Radiology 67:748-750
12. Kortum K, Rössler B, Nolte H (1979) Morbidität nach Spinalanästhesie. Regional Anaesthesie 2:5-11
13. Kramer E (1982) Die Komplikationen rückenmarksnaher Anästhesieverfahren. Persönliche Mitteilung (Lit. a.a.O.)
14. Lawin P, Huth H (1982) Grenzen der ärztlichen Aufklärungs- und Behandlungspflicht aus medizinischer und rechtlicher Sicht. Dtsch Ärzteblatt 79:51-56
15. Maravilla KR, Neuwelt EA, Diehl JT (1979) Application of Metrizamide in the radiographic evaluation of the neurologically disease patient. Neurosurgery 5:389-406

16. Moore DC (1965) Regional block. 4th Ed. Charles C. Thomas, Springfield, Ill.
17. Müller HJ, Mühlan J, Usbeck W, Besel R, Assmann H (1979) Komplikationen bei Myelographien und deren Begutachtung. Dt Gesundh Wesen 34:1537-1541
18. Opderbecke W, Weißauer W (1982) Die Aufklärungspflicht des Anästhesisten. Dtsch Ärzteblatt 79:53-58
19. Prange H, Poser S (1977) Cerebrale Krampfanfälle nach lumbaler Dimer X - Myelographie. Nervenarzt 48:433-436; (1979) Zum Risiko der lumbalen Myelographie mit Dimer X. Nervenarzt 50:261-263
20. Skalpe IO (1977) Adverse effects of water - soluble contrast media in myelography. Acta Radiologica Suppl 355:359-370
21. Stöhr M (1980) Iatrogene Nervenläsionen. Thieme, Stuttgart; (1980) Schädigungen des peripheren Nervensystems und des Rückenmarkes unter Regionalanästhesie und deren Begutachtung. Akt Neurol 7:185-194
22. Teele DW, Dashefsky B, Rakusan T, Klein JO (1981) Meningitis after lumbar puncture in children with bacteriemia. New England J Med 305:1079-1081
23. Vogelsang H, Schmidt R, Busse O, Dangel UL (1978) Myelographie mit Metrizamide (Amipaque). Acta Neuroch 40:157-162
24. Weißauer W (1980) Ärztliche Aufklärungspflicht. Bayer Ärzteblatt 35:455-464
25. Wende S, Schliack H (1961) Zur Frage von Pantopaque - Spätschäden. Nervenarzt 32:415-416

# Neurologische Komplikationen nach intrathekaler Applikation von Medikamenten

H. C. Hopf und R. Besser

Die intrathekale Therapie mit Pharmaka ist in den letzten Jahren sehr intensiv propagiert und angewendet, zugleich auch auf die verschiedensten Substanzen ausgedehnt worden. Neuerdings werden z.B. Morphine häufig intrathekal angewendet. Die Schwierigkeit, einen Überblick über Nutzen und Gefahren einer solchen Applikationsart zu gewinnen, liegt im Psychologischen, in statistischen Forderungen sowie in der möglichen Überlagerung von Krankheits- und etwaigen Therapie-bezogenen Folgen begründet. Die statistische Aussage scheitert gewöhnlich an kleinen Fallzahlen und ungenügender Vergleichbarkeit von Patient zu Patient. Das psychologische Hemmnis, Nachteile oder gar Schädigungen durch nützlich angesehene ärztliche Maßnahmen zu akzeptieren, ist bekannt.

Bei intrathekaler Applikationsweise sind technisch bedingte Komplikationen von substanzspezifischen zu unterscheiden, bei letzteren vor allem auch die Frage, wieweit die spezielle Wahl des Applikationsweges Einfluß nimmt. Aus der Vielfalt der Mitteilungen sollen hier hauptsächlich Cytostatika, Kortison, Antibiotica und Antimycotica Berücksichtigung finden.

## Cytostatika

Die Schwierigkeit in der Beurteilung neurotoxischer Effekte bei Cytostatika ergibt sich einerseits aus der üblichen Kombination verschiedener Substanzen und verschiedener Applikationsformen, andererseits aus der möglichen Läsion durch die Grundkrankheit.

Die häufigst angewendete Substanz ist Methotrexat (MTX). Bei hochdosierter systemischer Anwendung ( $= 7 - 10 g/m^2$) scheinen flüchtige Verwirrtheit, Desorientierung und Somnolenz als akute Reaktion innerhalb von Stunden relativ häufig und sollen bis zu 10% erreichen (1, 123). Als subakute typische Reaktion werden flüchtige fokale neurologische Störungen, die an vasculäre Ereignisse erinnern, hervorgehoben. Sie treten mit einer Latenz von Tagen auf und hinterlassen evtl. Residuen. Allerdings bot keiner von 8 Patienten, trotz Fortführung der Therapie gleiche Störungen noch einmal (94). Als Spätreaktion entwickeln sich Monate oder Jahre später Demenz, Paresen, Anfälle (40, 65, 93); nach Absetzen der MTX-Therapie kommen Besserungen vor (94). Solche Reaktionen sind von Routinedosierungen praktisch nicht bekannt. Kürzlich berichteten Jaffee et al. (47) von zwei Patienten mit Anfällen nach systemischer MTX-Gabe.

Nach intrathekaler (IT) MTX-Gabe von 12-30 $mg/m^2$ ist häufig mit einer aseptischen Meningitis zu rechnen. Die Zahlenangaben schwanken zwischen 50% (33, 113) und 4%. Die Meningitis klingt meist nach 1-3 Tagen ab (118). Bemerkenswert ist die geringe Zahl an meningialen Reaktionen nach vorausgegangener Bestrahlung des Schädels (33). Späte

Meningitiden 2-17 Monate nach Therapie fanden sich bei 6 von 33 Kindern (18%) nach ITMTX und Bestrahlung.

Flüchtige cerebrale Störungen gleichen ihrer Latenz (Stunden) und Symptomatik nach (Verwirrtheit, Somnolenz) denen bei systemischer MTX-Anwendung (69, 82, 106).

Cerebrale Anfälle können als spezifische Komplikationen aufgefaßt werden, denn 1 mg/kg ITMTX ruft bei Hunden Anfälle (88) hervor. Unter therapeutischer Dosierung kommen sie beim Menschen jedoch wohl nur im Rahmen einer Leukencephalopathie vor (50, 63, 71, 75, 77).

Die multifokale Leukencephalopathie unter ITMTX ist klinisch durch progrediente Demenz, Ataxie, evtl. Anfälle, Spastik oder Hirnnervenschädigung gekennzeichnet. Sie setzt nach Tagen, Wochen oder gar Monaten ein. Die Häufigkeitsangaben variieren zwischen 22% und 6% (63, 84). Die Beobachtungen treffen die lumbale wie die interaventrikuläre Applikation (104), Leukämie mit (50, 77) und ohne meningeale Beteiligung, bei denen also ITMTX prophylaktisch gegeben wurde (63), Kinder mit gleichzeitiger Röntgenbestrahlung des Kopfes (77) oder ohne Bestrahlung (30, 40), und zwar nicht nur Patienten mit Leukämien sondern auch mit anderen Malignomen (30) oder mit Hirntumoren (75, 104) und nicht nur Kinder sondern auch Erwachsene (79, 111).

Beobachtung über Dosisabhängigkeit (33, 56, 62, 123), über Verschlechterung unter Fortführung (40, 82) oder Besserung nach Absetzen des ITMTX (30, 50, 71) und eine häufige enge Koppelung des Beginns der Leukencephalopathie an die ITMTX-Gabe (30, 77) runden das Bild ab. Intracranielle Verkalkungen (64, 71, 116), Ventrikelerweiterungen oder multiple Hypodensien (80a) entsprechen Residualzuständen.

An spinalen Komplikationen sind 16 Fälle mit reversiblen oder flüchtigen bzw. teilreversiblen, mit kompletten oder inkompletten Querschnittsyndromen und 2 Fälle mit Tetraplegie beschrieben (31, 56).

Subdurale Hämatome sind in 10% zu erwarten (77, 81). Die Entstehung hirneigener Tumoren ist zumindest zu diskutieren (18). Hinsichtlich des Kausalzusammenhanges ist zu berücksichtigen, daß sich MTX im Spinalraum gut verteilt (125) und vergleichsweise lange dort verweilt. Andere sagen, daß die cisternale Konzentration nach lumbaler Gabe unvorhersehbar sei (10), auch ist das "second sac"-Phänomen zu beachten (105) und nach Applikation bei Shunt-Trägern kann MTX darüber sofort den Liquorraum verlassen (22, 83). Die "Halbwertzeit" gliedert sich in zwei Komponenten, eine rasche unter einer Stunde und eine langsamere um 4,5 h (11, 68). Messungen beim Rhesusaffen ergaben im Hirnparenchym in 2,5 cm Tiefe noch Spiegel von 1% der Liquorkonzentration (9). Es ist jedoch fraglich, ob MTX überhaupt intrathekal gegeben werden muß. Nach i.v.-Infusion in hoher Dosierung (300 mg-500 mg/m$^2$ über 24 h) erscheinen wirksame, über 24 h konstante Konzentrationen von $1{,}2 \times 10^{-7}$M im Liquor (29). Bestrahlung des ZNS fördert - zumindest bei der Maus - ein stärkeres Eindringen ins Hirnparenchym (38). Danach scheinen die neurologischen Komplikationen substanzspezifisch, wobei durch den Applikationsort (systemisch oder intrathekal) nur bestimmt wird, bei welcher Dosis diese Komplikationen auftreten. Die Entstehung der akuten Meningitis wird pH-Änderungen oder einer chemischen Reizung zugesprochen (31, 56). Kontaminationen oder Wirkstoffe im Lösungsmedium spielen jedenfalls für die meisten Komplikationen nach ITMTX keine Rolle (118). Auch ein Folsäuremangel scheint weniger in Frage zu kommen.

Cytosin-Arabinosid (CARA), intrathekal verabreicht, wird von den meisten Autoren als völlig ungefährlich hingestellt. Hunde und Affen zeigten bei Liquorkonzentrationen unter 20 mg/ml bzw. 24 mg/ml keine Nebenwirkungen. Bei Nagern wurden später jedoch cerebellare Atrophien festgestellt (108). Über eine alleinige Therapie mit CARA berichten nur wenige Studien. Systemische Anwendung führt zu Symptomen einer Leukencephalopathie mit 4 von 6 Patienten nach 12 × 4 mg/m$^2$ in 12 stündigen Abständen und bei 3 von 31 Patienten nach 12 × 3 mg/m$^2$ in 12 stündigen Abständen, obwohl diese Patienten konventionelle Dosierungen zuvor gut vertragen hatten (52). Bei Kombinationen mit MTX traten entsprechende neurologische Störungen bei 12 von 23 Kindern bereits mit 100 mg/m$^2$ auf (63), wobei die Verursachung durch CARA jedoch nicht belegbar ist.

Wie beim MTX sind meningiale Reizzustände nach ITCARA nicht nur bei hoher Dosierung bekannt (115).

Einige Patienten erhielten nach ITMTX später ITCARA und reagierten mit Somnolenz als Ausdruck einer flüchtigen ZNS-Reaktion (77), jedoch wurde häufiger gute Verträglichkeit beobachtet (77, 82, 106). Leukencephalopathien nach ITCARA sind bislang nur nach Kombination von 12-15 mg/m$^2$ MTX und 30 mg/m$^2$ CARA beschrieben (30, 111). Spinale Querschnittssyndrome fanden sich wiederholt (13, 67), wobei es sich zweimal um ein Rezidiv eines vorausgegangenen reversiblen Querschnittes unter ITMTX handelte, das unter ITCARA wieder auftrat.

Die meningiale Reaktion wird ursächlich u.a. auf die starke pH-Veränderung bezogen (24). Die Liquorverteilung von CARA ist gut, die Penetration ins Hirnparenchym erfolgt etwas langsamer als bei MTX (8), die Hirn-Blut-Verteilung beträgt bei der Maus 1:10 (66). Lumbale Applikation von 45 mg garantiert therapeutische Spiegel auch im Ventrikelliquor über mehr als 24 h, die Halbwertszeit wird mit 2,2 h angegeben (85).

Zur IT-Anwendung von Vincristin (VINCA) gibt es nur einzelne Mitteilungen. 4 von 158 Patienten, die ITMTX und ITVINCA bekamen, entwickelten Hemiplegien (3), andere auch Anfälle (119). Drei weitere Fälle, eine letal endende Encephalopathie (109). Vorübergehende Blindheit wird bei 3 Kindern erwähnt (15). Komatöse Zustände evtl. mit Anfällen nach systemischer Gabe von VINCA (9, 119) werden mit der begleitenden Hyponatriämie infolge Störungen der Adiuretinsekretion erklärt (92).

## Cortison

1953 von Kamen und Erdmann (49) eingeführt, hat die intrathekale Gabe von Corticosteroiden (ITCORT) bei Guillain-Barré-Syndrom, Meningitis, Cluster-Kopfschmerz, am häufigsten bei MS, Arachnopathie und Radikulopathie (103) Anwendung gefunden. Trotz positiver Ergebnisse (12, 34) überwiegen die negativen Berichte über ITCORT bei der MS (35, 72). Dies gilt auch für spinale Symptome wie Spastik und Blasenstörung (51, 72, 90). Ausnahmslos handelt es sich um unkontrollierte Studien an meist kleinen Patientenkollektiven, so daß schon aus methodischer Sicht die Aussagen zurückhaltend zu bewerten sind.

Bei der Arachnopathie wird ITCORT empfohlen (100). Diese günstigen klinischen Beobachtungen werden durch tierexperimentelle Befunde gestützt (25).

Radikuläre Schmerzen durch Bandscheibenvorfall sprechen zwar auf CTCORT an (14, 31) genau so gut aber auf systemische Gabe (37), so daß die Indikation zur intrathekalen Applikation hier in Frage gestellt wird. Eine weitere Einschränkung ergibt sich aus Berichten, die Cortison allenfalls einen Placeboeffekt zuschreiben.

Cortison wird fast ausschließlich lumbal in den Subarachnoidalraum eingebracht. Dabei werden zisternal und ventriculär jedoch nur geringe Konzentrationen unterhalb der therapeutischen Wirksamkeit gemessen (102). Wasserlösliche Cortisone verlassen den Liquorraum rasch, die verbleibende Konzentration entspricht dem Plasmaspiegel (26, 80). Kristalline Cortisone dagegen bauen nach einmaliger Gabe von 40-80 mg über 14 Tage anhaltende Liquorspiegel auf (6). Daher wurde nur von diesen Deportpräparaten (CORT-DEPOT) eine Wirksamkeit erwartet. Der Einwand, daß nur der pharmakologisch unwirksame Depotanteil anhaltende Konzentrationen zeigt, während der freigesetzte wasserlösliche Teil sofort ins Blut diffundiert und daher kaum wirksam ist (26), steht noch zur Diskussion. Ähnlich gegensätzlich sind die Meinungen über Nebenwirkungen nach ITCORT-DEPOT. Berichten über mehr als 1.000 komplikationslose Injektionen (90, 103), stehen solche über schwere Nebenwirkungen gegenüber. So weisen die wenigen größeren Fallstudien an MS-Patienten eine Komplikationshäufigkeit von 10-15% aus (16, 72). Offen bleibt, ob bei spinaler MS eine Symptomverschlimmerung vielleicht fälschlich der Grundkrankheit zugerechnet wurde und deshalb manche spinale Schädigung oder Arachnopathie unentdeckt geblieben ist.

Punktionsbedingte Komplikationen dürften Pilzmeningitis und epiduraler Abszess (107) oder eitrige Meningitis (23) sein; bei einer tuberkulösen Meningitis (91) muß auch die systemische Cortisonwirkung als Komplikationsursache diskutiert werden.

Auch wenn histologisch nach mehrfacher lumbaler Injektion von Cortison keine Veränderungen der Arachnoidea gefunden wurden (102), müssen doch aseptische Meningitis (35, 72) und Arachnopathie (21, 73) als Folge angesehen werden. Beide Komplikationen sind u.E. substratspezifische Nebenwirkungen, die durch wiederholte Injektionen begünstigt werden (6); Verstärkung von Schmerzen, Paraesthesien der Beine und reversible Blasenstörungen nach ITCORT (16, 51) sind dosisabhängig und korrelieren direkt mit einer steigenden Pleozytose und Eiweißerhöhung (103). Dies trifft auch für das Conus medullaris Syndrom zu (19).

Tierexperimentell zeigte das Cortisonderivat selbst nie einen nachteiligen Effekt, vielmehr sind die Begleitstoffe ursächlich anzuschuldigen. Zusätze bakteriostatischer Substanzen wie Benzylalkohol und Glykol sind in den in Deutschland verfügbaren Cortisonpräparaten nicht enthalten (46, 58, 78). Zusätze zu den Kristallsuspensionen, nämlich Polyaethylenglycol und Myristilgammapicolinum, die den Depoteffekt garantieren, haben im Tierexperiment Arachnopathien und direkte Axonschädigungen hervorgerufen (44, 58).

Unter Abwägung der widersprüchlichen Therapiefolge und der mitgeteilten Nebenwirkungen kann u.E. ITCORT-DEPOT heute nicht mehr empfohlen werden, wasserlösliche Präparate sind lumbal gegeben so gut wie wirkungslos.

## Antibiotika

Die Mortalität der Meningitis mit gramnegativen Keimen konnte mit Hilfe der Aminoglycoside (AG) deutlich gesenkt werden, doch blieb die Prognose mit einer Todesrate von 40-60% äußerst ungünstig. Die entzündlichen Reaktionen an Ependym und Plexus chorioideus (Ventriculitis) und der Nachweis einer schlechten Liquorgängigkeit der AG bei nicht entzündeten Meningitiden mit Liquorspiegeln von nur 20% der Serumkonzentration nach systemischer Gabe (95) waren Anlaß für intrathekale Therapieversuche speziell mit Gentamycin (GM).

Trotz zahlreicher Literaturmitteilungen läßt sich bis heute Nutzen und Schaden nicht sicher gegeneinander abwägen, da die Ergebnisse widersprüchlich sind. Die Patientenkollektive sind gewöhnlich sehr klein, die Dosis der systemischen Basismedikation sowie die intrathekale Dosis und der intrathekale Injektionsweg variieren stark. Einzelfalldarstellungen können die Problematik aufzeigen (45, 61, 70). Aufgrund der Erfahrungen an größeren Patientenkollektiven halten einige Autoren die intraventrikuläre Gabe für unverzichtbar (48, 87, 98, 121), andere sehen darin keinen Vorteil (57, 60, 12).

Die minimalen Hemmkonzentrationen für die untersuchten Erreger schwanken für GM zwischen 0,8-6µg/ml. Erst ein Vielfaches davon läßt einen Therapieeffekt erreichen. Der Behandlungserfolg steigt mit dem Liquorspiegel (54). Nach systemischer Gabe von 0,5-8 mg/kg GM waren die ventrikulären Antibiotika-Spiegel teilweise nicht ausreichend (54, 70, 74), teilweise dagegen hoch. Yogev und Kolling (124) fanden hohe ventrikuläre AG-Spiegel nur bei Patienten mit Ventrikulitis. In vielen Fällen sind die gemessenen Antibiotikaspiegel nicht zu den erforderlichen minimalen Hemmkonzentrationen des jeweiligen Erregers in Beziehung gesetzt. Der Begriff "ausreichend hoher AG-Spiegel" ist somit oft eine absolute Größe, die zwar das Diffusionsverhältnis zum Serumspiegel ausdrückt, jedoch keine zuverlässige Aussage über ausreichende antibiotische Wirksamkeit im Liquor macht.

Lumbale Gabe bringt zwar hohe lumbale Spiegel (87), jedoch kaum erhöhte ventrikuläre AG-Konzentrationen (48). Eine intrathekale AG-Gabe ist also nur sinnvoll, wenn sie intrazisternal oder intraventrikulär erfolgt.

Nach ITAG sind außer den zahlreichen Nebenwirkungen durch die Punktion einige direkte toxische Wirkungen beschrieben. Tierexperimente ergaben nach zisternaler Gabe ausgedehnte axonale Degenerationen und Glianekrosen wie sie auch bei einem Patienten nach lumbaler Gabe zu erkennen waren (117). Am Menschen sind außerdem teils reversible teils irreversible radikuläre Schmerzen und sensomotorische Ausfälle beobachtet worden (28, 42, 45, 110). Eine direkte Toxizität erscheint in dem Fall von Freemon et al. (28) belegt, der zwei Stunden nach Instillation von Kanamycin eine sensomotorische Paraparese der Beine entwickelte. Liquorxanthochromie (45) oder Pleozytosen (87) werden ebenfalls als direkte AG-Wirkung aufgefaßt. Auch Arachnopathien werden beschrieben (27, 42), die zwar myelographisch bzw. operativ belegt sind, doch wegen der Latenz von mehreren Tagen von krankheitsbedingten Störungen oder Folgen nicht sicher abgegrenzt werden können.

Bei Säuglingen sind nach zisternaler Gabe mehrfach plötzliche Todesfälle vorgekommen und als zentral ausgelöster Schock interpretiert worden. Weiter wird über Hirnnervenlähmungen und subdurale Hämatome der hinteren Schädelgrube berichtet (27, 53).

Bei intraventrikulärer Gabe ist kaum zu entscheiden, welche Störungen der Applikationsmethode selbst und welche der Substanz zuzuschreiben sind. Wiederholte Ventrikelpunktionen führten bei hydrocephalen Kindern mit gramnegativer Meningitis zur Porencephalie (96). Ein einseitiger Hydrocephalus nach AG-Gabe über ein Salmon-Rickham-Reservoir bei 5 Patienten wurde mit einer Verlegung der liquorabführenden Wege durch Granulationsgewebe bei Ventriculitis erklärt (60, 97).

Noch ungeklärt ist die höhere Mortalität der gramnegativen Meningitis nach ITAG (60), als deren Ursache ein hoher Endotoxinspiegel in den Ventrikeln, infolge der aggressiven Antibiotikatherapie diskutiert wird (43). Allein das Legen eines Reservoirs ist durch eine Komplikationsrate von 28% belastet.

Das Risiko der Ototoxizität der AG durch intrathekale Gabe ist nicht höher als das bei systemischer Gabe. Bislang ist nur ein Fall beschrieben (87), noch dazu nach lumbaler Applikation, die ohnehin zisternal keinen hohen Antibiotikaspiegel erwarten läßt. Die Vorstellung einer anatomischen Verbindung zwischen Liquorraum und Cochlea über den Aquaeductus cochleae, die ein erhöhtes Risiko begründen soll, wurde inzwischen widerlegt (14).

Da bis heute offen ist, ob der Nutzen von ITAG die Risiken übertrifft, sollte die Applikation auf ausgewählte Fälle beschränkt werden: Auf die therapieresistente Ventriculitis im Säuglingsalter und die Therapieresistenz bzw. Rezidive einer gramnegativen Meningitis beim Erwachsenen. Vorher müssen natürlich Erreger und minimale Hemmkonzentration bekannt sein, da dadurch die erforderliche intraventrikuläre Dosis bestimmt wird. Lumbale Instillation ist abzulehnen, da sie keine Vorteile gegenüber einer systemischen Therapie bietet. Beim Erwachsenen ist die zisternale Gabe, beim Säugling die intraventrikuläre über ein Reservoir vorzuziehen. Es fehlt aber noch an kontrollierten Studien, die die Überlegenheit der intraventrikulären Therapie beweisen. Übrigens scheint gleichgültig zu sein, welches AG gewählt wird, da sich die verschiedenen Substanzen sehr ähnlich verhalten.

## Antimykotica

Als Pilzerkrankung des Zentralnervensystems begegnet in Europa die chronische Basalmeningitis mit hoher Rezidivquote durch Cryptococcus neoformans, in den USA auch durch Coccidioides. Das Amphotericin B (A-B) gilt als das wirksamste Fungizid (4). Nicht ausreichende Liquorspiegel (55) oder systemische Nebenwirkungen, speziell die Nephrotoxizität, stehen oft einer alleinigen intravenösen Gabe entgegen. Während die Coccidioidesmingitis übereinstimmend als Indikation einer zusätzlichen intrathekalen Antibiotikagabe gilt, sind bei Cryptococcus neoformans Therapieeffekt fraglich und Nebenwirkungen hoch (4, 112, 122).

Wegen geringerer Nebenwirkungsrate empfehlen Alazraki et al. (2) die lumbale Applikation in hyperosomolaren Lösungen (10%igen Glucose); sie konnten dabei tierexperimentall ausreichende A-B-Spiegel im zisternalen Liquor nachweisen. Bis heute hat sich dieses Vorgehen jedoch nicht allgemein durchgesetzt, denn es bestehen Bedenken gegen Anwendung hyperosmolaler Lösungen im Spinalraum (101). Neben der zisternalen Gabe (120) wird die direkte intraventrikuläre Gabe über ein Reservoir durchgeführt (22, 36, 122).

Unabhängig vom Applikationsweg werden nach ITA-B erschreckend hohe Komplikationsraten mitgeteilt. Nach lumbaler Gabe fanden sich in 63% radikuläre Reizerscheinungen, teilweise Lähmungen der unteren Extremitäten, einmal vorübergehende Blindheit (112). Carnevale et al. (17) beobachteten ein Querschnittssyndrom mit Parenchymnekrosen ohne Arachnopathie, die als Folge häufiger Punktionsvorgänge gewertet werden könnte. Über myelographisch nicht gesicherte Arachnopathien berichtete Winn (120).

Unter sechs Patienten, die ITA-B über ein Ommaya-Reservoir erhielten, ergaben sich eine bakterielle Meningitis, einmal Anfälle und ein Todesfall (122). Graybill et al. (36) beobachteten bei fünf Patienten Arachnopathien und bakterielle Superinfektionen im Bereich des Reservoirs. Ähnlich ungünstig sind auch die Berichte von Diamond und Benett (22): In 12 von 17 Fällen mußte die intraventrikuläre Therapie wegen schwerer Nebenwirkungen abgebrochen werden.

Die Neurotoxizität von ITA-B umfaßt auch Encephalopathien. Dosisabhängig hatten sich bei einem Patienten ein schweres organisches Psychosyndrom mit schwerer Allgemeinveränderung im EEG entwickelt (Winn et al., 1979). Ähnliches ist auch nach intravenöser Gabe aufgetreten (Harber und Joseph 1962, Bennet 1974), so daß die Applikationsweise für diese Komplikation keine Rolle spielt.

Aus den Literaturmitteilungen kann gefolgert werden, daß unabhängig vom Applikationsweg die intrathekale Amphotericintherapie mit einem sehr hohen Risiko verbunden ist, welches zum Teil auf eine direkte toxische Wirkung, zum Teil auf die Applikationsmethode selbst zurückzuführen ist. Für die hohe Anzahl bakterieller Superinfektionen ist möglicherweise die Grunderkrankung selbst verantwortlich. Hieraus folgt nach allgemeiner Übereinstimmung die Empfehlung, Cryptococcenmeningitiden nur im Fall einer Therapieresistenz oder eines Rezidives intrathekal zu behandeln, während bei der Coccidioidesmeningitis grundsätzlich eine begleitende intrathekale Behandlung empfohlen wird.

## Literatur


1. Abelson HT (1978) Metothrexate and CNS toxicity. Cancer Treat Rep 62:1999-2001
2. Alazaraki NP, Fierer J, Halpern SE, Becker RW (1974) Use of hyperbaric solution for administration of intrathecal amphotericin B. N Engl J Med 290:641-646
3. Allen JC, Rosen G (1978) Transient cerebral dysfunction following chemotherapy for osteogenic sarcoma. Am Neurol 3:441-444
4. Bell WE (1980) Treatment of fungal infections of the central nervous system. Ann Neurol 9:417-421
5. Bennet JE (1974) Chemotherapy of systemic mycoses. N Engl J Med 290:30-32
6. Bernat JL, Sadowsky CH, Vincent FM, Nordgren RE, Margolis G (1976) Sclerosing spinal pachymeningitis. A complication of intrathecal administration of Dept-Medrol for multiple sclerosis. J Neurol Neurosurg Psychiatry 39:1124-1128
7. Bernat JL (1981) Intraspinal steroid therapy. Neurology 31:168-171
8. Blasberg RG (1977) Methotrexate cytosine arabinoside and BCNU concentration in brain after ventriculocisternal perfusion. Cancer Treat Rep 61:625-631
9. Blasberg RG, Patlak CS, Shapiro WR (1977) Distribution of methotrexate in the CSF an brain after intraventricular administration. Cancer Treat Rep 61:633-641
10. Bleyer WA, Savitch J, Poplack DG (1975) Methotrexate in cerebrospinal fluid. N Engl J Med 293-1152
11. Bleyer WA, Derick RL (1977) Clinical Pharmacology of Intrathecal Methotrexate. Cancer Treat Rep 61:703-708
12. Boines GJ (1963) Predictable remissions in multiple sclerosis. Del Med J 35:200-202
13. Breuer AC, Pitman MW, Daerson DM, Schoene WC (1977) Paraparesis following intrathecal cytosine arabinoside. Cancer 40:2817-2822
14. Brown FW (1977) Management of diskogenic pain using epidural and intrathecal steroids. Clin Orthop 129:72-78
15. Byrd RL, Rohrbaush TM, Raney RB JR, Norris DG (1981) Tranient cortical blindness secondary to vincristine therapy in childhood malignancies. Cancer 47:37-40

16. van Buskirk Ch, Poffenbarger AL, Capriles LF, Idea BV (1964) Treatment of multiple sclerosis with intrathecal steroids. Neurology 14:595-597
17. Carnevale NT, Galgiani JN, Stevens DA, Herrik MK, Langston JW (1980) Amphotericin B - induced myelopathy. Arch Int. Med 140: 1189-1192
18. Chung CK, Stryker JA, Cruse R, Vannuci R, Towfighi J (1981) Glioblastoma multiforme following prophylactic cranial irradiation and intrathecal Methotrexate in a child with acute lymphocytic leukemia. Cancer 47:2563-2566
19. Cohen MFL (1979) Conus medullaris syndrome following multiple intrathecal corticosteroid injections. Arch Neurol 36:228-230
20. Corbeel L, deBoeck K, Logghe N, Eggermont E, Beckels R, Casaer P, Vandepitte J, Verbist L (1980) Intraventricular gentamicin in meningitis. Lancet II 252-253
21. Dereux J, Vanderhaute A, Deheck M (1956) Arachnoidite apparue au cours d'un traitment par le injections soubarachnoidiennes d'hydrocortisone. Rev. Neurol 94:301-304
22. Daimond RD, Rennett JE (1973) A subcutaneous reservoir for intrathekal therapy of fungal meningitis. N Engl J Med 288:186-188
23. Dougherty JH, Fraser RAR (1978) Complications following intraspinal injections of steroids. J Neurosurg 48:1023-1025
24. Duttera MJ, Bleyer WA, Pomeroy TC, Leventhal CM, Leventhal BG (1973) Irradiation, Methotrexate toxicity and the treatment of meningeal leukemia. Lancet II:703-707
25. Feldman Sh, Behar AJ (1961) Effect of intrathecal hydrocortisone on advanced adhesive arachnoiditis and cerebrospinal fluid pleocytosis. Neurology 11:251-256
26. Fishman RA, Christy NP (1965) Fate of adrenal cortical steroids following intrathecal injection. Neurology 15:1-6
27. Förster C, Flamm U (1972) Komplikationen bei intrathecaler Antibiotica-Therapie im Säuglingsalter. Mschr Kinderheilk 120:102-105
28. Freeman FR, Parker RL, Greer M (1967) Unusual neurotoxicity of kanamycin. JAMA 200:140-141
29. Freeman AI, Wang JJ, Sinks LF (1977) High dose methotrexate in acute lymphocytic leukemia. Cancer Treat Rep 61:727-731
30. Fusner J, Poplack DG, Pizzo PA et al (1977) Leukoencephalopathy following chemotherapy for rhabdomyosarcoma; reversibility of cerebral changes demonstrated by computed tomotraphy. J Pediatr 91:77-79
31. Gagliano RG, Costanzi JJ (1976) Paraplegia following intrathecal methotrexate. Cancer 37:1663-1668
32. Gardner WJ, Goebert HW, Sehgal AD (1961) Intraspinal Corticosteroids in their treatment of sciatica. Trans Am Neurol Asso 86:214-215
33. Geiser CF, Bishop Y, Jaffe N, Furman L, Traggis D, Frei E (1975) Adverse effects of intrathecal methotrexate in children with acute leukemia in remission. Blood 45:189-194
34. Goldstein NP, McKenzie AF, McGuckin WF (1962) Changes in cerebrospinal fluid of patients with multiple sclerosis after treatment with intrathecal methylprednisolone acetate: A preliminary report. Proc Mayo Clin 37:657-668
35. Goldstein NP, McKenzie AF, McGuckin WF, Mattox VR (1970) Experimental intrathecal administration of methylprednisolone acetate in multiple sclerosis. Trans Am Neurol Assoc 95:243-244
36. Grybill JR, Ellenbogen C (1973) Complications with the Ommaya reservoir in patients with granulomatous meningitis. J Neurosurg 38:477-480
37. Green LN (1975) Dexamethasone in the management of symptoms due to herniated lumbar disc. J Neurol Neursurg Psychiatry 38:1211-1217

38. Griffin TW, Rasey JS, Bleyer, WA (1977) The effect of photon irradiation on blood-brain barrier permeability to methotrexate in mice. Cancer 40:1109-1111
39. Haber RW, Joseph MJ (1962) Neurological manifestation after amphotericin B therapy. Br Med J 1:230-231
40. Hendin B, Devivo DC, Torack R, Lell ME, Ragab AH, Vietti TJ (1974) Parenchymmatons degeneration of the central nervous system in childhood leukemia. Cancer 33:468-482
41. Hofferberth B, Gottschaldt M, Grass H, Büttner K (1982) Über den Wert der Anwendung von Dexamethasonphosphat in der konservativen Therapie von Lumboischialgie. Arch Psychiatr Nervenkr 231:359-367
42. Hollifield JW, Kaiser AB, McGee ZA (1976) Gram-negative bacillary meningitis therapy. Polyradiculitis following intralumbar aminoglycoside administration. JAMA 236:1264-1266
43. Hopkin DAB (1981) Intraventricular gentamicin. Lancet II:799
44. Hurst EW (1955) Adhesive arachnoiditis and vascular blockade caused by detergents and other chemical irritants: An experimental study. J Pathol Bact 60:157-178
45. Igloffstein J, Seitz D (1981) Intrazisternale Gentamycintherapie bei Pseudomonasinfektion. Therapiewoche 31:282-287
46. Ildirim I, Furcolow ML (1970) A possible explanation of posttreatment convulsions associated with intrathecal corticosteroids. Neurology 20:622-625
47. Jaffee N, Traggis D (1975) Toxicity of Hd-MTX (NSC-740) and citrovorum factor (NSC-3590) in osteogenic sarcoma. Cancer chemother Rep 6:31-36
48. Kaiser AB, McGee ZA (1975) Aminoglycoside therapy of gram-negative bacillary meningitis. N Engl J Med 293:1215-1220
49. Kamen GF, Erdmann GL (1953) Subdural administration of hydrocortisone in multiple sclerosis: Effect of ACTH. J Am Geriatr Soc 1:794-804
50. Kay HEM, Knapton PJ, O'Sullivan JP, Weis DG, Harris RF, Innes EM, Stuart J, Schwartz FCM, Thompson EN (1972) Encephalopathy in acute leukaemia associated with methotrexate therapy. Arch Dis Child 47:344
51. Lance JW (1969) Intrathecal "Depo-Medrol" for spasticity. Med J Austr 2:1030
52. Lazarus HM, Herzig RH, Herzig GP, Phillips GL, Roessmann U, Fishman DJ (1981) Central nervous toxicity of high-dosis systemic cytosine arabinoside. Cancer 48:2577-2582
53. von Lowenich V, Zichner R, Knothe H (1977) Antibiotische Therapie der bakteriellen Neugeborenen-Meningitis. Mschr Kinderheilk 125:294-296
54. Lorber J, Kalhan SC, Mahgrefte B (1970) Treatment of ventriculitis with gentamicin and cloxacillin in infants born with spina bifida. Arch Dis Child 45:178-182
55. Louria DB (1958) Some aspects of the absorption, distribution and excretion of amphotericin B in man. Antibiot Med 5:295
56. Luddy, RE, Gilman, PA (1973) Paraplegia following intrathecal methotrexate. J Pediatr 83:6, 988-992
57. Mangi RJ, Quintiliani R, Andriole VT (1975) Gram-negative bacillary meningitis. Am J Med 59:829-836
58. Margolis G, Hall HE, Nowill WK (1953) An investigation of efocaine, a long-acting local anaesthetic agent. I. Animal Studies. Arch Surg 67:715-730
59. McCracken GH, Jones LG (1970) Gentamicin in the neonatal period. Am J Dis Child 120:524-533
60. McCracken GH, Mize S, Threlkeld N (1980) Intraventricular gentamicin therapy in gram-negative bacillary meningitis of infancy. Lancet I:787-791
61. McHenry MC, Dohn DF, Tingwals FR, Gaven ThL (1970) Meningitis due to Escherichia coli. JAMA 212:156-158

62. McIntosh A, Aspnes GT (1973) Encephalopathy following CNS prophylaxis in childhood lymphoblastic leukemia. Pediatrics 52:612-615
63. McIntosh S, Klatskin EH, O'Brien RT (1976) Chronic neurologic disturbance in childhood leukemia. Cancer 37:853-857
64. McIntosh S, Fischer DB, Rothman S (1977) Intracranial calcifications in childhood leukemia. J Pediatr 91:909-913
65. Meadows AT, Evans AE (1976) Effects of chemotherapy on the central nervous system. Cancer 37:1079-1085
66. Mellett LB (1977) Physicochemical considerations and pharmacokinetic behaviour in delivery of drungs to the CNS. Cancer Treat Rep 61:527-531
67. Mena H, Garcia JH, Velandia F (1981) Central and peripheral myelinopathy associated with systemic neoplasica and chemotherapy. Cancer 48:1724-1737
68. Merker PC, Mehta BM, Cantor ML, Hutchison DJ (1977) Kinetics of elimination of MTX from CSF space of monkeys after ventriculolumbar perfusion. Cancer Treat Rep 61:603-611
69. Metz O, Stoll W (1981) Therapieabschluß bei akuter lymphatischer Leukämie im Kindesalter. Dtsch med Wschr 106:1026-1029
70. Moellering RC, Fischer EG (1972) Relationship of intraventricular gentamicin levels to cure of emningitis. J Pediatr 81:534-537
71. Mueller S, Bell W, Seibert J (1976) Cerebral calcifications associated with intrathecal methotreate therapy in acute lymphocytic leukemia. J Pediatr 88:650-653
72. Nelson DA, Vates ThS, Thomas RB (1973) Complications from intrathecal steroid therapy in patients with multipld sclerosis. Acta Neurol Scand 49:176-188
73. Nelson D (1976) Arachnoiditis from intrathecally given corticosteroids in the treatment of multiple sclerosis. Arch Neurol 33:373
74. Newman RL, Holt RJ (1969) Gentamicin in infections of the central nervous system. J Infect Dis 119:471-575
75. Norell H, Wilson CB, Slagel DE, Clark DB (1974) Leukoencephalopathy following the administration of methotrexate into the cerebrospinal fluid in the treatment of primary brain tumors. Cancer 33:923-932
76. Nunnery AW, Harris DR (1969) Gentamicin:Pharmacologic observations in newborns and infants. J Infect Dis 119:402-405
77. Oliff A, Bleyer WA, Poplack DG (1978) Acute encephalopathy after initiation of cranial irradiation for meningeal leukemia. Lancet II:13-15
78. Oppelt WW, Rall DP (1961) Prodictions of convulsions in the dog with intrathecal corticosteroids. Neurology 11:925-927
79. Packer RJ, Zimmerman RA, Rosenstock J et al (1981) Focal encephalopathy following methotrexate therapy. Arch Neurol 38:450-452
80. Parkhurst RD, Gutai JP, Bacon GE, Kokenakes S (1971) Comparison of plasma and cerebrospinal fluid levels of steroid analogues following intravenous and intrathecal injection in dogs. Neurology 21:906-910
80a. Peylan-Ramu N, Poplack DG, Blei CL, Herdt JR, Vermess M, di Chiro G (1977) Computer Assisted Tomography Computer Tomography 1(2): 216-221
81. Pitner SE, Johnson WW (1973) Chronic subdural haematoma in childhood acute leukemia. Cancer 32:185-190
82. Pizzo PA, Poplack DG, Bleyer WA (1976) Neurotoxicities of current leikemia therapy. Am J Pediatr Hematol Oncol 1:127-140
83. Posner JB (1973) Reservoir for intraventricular chemotherapy. N Engl J Med 288:212
84. Price RA, Jamieson PA (1975) The central nervous system in childhood leukemia. Cancer 35:306-318

85. Przuntek H, Breithaupt H (1981) Cytarabine: Distribution in Ventricular cerebrospinal Fluid after lumbar Injektion. J Neurol 226:73-76
86. Rahal JJ (1972) Treatment of gram-negative bacillary meningitis in adults. Ann Int Med 77:295-302
87. Rahal JJ, Hyams PJ, Simberkoff MS, Rubinstein E (1974) Combined intrathecal and intramuscular gentamicin for gram-negative meningitis. N Eng J Med 290:1394-1398
88. Rall DP, Rieselbach RE, Oliverio VT et al (1962) Pharmacology of folic acid anagonists als related to brain and cerebrospinal fluid. Cancer Chemother Rep 16:187-190
89. Rieselbach RE, diChiro G, Friedreich EJ, Rall DP (1962) Subarachnoid distribution of drugs after lumbal injection. N Engl J Med 267:1273-1278
90. Rivera VM (1981) Intraspinal steroid therapy. Neurology 31:1060-1061
91. Roberts M, Sheppard LG, McCormick RC (1967) Tuberculous meningitis after intrathecally administered methylprednisolone acetate. JAMA 200:190-192
92. Robertson GL, Bhoopalam N, Zelkowitz LJ (1973) Vincristine neurotoxicity and abnormal secretion of antidiuretic hormone. Arch Int Med 132:717-720
93. Rosen G, Ghavimi G, Nirenberg A, Mosende C, Mehta BM (1977) HD-MTX with citrovorum factor rescue for the treatment of CNS tumors in children. Cancer Treat Rep 61:681-690
94. Rosen G, Marcove RC, Caparros B, Nirenberg A, Kosloff C, Huvos AG (1979) Primary osteogenic sarcoma. Cancer 43:2163-2177
95. Rosin H (1979) Meningitis purulenta. Dtsch med Wschr 104:1277-1281
96. Salmon JH (1967) Puncture porencephaly. Am J Dis Child 114:72-79
97. Salmon JH (1970) Isolated unilateral hydrocephalus following ventriculoatrial shunt. J Neurosurg 32:219-226
98. Salmon JH (1972) Ventriculitis complicating meningitis. Am J Dis Child 124:35-40
99. Sanderson PA, Kuwabara T, Cogan DG (1976) Optic neuropathy presumably caused by vincristine therapy. Am J Ophthalmol 81:146-150
100. Savastano AA (1968) Intrathecal steroid administration in postoperative arachnoiditis. Rhode Island Med J 51:337-338
101. Sawinski VJ, Goldberg AF, Goldberg NB (1966) Osmolality of spinal anesthetic agents. Anesthesiology 27:86-87
102. Sehgal AD, Tweed DC, Gardner WJ (1963) Laboratory studies after intrathecal corticosteroids. Arch Neurol 9:74-78
103. Seghal AD, Gardner WJ (1963) Place of intrathecal methylpredniso-lone acetate in neurological disorders. Trans Am Neurol Assoc 88:275-276
104. Shaprio WR, Chernik NL, Posner JB (1973) Necrotizin encephalopathy following intraventricular instillation of methotrexate. Arch Neurol 28:96
105. Shapiro WR, Young DG, Mehta BM (1975) Methotrexate distribution in CSF after intravenous, ventricular and lumbar injections. N Engl J Med 293:161-166
106. Shapiro WR, Posner JB, Ushio Y, Chernik NL, Young DF (1977) Treatment of meningeal neoplasma. Cancer Treat Rep 61:733-743
107. Shealy CN (1966) Dangers of spinal injections without proper diagnosis. JAMA 197:156-158
108. Shimada M, Wakaizumi S, Kasubuchi Y, Kusonoki T (1975) Cytarabine and its effect on cerebellum of suckling mouse. Arch Neurol 32:555-559
109. Slyter H, Liwinicz B, Herrick MK, Mason R (1980) Fatal myelopathy caused by intrathecal vincristine. Neurology 30:867-871
110. Smilack J, McCloskey RV (1972) Intrathecal gentamicin. Ann Int Med 77:1002
111. Smith B (1975) Brain damage after intrathecal methotrexate. J Neurol Neurosurg Psychiatry 38:810-815

112. Spickard A, Butler WT, Andriole V, Utz JP (1963) The improved prognosis of cryptococcal meningitis with amphotericin B therapy. Ann Int Med 58:66-83
113. Sullivan MP, Humphrey GB, Vietti TJ, Haggard ME, Lee E (1975) Superiority of conventional intrathecal methotrexate therapy with maintenance over intensive intrathecal emthotrexate therapy, unmaintained, or radiotherapy (2000-2500 rads tumordose) in treatment for meningeal leukemia. Cancer 35:1966-1973
114. Taillens JP, Neiber M, TAnner K (1968) Zur Morphologie und Physiologie des Aquaeductus cochleae. Fortschr Hals-Nasen-Ohrenheilk 15:217-218
115. Tourtellotte WW, Porvin AR, Mendez M, Baumhefner RW, Porvin JH, Ma IB, Syndulko K (1980) Failure of intravenous and intrathecal cytarabine to modify centra nervous system IgG synthesis in multiple sclerosis. Ann Neurol 8:404-408
116. Treuner J, Hübener K-H, Böhmer H, Küpper U (1979) Auffällige CT-Befunde des Schädels nach präventiver ZNS-Bestrahlung akuter Leukämie bei Kindern. Onkologie 2:83-86
117. Watanabe I, Hodges GR, Dworzack DL, Kepes JJ, Duensing GF (1978) Neurotoxicity of intrathecal gentamicin: A case report and experimental study. Ann. Neurol 4:564-572
118. Weiss HD, Walker MD, Wiernik PH (1974) Neurotoxicity of commonly used antineoplastic agents. N Engl J Med 291:75-81, 127-133
119. Whittacker JA, Parry DH, Bunch C, Weatherall DJ (1973) Coma assiciated with vincristine therapy. Brit Med J 4:335-337
120. Winn RE, Bower JH, Richards JF (1979) Acute toxis delirium. Neurotoxicity of intrathecal administration of amphotericin B. Arch Int Med 139:706-707
121. Wirt TC, McGee ZA, Oldfield EH, Meacham WF (1979) Intraventricular administration of amikacin for complicated gram-negative meningitis and ventriculitis. J Neurosurg 50:95-99
122. Witorsch PH, Williams TW, Ommaya AK, Utz JP (1965) Intraventricular administration of amphotericin B. JAMA 194:699-702
123. Yap H, Blumenschein GR et al (1979) High-dose MTX for advanced breast cancer. Cancer Treat Rep 63:757-761
124. Yogev R, Kolling WM (1981) Antimicorb Agents Chemother 20:583-586
125. Young DF, Shapiro WR, Mehta B, Hutchison DJ (1974) Cerebrospinal fluid distribution of methotrexate (MTX) in patients with meningeal leukemia and carcinomatosis. Am Assoc Cancer Res 15:140-141

# Strahlenschäden des Gehirns und Rückenmarks

B. Holdorff

Seit der 1. Mitteilung durch Fischer und Hohlfelder im Jahre 1930 über eine zerebrale Strahlenspätnekrose vergingen 20 Jahre, bis Boden 1950 über Hirnstammnekrosen nach Bestrahlung von Tumoren im otorhinologischen Bereich berichtete. In der Zwischenzeit war 1941 von Ahlbom die erste Beobachtung einer Strahlenmyelopathie veröffentlicht worden. In der Folgezeit wurden aufgrund besser definierter Strahlendaten und einer Analyse der bis dahin gesammelten Kasuistiken Toleranzberechnungen des Gehirns und Rückenmarks möglich (4, 5, 27, 40). Durch noch exaktere Studien sind die Faktoren, die das Risiko zentralnervöser Strahlenschäden bestimmen, weitgehend bekannt. Die Morphologie der Strahlenencephalopathien und -myelopathien wurde in zahlreichen tierexperimentellen und humanpathologischen Studien beschrieben und in Übersichten dargestellt (18, 41). Hier sollen vorwiegend klinisch relevante Befunde referiert werden, denen großenteils eigene Beobachtungen und Auswertungen der Literatur zugrunde liegen (19-23).

## Klinik der cerebralen Strahlen-Frühreaktionen

Während einer Hirntumorbestrahlung ist oft eine vorübergehende Zunahme des perifokalen Ödems an der Akzentuierung allgemeiner Hirndrucksymptome oder der neurologischen Herdsymptome erkennbar. Dies kann auch noch nach Bestrahlungsende vorkommen (6). Bei der prophylaktischen ZNS-Bestrahlung leukämischer Kinder wird nicht selten eine passagere abnorme Schläfrigkeit gesehen (13, 33). Bei anderen Bestrahlungsfällen wurden inzwischen computertomographisch während einer solchen klinischen Verschlechterung reversible diffuse, hypodense Marklagerveränderungen im Sinne eines diffusen Ödems beobachtet (7, 17, 31). Transitorische Hirnstammsymptome nach einer durchschnittlichen Latenzzeit von 10 Wochen und Rückbildung nach 4 bis 8 Wochen beschrieb Rider (36) in zwei Fällen nach Bestrahlung eines Gehörgangs-Karzinoms bzw. eines Glomus-Tumors; eine ähnliche Beobachtung wurde kürzlich mitgeteilt (32).

## Klinik der cerebralen Strahlenspätnekrosen

Cerebrale Strahlenspätnekrosen lassen sich lokalisatorisch und nach Bestrahlungsindikation unterteilen in:

1. Läsionen der Großhirnhemisphären
   a) der Konvexität nach Kopfhaut- und Schädeldachbestrahlung,
   b) der fronto-temporalen (basalen) Region nach Gesichtsschädel- und Hypophysenbestrahlungen.
2. Mittelliniennekrosen
   a) des Chiasma opticum, Hypothalamus und Hirnstamms nach Hypophysenbestrahlung,

b) des Hirnstamms nach anderen Bestrahlungen mit zentralem Zielvolumen.

3. Strahlenspätnekrosen nach Bestrahlung primärer Hirntumoren.

*Großhirnhemisphären-Läsionen der Konvexität* manifestieren sich klinisch oft mit fokalen epileptischen Anfällen, progredienten fokalen Ausfällen und allgemeiner Hirndrucksymptomatik durch raumfordernde Strahlenspätnekrosen (histologisch oft Paramyloid) nach einer mittleren Latenzzeit von 3 Jahren (Streubreite 9 Monate bis 7,5 Jahre in 18 Fällen). *Fronto-temporale* (basale) raumfordernde Läsionen wiesen in 14 Fällen eine mittlere Latenzzeit von 19,5 (4-42) Monaten auf. *Mittelliniennekrosen* des Chiasma opticum, Hypothalamus und Hirnstammes äußern sich dagegen weniger in raumfordernden Nekrosen, als vielmehr in lokalen Defektsymptomen. Histologisch haben sie eher den Charakter von "frühen" Spätschäden nach Lampert (25) in Form disseminierter Entmarkungen sowie kleiner Koagulations- und Kolliquationsnekrosen. Die mittlere Latenzzeit ist in der Regel kürzer als bei den Hemisphären-Läsionen (Abb. 1): 12 (1-36) Monate im Mittel bei 31 Fällen nach Hypophysenbestrahlung, ebenfalls 12 (2-30) Monate im Mittel bei 15 Fällen mit Hirnstammnekrosen. Strahlenspätnekrosen *nach Bestrahlung primärer Hirntumoren*, die überwiegend in den großen Hemisphären lokalisiert sind, haben offensichtlich eine kürzere Latenzzeit als reine Strahlenspätnekrosen der Hemisphären: aus einer neueren Zusammenstellung (37) ergibt sich eine mittlere Latenzzeit von 15 (7-23) Monaten, in einer anderen Serie (31) 9-28 Monate. Durch den Tumor und das perifokale Ödem scheint die Entwicklung von Strahlennekrosen begünstigt zu werden.

Die *Diagnose* einer Strahlenspätnekrose ergibt sich aus mehreren Voraussetzungen: die Läsion muß mit dem ursprünglichen Bestrahlungs-Zielvo-

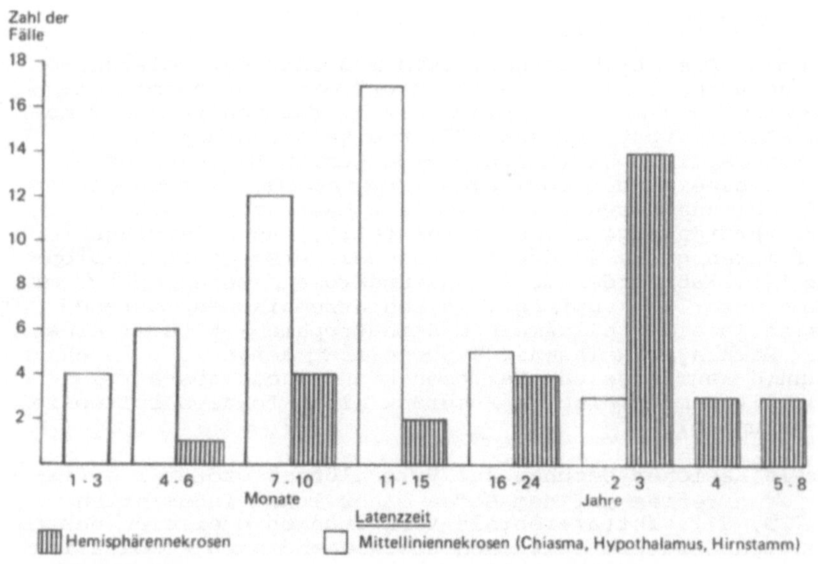


Abb. 1. Latenzzeit von 47 zerebralen Mittelliniennekrosen (nach Hypophysenbestrahlung und Hirnstammnekrosen) und 31 Hemisphärennekrosen (nach Kopfhaut- und Gesichtsschädelbestrahlung) [aus Holdorff, B.: Strahlenther. 156 (1980) 530-537]

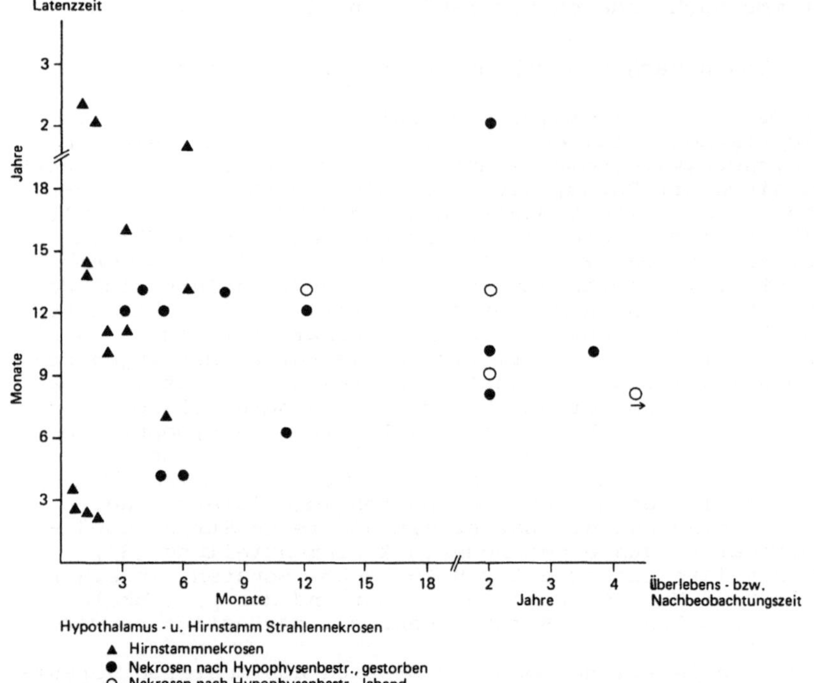


Abb. 2. Latenzzeit und Katamnese bei cerebralen Mittelliniennekrosen

lumen übereinstimmen. Die Strahlen-Herddosis muß über der Toleranzdosis liegen (siehe unten). Eine "Ringstruktur" mit Kontrastmittelanreicherung im *Computer-Tomogramm* ist typisch sowohl für zahlreiche Tumoren als auch für Strahlenspätnekrosen (31) und kann deshalb nicht sicher die Differentialdiagnose klären. Beide Läsionstypen können nicht selten auch nebeneinander vorliegen. *Angiographisch* werden die raumfordernden Strahlennekrosen als avaskuläre Masse ohne pathologische Gefäße mit Verdrängungszeichen dargestellt, was allerdings auch für einige Tumoren gilt, so daß die Diagnose erst operativ-bioptisch zu stellen ist. Raumfordernde Strahlennekrosen können später mit und ohne Operation unter Schrumpfung in einen atrophischen Zustand übergehen, der sich in einer allgemeinen Hirnatrophie (39) oder einer fokalen, meist im Marklager gelegenen Hypodensität zeigt (31). Auch ohne vorher bekannte raumfordernde Nekrosen kann eine gliös-atrophische Läsion, z.B. mit dem klinischen Ausdruck einer fokalen Epilepsie, entstehen (Abb. 3a und b).

Seltenere zerebrale Läsionen beruhen auf Verschlüssen größerer extra- und intrakranieller Arterien auf dem Boden einer lokal induzierten Arteriosklerose (20, 21). Intrazerebrale Verkalkungen oder eine nekrotisierende Leukencephalopathie entstehen überwiegend nach Kombination mit intrathekaler Methotrexat-Therapie.

Die *Therapie* ist bei den raumfordernden Läsionen operativer Art. Durch Entfernung der Nekrosen kann die progrediente lokale und Hirndrucksymptomatik wesentlich gebessert werden. Corticosteroide waren in zahlreichen Fällen auch bei Hirnstammläsionen wirksam. Eine Steroidabhängigkeit zwang in einigen Fällen zu monatelanger Medikation (8). Bei

Läsionen des Nervus opticus und der Sehbahn wurden jedoch überwiegend Therapie-Versager registriert (28).

Die *Prognose* ist bei den Hemisphärennekrosen nach operativer Entfernung der Nekrosen überwiegend günstig. Mehr oder weniger leichte Defektsymptome können persistieren. Dagegen ist bei den Mittelliniennekrosen die Letalität hoch (Abb. 2), oder es bleiben schwere neurologische und psychopathologische Defektsymptome bestehen.

## Toleranzdosis des Gehirns

Unter den üblichen Bedingungen einer fraktionierten Bestrahlung sind es vor allem drei Faktoren, die das Risiko bestimmen und die von Ellis (9, 10) rechnerisch in der nominalen Standarddosis (NSD) gemeinsam erfaßt wurden: die Gesamtdosis, die Zahl der Einzelfraktionen (die sich aus der Einzeldosis ergibt) und die Gesamtbestrahlungs-Zeit. Ein wichtiger 4. Faktor, das Bestrahlungsvolumen, (Feldgröße) wird meist ungenügend berücksichtigt. Eine Gesamtdosis von 1700-1800 ret NSD (6000 rd, 30 Fraktionen, 6 Wochen Gesamtbestrahlungszeit) wurde als Hirntoleranzgrenze angesehen (42), hat jedoch in zahlreichen Fällen schon zu cerebralen Nekrosen geführt (37). Ferner kann eine einheitliche Hirntoleranzdosis nicht zugrunde gelegt werden. Die niedrigsten Nekrose-Dosen, die nach Hypophysenbestrahlung zu Chiasma- und Hypothalamus-Schäden führten, lagen zwischen 1440 und 1500 ret (22), allerdings bei Einzeldosen von 250 rd und mehr; höhere Einzeldosen erhöhen das Strahlenrisiko erheblich, so daß keine Einzeldosis von mehr als 200 rd zur Anwendung kommen sollte. Außerdem bleibt das erhöhte Risiko von Hypophysenbestrahlungen gültig (37): eine Inzidenzrate von 10,8% nach 5000 bis 6000 rd Gesamtdosis steht einer solchen von 3,3% nach Bestrahlung primärer Hirntumoren gegenüber. Die Gesamt-Inzidenz von Strahlennekrosen betrug 4% bei Dosen von 5000 rd Gesamtdosis und 180 rd/Tag bzw. 14,3% bei Gesamtdosen von 6000 rd und mehr sowie 200 rd/Tag. Wegen der ungünstigen Prognose von Mittelliniennekrosen (siehe oben) sollten bei üblicher Fraktionierung von 5 × 200 rd pro Woche keine Gesamtdosen von mehr als 4500 rd = ca. 1500 ret NSD auf Mittellinienstrukturen gegeben werden.

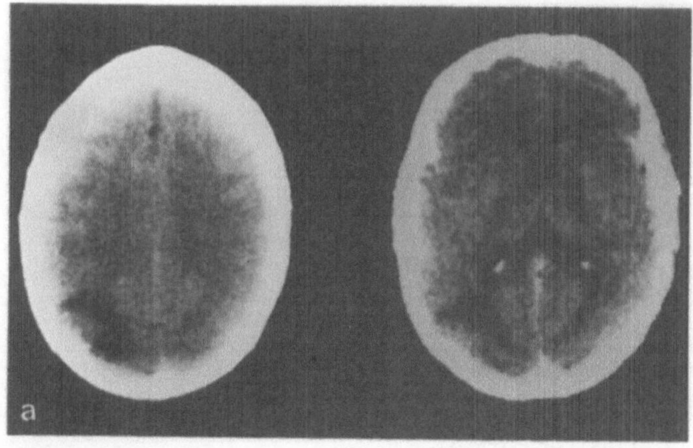


Abb. 3a
Legende s. Seite 162

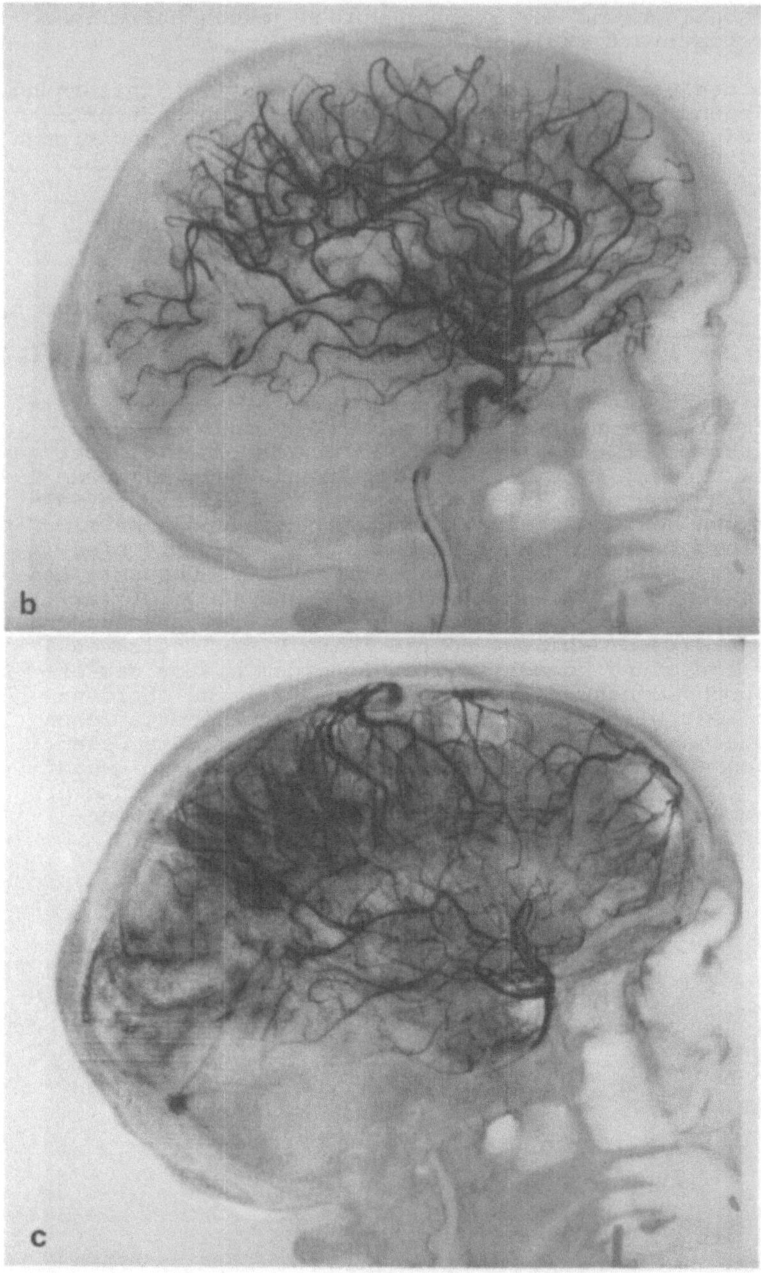


Abb. 3a-c. 40-jähriger Patient mit bisher einmaligem, mit optischer Aura eingeleitetem, dann generalisiertem Krampfanfall; 16 Jahre nach konventioneller Röntgenbestrahlung unbekannter Dosierung eines occipitalen Hauttumors (Melano-Sarkom). Hypodensität links occipital im CT (a), Gefäßarmut links occipital in der arteriellen (b) und venösen (c) Phase des Carotisarteriogramms

Strahlenmyelopathien

In der Mehrzahl der Beobachtungen handelt es sich um Fälle nach Bestrahlung extraspinaler maligner Erkrankungen im Hals- und Gesichtsschädelbereich bei den zervikalen, um Neoplasien des Mediastinums bei den thorakalen Myelopathien. Zunehmend häufiger werden Rückenmark-Läsionen zervikaler und thorakaler Lokalisation nach Lymphknotensystembestrahlung bei malignen lympho-retikulären Erkrankungen beobachtet. Radiogene Schäden des Lumbalmarks sind relativ selten, entsprechende morphologische Befunde außerordentlich spärlich.

Kasuistik: 58-jährige Frau. Betatron-Bestrahlung des 12. BWK wegen Verdacht auf Mamma-Karzinom-Metastase mit schnellen Elektronen. Gesamtherddosis 3200 rd, Einzeldosis von 2 × 900 rd und 4 × 500 rd sowie gleichzeitige Zytostatika-Therapie. 18 Monate später Temperaturunempfindlichkeit im rechten Bein, bald auch Fußheberlähmung links. Aus dem BROWN-SÉQUARD-Syndrom innerhalb von 2 Wochen Entwicklung eines kompletten sensomotorischen Querschnittsyndroms mit Niveau Th 10/11 und schlaffer Paraparese sowie Blasen-Mastdarm-Lähmung. 3 Monate nach Beginn der 1. neurologischen Symptome Exitus letalis im toxisch-urämischen Kreislaufversagen. Autoptisch kein Metastasennachweis. Vollständige Nekrose des Rückenmark-Querschnitts Th 10 bis 12 und auf- und absteigende Stiftnekrose (Abb. 4).

Die häufigste Strahlenmyelopathie ist die chronisch-progrediente Form (Tabelle 1). Die transitorische Form besteht überwiegend in sensiblen Mißempfindungen als LHERMITTE-Nackenbeugephänomen, sie geht nur selten später in die chronisch-progrediente Form über. Die von einigen Autoren erwähnte *amyotrophe* Form mit schlaffer motorischer Paraparese der Beine ohne Sensibilitätsstörungen und ohne Blasen-Mastdarm-Störungen gehört nicht hierher, weil sie eine periphere Neuropathie darstellt (21).

Tabelle 1. Strahlenmyelopathien

1. transitorisch: Lhermitte'sches Nackenbeugephänomen
Latenzzeit: 2-5 Monate
Rückbildung nach 2-5 Monaten

2. chronisch-progredient

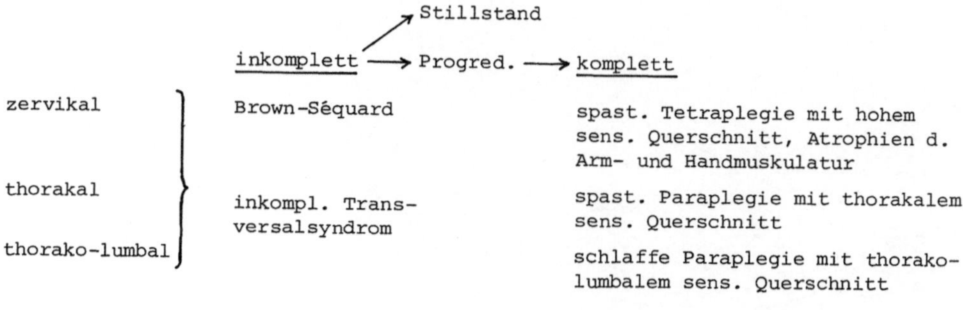

| | inkomplett → Stillstand / → Progred. → | komplett |
|---|---|---|
| zervikal | Brown-Séquard | spast. Tetraplegie mit hohem sens. Querschnitt, Atrophien d. Arm- und Handmuskulatur |
| thorakal | inkompl. Transversalsyndrom | spast. Paraplegie mit thorakalem sens. Querschnitt |
| thorako-lumbal | | schlaffe Paraplegie mit thorakolumbalem sens. Querschnitt |

Latenzzeit: meist 12-18 Monate

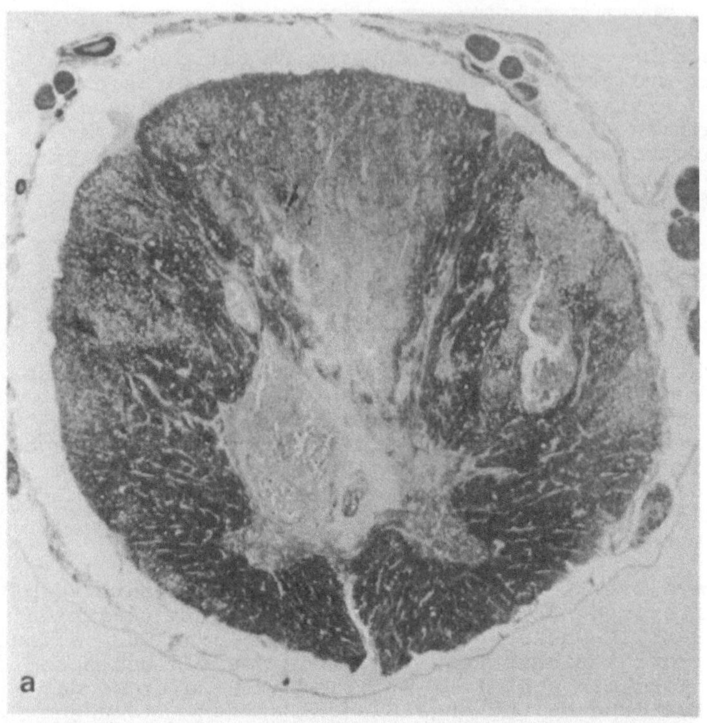

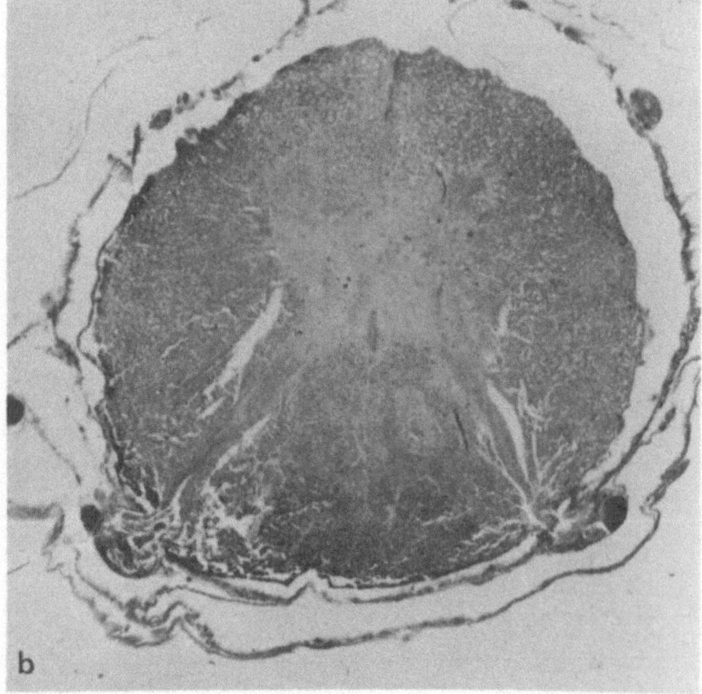

Abb. 4a, b

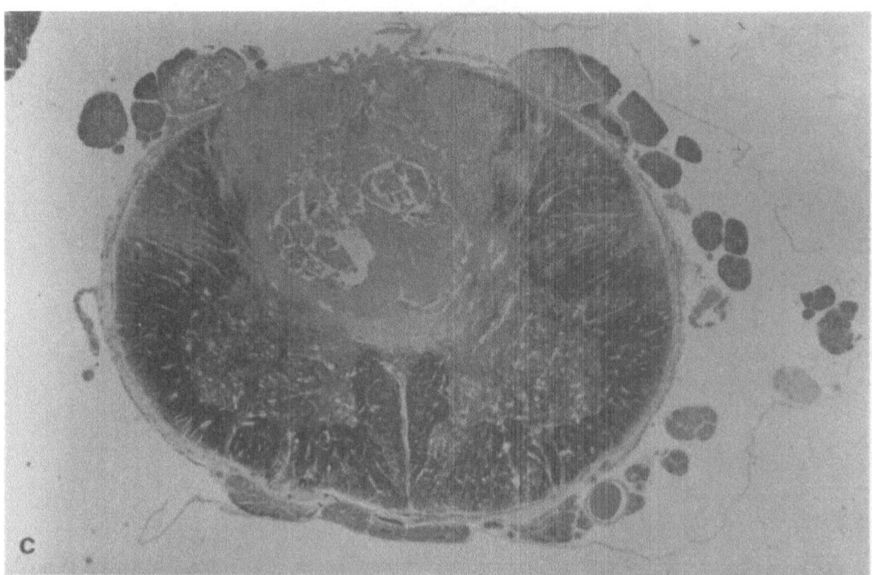


Abb. 4a-c. Auf dem Niveau von Th 9 (a) ausgedehnte Nekrose und Entmarkung im hinteren Abschnitt des Rückenmarks, bei Th 11 (b) totale Nekrose des Rückenmark-Querschnitts, keine Anfärbung des Markscheidengewebes. Auf dem Niveau von $L_3$ (c) vorwiegend (Stift-)Nekrose mit raumforderndem Charakter: Auftreibung des Hinterstrangareals und Protrusionen in die Hinterwurzeleintrittszone bds. (Pfeile), Pyramidenbahndegeneration bds. Markscheidenfärbung nach Heidenhain (a-c) [Herrn Dr. Roggendorf und Prof. Cervos-Navarro (Institut für Neuropathologie der FU Berlin) sei für die Überlassung der Bilder herzlich gedankt]

## Verlauf und Prognose

Abgesehen von sehr seltenen Strahlenmyelopathien, die innerhalb weniger Stunden ihr Vollbild entwickeln, schreiten die meisten Fälle in Wochen und Monaten oder Jahren langsam fort. Auf dem Höhepunkt des Krankheitsbildes haben die Rückenmarknekrosen, ähnlich wie die zerebralen Spätnekrosen, gelegentlich raumfordernden Charakter (Abb. 4), der in einigen Fällen mit einem myelographischen Stop und einer Eiweißerhöhung bis zu 150 mg% einhergehen kann (26, 28). Vorübergehend können in diesem Stadium Corticosteroide von Nutzen sein (16), später folgt der allmähliche Übergang in die Atrophie. Wenn aus den Lähmungen eine Para- oder Tetraplegie resultiert, so tritt innerhalb der ersten 18 Monate nach Beginn der ersten Symptome in zahlreichen Fällen durch Komplikationen des Querschnittsyndroms wie Atemlähmung, Pneumonie, Sepsis oder Lungenembolie der Exitus letalis ein (Abb. 5a und b).

Für 36 tödliche zervikale Strahlenmyelopathien ergab sich eine mittlere Überlebenszeit von 6,5 Monaten (Streubreite 3/4 bis 16,5 Monate), für 18 tödliche thorakale Strahlenmyelopathien eine mittlere Überlebenszeit von 7,5 (2-15 Monaten). Bei den 6 tödlichen Fällen nach 2 innerhalb weniger Monate nacheinander durchgeführten Bestrahlungszyklen war die Überlebenszeit von 3 (2-10) Monaten besonders kurz (23). Ein statistischer Unterschied in der Überlebenszeit bei den tödlichen zervikalen und thorakalen Strahlenmyelopathien ließ sich nicht feststellen, dennoch dürfte die Mortalitätsrate ähnlich wie bei den traumatischen Querschnittsyndromen (30) von der Läsionshöhe abhängen. Weiterhin wird die Prognose davon bestimmt, ob das Querschnittsyndrom komplett

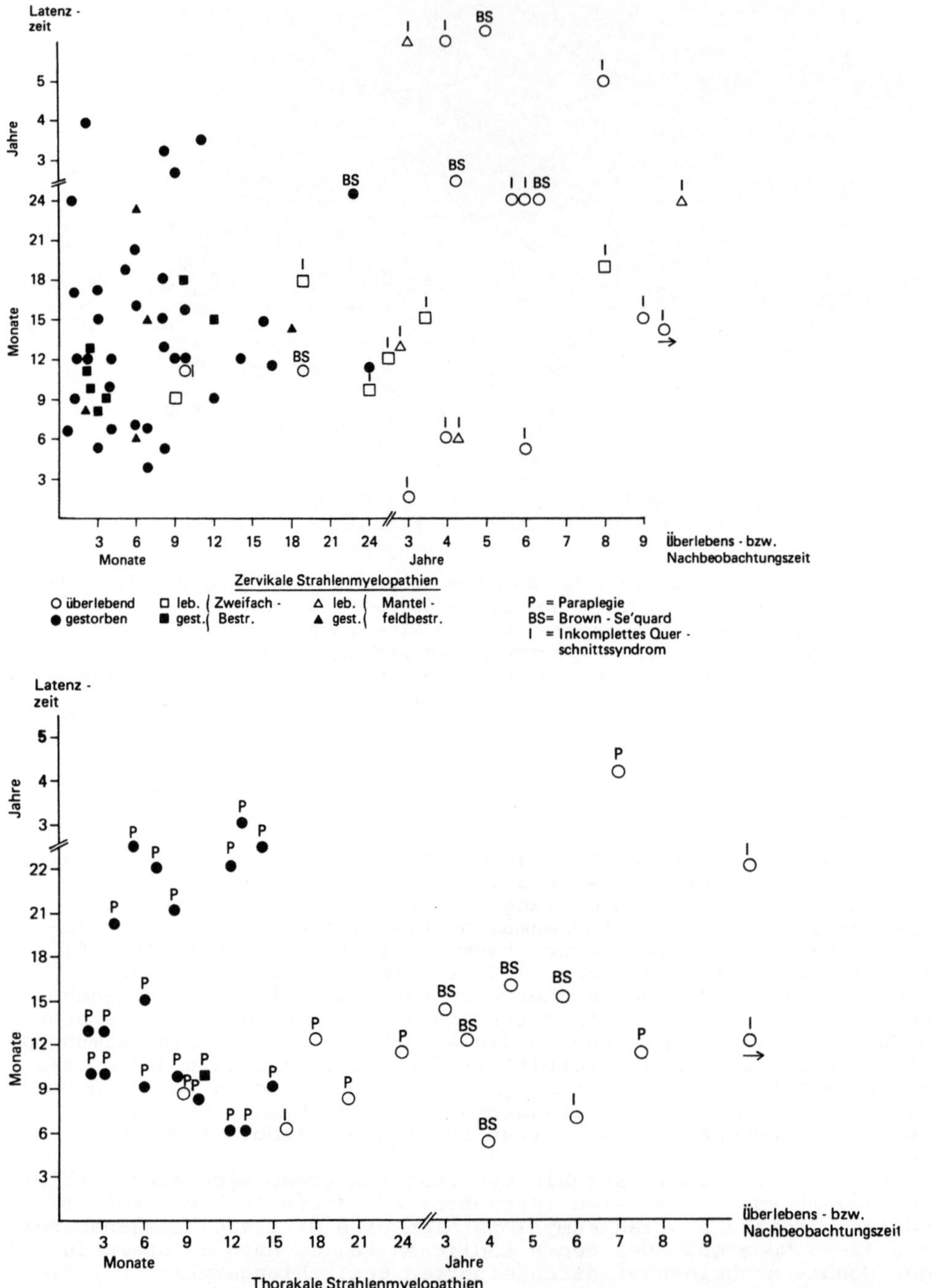


Abb. 5a, b. Latenzzeit-Katamnese-Diagramm von 71 zervikalen (a) und 34 thorakalen (b) Strahlenmyelopathien (aus Holdorff, B.: Acta Radiol. Oncol. 19 (1980), 271-277)

wird oder inkomplett bleibt (Abb. 5a und b), und dies hängt wiederum von der ursprünglichen Herd- und Rückenmarknekrosedosis ab (siehe unten).

## Toleranzdosis

Die Toleranzdosis des Rückenmarks wurde seit den Berechnungen von Boden (4) aus den Rückenmark-Nekrosedosen mehrfach und in den letzten Jahren überwiegend mit der nominalen Standarddosis (9, 10) angegeben. Der kritische Bereich schwankt zwischen 1000 und 2000 ret (12). Liegt aber vor allem über 1500 ret (15, 34). Für das Halsmark wird aus Sicherheitsgründen eine um 10% niedrigere Toleranzdosis angesetzt (15). Dagegen wird noch eine Halsmark-Dosis von 5000 rd (25 Fraktionen in 35 Tagen = 1570 ret NSD) für tolerabel gehalten, wenn ein Längsabschnitt des Zervikalmarks von nicht mehr als 3-5 Wirbelkörpern bestrahlt wird (1). Für das Thorakalmark wurde eine 50%-Inzidenzschwelle von 1600 ret NSD errechnet (38), während eine solche von 1980 ret ermittelte Schwelle (35) viel zu hoch liegen dürfte, da bei Morbiditätsuntersuchungen von Strahlenmyelopathien viele Fälle wegen der Latenzzeit von durchschnittlich 18 Monaten wegen vorzeitigen Sterbens an der Grundkrankheit nicht erfaßt werden (12). Inkomplett bleibende Querschnittsyndrome haben im Mittel eine geringere Rückenmark-Nekrosedosis als komplette Querschnittsyndrome und liegen damit der Toleranzdosis näher (23).

Berechnet man bei den zervikalen Strahlenmyelopathien (Abb. 5a) die mittlere Rückenmarknekrosedosis, soweit sämtliche Daten der Gesamtdosis, der Einzeldosis bzw. Zahl der Fraktionen und der Bestrahlungszeit für die Berechnung der NSD verfügbar waren, getrennt für die innerhalb der ersten 18 Monate Verstorbenen und für die Gruppe der Überlebenden, so ergibt sich für die 15 tödlichen Fälle ein Medianwert von 1808 ret NSD (Streubreite 1417 bis 2384 ret), für die 7 überlebenden zervikalen inkompletten Querschnittsyndrome eine NSD von 1455 ret (1127-2076). Der Unterschied ist auf dem 10%-Niveau signifikant.

Bei den thorakalen kompletten Querschnittsyndromen kommt man für 14 Fälle auf einen Medianwert von 1687 (1445-1990) ret NSD, für 6 inkompletten Querschnittsyndrome auf 1525 (1448-1607) ret. Der Unterschied ist auf dem 5%-Niveau im WILCOXON-Test statistisch signifikant. Bei Strahlenmyelopathien nach Lymphknoten-Systembestrahlungen errechnet sich für die kompletten Querschnittsyndrome in 4 Fällen ein Medianwert von 1515 (1341-1618) ret, für 5 inkomplette Querschnittsyndrome 1320 (1250-1365) ret NSD. Der Unterschied ist auf dem 5%-Niveau statistisch signifikant. Inkomplette Querschnittsyndrome nach einer oberen Mantelfeldbestrahlung bei Lymphknotensystembestrahlung und inkomplette thorakale Strahlenmyelopathien nach kleinvolumiger Bestrahlung unterscheiden sich ebenfalls in ihrer mittleren Rückenmark-Nekrosedosis statistisch signifikant (Tabelle 2). Trotz der kleinen Fallzahl ist der statistische Vergleich gerechtfertigt, weil sämtliche NSD-Werte der Gruppe nach oberer Mantelfeldbestrahlung kleiner als der kleinste Wert der anderen Gruppe mit thorakalen Strahlenmyelopathien ist.

Somit lassen sich entgegen anderen früheren Untersuchungen (3, 24) Dosis-Wirkungsbeziehungen bei Strahlenmyelopathien feststellen. Damit werden Befunde von Gänshirt (14) bestätigt, der eine grobe Beziehung zwischen Dosis und Schweregrad der neurologischen Symptome überwiegend nach Lymphknoten-Systembestrahlung fand. Die Bedeutung des Volumen-Faktors wird oft zu wenig berücksichtigt. Boden (4) stellte schon fest, daß eine Strahlenmyelopathie auftrat, wenn ein Rückenmarksabschnitt von mehr als 20 cm Länge mit einer sonst gut tolerierten Dosis

Tabelle 2. Nominale Standarddosis (in ret) bei Strahlenmyelopathien: tödliche und nicht-tödliche Verläufe bei zervikalen Läsionen (1.), komplette und inkomplette Querschnittsyndrome bei thorakalen Läsionen (2.) sowie bei zerviko-thorakalen Läsionen nach Lymphknotensystembestrahlung (3.)

| 1. zervikal | | 2. thorakal | | 3. nach Lymphknoten-Systembestrahlung | |
|---|---|---|---|---|---|
| tödlich | 1.808 | komplett | 1.687 | komplett | 1.515 |
| nicht-tödlich | 1.455 | inkom-plett | 1.525 | inkom-plett | 1.320 |
| $2\alpha < 10\%$ | | $2\alpha < 5\%$ | | $2\alpha < 5\%$ | |

bestrahlt wurde. Für großvolumige Mantelfeldbestrahlungen muß eine Sicherheitsgrenze von 1200 ret NSD (Rückenmark-Herddosis) zugrunde gelegt werden. Außerdem ist für weitere Toleranzberechnungen des Rückenmarks zu empfehlen, inkomplett bleibende Querschnittsyndrome heranzuziehen, da wegen der submaximalen Strahlenschädigung die Nekrose-Dosis der Toleranzdosis näherliegt als komplette Querschnittsyndrome mit einer maximalen Rückenmarkschädigung und teilweise erheblichen Überschreitungen der Toleranzdosis.

## Zusammenfassung

Strahlenspätnekrosen der Großhirnhemisphären und cerebralen Mittelliniennekrosen des Chiasma opticum, des Hypothalamus und des Hirnstamms unterscheiden sich oft in Morphologie, Latenzzeit sowie in Verlauf und Prognose. Daraus folgt auch eine geringere Strahlentoleranz der cerebralen Mittellinienstrukturen. Strahlenmyelopathien haben vereinzelt auf ihrem Höhepunkt raumfordernden Charakter. Im weiteren Verlauf inkomplett bleibende und komplette Querschnittsyndrome unterscheiden sich in der Rückenmark-Nekrosedosis signifikant und lassen Dosis-Wirkungsbeziehungen erkennen. Ein großes Bestrahlungsvolumen (Feldgröße) erhöht bei Lymphknotensystembestrahlungen das Strahlenrisiko erheblich.

## Literatur

1. Abbatucci JS, Delozier T, Quint R, Roussel A, Brune D (1978): Radiation myelopathy of the cervical spinal cord: Time, dose and volume factors. Int J Radiation Onc Biol Phys 4:239-348
2. Ahlbom HE (1941) The results of radiotherapy of hypopharnygeal cancer at Radiumhemmet, Stockholm 1930-1939. Acta radiol 22:155-171
3. Atkins HL, Tretter P (1966) Time-dose-considerations in radiation myelopathy. Acta radil (Stockh.) 5:79-94
4. Boden G (1948) Radiation myelitis of the cervical spinal cord. Brit J Radiol 21:464-469
5. Boden G (1950) Radiation myelitis of the brainstem. J Fac Radiol 2:79-94
6. Boldrey E, Sheline G (1967) Delayed transitory clinical manifestations after radiation treatment of intracranial tumors. Acta radiol [Diagn] (Stockh.) 5:5-10

7. Deck MDF (1980) Imaging techniques in the diagnosis of radiation damage to the nervous system. In: Gilbert HA, Kagan AR (eds) Radiation damage to the nervous system. Raven Press, New York, pp 107-127
8. Edwards MS, Wilson CB (1980) Treatment of radiation necrosis. In: Gilbert HA, Kagan AR (eds) Radiation damage to the nervous system. Raven Press, New York, pp 129-143
9. Ellis FW (1968) The relationship of biological facts to dose time fractionation factors in radiotherapy. In: Ebert M, Howard A (eds) Current Topics in radiation research. Vol IV. Elsevier, Amsterdam, p 357
10. Ellis FW (1971) Nominal standard dose and the ret. Brit J Radiol 44:101
11. Fischer AW, Hohlfelder H (1930) Lokales Amyloid im Gehirn. Eine Spätfolge von Röntgenbestrahlungen. Dtsch Z Chir 227:475-483
12. Franke HD (1973) Die Strahlenempfindlichkeit des Nervensystems. In: Strahlenempfindlichkeit von Organen und Organsystemen der Säugetiere und des Menschen. Strahlenschutz in Forschung und Praxis. Bd XIII. Thieme, Stuttgart, S 172-194
13. Freemann JE, Johnston PGB, Voke JM (1973) Somnolence after prophylactic cranial irradiation in children with acute lymphoblastic leukaemia. Brit med J IV:523-525
14. Gänshirt H (1978) Strahlenmyelopathie. Med Welt 29:261-264
15. Glanzmann C, Aberle HG, Horst W (1976) The risk of chronic progressive radiation myelopathy. Strahlentherapie 152:363-372
16. Godwin-Austen RB, Howell DA, Worthington B (1975) Observations on radiation myelopathy. Brain 98:557-568
17. Groothuis DR, Vick NA (1980) Radionecrosis of the cental nervous system: The perspective of the clinical neurologist and neuropathologist. In: Gilbert HA, Kagan AR (eds) Radiation damage to the nervous system. Raven Press, New York, pp 93-106
18. Haymaker W (1969) Effects of ionizing radiation on nervous tissue. In: Bourne HG (ed) The Structure and Function of Nervous Tissue, vol III. Academic Press, New York, pp 441-518
19. Holdorff B (1975) Radiation damage to the brain. In: Vinken PJ, Bruyn GW (eds) Handbook of Clinical Neurology, vol XXIII, Elsevier, Amsterdam, pp 639-663
20. Holdorff B, Sinn M, Häring R, Simon S, Bradac GB (1976) Radiogene Karotisstenose. Zum Problem der strahleninduzierten Arteriosklerose. Fortschr Röntgenstr 124:259-264
21. Holdorff B (1979) Klinik der radiogenen Spätschäden des zentralen und peripheren Nervensystems. Habil. Schrift, Berlin
22. Holdorff B (1980a) Der Unterschied zwischen zerebralen Hemisphären- und Mittellinienspätnekrosen und seine Bedeutung für die Strahlentherapie. Strahlentherapie 156:530-537
23. Holdorff B (1980b) Dose effect relationships in cervical and thoracic radiation myelopathies. Acta Radil Oncol 19:271-277
24. Jellinger K, Sturm W (1971) Delayed radiation myelopathy in man. Report of 12 necropsy case. J neurol Sci 14:389-408
25. Lampert PW, Davis RL (1964) Delayed effects of radiation on the human central nervous system "Early" and "late" delayed reactions. Neurology (Minneap.) 14:912-917
26. Lechevalier B, Humeau F, Houteville JP (1973) Myélopathies radiothérapiques hypertrophiantes. A. propos de cinq observations dont une anatomo-clinique. Rev neurol 129:119-132
27. Lindgren M (1958) On tolerance of brain tissue and sensitivity of brain tumors to irradiation. Acta radiol [Supp.] (Stockh.) 170:1-73
28. Martins AN, Johnston JS, Henry M, Stoffel TJ, DiChiro G (1977) Delayed radiation necrosis of the brain. J Neurosurg 47:336-345
29. Marty R, Minckler DS (1973) Radiation myelitis simulating tumor. Arch Neurol 29:352-354

30. Mesard L, Carmody A, Mannarino E, Ruge D (1978) Survival after spinal cord trauma. Arch Neurol 35:78-83
31. Mikhael MA (1980) Dosimetric considerations in the diagnosis of radiation necrosis of the brain. In: Gilbert HA, Kagan AR (eds) Radiation damage to the nervous system. Raven Press, New York, pp 59-91
32. Nightingale S, Dawes PJDK, Cartlidge NEF (1982) Early delayed radiation rhombencephalopathy. J Neurol Neurosurg Psychiatry 45:267-270
33. Parker D, Malpas JS, Sandland R, Sheaff PC, Freemann JE, Paxton A (1978) Outlook following "sommolence syndrome" after prophylactic cranial irradiation. Brit Med J IV:554
34. Philipps TL, Buschke F (1969) Radiation tolerance of the thoracic spinal cord. Amer J Röntgenol 105:659-664
35. Reinhold HS, Jos GA, Kaalen H, Unger-Gils K (1976) Radiation myelopathy of the thoracic spinal cord. Int J Radiat Oncol Biol Phys 1:651-657
36. Rider WD (1963) Radiation damage to the brain - a new syndrome. J Can Assol Radiol 14:67-69
37. Sheline GE (1980) Irradiation injury of the human brain: a review of clinical experience. In: Gilbert HA, Kagan AR (eds) Radiation damage to the nervous system. Raven Press, New York, pp 39-58
38. Wara WM, Philips TL, Sheline GE, Schwade JG (1975) Radiation tolerance of the spinal cord. Cancer 35:1558-1562
39. Wilson GH, Byfield J, Nanafee WN (1972) Atrophy following radiation therapy for central nervous system neoplasms. Acta radiol (Ther Phys Biol) 11:361-368
40. Zeman W (1950) Die Toleranzdosis des Hirngewebes bei der Röntgentiefenbestrahlung. Strahlentherapie 81:549-556
41. Zeman W (1968) The effects of atomic radiation. In: Minckler J (ed) Pathology of the Nervous System, vol I, Mac Graw-Hill, New York, pp 764-839
42. Zeman W, Shidnia H (1976) Post-therapeutic radiation injuries of the nervous system. Reflections on their prevention. J Neurol 212:107-115

# Strahlenschäden am peripheren Nervensystem

H. Spiess

## Einleitung

Seit es auf unserem Planeten lebende Organismen gibt, standen diese immer unter dem Einfluß von ionisierenden Strahlen. Zu einer echten Gefahr wurden diese Strahlen aber erst in unserem Jahrhundert. Die für die Humanmedizin so segensreiche Entwicklung der Röntgendiagnostik und der Strahlentherapie brachten besonders den medizinischen Berufsgruppen und den Kranken eine Zunahme der radioaktiven Gefährdung.

Daraus folgten die berechtigten Fragen nach der schadlos möglichen Strahlenbelastung und dem Strahlenschutz. Die Diskussion dieser Fragen wurde leider durch die Atombombenexplosionen 1945 für die gesamte Menschheit hoch aktuell. Auf dem Boden allgemeiner Angst und Verunsicherung sowohl bei gebildeten als noch viel mehr bei der großen Masse der Bevölkerung, wurden und werden sachliche Diskussionen nur allzu oft durch eine Art Strahlenhysterie verunmöglicht. Nichts wäre verhängnisvoller, als die Verniedlichung des Einflusses ionisierender Strahlen. Vielerorts steht aber einer sinnvollen medizinischen Abklärung und Behandlung eine übertriebene Strahlenangst im Wege. Wir müssen lernen, möglichst emotionslos die ionisierenden Strahlen zu nutzen ohne ihre Gefahren zu bagatellisieren.

Im Strome der Strahlenangst nahm in den letzten 30 bis 40 Jahren auch die Forschung über alle Aspekte der ionisierenden Strahlen den dringend nötigen Aufschwung.

In der inzwischen recht umfangreichen Literatur dominieren Beobachtungen und Tierexperimente über das akute Strahlensyndrom und seine zentralnervösen, gastrointestinalen und hämatologischen Symptome (13). Seltener fanden auch die weniger dramamtischen Erscheinungen der chronischen Einwirkung ionisierender Strahlen wie die Strahlenspätwirkungen und auch viele genetische Aspekte Beachtung (2, 5, 6). Das periphere Nervensystem galt lange Zeit als hochgradig strahlenresistent (3). Eine primäre Strahlenspätschädigung an peripheren Nerven wurde von vielen Fachleuten sogar ganz abgelehnt. Experimente wurden überwiegend in Form von Akutversuchen mit hoch dosierten Einzelbestrahlungen durchgeführt.

## Material und Methode

Wir haben eine Serie von 112 sicheren oder sehr wahrscheinlichen Strahlenspätsymptomen an peripheren Nerven untersucht. Im Vordergrund stehen 89 Fälle von Schädigungen am Plexus cervicobrachialis. Radiogene Hirnnervenläsionen sind in diesem Zusammenhang nicht berücksichtigt. Als Seltenheit kommen wohl Läsionen aller Hirnnerven vor. Wir verzichten auch auf eine Beschreibung akuter Strahleneinwirkungen wie sie nur bei kriegerischen Anwendungen und Strahlenunfällen vorkommen. Eine sichere Diagnose einer chronischen radiogenen Läsion am peripheren Nervensystem ist nur per exclusionem möglich. Sofern nicht eine Operation oder Autopsie durchgeführt wurde, haben wir für eine Wahrscheinlichkeitsdiagnose eine mindestens einjährige Beobachtungszeit gefordert. Dabei sind wir uns bewußt, daß in dieser Gruppe möglicherweise einzelne der seltenen strahleninduzierten Nervenscheidentumoren miterfaßt sind (4). Zum Teil haben wir unsere Fälle über 10 Jahre lang beobachten können.

In einer tierexperimentellen Studie haben wir den Nervus ischiadicus von Ratten fraktioniert, 4-5 mal pro Woche mit 2,5 gray und einer Totaldosis von 30-80 gray bestrahlt und nachher mit einer bis 6 monatigen Latenz licht- und elektronenmikroskopisch untersucht. Lichtmikroskopische Untersuchungen wurden sowohl unmittelbar nach Bestrahlungsabschluß wie auch in der Folge monatlich bis zum 6. Monat vorgenommen, während wir uns bei den elektronenmikroskopischen Untersuchungen auf Material, welches 1, 3 und 6 Monate nach der Bestrahlung entnommen wurde, stützten. Anläßlich der letzten Untersuchung injizierten wir bei 2 mit 80 gray bestrahlten Tieren je 1cc THOROTRAST in eine Beinvene oder in die Vena jugularis. Die Entnahme des Nervenmaterials erfolgte 30 bis 60 Minuten später. Mit dieser Versuchsanordnung wollten wir Hinweise auf die endoneurale Kapillarpermeabilität gewinnen. In jedem Falle wurden der bestrahlte Nervus ischiadicus mit der gesunden Seite verglichen.

Bei 6 mit 50 gray vorbestrahlten Ratten wurden 3 Monate nach Bestrahlungsabschluß Messungen von Aktionspotentialen und Leitungsgeschwindigkeit gemacht. Die Resultate sind teilweise bereits früher publiziert worden (8, 9).

## Ergebnisse

Unter Berücksichtigung der genannten strengen Auswahlkriterien haben wir gesamthaft 112 Fälle von mindestens sehr wahrscheinlichen Strahlenspätschädigungen am peripheren Nervensystem untersucht. Dabei ist es uns nicht möglich, sichere Angaben zur Art und Dosis der Bestrahlungen zu machen. In der relativ langen Beobachtungszeit sind die Bestrahlungstechniken in den verschiedenen Instituten, von denen unsere Fälle stammen, zum Teil geändert worden. Wir dürfen aber davon ausgehen, daß die Bestrahlungen korrekt, d.h. den dannzumal gültigen Regeln entsprechend durchgeführt wurden. Die genauen Gesamtstrahlenmengen und Applikationsarten sind uns nur in gut einem Drittel der Fälle bekannt. Es kamen beispielsweise für den Armplexus Gesamtdosen von durchschnittlich 40 bis 60 gray, selten bis etwas über 80 gray zur Anwendung.

Die 112 Fälle setzen sich wie aus Tabelle 1 ersichtlich zusammen.

4 mal fanden sich doppelseitige Lähmungen. Im Durchscnitt dauert es knapp unter 4 Jahren bis zum Auftreten der ersten Armplexussymptome, während die lumbosakralen Ausfälle bei kanpp 5,5 Jahren manifest wurden. Fast zwei Drittel aller Armplexusparesen traten innerhalb der ersten 3 Jahre nach der Bestrahlung in Erscheinung. Bei einem Ausnahmefall dauerte es 21 Jahre (Abb. 1 und 2).

Die große Gruppe der Armplexusparesen zeigt meistens den subjektiven Beginn in den Segmenten C7 und C8 (Tabelle 2), initial mit Sensibilitätsstörungen und in der Hälfte der Fälle mit starken Schmerzen.

Tabelle 1. Strahlenspätsyndrom an peripheren Nerven (außer Hirnnerven) n = 112

| | | |
|---|---|---|
| Plexus cervicobrachialis (1 × bds, 3 × mit N. th. longus) | 89 | (~80%) |
| Plexus lumbosacralis (3 × bds) | 12 | |
| N. femoralis (1 × mit N. cut. fem. lat) | 6 | |
| N. ulnaris | 2 | |
| N. radialis | 2 | |
| N. medianus | 1 | |
| | 112 | |

Tabelle 2. Beginn der Armplexusparesen

| Segment | Anzahl |
|---|---|
| C5 | 5 |
| C6 | 18 |
| C7 | 27 |
| C8 | 39 |
| | 89 |

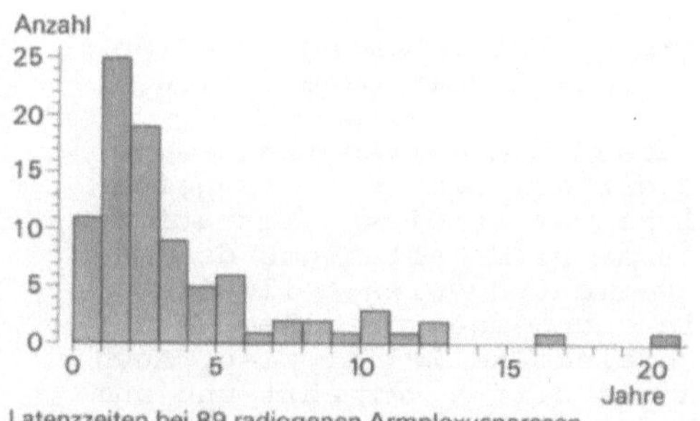


Abb. 1. Latenzzeiten bei 89 radiogenen Armplexusparesen

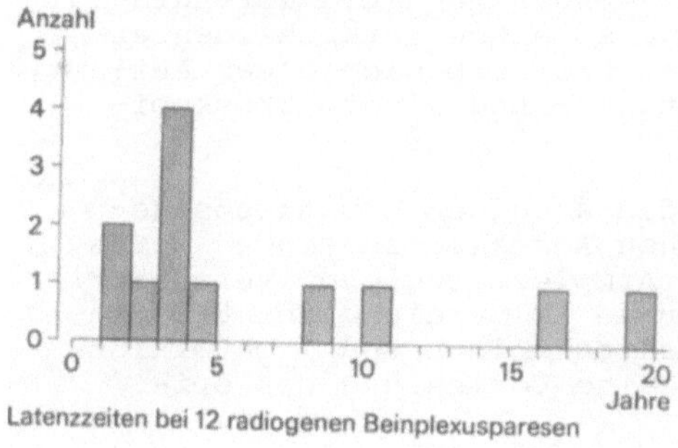

Anzahl
5
4
3
2
1
0
0
5
10
15
20
Jahre
Latenzzeiten bei 12 radiogenen Beinplexusparesen

Abb. 2. Latenzzeiten bei 12 radiogenen Beinplexusparesen

Subjektiv wurden Hypästhesien, Parästhesien, Dysästhesien und selten Kälteparästhesien beklagt. Lediglich in einem Fall ist zu vermuten, daß initial eine Hypalgesie bis Analgesie vorlag. Mit Progredienz des Leidens waren immer alle Sensibilitätsqualitäten betroffen. Bei gezieltem Suchen ließ sich nicht selten ein Tinel'sches Phänomen im Läsionsbereich auslösen. Eine subjektiv als Erstsymptom vorhandene motorische Schwäche fanden wir nur in knapp 10%. Ein Teil der Patienten (ca. 20%) beklagte bereits zu Beginn sensible und motorische Phänomene. Objektiv fanden sich lokale Hautveränderungen sowie Indurationen im subkutanen Gewebe und z.T. in der Muskulatur. Ferner waren zu den objektiven Sensibilitätsstörungen trophische Veränderungen an den Händen in Form von Hautatrophien, gestörtem Nagelwachstum und Hypo- bis Anhidrose zu sehen. Mehr als die Hälfte aller Patienten litt an einem Lymphödem (Tabelle 3), welches darunter liegenden Muskelatrophien wahrscheinlich zum Teil überdeckte.

Tabelle 3. Grad des Lymphödems

| (52 Fälle) | | | |
|---|---|---|---|
| Mehrumfang bis | 2 cm | 2-5 cm | > 5 cm |
| Anzahl | 25 | 19 | 8 |

Als vaskuläre Symptome fanden wir 20 mal Pulslosigkeit, Blutdruckdifferenzen über 20 mg Hg oder pathologische Arterio- oder Phlebogramme.

In 6 Fällen ließen sich unwillkürliche Bewegungen wie Faszikulationen und Myoklonien erkennen, wie dies auch von Stoehr (10) beschrieben wurde. 3 Armplexusparesen unterschiedlicher Lokalisation und Intensität waren von einer Parese des Nervus thoracicus longus mit Scapula alata begleitet.

Bei unserer Serie waren elektromyographische Untersuchungen selten. Als Regel zeigten sich die Zeichen einer chronischen Denervation.

Bei Operationen wurde eine Einlagerung des Gefäß-Nervenstranges im Bestrahlungsbereich in stark vermehrtes derbes, zum Teil strangförmiges Bindegewebe gefunden. Eine Neurolyse war in diesen Situationen nur scharf möglich. Das lichtmikroskopische Bild bestätigte den makroskopischen Eindruck. Die Bindegewebsvermehrung wies teilweise die Zeichen einer nekrotisierenden, granulierenden und vor allem vernarbenden Entzündung auf. Darin fanden sich einzelne Zellatypien. Auch das endoneurale Bindegewebe erwies sich als diffus vermehrt und zum Teil stark ödematös aufgetrieben. Die Gefäße zeigten eine Hyalinose, wie sie schon von Cottier (2) beschrieben wurde. Auch die Nervenfasern selber ließen Veränderungen erkennen, so einen Markscheidenzerfall und lymphoplasmazelluläre Infiltrate. Die Chronologie des Auftretens dieser Befunde ist aus den Operations- und lichtmikroskopischen Befunden nicht abzuleiten.

Wir haben bei insgesamt 6 Patientinnen, die an einem Brustkrebs gestorben, und bei denen keine neurologischen Ausfälle zu finden waren, eine exakte autoptische Untersuchung der Armplexusregionen veranlaßt. Alle dieser Fälle zeigten eindeutige Befunde im Bereiche des 8-24 Monate früher bestrahlten Armplexus. Bei makroskopisch und lichtmikroskopisch fehlenden Tumorgewebe fanden wir eine Vermehrung des epi-, peri- und endoneuralen Bindegewebes mit Einschnürungen und Deformationen an den Nerven sowie einen scholligen Myelinscheidenzerfall (Abb. 3).

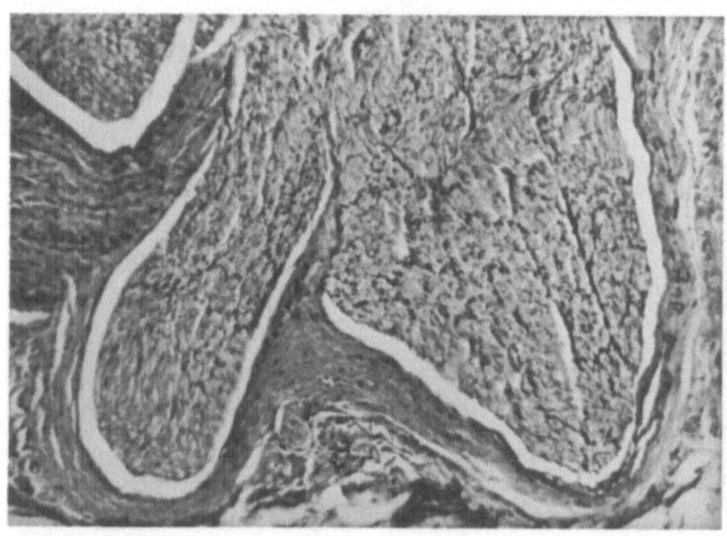

Abb. 3. Vermehrung des peri- und endoneuralen Bindegewebes mit sekundärer Deformation am Armplexus ohne neurologische Ausfälle (Querschnitt durch Armplexus, van Gieson, 250 x)

Der Verlauf war bei unseren Fällen immer mehr oder weniger schnell progredient. Während der Beobachtung, die sich zum Teil über mehr als 10 Jahre erstreckte, kam es in zwei Drittel der Armplexusparesen zur totalen Gebrauchsunfähigkeit der entsprechenden Extremitäten. Die Fälle mit kurzer Latenz zeigten häufiger eine schnellere Progredienz. Längere Stillstände haben wir nicht beobachtet, hingegen vereinzelt schubweise Verschlechterungen. Die Operation eines begleitenden Karpaltunnel-Syndromes beeinflußte den Verlauf in 10 Fällen vorübergehend günstig. Von unseren Fällen sind total lediglich 12 einer Neurolyse zugeführt worden. 4mal blieb der Verlauf dadurch völlig unbeeinflußt. 5 Fälle zeigten postoperativ weniger oder keine Schmerzen mehr. Eine objektive Besserung der sensiblen und motorischen Paresen konnten wir nur 4mal vorübergehend sehen. Spätestens ein Jahr nach dem operativen Eingriff mußte wieder eine Verschlechterung der objektiven Ausfälle festgestellt werden. Die Operation bestand in einer Exo- und Endoneurolyse. Die nicht den Armplexus betreffenden Strahlenspätparesen an peripheren Nerven zeigten keine grundsätzlichen klinischen Verlaufsunterschiede.

In unserem Experiment blieb das Verhalten der Ratten während und nach der Bestrahlung unauffällig. Insbesondere ließen sich keine Lähmungen erkennen. Bei einem mit 80 gray bestrahlten Tier sahen wir 5 Monate nach Bestrahlungsabschluß eine leichte lokale Epilation. Makroskopisch waren im bestrahlten Bereich nur geringe Veränderungen bei den Gruppen mit hoher Totaldosis und nach längerer Latenz zu sehen. Die Haut war etwas schlechter ablösbar und stärker durchblutet während das perineurale Binde- und Fettgewebe geringgradig vermehrt am Nerven haftete.

Lichtmikroskopisch fanden wir 2 Hauptaspekte. Erstens zeigte sich eine langsame Zunahme der pathologischen Veränderungen mit zunehmender Latenz nach der Bestrahlung mit steigender Strahlendosis. Zweitens waren pathologische Veränderungen in den ersten 2-3 Monaten nach Bestrahlungsabschluß meistens fehlend oder sehr gering und, sofern vorhanden, meistens zuerst am Nerven ersichtlich. Die Ratten zeigten auffallend wenig Granulations- und Narbengewebe. Geringe mesenchymale Veränderungen fanden wir im Durchschnitt 1 bis 3 Monate nach den ersten radiogenen Nervenfaserveränderungen. Gleichzeitig oder etwas vor den Bindegewebsveränderungen waren leichte, vaskuläre Befunde im Sinne von Hyalinose, Schwellung oder Schrumpfung der Endothelien und zum Teil auch Aufsplitterungen der Membrana elastica interna sowie selten zellige, perivaskuläre Reaktionen zu erkennen.

Lichtmikroskopische Nervenveränderungen zeigten sich zuerst in Form einer Verdichtung der Achsenzylinder und einer Verformung der Markscheiden. In der Regel waren diese Verformungen nicht unregelmäßig, sondern überwiegend längsoval, hantelförmig. Wenig später waren auch Markscheidenläsionen zu sehen in Form einer unregelmäßigen Struktur bis zu kugelig-scholligem Zerfall. In leichtem Maße fanden sich derartige Befunde erstmals 2 Monate nach Bestrahlungsabschluß bei einer Gesamtdosis von 50 gray. Etwa in gleichem Maße fanden sich Veränderungen an Schwann'schen Zellen in Form von vermehrten Vakuolenbildungen und schließlich Zerfall.

Elektronenmikroskopisch hatten wir den Eindruck erster Auffälligkeiten am Achsenzylinder. Die Neurofilamente verloren stellenweise ihre übliche Struktur und Anordnung, und es kam gleichzeitig zu einer gewissen Schrumpfung des Axoplasmas. Darauf kam es zur Aufsplitterung von Myelinstrukturen. Die Aufsplitterung der Myelinlamellen erfolgte meistens an der "interperiode line" und seltener an der "major dense line". In späteren Stadien sahen wir einen völligen Markscheiden- und Axonzerfall (Abb. 4). Im gleichen Zeitraum fanden sich auch Strukturveränderungen an den nicht myelinisierten Nervenfasern. Teilweise schienen neben den Neurofilamentveränderungen die Mitochondrien intakt oder leicht vermehrt und das endoplasmatische Retikulum etwas verdichtet.

Selten sahen wir in den betroffenen, nicht myelinisierten Achsenzylindern dunkle Schollen unklarer Genese. Mit Sicherheit waren hier

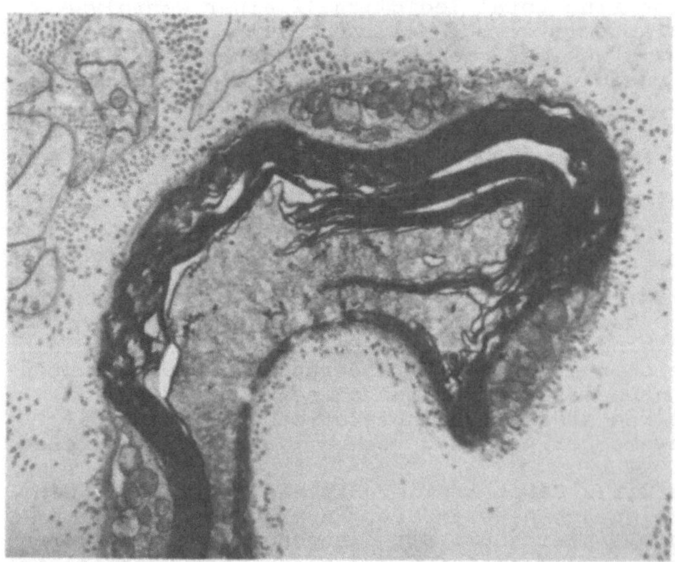

Abb. 4. Massiver Markscheidenzerfall mit verändertem Axoplasma, 6 Monate nach 80 gray (Nervus ischiadicus der Ratte, quer, 14850 x)

glykogenähnliche Substanzen nicht von stark kondensierten Neurofilamenten oder Neurotubuli zu differenzieren (Abb. 5). Parallel zu den Markscheidenveränderungen fanden sich auch Befunde an den Schwann'schen Zellen mit Zunahme von Größe und Zahl der Bläschen sowie Zellschwellungen bis zum Zelluntergang.

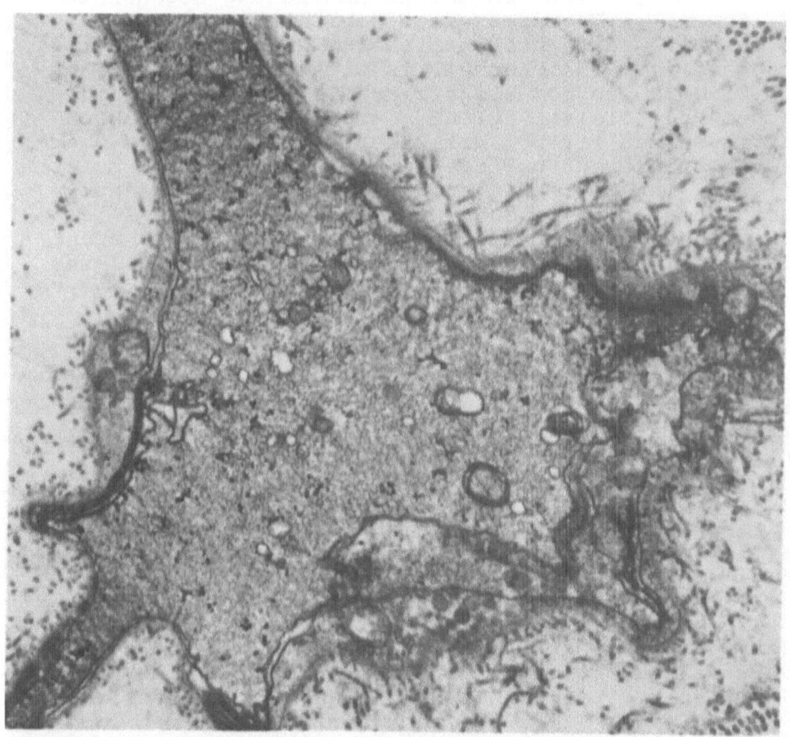

Abb. 5. Starke Schrumpfung einer nicht myelinisierten Nervenfaser mit auffallend dunklen Schollen, 6 Monate nach 80 gray (Nervus ischiadicus der Ratte, quer, 18175 x)

Im Zeitpunkt der ersten Axonauffälligkeiten zeigten die endoneuralen Kapillaren strukturell nur diskrete Befunde. Nach 6 Monaten war das Gefäßendotel zum Teil stärker gefältelt und gequollen mit etwas vielen Bläschen. Diese Befunde waren aber alle diskret. Auf eine erhöhte Gefäßpermeabilität kann daraus nicht geschlossen werden. Auch im THOROTRAST-Versuch sahen wir keine vermehrte Durchlässigkeit für diese Partikel.

Die Messungen der Leitungsgeschwindigkeiten und der Aktionspotentiale 3 Monate nach 50 gray Totaldosis, ergaben keine faßbaren pathologischen Befunde.

## Diskussion

Biologische Strukturen haben die Eigenschaft, die Energie ionisierender Strahlen zum Teil oder vollständig zu absorbieren. Dabei wird eine direkte und eine indirekte Strahlenwirkung unterschieden (5, 11). Bei der ersteren wird die Strahlenabsorption in biologisch wichtige Moleküle wie DNS und gewissen Proteinen angenommen, während die zweite Wirkung eine primäre Energieabsorption durch Wassermoleküle darstellt. Aufgrund unserer klinischen und experimentellen Beobachtungen müssen wir annehmen, daß jede Anwendung ionisierender Strahlen die Gefahr von Spätveränderungen des peripheren Nervensystems birgt, sofern Dosierungen zur Anwendung kommen, welche in der Größenordnung sogenannter "Tumordosierungen" liegen. Im Gegensatz dazu berichten auch neuere Arbeiten über eine relative Seltenheit peripherer Nervenläsionen nach kurativen Bestrahlungen (5). Dabei handelt es sich aber meines Erachtens insofern um eine Täuschung, als sicher die Latenz bis zum Auftreten der Lähmungen bei vielen Patienten größer als ihre Lebenserwartung ist. Künftig werden wir bei verbesserter Therapie und Überlebenschance vermehrt Strahlenspätbefunde an peripheren Nerven zu erwarten haben. In diesem Sinne sprechen auch die pathologisch-anatomischen Plexusbefunde bei Verstorbenen ohne neurologische Ausfälle. Klinisch ist die Diagnose eines Strahlenspätsyndromes am peripheren Nervensystem schwierig. Differentialdiagnostisch ist immer auch eine Tumorinfiltration zu erwägen. Dies ganz besonders bei einem intensiven Schmerzsyndrom.

Als Ursache eines Strahlenspätsyndromes an peripheren Nerven hatten wir früher einerseits direkte Schädigungen an Nervenstrukturen (zum Beispiel Polypeptidketten der Neurofilamente) und, möglicherweise etwas später, angiomesenchymale Veränderungen angenommen (8, 9). Mit unserem Experiment läßt sich keine absolut sichere Chronologie der Schädigungen durch ionisierende Strahlen erkennen. Andere Untersuchungen lassen aber kaum Zweifel an einer Kombination pathogenetischer Faktoren. So etwa die Abnahme der Erholungsfähigkeit gequetschter Nerven mit zunehmender Strahlenbelastung. Periphere Nerven sind in einem amitotischen Zustand. Eine therapeutische Strahleneinwirkung würde somit an den Nerven selber eine latente Läsion verursachen. Ohne weitere Elemente würde sich an diesem Zustand möglicherweise nichts ändern. Sobald die Nerven aber zusätzlich durch angiomesenchymale Veränderungen geschädigt werden, kommt es zu erneuter mitotischer Teilung an neuralen Strukturen. Die latenten radiogenen chromosomalen Veränderungen behindern in der Folge eine normale Funktion der Tochterzellen, so daß ein normaler Axon- und Myelinstoffwechsel unterbleibt. Wir hätten somit eine Kombination angiomesenchymaler Läsionen und sekundärer Folgeerscheinungen an peripheren Nerven anzunehmen. Dies ist bei den massiven angiomesenchymalen Befunden bei Menschen durchaus verständlich. Ob solche Überlegungen auch für unsere Rattenexperimente Gültigkeit haben, ist mit einem Fragezeichen zu versehen. *Die beschriebenen mikroskopischen Befunde müssen zumindest auch eine direkte Nervenschädigung am Axon und eventuell auch an den Myelinscheiden ohne Zusatzfaktoren erwägen lassen. Daß die Gesamtheit des Prozesses, vor allem beim Menschen, erst durch das Hinzutreten angiomesenchymaler Spätläsionen in starkem Maße in Gang kommt, ist aber wahrscheinlich.*

Für die operativen Behandlungsversuche würde dies bedeuten daß, wenn schon operiert wird, dies frühzeitig zu geschehen hat. Trotzdem sind die Resultate oft schlecht. Neurale Läsionen sind an bestrahlten Nerven mit gestörter Mitosetätigkeit nicht rückgängig zu machen und die intraneuralen angiomesenchymalen Veränderungen sind im günstigsten Falle nur zum Teil zu beheben. Persönlich haben wir keine objektiven Dauerbesserungen nach Operationen gesehen. Die von Clodius frühzeitig durchgeführten Operationen mit Exo- und Endoneurolyse sowie Transplantation von Omentum majus brachte aber nicht nur restlose Schmerzfreiheit sondern in einzelnen Fällen auch eine langfristige objektive Besserung von bis zu 3 Jahren (1, 12). Diese Resultate sind immerhin ermutigend und sollten in einzelnen Fällen auch künftig frühzeitig einen derartigen Eingriff planen lassen. Meistens muß man aber auf die Dauer mit schlechten Resultaten rechnen.

## Zusammenfassung

Auch eine den üblichen Regeln entsprechende Bestrahlung kann zu Spätschädigungen am peripheren Nervensystem führen. Anhand von 112 eigenen Fällen wurde das klinische Bild dargelegt. Zusammen mit experimentellen Erkenntnissen ist anzunehmen, daß ursächlich eine Kombination von angiomesenchymalen und primär sowie sekundär neurogenen Faktoren eine Rolle spielt. Bei bestrahlten Ratten sahen wir erste Befunde an neuralen Strukturen selber. Dies erklärt die in der Regel unbefriedigenden Operationsresultate.

Die Anwendung ionisierender Strahlen im Bereiche peripherer Nerven muß in Zukunft mit noch größerer Sorgfalt und Zurückhaltung erfolgen. Wir werden sonst bei verbesserter Lebenserwartung durch mehr irreversible Lähmungen enttäuscht werden.

## Literatur

1. Clodius L (1982) Persönliche Mitteilung
2. Cottier H (1961) Strahlenbedingte Lebensverkürzung, Springer, Berlin Göttingen Heidelberg
3. Dyck PJ, Thomas PK, Lambert EH (1975) Peripheral Neuropathy, Vol I. WB Saunders Company, Philadelphia London Toronto
4. Foley KM, Woodruff JM, Ellis FT, Posner JB (1980) Radiations-Induced Malignant and Atypical Periperal Nerve Sheath Tumors. Ann Neurol 7:311-318
5. Gilbert HA, Kagan AR (1980) Radiation Damage to the Nervous System, Raven Press, New York
6. Mumenthaler M (1964) Armplexusparesen im Anschluß an Röntgenbestrahlung. Mitteilung von 8 eigenen Beobachtungen. Schweiz med Wsch 94:1069-1075
7. Mumenthaler M, Schliack H (1982) Läsionen peripherer Nerven, 4. Aufl. Georg Thieme, Stuttgart New York
8. Spiess H (1972) Schädigungen am peripheren Nervensystem durch ionisierende Strahlen. In: Schriftenreihe Neurologie Band 10, Springer, Berlin Heidelberg New York
9. Spiess H (1970) Die Schädigung des Nervensystems durch ionisierende Strahlen. Ther Umschau 27:380-386
10. Stöhr M (1980) Iatrogene Nervenläsionen, Georg Thieme, Stuttgart New York
11. Streffer C (1969) Strahlen-Biochemie, Springer, Berlin Heidelberg New York
12. Uhlschmid G, Clodius L (1978) Eine neue Anwendung des frei transplantierten Omentums. Chirurg 49:714-718
13. Upton AC (1969) Radiation Inury. The University of Chicago Press, Chicago London

# Zur Pathogenese der Schäden des Nervensystems infolge manueller Therapie

J. Igloffstein, F. Andrä und H. J. Colmant

Die Manuelle Medizin geht von der Vorstellung der reversiblen Blockierung einzelner Bewegungssegmente der Wirbelsäule aus, die durch bestimmte Grifftechniken gelöst werden sollen (32, 36, 66). Lumbago, akute schmerzhafte Bewegungseinschränkungen der Halswirbelsäule und der umstrittene cervikale Schwindel (12, 31), mit Einschränkung auch radikuläre Symptome, werden als Indikationen erachtet. Alle organischen, das Gefüge lockernden Wirbelsäulenprozesse gelten als Kontraindikation.

Schäden am Nervensystem (31, 44) entstehen zum einen durch Nichterkennen solcher Gefügelockerungen und durch Verkennung spinaler raumfordernder Prozesse, die mit Wirbelsäulenschmerzen, Zwangshaltungen und radikulären Symptomen einhergehen können (Tabellen 1 und 2).

Tabelle 1. Manipulation trotz gefügelockernder Wirbelsäulenprozesse

| Spinale Schädigung bei | |
|---|---|
| Spondylitiden | (5, 20, 46, 52) |
| ossären Metastasen | (40, 49) |
| Wirbelkörperhämangiom | (20) |
| Osteodystrophia deformans | (33) |
| Plasmozytom | (34) |

Tabelle 2. Manipulation bei spinalen raumfordernden Prozessen

| | |
|---|---|
| Diagnoseverzögerung bei Ependymom, Meningeom | (17) |
| Querschnittsyndrom bei extraduralen Carcinommetastasen | (7) |
| Caudasyndrom bei Ependymom | (20) |
| Hirnstammsymptomatik bei hohem Halsmarktumor | (49) |

Hier überwiegen nicht erkannte Spondylitiden und Wirbelkörpermetastasen, Diagnoseverschleppung gutartiger spinaler Tumoren und Querschnittsyndrome durch verkannte Carcinommetastasen.

Zum anderen entstehen Schäden als Folge der Manipulation, also im geltend gemachten Indikationsbereich selbst (Tabelle 3).

Tabelle 3. Manipulation innerhalb des geltend gemachten Indikationsgebietes

| | |
|---|---|
| Verstärkung lumbaler und zervikaler Wurzelschmerzen und -paresen | (12, 18, 34, 50) |
| Caudasyndrom durch medialen Bandscheibenprolaps | (12, 18, 49) |
| Halsmarkverletzung durch Wirbelkörperdislokation | (13) |
| zervikodorsale epidurale Blutungen | (22, 47) |
| obere Armplexusparese | (11) |
| Axillarislähmung | (18) |
| thorakale Myelomalazie | (47) |
| Wandhämatom einer Carotis interna | (3) |

Die häufigsten und schwerwiegendsten Schäden stellen die vertebrobasilären Gefäßprozesse nach zervikaler Manipulation dar. Hierüber liegen 53 zur Auswertung geeignete Mitteilungen im Schrifttum vor (4, 6, 10, 12, 13, 14, 15, 16, 18, 19, 23, 24, 25, 29, 30, 31, 35, 37, 38, 39, 41, 42, 43, 45, 47, 48, 53, 54, 56, 57, 59, 60, 63, 65). Zunächst soll über drei eigene Beobachtungen berichtet werden.

W., 58 J. Bei einer 58-jährigen Frau mit Migräneanamnese war in Narkose eine "Mobilisation" der Halswirbelsäule, verbunden mit einer Ronicolinjektion in die linke A. carotis, vorgenommen worden. Wenige Stunden danach wurde eine linksseitige Parese aller Facialisäste bemerkt. Nach 24 Stunden klagte die Patientin über Übelkeit und Schluckstörungen, nach 36 Stunden kam es zur Atemlähmung. Bei der neuropathologischen Untersuchung fanden sich eine epidurale, das Mark nicht komprimierende Blutung in Höhe des zervikodorsalen Überganges und als Hauptbefund eine frische Erweichung in der Haube der Medulla oblongata, im linken Kleinhirnmarklager und in der Brücke mit Befall des linken Facialiskerngebietes.

M., 36 J. Bei einem 36 Jahre alten Mann war es zehn Tage vor der Krankenhausaufnahme zu einer schmerzhaften Bewegungseinschränkung der Halswirbelsäule gekommen. Neun und fünf Tage vorher fanden chiropraktische Behandlungen ohne Linderung der Beschwerden statt. Zwei Tage vorher traten flüchtige Gleichgewichtsstörungen und Nausea auf. Am Aufnahmetag kam es akut zu Drehschwindel, Erbrechen und Hörminderung mit lautem Tinnitus rechts. Bei dem anfangs bewußtseinsklaren Patienten fiel ein Spontannystagmus nach rechts auf. Akut trat ein Koma mit dem Bild eines Mittelhirnsyndroms ein, nach Ausbildung eines Bulbärhirnsyndroms verstarb der Patient am siebten Tag. Untersuchungen des Liquors, Röntgenaufnahmen von Schädel und Halswirbelsäule und craniale und cervicocephale Computertomographie waren ohne pathologischen Befund geblieben. Bei der Sektion fand sich an der rechten A. vertebralis in ihrem intracraniellen Abschnitt eine längs verlaufender Intimamediariß mit Ausbildung einer dissezierenden Gefäßwandblutung. Das Gefäßlumen war hier durch einen puriform erweichten, mehr als fünf Tage alten Abscheidungsthrombus verschlossen (Abb. 1). Dieser setzte sich in die A. basilaris fort und verschloß sie bis zur rostralen Brücke. In ihrem cervikalen Abschnitt wies die rechte A. vertebralis eine lumeneinengende dissezierende Blutung zwischen Media und Adventitia auf; Häematomabschnitte mit ca. zwei Wochen altem Granulationsgewebe und solche ohne bindegewebige Reaktion zeigten eine mehrzeitige Entstehung der Blutungen an (Abb. 2). Die Gefäßschädigung hatte zu einem ausgedehnten Infarkt in Brücke, Medulla oblongata und beiden Kleinhirnhemi-

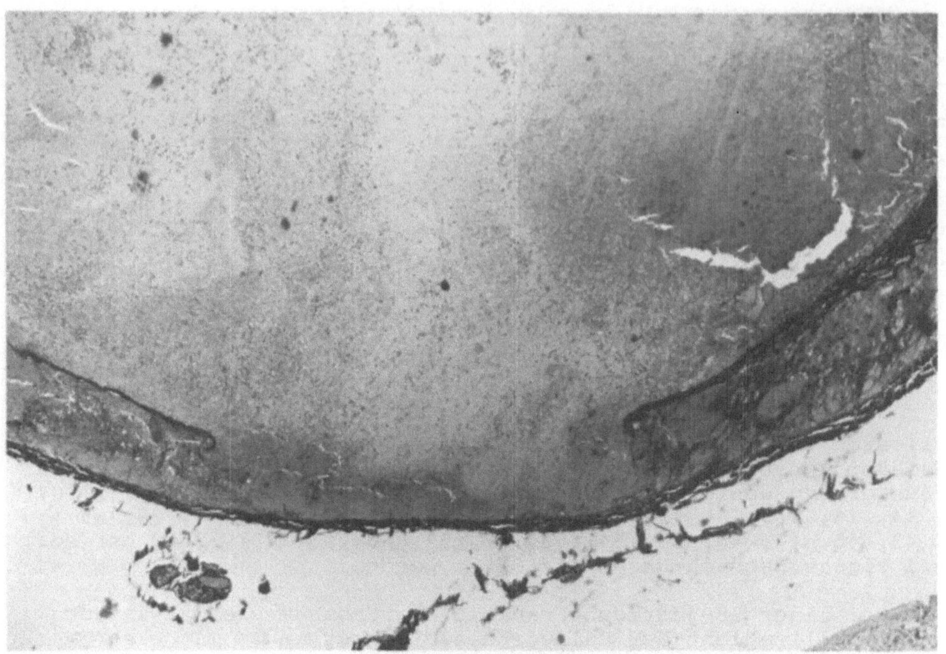

Abb. 1. A. vertebralis dextra, pars intracranialis. Elastica-v.Gieson. Vergrößerung 10 x. Thrombosiertes Gefäßlumen, Wandriß, Gefäßwandblutung

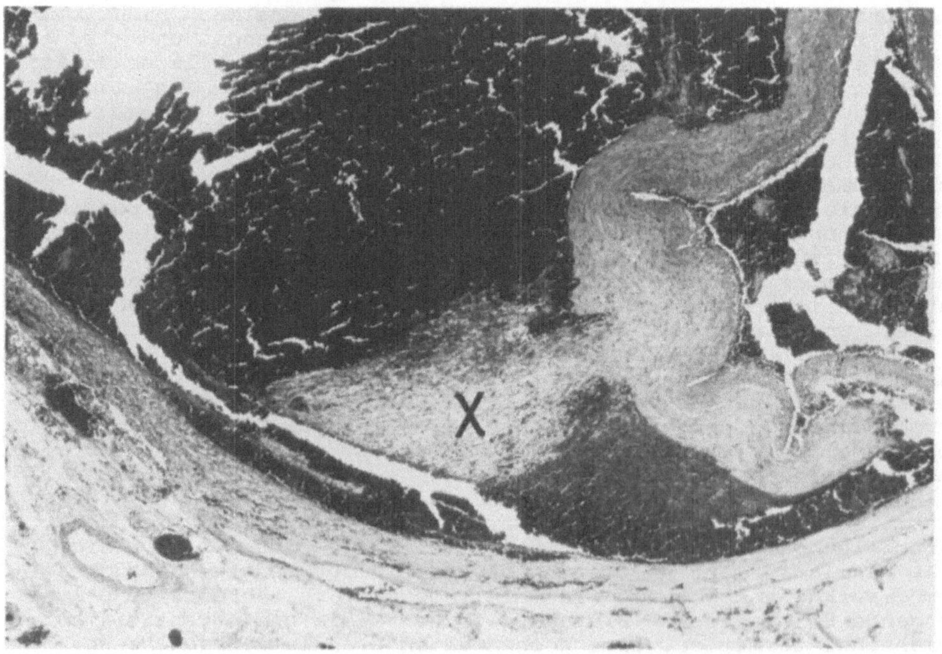


Abb. 2. A. vertebralis dextra, pars cervicalis. HE. Vergrößerung 10 x. Dissezierende mehrzeitige Blutung ( X : Granulationsgewebsbrücke) zwischen Media und Adventitia mit Gefäßlumenkompression

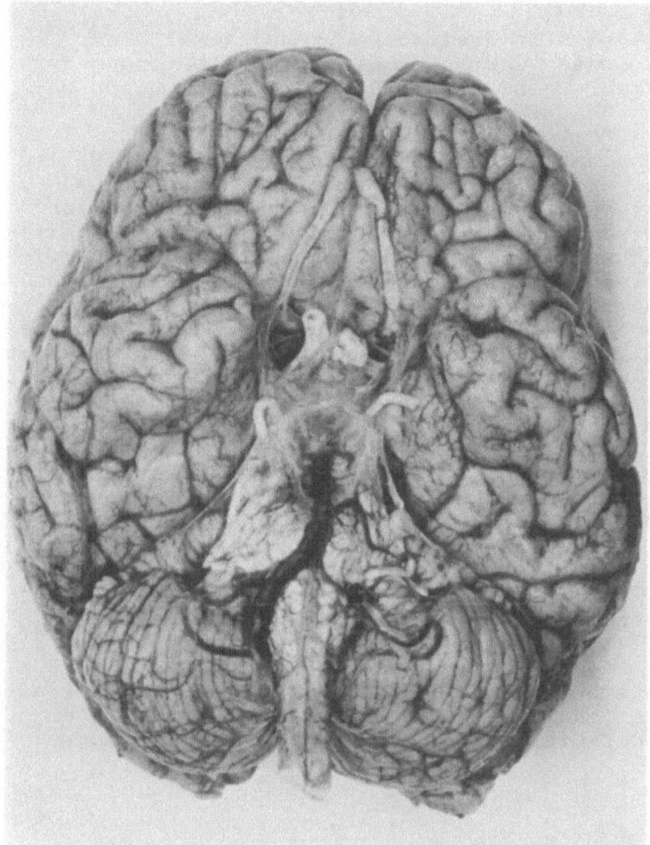

Abb. 3. Hirnbasisansicht mit thrombosierter rechter A. vertebralis und A. basilaris. Thrombosierung auch abzweigender Gefäße

sphären geführt. Das verschiedene Alter der nachgewiesenen intramuralen Blutungen kann den beiden Zeitpunkten der Manipulation zugeordnet werden: bei der ersten kam es vermutlich zu einer Wandschädigung des cervikalen Gefäßabschnittes, bei der zweiten zu einer Längsrißschädigung des intrakraniellen Abschnittes mit Thrombosierung und einer erneuten Blutung im cervikalen Wandabschnitt. Die klinische Latenzzeit von 5 Tagen wurde mit Verschluß der A. basilaris durch den vorwachsenden Abscheidungsthrombus beendet (Abb. 3). Als von diesem Geschehen unabhängige Grundkrankheit wurde eine vorher nicht diagnostizierte Encephalomyelitis disseminata mit Entmarkungsherden in Hinter- und Seitensträngen des Cervikalmarks, aber auch im Kleinhirnmarklager festgestellt.

W., 35 J. Wegen Nackenkopfschmerzen war bei einer 35-jährigen Frau am Aufnahmetag erstmals eine Manipulation der Halswirbelsäule vorgenommen worden. Sie bemerkte sofort eine Eindunkelung beider Gesichtsfelder, ein Benommenheitsgefühl, beidseitigen Tinnitus und eine Sprechstörung. Mit Rückbildung dieser Symptome entwickelten sich eine beinbetonte Hemiparese rechts, ein linksseitiges Hornersyndrom und eine Hypalgesie der rechten Gliedmaßen. Es bestand ein labiler Hypertonus. Angiographisch fand sich eine hypoplastische rechte A. vertebralis. Die linke wies in Höhe des atlanto-axialen Überganges deutliche Wandunregelmäßigkeiten mit leichter Lumeneinengung auf. Die hoch gekreuzte linksseitige

Hirnstammsymptomatik bildete sich in drei Wochen zurück. Bei einer Nachuntersuchung acht Jahre später war außer einer Rechtsbetonung der Eigenreflexe keine Störung mehr nachweisbar. Dopplersonographisch waren beide Vertrebralarterien unauffällig durchströmt.

Diese drei eigenen Beobachtungen sollen mit den 53 mitgeteilten Fällen zusammenfassend dargestellt werden. Betroffen sind 22 Männer und 34 Frauen, das Durchschnittsalter beträgt jeweils 40 Jahre. Der beobachtete Inzidenzunterschied zwischen Männern und Frauen ist nicht signifikant ($p < 0,4$). Die Letalität beträgt für beide Geschlechter 26 %, zwischen den letalen und nichtletalen Schädigungen besteht weder bei den Frauen ($p < 0,5$) noch bei den Männern ($p < 0,3$) ein signifikanter Altersunterschied. Diese Daten sprechen gegen eine vorbestehende Arteriosklerose als Entstehungsursache. Entsprechend ist unter den Vorerkrankungen der Betroffenen nur zweimal ein Hypertonus zu finden (14, eig. Fall 3). Angiographisch fand sich nur einmal (38), unter den obduzierten Fällen keinmal ein makroskopischer Hinweis auf Arteriosklerose.

Anlaß zu cervikaler Manipulation waren am häufigsten Nackenhinterkopfschmerzen und akuter muskulärer Schiefhals. Zum Ablauf der Manipulation liegen in der Hälfte der mitgeteilten Fälle keine Angaben vor. Bis auf einen Fall ist bei den übrigen eine Rotationsbewegung vorherrschend.

Für Überlegungen zur Pathogenese bedeutend ist der zeitliche Ablauf der Hirnstammprozesse (Tabelle 4). Dieser war in zehn Fällen nicht eindeutig bestimmbar. In 33 Fällen traten sofort Symptome auf, in 13 Fällen mit Latenz. In der erstgenannten Gruppe waren häufigste Initialsymptome Nausea, unbestimmter oder drehender Schwindel, Sehstörungen und Bewußtseinsverlust. In der Gruppe ohne Initialsymptome überwogen kurze Latenzzeiten.

Tabelle 4. Zeitlicher Ablauf der Hirnstammprozesse

| | |
|---|---|
| Symptome ohne Latenz | 33 |
| Vollbild des Hirnstamminfarkts | 11 |
| primär progredient | 15 |
| undulierend mit Verschlechterung nach Intervall (2-48 h) | 5 |
| Verschlechterung nach freiem Intervall | 2 |
| Symptome mit Latenz | 13 |
| kürzer als 30 Minuten | 8 |
| kürzer als 12 Stunden | 4 |
| mehrere Tage | 1 |
| unbekannt | 10 |

Die Hirnstammalacie war am häufigsten in der Medualla oblongata, hier meist in Form eines Wallenbergsyndroms, und in der Brücke lokalisiert, es folgten Kleinhirn und A. cerebri-posterior-gebiet; nur dreimal dehnte sich der Schaden suprapontin im Hirnstamm aus.

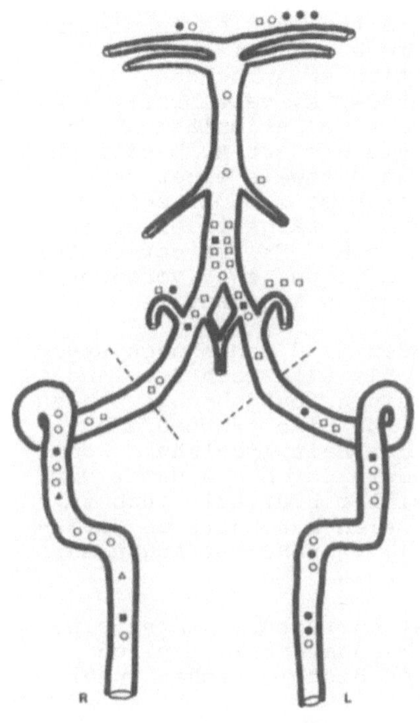


Abb. 4. Zusammenstellung der bisher mitgeteilten umschriebenen Gefäßbefunde. ---- Duraeintrittsstelle; o angiographische Stenose; • angiographisch Verschluß; Δ angiographisch Aneurysma; □ path.-anat. Thrombose; ■ path.-anat. Wandblutung; ▲ path.-anat. Durchriß mit Subarachnoidalblutung

Bei 31 Patienten sind aus Angiographien und Sektionsbefunden Aussagen zum Gefäßstatus möglich. In einem Drittel fanden sich Kaliberdifferenzen der Vertebralarterien entsprechend der allgemeinen Häufigkeit ihres Vorkommens. Bemerkenswert ist aber die Häufigkeit einer Gefäßvariation, bei der eine hypoplastische Vertebralarterie nur die gleichseitige A. cerebelli inf.post. füllt, während die gegenseitige allein die Basilarisfüllung besorgt. Diese Variante wird von Krayenbühl und Yasargil mit 0,2 % angegeben (28), sie tritt hier in 6 von 33 Fällen auf (29, 35, 38, 43, 57).

Im obigen Schema (Abb. 4) sind die Häufigkeiten umschriebener Gefäßbefunde eingetragen. In zwei Fällen von Hirnstammalacie wurden radiologisch (6, 57), in drei Fällen pathologisch-anatomisch keine traumatischen Gefäßveränderungen festgestellt (15, 24, 43).

Aus diesen verfügbaren Daten muß geschlossen werden, daß die Pathogenese der vaskulären Hirnstammkomplikationen nach Manipulationen nicht einheitlich ist. Aus postmortalen Perfusionsversuchen, Angiographien und Flußmessungen ist eine Drosselung in der Vertebralarterie durch Drehung des Kopfes zur Gegenseite belegt (2, 8, 9, 61, 62), sie wird durch gleichzeitige Reklination noch weiter verstärkt (8, 9, 53, 61) und entsteht durch Streckung des Gefäßes im Schleifenabschnitt. Eine weitere Drosselung ist in Höhe des sechsten cervikalen Querfortsatzes möglich (21). Bei Kaliberdifferenzen dürfte sich besonders eine Drosselung des stärkeren Gefäßes auswirken (1, 2, 21, 38, 61). Da schwere Encephalomalazien bei normalem Gefäßbefund nach cervikaler Manipulation beschrieben worden sind, die rotationsbedingte Drosselung aber nur während der kurzen Bewegung entsteht, muß pathogenetisch hier eine die Manipulation überdauernde funktionelle Gefäßeinengung, also ein durch den mechanischen Reiz ausgelöster Spasmus, angenommen werden (10, 12, 15, 38, 43, 53, 54, 60, 65).

Von den beschriebenen Gefäßbefunden ist abzuleiten, daß es in vielen anderen Fällen zu einer Gefäßverletzung gekommen ist. Diese betraf, der höchsten mechanischen Belastung bei Rotation entsprechend, den cervicocephalen und intracraniellen Abschnitt der A. vertebralis (26, 27, 53). In den meisten Fallmitteilungen wird eine Intimaläsion mit dadurch ausgelöster Thrombosierung erwogen, die bis zur A. basilaris vorwachsen kann (s. auch 1). Der histologische Nachweis einer Verletzung weiterer Gefäßwandschichten ist bisher erst zweimal erfolgt (53, 57). In unserem zweiten Fall konnte auch ein Längsriß einer intracraniellen Vertebralarterie nachgewiesen werden. Er ist der erste, bei dem eine mehrzeitige Wandblutung festgestellt und zwei vorangegangenen Manipulationen zeitlich zugeordnet werden konnten.

Die nach Manipulation beobachteten Gefäßschäden sind denen nach stumpfen Kopf- und Halstraumen vergleichbar (26, 51, 64). Nach Krauland (26, 27) sprechen Querrisse des Gefäßes für einen Überdehnungsschaden, die selteneren Längs- oder Berstungsrupturen für eine transmurale Drucküberlastung. Bei einem Rotationstrauma der Halswirbelsäule kommt es einmal zu einer Dehnungsbelastung, zum andern durch die damit verbundene Querschnitssminderung bei inkompressibler Blutsäule auch zu einer akuten transmuralen Druckerhöhung, die sich besonders an Gefäßverzweigungen auswirkt (27) und deshalb häufig in Höhe des Abganges der A. cerebelli inf.post. beobachtet wurde.

Hier fand sich auch in unserem Fall die Berstungsruptur. Wahrscheinlich sind durch Rißverletzungen entstandene Wandhaematome typisch und häufiger, als es aus den bisher spärlichen histologischen Untersuchungen abzuleiten ist (54).

Für die Initialsymptome, die sofort entstehenden Malacien und die primär progredienten Verläufe sind somit rotations- und spasmusbedingte Drosselung des arteriellen Einstroms, mangelnde Kompensation bei Gefäßanomalie und frühzeitig einsetzende Gefäßwandschäden und Thrombosen anzunehmen. Die intervallären und mit Latenz einsetzenden Verläufe spiegeln eine langsamer ablaufende Gefäßwandschädigung mit einer späteren, von den anatomischen Verhältnissen abhängigen Dekompensation wider. So dürfte die außergewöhnlich lange Latenzzeit von fünf Tagen in unserem zweiten Fall durch eine ausreichend weite gegenseitige Vertebralarterie erklärbar sein, die bis zur Thrombosierung der A. basilaris die Hirnstammdurchblutung aufrechterhielt.

Es ist zu erwägen, ob ein Nackenhinterkopfschmerz durch Gefäßdehnung bei kollateraler Überlastung oder durch Erkrankung der Gefäßwand selbst verursacht werden kann und ob einem muskulären Schiefhals eine reflektorische Fixierung der Halswirbelsäule in Stellungen, die eine optimale Perfusion der stärkeren Vertebralarterie sichern, zugründe liegen kann. Hierdurch würden gerade die Patienten einer cervikalen Manipulation zugeführt, die besonders gefährdet sind. Herrn Prof. Orthner und Herrn Prof. Meyermann vom Neuropathologischen Institut der Universität Göttingen danken wir für die Erlaubnis, eine in diesem Zusammenhang bedeutsame Fallbeobachtung mitteilen zu dürfen: bei einer 35-jährigen Frau trat nach der zweiten cervikalen Manipulation wegen Nackenhinterkopfschmerzen ein tödlicher medullärer Hirnstamminfarkt ein. Es fand sich eine dissezierende intramurale Blutung im extracraniellen Abschnitt beider Vertebralarterien und eine Thrombosierung der rechten A. vertebralis und der A. basilaris. Isoliert in beiden Vertebralarterien wurde darüber hinaus eine vorbestehende nekrotisierende Arteriitis festgestellt. Die zur Manipulation führenden Beschwerden dürften durch sie bedingt gewesen sein.

Welche Schlüsse sollten für die Manuelle Medizin gezogen werden? Die Schwierigkeit der auszuschließenden Differentialdiagnosen verbietet jede Manipulation durch Laien. Sorgfältige Anamnese, internistische und neurologische Untersuchungen sind neben Röntgenaufnahmen der Halswirbelsäule erforderlich. Hinweise auf vertebrobasiläre Insuffizienz in der Vorgeschichte und in den neuerdings geforderten passiven Probebewegungen (55) schließen Manipulationen aus. Wie der Fall einer schweren Hirnstammschädigung trotz negativer vorangegangener Tests (45) lehrt, bleibt aber auch dann ein Risiko bestehen (57). Der vaskuläre Hirnstammprozeß erscheint somit als eine seltene, aber typische Komplikation der cervikalen Manipulationen, die zu einem Überdenken der bisher üblichen Rotationshandgriffe zwingt und im Aufklärungsgespräch unseres Erachtens genannt werden muß.

## Zusammenfassung

Es wird eine Übersicht über die durch Nichtbeachten der Kontraindikationen, Fehleinschätzung des Krankheitsbildes und durch mechanische Faktoren auftretenden Manipulationsschäden am Nervensystem gegeben. Das Hauptaugenmerk des Referates gilt der Pathogenese des vaskulären Hirnstammprozesses nach cervikaler Rotationsmanipulation, die die schwerwiegendste Komplikation in der Manuellen Medizin darstellt.

## Literatur

1. Alajouanine Th, Castaigne P, Cambier J, Lianantonakis E (1958) Le rôle des positions anormales et prolongées de la tête et du cou dans le déterminisme de certains accidents vasculaires du tronc cérébral. Bull Mém Soc méd Hôp Paris 74:21-26
2. Barton JW, Margolis MT (1975) Rotational obstruction of the vertebral artery at the atlantoaxial joint. Neuroradiology 9:117-120
3. Beatty RA (1977) Dissecting hematoma of the internal carotid artery following chiropractic cervical manipulation. Journal of Trauma 17:247-249
4. Blading PF, Merory J (1975) Mechanisms in cerebral lesions in trauma to high cervical portion of the vertebral artery – rotation injury. Proceedings of the Australian Association of Neurologists 12:35-41
5. Blaine ES (1925) Manipulative (chiropractic) dislocations of the atlas. JAMA 85:1356-1359
6. Boudin G, Barbizet J, Pépin B, Fouet P (1957) Syndrome grave du tronc cérébral après manipulations cervicales. Bull Mém Soc Méd Hôp Paris 18-19:562-566
7. Boudin G, Barbizet J (1958) Les accidents nerveux des manipulations du rachis cervical. La revue du practicien 8:2235-2243
8. Brown BStJ, Tatlow WFT (1963) Radiographic studies of the vertebral arteries in cadavers. Radiology 81:80-88
9. Chrást B, Korbicka J (1961/2) Die Beeinflussung der Strömungsverhältnisse in der A. vertebralis durch verschiedene Kopf- und Haushaltungen. Dtsch Ztschr Nervenheilk 183:426-448
10. Davidson KC, Weiford EC, Dixon GD (1975) Traumatic vertebral artery pseudoaneurysm following chiropractic manipulations. Neuroradiology 115:651-652
11. Deshayes P, Geffroy Y (1962) Un cas de paralysis plexique supérieure accident dùne manipulation vertébrale. Rev Rhum 29:137-139
12. Dvorak J, Orelli F v (1982) Wie gefährlich ist die Manipulation der Halswirbelsäule? Manuelle Medizin 20:44-48
13. Ford FR, Clark D (1956) Thrombosis of the basilar artery with softenings in the cerebellum and brain stem due to manipulation of the neck. Bull Johns Hopk Hosp 98:37-42
14. Godlewski S (1965) Diagnostic des thromboses vertébro-basilaires. Assises de Médicine 23:81-92

15. Goodbody RA (1976) Fatal post-traumatic vertebro-basilar ischaemia. J clin Path 29:86-87
16. Green D, Joynt RJ (1959) Vascular accidents to the brain stem associated with neck manipulation. JAMA 170:522-524
17. Held J-P (1966) Pièges et dangers des manipulations cervicales en neurologie. Ann Méd Phys 9:251-260
18. Hensell V (1976) Neurologische Schäden nach Repositionsmaßnahmen an der Wirbelsäule. Med Welt 27:656-658
19. Heyden S (1971) Extrakranialer thrombotischer Arterienverschluß als Folge von Kopf- und Halsverletzungen. Mat Med Nordm 23:24-32
20. Hipp E (1961) Gefahren der chiropraktischen und osteopathischen Behandlung. Med Klin 56:1020-1022
21. Husni EA, Bell HS, Storer J (1966) Mechanical occlusion of the vertebral artery. JAMA 196:475-478
22. JAMA medicolegal abstracts (1955) Chiropractors: injury to spinal meninges during adjustments. JAMA 159:809
23. Kanshepolsky J, Danielson H, Flynn RE (1972) Vertebral artery insufficiency and cerebellar infart due to manipulation of the neck. Bull Los Angeles Neurol Soc 37:62-66
24. Kipp W (1975) Tödlicher Hirnstamminfarkt nach HWS-Manipulation. Diss. Tübingen
25. Kramer KH (1974) Wallenberg-Syndrom nach manueller Behandlung. Manuelle Medizin 12:88-89
26. Krauland W (1982) Verletzungen der intrakraniellen Schlagadern. 1. Aufl. Springer, Berlin Heidelberg New York
27. Krauland W, Maxeiner H, Siekmann H (1981) Längsrupturen an den Wirbelschlagadern. Z Rechtsmed 87:19-26
28. Krayenbühl H, Yasargil MG (1965) Die zerebrale Angiographie. Thieme, Stuttgart
29. Krueger BR, Okazaki H (1980) Vertebral-basilar distribution infarction following chiropractic cervical manipulation. Mayo Clin Proc 55:322-332
30. Kunkle EC, Muller JC, Odom GL (1952) Traumatic brain-stem thrombosis: report of a case and analysis of the mechanism of injury. Ann intern Med 36:1329-1335
31. Lädermann J-P (1981) Accidents of spinal manipulations. Annals of the Swiss Chiropractors' Association 7:161-208
32. Lewit K (1977) Manuelle Medizin, 2. Aufl. Urban & Schwarzenberg, München Wien Baltimore
33. Lièvre JA (1953) Paraplégie due aux manoeuvres d'un ostéopathe. Rev Rhum 20:707
34. Livingston MC (1971) Spinal manipulation causing injury. Clin orthop & Rel Res 81:82-86
35. Lorenz R, Vogelsang H-G (1972) Thrombose der Arteria basilaris nach chiropraktischen Manipulationen an der Halswirbelsäule. Dtsch med Wschr 97:36-43
36. Maigne R (1970) Wirbelsäulenbedingte Schmerzen. In: Junghans H (ed) Die Wirbelsäule in Forschung und Praxis, Bd 45. Hippokrates Verlag, Stuttgart, p 99
37. Masson M, Cambier J (1962) Insuffisance circulatoire vertébrobasilaire. La Presse Médical 70:1990-1993
38. Mehalic T, Farhat SM (1974) Vertebral artery injury from chiropractic manipulation of the neck. Surg Neurol 2:125-129
39. Miller RG, Burton R (1974) Stroke following chiropractic manipulation of the spine. JAMA 229:189-190
40. Mode PJ (1979) Malpractice is an inevitable result of chiropractic philosophy and training. Legal aspects of medical practice, 20-23
41. Mueller S, Sahs AL (1976) Brain stem dysfunction related to cervical manipulation. Neurology (Minneap.) 26:547-550
42. Nick J, Contamin F, Nicolle MH, DesLauriers A, Ziegler G (1967) Incidents et accidents neurologiques dus aux manipulations cervicales. Bull Mém Soc Méd Hôp Paris 118:435-440

43. Nyberg-Hansen R, Løken AC, Tenstad O (1978) Brainstem lesion with coma for five years following manipulation of the cervical spine. J Neurol 218:97-105
44. Oger J, Brumagne J, Margaux J (1964) Les accidents des manipulations vertébrales. J Belge Méd Phys Rhum 19:56-78
45. Parkin PJ, Wallis WE, Wilson JL (1978) Vertebral artery occlusion following manipulation of the neck. New Zealand Medical Journal 88:441-443
46. Perlès (1957) Rev Rhum 24:7-8,556
47. Pratt-Thomas HR, Berger KE (1947) Cerebellar and spinal injuries after chiropractic manipulation. JAMA 133:600-603
48. Pribek RA (1962) Brain stem vascular accident following neck manipulation. Wisconsin medical Journal 62:141-143
49. Rageot E (1966) Les accidents et incidents des manipulations vertébrales. Comptes-rendues du IV$^{e}$ Congrès Int de Méd Phys 1:170-172
50. Ravault P, Vignon G, Deslous P (1954) La sciatique paralysante. Rev. Rhum 21:217-224
51. Reisner H, Reisner Th (1976) Über traumatisch bedingte zerebrale Gefäßthrombosen. Wien klin Wschr 88:158-161
52. Rinsky LA, Reynolds GG, Jameson RM, Hamilton RD (1976) A cervical spinal cord injury following chiropractic manipulation. Paraplegia 13:223-227
53. Schmitt HP, Tamáska L (1973) Dissezierende Ruptur der Arteria vertebralis mit tödlichem Vertebralis- und Basilaris-Verschluß. Z Rechtsmedizin 73:301-308
54. Schmitt HP (1978) Manuelle Therapie der Halswirbelsäule. Z Allg Med 54:476-474
55. Schmitt HP, Wolff HD (1979) Memorandum zur Verhütung von Zwischenfällen bei gezielter Handgriff-Therapie an der Halswirbelsäule. Deutsche Gesellschaft für Manuelle Medizin
56. Schwarz GA, Geiger JK, Spano AV (1956) Posterior inferior cerebellar artery syndrome of Wallenberg after chiropractic manipulation. Arch Intern Med 97:352-354
57. Sherman DG, Hart RG, Easton JD (1981) Abrupt change in head position and cerebral infarction. Stroke 12:2-6
58. Sherman DG, Easton JD (1982) Letters to the editor. Stroke 13:260
59. Simeone FA, Lyness SS (1976) Vertebral artery thrombosis in injuries of the spine. In: Vincken PJ, Bruyn GW (eds) Handbook of clinical neurology. North Holland Publishing Company, Amsterdam, Bd 26, p 57
60. Smith RA, Estridge MN (1962) Neurologic complications of head and neck manipulations. JAMA 182:528-531
61. Tatlow WFT, Bammer HG (1957) Syndrome of vertebral artery compression. Neurology (Minneap.) 7:331-340
62. Toole JF, Tucker SH (1960) Influence of head position upon cerebral circulation. Arch Neurol 2:616-622
63. Zauel D, Carlow TJ (1977) Internuclear ophthalmoplegia following cervical manipulation. Ann Neurol 1:308
64. Ziegan J (1969) Innenschichtriß einer Hirnbasisschlagader mit nachfolgender tödlicher Thrombose als Folge eines Faustschlages. Mschr Unfallheilk 72:282-294
65. Zimmerman AW, Kumar AJ, Gadoth N, Hodges III FJ (1978) Traumatic vertebrobasilar occlusive disease in childhood. Neurology (Minneap.) 28:185-188
66. Zukschwerdt L, Emminger E, Biedermann F, Zettel H (1960) Wirbelgelenk und Bandscheibe. Hippokrates Verlag, Stuttgart

# Iatrogene Druck- und Dehnungsschäden am Nervensystem

H. Lechner und G. Ladurner

Wenn auch der Grundsatz "Nil Nocere" weiterhin in seiner Gültigkeit erhalten bleibt, so hat doch die moderne Medizin durch das Einführen komplexer konservativer und operativer Verfahren die Risiken von Komplikationen oder auch nur von Nebenwirkungen von Behandlungsverfahren wesentlich erhöht. Dies gilt im besonderen Ausmaß in der Therapie von Carcinompatienten, wo ein Teil der Komplikationen die auftreten, als normaler Therapie-Nebeneffekt gewertet wird. Anders ist die Situation, wenn im Rahmen eines banalen therapeutischen oder diagnostischen Vorgehens, zum Beispiel bei einer intramuskulären Injektion oder bei einer Routineoperation, neurologische Komplikationen auftreten. Hier stellt sich natürlich auch für den medizinischen Laien sofort die Frage der Kausalität. In Abhängigkeit vom Schweregrad des Ausfalles, der aktuellen Situation und dem Vorliegen eines belastbaren Arzt-Patienten-Verhältnisses wird sich das weitere Vorgehen des Patienten richten, das häufig in Schadenersatzforderungen münden wird. Eine Zunahme derartiger Vorgänge ist auch im deutschen Sprachraum unverkennbar.

Druck- und Dehnungsschäden am Nervensystem können in diesem Zusammenhang mit vielfältiger Lokalisation auftreten, wobei Vorschädigungen, bestimmte Eingriffe oder Behandlungsverfahren, sowie langdauernde Narkosen dafür praedisponierend sind. Außerdem muß auch berücksichtigt werden, daß nicht jeder neurologische Ausfall, der nach einer Operation erhoben wird, unbedingt auf diese, oder die Lagerung zurückzuführen sein muß. Er kann durchaus auch Ausdruck einer bislang übersehenen Schädigung sein. Daraus zeigt sich auch deutlich, daß der Arzt bei Eingriffen, die ein gewisses Risiko einer Druck- oder Dehnungsschädigung mit sich bringen, in der Voruntersuchung Wert auf eine besonders gute Dokumentation bereits bestehender neurologischer Ausfälle legen muß. Zusätzlich ist bei einem erhöhten Risiko für das Auftreten derartiger Ausfälle eine adäquate Aufklärung des Patienten notwendig. Für das Erkennen von Komplikationen durch Druck oder Zug am peripheren Nervensystem als Folge ärztlicher Eingriffe ist die Art des Auftretens derartiger Krankheitsbilder und deren Häufigkeit bei bestimmten Eingriffen von großer Bedeutung.

## 1. Pathologie

Das periphere Nervensystem unterscheidet sich vom Zentralnervensystem in Hinblick auf Druck- und Zugschäden wesentlich, indem es deutlich exponiert ist, keine Hirnhäute, kein Liquorkissen und auch keine Bluthirnschranke aufweist, dafür aber eine geringere Empfindlichkeit in Hinblick auf eine Hypoxie zeigt. Das periphere Nervensystem reagiert dabei im wesentlichen unabhängig von der Art der Schädigung mit Degeneration und Regeneration, wenn von den Befunden abgesehen wird, bei denen ausschließlich eine funktionelle Störung im Sinne einer Neuropraxis ohne morphologisches Substrat vorliegt.

Bei Durchtrennung, bzw. Unterbrechung des peripheren Nerven entsteht peripher von der Schädigungsstelle ein zeitlich und histologisch stereotypes Verhaltensmuster unter dem Bild einer Wallerschen Degeneration. Dabei kommt es zu einer Nervenschwellung im Axon bereits nach 5 Stunden. Die Neurofibrillen verschwinden nach 48 Stunden und es kommt zu einer Fragmentation des Nerven. Dabei ist zu bemerken, daß die unmyelinisierten Fasern wesentlich besser widerstandsfähig sind und auch nach einer Woche noch normal aussehen können. Die degenerativen Veränderungen bilden sich dabei über das ganze Axon synchron in der gesamten Länge aus (Bots 1970).

Die segmentale Demyelinisation spielt bei Druck- und Zugvorgängen weniger eine Rolle. Sie ist vor allem bei Intoxikationen und Entzündungen zu finden.

Die Regeneration des Nerven beginnt bereits 6 Stunden nach der Schädigung, wobei nach 24 Stunden bereits viele Fortsätze entstehen. Entscheidend ist dabei, ob eine Schädigung des Endoneuralrohres erfolgt ist. Die Nervenfortsätze folgen dabei häufig nicht der Bahn, der sie folgen sollten, sondern dem Weg geringsten Widerstandes, indem sie Kapillaren oder anderen Strukturen wie Faserbildungen folgen. So erreichen nur 15 % ihre definitive Bestimmung. Bei Schädigung ohne Verletzung des Endoneuralrohres erfolgt die Regeneration im richtigen örtlichen Zusammenhang, ist rascher und nahezu immer komplett. Dies ist im allgemeinen auch bei Druck- und Dehnungsschäden der Fall.

Funktionsprobleme können sich auch daraus ergeben, daß es durch eine Kollageneinlagerung in das Endoneurium zu einer Verdickung desselben kommt. Bei einer Einengung unter 25 % Lumenabnahme ist diese funktionell bedeutungslos, darüber kann es aber zu Schädigungen am peripheren Nerven kommen.

## 2. Schädigungsmechanismen und Verlauf

Ein direkter Druck auf den peripheren Nerven, bzw. auf Hirngewebe selbst kann durch einen Spatel, Zug mit Dehnung gegen ein Hypomochlion mit konsekutiver Kompression des Nerven oder durch ein Bruchfragment oder einen Knochenanteil ausgelöst werden. Hier ist natürlich auch der Druck des Schädels bei der Geburt auf den N. femoralis anzuführen. Davon nicht immer eindeutig abzugrenzen, ist die Wirkung eines Zuges, wobei diese hauptsächlich an Nervenwurzeln, bzw. im Bereich des Plexus brachialis und lumbosacralis ausgeübt wird. Nicht so selten werden sich dabei Wirkungen von Zug und Druck additiv verhalten.

Ebenso wie Zug und Druck sehr häufig kombiniert sind, findet sich praktisch keine Kompression des peripheren Nerven ohne eine Hypoxie, bzw. Anoxie im Schädigungsgebiet. Dabei ist immer noch die Diskussion offen, inwieweit Schädigungen durch Druck ausschließlich als Ischämiefolgen zu interpretieren sind. Dies kann im Einzelfall leicht zu belegen sein, wird aber im allgemeinen nicht mehr aufrecht zu erhalten sein, da auch der Druck an sich mit einer Kontinuitätsunterbrechung, bzw. einer mechanischen Schädigung per se zu einem neuronalen Ausfall führen kann.

Andere Sekundärphänomene wie Entwicklung eines Hämatomes, Injektion einer Injektionsflüssigkeit mit konsekutivem Druck im Nerven selbst oder in einem Nervenkanal, bzw. Entstehen einer Narbenplatte mit Zug und Druck am Armplexus oder an einem Nerven können mit einem gewissen zeitlichen Abstand vom operativen Eingriff, bzw. von therapeutischen Vorgehen zu Problemen führen. Entscheidend für das Auftreten von Druck- und Dehnungsschäden wird natürlich das äußere Milieu sein, in dem sich der Nerv, der geschädigt wird, befindet. So ist die Nachbarschaft zu einem harten Widerlager, zum Beispiel Knochen, von entscheidender Bedeutung. Ebenso wichtig ist die innere Struktur des Nerven, indem ein Aufbau aus dünnen Faszikeln mit reichlichem Bindegewebe wie ein Polster wirkt, während wenige dicke Faszikel mit wenig Endo- und Perineurium einem Nerven eher für eine Schädigung durch Druck praedisponieren (Mumenthaler u. Schliack 1977). Zusätzlich können Vorschäden von Bedeutung sein, wie zum Beispiel Traumen oder ein Polyneuropathiesyndrom (Stöhr 1980), wobei auch hier in Hinblick auf den Diabetes mellitus keine einheitliche Meinung auf das Verhalten desselben als ein praedisponierender Faktor vorliegt (Staal 1977). Zweifelsfrei als praedisponierender Faktor wird jedoch eine heriditäre Bereitschaft gegenüber dem Auftreten von Druckschäden zu werten sein (Tönnis 1958). Es handelt sich dabei um ein Syndrom, bei dem es unter minimalem Druck bereits zu einer Druckschädigung eines peripheren Nerven kommen kann. Hier wird eine enge Beziehung zu hereditären degenerativen Erkrankungen angenommen.

In der Entwicklung einer Druck- oder Dehnungsschädigung werden motorische Ausfälle rasch auftreten, da hier vor allem die dicken, markhaltigen Fasern betroffen sind, die, wie vorher besprochen, als erstes geschädigt werden. Bei Vorliegen einer ausschließlichen Funktionsstörung im Sinne einer Neuropraxis wird eine Atrophie ausbleiben, während bei der Unterbrechung eines peripheren Neurons rasch eine deutliche Atrophie entstehen wird. Sensibilitätsstörungen werden rasch folgen, der Reflexbefund wird herabgesetzt bis fehlend sein. Autonome Störungen wie Auftreten eines Hornerschen Syndromes, Störungen der Schweißsekretion gehören mit zu einer Schädigung der peripheren Nerven. Eventuell können in der Erholungsphase einer Lähmung eine Hyperhidrose und eine Vasodilation vorliegen.

Das Bild des Schädigungsmusters kann unter Umständen dadurch kompliziert werden, daß durch Auftreten eines erhöhten Druckes im muskulären Kompartment eine Kombination von Ischämie und Druckschädigung des peripheren Nerven sich mit Einbeziehung von Nekrosen in der Muskulatur entwickelt. Hier kann dann gemeinsam mit dem Auftreten deutlicher Schmerzen das neurologische Ausfallsbild durch die Kombination mit Muskelnekrosen schwieriger zu deuten sind, wobei aber der Verlauf selbst eine eindeutige Zuordnung ermöglicht.

Als Komplikation einer Druckschädigung des Nerven kann es zum Auftreten einer Kausalgie kommen, die durch brennend pochende Schmerzen mit einer starken psychodynamischen Komponente gekennzeichnet sind.

## 3. Ursachen von Druck- und Dehnungsschäden

### 3.1 Operation

Intrakranielle Eingriffe können neben der Resektion eines Hirnnerven, die zum Beispiel bei einer Tumorexstirpation notwendig sein kann, auch Druckschäden durch Spateldruck oder eine Ischämie bewirken, die konsekutiv zu Hirnnervenausfällen führen. In dieser Form sind Hirnnervenausfälle meist nur passager. Der Nervus opticus kann bei einer Blepharospasmusoperation durch einen Druckverband oder durch Auftreten eines Hämatomes geschädigt werden. Der N. abducens kann durch Zug oder Druck gegen ein Hypomochlion nach einer Skolioseoperation geschädigt werden.

Relativ häufig ist der N. facialis bei operativen Eingriffen am Ohr, bzw. im Mastoid gefährdet. Ebenso ist er natürlich auch in 6,5 % bis 20 % bei Eingriffen an der Parotis betroffen, auch wenn er dabei nicht direkt geopfert wird (Gore et al. 1964, Ward 1975).

Der N. hypoglossus wird häufig bei Karotisoperationen betroffen sein (- 1 %), besonders dann, wenn er nahe der Karotisbifurkation verläuft (Bryant 1976).

Obere Extremität: Der Armplexus kann im Rahmen einer Schultergelenksluxation, bzw. deren Behandlung geschädigt werden. Ebenso können herzchirurgische Eingriffe, sowie Operationen im Bereich der Clavicula zu einer Schädigung führen. Bei einer Skolioseoperation kann neben der spinalen Symptomatik auch durch Zug ein kostoclavikuläres Syndrom auftreten (Tabelle 1).

Der N. radialis ist besonders bei der operativen Versorgung von Frakturen gefährdet. Die Komplikationsrate in Form einer Radialisschädigung (Tabelle 2) ist dabei mit 10 - 12 % anzunehmen (Böhler 1964, Garcia et al. 1960, Voorhoeve et al. 1973). Am häufigsten tritt dabei eine Läsion in der distalen Hälfte des Oberarmes mit einer Fallhand und einer Sensibilitätsstörung an der Rückseite der Hand ein. Seltener ist eine hohe Radialisparese durch Schädigung in der Axilla oder in der proximalen Unterarmhälfte mit Ausfall der Fingerstrecker und der Extensoren, sowie der Abduktion des Daumens, ohne daß eine Sensibilitätsstörung vorliegt.

Der N. medianus kann bei Reposition von Frakturen oder Luxationen im Ellbogen geschädigt werden, wobei hier Dehnung oder Einklemmung bzw. eine Kombination von beiden möglich ist.

Ebenfalls im Ellbogenbereich ist der N. ulnaris besonders gefährdet.

Tabelle 1. Akute neurologische Komplikationen bei Skoliose-Behandlung (Mc Ewen 1975)

| | |
|---|---|
| 7.885 Patienten | 0.72 % Neurol. Komplik. |
| 87 Patienten | 74 Spinale Kompression |
| | (24 Neurol. Vorbefund) |
| | 10 Hirnnerven |
| | 3 Periph. Nerven |

Tabelle 2. Radialisparesen (n = 45) durch Frakturen (Shaw et al. 1967)

| | |
|---|---|
| Parese durch Fraktur | 69 % |
| Parese durch Manipulation | 11 % |
| Parese durch Operation | 20 % |

Tabelle 3. Neurologische Komplikationen nach Hüfttotalendoprothesen

| Autor | Jahr | Zahl | N.fem. | N.isch. | Prozent |
|---|---|---|---|---|---|
| Boitzy | 1973 | 309 | 3 | - | 0.97 |
| Buchholz | 1973 | 1648 | 6 | 14 | 1.21 |
| Charnley | 1970 | 233 | - | 2 | 0.86 |
| Cotta | 1973 | 588 | 2 | 4 | 1.02 |
| Friedebold | 1973 | 414 | - | 3 | 0.72 |
| Müller | 1970 | 683 | 5 | 1 | 0.92 |
| Rubovszky | 1977 | 1536 | 11 | 3 | 0.91 |
| Gesamt | 1970/75 | 5411 | 27 | 33 | 0.94 |

Untere Extremität: Knochen und Gelenksoperationen sind hier die häufigsten Ursachen, wobei hier neben dem Zug auch Druck durch Instrumente, Knochenfragmente, Hämatome in Frage kommen. Dabei ist besonders auch die Hitzeschädigung durch Knochenzement anzuführen. Häufig sind derartige Schäden des Plexus lumbosacralis bei totalem Hüftgelenksersatz.

Dabei muß allerdings berücksichtigt werden, daß bereits nahezu 50 % dieser Patienten praeoperativ Nervenschäden aufweisen, deren Häufigkeit bei postoperativen Untersuchungen sicher unterschätzt wird. Im allgemeinen ist eine Schädigung bis in 1 % (Tabelle 3) der Patienten mit derartigen Operationen anzunehmen (Boitzky 1964, Buchholz 1973, Charnley 1970, Rubovszky 1977, Weber et al. 1976, Cotta 1973, Müller 1970, Friedebold 1973).

Der N. femoralis ist ebenfalls häufig bei Eingriffen am Hüftgelenk betroffen. Dabei sind wahrscheinlich analog zu den Plexusschädigungen eine Kombination von Druck und Dehnung anzunehmen. Ebenso können Operationen in der Leistengegend und Eingriffe an der Arteria femoralis zu Druckschäden führen. Bei gynäkologischen Operationen sind es häufig die Spreizer der Bauchdecken, die zu Druckschäden führen können.

Die N. iliohypogastricus, ilioinguinalis und cut. femoris lateralis sind bei Herniotomien, Varizenoperationen und Eingriffen am Beckenkamm gefährdet. Der N. ischiadicus ist häufig betroffen, wobei ebenso wie zuvor angeführt, Zug und Dehnung wesentlichere Pathomechanismen darstellen, als der Druck durch Instrumente oder Knochenfragmente. Eine Schädigung des N. tibialis kann sich lange dem Nachweis entziehen. Das Auftreten von Druckgeschwüren an der Fußsohle kann hier richtungsweisend sein.

Der N. peronaeus gehört durch seine exponierte Lage zur Gruppe der am häufigsten geschädigten Nerven. Hier sind vor allem die Kompression durch Knochenfragmente, Instrumente und Operationsmaterial zu nennen. Besonders häufig wird natürlich eine Peroneausparese bei einem Kniegelenksersatz zu erwarten sein. Ein Tibialis anterior Syndrom tritt am häufigsten postoperativ nach Unterschenkeloperationen auf. Seltener sind Ursachen Muskelhernien oder Varizenoperationen. Neben den Schäden am Nerven treten dabei durch Druck sowohl Muskelnekrosen, als auch Nervenschäden durch Ischämie, bzw. direkte Druckschäden auf.

## 3.2 Lagerung

Hier ist vor allem die Lagerung in Narkose vornehmlich bei operativen Eingriffen anzuführen. Dabei muß immer geklärt werden, ob ein operationsbedingter Druckschaden vorliegt, der bei entsprechender Aufklärung zum Risiko des Patienten, bzw. der Operation gehört oder ob ein lagerungsbedingter Schaden aufgetreten ist, der andere juridische Implikationen hat. Von entscheidendem Einfluß ist natürlich neben der Lagerung an sich auch die Dauer der Narkose (Parks 1973). Pathogenetisch von großer Bedeutung ist dabei, daß der Patient relaxiert ist, daher Muskeln unphysiologisch überdehnt werden können und daß keine Schmerzreaktion, bzw. Schmerzhemmung vorliegt. In zweiter Linie ist neben der Schädigung in Narkose auch an falsche Lagerung eines komatösen Patienten zu denken, bzw. sind Patienten anzuführen, die in Intensivstationen liegen oder Insassen von Konzentrationslagern und ähnlichem.

Hirnnerven werden durch diese Schädigungsmuster selten betroffen sein, es kann jedoch vorkommen, daß ein länger dauernder Druck auf den Augapfel in Bauchlage zu einer Ischämie des N. opticus mit einer Visusabnahme bis zur Erblindung führen kann. Der N. trigeminus kann durch Druck einer Narkosemaske, Druck auf den Kiefermuskel und selten auch bei einer Intubation geschädigt werden.

Analoges gilt auch für den N. hypoglossus.

Der N. accessorius kann durch Druckstützen in der Trendelenburgschen Lage oder bei Kopfbeugung geschädigt werden.

Obere Extremität: Eine Plexusschädigung erfolgt am häufigsten durch Zug, kann auch durch Druck in der Trendelenburgschen Lage erfolgen. Seitenlage kann zu Druckschäden führen, wobei in beiden Fällen meist der obere Plexusanteil stärker oder ausschließlich betroffen ist. Die Schädigungsmuster beim N. radialis durch Druck von außen auf Oberarm, beim N. medianus durch Druck unterhalb der Axilla eventuell in Kombination mit N. radialis und ulnaris, sowie beim N. ulnaris durch Druck von außen auf der Streckseite des Ellenbogens stellen die häufigsten Schäden überhaupt dar.

Untere Extremität: Kompressionsschäden des N. femoralis treten in der Steinschnittlage auf, wenn der Femoralis gegen das Leistenband gedrückt wird. Dabei liegt meist eine übermäßige Flexion, Abduktion und Außenrotation des Beines vor. Analog sind auch Schäden durch Kompression des kindlichen Kopfes bei der Geburt zu verstehen.

Der N. pudendus kann durch Druckwirkung auf die hintere Dammregion geschädigt werden.

N. ischiadicus und N. glutaei können in Rückenlage oder in sitzender Position durch Druck geschädigt werden. Dies ist besonders bei langdauernden neurochirurgischen Eingriffen von Bedeutung.

Der N. peronaeus ist mit 21 % der zweithäufigste durch Narkoselagerung betroffene Nerv (Parks 1973). Neben der exponierten Lage am Fibulaköpfchen ist es auch die Anordnung der Faszikel mit wenig epineuralem Gewebe, die eine Praedisposition darstellt.

## 3.3 Diagnostik und Therapiefolgen

Eine Arterienpunktion oder eine Injektion kann einen peripheren Nerven entweder durch direkte mechanische Schädigung desselben oder durch eine neurotoxische Substanz schädigen. Zusätzlich kann jedoch auch durch eine Injektion oder durch eine Punktion eines Gefäßes eine Druckschädigung ausgeübt werden. Dies ist dann möglich, wenn ein großes Volumen rasch in ein enges Endoneurium eingepreßt wird oder wenn sich sekundär nach einem Eingriff ein Hämatom entwickelt oder wenn eine Narbenbildung zu einer endo- oder perineuralen Fibrose führt. Diese Differenzierung wird vor allem auf Grund des Entwicklungstempos möglich sein. An die Schädigung durch ein Hämatom mit konsekutivem Druck ist natürlich besonders bei Patienten zu denken, die eine Hämophilie aufweisen oder sich einer Antikoagulationsbehandlung unterzogen haben. Betroffen werden dabei, angefangen von dem N. opticus und den Augenmuskelnerven bei entsprechenden Injektionen vor allem auch der N. medianus, der N. femoralis und der N. ischiadicus sein. Dabei wird die Differentialdiagnose Hämatom zu einem anderen Schädigungsmuster nicht immer ganz einfach sein.

Ein wesentlich einfacherer Zusammenhang ist meist bei einer Druckschädigung durch das unsachgemäße Anlegen eines Verbandes gegeben. Hier sind besonders Gipsverbände anzuführen. Dabei sind besonders knochennahe verlaufende Nervensegmente für eine Schädigung praedisponiert. Daraus leitet sich schon ab, daß hier vor allem der N. radialis, N. ulnaris und N. peronaeus betroffen sind. Seltener kommt es zu einer Schädigung durch einen Verband oder einen Gipsverband, wie es vorher beim Tibialis anterior Syndrom beschrieben worden ist. Dabei kommt es in Folge einer Schwellung der Weichteile zu einer Druckerhöhung in der Muskulatur, die in weiterer Folge zu einer Druckschädigung des Nerven über Ischämie, bzw. durch direkten Druck führen kann.

Klassische Schädigungsmuster sind Armplexusparesen bei Rucksackverbänden, bzw. bei einem Thoraxgips. Der Zusammenhang wird hier klar sein, die Diagnose wird aber dennoch häufig eine geraume Zeit auf sich warten lassen. Prinzipiell können ähnliche Phänomene auch durch Anlegen von Staubinden vorkommen, wobei es meist rasch im Bereich der oberen Extremitäten zum Auftreten von Paresen mit guter Prognose kommt. Der N. axillaris, N. radialis und N. medianus können ebenfalls häufig durch Gipsverbände geschädigt werden. Dabei ist hier ebenso wie im Bereich des Unterschenkels an die zusätzliche Möglichkeit einer Weichteilschwellung mit Kompression der Nerven und zusätzlicher Ischämie zu denken.

Im weiteren Sinn als iatrogene Druckschädigungen sind auch Druck und Zug in Folge von Narbenplatten nach Bestrahlungen anzuführen. Dabei sind strahleninduzierte Fibrosen bekannt. Beide Vorgänge können gemeinsam mit der primären Schädigung, bzw. Belastung des peripheren Nerven durch die Bestrahlung zu einer Schädigung führen. Analog könnte natürlich auch ein Druck auf einen peripheren Nerven bei einer Operation gesehen werden, als deren Folge eine Narbenbildung im Nerven auftritt.

## 4. Diagnose

Zur Erstellung der Diagnose ist besonders wichtig das Vorliegen eines Befundes vor einem operativen Eingriff, bzw. vor einer Narkose. Dies wird wahrscheinlich bei den Fällen leichter möglich sein, bei denen entweder eine Vorschädigung des Nervensystems, wie bei einer Hüftgelenksprothese eher zu erwarten ist oder bei den Eingriffen, bei denen eine Schädigung als Folge des Eingriffes häufiger auftritt. Auf die einzelnen neurologischen Ausfälle wird daher nicht eingegangen, sondern auf entsprechende Zusammenfassungen verwiesen (Stöhr 1980). Die Diagnose einer iatrogenen Druckschädigung wird sich dabei auf ein genaues Erheben des Ablaufmechanismus des Eingriffes, bzw. der Operation und auf die Dauer der Narkose stützen. Dabei muß eine Übereinstimmung der Schädigungsstelle mit dem neurologischen Ausfallmuster vorliegen.

Der zeitliche Ablauf wird im allgemeinen akut sein und direkt mit dem Eingriff zusammenhängen. Eine Ausnahme stellen Sekundärfolgen des Eingriffes wie die Entwicklung eines Hämatomes oder einer Weichteilschwellung dar, wo die Entwicklung subakut erfolgt. Dies gilt im besonderen Ausmaß für eine Druckschädigung als Folge eines Gipsverbandes bei gleichzeitiger Weichteilschwellung. In der weiteren Verlaufsbetrachtung wird auch die gute Prognose im allgemeinen für eine Druckschädigung des Nerven während eines Eingriffes sprechen. Von der apparativen Seite ist es die EMG-Untersuchung, die zu einer wesentlich besseren Beurteilbarkeit derartiger Schädigungen am Nervensystem geführt hat. So ist damit eine Differentialdiagnose zwischen einer Neuropraxis, d.h. einer funktionellen Leitungsunterbrechung und einer Axonotmesis mit einer Schädigung des Endo-Perineuriums möglich. Denervierungspotentiale in einem paretischen Muskel nach einer Dauer von 2 bis 3 Wochen beweisen eine eingetretene Wallersche Degeneration. Zur Differentialdiagnose, ob eine Vorschädigung vorgelegen hat oder ob die Lähmung als Operations- bzw. Eingriffsfolge aufzufassen ist, kann damit ein sofort nach dem Eingriff durchgeführtes EMG herangezogen werden. Falls dieses normal ist und im erwarteten zeitlichen Abstand Denervierungspotentiale auftreten, ist damit eine Zuordnung zum Eingriff möglich. Falls bereits unmittelbar nach der Operation Denervierungspotentiale gegeben sind, ist eine Vorschädigung anzunehmen. In späteren Phasen einer Nervenverletzung ist das Auftreten einer Reinnervation von wesentlicher Bedeutung, da damit eine Prognose bzw. eine Indikation für das weitere therapeutische Vorgehen gestellt werden kann.

Mit Hilfe einer Stimulation des Nerven distal der Schädigungsstelle und Messung von Muskelaktionspotentialen im Muskel selbst läßt sich feststellen, ob eine Axonotmesis, Neurotmesis oder aber eine Neuropraxie vorliegt. Dabei liegt bei fehlender Erniedrigung des Antwortspotentiales lediglich ein Leitungsblock ohne Faserdegeneration zugrunde. Außerdem ist damit der Läsionsort differenzierbar. Analog können dazu auch die sensiblen Nervenaktionspotenitale verwendet werden. Im weiteren können auch Somatosensorisch-evozierte Potentiale in diese Diagnostik miteinbezogen werden.

## 5. Therapie

Die Therapie wird sich an die allgemeinen Richtlinien der Versorgung einer traumatischen Laesion eines peripheren Nerven halten. Dabei ist zu berücksichtigen, daß die Prognose generell eine günstige ist. Dies ist deshalb besonders wichtig, da psychodynamische Faktoren und Ungeduld des Patienten meist weitreichende Behandlungskonzepte einschließen lassen. So sollte eine operative Versorgung einer Drucklähmung nur bei entsprechender Indikation erfolgen. Im Allgemeinen wird, soweit möglich, die Beseitigung der Ursache der Lähmung, eine physikotherapeutische Versorgung und ein klärendes Gespräch mit dem Patienten ausreichend sein.

## Zusammenfassung

Die iatrogenen Druck- und Dehnungsschäden am Nervensystem können entweder direkt durch Druck oder Zug mit Druck gegen ein Hypomochlion oder aber indirekt durch Druck nach Ausbildung eines Hämatomes bei einer Injektion oder durch Narbengewebe nach einer Bestrahlung entstehen. Seltener wird der Zug alleine die Ursache einer Schädigung sein. Der direkte Druck ist wahrscheinlich am häufigsten durch eine Operation bedingt, bei der es entweder durch Spateldruck, durch Bruchfragmente oder durch Miterfassen der Nerven in einer Naht zu einer direkten Druckschädigung kommt. Ebenfalls häufig sind direkte Druckschäden durch Anlegen von Gipsen oder Druckverbänden. Seltener werden Druckschäden am Nervensystem durch Lagerungsprobleme in Narkose oder bei komatösen Patienten nachzuweisen sein.

Die zwei wesentlichsten Schädigungsmechanismen, denen der Nerv bei einer Druckwirkung ausgesetzt ist, sind dabei die Quetschung mit struktureller Schädigung des Nervengewebes selbst und einer Ischämie mit einer konsekutiven Schädigung der Nerven.

Für das Ausmaß und die Prognose der Druckschädigung sind dabei neben der Quantität und der Dauer des Druckes anatomische Gesichtspunkte, wie zum Beispiel Ausmaß der Myelinisierung, Dicke der Nervenfaszikel in Relation zum Epineurium und Vorschäden, wie zum Beispiel ein Polyneuropathiesyndrom, von Bedeutung.

Lokalisatorisch am häufigsten betroffen sind im Bereich der oberen Extremitäten die am meisten exponierten Nerven wie der N. radialis, ulnaris, seltener auch der N. axillaris und medianus.

Im Bereich der unteren Extremitäten sind besonders der N. femoralis und der N. ischiadicus gefährdet. Am Unterschenkel wird vor allem der exponierte N. peronaeus betroffen werden. Operationen im Kniebereich können wieder speziell den N. tibialis schädigen.

Neben der Beachtung einer adäquaten Operationstechnik wird vor allem, da sich ja häufig rechtliche Probleme an eine Druckschädigung anschliessen, die Dokumentation des Vorbefundes und einer etwaigen Vorschädigung gemeinsam mit einer Aufklärung des Patienten von Bedeutung sein. Zusätzlich ist natürlich bei Vorliegen einer Druckschädigung deren adäquate Dokumentation unter Miteinbeziehung des Elektromyogrammes, bzw. der Verlaufsdarstellung von großer Bedeutung.

## Literatur

1. Böhler L (1964) Gegen die operative Behandlung von frischen Oberarmschaftbrüchen. Langenbecks Arch klin Chir 308:465-475
2. Boitzky A (1973) Allgemeine operative Komplikationen bei Totalprothesen der Hüfte. In: Cotta H, Schulitz KP (Hrsg) Der totale Hüftgelenksersatz. Thieme, Stuttgart, p 137-145
3. Bots GThAM (1970) Pathology of nerves. In: Vinken PJ, Bruyn GW (eds) Handbook of clinical neurology, Vol VII Diseases of nerves. North Holland Publ Comp, Amsterdam, pp 197-243
4. Buchholz HW (1973) Das künstliche Hüftgelenk, Modell St. Georg. In: Cotta H, Schulitz KP (Hrsg) Der totale Hüftgelenksersatz. Thieme, Stuttgart, pp 81-92

5. Bryant MF (1976) Complication associated wit carotid endarterectomy. Amer J Surg 42:665-669
6. Charnley J (1970) Total hip replacement by lowfriction arthroplasty. Clin Orthop 72:7
7. Cotta H, Schulitz KP, Staedler J (1973) Unsere Erfahrungen mit der Rotationsprothese. In: Cotta H, Schulitz KP (Hrsg) Der totale Hüftgelenksersatz. Thieme, Stuttgart
8. Friedebold G, Hanslik L, Radloff H, Weigert M, Gerbig W (1973) Ergebnisse der totalen Alloarthroplastik der Hüfte. In: Cotta H, Schulitz KP (Hrsg) Der totale Hüftgelenksersatz. Thieme, Stuttgart
9. Garcia A, Maeck BH (1960) Radial nerve injuries in fractures of the shaft of the humerus. Amer J Surg 99:625-627
10. Gore DH, Annamunthodo A, Harland A (1964) Tumours of salivary gland origin. Surg Gynec Obstet 119:1290-1295
11. MacEwen GD, Delaware W, Bunnell WP, Syracuse K, Sriram K (1975) Acute neurological complications in the treatment of scoliosis. Bone and Joint Surgery 57A
12. Mumenthaler M, Schliack H (1977) Läsionen peripherer Nerven. Thieme, Stuttgart
13. Müller ME (1970) Gelenkplastiken am Hüftgelenk. Chir plast reconstr 7:59-65
14. Parks BJ (1973) Postoperative peripheral neuropathies. Surgery 74: 348-357
15. Rubovszky S (1977) Neurologische Komplikationen nach Hüfttotalendoprothesen. Akt Traumatol 7:303-310
16. Shaw JL, Sakellarides H (1967) Radial-nerve paralysis associated with fractures of the humerus. J Bone Jt Surg 49A
17. Staal A (1970) The entrapment neuropathies. In: Vinken PJ, Bruyn GW (eds) Handbook of clinical neurology, vol VII Diseases of nerves. North Holland Publ Comp, Amsterdam, pp 285-325
18. Stöhr M (1980) Iatrogene Nervenläsionen. Thieme, Stuttgart New York
19. Tönnis D (1958) Zur Entstehung von Drucklähmungen an den unteren Extremitäten. Fortschr Neurol 26:483-494
20. Voorhoeve A, Sternemann HO (1973) Über die Gefahren der operativen Behandlung des Oberarmschaftbruches. Arch orthop Unfall-Chir 75: 202-211
21. Ward CM (1975) Injury of the facial nerve during surgery of the parotid gland. Brit J Surg 62:401-403
22. Weber ER, Daube JR, Coventry MB (1976) Peripheral neuropathies associated with total hip arthroplasty. J Bone Jt Surg 58A:66-69

# Operations- und Injektionsschäden peripherer Nerven

M. Stöhr

## 1. Einleitung

Schädigungen im Bereich des peripheren Nervensystems zählen zu den häufigsten iatrogenen Läsionen. Hierunter wird eine durch einen ärztlichen Eingriff hervorgerufene Verletzung verstanden, die im Risiko des entsprechenden Eingriffs liegen oder auch auf ein Verschulden des Arztes zurückgehen kann. Die wichtigsten Schädigungsmechanismen sind Punktionen, Injektionen, operative Eingriffe, Verbände, Tourniquets, Strahlentherapie und unsachgemäße Lagerung in Narkose (11). Aus dieser umfangreichen Gruppe sollen im folgenden die operativen Nervenschäden durch scharfe Gewalteinwirkung und die sogenannten Spritzenlähmungen besprochen werden, wobei sowohl praktisch wichtige, als auch einige wenig bekannte Formen Berücksichtigung finden.

## 2. Nervenschäden durch operative Eingriffe mit scharfer Gewalteinwirkung

Die Mehrzahl der operativen Nervenläsionen sind auf Druck oder Dehnung – d.h. auf stumpfe Gewalteinwirkung – zurückzuführen (11), die aus dieser Darstellung ausgeklammert bleiben. Nervenläsionen durch scharfe Gewalteinwirkung, also Verletzungen peripherer Nerven mit partieller oder kompletter Kontinuitätsdurchtrennung durch Messer, Bohrer, Sägen, Fräsen, Meißel und andere Operationsinstrumente lassen sich in drei Gruppen unterteilen:

a) Vollständige oder teilweise Nervendurchtrennungen *aus therapeutischer Intention*: Hierunter fallen Teilausschaltungen von Trigeminusästen oder -wurzeln bei idiopathischer Trigeminusneuralgie, des N. facialis bei Hemispasmus facialis (bzw. auf der gesunden Seite bei kontralateraler Facialisparese) sowie Durchtrennungen des N. accesorius bzw. der oberen zervikalen Vorderwurzeln beim Torticollis spasmodicus.

b) Die zweite Gruppe operativer Nervenläsionen besteht gleichfalls aus absichtlich herbeigeführten Nervendurchtrennungen, jedoch nicht aus therapeutischen Intentionen heraus, sondern *im Interesse der Radikalität eines Eingriffs*. Beispiele hierfür sind kaudale Hirnnervenläsionen bei der Operation großer Kleinhirnbrückenwinkel-Tumoren. Wurzeldurchschneidungen bei der Entfernung großer spinaler Neurinome oder Meningiome sowie Durchtrennungen des N. accesorius und einzelner Nerven des Plexus cervicalis bei der radikalen "neck-dissection".

c) Die dritte Gruppe, die uns hier vorwiegend beschäftigt, sind die *unabsichtlich gesetzten scharfen Nervenverletzungen*, die vom Operateur meist nicht bemerkt werden und teilweise auf mangelhafte anatomische Kenntnisse oder unzureichende Operationstechnik zurückzuführen sind. Aus der Fülle der Möglichkeiten sollen an dieser Stelle einige typische Läsionen herausgegriffen werden.

Im Hirnnervenbereich sind die *Nn. facialis und trigeminus* besonders gefährdet, ersterer z.B. bei der Parotidektomie und bei Ohroperationen (Tympanoplastik, Stapedektomie, Cholesteatom-Operationen usw.). Dies gilt in erhöhtem Maß bei Verlaufsanomalien des Nerven, bei dessen Doppelung oder Dreiteilung im tympanalen oder mastoidalen Abschnitt und bei Wanddehiszenzen des Canalis facialis mit Bloßlegung oder gar Vorwölbung des N. facialis (1, 6, 14). Eine erhöhte Verletzungsgefahr besteht auch bei unübersichtlichem Operationsgebiet, z.B. infolge ausgedehnter entzündlicher Veränderungen sowie bei Rezidivoperationen (7). Läsionen der einzelnen Trigeminusendäste kommen bei Eingriffen an Stirn- und Kieferhöhle, bei Rhytidektomie ("face lifting") sowie bei kieferchirurgischen Operationen vor, wobei weniger die resultierenden sensiblen Ausfallserscheinungen als vielmehr hartnäckige Schmerzen und Mißempfindungen das Befinden des Patienten erheblich beeinträchtigen können (11).

Bei der Operation von Halszysten, Halsfisteln und besonders bei Halslymphknotenbiopsien findet häufig eine Verletzung des *N. accesorius* statt (17). Diese wird oft erst nach mehrwöchigem oder mehrmonatlichem Intervall erkannt, wenn die Patienten wegen Schulterschmerzen und einem Schweregefühl im Arm den Orthopäden oder Neurologen aufsuchen (15). Die Diagnose ist anhand des ipsilateralen Schultertiefstands und der Lateralisation des Schulterblatts (akzentuiert bei Elevation des Armes) einfach zu stellen. Entgegen einer weitverbreiteten Meinung sind dagegen das Hochziehen der Schulter und die Abduktion des Armes oft gegen kräftigen Widerstand möglich, so daß diese Funktionstests diagnostisch irreführend sein können. Da die Mehrzahl der postoperativen Accesorius-Paresen auf einer Kontinuitätsdurchtrennung beruhen, empfiehlt sich eine baldige operative Revision, sofern die infraläsionelle Stimulation des N. accesorius mit Ableitung des Antwortpotentials vom M. trapezius einen Ausfall der Reizantwort als Hinweis auf die eingetretene Wallersche Degeneration ergibt. Eine operative Revision ist allerdings nur sinnvoll, wenn diese von einem erfahrenen Neurochirurgen mit mikrochirurgischer Technik vorgenommen wird.

Eine in den letzten Jahren gehäuft beobachtete Operationsschädigung betrifft die *Nn. iliohypogastricus und ilioinguinalis* nach Beckenkamm-Stanze. Die Patienten klagen über Parästhesien und – oft erst nach einem Intervall hinzutretende – Schmerzen in der Leiste mit Ausstrahlung ins äussere Genitale. Im Stehen sieht man manchmal eine umschriebene wurstförmige Vorwölbung der Bauchwand oberhalb des Leistenbandes infolge segmentaler Lähmung der Bauchdeckenmuskulatur. Bei quälendem Mißempfinden und Schmerzen ist oft eine thymoleptisch-neuroleptische Schmerztherapie hilfreich (11). Beim Versagen der medikamentösen Behandlung empfiehlt sich auch hier der Versuch einer operativen Revision.

Die häufigen *Arm- und Beinnervenläsionen* bei Gelenk- und Gelenkersatzoperationen, Osteosynthesen und anderen operativen Eingriffen im Bereich der Extremitäten beruhen nur ausnahmsweise auf einer Durchtrennung oder einer Durchbohrung von Nerven, z.B. mit einem Kirschner-Draht. Die überwiegende Zahl der operativen Arm- und Beinnervenläsionen geht auf Druck oder Dehnung zurück und wird daher hier nicht weiter besprochen.

## 3. Nervenläsionen durch Injektion und Punktion

Nervenläsionen durch Injektion und Punktion ("Spritzenlähmungen") sind prinzipiell in jedem Abschnitt des peripheren Nervensystems möglich, wobei die Bevorzugung bestimmter Nerven durch deren Nachbarschaft zu geläufigen Injektionsorten bedingt ist (11). Da eine vollständige Darstellung aller vorkommenden Spritzenlähmungen in dem gegebenen Rahmen nicht möglich ist, erfolgt eine Beschränkung auf Spritzenschäden des Armplexus sowie auf Nervenläsionen nach intraglutaealer Injektion.

Beim Zustandekommen einer Spritzenlähmung sind verschiedene Mechanismen – einzeln oder in Kombination – von Bedeutung. Eine unmittelbare mechanische Schädigung von Nervenfasern resultiert beim Eindringen der Injektionsnadel in einen Nervenfaszikel. Diese Möglichkeit ist besonders groß, wenn der Nerv vorwiegend aus einzelnen großen Faszikeln mit spärlichem epineuralem Bindegewebe zusammengesetzt ist, während Nerven bzw. Nervenabschnitte mit dünnen Faszikeln und reichlichem epineuralem Füllgewebe besser gegen diese Schädigungsart geschützt sind. Ein Vordringen der Nadel in das interfunikuläre Gewebe kann über eine Verletzung von Gefäßen mit nachfolgendem intraneuralem Hämatom zu einer Druckläsion von Nervenfasern führen. Ein weiterer mechanischer Faktor ist der Injektionsdruck, so daß besonders rasche Injektionen größerer Flüssigkeitsmengen den Nerven gefährden. Neben diesen mechanischen Schädigungsfaktoren spielt die Neurotoxizität der Injektionslösung eine wichtige pathogenetische Rolle, wobei Konzentration, $p_H$ und Gewebeverträglichkeit des Pharmakons bzw. des Lösungsmittels zu beachten sind. Die zahlenmäßig wichtigsten neurotoxischen Arzneimittel gehören zu den Gruppen der Analgetika, Antirheumatika, Psychopharmaka und Antibiotika.

### a) Spritzenlähmung des Armplexus

Der Armplexus ist gefährdet bei Punktion der Vv. axillaris, subclavia und jugularis, bei Stellatum-Blockaden und besonders bei Plexusanästhesien (5, 10, 11). Da Lokalanästhetika in handelsüblicher Konzentration nicht neurotoxisch wirken, dürfte pathogenetisch die mechanische Schädigung nervöser Strukturen durch die Nadel bzw. bei intraneuraler Einspritzung durch den Injektionsdruck entscheidend sein. Seltener sind indirekte Plexusläsionen durch Ausbildung eines Hämatoms oder Aneurysmas im Anschluß an die Gefäßpunktion.

Die meisten Patienten mit Armplexus-Läsionen nach Plexusanästhesie erinnern einen beim Einstechen der Nadel aufgetretenen Sofortschmerz von elektrisierendem Charakter mit Ausstrahlung in den Arm, der auf ein Eindringen der Nadel in einen sensiblen Faszikel hinweist. Seltener werden motorische Reizerscheinungen berichtet, wie z.B. einige Sekunden andauernde unwillkürliche Fingerzuckungen. Die nach dem Abklingen der Anästhesiewirkung verbleibenden sensiblen und motorischen Ausfallserscheinungen sind bezüglich ihrer Lokalisation oft identisch mit den initialen Reizsymptomen und betreffen oft nur eng umschriebene Teile des Innervationsbereichs des Plexus brachialis. Häufig bestehen daneben quälende Mißempfindungen und Schmerzen, die dem Typ der Kausalgie entsprechen können. Nach axillärer Plexusanästhesie finden sich gelegentlich auch Ausfälle von Seiten eines einzelnen Armnerven (Nn. medianus, ulnaris oder radialis).

Die Diagnose eines Spritzenschadens ist bei Beachtung des zeitlichen Zusammenhanges meist einfach. Die Abgrenzung gegenüber lagerungsbedingten Armplexuslähmungen, wie sie bei unachtsamer intraoperativer

Auslagerung eines Arms vorkommen, wird durch Besonderheiten der Symptomatik (Sofortschmerz, Kausalgie, distaler Verteilungstyp) und durch die im allgemeinen eng umschriebenen Ausfälle infolge Schädigung einzelner Faszikel erleichtert. Die auch gutachtlich wichtige Differentialdiagnose gegenüber Zervikalwurzelläsionen einerseits, operativen Armnervenläsionen andererseits läßt sich am sichersten durch simultane Registrierung der Nervenaktionspotentiale und der zervikalen Reizantworten nach Finger- bzw. distaler Armnervenstimulation stellen (13).

b) Injektionsschäden nach intraglutaealer Injektion

Nach intraglutaealer Injektion kommen einerseits direkte Schädigungen der dort verlaufenden Nerven (Nn. glutaeus superior, glutaeus inferior, ischiadicus und cutaneus femoris posterior) vor, andererseits Fernschäden infolge versehentlicher intraarterieller Injektion.

Mit Abstand am häufigsten ist die Spritzenlähmung des N. ischiadicus, die in über der Hälfte der Fälle vorwiegend dessen Peronaeusanteil, in einem knappen Drittel vorwiegend dessen Tibialisansteil und in einem kleineren Prozentsatz nahezu den gesamten Nervenquerschnitt betrifft. Gelegentlich beschränken sich die Ausfälle auf einzelne motorische oder sensible Faszikel mit z.B. isolierter Parese der ischiocruralen Muskulatur. Obwohl die Diagnose einer Spritzenlähmung des N. ischiadicus mit Sofortschmerz während und Sofortlähmung nach der Injektion meist eindeutig ist, ergeben sich immer wieder Schwierigkeiten bei der Objektivierung der Diagnose gegenüber Versicherungsgesellschaften, Gutachterkommissionen und Gerichten, zumal, wenn die neurologischen Ausfälle von Seiten des verantwortlichen Arztes als Folge eines Wurzelkompressionssyndroms interpretiert werden. In solchen Fällen gibt es drei sich ergänzende Möglichkeiten der Differenzierung:

1. Mit Hilfe des EMG läßt sich feststellen, ob ein nervaler oder ein radikulärer Verteilungstyp der Paresen vorliegt; besonders wichtig ist dabei die paravertebrale Ableitung aus dem M. multifidus in Höhe des entsprechenden Segmentes, da dort nur bei Wurzelläsionen Denervierungszeichen zu finden sind.

2. Die Prüfung der Schweißsekretion an der Fußsohle (8) oder – oft hilfreicher – am Fußrücken (9) mittels des Ninhydrintests erlaubt im Falle einer Hyp- oder Anhidrose den Ausschluß einer Wurzelschädigung.

3. Die im Seitenvergleich vorgenommene Messung des sensiblen Nervenaktionspotentials des N. suralis bzw. des N. peronaeus superficialis ermöglicht eine Schädigungslokalisation in den infraganglionären Abschnitt des sensiblen Neurons (und damit kaudal der Nervenwurzel), sofern ein Verlust oder eine signifikante Amplitudenreduktion des sensiblen Nervenaktionspotentials auf der betroffenen Seite vorliegt. Noch genauer, aber technisch aufwendiger, ist die simultane Aufzeichnung der sensiblen Nervenaktionspotentiale und der Reizantworten über der Cauda equina und dem Lumbosakralmark (13).

Mit Hilfe der aufgezeigten diagnostischen Möglichkeiten dürfte in allen einschlägigen Fällen eine Differenzierung zwischen Ischiadicus und Nervenwurzelläsionen gelingen und selbst bei Säuglingen, wo die Anamnese fehlt, oder bei komplizierten Fällen mit kombinierter Nerven- und Wurzelläsion eine eindeutige Diagnose möglich sein.

Zum Schluß soll auf die lange beschriebene, aber weithin unbekannt gebliebene Möglichkeit der *Fernschädigung von Nerven nach intragulutaealer Injek-*

*tion* hingewiesen werden. Die ersten einschlägigen Beobachtungen stammen aus den Zwanzigerjahren, wobei nach intraglutaealer Injektion von Schwermetallsalzen im Rahmen der Lues-Therapie eine Kombination von Ischiadicus-Parese und Hautnekrosen im Gesäßbereich beobachtet und auf eine versehentliche intraarterielle Injektion zurückgeführt wurde (3, 4). 1951 berichteten Dereux und Ernst (2) über eine Lähmung des gesamten ipsilateralen Beines, und 1965 beschrieben Vasilescu und Stamatoiu (16) vier Fälle von Femoralis-Parese nach Injektionen in das ipsilaterale Gesäß. Wir selbst beobachteten zwei Patienten mit einer Plexus lumbalis-Parese, zwei weitere Patienten mit einer Lähmung des gesamten Beinplexus mit der folgenden typischen Symptomatik: Im unmittelbaren Anschluß an die Injektion tritt bei einem Teil der Fälle ein heftiger Schmerz in der entsprechenden Gesäßhälfte auf, welcher von einer lokalen Schwellung und einer bläulichen Verfärbung der Haut in der Glutaealregion gefolgt sein kann. Mit einem Intervall von 15 Min. bis zu wenigen Stunden entwickeln sich Sensibilitätsstörungen und Paresen im ipsilateralen Bein, die oft von heftigen Schmerzen und Zeichen einer Minderdurchblutung des Beines begleitet sind. In schweren Fällen können an wechselnden Stellen des Versorgungsbereichs der Iliacalarterien Hautnekrosen bzw. eine Gangrän von Beckenorganen hinzutreten, so daß ursächlich eine sich retrograd ausbreitende toxische Angiopathie nach Injektion vasotoxischer Substanzen in eine der Glutaealarterien anzunehmen ist (12). Zur Vermeidung dieser seltenen, aber schweren Komplikation, muß vor jeder intraglutaealen Injektion ein Aspirationstest durchgeführt werden, um einen intraarteriellen Sitz der Nadel auszuschließen.

## Literatur


1. Antoli-Candela FJR, Stewart TJ (1974) The pathophysiology of otologic facial paralysis. Otolaryng Clin N Amer 7:309-330
2. Dereux J, Ernst J (1951) Monoplégie flasque du membre inférieur gauche apparue brusquement après une injection intra-fessière d'un produit arsenical. Rev Neurol 84:335-337
3. Dupperat B, Béhaque P, Koff (1952) Dermite livédoide de Nicolau, névralgie sciatique et ischémie du membre inférieur après une injection fessière de bismuth huileux. Sem Hop 28:660-661
4. Gammel JA (1928) Local accidents following the intramuscular administration of salts of the heavy metals: Report of two cases of embolia cutis medicamentosa. Arch Derm 18:210-223
5. Henschel WF (1977) Risiken und Komplikationen der Regional-Anaesthesie, ihre Verhütung und Behandlung. Langenbecks Arch klin Chir 345:525-531
6. Leek JH (1974) An anomalous facial nerve: The otologist's albatross. Laryngoscope 84:1535-1544
7. Oeken FW (1971) Ohroperationen. In: Moser F (ed) Die Erkrankungen an Hals, Ohr und an den oberen Luft- und Speisewegen. Fischer, Jena
8. Schliack H (1977) Vegetative Innervation der Haut. In: Mumenthaler M, Schliack H (Hrsg) Läsionen peripherer Nerven. Thieme, Stuttgart
9. Stöhr M (1975) Erweiterter Anwendungsbereich des Ninhydrintests nach Moberg in der Diagnostik von Schweißsekretionsstörungen. Akt Neurol 2:235-239
10. Stöhr M, Mayer K, Petruch F (1978) Armplexusparesen nach Stellatumblockade und Plexusanästhesie. Dtsch med Wschr 103:68-70
11. Stöhr M (1980) Iatrogene Nervenläsionen. Thieme, Stuttgart New York
12. Stöhr M, Dichgans J, Dörstelmann D (1980) Ischaemic neuropathy of the lumbosacral plexus following intragluteal injection. J Neurol Neurosurg Psych 43:489-494

13. Stöhr M, Dichgans J, Diener HC, Buettner UW (1982) Evozierte Potentiale. Springer, Berlin Heidelberg New York
14. Theissing G (1971-75) Kurze HNO-Operationslehre für Ärzte und Studierende. Thieme, Stuttgart
15. Valtonen EJ, Lilius HG (1974) Late sequelae of iatrogenic spinal accessory nerve injury. Acta chir Scand 140:453-455
16. Vasilescu N, Stamatoiu J (1965) Le syndrome livédoido-paralytique. Presse Med 73:1685-1688
17. Warpeha RL (1977) Head and neck surgery. Surg Clin N Amer 57:1357-1363

# Zur Klinik und zum Verlauf von Narkoseschäden des zentralen Nervensystems

F. Gerstenbrand und E. Rumpl

Eine Schädigung des zentralen Nervensystems in der Folge einer Narkose ist in Korrelation mit der Vielzahl der täglich durchgeführten Narkosen ein überaus seltenes Ereignis. Aber auch in den Narkosezwischenfällen wird die Mehrheit zentralnervöser Komplikationen nicht durch den toxischen Effekt des Anaestheticums, sondern durch technische Fehler hervorgerufen. Dabei ist zu beachten, daß ein Allgemein-Narkotikum, wie zum Beispiel Halothan dosisabhängig die Herzmuskelfunktion unterdrückt und zum Herzstillstand führen kann. Die Tatsache, daß eine zu hohe Konzentration von Halothan einen Herzstillstand hervorrufen kann, soll aber nicht als toxischer Effekt dieser Substanz gewertet werden. Die gleiche Dosisabhängigkeit gilt für die Unterdrückung zentralnervöser Erregungsvorgänge. Es ist also die Kunst des Anaesthesisten, dosisabhängige Komplikationen von seiten des Herzens und des Gehirns zu vermeiden. Auch die Auslösung eines Atemstillstandes durch hohe Konzentrationen von Anaesthetica soll nicht als schädigender Effekt aufgefaßt werden. Die meisten dieser Effekte sind durch eine einfache Dosisreduktion völlig reversibel.

Diese dosisabhängige Nebenwirkung von Anaesthetica ist von Wirkungen zu trennen, die von einem Anaestheticum nicht erwartet werden und in den Bereich der echten Toxizität fallen. Auffallend erscheint, daß viele der Komplikationen erst nach Beendigung einer lege artis durchgeführten Narkose auftreten können. Auch Lokalanaesthetica können unter gewissen Bedingungen eine systemische Wirkung entfalten.

Wie schon der Name sagt, werden Lokalanaesthetica in spezielle, anatomisch begrenzte Regionen appliziert, um einen lokalen anaesthetischen Effekt hervorzurufen. Moore und Brindenbaugh (17) haben bei 36.113 Lokalanaesthesien eine Komplikationsrate im Bereich des zentralen Nervensystems von 1,5 % beschrieben. Nur 2 % dieser Komplikationen konnten als allergisch gewertet werden, während 98% als toxischer Effekt am zentralen Nervensystem abliefen. Diese membranstabilisierenden Substanzen durchschreiten rasch die Blut-Hirnschranke und entwickeln so ihre toxischen Nebeneffekte innerhalb des zentralnervösen Systems. Eine exakte Bestimmung der toxischen Dosis konnte bisher nicht erhoben werden, da meist eine Vielfalt anderer Faktoren mitspielen. Unter diesen scheint die individuelle Empfindlichkeit der wichtigste und dabei auch der unbekannteste Faktor zu sein. Auch die Art der Applikation, die Lokalisation, die Konzentration, das Proteinbindungsvermögen, der Metabolismus, das Säure-Basenverhältnis und die Wechselwirkung mit anderen Pharmaca können eine entscheidende Rolle für das Auftreten der zentralnervösen Komplikation spielen. Die Bindung an Plasmaproteine und damit verbundene Inaktivierung kann durch die Anwesenheit anderer proteinbindender Medikamente verhindert werden und somit eine höhere Konzentration ungebundener Lokalanaesthetica bewirken. Diese Wirkung konnte bei Pethidine, Diphenylhydantoin, Quinidine und Desimipramin nachgewiesen werden (9). Das mag auch die Beobachtung vermehrter An-

Tabelle 1. Symptome der zentralnervösen Toxizität von Lokalanaesthetica. Zusammenstellung nach Michenfelder und Steen (1979). Mit individueller Konzentrationszunahme im systemischen Kreislauf nehmen die neurologischen Symptome zu, bis über 4 Stadien die Symptomatik eines Bulbärhirnsyndroms eintritt

| Lokalanaesthetika | Subjective Symptome | Objektive Symptome | Stadium |
|---|---|---|---|
| Konzentrationszunahme individuell | | Sedierung<br>Analgesie | I |
| ↓ | Schwindel<br>Dumpfes Kopfgefühl<br>Metallgeschmack<br>Seh- und Hörstörungen<br>Übelkeit<br>Schlaflosigkeit<br>Muskelzuckungen | Euphorie<br>Dysarthrie<br>Nystagmus<br>Schwitzen<br>Erbrechen<br>Ratlosigkeit<br>Desorientierung<br>Bewußtseinstrübung | II |
| ↓ | | Myklonie-Schauer<br>Faszikulationen<br>Chorea<br>Beuge-, Streck-Synergismen<br>Tonisch-klonische Krämpfe | III |
| | | Bulbärhirnsyndrom<br>Phase 1 und 2 (Apnoe)<br>Asystolie | IV |

fälle durch Lokalanaesthetica bei gleichzeitiger Diphenylhydantoingabe erklären (6).

Erhöht sich die Blut- und Gehirnkonzentration lokalanaesthetischer Substanzen, lassen sich eine Reihe von Symptomen erfassen, die in typischer Reihenfolge dosisabhängig auftreten (Tabelle 1). Bei niedrigem Spiegel bewirken die Lokalanaesthetica einen beruhigenden und analgetischen Effekt, der häufig auch therapeutisch erwünscht ist. Bei höherer Dosierung treten Schwindel, dumpfes Kopfgefühl, ein metallischer Geschmack, visuelle und akustische Störungen, sowie Übelkeit, Schlaflosigkeit, Desorientiertheit und das Gefühl von Muskelzuckungen auf, die initial klinisch nicht objektiviert werden können (7, 17, 23). Objektivierbare Symptome können zu diesem Zeitpunkt Euphorie, Dysarthrie, Nystagmus, Schwitzen, Erbrechen, Redefluß, Uneinsichtigkeit, Desorientiertheit und kurzfristige Bewußtseinstrübungen sein. Bei höherer Dosierung treten die objektiven Zeichen mehr in den Vordergrund, was auf eine zunehmende neuronale Irritation zurückzuführen ist. Dazu zählen Myoklonieschauer, Faszikulationen, choreiforme Bewegungen, kurz anhaltende Beuge- Strecksynergismen und schließlich generalisierte klonische oder tonisch-klonische Krämpfe (23). In der Folge kann sich durch eine Schädigung sämtlicher zentralnervöser Strukturen ein Bulbärhirnsyndrom mit Atemstillstand entwickeln (13).

Im Allgemeinen geht der Atemstillstand der Asystolie voraus, aber auch das umgekehrte Verhalten ist beobachtet worden (29). Auf die Gefahren rückenmarksnaher Anaesthesien für das Nervensystem wird noch von anderer Seite hingewiesen werden, auf die mögliche systemische toxische Wirkung von Lokalanaesthetica soll jedoch aufmerksam gemacht werden. Die schwerwiegendsten neurologischen Folgen für das Zentralnervensystem sind zweifellos dann zu erwarten, wenn Apnoe und Herzstillstand zusammen aufgetreten sind.

Fast alle systemisch, entweder intravenös oder durch Inhalation applizierten Anaesthetica haben in gewissen Dosen, die oft im therapeutischen Bereich liegen, einen anfallsauslösenden Effekt. Das intravenös applizierte Ketamin, das den Sauerstoffverbrauch des Gehirns wenig beeinflußt, kann durch einen steilen Anstieg der Hirndurchblutung dramatisch den intracraniellen Druck erhöhen, insbesondere wenn intracranielle Vorschäden, etwa nach einem Schädel-Hirn-Trauma vorliegen.

Barbiturate hingegen unterdrücken den cerebralen Sauerstoffverbrauch am potentesten (19), wobei die Verminderung des Sauerstoffverbrauchs auch zu einer Reduktion der cerebralen Durchblutung führt. Inhalationsnarkotica senken zwar ebenfalls den zentralen Sauerstoffverbrauch, wobei es aber auf bisher ungeklärte Weise zu einem cerebralen Durchblutungsanstieg kommt.

Trotz dieser, zum Teil unerwünschten Nebenwirkungen der Narkotica sind Narkosezwischenfälle überwiegend auf technische Fehler zurückzuführen (4). Dabei stellt den häufigsten Zwischenfall bedingt durch technische Fehler die Hypoxie des Patienten dar. Die Verwechslung von Sauerstoff mit Lachgas (32), Undichtheit der Durchströmungsmeßgeräte (11), aber auch Lumenverlegung des Endotrachealtubus, Invagination des inneren Tubusblattes, Lichtungsverengung durch Membranen, Anlegen des schrägen Tubusendes an die Trachealwand durch asymmetrisch aufgeblasene Manschetten (21, 14, 18, 30), aber auch versehentliche einseitige Intubationen (10) können schwere hypoxische Schäden an allen Organen mit vielfach tödlichem Ausgang hervorrufen. Gefährliche Überdosierungen können beim Einsatz von Vaporen entstehen, wenn diese Zusatzgeräte verkehrt angeschlossen sind, oder durch Kippen dieser Geräte flüssiges Narkosemittel in den Auslaßteil gelangt.

Durch Druckerhöhung im System können einige Verdampfer eine erhöhte Gaskonzentration abgeben (24). Auch der Umstand, daß der narkotisierte Patient im Operationssaal zunehmend durch den Einsatz elektrischer und elektronischer Geräte gefährdet ist und tödliche Zwischenfälle mit Kammerflimmern schon bei einem Körperfluß von Stromstärken in Milliampere aufgetreten sind (5), erscheint in diesem Zusammenhang wichtig.

Die Hyp- oder Anoxie und in der Folge meist auftretende Asystolie sind in den meisten Fällen die entscheidenden Faktoren, die zur Schädigung zentralnervöser Strukturen führen. Grad und Dauer der Hypoxie bestimmen das klinische Bild und die Rückbildungsmöglichkeit. Durch die unmittelbare Nähe des Anaesthesisten werden viele dieser Patienten erfolgreich reanimiert. Über das Ausmaß der Schädigung des zentralen Nervensystems können am besten neurologische Untersuchungen und diagnostische Maßnahmen informieren, wobei auch zur Frage der Prognose aus Verlaufsbeobachtungen am besten Stellung bezogen werden kann.

Tabelle 2. Symptome bei ausgeprägten Hypoxien/Anoxien im Rahmen von Narkosen. Der Ischämie nach Herzstillstand kommt eine entscheidende prognostische Bedeutung zu (M = Myoklonien)

| Hypoxien bei Narkosen | Alter | Vorer-krankungen | Ursache | Asystolie | Apnoe | Neurologie akut | Neurologie prolong. | Prognose | EEG | CT | Myoklon. Anfälle |
|---|---|---|---|---|---|---|---|---|---|---|---|
| M. E. | 55 | - | Struma-Op. | + 5' | + | MHS 4 | MHS 3 | A. S. | L.V. | Schwere Groß-hirnatrophie | |
| A. M. | 37 | - | Sectio | + 20' | + | BHS 2 | MHS 4 | A. S. Exitus | - | Grenzzonen-infarkte | |
| H. K. | 23 | - | Struma Op. | + ? | + | BHS 2 | MHS 4 | Locked in S. Exitus | B.S. | o.B. | |
| K. J. | 40 | Hypertonie Urämie | Nieren-Trans. | + 1' | + | BHS 1 | BHS 1 | A. S. Locked in Exitus | B.S. | Leichte Groß-hirnatrophie | M |
| D. G. | 40 | SAB | Aneurysma Op. | + 2' | + | BHS 2 | BHS 1 | A. S. | L.V. | Hydrocephalus non resorptivus | |
| M. K. | 30 | - | Sterili-sation | + ? | + | BHS 2 | MHS 4 | BHS 2 Exitus | B.S. | - | M |
| N. R. | 17 | - | Appendek-tomie | + ? | + | BHS 2 | MHS 4 | BHS 2 Exitus | B.S. | - | M |
| K. C. | 32 | - | Inter-ruptio | Schock | - | MHS 3 | MHS 4 | A. S. | B.S. | Diffuses Hirnödem | |

Im folgenden soll an einigen Patienten der Verlauf eines hypoxisch-anoxisch bedingten Comas im Zusammenhang mit Narkosen dargelegt und mit einigen Patienten cerebraler Hyp- bzw. Anoxie anderer Genese verglichen werden.

## Ergebnisse

Die bei Hypoxien im Rahmen von Narkose beobachteten neurologischen Symptome und Ergebnisse der Zusatzuntersuchungen von 8 Patienten sind in Tabelle 2 dargelegt. Die Komplikationen sind bei diesen Patienten während der Narkose oder unmittelbar nach Beendigung der Narkose aufgetreten. Bei sieben Patienten wurde eine Periode der Asystolie und Apnoe beobachtet, die von zwei bis zwanzig Minuten dauerte. Bei drei Patienten konnte die Zeitdauer der Asystolie nicht mehr bestimmt werden. Eine Patientin zeigte die Symptome eines ausgeprägten Schocks mit extremer Bradycardie. Bei sechs der acht Patienten war in der Akutphase der Erkrankung ein Bulbärhirnsyndrom aufgetreten, das in fünf Fällen der Phase 2 zuzuordnen war. Bei einem Patienten war eine Pupillenreaktion erhalten geblieben. Zwei Patienten zeigten eine Mittelhirnsymptomatik, bei einem Patienten der Phase 3, bei einem anderen Patienten der Phase 4 zuzuordnen. In der prolongierten Phase des Coma entwickelten vier der sechs Patienten mit initialem Bulbärhirnsyndrom eine Mittelhirnsymptomatik der Phase 3 und 4, zwei Patienten zeigten weiterhin ein Bulbärhirnsyndrom. Die Prognose war in allen acht Fällen schlecht. Zwei Patienten verstarben nach Rückbildung in eine kurze Phase des Mittelhirnsyndroms innerhalb von zwei Tagen im neuerlich aufgetretenen Bulbärhirnsyndrom. Fünf Patienten entwickelten ein apallisches Syndrom, das in vier Fällen keinerlei Rückbildung zeigte. Bei einem Patienten kam es zu einer Rückbildung mit dem Aufbau von Symptomen, die einem chronifizierten locked-in Syndrom entsprachen. Ein anderer Patient ging direkt nach dem Aufbau einer Mittelhirnsymptomatik in ein chronifiziertes locked-in Syndrom über. Myoklonien konnten bei drei Patienten festgestellt werden.

Elektroencephalographisch wurde ein burst suppression Muster in der Akutphase bei fünf Patienten nachgewiesen. Ein low-voltage-output-EEG hatten zwei Patienten.

Computertomographisch zeigte sich eine schwere Großhirnatrophie in einem Fall, eine leichte Großhirnatrophie in einem anderen Fall mit apallischem Syndrom. Bei einer Patientin konnte nach einer Subarachnoidalblutung die Entwicklung eines Hydrocephalus nonresorptivus computertomographisch gesichert werden. Der CT war bei einem Patienten unauffällig. In einem weiteren CT zeigten sich Grenzzoneninfarkte.

Hypoxien anderer Genese sind in den Tabellen 3 und 4 dargestellt. Auch bei dieser Gruppe war eine Asystolie in acht der zwölf Patienten aufgetreten. Diese zeigte sich in allen Fällen mit einer Apnoe verbunden. Die Zeitdauer der Asystolie lag zwischen 15 und 90 Minuten, bei einem anderen Fall war die Zeitdauer der Asystolie nicht mehr zu eruieren. Die Zeitangaben dürften aber durch die Aufregung in der Akutsituation durch Fehleinschätzungen belastet sein. Als auslösende Ursache der hypoxisch-anoxischen Schädigung des Gehirns waren von den 12 Patienten in 3 Fällen Ertrinken, in zwei Fällen eine Monoxyd-Vergiftung, in zwei Fällen ein akutes Glottis-Ödem und in je einem Fall eine vaskuläre Epilepsie, bzw. eine Kontrastmittelallergie in Erfahrung zu bringen. Eine primär cardiale Ätiologie lag bei zwei Patienten vor, bei einer Patientin konnte die Ursache der Hypoxie, die 10 Tage nach einer B-2 Operation eingetreten war, nicht geklärt werden.

Tabelle 3. Verlaufsform bei Patienten mit Hypoxien anderer Genese. Der entscheidende prognostische Faktor ist wiederum im Auftreten einer Asystolie zu sehen (A = epileptische Anfälle)

| Hypoxien anderer Genese | Alter | Vorer-krankungen | Ursache | Asystolie | Apnoe | Neurologie akut | Neurologie prolong. | Prognose | EEG | CT | Myoklon. Anfälle |
|---|---|---|---|---|---|---|---|---|---|---|---|
| N. H. | 76 | Arterio-sklerose | Vaskuläre Epi Diazepam | - | + | BHS 1 | MHS 1 | POS | D/SD Block | o.B. | A |
| R. H. | 53 | Ulcus ventr. | $B_{12}$-OP 10 d.später | + ? | + ? | BHS 1 | Locked-in | Exitus Leberkoma | A/T | Subcorticale Atrophie | |
| L. L. | 25 | - | CO - Verg. Diazepam | - | - | MHS 3 | MHS 3 | A. S. | D/SD | Grenzzonen-infarkte | |
| D. F. | 50 | Myocardio-pathie | Kammer-flimmern | 30' | + | BHS 1 | BHS 1 | A. S. | L.V. | Schwere Groß hirnatrophie | |
| G. F. | 3 | - | Ertrinken Hypothermie | + 45' | + | BHS 2 | MHS 3 | Part. A. S. | D/SD | Corticale Atrophie | A |
| L. K. | 46 | Nieren-steine | Kontrast-mittel | + | + | BHS 1 | MHS 4 | BHS 2 Exitus | ISO | - | |

Tabelle 4. Fortsetzung der Zusammenstellung der Patienten mit Hypoxien ohne Zusammenhang mit einem Narkosevorgang. Entscheidender Faktor für die Prognose ist das Auftreten der Asystolie; Keine signifikanten Unterschiede mit dem Auftreten von anoxischen Schäden im Rahmen von Narkosezwischenfällen

| Hypoxien anderer Genese | Alter | Vorer-krankungen | Ursache | Asystolie | Apnoe | Neurologie akut | Neurologie prolong. | Prognose | EEG | CT | Myoklon. Anfälle |
|---|---|---|---|---|---|---|---|---|---|---|---|
| K. W. | 53 | Herz-infarkt | Glottis-oedem | + 15' | + | MHS 4 | BHS 1 | A. S. Exitus | B.-S. | Subcorticale Atrophie | |
| U. H. | 61 | Hypertonie | CO-Verg. | - | - | BHS 1 | BHS 1 | A. S. Exitus | A/T | Subcorticale Atrophie | |
| A. K. | 34 | - | Ertrinken | - | - | MHS 1 | Sopor | Erholung | D/SD | o.B. | |
| L. A. | 6 | - | Ertrinken | + 25' | + | BHS 2 | MHS 3 | A. S. | B/T | Schwere Groß-hirnatrophie | |
| F. G. | 5 | - | Glottis-ödem | + 25' | + | BHS 2 | BHS 1 | A. S. | D/SD | Leukencephalo-pathie | |
| L. S. | 28 | Congestive Cardio-myopathie | Pneumonie | + 90' | + | BHS 1 | BHS 1 | A. S. Exitus | - | Schwere Groß-hirnatrophie | |

Bei den zwei Fällen nach CO-Vergiftung bzw. einem Patienten nach Ertrinken wurde keine Asystolie und Apnoe beobachtet, bei einer Patientin mit vaskulär bedingten epileptischen Anfällen und einer nachfolgenden akuten Diazepam-Medikation konnte nur eine Apnoe festgestellt werden.

In der Akutsituation zeigten neun der zwölf Patienten Symptome eines Bulbärhirnsyndroms. Bei einem Patienten war eine Mittelhirnsymptomatik der Phase 4, bei einem weiteren eine Mittelhirnsymptomatik der Phase 3 nachzuweisen. Ein Patient, der sich rasch vollkommen erholte, zeigte initial ein Mittelhirnsyndrom der Phase 1. In der prolongierten Coma-Phase baute sich in vier der neun Fälle, die initial bulbäre Symptome gezeigt hatten, eine Mittelhirnsymptomatik auf. In einem Fall kam es zur raschen Rückbildung zum Mittelhirnsyndrom der Phase 1 und im weiteren zu einem Abklingen dieser Mittelhirnsymptome mit Übergang in ein diffuses psychoorganisches Syndrom. Eine Patientin entwickelte in kurzer Zeit die Symptome eines chronifizierten locked-in Syndroms. Im weiteren Verlauf war bei 6 Patienten die Entwicklung des Vollbildes eines apallischen Syndroms eingetreten. Drei Patienten davon verstarben innerhalb von zwei Monaten. Zwei Patienten zeigten die Symptome eines partiellen apallischen Syndroms mit geringen emotionellen Reaktionen. Darüber hinausgehende Remissionsphasen konnten in keinem Fall beobachtet werden. Eine Patientin verstarb nach kurzem Aufbau einer Mittelhirnsymptomatik innerhalb von zwei Tagen im Hirntod.

Elektroencephalographisch stehen bei dieser Patientengruppe zeitlich recht unterschiedliche abgeleitete EEG-Kurven zur Auswertung zur Verfügung. Nur bei einem Patienten konnte initial ein burst suppression Muster abgeleitet werden. Bei einer anderen Patientin mit guter Rückbildung zeigte sich eine ausgeprägte Delta-Subdelta-Aktivität in der Akutphase, allerdings mit Reaktion im Sinne eines blockierenden Effektes. Ein low-voltage-output-EEG war in einem Fall zu beobachten. Ein isoelektrisches EEG in einem weiteren. Dominierende Delta- und Subdelta-Aktivität ohne sichere Reaktion auf exogene Reize waren in vier Fällen zu beobachten. EEG-Hirnstrombilder mit raschen Frequenzen aus dem Alpha-, Theta- und Beta-Bereich, die jedoch keine Reaktion auf exogene Reize zeigten, waren in drei Fällen zu sehen. Diese EEG-Ableitungen wurden durchwegs Wochen nach dem Initialereignis durchgeführt.

Computertomographisch zeigte sich eine geringfügige bis mäßiggradig subcorticale Atrophie in vier Fällen, eine schwere Großhirnatrophie in drei Fällen, eine Leukencephalopathie bei einem kindlichen Patienten und ausgedehnte Grenzzoneninfarkte, verbunden mit einer leichten Atrophie bei einer Patientin nach Kohlenmonoxyd-Vergiftung. Zwei computertomographische Befunde waren unauffällig. Anfälle in der Akutsituation wurden bei zwei Patienten beobachtet, Myoklonien sind nicht beschrieben worden.

## Diskussion

Vielfach wird von der Erfahrung ausgegangen, daß auch kurze anoxisch-ischämische Perioden, die weniger als zwei Minuten anhalten genügen, um eine bleibende Gehirnschädigung beim Erwachsenen hervorzurufen. Die Schwierigkeit exakte Zeitangaben über die Periode der Hyp- und/oder Anoxie zu bekommen macht es unmöglich, eine Zeitschwelle für einen bleibenden Hirnschaden beim Menschen zu bestimmen. Tierexperimente haben ergeben, daß Tiere sich auch von einer cerebralen Anoxie oder Ischämie, die länger als 20 Minuten andauert, erholen können, wenn man einen ausgeprägten Blutdruckabfall oder Asystolien nach der anoxischen oder ischämischen Periode verhindert (16, 22). Auch die dargelegten klinischen Beobachtungen weisen darauf hin, daß mit dem Auftreten einer Asystolie die Prognose eine deutliche Verschlechterung erfährt. Wenn die cerebrale Zirkulation zum Stillstand kommt, ist der Patient innerhalb von 6 - 8 Sekunden bewußtlos (20). Generalisierte Krämpfe, weite Pupillen und eine Körperhaltung des Mittelhirnsyndroms der Phase 4 entwickeln sich rasch, wenn die Anoxie über wenige Sekunden anhält. Wenn zu diesem Zeitpunkt eine ausreichende Sauerstoffversorgung sofort gelingt, ist der Zustand voll reversibel. Hält der Sauerstoffmangel ein oder zwei Minuten an, entwickelt sich ein Zustandsbild mit bleibenden oder aber auch reversiblen neurologischen Ausfällen. Sicher spielt dabei auch ein schon vorbestehender Gefäßschaden eine wichtige Rolle. Es ist auffallend, daß drei der vorgestellten Patienten die Symptomatik eines chronifizierten locked-in Syndroms (2) entwickelt haben. Es kann angenommen werden, daß bei diesen Fällen die Anoxie durch eine Vorschädigung der Gefäße, gerade im Versorgungsgebiet der Arteria basilaris am ausgeprägtesten wirksam wurde, während sich andere cerebrale Strukturen, insbesondere die Großhirnhemisphären wieder erholen konnten. Normalerweise werden bei totalen ischämischen Anoxien (Asystolien), die Neurone des Cortex, speziell des Hippocampus und die Purkinje'schen Zellen des Kleinhirns als erste geschädigt (12, 31). Unter klinischen Bedingungen kommt es bei einer lokalen cerebralen Ischämie, die länger als 4 Minuten anhält, zu bleibenden Ausfällen von Hirnnervenzellen. In seltenen Fällen kann bei Ertrinkungsunfällen durch die oft starke Abkühlung der Gehirntemperatur, wie dies die Krankengeschichte eines dreijährigen Mädchens mit einer 45-minütig dauernden Anoxie beweist, eine darüber hinaus verlängerte Periode der Anoxie überlebt werden. Wie dieses Beispiel weiter zeigt, ist es bei dem kleinen Mädchen trotz der Schwere der initialen Schädigung zu einer erstaunlichen Remission gekommen. Zwei Patienten mit Kohlenmonoxyd-Vergiftung zeigten initial weder Asystolie noch Apnoe. Die Hypoxie war jedoch so ausgeprägt, daß sich in einem Fall das Vollbild des apallischen Syndroms, im anderen Fall ein partielles apallisches Syndrom mit nur geringer Remission entwickelt hat. Dieser Verlauf entspricht den schwersten Verlaufsformen einer CO-Intoxikation, wie sie von Gerstenbrand et al. 1976 (8) beschrieben wurden.

Bei den Patienten mit einer Hypoxie, die entweder sofort verstarben, oder in der Folge das Vollbild eines apallischen Syndroms (Gerstenbrand 1967, Binder und Gerstenbrand 1976), oder ein chronifiziertes locked-in Syndrom (2) entwickelt haben, war unmittelbar nach dem Akutereignis die Symptomatik eins Bulbärhirnsyndroms der Phase 1 oder 2 aufgetreten. Wenige Patienten entwickelten aus der bulbären Symptomatik eine Mittelhirnsymptomatik, meist der Phase 3 oder 4. Bei zwei Patienten nach einer Ischämie bei Narkose kam es nach einem kurzfristigen Aufbau einer Mittelhirnsymptomatik zu einem neuerlichen raschen Übergang in ein Bulbärhirnsyndrom der Phase 2. Beide Patienten verstarben im Hirntod. Die übrigen Patienten zeigten in den nächsten Tagen eine unveränderte Symptomatik und gingen nach einem Zeitintervall zwischen 6 und 27 Tagen in ein apallisches Syndrom, oder in ein chronifiziertes locked-in Syndrom über.

Zum Abschluß sei erwähnt, daß bei 90 Prozent der Patienten, die sich nach einem Herzstillstand vollständig erholen, das Bewußtsein innerhalb von 72 Stunden wieder eintritt (26). Ein Patient nach einem Ertrinkungsunfall wurde mit der Symptomatik eines Mittelhirnsyndroms der Phase 1 eingeliefert und zeigte eine vollständige Remission der Symptome innerhalb von 7 Tagen. Eine Patientin mit der initialen Symptomatik eines Bulbärhirnsyndroms der Phase 1 war nur apnoisch, wurde rasch künstlich beatmet und begann innerhalb von 4 Tagen optisch zu fixieren, mit nachfolgender rascher Remission, so daß die Patientin nach 4 Wochen mit der Symptomatik eines psychoorganischen Syndroms in häusliche Pflege entlassen werden konnte. Die übrigen 6 Patienten mußten über eine längere Zeitperiode künstlich beatmet werden. Die Notwendigkeit einer künstlichen Beatmung nach Atem- Herzstillstand verschlechtert die Prognose entscheidend (25). Myoklonien oder tonischklonische Anfälle wurden bei 5 der 20 Patienten beobachtet. Dieser Prozentsatz entspricht weitgehend den Angaben von Snyder et al. (27), die diese Symptome in einem größeren Krankengut bei 30 Prozent der Patienten beobachten konnten. Myoklonien sind im allgemeinen ein prognostisch ungünstiges Zeichen, insbesondere wenn sie von der irregulären Form in die reguläre übergehen (3).

Bei den Patienten, die nach einem Narkosezwischenfall innerhalb weniger Tage im Hirntod verstarben, konnte autoptisch ein Hirnödem gesichert werden. Die Entwicklung dieses Hirnödems führte zu einer neuerlich zunehmenden Hirndrucksymptomatik, die sich klinisch verfolgen ließ. Die Entwicklung dieser Art ist bei allen jenen Patienten anzunehmen, die innerhalb von 3 Tagen nach dem Akutereignis unter dem Zeichen des cerebralen Todes versterben.

Die wichtigste Zusatzuntersuchung bei comatösen Zuständen nach Anoxie – Ischämie stellt das EEG dar. Ein burst suppression Muster, oder ein low-voltage-output EEG, ein von triphasischen Potentialen geprägtes Bild stellen in der Initialphase des anoxischen Coma ein prognostisch äußerst ungünstiges Zeichen dar (1). Ein isoelektrisches EEG sichert die Diagnose Hirntod. Im weiteren Verlauf können verschieden abnorme Hirnstrombilder beobachtet werden, die meist von einer diffusen Theta-Delta-Tätigkeit geprägt sind. Im Falle der chronifizierten locked-in Syndrome läßt sich auch ein reagibler Alpha-Grundrhythmus beobachten. Schwerste Formen des hypoxisch bedingten apallischen Syndroms sind von isoelektrischen oder nahe isoelektrischen Hirnstrombilder begleitet.

Blinkreflexuntersuchungen können darauf hinweisen, daß die polysynaptisch aufgebauten Reflexkomponenten im Bereich des Hirnstamms gestört sind, was anoxische Schäden im Hirnstammbereich annehmen läßt. Auch die somatosensorischen evozierten Potentiale können als Ausmaß einer Ischämie, sowohl im Bereich des Hirnstamms, als auch im Großhirn angesehen werden (28). Asymmetrien können auch hier auf die besondere Vulnerabilität einzelner Gefäßversorgungsgebiete hinweisen.

Computertomographisch zeigen sich in den meisten Fällen einer Anoxie im chronifizierten Stadium leichte bis mäßig schwere corticale und subcorticale Atrophien. Im Akutstadium kann auch ein Hirnödem beobachtet werden. Daneben sind in einzelnen Fällen aber auch Grenzzoneninfarkte innerhalb der weißen Substanz zwischen den pallidostriären Arterien und den vom Cortex kommenden perforierenden Arterien zu beobachten.

Aus den dargelegten Beobachtungen ergibt sich, daß die schwersten Folgen am zentralen Nervensystem durch anoxisch-ischämische Schädigungen entstehen, wobei die Asystolie den entscheidenden Faktor darstellt. Außerdem zeigt sich, daß im wesentlichen, wie auch zu erwarten, die Symptomatik anoxischer Coma-Formen nach Narkosezwischenfällen nicht von Anoxien anderer Genese zu unterscheiden ist. Eine länger anhaltende Asystolie belastet die Prognose in allen Fällen entscheidend. Prinzipiell konnten im analysierten Krankengut vier Verlaufsformen des anoxischen Comas beobachtet werden.

1. Nach einem initialen Bulbärhirnsyndrom entwickelt sich die Symptomatik der späten Phase eines Mittelhirnsyndroms, wobei es innerhalb weniger Tage zu einer neuerlichen Absinken auf die Bulbärhirnebene und zum nachfolgenden Hirntod kommt.

2. Es tritt eine Chronifizierung der Bulbärhirn- oder der späten Mittelhirnsymptomatik ein, die Patienten entwickeln ein hypoxisches apallisches Syndrom, das keine, oder nur geringe Rückbildungstendenzen, eventuell bis zum Aufbau primitiver emotioneller Reaktionen zeigt, die nicht über die limbische Ebene, einem Klüver-Bucy-Syndrom entsprechend hinausging.

3. Es entwickelt sich die Symptomatik eines chronifizierten locked-in Syndroms.

4. Nach initialer Symptomatik einer frühen Phase des Mittelhirnsyndroms (Phase 1) entwickelte sich eine prolongierte Mittelhirnsymptomatik mit Übergang in ein diffuses psychoorganisches Syndrom, das sich völlig zurückbildet. Bei diesen Patienten war in unserem Patientengut allerdings nur eine Apnoe zu beobachten.

## Zusammenfassung

Anhand eines Krankengutes von 20 Patienten, die nach einer Anoxie – Hypoxie eine ausgeprägte Störung des zentralen Nervensystems entwickelten, wurde die Symptomatik anoxischer Comaformen und deren Entwicklungsmöglichkeiten dargestellt. Dabei unterscheiden sich die Verlaufsformen von Anoxien bei Narkosen nicht von Hypoxien, Anoxien anderer Genese. Als neuer Gesichtspunkt konnte erarbeitet werden, daß einige Patienten, wohl entsprechend der verschiedenen Vulnerabilität der Gefäßsysteme ein chronifiziertes locked-in Syndrom entwickelten. Insgesamt ist eine Anoxie, die zum Auftreten nicht rasch reversibler neurologischer Ausfälle führt, als prognostisch ungünstiges Ereignis aufgefaßt werden, wobei der Asystolie die klinisch entscheidenste Bedeutung zukommt.

## Literatur

1. Bauer G (1982) Cerebral anoxia. In: Niedermeyer E, Lopes da Silva F (eds) Elektroencephalography. Urban und Schwarzenberg, Baltimore München, p 319-323
2. Bauer G, Gerstenbrand F, Rumpl E (1979) Varieties of the locked-in syndrome. J Neurol 221:77-91
3. Binder H, Gerstenbrand F (1976) Das anoxische Koma. Invensivbehandlund 2:84-90
4. Bock KH (1975) Narkosezwischenfälle durch technische Fehler. In: Bergmann H, Blauhut B (Hrsg) Anästhesie und ZNS, technische Gefahren der Anästhesie, medikamentöse Wechselwirkungen, Massivtransfusionen. Springer, Berlin Heidelberg New York, S 192-195
5. Bruner John MR (1967) Hazards od electrical apparatus. Anaesthesiology 28:396-425
6. De Jong RH, Heaver JE (1972) local anestetic seizure prevention. Diazepam vs. Pentobarbital. Anaesthesiology 36:449-457
7. Foldes FF, Molloy R, McNall PG, Koukal LR (1960) Comparison of toxicity of intravenously fiven local anestetic agents in man. J Amer med Ass 172:1493-1498
8. Gerstenbrand F, Mamoli B, Binder H (1976) Zur schwersten Verlaufsform der CO-Intoxikation. Wien klin Wschr 88:418-423
9. Ghoneim MM, Pandya H (1974) Plasma protein binding of bupivacaine and its interaction with other drugs in man. Brit J Anesth 46:435-438.
10. Hossli G, Schaer H, Müller H, Gürtler F (1975) Die versehentliche einheitliche Intubation. In: Bergman H, Blauhut B (Hrsg) Anästhesie und ZNS, technische Gefahren der Anästhesie, medikamentöse Wechselwirkungen, Massivtransfusionen. Springer, Berlin Heidelberg New York, S 219-230

11. Katz D (1968) Recurrung cyanosis of intermittent mechanical origin in anaesthetized patients. Anaesth Analg (Cleveland) 47:233-237
12. Levy DE, Bates D, Caronna JJ et al. (1981) Prognosis in non-traumatic coma. Ann Intern Med 94:293-301
13. Luduena FP (1971) Toxicity and irritancy of local anesthetics. In: International Encyclopedia of Pharmacology and Therapeutics, Local Anestetic. New York Toronto Sydney, Braunschweig, p 319-341
14. Marshall T, Lewis JM (1967) Soma hazards of dental gas machines. Anesthesia 22:545-555
15. Michenfelder JP, Steen AP (1979) Neural toxicity of local and general anaesthetics. In: Vinken PJ, Bryun GW (eds) Handbook of Clinical Neurology, Vol 37. North-Holland Publishing Company, Amsterdam New York Oxford, p 401-416
16. Miller RJ, Myers RE (1972) Neuropathology of systemic circulatory arrest in adult monkeys. Neurology (Minneap.) 22:888
17. Moore DC, Bridenbaugh LD (1960) Oxygen: the antidote for systemic toxic reactions from local anesthetic drugs. J Amer med Ass 174: 842-847
18. Papi B (1968) Su di un singuolare caso di ostruzione respiratoria da tubo tracheale. Acta Anaesthesiologica (Padua) 19:493-495
19. Pierce EC jr, Lambertsen C, Deutsch S et al. (1962) Cerebral circulation and metabolism during thiopental anesthesia and hyperventilation in man. J clin Invest 41:1664-1671
20. Rossen R, Kabat H, Anderson JP (1943) Acute arrest of cerebral circulation in man. Arch Neurol Psychiatr 50:510-528
21. Russ I, Kastenbauer E (1967) Intratracheale Intubationskatheterverlegung durch asymmetrische Gummimanschette. HNO Bd 15:366-367
22. Safar P, Stezoski W, Nemoto EM (1976) Ameliorotation of brain damage following cardiac arrest in dogs. Arch Neurol 33:91-95
23. Scott DB (1975) Evaluation of the toxicity of local anestetic agents in man. Brit J Anesth 47:56-61
24. Schreiber P (1970) Der Narkoseapparat. Springer, Berlin Heidelberg New York
25. Snyder BD, Ramirez-Lassepas M, Lippert DM (1977) Neurologic status and prognosis after cardiopulmonary arrest: I. A retrospective study. Neurology 27:807-811
26. Snyder BD, Loewenson RB, Gumnit RJ, Hauser WA, Leppik IE, Ramirez-Lassepas M (1980) Neurologic prognosis after cardiopulmonary arrest: II. Level of consciousness. Neurology 30:52-58
27. Snyder BD, Hauser WA, Loewenson RB, Leppik IE, Ramirez-Lassepas M, Gumnit RJ (1980) Neurologic prognosis after cardiopulmonary arrest: III. Seizure activity. Neurology 30:1292-1297
28. Symon L, Hargadine J, Zawirski M, Branston N (1979) Central conduction time as an index of ischemia in subarachnoid haemorrhage. J Neurol Sci 44:95-103
29. Usubiaga JE, Wikinski J, Ferrero R, Usubiaga LE, Wikinski R (1966) Local anesthetic-induced convulsions in man – an EEG study. Anesth Analg cur Res 45:611-620
30. Varma YS (1969) An unusual complication with the Bryce-Smith-Double-Lumen Tube. Brit J Anaesth 41:551-552
31. Weinberger LM, Gibbon MH, Gibbon JH jr (1940) Temporary arrest of the circulation to the central nervous system: II. Pathologic effects. Arch Neurol Psychiat 43:961
32. Wolff JDP, Lionarons HB, Mesdag MJ (1970) A failure in the pin-index system of anaesthetic gas tube connections. Arch Chir Neederlandicum 243-245
33. Zipf HF (1957) Localanaesthetica im Lichte ihrer Allgemeinwirkungen. Arzneimittel-Forsch 7:529-543

# Narkosezwischenfälle mit neurologischer und psychiatrischer Symptomatik

G. Huffmann

Narkosen können zu Störungen des peripheren und des zentralen Nervensystems führen. Wenn die Narkosewirkungen abgeklungen sind und die Rückkehr des Befindens vor der Operation wieder erwartet wird, fallen ein anhaltendes Koma, eine fortdauernde Bewußtlosigkeit oder Bewußtseinstrübung ebenso unmittelbar auf, wie auch die ausgeprägten psychopathologischen Syndrome mit intaktem Bewußtsein, aber Auffälligkeiten des Affekts, des Antriebs, des Orientierungsvermögens oder des Gedächtnisses. Nur leichtere psychische Veränderungen werden nicht selten übersehen oder den Besonderheiten der Persönlichkeit des Operierten zugeordnet, die wahrscheinlich auch schon vor dem Eingriff vorhanden gewesen sind und nur nicht beachtet wurden. So ergibt das sogenannte "Erwachen aus der Narkose" bereits einen Eindruck vom seelischen Zustand des Kranken und damit auch von den intakten oder geschädigten Funktionen des Gehirns.

Demgegenüber bleiben Läsionen des peripheren Nervensystems oft solange unerkannt, bis die Patienten selbst auf eine Untersuchung und Behandlung drängen. Die dann festzustellenden Nervenlähmungen sind entweder Folge des operativen Eingriffs, oder sie wurden durch ungünstige Lagerung des narkotisierten Kranken verursacht. Die zur Ermöglichung des operativen Vorgehens notwendigen, oft ungewöhnlichen Lagerungen fördern die Gefahr der Nervenschädigung. Auch vermindert die Erschlaffung der Muskulatur in der Narkose unter Curarewirkung nicht nur bei mageren Patienten den natürlichen Schutz der Nerven.

## Periphere Nervenschäden

Die während der Narkose auftretenden peripheren Nervenschäden entstehen durch *Kompression* zwischen Knochen und Unterlage oder Halterung. Da infolge des geringen Muskelwiderstandes extreme Haltungen von Kopf, Rumpf und Extremitäten möglich sind, kommen wahrscheinlich auch *Überdehnungen* der Nerven besonders über Knochenvorsprüngen vor (9, 12). Das Ausmaß der Läsion hängt in erster Linie von der *Dauer* des einwirkenden Schadens ab. Auch ist die *Vulnerabilität* der verschiedenen Nerven unterschiedlich und geringer bei voluminösen Nerven mit vielen Faszikeln und reichlichem perineuralen Gewebe (8). Überwiegend handelt es sich um Leitungsunterbrechungen im Sinne der *Neurapraxie*, so daß mit einer Rückbildung der Ausfälle meistens nach 4 - 8 Wochen zu rechnen ist. Bei einem Teil der Läsionen kommt es jedoch zur Degeneration des distalen Nervenabschnittes, was eine monate- bis jahrelange Reinnervation zur Folge hat (4).

## Hirnnervenausfälle

Aus den anatomischen Verhältnissen einerseits und den Bedingungen sowie Notwendigkeiten bei der Lagerung und Halterung des Kranken andererseits ergeben sich Gefahren besonders für bestimmte Nerven. So schädigt eine schlecht sitzende Narkosemaske durch Ischämie den *N. opticus* oder auch die *Retina* und durch Druck die *Trigeminus-* wie auch einzelne *Fazialisäste*. Diese sind ferner beim Esmarchschen Handgriff gefährdet (14), so vor allem der *N. lingualis* bei anhaltendem Druck auf den Kieferwinkel zur Freihaltung der Atemwege. Durch Kompression des seitlichen Zungengrundes bei Intubationen können sowohl der N. lingualis als auch der *N. hypoglossus* beeinträchtigt werden (1). Auch *Accessoriuslähmungen* werden mitunter nach Narkosen gesehen, meist bei gynäkologischen Operationen in Trendelenburg-Lage, bei der Schulterstützen auf das seitliche Halsdreieck drücken.

## Nervendruckschäden an der oberen Extremität

Bei derselben Operationslagerung werden auch vorwiegend obere *Armplexuslähmungen* gesehen, wahrscheinlich aber nur, wenn der Arm abduziert worden ist, so daß es zur Dehnungsschädigung zwischen Halswirbelsäule und Axilla kommen kann. Gleiche Folgen werden mitunter auch nach Thorakotomien beobachtet, bei denen die relaxierten Arme über dem Kopf fixiert worden sind. Seltener werden einzelne Nerven im Thoraxbereich betroffen. Durch Druck auf die Schulterrückseite können isolierte Lähmungen des *N. axillaris*, aber auch einmal des *N. thoracicus longus* entstehen. Der Verlauf dieser langen Nerven setzt sie mannigfaltigen Schädigungsmöglichkeiten aus. Die Prognose ist jedoch auch hier in der Regel gut. Die Restitution dauert jedoch bei eingetretener Axonotmesis fast ein Jahr oder länger.

Bei weitem am häufigsten werden nach Narkosen *Ulnarislähmungen* gesehen. Die Exposition des Nerven besonders oberhalb des Sulcus ulnaris setzt ihn bei schlecht gepolsterten Armschienen, bei auf einer Kante aufliegendem supinierten Arm und wohl auch bei extremer Unterarmbeugung hoher Gefahr aus. Die Prognose gilt als nicht ganz so gut wie bei anderen Armnerven, evtl. weil der N. ulnaris im Ellenbogenbereich häufiger vorgeschädigt ist. Eine Kompression der Außenseite des distalen Oberarms kann auch zu einer Lähmung des *N. radialis* führen, in aller Regel jedoch nur im Sinne einer Neurapraxie. Extrem selten dagegen ist eine *Medianusschädigung*. Sie entsteht durch umschriebenen Druck auf die Volarseite des Armes oder – meist zusammen mit dem N. ulnaris – durch Kompression des pronierten Armes unterhalb der Axilla, wenn z.B. der Arm über die Operationstischkante herabhängt.

## Nervendruckschäden an der unteren Extremität

An der unteren Extremität wird vor allem der *N. peronaeus* auch wegen seines exponierten und oberflächlichen Verlaufs am Fibulaköpfchen durch leichtfertige Lagerung lädiert. Mitunter verrät sich der Schaden schon durch eine oberhalb liegende Druckstelle der Haut. Der Nerv ist besonders in der Seitenlage des Patienten und in schlecht gepolsterten Beinhaltern gefährdet. Diese können auch einmal zu einer Kompression des *N. tibialis* unterhalb der Kniekehle und des *N. saphenus* an der Innenseite des Schienbeins führen. Ein ungenügend gepolsterter Operationstisch gefährdet auch den *N. ischiadicus*, woran besonders bei langdauernden Eingriffen in Rückenlage, aber auch im Sitzen gedacht werden muß. In Steinschnittlage ist eine Überdehnung des N. ischiadicus und eine Kompression des *N. femoralis* gegen das Leistenband zu befürchten. Dabei müssen die Beine im Hüftgelenk jedoch erheblich flektiert und dazu noch abduziert und außenrotiert werden. Werden von Patienten nach der Operation umschriebene Sensibilitätsstörungen angegeben, so ist an Druckschäden der *Hautnerven* zu denken. Charakteristisch sind Gefühlsstörungen im Bereich der Genitalien durch Schädigung des *N. pudendus*. Ein langdauernder Druck auf das Steißbein und Kompressionen der *Nn. cut. femoris lateralis et posterior* bewirken neben umschriebenen Hypaesthesien oftmals unangenehme Paraesthesien.

## Schäden des zentralen Nervensystems

*Narkose* heißt Bewußtlosigkeit, verminderte Reflexaktion und Entspannung der Muskulatur. Zwischenfälle entstehen entweder aus dem Narkosezustand an sich heraus, oder sie werden durch Störungen der Reflexkoordination hervorgerufen, gewissermaßen als Folge gestörter Abwehrmechanismen (14). So mannigfach die *Ursachen solcher Zwischenfälle* sein können, sie münden entweder in Atemstörungen evtl. mit sekundärem Kreislaufversagen ein oder führen schon primär zu Komplikationen des Kreislaufs.

Die Hirnfunktionen werden nur selten durch das Narkosemittel selbst toxisch beeinträchtigt. Vielmehr sind zerebrale Störungen in der Narkose so gut wie immer Folge eines Sauerstoffmangels (7). Derartige *hypoxische Hypoxydosen* (2, 13) treten vor allem bei einem Sauerstoffmangel in der Inspirationsluft, bei Störungen des Kreislaufs und bei Veränderungen des Blutes auf. Ausmaß und Dauer der allgemeinen Hypoxie des Gehirns bestimmen die neurologische und die psychopathologische Symptomatik und entscheiden über Reversibilität und Irreversibilität.

## Neurologische Syndrome

Neurologische Syndrome überwiegend mit zerebellaren und extrapyramidalen Symptomen und nur selten spastischen Zeichen sind meistens flüchtig und werden von einer das Bild beherrschenden Bewußtseinstrübung begleitet. Nur selten verbleiben Defekte mit neurologischen Erscheinungen. Anders ist es bei den schweren zerebralen Hypoxien, die zu einem apallischen Syndrom geführt haben. Hier dominiert eine hochgradige Tonuserhöhung der Muskulatur, die weder die Kriterien der Spastik noch die eines Rigors erkennen läßt. Wir sprechen von "zerebraler Starre", welche krankengymnastischen Behandlungsbemühungen in besonderem Maße trotzt und bei Irreversibilität des Syndroms zu hochgradigen Kontrakturen führt.

## Psychopathologische Syndrome. Definitionen, Systematik

Schäden der Gehirnfunktionen nach Narkosen sind von psychopathologischen Störungen gekennzeichnet. In der Psychiatrie gibt es nur noch wenige Begriffe, deren Definitionen allgemein anerkannt sind. Es ist daher notwendig geworden, am Anfang eines psychiatrischen Themas durch Begriffsbestimmungen die systematische Position darzulegen (5).

Wir tun gut daran, unter *Psychosen* nur die krankhaften und die als krankhaft erkannten seelischen Störungen zu verstehen. Nach dieser klassischen Definition von Kurt Schneider (11) werden unabhängig vom Grade der Ausprägung oder auch den sozialen Auswirkungen nur die psychischen Abnormitäten als Psychosen bezeichnet, die auf nachweisbaren oder sehr wahrscheinlich vorhandenen somatischen Erkrankungen beruhen. Bei bestätigter Krankheit sprechen wir von *körperlich begründbarer* und nicht unpräziser von "organischer", "exogener" oder "symptomatischer" Psychose. Die körperlich noch nicht begründbaren oder endogenen Psychosen sind ebenfalls organischer Natur und stellen insofern auch ein Symptom einer noch nicht definierbaren Erkrankung dar.

Eine *Unterteilung* der körperlich begründbaren Psychosen nach der Art der somatischen Erkrankung ist nur zum Teil möglich. Man ist daher von einem ätiologischen Ordnungsprinzip mehr und mehr abgekommen. Schon Karl Bonhoeffer (3) hat im Jahre 1910 gezeigt, daß die allerverschiedenartigsten Schädigungen zu einem eng beschreibbaren Kreis von psychopathologischen Reaktionen führen und hat von "exogenen Reaktionstypen" gesprochen.

Da es andere Einteilungsprinzipien nicht gibt, haben Hans Heinrich Wieck mit der Beschreibung der Durchgangs-Syndrome im Jahre 1956 (15) und Werner Scheid am Beispiel der Psychosen durch Infektionskrankheiten (10) die Begriffe der *Reversibilität* und der *Irreversibilität* in die Systematik der Psychiatrie eingeführt. Damit wird aber der Zuordnung einer körperlich begründbaren Psychose nicht nur der momentane psychische Befund, die Querschnittssymptomatik, herangezogen, vielmehr müssen die Anamnese, der Verlauf und die Dynamik, der psychopathologische Längsschnitt des Prozesses mitberücksichtigt werden.

## Syndrome mit Störungen des Bewußtseins

Unser Schema mit reversiblen und irreversiblen körperlich begründbaren Psychosen beginnt mit dem Sydrom der *Bewußtlosigkeit* (Tabelle 1). Hierbei sind alle erkennbaren psychischen Funktionen und wahrscheinlich auch das Erleben erloschen. Wir haben es mit einem Syndrom zu tun, daß nur zur Vervollständigung der Systematik noch der Psychopathologie zugerechnet werden kann, denn seelische Vorgänge des Bewußtlosen sind nicht mehr erreichbar. Es kann somit auch keine Abstufungen wie etwa "tiefe" oder "völlige" Bewußtlosigkeit geben. Vielmehr wird bei derartigen oft zu lesenden Formulierungen zum Ausdruck gebracht, daß beim bewußtlosen Patienten noch graduelle Unterschiede einer neurologischen

Tabelle 1. Gliederung der körperlich begründbaren Psychosen

| Körperlich begründbare Psychosen | |
|---|---|
| reversibel | irreversibel |
| 1. (Bewußtlosigkeit) | 1. Defektsyndrome nach frühkindlichem und später erworbenem Hirnschaden |
| 2. (Apallisches Syndrom: "Bewußtseinsleere") | 2. Abbau-Syndrome |
| 3. Bewußtseinstrübung | a) Abbau der Persönlichkeit (Zuspitzung, Depravation) |
| 4. Durchgangs-Syndrome | b) Abbau der Intelligenz (Demenz) |
| a) schwere Form | c) Organische Wesensänderung |
| b) mittelschwere Form | |
| c) leichte Form | |

Symptomatik zu registrieren sind. Reflektorisch ablaufende Reaktionen, die zentralen und peripheren vegetativen Funktionen und etwa die Auslösbarkeit der Eigenreflexe verändern sich noch, und erst im *Koma* liegen sie danieder oder erlöschen.

Wenn es nach schwerer hypoxischer Hirnschädigung unter intensivtherapeutischen Maßnahmen zu einer Stabilisierung der eben angesprochenen vitalen vegetativen Funktionen kommt, öffnen manche Patienten ihre Augen. Es ist ein scheinbares Erwachen, denn es wird wahrscheinlich nichts wahrgenommen. Auch erfolgen keine sinnvollen Reaktionen auf Ansprechen und auf Aufforderungen zu einfachen Handlungen. Wir haben es mit dem von Ernst Kretschmer im Jahre 1940 erstmalig beschriebenen *apallischen Syndrom* zu tun. Ob es sich dabei allerdings immer um eine Ausschaltung der Großhirnrindenfunktion handelt, muß als eher fraglich angesehen werden. Die offenen Augen des Patienten verleiten zu der Annahme eines wenigstens teilweise intakten Bewußtseins. Die Helligkeitsqualität des Bewußtseins scheint erhalten zu sein. Es fehlt aber offenbar jeder Bewußtseinsinhalt, so daß – wie beim Syndrom der Bewußtlosigkeit – Bewußtsein nicht registriert werden kann. Angesichts der Diskrepanz von möglicher Helligkeit des Bewußtseins und fehlendem Inhalt wird daher von "Bewußtseinsleere" gesprochen.

Die Reversibilität von Bewußtlosigkeit und apallischem Syndrom ist erkennbar, wenn erste Bewegungen der Augen und der Hände und auch sprachliche Äußerungen deutlich werden. Im Stadium der *Bewußtseinstrübung* sind alle seelischen Funktionen gleichmäßig betroffen. Die Denkvorgänge sind gestört, wir sprechen von inkohärentem, von verwirrtem Denken. Es liegen situative, persönliche, örtliche und zeitliche Desorientiertheit vor. Merkfähigkeit, Gedächtnis, Antrieb und Spontaneität sind erheblich eingeschränkt. Zwar ist oft das Schlafbedürfnis erhöht, die festgestellte Somnolenz hat aber nichts mit dem Grad der Bewußtseinstrübung zu tun und sollte davon tunlichst unterschieden werden. Ebenso besagt auch der Ausdruck "wach" nur, daß der Patient erweckt worden ist und nicht schläft. Dagegen erfahren wir mit dieser Beschreibung noch nichts über eine etwa vorhandene Bewußtseinsklarheit.

In der Regel ist eine stärkere Bewußtseinstrübung ohne Schwierigkeit zu erfassen. Anders ist es, sobald sich die zerebralen Fundamentalfunktionen bessern oder ungewöhnliche Formen auftreten. So können eine psychomotorische Unruhe mit illusionären Verkennungen und Halluzinationen sowie ausgeprägte Delirien einmal im Stadium der leichten Bewußtseinstrübung vorkommen.

Sobald die Helligkeitsqualität des Bewußtseins überzeugend nicht mehr beeinträchtigt ist und Umweltbeziehungen sinnvoll zu werden beginnen, liegt Bewußtseinsklarheit vor. Sie ist neben der Reversibilität der Symptome Voraussetzung für die Annahme eines *Durchgangs-Syndroms* (H.H. Wieck). In seiner *schweren Ausprägung* sind die psychischen Funktionen noch erheblich gemindert. Hochgradige Gedächtnis- und Orientierungsstörungen, Minderung des Antriebs und des psychomotorischen Tempos sowie affektive Besonderheiten stehen im Vordergrund. Daneben sind Einbußen der intellektuellen Fähigkeiten und der allgemeine Leistungsabfall auch den Angehörigen der hilflosen Betroffenen evident.

Mit der Aufhellung der psychopathologischen Ausfälle, Steigerung des Antriebs und Besserung der Gedächtnisleistungen entwickeln sich im mittelschweren *Durchgangs-Syndrom* die verschiedenartigsten psychiatrischen Bilder mit bunter Symptomatik. Während nach einem Sauerstoffmangel des Gehirns – abgesehen von sehr schweren Schäden – die Stadien der Bewußtlosigkeit, Bewußtseinstrübung und schweres Durchgangs-Syndrom rasch durchschritten werden, bleiben derartige körperlich begründbare Psychosen tage-, wochen- oder gar monatelang bestehen. Hin und wieder kommt es zu produktiver Symptomatik mit optischen und akustischen Halluzinationen, Personenverkennung, abnormem Bedeutungserleben und Wahnstimmung, so daß differentialdiagnostische Überlegungen naheliegen. Es überwiegen jedoch amnestische und depressiv getönte Syndrome (6). Die Patienten sind also entweder erheblich mnestisch gestört oder affektiv niedergedrückt und in oft moroser Stimmung. Sie leiden unter Antriebsmangel und Schwunglosigkeit, werden ängstlich und entwickeln Selbstvorwürfe und Schuldgefühle.

Sobald sich die Hirnfunktionen weiter erholen, werden die leichten *Durchgangs-Syndrome* mehr und mehr von den persönlichkeitseigenen Zügen und der Intelligenz des Kranken geprägt. Auch die Gegebenheiten der Umwelt schlagen sich nieder. Es entstehen bereits die ersten Konflikte, da in aller Regel das Kritikvermögen der Patienten gegenüber ihren psychischen Auffälligkeiten vermindert ist. Dazu kommen Schwankungen zwischen mutloser Niedergeschlagenheit und aufgeregter Reizbarkeit. Vor allem bei differenzierter Primärpersönlichkeit werden mangelnde Initiative und Einbußen etwa bei schöpferischer und geistiger Arbeit quälend registriert. Es treten Störungen des Wohlbefindens auf, psychovegetative Beschwerden wie Kopfschmerzen, Konzentrationsschwäche, vermehrtes Schwitzen und Störungen des Appetits, der Verdauung und des Schlafes melden sich.

Leichte Durchgangs-Syndrome mit derartiger Symptomatik werden mitunter nicht mehr als solche erkannt. Erst nach der Entlassung aus der stationären Behandlung lassen Schwierigkeiten in den zwischenmenschlichen Beziehungen, Störungen in der Triebsphäre, Probleme am Arbeitsplatz und fehlende Freude an liebgewonnenen Neigungen und Beschäftigungen dann doch noch die wenn auch nur geringe organische Minderung der psychischen Funktionen erkennen.

## Zusammenfassung

Narkosen können Störungen des peripheren und des zentralen Nervensystems bewirken. *Periphere Schäden* entstehen durch Kompression der Nerven zwischen Knochen und Unterlage oder Halterung, durch Druck oder Zerrung. *Beeinträchtigungen der Hirnfunktionen* sind fast immer Ausdruck eines Sauerstoffmangels. Mannigfache Ursachen können zu derartigen hypoxischen Hypoxydosen führen. Ausmaß und Dauer bestimmen die neurologische und die psychopathologische Symptomatik und sind auch verantwortlich für Reversibilität oder Irreversibilität. Während neurologische Symptome meist nur flüchtig registriert werden, werden die klinischen Bilder überwiegend von körperlich begründbaren Psychosen mit vielfältigen Ausgestaltungen geprägt.

## Literatur

1. Agnoli A (1970) Isolierte Hypoglossus- und kombinierte Hypoglossus-Lingualis-Paresen nach Intubation und direkter Laryngoskopie. HNO (Berl) 18:237-239
2. Betz E (1972) Pharmakologie des Hirnkreislaus. In: Gänshirt H (Hrsg) Der Hirnkreislauf. Thieme, Stuttgart, p 411
3. Bonhoeffer K (1910) Die symptomatischen Psychosen. Deuticke, Leipzig Wien
4. Dhunér KG (1950) Nerve injuries following operations: A survey of cases occuring during a six-year period. Anaesthesiology 11:289-293

5. Huffmann G (1978) Die Psychopathologie der Funktionspsychosen. Kopfklinik 2:143-147
6. Huffmann G (1981) Depressiv getönte Durchgangs-Syndrome. In: Wieck HH, Daun H, Witkowski R (Hrsg) Depression, Schmerz, moderne Behandlungsverfahren in Neurologie und Psychiatrie. Hoechst AG, Frankfurt/M, p 41
7. Lennartz H, Derra jr E, Jörg J (1976) Delirante und komatöse Zustände im Rahmen der chirurgischen Intensivtherapie. Chirurg 47: 181-184
8. Mumenthaler M, Schliack H (1982) Läsionen peripherer Nerven. Thieme, Stuttgart New York
9. Parks B (1973) Postoperative peripheral neuropathies. Surgery 74: 348-357
10. Scheid W (1960) Die psychischen Störungen bei Infektions- und Tropenkrankheiten. In: Gruhle HW, Jung R, Mayer-Gross W, Müller M (Hrsg) Psychiatrie der Gegenwart. Springer, Berlin Göttingen Heidelberg, p 437
11. Schneider K (1959) Klinische Psychopathologie. Thieme, Stuttgart
12. Stöhr M (1980) Iatrogene Nervenläsionen. Thieme, Stuttgart New York
13. Strughold H (1944) Hypoxydose. Klin Wschr 23:221
14. Tschirren B (1976) Der Narkosezwischenfall, 2. Aufl. Huber, Bern Stuttgart Wien
15. Wieck HH (1956) Zur Klinik der sogenannten symptomatischen Psychosen. Dtsch med Wschr 81:1345-1349

# Neurologische Komplikationen bei „wirbelsäulennahen" Anästhesieformen

F. Regli

## I. Die Periduralanästhesie

Kurz nach Einführung der subarachnoidalen Spinalanästhesie zu Beginn dieses Jahrhunderts wurde man mit der gefürchteten Komplikation der Rückenmarksnekrose konfrontiert.

Während langer Zeit hat man hingegen angenommen, daß die Periduralanästhesie risikofrei sei. Tatsächlich sind die neurologischen Komplikationen dieser Anäthesieform relativ selten. Einzelstatistiken ergeben ziemlich unterschiedliche Komplikationsraten, während in Anlehnung an große Sammelstatistiken angenommen wird, daß höchstens mit einer neurologischen Komplikation auf 11.000 Periduralanästhesien zu rechnen ist (15). Einer ungewollten Duraverletzung wird etwas häufiger begegent (0,4 bis 7,5 % der Fälle) (3). Die neurologischen Komplikationen der Periduralanästhesie werden in den 7 folgenden Untergruppen zusammengestellt.

1. Traumatische Ursache
2. Toxische Ursache
3. Infektiöse Ursache
4. Ischämische Ursache
5. Zufällige Kombination der Periduralanästhesie mit einer vorbestehenden neurologischen Erkrankung
6. Dem Anästhesieort entfernte Komplikationen
7. Ursache der Läsion unbekannt oder ungenügend abgeklärt.

### 1. Traumatische Ursache

*Rückenmarksverletzungen:* bei den direkten Verletzungen, die als grobe Fehler anzusehen sind und eigentlich nur bei unerfahrenen Anästhesisten vorkommen, handelt es sich fast immer um Verletzungen, die durch die Punktionsnadel und nicht durch die Anwendung von Kunststoffkathetern zustandekommen. Ein solches Ereignis gestaltet sich recht dramatisch und wird durch einen erheblichen Schmerz, raschen Blutdruckanstieg und Bewußtseinverlust eingeleitet.

*Wurzelverletzungen:* sie werden durch die Injektionsnadel und gelegentlich bei der Katheterentfernung, falls sich der Katheter um eine Wurzel schlingt, verursacht. Die Erfassung einer meist partiellen sensiblen Wurzelläsion (Häufigkeit um 0,07 %) ist relativ schwierig, falls die typische Schmerzausstrahlung von radikulärem Typ nicht erkannt wird.

*Wirbel- bzw. Ligamentverletzungen:* während die diffusen Schmerzen nach einer Lumbalpunktion bei Flachlagerung verschwinden, sind die bei Wirbel- bzw. Ligamentverletzungen resultierenden Schmerzen recht hartnäckig und durch eine umschriebene Druckempfindlichkeit der Dornfortsätze gekennzeichnet.

Bei Patienten, die in einer extremen Beugehaltung während der Anästhesie gelagert wurden, kann gelegentlich eine direkte Bandscheibenverletzung vorkommen, die sich auch durch heftige und langanhaltende Schmerzen charakterisiert.

*Läsionen infolge primärer Gefäßverletzung:* die meisten traumatischen Läsionen sind auf einen solchen Mechanismus zurückzuführen. Die Verletzung einer Radikulararterie ist eine Rarität, da solche Arterien spärlich sind und eine laterale Anordnung aufweisen. Die Blutung entsteht fast immer aus einer Venenpunktion. So verursacht die Verletzung einer Epiduralvene mit gleichzeitiger Duradurchstechung eine Subarachnoidalblutung, die sich im schlimmsten Fall durch heftige Meningismuszeichen mit schlaffer Beinlähmung und Sphinkterparese äußert. Noch gefährlicher ist selbstverständlich das epidurale Hämatom im hohen lumbalen bzw. unterem thorakalen Bereich. Sie verursachen erhebliche Rückenmarkskompressionserscheinungen, die, falls das Hämatom nicht sofort behoben wird, zu irreversiblen medullären Ausfällen führen. Besonders gefährdet sind antikoagulierte Patienten und Patienten, bei denen die Antikoagulation gleichzeitig mit der Periduralanästhesie eingeleitet wird. Die neurologische Symptomatik entwickelt sich sehr rasch wie bei den spontanen Epiduralhämatomen, aber anders als bei dieser letzten Form fehlt meist ein initiales Schmerzereignis.

## 2. Toxische Ursache

Die Applikation von Fremdstoffen bei der Periduralanästhesie kann verschiedenartige Reaktionen wie Wurzelentmarkungen, Verklebungen im Subduralraum, hypertrophische Arachnoiditiden, toxische Arteritiden und Venenthrombosen hervorrufen. Lokalanästhetika verursachen eine toxische Myelopathie lediglich, wenn die Dura irrtümlicherweise verletzt oder das Lokalanästhetikum in hochkonzentrierten und hypertonischen Lösungen angewendet wurde. Besonders Vorsicht erfordern neuentwickelte Medikamente.

Zusatzmedikamente, die eine Verlängerung der Anästhesiewirkung bezwecken, können schädlich sein: so können Kaliumionen Muskelkrämpfe und Calciumionen langanhaltende motorische Paresen erzeugen. Andere toxische Stoffe wie Reinigungsmittel, Schwermetalle und Antiseptika können versehentlich injiziert werden. Vorsichtsmaßnahmen sind von großer Bedeutung, da bekanntlich toxische Myelopathien schwerwiegende irreversible Ausfällen hinterlassen können.

Noradrenalinzusatz kann infolge Vasokonstriktion eine transitorische ischämische Rückenmarkssymptomatik erzeugen. Selten einmal kann die intrathekale Verschleppung von Epithelzellgruppen zur Entstehung von Epidermaltumoren Anlaß geben. Intraneurale Wurzelinjektionen können bei korrekt vorgenommenen Periduralanästhesien zustandekommen. Falls eine oder mehrere sensible Wurzeln betroffen werden, meldet der Patient unerträgliche, segmental angeordnete Schmerzen, was zum unmittelbaren Unterbruch der Anästhesie zwingt. Gefährlich ist die Verletzung einer motorischen Wurzel, da eine solche meistens zu spät von Patient und Arzt erkannt wird.

## 3. Infektiöse Ursachen (1, 14, 15)

Staphylokokken und gram- negative Erreger können gelegentlich Arachnoidalverklebungen, Myelitiden, spinale Thrombophlebitiden und etwas häufiger Meningitiden verursachen. Die umschriebene oder diffuse epidurale Eiterung ist allerdings die gefürchtetste Komplikation. Die damit in Zusammenhang stehenden medullären Ausfälle sind schwerwiegend und oft von einem letalen Ausgang gefolgt. Das gleichzeitige Vorliegen allgemeiner Entzündungszeichen erlaubt die Differentialdiagnose zum epiduralen Hämatom und zur vaskulären oder toxischen Myelopathie. Der epidurale Abszess ist in jedem Fall seltener als das epidurale Hämatom. Die Infektionsquelle ist in mangelnder Asepsis, in kontaminiertem Injektionsmaterial und seltener in einer Verschleppung aus einem infektiösen Herd der Nachbarschaft wie Haut, Wirbelsäule, Retroperitoneal-, Paravertebral- oder Interkostalraum zu suchen.

### 4. Ischämische Ursache

Die medullären Ausfallserscheinungen entsprechen dem Versorgungsgebiet der Art. spinalis anterior oder posterior, weil Erkrankungen der Aorta und der Radikulärarterien kaum in Frage kommen. Die Ausfallssymptomatik kann flüchtig sein, oder aber im anderen Extremfall, einer ausgedehnten Erweichung entsprechend, schwere irreversible Ausfälle hinterlassen. Nach einer Operation in Periduralanästhesie ist es oft schwierig zu unterscheiden, ob die Rückenmarksischämie durch einen plötzlichen Blutdruckabfall, durch einen Verschluß einer Rückenmarksarterie oder durch einen Gefäßspasmus bedingt wurde. Patienten mit einer Vertebrobasilarinsuffizienz oder mit einer vorbestehenden intermittierenden Claudicatio des Rückenmarkes sind besonders gefährdet.

### 5. Zufällige Kombination der Periduralanästhesie mit einer vorbestehenden neurologischen Erkrankung

Man rechnet darunter die Situationen, bei welchen neurologische Ausfallserscheinungen gleichzeitig mit der Periduralanästhesie auftreten, die allerdings durch eine vorbestehende von der Periduralanästhesie unabhängige Krankheit, bedingt sind. In Frage kommen hauptsächlich extramedulläre Tumoren und luxierte Diskushernien, aber auch andere Rükkenmarkserkrankungen können sich zufälligerweise im Moment einer Periduralanästhesie äußern.

### 6. Dem Anästhesieort entfernte neurologische Komplikationen (2, 4, 5, 6, 7, 8, 9, 10, 12, 13, 16)

Eine totale Spinalanästhesie infolge Punktion im Subarachnoidalraum, Diffusion durch die Arachnoidalzottern oder Druckerhöhung im Periduralraum wird gelegentlich beobachtet. Das Lokalanästhetikum kann sich relativ schnell, in weniger als fünfzehn Minuten, vom thorakalen zum hohen zervikalen Rückenmarkssegment ausdehnen. Das Krankheitsbild kann ziemlich dramatisch verlaufen, wenn eine Bulbärparalyse mit Blutdruckabfall und Hypoventilation hinzutritt. Die komplette Rückbildung der Ausfälle tritt ungefähr zwei Stunden nach den ersten klinischen Zeichen auf.

Eine isolierte orthostatische Hypotonie von mehreren Stunden Dauer wird gelegentlich beobachtet.

Die Komplikationen der malignen Hyperthermie kann selten einmal auch nach einer Periduralanästhesie entstehen: die klinischen Zeichen sind allerdings weniger schwerwiegend als diejenigen nach einer Allgemeinnarkose.

Ein einseitiges Horner-Syndrom wird bei einer sakralen oder lumbalen Anästhesie wie bei einer thorakalen Periduralanästhesie beobachtet. Dieses Zeichen entsteht durch die rasche Diffusion relativ hoher Anästhetikum-mengen und bildet sich regelmäßig innerhalb weniger Stunden zurück.

Auf die häufigen postpunktionellen Kopfschmerzen und das seltene intrakranielle Subduralhämatom nach Lumbalpunktion soll nicht eingegangen werden.

Von einem gewissen Interesse sind die ein- oder doppelseitigen Hirnnervenlähmungen, die durchschnittlich bei einer von 400 Periduralanästhesien beobachtet werden.

Die Augenmuskelnerven sind am häufigsten betroffen. Es folgt der Befall von N. facialis, N. trigeminus und N. stato-acusticus, während Lähmungen des Olfaktorius und der kaudalen Hirnnerven kaum beobachtet werden. Diese Lähmungen entstehen nach einer Latenz von einigen Tagen bis zu zwei Wochen und zeichnen sich durch eine vollständige Rückbildung in ca. 90 % der Fälle innerhalb 6 Wochen aus. Pathogenetisch werden diese Paresen auf eine Dehnung der Hirnnerven infolge Verminderung des Liquordruckes zurückgeführt.

9. Ursache der Läsion unbekannt oder ungenügend abgeklärt

Man gruppiert darunter all die Fälle, die ungenügend dokumentiert sind. Entweder fehlen genaue Angaben über die neurologischen Ausfallerscheinungen oder die ursächliche Beziehung zur Periduralanästhesie wurde nicht genügend eruiert.

## Therapeutische und prognostische Gesichtspunkte

Nach der Erfassung der neurologischen Ausfallserscheinungen soll zunächst präzisiert werden, ob die Ursache dieser Ausfälle tatsächlich mit der Periduralanästhesie in Verbindung steht. Die Prognose der besprochenen neurologischen Komplikationen hängt von verschiedenen Faktoren ab:

- eigentliche Ursache des Krankheitsbildes
- Schwere des neurologischen Defizits
- Wirkung der Behandlung, falls eine solche existiert
- Zeitpunkt des Therapiebeginnes.

Solche Gesichtspunkte benötigen keine weitere Erläuterung. So ist es klar, daß eine unvollständige Paraparese infolge eines epiduralen Hämatoms eine relativ günstige Prognose besitzt, falls die dekompressive Laminektomie rechtzeitig vorgenommen wurde. Zeigt dagegen eine komplette Paraparese 24 Stunden nach der Entlastungsoperation noch keine Rückbildungstendenz, ist meistens mit endgültigen schwerwiegenden Lähmungserscheinungen zu rechnen.

Die beste Prognose wird durch die Vorbeugung der Komplikationen der angewandten Anästhesieform erzielt.

Vor jeder Anästhesie soll der Zustand des Patienten bestens untersucht werden. Beim Vorliegen entzündlicher Erkrankungen des Zentralnervensystems und bei allgemeiner Blutungsneigung soll von einer Periduralanästhesie Abstand genommen werden.

Erkrankungen, die zu einer allfälligen Rückenmarkssymptomatik führen können wie der Vitamin B-12-Mangel und primäre Erkrankungen des Zentralnervensystems stellen relative Kontraindikationen zur Periduralanästhesie dar. Zu den prophylaktischen Maßnahmen gehören selbstverständlich das gute Beherrschen der angewandten Anästhesietechnik und die strengen aseptischen Bedingungen. Durch gute Kenntnisse der anatomischen Verhältnisse sind Duraverletzungen vermeidbar. Wurzelverletzungen und ungewollte intravenöse Punktionen sollten ebenfalls sofort erkannt werden.

Falls während der Punktion segmental angeordnete Schmerzen oder Parästhesien auftreten, ist eine Nadelkorrektur vorzunehmen. Wird Blut spontan oder nach der Aspiration gewonnen, ist es ratsam, auf die Injektion zumindest in diesem Segment zu verzichten. Es ist empfehlenswert, vor der Injektion jeglichen Lokalanästhetikums eine Aspiration in zwei Ebenen vorzunehmen.

Was die Applikation des Lokalanästhetikums selbst betrifft, soll man sich strengstens an die Regel halten, daß nur die erforderliche Konzentration und die minimal ausreichende Lösungsmenge des gewählten und geeigneten Lokalanästhetikums gebraucht werden darf. Schlußendlich soll bei jeder Periduralanästhesie durch strenge Überwachung während der ganzen Operation ein Blutdruckabfall vermieden werden.

## II. Andere "wirbelsäulenahe" Anästhesieformen (11)

Die damit in Zusammenhang stehenden Komplikationen sollen kurz zusammengefaßt werden.

### 1. Kaudalanästhesie

Hier besteht die Gefahr einer nicht erkannten subduralen Injektion.

### 2. Paravertebralanästhesie

Gelegentlich kann eine Periduralanästhesie infolge Infiltration des Lokalanästhetikums durch die Foramina intervertebralis auftreten. Eine Spinalanästhesie tritt nur dann auf, wenn eine Punktion der durch die Foramina intervertebralis austretenden Duramanschetten stattfindet.

### 3. Supraklavikuläre Plexusanästhesie

Eine Gefahr ist durch die unbeabsichtigte Pleurapunktion gegeben. Durch Diffusion über die Duramanschetten kann einmal eine hohe Periduralanästhesie auftreten.

Im übrigen können Paravertebral- und Plexusanästhesien gelegentlich mechanische bzw. neurotoxische Schädigungen mehrerer Nervenwurzeln bzw. Plexusanteile verursachen.

### 4. Interkostalblockade

Hier besteht das Risiko einer möglichen Pleurapunktion mit nachfolgendem Pneumothorax.

Zusammenfassung

Es werden im ersten Teil die direkten Komplikationen der Periduralanästhesie (traumatische, hämorrhagische, toxische und infektiöse Ursachen) und die dem Anästhesieort entfernten neurologischen Komplikationen wie die totale Spinalanästhesie und die Hirnnervenlähmungen geschildert. Die pathogenetischen, prognostischen und insbesondere prophylaktischen Aspekte werden erläutert.

Im zweiten Teil werden, kurz zusammengefaßt, die Komplikationen der Kaudalanästhesie, Paravertebralanästhesie, supraklavikulärer Plexusanästhesie und der Interkostalblockade erwähnt.

Literatur

1. Berman RS, Eisele JH (1978) Bacteremia, spinal anesthesia and development of meningitis
2. Briggs RS, May AE, Gergis MI (1978) Persistent orthostatic hypotension after epidural analgesia. Brit Med J 1:892-893
3. Dawkins CJM (1969) An analysis of the complications of epidural and caudal block. Anaesthesia 24:554-563
4. Evans JM, Cauci CA, Watkins G (1975) Horner's syndrome as a complication of lumbar epidural block. Anaesthesia 30:774-777
5. Huismans H (1979) Augenmuskelstörung nach Spinalanästhesie. Klin Mbl Augenheilk 174:735-738
6. Katz JD, Krich LB (1976) Acute febrile reaction complicating spinal anaesthesia in a survivor of malignant hyperthermia. Canad Anaesth Soc J 23:285-289
7. Klimanek J, Majewski MW, Walencik K (1976) A case of malignant hyperthermia during epidural analgesia. Anaesth Resus Inten Therap 4:143-145
8. Lee JJ, Roberts RB (1978) Paresis of the fifth cranial nerve following spinal anesthesia. Anesthesiology 49:217-218
9. Loders FJ (1977) Teil-Parese des Nervus statoacusticus – eine seltene Komplikation der Spinalanaesthesie. Anaesthesist 26:202-203
10. Mohan J, Potter JM (1975) Pupillary constriction and ptosis following caudal epidural analgesia. Anaesthesia 30:769-773
11. Nolte H (1978) Zum Risiko der Regionalanästhesie. Prakt Anästh 13:351-355
12. Owusu-Afram J, Schiffter R (1977) Bulbärhirn-Syndrom bei Epiduralanaesthesie mit Bupivacain. Anaesthesist 26:196-201
13. Ravindran RS, Bond VK, Tasch MD, Gupta CD, Luerssen TG (1980) Prolonged neural blockade following regional analgesia with 2-chloroprocaine. Anesthesia and Analgesia 59:447-451
14. Saady A (1976) Epidural abscess complicating thoracic epidural analgesia. Anesthesiology 44:244-246
15. Usubiaga JE (1975) Neurological complications following epidural anesthesia. Int Anesthesiol Clin 13:1-153
16. Woerth SD, Bullard JR, Alpert CC (1977) Total spinal anesthesia, a late complication of epidural anesthesia. Anesthesiology 47: 380-381

# Nebenwirkungen der Antikoagulantien am Nervensystem

H. Gänshirt und G. Haack

## 1. Einleitung

Die unerwünschten Wirkungen von Antikoagulantien werden zweckmäßigerweise aufgetrennt in Nebenwirkungen und in Komplikationen, diese wiederum verursacht entweder durch Heparine oder durch orale Antikoagulantien. Nebenwirkungen der Heparine, die den Nervenarzt angehen, sind die Dysaesthesia pedis, die Impotenz, die allerdings fraglich ist, und die Osteoporose. Letztere verrät sich nicht durch Veränderung der Phosphatasen oder der Parathyreoidfunktionen. An sie ist stets zu denken, wenn bei Heparinlangzeitbehandlung chronische Rückenschmerzen auftreten. Die Alopezie, Kopfhaar und Augenbrauen betreffend, hängt wahrscheinlich mit dem Schwefelgehalt der Heparine (sulfatierte Mucopolysaccharide) zusammen. Von den oralen Antikoagulantien sind die gastrointestinalen Störungen besonders beim Coumarin bekannt. Die blauen Zehen und nekrotisierende Hautblutungen stellen auch Nebenwirkungen der Indandione dar, die wegen ihres knochenmarksdepressorischen Effektes, ihrer Leber- und Nierentoxizität bei uns so gut wie nicht verwendet werden.

Sämtliche Antikoagulantien können zu petechialen Blutungen, Epistaxis, Hämoptise oder Hämaturie Anlaß geben. Diese Symptome sind wichtig, weil sie Vorboten einer ernsten Antikoagulantienkomplikation darstellen können. Blutungsmanifestationen sind in 5 - 10 % der Behandelten zu erwarten, in jedem 5. Fall hiervon – das sind 1 - 2 % – wird die Blutung zur Komplikation, davon wiederum endet etwa jeder 15. Fall fatal (Übersicht bei 64).

Blutungen können unter Antikoagulation in ziemlich allen Organen auftreten: Neben den intrakraniellen und spinalen gibt es solche in den Magen-Darmtrakt, die Lunge, die Harnwege, die serösen Höhlen, Gelenke, Periost, Schleimhäute (Nase, Konjunktiven, Cavum uteri).

## 2. Antikoagulantien-Komplikationen

Zwischen den Blutungsnebenwirkungen und den Blutungskomplikationen besteht lediglich ein gradueller Unterschied. Während aber die Nebenwirkungen seltener den Nervenarzt angehen, stehen die Komplikationen für ihn ganz im Vordergrund, wenn man sich vor Augen hält, daß die intrakraniellen Blutungen vor den gastrointestinalen die häufigste Todesursache durch Antikoagulantien darstellen. Angstwurm und Frick (2) schätzen die Häufigkeit der Blutungskomplikationen auf 0,1 bis 0,01 % der behandelten oder auf 2084 Behandlungsmonate (= 174 Jahre) eine Blutung ins Nervensystem. Die höchste Mortalität hat nach wie vor das intracerebrale Hämatom, gefolgt vom Subduralhämatom und der Subarachnoidalblutung.

2.1 Das *intracerebrale Hämatom* ist die häufigste intrakranielle Blutungskomplikation und die mit der höchsten Mortalität. Wenn die Zahl der spontanen intracerebralen Blutungen in Europa ebenso rückläufig sein sollte wie in den USA (22), so dürfte dies nicht für die Antikoagulantienhämatome gelten. Besonders gefährdet sind verständlicherweise Fälle, die wegen Hirngefäßerkrankungen antikoaguliert werden. Sie tragen ein achtfach erhöhtes Blutungsrisiko ins Gehirn (68). Gefährdet sind auch Fälle mit unbefriedigend eingestellter arterieller Hypertension. Die Letalität liegt nach Angaben des Schrifttums zwischen 30 % und 90 %; von unseren 10 Fällen, das sind 7 % unserer intracerebralen Blutungen, starben 4. Nach neurochirurgischen Erfahrungen erreicht die Antikoagulantienblutung ins Gehirn unter den intracerebralen Hämatomen sogar 15 % (50). Überwiegend fanden wir ausgedehnte Lappenblutungen neben einem Stammganglienhämatom. Levi und Stula (34) teilen auch einen Fall eines intracerebellären Hämatoms mit. Nach unserer Erfahrung zeichnen sich die antikoagulantieninduzierten intracerebralen Blutungen häufig durch ein ausgedehntes periläsionelles Hirnödem aus.

2.2 Dem *Subduralhämatom* unter Antikoagulation ist in der Literatur bevorzugte Aufmerksamkeit geschenkt worden (2, 4, 19, 28, 32, 34, 40, 45, 56, 66, 69, 71). Die nachweislich erste Publikation hierzu geht auf das Jahr 1944 zurück (56). Am Mount Sinai in New York machte es in einer 5-Jahres-Periode 12 % aller Subduralhämatome aus (40), in Zürich 4,8 % (28), in Leiden in einem 20-Jahres-Zeitraum sogar 22 % (71). Das Subduralhämatom durch Antikoagulantien zeichnet sich durch eine Reihe von Besonderheiten aus:

1. Ein Trauma in der Anamnese ist selten, wenn vorhanden, ist das freie Intervall kurz.
2. Die Hämatome sind häufig doppelseitig, nämlich in fast jedem 2. Fall.
3. Die Letalität ist deutlich höher als beim Subduralhämatom anderer Genese.
4. Das männliche Geschlecht ist weit häufiger betroffen als das weibliche; ein Verhältnis, das relativiert wird durch die Tatsache, daß Subduralhämatome überhaupt bei Männern häufiger sind und Männer häufiger antikoaguliert werden.
5. Eine Antikoagulantien-Überdosierung wurde beim Subduralhämatom auffallend häufig gefunden.

Die Sterblichkeit der Subduralhämatome, bis Mitte der 70er Jahre mit 40 % angegeben, dürfte gerade unter der Antikoagulantien-Gruppe gesunken sein seit Einführung der Computertomographie (CT). Die vordem notwendige Angiographie machte eine Anhebung des Prothrombinwertes erforderlich, die Zeit kostete, und die Probebohrung war nur zu vertreten, wenn die Diagnose hinlänglich sicher war (32).

2.3 Die *Subarachnoidalblutung* unter Antikoagulation kommt im Schrifttum etwas stiefmütterlich weg (2, 4, 7, 26, 66). Nach Angstwurm und Frick (2) überwiegt das männliche Geschlecht, der Hypertonie soll keine Bedeutung zukommen, jedoch wie bei den Subduralhämatomen der übertriebenen Antikoagulation. Die Mortalität ist mit 50 % hoch. In unserem Krankengut war die Subarachnoidalblutung so häufig wie das Subduralhämatom, ihre Letalität aber höher.

Tabelle 1. Antikoagulantienkomplikationen, Spinale epidurale Hämatome, Lokalisation (nach Schicke und Seitz 1970)

| | | |
|---|---|---|
| Zervikal | 9 % | |
| Zerviko-thorakal | 13 % | |
| thorakal | 38 % | 63 % |
| thorako-lumbal | 25 % | |
| lumbal | 15 % | |

2.4 Die ersten *spinalen Blutungen* unter gerinnungshemmender Therapie wurden 1954 (3) und 1955 (11) mitgeteilt. Schon 6 Jahre danach berichtete Weigert (65) im deutschen Schrifttum. Gold (25) zählte 1964 einen Fall unter 5 spontanen spinalen Hämatomen. Im gleichen Jahr wurde der erste Schweizer Fall von Levy und Klingler (35) publiziert. Inzwischen sind zahlreiche weitere Fälle mitgeteilt worden (2, 30, 35, 37, 43, 44, 58, 67, 70).

Die antikoagulantienindizierten epiduralen spinalen Hämatome unterscheiden sich symptomatologisch von jenen anderer Genese nicht. Sie haben ihre Vorzugslokalisation thorakolumbal, wie aus der Übersicht von Schicke und Seitz (54) hervorgeht (Tabelle 1). Diese Autoren haben einen eigenen Fall mit Brown-Séquard-Syndrom beigetragen. In der Mehrzahl besteht ein Liquorstopsyndrom und ein entsprechendes Myelogramm. Dabei finden sich die Hämatome stets auf der dorsalen Fläche des Rükkenmarks und nach kranial und kaudal ausgeschwänzt. Der Liquor kann aber auch normal sein und das Myelogramm unauffällig (53, 54).

Die Prognose der spinalen Blutungen ist nicht besonders günstig. Etwa 60 % der Fälle werden gebessert oder gar symptomfrei, 20 % bleiben ungebessert und 20 % versterben an Frühkomplikationen (25, 54) (Tabelle 2).

Tabelle 2. Antikoagulantienkomplikationen, Spinale epidurale Hämatome, Verlauf

| | | gebessert oder symptomfrei | ungebessert | verstorben |
|---|---|---|---|---|
| Gold (1963) | 44 Fälle | 57 % | 20 % | 23 % |
| Schicke u. Seitz | 53 Fälle | 64 % | 17 % | 19 % |

Das spinale Hämatom unter Antikoagulantien ist auch noch unter dem Aspekt einer zusätzlichen ärztlichen Maßnahme, nämlich der Lumbalpunktion, zu betrachten. Schon 1950 berichtete Phelps (47) über einen Fall, der unter Dicumarol stand und bei dem nach einer Lumbalpunktion (LP) ein spinales Hämatom auftrat. Weitere derartige Berichte folgten alsbald (1, 14, 18, 29, 36, 55). Heute dürfte allgemein anerkannt sein, daß eine Lumbalpunktion bei Quickwerten unter 50 oder unter Vollheparinisierung kontraindiziert ist, dank des CT auch meist nicht mehr dringlich. Darüber hinaus kann aber auch die allzu früh nach einer LP erfolgte Antikoagulation noch ein spinales Hämatom provozieren. Ruff und Dougherty (52) verfolgten 2 Gruppen von jeweils 342 Fällen über 10 Jahre und stellten fest, daß auch eine bis zu einer Stunde *nach* einer LP begonnene Antikoagulation das spinale Blutungsrisiko noch signifikant steigert. Dabei sind Lebensalter, Geschlecht, Blutdruck, Diabetes, kardiale Erkrankungen ohne Einfluß.

2.5 *Periphere Nervenlähmung*. Mit Abstand meist betroffen ist der N. femoralis, die Mitteilungen in der Literatur hierzu sind zahlreich. In der großen Übersicht über Schädigungen des N. femoralis von Regli und Haynal (49) findet sich bemerkenswerterweise aber noch kein Antikoagulantienfall. 1965 berichtete Prill (48) im deutschen Schrifttum über Antikoagulantienschädigung des N. ischiadicus, Angstwurm und Frick (2) über eine doppelseitige Lähmung beider Oberarme, 1966 Hartwell und Kurtay (27) über ein Carpaltunnelsyndrom unter Antikoagulation. Iliopsoashämatome mit Femoralislähmung bei Hämophilen sind seit 1939 bekannt (61). Mitteilungen über antikoagulantieninduzierte Femoralislähmungen häufen sich seit 1966 (5, 6, 9, 12, 13, 15, 17, 21, 23, 24, 31, 33, 59, 60, 62, 63, 72, 73). Es wurde auch behauptet, daß unter Heparin die Hämatome ein Frühsymptom seien (60), unter oralen Antikoagulantien hingegen eine Spätkomplikation (13, 20). Die Verabreichung von Heparin intramuskulär in den Oberschenkel, die längst verpönt ist, hat zu kunstvollen Theorien der Hämatombildung im kleinen Becken Anlaß gegeben, die durch anatomische Untersuchungen von Nobel und Mitarbeiter (42) Auftrieb erhielten, weil sich zeigen ließ, daß die Fascienlogen und Recessus in dieser Region eine kontinuierliche Verbindung zwischen Oberschenkel und Diaphragma herstellen. Diese Hypothesen erklären jedoch die Psoashämatome bei oraler Antikoagulation keineswegs.

Praktisch wichtig bleibt bei all dem die Tatsache des ganz bevorzugten Betroffenseins des N. femoralis, gefolgt vom Plexus lumbalis (8, 16, 20, 46) und N. ischiadicus (33, 38, 48). In unserem Krankengut von 5 peripheren Antikoagulantienlähmungen befindet sich eine traumatische und zusätzlich durch Phenylbutazon ausgelöste Blutung in den M. tibialis ant. mit einem Tibialis anterior-Syndrom, was bisher in der Literatur nicht beschrieben ist.

Das hervorstechende Symptom des Iliopsoashämatomes ist der akute und überaus heftige Schmerz in der Leistenbeuge, der zur Lende und in den Oberschenkel ausstrahlt. Das betroffene Bein liegt leicht gebeugt und außenrotiert. Nach Stunden bis Tagen folgt dem Schmerz die Femoralislähmung.

Die typischen Fehldiagnosen sind: Diskusprolaps, Oberschenkelhalsbruch, Coxarthrose, eingeklemmte Leisten- oder Schenkelhernie, Appendicitis, Nierenkolik und bei doppelseitigen Hämatomen, worüber Cramer (12) und Young (72) berichtet haben, auch spinale Blutung. Auf die richtige Fährte führt selbstredend die Vormedikation, die Bestimmung der Prothrombinzeit, ein Hämoglobinabfall und allenfalls begleitende petechiale Hautblutungen. Ein vorausgehendes Trauma kann nur selten eruiert werden (12, 13, 72).

Während früher gelegentlich der Tastbefund helfen konnte und die Beckenübersichtsaufnahme mit Darstellung des Psoasschattens, ist die apparativdiagnostische Maßnahme der Wahl heute die Beckencomputertomographie (10, 39, 57).

Die Prognose der Femoralislähmungen ist bei abwartender Haltung nur in einzelnen Fällen günstig (51), in der Regel aber eher enttäuschend (72). Deshalb wird von der Mehrzahl der Autoren die alsbaldie operative Hämatomentfernung gefordert (5, 13, 31, 33, 57, 62, 72). Bei

Tabelle 3. Antikoagulantienkomplikationen 1970 - 1982
Neurologische Universitäts-Klinik, Heidelberg

| | ♂ | ♀ | S |
|---|---|---|---|
| Zahl der Fälle | 19 | 13 | 32 |
| Durchschnittsalter (Jahre) | 57,4 | 54,6<br>(25-72) | 56,0 |
| Behandlungsdauer (Monate) | 42,5 | 35,3<br>(05-168) | 39,0 |

Tabelle 4. Antikoagulantienkomplikationen 1970 - 1982
Neurologische Universitäts-Klinik, Heidelberg

| Auslösende Faktoren | n | |
|---|---|---|
| Trauma | 5 | |
| Phenylbutazon | 2 | |
| Spontan | 21 | |
| Andere | 5 | |
| Defäkation | | 2 |
| Kohabitation | | 1 |
| Motorradfahren | | 1 |
| i.m. Injektion | | 1 |
| | 33 | |

(In einem Fall Trauma + Phenylbutazon)

Verzicht auf operative Therapie können die Schmerzen sich über Monate hinziehen (38), die Lähmungen über Jahre persistieren (72).

2.6 Unser *Heidelberger Krankengut* kommt auf 32 Fälle im Verlauf von 13 Jahren, wobei Männer überwiegen. Das Durchschnittsalter beträgt 56 Jahre, ein statistisch signifikanter Unterschied zwischen den Geschlechtern hinsichtlich des Lebensalters besteht nicht. Die Behandlungsdauer bis zum Auftreten der Komplikation ist außerordentlich variabel, sie reicht von 1/2 Monat bis zu 14 Jahren. Mit Ausnahme eines Heparin-Falles handelt es sich um Marcumar-Komplikationen (Tabelle 3). Auslösende Faktoren ließen sich in 11 Fällen eruieren, 21 Blutungen erfolgten spontan (Tabelle 4). An der Spitze steht mit 10 Fällen – 31 % – die intracerebrale Blutung, sie hatte mit 40 % die höchste Mortalität. Subduralhämatome und Subarachnoidalblutungen stellen weitere 10 Fälle, so daß die intrakraniellen Blutungen insgesamt in unserem Krankengut 62 % ausmachen, die spinalen Blutungen 22 %, die peripheren 16 % (Tabelle 5).

Gründe für die Antikoagulation waren in der überwiegenden Zahl der Fälle – und dies entspricht vollkommen den Erfahrungen des Schrifttums – nicht neurologische Krankheiten, sondern internistische, nämlich kardiale Erkrankungen, periphere Thrombosen und Lungenembolie. Eine arterielle cerebrale Verschlußkrankheit war nur in einem von 32 Fällen Grund zur Antikoagulation, das sind 3 % (Tabelle 6).

Tabelle 5. Antikoagulantienkomplikationen 1970 - 1982
Neurologische Universitäts-Klinik, Heidelberg

| Art der Komplikation | ♂ | ♀ | S | ✝ | |
|---|---|---|---|---|---|
| Intracerebrales Hämatom | 5 | 5 | 10 | 4 | |
| Subduralhämatom | 3 | 2 | 5 | 1 | 20 |
| Subarachnoidalblutung | 3 | 2 | 5 | 2 | |
| Spinales epidurales Hämatom | 2 | 3 | 5 | - | 7 |
| Hämatomyelie | 2 | - | 2 | - | |
| Periphere Blutung | 5 | - | 5 | - | 5 |
| | 20 | 12 | 32 | 7 | |

Tabelle 6. Antikoagulantienkomplikationen 1970 - 1982
Neurologische Universitäts-Klinik, Heidelberg

| Grundkrankheiten | |
|---|---|
| Arterielle cerebrale Verschlußkrankheit | 1 |
| Arterielle periphere Verschlußkrankheit | 4 |
| Thrombose, Lungenembolie | 13 |
| Herzfehler, Herzrhythmusstörungen | 8 |
| Herzinfarkte | 11 |
| | 37 |

(5 Kranke wurden wegen mehr als einer Grundkrankheit antikoaguliert)

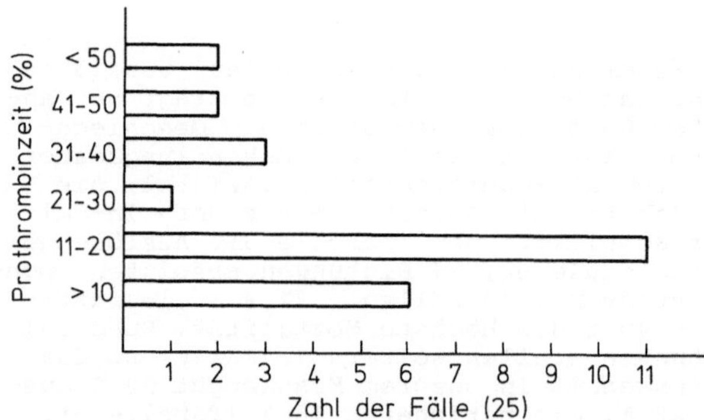


Abb. 1. Antikoagulantienkomplikationen 1970 - 1982. Neurologische Universitäts-Klinik, Heidelberg

Die Prothrombinzeit – bei 25 Fällen bestimmt – war in knapp 24 % im gefährlichen Bereich, in 44 % der Fälle im therapeutischen, in 32 % lag sie sogar darüber (Abb. 1). Hierzu ist anzumerken, daß die aktuellen Quickwerte zu Beginn der Blutung häufig nicht erfaßt worden sind und daß mit der Einphasenmethode von Armand James Quick nicht die Faktoren VIII-X bestimmt werden. Sinken diese isoliert ab, bleibt der Quick ideal, dennoch kann es zur Blutung kommen. Hierauf haben Neundörfer und Kayser-Gatchalian (41) aufmerksam gemacht. Bedauerlicher als die Unsicherheiten der Labormethoden ist die Feststellung in einer Vielzahl unserer Komplikationsfälle, daß eine Indikation zur Antikoagulation zum Zeitpunkt des Auftretens der Komplikation gar nicht mehr bestanden hat. So wird nicht selten nach Beendigung eines Krankenhausaufenthaltes, bei dem zur Thrombosebehandlung oder -prophylaxe antikoaguliert wurde, die gerinnungshemmende Therapie über Monate und sogar über Jahre ohne jede Indikation fortgeführt.

2.7 Die Behandlung der Antikoagulantien-Zwischenfälle besteht logischerweise im Absetzen der gerinnungshemmenden Therapie, was in manchen Fällen allerdings zu erneuter ernster Bedrohung durch die Grundkrankheit führt. Nicht wenige Kranke überstanden auf diese Weise die Antikoagulantienkomplikation, starben aber kurze Zeit danach an der nicht mehr behandelten Grundkrankheit.

Wo Gefahr im Verzug ist, wird die Heparinmedikation nach wie vor durch Protaminsalze gestoppt. Die Hypokoagulabilität durch orale Antikoagulantien läßt sich rasch aufheben durch Substitution der Gerinnungsfaktoren II, VII, IX und X mittels Faktorenkonzentrat in Form von PPSB-Plasma. Vitamin K 1 (Konakion) ist angezeigt, wenn genügend Zeit zur Verfügung steht. Mit Ausnahme des intracerebralen Hämatoms und der Subarachnoidalblutung erweist sich die Hämatomentleerung als die Methode der Wahl, auch bei den Psoashämatomen, beim subduralen und beim epidural spinalen Hämatom ist sie eine Notwendigkeit.

2.8 Aus dem Gesagten sind einige beherzigenswerte *Schlußfolgerungen* zu ziehen.

1. Eine Antikoagulation bedarf stets und zu jeder Zeit einer strengen Indikation.
2. Die Antikoagulation bei cerebralen Gefäßprozessen darf erst einsetzen, wenn die relativen Kontraindikationen, hier insbesondere die arterielle Hypertonie, befriedigend beherrscht sind. Sie ist auf wenige Monate zu begrenzen. Fälle mit abgelaufenem Hirninfarkt oder mit erkennbaren Erweichungsherden im CT sind von einer Antikoagulation auszuschließen.
3. Medikamente, die die Hypokoagulabilität verstärken können – Phenylbutazon, Salicylsäure, darmsterilisierende Sulfonamide oder Antibiotika – sind zu meiden.
4. Es darf angenommen werden, daß zahlreiche Fälle der Literatur mit ernsten Antikoagulantienkomplikationen an nicht erkannter oder zu leicht genommener Niereninsuffizienz, Leberschädigung oder chronischer Herzdekompensation gelitten haben oder gar eine nicht erkannte Gefäßmißbildung hatten.
5. Die Antikoagulation von Fällen mit cerebralen Kreislaufstörungen, gleich welcher Art, ohne ein vorausgehendes Computertomogramm muß heute als Kunstfehler angesehen werden. Auch ein sackförmiges Aneurysma oder ein kleines Angiom macht gelegentlich einmal nur transitorisch ischämische Attacken.

6. Vor Ansetzen einer Antikoagulantienbehandlung hat man sich darüber klar zu werden, wann und unter welchen Voraussetzungen sie zu beenden ist.

Literatur


1. Alderman DB (1956) Extradural spinal cord hematoma: Report of a case due to dicumarol and review of the literature. N Engl J Med 255:839-842
2. Angstwurm H, Frick E (1967) Nil nocere! Neurologische Komplikationen der Antikoagulantientherapie. Münch med Wschr 109:1103-1109
3. Arieff AJ, Pyzik SW (1954) Paraplegia following excessive bishydroxycoumarin (dicumarol) therapy. Arch Neurol Psychiat 71:517
4. Barron KD, Fergusson G (1959) Intracranial hemorrhage as a complication of anticoagulant therapy. Neurology 9:447-455
5. Brantigan JW, Owens ML, Moody FG (1976) Femoral neuropathy complicating anticoagulant therapy. Amer J Surg 132:108-109
6. Butterfield WC, Neviaser RJ, Roberts MP (1972) Femoral neuropathy and anticoagulants. Ann Surg 176:58-61
7. Carter AB (1960) The immediate treatment of cerebral infarction. Lancet I:345-351
8. Chiu WS (1976) The syndrome of retroperitoneal hemorrhage and lumbar plexus neuropathy during anticoagulant therapy. South Med J 69:595-599
9. Chianci PE, Piscatelli RL (1969) Femoral neuropathy secondary to retroperitoneal hemorrhage. J Amer med Assoc 201:1100-1101
10. Cisternino SJ, Neuman HL, Malave SR (1979) Diagnosis of retroperitoneal hemorrhage by serial computed tomography. J Comput Assist Tomogr 3:686-688
11. Cloward RB, Yuhl ET (1955) Spontaneous intraspinal hemorrhage and paraplegia complicating dicumarol therapy. Neurology 5:600-602
12. Cramer H (1978) Femoralisneuropathie als Komplikation bei Antikoagulantienbehandlung. Krankenhausarzt 51:139-142
13. Cramer H, Dietz V (1980) Das Kompressionssyndrom des Nervus femoralis bei retroperitonealer Raumforderung. Nervenarzt 51:483-487
14. De Angelis J (1972) Hazards of subdural and epidural anesthesia during anticoagulant therapy. Anesth Analg 51:676-679
15. De Bolt WL, Jordan JC (1966) Femoral neuropathy from heparin hematoma. Report of two cases. Bull Los Angeles neurol Sci 31:45-50
16. De Sousa A, Schneider C, Knobel P, De Crousaz G, Regli F (1981) Neuropathies crurales et du plexus lombaire sous traitement anticoagulant. Schweiz med Wschr 111:1474-1479
17. Dhaliwal GS, Schlagenhauff RE, Megahed SM (1976) Acute femoral neuropathy induced by oral anticoagulation. Dis Nerv Syst 37:539-541
18. Dooley DM, Permutter I (1964) Spontaneous intracranial hematomas in patients receiving anticoagulation therapy: surgical treatment. J Amer med Assoc 187:396-398
19. Eisenberg MM (1959) Bishydroxycoumarin toxicity. J Amer Med Assoc 170:2181
20. Emery S, Ochoa J (1978) Lumbar plexus neuropathy resulting from retroperitoneal hemorrhage. Muscle and Nerve 1:330-334
21. Fearn CB (1968) Iliacus haematoma syndrome as a complication of anticoagulant therapy. Brit Med J 4:97-98
22. Furlan AJ, Whisnant JP, Elveback LR (1979) The decreasing incidence of primary intracerebral hemorrhage: a population study. Ann Neurol 5:367-373
23. Gallois P, Dhers A, Badarou G (1967) Deux cas de paralysis nerveuse péripherique par hématome spontané au cours de traitement anticoagulant. Lyon méd 218:401-407

24. Gilbert JC (1970) Femoral neuropathy and retroperitoneal hemorrhage. J Amer med Assoc 211:501
25. Gold ME (1963) Spontaneous spinal epidural hematoma. Radiology 80:823-828
26. Groch SN, Hurwitz LJ, McDevitt E, Wright IS (1959) Problems of anticoagulant therapy in cerebrovascular disease. Neurology 9: 786-793
27. Hartwell SW jr, Kurtay M (1966) Carpal tunnel compression caused by hematoma associated with anticoagulant therapy. Report of a case. Cleveland Clin Quart 33:127-129
28. Huguenin P (1967) Das intrakranielle Subduralhämatom unter Antikoagulantienbehandlung. Schweiz Arch Neurol Neurochir Psychiat 100:38-69
29. Joosten EM, Hommes OR, Meijer E (1970) Spinal arachnoideaal bloedstolsel als complicatie van een lumbale puntile gedurende therapie met anticoagulantia. Ned T Geneesk 114:1364-1366
30. Kaplan LI, Denker PG (1949) Acute non-traumatic spinal epidural hemorrhage. Amer J Surg 78:356-361
31. Kettelkamp DB, Powers SR (1969) Femoral compression neuropathy in hemorrhagic disorders. Arch Surg 98:367-368
32. Klingler M (1966) Intrakranielle Blutungen bei Antikoagulantientherapie. Schweiz Arch Neurol Psychiat 98:20-25
33. Kubacz GJ (1971) Femoral and sciatic compression neuropathy. Brit J Surg 58:580-582
34. Lévy A, Stula D (1971) Neurochirurgische Aspekte bei Antikoagulantienblutungen im Zentralnervensystem. Dtsch Med Wschr 24:1043-1048
35. Levy WM, Klingler M (1964) Das spontane spinale epidurale Haematom. Acta neurochir 11:530-544
36. Lin TH (1961) Paraplegia caused by epidural hemorrhage of spine. J Int Coll Surg 36:742-749
37. Markham JW, Lynge HN, Stahlman GEB (1967) The syndrome of spontaneous spinal epidural hematoma. J Neurosurg 26:334-341
38. Mehrota TN (1967) Phenindione induced neuropathy. Brit Med J 3: 218-219
39. Mendez G, Isikoff MB, Hill MC (1980) Retroperitoneal process involving the psoas demonstrated by computed tomography. J Comput Assist Tomogr 4:78-82
40. Nathanson M, Cravioto H, Cohen B (1958) Subdural hematoma related to anticoagulation therapy. Ann Intern Med 49:1368-1372
41. Neundörfer B, Kayser-Gatchalian C (1970) Periphere Nervenlähmungen als Komplikation bei Antikoagulantientherapie. Schweiz med Wschr 100:2069-2073
42. Nobel W, Marks SC, Kubik S (1980) The anatomical basis for femoral nerve palsy following iliacus hematoma. J Neurosurg 52:533-540
43. Oldenkott P, Driesen W (1966) Spontanes epidurales Hämatom im Brustwirbelkanal während Antikoagulantienlangzeitbehandlung. Med Welt NF 17:305
44. Oldenkott P, Preger R, Todorow S (1981) Spinale epidurale Hämatome und Antikoagulantienbehandlung. Med Welt NF 32:46-49
45. Pan A, Rogers AG, Pearlman D (1960) Subdural hematoma complicating anticoagulant therapy. Canad Med Ass J 82:1162-1164
46. Patten BM (1969) Neuropathy induced by hemorrhage. Arch Neurol 21:381-386
47. Phelps ET (1950) The dangers of dicumarol therapy. M Clin North America 34:1791
48. Prill A (1965) Ischiadikuslähmungen als Komplikation unter Antikoagulantienbehandlung. Med Welt NF 16:307
49. Regli F, Haynal A (1964) Schädigungen des Nervus femoralis. Schweiz med Wschr 94:147-155
50. Reinhardt H, Huber E (1982) Intracranial hemorrhages under anticoagulant therapy. Acta Neurochir 62:124

51. Ritter G, Poser S, Duensing F (1976) Periphere Nervenschäden unter Antikoagulantientherapie. Verh Dtsch Ges Inn Med 82:687-689
52. Ruff RL, Dougherty JH (1981) Complications of lumbar puncture followed by anticoagulation. Stroke 12:879-881
53. Sadka M (1953) Epidural spinal hemorrhage with a report of two cases. M J Australia 2:669-672
54. Schicke R, Seitz D (1970) Spinales epidurales Hämatom unter Antikoagulantientherapie. Dtsch Med Wschr 95:275-277
55. Senelik RC, Norwood CW, Cohen GH (1976) "Painless" spinal epidural hematoma during anticoagulant therapy. Neurology 26:213-215
56. Shleven E, Lederer E (1944) Uncontrollable hemorrhage after dicumarol therapy with autopsy findings. Ann Intern Med 21:332
57. Simeone JF, Robinson F, Rothman SLC, Jaffe CC (1977) Computerized tomographic demonstration of a retroperitoneal hematoma causing femoral neuropathy: Report of two cases. J Neurosurg 47:946-948
58. Spurny OM, Rubin S, Wolf JW, Wu WQ (1964) Spinal epidural hematoma during anticoagulant therapy. Arch intern Med 14:103
59. Stern MB, Spiegel P (1975) Femoral neuropathy as a complication of heparin anticoagulation therapy. Clin Orthop 106:141-142
60. Susens GP, Hendrickson CG, Mulder MJ, Sams B (1968) Femoral nerve entrapment secondary to a heparin hematoma. Ann intern Med 69: 575-579
61. Tallroth A (1939) Haemophilia with spontaneous haemorrhage in the ilio-psoas muscle followed by injury to the femoral nerve. Acta Chir Scand 17:195-196
62. Uncini A, Tonali P, Falappa P, Danza FM (1981) Femoral neuropathy from iliac muscle hematoma induced by oral anticoagulation therapy. J Neurol 226:137-141
63. Vigoroux RA, Roger J, Giraud M, Gosset A, Hassoun J, Duport P (1968) Paralysis crurales et traitement anticoagulant. Rev neurol 118:144-149
64. Vigran IM (1965) Clinical anticoagulant therapy. Lea and Febiger Philadelphia
65. Weigert M (1961) Akutes spinales epidurales Hämatom als Folge von Behandlung mit Antikoagulantien. Nervenarzt 32:85-89
66. Wells CE, Urrea D (1960) Cerebrovascular accidente in patients receiving anticoagulant drugs. Arch Neurol 3:553-558
67. Whaley RL, Lindner DW (1962) Spontaneous spinal epidural hemorrhage associated with anticoagulant therapy. Grace Hosp Bull (Detroit) 40:27
68. Whisnant JP, Cartlidge NEF, Elveback LR (1978) Carotid and vertebral-basilar transient ischemic attacks: effect of anticoagulants, hypertension, and cardiac disorders on survival and stroke occurrence – a population study. Ann Neurol 3:107-115
69. Wiener LM, Nathanson M (1962) The relationship of subdural hematoma to anticoagulant therapy. Arch Neurol 6:282-286
70. Winer B, Horenstein S, Starr AM (1959) Spinal epidural hematoma during anticoagulant therapy. Circulation 19:735-740
71. Wintzen AR, Tijssen JGP (1982) Subdural hematoma and oral anticoagulant therapy. Arch Neurol 39:69-72
72. Young MR, Norris JW (1976) Femoral neuropathy during anticoagulant therapy. Neurology 26:1173-1175
73. Zarranz JJ, Salisachs P (1979) Femoral neuropathy due to compression by retroperitoneal hemorrhage. J Neurol Sci 43:479-482

# Nebenwirkungen der medikamentösen Parkinson-Therapie

P.-A. Fischer

Die Möglichkeiten der medikamentösen Parkinson-Behandlung haben sich im letzten Jahrzehnt durch die Etablierung der L-Dopa-Therapie und die Einführung der Dopaminagonisten erheblich vergrößert. Für die praktische Anwendung stehen derzeit Anticholinergika, Amantadine, L-Dopa-Präparate und Dopaminagonisten zur Verfügung. Von allen Parkinsonmitteln sind eine Reihe verschieden ernster Nebenwirkungen bekannt, die es bei der Therapieplanung zu berücksichtigen und bei Problemen während der Langzeitanwendung zu bedenken gilt. Man kann sie in cerebrale und extracerebrale Nebenwirkungen einteilen. Beispiele für extracerebrale Nebenwirkungen sind Akkomodationsstörungen, Miktionsbeschwerden, Tachycardie, Obstipation nach Gabe von Anticholinergika oder Übelkeit, Erbrechen und chronische Appetitlosigkeit bei Therapie mit reinem Levodopa. Derartige Nebenwirkungen können im Einzelfall die Therapie in Frage stellen. Generell läßt sich jedoch zeigen, daß jeweils im Zuge der Fortentwicklung eines therapeutischen Prinzips eine Reduktion gerade der extracerebralen Nebeneffekte erreicht werden konnte. So sank die Zahl und Schwere der parasympathikolytischen Begleitsymptome nach Einführung synthetischer Anticholinergika gegenüber den Nebenwirkungen bei der reinen Atropintherapie und der Behandlung mit Pflanzentotalextrakten, wie etwa der Bulgarischen Kur. Bei der L-Dopa-Therapie konnten die gastrointestinalen Intoleranzerscheinungen durch die Entwicklung von Kombinationspräparaten mit peripher wirksamen Decarboxylaseinhibitoren weitgehend eliminiert werden. Eine Reduktion peripherer Nebenwirkungen zeichnet sich auch bei den Dopaminagonisten ab, wie etwa der Vergleich von Versuchspräparaten aus der Reihe der Ergotderivate mit dem bereits eingeführten Bromocriptin hinsichtlich kardiovaskulärer, speziell hypotoner Nebenwirkungen zeigt.

*Cerebrale Nebenwirkungen:* Hauptgegenstand der Erörterung sollen deshalb die cerebralen Nebenwirkungen der Parkinsonmittel sein, die sich meist nur um den Preis der Wirksamkeitsminderung reduzieren oder beseitigen lassen. Diese cerebralen Nebenwirkungen können nur richtig bewertet werden, wenn zuvor noch einmal auf eine Reihe allgemeiner Einflußfaktoren hingewiesen wird. Zu ihnen gehört die geänderte epidemiologische Situation mit Verschwinden der postencephalitischen und Überwiegen der idiopathischen Parkinson-Syndrome. Hiermit war eine Verschiebung des durchschnittlichen Erkrankungsalters in das 6. Lebensjahrzehnt verbunden. Es ist allgemein bekannt, daß sich Kranke höherer Lebensalter häufig durch eine Multimorbidität auszeichnen und deshalb bei Parkinson-Kranken mit großer Wahrscheinlichkeit Begleiterkrankungen zu erwarten sind. Bezüglich zusätzlicher cerebraler Veränderungen fanden wir bei computertomographischen Untersuchungen, daß bei etwa 50 % der Parkinson-Patienten vor Beginn der Behandlung extranigrale Hirnläsionen meist in Form kombinierter kortikaler und zentraler Atrophien vorliegen (2, 3, 8, 20). Die extranigralen Hirnläsionen zeigen eine deutliche Altersabhängigkeit. Abgesehen von der noch offenen Frage, ob es sich bei den Hirnatrophien um zur Krankheit gehörige Veränderungen oder um eine

Kombination mit primär parkinsonunabhängigen Altersveränderungen handelt, muß bei jeder Nebenwirkung die mögliche Bedeutung der extranigralen Hirnläsionen in Rechnung gestellt werden. Besonderer Beachtung bedarf das therapeutische Vorgehen. Nur in etwa einem Drittel der Fälle führen die primär behandelnden Ärzte eine Monotherapie durch (23). In der Mehrzahl werden die vielfältigen Kombinationsmöglichkeiten zwischen Anticholinergika, Amantadinen, Dopa-Präparaten und in den letzten Jahren auch Dopaminagonisten, mehr oder weniger komplett ausgeschöpft und damit eine Fülle von Interaktionen erzeugt, die für Nebeneffekte zumindest relevant sein können.

Endlich müssen alle Nebenwirkungen zur Erkrankungs- und Therapiedauer in Beziehung gesetzt werden. Erst bei Berücksichtigung des Zeitfaktors werden verschiedene Untersuchungskollektive vergleichbar, da bestimmte Nebenwirkungen sich in unterschiedlichen Therapiephasen häufen. Beispielhaft kann auf extracerebrale Nebenwirkungen oder Verstimmungszustände vor allem in der Einstellungsphase, die Häufung Pharmaka-induzierter Parkinsonpsychosen bei zunehmender Behandlungsdauer verwiesen werden.

Die cerebralen Nebenwirkungen sollen anhand eigener Befunde bei 350 Parkinson-Patienten dargestellt werden, die sich in Langzeitbehandlung unserer Klinik befinden und zwischen 1 und 12 Jahren regelmäßig kontrolliert wurden. In allen Fällen wurde zunächst eine L-Dopa- bzw. L-Dopa-Decarboxylasehemmer-Monotherapie eingeleitet und so lange wie möglich auch als Monotherapie fortgeführt (Methodik bei Fischer et al. 1971, 1973).

Die Nebenwirkungen lassen sich in verschiedene Gruppen ordnen.

*Motorische Nebenwirkungen:* Charakteristische Nebenwirkungen der L-Dopa-Therapie sind extrapyramidale Hyperkinesen, die meist als choreiforme Bewegungsabläufe, in etwa 10 bis 20 % aber auch als schmerzhafte tonische Dyskinesien auftreten. In unserem Krankengut waren bei Auswertung von 260 Fällen in der Langzeitbeobachtung von Jahr zu Jahr kontinuierlich ansteigende Hyperkinese-Häufigkeiten nachzuweisen, die nach 5 Jahren 70 % und nach 7 Jahren über 80 % erreichten (9). In einer Untergruppe von 68 unselektierten Patienten, die speziell zu Einzelheiten der Hyperkinesen befragt und untersucht wurden, bestätigten sich die Zahlen (13). Bei einer durchschnittlichen Behandlungsdauer von 4,4 Jahren hatten 69 % dieses Kollektivs Hyperkinesen. Die L-Dopa-induzierten Hyperkinesen betreffen am häufigsten Schultergürtel und obere Extremitäten (60 %), fast ebenso oft das Gesicht (55 %) und etwas seltener die unteren Extremitäten (47 %). Bei 87 % bestehen eindeutige zeitliche Beziehungen zur Medikamenteneinnahme. In 79 % treten die Dyskinesien *nach* der Medikamentengabe auf, wobei bei fast der Hälfte die unwillkürlichen Bewegungen innerhalb von 30 Minuten nach Einnahme in Erscheinung treten und zwischen 15 und 60 Minuten andauern. Im Gruppenvergleich zeichnen sich die Patienten mit Hyperkinesen durch eine schwerere Symptomatik vor Therapiebeginn mit stärkerer Akinese und Rigor gegenüber den hyperkinesefreien Patienten aus. Neben der Dopa-Gabe überhaupt und der Dopa-Dosis ist vor allem die Zeitdauer der Behandlung entscheidend. Auch ohne Steigerung der Dosis kommt es mit zunehmender Therapiedauer zum Anstieg der Fälle mit Hyperkinesen und zu einer Zunahme der Intensität der Dyskinesien. Die Pathogenese der L-Dopa-induzierten Dyskinesien ist noch nicht abschließend geklärt. Die Mehrzahl der Untersucher sieht in ihnen den Ausdruck einer Überempfindlichkeit dopaminerger Rezeptoren im Rahmen des degenerativen nigrostriatalen Prozesses (14). Ob zusätzlich Änderungen im Dopa-Metabolismus während der Langzeitbehandlung und die Entstehung aktiver Metaboliten von Bedeutung sind, ist offen (1, 15). Für jeden Kliniker ist die Diskrepanz immer wieder beeindruckend, die zwischen der Stärke choreiformer Hyperkinesen, dem Erschrecken der Umgebung über die Bewegungsabläufe und der geringen Tangiertheit der betroffenen Patienten besteht. In Zahlen kommt dies in unserem Krankengut darin zum Ausdruck, daß 45 % der Patienten die von ihnen bemerkten Hyperkinesen selbst als stark, weitere 40 % als mittelgradig ausgeprägt bezeichneten, gleichzeitig aber nur 25 % angaben, hierdurch sehr beeinträchtigt zu sein. Berücksichtigt man weiter, daß unter letzteren alle Patienten mit schmerzhaften tonischen Dyskinesien sind, wird deutlich, daß die Parkinson-Kranken unter choreiformen Dykinesien nur ausnahmsweise stärker leiden. Bei manchen Patienten hat man den Eindruck einer Anosognosie für die Bewegungsstörungen; die Mehrzahl dürfte jedoch in den Hyperkinesen einfach das kleinere Übel sehen, da 70 % der Kranken während der Hyperkinesen eine gebesserte bis gute Beweglichkeit registrieren. Die Hyperkinesen verschwinden bei Reduktion oder Absetzen von L-Dopa. Wirksame Medikamente (wie z.B. verschiedene Neuroleptika) haben, wie das Absetzen, eine Verschlechterung der Parkinsonsymptomatik zur Folge. Cholinergika (Cholin, Deanol) und Gabaergika (Valproinsäure) können versucht werden (18). Eine wesentliche Verbesserung der Behandlungsmöglichkeiten haben sie nicht gebracht. Die derzeitige Therapie besteht deshalb in einem für jeden Einzelfall zu findenden Kompromiß zwischen noch ausreichender therapeutischer Dosis und noch tolerierter Dyskinesie.

Ein praktisch besonders wichtiges Kapitel der L-Dopa-Langzeittherapie sind die verschiedenen Formen der Symptom-Fluktuationen bis hin zu akuten Bewegungsblockierungen mit vorübergehender totaler Immobilität. Es handelt sich hierbei aber nicht um Nebenwirkungen, sondern entweder um Wirksamkeitsänderungen während der Langzeitbehandlung mit Abnahme der Wirkungsdauer der Einzeldosen oder Symptomschwankungen wie sie auch bei unbehandelten Patienten und vor Einführung von Dopa und Dopaminagonisten gesehen wurden. Die akuten Bewegungsblockierungen bei sog. Freezing oder den On-Off-Phänomenen kennzeichnen fortgeschrittene Krankheitsfälle. Die Häufung derartiger Krankheitszeichen nach mehrjähriger L-Dopa-Langzeitbehandlung kann deshalb auch mit dem Erreichen fortgeschrittener Krankheitsstadien durch eine größere Zahl von Patienten infolge der verbesserten Lebenserwartung aufgrund der neuen therapeutischen Möglichkeiten zusammenhängen. Narabayashi und Mitarbeiter (1982) (16) interpretieren die Freezing-Phänomene als Noradrenalinmangelsymptome. Sie weisen darauf hin, daß beim Parkinson-Syndrom neben dem striären Dopaminmangel auch ein Noradrenalinmangel besteht und bei fortgeschrittenen Krankheitsfällen ein Nachlassen der Aktivität der Dopamin-Beta-Hydroxylase als Enzyme der Biosynthese von Noradrenalin nachweisbar ist. Positive therapeutische Versuche mit dem Precursor des Noradrenalins könnten für die Richtigkeit der Annahme sprechen.

*Vegetative Nebenwirkungen:* Vegetative Dekompensationen gehören zum klinischen Bild des Parkinson-Syndroms. Sie sind bei den heute vorherrschenden idiopathischen Syndromen weniger häufig und weniger stark als bei den postencephalitischen Krankheitsbildern. Nimmt man aus der Fülle der vegetativen Symptome Speichelfluß und vermehrtes Schwitzen, meist in Form profuser nächtlicher Schweißausbrücke, als Beispiele, so sind in unserem Krankengut Speichelfluß in 30 % und vermehrtes Schwitzen in 40 % der Fälle vor Behandlungsbeginn nachzuweisen. Es bestehen statistisch abzusichernde Beziehungen zu der Schwere der neurologischen Symptome. Außerdem sind vermehrter Speichelfluß bei Patienten über 60 Jahren, Schweißausbrüche bei jüngeren Parkinson-Patienten signifikant häufiger. Während der Langzeitbehandlung verhalten sich die genannten Symptome parallel zu Akinese und Rigor. Nach der Besserung in den ersten Behandlungsjahren kommt es um das 3. Jahr zu einem Wiederanstieg der genannten Symptome. Ob die Intensitätszunahme der Vegetativsymptome bei einigen Patienten nach mehrjähriger Behandlung durch die Therapie gefördert wird, läßt sich an unserem Krankengut nicht nachweisen. Birkmayer und Riederer (1980) (5) erklärten das vermehrte Schwitzen durch eine Störung im Serotoninmetabolismus. Die auch von uns zu bestätigende positive Wirkung von L-Tryptophan in diesen Fällen unterstützt ihre Annahme. Vermehrter Speichelfluß kann durch Anticholinergika gebessert werden und stellt eine Indikation für diese Medikamente dar. Der genannte Therapieeffekt spricht für eine gestörte Acetylcholin-Dopamin-Balance. Insgesamt sind alle unter der Langzeitbehandlung mit L-Dopa vorkommenden Vegetativstörungen auch von unbehandelten Fällen bekannt. Ob eine Akzentuierung durch Neurotransmitter-Ungleichgewichte befördert werden kann, für die die Abnahme des Serotonins während der L-Dopa-Langzeitbehandlung ein Beispiel ist, muß derzeit offen bleiben.

*Psychische Nebenwirkungen:* Depressive Verstimmungen werden bei Parkinson-Kranken häufig gefunden. Nach Einführung der L-Dopa-Therapie wurde der Verdacht geäußert, daß unter dieser Behandlung Depression gehäuft auftreten. In unserem Krankengut waren 25,6 % der Parkinson-Patienten beim Eintritt in die klinische Behandlung und vor Beginn der Therapie subdepressiv oder depressiv-verstimmt. Bei Analysen des Langzeitverlaufs fanden wir keine wesentliche Zunahme depressiver Symptome gegenüber diesem Ausgangswert. L-Dopa kann in der Einstellungsphase ebenso wie verschiedene Parkinsonmittel im Akutversuch zu einer affektiven Stimulierung führen, die vor einer nennenswerten motorischen Besserung auftritt und durch diese nicht erklärbar ist. Während der Langzeitbehandlung kehrt nach einer initialen, durch die Therapie hervorgerufenen Änderung die Stimmung in der Regel zu einer individuellen Ausgangslage zurück. Während dieser Auslenkung der Stimmung während der Behandlung können erhebliche Diskrepanzen zwischen neurologischen- und Stimmungsbefunden vorkommen. Nur in der Phase der gebesserten Parkinsonsymptomatik sind Einflüsse soziodemographischer Faktoren nachweisbar. In späteren Krankheitsstadien und nach mehrjähriger Therapie tritt wieder eine Bindung an die neurologischen Krankheitssymptome und zusätzlich an eventuelle intellektuelle Beeinträchtigungen ein (11).

Mit zunehmender Zahl langzeitbehandelter Parkinson-Patienten mehren sich die Berichte über exogene Psychosen. Neuere Arbeiten geben zwischen 20 und 30 % psychotische Episoden an (5, 17, 19). In unserem Krankengut fanden wir in einem Teilkollektiv von 152 Patienten, die zwischen 6 bis 9 Jahren beobachtet wurden, in 28 % Psychosen (22). Phänomenologisch handelt es sich am häufigsten um Verwirrtheitszustände. Bei den selteneren Delirien und Halluzinationen stehen optische Wahrnehmungsstörungen ganz im Vordergrund. Die Analyse unseres Krankenguts zeigt, daß unter Monotherapie mit allen Parkinsonmitteln exogene Psychosen vorkommen und entsprechende Zustände auch bei den verschiedenen Kombinationen von Parkinsonmitteln auftraten. Differenziert man nach den verschiedenen Gruppen von Parkinsonmitteln, so treten Psychosen am häufigsten unter L-Dopa-Hemmerkombinationen allein oder bei gleichzeitiger Gabe von Anticholinergika und Amantadinen auf. Ähnliche Beobachtungen anderer Autoren haben zum Begriff der Dopa-Psychose geführt. Weitergehende Analysen werfen berechtigte Zweifel an dieser Bezeichnung auf. Wie bereits ausgeführt wurde, versuchten wir generell L-Dopa bzw. die L-Dopa-Hemmerkombinationen zunächst als Mono-Langzeittherapie durchzuführen. 84 Patienten kamen nach einer Anticholinergika-Vorbehandlung in unsere Klinik, unter der es in 11 % zu psychotischen Episoden gekommen war. Nach Ausschleichen der Anticholinergika und Einstellung auf L-Dopa, kam es bei 90 % der Patienten, die unter Anticholinergika Psychosen hatten, auch unter Dopa zu psychotischen Episoden. Es gibt also augenscheinlich eine Psychosegefährdete Patientengruppe, die unter verschiedenen Medikamenten leichter als andere psychotisch dekompensieren. Diese Aussage wird durch weitere Beobachtungen gestützt, bei denen in Einzelfällen Parkinson-Patienten nacheinander auf alle verabfolgten Parkinson-Präparate mit psychotischen Episoden reagierten. Überprüft man unter diesem Aspekt, welche Differenzen zwischen psychotischen und nicht-psychotischen Parkinson-Kranken bestehen, so sind die Patienten mit Psychosen durch ein höheres Lebensalter bei Einsetzen der Erkrankung und Therapiebeginn und durch ausgeprägtere psychoorganische Veränderungen gekennzeichnet. Damit weist auch eine Analyse unter dem Aspekt Pharmaka-induzierter Parkinsonpsychosen auf eine Patientengruppe mit ungünstiger Verlaufsform hin, auf die wir schon aufgrund früherer klinischer und compuntertomographischer Analysen hingewiesen haben. Sie ist durch ein höheres Erkrankungsalter, eine schnelle Symptomentwicklung, eine deutliche psychoorganische Symptomatik, speziell intellektuelle Beeinträchtigung, fortschreitende extranigrale Hirnläsionen und ein nur vorübergehendes und ungenügendes Ansprechen auf die Therapie gekennzeichnet (9, 10).

Für praktische Belange ist ein weiterer Befund von großer Wichtigkeit. Bei fast 50 % der Parkinson-Patienten mit exogen-psychotischen Episoden waren bei deren Auftreten behandlungsbedürftige Zweiterkrankungen oder belastende Faktoren nachweisbar. Diese bestanden in 20 % in Operationen oder konservativen Behandlungen wegen anderer Erkrankungen und in 30 % in einer manifesten behandlungsbedürftigen Herzinsuffizienz. Diese Zahlen erklären, warum es trotz Fortführung der Parkinson-Therapie spontan, oder bei Behandlung einer Zweitkrankheit zum Verschwinden der Psychosen kommen kann.

Pharmaka-induzierte Parkinson-Psychosen bekommen mit zunehmender Behandlungsdauer immer größere praktische Relevanz. Für ihr Auftreten sind neben der zentralen Arzneimittelwirkung in der Regel weitere Faktoren von Bedeutung. Dieses Bedingungsgefüge ist bei Patienten mit der skizzierten ungünstigen Verlaufsform, beim Hinzutreten von Zweiterkrankungen und nach langer Behandlungsdauer häufiger gegeben. Exogenpsychotische Episoden sind somit zu allererst ein diagnostisches Problem. Bei der Therapie der Parkinson-Psychosen kann eine Reduktion oder sogar das Absetzen der Anti-Parkinsonmedikation notwendig werden. Die Behandlung ist aber in Abhängigkeit vom Ergebnis der zunächst notwendigen Diagnostik vielgestaltiger als es die sich zu Unrecht einbürgernde Bezeichnung Dopa-Psychose suggeriert. Birkmayer und Neumayer (1972) (4) haben die Tryptophanbehandlung der unter L-Dopa-Therapie auftretenden Psychosen empfohlen und mit biochemischen Befunden bei verstorbenen psychotischen Parkinson-Kranken begründet. Die therapeutischen Resultate sind unterschiedlich. Birkmayer selbst hält inzwischen Tryptophangaben nur bei beginnenden oder leichten Fällen von Psychosen für indiziert. Birkmayer und Riederer (1980) (15) unterstreichen ausdrücklich, daß beim Vorhandensein zusätzlicher Funktions- und Strukturläsionen eine balancierende Medikation von L-Tryptophan oder 5-Hydroxy-Tryptophan nicht möglich sei. Diese Fälle sind aber, wie dargestellt, weit in der Mehrzahl. So bleibt in entsprechenden Fällen nur eine vorsichtige Dosisreduktion und die symptomatische Anwendung von Neuroleptika.

*Kombinationsbehandlungen und Nebenwirkungen:* Trotz großer Fortschritte in der Kenntnis der Wirkungsmechanismen verschiedener Parkinsonmittel sind doch noch viele Fragen unklar. Dies gilt besonders für die Wechselwirkungen cerebraler Neurotransmitter, die durch Kombinationstherapien beeinflußt werden (12). Bezüglich der Nebenwirkungen der medikamentösen Parkinsontherapie kann nur eine breite Bestandsaufnahme während der verschiedenen Langzeit-Kombinationsbehandlungen eine bessere Basis für therapeutische Empfehlungen erbringen. Zu bedenken bleibt, daß bei der Kombination verschiedener Parkinsonmittel neben der angestrebten intensiven Besserung auch stärkere Nebenwirkungen provoziert werden können. Ganz generell setzt sich immer mehr die Tendenz durch, Kombinationsbehandlungen vor allem unter dem Aspekt der Ergänzung und gegenseitigen Dosiseinsparung zu sehen und nicht mit dem Ziel einer maximalen Symptombesserung vorzunehmen. Ob es aber auf diesem Wege gelingt, die therapeutische Wirksamkeit zu verlängern und die Nebenwirkungen zu reduzieren, werden weitere Langzeitanalysen erst klären müssen.

Literatur

1. Barbeau A (1972) Long-term appraisal of levodopa therapy. Neurology (Minneap) 22:22-26
2. Becker H, Grau H, Schneider E, Fischer P-A, Hacker H (1976) CT examination series of parkinsonian patients. In: Lanksch W, Kazner E (eds) Cranial Computerized Tomography. Springer, Berlin Heidelberg New York, p 249
3. Becker H, Schneider E, Hacker H, Fischer P-A (1979) Cerebral atrophy in Parkinson's disease-represented in CT. Arch Psychiat Nervenkr 227:81-88
4. Birkmayer W, Neumayer E (1972) Die Behandlung der Dopa-Psychosen mit L-Tryptophan. Nervenarzt 43:76-78
5. Birkmayer W, Riederer P (1980) Die Parkinson-Krankheit. Springer, Wien New York
6. Fischer P-A, Schneider E, Jacobi P, Maxion H (1971) Verlaufsuntersuchungen während der L-Dopa-Therapie des Parkinson-Syndroms. Pharmakopsychiat 4:136-148
7. Fischer P-A, Schneider E, Jacobi P, Maxion H (1973) Langzeitstudie zur Effektivität der L-Dopa-Therapie bei Parkinson-Kranken. Nervenarzt 44:128-135
8. Fischer P-A, Jacobi P, Schneider E, Becker H (1976) Correlation between Clinical and CT-Findings in Parkinson's Syndrome. In: Lanksch W, Kazner E (eds) Cranial Computerized Tomography. Springer, Berlin Heidelberg New York, p 244
9. Fischer P-A, Schneider E, Jacobi P (1978) Die Langzeitbehandlung des Parkinson-Syndroms mit L-Dopa. Befunde und Probleme. In: Fischer P-A (Hrsg) Langzeitbehandlung des Parkinson-Syndroms. Schattauer, Stuttgart New York, p 87
10. Fischer P-A, Schneider E, Jacobi P (1980) Verlaufsformen und Verlaufsfaktoren beim Parkinson-Syndrom. In: Fischer P-A (Hrsg) Parkinson-Syndrom: Kombinations- und Begleit-Therapie. Schattauer, Stuttgart New York, p 97
11. Fischer P-A, Schneider E, Jacobi P (1982) Depressive Verstimmungen bei Parkinson-Kranken im Langzeitverlauf. In: Fischer P-A (Hrsg) Psychopathologie des Parkinson-Syndroms. Editiones Roche Basel, p 139
12. Hornykiewicz O (1980) Bedeutung von zentralen Neurotransmitter-Wechselwirkungen für das Parkinson-Syndrom. In: Fischer P-A (Hrsg) Parkinson-Syndrom: Kombinations- und Begleit-Therapien. Schattauer, Stuttgart New York, p 23
13. Huppert R (1979) Wirkungsschwankungen und Hyperkinesen während der Langzeittherapie mit L-Dopa und Decarboxylasehemmer aus der Sicht der Parkinsonkranken. Inaug. Diss Frankfurt/M.
14. Klawans HL (1973) The pharmacology of extrapyramidal movement disorders. Karger, Basel
15. Muenter MD, Tyce GM (1971) L-Dopa therapy of Parkinson's disease: plasma L-dopa concentration, therapeutic response and side effects. Mayo Clin Proc 46:231
16. Narabayashi H, Kondo T, Nagatsu T, Hayashi A, Suzuki T (1982) L-threo-3, 4-dihydroxyphenylserine (L-threo-Dops) for freezing symptom in parkinsonism. In: Abstracts of VIIth International Symposium of Parkinson's Disease Frankfurt a.M, p 106

17. Presthus J (1980) Psychiatric side-effects occuring in Parkinsonism during long-term treatment wird Levodopa alone and in combination with other drugs. In: Rinne UK, Klingler M, Stamm G (eds) Parkinson's disease current progress, problems and management. Elsevier, Amsterdam New York, p 255
18. Przuntek H (1980) Pathogenese und Therapie L-Dopa und Dopaminergika-induzierter Dyskinesien. In: Fischer P-A (Hrsg) Parkinson-Syndrom: Kombinations- und Begleit-Therapien. Schattauer, Stuttgart New York, p 179
19. Rondot P, de Recondo J, Coiǵuct A, Ziegler M (1982) Mental disorders in Parkinson's disease after treatment with L-dopa. In: Abstracts VIIth International Symposium on Parkinson's Disease Frankfurt a.M., p 42
20. Schneider E, Fischer P-A, Jacobi P, Becker H, Hacker H (1979) The significance of cerebral atrophy for the symtomatology of Parkinson's disease. J Neurol Sci 42:187-197
21. Schneider E, Becker H, Fischer P-A, Grau H, Jacobi P, Brinkmayer R (1979) The course of brain atrophy in Parkinson's disease. Arch Psychiat Nervenkr 227:89-95
22. Schneider E, Fischer P-A, Jacobi P, Grotz A (1982) Psychotic episodes occuring in parkinsonism under treatment with various antiparkinsonian drugs. Presented at 3rd International Congress of the World Federation of Neuro-sciences Siena Sept 9-11
23. Ulm G (1980) Verordnungsgewohnheiten niedergelassener Ärzte in der Parkinson-Therapie. In: Fischer P-A (Hrsg) Parkinson-Syndrom: Kombinations- und Begleit-Therapien. Schattauer, Stuttgart New York, p 149

# Neurotoxische Nebenwirkungen der Zytostatika-Therapie

B. Neundörfer

In den letzten Jahren wurden zahlreiche Substanzen entwickelt, die als Zytostatika sowohl systematisch wie aber auch in örtlicher Applikation in der Krebstherapie Anwendung finden. Mit ihrer Hilfe ist es insbesondere gelungen, Hämoblastosen – besonders augenscheinlich kindliche Leukosen – erfolgreich zu behandeln, aber sie werden auch bei Organkrebsen und selbst bei Hirntumoren eingesetzt. Wie bei solch hochpotenten Pharmaka nicht anders zu erwarten, entwickeln sie vielfältige Nebenwirkungen, die u.a. auch das Nervensystem betreffen. Grundsätzlich kann man davon ausgehen, daß nahezu alle Zytostatika neurotoxisch wirken. Sie können sowohl das zentrale wie auch das periphere Nervensystem involvieren, wobei sie je nach Substanz unterschiedliche Angriffspunkte setzen und somit auch zum Teil sehr differente und exakt zu beschreibende Störungen hervorrufen.

## 1. Meningeales Reizsyndrom (6, 7, 8, 10)

Nach intrathekaler Installation von *Methotrexat* kommt es in bis zu 50 % der Fälle zu einer meningealen Reaktion mit Kopfschmerzen, Übelkeit, Erbrechen, Nackensteifigkeit, Fieber und Lethargie, die innert kurzer Zeit nach der Punktion einsetzt und 2 - 5 Tage andauern kann. Man findet im Liquor leichte Zellzahlerhöhungen bis zu 150/3 Zellen sowie zum Teil eine erhebliche Eiweißvermehrung. Nach vorheriger Hirn-Rückenmarksbestrahlung sollen die meningitischen Reizerscheinungen seltener vorkommen.

Auch nach der Applikation von *Cytarabin* und *L-Asparaginase* kann sich – allerdings eher als Ausnahme – eine aseptische Meningitis entwickeln, die wie die Methotrexat-Meningitis in der Regel nach wenigen Tagen wieder abklingt.

## 2. Enzephalopathie

Pathologische Reaktionen des Gehirns können in unterschiedlicher Weise und Schweregrad manifest werden und differieren von Substanz zu Substanz. Man kann dabei nach Strian und Maurach (6) folgende Störungsmuster unterscheiden:

### 2.1 Vigilanzstörungen (6, 7, 10)

Am umfassendsten als Vigilanzstörungen zu beschreibende Auffälligkeiten wie Müdigkeit, Apathie, Lethargie werden vor allem unter der Gabe von

L-Asparaginase, Procarbazin sowie von 5-Fluorouracil und Cyclophosphamid beschrieben.

Auf häufigsten treten sie unter L-Asparaginase auf, unter welchem Medikament sie fast bei jedem zweiten Patienten beobachtet werden. Es besteht keine Dosisabhängigkeit. Die Störungen kommen bei Erwachsenen häufiger vor als bei Kindern. Es gibt fließende Übergänge zu stärker ausgeprägtem organischen Psychosyndrom mit Verlangsamung im Denken und Handeln, Desorientiertheit und sogar Bewußtseinsstörungen.

Bei Procarbazin ist die Schwere der psychischen Störungen dosisabhängig, wobei die Wirkung durch Psychopharmaka und Schlafmittel noch potenziert wird. Bei Cyclophosphamid treten unter der i.v.-Injektion flüchtige Bewußtseinsstörungen auf, die als rauschartige Zustände geschildert werden. Schließlich unter 5-Fluorouracil sind die Vigilanzbeeinträchtigungen nur flüchtige Begleitphänomene in der Phase der Aus- oder Rückbildung von Kleinhirnstörungen oder seltener von exogenen Psychosen.

## 2.2 Exogene Psychosen (2, 5, 6, 7, 8, 10)

Stärker ausgeprägte Symptome einer Enzephalopathie treten nach systemischer Anwendung vornehmlich unter L-Asparaginase, seltener bei Vincristin, Procarbazin und halogenierten Harnstoffderivaten, nach intrathekaler Applikation vor allem nach Methotrexat und Cytarabin auf.

Meist nach längerer Behandlung mit L-Asparaginase kommt es vor allem im Erwachsenenalter zu Persönlichkeitsveränderungen und depressiven Verstimmungszuständen, aber auch zu qualitativen und quantitativen Störungen des Bewußtseins mit Lethargie und Somnolenz, sowie Phasen von Verwirrtheit, Desorientiertheit, psychomotorischer Unruhe bis hin zu Bildern eines Delirium tremens. Bei älteren Patienten wurde auch eine Korsakoff-Psychose beobachtet. Das EEG zeigt Frequenzverlangsamungen. Meist bilden sich die Symptome innert 48 Stunden nach Absetzen der Medikation zurück.

Unter Vincristin wurden selten enzephalopathische Symptome beobachtet: so in einigen Fällen depressive Verstimmung, Schlaflosigkeit sowie Agitiertheit und psychotische Episoden mit Halluzinationen. Systematische EEG-Untersuchungen ergaben nur selten Veränderungen, die ausschließlich als Vincristineffekt angesehen werden können (4).

Bei der Gabe von Procarbazin kann es – vor allem unter Kombination mit anderen Zytostatika – in etwa 10 % der Fälle zu psychischen Veränderungen in Form von Bewußtseinsstörungen bis hin zum Koma oder zu depressiven und maniformen Verstimmungen, Verwirrtheitszuständen, psychomotorischer Agitiertheit und Halluzinationen kommen.

Unter hoher Dosierung des halogenierten Harnstoffderivates BCNU wurde bei einigen Fällen eine Enzephalomyelopathie beobachtet, bei denen pathomorphologisch disseminierte Nekrosefelder in der weißen und grauen Substanz mit Ödem sowie Herde mit Achsenzylinderschwellungen und Vakuolisierung der Markscheiden vorgefunden wurden. Klinisch zeigten die Patienten zum Teil psychotische Bilder sowie neurologische Ausfälle mit u.a. spastischer Para- bis Tetraparese. Die Patienten kamen innerhalb weniger Wochen zu Tode.

Nach langdauernder Methotrexat-Behandlung in intrathekaler Applikationsweise entwickeln sich häufiger – allerdings besonders bei Kindern und jungen Erwachsenen – nach Vorboten wie Launenhaftigkeit, Verhaltensstörungen und Unkonzentriertheit Störungen des Bewußtseins in qualitativer und quantitativer Hinsicht bis hin zu Demenz und Koma, wobei auch zerebrale Herdsymptome wie Dysphasien und Hemiplegien auftreten können. Pathomorphologisch steht ein Untergang der Oligodendroglia-zellen mit fleckenförmiger Entmarkung im Vordergrund. Außerdem findet man disseminierte Koagulationsnekrosen und gliöse Vernarbungen. Verkalkungsherde können – auch ohne klinische Symptome – im CT erkennbar werden.

Besonders schwere klinische Bilder entstehen unter kombinierter intrathekaler Gabe von Methotrexat und Cytarabin bei gleichzeitiger Bestrahlung. Die Symptomatik schließt sich meist unmittelbar dem Behandlungszyklus an und führt zu Verwirrtheit, Desorientiertheit, psychomotorischer Unruhe, Krampfanfällen, neurologischen Herdsymptomen sowie zu Bewußtseinstrübung und innerhalb von wenigen Monaten zum Tod. Pathomorphologisch liegt eine Leukenzephalopathie mit Status spongiosus zugrunde.

## 2.3 Epileptische Anfälle (6, 7, 10, 11)

Gereralisierte oder auch fokale epileptische Anfälle können im Rahmen der zytostatisch bedingten Enzephalopathien auftreten: insbesondere unter L-Asparaginase, Chlorambucil, Methotrexat oder zytostatischen Kombinationsbehandlungen. Umstritten ist, inwieweit auch Vincristin epileptogen wirken kann. Neben Berichten über das Auftreten von Anfällen stehen größere Untersuchungsreihen, bei denen keine Anfälle beobachtet werden konnten. Als Ursache wird zumindest in einem Teil der Fälle eine Hyponatriämie diskutiert, die unter Vincristin durch eine gestörte Adiuretinsekretion hervorgerufen wird.

## 2.4 Cerebellare Funktionsstörungen (6, 7, 10)

In 0,5 - 7 % der Fälle entwickeln sich unter 5-Fluorouracilbehandlungen Kleinhirnfunktionsstörungen. Im Vordergrund steht dabei eine lokomotorische Ataxie; es kommen jedoch auch Blickrichtungsnystagmus, cerebellare Dysarthrie, Dysmetrie der oberen Extremitäten und Dysdiadochokinese vor. Nach Absetzen der Medikation bilden sich die Symptome in der Regel innerhalb einiger Wochen zurück. Neuropathologisch sind Zelluntergänge in den unteren Oliven, im Nucleus dentatus und in der Kleinhirnrinde vorgefunden worden. Auch unter Vincristin und Cytarabin sind einzelne Fälle von reversibler cerebellarer Ataxie berichtet worden.

## 2.5 Parkinsonsyndrom (6, 7)

Als auch tierexperimentell bestätigt kann der Zusammenhang zwischen dem Auftreten eines Parkinsonsyndroms mit Akinese, Rigor und Tremor und der Gabe 5-Fluorouracil in einigen Fällen angesehen werden.

## 2.6 Hirnnervenstörungen (1, 2, 3, 5, 6, 7, 10)

Hirnnervenstörungen kommen vor allem unter Vincristin – seltener bei Fluorouracil- und BCNU-Behandlung vor. Bei ca. 10 % der Patienten, die mit Vincristin behandelt werden, sind Hirnnervenstörungen zu beobachten: dabei sind vor allem die Augenmuskelnerven (Ptosis, Doppelbilder), der VII- sowie der IX- und X- (Heiserkeit, Schluckstörungen) betroffen. Auch eine Optikusneuropathie kann vorkommen. Unter 5-Fluorouracil- und BCNU-Anwendung werden vor allem oculomotorische Störungen angetroffen.

3. Myeloradikulopathie (6, 7, 8, 10)

In bisher wenigen Fällen wurde über eine Myelopathie oder Myeloradikulopathie nach intrathekaler Gabe von Methotrexat und/oder Cytarabin berichtet. Unmittelbar nach oder im Verlauf von 6 - 48 Stunden nach Injektion treten Beinlähmungen, seltener eine Tetraparese ein, die meist zunächst schlaff ist. In der Mehrzahl der Fälle handelt es sich um Wiederholungsinjektionen. Mit den Lähmungen entwickelten sich meist auch Sensibilitätsstörungen nach Art eines Querschnittsyndromes. Darüber hinaus kam es in einem Teil der Fälle zu Blasen- und Mastdarmfunktionsstörungen. Nur bei einem kleineren Teil der Patienten trat eine Rückbildung der Symptome ein. Im Liquor fand man zum Teil leichte Zellzahlerhöhungen bei deutlicher Gesamteiweißvermehrung.

Bei einem Fall einer spastischen Paraplegie nach alleiniger Applikation von Cytarabin trat die Symptomatik erst nach einer Latenz von ca. 14 Tagen ein. Über die motorischen Ausfälle hinaus zeigten sich Tiefensensibilitäts- und Blasenstörungen. Pathomorphologisch waren die Ausfälle fast ausschließlich auf die weiße Substanz mit Markscheidenzerfall und Axonschwellungen beschränkt.

Auf eine Mitbeteiligung des Rückenmarks an den toxischen Schädigungsfolgen hoher BCNU-Dosen wurde schon hingewiesen.

4. Polyneuropathien (1, 3, 5, 6, 7, 10)

Periphere Nervenaffektionen treten vor allem unter Vincristin, seltener auch unter Cytarabin und Procarbazin auf.

Die Vincristinpolyneuropathie entwickelt sich in strenger Korrelation zur Gesamtdosis. Erste Symptome können schon bei 0,05 mg/kg KG beobachtet werden. Vom Manifestationstyp her handelt es sich um eine symmetrisch-sensomotorische Polyneuropathie mit Reflexabschwächungen als Erstsymptome. Häufig klagen die Patienten über Paraesthesien und Schmerzen, während eigentliche Sensibilitätsstörungen meist nur gering ausgeprägt sind. Dagegen stehen motorische Ausfälle meist im Vordergrund und bevorzugen sowohl an den Beinen wie den Armen die Extensoren. Häufig kommt es, worauf schon hingewiesen wurde, zu einem gleichzeitigen Hirnnervenbefall. Von einigen Patienten wird auch über eine schmerzhafte proximale Muskelschwäche geklagt, wobei dann in Muskelbiopsien myopathische Veränderungen mit segmentalen Nekrosen und Myofibrillenzerfall vorgefunden wurden. Auch das vegetative Nervensystem wird nicht selten in den neuropathischen Prozeß miteinbezogen, so daß gastrointestinale Beschwerden bis hin zu paralytischem Ileus, Blasenfunktionsstörungen und orthostatische Hypotonie auftreten können. Elektroneurographisch findet man höchstens eine leichte Verminderung der motorischen und sensiblen NLG. Morphologisch findet man eine primäre Axondegeneration. Nach Absetzen der Medikation bilden sich die Symptome in der Regel innerhalb von einigen Wochen wieder zurück.

Unter Procarbazin und Cytarabin wurde in Einzelfällen über das Vorkommen einer Polyneuropathie berichtet. Es handelt sich dabei vorwiegend um symmetrisch-sensible, distal betonte Ausfälle.

Zum Schluß sei noch darauf hingewiesen, daß unter Zytostatika-Behandlung wegen gestörter Immunabwehr gehäuft sonst eher ungewöhnliche Infektionskrankheiten auftreten können, die auch das zentrale Nervensystem involvieren können wie Toxoplasmose, Zytomegalie, Herpes zoster und Myxoviren, und daß auch mehrfach subakut sklerosierende Panenzephalitiden, insbesondere bei Kindern im Remissionsstadium von Leukämien, beschrieben worden sind.

Literatur

1. Bradley WG, Lassman LP, Pearce GW, Walton JN (1970) The neurmyopathy of Vincristine in man. Clinical, electrophysiological and pathological studies. J Neurol Sci 10:107-131
2. Burger PC, Kamenar E, Schold SC, Fay JW, Phillips GL, Herzig GP (1981) Encephalomyelopathy following high-dose BCNU therapy. Cancer 48:1319-1327
3. Daun H, Hartwich G (1971) Die Vincristin-Polyneuritis. Fortschr Neurol Psychiat 39:151-165
4. Dieterich E, Goebel E, Gutjahr P (1978) EEG-Befunde nach Vincristinbehandlung. Mschr Kinderheilk 126:709-710
5. Rosenthal S, Kaufman S (1974) Vincristine neurotoxicity. Ann Intern Med 80:733-737
6. Strian F, Maurach R (1980) Zytostatische Therapie: neurologische und psychiatrische Syndrome. Med Klin 75:478-484
7. Strian F, Maurach R (1981) Neurotoxische Nebenwirkungen der zytostatischen Therapie. Fortschr Neurol Psychiat 49:152-163
8. Terheggen HG (1978) Cerebrale Nebenwirkungen bei der Behandlung akuter Leukämien im Kindesalter. II. Die Methotrexat-induzierte Encephalopathie. Mschr Kinderheilk 126:696-701
9. Terheggen HG, Löwenthal A (1978) Cerebrale Komplikationen der Leukämiebehandlung. III. Die subakute sklerosierende Panencephalitis. Mschr. Kinderheilk 126:702-708
10. Weiss HD, Walker MD, Wiernik PH (1974) Neurotoxicity of commonly used antneoplastic agents. N Engl J Med 291:128-133
11. Williams SA, Makker SP, Grupe WE (1978) Seizures: A significant side effect of chlorambucil therapy in children. J Pediatrics 93: 516-518

# Medikamentös bedingte Affektionen der Muskulatur

K. Kunze

Die Skelettmuskulatur ist das größte innervierte Organ des menschlichen Körpers und macht etwa 40 % der gesamten Körpermasse aus. Sie ist aber gleichzeitig auch das Organ, das von seiten der Leistung bzw. des Stoffwechsels die größten Differenzen zwischen Ruhe- und Aktivitätszustand überbrücken muß, so muß beispielsweise die Muskeldurchblutung von 1,0 bis 2.0 ml/100 g/Min. während des Ruhezustandes auf 50 bis 60 ml/Min pro 100 g bei maximal möglicher Aktivität ansteigen. Damit stellt die neuromuskuläre Peripherie nicht nur ein Stoffwechsel- und Kreislauforgan dar, sondern sie ist zusammen mit der sensiblen und trophischen Peripherie integrierender Bestandteil des peripheren Nervensystems. Ein großer Teil der Medikamente entfaltet seine Wirkungen in diesem Bereich und damit sind auch Nebenwirkungen nicht selten, wenn auch Angaben über Häufigkeiten bisher nicht zu machen sind (2, 33, 39). Dabei treten Nebenwirkungen, die die Muskulatur betreffen, als Polyneuropathien oder Myopathien auf, die aber nicht immer voneinander getrennt werden können und deshalb auch Neuromyopathien zu berücksichtigen sind. Im wesentlichen werden aber in dieser Zusammenstellung die medikamentös bedingten Myopathien berücksichtigt.

*Die medikamentös bedingten Affektionen der Muskulatur* lassen verschiedene mehr oder weniger gut abgrenzbare Schädigungsmuster erkennen, und zwar

1. *die fokale Myopathie* als Folge von Injektionen
2. *die generalisierenden medikamentös toxischen Myopathien bzw. Neuromyopathien*
3. die mit einem *Rigor* und ggf. auch *Hirnstammregulationsstörungen* einhergehenden Störungen der Muskulatur als Nebenwirkungen von zentral wirksamen Medikamenten.

Damit kann es sowohl bei peripher als auch bei zentral wirksamen Medikamenten zu Nebenwirkungen im Bereich der Muskulatur kommen, die sich klinisch sehr unterschiedlich manifestieren (Abb. 1 und 2).

## I. Lokale Schädigung der Muskulatur – fokal-toxische Myopathie

Bereits bei Nadelinsertion kommt es in einem lokal eng umgrenzten Bereich zur Schädigung einzelner Muskelfasern, die bei entsprechend dünnen Nadeln etwa nur 15 bis 20 Fasern betrifft mit der Entwicklung einer segmentalen Faserdegeneration, phagozytärer Reaktion und anschließender Regeneration. Lokalanästhetica führen zu stärkeren Veränderungen, die noch ausgeprägter sind, wenn den Lokalanästhetica Noradrenalin zugesetzt ist, weil damit zur fokalen Schädigung zusätzlich ischämische Schädigungen in einem etwas weiter ausgebreiteten Bereich auftreten. Bei intramuskulärer Injektion von Medikamenten führen vor allem Analgetica wie Pentazocin und Pethidin, aber auch Kortikosteroide wie Triamcinolon und Antiepileptica wie Phenytoin zu fokalen Schäden. Zu ausge-

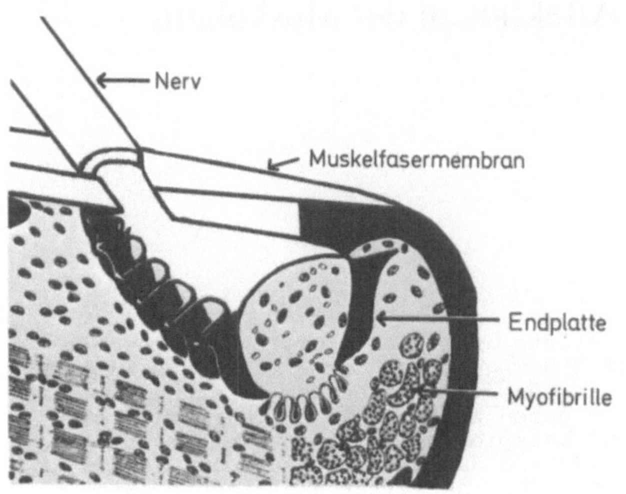


Abb. 1. Schematische Darstellung der Muskelfaserstruktur mit neuromuskulärer Endplatte (modifiziert nach Schadé 1965)

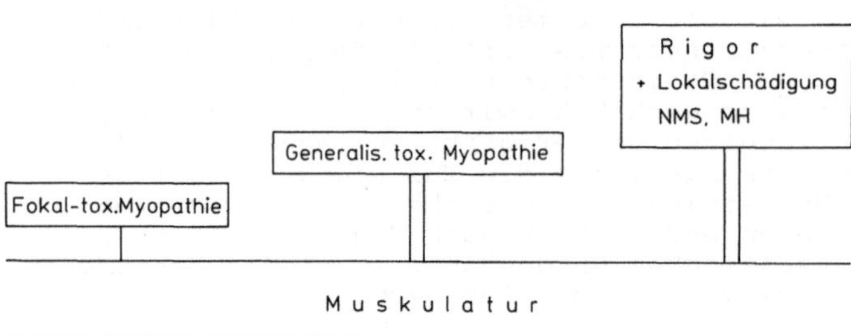


Abb. 2. Die verschiedenen Formen der medikamentös-toxischen Schädigungen der Muskulatur

prägten lokalen Veränderungen kann es nach Injektion von Pentazocin mit der Entwicklung einer lokalen entzündlichen Infiltration und Induration mit anschließender Kontraktur und Fibrose der Muskulatur kommen. Nicht so ausgeprägte, aber ähnliche Veränderungen können auch nach Injektion von Diazepam, Digoxin, Chlorpromazin, Barbituraten und Antibiotica auftreten, wobei die Schädigungsfolgen dosisabhängig sind. Das gilt auch für die Lokalanästhetica Lidocain und vor allem Bupivacaine, besonders dann, wenn diese Lokalanästhetica noch mit anderen Medikamenten, z.B. Chinidin kombiniert werden (16, 21, 31). Zenar und Harrison (1974) fanden, daß einzelne intramuskuläre Injektionen von 6 mg Lidocain Hydrochlorid/kg Körpergewicht zu einem 7fachen Anstieg der Kreatinphosphokinase im Serum führten. Die toxische Wirkung von Chinidin auf die Muskelfasern wird als Folge der Hemmung der Calcium-Bindung im sarkoplasmatischen Reticulum und in Störungen der Calcium-Aufnahme bzw. Speicherung durch die Mitochondrien gesehen. Die Schädigungen konnten durch gleichzeitige Applikation von Calciumantagonisten vermindert werden (63) (Tabelle 1 und Abb. 3).

## II. Muskuläre Reizsymptome: Myalgie, Faszikulationen, Muskelkrämpfe, Rigor

Nach Narkosen, bei denen Succinylcholin verwendet wurde, werden häufig Myalgien und Muskelfaszikulationen und schmerzhafte Muskelkrämpfe beobachtet, worauf zuerst Bourne et al. (5) und Dardel und Thesleff (18) hinwiesen. Spätere Beobachtungen haben das bestätigt und zusätzlich

Tabelle 1. Lokale Muskelschädigungen — fokale Myopathie

| Medikamente z.B. | Klinisch | Histologisch |
|---|---|---|
| Intramusk. Injektionen | "Nadelmyopathie" | "Nadelmyopathie" (Fibrose) |
| Anästhetica | | |
| Lidocain | | |
| Pentazocin | Induration Kontraktur, CK erhöht | entzündliche Infiltration, (Nekrose) Fibrose, Atrophie |
| Pethidin | | |
| Phenytoin | | |
| Triamcinolon | | |
| Chinidin | | |
| Antibiotica | | |

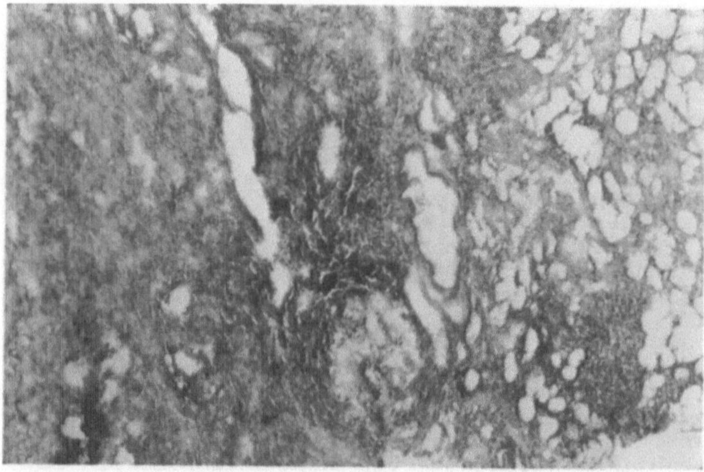

Abb. 3. Narbenfibrose aus dem M. Glutaeus maximus nach multiplen Schmerzmittelinjektionen

ergeben, daß muskulär gut trainierte Personen und Kinder, ebenso wie afrikanische Neger weniger häufig an diesen Komplikationen zu leiden hatten. Die Häufigkeit wird zwischen 66 % (14) und 22 % (51) angegeben. Außerdem wurde ein Anstieg der Serum-CK und des Serum-Kaliums gefunden (60). Bei gleichzeitiger Gabe von Diazepam in einer Dosierung von 0,05 mg/kg Körpergewicht waren die Schmerzen deutlich geringer (4, 24), wobei aber der CK- und Serum-Kaliumanstieg und die Faszikulationen nicht beeinflußt wurden. Das Auftreten von Muskelfaszikulationen, die über Thiopenton gehemmt werden können, ist im Zusammenhang mit Veränderungen im Bereich der neuromuskulären Endplatte zu sehen, während der CK- und Serum-Kaliumanstieg auf eine Schädigung der Muskelfasern hinweist (44). Wieso es zu Schmerzen dabei kommt, ist bisher nicht geklärt. Es wurden dafür nichtsynchronisierte Muskelkontraktionen ver-

Tabelle 2. Medikamentös bedingte neuromuskuläre Reizerscheinungen. Myalgien, Muskelkrämpfe, Faszikulationen, Muskelkontrakturen/-Spasmen

| Medikamente | Klinik | Histologie |
|---|---|---|
| Succinylcholin | Myalgien, Faszikulationen CK erhöht, Masseterspasmen | --- |
| Morphin, | Myalgien, | |
| Butyrophenone, | Spasmen | |
| Phenothiazine | Faszikulationen | |
| Chinidin | | |
| Danazol | | |
| β-Blocker | | |
| Salbutamol | | |
| Terbutalin | | |
| Penicillamine | | |
| orale Contraceptiva | | |
| Meglumine iocarmate | Muskelspasmen | |
| | Myalgien | |

antwortlich gemacht (62) und Reizerscheinungen im Bereich der Spindeln (15). Möglicherweise treten aber diese Schmerzen in der Muskulatur als Folge der Muskelfaserschädigung und Schwellungszustände im Muskel als Ausdruck von Reizerscheinungen im Bereich der freien Nervenendigungen in der Muskulatur auf. In diesem Zusammenhang ist auch auf Masseter-Spasmen nach Succinyl hinzuweisen, die möglicherweise als Übergangssymptome bzw. Warnsymptome für die maligne Hyperthermie gelten können und auch nach Pancuronium auftreten können (22, 30, 48, 55).

Muskuläre Reizerscheinungen im Sinne von Myalgien und Muskelkrämpfen sind als Einzelbeobachtungen nach Neuroleptika (Butyrophenonen, Reserpin, Phenothiazinen, nach Methysergid, Chinidin und Isoniazid, nach oralen Kontrazeptiva, Morphin-Präparaten, dem synthetischen Steroid Danazol und dem Antiasthmatikum Salbutamol und nach Beta-Blockern beschrieben worden. Bekannt sind auch die Myalgien nach Clofibrat und im Zusammenhang mit Elektrolytverschiebungen in der Muskulatur und die Muskelspasmen und Schmerzen nach Alkoholabusus und die schweren Muskelspasmen, die auch zu Frakturen geführt haben, nach Myelographien mit Dimer X (Meglumine Iocarmate) (23) (Tabelle 2).

## III. Medikamentös toxische Myopathien

Persistieren die Myalgien oder generalisieren sie sogar, dann kommt es zum *myalgisch-asthenischen Syndrom*, wobei initial schwer zu unterscheiden ist, ob hier bereits eine strukturelle Schädigung der Muskulatur sich entwickelt. Damit sind die akut/subakut sich entwickelnden Myopathien bei medikamentös-toxischen Schädigungen angesprochen, die bei einer Reihe von Medikamenten als charakteristische Nebenwirkung beobachtet werden. Dazu gehören vor allem die Lipidsenker vom Typ des Clofibrat, die E-Aminocapronsäure, unter den Antimalariamitteln das Emitin und unter den Cytostatica, insbesondere das Vincristin. Myalgische

Myopathien kommen aber auch bei Alkohol, Heroin, Lithium, dem H 2-Blocker Cimetidin und dem Steroid Danazol vor (1, 6, 27, 37, 38, 39, 40, 43, 54).

Klinisch manifestiert sich eine proximal lokalisierte Muskelschwäche besonders im Bereich der unteren Extremitäten, die aber auch die Schultergürtel- und Oberarmmuskulatur mit einbeziehen kann und darüber hinaus im weiteren Verlauf auch die distalen Muskelgruppen mitbetrifft. Neben der deutlichen Muskelschmerzhaftigkeit entwickelt sich eine Muskelparese und -atrophie mit erhöhten Serum-CK-Werten. Histologische Untersuchungen zeigen verschiedenste Ausprägungen der Faserschädigung von der Faserschwellung über segmentale, die Z-Streifen einbeziehende Nekrosen, phagozytäre Reaktionen neben bereits eingetretener Faserregeneration. Histochemisch findet sich eine Typ II-Faser-Atrophie. Wenn auch diese Befunde insgesamt wenig spezifisch sind, so zeigen doch einige toxische Myopathien insofern charakteristische Veränderungen, als sich bei der Clofibrat-, der Epsilonaminocapron-Säure- aber auch bei der Chloroquin-Myopathie (siehe unten) Vakuolen in den Muskelfasern bilden, die sich von den übrigen hier auftretenden Vakuolen dadurch unterscheiden, daß sie mit einfach oder doppeltgefalteten Membranen ausgestatten sind. Grundsätzlich ist aber darauf hinzuweisen, und das gilt auch für die chronischen Myopathien, daß neben myopathischen Veränderungen auch neurogene Schädigungen in der Muskulatur sich nachweisen lassen, die sich häufig gar nicht so sehr primär im klinischen Bild manifestieren, wohl aber sich unter den Reizerscheinungen verdekken können und vor allem histologisch mit einer neurogenen Gruppenatrophie sich darstellen. Das gilt vor allem für die Neuromyopathien nach Alkohol, Clofibrat, Phenytoin, Disulfiram, Dapson, Diphenylhydantoin und Cytostatica, hier insbesondere das Vincristin, aber nach eigenen Beobachtungen auch für das Cisplatin (Abb. 4a,b,c).

Gegenüber diesen, eher rasch sich entwickelnden und vor allem mit Reizerscheinungen einhergehenden Myopathien werden die langsamer sich entwickelnden *chronischen Myopathien* beobachtet, die nicht durch Myalgien gekennzeichnet sind, sondern bei denen die Muskelschwäche initial und führendes Symptom ist. Das gilt vor allem für die *Kortikosteroidmyopathie*, aber auch für die Chloroquin- aber auch für die Phenytoin-Myopathie. Auch hier findet sich die Muskelschwäche bevorzugt in den großen proximalen Muskelgruppen, vor allem im Bereich der unteren Extremitäten.

Die Kortikoidmyopathie, wohl überhaupt die häufigste Form einer medikamentös induzierten Myopathie, entwickelt sich vorzugsweise im Bereich der Oberschenkelmuskulatur und hier im Quadriceps, wobei im Gegensatz zu den akut/subakuten Formen der Myopathien, klinische, elektromyographische und muskelbioptische Befunde oft nur diskret ausgeprägt sind und das gleiche gilt auch für die CK-Erhöhung im Serum. Histologisch findet sich vor allem eine Typ II-Faser-Atrophie (vor allem Typ II B). Die übrigen Veränderungen, wie ausgeprägtere Faserdegenerationen, phagozytäre Reaktionen und Regenerationsphänomene im Bereich der Muskelfasern sind eher nur diskret. Die Kortikoidmyopathie tritt vor allem bei Triamcinolon und anderen fluorierten Kortikoidpräparaten wie Dexametason und Betametason auf. Da die Myopathie insgesamt nicht so schwerwiegend ist und sich chronisch entwickelt, ist es häufig schwierig, hier einen genaueren zahlenmäßigen Überblick zu erhalten. Zu berücksichtigen ist, daß gerade im Zusammenhang mit antientzündlicher Behandlung mit Kortikosteroiden, beispielsweise bei rheumatischen Erkrankungen und bei Dermato- und Polymyositiden hier eine zusätzliche Faserschädigung in Betracht zu ziehen ist (3, 17, 34, 41, 57). Kortikoidmyopathien sind aber auch nach Hydrokortison beobachtet worden. Darüber hinaus kommen eine ganze Reihe von Medikamenten in Frage, die in Einzelfällen ebenfalls zu Myopathien geführt haben. Dazu gehören

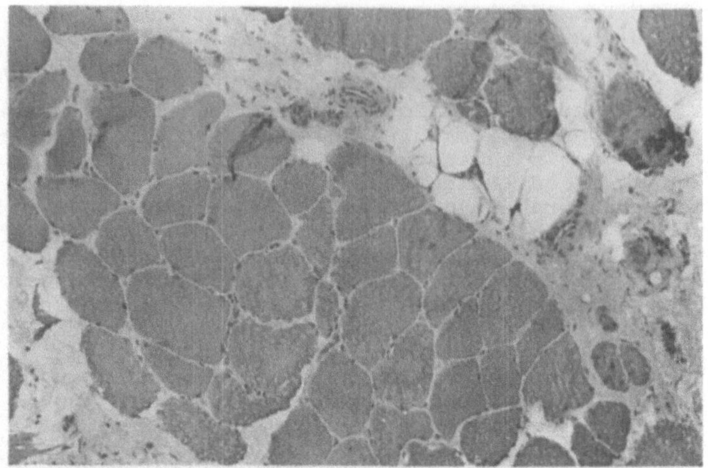

a

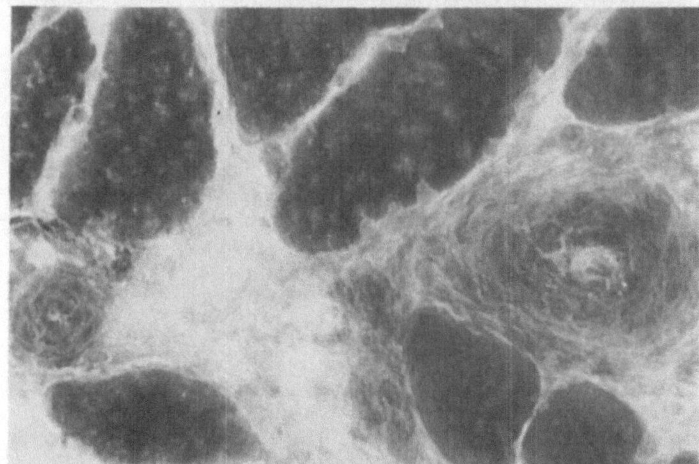

b

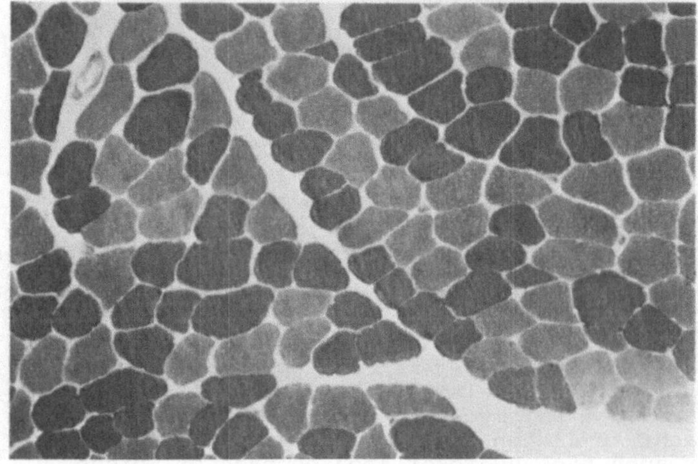

c

Abb. 4a,b. Muskelfaserschädigung nach Extremitätenperfusion mit Cisplatin wegen Melanom mit Faseruntergang und viel fibrotisch-lipomatösem Umbau des Gewebes und perivaskulärer zellulärer Infiltration. M. tibialis anterior. 6 a etwa 80fach, 6 b etwa 200fach auf 24 x 36. Histochemisch finden sich in den ATPase-Färbungen ausgeprägte fermentfreie Räume in den dargestellten Muskelfasern

Abb. 4c. M. biceps femoris der gleichen Patientin mit deutlicher Faserdurchmesservariabilität bei vorwiegend abgerundeten Muskelfasern. Typ I-Fasern hell, Typ II-Fasern dunkel dargestellt. Etwa 80fach auf 24 x 36

Tabelle 3. Medikamentös-toxische Myopathien

| Medikamente | Klinik | Histologie |
|---|---|---|
| Clofibrat<br>E-Aminocapronsäure<br>Antimalariamittel (Emetin)<br>Cytostatica[+] (Vincristin)<br>Alkohol[+], Heroin, Lithium<br>Cimetidin, Danazol | akut/subakute<br>schmerzhafte, proximal betonte an den unteren Extremitäten stärker ausgeprägte Muskelschwäche. CK erhöht. | Faserschwellung, segmentale Nekrose, Phagozytose, Regeneration<br>Typ II-Faser-Atrophie Chloroquin, Clofibrat E-Aminocpronsäure z.B. Vacuolenbildung.<br>Ggf. neurogene Atrophie (Neuromyopathie) |
| Corticoide bes. Glucocorticoide 9 α fluoriert<br>Chloroquin<br>Phenytoin[a]<br>Pentazocine[a] | chronisch sich entwickelnde proximale an den unteren Extremitäten betonte Muskelschwäche. CK erhöht. | |

[a] auch Neuromyopathie
Penicillamin- und Procainamid- ind. Myositiden

Beta-Blocker (Propanolol, Labetalol) Antiprotozon-Mittel wie insbesondere das Chloroquin, aber auch das Metronidazol, Tuberculostatica wie Rifampizin, die Medikamente Disulfiram, Dapson, Diphenylhydantoin, das Antiarrhythmicum Amiodaron und das Asthmamittel Salbutamol. Bemerkenswert ist, daß Pentazocine nicht alleine zu einer lokalen Schädigung der Muskulatur nach Injektionen führt (12, 28, 59), sondern auch zu einer systemischen Neuromyopathie mit entzündlichen Veränderungen, die sich vor allem auch histologisch nachweisen ließen (42, 45). In den beiden Fällen von Mariani (45) fanden sich initial entzündliche Veränderungen und bei einer späteren Biopsie eine neurogene Atrophie mit Fasertype-grouping, wobei sich auch erhöhte IgG-Spiegel im Serum nachweisen ließen. Wenn es sich dabei im wesentlichen auch um Einzelbeobachtungen handelt und eher unspezifische Veränderungen im Bereich der Muskulatur ganz im Vordergrund stehen, so zeigt doch gerade das Beispiel der Nebenwirkungen bei Pentazocine und Pethidin wie Medikamente mit einem zentralen Angriffspunkt nicht nur zu Schädigungen in der Muskulatur bei lokaler Applikation, sondern auch bei systemischer Applikation führen können.

Darüber hinaus ist bei der Behandlung rheumatischer Erkrankungen mit d-Penicillamin oder Procainamid die Induktion von Polymyositiden bzw. Dermatomyositiden beobachtet worden (29, 53, 56) (Tabelle 3).

## IV. Hypokaliämisch bedingte Myopathien

Myopathien kommen nicht nur autosomal-dominant bei der familiären hypokaliämischen Lähmung vor, sondern gerade auch bei exogen bedingten Hypokaliämien und diese können soweit führen, daß eine akut auftretende Tetra-Parese bis Tetraplegie bei akutem Kalium-Verlust resultieren kann.

Eine ganze Reihe von Medikamenten (Tabelle 4) führen zu einer Hypokaliämie und können eine akute bis chronische Muskelschwäche je nach

Tabelle 4. Hypokaliämische bedingte Myopathien

| Medikament | Klinik | Histologie |
|---|---|---|
| Diuretika (Chlorthalidon, Chlorthiazid) | proximal betonte, z.Z. auch intermittierende Muskelschwäche | verschiedene Grade der Faserzerstörung |
| Laxantienabusus | Myalgien, Muskelspasmen | Vakuolen, Phagozytose |
| Carbenoxolon | CK erhöht, z.T. Myoglobinurie | Rhabdomyolyse mit Nekrosen |
| Amphotericin B | (Diuretika - myotonische Phänomene) | |
| Liquorice | | |
| Fluorocortisonacetat | | |
| Glucocorticoide | | |
| Insulin | | |
| Alkoholismus | | |

Auftreten der Hypokaliämie, hervorrufen. Zu diesen Medikamenten gehören insbesondere die Diuretika, aber auch Laxantien-Abusus, das Ulcusmittel Carbenoxolon, das Antibioticum Amphothericin B und Liquorice. Klinisch ist die Muskelschwäche proximal betont, tritt z.T. intermittierend auf und ist häufig mit Myalgien und Muskelspasmen kombiniert. Histologisch finden sich verschiedene Grade degenerativer Veränderungen der Fasern mit Fasernregeneraten und Faseraufsplitterungen und vor allem auch Vakuolen in einzelnen Muskelfasern, wobei beide Fasertypen in etwa gleicher Weise betroffen sind. Elektronenoptisch zeigt sich eine Dilatation des sacoplasmatischen Reticulums, und der transversalen Tubuli sowie der Mitochondrien und Glycogenanhäufungen. Neben zellulärem Debris kommen autophagische Vakuolen vor (26). Bei akuter schwerer Verlaufsform kann es auch zu Rhabdomyolyse mit Nekrosen und Myoglobinurie kommen.

## V. Myoglobinurie

Die schwerste Muskelschädigung stellt die Rhabdomyolyse mit Myoglobinurie dar, die akut bzw. subakut mit heftigen Muskelschmerzen, einer starken Druckempfindlichkeit der Muskulatur und einer ausgeprägten Muskelschwäche einhergeht. Folgen der Myoglobinausscheidung kann das myorenale Schocksyndrom sein. Ein derartiger akuter Muskelfaseruntergang kann sehr vielfältig verursacht sein (Tabelle 5). Neben den genetisch und sporadisch auftretenden Formen der paroxysmalen Myoglobinurie kommen dafür genetisch bedingte metabolische Erkrankungen wie der Phosphorylasemangel, Phosphofruktokinasemangel und der Carnitin-Palmitin-Transferasemangel und die Gruppe der Polymyositiden in Frage.

Von medikamentöser Seite sind es Amphetamine, Heroin, PCP, Barbiturate und Tranquilizer und vor allem Alkohol, aber auch Amphotericin B, Ergotamintartrat, Methysergid, Schlangen- und Hornissengift, verschiedene Impfvaccinen und die bereits erwähnten Substanzen wie Succinylcholin, E-Aminocapronsäure und die Hypokaliämie. Die Myoglobinurie ist von der Haemoglobinurie und der Porphyrie abzugrenzen, die alle zu einem braun bzw. rot-braun verfärbten Urin führen. Die Myoglobinurie ist dabei gekennzeichnet durch die Symptomenkonstellation, Myalgie und Muskelschwäche bei erheblicher CK-Steigung im Serum, während nur bei der Porphyrie der Schwartz-Watson-Test positiv ist.

Tabelle 5. Ursachen der Myoglobinurie

| | |
|---|---|
| Paroxysmale Myoglobinurie: | Traumatisch (Crush-Syndrom) |
| genetische und sporadische Formen | Amphetamine, Heroin, PCP |
| Genetisch bedingte metabolische Defekte: | Barbiturate, Tranquilizer (NMS) |
| | Alkohol |
| Phosphorylase-Mangel | Amphotericin B, Ergotamintartrat |
| Phosphofruktokinase-Mangel | Methysergid, CO, |
| Carnitin-Palmitin-Transferasemangel | Hypokaliämie |
| Polymyositen | E-Aminocapronsäure |
| | Succinylcholin m. Inhal. Anästh. (M.H.) |
| | Schlangen-/Hornissengift |
| | Tetanus-Typhusvaccine, |
| | Strychnin |

## VI. Muskelfunktionsstörungen bei zentral wirksamen Anästhetica, Analgetica und Psychopharmaca

Während eine Reihe von Medikamenten, ausgehend von der peripheren, fokalen Schädigung der Muskulatur bei der lokalen Injektion, zu Membranstörungen bzw. metabolischen Störungen der Muskulatur führen, die entweder in einem mehr oder weniger ausgeprägten myalgisch-asthenischen Syndrom mit nachfolgender proximal betonter Myopathie oder aber in einer chronischen Form einer proximal angeordneten Muskelschwäche resultieren – für das myalgisch-asthenische Syndrom mag dabei die Alkoholmyopathie als Beispiel gelten und für die chronisch langsam sich entwickelnde nicht mit schweren Schädigungen zunächst einhergehende proximale Myopathie, die Kortikoidmyopathie – kommt es darüber hinaus bei einer Reihe von verschiedenen, vor allem zentral wirksamen Medikamenten zu einer Tonussteigerung der Muskulatur im Sinne eines Rigors bei gleichzeitigen lokalen Schädigungen der Muskelfasern mit einem in vielen Fällen besonders foudroyanten und deletären Krankheitsverlauf (Abb. 5).

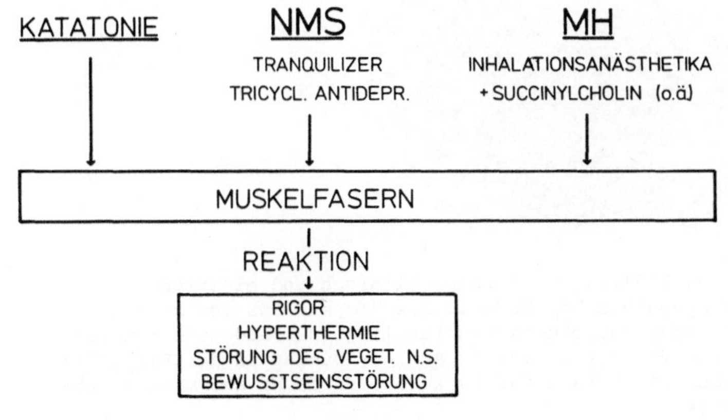


Abb. 5. Zentral bedingte muskuläre medikamentös toxisch ausgelöste Affektionen bei dem neuroleptischen malignen Syndrom (NMS), bei maligner Hyperthermie (MH) und bei Katatonie

## VI. a) Die maligne Hyperthermie

Die maligne Hyperthermie ist ein genetisch bedingtes Krankheitsbild mit autosomal dominantem Erbgang, welches bei bestimmten Anästhetica manifest wird, das durch einen Defekt der Calcium-speichernden Membranen im sarkoplasmatischen Reticulum, dem Sarkolemm, den T-Tubuli oder in den Mitochondrien bedingt ist. Bei Inhalationsanästhetica wie Halothan, Methoxyfluran, Cyclopropan oder Äther in Kombination mit Muskelrelaxantien wie Succinylcholin, Decamethonium oder Curare oder auch mit letzteren Substanzen alleine kommt es zu einem wesentlich erhöhten Calciumanstieg im Cytoplasma und damit zu einer erheblichen Steigerung der Muskelkontraktionen, die unter Entwicklung eines Hypermetabolismus bis zum Rigor gehen kann. Gleichzeitig kommt es zu einer Hyperthermie und zu weiteren Symptomen von seiten des vegetativen Nervensystems. Die Häufigkeit wird mit 1 : 14.000 Anästhesien bei Kindern und 1 : 100.000 Anästhesien bei Erwachsenen angegeben, die Mortalität um 40 %. Wichtig ist die Erkennung von potentiell gefährdeten Personen, wobei zu berücksichtigen ist, daß die maligne Hyperthermie zwar bei Patienten mit primären Muskelerkrankungen häufiger vorkommen, so z.B. bei dem Central Core Disease, daß aber 2/3 der Patienten mit einer malignen Hyperthermie vorher keine Muskelerkrankung aufwiesen. Wichtigstes klinisches Symptom des Nachweises des Beginns einer solchen malignen Hyperthermie ist die CK-Steigerung während der Operation bzw. der Anästhesie. Andere klinische Hinweise wie die Masseter-Tonussteigerung (siehe oben) sind nicht mit Sicherheit zu verwenden. Es sind deshalb Teste in vitro entwickelt worden, um die verstärkte Kontraktur der Muskulatur unter Coffein als Hinweis auf eine Störung im Bereich des sarkoplasmatischen Reticulums bzw. der Calciumbindung aufzudecken. Die Muskelbiopsie bei solchen Patienten zeigt häufiger keinen krankhaften Befund, insbesondere keine Hinweise auf Veränderungen im Bereich der Myofibrillentextur. In schwersten Fällen kann es bei ausgeprägter akuter Muskelfaserschädigung zur Myoglobinurie kommen (8, 9, 50, 52) (Abb. 6).

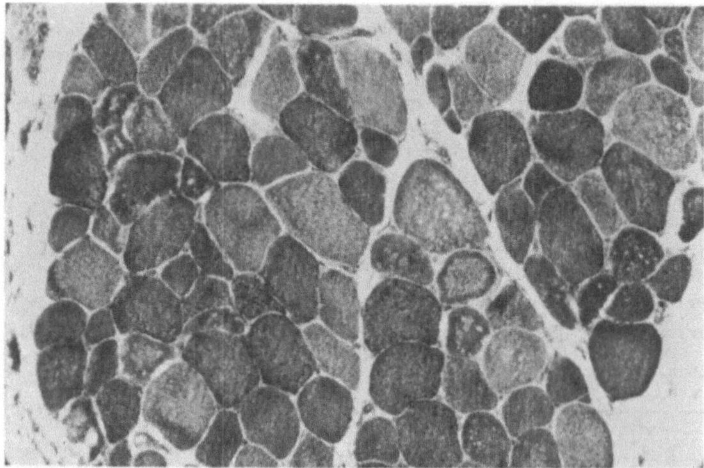

Abb. 6. Maligne Hyperthermie bei 13jährigem Mädchen. Klinisch und elektromyographisch Hinweise auf diskreten myopathischen Befund. Die Biopsie aus dem M. deltoideus zeigt eine deutliche Muskelfaserdurchmesservariabilität mit abgerundeten Muskelfasern und einer Hypotrophie der Typ I Fasern, Auflockerungen in der Fibrillentextur und einzelner Ringfasern (ca. 80fach auf 24 x 36). Verdacht auf bisher subklinische myotonische Dystrophie

VI. b) Das neuroleptische maligne Syndrom (NMS)

Nicht nur bei der malignen Hyperthermie kommt es zur Muskeltonussteigerung im Sinne eines Rigors mit Hyperthermie und Störungen von seiten des vegetativen Nervensystems, sondern solche Muskeltonussteigerungen können auch nach Amphetaminen und nach Fentanyl beobachtet werden und vor allem sind sie nach Butyrophenonen, Fluphenazinen und tricyclischen Antidepressiva beschrieben worden.

*Dieses neuroleptische maligne Syndrom (NMS)*, erstmals von Delay et al. (19, 20) 1960 und 1968 beschrieben, tritt bei Patienten auf, die wegen psychiatrischer Erkrankungen, vor allem wegen schizophrener Syndrome, mit Neuroleptika in therapeutischen Dosierungen behandelt werden. Dabei handelt es sich in erster Linie um Haloperidol, Phenothiazine und Fluphenazine,
2. um Kombinationen von Neuroleptika mit Lithium oder tricyklischen Antidepressiva, wobei möglicherweise eine vorangegangene MAO-Hemmerbehandlung oder auch Antiparkinsonbehandlung eine wichtige Rolle spielt,
3. um Entzugssituationen nach Sedativa oder Hypnotica. Da in den meisten bekanntgewordenen Fällen die Neuroleptikamedikation bereits über längere Zeit lief, müssen zusätzliche Faktoren für das Ingangkommen der krisenhaften Situation in Frage kommen, wofür physische Erschöpfung, Störungen im Flüssigkeitshaushalt, oder auch hohe Umgebungstemperaturen eine wichtige Rolle zu spielen scheinen (13, 35, 49).

Das Syndrom ist gekennzeichnet durch eine Muskeltonussteigerung, wobei es sich vor allem um einen sogenannten plastischen Rigor handelt und eine Akinese, die sich gleichzeitig oder kurz vorher mit Temperatursteigerung bis auf 41°C entwickelt. Es kommt zu Bewußtseinsstörungen, die bis zum Stupor oder Koma reichen, zu Dyskinesien und Dysphagien, zur Sialorrhoe und zu Ausfällen von seiten des vegetativen Nervensystems mit einer schweren Tachykardie, labilen Blutdruckwerten und einer Inkontinenz. In unterschiedlicher Häufigkeit kommt es zur Ateminsuffizienz im Sinne einer Dyspnoe. In einem Teil der Fälle findet sich eine Leukozytose mit 15 bis 30.000, die CK-Werte sind zum Teil erhöht und erreichen Werte bis 15.000. Betroffen sind Frauen und Männer, Männer allerdings doppelt so häufig. Von den bisher etwa 70 berichteten Fällen ist die Überzahl der Patienten unter 40 Jahre alt. Das Syndrom entwickelt sich innerhalb von 24 bis 72 Stunden bis zur maximalen Ausprägung der Symptomatik, die Mortalitätsrate liegt bei 20 %. Die Therapie besteht in einem Absetzen der Neuroleptika und danach hält die Symptomatik noch für etwa 5 bis 10 Tage an, nach lang wirkenden Depot-Neuroleptika etwas länger. Darüber hinaus ist eine spezifische medikamentöse Behandlung nicht bekannt. Ein besonderes Augenmerk muß auf die Allgemeinbehandlung gerichtet werden, die in der Regel nur unter Intensivbedingungen möglich ist. Die Ausprägung der klinischen Symptomatik ist unterschiedlich, insbesondere auch die Beteiligung der Muskulatur, wobei bei einer Reihe von Patienten erhebliche CK-Anstiege vorkommen, bei anderen nicht. So wurden auch 3 Fälle beschrieben, bei denen es zur Niereninsuffizienz infolge akuter Myoglobinurie bei NMS kam (25).

Die Ursachen dieser akuten und krisenhaften klinischen Symptomatik, die am ehesten als Ausdruck einer akuten Dekompensation der neurovegetativen Regulationszentren im Hirnstammbereich aufgefaßt werden kann, ist bisher nicht bekannt. Offensichtlich müssen zur psychiatrischen Erkrankung und der Neuroleptikabehandlung noch zusätzliche genetische und exogene Faktoren hinzukommen, um dieses Syndrom auszulösen. Initial im Vordergrund stehen Störungen von seiten des Muskeltonus in Kombination mit Störungen der vegetativen Regulation, so daß vom Syndrom

Parallelen zur malignen Katatonie (32, 58) gezogen werden können. Das neuroleptische Potential zur Entwicklung eines NMS scheint mit der antidopaminergen Potenz der Medikamente einherzugehen, wiewohl das NMS auch nach Tetrabenazin- und Alpha-Methyltyrosinbehandlung wegen Chorea Huntington, also einer Behandlung, die zu einer Verminderung der Katecholamine führt, berichtet wurde (11). Im wesentlichen ist aber wohl zu berücksichtigen, daß wohl die dopaminergen als auch adrinergen Neurone des Hirnstammes durch die Neuroleptika bzw. trizyklischen Antidepressiva beeinflußt werden, wobei als Folge Störungen des Muskeltonus wie auch Störungen der Thermoregulation auftreten. Möglicherweise erklärt das auch, daß eine vorangegangene MAO-Hemmer-Behandlung oder aber eine dopaminerge Antiparkinsonmedikation bei gleichzeitiger Neuroleptikamedikation eine Rolle spielt (35).

Von diesem Syndrom sind bisher etwa 70 Fälle berichtet worden. Es ist aber anzunehmen, daß es häufiger auftritt, wobei wahrscheinlich zu berücksichtigen ist, daß es bei frühzeitigem Absetzen der Neuroleptikamedikation nicht zur vollen Syndromausprägung kommt.

## Zusammenfassung

Verschiedene membran- und stoffwechselwirksame Medikamente führen zu lokalen oder generalisierten Schädigungen der Skelettmuskulatur im Sinne von Myopathien, wobei zwischen den akuten schmerzhaften und den chronischen, eher larviert sich entwickelnden, Myopathien unterschieden werden kann. Die Häufigkeit dieser Nebenwirkungen von Medikamenten auf die Muskulatur läßt sich bisher nicht ausreichend abschätzen und im wesentlichen stützt sich die Kenntnis auf Einzelmitteilungen. In schwersten Fällen kommt es zur Rhabdomyolyse und Myoglobinurie. Eine Sonderstellung nehmen zentral wirksame Analgetica und Inhalationsanästhetika und vor allem Neuroleptika und trizyklische Antidepressiva ein, bei denen es unter verschiedenen besonderen Voraussetzungen zur Muskeltonussteigerung und Hyperthermie – maligne Hyperthermie – und zusätzlich zu akuten vegetativen Regulationsstörungen im Sinne von Hirnstamm-Hypothalamuskrisen – neuroleptisches malignes Syndrom (NMS) kommen kann, wobei im Zusammenhang mit diesen Syndromen auch akute lokale Muskelfaserschädigungen zur Rhabdomyolyse und Myoglobinurie führen können.

## Literatur[1]

1. Abourizk N, Khalil BA, Bahuth N, Afifi, AK (1979) Clofibrate-induced muscular syndrome. J neurol Sci 42:1-9
2. Argov Z, Mastaglia FL (1979) Drug-induced peripheral neuropathies. Brit med J 10:663-666
3. Askari A, Viguos PJ, Moskowitz RW (1976) Steroid myopathy in connective tissue disease. Amer J Med 61:485-492
4. Baker AB (1969) Induction of anaesthesia with diazepam. Anaesthesia 24:388-394
5. Bourne JG, Collier HOJ, Somers GF (1952) Succinylcholine: a new short acting muscle relaxant. Lancet I:1225

[1]Es konnten für diese Arbeit aus der neueren Literatur nur wichtige Einzelarbeiten und Übersichten berücksichtigt werden. Hinweise auf die ältere Literatur finden sich in den angegebenen Arbeiten.

6. Bradley WG, Lassman LP, Pearce GW, Walton JN (1970) The neuromyopathy of vincristine in man. J neurol Sci 10:107-131
7. Bradley WG, Karesson IJ, Rassol GC (1977) Metronidazole neuropathy. Brit med J 610-611
8. Britt BA (1972) Zur Behandlung der malignen Hyperthermie. Anaesthesist 21:201-204
9. Britt BA, Kalow W (1970) Malignant hyperthermia: a statistical review. Canad Anesth Soc J 17:293-315
10. Brodsky JB, Ehrenwerth J (1980) Postoperative muscle pains and suxamethonium. Brit J Anaesth 52:215-218
11. Burke RE, Fahn St, Mayeux R, Weinberg H, Louis K, Willner JH (1981) Neuroleptic malignant syndrome caused by dopamine depleting drugs in a patient with Huntington disease. Neurology 31:1022-1026
12. Burnam HA (1975) Pentazocine-induced fibrous myopathy. J A MA 234: 13
13. Caroff StN (1980) The neuroleptic malignant syndrome. J clin Psychiat 41:79-83
14. Churchill-Davidson HC (1954) Suxamethonium (succinylcholine)chloride and muscle pains. Brit Med J 1:74-75
15. Collier CB (1978) Suxamethonium pains and early electrolyte changes. Anaesthesia 33:454-461
16. Cozen LN (1977) Pentazocine injections as a causative factor in dislocation of the shoulder. J Bone and Joint Surg 59A:979
17. D'Agostino AN, Chiga M (1966) Morphologic changes in cardiac and skeletal muscle induced by corticosteroids. Ann NY Acad Sci 138: 73-81
18. Dardel OV, Thesleff S (1952) Succinylcholine iodide as a muscle relaxant. Acta chir scand 103:321
19. Delay J, Pichot P, Lemperière T (1960) Un neuroleptic majeur non phenothiazine et non reserpinique l'haloperidol dans le traitement des psychoses. Ann Med Psychol 118:145-152
20. Delay J, Deniker P (1968) Drug-induced extrapyramidal syndromes. In: Vinken PJ, Bruyn GW (eds) Handbook of Clinical Neurology, Vol 6. North Holland Publishing Co, Amsterdam, pp 248-266
21. Dolwick MF, Bush FM, Seibel HR, Burke jr GW (1977) Degenerative changes in masseter muscle following injection of Lidocaine: a histochemical study. J Dent Res 56:1395-1402
22. Doulon JV, Newfield Ph, Setter F, Ryan IF (1978) Implications of masseter spasm after succinylcholine. Anesthesiology
23. Eastwood IB, Parker B, Reid BR (1978) Bilateral central fracture dislocation of hips after myelography with meglumine iocarmate (Dimer X). Brit Med J 1:692
24. Eisenberg M, Balsley Sh, Katz RL (1979) Effects of diazepam on succinylcholine-induced myalgia, potassium increase, creatine phosphokinase elevation and relaxation. Anesth Analg 58:314-317
25. Eiser AR, Neff MS, Slifkin RF (1982) Acuty myoglobinurie renal failure. – A consequence of the neuroleptic malignant syndrome – Arch Intern Med 142:601-603
26. Engel AG (1973) Vacuolar myopathies: multiple etiologies and sequential structural studies. In: Pearson CM, Mostofi FK (eds) The striated muscle. Williams and Wilkins, Baltimore, pp 301-341
27. Feest TG, Read DJ (1980) Brit med J 281:1284-1285
28. Fleiss D (1975) Pentazocine-induced fibrous myopathy. JAMA 232: 1128
29. Fontiveros ES, Cumming WJK, Hudgson P (1980) Procainamide-induced myositis. J neurol Sci 45:143-147
30. Flewellen EH, Nelson ThE (1982) Masseter spasm induced by succinylcholine in children: contracture testing for malignant hyperthermia. Report of six cases. Can Anaesth Soc J 29:42-49
31. Foster AH, Carlson BM (1980) Myotoxicity of local anesthetics and regeneration of the damaged muscle fibers. Anesth Analg 58:727-736

32. Gelenberg AJ (1976) The catatonic syndrome. Lancet I:1339-1341
33. Gerth E (1979) Medikamenteninduzierte Muskelerkrankungen. Therapiewoche 29:6091-6109
34. Golding DN, Murray SN, Pearce GW, Thompson M (1961) Corticosteroid myopathy. Ann Phys Med 6:171-177
35. Henderson VW, Wooten GF (1981) Neuroleptic malignant syndrome: A pathogenetic role for dopamine receptor blockade? Neurology (Ny) 31:132-137
36. Jenkins P, Emerson PA (1981) Myopathy induced by rifampicin. Brit med J 282:105-106
37. Katsilambros N, Braaten J, Ferguson BD, Bradley RF (1972) Muscular syndrome after clofibrate. N Engl J Med 286:1110-1111
38. Kennard C, Swash M, Henson RA (1980) Myopathy due to epsilon aminocaproic acid. Muscle and Nerve 3:202-206
39. Lane RJM, Mastaglia FL (1978) Drug induced myopathies in man. Lancet II:562-566
40. Lane RJM, Martin AM, McLelland NJ, Mastaglia FL (1979) Epsilon aminocaproic acid (EACA) myopathy. Postgrad Med J 55:282-285
41. Leung K, Munck A (1975) Peripheral actions of glucocorticoids. Ann Rev Physiol 37:245-272
42. Levin BE, Engel WK (1975) Iatrogenic muscle fibrosis. JAMA 234: 622-624
43. Mac Kay AR, Hoi Sang U, Weinstein PR (1978) Myopathy associated with epsilon aminocaproic acid (EACA) therapy. J Neurosurg 49: 597-601
44. Manani G, Valenti S, Segatto A, Angel A, Meroni M, Giron GP (1981) The influence of thiopentone and alfathesin on succinylcholine-induced fasciculations and myalgias. Canad Anaesth Soc J 28:255-258
45. Mariani C, Meeola G, Meroni PL, Guaita C, Scareato G (1981) Pentazocine-induced neuromuscular syndromes: clinical, immunological and histopathological studies in two cases. Acta Neuropath Supl. VII: 246-248
46. van Marle W, Woods KL (1980) Acute hydrocortisone myopathy. Brit med J 271-272
47. Meier C, Bauer K, Müller U, Ludin HP (1979) Neuromyopathy during chronic amiodarone treatment. J Neurol 220:231-239
48. Melvoll R, Stovner J, Whittacker M (1980) Suxamethonium-induced jaw stiffness and myalgia associated with atypical cholinesterase: case report. Canad Anaesth Soc J 27:283-285
49. Morris HH, McCormick WF, Reinarz JA (1980) Neuroleptic malignant syndrome. Arch Neurol 37:462-463
50. Nelson ThE, Flewellen E (1979) Malignant hyperthermia: diagnosis, treatment and investigations of a skeletal muscle lesion. Texas Reports on Biology and Medicine 38: 105-120
51. Newman PTF, Loudon JM (1966) Muscle pain following administration of suxamethonium: the aetiological role of muscular fitness. Brit J Anaesth 38:533-540
52. Penn AS (1979) Myoglobin and myoblobinurea. In: Vinken PJ, Bruyn GW (eds) Handbook of Clinical Neurology, Vol 41, pp 259-285
53. Petersen J, Halberg P, Højgaard K, Lyon BB, Ullman S (1978) Penicillamine-induced polymyositis-dermatomyositis. Scand J Rheumatol 7:113-117
54. Pierides AM, Alvarez-Ude F, Kerr DNS (1975) Clofibrate-induced muscle damage in patients with chronic renal failure. Lancet II: 1279-1282
55. Polta ThA, Hanish EC jr, Nasser JG, Ramsborg GC, Roelofs RJ (1980) Masseter Spasm after pancuronium. Anesth Analg 49:509-511
56. Schlumpf U, Bussmann HU, Jerusalem F (1981) Myositis bei chronischer Polyarthritis unter d-Penicillamin, medikamentös induziert. Schweiz med Wschr 111:29-35

57. Silbermann M, Ludatscher R, Finkelbrand S (1980) Masseter myopathy following systemic corticosteroid administration: an experimental study. Oral Surg 50:485-495
58. Stauder KH (1934) Die tödliche Katatonie. Arch Psychiat Nervenkr 102:614-634
59. Steiner JC, Winkelman AC, De Jesus PV (1973) Pentazocine-induced myopathy. Arch Neurol 28:408-409
60. Stoelting RK, Peterson C (1975) Adverse effects of increased sucsinylcholine dose following d-tubocurarine pretreatment. Anesth Analg 54:282-288
61. Teicher A, Rosenthal T, Kissin E, Sarova J (1981) Labetol-induced toxic myopathy. Brit med J 282:1824-1825
62. Waters DJ, Mapleson WW (1971) Suxamethonium pains-hyopthesis and observations. Anesthesia 26:127-141
63. Yagiela JA, Benoit PW (1979) Skeletal-muscle damage from quinidine. N Engl J Med 301:437
64. Zenar JC, Harrison DC (1974) Serum enzyme values following intramuscular administration of lidocaine. Arch Intern Med 134:48-49

# Medikamentös ausgelöstes myasthenisches Syndrom

H. E. Kaeser

Zahlreiche Medikamente können die neuromuskuläre Synapse beeinträchtigen. Meistens werden diese Nebenwirkungen nur unter besonderen Umständen manifest, wenn der Sicherheitsfaktor durch Krankheiten, wie die Myasthenia gravis oder durch Muskelrelaxantien herabgesetzt ist. Dabei dürfen wir nicht vergessen, daß unter solchen Medikamenten auch klinisch latente Überleitungsstörungen, z.B. bei Vorderhornzellerkrankungen, Myopathien und anderen neurologischen Leiden manifest werden können. Durch Nierenausscheidungsstörungen treten oft abnorm hohe Konzentrationen eines Medikamentes auf. Auch können Diuretica mit Kaliumverlust eine zusätzliche Rolle spielen. Tabelle 1 stellt die numerischen Verhältnisse (allerdings nicht vollständig) dar. Verschiedene Medikamente, z.B. Aminoglykosidantibiotica verlängern die durch Suxinutin hervorgerufene Relaxation, machen aber nur ganz ausnahmsweise allein eine manifeste Muskelschwäche. D-Penicillamin ruft bei Patienten mit einer rheumatischen Polyarthritis gehäuft die typischen Symptome einer Myasthenia gravis hervor, tut dies aber nur ganz selten bei der Wilsonschen Krankheit. Von vielen Medikamenten mit im Tierversuch nachgewiesenen endplattenblockierenden Eigenschaften sind nur vereinzelte Fälle von Verschlechterung einer Myasthenia gravis oder von einer myasthenischen Störung bei neuromuskulär gesunden Individuen beobachtet worden. Zweifellos ist nicht immer nach myasthenischen Zeichen gesucht worden, so daß die Zahl solcher Nebenwirkungen höher sein dürfte.

Wie wirken nun die Medikamente auf die neuromuskuläre Synapse? Diese besitzt bekanntlich einen hohen Sicherheitsfaktor, der ein einwandfreies Funktionieren auch über längere Zeit garantiert. Im komplexen Mechanismus der Synapse gibt es aber einige kritische Phasen und Quanten, die in Tabelle 2 dargestellt werden. Der Vorrat an Ach scheint mit $3 \times 10^5$ Quanten bzw. Vesikeln pro Endplatte komfortabel zu sein. Sobald aber der schnelle Carriermechanismus für die Reabsorption von Cholin gestört ist, wird die Transmitterfreisetzung rasch herabgesetzt. Ein Beispiel ist der Effekt von Hemicholin-3, das diesen hemmt (31). Die Veränderungen sind bei der neurophysiologischen Untersuchung erstaunlich ähnlich wie bei der Myasthenia gravis: Abfall der Amplitude des Muskelaktionspotentials bei Belastung mit niedrigen und hohen Frequenzen, Fehlen einer Fazilitierung und Nachweis einer ausgeprägten posttetanischen Erschöpfung (Abb. 1b). Die Ausbreitung des Nervenaktionspotentials an der Nervenendigung ist ein weiterer kritischer Faktor. Bei der Hemmung z.B. durch ein Lokalanästhetikum wird die Refraktärperiode verlängert und die Ach-Freisetzung herabgesetzt oder verzögert. Der Effekt bei der neuromuskulären Testung ist dann ähnlich wie bei der gestörten $Ca^{2+}$-Aufnahme beim Lambert-Eaton-Syndrom (12), beim Botulismus und der Magnesiumvergiftung (30). Wir finden ein leichtes Dekrement bei niederfrequenter Reizung und eine ausgeprägte Fazilitierung bei der Stimulation von über 20/s (Abb. 1c).

Tabelle 1. Fälle von medikamentös induziertem myasthenischen Syndrom bei neuromuskulär Gesunden, mit Relaxantien zusammen, bei Myasthenia gravis und Kollagenkrankheiten

| Medikament | bei neuromuskulär Gesunden | mit Relaxantien | Myasthenia gravis | Kollagenkrankheiten | Total |
|---|---|---|---|---|---|
| D-Penicillamin | 3 | - | - | 46 | 49 (1980) |
| Antibiotica | | | | | |
| Aminoglykosid-A. Polymyxine | 3 | 234 | 9 | 4 | 250 (1970) |
| Carnitin | 4 | - | - | - | 4 (1981) |
| Phenytoin | 3 | | | (1?) | 4 |
| Trimethadion | (2) | | | (2) | 2 |
| Procainamid | | | 3 | | 3 |
| Chinin/Chinidin | | | 1 | | 1 |
| Resochin, Chloroquin | 2 | | | | 2 |
| Propranolol | | | | | |
| Practolol | 1 | | | | |
| Phenothiazine | | | 2 | | 2 |
| MAO-Hemmer | | | | | |
| Lithiumcarbonat | | 2 | | | |
| Magnesiumsalze | | 2 | | | |
| Cholin | | | | | |
| Diuretika vom Benzothiadiazintyp | | | x | | |
| Kortikosteroide | | | x | | |
| und ACTH | | | x | | |

x unbekannte Zahl

Bei der Myasthenie gravis ist bekanntlich die Zahl der Acetylcholinrezeptoren durch Antikörper auf 10 - 20 % vermindert (Abb. 2b). Deshalb ist die Amplitude der MEPP stark herabgesetzt und das EPP bleibt aus dem gleichen Grund oft unterschwellig, d.h. übersteigt nicht den kritischen Wert von -60 mV. Die neurophysiologischen Befunde sind bei der klinischen Testung fast identisch mit denjenigen bei der Hemicholinvergiftung. – Die Depolarisation der postsynaptischen Membran geht mit der Öffnung der $Na^+/K^+$-Ionenkanäle einher. Viele Pharmaka wirken aber auch direkt auf die Ionenkanäle ohne mit den Acetylcholinrezeptoren zu interferieren, sie verkürzen die Kanalöffnungszeit und damit die Dauer des EPP wesentlich. Sie wirken deshalb "kurarisierend", ohne eine kompetitive Wirkung gegenüber Ach zu entfalten und ohne deshalb mit Neostigmin aufgehoben zu werden.

Tabelle 3 stellt die Medikamente nach ihrem Angriffspunkt dar. Viele von ihnen wirken sowohl prä- wie postsynaptisch. Entsprechend unterschiedlich sind auch $Ca^{2+}$, Neostigmin, 4-Aminopyridin usw. als Antagonisten wirksam.

Tabelle 2. Kritische Werte für die neuromuskuläre Übertragung

| | | | *herabgesetzt bei:* (Beispiel) |
|---|---|---|---|
| *Präsynaptisch:* | | | |
| Ausbreitung des NAP (Refraktärperiode 1-2 ms) | | : | Lokalanästhetika |
| ACh-Moleküle/Quantum | $8\text{-}10 \times 10^3$ | : | ? |
| ACh-Quanten/Nervenendigung | $3 \times 10^5$ | : | Vorderhornzellerkrankungen |
| Anzahl $Ca^{++}$ - Kanäle | 50-70/$\mu m^2$ | : | Lambert-Eaton-Syndrom |
| $Ca^{++}$-Konzentration extrazellulär | 10 mmol/l | : | Magnesiumvergiftung |
| Cholinresorption | 50 % | : | Hemicholin, Carnitin |
| *Postsynaptisch:* | | | |
| Dichte der ACh-Rezeptoren: | $5\text{-}10^3/\mu m^2$ | : | Myasthenia gravis |
| Kanalöffnungszeit | 1 ms | : | Depolarisierende Blocker |
| $Na^+$-Einstrom/1 Quantum ACh: | $12 \times 10^3$ | : | Lokalanästhetika |
| Cholinesterase (gebunden) | 2500/$\mu m^2$ | : | kong. Myasthenie |
| Serumcholinesterase | 3(5-14) mg/l | : | Pseudocholinesterasemangel |
| Spaltungszeit ACh | 1-2 ms | : | Vergiftung mit Cholinesterasehemmern |
| Endplattenpotential Schwellenwert | -60 mV | : | Myasthenia gravis |

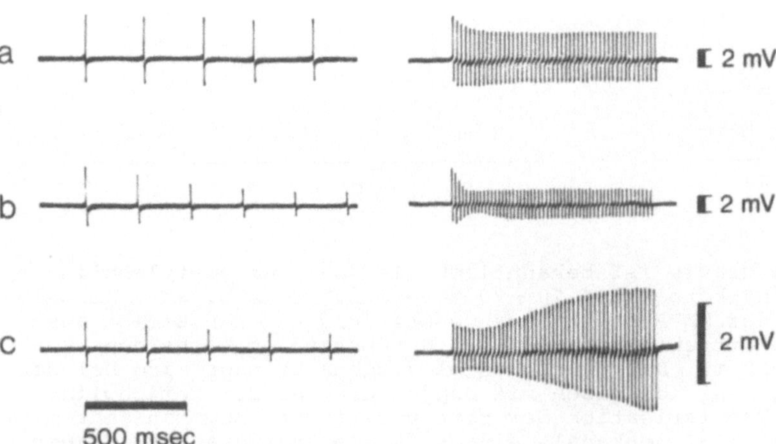


Abb. 1a-c. Repetitive supramaximale Reizung des N. ulnaris mit niedriger (links) und hoher (rechts) Frequenz. *a* normal, *b* Myasthenia gravis, *c* myasthenisches Syndrom Lambert-Eaton. (Nach H.-P. Ludin: Praktische Elektromyographie. F. Enke Verl., Stuttgart 1976)

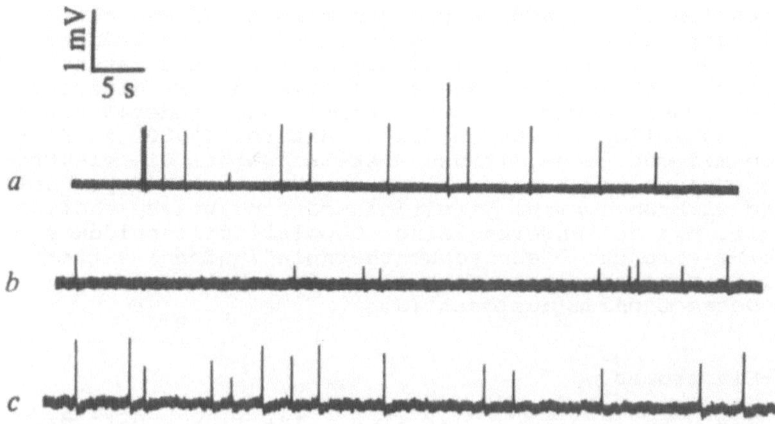


Abb. 2a-c. Miniaturendplattenpotentiale aus einem M. intercostalis. *a* bei einem Pat. mit Myasthenia gravis, *b* einem Gesunden, *c* einem Pat. mit Lambert-Eaton-Syndrom. (Aus E. Stalberg u. D.B. Sanders: Electrophysiological test of neuromuscular transmission, 1981)

Tabelle 3. Medikamente, welche eine myasthenische Störung induzieren/verstärken können

1. *Präsynaptische Wirkungen:*

   - Acetylcholinsynthese:
     - Hemmung der Cholinaufnahme: (Hemicholin), Carnitin
   - Hemmung der ACh-Freisetzung: (Botulinustoxin, Magnesium) Aminoglykosidantibiotika, Lokalanästhetia, ß-Blocker, Chinin, Chinidin, Lithiumsalze, Phenytoin, Chlorpromazin, Chloroquin, Kortikosteroide

2. *Postsynaptische Wirkungen:*

   - Depolarisierende: Cholin, Carnitin
   - kompetitive (kurareartige)
   - Antikörper: (Myasthenia gravis), D-Penicillamin, andere?
   - Blockierung der Ionenkanäle: Barbiturate, Inhalationsnarkotika, Lokalanästhetika, Procainamid, Chinin, Amantadin, Atropin, Polymyxinantibiotica

3. *Auf Muskelfaser:* Lokalanästhetika, Chinin, Inhalationsnarkotika usw.

## Pharmaka und ihr Angriffspunkt

### Hemmung der Cholinaufnahme

Bei der Hydrolyse von Acetylcholin durch die Ach-Esterase wird Cholin frei. Etwa die Hälfte des Cholins wird durch einen raschen Carriermechanismus in die Nervenendung zurückresorbiert. Obwohl eine Nervenendigung $2 \times 10^5$ Quanten Ach enthält, erschöpft sich der Ach-Speicher bei fehlender Re-Synthese rasch. Ein bekannter Hemmer der Cholinrückresorption ist Hemicholin-3. Es handelt sich um eine experimentelle Substanz. Von klinischer Bedeutung ist dagegen *Carnitin*, eine Trägersubstanz für langkettige Fettsäuren. Bei Hämolysepatienten entsteht ein Carnitinmangel, der sich in einem starken Anstieg der Triglyceride im Serum äußert. Die Verabreichung von 2 g Carnitin nach jeder Dialysesitzung führte bei 4/20 Fällen von DeGrandis u. Mitarb. (1980) zu Kau- und Schluckstörungen mit oder ohne diffuse Muskelschwäche. Die elektrophysiologische Untersuchung ergab einen Block vom Hemicholin-Typ. Cholinesterasehemmer sind wirksam, obwohl Carnitin auch eine starke cholinomimetische Eigenschaft mit Verlängerung eines Depolarisationsblockes aufweist (8, 3). *Cholin* wird zur "Leberschutztherapie" und bei extrapyramidalen Hyperkinesen verabreicht. Es kann einen Depolarisationsblock, ähnlich wie Decamethonium auslösen (3).

## Störungen des $Ca^{2+}$-Einstromes

Die Depolarisation der Nervenendigung löst einen plötzlichen $Ca^{2+}$-Einstrom in die Nervenendigung aus. Die Zahl der Ach-Quanten hängt direkt von der Größe des $Ca^{2+}$-Einstromes ab. Was bei einer Verminderung passiert, wissen wir vom Lambert-Eaton-Syndrom (LES). Die MEPP sind fast normal, die EPP jedoch abnorm klein und zum größten Teil unterschwellig (12). Bei einer frequenten repetitiven Reizung kann vorübergehend soviel $Ca^{2+}$ in der Nervenendigung angereichert werden, daß eine Fazilitierung bis zu einem normal großen EPP entstehen kann. Beim LES besteht die Ursache des verminderten $Ca^{2+}$-Einstroms in der Reduktion der Zahl der Calcium-Kanäle an der präsynaptischen Membran. Bei der Magnesiumvergiftung liegt eine kompetitive Hemmung des Calciumeinstromes vor (30). *Aminoglykosidantibiotica* wie Streptomycin, Neomycin, Viomycin und Kanamycin binden ionisiertes Calcium. Unter massiven Dosen sind folgende Nebenwirkungen bekannt geworden: Bei der Narkose unter Muskelrelaxantien wie Succinylcholin führte die intraperitoneale Gabe von Neomycin oder Streptomycin zur verlängerten oder sekundären Apnoe (23, 25, 27). Bei Myasthenikern können diese Antibiotica eine akute Verschlimmerung auslösen (15, 17). Wie beim LES, beim Botulismus und bei der Magnesiumvergiftung ist bei den Aminoglykosidantibiotica Neostigmin wenig wirksam, besser dagegen Calcium, Guanidin und 4-Aminopyridin (23, 25, 27). Bei den Antibiotika der *Polymyxingruppe* sind Neostigmin und Calcium unwirksam, da ihr Effekt auf die Endplatte ähnlich dem der Lokalanästhetika ist und nicht über eine Hemmung des Calciumstromes zustande kommt (14, 15, 27).

Auch *Neostigmin* vermindert die Anzahl der pro Impuls freigesetzten Quanten und reduziert die Amplitude der MEPP. Der positiven Wirkung der Cholinesterasehemmung steht also die der negativen Reduktion der Ach-Quantenzahl gegenüber. *Cortikosteroide* verändern ebenfalls die Ach-Freisetzung, erhöhen die Frequenz und senken die Amplitude des MEPP (4).

## Lokalanästhetika und ähnlich wirkende Substanzen

*Chinin* wurde bekanntlich früher als Testsubstanz zum Nachweis einer latenten Myasthenia gravis verwendet (11). *Procainamid*, *Chinin* und *Chinidin* als Antiarrhythmica können eine Myasthenie drastisch verschlimmern (10, 11, 19).

Die Wirkung dieser Substanz ist komplex. Procainamid z.B. verlängert die Refraktärperiode der Nervenendigung von 1.7 auf etwa 5 ms. Dadurch wird auch die QZ pro Nervenimpuls herabgesetzt und die EPP können unterschwellig werden. Die Lokalanästhetika wirken jedoch auch postsynaptisch, sie verstopfen die $Na^+$ und $K^+$-Kanäle, ohne mit den Ach-Rezeptoren zu interferieren, und vermindern damit die Empfindlichkeit der postsynaptischen Membran auf Ach. Sie stören die Ausbreitung der EPP auf die Muskelfasermembran. Bei direkter Reizung läßt sich auch eine Störung der elektromechanischen Koppelung nachweisen. – Durch Curare wird die Wirkung dieser Substanzen verstärkt, durch Cholinesterasehemmer nur partiell antagonisiert.

*Diphenylhydantoin* (26, 28) und *beta-Blocker* wie Propranolol und Practolol (18) haben eine ähnliche, aber wesentlich schwächere Wirkung. – Chloroquin scheint nicht nur eine Neuromyopathie verursachen zu können, sondern auch eine myasthenische Störung ähnlich den Lokalanästhetica.

Ähnlich wirken *Amantadin*, *Barbiturate*, *Atropin* und *Neuroleptica* (24).

## Autoimmungenese

Die Myasthenia gravis ist bekanntlich eine Autoimmunkrankheit mit Auftreten von Antikörpern, welche die Ach-Rezeptoren blockieren und abbauen. Gewisse Medikamente können Autoimmunkrankheiten einschließlich der Myasthenie gravis induzieren. Beim *D-Penicillamin* ist das bei der langjährigen hochdosierten Behandlung des Morbus Wilson nur ausnahmsweise der Fall, wesentlich häufiger bei der Therapie der rheumatischen Polyarthritis. So wurden bis 1980 49 Fälle von Myasthenie unter Penicillamin publiziert, 3 davon beim Morbus Wilson, alle anderen bei der chronischen Polyarthritis (2). Penicillamin hat keine Wirkung auf die MEP, wenn myasthenische Störungen auftreten, sind sie durch organspezifische Antikörper verursacht. Von der "genuinen" Myasthenia gravis unterscheidet sich die Penicillamin-induzierte nur durch den Verlauf und die Altersverteilung. Die Muskelschwäche tritt nach monate- oder jahrelanger Behandlung der Polyarthritis auf, sie klingt nach Absetzen des Penicillamin mit oder ohne Cholinesterasehemmer erst innert Monaten ab und ist unabhängig von der Tagesdosis oder der Totaldosis. In 4 von Bucknall (1977) mitgeteilten Fällen blieb die Erholung aus, so daß 2 Mal eine Thymektomie und 1 Mal eine Röntgenbestrahlung des Thymus durchgeführt wurden, während 1 Patient – (allerdings unter fortgesetzter Penicillaminmedikation!) an Ateminsuffizienz verstarb. – Man kann wohl daraus schließen, daß die Penicillamin-induzierte Myasthenia in der Regel vorübergehend ist, daß sie aber doch gelegentlich persistiert und ferner, daß die weitere Verabreichung von Penicillamin nach Auftreten der myasthenischen Erscheinungen gefährlich ist (1, 2, 6, 7, 9, 22, 29).

Es ist zu vermuten, daß nicht allein Penicillamin über einen immunopathologischen Vorgang eine Myasthenia gravis auslöst. Entsprechende Abklärungen sollten dann stattfinden, wenn eine myasthenisches Syndrom relativ selten, nicht dosisabhängig und erst nach langdauernder Medikation auftritt und nur langsam wieder abklingt. Zu mindestens im Fall 1) von Myasthenia unter *Phenytoin* (Norris u. Mitarb. 1964) läßt sich das vermuten, da die Patienten an einer Polyarthritis und Achylie litt (26). – Auch bei der durch *Trimethadion* hervorgerufenen Myasthenie (Peterson 1966, Booker 1970) ist dieser Mechanismus postuliert worden (5). – Je nach dem Angriffspunkt kommen verschiedene Antagonisten in Frage. Neostigmin verzögert bekanntlich die Hydrolyse des freigesetzten Acetylcholin. Es ist wirksam bei kompetitiven postsynaptischen Blockern, bei der Myasthenia gravis und beim myasthenischen Syndrom durch Penicillamin. Weniger zuverlässig ist seine Wirkung bei den Aminoglykosiden, während es bei den Polymyxinen inkl. Colistin unwirksam ist. Calciumglukonat wirkt dramatisch beim Block durch Aminoglykosidantibiotica, ebenso wie beim LES, bei der Magnesiumvergiftung und beim Botu-

Tabelle 4. (Nach S.F. Berndt: Pharmakologie der motorischen Endplatte, in Hertel, Mertens u. Mitarb.: Myasthenia gravis. G. Thieme, Stuttgart 1977)

| Funktionsstörung verstärkende Pharmaka | Ausweichmöglichkeiten |
|---|---|
| Curare und Derivate | vertiefte Allgemeinnarkose<br>Suxamethonium |
| Chinin, Chinoline<br>Malaria-, Rheuma- u. Grippemittel | Acetylsalizylsäure, Phenylbutazon |
| Chinidin, Ajmalin | Digitalis |
| Procainamid, Lidocain | Reserpin |
| Ganglioplegika | Reserpin, Methyl-Dopa |
| Äther, Trichloräthylen, (Halothan) | Barbituratkurznarkose |
| Morphin und Derivate | Kombination mit Lorfan WZ |
| Mg-haltige Verbindungen<br>Abführmittel<br>Tetracycline | Natriumsulfat |
| Aminoglykosidantibiotika (Streptomycine, Neomycine u.a.) | Cephalosporine, Chloramphenicol |
| Polymyxine | Erythromycine, Nitrofurane |
| Sulfonamide | Nalidiximsäure |
| Penicilline? | |
| Benzothiadizine | Spironolacton, Triamteren |
| Kortikosteroide und ACTH | |
| D-Penicillamin | Acetylsalizylsäure, Phenylbutazon, Gold, Indomethazin, Fluphenamin |
| Hydantoine | Carbamazepin? |
| Depolarisierende Relaxantien | |
| Inhalationsanästhetika | In niedriger Dosierung und bei sorgfältiger Überwachung erlaubt |
| Myotonolytika | |
| Neuro-, Thymoleptika | |
| Tranquilizer (Meprobamat, Benzodiazepine) | |
| Sedativa, Hypnotika | |

lismus. Eine länger anhaltende Wirkung sieht man nach Guanidin, 4-Aminopyridin und Germin. Lokalanästhetica und ähnliche Mittel sprechen nur teilweise auf Neostigmin an.

Beim Verdacht auf oder Bekanntsein einer neuromuskulären Störung stehen alternative Medikamente, welche die neuromuskuläre Überleitung nicht gefährden, zur Hand. Eine solche Liste stammt von Berndt (1977) (Tabelle 4).

## Zusammenfassung

Eine große Zahl von Medikamenten kann eine Myasthenia gravis oder ein Lambert-Eaton-Syndrom verschlimmern oder manifest werden lassen. Die endplattenblockierende Wirkung der Medikamente zeigt sich nur ausnahmsweise bei Gesunden, wohl aber additiv oder potenzierend zusammen mit anderen Medikamenten wie Muskelrelaxantien, Antiarrhythmica, Lokalanästhetika, gewissen Antibiotika und anderen Mitteln. Vorsicht ist auch bei neuromuskulären Krankheiten, welche mit einer myasthenischen Störung einhergehen können, geboten. Der Wirkungsmechanismus ist unterschiedlich und z.T. komplex. Dementsprechend sind auch Antidote wie Cholinesterasehemmer, Calcium, Guanidin usw., je nach Mechanismus wirksam oder unwirksam. Obwohl die Zahl der bisher bekannten ernsthaften Komplikationen dieser Art nicht groß ist, bleibt die Kenntnis der Medikamente, welche eine myasthenische Störung auslösen oder verschlimmern können, nicht nur für den Neurolgen, sondern auch für den Anesthesisten, Chirurgen und Internisten wichtig.

## Literatur


1. Albers JW, Hadoch, RJ, Kimmel DW, Treacy WL (1980) Penicillamine-associated myasthenia gravis. Neurology 30:1246-1250
2. Albers JW, Beals CA, Lewine SP (1981) Neuromuscular transmission in rheumatoid arthritis, with and without penicillamine treatment. Neurology 31:1562-1564
3. Bazzato G, Mezzina C, Ciman M, Guarnieri G (1979) Myasthenialike syndrome with carnitine in patients on longterm haemodialysis. Lancet 1:1041-1042
4. Birnberger KL, Struppler A (1977) ACTH and neuromuscular transmission: electrophysiological in vitro investigation of the effects of Corticotropin and an ACTH fragment on neuromuscular transmission. Ann Neurol 1:270-275
5. Booker H, Chun RWM, Sanguino M (1970) Myasthenia gravis syndrome associated with Trimethadione. JAMA 2121:2262-2272
6. Bucknall RC, Dixon ASt, Glick EN, Woodland J, Zutshi DW (1975) Myasthenia gravis associated with Penicillamine treatment for rheumatoid arthritis. Brit Med J 1:600-602
7. Czlonkowska A (1975) Myasthenia syndrome during penicillamine treatment. Brit Med J 1:276
8. De Grandis D, Mezzina C, Fiaschi A, Pinelli P, Bazzato G (1980) Myasthenia due to carnitine treatment. J Neurol Sci 46:365-371
9. Delrieu F, Menkes CJ, Sainte-Croix A, Delbarre F (1975) Myasthénie et thyroidite auto-immune au cours d'une polyarthrite rheumatoide traitée par la D-Pénicillamine. Nouv Presse méd, p 2890
10. Drachman DA, Skom JH (1965) Procainamide – a hazard in myasthenia gravis. Arch Neurol (Chic.) 13:316-320
11. Eaton LM (1943) Diagnostic test for myasthenia with Prostigmine and Quinine. Proc Staff Mayo Clin 18:230
12. Elmqvist D, Lambert EH (1968) Detailed analysis of neuromuscular transmission in a patient with the myasthenic syndrome sometimes associated with bronchogenic carcinoma. Mayo Clin Proc 43:689-713
13. Galindo A (1971) Procaine, Pentobarbital and Halothane: effects on the mammalion neuromuscular junction. J Pharmac exper Therap 177:360-368
14. Gold GN, Richardson AP (1966) An unusual case of neuromuscular blockade seen with therapeutic blood levels of Colistin methanesulfonate (Coly-Mycin). Amer J Med 41:321
15. Herishanu Y (1969) The effect of streptomycin and colistin on myasthenic patients. Confin neurol 31:370-373
16. Hill GE, Wong KC, Hodges MR (1976) Potentiation of succinylcholine neuromuscular blockade by lithium carbonate. Anesthes 44:439-442
17. Hokkanen E (1964) The aggravating effects of some antibiotics on neuromuscular blockade in myasthenia gravis. Acta neurol scand 40:346-352

18. Hughes RO, Zacharis FJ (1976) Myasthenic syndrome during treatment with practolol. Brit Med J 1:460
19. Kornfeld P, Horowitz SH, Genkins G, Papestas AG (1976) Myasthenia gravis unmasked by antiarrhythmic agents. Mount Sinai J Med 43: 10-14
20. Loder RE, Walker GF (1959) Neuromuscular blocking action of streptomycin. Lancet 1:812-813
21. Lüllmann H, Reuter H (1960) Über die Hemmung der neuromuskulären Übertragung durch einige Antibiotica. Chemotherapeut 1:373-383
22. Masters CL, Dawkins RL, Zilko PJ, Simpson JA, Leedmann RJ (1977) Penicillamine-associated myasthenia gravis, antiacetylcholine receptor and antistriational antibodies. Amer J Med 63:689-694
23. McQuillen MP, Cantor H, Rourke J (1962) Myasthenic syndrome associated with antibiotics. Arch Neurol (Chic.) 18:402-415
24. McQuillen MP, Gross M, Johns RJ (1963) Chlorprozamine-induced weakness in myasthenia gravis. Arch Neurol (Chic.) 8:286-290
25. McQuillen MP, Engbaek L (1973) Mechanism of antibiotic induced neuromuscular block. Trans Am Neurol Ass 98:17-20
26. Norris FH, Colella J, McFarlink D (1964) Effect of diphenylhydantoin on neuromuscular synapse. Neurology (Minn.) 14:869-876
27. Osterloh G (1961) Neuromuskuläre Effekte basischer Streptomyces-Antibiotica und deren Aufhebung durch Calcium. Arzneitmittelforsch 11:1139-1142
28. Pittinger ChB, Eryasa Y, Adamson R (1970) Antibiotic induced paralysis. Anesth Analg 49:487
29. Pittinger ChB, Long JP, Miller JR (1958) The neuromuscular blocking action of neomycin. Anesthes Analg 37:276
30. Regli F, Guggenheim P (1965) Myasthenisches Syndrom als seltene Komplikation unter Hydantoinbehandlung. Nervenarzt 36:315-318
31. Russel AS, Lindstrom JM (1978) Penicillamin-induced myasthenia gravis associated with antibodies to acetylcholine receptor. Neurology 28:847-849
32. Streib EW (1977) Adverse effects of magnesium salt cathartics in patient with the myasthenic syndrom (Lambert-Eaton syndrome). Annal Neurol 2:1975-1976
33. Thies RE, Brooks VB (1961) Postsynaptic neuromuscular block produced by hemicholineum No. 3. Fed Proc 20:569-575

# IV. Myositiden ohne Erregernachweis

# Die Bedeutung lichtmikroskopischer Veränderungen für die Diagnose und Differentialdiagnose von Myositiden

D. Pongratz

## Einleitung

Unter den Erkrankungen der Muskulatur beanspruchen die Myositiden eine besondere diagnostische Bedeutung, weil es sich in der Regel um erworbene und therapierbare Affektionen handelt. Im Gegensatz zu anderen Organen spielen dabei erregerbedingte Prozesse, wie z.B. die Trichinose nur eine untergeordnete Rolle. Läßt man diese beiseite, so bleibt ein großer Sammeltopf meist lymphohistiozytärer, seltener plasmazellulärer entzündlicher Reaktionen übrig, welche vom Mesenchym des Muskels ihren Ausgang nehmen und von einem mehr oder minder starken Parenchymuntergang begleitet werden. Sie werden zusammengefaßt unter dem Begriff der nicht erregerbedingten oder immunogenen Myositiden.

## Morphologische Einteilung der Myositiden

Nach pathologisch-anatomischen Kriterien lassen sich 3 große Kategorien unterscheiden, zwischen welchen allerdings im Einzelfall fließende Übergänge bestehen können (9). Es sind dies:

1. Die rein interstitielle Myositis, d.h. die auf den Gefäßbindegewebsapparat beschränkte entzündliche Reaktion, welche zumindest in diesem Stadium das Parenchym abgesehen von allenfalls uncharakteristischen Strukturveränderungen unbeschadet läßt.

2. Die Herdmyositis, bei welcher die interstitiellen Infiltrate von einem fokalen Muskeluntergang begleitet werden, sowie

3. Die Polymyositis, d.h. die gemischt interstitiell-parenchymatöse Entzündung des Muskels, welche im Regelfall zu einer schwerwiegenden Organzerstörung führt.

## Korrelation zwischen Klinik und Morphologie

Diese ganz allgemeinen morphologischen Kategorien korrelieren gut mit entsprechenden klinischen Leitbefunden. So stehen bei der interstitiellen Myositis die meist muskelkaterähnlichen Schmerzen ganz im Vordergrund, während entsprechend dem strukturell unbeschadet erscheinenden Parenchym Schwäche und Atrophie weitgehend fehlen. Je ausgeprägter der

---

Die Arbeit wurde mit Unterstützung der Friedrich-Baur-Stiftung, München und der Deutschen Forschungsgemeinschaft durchgeführt.

Befall der Muskelfasern selbst wird, desto mehr treten letztgenannte Symptome in den Vordergrund, während der Schmerz in Abhängigkeit von Floridität und Ausmaß der mesenchymalen Infiltration zum Teil durchaus abnehmen oder gar ganz verschwinden kann. Letzteres Verhalten zeigt eine sehr einleuchtende klinisch-morphologische Korrelation zum schwerwiegenden differentialdiagnostischen Problem der primär chronischen pseudomyopathischen Polymyositis (10).

## Zur Morphologie der interstitiellen Myositis

Während es relativ einfach erscheint, in der genannten Weise das histologische Substrat und die klinisch faßbare muskuläre Symptomatik miteinander logisch zu verknüpfen, ist es dagegen ungemein schwer, aus dem jeweiligen Biopsiebefund präzise Hinweise zu einer ätiologischen Diagnose zu erhalten. Dies gilt ganz besonders für die *rein interstitielle Myositis* (8), welcher eine ganze Skala möglicher Diagnosen unterschiedlichster Wertigkeit zugeordnet werden kann. So findet man derartige Phänomene z.B. als flüchtige Mitreaktion des Muskels im Rahmen der Allgemeinerkrankungen, daneben aber auch insbesondere im Verein mit immunologischen Organaffektionen von der chronischen Polyarthritis bis hin zur Hyperthyreose vom Typ des M. Basedow. Weiterhin sind sie als sog. Lymphorrhagien im Rahmen einer immunologisch aktiven Myasthenia gravis, meist im Verein mit Thymomen seit langem bekannt. Schließlich können sie aber auch den Beginn eines schwerwiegenderen myositischen Prozesses darstellen, aus dem sich in der Folge eine noduläre Herdmyositis oder eine Polymyositis entwickelt. Die Beurteilung der Wertigkeit eines solchen Befundes kann also eine Crux darstellen, wenn die klinische Einordnung des gesamten Krankheitsbildes noch offen ist.

## Zur Morphologie der nodulären Herdmyositis

Die sog. noduläre Herdmyositis, d.h. die lokalisierte interstitielle Infiltration mit fokalem begleitenden Parenchymuntergang (Abb. 1) fin-

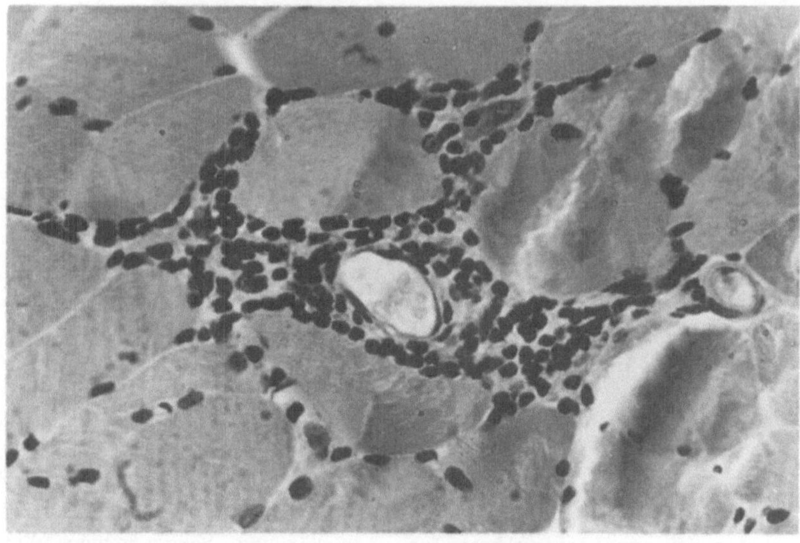

Abb. 1. Noduläre Herdmyositis. HE-Färbung, Vergrößerung 400 x

det sich meist im Rahmen übergeordneter immunpathologischer Systemerkrankungen, wobei myopathologisch die einzelnen Formen in der Regel nicht differenziert werden können.

## Zur Morphologie der Polymyositis

Die disseminierte interstitiell-parenchymatöse Entzündung wird vorwiegend bei der *Polymyositis bzw. Dermatomyositis* angetroffen. Nur selten führen auch andere immunpathologischen Systemerkrankungen zu ähnlich ausgeprägten Veränderungen. Insbesondere bei der Dermatomyositis halten sich in frischen Stadien die Infiltrate schwerpunktsmäßig an den perivaskulären bzw. perimysialen Bereich (1).

Dementsprechend ist häufig der benachbarte Parenchymuntergang vorwiegend in der Faszikelperipherie zu suchen, während der Kern weitgehend ausgespart ist (Abb. 2a+b). Dies ergibt das Bild der *Polymyositis vom perifaszikulären Typ*, wahrscheinlich bedingt durch den myozytotoxischen Effekt der benachbarten lymphozytären Infiltrate (3, 4, 6). Breitet sich der Prozeß weiter aus, entsteht schließlich die *diffuse Polymyositis* (Abb. 3a+b), bei welcher jedoch häufig gleichfalls, wenn man darauf achtet, der perifaszikuläre Bereich eine schwerpunktsmäßige Schädigung erkennen läßt. Schwierigkeiten in der morphologischen Diagnostik bereiten Varianten des Krankheitsbildes, bei denen, aus welchem Grund auch immer, nur ein mehr oder minder florider Parenchymuntergang zu verzeichnen ist, während Infiltrate weitgehend fehlen (Abb. 4a+b). Derartige bioptische Befunde kann man deskriptiv nur als *nekrotisierende Myopathien* klassifizieren und hat prinzipiell aus morphologischer Sicht Schwierigkeiten in der Abgrenzung von anderen Muskelerkrankungen, speziell toxisch oder metabolisch bedingten Rhabdomyolysen, bei chronischen Formen vor allem aber auch von degenerativen Myopathien.

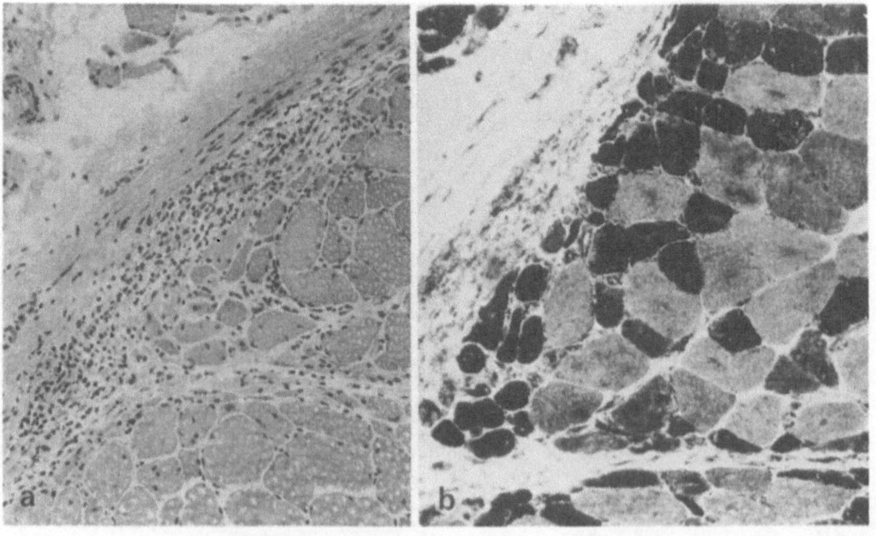


Abb. 2a u. b. Polymyositis vom perifaszikulären Typ. *a* HE-Färbung, Vergrößerung 100 x; *b* NADH-Reductase-Reaktion, Vergrößerung 100 x

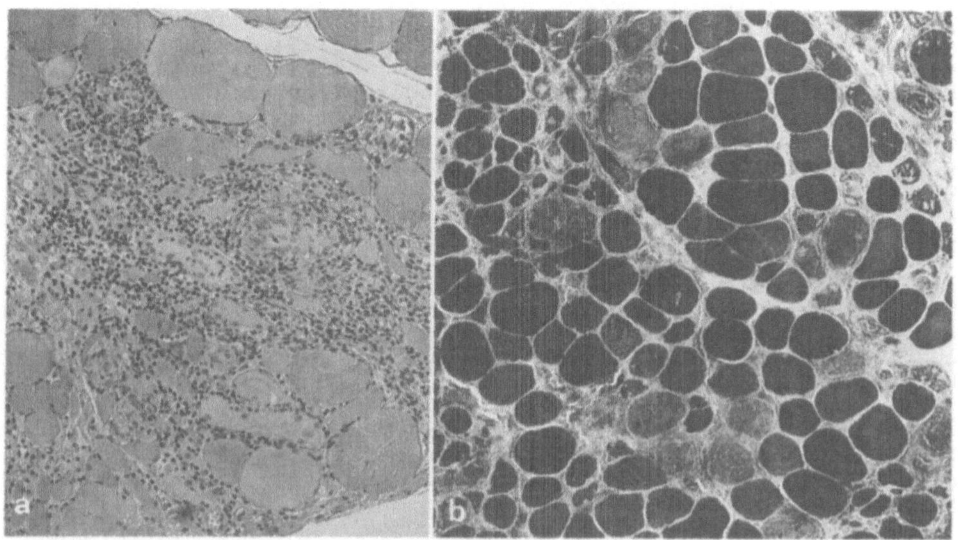

Abb. 3a u. b. Diffuse Polymyositis. *a* HE-Färbung, Vergrößerung 100 x; *b* Myofibrilläre ATP-ase-Reaktion bei pH 9,4, Vergrößerung 100 x

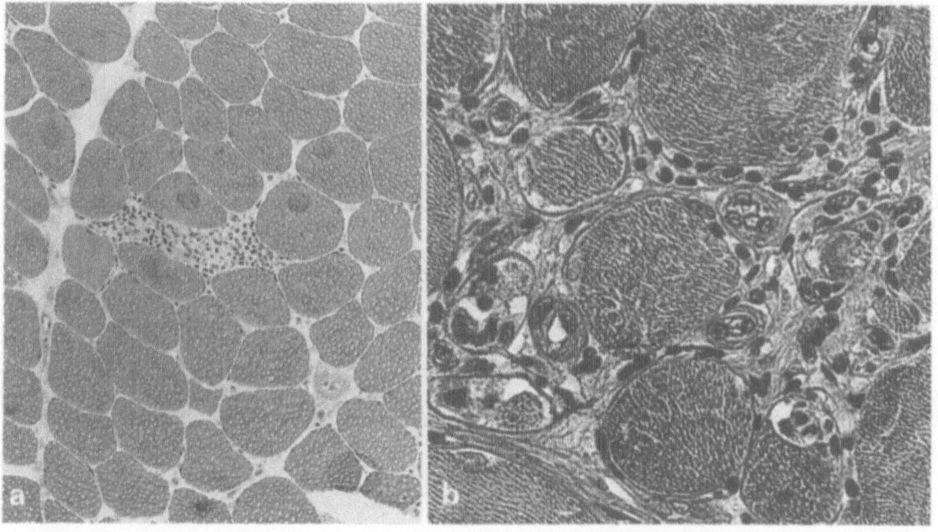

Abb. 4a u. b. Nekrotisierende Myopathie. *a* HE-Färbung, Vergrößerung 100 x; *b* HE-Färbung, Vergrößerung 400 x

## Ergänzende Untersuchungsverfahren als diagnostisches Verstärkerprinzip in der morphologischen Differentialdiagnose

Natürlich ist man im Falle differentialdiagnostischer Schwierigkeiten aus myopathologischer Sicht aufgerufen, die Treffsicherheit der strukturellen Diagnose mit ergänzenden Techniken zu verbessern. Hier hat die *Enzymhistologie* mit der Möglichkeit, anhand der Differenzierung der Fasertypen das Gewebsmuster des jeweiligen Krankheitsbildes klarer herauszuarbeiten, ihren besonderen Stellenwert. Insbesondere die perifaszikuläre Atrophie ist, sofern vorhanden, ein wichtiger Hinweis auf das Vorliegen einer entzündlichen Muskelerkrankung, während sie bei Myopathien anderer Genese nicht geläufig ist. Daneben bietet diese Methode die Voraussetzung, eine ganze Reihe per se allerdings nicht spezifischer Strukturveränderungen von Fasern früher und zuverlässiger zu beurteilen, als es histologisch möglich ist.

*Histometrische Untersuchungen* der Faserverteilungskurven unterstützen das menschliche Auge in der Beurteilung von Form und Größe der Muskelfasern. Eine differente Verteilungskurve, insbesondere der Typ II-Fasern bei degenerativen bzw. entzündlichen Myopathien ist demgemäß ein diagnostischer Wegweiser (7).

*Immunhistologische Techniken* sind geeignet, bei der Diagnose einer nekrotisierenden Arteriitis (immunpathologische Befunde im Bereich der Gefäßwände) oder eines Lupus erythematodes disseminatus (Immunglobulindepots im Bereich der Basalmembran) weiterzuhelfen. Bei den Myositiden haben sie jedoch bisher weitgehend im Stich gelassen. Alle diese Verfahren haben jedoch nur den Stellenwert eines diagnostischen Verstärkerprinzips, welches dem erfahrenen Untersucher Entscheidungshilfen bietet.

Unabhängig davon ist speziell bei der Fragestellung nach einer Myositis die konventionelle *histologische Aufarbeitung des Gewebes in Stufentechnik* nach geeigneter Fixierung und Einbettung (z.B. Methacrylat) nach wie vor die wichtigste Voraussetzung für eine exakte myopathologische Diagnose.

## Klinischer Beitrag zur Verbesserung der morphologischen Differentialdiagnose

Abgesehen von den beschriebenen Techniken wird die Wertigkeit eines Muskelbiopsiebefundes durch eine Vielzahl vorgeschalteter Bedingungen erheblich beeinflußt, welche sorgfältiger Beachtung bedürfen. Besondere Bedeutung hat die Auswahl der Biopsiestelle nach klinischen und elektromyographischen Kriterien. Von Wichtigkeit ist weiterhin eine sachgerechte Technik der Gewebsentnahme, welche Kontraktionsartefakte vermeidet. Weiterhin ist gerade bei der Fragestellung nach einer Myositis zu beachten, daß das morphologische Bild durch eine Vorbehandlung insbesondere mit Glucocorticoiden vermischt werden kann. Auch auf die Möglichkeit einer Traumatisierung des Muskels im Rahmen einer wenige Tage vorangegangenen elektromyographischen Untersuchung ist zu achten.

## Seltene Sonderformen der Polymyositis

Abzutrennen von der Polymyositis-Dermatomyositis-Gruppe sind strukturell einige Sonderformen entzündlicher Muskelkrankheiten. Zu nennen sind hier vor allem die granulomatösen Myositiden etwa im Sinne der Polymyositis granulomatosa (Abb. 5a+b), die meist eine extrapulmonale Organmanifestation der Sarkoidose darstellen. Umstritten in der nosologischen Einordnung ist das Krankheitsbild der sog. *Einschlußkörpermyositis* (2), welche als Besonderheit merkwürdige vacuoläre Faserdegenerationen aufweist, in welchen sich elektronenmikroskopisch gebündelte Fibrillen nachweisen lassen. Wegen derer formaler Analogie mit Viren wird eine slow virus-Genese des Krankheitsbildes diskutiert.

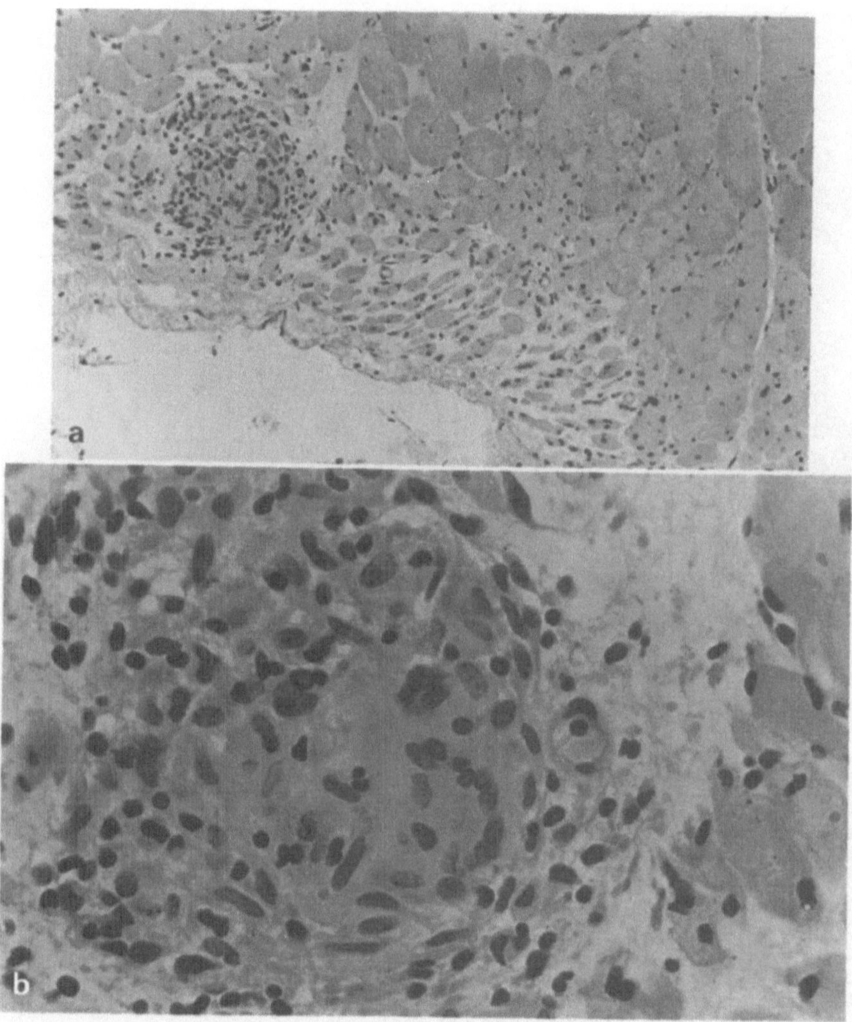

Abb. 5a u. b. Polymyositis granulomatosa bei Sarkoidose. *a* HE-Färbung, Vergrößerung 100 x; *b* HE-Färbung, Vergrößerung 400 x

Diagnostische Probleme können seltene Fälle von Autoimmunerkrankungen bereiten, bei denen sich nach klinischen und morphologischen Kriterien die Zeichen einer Polymyositis auf der einen, sowie eines entzündlichen Gefäßprozesses auf der anderen Seite kombinieren (Abb. 6).

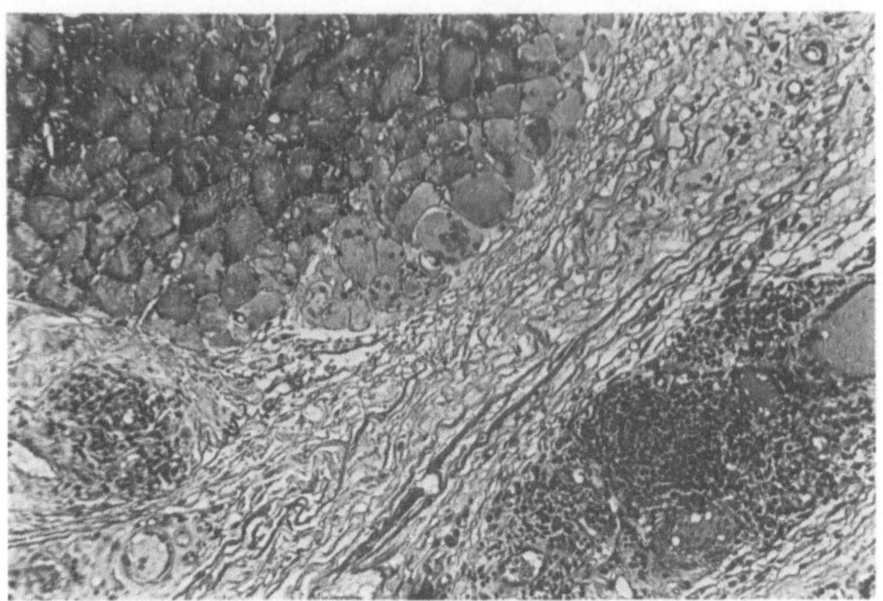

Abb. 6. Syntropie einer Polymyositis vom perifaszikulären Typ mit einem entzündlichen Gefäßprozeß. Trichrom-Färbung, Vergrößerung 100 x

Literatur


1. Banker BQ, Victor M (1966) Dermatomyositis (systemic angiopathy) of childhood. Medicine (Baltimore) 45:261-288
2. Carpenter S, Karpati G, Eisen A (1975) A morphologic study of muscle in polymyositis: clues to pathogenesis of different types. Proceedings of the Third International Congress on Muscle Diseases, Newcastle upon Tyne. Excerpta Medica, Amsterdam
3. Currie S, Saunders M, Knowles M (1971) Immunological aspects of polymyositis: the in vitro activity of lymphocytes on incubation with muscle antigen and with muscle cultures. QJ Med 40:63-84
4. Dawkins R, Mastaglia F (1973) Cell-mediated cytotoxicity to muscle in polymyositis. N Engl J Med 288:434-438
5. Hudgson P, Walton JN (1979) Polymyositis and other inflammatory myopathies. In: Vinken PJ, Bruyn GW (eds) Handbook of Clinical Neurology, vol 41. North-Holland Publishing Company, Amsterdam New York Oxford
6. Kakulas BA, Shute GH, Leclerc ALF (1971) In vitro destruction of human foetal muscle cultures by peripheral blood lymphocytes on incubation with muscle antigen and with muscle cultures. QJ Med 40: 63-84
7. Pongratz D (1976) Differentialdiagnose der Erkrankungen der Skelettmuskulatur an Hand von Muskelbiopsien. Enzymhistochemische und histometrische Untersuchungen zur besonderen Vulnerabilität der Typ II-Faser. Thieme, Stuttgart
8. Pongratz D, Koppenwallner Ch, Schmidt-Achert M (1977) Differentialdiagnose der entzündlichen Reaktionen im Gefäß-Bindegewebsapparat des Muskels bei rheumatischen Erkrankungen. akt rheumatol 2:199-204

9. Pongratz D (1981) Die Morphologie immunogener Myopathien. Verh. Dtsch Ges Rheumatol 7:1-5
10. Pongratz D (1982) Entzündliche Muskelekrankungen. In: Handbuch der Inneren Medizin, Bd VI, Teil 2 C – Rheumatologie, spez. Teil 2 (Wirbelsäule, Weichteile und Kollagen-Erkrankungen). Springer, Berlin Heidelberg New York

# Welche Informationen sind von elektronenoptischen Untersuchungen bei Myositiden zu erwarten?

H. H. Goebel und C. Heckmann

Die Bedeutung des Elektronenmikroskops für die morphologische Untersuchung des Muskelgewebes umfaßt mehrere Aspekte:

1. Ultrastrukturelle Analyse normaler Zellbestandteile und allgemein pathologischer Phänomene der quergestreiften Muskulatur;
2. ultrastrukturelle Analyse von Einschlußkörperchen in die Muskelfasern;
3. systematische Analyse der Ultrastruktur neuromuskulärer Krankheiten;
4. ultrastrukturelle Analyse der motorischen Endplatten und ihrer pathologischen Phänomene sowie der kapillären Basalmembran;
5. elektronenmikroskopischer Nachweis von Viruspartikeln;
6. Diagnostik der individuellen Muskelbiopsie

In der Diagnostik der einzelnen neuromuskulären Krankheiten hat das Elektronenmikroskop eine unterschiedliche Wertigkeit.

Obwohl ultrastrukturelle Untersuchungen über nicht erregerbedingte Myositiden in großer Zahl vorliegen (17, 28, 33, 37, 42), haben sie nur wenige wesentliche Gesichtspunkte zur Aufklärung von Ätiologie und Pathogenese dieser noch immer unzureichend verstandenen Gruppe neuromuskulärer Krankheiten beigetragen. Eine Übersicht dieser ultrastrukturellen Untersuchungen zeigt jedoch, daß das elektronenmikroskopische Studium nicht erregerbedingter Myositiden wie kaum eine andere Gruppe neuromuskulärer Krankheiten alle oben-genannten Ziele einer ultrastrukturellen Analyse patho-morphologisch veränderten Muskelgewebes umfassen kann.

Zu den nicht erregerbedingten Myositiden gehören die Polymyositis und Dermatomyositis, die Myositis bei rheumatoider Arthritis, die Myositis bei anderen Kollagenkrankheiten, zum Beispiel bei Lupus erythematodes, Sklerodermie und Sjögren-Syndrom, Myositis bei Polymyalgia rheumatica, Myopathologie bei Behcet-Syndrom, Myositis bei der Sarkoidose.

Wie bei den verschiedenartigen Muskeldystrophien bietet die Myositis aufgrund der Nekrose und Regeneration von Muskelfasern die Möglichkeit, die allgemein-pathologische Ultrastruktur von Nekrose, Phagozytose und Regeneration der Muskelfasern des Menschen zu studieren. Die elektronenmikroskopische Analyse der Muskulatur von Polymyositis-Kranken zeigt, daß in verschiedenen Fällen bereits fokale Läsionen, vornehmlich der Myofibrillen sowie des transversalen Tubulussystems und des sarkoplasmatischen Retikulum (13) auftreten. Transversale Tubuli können derart proliferieren, daß sie unterschiedlich große, sogenannte Honigwabenstrukturen bilden (13, 28). Nekrose und Regeneration von Muskelfasern bei Myositis unterscheiden sich offenbar weder von gleich-

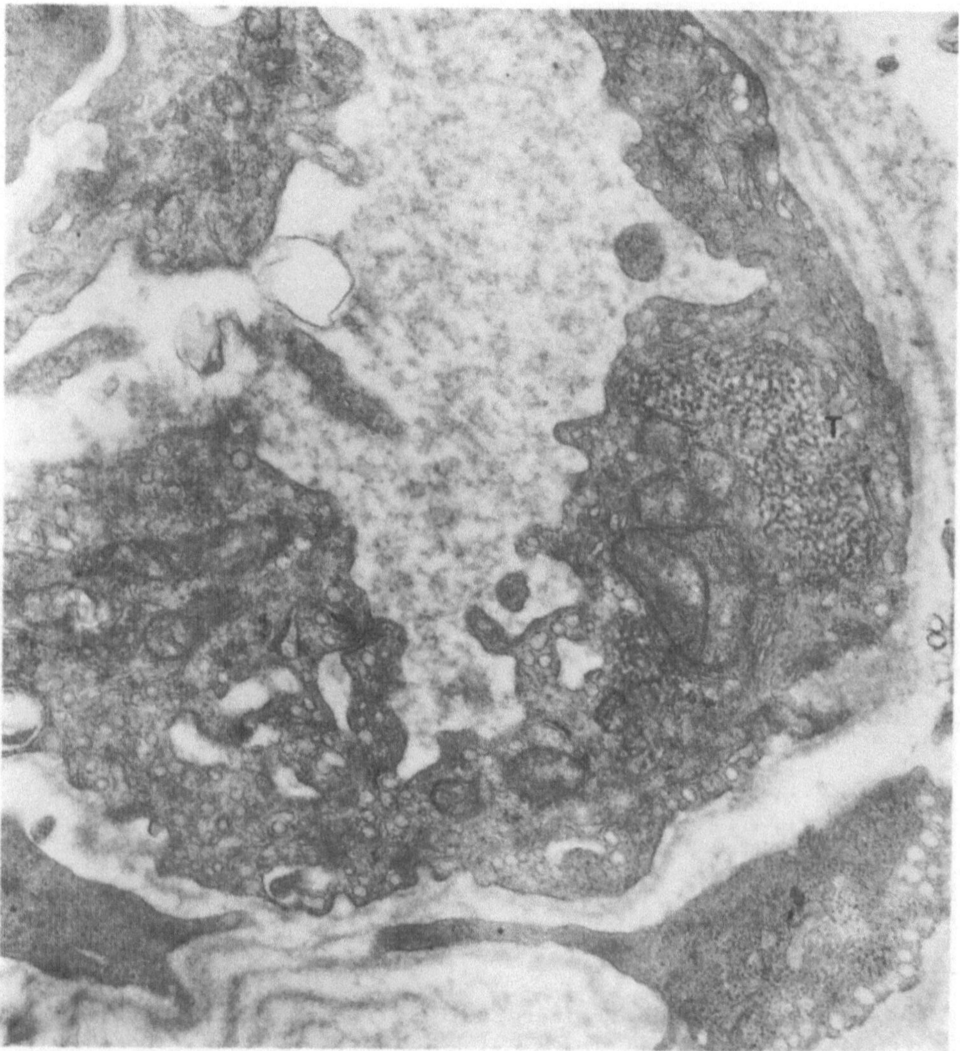


Abb. 1. "Undulierte" Tubuli (T) in einer kapillären Endothelzelle, M. quadriceps, 7-jähriger Junge, Dermatomyositis, x 27500

artigen Vorgängen bei Muskeldystrophien noch von solchen unter experimentellen Bedingungen. Die allgemein-pathologische ultrastrukturelle Analyse der Polymyositis wie auch der Myositis bei rheumatoider Arthritis (44) hat nur unspezifische Befunde erbracht.

Im Gegensatz zu primär neurogenen und dystrophisch-myopathischen neuromuskulären Krankheiten sind morphologisch bei den Myositiden neben den Muskelfasern selbst das Interstitium und die Gefäße besonders betroffen. Bei der Dermatomyositis im Kindesalter wie auch beim Lupus erythematodes sind in Endothelien membran-begrenzte unregelmäßig angeordnete, "undulierte" Tubuli (Abb. 1) beobachtet worden (5, 23, 30). Derartige Tubuli, die auch in Lymphozyten und anderen nicht-vaskulären

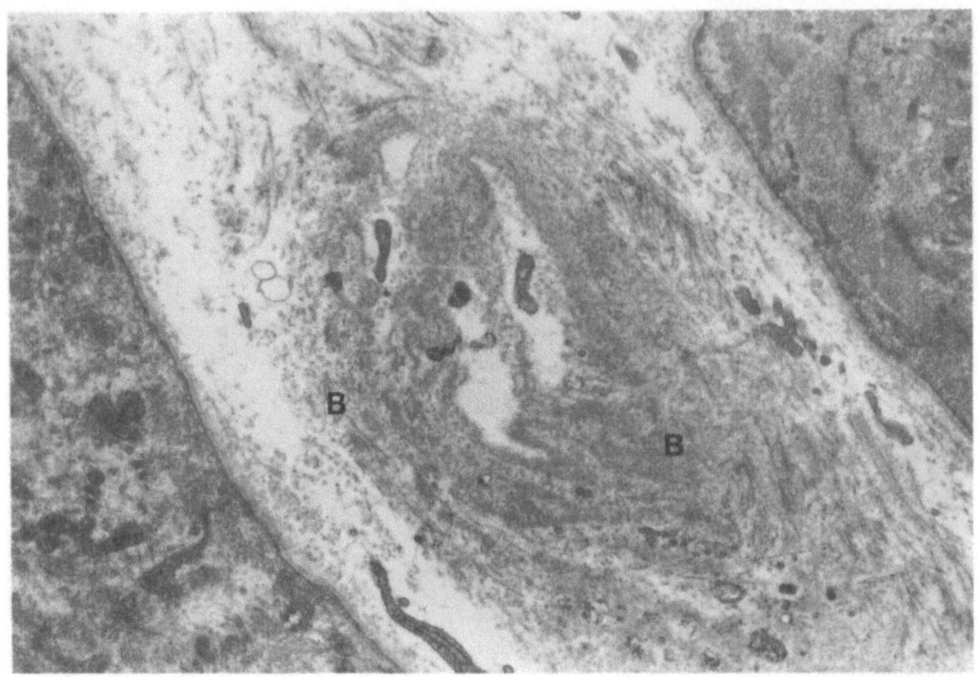


Abb. 2. Konvolut verdickter Basalmembranen (B) nach Untergang der zugehörigen Kapillare, M. quadriceps, 7-jähriger Junge, Dermatomyositis, gleicher Patient wie Abb. 1, x 12050

Zellen beobachtet wurden (30) stellen jedoch keine Viruspartikel dar. Die Basalmembran intramuskulärer Kapillaren ist nicht selten verdickt oder redupliziert, was auf möglichen primären Untergang (Abb. 2) und Regeneration der kapillären Gefäßwandzellen deutet (19). Die Nekrose von Kapillaren ist vor allem bei der kindlichen Dermatomyositis herausgestellt worden (1, 5).

Eine wichtige Komponente sind interstitielle entzündliche Infiltrate. Sie bestehen aus Lymphozyten, die vielfach "aktiviert" (27) erscheinen, und mononucleären Zellen. Sie befinden sich oft in engem Kontakt mit Muskelfasern (18), wobei derartige Lymphozyten nicht selten, ähnlich der Position von Satellitenzellen, zwischen Lamina basalis und zugehöriger Muskelfaser liegen. Makrophagen finden sich ebenfalls in entzündlichen Infiltraten (18). Die Riesenmakrophagen oder Riesenzellen bei der granulomatösen Myositis, besonders der Sarkoid-Myopathie, sind nicht nur reich an saurer Phosphatase, sondern enthalten auch Lysozym, das in elektronendichten Granula liegt (7).

Immunoglobuline lagern sich an der Oberfläche von Gefäßen (32) oder von Muskelfasern außerhalb ihrer Lamina basalis (14) an und sind als amorphe feingranuläre elektronendichte Flecken erkennbar.

Einschlüsse in Muskelfasern sind häufig Befunde bei der Myositis. Zytoplasmatische Körperchen treten bei zahlreichen neuromuskulären Krankheiten und bei der Polymyositis (37) auf. Ultrastrukturelle Läsionen der Sarkomeren, die mini-cores entsprechen, sind ebenfalls in Muskelfasern zu dokumentieren (24), die nicht selten auch "targetoid"-Lä-

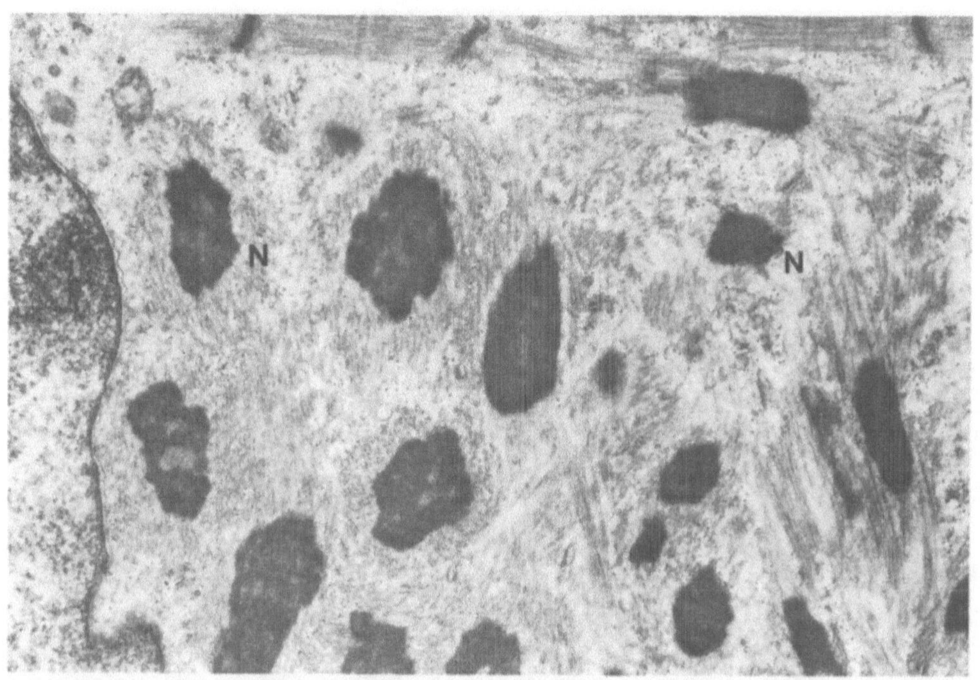


Abb. 3. Zahlreiche Stäbchen oder Nemalin-Körper (N), M. quadriceps, 70-jähriger Mann, Myositis mit Stäbchen, x 16800

sionen entsprechen (37). Nemalin-Körperchen oder Stäbchen kommen ebenfalls bei der Polymyositis vor (26), gelegentlich derart häufig in so zahlreichen Muskelfasern, auch ohne daß ein entzündliches Infiltrat in der Muskelbiopsie zu demonstrieren ist, daß die Differentialdiagnose zu einer primären kongenitalen Nemalin-Myopathie, besonders vom adulten Typ, außerordentlich schwierig, wenn nicht gar unmöglich wird (3, 15) (Abb. 3). Auch Aggregate anomal konfigurierter Mitochondrien, zum Teil mit ausgeprägten parakristallinen Einschlüssen (10), die dann das Equivalent von "ragged red fibers" darstellen, sowie mit kleineren nur elektronenmikroskopisch sichtbaren intramitochondrialen Einschlüssen (28), sind beobachtet worden.

Myositis mit myasthenischen Symptomen oder Myasthenie kombiniert mit Myositis lassen sich gelegentlich beobachten (16, 41), wobei nekrotische und entzündliche Prozesse im Bereich der motorischen Endplatten vermutet werden (16, 41). Detaillierte elektronenmikroskopische und immun-morphologische Untersuchungen der motorischen Endplatten bei solchen kombinierten Krankheitsbildern fehlen bisher jedoch.

Von einzelnen Autoren wird die Einschlußkörperchen-Myositis als eine Sonderform der Polymyositis angesehen (6, 22, 25, 45), wobei die ultrastrukturellen und histologischen Befunde einer Einschlußkörperchen-Myositis vereinzelt auch mit einer Sklerodermie (34) oder einem Sjögren-Syndrom (8) assoziiert waren. Eine größere Übersicht (20) zeigt ein variables klinisches Spektrum dieser Krankheit. Adenovirus-Typ 2 wurde jüngst aus zwei Muskelbiopsien eines Patienten isoliert (29). Diese Einschlußkörperchenmyositis ist gekennzeichnet durch intranucleäre

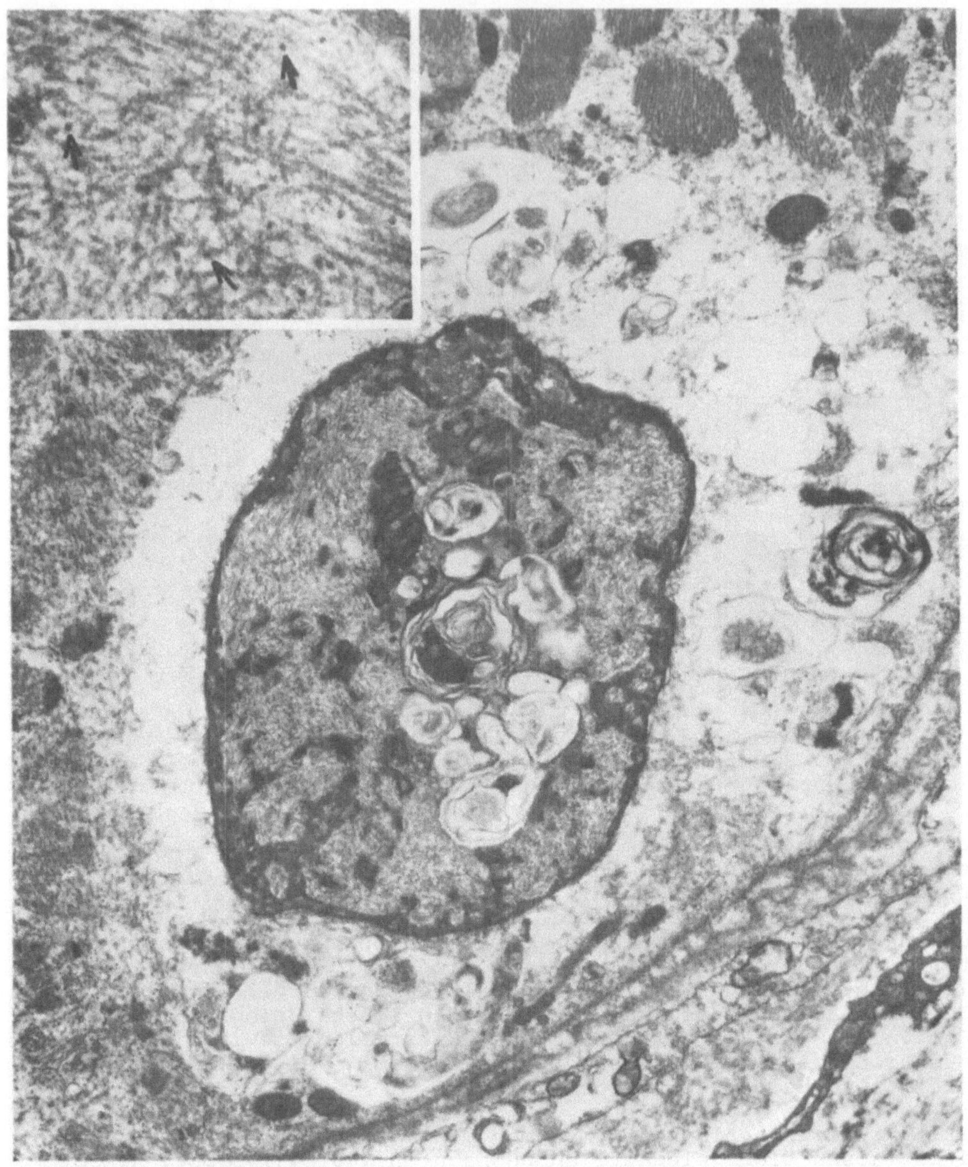

Abb. 4. Einschlußkörperchen-Myositis: Zahlreiche Filamente in einem Kern (x 6993), die bei hoher Auflösung (Inset: x 54000) zum Teil tubulären (Pfeile) Charakter zeigen, M. gastrocnemius, 46-jährige Frau

(Abb. 4) und intrazytoplasmatische dicht gepackte Filamente, die bei hoher Auflösung eine tubuläre Struktur im Querschnitt einzelner Filamente aufweisen (Abb. 4). Daneben kommen sogenannte geränderte Vakuolen ("rimmed vacuoles") regelmäßig vor (Abb. 5), die Ausdruck einer Autophagozytose sind – neben der segmenten Koagulationsnekrose eine zweite Form der Nekrose der Muskelfaser. Diese "rimmed vacuoles" stellen ein Myositis-unspezifisches Phänomen dar, da sie bei anderen neuromusku-

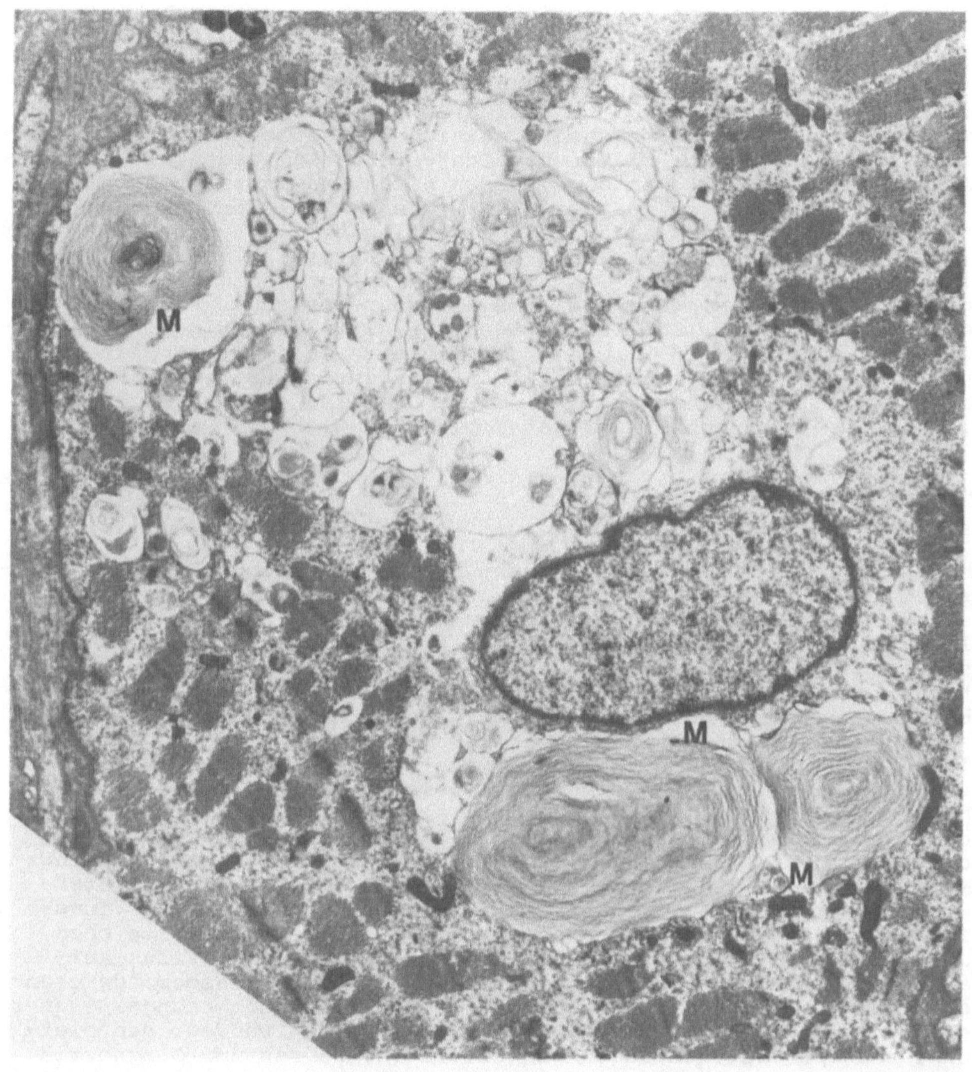


Abb. 5. Einschlußkörperchen-Myositis mit geränderter Vakuole ("rimmed vacuole"), angefüllt mit Membranwirbeln (M) und lockeren Membranen als Zeichen der intramyofibrillären Autophagozytose, M. gastrocnemius, 46-jährige Frau, gleiche Patientin wie Abb. 4, x 7510

lären Krankheiten, unter anderem der oculo-pharyngealen Muskeldystrophie, ebenfalls beobachtet werden. Bei dieser letztgenannten Muskeldystrophie ließen sich in letzter Zeit ebenfalls intranucleäre Filamente demonstrieren (40), jedoch sind die intranucleären Filamente der Einschlußkörperchen-Myositis etwa 15 - 18 nm groß, während die intranucleären Filamente der oculo-pharyngealen Muskeldystrophie 8 - 10 nm messen. Ähnliche ca. 7 nm dicke intranucleäre Filamente wurden auch in Muskelfasern eines Patienten mit Polymyositis beschrieben (36). Einschlüsse in Kernen können durch Invagination des Zytoplasmas und seiner Organellen vorgetäuscht werden (9).

Vor allem die elektronenmikroskopische Untersuchung der Muskelfasern bei Polymyositis hat die Diskussion um die virale Ätiologie der Polymyositis belebt. Myxovirusartige intranucleäre und intrazytoplasmatische Strukturen wurden beobachtet (4, 9), die sich jedoch inzwischen als die zuvor beschriebenen intranucleären und intrazytoplasmatischen Filamente der Einschlußkörperchen-Myositis erwiesen haben (6). Kristallin-angeordnete Aggregate elektronendichter Granula wurden als Picorna-Viren interpretiert (12). Anfangs wurden derartige intrazytoplasmatische Granula-Aggregate in postmortal gewonnenen Muskelproben dokumentiert (2, 12, 39), jedoch nicht nur bei Patienten mit Myositis, sondern auch bei einem Patienten mit amyotrophischer Lateralsklerose (31). Später ließen sich gleichartige Granula auch in bioptisch gewonnenem Muskelgeweben nachweisen, wenn sie auch als unspezifisches Phänomen gedeutet wurden (35, 43). Zum Teil wurden sie als eigenartig konfiguriertes Glykogen angesehen (35), womit der fehlende Nachweis von Ribonucleinsäure in diesen Aggregaten (11) in Einklang zu bringen war. Mehrstündige Verdauung solcher Partikel durch Diastase erbrachte den Hinweis, daß es sich offenbar hier tatsächlich um Glykogen-Partikel handelt (21).

## Kommentar

Die bisherigen zahlreichen ultrastrukturellen Untersuchungen der Muskulatur bei nicht erregerbedingten Myositiden haben eine Fülle von Einzelbefunden geliefert, ohne jedoch entscheidend zur Aufklärung von Ätiologie und Pathogenese dieser Myositiden, wie immer man sie subklassifizieren will, beigetragen zu haben. Obwohl die Zahl der publizierten ultrastrukturellen Studien bei Myositiden recht groß ist, bleibt die Gesamtzahl der untersuchten Gewebsproben, angesichts der Vielzahl von Patienten mit nicht erregerbedingten Myositiden außerordentlich gering, da vorwiegend über einzelne oder nur sehr wenige, in keiner Serie über mehr als 20 Muskelbiopsien berichtet wurde. Vielleicht vermögen zytochemische und immun-elektronenmikroskopische Untersuchungen sowie die feinstrukturelle Analyse in der Gewebekultur gezüchteter Muskelgewebsproben von Patienten mit nicht erregerbedingten Myositiden neue Erkenntnisse zu liefern. Trotz der bisher letztlich negativ verlaufenen ultrastrukturellen Dokumentation von Viruspartikeln in Muskelgewebsproben bei Myositis sollte angesichts oben genannter Einzelfall-Untersuchungen die Suche nach einer Virusmanifestation in der Muskelfaser nicht aufgegeben werden, insbesondere angesichts gelegentlich serologisch oder gewebekulturlich nachgewiesener Virusinfektionen bei Myositis. Auf Grund des Zeitaufwandes, den elektronenmikroskopische Untersuchungen erfordern, können zur Diagnostik immer nur einzelne Muskelbiopsien für die ultrastrukturelle Durchmusterung ausgewählt werden. Der Nachweis von "undulierten" Tubuli in Endothelien und von intranucleären Filamenten bei der Einschlußkörperchen-Myositis gelingt nicht ohne das Elektronenmikroskop, so daß besonders die letztere Form der Myositis bei lichtmikroskopischer Untersuchung wohl kaum diagnostiziert werden wird. Die Muskelbiopsie eines Patienten, dessen Myositis klinisch und lichtmikroskopisch einwandfrei gesichert ist, bedarf keiner ultrastrukturellen Untersuchung. Es ist die große Zahl derjenigen Muskelbiopsien, von Kindern und von Erwachsenen, die im Einzelfall nosologisch nicht klar einzuordnen ist, die eine orientierende elektronenmikroskopische Untersuchung verdienen. Effektive Zahl solcher Untersuchungen und daraus resultierende diagnostisch verwertbare Erkenntnisse hängen letztlich von Kapazität und Volumen an Untersuchungsgut des einzelnen muskelbioptischen Labors ab. Gerade hier ist die Diskrepanz zwischen wünschenswerten und machbaren Untersuchungen besonders groß.

Zusammenfassung

Die ultrastrukturelle Untersuchung von Muskelgewebe bei nicht erregerbedingten Myositiden hat ein großes Spektrum von pathologischen Befunden erbracht, die die gesamte Indikationspalette ultrastruktureller Analysen quergestreifter Muskulatur des Menschen umfaßt. Wesentliche Aufschlüsse über Ätiologie und Pathogenese sind jedoch durch diese Untersuchung bisher nicht zutage getreten. Neben allgemein-pathologischen Phänomenen sind besonders Einschlüsse in Muskelfasern wie Stäbchen und zytoplasmatische Körperchen, daneben als eigene Form die Einschlußkörperchen-Myositis dokumentiert worden. Ursprünglich als Viruspartikel vermutete Strukturen, ähnlich den Myxoviren oder den Picorna-Viren haben sich einerseits als Filamente der Einschlußkörperchen-Myositis, andererseits als Glykogen-Aggregate erwiesen. Tubuläre Profile in membranbegrenzten Vakuolen finden sich nicht selten in Endothelien – und Lymphozyten – bei Dermatomyositis und Lupus erythematodes, nicht jedoch in den Muskelfasern selbst. Ihr Vorkommen gibt eine gewisse diagnostische Hilfe. Vielleicht vermögen zytochemische und immun-elektronenmikroskopische Methoden neue Gesichtspunkte zur Ätio-Pathogenese und zur Diagnostik nicht erregerbedingter Myositiden beizutragen.

*Danksagung.* Diese morphologischen Untersuchungen wurden finanziell durch die "Stiftung Volkswagenwerk" (Az I/36 303) unterstützt. Frau F. Schulz und Frau R. Kosswig sei vielmals für ihre elektronenmikroskopische und photographische Hilfe gedankt.

Literatur

1. Banker BQ (1975) Dermatomyositis od childhood. J Neuropath exp Neurol 34:46-75
2. Ben-Bassat M, Machtey I (1972) Picornavirus-like structures in acute dermatomyositis. Amer J Clin Path 58:245-249
3. Cape CA, Johnson WW, Pitner SE (1970) Nemaline structures in polymyositis. Neurology 20:494-502
4. Carpenter S, Karpati G, Wolfe L (1970) Virus-like filaments and phospholipid accumulation in skeletal muscle. Neurology 20:889-903
5. Carpenter S, Karpati G, Rothmann S, Watters G (1976) The childhood type of dermatomyositis. Neurology 26:952-962
6. Carpenter S, Karpati G, Heller I, Eisen A (1978) Inclusion body myositis: a distinct variety of idiopathic inflammatory myopathy. Neurology 28:8-17
7. Carr I (1980) Sarcoid macrophage giant cells. Virchows Arch B Cell Path 32:147-155
8. Chad D, Good P, Adelman L, Bradley WG, Mills J (1982) Inclusion body myositis associated with Sjögren's syndrome. Arch Neurol 39: 186-188
9. Chou SM, Madison PD (1968) Myxovirus-like structures and accompanying nuclear changes in chronic polymyositis. Arch Path 86:649-658
10. Chou SM (1969) "Megaconical" mitochondria observed in a case of chronic polymyositis. Acta neuropath (Berl.) 12:68-89
11. Chou SM (1973) Prospect of viral etiology in polymyositis. In: Kakulas BA (ed) Clinical studies in myology, Vol 2. Excerpta Medica Amsterdam 17-28
12. Chou SM, Gutmann L (1970) Picornavirus-like crystals in subacute polymyositis. Neurology 20:205-213
13. Chou SM, Miike T (1981) Ultrastructural abnormalities and perifascicular atrophy in childhood dermatomyositis. Arch Path Lab Med 105:76-85
14. Damjanov I, Moser RL, Katz SM, Lyons P (1980) Immune complex myositis associated with viral hepatitis. Hum Path 11:478-481

15. Danon MJ, Giometti CS, Manaligod JR, Perurena OH, Skosey JL (1981) Adult-onset nemaline rods in a patient treated for suspected dermatomyositis. Arch Neurol 38:761-766
16. De Reuck J, Thiery E, De Coster W, van der Eecken H (1976) Myasthenic syndrome in polymyositis. Eur Neurol 14:275-284
17. Hudgson P, Walton JN (1979) Polymyositis and other inflammatory myopathies. In: Vinken PJ, Bruyn GW (eds) Handbook of Clinical Neurology. North-Holland Publishing Company, Amsterdam New York Oxford 41,II:51-93
18. Hughes JT, Esiri MM (1975) Ultrastructural studies in human polymyositis. J neurol Sci 25:347-360
19. Jerusalem F, Rakusa M, Engel AG, MacDonald RD (1974) Morphometric analysis of skeletal muscle capillary ultrastructure in inflammatory myopathies. J neurol Sci 23:391-402
20. Julien J, Vital C, Vallat JM, Lagueny A, Sapina D (1982) Inclusion body myositis. J neurol Sci 55:15-24
21. Katsuragi S, Miyayama H, Takeuchi T (1981) Picornavirus-like inclusions in polymyosites – aggregation of glycogen particles of the same size. Neurology 31:1467-1480
22. Ketelsen UP, Beckmann R, Zimmermann H, Sauer M (1977) Inclusion body myositis. A "slow-virus" infection of skeletal musculature? Klin Wschr 55:1063-1066
23. Kimura S, Fukuyama Y (1977) Tubular cytoplasmic inclusions in a case of childhood dermatomyositis with migratory subcutaneous nodules. Europ J Pediat 125:275-283
24. Larpresle J, Gray F (1973) Étude ultrastructurale du muscle squelettique au cours des polymyositis. Ann Anat path 18:195-210
25. Lisson G, Pongratz D, Hübner G, Wallesch C (1980) Klinik und Morphologie der sog. "Einschlußkörpermyositis". Fortschr Neurol Psychiat 48:121-127
26. Mair WGP, Tomé FMS (1972) Atlas of the ultrastructure of diseased human muscle. Churchill Livingstone, Edingburgh London
27. Mastaglia FL, Currie S (1971) Immunological and ultrastructural observations on the role of lymphoid cells in the pathogenesis of polymyositis. Acta neuropath (Berl.) 18:1-16
28. Mastaglia FL, Walton JN (1971) An ultrastructural study of skeletal muscle in polymyositis. J neurol Sci 12:473-504
29. Mikol J, Felten-Papiconomou A, Ferchal F, Perol Y, Gautier B, Haguenau M, Pepin B (1982) Inclusion-body myositis: clinicopathological studies and isolation of an adenoviurs type 2 from muscle biopsy specimen. Ann neurol 11:576-581
30. Nick J, Prunieras M, Bakouche P, Reignier A, Nicolle MH (1971) Inclusions dans les cellules endothéliales et les lymphocytes au cours d'un cas de dermatomyosite. Rev neurol 125:329-338
31. Oshiro LS, Cremer NE, Norris FH, Lennette EH (1976) Viruslike particles in muscle from a patient with amyotrophic lateral sclerosis. Neurology 26:57-60
32. Ringel SP, Thorne EG, Phanuphak P, Lava NS, Kohler PF (1979) Immune complex vasculitis, polymyositis, and hyperglobulinemic purpura. Neurology 29:682-689
33. Rose AL, Walton JN, Pearce GW (1967) Polymyositis: an ultramicroscopic study of muscle biopsy material. J neurol Sci 5:457-472
34. Salama J, Thomé FM, Lebon P, Marie L, Delaporte P, Fardeau M (1980) Myosite A inclusions. Rev neurol 136:863-878
35. Schmalbruch H (1967) Kristalloide in menschlichen Skelettmuskelfasern. Naturwissenschaften 54:519
36. Schochet SS, Cormick WF (1973) Polymyositis with intranuclear inclusions. Arch Neurol 28:280-283
37. Shafiq SA, Milhorat AT, Gorycki MA (1967) An electron microscope study of muscle degeneration and vascular changes in polymyositis. J Path Bact 94:139-147

38. Stern LZ, Payne CM, Alvarez JT, Hannapel LK (1975) Myopathy associated with linear scleroderma. Neurology 24:114-155
39. Tang TT, Sedmak GV, Siegesmund KA, McCreadie SR (1975) Chronic myopathy associated with coxsackievirus type A9. New Engl J Med 292:608-611
40. Tomê FMS, Fardeau M (1980) Nuclear inclusions in oculopharyngeal dystrophy. Acta neuropath (Berl.) 49:296-305
41. Vasilescu C, Bucur G, Petrovici A, Florescu A (1978) Myasthenia in patients with dermatomyositis. J neurol Sci 38:129-144
42. Walton JN, Hudgson P (1977) Inflammatory myopathies and related diseases. In: Goldensohn E, Appel SH (eds) Scientific approaches to clinical neurology. Lea & Febiger, Philadelphia 2:1766-1783
43. Webb JN, Gillespie WJ (1976) Virus-like particles in paraspinal muscle in scoliosis. Brit med J 2:912-913
44. Wroblewski R, Nordemar R (1975) Ultrastructural and histochemical studies of muscle in rheumatoid arthritis. Scand J Rheumatology 4:197-204
45. Yunis EJ, Samaha FJ (1971) Inclusion body myositis. Lab Invest 25:240-248

# Die Wertigkeit elektromyographischer Befunde bei Myositiden

H. P. Ludin

## 1. Grenzen und Möglichkeiten der elektromyographischen Diagnostik bei Myositiden

Die einzelnen elektromyographischen Befunde bei Myositiden sollen weiter unten noch besprochen werden. Hier sei vorerst das myopathische Muster kombiniert mit zahlreichen Fibrillationspotentialen erwähnt. Dieser Befund ist zwar sehr verdächtig auf eine Polymyositis oder eine Dermatomyositis. Er ist aber einerseits nicht beweisend dafür, da auch bei anderen Myopathien Fibrillationen gefunden werden, wenn auch meist mit geringerer Häufigkeit (1). Anderseits ist dieser Befund bei einer Myositis aber keineswegs obligat. Es muß hier klar gesagt werden, daß die Bestätigung einer entzündlichen Muskelerkrankung der histologischen Untersuchung vorbehalten bleibt. Wir haben elektrophysiologisch keine Möglichkeit, entzündliche Infiltrate nachzuweisen oder sichtbar zu machen. Trotz dieser wichtigen Einschränkung ist die Elektromyographie bei Patienten mit Myositiden aber keineswegs überflüssig und häufig auch recht wertvoll. Gegenüber der Muskelbiopsie hat die elektrophysiologische Untersuchung die Vorteile, daß sie ohne weiteres ambulant durchgeführt werden kann und daß beliebig viele Muskeln beliebig oft untersucht werden können. Das Elektromyogramm wird deshalb einerseits als *Screening-Methode* Verwendung finden, anderseits kann es uns über die *Verteilung* und den *Verlauf* eines Prozesses wichtige Auskünfte geben.

Zur Screening-Methode: Meist sind wir nicht bereit, bei jedem Patienten, bei welchem eine Myositis differential-diagnostisch erwogen wird, eine Muskelbiopsie durchzuführen. Ein myopathisches Elektromyogramm wird den Entschluß zur Biopsie sicher erleichtern, während bei normalen elektrophysiologischen Befunden vorerst noch andere diagnostische Möglichkeiten verfolgt werden. Wir sollten uns bei typischer Klinik und Elektromyogramm durch einen negativen histologischen Befund nicht ohne weiteres von der Diagnose abbringen lassen. Da immer nur ein relativ kleines Muskelstück histologisch untersucht wird, können sonst vorhandene Infiltrate hier auch einmal fehlen (2).

Zur Verteilung: Auch eine Polymyositis kann ausnahmsweise einmal umschrieben und asymmetrisch beginnen (5). In solchen Fällen kann die Elektromyographie dazu beitragen, frühzeitig einen gereralisierten Prozeß nachzuweisen. Vorsichtig sollte man aber sein, wenn die zu biopsierende Stelle aufgrund elektromyographischer Veränderungen ausgesucht werden soll. Durch die Nadelelektroden kann es zu Veränderungen im Muskel kommen, welche von einer Myositis nicht unterschieden werden können (12). Gerade wenn es um den Nachweis einer entzündlichen Myopathie geht, sollten derartige folgenschwere Artefakte unbedingt vermieden werden.

Zum Verlauf: In der Regel kann der Verlauf anhand der Kreatinkinase gut verfolgt werden. Es gibt aber immer wieder Fälle, wo klinischer

Verlauf und Kreatinkinase nicht parallel laufen. Hier kann die elektromyographische Untersuchung zum Beispiel Hinweise auf ein Rezidiv geben.

Ein wichtiges Problem muß in vielen Fällen gebührend beachtet werden. Verschiedene Krankheiten, welche mit Myositiden einhergehen können, werden mit Steroiden behandelt. Es ist gut bekannt, daß Steroide (besonders fluorierte) zur sogenannten *Steroidmyopathie* führen können. Eine elektromyographische Unterscheidung zwischen Myositis und Steroidmyopathie ist schwierig und häufig nicht sicher möglich. Einzig sehr reiche Spontanaktivität spricht eher für eine Myositis.

## 2. Elektromyographische Befunde bei Poly- und Dermatomyositis

Lambert und Mitarb. (8, 9) haben als erste auf das gehäufte Vorkommen (ca. 80 % der Patienten) von Fibrillationspotentialen, positiven scharfen Wellen und pseudomyotonen Entladungen bei Patienten mit Poly- und Dermatomyositis aufmerksam gemacht. Diese Befunde wurden von späteren Untersuchern bestätigt, wobei allerdings Buchthal und Rosenfalck (1) und Vilppula (17) bei einem weniger großen Prozentsatz ihrer Patienten Spontanaktivität registrieren konnten. Streib und Mitarb. (16) dagegen fanden bei 40 Patienten immer Spontanaktivität wenn mindestens 8 verschiedene Muskel untersucht wurden. Die Ausbeute war dabei am größten in den paraspinalen Muskeln. Falls man bei einem Patienten sehr reichliche Spontanaktivität zusammen mit anderen myopathischen Kriterien (siehe unten) ableiten kann, so liegt praktisch mit Sicherheit eine Myositis vor. Vorsichtig muß man dagegen sein, wenn die Fibrillationen spärlicher sind. Bei den meisten anderen Myopathien, insbesondere auch bei den Muskeldystrophien können derartige Befunde häufig erhoben werden (1, 10). Die erwähnten Fibrillationspotentiale in den paraspinalen Muskeln müssen ebenfalls mit Zurückhaltung beurteilt werden. Die Potentiale motorischer Einheiten sind in diesen Muskeln normalerweise recht klein. Häufig haben die Patienten zudem Mühe, diese Muskeln ganz zu entspannen. Man muß sich deshalb davor hüten, Aktivität motorischer Einheiten als Fibrillationen zu interpretieren.

Neben der Spontanaktivität sind die Potentiale motorischer Einheiten häufig verkürzt und polyphasisch (17) und bei maximaler Willkürinnervation findet man ein volles Interferenzbild mit erniedrigter Amplitude trotz verminderter Muskelkraft. Es erübrigt sich fast, darauf hinzuweisen, daß die gleichen Befunde auch bei den meisten anderen Myopathien gefunden werden. Spezifisch für eine Myositis sind sie also sicher nicht, immerhin gestatten sie aber den Nachweis einer Myopathie.

Sehr vorsichtig mit der Diagnose einer Myositis muß man sein, wenn die pathologischen Veränderungen im Muskel nur fleckförmig verteilt sind und der Mittelwert für die Potentialdauer und der Prozentsatz der polyphasischen Potentiale noch normal sind. In praktisch jedem gesunden Muskel können Stellen mit 1 - 3 polyphasischen Potentialen gefunden werden, wenn man danach sucht. Fleckförmig verteilte Myositiden sollten nur von sehr erfahrenen Untersuchern diagnostiziert werden und auch dann vor allem wenn noch Spontanaktivität an den gleichen Stellen gefunden wird.

Die Einzelfaserelektromyographie ergibt bei Myositiden keine spezifischen Befunde. Der Jitter ist vergrößert und die Blockierungen sind vermehrt. Zu Beginn der Erkrankung ist die Faserdichte noch normal, später erhöht (15).

Systematische elektromyographische Untersuchungen bei abgeheilten Myositiden sind uns nicht bekannt. In einzelnen eigenen Fällen ist die

Spontanaktivität weitgehend verschwunden, die Potentiale motorischer Einheiten zeigten nur noch eine leicht vermehrte Polyphasie, ihre mittlere Dauer war zum Teil leicht verlängert.

In seltenen Fällen kann die Abgrenzung einer Myositis von einer Myasthenia gravis Schwierigkeiten bereiten, besonders da hier histologisch manchmal auch lymphozytäre Infiltrate gefunden werden (3). Die nadelmyographischen Befunde sind bei der Myasthenie meist nur leicht abnorm, insbesondere fehlt die Spontanaktivität. Bei repetitiver Reizung kann allerdings auch bei Myositiden gelegentlich ein Amplitudenabfall auftreten (14). Im Gegensatz zur Myasthenie tritt er aber erst bei höheren Reizfrequenzen auf und wird durch Edrophoniumchlorid nur wenig beeinflußt.

## 3. Elektromyographische Befunde bei anderen Myositiden

Obwohl die Abgrenzung von der Polymyositis häufig nicht so scharf gezogen werden kann, sollen nun noch einige Erkrankungen gesondert besprochen werden, die mit myositischen Veränderungen einhergehen können.

Bei Patienten mit *Lupus erythematodes disseminatus* werden häufig myopathische Befunde erhoben; Spontanaktivität wird aber nur selten registriert (4, 17). Vilppula (17) erhob auch bei Patienten mit *Periarteriitis nodosa* ähnliche Befunde. Als Ausdruck einer Mononeuropathia multiplex werden bei dieser Erkrankung aber häufiger neurogene Bilder bei der Nadelmyographie und auch verlangsamte Leitgeschwindigkeiten gefunden. Es muß hier kurz erwähnt werden, daß der Nachweis einer kombinierten neurogen-myopathischen Läsion in den meisten Fällen problematisch oder gar unmöglich ist (6). Es gibt keinen nadelmyographischen Befund, welcher für eine Neuropathie oder eine Myopathie pathognomonisch wäre, wenn wir von den myotonen Entladungen oder einer starken Verlängerung der mittleren Potentialdauer absehen. Eine diagnostische Zuordnung kann erst aufgrund sämtlicher untersuchter Parameter erfolgen. Im Gegensatz dazu wird eine verlangsamte Leitgeschwindigkeit nur bei Neuropathien angetroffen.

Auch bei Patienten mit *Sklerodermie* findet man häufig myopathische Elektromyogramme mit wenig Spontanaktivität (17). Bei den umschriebenen Formen werden myopathische Befunde besonders in den Muskeln, welche unter den Hautveränderungen liegen, gefunden.

Widersprüchliche Angaben finden sich in der Literatur über die *Polymyalgia rheumatica*. Hunder und Mitarb. (7) berichten über durchwegs normale Befunde. Vilppula (17) sowie Vischer und Mitarb. (18) fanden bei den meisten ihrer Patienten myopathische Veränderungen ohne Spontanaktivität. Es scheint, daß diese myopathischen Veränderungen vielfach nicht sehr augenfällig waren und erst bei quantitativer Auswertung der Registrierungen evident wurden.

Zuletzt sei noch die *Myositis ossificans* erwähnt. Serratrice und Roux (13) berichten von nicht näher umschriebenen myopathischen Veränderungen. Bei 6 eigenen Patienten im Alter zwischen 4 und 20 Jahren (11) fanden wir nie Spontanaktivität und nur einmal war die Polyphasie leicht vermehrt. Die mittlere Potentialdauer war immer normal. Das Aktivitätsmuster bei maximaler Willkürinnervation war immer gelichtet, aber von normaler Amplitude.

## 4. Zusammenfassung

Bei der Poly- und Dermatomyositis findet man bei der elektromyographischen Untersuchung ein myopathisches Muster, das häufig von reichlichen Fibrillationen begleitet wird. Dieser Befund ist aber nicht pathognomonisch oder obligat. Bei anderen Myositiden wird seltener Spontanaktivität angetroffen. Die Möglichkeiten und die Grenzen der elektrophysiologischen Untersuchungen werden besprochen.

## Literatur


1. Buchthal F, Rosenfalck P (1963) Electrophysiological aspects of myopathy with particular reference to progressive muscular dystrophy. In: Bourne GH, Golarz MN (eds) Muscular dystrophy in man and animals. Karger, Basel, p 193
2. Buchthal F, Kamieniecka Z (1982) The diagnostic yield of quantified electromyography and quantified muscle biopsy in neuromuscular disorders. Muscle & Nerve 5:265-280
3. Dubowitz V, Brooke MH (1973) Muscle biopsy: a modern approach. Saunders, London Philadelphia Toronto
4. Erbslöh F, Baedecker WD (1962) Lupusmyopathie. Dtsch med Wschr 87:2464-2470
5. Heffner RR, Barron SA (1981) Polymyositis beginning as a focal process. Arch Neurol (Chic) 38:439-442
6. Hopf HC, Ludin HP (1971) Differentialdiagnose "primärer" und "sekundärer" Myopathien nach dem Elektromyogramm. Dtsch med Wschr 96:1643-1649
7. Hunder GG, Disney TF, Ward LE (1969) Polymyalgia rheumatica. Mayo Clin Proc 44:849-875
8. Lambert EH, Beckett S, Chen CJ, Eaton LM (1950) Unipolar electromyograms of patients with dermatomyositis. Fed Proc 9:73
9. Lambert EH, Sayre GP, Eaton LM (1954) Electrical activity in muscle in polymyositis. Trans Amer neurol Ass 79:64-66
10. Ludin HP (1977) Pathologische Grundlagen elektromyographischer Befunde bei Neuropathien und Myopathien. 2. Aufl. Thieme, Stuttgart
11. Ludin HP (1981) Praktische Elektromyographie. 2. Aufl. Enke, Stuttgart
12. Paakkari I, Mumenthaler M (1974) Needle myopathy – an experimental study. J Neurol 208:133-139
13. Serratrice G, Roux H (1968) Lecons de pathologie musculaire. Maloine, Paris
14. Simpson JA (1966) Disorders of neuromuscular transmission. Proc roy Soc Med 59:993-998
15. Stålberg E, Trontelj J (1979) Single fibre electromyography. Mirvalle Press, Old Woking
16. Streib EW, Wilbourn AJ, Mitsumoto H (1979) Spontaneous electrical activity in polymyositis and dermatomyositis. Muscle & Nerve 2:14-18
17. Vilppula A (1972) Muscular disorders in some collagen diseases. Acta med scand Suppl 540:1-47
18. Vischer E, Kaeser HE, Kocher R, Steiger U (1969) Praxis 58:443-449

# Welche Rolle kommt immunpathologischen Vorgängen für die Pathogenese der Myositiden zu?

K. Fischer

Die Myositiden sind eine sehr heterogene Gruppe von Muskelerkrankungen unbekannter Genese mit dem gemeinsamen Symptom "Muskelschwäche". Ebenso heterogen sind hierbei die – meist in-vitro nachgewiesenen – Immunphänomene. In neuerer Zeit wurden auch die *Histokompatibilitätsantigene* für die Klassifizierung der Myositiden herangezogen, die nicht nur mit bestimmten Erkrankungen assoziiert sein können, sondern möglicherweise auch Beziehungen zu der Immunantwort aufweisen. Die Bestimmung der Merkmale HLA-A, B, C und DR bei 48 Patienten zeigte immungenetische Differenzen zwischen der Polymyositis und der Dermatomyositis mit der Aussage, es handle sich hier um zwei pathogenetisch differente Erkrankungen (14).

Vor Betrachtung der möglichen Störungen des Immunsystems sollen die derzeitigen Vorstellungen über die Immunantwort rekapituliert werden:

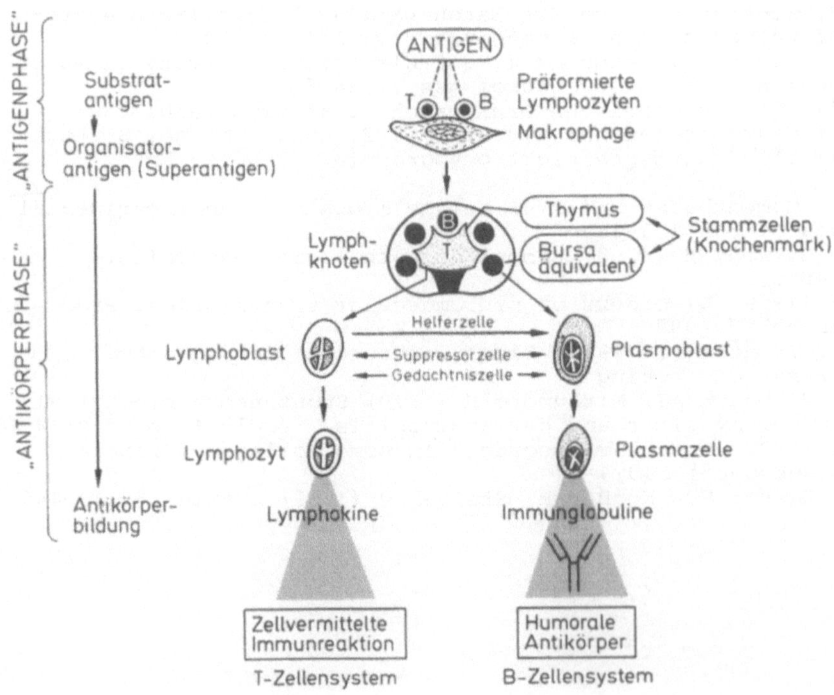


Abb. 1. Immunsystem (6)

1. Antigene führen nach spezifischer Bindung an genetisch präformierte T- u./o. B-Lymphozyten zu deren Vermehrung. Bei erneutem Antigen-Kontakt läuft diese Reaktion quantitativ und qualitativ anders ab (Booster-Reaktion), was u.a. auf die Ausbildung von "Gedächtniszellen" zurückzuführen ist.

2. Es werden auch Zellklone von T- und B-Lymphozyten genetisch präformiert, die mit körpereigenen Antigenen (Autoantigene) potentiell reagieren. Eine Immunstimulation durch Autoantigene erfolgt nicht, wenn das Autoantigen das Immunsystem aus anatomischen Gründen nicht erreichen kann. Beispiel: Spermaantigen, das erst nach Zerstörung der Barriere (z.B. bei Mumpsorchitis) über die Blut- und Lymphgefäße seine autoantigene Wirkung entfalten kann mit der Folge einer Immun-Azoospermie.

   Wenn das Autoantigen bereits zu einem frühen Zeitpunkt des intrauterinen Lebens – z.B. als Bestandteil des Blutes – mit den potentiell autoantikörperbildenden Zellklonen Kontakt hat, so wird eine Lymphozytenpopulation induziert, die eine Autoantikörperbildung unterdrückt. Es handelt sich um spezifisch reagierende Suppressor-Lymphozyten, die zu einer Immuntoleranz führen und deren Vermehrung nur bei Anwesenheit des Autoantigens erfolgt.

3. Häufig muß das "Substratantigen" durch Makrophagen zum "Superantigen" vorverdaut werden, um mit den entsprechenden immunologisch kompetenten Zellen reagieren zu können.

4. Bei Reifung des Immunsystems werden Stammzellen des Knochenmarks im Thymus zu T-Zellen, die mit dem Antigen zu einer zellvermittelten Immunreaktion führen. Dabei werden Lymphokine freigesetzt, die u.a. andere Zellen an der Abwehrreaktion beteiligen. Die "Ausbildung" der Stammzellen zu T-Lymphozyten im Thymus umfaßt jedoch auch die Fähigkeit, als *Supressorzellen* oder *Helferzellen* regulatorisch in das Immungeschehen einzugreifen. Mit Verbesserung der Nachweismethoden dieser Lymphozytensubpopulationen und der Möglichkeit einer gezielten Stimulation (10, 11, 22, 27, 29) bahnen sich neue diagnostische und therapeutische Wege an.

5. Andere Stammzellen des Knochemarkes werden zu B-Lymphozyten geprägt. Während bei Vögeln eine Anhangsdrüse des Darmes – Bursa Fabricii – diese Funktion erfüllt, kennt man das äquivalente Organ beim Menschen nicht sicher (fetale Leber?).

   Nach Ansiedlung der B-Zellen – wie auch der T-Zellen – in bestimmte Regionen der Lymphknoten und der Milz erfolgt nach Antigenstimulation die Ausreifung zu immunglobulinbildenden Plasmazellen. Die humoralen (molekularen) Antikörper bestehen aus 5 verschiedenen Immunglobulinklassen zusätzlich Subtypen (Tabelle 1).

Tabelle 1. Immunglobulin-Klassen und Subtypen

| | | | | |
|---|---|---|---|---|
| IgG | IgG 1 | IgG 2 | IgG 3 | IgG 4 |
| IgM | | | | |
| IgA | IgA 1 | IgA 2 | | |
| IgD | IgD 1 | IgD 2 | | |
| IgE | | | | |

Humorale Antikörper können sich an ein Antigen binden, ohne daß die antigentragende Zelle zerstört wird. Es gibt Menschen mit positivem Eryhtrozyten-Coombs-Test infolge IgG-Antikörperbindung bei normalem Blutumsatz. Entscheidend für eine biologisch relevante Immunreaktion ist die Fähigkeit des Antikörpers, Komplementfaktoren zu aktivieren u./o. das Makrophagen-Monozytensystem an der Immunreaktion zu beteiligen. Diese Eigenschaft haben die IgG-Subtypen in unterschiedlichem Ausmaß. Besonders aktiv verhalten sich die IgG-Subtypen IgG 3 und auch IgG 1. So kann das Spektrum der IgG-Subtypen das Ausmaß der pathologischen Immunreaktion bestimmen, was bei globalem Nachweis von Antikörpern nicht zu erkennen ist. Humorale Antikörper können nach Reaktion mit gelösten Antigenen als *Immunkomplexe* meist über eine Gefäßschädigung (Immunvaskulitis) ihre pathogene Wirkung entfalten (9). So spielen DNS-Anti-DNS-Komplexe bei dem visceralen Lupus erythematodes eine große Rolle. Bei anderen Erkrankungen mit Immunkomplexnachweis läßt sich das Antigen meist nicht spezifizieren. Immunkomplexe aktivieren das Komplement besonders stark, wonach eine Komplementverminderung – z.B. des leicht bestimmbaren Komplementfaktors C 3 – nachzuweisen ist.

Wie kann es nun zu einer *Autoantikörperbildung* kommen?

1a) Am einfachsten zu verstehen ist die schon erwähnte Freisetzung eines Autoantigens durch verschiedenartige Noxen: Antigendemaskierung. Ob die dann nachzuweisenden Autoantikörper zu einer zusätzlichen Schädigung führen, die Krankheit verselbständigen oder nur ein Epiphänomen sind, ist im Einzelfall sehr schwer zu entscheiden.

1b) Infektionen, maligne Transformation, somatische Mutation, Medikamente und Umweltstoffe können über eine Neoantigenbildung oder Veränderung der normalen Antigene eine Autoantikörperbildung bewirken.

2. Neben den Veränderungen am Autoantigen können auch Störungen am Immunsystem auftreten, die zu einem Verlust der Immuntoleranz führen. Hierbei spielen genetische Faktoren eine Rolle, was an der Geschlechtsverteilung besonders deutlich wird: das weibliche Geschlecht ist unabhängig vom Lebensalter häufiger betroffen als das männliche. Weniger deutlich wird dieser Unterschied, wenn exogene Noxen zu einem Toleranzverlust führen. Besonders gut bekannt sind eine Reihe von Medikamenten, die nach längerer Verabreichung zu Autoimmunphänomenen führen, die meist mit dem Krankheitsbild des Lupus erythematodes viscerales einhergehen (Tabelle 2).

Im Gegensatz zu der Medikamentenallergie mit Antikörperbildung gegen das Medikament selbst handelt es sich hierbei um die Induktion einer multiplen Autoantikörperbildung, die auf eine Schädigung der Supressorzellen zurückgeführt werden könnte. Nach Absetzen des Medikamentes verschwinden in den meisten Fällen die Krankheitssymptome in kurzer Zeit, während die Immunphänomene – z.B. nukleäre Antikörper – über eine sehr lange Zeit persistieren. In diesem Zusammenhang ist die vielerorts beobachtete Induktion der Myasthenia gravis durch Penicillamin zu erwähnen (25). Grundsätzlich muß man jedes Medikament als "Toleranzbrecher" verdächtigen, wenn es wenigstens 3 Monate lang verabreicht wurde.

Wenn man die Frage nach pathogenen Immunreaktionen bei den Myositiden stellt, so sucht man nach besser definierten Autoimmunerkrankungen, die überzufällig häufig zusammen mit diesen Erkrankungen auftreten (Tabelle 3).

Tabelle 2. Medikamente, die zu einem Lupus erythematodes disseminatus geführt haben (nach Schubothe u. Maas) (26)

| | |
|---|---|
| *Antihypertensiva* | |
| Hydralazin | Nepresol u.a. |
| Methyldopa | Presinol u.a. |
| *Antiarrhythmika* | |
| Procainamid | Novocamid u.a. |
| Chinidin | Chinidium |
| *Antiepileptika* | |
| Phenytoin | Zentropil u.a. |
| Mephenytoin | Mesantoin u.a. |
| Ethosuximid | Pyknolepsinum u.a. |
| Trimethadion | Tridione u.a. |
| Carbamazepin | Tegretal u.a. |
| Primidon | Mylepsinum u.a. |
| Pheneturid | Binuride u.a. |
| *Psychopharmaka* | |
| Chlorpromazin und andere Phenothiazine | Megaphen u.a. |
| *Varia* | |
| Isoniacid | Rimifon u.a. |
| Penicillamin | Metalcaptase u.a. |
| Levodopa | Brocadopa u.a. |

Tabelle 3. Myasthenia gravis bei anderen Autoimmunerkrankungen (nach Kalden 1957) (18)

| | |
|---|---|
| Hashimoto Thyreoiditis | Lupus erythematodes visceralis |
| Hyperthyreose | Rheumatoide Arthritits |
| Perniziöse Anämie | Polymyositis |
| Colitis ulcerosa | |
| Autoantikörperanämie | |

Wie die Tabelle 3 zeigt, gibt es eine Reihe solcher mit Autoimmunphänomen einhergehenden Erkrankungen. Besonders klar ist die ursächliche Wirkung von Autoantikörpern bei den IgG-Autoantikörperanämien vom Wärmetyp, wobei auch das Blut gesunder Blutspender nach Bluttransfusion zerstört wird und Antikörper mit Rh-Spezifität (meist Anti-e) nachzuweisen sind. Eindeutiger sind auch die Verhältnisse bei der Myasthenia gravis, nachdem man hier Antikörper gegen Acetylcholin-Rezeptoren nachweisen konnte (1, 13, 15, 19, 23, 24, 8). Vor dieser Zeit mußten die Antikörper gegen quergestreifte Muskulatur die Autoimmungenese unterbauen (4, 5); heute sind diese Antikörper eine Epiphänomen!? Das Auftreten einer Myasthenia gravis und einer Polymyositis bei demselben Patienten wurde wiederholt beschrieben. Ausgiebige immunologische Untersuchungen liegen bei einem 56-jährigen Mann vor, der an Myasthenia gravis, Polymyositis, Hashimoto-Thyreoiditis, Pemphigoid und

Blasencarcinom erkrankte (3). Am häufigsten kommen Myositiden zusammen mit anderen Kollagenosen vor. Beim Lupus erythematodes visceralis beträgt die Beteiligung der Muskulatur 50 %, bei der Panarteriitis nodosa bis zu 60 %.

Nach Milgrom und Witebski werden für die Annahme einer Autoimmunkrankheit folgende Kriterien gefordert, die in den meisten Fällen jedoch nur zum Teil zu erfüllen sind:

A. Am Patienten
1. Nachweis von Autoantikörpern oder autoreaktiven Lymphozyten.
2. Identifizierung des stimulierenden Autoantigens.

B. Am Versuchstier
1. Induktion der entsprechenden Autoantikörper.
2. Nachweis der typischen Organläsion.
3. Übertragung der Autoimmunerkrankung auf ein anderes Tier mit Serum oder immunologisch kompetenten Lymphozyten.

ad A.1.: Während der Nachweis humoraler Muskelantikörper bei Patienten mit Polymyositis nicht eindeutig gelang, ließen sich in einer Häufigkeit bis zu 80 % zytotoxische Lymphozyten finden, die kultivierte Muskelzellen zerstören und – weniger häufig – durch Muskelantigen transformiert werden können (2, 18).

ad A.2.: Die stimulierten Lymphozyten reagieren vor allem mit Myofibrillen. Das stimulierende Antigen ist indessen beim Menschen nicht genau identifiziert.

ad B.1.: Vor allem beim Meerschweinchen und bei Ratten lassen sich entsprechende Autoantikörper gegen Skelettmuskulatur erzeugen, wobei die Verwendung von xenogener Muskulatur in Freund'schem Adjuvans als Antigen besonders gute Ergebnisse zeigt.

ad B.2.: Bei den Versuchstieren treten Muskelläsionen auf, die bis zu einem gewissen Grade denen beim Menschen entsprechen. Bei Mäusen scheinen Histokompatibilitätsantigene die Induktion solcher Muskelläsionen zu beeinflussen. Die Erkrankung hält nur solange an, wie das Muskelantigen verabreicht wird.

ad B.3: Die Übertragung auf ein anderes Tier ist durch Lymphozyten möglich.

Diese Befunde unterstreichen die Bedeutung der zellvermittelten Immunreaktion. Wieweit humorale Immunreaktionen – z.B. über eine Gefäßschädigung durch komplementaktivierende Immunkomplexe – zusätzlich Schäden verursachen oder die Reaktion der Lymphozyten mit den Muskelzellen begünstigen, bleibt unbeantwortet. Besonders hervorzuheben ist, daß alle diese experimentellen Befunde weniger eindeutig sind als bei der Myasthenia gravis (30).

Bei Laboruntersuchungen gelingt der Nachweis spezifischer Autoantikörper bzw. der entsprechend reagierenden Lymphozyten, die mit dem erkrankten Organ reagieren, zum Teil aus methodischen Gründen häufig nicht. Daher werden für die Diagnose Autoimmunphänomene herangezogen, die mehr oder weniger häufig bei allen Autoimmunerkrankungen nachzuweisen sind.

Es handelt sich vor allem um den Nachweis von Antikörpern, die mit verschiedenen Bestandteilen des Zellkernes reagieren. Während der Nachweis von Antikörpern gegen Nukleoprotein mit dem LE-Zellenphänomen der Ver-

Tabelle 4. "ANA-Profile" (12)

ANA-Muster bei sogenannten Kollagenosen

| Krankheitsbild: | Antikörper gegen: |
|---|---|
| LED | Alle ANA in höheren Titern nachweisbar, spez.: Doppelstrang-DNS ds-DNS (50 - 80 %) immer: Einzelstrang-DNS ss-DNS (100 %) |
| RA | ss-DNS-AK (bis 50 %), Nukleoprotein, pufferlösliches Protein 1 (10 - 20 %) |
| Sjögren-Syndrom | Nukleoprotein (bis 60 %), pufferlösliches Protein 1, ss-DNS |
| Progressive systemische Sklerose | Nukleolus (40 - 60 %), RNS, Nukleoprotein, ss-DNS |
| Myositis | Nukleolus (10 - 20 %), ss-DNS |
| Vaskulitis (PAN u.a.) | selten: Nukleoprotein, ss-DNS (bis 10 %) |
| Undifferenzierte Kollagenose | pufferlösliche Proteine ENA, Nukleoprotein, ss-DNS |
| Medik. Induz. ANA | ss-DNS, Nukleoprotein, RNS |

gangenheit angehört, haben Antikörper gegen Einzelstrang-DNS (ss-DNS) und gegen Doppelstrang-DNS (ds-DNS) eine besondere Bedeutung: ein fehlender Nachweis von ss-DNS-AK, die in unterschiedlicher Häufigkeit bei allen Autoaggressionskrankheiten vorkommen, schließt einen visceralen Lupus erythematodes (LE) praktisch aus. Ein zusätzlicher Nachweis von ds-DNS-AK spricht mit hoher Wahrscheinlichkeit für eine solche Erkrankung, ohne daß diese Antikörper eine absolute Spezifität für den LE haben. Die Differenzierung der Kernantikörper kann noch weiter geführt werden (7): Antikörper gegen pufferlösliches Antigen (Extrahierbares Nukleus-Antigen = ENA), Antkörper gegen Ribonukleinsäure (RNS) und Antikörper gegen den Nukleolus. Auf diese Weise kommt man zu einem Immunprofil der Kernantikörper, das für die Differentialdiagnose von Bedeutung sein kann. Wie die Tabelle 4 zeigt, haben Nukleolus-Antikörper bei der Myositis eine besondere diagnostische Bedeutung.

Rheumafaktoren (RF) sind Antikörper verschiedener Immunglobulinklassen, die mit dem veränderten ("denaturierten") Fc-Teil des IgG reagieren. Neben dem routinemäßigen Nachweis des IgM-RF bemüht man sich mancherorts auch um die Ermittlung von IgG-RF.

"Circulierende Immun-Complexe" (CIC) werden mit sehr unterschiedlichen Methoden und recht unterschiedlichen Ergebnissen ermittelt.

Bei der Bestimmung des Komplementes – meist des Komplementfaktors C 3 – muß man folgendes beachten: Komplement kann infolge einer Antigen-Antikörperreaktion aktiviert und verbraucht werden, wobei der Komplementspiegel im Plasma abfällt. Komplement ist aber auch ein Entzündungsprotein, das durch einen Entzündungsreiz vermehrt gebildet wird, wobei der Komplementspiegel im Plasma ansteigt. Bei "normalem" Komplementspiegel kann eine vermehrte Komplementbildung durch einen vermehrten Komplementverbrauch ausgeglichen werden. Die gleichzeitige Bestimmung

Tabelle 5. Humorales Immunprofil bei Myositiden und Vaskulitiden (12)

| | |
|---|---|
| RF | etwa 30 % positiv unspez. |
| ANA<br>ENA<br>Nukleoli | <br>10 - 20 % niedrige Titer<br>(Myositis) |
| CIC | nur in 30 - 40 % erhöht |
| Biopsie | IgG, $C_3$ und Australia-Ag-Ablagerung um und in verdickten Gefäßwänden (PAN) IgG, IgM seltener Komplement in Muskelfasern und z.T. um Gefäße (Myositis) |
| Immunglobuline | normal bis erhöht, keine spez. |
| Komplement | Konstellation |
| AK gegen quergestreifte Muskeln | 40 % positiv (Epiphänomen) |
| Genet. Prädisposition | HLA-$B_1$, $B_8$ (Myositis)<br>HLA-$B_5$, $BW_{52}$ (Takayashu) |

eines anderen Entzündungsproteins – z.B. Alpha-1-Antitrypsin – erlaubt den Nachweis eines solchen *relativen Komplementmangels*. Die Tabelle 5 zeigt das humorale Immunprofil bei Myositiden und Vaskulitiden.

Der geringe Prozentsatz positiver Befunde könnte einmal auf die ungenügende Klassifizierung dieser heterogenen Erkrankung zurückzuführen sein. Man muß sicher aber auch die Frage stellen, wie diese Befunde erhoben wurden: die Untersuchungsmethoden sind von Labor zu Labor sehr unterschiedlich, was auch ihre Reproduzierbarkeit anbetrifft. So wurden anläßlich des INSTAND-Ringversuches 1981 Gewebeschnitte zusammen mit den Reagenzien zum Nachweis von Kernantikörpern an verschiedene Laboratorien geschickt. Die nachgewiesenen Titerwerte lagen in der Serie I zwischen 0 und 4096, in der Serie II zwischen negativ und 10240!

Wir müssen vorerst offen lassen, ob die mit unterschiedlichen Labormethoden und möglicherweise unterschiedlichem Krankengut erhobenen Befunde Ausdruck eines pathogenen Immungeschehens sind oder ob eine ganz andere Noxe solche "Immunreaktionen ohne Krankheitswert" induziert. Die zum Teil erfolgreiche Therapie mit Kortikosteroiden und Immunosuppressiva könnte allein auf die antiphlogistische Wirkung dieser Medikamente zurückzuführen sein. Hinzu kommen neuere therapeutische Möglichkeiten, z.B. die Plasmapherese (28). Können die z.T. spektakulären Erfolge bei einigen Patienten auf eine Entfernung von Antikörpern oder Immunkomplexen zurückgeführt werden? Wie begegnet man einer Neubildung solcher pathogener Stoffe? Neben der gleichzeitigen Behandlung mit Kortikosteroiden und Immunosuppressiva sollte das "Immunglobulinvacuum" durch Zufuhr von Plasma gesunder Blutspender ersetzt werden (Plasmaaustausch). Könnten dabei infundierte Komplementfaktoren eine negative Auswirkung haben, die möglicherweise durch Heparingaben vermieden werden können? Beobachtungen bei Autoantikörperthrombozytopenien (16) und Autoantikörperneutropenien (21) zeigen, daß hohe Dosen von Immunglobulinpräparationen (300 mg/kg und mehr) zu einer Suppression der Autoantikörperbildung führen.

Beeinflußt eine solche therapeutische Maßnahme auch den Verlauf von Myositiden? Es zeigen sich erste Ansätze einer medikamentösen Immunmodulation bei gestörter Immunregulation der Suppressor- und Helfer-Lymphozyten (29). Somit besteht kein Grund zur Resignation: neuere diagnostische Maßnahmen mit rationellem Einsatz gut reproduzierbarer Labormethoden (17) sollten bei den genannten Therapieversuchen die Beantwortung der Frage in absehbarer Zeit ermöglichen, ob immunpathologische Vorgänge für die Pathogenese *mancher* Myositiden eine Rolle spielen.

## Zusammenfassung

Die Myositiden umfassen eine heterogene Gruppe von Muskelerkrankungen unbekannter Ursache mit Immunphänomenen, die auch bei besser definierten Autoimmunerkrankungen nachzuweisen sind:

1. Genetische Disposition: Frauen und Mädchen erkranken häufiger (2:1). Erhöhte Frequenz bestimmter Histokompatibilitätsantigene (z.B. HLA-B8).
2. Unspezifische Immunphänomene: nukleäre Antikörper, Rheumafaktoren, Komplementverminderung (?), zirkulierende Immunkomplexe.
3. Immunglobulin- und Komplementablagerung in der Muskulatur.
4. Lymphozytenreaktion mit Muskelzellen in vitro.
5. Zusammentreffen mit anderen Kollagenosen und Myasthenia gravis.
6. Induktion durch Medikamente (Penicillamin u.a.).
7. Therapeutische Wirksamkeit von Kortikosteroiden, Immunosuppressiver Medikamente, Plasmapherese (?).

Eine verbesserte Abgrenzung der verschiedenen Formen bei Einsatz gut reproduzierbarer Labormethoden zusammen mit Erfahrungen bei neueren therapeutischen Maßnahmen könnten in absehbarer Zeit die noch offene Frage der Immunpathogenese beantworten.

## Literatur

1. Bartoccioni E, Scuderi F, Scoppetta C, Evoli A, Tonali P, Guidi L, Bartoloni C, Terranova T (1980) Myasthenia gravis, thymectomy and antiacetylcholine receptor antibody. J Neurol 224:9-15
2. Behan PO, Currie S (eds) (1978) Major problems in neurology, vol 8, Walton IN (ed) Clinical Neuroimmunity. W.B. Saunders, London
3. Behan WMH, Behan PO, Doyle D (1982) Association of myasthenia gravis and polymyositis with neoplasma, infection and autoimmune disorders. Acta neuropathol 57:221-229
4. Feltkamp TEW (1975) Technique and reservance of autoantibody determination in myasthenia gravis. In: Kunze K, Desmedt JE (eds) Studies on neuromuscular diseases. Proc int Symp Giessen 1973. Karger, Basel, pp 174-179
5. Fischer K, Mertens HG, Schimrigk K (1965) Ein Beitrag zur Immunpathologie bei Myasthenia gravis. Dtsch med Wschr 90:1760-1764
6. Fischer K (1980) Das Immunsystem. Grundlage und klinische Bedeutung. In: Joppich G, Schulte FJ (Hrsg) Lehrbuch der Kinderheilkunde. Fischer, Stuttgart, p 368
7. Greenwald CA, Peebles CL, Nakamura RM (1978) Laboratory tests for antinuclear antibody (ANA) in rheumatic diseases. Laboratory Medicine 9:19-27

8. Grob D (ed) (1981) Myasthenia gravis. Pathophysiology and management. Ann NY Acad Sci 377. The New York Academy of Sciences, New York
9. Gronski P, Sedlacek HH (1982) Pathophysiologische Aspekte der Immunkomplex-Erkrankungen unter besonderer Berücksichtigung einiger molekularer Parameter von Immunkomplexen. Lab med 6:225-233
10. Gupta S, Good RA (1981) What is immune regulation? Triangel 20: 55-58
11. Hadden JW (1979) The immunpharmacology of immuntherapy. Springer Semin Immunpathol 2:35-48
12. Helmke K (1981) Immunologische Differentialdiagnose der Kollagenosen. Immun Infekt 9:213-222
13. Hertel G, Mertens HG, Ricker K, Schimrigk K (1977) Myasthenia gravis und andere Störungen der neuromuskulären Synapse. Thieme, Stuttgart
14. Hirsch TJ, Enlow RW, Bias WB, Arnett FC (1981) HLA-D related (DR) antigens in various kinds of myositis. Hum Immunol 3:181-186
15. Hohlfeld R, Heininger K, Toyka KV (1982) Myasthenia gravis – Autoimmunerkrankung mit Modellcharakter – eine Übersichtsarbeit –. Int Welt 5:205-212
16. Imbach P, Barandum S, D'Appuzzo V (1981) High-dose intravenous gammaglobulin for idiopathic thrombocytopenia purpura in childhood. Lancet 1:1228-1230
17. Joller H (1982) Relevante Immunprofile. Schweiz med Wschr 112: 670-675
18. Kalden JR (1975) Autoimmunerkrankungen des Skelettsystems. Immun Infekt 3:100-115
19. Kalies I, Kalden JR, Heinz F, Janzen RWC, Lachenmayer L (1979) Nachweis von Acetylcholin-Antikörpern im Serum von Myasthenia gravis Patienten unter Verwendung affinitätschromatographisch gereinigter humaner Acetylcholin-Rezeptor-Präparationen. Klin Wschr 57:875-881
20. Lenard HG, Schloon H (1980) Polymyositis und Dermatomyositis im Kindesalter. Akt dermat 6:111-122
21. Pollack S, Cunningham-Rundles C, Smithwick E, Barandun S, Good RA (1982) High-dose intravenous gammaglobulin for autoimmune neutropenia. N Engl J Med 307:253
22. Prend'homme JL (1981) Störungen der Immunregulation bei Menschen. Triangel 20:87-95
23. Sagar HJ, Miford-Ward A, Davies-Jones GAB (1980) Clinical and immunological associations in myasthenia gravis. 1: Autoantibodies. J Neurol Neurosurg Psychiatry 43:967-970
24. Sagar HJ, Davies-Jones GAB, Allonby ID (1980) Clinical and immunological associations in myasthenia gravis. 2: cell-mediated immunity. J Neurol Neurosurg Psychiatry 43:971-977
25. Seitz D, Fischer K, Hopf HCh, Janzen RWC, Meyer W (1977) D-Penicillamin-induzierte Myasthenie bei chronischer Polyarthritis. In: Hertel G, Mertens HG, Ricker K, Schimrigk K (eds) Myasthenia gravis. Thieme, Stuttgart
26. Schubothe H, Maas D (1977) Drogeninduzierter systemischer Lups erythematodes. Immun Infekt 4:142
27. Theofilopoulos AN, Dixon FJ (1981) Immunologic assessment in clinical medicine. Triangel 20:71-85
28. Valbonesi M, Garelli S (1983) Plasma exchange in neurological diseases. A critical approach. Vox Sang 44:65-80
29. Waksman BH (1979) Adjuvants and immune regulation by lymphord cells. Springer Semin Immunpathol 2:5-33
30. Wekerle H, Hohlfeld R, Ketelsen U-P, Kalden JR, Kalies I (1981) Thymic myogenesis, T-lymphocytes and the pathogenesis of myasthenia gravis. Ann NY Acad Sci 377:455-476

# Entzündliche Muskelerkrankungen: Polymyositis, Dermatomyositis, Overlap-Syndrome, Mixed Connective Tissue Disease

F. Jerusalem

## Definition und diagnostische Kriterien

Die Polymyositis ist eine sporadisch, äußerst selten familiär auftretende, entzündlich-degenerative Erkrankung der Skelettmuskulatur, die wahrscheinlich auf pathologischen Immunprozessen beruht. Klinische Leitsymptome sind symmetrische, öfters proximal als distal lokalisierte Paresen, Myalgien und Begleit- bzw. Vorkrankheiten aus dem Formenkreis der Kollagenosen. Die muskulären Serumenzyme sind meistens erhöht. Die BSG ist oft beschleunigt. Das EMG zeigt myopathische Veränderungen, häufig mit Fibrillationspotentialen. Bioptisch-histologisch sind degenerative und regenerative Muskelfaserveränderungen und Rundzellinfiltrate nachweisbar.

Die exakte Definition der Polymyositis (PM) und Dermatomyositis (DM) ist schwierig, weil es für diese Krankheit keinen pathognomischen Test oder spezifischen klinischen Befund gibt. Folgende Kriterien gelten für die Diagnose PM bzw. DM:

1. Muskelschwäche, gewöhnlich proximal und symmetrisch, evtl. mit Schluckstörungen und Schwäche der Atemmuskulatur
2. Erhöhung der muskulären Serumenzyme.
3. Myopathische EMG-Veränderungen mit Fibrillationen, positiven scharfen Wellen, gesteigerter Einstich-Aktivität und spontanen bizarren hochfrequenten Potentialabläufen.
4. Bioptisch histologisch ein myositisches Syndrom mit Degenerationen und Regeneration, Phagozytose und interstitiellen bzw. perivaskulären Rundzellinfiltraten, Typ II-Atrophie und perifaszikulärer Atrophie.
5. Typisches Erythem der Dermatomyositis.

Bohan u. Mitarb. (5) klassifizieren die Diagnose einer PM als sicher, wenn die ersten 4 der oben angegebenen Kriterien, als wahrscheinlich, wenn 3 und als möglich, wenn 2 Kriterien nachweisbar sind.

Die DM gilt bei bestehenden typischen Hautveränderungen als sicher, wenn 3 oder 4 Kriterien, als wahrscheinlich, wenn 2 und als möglich, wenn ein Kriterium vorhanden sind.

Allein mit den obengenannten Kriterien kann aber eine sichere Diagnose nicht immer begründet werden; verschiedene Erkrankungen müssen zusätzlich ausgeschlossen sein, z.B. genetisch determinierte Muskeldystrophien, spinale Muskelatrophien, eine Sarkoidose, virale, bakterielle und andere Infektionskrankheiten der Muskulatur, eine Endokrinopathie, eine Alkoholmyopathie, eine medikamentös induzierte Myositis bzw. Myopathie (Clofibrat, Penicillamin) und eine Myoglobinurie bekannter Ursache, ferner metabolische Myopathien (Carnitin, saure Maltase, Phosphorylase). Auch Wadenhypertrophie oder Muskelhypertrophien anderer Lokalisation sprechen gegen das Vorliegen einer Myositis.

Trotz zahlreicher Gemeinsamkeiten der oben skizzierten Erkrankungen sind die im Titel angesprochenen myositischen Syndrome meistens aufgrund klinischer, morphologischer und immunologischer Kriterien zu unterscheiden. Die Abgrenzung der Polymyositis (PM), Dermatomyositis (DM), Overlap-Syndrome (OS) und Mixed Connective Tissue Disease (MCTD) erscheint, abgesehen von dem stets gegebenen Anspruch auf eine möglichst exakte Diagnose, notwendig, da diese Krankheiten offensichtlich unterschiedliche Prognosen haben, unterschiedlich häufig mit Malignomen korrelieren und ein unterschiedliches Ansprechen auf die heute angewandten Behandlungen zeigen.

## Pathogenese der Myositiden

Neben multiplen klinischen Hinweisen wurde in den vergangenen Jahren eine große Serie von immunologischen und experimentellen Befunden mitgeteilt, die die Annahme der Immunpathogenese der Polymyositis (PM) und Dermatomyositis (DM) stützen. Bei 8 von 19 Fällen von PM fanden Behan u. Behan (4) zirkulierende Immunkomplexe und in 6 von den 19 Fällen eine Komplementverminderung (C4). In einzelnen Fällen wurden ein selektiver IgA-Mangel (9), ein hereditärer C2-Komplement-Mangel ( 28) und Hepatitis-B-Antigen (32) mitgeteilt. In 17 von 39 untersuchten Fällen fanden Whitaker u. Engel (49) IgG-, IgM und C3-Ablagerungen an intramuskulären Gefäßen. Die meisten der betroffenen Biopsien stammten von Kindern mit Dermatomyositis. Schließlich spricht das Vorkommen von juveniler Dermatomyositis mit HLA-B8 in 12 von 16 Fällen (75 %) für einen genetischen Faktor. Die entsprechenden Werte der Kontrollen lauten 308 von 1465 (21 %) (34).

Folgende experimentelle Ergebnisse stützen die Immunpathogenese und lassen eine zelluläre Autoimmunreaktion gegen Muskelantigen annehmen. Ein zytotoxischer Effekt von Lymphozyten von Polymyositiskranken auf fetale humane Muskelzellen in Kulturen und auf Rattenmuskel und eine pathologische Lymphozyten-Transformation nach Exposition mit Muskel-Antigen ließen sich mehrfach feststellen (10, 11, 15, 26, 27). Ferner gelingt es, experimentell bei verschiedenen Labortieren eine Myositis durch Immunisierung mit heterologen Muskelhomogenaten zu erzeugen und diese Myositis durch die Lymphozyten der erkrankten Tiere auf gesunde Tiere zu übertragen bzw. einen zytotoxischen Effekt auf fetalen Rattenmuskelzellen nachzuweisen. Unsere Untersuchungen bezüglich des Vorkommens perivaskulärer Immunglobulin- und Komplement-Ablagerungen bei 6 Polymyositiden, 3 Periarteriitis nodosa Biopsien und 3 Biopsien von Polymyalgia rheumatica ergaben in Übereinstimmung mit den Ergebnissen von Penn u. Mitarb. (36) keinen Hinweis für die Existenz abnormer humoraler Antikörper. Die Prüfung mit fluoreszenzmarkierten Antihuman IgG, IgA, IgM, C3, C4- und HbsAG-Seren war sowohl perivaskulär als auch im Zytoplasma der Muskelzellen negativ. Auch die mononukleären Infiltrate von 3 Polymyositiden zeigten immunhistologisch mit Anti-human-Ig-Seren keine Fluoreszenz. Eine Zuordnung der Infiltratzellen zum B-Zelltyp ist damit ausgeschlossen (25).

Eine diffuse Angiopathie mit Rarifizierung der Kapillardichte in der Skelettmuskulatur bei Dermatomyositis des Kindesalters ist beschrieben worden (3, 7), konnte durch uns aber nicht bestätigt werden (37). Auch Lowry u. Mitarb. (30) fanden bei den 60 von ihnen untersuchten Polydermatomyositiden des Kindesalters nur selten eine nekrotiesierende Vaskulitis. Morphometrische Untersuchungen der Kapillardichte bei

Polymyositiden und Dermatomyositiden des Erwachsenenalters ergaben keine signifikanten Abweichungen von der Norm (25).

Neuerdings ist mit einer Mitteilung über Einschlußkörperchen-Myositiden die Diskussion über die Virusätiologie der Polymyositis wieder in Gang gekommen (Carpenter u. Mitarb. (8)). Die genannten Autoren schliessen die von Jerusalem u. Mitarb. (23) mitgeteilten zwei Krankheitsfälle mit Virus-ähnlichen Einschlüssen in den Muskelfasern und Sarkoplasma in ihrer Übersicht mit ein. Die klinische und elektromyographische Verlaufskontrolle dieser zwei Kranken läßt jedoch erheblichen Zweifel an der Diagnose einer Einschlußkörperchen-Myositis aufkommen; die vorliegenden Befunde machen es wahrscheinlicher, daß eine chronische spinale Muskelatrophie vorliegt. Inzwischen sind verschiedene Mitteilungen erfolgt, die Virus-ähnliche Einschlüsse bei Muskelerkrankungen nachweisen, die nicht dem Formenkreis der Myositis zuzuordnen sind.

Trotz der zahlreichen Einzelbefunde zur Pathogenese der PM und DM ist die Ätiologie dieser Erkrankungen noch nicht geklärt. Heute erscheint es wahrscheinlich, daß ätiologisch unterschiedliche Gruppen bestehen. So ist nach den oben gemachten Ausführungen für die PM und DM des Erwachsenenalters eine zelluläre Autoimmunreaktion gegen Muskelantigen wahrscheinlich. Verschiedene Autoren sind der Meinung, daß der DM des Kindesalters eine Immunkomplex-Vaskulopathie zugrunde liegt. Ferner erscheint es möglich, daß einige der chronischen PM des Erwachsenenalters virogen bedingt sind und morphologisch als Einschlußkörperchen-Myositis in Erscheinung treten.

## Klassifikation und Häufigkeit

Eine einheitliche, allgemein akzeptierte Klassifizierung der PM und DM ist noch nicht erreicht. Klinisch pragmatische und bewährte Einteilungen orientieren sich am Manifestationsalter, den Verlaufscharakteristika und an speziellen begleitenden Symptomen und Krankheiten sowie an immunologischen Befunden (Tabelle 1).

Tabelle 1. Polymyositis (PM) und Dermatomyositis (DM). Klassifikation und Häufigkeit (%; N = 153), Modifiziert nach Bohan u. Mitarb. (1977)

| | | % |
|---|---|---|
| I. | Polymyositis<br>Sondergruppen:<br>Okuläre Myositis<br>Einschlußkörperchen-Myositis | 34 |
| II. | Dermatomyositis | 29 |
| III. | PM und DM bei malignen Tumoren | 9 |
| IV. | PM und DM des Kindesalters | 7 |
| V. | Overlap-Syndrome<br>Sondergruppe:<br>Mixed Connective Tissue Disease | 21 |
| VI. | Medikamentös induzierte PM | |
| VII. | Spezifische Myositiden (Viren, Bakterien, Sarkoidose, Toxoplasmose, Trichinose, Zystizerkose, Schistosomiasis) | |

I, II, V = 84 %

Im Erwachsenenalter kommen am häufigsten die PM, die DM und die Overlap-Syndrome (Misch-Kollagenosen) vor. Sie machen im vorwiegend das Erwachsenenalter betreffenden Krankengut von Bohan u. Mitarb (6) zusammen 84 % aller Fälle aus. Über die Häufigkeit der Mixed Connective Tissue Disease (MCTD) liegen noch keine exakten Daten vor; einige der bisher unter den Overlap-Syndromen geführten Erkrankungen sind sicher hier zu gruppieren.

Das mittlere Erkrankungsalter der Gruppe I und II liegt bei 47 Jahren, das der Gruppe III bei 62 Jahren und das der Gruppe V bei 35 Jahren. Etwa 2/3 der Kranken im Erwachsenenalter sind Frauen. In der Regel handelt es sich um sporadische Erkrankungen (35, 40).

## Epidemiologie

In Europa wurden bisher keine epidemiologischen Studien über PM und DM durchgeführt. Medsger u. Mitarb. (1970) fanden im Shelby County in den Vereinigten Staaten eine jährliche Inzidenz von 3,2 auf $10^6$ bei der weißen und 7,7 bei der schwarzen Bevölkerung. In Israel wurden für die Jahre 1960 bis 1964 eine jährliche Inzidenz von 1,30 und für die Jahren von 1970 bis 1974 eine solche von 2,57 pro $10^6$ Einwohner ermittelt (5). Die jährliche Inzidenz von PM und DM stieg von 0,47 auf $10^6$ Einwohner in der dritten Lebensdekade auf 6,32 in der siebten. Es zeigte sich eine unterschiedliche Inzidenz zwischen Juden europäischer sowie amerikanischer Abstammung und solchen afrikanischen und asiatischen Ursprungs. Beide epidemiologischen Studien zeigen eine steigende Inzidenz und eine unterschiedlich häufige Manifestation in verschiedenen ethnischen Gruppen.

## Verlauf und Prognose

Charakteristisch für die Polymyositis (PM) und Dermatomyositis (DM) ist eine rasche Entwicklung der Muskelschwäche im Laufe von wenigen Wochen und Monaten, selten sind langsam chronische progrediente Verläufe, z.B. die "pseudomyopathischen Myositiden" oder akute foudroyante Formen.

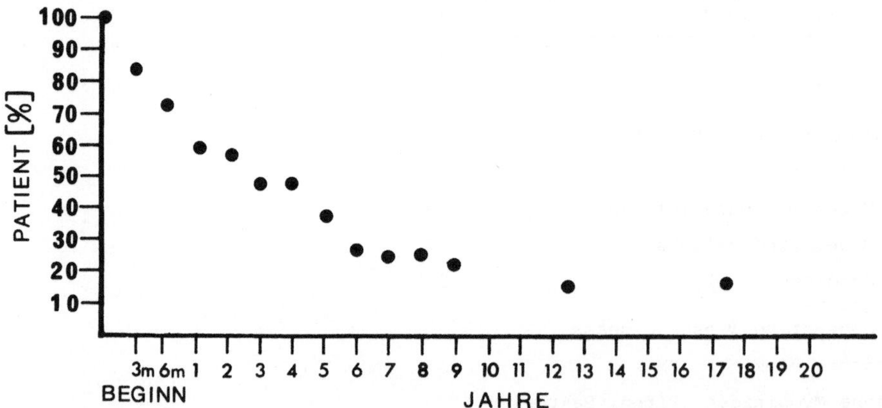


Abb. 1. Beobachtungszeit und Prozentsatz der "aktiven" Polymyositiden und Dermatomyositiden. Kriterien für die Beurteilung der Aktivität sind: 1. spontane oder nach Reduktion der Therapie auftretende Progredienz der Muskelschwäche. 2. Erhöhte Serum-Enzyme. 3. Erhöhte BSG (nach Ausschluß anderer Ursachen). (Nach de Vere und Bradley 1975)

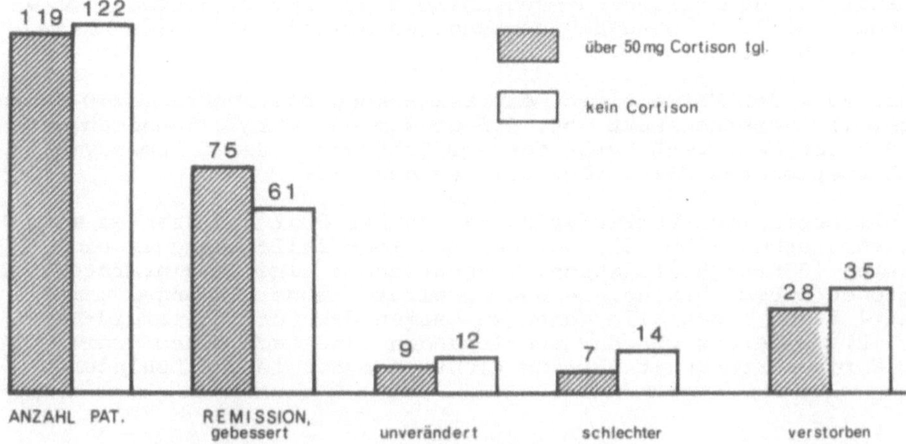


Abb. 2. Verlauf der Polymyositis und Dermatomyositis mit und ohne Steroid-Behandlung. (Nach Winkelman u. Mitarb. 1968)

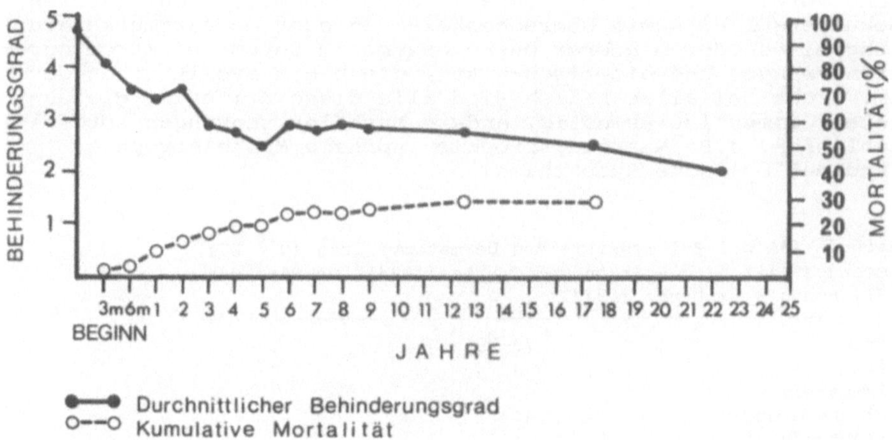


Abb. 3. Darstellung des durchschnittlichen Behinderungsgrades und der kumulativen Mortalität bei Polymyositis und Dermatomyositis. Für die Beurteilung der Behinderung gilt folgende Graduierung: 1. Normal. 2. Vorzeitige Ermüdung, Untersuchung normal. 3. Leichte Atrophie oder Schwäche; keine funktionelle Beeinträchtigung. 4. Watschelgang, Rennen nicht möglich, Treppensteigen ohne Unterstützung. 5. Starker Watschelgang, Aufrichten vom Stuhl und Treppensteigen nur mit Hilfe der Arme. (Nach de Vere und Bradley 1975)

Nach einem spontanen oder durch Therapie erzielten Krankheitsstillstand ereignen sich bei ca. 25 % der Fälle erneute Exazerbationen im Laufe der ersten 2 bis 3 Krankheitsjahre. Die Mehrzahl der Erkrankungen kommt nach einem spätestens 5 - 10-jährigen Verlauf, mitunter auch ohne Behandlung, zum Stillstand (Abb. 1 u. 2).

Für die Beurteilung der Prognose und der Therapie-Indikation benötigt der Kliniker Kriterien, die die Aktivität der Krankheit anzeigen. Für einen floriden Prozeß sprechen: 1. spontane oder nach Reduktion der

Therapie auftretende Progredienz der Muskelschwäche. 2. Erhöhte muskuläre Serumenzyme. 3. Erhöhte Blutsenkungsgeschwindigkeit (nach Ausschluß anderer Ursachen).

Nur bei ca. 20 % der Fälle bleibt die Erkrankung über mehr als 10 Jahre aktiv (Abb. 1). Bemerkenswert ist, daß ab dem 4. Jahr 30 % und ab dem 7. Jahr 50 % der "aktiven" Verläufe zwar Erhöhungen der Serumenzyme, jedoch ein stationäres klinisches Bild zeigen (12).

Nach einem mehrjährigen Verlauf sind ca. 20 bis 30 % der Kranken mit PM und DM verstorben (Abb. 3). Die meisten Todesfälle ereignen sich in den ersten 10 Krankheitsjahren. Todesursachen sind Herzinfarkte, Komplikationen durch pharyngiale und respiratorische Lähmungen und Malignome; 4 % der Todesfälle gehen zu Lasten der Corticosteroid-Behandlung (12). Ungefähr 2/3 der Überlebenden sind nach einem drei- oder mehrjährigen Krankheitsverlauf nicht oder nur leicht behindert (Abb. 3).

## Polymyositis (PM)

Die wichtigsten Kriterien für die Diagnose einer PM (Tabelle 2) sind eine in Wochen bis wenigen Monaten rasch progrediente, weitgehend symmetrische und vorwiegend proximal lokalisierte Muskelschwäche (Becken- und/oder Schultergürtel sowie Oberschenkel- und/oder Oberarmmuskulatur), eine Erhöhung eines oder mehrerer Muskelenzyme im Serum, elektromyographische Veränderungen und bioptisch-histologisch ein myositisches Gewebssyndrom. Nicht bei allen Fällen sind alle diese Kriterien gleichzeitig gegeben. Immer ist es nötig, andere Muskelerkrankungen sorgfältig auszuschließen, z.B. Muskeldystrophie, spinale Muskelatrophie, endokrine und metabolische Myopathien.

Tabelle 2. Befunde (%) bei Polymyositis und Dermatomyositis (N = 271). Angaben zusammengestellt nach Pearson und Currie (1974), De Vere und Bradley (1975), Bohan u. Mitarb. (1977)

| | | |
|---|---|---|
| Schwäche | proximal | 78-98 |
| | distal | 33 |
| | Halsmuskeln | 66 |
| | Schluckstörung | 54 |
| | Gesichtsmuskeln | 11 |
| | Augenmuskeln | 2 |
| Myalgien | | 58 |
| Muskelatrophie | | 52 |
| Kontrakturen | | 32 |
| Hautveränderungen typisch - atypisch | | 42-40 |
| Overlap-Syndrome | | 27 |
| Malignome | | 20-71 |
| Serumenzyme erhöht | | 64-98 |
| BSG beschleunigt | | 55 |
| EMP pathologisch | | 90 |
| Biopsie myositisch | | 65-70 |

Die Muskelschwäche betrifft zusätzlich oft auch die Hals- und Schluckmuskulatur und selten die Gesichts- und Augenmuskeln. Besonders in den Terminalstadien, gelegentlich aber auch früher, kann die Atemmuskulatur beteiligt sein.

In den Initialstadien kontrastiert oft die klinisch normale Muskeltrophik mit einer hochgradigen Parese. In fortgeschrittenen Stadien zeigt die Hälfte der Fälle Muskelatrophien. Mit zunehmender Krankheitsdauer kommt es bei vielen Kranken zu einer Generalisierungstendenz der Muskelschwäche. Umschriebene Muskelverhärtungen (Myogelosen) sind bei Poly- und Dermatomyositiden nicht selten. Kontrakturen kommen in späten, aber nur selten in frühen Krankheitsphasen vor. Solange funktionsfähige Muskulatur vorhanden ist, sind die Eigenreflexe auslösbar.

Etwa 2/3 der Kranken klagen über dumpfe, muskelkaterartige Myalgien. Selten gehen Muskelschmerzen als Erstsymptom der Entwicklung von Muskelschwächen voraus. Flüchtige schmerzhafte Gelenkschwellungen, eine primär chronische Polyarthritis oder andere Erkrankungen aus dem Formenkreis der Kollagenosen, ein Raynaud-Syndrom, flüchtige Erytheme, Konjunktivitis, Fieber und Gewichtsverlust können Prodromi oder Begleitkrankheiten der Poly- bzw. Dermatomyositis sein. Gelegentlich bestehen gastrointestinale Beschwerden, eine Hypomotilität der Speiseröhre und Schluckschwierigkeiten. Elektrokardiographisch und echokardiographisch finden sich bei über der Hälfte der Kranken kardiale Anomalien in Form von atrioventrikulären Leitungsstörungen, Arrhythmien, Mitralklappenprolaps, etc. (17).

Muskuläre Serumenzyme. Bei über 90 % der Patienten sind eines oder mehrere der muskulären Serumenzyme erhöht (Kreatininkinase, Aldolase, Lactatdehydrogenase, Transaminasen). Bei Ansprechen auf Corticosteroidtherapie ist eine eindeutige Besserung der Enzymerhöhung nach einem Monat und eine Normalisierung nach 2 bis 3 Monaten zu erwarten. Die Kombination von Prednison und Azathioprin über die drei initialen Behandlungsmonate beschleunigt die Normalisierungstendenz der Serumenzyme und auch die klinische Besserung offensichtlich nicht (2).

Muskelbiopsie. Das kleine Gewebsstück einer Muskelbiopsie ermöglicht bei entsprechender Veränderung nur die Diagnose eines myositischen Gewebssyndroms. Der Kliniker selbst muß dann nach zusätzlichen Kriterien entscheiden, ob eine PM oder DM vorliegt und auch berücksichtigen, daß entzündliche Infiltrate bei ca. 25 % der progressiven Muskeldystrophien, bei einem kleinen Teil der spinalen und neuralen Muskelatrophien und bei anderen neuromuskulären Erkrankungen sowie nach Nadelmyographie gefunden werden können (21). Für die Biopsie, die vor dem Beginn der Glucocorticosteroid-Behandlung durchgeführt werden muß, ist ein mittelschwer paretischer und myalgischer Muskel geeignet.

Das morphologische Kardinalsymptom des myositischen Gewebssyndroms ist das entzündliche Infiltrat. Es besteht vornehmlich aus Lymphozyten, Plasmazellen und Histiozyten und ist sowohl perivaskulär als auch im Endomysium und Perimysium lokalisiert. Bei etwa 10 bis 20 % klinisch eindeutiger Polymyositiden oder Dermatomyositiden sind bioptisch-histologisch keine Infiltrate nachweisbar. Oft wurde bei derartigen Fällen schon vor der Biopsie mit der Behandlung begonnen oder aber die Biopsie aus einem klinisch nicht betroffenen Muskel entnommen.

Neben den Infiltraten finden sich degenerative Muskelfaserveränderungen, die besonders deutlich durch die Saure-Phosphatase-Reaktion oder im Trichromschnitt dargestellt werden. Ferner sind Phagozyteninvasionen in die geschädigten Muskelfasern, Regenerate, multifokale Ausfälle der Querstreifung, pathologische Kalibervariationen der Muskelfasern, zentrale und vesikuläre Kerne, zytoplasmatische Körperchen und eine Proliferation des Bindegewebes festzustellen. Die oxidativen Enzymreaktionen und die myofibrilläre ATP-ase zeigen, daß alle Fasertypen vom degenerativen Prozeß betroffen sind. Nicht selten findet sich eine selektive Typ II-Faseratrophie. Bei den oxidativen Enzymreaktionen kommen fokale Steigerungen und Minderungen der Aktivitäten vor. Häufiger bei der DM als bei der PM finden sich perifaszikuläre Atrophien. Die Kapillardichte ist bei den Polymyositiden normal (1615 ± 318 $\mu m^2$ Muskelfaserfläche pro Kapillare, Mittelwert ± Standardabweichungen) (25). Dagegen soll die Kapillarisierung bei den Dermatomyositiden des Kindesalters reduziert sein (7), dieser Befund konnte durch unsere morphometrische Analyse von Muskelbiopsien bei 24 kindlichen Dermatomyositiden nicht bestätigt werden (37).

Elektronenmikroskopische Befunde bei der Dermatomyositis und Polymyositis sind unspezifisch. Neben verschiedenen Formen der myofibrillären Degeneration finden sich sarkotubuläre Destruktionen, mitochondriale Anhäufung und Formanomalien, Lipid- und Lipofuszinpartikel, autophagische Vakuolen und Myelinfiguren sowie vereinzelt Central-core-Fasern, Rods und zytoplasmatische Körperchen. Ob die in einem Teil der Fälle nachweisbaren mikrotubulären Kern- und Zytoplasmaeinschlüsse sowie Endotheleinschlüsse Viruspartikel darstellen, ist noch nicht geklärt (23, 24). Ca. 45 % der Kapillaren bei Polymyositis und Dermatomyositis zeigen eine Vervielfältigung der Basalmembran. Morphometrische Analysen der Endplatten der Polymyositis ergaben ein erhöhtes Mitochondrienvolumen und eine Abnahme der Anzahl der synaptischen Regionen; die Mehrzahl der präsynaptischen Abschnitte waren normal (14).

## Dermatomyositis (DM)

Wenn zu den Kriterien für die Diagnose einer Polymyositis spezielle Hautveränderungen hinzukommen, sind die Kriterien für die Diagnose einer DM gegeben. Typisch ist ein Erythem und eine ödematöse Schwellung mit Bevorzugung folgender Regionen: Augenlider, Wangenpartien, vordere Hals- Brustregion, Streckseiten der Extremitäten und Finger, Ellenbogen und Knie. Am Nagelwall finden sich oft kleine Blutungen, Teleangiektasien und fokale Hautatrophien.

Neben diesen typischen gibt es oft weniger charakteristische Veränderungen, z.B. pseudoekzematöse Alterationen, multifokale Hyperpigmentierungen, Vitiligo, Poikilodermie, Ulzerationen und Kalzinose über Knochenvorsprüngen. Da die Hautveränderungen sehr leicht und flüchtig sein können, kommt es immer wieder vor, daß eine DM fälschlicherweise als PM klassifiziert wird.

Oft ist bei den DM die Muskelschwäche deutlich stärker vorhanden als bei den PM; auch bezüglich anderer Symptome und Befunde gibt es erhebliche Unterschiede zwischen den beiden Erkrankungen (Tabelle 3). Die Mortalität soll bei der DM höher sein (40), dies wird jedoch von Bohan u. Mitarb. (6) nicht bestätigt.

Nach einer 15-jährigen Beobachtungszeit sind ca. 30 % der Dermatomyositis-Kranken verstorben (39). Von 44 Dermatomyositiden und 16 Polymyositiden des Kindesalters waren während eines Beobachtungszeitraumes von 25 Jahren 11 (= 18 %) Kinder verstorben, und 15 (25 %) Kinder waren deutlich behindert (30).

Die DM ist eine sporadisch auftretende Erkrankung; familiäre Fälle sind eine Rarität (29).

Tabelle 3. Vergleich klinischer Daten von Dermatomyositiden (N = 58) und Polymyositiden (N = 83). Modifiziert nach Rowland u. Mitarb. (1977)

| | DM | PM |
|---|---|---|
| Beginn nach dem 40. Lebensjahr | 40 % | 65 % |
| Beginn in der ersten Dekade | 28 % | 2 % |
| Neoplasma | 14 % | 2,4 % |
| Gehunfähig | 26 % | 5 % |
| Muskelschmerzen | 40 % | 21 % |
| Schluckstörungen | 53 % | 31 % |
| Arthralgien | 22 % | 30 % |
| Raynaud | 10 % | 12 % |
| BSG erhöht | 70 % | 65 % |

Dauerbehinderung und Begutachtung. Im akuten Stadium und bei Kombination der Polymyositis und Dermatomyositis mit einer Polyarthritis und anderen Kollagenosen sind die Kranken arbeitsunfähig. Wenn sich im Verlaufe der Behandlung Muskelparesen ganz oder weitgehend normalisieren und ein stationärer Zustand erreicht ist, der sich auch durch eine Normalisierung der CK-Werte und der Blutsenkung anzeigen kann, ist nach Reduzierung der Prednisondosis auf die Erhaltungsdosis zunächst die Wiederaufnahme der Arbeit zu 50 % zu empfehlen. Wenn sich nach 3 - 4 Wochen keine erneute Verschlechterung anzeigt, kann bei gutem körperlichem Allgemeinzustand und leichter beruflicher Belastung eine 75 %ige Arbeitsfähigkeit angenommen werden.

Wenn nach zweijähriger Behandlung die Prednisondosis langsam abgebaut wird und dabei kein Rezidiv erfolgt, ist eine 100 %ige Arbeitsfähigkeit wiedererlangt. Dieser günstige Verlauf ist bei 60 bis 70 % der Kranken zu beobachten. Ausheilungen mit Restparesen und/oder Kontrakturen müssen individuell beurteilt werden. Ein kleiner Teil der Kranken verschlechtert sich trotz der Therapie progredient oder ist durch Begleitkrankheiten so stark behindert, daß diese Patienten nicht arbeitsfähig werden. Da in der Regel ein Stillstand der Erkrankung nach einem 4- bis 10-jährigen Verlauf erreicht wird, soll man mit einer definitiven Beurteilung der Invalidität vor Ablauf dieser Zeit zurückhaltend sein.

## Misch-Kollagenose – Overlap-Syndrom (OS)

Zu dieser Gruppe zählen Polymyositiden, die mit zusätzlichen Symptomen anderer Kollagenkrankheiten kombiniert sind. Es handelt sich besonders um die Sklerodermie und das Raynaud-Phänomen, den systemischen Lupus erythematodes, die chronische Polyarthritis und das Sjögren-Syndrom. Nach der Studie von Bohan u. Mitarb. (6) war die Sklerodermie mit 36 % der Overlap-Fälle die häufigste zusätzliche Kollagenose. Es folgten der systemische Lupus erythematodes (28 %), die chronische Polyarthritis (13 %) und das Sjögren-Syndrom (9 %). Dermatomyositiden gibt es in der Overlap-Gruppe nur sehr selten, und zwar kommt nur die Kombination mit der Sklerodermie vor. Wir sind wie De Vere und Bradley (12) der Auffassung, daß die Overlap-Gruppe nicht so gut auf Corticosteroide

Tabelle 4. Laborbefunde bei Kollagenosen

| | ANA | LE-Test | Latex Waaler-R. | Serum-Compl. |
|---|---|---|---|---|
| DM | 25 | <5 | 10-15 | normal |
| SLE | 100 | 70-80 | 30-40 | erniedrigt |
| PSS | 25-40 | <5 | 33 | normal |
| MCTD | 100 | 20 | 50 | normal/erhöht |
| PAN | <5 | <5 | 5-10 | normal/erniedrigt |
| cP | 50 | 5-15 | 80-90 | normal/erniedrigt |
| SS | 95 | 20 | 75 | normal/erniedrigt |

Positive Teste in % der Fälle. Modifiziert nach Horwitz, Postgr. Med. 1980.
DM = Dermatomyositis, SLE = systemischer Lupus erythematodes, PSS = Sklerodermie, MCTD = Mixed Connective Tissue Disease, PAN = Panarteriitis nodosa, cP = Polyarthritis, SS = Sjögren-Syndrom

anspricht wie die einfache Polymyositis; Bohan u. Mitarb. (6) konnten diese Beobachtungen allerdings nicht bestätigen.

In der Regel gelingt es nach rein klinischen Gesichtspunkten, die Overlap-Syndrome von den "reinen" Polymyositiden und Dermatomyositiden abzugrenzen. Für eine verläßliche Differenzierung sind spezielle serologische Untersuchungen hilfreich (Tabelle 4). Die Labordiagnostik läßt sich durch eine exakte Differenzierung der antinukleären Faktoren verbessern. Hilfreich sind dazu die Beachtung der Immunfluoreszensmuster und der Nachweis spezieller Kernantikörper bzw. Antikörper gegen spezielle Kernantigene. Eine absolute Spezifität besitzen allerdings alle diese Untersuchungen nicht.

## Mixed Connective Tissue Disease (MCTD) – Sharp-Syndrom

Diese spezielle Mischkollagenose mit Merkmalen des systemischen Lupus erythematodes, der Sklerodermie, der Polymyositis bzw. Dermatomyositis, der chronischen Polyarthritis u.a. läßt sich durch den Nachweis von Antikörpern gegen extrahierbare und ribonukleaseempfindliche Kernantigene (ENA) von den Overlap-Syndromen abgrenzen. Der Verdacht auf eine MCTD ergibt sich, wenn hochtitrige antinukleäre Antikörper mit gesprenkeltem Immunfluoreszensmuster vorhanden sind.

Die klinischen Hauptsymptome sind Arthritiden und Arthralgien, Hand-Finger-Schwellungen, Raynaud-Phänomen, Oesophagushypomotilität und Myositis sowie Lymphadenopathie (Tabelle 5).

Dieses Krankheitsbild erscheint u.a. deshalb sehr wichtig, weil man nach den bisherigen Erfahrungen annehmen darf, daß es durch die Gabe von Corticosteroiden besonders günstig zu beeinflussen ist.

Es ist darauf hinzuweisen, daß die MCTD keine pathognomischen Zeichen aufweist und daß das einzige Symptom die Anwesenheit von Antikörpern gegen extrahierbares ribonukleaseempfindliches Ribonukleoprotein in hohen Titerwerten ist, wie sie aber auch bei anderen Kollagenosen, insbesondere beim systemischen Lupus erythematodes und gelegentlich auch bei der Sklerodermie vorkommen (33).

Tabelle 5. Klinische Symptome (%) bei 165 Fällen von Mixed Connective Tissue Disease.
A: Sharp et al. (1972), N = 25
B: Sharp et al. (1976), N = 100
C: Rosenthal (1979), N = 40

| Symptome | A | B | C |
|---|---|---|---|
| Arthritiden/Arthralgien | 96 | 95 | 93 |
| Hand-Fingerschwellung | 38 | 66 | 88 |
| Raynaud-Phänomen | 84 | 85 | 75 |
| Abnorme Oesophagusmotilität | 77 | 67 | 15 |
| Myositis | 72 | 63 | 48 |
| Lymphadenopathie | 68 | 39 | 30 |
| Fieber | 32 | 33 | 55 |
| Hepatopathie | 28 | 15 | 13 |
| Serositis | 24 | 27 | 20 |
| Splenomegalie | 21 | 19 | 8 |
| Renale Affektionen | ⌀ | 10 | 10 |
| Lungenaffektionen | ⌀ | 67 | 20 |
| Sklerodermie | ⌀ | 33 | 33 |
| Neurologische Affektionen | ⌀ | 10 | 13 |
| Sjögren-Syndrom | ⌀ | 7 | 10 |

## d-Penicillamin-induzierte Myositis

Bisher wurden einige Fälle bekannt, bei denen unter d-Penicillamin-Therapie Myositiden aufgetreten sind, die wahrscheinlich durch das Penicillamin ausgelöst wurden (41). Die Behandlung erfolgte bei 9 Fällen 7 mal wegen Polyarthritis, 1 mal wegen Morbus Wilson und 1 mal wegen Sklerodermie. Die Patienten entwickelten nach einer mittleren Behandlungszeit von 9 Monaten (Streubreite 1 - 18 Monate) und unter einer mittleren täglichen Dosis von d-Penicillamin von 800 mg (Streubreite 400 - 1200 mg) eine proximal betonte Muskelschwäche, z.T. auch Myalgien, Dysphagie, Dysarthrie, Exanthem, Fieber und Myokarditis. Das mittlere Erkrankungsalter betrug 52 Jahre (Streubreite 23 - 68 Jahre). Die Kreatinkinase oder auch andere muskuläre Serumenzyme waren bei 6 von 8 untersuchten Fällen erhöht. Das EMG zeigte myopathische Veränderungen und Fibrillationspotentiale. Die Muskelbiopsie ergab ein myositisches Gewebssyndrom. Nach Absetzen von d-Penicillamin und Gabe von Corticosteroiden war die Myositis in einigen Wochen bis maximal 6 Monaten reversibel. Ein Kranker mit einer zusätzlichen Myokarditis ist verstorben.

## Eosinophile Polymyositis bei hypereosinophilem Syndrom

Die eosinophile Myositis mit zahlreichen eosinophilen Blutkörperchen in den Infiltraten der Muskelbiopsie ist selten und zeigt klinische Symptome wie bei der PM bzw. DM. Immer finden sich zusätzlich Symptome des hypereosinophilen Syndroms: Bluteosinophilie von 10 - 70 %, Anämie, Hypergammaglobulinämie, subunguale Petechien, Raynaud-Phänomen, Erythem

Tabelle 6. Hypereosinophiles Syndrom. Organbeteiligung und Symptome (%). Modifiziert nach Chusid et al., Medicine 54:1 (1975); Layzer et al., Ann Neurol 1:65 (1977)

| | |
|---|---|
| Cardiovasculär | 93 % |
| Haut und Muskel | 64 % |
| ZNS und PNS | 57 % |
| Gastrointestinal | 43 % |
| Leber | 43 % |
| Lunge | 43 % |
| Nieren | 36 % |
| Lymphknoten | 29 % |
| Gewichtsverlust | 71 % |
| Fieber | 43 % |
| Diarrhoe | 36 % |
| Ödeme | 36 % |
| Arthralgie | 29 % |

und subcutane Ödeme, pulmonale Infiltrate und Pleuritis, cardiale Beteiligungen (Arrhythmien, Herzblock, Myocarditis, myocardiale und endocardiale Fibrose), Gewichtsverlust und Fieber (Tabelle 6). Bei ca. 64 % der Fälle mit hypereosinophilem Syndrom sind die Haut und das Muskelgewebe betroffen. 30 % der Patienten haben eine Encephalopathie, cerebrale Infarkte, eine Polyneuropathie oder Mononeuritis multiplex. 91 % der Betroffenen sind männlichen Geschlechts.

Die Prognose der Erkrankung ist schlecht; die durchschnittliche Überlebenszeit beträgt nur 9 Monate. Nur weniger als 20 % der Patienten leben 3 Jahre nach Krankheitsbeginn. Zur Behandlung der Bluteosinophilie bzw. des hypereosinophilen Syndroms werden Prednison und Hydroxyurea empfohlen (16).

Bei der differentialdiagnostischen Abgrenzung sind u.a. folgende Krankheitsbilder zu erwägen: Polyarthritis, Sjögren-Syndrom, Polyarthritis nodosa, Trichinose und andere parasitäre Infektionen, Churg-Strauss-Syndrom, paraneoplastische Syndrome und die familiäre Eosinophilie.

## Postinfektiöse Myalgie-Adynamie – Syndrome "Postinfektiöse Polymyositis"

Gelegentlich entwickeln sich nach kurzzeitigen grippeähnlichen Erkrankungen Myalgien, Crampi, Adynamie bzw. eine vorzeitige muskuläre Ermüdbarkeit, die über Monate bis zu 2 Jahren anhalten. Betroffen ist besonders die Beckengürtel- und Oberschenkelmuskulatur.

Die Blutsenkungsgeschwindigkeit, die Kreatinphosphokinase und andere muskuläre Serumenzyme sind in der Regel nicht erhöht. In der Elektromyographie werden leichte myopathische Veränderungen, z.T. mit sehr zahlreichen polyphasischen Potentialen registriert. Bioptisch-histologisch fanden Schwartz u. Mitarb. (42) eine interstitielle Herdmyositis.

Wahrscheinlich handelt es sich bei der benignen akuten Myositis des Kindesalters auch um eine postinfektiöse Myositis (1).

## Fokale Myositis

Bei diesem benignem Pseudotumor entwickelt sich im Laufe einiger Wochen oder Monate eine streng lokalisierte schmerzhafte Schwellung einer Extremität oder der Stammuskulatur. Schmerzen kommen nur bei etwa 2/3 der Fälle vor. Die Beinmuskulatur ist bevorzugt betroffen, selten der Stamm oder die obere Extremität. Das Manifestationsalter variiert zwischen 10 bis 67 Jahren. Die muskulären Serumenzyme wie auch die BSG sind in der Regel normal. Oft wird zunächst irrtümlich ein Neoplasma angenommen. Der histologische Befund ist durch lymphozytäre Infiltrate, Muskelfasernekrosen, Regenerate und Fibrose charakterisiert.

Die Ursache der fokalen Myositis ist unbekannt. Der postoperative Verlauf ist gutartig. Ein Rezidiv oder eine Generalisierung des Prozesses ist nicht zu befürchten (18, 19). Wir beobachteten bei einem Patienten eine über Jahre rezidivierende multifokale Myositis im Bereich der Unterschenkel.

## Myositis ossificans progressiva und localisata

Progressive Form. Der Erkrankung liegt eine wahrscheinlich durch Mutation entstandene progressive Metaplasie des Bindegewebes mit apikokaudal fortschreitender Verknöcherung des muskulären Bindegewebes, der Faszien, Aponeurosen und Sehnen sowie der Gelenkknorpel zugrunde (46). Die entsprechenden Areale erscheinen für 8 - 14 Tage geschwollen und verhärtet und können schmerzhaft sein. Gelegentlich bestehen Temperaturerhöhungen. Anschließend erfolgt die Verknöcherung, die ca. 3 Monate später röntgenologisch nachweisbar ist. Betroffen sind besonders die Stirn-, Schläfen- und Hinterhauptregion, die Schulter- und Beckengürtel- und die Stamm-Muskeln. Ein Teil der Kranken weist Mißbildungen auf: Mikrodaktylie, Synostosen, Gelenkanomalien, Klinodaktylie u.a. Das Leiden beginnt im Kindes- und Jugendalter oder bereits vor der Geburt und befällt beide Geschlechter. Es ist chronisch oder schubförmig progredient; bis zum frühen Erwachsenenalter ist meistens eine vollkommene Pflegebedürftigkeit und ein Stillstand der Erkrankung erreicht. Verknöcherungen der Rippen-Wirbel-Gelenke und der Atemmuskulatur führen terminal oft zu pulmonalen und kardialen Komplikationen. Die Lebenserwartung ist verkürzt. Durch frühzeitige Röntgenbestrahlung sollten die Verknöcherungen wenigstens partiell verhindert werden können.

Lokalisierte Form. Nach Muskeltraumen oder bei bettlägerigen Patienten mit neurologischen Erkrankungen können Verkalkungen und Verknöcherungen des Muskels, der Sehnen und der Gelenkkapseln, besonders im Bereich großer Gelenke, entstehen und zu lokalen Bewegungsbehinderungen führen. Pathogenetisch werden vegetative Regulationsstörungen und metaplastische Reaktionen des Bindegewebes angenommen.

## Muskelsarkoidose und granulomatöse Myositis

Zu unterscheiden sind folgende Formen:

1. klinisch asymptomatische Sarkoidose der Skelettmuskulatur.
2. klinisch manifeste Sarkoidose der Muskulatur und anderer Organe.
3. granulomatöse Myositis ohne Sarkoidose anderer Organe.

Die klinische asymptomatische Sarkoidose der Skelettmuskulatur ist die häufigste der drei Formen: die Angaben aufgrund bioptischer oder autoptischer Untersuchungen schwanken mehrheitlich zwischen 20 und 54 % (45, 47, 48), so daß bei Sarkoidose-Verdacht die Muskelbiopsie eine gute Chance bietet, die Diagnose zu objektivieren. Man wird jedoch die Muskelbiopsie erst dann einsetzen, wenn die üblichen und einfacheren bzw. den Patienten weniger belastenden diagnostischen Verfahren der Sarkoidose unergiebig sind. Wir wählen in der Regel für eine derartige Biopsie den Wadenmuskel und fertigen, wenn die erste Schnittserie negativ ist, Stufenschnitte an. In den ersten zwei Krankheitsjahren soll die klinisch stumme Sarkoidose der Muskulatur besonders oft nachweisbar sein (45).

Die klinisch manifeste Sarkoidose der Muskulatur bei gleichzeitiger Erkrankung anderer Organe ist selten. Nach klinischen Gesichtspunkten lassen sich bei Nichtberücksichtigung gelegentlicher Überlappungen eine akute Sarkoidose, eine chronische Sarkoidose und eine disseminierte noduläre Sarkoidose der Muskulatur unterscheiden.

Die akute Muskelsarkoidose verursacht meistens symmetrische Myalgien und Paresen der proximalen Extremitätenabschnitte und des Becken- und Schultergürtels. Neben der permanenten Schwäche können die Kranken auch über eine vorzeitige Ermüdung bei körperlichen Belastungen klagen. Die muskulären Serumenzyme und die Blutsenkungsgeschwindigkeit können erhöht sein. Auch eine Erhöhung der Serum-Gammaglobuline und eine Eosinophilie sowie rheumatische Vor- und Begleitkrankheiten sind bekannt. Wenn zusätzlich elektromyographisch verkleinerte Aktionspotentiale und Fibrillationen registriert werden und noch keine Organmanifestation der Sarkoidose bekannt ist, ist die Polymyositis die naheliegende Verdachtsdiagnose.

Die chronische Muskelsarkoidose manifestiert sich meistens bei über 50jährigen und ist durch langsam über Monate und Jahre fortschreitende Atrophien und Paresen charakterisiert (22). Ihre Lokalisationsschwerpunkte sind dieselben wie bei den akuten Formen. Bei 3 von 7 eigenen Fällen waren auch die Hals- und die Schluckmuskulatur beteiligt. Selten hat die Erkrankung ihren Schwerpunkt an den distalen Extremitäten. Bei den chronischen Formen kommen Myalgien vor; sie sind jedoch seltener und oft weniger intensiv als bei der akuten Muskelsarkoidose. In unserem eigenen Krankengut kommt die Kombination von Muskelsarkoidose und chronischen Polyneuropathien häufig vor.

Die chronischen Muskelsarkoidosen (pseudomyopathische chronische Muskelsarkoidose) sind ohne bioptisch-histologische Untersuchungen oft nicht von anderen Myopathien abzugrenzen. Besonders stellt sich bei bekannten und mit Corticosteroid behandelten Sarkoidosen oft die Frage, ob sich eine Muskelsarkoidose oder eine Steroidmyopathie entwickelt hat.

Die muskulären Serumenzyme sind auch bei der chronischen Muskelsarkoidose meistens erhöht, und das EMG weist verkürzte und verkleinerte sowie eine Vermehrung polyphasischer Potentiale nach.

Die noduläre Muskelsarkoidose ist durch multiple kleine Muskeltumoren oder Knötchen gekennzeichnet. Lokale Hautveränderungen bei Erythema nodosum oder subkutane Granulome dürfen damit nicht verwechselt werden.

Während bei der klinisch stummen Muskelsarkoidose, wie gesagt, der M. gastrocnemius zur Biopsie ausgewählt wird, sind bei den klinisch manifesten Formen mittelschwer paretische Muskeln oder ein muskulärer Nodulus zu biopsieren.

Gelegentlich wird bioptisch-histologisch eine granulomatöse Myositis bei klinisch manifester Myopathie gefunden, ohne daß eine Sarkoidose anderer Organe zu objektivieren ist. In diesen Fällen soll die Diagnose einer Muskelsarkoidose nicht gestellt werden. Eine derartige Zuordnung ist erst dann erlaubt, wenn zwei oder mehrere Organe Hinweise auf eine derartige Erkrankung liefern oder der Kveim-Test eindeutig positiv ist.

## Wegenersche Granulomatose

Die Erkrankung beruht auf einer neurologisch ungeklärten nekrotisierenden granulomatösen Vaskulitis mit Lokalisationsschwerpunkt in Nase, Nebenhöhlen, Lungen und Nieren. Oft kommen Polymyositiden oder Dermatomyositiden und Erkrankungen aus dem Formenkreis der Kollagenosen differentialdiagnostisch in Betracht.

Das Manifestationsalter variiert von der Kindheit bis zum Senium, die meisten Erkrankungen erfolgen zwischen dem 30. - 50. Lebensjahr. Männer sind etwas häufiger betroffen als Frauen. Unbehandelt führt der progressive Krankheitsprozeß bei über 90 % der Betroffenen innerhalb von 2 Jahren zum Tod.

Die meisten der Betroffenen klagen initial über Beschwerden im Bereich der Nase, Nebenhöhlen und Lungen: Rhinorrhoe, Nasenschleimhautulzerationen, Gesichtsschmerzen, Husten, Thoraxschmerzen und Hämoptoe. Auch Hautulzerationen, Gelenk-, Augen- und Mittelohrbeschwerden sowie Anorexie. Gewichtsverlust und Fieber werden häufig geklagt und festgestellt. Bei zirka der Hälfte der Fälle ist das zentrale und/oder periphere Nervensystem beteiligt. In Betracht kommen in erster Linie tumoröse oder vaskuläre mono- und polyneuritische Syndrome. Bei einzelnen Kranken bestehen proximal betonte Myopathien mit den bioptisch-histologischen Befunden einer Arteriitis und Muskelfaserdegenerationen (13).

Die Röntgenaufnahmen der Lungen zeigen oft einzelne oder multiple kleine oder größere Verdichtungen verschiedener Lokalisation. Immer findet sich eine Blutsenkungsbeschleunigung, oft besteht zusätzlich eine Anämie, Leukozytose und Hyperglobulinämie. Die klinische Diagnose sollte durch den bioptisch-histologischen Nachweis einer granulomatösen Vaskulitis gesichert werden.

Die Behandlung mit Cyclophosphamid oder Azathioprin hat die Prognose der Wegenerschen Granulomatose entscheidend verbessert.

Die häufigsten differentialdiagnostisch in Betracht kommenden Erkrankungen sind: Periarteriitis nodosa, Lupus erythematodes, Sklerodermie, Riesenzellarteriitis, Sarkoidose, eosinophile Pneumonie, Tuberkulose, Syphilis und Neoplasien (Übersicht bei Imbach 1977).

## Literatur


1. Antony JH, Procopis PG, Ouvrier RA (1979) Benign acute childhood myositis. Neurology 29:1068-1071
2. Banch TM, Worthington JW, Combs JJ, Ilstrup DM, Engel AG (1980) Azathioprin with Prednisone for polymyositis. A controlled clinical trial. Ann Intern Med 92:365-369
3. Banker BQ (1975) Dermatomyositis of childhood. Ultrastructural alterations of muscle and intramuscular blood vessels. J Neuropathol Exp Neurol 34:46-75
4. Behan W, Behan PO (1977) Complement abnormalities in polymyositis. J Neurol Sci 34:241-246

5. Benbassat J, Geffel D, Zlotnick A (1980) Epidemiology of Polymyositis – Dermatomyositis in Israel 1960 - 72. Isr J Med Sci 16: 197-200
6. Bohan A, Peter JB, Bowman RL, Pearson CM (1977) A computer-assisted analysis of 153 patients with polymyositis and dermatomyositis. Medicine 56:255-286
7. Carpenter S, Karpati G, Rothman S, Watters G (1976) The childhood type of dermatomyositis. Neurology (Minneap) 26:952-962
8. Carpenter S, Karpati G, Heller I, Eisen A (1978) Inclusion body myositis: a distinct variety of idiopathic inflammatory myopathy. Neurology (Minneap) 28:8-17
9. Carrol J, Brown W, Brooke MH (1976) Inflammatory myopathy, IgA deficiency and intestinal malabsorption. J Pediatr 89 No 2:216-219
10. Currie S, Saunders M, Knowles M (1971) Immunological aspects of polymyositis: the in vitro activity of lymphocytes on incubation with muscle antigen and with muscle cultures. QJ Med 40:63-84
11. Dawkins R, Mastaglia F (1973) Cell-mediated cytotoxicity to muscle in polymyositis. N Engl J Med 288:434-438
12. De Vere R, Bradly WG (1975) Polymyositis: its presentation morbidity and mortality. Brain 98:637-666
13. Drachman DA (1963) Neurological complications of Wegener's granulomatosis. Arch Neurol (Chic) 8:145-155
14. Engel AG, Tsujikata M, Jerusalem F (1975) Quantitative assessment of motor endplate ultrastructure in normal and diseased human muscle. In: Dyck PJ, Thomas PK, Lambert EH (eds) Peripheral Neuropathy, Bd II. Saunders, Philadelphia
15. Esiri M, MacLennan I, Hazleman BL (1973) Lymphocyte sensitivity to skeletal muscle in patients with polymyositis and other disorders. Clin exp Immunol 14:25-35
16. Flaum MA, Scholley RT, Fauci AS, Gralnick HR (1981) A clinicopathologic correlation of the idiopathic hypereosinophilic syndrome. Blood 58:1012-1026
17. Gottdiener JS, Sherber HS, Hawley RJ, King Engel W (1978) Cardiac manifestations in polymyositis. Amer J Cardiol 41:1141-1149
18. Heffner jr RR, Vernon W, Armbrustmacher KME (1977) Focal myositis. Cancer 40:301-306
19. Heffner RR, Barron SA (1980) Denervating changes in focal myositis, a benign inflammatory pseudotumor. Arch Path Lab Med 104:261-264
20. Imbach P (1977) Wegener'sche Granulomatose. Ergeb inn Med 39:33-54
21. Jerusalem F (1967) Die bioptisch-histologische Differentialdiagnose der Polymyositis und der progressiven Muskeldystrophie. Dtsch Z Nervenheilk 191:125-141
22. Jerusalem F, Imbach P (1970) Granulomatöse Myositis und Muskelsarkoidose. Dtsch med Wschr 95:2184-2190
23. Jerusalem F, Baumgartner G, Wyler R (1972) Virusähnliche Einschlüsse bei chronischen neuro-muskulären Prozessen. Arch Psychiat Nervenkl 215:148-166
24. Jerusalem F, Rakusa M, Engel AG, MacDonald RD (1974) Morphometric analysis of skeletal muscle capillary ultrastructure in inflammatory myopathies. J Neurol Sci 23:391-402
25. Jerusalem F, Simona F, Fontana A (1980) Myopathologische und immunologische Befunde zur Diagnose und Pathogenese der Polymyositis und Dermatomyositis. Nervenarzt 51:255-265
26. Johnson RL, Fink CW, Ziff M (1972) Lymphotoxin formation by lymphocytes and muscle in polymyositis. J Clin Invest 51:2435-2449
27. Kakulas BA, Shute GH, Leclerc ALF (1971) In vitro destruction of human foetal muscle cultures by peripheral blood lymphocytes on incubation with muscle antigen and with muscle cultures. QJ Med 40:63-84
28. Leddy J, Griggs R, Klemperer M, Frank M (1975) Hereditary complement (C2) deficiency with dermatomyositis. Am J Med 58:83-91

29. Leonhardt T (1961) The familial occurrence of collagen diseases II. Progressive systemic sclerosis and dermatomyositis. Acta Med Scand 169-735
30. Lowry NJ, Murphy EG, Farrell K, Hill A (1982) Polydermatomyositis in children. Ann Neurol 12:209
31. Medsger TA, Dawson jr WN, Masi AT (1970) The epidemiology of polymyositis, Shelby County USA. Am J Med 48:715-723
32. Mihas A, Kirby J, Kent S (1978) Hepatitis B antigen and polymyositis. JAMA 239 No 3:221-222
33. Müller W (1980) Mixed connective tissue disease (Sharp-Syndrom). Therapiewoche 30:4563-4570
34. Pachmann L, Jonasson O, Cannon R, Friedman JM (1977) HLA-B8 in juvenile dermatomyositis. Lancet 567-568
35. Pearson CM, Bohan A (1977) The spectrum of polymyositis and dermatomyositis. Med Clin North Am 61:439-457
36. Penn AS, Schotland DL, Rowland LP (1971) Immunological aspects of muscle disease. Res Publ Assoc Res Nerv Ment Dis 69:215-240
37. Reidenbach M, Jerusalem F, Engel AG (in Vorbereitung) Die Capillardichte der Muskulatur bei Dermatomyositis im Kindesalter.
38. Rosenthal M (1979) Sharp syndrome (mixed connective tissue disease): clinical and laboratory evaluations on 40 patients. Europ J Rheumatol Inflam 2:237-241
39. Rowland LP, Sagman D, Schotland DL (1966) Polymyositis: a conceptual probelm. Trans Am Neurol Assoc 91:332-334
40. Rowland LP, Clark C, Olarte M (1977) Therapie for dermatomyositis and polymyositis. In: Griggs RC, Moyley RT (eds) Advances in Neurology, Vol 17. Raven Press, New York
41. Schlumpf U, Bussmann HU, Jerusalem F (1980) Myositis bie chronischer Polyarthritis unter d-Penicillamin, medikamentös induziert? Schweiz Med Wschr
42. Schwartz M, Swash M, Gross M (1978) Benign postinfection polymyositis. Br Med J 2:1256-1257
43. Sharp GC, Irvin WS, Tan EM, Gould RG, Holman HR (1972) Mixed connective tissue disease - an apparentlc distinct rheumatic disease syndrome associated with a specific antibody to an extractable nuclear antigen (ENA). Am J Med 52:148-159
44. Sharp GC, Irvin WS, May ChM, Holman HR, McDuffie FC, Hess EV, Schmid FR (1976) Association of antibodies to ribonucleoprotein and Sm antigens with mixed connective tissue disease, systemic lupus erythematosus and other rheumatic diseases. New Engl J Med 295:1149-1154
45. Silverstein A, Siltzbach LE (1969) Muscle involvement in sarcoidosis. Arch Neurol (Chic) 21:235-241
46. Uehlinger E (1936) Myositis ossificans progressiva. Ergebn med Strahlenforsch 7:175-220
47. Uehlinger E (1955) Die pathologische Anatomie des Morbus Boeck. Beitr Klin Tuberk 114:17-45
48. Wallace SL, Lattes R, Malia IP (1958) Muscle involvement in Boeck's sarcoidosis. Ann intern Med 48:497-511
49. Whitaker JN, Engel WK (1972) Vascular deposits of immunoglobulin and complement in idiopathic inflammatory myopathy. N Engl J Med 286:333-338
50. Winkelman RK, Mulder DW, Lambert EH, Howard FM, Diesser GR (1968) Comparison of untreated and cortison treated patients. Mayo Clin Proc 43:545-556

# Myositiden als Leitsymptom maligner Tumoren. Diagnostische und pathogenetische Aspekte

K. Schimrigk und J. Steffen

Das Syndrom der Dermato-Polymyositiden (DPM) ist so häufig mit malignen Tumoren kombiniert, daß in jedem einzelnen Fall eine genaue und nötigenfalls wiederholte Suche nach einem Malignom durchgeführt werden muß. Sie wird zwischen 3 % (42) und 26 % (30) der Patienten erfolgreich sein, im Mittel in 12 % (unter 2520 DPM-Fällen aus 30 Literaturstellen findet sich 294mal die Kombination mit einem Tumor (56)). Die Angaben schwanken, je nachdem ob allein die Polymyositis (PM), die Dermatomyositis (DM) oder beide zusammen betrachtet wurden, je nach Größe des Kollektivs, nach Alters- und Geschlechtsverteilung und mit dem Spektrum der jeweils möglichen Untersuchungen.

Wichtiger als die durchschnittliche Häufigkeit des Zusammentreffens ist die alters- und geschlechtsgebundene Häufigkeit. Nach DeVere und Bradley (20) ist bei über 40jährigen Dermatomyositis-Kranken in 40 %, bei über 40jährigen Männern allein in 66 %, bei über 50jährigen in 70 % mit einem malignen Tumor zu rechnen. Bei Frauen dieser Altersgruppe kommen Tumoren nur in 24 % vor, trotz doppelter Häufigkeit der Polymyositis.

Wie oft und unter welchen Zeichen die DPM als Leitsymptom maligner Tumoren auftritt und ob sich im Einzelfall pathogenetische Aspekte ableiten lassen, wird an 118 Krankengeschichten aus der Literatur dargestellt. 53 stammen aus Amerika, 52 aus Europa, 11 aus Asien, 1 aus Australien. Für den Neurologen dürfte die Tatsache interessant sein, daß nur 6 der Veröffentlichungen aus Neurologischen Abteilungen kommen, 47 aus Inneren, 22 aus Dermatologischen, 3 aus Paediatrischen Abteilungen. Aus Pathologischen Instituten wurde 12mal berichtet.

Diagnostische Aspekte können sich aus der Alters- und Geschlechtsverteilung, dem Anteil an DM (103 Patienten = 87 %) und PM (16 Patienten = 13 %), dem zeitlichen Intervall zwischen DPM-Symptomen und dem Auftreten des Tumors, der Art des Tumors, aus den Labordaten und dem Therapieerfolg ergeben. Unter der gegebenen Fragestellung erscheint eine Gruppierung nach der Reihenfolge des Auftretens der DPM bzw. des Malignoms von vornherein sinnvoll:

1. Gruppe: Symptome der DPM treten vor denen des Tumors auf (91 Fälle).
2. Gruppe: Symptome des Tumors treten vor denen der DPM auf (13 Fälle).
3. Gruppe: Bei bekanntem Tumor treten Symptome der DPM erst mit dessen Metastasierung auf oder mit einem Zweittumor (14 Fälle).

## I. Alters- und Geschlechtsverteilung

Wie die unkomplizierte DPM kann auch die Kombination mit einem Tumor in jedem Alter vorkommen. So ist in der Gesamtgruppe (118 Pat.) der jüngste Patient 2 (43), der älteste 84 Jahre alt (21). Die Altersver-

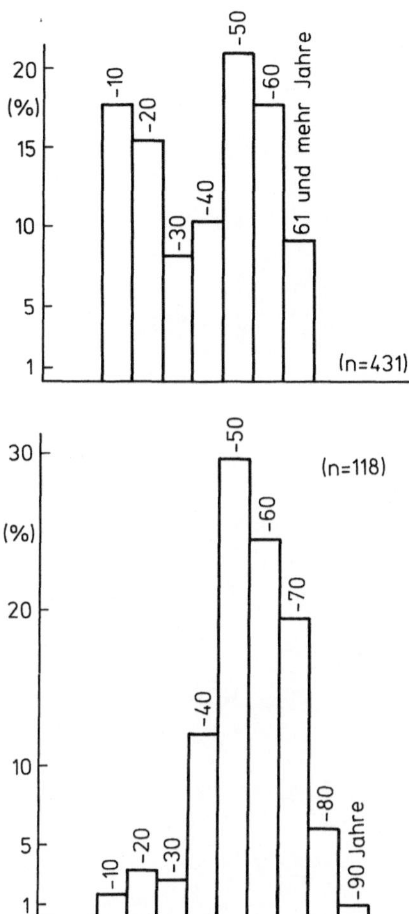


Abb. 1. Bimodale Altersverteilung der unkomplizierten DPM (oben) im Vergleich zur Altersverteilung bei DPM mit malignem Tumor (unten)

teilung zeigt im Gegensatz zur unkomplizierten DPM nur einen Gipfel im 5. Jahrzehnt (Abb. 1). 98 Patienten (83 %) sind über 40 Jahre alt, nur 20 Patienten (17 %) jünger. Männer sind mit 57 (48 %) und Frauen mit 61 (52 %) etwa gleich häufig vertreten. Bei der unkomplizierten DPM ist das weibliche Geschlecht 1,5 bis 2mal so oft wie das männliche betroffen.

1. Gruppe: Die Altersverteilung gleicht der Gesamtgruppe. Die Dermatomyositis (81 Patienten) überwiegt mit 89 % gegenüber der Polymyositis (10 Patienten) mit 11 %. 75 (82 %) der 91 Patienten dieser Gruppe sind über 40 Jahre alt, 16 (18 %) darunter. Das Verhältnis der weiblichen (42) zu den männlichen (49) Patienten beträgt sogar nur 0,86 zu 1. Der Altersgipfel bei den Frauen liegt im 5., bei den Männern im 6. Jahrzehnt (Abb. 2 oben).

2. Gruppe: Von 13 Patienten haben im Verlauf ihrer Tumorkrankheit 10 eine Dermatomyositis und 3 eine Polymyositis bekommen. Das mittlere Lebensalter der 8 weiblichen und 5 männlichen Patienten liegt bei 50 Jahren. Nur 2 Patienten sind jünger als 40 Jahre. 2/3 der weiblichen Patienten befinden sich im 5. und 6. Jahrzehnt, die Hälfte der männlichen Patienten im 7. Jahrzehnt (Abb. 2, Mitte).

3. Gruppe: Die Patienten sind (Abb. 2, unten) – 12 mit Dermatomyositis und 2 mit Polymyositis – zwischen 34 und 76 Jahre, im Mittel 54 Jahre

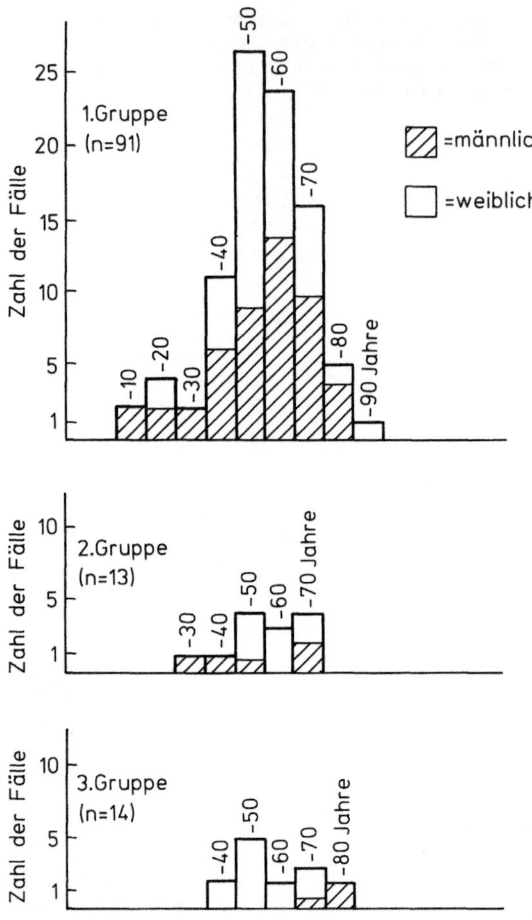


Abb. 2. Altersverteilung in den 3 Gruppen der DPM mit malignem Tumor (siehe Text)

alt. 2 Patienten sind jünger als 40 Jahre. In der Altersverteilung liegt der Gipfel bei Frauen im 5., bei Männern im 8. Jahrzehnt. Mit 11 weiblichen und 3 männlichen Patienten ist das Verhältnis 3,6 : 1.

Zusammenfassend kann festgehalten werden, daß im Zusammenhang mit einem malignen Tumor vor allem die Dermatomyositis vorkommt. Das Verhältnis DM : PM von etwa 3 : 2 (1, 44, 50) ist daher in dieser Gruppe mit Tumor auf über 8 : 2 angestiegen. Ebenfalls von der unkomplizierten DPM abweichend, tritt sie als Leitsymptom maligner Tumoren annähernd gleich häufig bei Frauen und Männern auf, bei Frauen jedoch im Durchschnitt 1 bis 3 Jahre früher.

II. Zeitliche Aufeinanderfolge von DPM und Tumor

Die Relevanz als Leitsymptom hängt wesentlich davon ab, welche Zeiträume nach den ersten Symptomen einer DPM bzw. nach der ersten diagnostischen Untersuchung bis zum Nachweis eines Tumors verstreichen können. Diese Zeiträume sind vor allem von der Art, Größe und Lokalisation des Tumors selbst abhängig und von den diagnostischen Möglichkeiten. Solche Zuordnungen sind jedoch anhand der Literatur nur ganz selten einmal möglich. Die Zeitdifferenzen können aber gezeigt werden und auf die diagnostischen Probleme aufmerksam machen.

1. Gruppe: In 70 der 91 Falldarstellungen finden sich Angaben über die Zeiträume, die zwischen den ersten Symptomen der DPM und der Tumorentdeckung liegen. Bei einem Abstand von 7 Tagen bis 16 Jahren liegt das Mittel bei 1 Jahr und 3 Monaten. In 24 % führt bereits die erste Untersuchung zur Tumordiagnose. In 56 % aller Fälle wird der Tumor innerhalb eines halben Jahres, in 77 % innerhalb eines Jahres nach Auftreten der ersten DPM-Symptome gefunden.

Betrachtet man die Situation getrennt nach der Tumorlokalisation (Abb. 3), so ergeben sich Unterschiede, die – folgt man den Fallberichten –

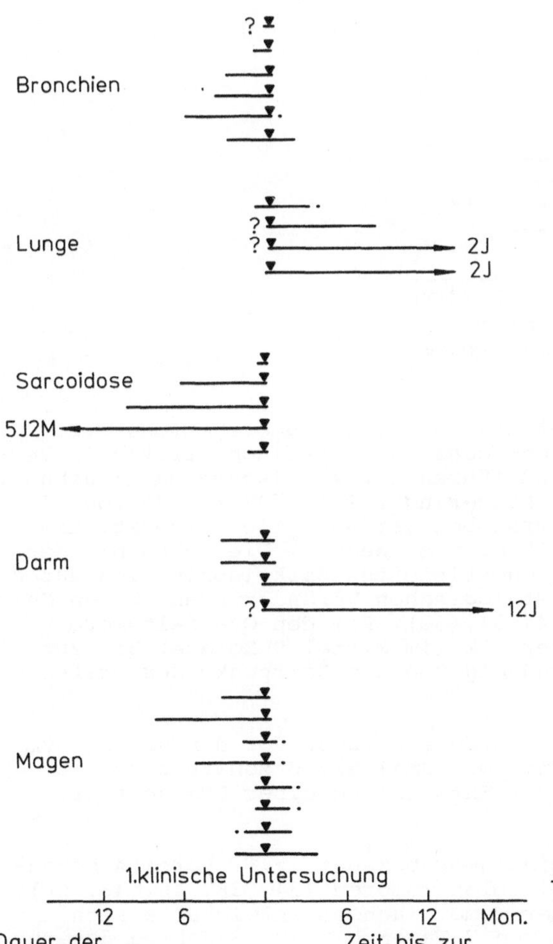


Abb. 3. Dauer der DPM (durch waagrechte Linien je Fall gekennzeichnet) von den ersten Symptomen bis zur Entdeckung eines Tumors in Bezug zum Zeitpunkt der 1. klinischen Untersuchung

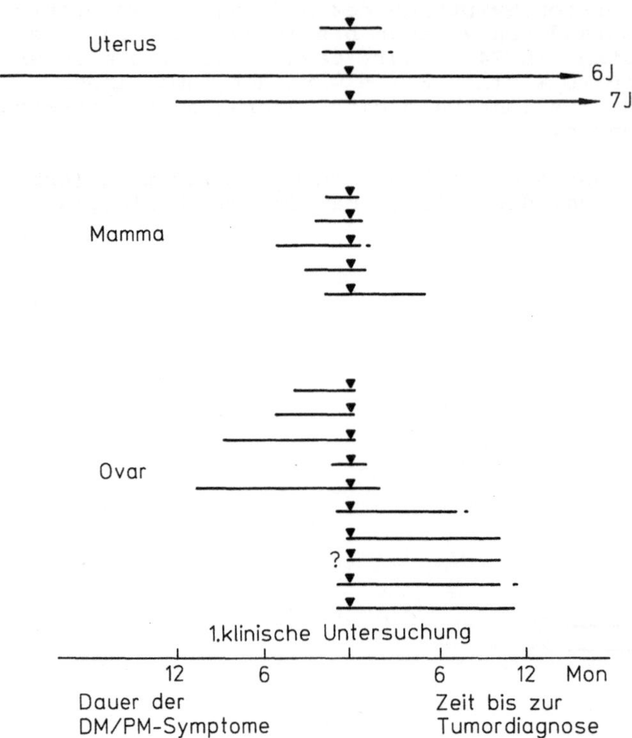


Abb. 4. Wie Abb. 3, jedoch nur weibliche geschlechtsgebundene Tumoren

im Wesentlichen klinisch begründet sein dürften. Tumorsymptome z.B. eines Bronchuskarzinoms, eines Colon- oder Mammakarzinoms treten im Verlauf der DPM in den Vordergrund und führen zur klinischen Untersuchung. Dies war in 45 % der Fall. Ein nicht geringer Teil (22 % = 20 von 91 Fällen) der Tumoren wurde jedoch erst bei der Autopsie entdeckt. Hier sind vor allem Magen- und Ovarialtumoren zu nennen. Die schon bei der ersten klinischen Untersuchung diagnostizierten Sarkoidosen sind durch die in diesem Sinne gedeuteten histologischen Veränderungen in den Muskelbiopsien zu erklären (2, 9, 14, 31, 32). Bei den Ovarialtumoren fällt die recht konstante Dauer der DPM (im Mittel 9 Monate) bis zur Tumordiagnose auf, scheinbar unabhängig von dem Zeitpunkt der ersten klinischen Untersuchung (Abb. 4).

2. Gruppe: Bei diesen 13 Patienten wurde ein Tumor vor den ersten Symptomen einer DPM diagnostiziert und zwar 9mal bis 8 Monate zuvor (89 %). In einem Fall hat es 7 Jahre bis zur Entwicklung einer DPM gedauert (23).

3. Gruppe: Bei 14 Patienten ist ein Tumor bekannt, z.T. bereits behandelt. 5 von ihnen leiden unter multiplen Tumoren (34, 38, 46, 48, 60). 2 Monate bis 24 Jahre (46) nach der Tumordiagnose entwickelte sich eine DPM. Wieder wurden innerhalb von 7 Tagen bis zu 13 Jahren danach – wie in der 1. Gruppe – Metastasen, ein Rezidiv oder ein Zweittumor entdeckt.

III. Klinisches Bild und Verlauf der DPM mit Malignom

Das klinische Bild der DPM ohne und mit malignem Tumor ist zuverlässig nicht zu unterscheiden. In der Regel führen tumortypische Symptome zu seiner Entdeckung, wie z.B. Blutungen, Lymphknotenschwellungen, Atembeschwerden usw. Bei der Analyse größerer Patientengruppen mit der DPM und Malignom findet man jedoch Häufungen bestimmter Merkmale, die auch im Einzelfall vielleicht einmal eine Unterscheidung von der unkomplizierten DPM erlauben, zumindest aber auf die Wahrscheinlichkeit eines Tumors aufmerksam machen könnten.

So scheint sehr früh, oft schon gleichzeitig mit den ersten Hauterscheinungen eine Dysphagie aufzutreten, in der Gesamtgruppe 46 %. Weiter fällt auf, daß eine Schwäche der Nackenmuskeln nur in 5 % der Fälle beschrieben wird. Sie ist bei der unkomplizierten DPM mit 67 % ein recht typisches Symptom (44). Die Muskelschwäche ist im übrigen proximal betont und entspricht der pseudomyopathischen Form der PM. Doch im Gegensatz zu dieser sind die oberen Extremitäten etwas deutlicher betroffen als die unteren (66 % : 58 %). Schließlich sei hier schon erwähnt, daß schlechtes oder nur kurzfristiges Ansprechen einer DPM auf die Corticosteroidtherapie zur verstärkten Tumorsuche auffordern muß.

Um die Unterschiede der Erstsymptome und deren Reihenfolge prognostisch werten zu können, sind die Zahlen in den einzelnen Gruppen zu klein. Dennoch seien sie kurz angeführt (Tabelle 1):

Tabelle 1. Symptome bei Beginn der DPM

| Erstmanifestation | | Haut | Muskel | Gelenke | Haut +Muskel | Muskel +Gelenke | Haut +Muskel +Gelenke |
|---|---|---|---|---|---|---|---|
| 1. Gruppe | | | | | | | |
| DM | 22 | 14 | 2 | 36 | 2 | 4 | |
| PM | | 8 | 1 | 1 | | | |
| 2. Gruppe | | | | | | | |
| DM | 6 | 1 | | 3 | | | |
| PM | | 2 | | | | 1 | |
| 3. Gruppe | | | | | | | |
| DM | 4 | | | 7 | | | |
| PM | | 2 | | | | | |

45 % der DM als Leitsymptom beginnen gleichzeitig mit Haut- und Muskelerscheinungen, 1/4 mit Erythem allein und 17 % nur mit Muskelschwäche. Gelenkschmerzen sind in der 1. Gruppe verhältnismäßig häufig und selten in den beiden anderen. Von den typischen Hauterscheinungen ist mit 82 % das Gesicht betroffen, gefolgt von den Oberarmen mit 79 %, der Brust mit 29 %, dem Nacken mit 29 % und den Beinen mit 21 %. Der Befall der übrigen Hautregionen liegt unter 10 %. In gleicher Rangfolge werden Ödeme der jeweiligen Regionen beschrieben.

IV. Laborbefunde

Die Verifizierung der DPM durch Muskel- und Hautbiopsien und durch das EMG ist nicht in allen Fällen erfolgt. In der 1. Gruppe wurde 70mal die Muskel- und 52mal die Hautbiopsie durchgeführt. Jeweils in 94 % konnte die Diagnose bestätigt werden. Das EMG wurde 21mal herangezogen und war nur 1mal unauffällig. In den übrigen Gruppen waren dort, wo diese Untersuchungen gemacht wurden, stets pathologische Befunde erhoben worden. Unter den übrigen Laborbefunden ist lediglich die Blutkörperchensenkungsgeschwindigkeit in über 87 % der Fälle beschleunigt. Bei der unkomplizierten DPM ist dies nur in ca. 50 % der Fall (44). Die Serumenzyme, insbesondere die CK, sind nur sehr selten untersucht worden. Die Ergebnisse lassen keinen Rückschluß auf Unterschiede zur unkomplizierten DPM zu.

In der 1. Gruppe wurden 18mal antinukleäre Antikörper bestimmt. Sie waren in 4 Fällen (11,58) positiv. Der RA-Faktor war bei 26 Bestimmungen 1mal positiv, in der 3. Gruppe unter 4 Bestimmungen 1mal. 40mal wurde nach LE-Zellen gesucht, stets mit negativem Ergebnis. 3/4 der Elektrophoresen waren pathologisch, in 50 % mit Erhöhung der Gammaglobulinfraktion, in 28 % Erniedrigung der Albumine und in 18 % Erhöhung der Alpha-1 und -2 Fraktion. In einem Fall wurde eine kongenitale Agammaglobulinämie gefunden (43), in einem weiteren ein Plasmacytom (58).

V. Tumorlokalisation und -art

Die Häufigkeit der verschiedenen Tumoren, bei denen es sich ganz überwiegend um Karzinome handelt, zeigt die Abbildung 5 (aus 12, 29, 45, 57, 59). Mit 24 Fällen sind Mammakarzinome vor Lungen- und Magenkarzinomen am häufigsten. Diese Reihenfolge entspricht der allgemeinen Tumorstatistik (27). Zusammen mit den weiblichen Genitaltumoren machen sie bereits die Hälfte aller Malignome bei der DPM aus.

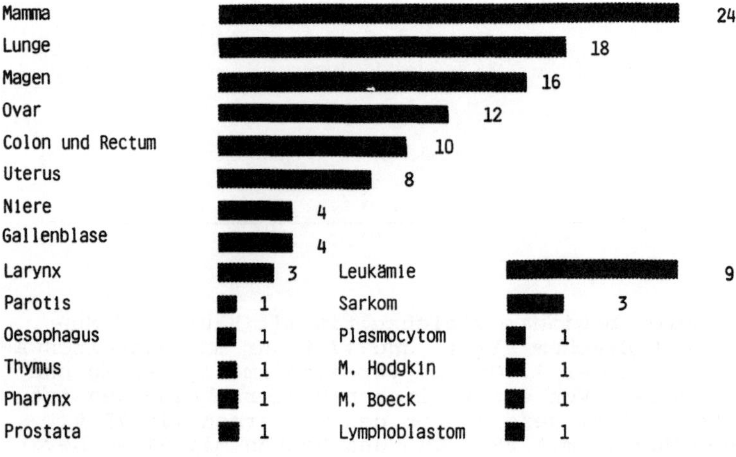


Abb. 5. Häufigkeit maligner Tumoren bei DPM (aus 12, 20, 37, 45, 59)

Tabelle 2. Tumorlokalisation und -art in der 1. Gruppe

| | weiblich (44) | | männlich (49) | |
|---|---|---|---|---|
| Mamma | 5 | | | |
| Uterus | 4 | | | |
| Cervix | 2 | | | |
| Ovar | 10 | | | |
| | | | 2 | Prostata |
| | | | 1 | Brustdrüse |
| | 1 | Lunge | 9 | |
| | 3 | Darm | 1 | |
| | 3 | Magen | 5 | |
| | (1 | Nasopharynx | 6) | |
| | 4 | Sarcoidose | 1 | |
| | 2 | Pankreas | 2 | |
| | 1 | Retikulose | 3 | |
| | 3 | Hodgkin | 1 | |
| Melanom | 2 | | 0 | |
| Thymus | 1 | | 0 | |
| Thyreoidea | 1 | | 0 | |
| Hypophyse | 1 | | 0 | |
| | 0 | | 2 | Unbekannt |
| | 0 | | 2 | Oesophagus |
| | 0 | | 2 | Leber |
| | 0 | | 2 | Niere |
| | 0 | | 1 | Harnblase |
| | 0 | | je 1 Gallenblase, Mediastinaltumor, Basaliom, Kaposi-Sarkom, Carcinoid, Lymphom, lymph.Leukämie, Plasmocytom | |

Häufigkeit und Verteilung der Tumoren in der 1. Gruppe von 91 Patienten, bei denen die DPM vor der Entdeckung des Tumors aufgetreten ist, zeigt die Tabelle 2. Die Art der Darstellung ist korrekturfreundlich und soll nichts präjudizieren. Vermutlich spiegelt sich hier nur das ohnehin größere Spektrum maligner Tumoren beim männlichen Geschlecht wieder. Auffällig ist erneut die Häufung bei den Ovarialtumoren, den Lungen- und Magenkarzinomen. Tumoren des Nasopharynx sind mit 7 Fällen ungewöhnlich oft vertreten. Sie sind sämtlich asiatischen Ursprungs, wo sie auch in der allgemeinen Tumorstatistik weit vorn rangieren (11).

Bei den Patienten der 2. Gruppe (Tabelle 3), bei denen die DPM erst im Verlauf einer Tumorkrankheit aufgetreten ist und bei jenen der 3. Gruppe (Tabelle 4), bei denen die DPM Leitsymptom eines Rezidivs, einer Metastasierung oder eines Zweittumors ist, kann noch einmal auf die zahlenmäßige Bedeutung der weiblichen Genitaltumoren im Zusammenhang mit der DM/PM hingewiesen werden.

Tabelle 3. Tumorlokalisation und -art in der 2. Gruppe

| | weiblich (8) | | männlich (5) | |
|---|---|---|---|---|
| Mamma | 3 | | | |
| Ovar | 3 | | | |
| Darm | 1 | | | |
| Lymphom | 1 | | | |
| | 0 | | 1 | Lunge |
| | 0 | | 1 | Magen |
| | 0 | | 1 | Thyroidea |
| | 0 | | 1 | Teratoblastom |
| | 0 | | 1 | Lymphosarkom |

Tabelle 4. Tumorlokalisation und -art in der 3. Gruppe

| | weiblich (15) | | männlich (5) | |
|---|---|---|---|---|
| Mamma | 6 | | | |
| Uterus | 2 | | | |
| Cervix | 2 | | | |
| Ovar | 1 | | | |
| | | | 1 | Prostata |
| | 0 | | 2 | Lunge |
| | 2 | Darm | 1 | |
| Magen | 1 | | 0 | |
| Niere | 1 | | 0 | |
| | 0 | | 1 | Basaliom |

VI. Therapie der DPM mit malignen Tumoren

Auf die Therapie soll hier nur soweit eingegangen werden, als ihr Erfolg oder Versagen einen diagnostischen Rückschluß erlaubt. Bei 70 der 91 Patienten der 1. Gruppe ist das therapeutische Vorgehen vermerkt (Tabelle 5). Überwiegend wurden Corticosteroide eingesetzt, in einzelnen Fällen nur Antibiotika oder Salizylate, nur einmal Zytostatica. Eine Besserung der DPM-Symptome konnte nur in 15 der 34 Fälle erreicht werden.

Die Tumortherapie allein (5mal Operation, 1mal Bestrahlung und 4mal Operation und Nachbestrahlung) führte bei 10 von 13 Patienten zu einer Rückbildung der DPM (3 Ovarialcarzinome und je 1mal Cervix-, männl. Mamma-, Rectum-, Bronchial-, Blasen-, Thyreoidea - und Nasopharynxcarcinom) (2, 6, 8, 13, 15, 60). Unter kombinierter, operativer und konservativer Therapie konnten 14 von 23 Patienten von ihrer DPM befreit werden. Bei 9 Patienten wurde die DPM nicht beeinflußt. Am un-

Tabelle 5. Therapieergebnisse in der 1. Gruppe

| Tumor Operation u/o Bestrahlung | DPM Corticosteroide, Zytostatica | Gebessert | Nicht Gebessert | Zusammen |
|---|---|---|---|---|
| ja | nein | 10 | 3 | 13 |
| nein | ja | 15 | 19 | 34 |
| ja | ja | 14 | 9 | 23 |
| | | ohne Angaben | | 21 |

günstigsten schnitten, wie schon gesagt, die nur immunsuppressiv Behandelten ab.

## VII. Kombination der DPM mit Immunkrankheiten

In den 118 Fallbeschreibungen stößt man insgesamt nur 7mal auf die Erwähnung einer gleichzeitig mit der DPM bestehenden Immunerkrankung: In 2 Fällen wird über eine Hashimoto-Thyreoiditis berichtet, im ersten (58) handelt es sich um eine 63jährige Patientin, die 4 Monate nach Beginn einer DM starb. Autoptisch wurden die chronische Thyreoiditis und ein Uteruscarcinom gefunden. Im zweiten Fall (10) wurde die Thyreoiditis durch den Nachweis von Antikörpern gegen Thyreoglobulin gesichert. Unter der L-Thyroxintherapie trat eine DM auf, die innerhalb 10 Wochen durch Corticosteroidtherapie vollständig abklang. 1 Monat später jedoch kam es zu umfangreichen Ödemen und Ascites. Kurz darauf starb die Patientin und man entdeckte bei der Autopsie ein Ovarialcarcinom.

Ein 58jähriger Mann (16), der seit 21 Jahren einen insulinpflichtigen Diabets mellitus hatte, entwickelte eine DM. Die Tumorsuche blieb erfolglos. Nach einer Humanalbumin-Infusion starb der Patient unter hohem Fieber im Lungenödem. Bei der Autopsie wurde ein Adenocarcinom der Niere gefunden.

Die Kombination einer DM mit umschriebener Sklerodermie im Bereich des Oberschenkels (40) ist nur bedingt in diesem Zusammenhang zu erwähnen, da solche Veränderungen bei der DM nicht ganz selten (8 %) angetroffen werden und in dieser leichten Form nicht als Begleitkrankheit anzusprechen sind. Bei der Obduktion des hier erwähnten Patienten wurde ein metastasierendes Bronchialcarcinom gefunden.

Bei einer 58jährigen Frau konnte eine membranöse Glomerulonephritis durch Nierenbiopsie gesichert werden (47). Man fand IgG-Ablagerungen entlang der Kapillarschlingen. 3 Jahre danach entwickelte sich eine DM. Jetzt wurde ein Bronchialcarcinom nachgewiesen. Unter praeoperativer Therapie mit Corticosteroiden gingen die entzündlichen Veränderungen zurück und verschwanden schließlich postoperativ vollständig.

## VIII. Zusammenfassung der diagnostischen Aspekte. Vergleich mit der DPM ohne Malignom

Sichere Unterscheidungsmerkmale der DPM mit und der DPM ohne Malignom gibt es nicht, sodaß in jedem Fall nach einem Tumor gefahndet werden muß.

Aus einer größeren Gruppe von DPM-Fällen lassen sich aber eine Reihe von diagnostisch leitenden Gesichtspunkten gewinnen:

1. Altersverteilung. Die DPM ohne Malignom zeigt zwei Häufigkeitsgipfel, einen im 1. und 2. einen im 4. bis 6. Lebensjahrzehnt. 60 % der Patienten sind über 40 Jahre alt. Die DPM mit Malignom kommt nur selten im Kindes- und Jugendalter vor (43, 52, 54, 55, 57). Die Altersverteilung zeigt nur einen Gipfel im 5. bis 7. Jahrzehnt. Er liegt für Frauen im 5. und für Männer im 6. Lebensjahrzehnt. 83 % der Patienten sind über 40 Jahre alt.

2. Geschlechtsverteilung. Die DPM ohne Malignom ist bei Frauen 1,5 bis 2mal häufiger als bei Männern (44). Von der DPM mit Malignom sind beide Geschlechter praktisch gleich häufig betroffen.

3. Klinisches Bild. Der Anteil der DM an der DPM mit Malignom ist mit 87 % wesentlich höher als bei der DPM ohne Malignom (60 %) (49). Gegenüber der DPM ohne Malignom fällt auf, daß in knapp der Hälfte der Fälle mit Malignom frühzeitig eine Dysphagie auftritt, die Nackenmuskeln offenbar nur selten betroffen sind und bei ebenfalls proximal symmetrischer Verteilung der Muskelparesen die oberen Extremitäten stärker als die unteren betroffen sein können (39).

4. Laborbefunde. Die differentialdiagnostische Ausbeute ist hier besonders gering (26). Häufiger als bei der DPM ohne Malignom (50 %) scheint eine Erhöhung der BSG zu sein (87 %). Eine Leukozytose ist mit 51 % etwas häufiger und in der Elektrophorese werden, neben Alpha-2 und Gammaglobulinerhöhungen, in 20 % der Fälle auch vermehrt Alpha-1-Globuline gefunden.

5. DPM als Leitsymptom. In 77 % tritt die DPM als Leitsymptom auf, d.h. sie geht zeitlich in der Regel einer möglichen Tumorentdeckung voraus (4, 5, 49), bei 3/4 der Fälle im 1. Jahr. Dabei kann die DPM, wenn sie im Verlauf einer bekannten Tumorkrankheit auftritt, auf ein Rezidiv, eine Metastasierung oder auch auf einen Zweittumor hinweisen. Am häufigsten sind Mammacarcinome und weibliche Genitaltumoren, gefolgt von Tumoren des Gastrointestinaltraktes und der Atmungsorgane (7).

6. Therapie. Die DPM mit Malignom spricht auf die sonst bewährte Corticosteroid-Therapie oft nicht oder nur kurzfristig an. Dagegen kann nach praemetastatischer operativer Entfernung des Tumors auch die DPM abklingen.

7. Begleitende Immunkrankheiten. Im Verlauf einer DPM auftretende Immunkrankheiten scheinen in besonderer Weise auf die Kombination mit einem malignen Tumor hinzuweisen.

## IX. Pathogenetische Aspekte

Die Vermutung, daß zwischen dem Auftreten eines malignen Tumors und einer DPM ein Zusammenhang besteht, hatte lange Zeit ihre wichtigste Grundlage in dem überzufällig häufigen Zusammentreffen beider Krankheiten (44, 51). Die von Schuermann (51) errechnete, gegenüber der Normalbevölkerung 5fach höhere Krebsrate bei DPM-Kranken blieb nicht unwidersprochen (17, 35, 41). Doch dürfte bei einer Praevalenz von 0,22 % maligner Neubildungen (Stichtag 31.12.1974: Krebsregister Saarland und Hamburg) in der Normalbevölkerung die Annahme Schuermann's eher noch zu niedrig sein, selbst dann, wenn man die Häufung bestimmter Tumoren in bestimmten Lebensaltern berücksichtigt (27). Beträchtliche regionale Unterschiede in der Häufigkeit der DPM mit malignem Tumor (zwischen 3 % und 26 %) sind allerdings nach der Literatur anzunehmen und verläßliche Zahlen für der Bereich der BRD gibt es noch nicht.

Ein Zusammenhang von DPM und maligner Neubildung wird zudem durch einen im Mittel recht konstanten zeitlichen Abstand vom Beginn der DPM bis zur Entdeckung des Tumors, durch diskrete Abweichungen von der unkomplizierten DPM im klinischen Verlauf und durch das häufige Versagen der Corticosteroid-Therapie in diesen Fällen nahegelegt. Am eindrucksvollsten sind jedoch die sich mehrenden Berichte über eine Besserung der DPM nach operativer Entfernung des Tumors (57, 59), die in dieser Literaturstudie bei 3/4 der operierten Fälle verzeichnet werden konnte.

Gemeinsame Ursache beider Krankheiten könnte in einem primären (Agammaglobulinämie (42)) oder sekundären Immundefekt (Plasmocytom, lymphatische Leukämie, Mb. Hodgkin) zu suchen sein (18, 22, 24, 43) oder in einer erblichen Disposition zur Bildung von Autoantikörpern (10, 24, 46) und so das gemeinsame Auftreten mit LE (25), membranöser Glomerulonephritis (47) oder Hashimoto-Thyreoiditis (10) erklären. Die Familienuntersuchung bei 20 Kindern mit DPM (24) ergab eine signifikant höhere Krebsrate in diesen Familien. Eine erbliche immunologische Defizienz könnte das Auftreten mehrerer verschiedener Tumoren ebenso erklären, wie das bei manchen Fällen jahrelange Intervall zwischen dem Auftreten beider Krankheiten. Auf die immunologischen Phänomene soll hier jedoch nicht weiter eingegangen werden, sie werden an anderer Stelle behandelt. Den entscheidenden Schritt wird man vermutlich von der Tumorimmunologie erwarten dürfen. Tumorassoziierte Antigene, eine Blockade des Immunsystems oder spontane Lymphotoxizität mögen für die Pathogenese der DPM mit malignen Tumoren verantwortlich sein.

## Literatur


1. Aita JA (1972) Polymyositis and dermatomyositis. Nebr Med J 57: 338
2. Alexander S, Forman L (1968) Dermatomyositis and carcinoma. Br J Dermatol 80:86-89
3. Alpert JN, Groh AE, Bastian FO, Blum MA (1979) Acute polymyositis caused by Sarcoidosis. Mount Sinai J med 46:486-488
4. Atsmon A, Shibolet S, Kessler E (1959) Dermatomyositis associated wie malignancy. Israel med J 18:120-127
5. Barnes BE (1976) Dermatomyositis and malignancy. Ann Intern Med 84:68-76
6. Bezecny R (1935) Dermatomyositis. Arch Dermat Syph 171:242-251
7. Bohan A, Peter JB (1977) A computer-assisted analysis of 153 patients with polymyositis and dermatomyositis. Medicine 56:255-286
8. Brunner MJ, Lobraico RV (1951) Dermatomyositis as an index of malignant neoplasm. Ann Intern Med 34:1269-1273
9. Callen JP (1979) Sarcoidosis appearing initially as polymyositis. Arch Dermatol 115:1336-1337
10. Chamberlain MJ, Witthaker SRF (1963) Hashimoto's disease, dermatomyositis and ovarian carcinoma. Lancet 1:1398-1399
11. Chuang T-Y, Lu X-C, Deng J-S, Hsieh T (1974) Dermatomyositis and nasopharyngeal carcinoma. J Form Med Assoc 73:365-373
12. Christianson HB, Brunsting LA, Perry HO (1956) Dermatomyositis: unusual features, complications and treatment. Arch Dermatol 74: 581-589
13. Coburn JG (1959) Dermatomyositis with bronchial neoplasm. Brit J Dermatol 71:397-398
14. Coca-Payeras A, Ferrer-Roca O, Mensa J, Segura F, Soriano E (1980) Acute myositis as the initial manifestation of sarcoidosis. Rev clin espanola 159:417-420

15. Copeman PWM, Alexander S (1967) Dermatomyositis, Adenocarcinoma of male breast. Proc Soc Med 60:183-185
16. Cottel CE (1952) Dermatomyositis and malignant neoplasm. Am J Med Sci 224:160-168
17. Croft PB, Wilkinson M (1963) Carcinomatous neuromyopathy. Lancet 1:184-188
18. Dawkins RL, Mastaglia (1973) Cell-mediated cytotoxicity to muscle in polymyositis. N Engl J Med 288:434-438
19. Dawkins RL (1975) Experimental autoallergic myositis, polymyositis and myasthenia gravis. Clin Exp Immunol 21:185-201
20. De Vere R, Bradley WG (1975) Polymyositis: its presentation, morbidity and mortality. Brain 98:637-666
21. Diaz-Lopes B (1981) Dermatomyositis associated with stomach cancer. Rev clin espanola 160:201-203
22. Esiri MM, MacLennan (1975) Some immunological studies of an experimental allergic myositis in rats. Excerpta medica 380-386
23. Forman L (1952) Dermatomyositis in a patient with past history of carcinoma of the ovaries. Br J Dermatol 64:65-66
24. Frati AC, Lugones RF, Figueroa JA, Criollos O, Martinez-Cairo S (1978) Familial neoplasms and childhood dermatomyositis. Prensa med Mex 43:166-171
25. Garrod O (1959) Dermatomyositis and bronchial carcinoma. Proc Soc Med 52:307-308
26. Gertler W (1961) Dermatomyositis bei metastasierendem Melanom. Dermatol Wschr 143:442-443
27. Gesundheitswesen, Fachserie 12 (1980) Statistisches Bundesamt Wiesbaden (Hrsg). Kohlhammer, Stuttgart Mainz
28. Grimm (1975) Dermatomyositis bei Plattenepithel-Ca im Bereich des linken Tonsillenbettes. Z Hautkr 50:216-217
29. Hartog Jager WA (1963) Dermatomyositis en polymyositis bij volwassenen. Ned Tijdschr Geneesk 107, 1656
30. Herson S, Herreman G, Godeau P (1980) Dermatomyosite et syndrome paranéoplasique. Nouv Press Méd 9:3363
31. Hewlett RH, Brownell B (1975) Granulomatous myopathy: its relationship to sarcoidosis and polymyositis. J Neurol Neurosurg Psychiatr 38:1090-1099
32. Itoh J, Akiguchi I, Midorikawa R, Kameyama M (1980) Sarcoid myopathy with typical rash of dermatomyositis. Neurology 30:1118-1121
33. Jerusalem F (1979) Muskelerkrankungen. Klinik – Therapie – Pathologie. Thieme, Stuttgart
34. Ko HS, Ogryzlo MA, Pruzanski W (1976) Polymyositis in a patient with multiple neoplasms. J rheumatol 3:233-240
35. Kreysel HW, Umland HP, Kimming J (1976) Katamnestische Untersuchungen zum Thememkreis der Krebssyntrophie bei der Dermatomyositis und Sklerodermie. Med Welt 27:419-425
36. Kühn HA, Schirmeister L (1982) Innere Medizin. 4. Aufl. Springer, Berlin Heidelberg New York
37. Logan, Bandera JM, Mikkelsen WM, Duff IF (1966) Polymyositis a clinical study. Ann intern Med 65:996-1007
38. Marsh CB (1978) Polymyositis leading to diagnosis and resection of occult localized carcinoma of the Cecum. South med J 71:1441-1443
39. Meinhof W (1972) Sklerodermie und Dermatomyositis. Med Welt 23: 1650-1653
40. Montes, Lascano EF, Alva O, Doreski F, Mazzini MA (1963) Dermatomyositis and bronchogenic. Arch Dermatol 87:637-640
41. Moss AA, Hanelin LG (1977) Occult malignant tumors in dermatologic disease. The fatality of radiological search. Radiology 123:69-71
42. O'Leary PA, Waisman M (1940) Dermatomyositis: A study for forty cases. Arch Dermatol Syphilol 41:1001-1019

43. Page AR, Hansen AE, Good RA (1963) Occurrence of Leukemia and Lymphoma in patients with Agammaglobulinemia. Blood 21:197-206
44. Pearson CM (1966) Polymyositis. Ann Rev Med 17:63
45. Pearson CM, Rose AS (1960) Myositis – The inflammatory disorders of muscle. In: Adams RD, Eaton LM, Shy GM (eds) Neuromuscular disorders. Williams & Wilkins Company, Baltimore
46. Rapaport AH, Omenn GS (1968) Dermatomyositis and malignant effusions. Rare manifestations of Ca of the prostate. J Urol 100:183-187
47. Rose JD (1979) Membranous glomerulonephritis, dermatomyositis, and bronchial carcinoma. Brit Med J 2:641
48. Scaling ST, Kaufmann RH, Patten BM (1979) Dermatomyositis and female malignancy. Obstet Gynecol 54:474-478
49. Schammert A (1976) Das Krankheitsbild der Polymyositis unter besonderer Berücksichtigung der fasziobulären Form. Julius-Maximilians-Universität Würzburg
50. Schimrigk K (1977) Die Myositis. Med Welt 28:1957-1963
51. Schuermann H (1952) Maligne Tumoren bei Dermatomyositis und progressiver Sklerodermie. Arch Dermatol Syph 192:575-582
52. Sheldon JH, Young F, Dyke SC (1939) Acute dermatomyositis. Associated with Reticulo-Endotheliosis. Lancet 1:82-84
53. Siguier F, Bétourné CL, Massias P, Godeau P (1960) L'association polymyosite-cancer. Sem Hôp Paris 36:794-805
54. Singen B, Waters KD, Siegel SE, Hanson V (1976) Lymphocytic leukemia, atypical dermatomyositis and hyperlipidemia in a 4-year old boy. J Pediatr 88:602-604
55. Smith PJ, Paterson MC, Kraemer KH (1981) In vitro radio-sensitivity in a patient with dermatomyositis and cancer. Lancet 1:216-217
56. Sunde H (1949) Dermatomyositis in children. Acta paediatr 37:287-308
57. Steffen J (In Vorbereitung) Maligne Tumoren und Dermatomyositis. Dissertation Homburg/Saar)
58. Talbott JH (1977) Acute dermatomyositis-polymyositis and malignancy. Semin Arthritis Rheum 6:305-360
59. Williams RC (1959) Dermatomyositis and malignancy: A review of the literature. Ann intern Med 50:1174-1181
60. Wilson E, Finley AG, Killingback M (1965) Triple primary carcinoma of rectum, breast and transverse colon associated with dermatomyositis. Brit Med J 2:80-83

# Immunsuppressive Therapie der Myositis

K. Ricker, R. Rohkamm und P. Reuther

Die Grundzüge der bei der Polymyositis (PM) und der Dermatomyositis (DM) aus empirischen Gesichtspunkten durchgeführten unspezifisch immunsuppressiven Behandlung sind schon seit über 10 Jahren bekannt. Ein entscheidender Durchbruch in Richtung auf eine spezifischere Therapie ist bisher ausgeblieben. Immerhin stellt aber die Myositis für den Neurologen eine der nicht zahlreichen Krankheiten dar, in denen er behandeln kann und in vielen Fällen auch erfolgreich.

Die Ursache der PM und der DM ist unbekannt. Zahlreiche Befunde weisen auf zelluläre und humorale immunologische Faktoren in der Genese hin. Lange bevor man von solchen Befunden genaueres wußte, wurde die immunsuppressive Therapie der Myositis aus praktischen Überlegungen heraus begonnen, unter anderem von Mertens um 1965 in Hamburg. Die alleinige Cortisonbehandlung hatte bei einzelnen Fällen keinen ausreichenden Erfolg. Steroidresistenzen wurden beobachtet. Oder die hohe Dosierung von Cortison führte zu starken Nebenwirkungen bei der Dauerbehandlung. Deshalb war es naheliegend, Cortison mit einem zytostatischen Immunsuppressivum zu kombinieren, und diese Kombination ist bis heute die Therapie der Wahl. Bis heute gibt es keine anerkannte prospektive, randomisierende Studie. Es sprechen aber die an vielen Kliniken gemachten Erfahrungen für die Wirksamkeit der Kombinationsbehandlung. 1981 berichtete Bunch von der Mayo-Clinic, daß er drei Jahre lang 8 Patienten mit Myositis ausschließlich mit Cortison behandelt hat. Die Patienten unter der Kombinationsbehandlung zeigten danach eine Besserung der Kraft und brauchten insgesamt weniger Cortison (1).

Im Laufe der Jahre sind mehrere zytostatische Immunsuppressiva verwendet worden, unter anderem Cyclophosphamid, Chlorambucil, Methotrexat und Azathioprin. Die größten Erfahrungen liegen mit Azathioprin vor, welches auch bezüglich toxischer Nebenwirkungen am unbedenklichsten erscheint. In der Würzburger Klinik geben wir bei jedem erwachsenen Patienten mit PM und DM von Anfang an eine Kombination von Prednison (mindestens 100 mg täglich) und Azathioprin (meistens 150 - 200 mg täglich). Walton aus Newcastle berichtete auf dem internationalen Muskelkongress in Marseille 1982, daß er ebenfalls von Anfang an eine Kombinationsbehandlung mit Prednison und Azathioprin verabreicht. Die Therapie sollte so früh wie möglich beginnen, damit sich nicht erst Schäden entwickelt haben. Die Behandlung muß sehr lange durchgeführt werden, meistens drei bis fünf Jahre. Ein häufiger Fehler ist es, daß die Therapie beendet wird, wenn es dem Patienten nach einem 3/4 oder einem Jahr gut geht. Es tritt dann aber meistens nach Absetzen der Therapie ein Rezidiv auf und alles beginnt wieder von vorn.

Einzelheiten der Behandlung sollen an einer Kasuistik erläutert werden (Abb. 1): Eine 34-jährige Frau erkrankte mit einer proximalen Schwäche der Arme und Beine, anfangs auch mit Fieber und Bewegungsschmerzen. Man dachte an Rheuma. Ein halbes Jahr später kam sie wegen

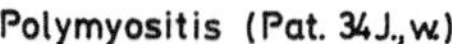


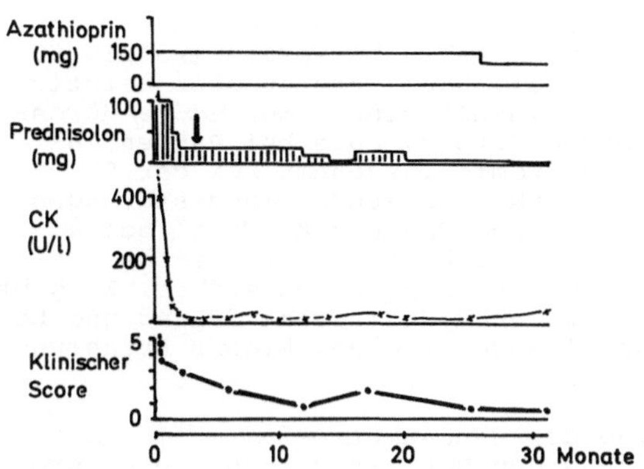


Abb. 1. Krankheitsverlauf und Behandlungsschema bei einer 34-jährigen Frau mit akuter Polymyositis. Von Anfang an wurde Prednisolon und Azathioprin gegeben. Pfeil: Von diesem Zeitpunkt an wurde die Prednisolondosis alternierend (= jeden 2. Tag) gegeben. CK = Kreatinkinase

akuter Verschlechterung der Kraft in die Klinik. Es bestand eine hochgradige Schwäche aller Muskeln. Sie konnte den Kopf nicht heben, die Atmung war eingeschränkt. Das Schlucken war so behindert, daß Sonderernährung erforderlich wurde. Kreatinkinase im Serum über 1000 U/l. EMG und Biopsie sprachen für Myositis. Bei dieser sehr akuten Erkrankung wurde ausnahmsweise 5 Tage lang täglich 1 g Prednisolon intravenös gegeben (in Abb. 1 nicht dargestellt). Danach wurden 100 mg Prednisolon per os verabreicht. Gleichzeitig wurde mit Azathioprin begonnen. Nach 12 Tagen trat eine deutliche Besserung ein, die Patientin konnte wieder schlucken. Nach 7 Wochen war aber das Hochkommen aus der Hocke immer noch nicht möglich und erst im Laufe der folgenden Monate kam es zu einer ständigen Verbesserung der Kraft. Cortison konnte reduziert werden. Nach 1 1/2 Jahren trat noch einmal eine leichte Verschlechterung auf, die vorübergehend eine Erhöhung der Cortison-Dosis notwendig machte. Die Patientin war dann schließlich unter Azathioprin und 5 mg Prednison jeden 2. Tag in einem guten Zustand. Es sei erwähnt, daß eine adäquate Verlaufskontrolle der Therapie bei Myositis nur durch sorgfältiges Testen der Muskelfunktion möglich ist. Wir verwenden in leichter Abwandlung eine klinische Graduierung, wie sie von Rose und Walton 1966 angegeben worden ist. Die Bestimmung der Kreatinkinase gibt ebenfalls Anhaltspunkte. Sie ist aber insgesamt in Einzelfällen doch überraschend unzuverlässig. Das EMG eignet sich nur für sehr langfristige Kontrollen, etwa jedes halbe Jahr.

In entsprechender Weise wurden in Würzburg in den letzten Jahren 32 Patienten mit PM und DM immunsuppressiv behandelt. Die Behandlungsdauer liegt jetzt zwischen 1 1/2 bis 5 Jahren. 14 Patienten, also etwas weniger als die Hälfte, wurden sehr gut, 14 zeigten dagegen nur eine mäßige Besserung. Eine junge Patientin blieb sehr schlecht. Sie war viel zu spät in Behandlung gekommen und hatte irreversible Muskelschäden. 3 Patienten sind verstorben, 2 davon an Carcinomen, 1 an einem Insult. An Nebenwirkungen dieser Behandlung traten bei 2 Patienten Knochenmarksdepressionen auf, die sich aber durch vorübergehendes Absetzen der Azathioprin-Medikation zurückbildeten. Einmal wurde eine Lungentuberkulose reaktiviert.

Die Ergebnisse lassen sicher trotz guter Einzelresultate noch einiges zu wünschen übrig. Das entspricht auch vielen anderen Literaturmitteilungen. Trotzdem herrscht allgemein der Eindruck vor, daß bei der notwendigen langen Behandlungsdauer die Kombination von Prednison und

Azathioprin günstiger ist und leichter handhabbar ist als Prednison allein. Was kann nun mit den Patienten geschehen, die ganz unzureichend auf die Kombinations-Therapie ansprechen? Einmal kann ein rascher wirkendes Immunsuppressivum wie *Methotrexat* versucht werden (25 bis 50 mg pro Woche intravenös für einige Monate). Dabei treten aber relativ leicht toxische Nebenwirkungen auf. Vereinzelt sind *Thymektomien* durchgeführt worden, zum Teil mit erkennbarem Erfolg, auch bei Patienten unserer Klinik. Doch hat sich die Thymektomie insgesamt bei der PM und DM nicht durchsetzen können. Die Gefahr von Wundheilungsstörungen ist wahrscheinlich auch nicht gering. In den USA hat K. Engel bei einigen sehr schwer erkrankten Patienten, die nicht auf medikamentöse Behandlung ansprachen, eine *Ganzkörperröntgenbestrahlung* durchgeführt. Er gibt 2 x in der Woche je 15 rad bis zu einer Gesamtdosis von 150 rad und berichtete 1982 über überraschende, anhaltende Erfolge. Eigene Erfahrungen liegen damit nicht vor.

In letzter Zeit haben gewisse Erfolge der *Plasmaaustauschbehandlung* bei Myositis neue Blickpunkte gebracht. Aus den USA hat Dau über eine grössere Patientengruppe berichtet. Naturgemäß handelt es sich um Patienten, die alle über einen gewissen Zeitraum mit Prednison und zum Teil auch mit Immunsuppressiva vorbehandelt worden sind und schlecht ansprachen. Der Plasma-Austausch kommt dann als weitere Maßnahme hinzu. In unserer Klinik wurden seit 1979 solche Behandlungen durchgeführt. Die Ergebnisse werden demnächst an anderer Stelle ausführlich dargestellt werden (4).

Einzelheiten sollen an einer weiteren Kasuistik veranschaulicht werden (Abb. 2): Eine 44-jährige Frau bekam im Oktober 1978 ein Erythem im Gesicht und an den Extremitäten und dann eine fortschreitende Schwäche der proximalen Muskeln. Im Januar 1979 wurde die Diagnose einer DM gestellt. Die Patientin konnte zu dieser Zeit nicht mehr ohne Unterstützung gehen. Eine Medikation von 100 mg Prednison täglich zusammen mit Azathioprin 150 mg täglich ergab in den folgenden Wochen keine zufriedenstellende Besserung. Es wurde deshalb innerhalb von 14 Tagen 6 x 1 Plasma-Austausch durchgeführt. Nach dem ersten Austausch waren die Hauterscheinungen und die immer noch bestehenden Muskelschmerzen gebessert. Nach dem 2. Austausch begann sich auch die Kraft zu bessern.

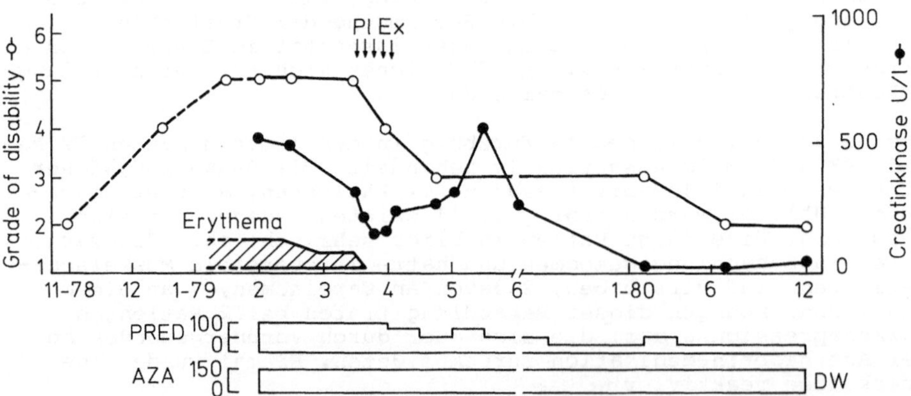


Abb. 2. Behandlungsverlauf bei einer 44-jährigen Frau mit Dermatomyositis. Prednison und Azathioprin führte zu keinem befriedigendem Erfolg. Daraufhin wurde mehrfach Plasma ausgetauscht. Die Kraft besserte sich. Offene Kreise: Klinischer Score. Schwarze Punkte: Kreatinkinase i. S. Pred.: Prednison. AZA: Azathioprin. PlEx: Plasmaaustausch

Bereits 10 Tage nach Ende der Austauschbehandlung konnte die Patientin in gutem Zustand nach Hause entlassen werden. Sie konnte ihren Haushalt wieder allein versorgen. Unter fortgesetzter immunsuppressiver Medikation besserte sich die Muskelkraft in den folgenden Monaten weiter.

Es ließe sich in diesem Fall wohl einwenden, daß der Plasma-Austausch zu einem Zeitpunkt gemacht wurde, wo noch mit einer Wirkung der Medikamententherapie zu rechnen war, nämlich 8 bis 10 Wochen nach Beginn der Behandlung. Doch waren die innerhalb von wenigen Tagen zu beobachtenden Verbesserungen der Muskelkraft wohl nur auf den Effekt des Plasmaaustausches zu beziehen.

Insgesamt wurden 12 Patienten mit relativ schwerer PM oder DM in dieser Weise behandelt. Bei 8 Patienten war das Ergebnis gut, bei 4 Patienten konnte keine Wirkung beobachtet werden. Diese 4 Patienten hatten aber alle eine chronische Form einer Myositis, die offenbar auch auf diese Maßnahme nicht ansprach. An Nebenwirkungen traten nur 2 x eine leichte anaphylaktische Reaktion auf. Die Kontrollzeiten nach dem Plasmaaustausch liegen jetzt zwischen 8 Monaten und 2 1/2 Jahren. Es scheint also, daß der Plasmaaustausch nicht nur eine unmittelbare Besserung beim Patienten bewirken kann, die unter Prednison und Azathioprin stehen, sondern daß auch in den folgenden Monaten die Ansprechbarkeit auf diese Medikation verbessert ist. Ein Rezidiv wurde bei unseren Patienten unter fortlaufender immunsuppressiver Medikation nicht beobachtet.

Nur in einem einzigen Fall haben wir bisher eine Plasmaaustauschbehandlung ohne gleichzeitige immunsuppressive Therapie durchgeführt. Bei dem 17-jährigen Patienten war bereits ein Jahr vorher ein erster Schub einer DM aufgetreten, welche unter Prednison-Therapie wieder verschwand. Die Behandlung wurde daraufhin vom Hausarzt beendet. 4 Monate später kam der Patient mit einem akuten Rezidiv zu uns in die Klinik. Die Beine waren sehr schwach, er konnte kaum allein gehen und sich nur mit Mühe allein aufsetzen. Daraufhin wurde ohne sonstige Medikation 6 x ein Plasmaaustausch durchgeführt, worunter sich der Zustand des Patienten merklich besserte. Er konnte wieder gut gehen und sich aufsetzen. Die Hauterscheinungen waren deutlich geringer. Der Patient ging darauf nach Hause, kam aber nach etwa 10 Tagen wieder in die Klinik zurück. Die Beine waren kräftig geblieben, ebenso die Rumpfmuskulatur. Es hatte sich aber innerhalb weniger Tage eine erhebliche Schwäche der Arme eingestellt und eine Schluckstörung. Offenbar hat der Plasmaaustausch das weitere Fortschreiten des Krankheitsprozesses nicht verhindern können. Es wurde nun eine hochdosierte kombinierte immunsuppressive Therapie eingeleitet, worunter sich die Symptomatik rasch besserte.

Sicher werden noch viele weitere Untersuchungen notwendig sein, um solche Beobachtungen zu erklären und die Behandlungsprobleme der Myositis weiter zu lösen.

## Literatur


1. Bunch ThW (1981) Prednisone and Azathioprine for Polymyositis. Longterm followup. Arthr & Rheumat 24:45-48
2. Dau PC (1981) Plasmapheresis in idiopathic inflammatory myopathy: experience with 35 patients. Arch Neurol 38:544-552
3. Mertens HG, Lurati M (1975) Immunsuppressive Behandlung der Polymyositis. Dtsch med Wschr 100:45-51
4. Reuther PA, Rohkamm R, Wiebecke D, Mertens HG (1982) Plasma exchange in idiopathic inflammatory myopathy. Artif Organs (im Druck)
5. Rose AL, Walton JN (1966) Polymyositis: a survey of 89 cases with particular reference to treatment and prognosis. Brain 89:747-768

# Vorträge zu den Hauptthemata

## V. Hämoblastosen und Nervensystem

# M. Hodgkin mit suprasellärem Infiltrat

O. A. Müller, Th. Eversmann, K. v. Werder, K. Bise und J. Müller-Höcker

Infiltrate hämatologischer Systemerkrankungen im Hypothalamus-Hypophysen-Bereich sind seltene Komplikationen dieser Erkrankungen. Infolgedessen sind solche Infiltrate unter den zahlreichen pathologisch-anatomischen Ursachen hypothalamisch-hypophysärer Krankheitsbilder (3) eine selten zu sichernde Differentialdiagnose. Wir berichten hier über die Diagnostik und Verlaufsbeobachtung eines suprasellären Infiltrates bei einem Patienten mit einem Morbus Hodgkin.

Die wichtigsten Einzelheiten aus der insgesamt rund 28-jährigen Krankheitsgeschichte: Die Diagnose eines Morbus Hodgkin wurde 1952 aus einer Lymphknotenhistologie gestellt und eine Strahlentherapie durchgeführt. Eine Zytostatika-Therapie erfolgte ab 1970, wurde aber niemals ganz konsequent durchgeführt. 1976 wurde eine Splenektomie erforderlich, aus der auch die jetzt übliche histologische Einteilung erfolgte. Es handelte sich um einen nodulär-sklerosierenden Typ. Erstmals Anfang 1979 traten Beschwerden im Sinne einer endokrinen Funktionsstörung auf, mit einem langsam zunehmenden polyurisch-polydiptischen Syndrom und mit Zeichen des Hypogonadismus und der Nebennierenrinden-Insuffizienz. Diese Beschwerden traten im Rahmen einer allgemeinen Verschlechterung der Grunderkrankung auf. Wir sahen den Patienten erstmals Anfang 1980. Zu diesem Zeitpunkt konnten folgende endokrine Störungen durch die entsprechende Funktionsdiagnostik (1) gesichert werden:

1. Ein *Diabetes insipidus* mit einer Polyurie bis zu 16 l pro Tag. Durch das Ansprechen auf Adiuretin-Gabe wurde die zentrale Genese des Diabetes inspidus gesichert.

2. Ein *hypogonadotroper Hypogonadismus* (Erniedrigte LH- und FSH-Spiegel vor und nach Stimulation mit LHRH).

3. Eine *Nebennierenrinden-Insuffizienz* mit erniedrigten Cortisolspiegeln vor und nach Stimulation mit ACTH (1 µg% auf 6 µg%).

4. Eine *Hyperprolaktinämie* mit Werten um 1300 µE/ml. Diese Hyperprolaktinämie ist als Begleithyperprolaktinämie durch Hemmung der dopaminergen Prolaktin-inhibiting-factor-Sekretion (1,3) anzusehen.

   Die Schilddrüsenfunktion war noch in Ordnung.

Als morphologisches Korrelat zu diesen endokrinen Funktionsstörungen fand sich in der Schädel-Computer-Tomographie bereits in der Nativ-Untersuchung ein primär hyperdenser, raumfordernder Prozeß suprasellär (siehe Abb. 1).

Es war zunächst unklar, ob es sich bei diesem Infiltrat um eine eigenständige Erkrankung, also um einen suprasellären Zweittumor, oder tatsächlich um eine Infiltration bei vorbestehendem Morbus Hodgkin handelte. Die gleichzeitig auftretende massive Verschlechterung der Grunder-

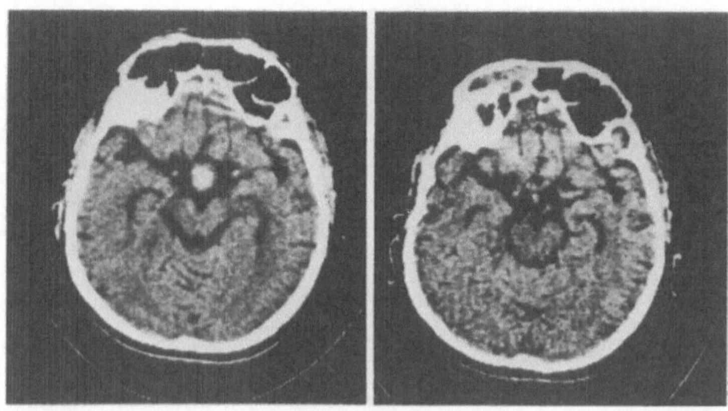

Abb. 1. Schädel Computer-Tomographie. Nativ-Untersuchungen. Links Nachweis eines primär hyperdensen (maximal 45 Hounsfield-Einheiten) raumfordernden Prozesses supraselIär. Rechts Kontrolluntersuchung nach dreimonatiger Zytostatika-Therapie (siehe Abb. 2). Infiltration nicht mehr nachweisbar. (Die Autoren danken Frau Prof. U. Scherer, Klinik und Poliklinik für Radiologie, Universität München, für die Überlassung der Computer-Tomographien)

krankung mit einem ubiquitären Lymphknotenbefall sprach für die letztere Möglichkeit, während sich die Röntgenologen aufgrund der hohen Dichte im Nativ-Scan eher gegen ein Hodgkin-Infiltrat aussprachen.

Von der Lokalisation dieses raumfordernden Prozeßes waren damit die endokrinen Funktionsstörungen erklärt, wenn auch zum damaligen Zeitpunkt nicht eindeutig zu sichern war, wodurch die Nebennierenrinden-Insuffizienz bedingt war, da eine Corticoid-Therapie für Wochen vorausgegangen war. Diese "Etagen-Diagnostik" der sekundären Nebennierenrinden-Insuffizienz (primär hypothalamisch bzw. hypophysär) wird durch Einsatz des 1981 erstmals synthetisierten Corticotropin-Releasing-Faktors (4) nach ersten Ergebnissen (2) jetzt erleichtert bzw. ermöglicht.

Neben der üblichen Substitutionstherapie der endokrinen Funktionsstörungen war es aufgrund der Verschlechterung des Morbus Hodgkin notwendig, eine konsequentere Zytostatika-Therapie einzuleiten. Diese Therapie wurde nach dem de Vita-Schema, also mit Cyclosphosphamid (Endoxan), Vincristin und Procarbazin (Natulan), sowie zusätzlich Corticoiden, durchgeführt (siehe Abb. 2). Unter den ersten Behandlungszyklen normalisierte sich der Prolaktinspiegel nahezu. Ebenfalls besserte sich der Diabetes insipidus, so daß keine Minirin-Substitution mehr erforderlich war. Entsprechend war dann im erneut durchgeführten Computer-Tomogramm des Schädels kein supraselläres Infiltrat mehr nachweisbar (siehe Abb. 1). Damit mußte das supraseläre Infiltrat als Hodgkin-Infiltrat angesehen werden. Leider verschlechterte sich der Allgemeinzustand des Patienten rapide. Auch durch einen Wechsel der Zytostatika-Kombination (siehe Abb. 2) war der Morbus Hodgkin nicht in eine vollständige Remission zu bringen. Gleichzeitig mit der Verschlechterung der Grunderkrankung fand sich wiederum eine Zunahme des Prolaktinspiegels, vor allem trat erneut ein manifester Diabetes insipidus auf, der eine Substitution erforderlich machte. Letztlich trat dann präfinal eine ausgeprägte Pilzpneumonie auf, die therapeutisch nicht zu beherrschen war. Der Patient verstarb im Juli 1980 an den Folgen dieser Komplikation.

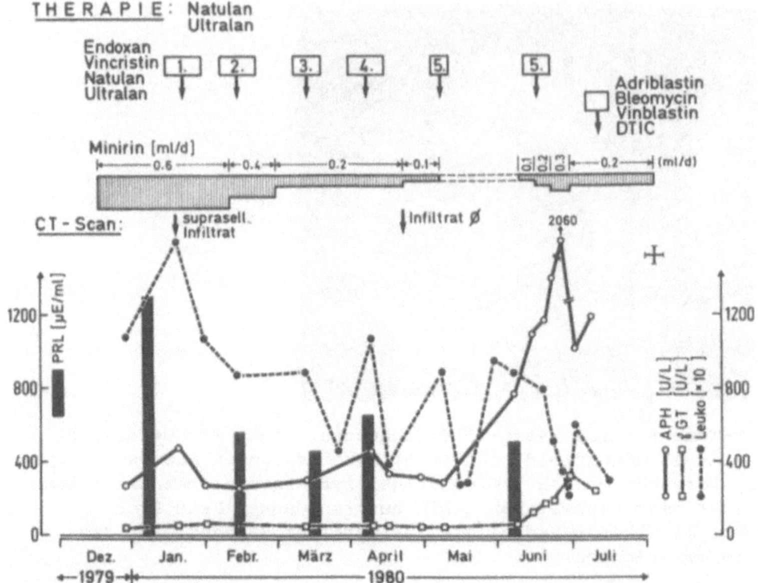


Abb. 2. Darstellung des Verlaufes unter eine Zytostatika-Therapie. Vorausgegangen war eine Therapie mit Natulan und Ultralan. Ab Januar 1980 Therapie nach dem de Vita-Schema. Hierunter Abnahme des Prolaktinspiegels (schwarze Säulen) und langsam zunehmende Minderung des Minirin (DDAVP)-Bedarfes (gestrichelte Fläche im oberen Anteil der Abbildung). Im weiteren Verlauf Verschlechterung der Grunderkrankung (Anstieg von APH und Gamma-GT), die durch einen Wechsel der Zytostatika-Kombination nicht aufzuhalten war. Tod im Juli 1980 an den Folgen einer Pilzpneumonie

Die Sektion erbrachte eine Ausdehnung des Morbus Hodgkin auf sämtliche Lymphknotenstationen. Die Sektion des Cerebrums erbrachte suprasellär, vor dem Chiasma opticum gelegen, eine rundliche, tumorartige Auftreibung. Dieser Tumorknoten wirkte raumfordernd und verdrängend auf das Diencephalon und auf die Hypophyse. Histologisch fand sich in diesem Tumor ein Hodgkin-Infiltrat.

Es korrelierten also das Auftreten, die zwischenzeitliche Besserung und die präfinal wiederum nachweisbare Verschlechterung der endokrinen Funktionsstörungen, insbesondere des Diabetes insipidus, sehr gut mit dem Nachweis des suprasellären Infiltrates, das zunächst unter einer Zytostatika-Therapie rückläufig war. Die geschilderte Kasuistik ist damit einerseits ein gutes Beispiel für die Übereinstimmung von klinischem Bild, endokriner Funktionsdiagnostik, computer-tomographischer und morphologischer Befunde und zeigt andererseits die Wichtigkeit und Notwendigkeit, an diese seltene Komplikation zu denken und die entsprechende spezielle Diagnostik durchzuführen, um eine gezielte Therapie, vor allem die notwendige Substitutionstherapie, durchführen zu können.

## Zusammenfassung

Es wird über einen Patienten mit einem langjährigen Verlauf eines Morbus Hodgkin berichtet, bei dem es in der Endphase der Erkrankung zu einem suprasellärem Infiltrat kam, mit Hypophysenvorderlappen-Insuffizienz und Diabetes insipidus. Unter einer Zytostatika-Therapie kam es zur Rückbildung der endokrinen Funktionsstörungen und des computertomographisch nachgewiesenen Infiltrates. Im weiteren Verlauf rezidivierten endokrine Funktionsstörungen und das supraselläre Infiltrat. Die Verschlechterung der Grunderkrankung war durch Zytostatika-Therapie nicht aufzuhalten. Der Patient verstarb an den Folgen einer typischen Komplikation (Pilzpneumonie). Die Sektion sicherte endgültig das Vorliegen eines suprasellären Hodgkin-Infiltrates.

## Literatur

1. Müller OA, v Werder K (1977) Diagnostik bei Hypophysentumoren. Med Klin 72:1563-1577
2. Müller OA, Dörr HG, Hagen B, Stalla GK, v Werder K (1982) Corticotropin Releasing Factor (CRF) Stimulation Test in Normal Controls and Patients with Disturbances of the Hypothalamo-Pituitary-Adrenal Axis. Klin Wschr 6O, In Press
3. Scriba PC, v Werder K (1979) Hypothalamus und Hypophyse. In: Siegenthaler (Hrsg) Klinische Pathophysiologie. Thieme, Stuttgart, p 186-315
4. Vale W, Spiess J, Rivier C, Rivier J (1981) Characterization of a 41-residue ovine hypothalamic peptide that stimulates secretion of corticotropin and beta-endorphine. Science 213:1394-1397

# CT-Ergebnisse bei akuter lymphatischer Leukämie und Non-Hodgkin-Lymphom im Kindesalter

Th. Reisner

Bei der Behandlung der akuten lymphatischen Leukämie (ALL) und des Nonhodgkin-Lymphoms (NHL) im Kindesalter werden neben infektiösen Komplikationen bei verlängerter Überlebenszeit in zunehmendem Maße neurologische Ausfallserscheinungen beobachtet (5). Es erhebt sich dabei die Frage, inwieweit solche neurologischen Störungen durch die Grundkrankheit selbst verursacht sind bzw. einen therapeutischen Nebeneffekt darstellen. Die Computertomographie (CT) ermöglicht nun bei hämatologischen Erkrankungen erstmals den grobmorphologischen Nachweis von cerebralen Komplikationen (7,17) sowie die Erfassung strahlen- und chemotherapeutisch induzierter Leukoencepahlopathien und gegebenenfalls Verkalkungen (1,2,12,16).

## Material und Methode

52 Kinder im Alter von 2 bis 14 Jahren (22 Mädchen mit einem Durchschnittsalter von 8,7 Jahren und 30 Knaben mit einem Durchschnittsalter von 10,2 Jahren) wurden klinisch und computertomographisch untersucht (Tab. 1).

Tabelle 1. Hämoblastosen (n = 52). Beziehung zwischen CT, klinischem Befund und Therapie

| CT | n | Klinischer Befund | | Chemotherapie/Bestrahlung | |
|---|---|---|---|---|---|
| | | o.B. | Ausfälle | ja | nein |
| o.B. | 16 | 16 | - | 11 | 5 |
| Diffuse Atrophie | 28 | 12 | 16 | 23 | 5 |
| Herdbefund | 8 | 1 | 7 | 8 | - |
| Summe | 52 | 29 | 23 | 42 | 10 |

Es handelt sich dabei um 39 Kinder mit ALL und 13 Patienten mit NHL. 10 Kinder wurden computertomographisch vor Beginn der prophylaktischen Bestrahlung und/oder intrathekalen Metrothexatgabe untersucht. Die übrigen 42 Patienten wurden klinisch und computertomographisch in einem Zeitraum von 3 Monaten bis zu 5 Jahren nach der ZNS-Behandlung untersucht. Die durchschnittliche Krankheitsdauer betrug 22,8 Monate.

Ergebnisse und Diskussion

Von den insgesamt 52 untersuchten Patienten hatten 36 (70%) computertomographisch erfaßbare Hirnparenchymveränderungen. 27mal fanden sich Veränderungen im Sinne eines Hydrocephalus internus und/oder kombinierte hirnatrophische Veränderungen. 1 Kind zeigte eine reversible Erweiterung der inneren Liquorräume und der corticalen Sulzi (8). 8mal fanden sich Herbefunde: 3 intracerebrale Blutungen (Abb. 1), 2 periventrikuläre Entmarkungsherde, einmal in Kombination mit einem Kapselinfarkt, 2 leukämische Infiltrate und einmal beidseitige Verkalkungen parietal. 23 dieser Kinder hatten neurologische Herdsymptome, 13 waren klinisch unauffällig. 16 weitere klinisch unauffällige Kinder hatten ein regelrechtes CT. Von diesen waren insgesamt 5 prophylaktisch bestrahlt worden, 6 hatten eine kombinierte ZNS-Therapie. Eine Überprüfung der Beziehung zwischen ZNS behandelten Kindern und Häufigkeit der computertomographisch erfaßbaren Hirnparenchymveränderungen ergab keinen signifikanten Zusammenhang ($chi^2 = 2{,}1$;n.s.). Eine Überprüfung zwischen Dauer der Erkrankung und der Anzahl der pathologischen CT-Befunde ergab keinen signifikanten Zusammenhang ($r_{PBIS} = 0{,}03$,n.s.).

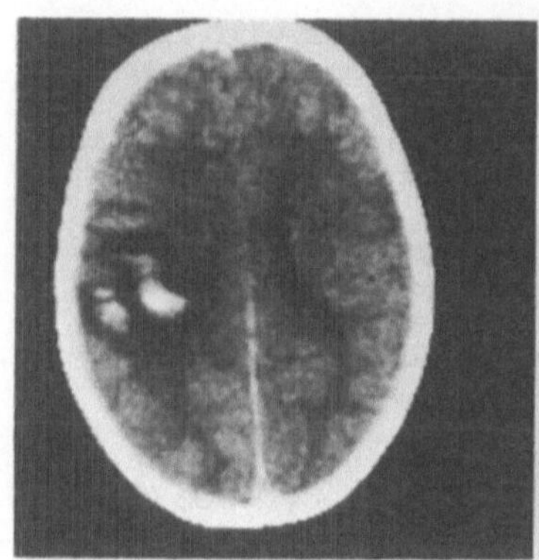
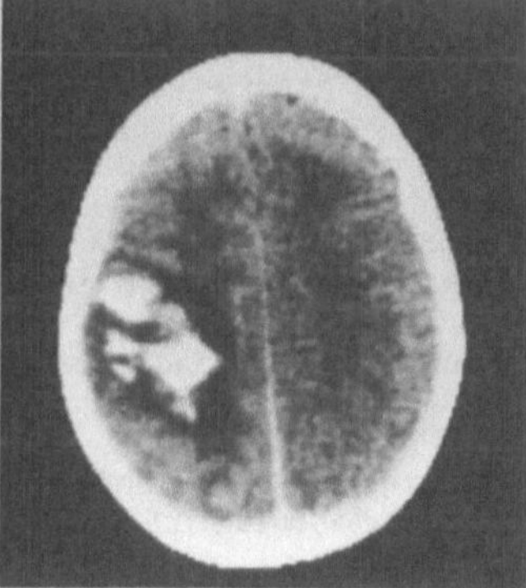

Abb. 1. 12jähriger Patient mit ALL und akut aufgetretener Hemiparese rechts. Das CT zeigt eine frische Blutung links parietal mit Kompression des linken Cella media Abschnittes

Bei hämatologischen Erkrankungen erweist sich die CT nicht nur verdienstvoll im Nachweis von infiltrativen Veränderungen sondern ermöglicht erstmals auch die Erfassung strahlen- und chemotherapeutisch induzierter Schäden des ZNS (4,11,12,13,14,16). Die Ursache der nach intrathekaler Applikation von Metrothexat (MTX) auftretenden Encephalopathie ist nicht ganz geklärt. Angenommen wird eine Schrankenfunktionsstörung, in deren weiteren Folge es zu periventrikulär akzentuierten Entmarkungsherden kommt (9,15). Anatomisch findet sich dabei ein Untergang der markscheidenbildenden Oligodendrozyten mit astrozytärer Gliose. Hinzu können Koagulationsnekrosen und subcorticale beziehungsweise periventrikulär angeordnete Verkalkungen treten. In Übereinstimmung mit den Ergebnissen anderer Autoren (1,14) fand sich auch im eigenen Krankengut bei 12 (43%) klinisch unauffälligen Kindern ein pathologisches CT. Mit einer Ausnahme handelte es sich dabei durchwegs um hirnatrophische Veränderungen, einmal bestand eine klinisch stumme diskrete subcorticale Verkalkung beidseits. Der hohe Prozentsatz computertomographisch erfaßter hirnantrophischer Veränderungen im eigenen Krankengut steht mit insgesamt 54% in Einklang mit den Obduktionsergebnissen von Crosley (6), der bei 65% von jugendlichen Leukämiepatienten solche Veränderungen fand.

Die von Crosley (6) unter anderem angeführte Ursache der gefundenen hirnatrophischen Veränderungen im Sinne einer langen Krankheitsdauer beziehungsweise eines frühzeitigen Krankheitsbeginns konnte durch die eigenen Ergebnisse widerlegt werden. Im eigenen Krankengut konnte kein signifikanter Zusammenhang zwischen der Häufigkeit positiver CT-Befunde und der Erkrankungsdauer festgestellt werden.

In Übereinstimmung mit den Ergebnissen von Kretzschmar und Mitarbeitern (10) fand sich auch im eigenen Krankengut kein signifikanter Unterschied bezüglich der Häufigkeit pathologischer CT-Befunde bei behandelten und nicht behandelten Kindern.

## Literatur


1. Allen JC, Thaler HT, Deck MDF, Rottenberg DA (1978) Leukoencephalopathy following high-dose intravenous methotrexate chemotherapy: Quantitative assessment of white matter attenuation using computed tomography. Neuroradiology 16:44-47
2. Arnold H, Kühne D, Franke H, Grosch I (1978) Findings in computerized axial tomography after intrathecal methotrexate and radiation. Neuroradiology 16:65-68
3. Bentson J, Reza M, Winter J, Wilson G (1978) Steroids and apparent cerebral atrophy on computed tomography scans. J Comput Assist Tomogr 2:16-23
4. Brismar J, Roberson GH, David KR (1976) Radiation necrosis of the brain. Neuroradiological considerations with computed tomography. Neurorad 12:109-113
5. Campbell RHA, Marshall WC, Chessels JM (1977) Neurological complications of childhood leukemia. Arch Dis Child 52:850-854
6. Crosley CJ, Rorke LB, Evans A, Nigro M (1978) Central nervous system lesion in childhood leukemia. Neurology 28:678-685
7. Curless RG (1980) Cranial computerized tomography in childhood leukemia. Arch Neurol 37:306-307
8. Heinz ER, Drayer B, Haenggeli C, Painter M, Crumrine P (1979) Computed tomography in white matter disease. Radiology 130:371-378
9. Kölmel HW (1978) Die intrathekale Gabe von Zytostatika. Nervenarzt 49:685-696
10. Kretzschmar K, Gutjahr P, Kutzner J (1980) CT studies before and after CNS treatment for acute lymphoblastic leukemia and malignant non-Hodgkin's lymphoma in childhood. Neuroradiology 20:173-180
11. Lee KF, Shuh JH (1977) CT evidence of grey matter calcification secondary to radiation therapy. J Comp Tomogr 1:103-110
12. Ludwig R, Meyer E, Brandeis WE (1980) Therapieabhängige zentralnervöse Komplikationen bei akuter lymphatischer Leukämie und Non-Hodgkin-Lymphom im Kindesalter. Klin Pädiat 192:358-364
13. Mikael MA (1979) Radiations necrosis of the brain: Correlation between patterns of computed tomography and dose of radiation. J Comp Ass Tomogr 3:241-249
14. Peylan-Ramu N, Poplack DG, Blei CL, Herdt JR, Vermess M, Di Chiro G (1977) Computer assisted tomography in methotrexate encephalopathy. J Comp Ass Tomogr 1:216-221
15. Strian F, Naurach R (1981) Neurotoxische Nebenwirkungen der zytostatischen Therapie. Fortschr Neurol Psychiat 49:152-163
16. Treuner J, Huebner KH, Boemer H, Kuepper U (1979) Auffällige CT-Befunde des Schädels nach präventiver ZNS-Behandlung akuter Leukämien bei Kindern. Onkologie 2:83-86
17. Wendling LR, Cromwell LD, Latchaw RE (1979) Computed tomography of intracerebral leukemic masses. AJR 132:217-220

# Querschnittslähmung bei einem immunoblastischen Lymphom

H. Isermann und R. Schnabel

Eine nicht traumatisch bedingte Querschnittssymptomatik in Höhe des mittleren Brustmarks läßt zunächst an eine Raumforderung, eine Myelitis oder eine Durchblutungsstörung denken. Können ein raumfordernder und entzündlicher Prozeß durch Myelographie und Liquoruntersuchung ausgeschlossen werden, bleibt die Möglichkeit eines vaskulären Geschehens. Eine Durchblutungsstörung wird umso eher angenommen, wenn es sich um ältere Patienten und wenig charakteristische Krankheitsbilder handelt. Aber gerade das höhere Lebensalter stellt den Kliniker vor besondere diagnostische Probleme. Eine vaskulär bedingte Erkrankung des Rückenmarks darf erst angenommen werden, wenn alle anderen Ursachen ausgeschlossen sind.

Eine 72-jährige sonst immer gesund gewesene Frau erkrankte im Juni 1980 an einem Zittern der Hände und Arme, weniger auch der Beine. Neurologisch stand ein Ruhetremor der Extremitäten im Vordergrund. Im Bereich der Hirnnerven fielen eine leichte Mundfazialisschwäche rechts und ein Abweichen der Zunge nach rechts auf. An den Extremitäten fanden sich eine leichte Reflexerhöhung links, ein positives Babinski'sches Zeichen links und am Stamm diskrete Sensibilitätsstörungen ab etwa Th 6 beiderseits. Erhebliche Unsicherheit bei der Stand- und Gangprüfung. Leichte zerebellare Ataxie. Die eingehende neurologische Untersuchung einschließlich EEG, Liquor (mit Immunelektrophorese), Hirnszintigraphie und Computertomographie des Schädels erbrachten keinen Hinweis auf einen raumfordernden oder entzündlichen Prozeß im Bereich des ZNS. Wegen der extrapyramidalen und andeutungsweise gekreuzt auftretenden pyramidalen Symptomatik nahmen wir ein vaskuläres Hirnstammsyndrom an.

Ein Jahr nach Beginn der Erkrankung kam es im Juni 1981 bei der jetzt 73-jährigen Patientin zu einer erneuten Zunahme der Schwäche in beiden Beinen, zu gürtelförmigen Schmerzen um den Leib sowie Blasen- und Mastdarmstörungen. Neurologisch bestand jetzt ein vollständiges Querschnittssyndrom ab Th 6. Eine spinale Raumforderung konnte durch eine hohe Myelographie ausgeschlossen werden. Die Blutsenkung stieg auf 102/134 mm an. Das periphere Blutbild war bei mehreren Kontrollen unauffällig. Später traten wiederholt unklare Fieberschübe auf, vorübergehend waren einige Halslymphknoten geschwollen. Als nun ein lästiges Hautjucken hinzukam, dachten wir an eine Lymphogranulomatose und führten eine Sternalpunktion durch. Diese zeigte keinen revelanten Befund. Eineinhalb Jahre nach Krankheitsbeginn verstarb die Patientin. Nach dem Krankheitsverlauf und der eingehenden klinischen Abklärung nahmen wir cerebrale und spinale Durchblutungsstörungen mit einer Querschnittssymptomatik ab Th 6 an.

Die Sektion ergab ein äußerlich unauffällig aussehendes Hirn und eine Destruktion des Thorakalmarks ohne Raumforderung. Die arterielle Gefäßsklerose war altersentsprechend. An den inneren Organen kein besonderer Befund, insbesondere keine Tumoren oder Lymphome. Ein untersuchter Wirbelkörper ließ ein normoblastisches blutbildendes Mark mit follikulärer lymphatischer Hyperplasie und ein untersuchter pulmohilärer Lymphknoten keinen auffälligen Befund erkennen.

Erst die neurohistologische Untersuchung deckte das Krankheitsgeschehen auf. Nicht nur im oberen und mittleren Thorakalmark, sondern auch in vielen Hirnabschnitten fand sich die bevorzugt perivasale Infiltration eines hochmalignen Lymphoms. Der klinischen Symptomatik entsprechend waren besonders Hirnstamm und Kleinhirn betroffen. In auffälliger Weise blieben von der Tumorinfiltration die Kleinhirn- und Großhirnrinde einschließlich der Ammonshornformationen verschont.

Als Ursache der Querschnittslähmung wurde histologisch ein immunoblastisches Lymphom (Immunoblastom) des Rückenmarks festgestellt, das sich aber auch im Hirn ausbreitete und zu der anfangs beobachteten Hirnstammsymptomatik mit extrapyramidalen und gekreuzten pyramidalen Erscheinungen führte. Wir fanden das immunoblastische Lymphom nur im ZNS. Klinisch und autoptisch war es in anderen Organen und im peripheren Blut nicht nachzuweisen.

Bereits 19 Monate nach Auftreten der ersten Krankheitserscheinungen verstarb die 73jährige Patientin, ohne daß eine spezifische Behandlung durchgeführt wurde. Dieser schnelle Krankheitsverlauf entspricht den Beobachtungen der Kieler Arbeitsgruppe für das immunoblastische Lymphom, das als besonders maligne gilt. Beim immunoblastischen Lymphom handelt es sich um einen vorwiegend aus Immunoblasten bestehenden Tumor. Immunoblasten sind große basophile Zellen mit zentralen, meist solitären Nukleolen. Die Zellen enthalten in der Regel Immunglobuline. Mit einem Anteil von etwa 10% gehört das immunoblastische Lymphom zur Gruppe der Non-Hodgkin-Lymphome und tritt vorwiegend im 7. Lebensjahrzehnt in Erscheinung (4).

Während die Beteiligung des ZNS bei der Leukämie mit 50-78% recht hoch ist, ist das ZNS beim malignen Lymphom nach einer Literaturübersicht von Jellinger und Radaszkiewicz nur in 10-21% der Fälle betroffen. Ein isolierter Befall des ZNS ist sehr viel seltener. Bei diesen primären malignen Lymphomen des ZNS wird das Hirn gegenüber dem Rückenmark bevorzugt betroffen (2,5). Noch seltener ist die isolierte Erkrankung des Rückenmarks. 1977 teilten Bruni und Bilbao als erste die Beobachtung eines primären intramedullären malignen Lymphoms des Rückenmarks mit. Die Entstehungsbedingungen dieser Lymphome sind nicht geklärt (3). Es besteht die Möglichkeit, daß es von einem verborgen bleibenden Ursprungsort des lymphatischen Systems zu einer hämatogenen Streuung ausschließlich oder vorwiegend in das ZNS kommt.

Unsere Beobachtung eines primär auftretenden immunoblastischen Lymphoms im ZNS soll dazu anregen, bei unklaren Hirn- und Rückenmarkserkrankungen differentialdiagnostisch auch an eine Hämoblastose zu denken. Bei unauffälligem Blutbild und Knochenmark sowie fehlenden oder flüchtigen Lymphknotenschwellungen ist besonders im höheren Lebensalter das Non-Hodgkin-Lymphom in Erwägung zu ziehen. Wie bei unserer Patientin können eine stark beschleunigte BSG, unklare Fieberzustände und ein lästiges Hautjucken entsprechende Hinweise geben.

Herrn Prof. Dr. K. Lennert und Herrn Prof. Dr. H.K. Müller-Hermelink (Lymphknotenregister bei der Deutschen Gesellschaft für Pathologie) danken wir herzlich für ihre wertvolle Hilfe bei der Klassifikation des Lymphoms.

Literatur

1. Bruni J, Bilbao JM (1977) Primary intramedullary malignant lymphoma of the spinal cord. Neurology 27:896-898
2. Henry JM, Heffner RR, Dillard SH et al (1974) Primary malignant lymphomas of the central nervous system. Cancer 34:1293-1302
3. Jellinger K, Radaszkiewicz T (1976) Involvement of the central nervous system in malignant lymphomas. Virchows Arch Abt A Path Anat Histol 370:345-362
4. Lennert K (1981) Histopathologie der Non-Hodgkin-Lymphome. Springer, Berlin Heidelberg New York
5. Zimmerman HM (1975) Malignant lymphomas of the nervous system. Acta Neuropathol (Suppl) 6:69-74

# Beteiligung des zentralen und peripheren Nervensystems beim Plasmozytom und bei der Makroglobulinämie Waldenström

B. Gypser-Hoischen und H. W. Kölmel

Beim Morbus Waldenström (MW) wie beim Plasmozytom (P) liegt eine reine monoklonale B-Lymphozytenerkrankung vor, die sich aus dem letzten Differenzierungsabschnitt des lymphatischen Zellsystems ableitet. Beim P ist der Zelldifferenzierungsgrad höher als beim MW. Beim P kommt es in der Regel über eine Knochenmarksinfiltration zur Knochendestruktion. Erst im weiteren Verlauf entstehen sekundäre extraossäre Manifestationen. Das Krankheitsstadium richtet sich nach dem Ausmaß von Knochenläsion und Paraproteinbildung. Kompressionssyndrome vom Spinalnerven und Rückenmark kommen beim P gehäuft vor. Beim MW sind Knochenläsionen selten. Entsprechend fehlen die ossär bedingten Kompressionssyndrome. Bei der nicht leukämischen Form des MW erfolgt die Einteilung entsprechend der Zugehörigkeit zu den Non-Hodgkin-Lymphomen nach der Ann-Arbor-Klassifikation. Metastatischer Befall von Dura, Meningen, Cerebrum, Rückenmark und Spinalnerven sind beim P und MW jedoch selten. Zu den in der Literatur angeführten Einzelfallbeschreibungen möchten wir einen neuen Fall hinzufügen.

## Fallbeschreibung

Erstdiagnose eines MW im Stadium IV a 1973 bei der damals 44-jährigen Patientin durch histologischen Nachweis einer Infiltration von Ovarien und Knochenmark sowie Nachweis von Ig M, Typ kappa im Serum. Eine intermittierende Polychemotherapie brachte 8 Jahre Rezidivfreiheit. Februar 1981 erstmals Parästhesien und Schwäche im rechten Arm. Danach Entwicklung einer spastischen Tetraparese sowie Auftreten eines Hyperventilationssyndroms. Letzteres bildete sich nach Schädelbestrahlung komplett zurück. Kurzfristige partielle Rückbildung der Tetraparese nach 6 CHOP-Zyklen. Erneutes Auftreten eines inkompletten Querschnittsyndroms bei C 5. Der Röntgenbefund des Skeletts war unauffällig. Nachweis einer Halsmarkauftreibung durch Myelographie. Nach Eröffnung des Spinalkanals im Rahmen einer Dekompressionslaminektomie zeigte sich eine Auftreibung des Rückenmarks bei C 5-7. Die Spinalwurzeln C6 und 7 waren auf das 3-fache verdickt. Die Histologie des Operationsresektats erbrachte keine Infiltration des perimedullären Gewebes. Im präoperativen Liquor konnte neben einer mäßigen Zellzahlerhöhung auf 22/3 Zellen - vornehmlich Lymphozyten- und einem erhöhten Eiweißgehalt Ig M in Höhe von 0,65 mg/dl nachgewiesen werden. Da sich eine PE aus dem Halsmark verbot, blieb der Ig M-Nachweis im Liquor einziges Zeichen einer Halsmarkinfiltration des MW.

Wir führten wegen der Liquorgängigkeit dreimal eine hochdosierte Methotrexatbehandlung mit anschließendem Citrovorumfaktorschutz durch (1. Zyklus: 3 g MTX/24 h. 24 h Einwirkzeit von MTX. Leukovorin-Rescue mit 145 mg/48 h; 2. Zyklus: 6 g MTX/24 h und Leukovorin-Rescue mit 165 mg/48 h; 3. Zyklus: 12 g MTX/24 h und 225 mg Leukovorin in 72 h). Die Leukovorin-Rescue-Dauer richtete sich nach der Höhe der MTX-

Serumspiegel (7). Im Anschluß an die HDMTX/CF-Therapie erfolgte eine Radiatio des Halsmarks. Die Patientin überlebte 5 Monate nach Beendigung dieser Therapie. Eine Autopsie wurde auswärts nicht veranlaßt.

## Diskussion

Von der Dura ausgehende intrakranielle Lymphomtumoren, Infiltration der Meningen, perivaskuläre Infiltrate mit Ausbreitung entlang der Virchow-Robinschen Räume ins ZNS konnten nur in wenigen Fällen autoptisch gesichert werden (1,3-6). Häufiger beim P wie beim MW ist eine Polyneuropathie. Ursächlich für letztere kann eine Demyelinisierung durch Gefäßokklusion der vasa nervorum infolge Hyperviskositätssyndroms, Amyloidablagerungen, perivaskulärer Infiltrate sein. Eine direkte lymphozytäre Infiltration der Nervenscheiden und Ablagerung von Autoimmunkomplexen in den Nervenscheiden wurden beschrieben (2).

Eine ausgeprägte Halsmarkinfiltration durch das Immunozytom wurde bisher in der Literatur nicht beschrieben. Das 1981, 8 Jahre nach Erstdiagnose des MW aufgetretene Hyperventilationssyndrom war damals auf eine Infiltration der Meningen zurückgeführt worden. Komplette Rückbildung erfolgte nach Schädelbestrahlung. Die CHOP-Therapie erbrachte zum gleichen Zeitpunkt nur eine kurzfristige Besserung des zusätzlich vorliegenden Querschnittsyndroms in Höhe von C 5. Dies wohl deshalb, weil die Zytostatika des CHOP-Schemas die Liquor-Hirn-Schranke nicht ausreichend passieren können. Entsprechend der geringen Konzentration im ZNS ist die Wirkung, i.e. die Tumorzellzahlreduktion gering. Die rezidivfreie Zeit war daher kurz. Die HDMTX/CF-Therapie brachte bereits nach dem 2. Zyklus eine deutliche neurologische Befundbesserung. Ex juvantibus darf daher geschlossen werden, daß die Methotraxattherapie zur Verkleinerung der Halsmarkinfiltration beim MW geführt hatte. Ausgeprägte ZNS-Infiltrationen wie in dem hier geschilderten Fall sind schwer therapierbar. Vergleichbare Fälle in der Literatur kamen innerhalb von Tagen bis 2 Monaten ad exitum. Die Radiatio hatte eine zusätzliche Besserung des neurologischen Beschwerdebildes zum bereits nach Methotrexatgabe nachweisbaren Rückgang der Tetraparese gebracht. Hochdosierte Methotrexattherapie dürfte daher mindestens eine additive Wirkung zur Strahlentherapie entfalten. Die HDMTX/CF-Therapie empfiehlt sich vor allem dann, wenn über eine lokale intrakranielle Infiltration hinaus mit einem disseminierten ZNS-Befall zu rechnen ist. Dann sollte sie der Radiatio vorangestellt werden.

## Zusammenfassung

Geschildert wird der Krankheitsverlauf und das therapeutische Vorgehen bei einer Patientin, die im Rahmen eines langjährig bekannten MW eine Infiltration des Halsmarks aufwies. Wegen seiner Liquorgängigkeit verabreichten wir systemisch 3mal hochdosiert Methotrexat mit anschließendem Citrovorumfaktor-Schutz. Danach wurde das Halsmark bestrahlt. Die Patientin überlebte weitere 5 Monate nach Therapieende. Es lag hier ein 9 1/2-jähriger Krankheitsverlauf seit Erstmanifestation des MW vor. Neurologische Komplikationen kamen in den letzten 1 1/2 Jahren dazu.

Literatur

1. Aareseth S, Ofstad E, Torvik A (1961) Macroglobulinaemia Waldenström. A Case with Haemolytic Syndrome and Involvement of the Nervous System. Acta Med Scandinav 169:691-699
2. Bauer M, Bergström R, Ritter B, Olsson Y (1977) Macroglobulinemia Waldenström and Motor Neuron Syndrome. Acta Neurol Scandinav 55: 245-250
3. Clarke E (1954) Cranial and intracraniel Myelomas. Brain 77:61-81
4. Hesselvik M (1969) Neuropathological studies on myelomatosis. Acta Neurol Scandinav 45:95-108
5. Logothetis J, Silverstein P, Coe J (1960) Neurologic aspects of Waldenström's Macroglobulinemia. Arch Neurology 3:564-573
6. McCarthy S, Proctor SJ (1978) Cerebral involvement in multiple myeloma: a case report. J Clin Path 31:259-264
7. Sauer H, Schalhorn A, Wilmanns W (1978) Zum biochemischen Mechanismus des Citrovorumfaktorschutzes nach hochdosierter Methotrexatbehandlung maligner Tumoren; Konsequenzen für die praktische Durchführung dieses Therapieregimes. Therapiewoche 28:7809-7814
8. Weizsäcker M, Kölmel HW (1979) Meningeal involvement in leukemias and malignant lymphomas of adults: Incidence, course, and treatment for prevention. Acta Neurol Scandinav 50:363-370

# Meningeosis lymphomatosa und spinales Infiltrat bei M. Hodgkin

U. Bogdahn, D. Dommasch, L. Kappos, M. Ratzka und P. Krauseneck

## Einleitung

Im Verlauf des Morbus Hodgkin wird das ZNS in etwa 1% der Fälle befallen. Die Liquoraussaat ist eine Rarität. In der Literatur sind bisher nur wenige Fälle einer eosinophilen Meningitis in Begleitung eines Morbus Hodgkin beschrieben, dabei waren nur z.T. die für die Erkrankung pathognomischen Reed-Sternberg Zellen nachweisbar. Anhand eines eigenen Falles sollen hier nochmals die differentialdiagnostischen und therapeutischen Gesichtspunkte erörtert werden.

## Fallbeschreibung

Eine 43-jährige Frau wurde vor 8 Jahren wegen eines Morbus Hodgkin (Std. IIIA) strahlentherapiert und in komplette Remission gebracht. Die 2 Jahre vor der jetzigen Aufnahme wegen eines thorakalen Rezidivs eingeleitete MOPP-Therapie führte nur zu einer partiellen Remission, jetzt histologisch Hodgkin-Sarkom. Wegen Kribbelparästhesien wurde 1 Monat vor Aufnahme Vincristin durch Vindesin ersetzt. Auch eine zunehmende Paraparese wurde noch der Vincristin-Polyneuropathie angelastet. Nach Auftreten einer Blasen-Mastdarmstörung wurde uns die Patientin sofort eingewiesen: internistisch war die Patientin in schlechtem Allgemeinzustand; es bestand der Verdacht auf eine abdominelle Infiltration. Neurologisch fand sich eine schlaffe Paraparese, fehlende Eigenreflexe, strumpf- und handschuhförmige Hypästhesien und eine Blasen-Mastdarmlähmung. Die AMIPAQUE-Myelographie (Abb. 1a) zeigte 2 flächenförmige intradurale extramedulläre Infiltrate in Höhe von TH 9-11 und LWK 3-5. Der lumbale Liquor enthielt 300/3 Leukozyten, davon 39% Eosinophile und 30% Hodgkin- bzw. Reed-Sternberg-Zellen (Abb. 1b). Eine intrathekale Methotrexattherapie (limitiert wegen Knochenmarks-Depression: 25 mg) und spinale Radiatio von 25 Gy brachten keine klinische Verbesserung. Die Patientin mußte wegen eines cutanen Hodgkin-Infiltrates chirurgisch versorgt werden und verstarb interkurrent an einer Lungenembolie. Eine Sektion fand nicht statt.

## Diskussion

Die ZNS-Beteiligung ist eine seltene Komplikation der Hodgkin'sche Erkrankung, bisher sind nur etwa 40 Beobachtungen gut dokumentiert (3,4). Neben intra- und extraduralen finden sich intracerebrale Manifestationen, insbesondere hypothalamische und neurohypophysäre Infiltrate mit entsprechenden endokrinologischen Ausfällen. Die Liquoraussaat ist extrem selten: Cuttner (3) und Mitarbeiter beschreiben bei 2 ihrer Patienten eine Liquoraussaat maligner Zellen; es handelte sich um männliche Patienten mit "mixed cellularity" Histologie. Einer der

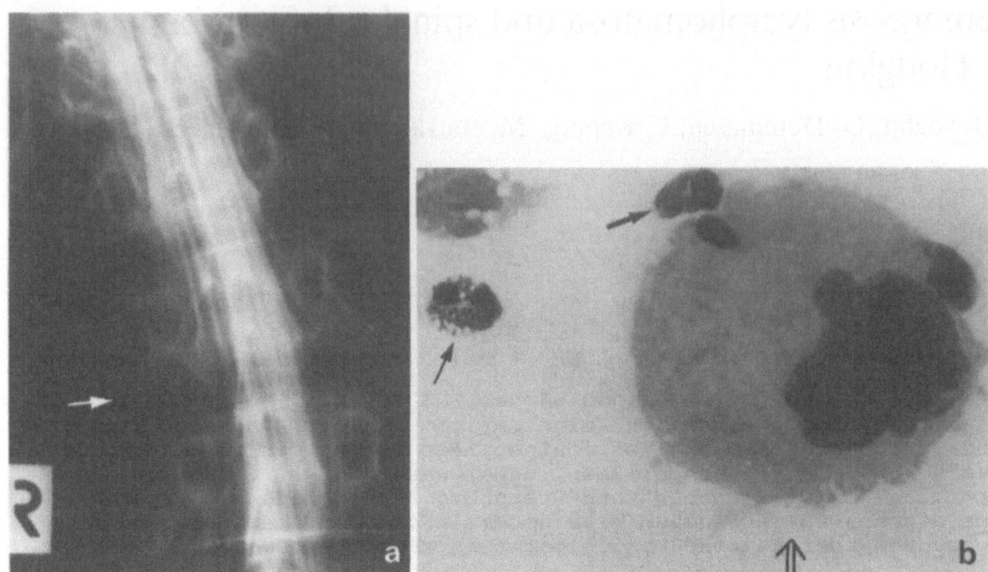


Abb. 1. a. Lumbothorakales und cervikales AMIPAQUE-Myelogramm: flächenförmige intradurale rechts laterale Raumforderung in Höhe LWK 3-5. (→). b. Liquorbild mit Eosinophilen (→) und großer Hodgkin-Zelle (⇛), Pappenheim, 240x

Tabelle 1

| Sex | Stg.* | CSF Eosinoph. | CSF-Mal** Cells | Histol. | Therapy | Result | Author |
|---|---|---|---|---|---|---|---|
| M | III | - | + | mixed | it-MTX, RAD, CCNU | CR | Cuttner et al. |
| M | IV | - | + | mixed | RAD | no resp. | Cuttner et al. |
| F | IV | + | + | nd-skl | it-MTX, RAD | $PR_{neurol.}$ | Strayer et al. |
| M | IV | + | - | mixed | it-MTX | $PR_{neurol.}$ | Cervantes |
| M | IV | + | + | mixed | no | no | Coutenay-Evans et al. |
| M | II | + | -/+ | mixed | it-MTX | no resp. | Patchel et al. |
| F | IV | + | + | ly-dpl. | it-MTX, RAD | no resp. | Bogdahn et al. |

*Staging; **malignant.

beiden Patienten konnte mit craniospinaler Radiatio, intrathekaler Methotrexatgabe and CCNU in Remission gebracht werden, der zweite verstarb unter der Bestrahlung (Tabelle 1). Strayer und Mitarbeiter (7) berichten über Liquoraussaat und Begleitmeningitis bei einer Patientin im Stadium IVB (nodulär-sklerosierend). Neurologisch kam die Patientin unter intrathekaler Methotrexatgabe und craniospinaler Radiatio (3900 rad) in Remission, verstarb jedoch rasch an ihrer systemischen Erkrankung. Cervantes und Mitarbeiter (1) berichten über einen männlichen Patienten (Stadium IVB, mixed cellularity), dessen eosinophile Begleitmeningitis unter intrathekaler Methotrexatgabe verschwand. Auch dieser Patient war von seiner systemischen Situation her desolat und kam lediglich neurologisch in Remission - maligne Zellen konnten hier im Liquor nicht nachgewiesen werden. Coutenay-Evans (2) und Mitarbeiter beschreiben ebenfalls einen männlichen Patienten mit Misch-Histologie, eosinophiler Meningitis und malignen Zellen im Liquor (Stadium IV, keine Therapie). Schließlich wird von Patchell und Mitarbeitern (6) ein 29-jähriger Mann mit Misch-Histologie im Stadium IIB beschrieben; hier fand sich zunächst die Liquoreosinophilie, erst nach vielen Punktionen ließen sich maligne Zellen nachweisen. Eine intrathekale MTX-Therapie führte nicht zum Erfolg. Auch unsere Patientin (Stadium IVB, Hodgkin-Sarkom), mit Liquoreosinophilie und nachgewiesenen malignen Zellen, verstarb letztlich an der Progredienz ihrer systemischen Erkrankung.

Zusammenfassend läßt sich wohl sagen, daß ähnlich wie bei anderen malignen Lymphomen und den Leukosen gehäuft Patienten mit fortgeschrittenem Krankheitsstadium von der Liquoraussaat bzw. ZNS-Befall betroffen werden. ZNS-Komplikationen sind jedoch beim Morbus Hodgkin extrem selten, und so wird wie in unserem Fall, bei Beginn der neurologischen Symptomatik verständlicherweise zunächst eher an therapiebedingte neurologische Komplikationen gedacht, wie z.B. die Vincristin-PNP. Histologisch sind bei Leukosen und Non-Hodgkin-Lymphomen bestimmte Formen mit einem erhöhten Risiko des ZNS-Befalls belastet, wie z.B. die ALL des Kindesalters, sowie centroblastisch-centrocytisches Lymphom, Immunoblastom, und histiozytäres Retikulosarkom. Bei den hier beschriebenen Fällen dominiert der histologische Mischtyp des Morbus Hodgkin, und zwar bei männlichen Patienten. Natürlich lassen sich bei so kleinen Patientenzahlen keine endgültigen Aussagen machen.

Von besonderem Interesse ist natürlich die erhebliche Liquoreosinophilie, die offensichtlich im Einzelfall der manifesten Aussaat maligner Zellen in den Liquor vorauszugehen scheint, aber auch nicht bei allen Patienten beobachtet werden konnte. Differentialdiagnostisch muß hier bei fehlender Hodgkin-Erkrankung natürlich zunächst an eine Reihe parasitärer Erkrankungen (Cysticerkose, Echinococcus, Askariden, Trichinellen, u.a.), Pilzinfektionen (Coccidioides imm.), bakterielle Infektionen (Lues, Tbc), andere Malignome (v.a. andere Lymphome, Melanom, Hirntumoren) gedacht werden (5). Die Eosinophilie im Rahmen der malignen Grunderkrankung scheint an ein "Eosinophilopoietin" gebunden zu sein, das offensichtlich von einer Reihe von Tumorzellen gebildet wird. Insofern dürfte die Liquoreosinophilie im Rahmen einer malignen Grunderkrankung als sehr ernst zu nehmendes Frühwarnzeichen einer Liquoraussaat anzusehen sein; dagegen ist der Liquorzucker, der in einer Reihe von Patienten deutlich erniedrigt war, wohl immer an das Vorhandensein maligner Zellen lymphoretikulären Ursprungs gekoppelt und somit als Frühzeichen unbrauchbar.

Therapeutisch illustrieren die beschriebenen Fälle eindrücklich die Erfahrungen aus der Behandlung anderer ZNS-Manifestationen maligner hämatologischer Erkrankungen, die nur solchen Patienten eine echte Chance der Remission einräumen, deren systemische Erkrankung kontrolliert ist. Hieraus sollte umgekehrt sicherlich der Schluß gezogen werden, daß Patienten mit ZNS-Komplikationen bei Morbus Hodgkin (Liquoraussaat, solitäre spinale und intracranielle Infiltrate) und nicht kontrolliertem systemischen Krankheitsbild keine aggressive Therapie erhalten sollten; inwieweit eine palliative Therapie vorzunehmen ist, muß wohl im Einzelfall individuell entschieden werden.

Literatur

1. Cervantes F, Montserrat E, Rozman C (1979) Eosinophilic Meningitis in Hodgkin's Disease. Ann Int Med 91:930
2. Courtenay-Evans RJ, McElwain TJ (1969) Eosinophilic Meningitis in Hodgkin's Disease. Br J Clin Prac 23:382-384
3. Cuttner J, Meyer R, Huang YP (1979) Intracerebral Involvement in Hodgkin's Disease. Cancer 43:1497-1506
4. Dujovny M, McBride D, Segal R (1980) Intracranial Manifestations of Hodgkin's Disease. Surg Neurol 13:258-265
5. Kuberski T (1979) Eosinophils in the Cerebrospinal Fluid. Ann Int Med 91:70-75
6. Patchel R, Perry MC (1981) Eosinophilic Meningitis in Hodgkin's Disease. Neurology 31:887-888
7. Strayer DR, Bender RA (1977) Eosinophilic Meningitis Complicating Hodgkin's Disease. Cancer 40:406-409

# Meningeosis leucaemica bei gemischtzelliger Blastenkrise einer chronischen myeloischen Leukämie

G. Hagner, H. W. Kölmel und R. Wirthmüller

## Einleitung

1976 zeigten Janossy et al. (4), daß die leukämischen Zellen der Blastenkrise (BK) bei chronischer myeloischer Leukämie (CML) in einem Teil der Fälle mit einem Antiserum gegen die akute Lymphoblastenleukämie vom Null-Zell-Typ (cALL) reagieren. In der Regel sprechen Patienten mit "lymphoidem" (cALL-Antigen positivem) Blastenschub auf eine Behandlung mit Vincristin (V) und Prednisolon (P) an und erreichen längere Überlebenszeiten als Patienten mit myeloblastärem Schub. Nach neueren klinischen Beobachtungen (10,11) ist das Risiko eines meningealen Befalls bei Patienten mit BK, die eine hämatologische Remission erreichen, etwa ebenso hoch wie bei der kindlichen ALL (3).

Wir stellen einen Fall von Meningeosis leukaemica bei einer CML mit ungewöhnlichem Verlauf und morphologischen sowie immunologischen Besonderheiten der leukämischen Blasten dar.

## Methodik

Cytochemische Färbungen (Peroxidase, Esterase, PAS) und cytogenetische Untersuchungen wurden nach Standardmethoden durchgeführt. Die phänotypische Charakterisierung der Blasten erfolgte mit monoklonalen Antikörpern: Das cALL-Antigen wurde mit J-5 erfaßt (9), T-Zell-Antigene mit der OKT-Serie (8) und myelomonozytäre Antigene mit OKM 1 (2). Zusätzlich wurden bei der initialen und der finalen BK das cALL-Antigen mit VIL-A1 (7) und myelomonozytäre Antigene mit VIM-D5 (6) durch Dr. Thiel (München) bestimmt.

Hochdosiertes Methotrexat (HDMTX) wurde über 24 Std. infundiert, wobei 20% der Dosis in 10 Min. gegeben wurden. Die Leucovorin-Rescue (Gesamtdosis 300 mg) wurde 12 Std. nach Ende der MTX-Infusion für 72 Std. intravenös vorgenommen.

## Fallbericht (Abb. 1) und Ergebnisse

Bei dem 40-jährigen Patienten wurde im Februar 1980 eine $Ph^1$-Chromosom positive CML diagnostiziert. Diffuse Skelettschmerzen führten Anfang Juni 1980 zur stationären Einweisung. Hier normalisierten sich spontan sämtliche hämatologischen Parameter, so daß die Primärdiagnose zunächst angezweifelt wurde. Sechs Wochen später traten erneut schwere Skelettschmerzen auf. Die Leukozytenzahl stieg in wenigen Tagen auf 60 000/$mm^3$. Im Differentialblutbild fanden sich 20% Blasten, im Knochenmark eine massive Infiltration durch unreife Zellen. Morphologisch waren zwei Blastenpopulationen zu unterscheiden: kleine Blasten mit hoher Kern-Plasma-Relation und verklumptem Chromatin, sowie große Blasten mit feinretikulärem Chromatin und z.T. mehreren Nukleolen. Cytochemisch

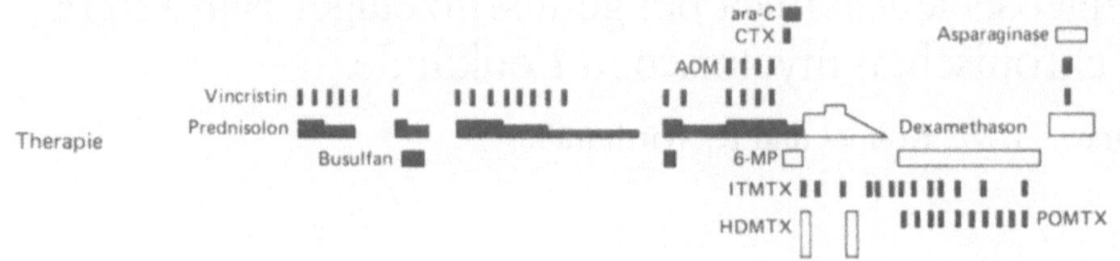


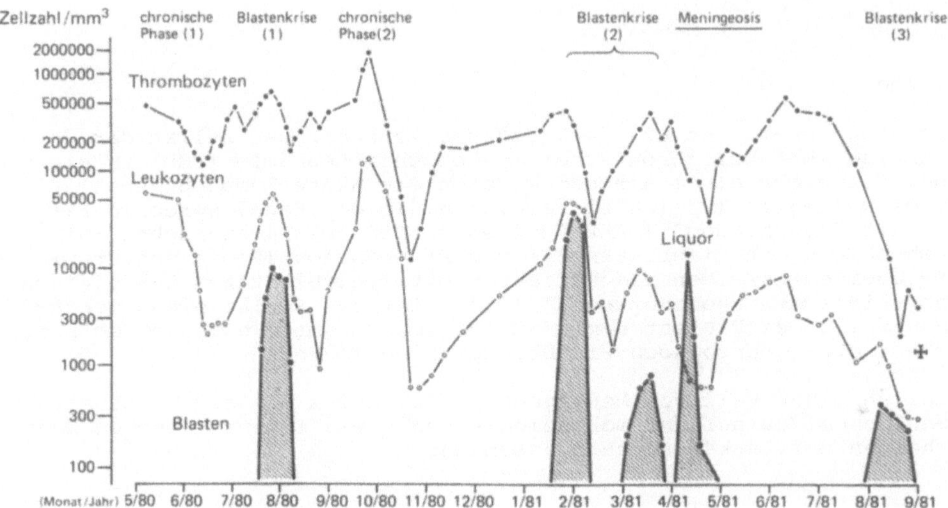


Abb. 1. Blutbildverlauf und Therapie bei einem Patienten mit myeloblastär-lymphoblastärer Blastenkrise und Meningeosis bei CML. ADM = Adriamycin, CTX = Cyclophosphamid, ara-C = Cytosinarabinosid, 6-MP = 6-Mercaptopurin, ITMTX, POMTX, HDMTX = intrathekales, perorales, bzw. hochdosiertes Methotrexat

waren die großen Blasten vereinzelt Peroxidase-positiv; PAS und Esterase waren in beiden Zellformen negativ. Immunologisch ließ sich auf 37% (J-5) bzw. 30% (VIL-A1) der Blasten das cALL-Antigen nachweisen, während 40% (VIM-D5) bzw. 13% (OKM1) mit myelomonozytären Antiseren reagierten. Therapie mit V und P führte zur Vollremission, die im Laufe des September 1980 vom typischen Bild der chronischen Phase der CML abgelöst wurde.

Ende Januar 1981 trat das erste Rezidiv der BK auf. Das Knochenmark enthielt nunmehr fast ausschließlich große, myeloblastäre Zellen. Das cALL-Antigen war nur vereinzelt (10%) nachweisbar. Unter V und P verschwanden die Blasten aus dem peripheren Blut, die Knochenmarksinfiltration blieb jedoch bestehen. Die Reinduktionstherapie wurde deshalb intensiviert (siehe Abb. 1).

Ende März 1981 klagte der Patient über zunehmende Kopfschmerzen, Schwindel und ischialgiforme Schmerzen im rechten Bein. Das Blutbild zeigte, als Folge der zytostatischen Therapie, eine schwere Panzytopenie, das Knochenmark eine Aplasie mit beginnender Regeneration. Neurologisch fanden sich an den Beinen Zeichen der V-Polyneuropathie. Der Lasègue-Test war rechts positiv; ein Meningismus bestand nicht. Die Lumbalpunktion ergab eine extreme Pleozytose von 40 000/3 Zellen (mittelgroße undifferenzierte Blasten). Knapp 80% der Zellen waren positiv für das cALL-Antigen. Myelomonozytäre und T-Zell-Antigene waren nicht nachweisbar.

Der Patient erhielt eine kombinierte intrathekale und hochdosierte MTX-Therapie (zwei Zyklen HDMTX zu 5 g bzw. 10 g im Abstand von drei Wochen). Nach wenigen Tagen war der Patient beschwerdefrei und nach fünfwöchiger Therapie war der Liquor saniert. Daraufhin wurde auf eine i. th. Erhaltungstherapie übergegangen. Der zytologische Befund blieb unauffällig.

Anfang August 1981 kam es zu einer progredienten Panzytopenie. Das Knochenmark war erneut dicht infiltriert mit schwer zu klassifizierenden großen Blasten. Sie hatten ein feinfädiges Chromatin und ein bis drei Nukleolen. Die Kernform war polymorph, rundlich bis oval, mitunter tief gebuchtet, der Zytoplasmasaum relativ breit und basophil. Vielfach wurden polyploide, z.T. riesenhafte Zellen gesehen. 90% dieser Zellen reagierten mit cALL-Antiseren. Interessanterweise reagierten nahezu alle Zellen simultan mit myelomonozytären Antiseren. Diese neue Blastenpopulation erwies sich resistent gegenüber Dexamethason. Auch nach Zusatz von L-Asparaginase und Adriamycin konnte keine Remission erreicht werden. Der Patient verstarb im Stadium der Aplasie Anfang September 1981. Ein Anhalt für ein Rezidiv der meningealen Leukämie ergab sich nicht.

## Besprechung

Aufgrund der morphologischen und immunologischen Befunde änderte sich bei unserem Patienten der Phänotyp der Blasten im Verlauf der Erkrankung mehrfach. Die erste BK stellte eine Mischpopulation aus lymphoiden und myeloiden Zellen dar. Die Blasten der zweiten Krise waren überwiegend myeloisch differenziert. Dagegen war die Meningeosis, die in enger zeitlicher Beziehung zur zweiten Krise auftrat, rein lymphoblastisch. Schwierig ist die morphologische Zuordnung der finalen BK. Die immunologischen Daten sprechen für eine einheitliche Population mit sowohl lymphoblastären als auch myelomonozytären Oberflächenmarkern. Die Existenz von Leukämiezellen mit ähnlichen Eigenschaften wurde in einem publizierten Fall zwar vermutet, jedoch immunologisch nicht verifiziert (2).

Es gibt verschiedene Erklärungsmöglichkeiten für die Konversion des Phänotyps: 1. Es waren von Anfang an drei Populationen vorhanden: eine lymphoide, eine myeloide und eine lymphoid-myeloide Übergangsform. Im Laufe der Erkrankung kam es zu einer Selektion des lymphoid-myeloiden Klons. 2. Es bestanden primär zwei Populationen. Nach dem therapieinduzierten Verschwinden der myeloiden Population trat innerhalb der lymphoiden (Meningeosis!) eine klonale Evolution ein mit Erwerb myelomonozytärer Antigene im Knochenmark (finale BK!). 3. Die Blasten der finalen Krise stellen Hybridformen zwischen lmyphoiden Zellen (aus dem Liquor) und myeloiden Zellen (des Knochenmarks) dar.

Für eine Hybridombildung könnten die Polyplodie vieler Zellen der finalen BK und ein im Anschluß an die Meningeosis im Knochenmark nachgewiesener Mosaizismus $Ph^1$-positiver und $Ph^1$-negativer Mitosen sprechen. Zudem lassen sich die Ergebnisse der Zellmarker-Untersuchungen nicht mit dem gängigen Konzept der Differenzierung hämopoetischer Zellen (5) erklären. Bei Zutreffen der zweiten Hypothese hätte die Meningeosis ebenfalls eine Schlüsselstellung für das Auftreten der terminalen BK, indem sie die Persistenz des cALL-Antigens bewirkte, das im Knochenmark (zweite BK!) offenbar im Verschwinden begriffen war.

Die Häufigkeit der Meningeosis bei BK betrug in einer Studie an 101 Patienten (10) etwa 7%. Sie trat jedoch bei fast der Hälfte der Patienten auf, die eine komplette Remission erreichten. Eine klinisch manifeste Meningeosis verschlechtert in der Regel die Prognose einer Leukämie (3). Da die Überlebenszeiten bei der "lymphoiden" BK z.T. mehr als zwei Jahre betragen (10), erscheint hier eine prophylaktische ZNS-Behandlung sinnvoll. Wir sehen in der HDMTX-Therapie eine mögliche Form der Prophylaxe. Wegen ihrer kontrollierbaren Myelotoxizität kann sie sogar im Stadium der Panzytopenie durchgeführt werden.

## Zusammenfassung

Bei einer gemischtzelligen BK einer $Ph^1$-positiven CML trat, im Anschluß an ein überwiegend myeloisch differenziertes Rezidiv, eine rein lymphoblastische Meningeosis leukaemica auf. Diese wurde mit HDMTX erfolgreich behandelt. Die terminale BK bestand aus einer einheitlichen Zellpopulation mit lymphoblastären *und* myelomonozytären Oberflächenmarkern. Die pathogenetische Bedeutung der Meningeosis für die phänotypische Konversion der Blasten wird anhand morphologischer und immunologischer Befunde diskutiert. Bei der lymphoiden (und gemischtzelligen) BK ist eine prophylaktische ZNS-Behandlung angezeigt.

## Literatur

1. Breard J, Reinherz EL, Kung PC, Goldstein G, Schlossman SF (1980) A monoclonal antibody reactive with human peripheral blood monocytes. J Immunol 124:1943-1948
2. Forman EN, Padre-Mendoza T, Smith PS, Barker BE, Farnes P (1977) $Ph^1$-positive childhood leukemias: Spectrum of lymphoid-myeloid expressions. Blood 49:549-558
3. Hardisty RM, Norman PM (1967) Meningeal leukemia. Arch Dis Childh 42:441-447
4. Janossy G, Greaves MF, Revesz T, et al (1976) Blast crisis of chronic myeloid leukaemia (CML) II. Cell surface marker analysis of "lymphoid" and myeloid cases. Br J Haematol 34:179-192
5. Janossy G (1981) Differentiation of human bone marrow cells and thymocytes. In: Knapp W (ed) Leukemia markers. Academic Press, London New York Toronto Sydney San Francisco, p 45-55
6. Knapp W, Majdic O, Rumpold H, et al (1981) Myeloid differentiation antigens as defined by monoclonal antibodies. In: Knapp W (ed) Leukemia markers. Academic Press, London New York Toronto Sydney San Francisco, p 207-223
7. Liszka K, Majdic O, Bettelheim P, Knapp W (1981) A monoclonal antibody reactive with common acute lymphatic leukemia (cALL) cells. In: Knapp W (ed) Leukemia markers. Academic Press, London New York Toronto Sydney San Francisco, p 61-64
8. Reinherz EL, Schlossman SF (1980) The differentiation and function of human T lymphocytes. Cell 19:821-827
9. Ritz J, Pesando JM, Notis-McConarty J, Lazarus H, Schlossman SF (1980) A monoclonal antibody to human acute lymphoblastic leukaemia antigen. Nature (Lond) 283:583-585
10. Schwartz JH, Canellos GP, Young RC, DeVita VT (1975) Meningeal leukemia in the blastic phase of chronic granulocytic leukemia. Am J Med 59:819-828
11. Woodruff RK, Malpas JS, Wrigley PFM, Lister TA, Paxton AM, Janossy G (1977) Meningeal leukaemia in lymphoid blast crisis of chronic myeloid leukaemia. Br Med J 2/1325-1326

# Multifokale Leukenzephalopathie und Toxoplasmose-Enzephalitis bei behandeltem Non-Hodgkin-Lymphom

J. Peiffer, W. Schlote und P. Ostendorf

Bei immunologisch geschwächten Patienten treten krankheitsbegleitende Infekte durch unterschiedliche Erreger auf. Außer mit Bakterien haben wir vor allem mit Pilzen, Parasiten und Viren zu rechnen. Die eigene Beobachtung des Falles einer 44-jährigen Frau zeigt exemplarisch, welche differentialdiagnostischen und therapeutischen Schwierigkeiten durch die Kombination nosokomialer Krankheiten entstehen können.

Klinik. 3 1/2 Jahre vor dem Tode Diagnose eines zentrozytisch-zentroblastischen Non-Hodgkin-Lymphoms Stadium II B, behandelt im Oktober 1976 zunächst mit Splenektomie, dann von November 1976 bis Februar 1977 mit Telekobalt. Gute Remission. Mai 1977 erstes Rezidiv, das mit kombinierter Radio- und Chemotherapie erfolgreich behandelt wird. August 1978 zweites Rezidiv, Stadium IV B, Behandlung chemotherapeutisch durch 20 Zyklen nach dem Knospe-Schema. Vollremission im Januar 1979. Drittes Rezidiv November 1980 bis August 1981, wiederum mit Radio- und Chemotherapie bekämpft. Im August 1981 wurde am linken Auge eine Uveitis festgestellt (Lymphomabsiedlung? granulomatöse Entzündung?). Behandlung: 40 mg Dekortin und 1 Vibramycin täglich. Ein Schädel-CT im September 1981 ergab normale Befunde. Toxoplasmose-Zytomegalie-Virus- und Listeriose-Untersuchungen im Serum waren im Oktober 1981 ebenfalls normal. Bei der Patientin bestand eine Penicillin-Allergie. Bei einer Vitrektomie war histologisch eine diagnostische Klärung nicht möglich.

Am 19.11.1981 wurde die Patientin mit einem organischen Psychosyndrom eingeliefert. 2 Wochen zuvor hatte sie über starke Kopfschmerzen rechts geklagt. Das Schädel-CT ergab nun multiple intracerebrale hypodense Areale, gedeutet als Lymphome. Im Liquor bestand eine Pleozytose mit 477/3 Zellen und zytologisch eine lymphozytäre Reaktion (Gesamteiweiß 82 mg%; unauffällige Werte für Zucker, Natrium, Kalium und Lactat). Der indirekte Fluoreszenztest auf Toxoplasmose im Serum war 1:256 bei normaler KBR. Negative Reaktionen auf Candida, Herpes simplex-Virus und Zytomegalievirus. Bei der Patientin bestand ein Antikörper-Mangelsyndrom (Gammaglobulin 3,3% bei Gesamteiweiß 6,39%). Am 26.11.1981 entwickelte sich ein Strabismus divergens. Am linken Auge hatte die Uveitis (Lymphom?) stark zugenommen. Die Patientin bekam septische Temperaturen und die Zeichen eines Lungenödems bei beginnender Pneumonie, der sie nach wenigen Tagen erlag.

Neuropathologie. Bei der Hirnsektion fanden sich *makroskopisch* auf den Frontalschnitten multiple, scharf begrenzte, stecknadelkopfgroße Verfärbungen der weißen Substanz, die vor allem an den Rinden-Markgrenzen der rechten ersten und zweiten Frontalwindung dicht aneinander gelagert waren (Abb. 1a). Daneben bestanden andersartige, teils das Marklager, teils Rinde und Stammganglien betreffende Nekrosebereiche von weniger scharfer Begrenzung und von z.T. sehr weicher Konsistenz. Wir vermuteten neben einer multifokalen Leukoenzephalopathie eine mul-

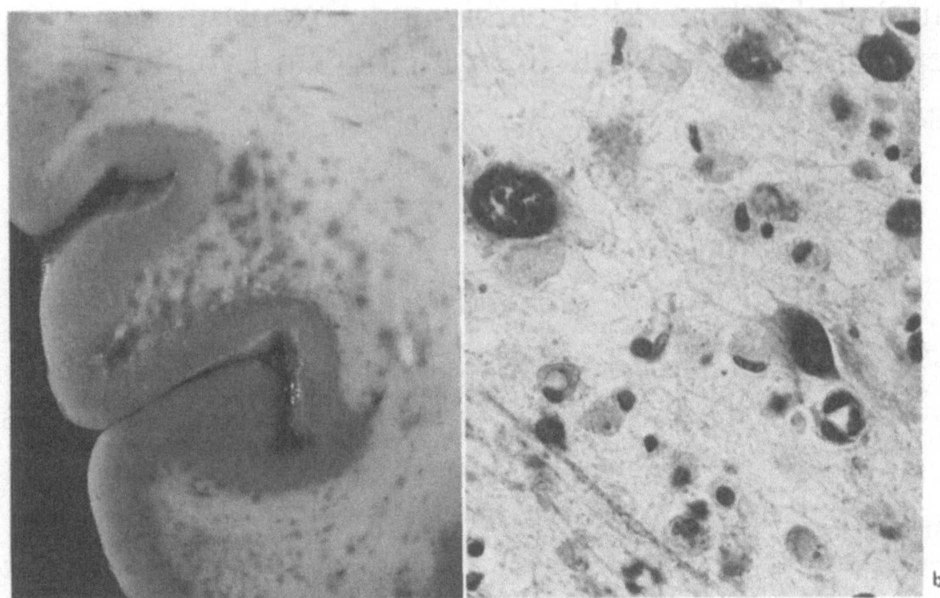

Abb. 1a,b. Multifokale Leukoenzephalopathie. a Grießartige Entmarkungsherde in der Markzunge und an der Rinden-Markgrenze. b Atypisch große Kerne proliferierender Astrozyten mit Chromatinanomalien inmitten der Entmarkungsherdchen

tilokuläre Manifestation des Lymphoms. *Mikroskopisch* bestätigte sich das Vorliegen der progressiven multifokalen Leukoenzephalopathie (PML) mit Entmarkung, feinspongiöser Auflockerung und dem Auftreten vermehrter und pathologischer Astrozyten. Diese enthielten in ihren vielfach abnorm großen, sehr dunklen Kernen feinglobuläre Einschlüsse. Es fanden sich auch zahlreiche monströs gestaltete Astrozyten ähnlich denen bei polymorphzelligen Gliomen (Abb. 1b). Elektronenmikroskopisch ließen sich Viren des Papova-Types erkennen (Abb. 3a). Neben diesen Veränderungen fanden sich umfangreichere Herde unsystematischer Verteilung, die histologisch nicht einem malignen Lymphom entsprachen. Wir sahen vielmehr Nekrosestadien unterschiedlichen Grades mit randständigen lympho- und plasmazellulären Gefäßwandinfiltraten und einer starken Gliazellproliferation, an der nun mikrogliöse Stäbchenzellen und zytoplasmareiche Astrozyten beteiligt waren. Die Nervenzellen waren in diesen Herden stark geschädigt, die Markscheiden unter Bildung dichter Lipophagenfelder aufgelöst. In den Randpartien traf man häufig auf feingranuläre, extracelluläre Gebilde in der Nachbarschaft pseudozystisch aufgetriebener Gliazellen (Abb. 2). Mitunter waren auch kleine Kalkablagerungen sichtbar. Bei den in den Pseudozysten und frei im Gewebe liegenden granulären Gebilden handelte es sich um Toxoplasmen. Ein solches Toxoplasma war selbst am Autopsiematerial elektronenmikroskopisch nachweisbar (Abb. 3b). Unsere *Diagnose* lautete daher: Progressive multifokale Leukoenzephalopathie, kombiniert mit einer akuten Toxoplasmose-Enzephalitis bei einer Patientin mit weitgehend remittiertem malignem Non-Hodgkin-Lymphom.

Unser Fall lehrt uns, bei immunsupprimierten Patienten an die notwendige Differentialdiagnose zwischen Tumormetastasierung und PML zu denken und darüberhinaus andere nosokomiale Infektionen in die Überlegungen einzubeziehen von Pilzerkrankungen - neben Candida zu-

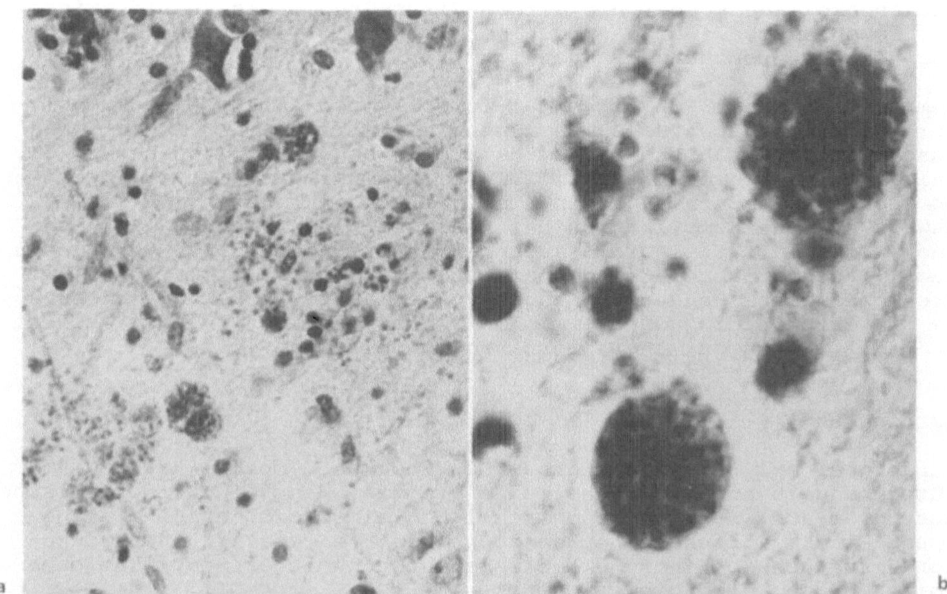

Abb. 2a,b. Toxoplasmose-Enzephalitis. a Teils extracellulär sich ausbreitende, teils in Pseudozysten intrazytoplasmatisch wachsende Toxoplasmen. b Toxoplasma-Pseudozysten

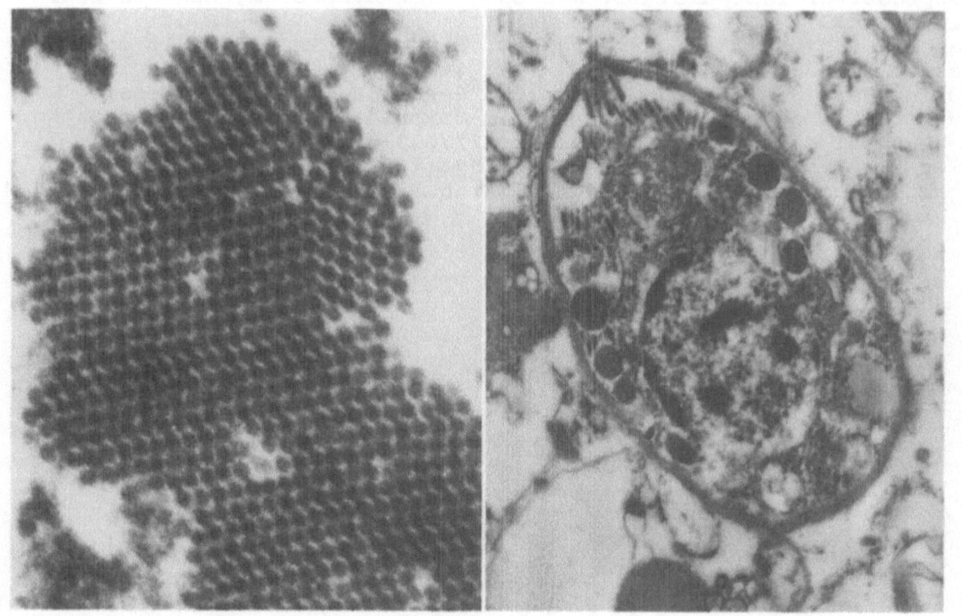

Abb. 3a. Viruskolonien vom Papova-Typ (80.000:1); b Toxoplasma (20.000:1)

nehmend Aspergillus - über die Herpes-Virus-Gruppe bis zu Listeriose und der Toxoplasmose. Gerade wegen der Letzteren sind wiederholte serologische Untersuchungen angezeigt (2).

Die Kombination einer PML mit einer Toxoplasmose-Infektion wurde bisher nur bei einem japanischen Patienten beschrieben, der wegen eines Pharynxcarcinoms strahlen- und zytostatisch behandelt worden war (3). Alleinige Toxoplasmose-Enzephalitiden bei immunsupprimierten Patienten fanden sich aber an einem großen amerikanischen Krebszentrum als keineswegs seltene Komplikation bei Leukämie- und Lymphom-Patienten (2) und wurden in Mitteleuropa auch bei Morbus Hodgkin (4) und Plasmozytom (1) beschrieben. Gerade bei Patienten, deren Primärtumor gut auf die kombinierte Behandlung angesprochen hatte, sollte durch eine genaue Differentialdiagnose vermieden werden, daß ein solcher Patient der an und für sich gut therapierbaren Toxoplasmose erliegt.

## Zusammenfassung

Nach erfolgreicher Behandlung eines Non-Hodgkin-Lymphoms trat bei Antikörpermangelsyndrom zunächst eine Uveitis, dann ein hirnorganisches Psychosyndrom auf. Neuropathologisch lagen eine Toxoplasmose-Enzephalitis und eine multifokale Leukoenzephalopathie (elektronenmikroskopischer Virusnachweis) vor. Auf die Bedeutung solcher Komplikationen bei Immunschwäche wird hingewiesen.

## Literatur

1. Babaryka I, Rothemund E (1983) Toxoplasmaencephalitis bei immunsuppressiver Therapie. II. Neuropatholog Symposium, München-Haar (im Druck)
2. Carey RM, Kimball AC, Armstrong D, Lieberman Ph (1973) Toxoplasmosis. Amer J Med 54:30-38
3. Oda M, Hara M, Totsuka G, Sugai R, Sasaki H (1978) Progressive multifocal leukoencephalopathy and toxoplasmosis associated with pharyngeal cancer. Adv Neurol Sci 22:591-592
4. Pilz P, Blinzinger K, Sniesko I (1978) Cerebrale Erwachsenen-Toxoplasmose bei Morbus Hodgkin. Arch Psychiat Nervenkr 225:127-134

# Immunsuppressive Therapie: Risikofaktor für Listeriose-Meningo-Encephalitis

A. Müller-Jensen, K. Bischoff und R. Laufs

Die immer häufiger und wirksamer eingesetzte immunsuppressive Therapie u.a. im Rahmen von Organtransplantationen begünstigt ungewöhnliche Infektionskrankheiten mit seltenen und häufig therapieresistenten Mikroorganismen, die insbesondere dann, wenn sie nicht rechtzeitig erkannt werden, zu einer vitalen Gefahr für die Patienten werden können. Im Folgenden soll über einen Patienten mit einem Zustand nach Nierentransplantation berichtet werden, bei dem es unter der notwendigen immunsuppressiven Therapie zu einer Neuro-Listeriose kam.

## Kasuistik

K., K.F.; ein 52-jähriger Patient, bei dem 1 1/2 Jahre vor der jetzigen Erkrankung nach einer 7-jährigen Dialyse-Behandlung wegen terminaler Niereninsuffizienz auf dem Boden einer chronischen Glomerulonephritis eine Nierentransplantation durchgeführt wurde. Die notwendige immunsuppressive Therapie erfolgte mit Endoxan und Prednisolon. Der Verlauf nach Nierentransplantation war - abgesehen von einer passageren Panzytopenie - sonst komplikationslos und unauffällig. Insbesondere wurden keine Rejektionskrisen beobachtet.

Rasch einsetzende und sich verstärkende Kopfschmerzen, besonders im Nacken-Hinterkopfbereich, in Verbindung mit einer zunehmenden Bewußtseinsstörung mit Phasen zeitlicher und örtlicher Desorientiertheit führten bei gleichzeitig auftretenden Körpertemperaturerhöhungen bis 39,5° C zur aktuellen Krankenhausaufnahme. Bei unauffälligem internistischen Befund ergaben sich neurologisch bei somnolenter Bewußtseinslage und allgemeiner psychomotorischer Unruhe lediglich Feinsymptome einer linkshirnigen Störung mit diskret rechtsbetonten Muskeleigenreflexen sowie Störungen der Wortfindung ohne sichere Zeichen einer begleitenden sensorischen bzw. motorischen Aphasie. Eine Nackensteifigkeit war zunächst nicht nachweisbar. Während im CCT keine fokalen Veränderungen erkennbar waren, fanden sich im EEG die Zeichen einer schweren Allgemeinveränderung unter deutlicher linkshirniger Betonung, ohne jedoch Zeichen eines eigentlichen Herdbefundes. Im daraufhin lumbal entnommenen Liquor Nachweis einer mäßiggradigen lympho-monozytären Pleozytose von 80/3 Zellen; Liquoreiweiß 858 mg/l.

Wegen eines in der Vergangenheit mehrfach aufgetretenen Herpes simplex wurde in ätiologischer Hinsicht insbesondere an die Möglichkeit einer Herpes-Encephalitis gedacht und neben einer antibiotischen Abdeckung mit Baypen auch eine virostatische Therapie mit Acyklovir eingeleitet. Klinisch-neurologisch war es zwischenzeitlich zu einer weiteren Verschlechterung gekommen. Mehrfach aufgetretene linkshirnig gestaltete motorische Jackson-Anfälle mit sekundärer Generalisation, komatöse Bewußtseinslage sowie zunehmende Ateminsuffizienz machten schließlich Intubation und maschinelle Beatmung notwendig. Bei einer jetzt eindeutig nachweisbaren Nackensteife ergab die Liquorkontrolle weiterhin eine lympho-monozytäre Pleozytose von nunmehr 2000/3 Zellen. Jetzt kam das Ergebnis der zwischenzeitlich angelegten Blut- und Liquorkulturen mit dem sicheren Nachweis einer Listerien-Infektion, so daß nun eine gezielte und hochdosierte antibiotische Therapie in Form von initial 3 x 10 g Ampicillin sowie 60 mg Gentamycin pro die durchgeführt werden konnte. Unter der Annahme einer insuffizienten körpereigenen Immunabwehr wurden zusätzlich systemisch Immunoglobuline in Form von 10 g Gamma-Venin i.v. über 10 Tage gegeben. Unter diesen Behandlungsmaßnahmen kam es in den folgenden 3 Wochen zu einer allmählichen Besserung mit Aufklarung des Patienten und nach Durchlaufen eines Durchgangssyndroms schließlich zur vollständigen Restitution.

Hervorzuheben ist, daß nach Absetzen von Endoxan in der Akutphase und unter Fortsetzung einer abgeschwächten immunsuppressiven Therapie in Form von 5 mg Prednisolon täglich trotz der zunächst befürchteten Abstoßungsreaktion die transplantierte Niere bei voller Funktionsfähigkeit erhalten werden konnte.

## Diskussion

Die Listeria monocytogenes - ein gram-positives Stäbchen - wurde erstmals 1918 von Dumont aus dem Liquor eines an Meningitis verstorbenen Mannes isoliert (2). Erst seit Beginn der 50iger Jahre sind jedoch zunehmend Infektionen des Menschen mit Befall des ZNS sowie der Hirnhäute und auch als Ursache erhöhter perinataler Sterblichkeit bekannt geworden (3,6,7). Als bedeutsam wurde erkannt, daß eine Störung der immunologischen Abwehr eine wesentliche Voraussetzung für die Listeriose-Infektion beim Menschen darstellt (6,7,8). Abbildung 1 gibt in der Übersicht immunologische Faktoren wieder, welche ein erhöhtes Risiko für eine Listeriose-Infektion darstellen. Risikopatienten-Gruppen sind demnach auch solche, bei denen iatrogen ein Immundefizit durch eine immunsuppressive Therapie hervorgerufen wurde. Eine Listeriose-Infektion nach Nierentransplantation - wie in dem hier mitgeteilten Fall- wurde bisher unseres Wissens nur in 2 Fällen mit jeweils letalem Ausgang mitgeteilt (3,5).

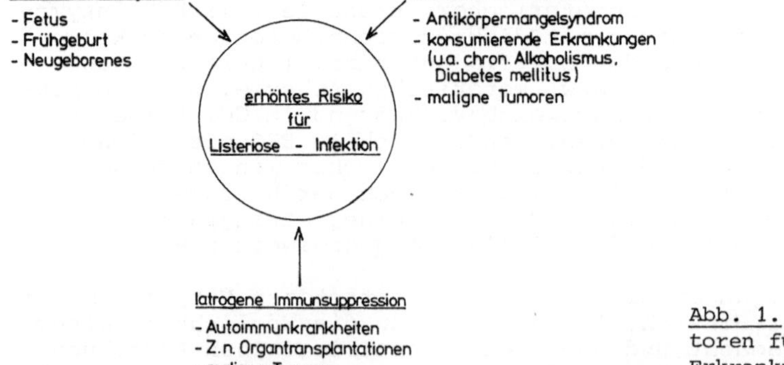


Abb. 1. Immunologische Faktoren für erhöhtes Listeriose-Erkrankungsrisiko

Die Listeriose-Infektion beim Erwachsenen führt praktisch ausschließlich zu einer Erkrankung des ZNS und seiner Häute. Tabelle 1 gibt in Anlehnung an Humbert et al. die 4 Verlaufsformen der Neuro-Listeriose wieder (4). Insbesondere die Encephalitis sowie die leichtere Meningo-

Tabelle 1

| Verlaufsformen der Neuro-Listeriose |
|---|
| 1. reine eitrige Meningitis |
| 2. Meningo-Encephalitis |
| 3. fulminante Encephalitis |
| 4. klassische Encephalitis ohne Beteiligung der Meningen |

Encephalitis sind nicht von einer virusbedingten Erkrankung klinisch-ätiologisch zu differenzieren. Auch in unserem Fall wurde wegen des Zellbildes im Liquor mit einer zunächst nur mäßiggradigen lympho-monozytären meningealen Reaktion der Verdacht auf eine Virus-Meningo-Encephalitis gelenkt, bevor durch die noch rechtzeitig angelegten Blut- und Liquorkulturen die richtige Diagnose gestellt wurde.

Mit Seeliger (6,7) muß aufgrund derartiger Möglichkeiten zur Fehldiagnose eine hohe Dunkelziffer für die Neuro-Listeriose angenommen werden, zumal bakteriologische Befunde auch für einen unterschwelligen Befall des ZNS in allen Altersstufen sprechen mit mannigfachen ätiologisch bis dahin oft nicht einzuordnenden klinisch-neurologischen Symptomen bzw. Defektzuständen. Somit muß aus neurologischer Sicht bei stetig zunehmenden immunsuppressiven Therapieformen u.a. im Rahmen steigender Zahlen von Organtransplantationen vermehrt an die Möglichkeit einer Neuro-Listeriose gedacht werden. Schon bei geringstem Verdacht sollte bei entsprechenden Risikopatienten eine konsequent durchgeführte bakteriologische Diagnostik erfolgen, um damit so früh als möglich die vital notwendige optimale antibakterielle Therapie einsetzen zu können.

## Zusammenfassung

Berichtet wird über einen 52-jährigen Patienten mit einem Zustand nach Nierentransplantation, bei dem es auf der Basis einer seit 1 1/2 Jahren durchgeführten immunosuppressiven Therapie zu einer Listeriose-Meningo-Encephalitis gekommen war. Nach Einsetzen einer hochdosierten gezielten antibiotischen Therapie kam es zu einer vollständigen Restitution. Auch die transplantierte Niere konnte bei guter Funktionsfähigkeit erhalten werden. Anhand dieses Falles soll hervorgehoben werden, daß bei einer zu vermutenden hohen Dunkelziffer im Rahmen zunehmender immunsuppressiver Therapieformen vermehrt an die Möglichkeit einer Neuro-Listeriose gedacht werden muß.

## Literatur

1. Dürr D, Szeky J, Wiesmann E, Prader A (1966) Die Listeriose im Kindesalter. Schweiz med Wschr 96:393-399
2. Dumont J, Cotoni L (1921) Bacille semblable à celui du rouget du pore rencontré le L.C.R. d'un méningitique. Ann Inst Pasteur 35:625-641
3. Hale JW, Holley K E (1969) Renal insufficiency following renal transplant. Mayo Clin Proc 44:46-51
4. Humbert G, Duval C, Fessard C, Meunier M. Ledoux A (1977) Aspects actuels des listerioses en France. Lyon Méd 237:275-289

5. Moccetti T, Albert H, Wegmann W, Scheitlin W (1969) Listeriosis nach Nierentransplantation. Schweiz med Wschr 99:1147-1151
6. Seeliger HPR (1960) Listeriosis. Karger, Basel
7. Seeliger HPR (1981) Listeriose-Meningoencephalitis. Bundesgesundheitsblatt (im Druck)
8. Weingärtner L, Ortel S (1967) Zur Behandlung der Listeriose mit Ampicillin. Dtsch med Wschr 92:1098-1102

# Zur Therapie maligner Lymphome mit isoliertem Befall des zentralen Nervensystems

W. Grossmann, M. Jansen und G. Paal

## Einleitung

Primär maligne Lymphome (pmL) des ZNS sind Tumoren des retikulo-histiozytären Systems ausschließlich im Gehirn und Rückenmark. Ihre Häufigkeit wird zwischen 0,3 und 1,5% aller Tumoren des ZNS angegeben. Das Alter der Patienten ist durchschnittlich über 60, der jüngste dokumentierte Patient war 16 Jahre alt (4). Die klinische Symptomatik entspricht der raumfordernder Prozesse. In der Zeit von April 1977 bis September 1982 wurden durch uns 9 Patienten mit pmL des ZNS behandelt. Die Behandlungsmethoden wechselten im Laufe der Zeit und umfaßten Radiotherapie, verschiedene Kombinationen von Cytostatika mit und ohne Steroide sowie Steroide alleine. Die besten Ergebnisse erzielten wir in 3 Fällen mit einer Kombinationstherapie von CCNU (Lomustin) und Dexamethason (Tabelle 1). Beim ersten dieser 3 Patienten wurde initial noch Adriblastin und VM 26 zusätzlich verabreicht. CCNU ist ein Nitroso-Harnstoff-Derivat. Es zeichnet sich durch seine hohe Lipidlöslichkeit aus und ist deshalb in der Lage, die Blut-Hirnschranke zu überwinden. Seine Neurotoxizität ist gering. Dexamethason (Dexa) wurde in erster Linie als antiödematöses Agens verabreicht, somit die Dosis bewußt niedrig und die Applikationsdauer kurz gewählt.

Tabelle 1. Therapieschema

| | |
|---|---|
| CCNU 80-130 mg/qm p.o. als einmalige Gabe<br>Dexa 3-4 x 4 mg/die i.v. bzw. p.o. für die Dauer von 7-14 Tagen in absteigender Dosierung | Wiederholung in Intervallen von 5-7 Wochen (je nach Blutbild) |

## Fallberichte

1. Fall: 73-jährige Patientin, stationäre Aufnahme im April 1977 wegen Gewichtsabnahme, allgemeinem Kräfteverfall, Sprachstörungen und Gangunsicherheit. Bei der neurologischen Untersuchung fanden sich eine globale Aphasie und spastische sensomotorische Hemiparese rechts. Die Patientin war somnolent, verlangsamt, zeitlich und örtlich noch ausreichend orientiert. Im CT multiple hyperdense, rundlich konfigurierte raumfordernde Herde bds. und deutlicher Shift der Mittellinie nach rechts; Schwerpunkt der Veränderungen fronto-temporal links. Im Liquor 10/3 Zellen, Gesamteiweiß (GE) 200 mg%. Zahlreiche Untersuchungen der anderen Organe ergaben keinen Hinweis für einen peripheren malignomverdächtigen Prozeß. Diagnose: Verdacht auf multiple Metastasen im ZNS bei unbekanntem Primärtumor. Während der folgenden 6-monatigen Behandlungsphase wurde in 5-wöchigen Intervallen initial 50 mg Adriblastin und 4 x 4 mg Dexa, zuletzt 2 x 60 mg VM 26 kombiniert mit 60 mg CCNU und 4 x 4 mg Dexa intravenös verabreicht. Es kam zu einer wesent-

lichen Besserung. Der positive Verlauf war unterbrochen von kurzen Phasen mit Übelkeit, Erbrechen und Kopfschmerzen. Einmal trat vorübergehend ein organisches Psychosyndrom mit Stuhl- und Harninkontinenz auf. Wiederholt kam es zur Panzytopenie des Blutes bei subtotaler Knochenmarksatrophie. Sechs Monate nach Beginn der Erkrankung war die Patientin bei klarem Bewußtsein sowie subjektiv und objektive beschwerdefrei. Im Februar 1978 erneute stationäre Aufnahme wegen Verlangsamung, Sprachstörungen und Gangunsicherheit. Neurologisch bestanden ein organisches Psychosyndrom, leichte sensorische Aphasie und frontale Ataxie. Im CT multiple hyperdense ausgedehnte Herde bds. Im Liquor 36/3 Zellen, GE 124 mg%. Liquorcytologisch: pmL des ZNS. Unter CCNU und Dexa rasche Besserung: Klares Bewußtsein, deutliche Minderung der Gangunsicherheit. Bei den folgenden Kontrolluntersuchungen neurologisch unauffälliger Befund. Im CT (Juli 1978) nurmehr kleine hyperdense wie auch hypodense Herde erkennbar. Seit Mitte 1978 wurde die Patientin 8mal mit jeweils 120-140 mg CCNU und Dexa behandelt. Im März 1982 neurologisch o.B. Im CT kein Hinweis für ein Rezidiv. Im Liquor 6/3 Zellen, keine Tumorzellen, GE 52 mg%. Bisherige Überlebenszeit: 65 Monate.

2. Fall: 58-jährige Patientin, Einweisung im Oktober 1979 wegen Kopfschmerzen, organischem Psychosyndrom, sensomotorischer linksseitiger Hemiparese. Im CT (Abb. 1 oben) mehrere hyperdense, deutlich Kontrastmittel (KM) aufnehmende Areale im Bereich der rechten Hemisphäre mit ausgedehntem perifokalen Ödem. Bei unauffälligem Liquor wurde zunächst der Verdacht auf Metastasen eines unbekannten Primärtumors geäußert, die Primärtumorsuche blieb erfolglos. Nach CCNU und Dexa annähernd vollständige Rückbildung der neurologischen Symptomatik innerhalb von 3 Wochen. Kontrolluntersuchung Januar 1980: Unauffälliger neurologischer Befund. LP: 18/3 Zellen (50% Monozyten), sonst unauffälliges Zellbild, GE 48 mg%. CT: fast vollständige Remission der intracraniellen Raumforderung, lediglich im frontalen Marklager noch kleine, unscharfe dichtegeminderte Residuen. In der Folge entzog sich die Patientin der weiteren Behandlung. 21 Monate später erneute Einweisung mit ausgeprägtem hirnorganischem Psychosyndrom und linksseitiger Hemiplegie. CT: Rezidiv der rechtshirnigen Läsion und neue Herde mit ausgeprägtem Ödemsaum. LP: 34/3 Zellen, unter ihnen tumorverdächtige Zellen, GE 84 mg%. Liquorcytologie: pmL des ZNS. Erneute Therapie mit CCNU und Dexa. Nahezu völlige Rückbildung der neurologischen Ausfallserscheinungen innerhalb von 7 Wochen. Kontrolle im März 1982: Geringgradige beinbetonte linksseitige Hemispastik. CT: Kein Anhalt für Rezidiv, geringe Zunahme der Ventrikelgröße. Erneute Therapie mit CCNU und Dexa. Letzte Kontrolle im September 1982: Unverändert diskrete spastische Hemiparese links. CT: Kein Hinweis für Rezidiv (Abb. 1 unten). Bisherige Überlebenszeit: 35 Monate.

3. Fall: 69-jährige Patientin, Einweisung August 1981 in die Neurochirurgische Klinik wegen Desorientiertheit, organischem Psychosyndrom und leichter spastischer linksseitiger Hemiparese. CT: multiple KM-aufnehmende Prozesse gemischter Dichte rechts frontal. Unter Dexa deutliche Rückbildung der neurologischen Symptomatik. CT-Kontrolle nach 2 Monaten: Stark hypodenser Bezirk rechts frontal ohne raumfordernde Wirkung. Im Januar 1982 wieder zunehmendes Psychosyndrom, homonyme Hemianopsie nach rechts, spastische sensomotorische Hemiparese links, deutliche Gang- und Standunsicherheit mit Fallneigung nach links. CT: Linksseitig occipital KM-aufnehmender Herd, gesamtes linkshirniges Marklager hypodens markiert. Rechtsseitig teilweise konfluierende hypodense Läsionen bei Weiterstellung des rechten Vorderhorns und multiplen KM-aufnehmenden Bezirken. LP: 32/3 Zellen, unter ihnen tumorverdächtige Zellen, GE 168 mg%. Liquorcytologie: pmL des

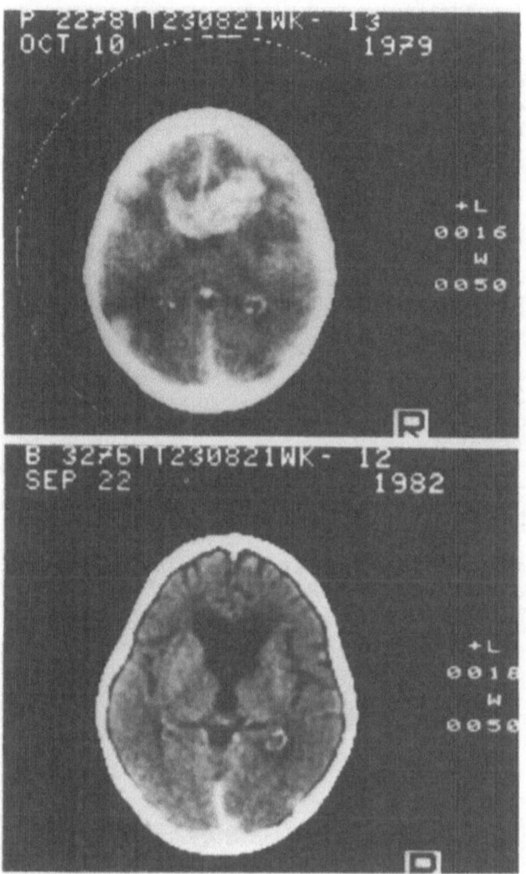


Abb. 1. Oben (Oktober 1979): zum Zeitpunkt der Diagnose. Unten (September 1982): nach wiederholten Behandlungen mit CCNU und Dexa

ZNS. Ein weiterer Organbefall konnte nicht nachgewiesen werden. Unter CCNU und Dexa merkliche Aufhellung und Aktivierung der Patientin, sowie Teilremission der Hemianopsie. Die Patientin entzog sich bisher weiterer Kontrolluntersuchungen. Am 15. April 1982 befand sich die Patientin laut Hausarzt in stabilem, zufriedenstellendem Zustand.

## Diskussion

Die durchschnittliche Lebensdauer des pmL des ZNS ohne Therapie wird mit 2 Monaten angegeben (3). Berichte über Therapieergebnisse sind selten. Die Radiotherapie des ZNS ist wirksam. In Einzelfällen wurde eine Überlebenszeit von 3 Jahren erzielt (6). Belastend sind die Nebenwirkungen und der lange stationäre Aufenthalt. Steroide sind wirksam gegen das Begleitödem. Der Tumor selbst wird kaum beeinflußt (2,5). Cytostatika, z.B. Methotrexat (1) hingegen sind wirksam, Nebenwirkungen jedoch oft unvermeidbar. Langzeitbeobachtungen liegen kaum vor. CCNU erwies sich u.a. seiner guten Liquorgängigkeit wegen vorteilhaft: orale Applikation, geringe Nebenwirkungen, ambulante Behandlung möglich, beachtliche Überlebenszeit.

Zusammenfassung

Primär maligne Lymphome des ZNS sind selten (etwa 0,85% aller intracraniellen Neoplasien). Therapieergebnisse liegen bisher kaum vor. Anhand dreier Fälle werden erste Ergebnisse mit einer Kombinationstherapie von CCNU und Dexamethason berichtet. Bei nur geringer Belastung für den Patienten und relativ wenig Nebenwirkungen wurde eine beachtliche Überlebenszeit erzielt.

Literatur

1. Engelhardt P, Lorenz R (1979) Cytostatic Treatment of Meningeal Blastoses. J Neurol 220:279-289
2. Heiss W-D, Blessing MH, Jentgens H, Mödder U, Szelies-Stock B (1980) Primär zerebrale Manifestation einer Sarkomatose der histiozytischen Retikulumzellen. Nervenarzt 51:737-742
3. Jellinger K, Radaskiewicz Th, Slowik F (1975) Primary Malignant Lymphomas of the Central Nervous System in Man. Acta Neuropath (Berl) Suppl VI:95-102
4. Jellinger K. Radaskiewicz Th (1976) Involvement of the Central Nervous System in Malignant Lymphomas. Virchows Arch A Path Anat and Histol 370:345-362
5. Kunze P, Hoppe W, Riedel Ch, Döge H (1980) Primäres malignes Lymphom des Zentralnervensystems. Psychiat Neurol med Psychol 32:373-381
6. Rampen FHJ, van Andel JG, Sizoo W, van Unnik JAM (1980) Radiation Therapy in Primary Non-Hodgkin's Lymphomas of the CNS. Europ J Cancer 16:177-184

# Hochdosierte Methotrexattherapie bei akuter Leukämie und malignem Lymphom mit meningealer Beteiligung

R. Schwerdtfeger und H. W. Kölmel

## Einleitung

Die Indikation zur intravenösen Behandlung mit Methotrexat in *hoher* Dosierung kann aus zwei Gründen gestellt werden: 1. Primäre oder sekundäre Resistenz von Tumorzellen gegenüber dem Medikament in niedriger Dosierung - sie kann überwunden werden (1,2). 2. Meningeale Beteiligung bei einer malignen Erkrankung - sie kann von der systemischen Therapie durch Liquorgängigkeit des Cytostaticums (3) miterfaßt werden. Dabei liegt der Vorteil der hochdosierten Methotrexatbehandlung mit Citrovorum Factor Rescue (HDMTX-CF) - die Citrovorum Factor (CF) Gabe ist erforderlich, um die potentielle Letalität des HDMTX auszuschalten - in einer verglichen mit der intrathecalen MTX-Gabe gleichmäßigen Verteilung des Medikamentes über den gesamten Liquorraum (4). Besonders gut sollte sich die HDMTX-CF Behandlung bei solchen malignen Erkrankungen mit meningealem Befall eignen, die erfahrungsgemäß eine hohe Sensibilität gegenüber MTX besitzen: den Lymphomen und Leukämien. Der gute Erfolg der HDMTX-CF Behandlung bestätigt diese Erwartungen.

## Material und Methoden

Wir behandelten einen 18-jährigen Patienten mit akuter Promyelocytenleukämie und eine 34-jährige Patientin mit malignem Non-Hodgkin-Lymphom. Beiden gemeinsam war ein Tumorzellbefall der Meningen im Laufe der Erkrankung. Das Methotrexat wurde in ansteigenden Dosierungen von 3 bis 12 Gramm als 24-stündige Dauerinfusion gegeben. Ein Teil dieser Dosis (1 g) wurde als Bolusinjektion unmittelbar vor Infusion verabreicht (Loading Dose), um rasch einen hohen MTX-Serumspiegel zu erzielen. Die Pause bis zum Beginn der Rescue-Therapie mit aktivierter Folsäure (CF) betrug 12 bis 24 Stunden, das heißt die gesamte MTX-Expositionszeit lag zwischen 36 und 48 Stunden. Die Rescue-Behandlung bestand in der i.v. Applikation von 20 mg Leucovorin, zunächst während 12 Stunden 3-stündlich, dann alle 6 Stunden über einen Gesamtzeitraum von 72 Stunden (Abb. 1). MTX-Serum-Spiegelbestimmungen mit dem Enzym-Immuno-Assay 48 und 72 Stunden nach Infusionsende dienten der Toxizitätskontrolle (5,6). Bei keinem Behandlungszyklus wurde nach 48 Stunden eine MTX-Konzentration von mehr als $10^{-7}$ Mol/l gemessen. Begleitend zur Chemo- und Rescue Therapie erfolgte eine kontinuierliche Hydrierung durch Infusionen von 3-4 l Lävulose pro 24 Stunden und Alkalisierung des Harns durch Bicarbonatgabe. Tägliche Blutbildkontrollen und biochemische Untersuchungen dienten der Überwachung der Therapie. Parallel, oder im Wechsel mit der HDMTX-CF Therapie erfolgte eine cytostatische Chemotherapie nach herkömmlichen Schemata. Der Patient mit akuter Leukämie (a.L.) erhielt Arabinosid-Cytosin, Thioguanin, Daunoblastin und VP 16, die Patientin mit dem Lymphom Cyclophosphamid, Vincristin, Adriblastin und Prednisolon.

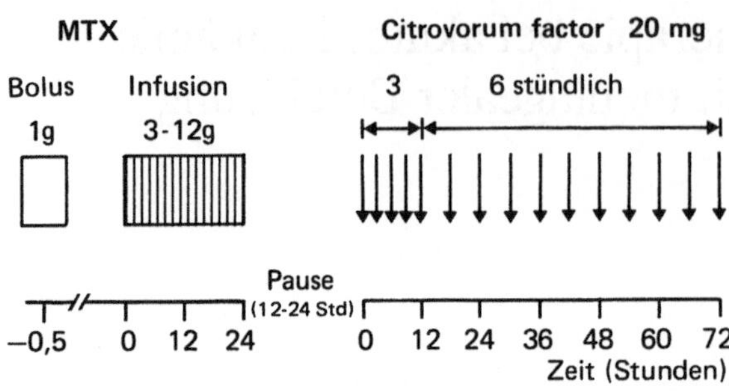


Abb. 1. Schema der hochdosierten Methotrexattherapie mit anschließender der Citrovorum Factor Rescue (HDMTX-CF)

Fallberichte (Ergebnisse)

Fall 1: Der Patient mit a.L. erreichte nach 2 Zyklen Chemotherapie (ara.-C., Daunoblastin) eine Vollremission. Der Liquorbefund zu diesem Zeitpunkt war unauffällig. 11 Monate nach der Remission entwickelte der Patient bei normalem Liquorbefund (einschließlich Cytologie) eine einseitige Facialisparese und nach weiteren 2 Monaten eine Innenohrschwerhörigkeit beidseits. Die wegen fehlenden Nachweises einer Meningeosis zunächst eingeleitete konservative Behandlung brachte nur geringe Besserung, weswegen eine Bestrahlung der Schädelbasis mit 1000 rad begonnen wurde. Eine erneute Liquorzytologie zeigte Blasten, weshalb eine Schädelbestrahlung mit 2400 rad angeschlossen wurde. Nach Beendigung dieser Behandlung erhielt der Patient im Abstand von 3 Wochen 2 HDMTX-CF Therapien von 3 und 6 g. Trotz hämatologischen Rezidivs 15 Monate nach Erstremission konnte der Liquor saniert und eine erneute Vollremission (VR) erhielt werden, die neurologischen Ausfälle bildeten sich zurück.

Mit dem 2. hämatologischen Rezidiv, 5 Monate später, trat auch ein Rezidiv der Meningeosis mit erneuter Hypakusis beidseits und Facialisparese rechts auf. Die Reinduktionstherapie mit Ara.-C., Thioguanin und VP 16 sowie HDMTX-CF (7 und 10 g) im Abstand von 2 Wochen brachte eine weitere VR sowie Sanierung des Liquors gefolgt von einer Rückbildung der Facialisparese und Besserung der Schwerhörigkeit. Mit 7 weiteren HDMTX-CF Therapiecyclen von je 10, 11 und 12 g MTX während der folgenden 7 Monate konnte trotz erneutem, anhaltenden hämatologischen Rezidivs ein meningeales Rezidiv verhindert und eine langsame aber stetige Rückläufigkeit der Schwerhörigkeit und Facialisparese erreicht werden. Der Patient verstarb schließlich 31 1/2 Monate nach Diagnosestellung im hämatologischen Rezidiv. Er hatte insgesamt 11 hochdosierte MTX-Zxklen in einer Dosis von 3, 6, 7, 10 (2x), 11 (3x) und 12 (3x) Gramm erhalten.

Fall 2: Bei der 34-jährigen Patientin mit malignem Lymphom stand die bereits bei Diagnosestellung bestehende Meningeosis im Vordergrund des gesamten Krankheitsverlaufes. Dem zahlreichen Liquorbefund entsprach die neurologische Symptomatik einer Diplegia facialis verbunden mit starken Kopfschmerzen. 2 HDMTX-CF Zyklen (4 und 5 g) während 2 Wochen führten zu einer Sanierung des Liquor mit Verschwinden der Kopfschmerzen und Rückbildung der Facialisparesen. Gleichzeitige Chemotherapie mit Cyclophosphamid, Vincristin, Adriblastin und Prednisolon hatte eine komplette Remission des malignen Lymphoms zur Folge, die unter Fortsetzung der Behandlung bis zum Ende des Beobachtungszeitraumes 1 Jahr später anhielt. Ein meningeales Rezidiv 2 Monate später machte 3 weitere HDMTX-CF-Zyklen (6 und 2 x 7 g) erforderlich, die wiederum zur Sanierung des Liquors mit Rückbildung der neurologischen Symptome führten. Nach weiteren 2 Monaten trat das 2. meningeale Rezidiv auf, das mit 5 HDMTX-CF-Zyklen von 7, 8 und 10 (3x) g ebenso erfolgreich therapiert werden konnte. Die neurologische Remission hielt unter 2-wöchentlicher intrathecaler MTX-Applikation von je 25 mg bis zum Ende der Beobachtungszeit (1 Jahr nach Diagnosestellung) an.

## Diskussion

Mit ZNS-Bestrahlung und intrathecaler MTX-Gabe steht der *prophylaktischen* ZNS-Therapie bei akuten lymphatischen Leukämien eine wirkungsvolle Behandlungsmethode zur Verfügung, der *manifeste* meningeale Befall bei akuten Leukämien und malignen Lymphomen bedeutet allerdings nach wie vor eine besondere therapeutische Herausforderung. Hämatologisches und meningeales Rezidiv bedingen sich wechselseitig. Untersuchungsergebnisse und Verlauf bei unseren beiden Patienten mit meningealem Befall bei Systemerkrankung zeigen, daß die hochdosierte Methotrexatgabe gleichzeitig den Liquorraum und die Meningen erfaßt und zu einer Liquorsanierung führt. Das hier vorgestellte Behandlungsschema ermöglicht therapeutische MTX-Liquorkonzentrationen von mehr als $10^{-3}$ bis $10^{-2}$ Mol/l, das heißt, es werden im Liquor MTX-Konzentrationen erreicht, die um eine bis zwei Zehnerpotenzen unter denen des Plasmas liegen (8). Im Krankheitsverlauf beider Patienten war auffallend, daß die Aufrechterhaltung einer meningealen Remission - auch bei fortbestehender systemischer Remission - relativ kurzfristige Erhaltungstherapiezyklen erforderte. Auch bei meningealem Rezidiv ist die erneute Methotrexattherapie in noch höherer Dosierung wirksam. Die HDMTX-CL Therapie kann bei meningealem Tumorbefall unabhängig oder ergänzend in ein herkömmliches Chemotherapieschema eingesetzt werden. Sie stellt - unter sorgfältiger Kontrolle durchgeführt - eine verhältnismäßig gut tolerierbare, risikoarme und vor allem wirksame Behandlungsform dar. Optimale Dosierung und optimale Zeitschritte bedürfen weiterer Untersuchungen.

## Literatur

1. Djerassi I, Abir E et al (1966) Long-term remission in childhood acute leukemia. Clin Pediatr 5:502-509
2. Djerassi I, Farber S et al (1967) Continuous infusion of methotrexate in children with acute leucemia. Cancer 20:233-242
3. Frei E III, Jaffe N et al (1975) New approaches to cancer chemotherapy with methotrexate. N Engl J Med 292:846-851
4. Shapiro WR, Young DF et al (1975) Methotrexate: Distribution in cerebro-spinal fluid after intravenous, ventricular and lumbar injections. N Engl J Med 293:161-166
5. Rubenstein HE, Schneider RS, Ullmann EF (1972) Homogeneous enzyme immuno-assay - a new immunochemical technique. Biochem Biophys Res Comm 47:846-851
6. Stoller RG, Hande KR et al (1977) Use of plasma pharmacokinetics to predict and prevent methotrexate toxicity. N Engl J Med 297: 630-634
7. Goldie JH, Price LA, Harrap KR (1972) Methotrexat-Toxicität in ihrer Beziehung zur Dosis, Anwendungsdauer, Ausscheidung und zum Plasmaspiegel. Europ J Cancer 8:409-414
8. Freeman AI, Wang JJ, Sinks LF (1977) High-dose methotrexate in acute lymphocytic leukemia. Cancer Treatment Rep 61:727-731

# Serum- und Liquorkonzentration von Methotrexat bei hochdosierter Methotrexattherapie

H. W. Kölmel, R. Schwerdtfeger und G. Hagner

Methotrexat (MTX) ist aufgrund seiner physikalisch-chemischen Eigenschaften nur wenig liquorgängig. Es wurde deshalb die intrathekale Applikation des Zytostatikums eingeführt, mit der große Erfolge bei der Behandlung der meningealen Leukämie erzielt worden sind. Aber auch dieser Behandlungsform waren wegen der unzureichenden Verteilung des Zytostatikums im Liquorraum Grenzen der Erwartung gesetzt. Mehr verspricht man sich jetzt von der i.v.-Gabe hoher Dosen von MTX (HdMTX), die zum einen die Liquorpunktion unnötig macht und mit der zum anderen eine optimale Verteilung des Zytostatikums in wirksamen Konzentrationen über den gesamten Liquorraum erreicht wird. Durch Diffusion des Zytostatikums vom Liquor in das Gehirn- und Tumorgewebe können auch manche solide Tumoren des Zentralnervensystems (ZNS) zunehmend erfolgreich behandelt werden.

Nach Abschluß der HdMTX-Infusion muß die zytotoxische Wirkung des noch im Körper befindlichen MTX mit dem Antidot Citrovorumfaktor (CF) abgeblockt werden. Ohne Zweifel können die während eines solchen therapeutischen Vorgehens auftauchenden Komplikationen für den Patienten lebensgefährlich werden. Wirken zytotoxische Konzentrationen von MTX ungehemmt über einen bestimmten Zeitpunkt hinaus auf den Körper ein, so kommt es zu einer Zerstörung rasch proliferierender, dann auch anderer Zellen und zu einer Ausschaltung verschiedener Zellfunktionen. An erster Stelle drohen profuse Blutungen in den Magen-Darm-Kanal und lebensbedrohliche Knochemarksdepression. In der Neurologie ist als Komplikation v.a. die schleichend eintretende Leukencephalopathie gefürchtet, für deren Ursache mehrere Faktoren angeschuldigt werden. MTX schädigt Gefäße und Myleinscheiden, offensichtlich kann aber auch die Synthese von Neurotransmittern gehemmt werden (1). Wie lange und in welcher Konzentration sich MTX im Liquor befinden kann, ohne bleibende Schäden anzurichten, ist noch nicht ausreichend bekannt.

Alle genannten Gefahren machen eine sorgsame Überwachung des Therapieverlaufes notwendig. Besonderen Stellenwert hat hier die systematische Kontrolle der im Serum und wenn möglich auch im Liquor erreichten Konzentrationen von MTX.

## Patientengut, Methodik

Während eines Zeitraumes von 2 Jahren erhielten 13 ausgewählte Patienten z.T. mehrere Therapiezyklen mit HdMTX und CF-Rescue. 6 Patienten litten an einer Leukämie oder an einem malignen Lymphom, 3 Patienten an einer Meningeosis bei Mammakarzinom, 1 Patient an einer Meningeosis bei Bronchialkarzinom, eine Patientin an Hirnmetastasen bei Mammakarzinom, eine Patientin an einem Medulloblastom und eine weitere an einem Glioblastom. Die Gesamtdosis des MTX betrug je Zyklus zwischen

3 und 15 $g/m^2$. Je nach Ansprechen des Tumors auf die Therapie wurde in Einzelfällen auch bis auf 25 $g/m^2$ gesteigert. Der Therapiezyklus wurde jeweils mit einer Bolusgabe von MTX in Höhe von 1 bis 4 g eingeleitet. Daran schloß sich die MTX-Infusion über insgesamt 24 Stunden an. 12 Stunden nach Abschluß der MTX-Infusion wurde mit CF-Rescue begonnen. Die Gabe von CF erstreckte sich über einen Zeitraum von 72 bis 84 Stunden, die Einzeldosis betrug 20 mg i.v., die Gesamtdosis 300 bis 320 mg.

Die Therapiekontrolle erfolgte nach dem neurologischen, dem liquorzytologischen und dem computertomographischen Befund. Therapiebegleitend wurden die Konzentrationen von MTX im Serum und im Liquor bestimmt. Die Bestimmung erfolgte mit dem Encym-Immuno-Assay Merckotest Emit. In jedem Fall wurden die Serumkonzentrationen nach Abschluß der MTX-Infusion bestimmt, nach diesem Zeitpunkt folgten regelmäßige Spiegelkontrollen, bis die Konzentration von MTX unter 3mal $10^{-7}$ mol/l gesunken war. Die Liquorspiegel wurden im Laufe der Therapie ein- bis dreimal, jedoch nicht systematisch bestimmt.

## Ergebnisse

Zu ernsten Komplikationen kam es bei keinem Patienten während der Therapie. In jedem Fall ließ sich nach Beendigung der MTX-Infusion ein rapider Abfall der MTX-Konzentration im Serum nachweisen. Die Halbwertszeit lag zwischen 2 und 4 Stunden. Die Ausgangskonzentration nach Beendigung der MTX-Infusion war von der Höhe des MTX-Bolus und der infundierten MTX-Menge abhängig. Die Abfälle der Serumspiegel erwiesen sich unabhängig von der Ausgangskonzentration. Etwa 36 Stunden nach Beendigung der MTX-Infusion lagen alle gemessenen Spiegel unabhängig von MTX-Gesamtmenge unter $10^{-6}$ mol/l. Der MTX-Spiegel im Serum sank unabhängig von der LC-Gabe (Abb. 1a,b).

Die Höhe der im Liquor gemessenen MTX-Spiegel war unabhängig vom Serumspiegel. Die Schwankungsbreite war mit 0,5 bis 5% des Serumspiegels hoch. Die höchsten Liquorspiegel betrugen 12,03 × $10^{-6}$ mol/l bei einem Serumspiegel von 267,84 × $10^{-6}$ mol/l. Eine Patientin mit Meningeosis carcinomatosa bei Mammakarzinom ließ auch nach 3 HdMTX-Zyklen keine Besserung erkennen. Daraufhin wurde über ein Ommaya-Reservoir die Liquorperfusion mit MTX versucht. Erst mit den jetzt erreichten Liquorkonzentrationen zeigte sich eine Zerstörung der Tumorzellen und eine klinische Besserung.

## Diskussion

Eine Therapie mit HdMTX macht die systematische Überwachung der Serumspiegel notwendig. Die Bestimmung kann einfach und schnell mit dem Encym-Immuno-Assay erfolgen. Wichtig ist die Bestimmung des unmittelbar nach Abschluß der MTX-Infusion erreichten Höchstwertes, er sollte cirka $10^{-3}$ mol/l betragen (2). Wichtiger aber ist die Kontrolle der nach Abschluß der MTX-Gabe ablaufenden Elimination. Bei keinem unserer Patienten konnte ein verzögerter MTX-Spiegelabfall beobachtet werden. Als Grenzwert für toxische Reaktionen mit Leuko- und Thrombopenie und mit Schleimhautulzerationen werden 3 × $10^{-7}$ mol/l 48 Stunden nach Ende der MTX-Infusion angegeben (3). Diese Konzentrationen wurden bei unseren Patienten jeweils unterschritten (bei einem Therapiezyklus von 30 g MTX Gesamtdosis mit 3,4 × $10^{-7}$ einmal leicht überschritten). Die raschen Abfälle der Serumwerte weisen auf eine genügende Elimination des Zytostatikums über die Niere hin. Bei dieser normalen MTX-Ausscheidung genügt als Antidotmenge die Gabe von insgesamt 300 mg CF in Einzel-

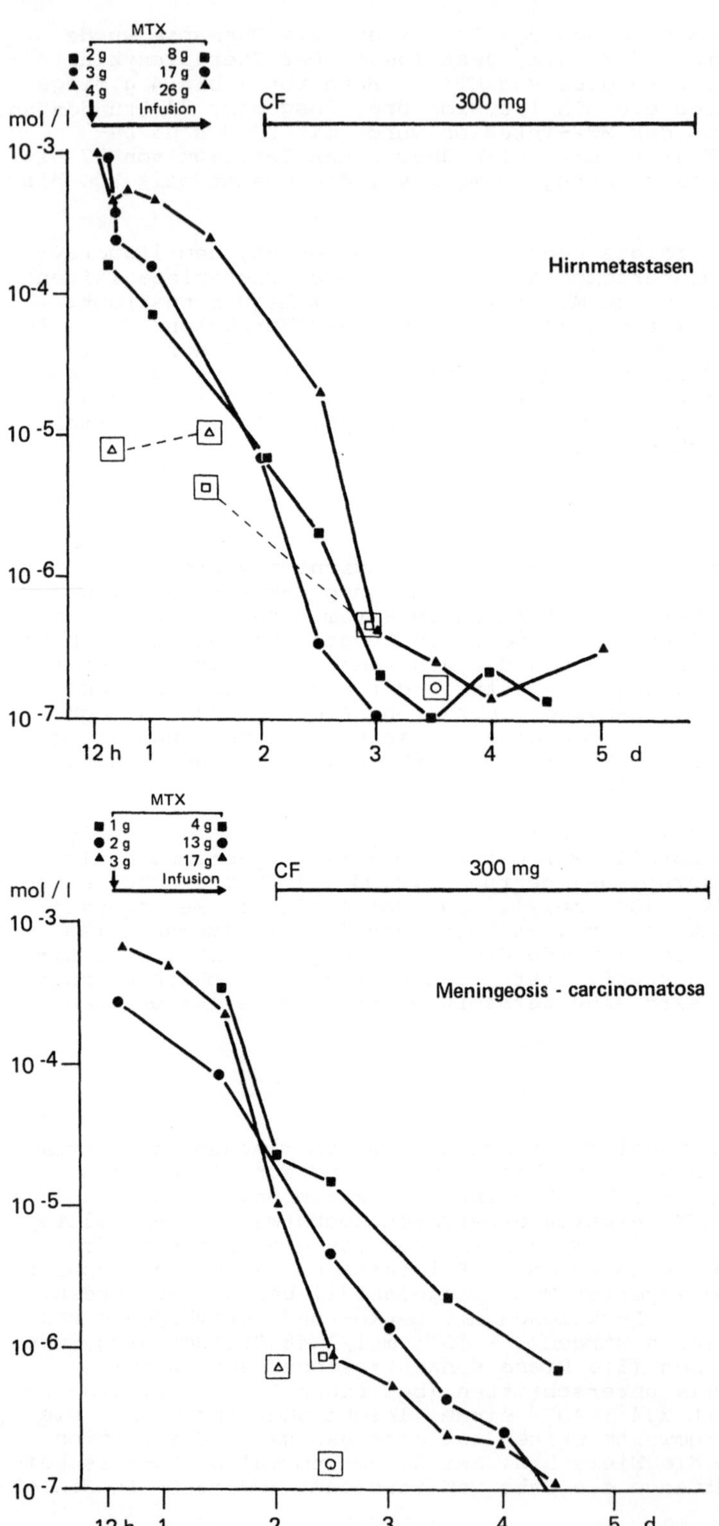


Abb. 1a,b. Verlauf der Serum- und Liquorkonzentrationen von MTX nach verschieden hoher HdMTX-Gabe.
a. Hirnmetastasen bei Mammakarzinom. HdMTX-Therapie wirksam

Abb. 1b. Meningeosis carcinomatosa bei Mammakarzinom. HdMTX-Therapie unwirksam

dosen auf 4 Tage verteilt. Verzögert sich allerdings die Spiegelsenkung nach Beendigung der MTX-Infusion, dann sind weitere Gaben von CF über einen längeren Zeitraum notwendig. Da beide Substanzen, MTX und LC, über gleiche Transportmechanismen in die Zelle gelangen, wird mit dem erhöhten LC-Spiegel eine kompetitive Einbauhemmung des MTX erreicht.

Die Kontrolle der Serumspiegel bei HdMTX ist obligatorisch, jene des Liquors wünschenswert. Sie gewährt einen unmittelbaren Einblick der Wirksamkeit vor Ort. Es zeigte sich, daß Liquorspiegel auch bei sehr hohen Serumwerten nicht über 5% der Serumspiegel steigen. Während des Abfalls der Serumkonzentrationen erfolgt ein ebenso rascher Abfall der Liquorkonzentrationen. Dies bedeutet, daß MTX zwar schwer in den Liquor übertritt, dann aber offensichtlich leichter in den systemischen Kreislauf zurückgelangt. Es ist nach diesen Ergebnissen möglich, daß aktive Transportmechanismen bei der Eliminierung von MTX aus dem Liquor beteiligt sind. Die maximale Toleranzgrenze der Liquorkonzentration von MTX für den Menschen ist nicht genau bekannt. Die nach unseren Therapiezyklen erreichten Liquorspiegel haben sich nicht bei allen Patienten als optimal therapiewirksam gezeigt. Wurden die Liquorspiegel über eine Liquorperfusion noch weiter erhöht, so konnte bei diesen Patienten eine Wirksamkeit von MTX erreicht werden. Diese Befunde sprechen dafür, daß in manchen Fällen eine weitere Erhöhung der Serumspiegel von MTX angestrebt werden sollte, um damit auch den Wirkspiegel im Liquor mindestens so zu erhöhen, wie es bei der Liquorperfusion der Fall ist.

## Zusammenfassung

Es wurden 13 Patienten mit unterschiedlichen Tumorerkrankungen des ZNS mit mehreren Zyklen einer HdMTX-Therapie und anschließendem LC-Rescue behandelt. Begleitend wurden bei allen Patienten die Serum- und soweit möglich die Liquorspiegel von MTX mit dem Encym-Immuno-Assay bestimmt. Nach Abschluß der MTX-Infusionen zeigte sich in jedem Fall und unabhängig von der jeweiligen Gesamtdosis ein genügender Abfall der MTX-Konzentrationen. Eine zusätzliche LC-Gabe über max. 300 mg war deshalb nicht notwendig. Nur mit der MTX-Spiegelbestimmung können zu lang persistierende und zu hohe Konzentrationen früh genug erfaßt und mit entsprechender LC-Gabe in ihrer unerwünschten und möglicherweise lebensgefährlichen Wirkungsweise blockiert werden. Bestimmungen der Liquorspiegel sind nicht obligatorisch, sie vermitteln aber einen Einblick in die Wirksamkeit vor Ort. Unwirksame Liquorspiegel geben dem Versuch Berechtigung, die systemische Gesamtdosis eines MTX-Zyklus noch weiter zu erhöhen.

## Literatur

1. Gangji D, Reaman GH, Cohen SR, Bleyer WA, Poplack DG (1980) Leukencephalopathy and elevated levels of myelin basic protein in the cerebrospinal fluid of patients with acute lymphoblastic leukemia. N Engl J Med 303:19-21
2. Krisch K, Kotz D, Mehta BM (1977) Zur Methotrexatbestimmung im Serum mit einem mikrobiologischen Test nach hochdosierter Methotrexatbehandlung. Wiener Klin Wschr 89:479-481
3. Sauer H, Schalhorn A (1980): Rationale Grundlagen und Praxis des Citrovorum-faktor (Leukovorin)-Schutzes nach hochdosierter Methotrexat Therapie. Onkologie 2:1-10

# Neurologische Befunde und Liquorveränderungen bei paraproteinämischen Hämoblastosen

H. Prange und H. I. Schipper

Bis zu 40% der paraproteinämischen Hämoblastosen gehen mit Komplikationen des zentralen und peripheren Nervensystems einher. Die neurologischen Ausfallserscheinungen sind vielfältig. Ihr Kausalzusammenhang wird oftmals lange verkannt.

Anhand von 64 Patienten mit verifizierter paraproteinämischer Hämoblastose soll im Nachfolgenden eine Systematisierung der neurologischen Ausfallserscheinungen vorgenommen und, damit zusammenhängend, die diagnostische Wertigkeit der einzelnen Liquorbefunde erörtert werden. Altersstruktur unserer Patienten, Häufigkeit von Paraproteingruppen und Leichtkettentyp entsprachen den Angaben im Schrifttum. Unterrepräsentiert war das IgM-Paraprotein (nur 4,7%); das seltene IgD-Plasmozytom wurde in zwei Fällen nachgewiesen. Die Geschlechtsverteilung zeigte ein leichtes Überwiegen der Männer (53%).

Bei mehr als der Hälfte dieser Patienten (53%) bestand die *Erst*manifestation der paraproteinämischen Hämoblastose in neurologischen Krankheitsbildern, vorzugsweise in zerebrospinalen Gefäßprozessen und Kompressionssyndromen von Rückenmark und Cauda equina. Nur bei einem Viertel der Untersuchten (27%) war das Grundleiden länger als sechs Monate bis zum Auftreten der neurologischen Komplikationen bekannt. Bei diesen Patienten lagen zumeist Polyneuropathien oder radikuläre Syndrome vor.

Die neurologischen Befunde zum Zeitpunkt der Erstuntersuchung sind der Tabelle 1 zu entnehmen.

Die Analyse der einzelnen Gruppen zeigt:

I. Schmerzsyndrome ohne sensible, motorische oder Reflexabweichungen sind meistens, aber nicht immer ein Zeichen für eine lokale Knochendestruktion im betroffenen Bereich. Namentlich bei zwei Patienten mit Makroglobulinämie Waldenström waren röntgenologisch keine Knochenveränderungen erkennbar.

II. Mono- und Polyneuropathie treten vorzugsweise bei längerem Krankheitsverlauf, hohem Serumprotein und oft unabhängig von früheren Zytostatikagaben auf. Ursächlich werden Amyloidablagerungen im Interstitium der peripheren Nerven und in den Vasa nervorum, toxische Läsionen und Myelomzelleninvasionen diskutiert.

III. Eine entsprechende Ätiologie kann auch für die rakikulären Syndrome neben der direkten mechanischen Schädigung durch Wirbelkompression oder infiltrierende Myelome angenommen werden.

IV. Den Gefäßprozessen liegt offenbar in der Regel ein multifaktorieller Pathomechanismus zugrunde, in dessen Rahmen der Paraproteinämie eher die Rolle eines Realisationsfaktors bei zahlreichen weiteren

Tabelle 1. Neurologische Syndrome, Alter und Paraproteintyp bei 64 Patienten mit paraproteinämischen Hämoblastosen

| | | Zahl | Alter | P a r a p r o t e i n<br>IgG | IgA | IgM | IgD | Bence-Jones | unbk |
|---|---|---|---|---|---|---|---|---|---|
| I. | Schmerzsyndrome<br>keine neurolog. Ausfälle | 7 | 65 | 3 | | 2→ | | 2→ | |
| II. | Mono- und Polyneuropathie<br>symm. dist. Polyneuropathie (7)<br>Karpal-Tunnelsyndrom (3)<br>Radialisparese bei Polyneuropathie (1) | 11 | 59 | 9 | 1→ | | 1→ | | |
| III. | Radikuläre Syndrome<br>lumbal L3 - S1 (6)<br>zervikal C7/8 (2)<br>L4 + C8 (1) | 9 | 62 | 5 | 2→ | 1→ | | 1→ | |
| IV. | Spinale und zerebrale Gefäßprozesse<br>Hemisyndrome (6)<br>Bewußtseinsstörungen (6)<br>Hirnstammsyndrome (2)<br>Parkinsonismus (1)<br>Spinalis-Ant.-Syndrom (2)<br>Demenz und Anfälle (4) | 21 | 66 | 16 | 3→ | | | | 2→ |
| V. | Spinale Kompressionssyndrome<br>thorakal (6)<br>lumbal (1)<br>Kauda-Bereich (5) | 12 | 61 | 6 | 4→ | | 1→ | | 1→* |
| VI. | Leptomeningeale Lokalisation | 2 | 37 | 1 | 1→ | | | | |
| VII. | Sonstige<br>Solitäres Schädelmyelom (6x8 cm)<br>Dermatozoenwahn + Kleinhirnsympt. | 2 | 64 | 1 | 1→ | | | | |
| | Summe | 64 | | 41 | 12 | 3→ | 3→ | 3→ | 3→ |

*wahrscheinlich asekretorisch.

präexistierenden Risikofaktoren zukommt. Die Bedeutung des sog. Hyperviskositätssyndroms (2) ist in diesem Zusammenhang schwierig einzuschätzen. Die Tatsache, daß bei unseren Patienten der Gruppe IV in drei Viertel der Fälle normale oder erniedrigte Serum-Eiweiß-Werte vorlagen, läßt dieses Syndrom als hier weniger bedeutsam erscheinen.

Das intrakranielle Auftreten diffuser oder nodulärer paraproteinbildender Tumoren ist seltener als nach den vielen Einzelfallbeschreibungen im Schrifttum anzunehmen ist.

V. Spinale Manifestationen sind häufiger, wobei in der Literatur neben mechanischen Läsionen auch eine paraneoplastische Genese diskutiert wird. Bei allen Erkrankten dieser Gruppe manifestierte sich ein voher nicht bekanntes Plasmozytom mit primär spinaler Symptomatik.

Was nun die Liquordiagnostik betrifft, so fanden wir diagnostisch verwertbare Pleozytosen nur bei den zwei Fällen mit leptomeningealer Infiltration (Gruppe VI). Sechs weitere Personen zeigten eine geringe Zellzahlerhöhung ohne Nachweis blastomatöser Zellformen.

Die Werte des Liquorgesamtproteins wiesen ebenfalls keine für die paraproteinämische Hämoblastose typischen Veränderungen auf. Erkennbar wird allerdings, daß bei zentralnervösen Komplikationen (Gruppe IV, V und VI) erhöhte Eiweißwerte überwiegen (Abb. 1a). Die Patienten ohne Läsion des ZNS (Gruppe I und II) hatten immer normale Proteinkonzentrationen. Man kann somit davon ausgehen, daß der quantitative Proteinwert im Liquor sich nach Art und Lokalisation der neurologischen Symptomatik richtet (1).

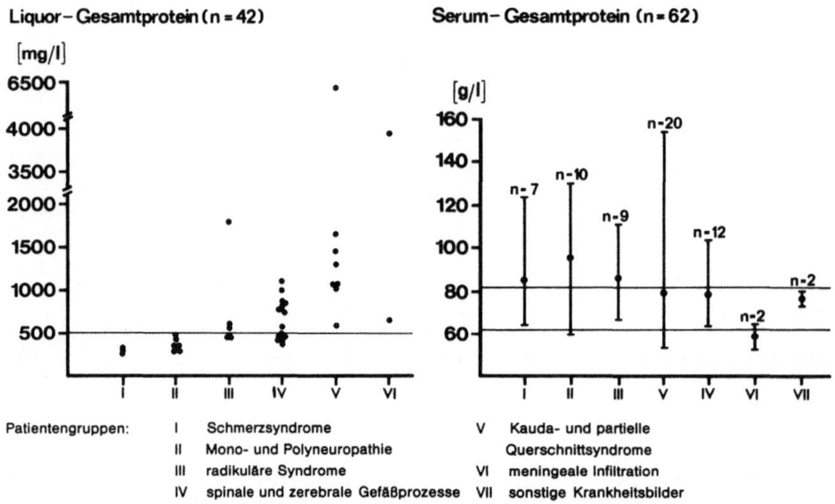


Abb. 1a,b. Liquor- und Serumproteinwerte bei Patienten mit paraproteinämischen Hämoblastosen in Gegenüberstellung zum neurologischen Syndrom

Vergleicht man damit die Werte des Gesamtproteins im Serum (Abb. 1b), so fällt auf, daß die Verhältnisse hier eher umgekehr sind: Hohe Proteinkonzentrationen fanden wir vorzugsweise bei den Patientengruppen I, II und III - insbesondere bei Personen mit Karpaltunnel-Syndrom und Polyneuropathie. Bei den zerebrospinalen Gefäßprozessen (Gruppe IV) bestand eine erhebliche Streuung; jedoch liegt der Mittelwert im Normbereich. Dies trifft im wesentlichen auch für die Gruppe der Kauda- und Querschnittssyndrome zu.

Das im Serum festgestellte Paraprotein ließ sich auch qualitativ in allen Liquorproben nachweisen. Als besonders leistungsfähig erwies sich hierfür die isoelektrische Fokussierung (4), sofern es sich um ein IgG- oder IgD-Paraprotein handelte. Das typische Bandenmuster konnte bei allen bisher darauf untersuchten IgG-Plasmozytomen in jeweils identischer Verteilung in Serum und Liquor dargestellt werden. Bei einigen Fällen mit Paraproteinämie trat es als erster auffälliger humoraler Befund in Erscheinung. Man kann nach unseren Erfahrungen davon ausgehen, daß die Empfindlichkeit der isoelektrischen Fokussierung für den Nachweis einer monoklonalen IgG- oder IgD-Produktion höher ist als bei sonstigen Elektrophoresetechniken, einschließlich der Immunelektrophorese. Der relativ geringe Aufwand macht dieses Verfahren geeignet als screening-Untersuchung.

Die quantitative Auswertung der Albumin- und IgG-Werte von 21 IgG-Plasmozytomen nach dem von Reiber angegebenen Schema (3) zeigte, daß bei den Liquorproben von Patienten der Gruppen II, IV und V nie eine isolierte IgG-Erhöhung durch intrathekale Paraproteinbildung vorlag.

Hinweise für eine Störung der Blutliquorschranke fanden sich bei einer Reihe von Proben aus den Patientengruppen IV und V, nicht jedoch bei peripheren Nervenläsionen.

Zusammengefaßt gibt uns die Liquordiagnostik folgende Informationsmöglichkeiten:

(1) Zytologische Untersuchungen sind zur Aufdeckung der leptomeningealen Lokalisation notwendig.

(2) Erhöhte Liquorgesamteiweißwerte liegen fast nur bei zentralnervösen Komplikationen vor, während sich bei den Serumwerten die Verhältnisse eher umgekehrt darstellen.

(3) Der gleichzeitige Nachweis von plasmozytomtypischen Immunglobulin-Banden im Serum und Liquor mit Hilfe der isoelektrischen Fokussierung ist ein sehr empfindliches Verfahren zum frühen Nachweis von IgG- und IgD-Paraproteinen.

(4) Die quantitative Analyse des IgG-Spiegels im Liquor bei bekanntem Serumwert unter gleichzeitiger Berücksichtigung der Blutliquorschranke ermöglicht es, zwischen einer vorwiegend passiven Diffusion aus dem Serum und einer überwiegend intrathekalen Produktion bei cerebraler Hauptmanifestation zu unterscheiden.

Literatur

1. Prange H, Kaboth U, Spaar FW, Gremse B (1972) Neurologische Komplikationen bei paraproteinämischen Hämoblastosen: Klinische Beobachtungen und Liquorbefunde. Fortschr Neurol Psychiat 47:387-398
2. Pruzanski W, Watt JG (1972) Serum viscosity and hyperviscosity syndrome in IgG multiple myeloma. Ann intern Med 77:853-860
3. Reiber H (1979) Quantitative Bestimmung der lokal im Zentralnervensystem synthetisierten Immunoglobulin G-Fraktion des Liquors. J Clin Chem Biochem 17:587-591
4. Sidén A, Kjellin KG (1977) Isoelectric focusing of CSF and serum proteins in neurological disorders combined with benign and malignant proliferations of reticulocytes and plasmocytes. J Neurol 216:251-264

# Polyneuropathie und Myelopathie bei Hämoblastosen und malignen Lymphomen

W. Grisold, K. Jellinger, B. Mamoli, R. Heintz und D. Lutz

## 1. Einleitung

Hämoblastosen und maligne Lymphome (ML) gehen infolge therapiebedingter Verlängerung der Überlebenszeit der Patienten mit zunehmender Beteiligung von ZNS, Rückenmark, Spinalwurzeln und peripheren Nerven einher (9,17,18,19,23,32,40). Peripher-nervöse Ausfälle können bedingt sein durch 1) neoplastische Infiltration oder Tumorkompression (Lymphom, Chlorom), 2) nicht metastatische (paraneoplastische) Syndrome, 3) entzündliche Syndrome (Guillain Barré, Herpes Zoster), 4) Dysproteinämien, Amyloidablagerungen, 5) Therapieeffekte (Chemotherapie, Bestrahlung). Die für die Prognose und Therapie wichtige Abgrenzung der verschiedenen Ursachen für die Ausfälle des peripheren Nervensystems (PNS) ist klinisch oft schwierig oder unmöglich. So sind Guillain-Barré (LGL) artige Syndrome bei M. Hodgkin (22,31,37) und bei Non-Hodgkin-Lymphomen (NHL)(14,15) klinisch kaum von einer Meningeose zu unterscheiden, ziehen aber unterschiedliche therapeutische Konsequenzen nach sich. Querschnittssyndrome können durch Tumorinfiltration bei M. Hodgkin (4), NHL und Leukämie (17,30) oder durch nekrotisierende Myelopathien (16,29) bedingt sein. Seltene nukleäre oder spinale Atrophien (28) entsprechen einer subakuten Motoneuropathie (33,39) deren Beziehung zur amyotrophen Lateralsklerose (ALS) umstritten ist (5).

Periphere Neuropathien bei ML entsprechen dem nicht-metastatischen Typ (8,38), klinisch als sensomotorische Neuropathie, feingeweblich als axonale Neuropathie (20) nachweisbar, oder sind durch metastatische Infiltration des Plexus oder peripheren Nerven bedingt. Diffuse Infiltration ist bei ML häufiger als bei Karzinomen (17). Über die Infiltration peripherer Nerven bei Leukosen liegen nur Einzelbeobachtungen (1,35,36), aber keine systematischen Untersuchungen vor. Ein Befall der Skelettmuskulatur tritt in 36% aller Obduktionsfälle von Leukosen auf und ist meist korreliert mit hohen peripheren Blastenzahlen sowie Organinfiltration. Die Reihung des Befalles entspricht der ZNS-Leukose (AUL 54%; myelomonozytäre Leukose 36%, Myelose 16%) (7). Daneben ist der Befall von peripheren Nerven durch Chlorome möglich (25,27). Sugita (34) beschrieb sensomotorische Neuropathie bei myelomonozytärer Leukozytose mit Leukostase in den intranervalen Gefäßen. Die peripheren Ausfälle nehmen in manchen Fällen das Verteilungsmuster einer Mononeuritis multiplex an und sind oft mit Monoblastenleukämien vergesellschaftet. Infiltration des PNS wurde nur in 1 von 774 Fällen mit Retikulosen beobachtet (8) und in 3 von 14 histologisch untersuchten peripheren Nerveninfiltraten bei Malignomen (3), bei lymphatischer Leukose (35) und bei Lymphom (26). Eine diffuse Lymphosarkomatose des ZNS unter dem klinischen Bild einer akuten, infektiösen Polyneuritis (2) sowie neoplastische Neuropathie bei Lymphosarkom (11) und angioimmunoblastischer Lymphadenopathie (6) wurden beschrieben. Autoptisch sind diffuse Infiltrationen in den peripheren Nerven bei NHL in 17-40% (18,19,23) nachweisbar. Sie treten vorwiegend bei hochmalignen NHL mit Dissemination und leukämischer Konversion auf, am häufigsten bei Lymphoblasten, ALL, Immunoblastom und generalisiertem Immunozytom, selten bei anderen NHL, sind aber klinisch oft nicht manifest.

## 2. Eigene Beobachtungen

### 2.1. Neoplastische Neuropathie

Fall 1: 73-jähriger Mann mit generalisiertem Immunozytom ohne Makroglobulinämie, bei dem sich klinisch proximale und distale Amyotrophien fanden. Autoptisch lag eine diffuse Infiltration des ZNS, der peripheren Nerven und der Skelettmuskulatur vor.

Fall 2: Ein 32-jähriger Mann mit ALL demonstriert differentialdiagnostische Schwierigkeiten zwischen LGB-artigen Syndromen und Polyradikulitiden bedingt durch metastatische Infiltration. Der Liquor war im Sinne einer Meningeosis leukämika verändert, klinisch polyradikuläre Ausfälle. Autoptisch bestanden ausgedehnte Meningeal-Infiltration mit Hirnnervenbefall und polyradikuläre Läsionen.

Fall 3: Bei einem 58-jährigen Mann mit jahrelang bekannter CLL entwickelte sich nach subfebril-febrilem Zustandsbild eine meningeale Symptomatik mit Hirnnervenausfällen, Areflexie und generalisierter Schwäche. Liquorzytologisch und autoptisch wurde eine Pilzmeningitis festgestellt.

### 2.2. Nicht-metastatische "paraneoplastische Syndrome"

Fall 4: Der 69-jährige Mann bot eine sensomotorische Neuropathie an den UE mit ausgeprägten, distal betonten Muskelatrophien. Die maximale motorische Nervenleitgeschwindigkeit (MNCV) an den UE war verlangsamt, die distalen Latenzzeiten waren verlängert, die Summenantwortpotentiale hochgradig amplitudenvermindert. Die interne Untersuchung ergab später ein immunoblastisches Lymphom des Magens mit Generalisationstendenz.

Fall 5: Die 45-jährige Frau wurde wegen eines unklar fieberhaften Zustandsbildes untersucht. Da anfänglich auch ein Exanthem bestand, wurde zuerst eine Dermatomyositis vermutet. Die EMG-Untersuchung ergab keinen pathologischen Muskelbefund. Die Neurographie ergab normale MNCV an den oberen und unteren Extremitäten. Eine antidrome Messung des N. medianus war im Normbereich, doch ergab die sensible Neurographie des N. suralis ein pathologisch verlängertes und aufgesplittertes (12phasiges) Potential (Abb. 1a), eine N. suralis-Biopsie ergab lichtoptisch nur diskrete Reduktion der bemarkten Fasern ohne Myelinzerfall oder Infiltration. Elektronenoptisch bot sich ein relatives Überwiegen kleiner bemarkter Fasern und von unregelmäßig verteilten Bündeln intakter unbemarkter Fasern (Abb. 1b). Die Axone der großen und kleinen bemarkten Fasern waren meist intakt und zeigten nur ganz vereinzelt dystrophische Veränderungen. Der Befund entspricht einer inzipienten axonalen Neuropathie vom Markfasertyp. Wegen der nunmehr vorhandenen Hepatosplenomegalie wurde eine Lymphknotenbiopsie (Axilla) entnommen und ein angioimmunoblastisches Lymphom (T-Zonen-Lymphom) festgestellt.

Fall 6: Ein 58-jähriger Epileptiker mit 20 Jahre dauerndem Anfallsleiden entwickelte eine schwere Neuropathie. Das Verteilungsmuster entsprach einer Mononeuritis multiplex mit unterschiedlichem Befall

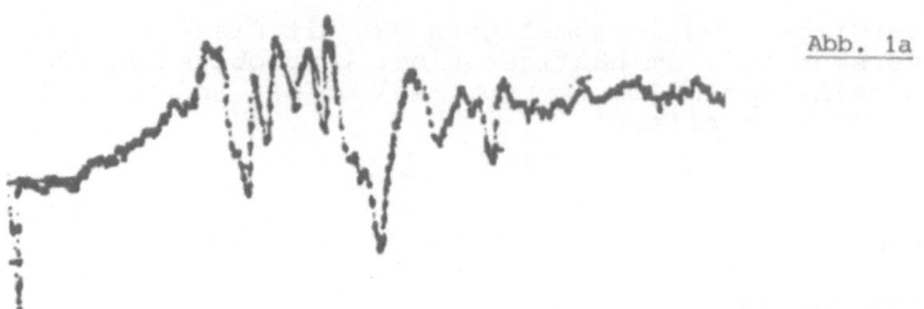

Abb. 1a

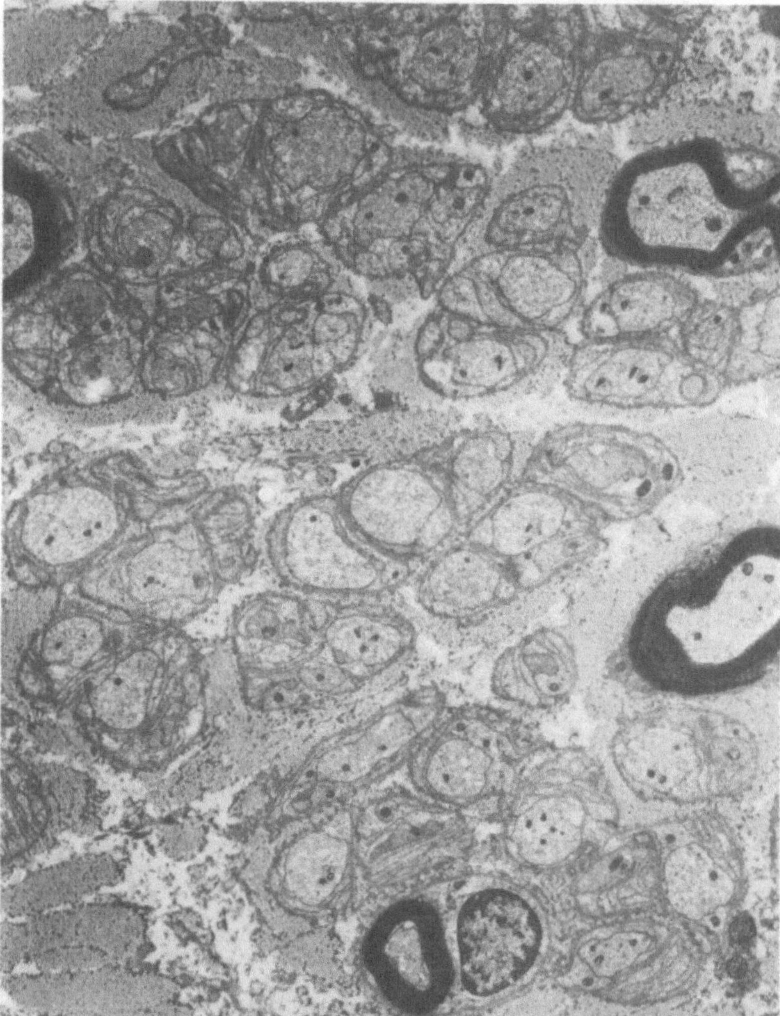

Abb. 1b

Abb. 1a. Fall 5: Sensible Neurographie des N. suralis. (Orthodrome Technik). Pathologische Aufsplitterung des Nervenaktionspotentials. b Fall 5: Elektronenoptische Aufnahme des N. suralis (Vergr. 5.700). Relatives Überwiegen kleiner bemarkter Fasern und von unregelmäßig verteilten Bündeln intakter unbemarkter Nervenfasern einzelner Nerven. Der klinische Befund wurde durch NLG und EMG erhärtet. Eine wegen unspezifischer Hautveränderungen am Rücken durchgeführte Biopsie ergab malignes zentroblastisches Lymphom. Ein onkologisches Screening ergab vorerst keine Hinweise für ein generalisiertes ML. Wegen der jahrelangen Hydantoinmedikation wurde die Hautveränderung für ein Pseudolymphom gehalten. Eine Biopsie des N. suralis ergab eine axonale Neuropathie. Eine neuerliche Hautbiopsie ergab ein immunoblastisches Lymphom. Autoptisch wurde der Befund bestätigt und ein großes retroperitoneal gelegenes Lymphom entdeckt. Das ZNS und Rückenmark waren ohne Befall. Der Plexus brachialis zeigte histologisch fleckförmige Entmarkung.

## 2.3. Polyneuropathie bei primären Lymphomen des Gehirnes (12,13)

Fall 7: Eine 58-jährige Patientin erhielt wegen einer nekrotisierenden Vaskulitis langjährig Azothioprin und Corticosteroide. 4 Jahre nach Beendigung der Behandlung entwickelten sich strumpfförmige Sensibilitätsstörung und Muskelatrophien an den OE, die von Hirnnervenausfällen gefolgt waren. Liquorzytologisch wurde ein ZNS-Befall festgestellt und eine intrathekale Behandlung begonnen. Die neurogenen Läsionen wurden neurographisch bestätigt. Autoptisch fand sich ein primäres multilokuläres Immunoblastom des Gehirns ohne extrakranielle Manifestationen.

## 2.4. Neuropathie im Spätstadium der Erkrankung

Fall 8: Bei einem unbehandelten 72-jährigen Mann mit CLL traten einige Monate vor seinem Tod schwere Gangstörungen auf. Klinisch fanden wir schwere distal betonte Muskelatrophien, Areflexie und Vibrationsverlust. Klinisch und autoptisch war kein Hinweis für ZNS-Befall vorhanden. Histologisch lag eine ausgeprägte axonale Neuropathie des N. tibialis und neurogene Atrophie des M. gastrocnemius mit Begleitmyopathie vor.

## 2.5. Subakute Motoneuropathie

Fall 9: Eine 63-jährige Frau mit diffusem zentroblastischen Lymphom des Magens entwickelte nach systemischer Behandlung zuerst eine toxische Neuropathie mit Rückbildungstendenzen. Einige Monate vor dem Tod kam es zu distal betonten Muskelatrophien, bulbären Symptomen und myasthener Reaktion. Autoptisch war kein Befall des ZNS nachweisbar. Im Hals und Lendenmark bestanden symmetrische Vorderhornzelldegenerationen und fleckförmige Entmarkungen der Vorderwurzeln ohne spinale Strangdegenerationen. Die von der "karzinomatösen ALS" (3) abweichende selektive Vorderhornzelldegeneration gilt als Spiegelbild der sensorischen Neuropathie Denny Brown (10), wurde bisher nur bei ML beschrieben und kann mit segmentaler Entmarkung peripherer Nerven einhergehen.

## 2.6. Myelopathie

Fall 10: Ein 18-jähriger Mann mit ALL entwickelte neurologische Symptome unmittelbar nach IT-MTX-Behandlung. Klinisch bestanden anfangs Hinterstrangsymptome mit Ataxie, gefolgt von aszendierender Lähmung bis in die obersten Zervikalsegmente. Eine Myelographie war negativ. Die Lähmung stieg im Verlauf einiger Wochen wieder ab und es entwickelte sich eine bis zum Tod stationäre komplette Querschnittsläsion bei Th 7. Die neuropathologische Untersuchung ergab neben geringer neoplastischer Infiltration der Meningen und Spinalwurzeln eine nekrotische Myelopathie. Da die klinische Symptomatik unmittelbar nach MTX-Behandlung einsetzte, war ein ursächlicher Zusammenhang mit der Behandlung nicht auszuschließen (16).

Abschließend seien die Möglichkeiten des Befalles des Myelons und PNS bei Hämoblastosen und malignen Lymphomen zusammengefaßt (Tabelle 1).

Wegen der zum Teil unterschiedlichen und gegensätzlichen therapeutischen Konsequenzen muß das klinische Bestreben darin liegen, die verschiedenen Läsionen frühzeitig festzustellen, zu differenzieren und entsprechende Maßnahmen zu setzen.

Tabelle 1. Beteiligung des Rückenmarks, der Spinalwurzeln und des PNS bei Hämoblastosen und malignen Lymphomen

| | |
|---|---|
| 1) Neoplastische Neuropathie (metastatische Infiltration) | |
| 2) Paraneoplastische Neuropathie (24) | a) Sensible Neuropathie (Denny Brown)<br>b) Sensomotorische Neuropathie (akut, chronisch, remittierend, rezidivierend)<br>c) Typ der proximalen Neuropathie |
| 3) Polyneuropathien bei Para- und Dysproteinämien | |
| 4) Polyradikulitis | a) idiopathisch (LGB)<br>b) metastatisch infiltrativ<br>c) infektiös (Herpes, Mykosen) |
| 5) Myelopathie | a) infiltrativ<br>b) akut nekrotisierende Myelopathie<br>c) Myelopathie bei Kompression (extradurale Ablagerung bei Hämoblastosen)<br>d) primäres spinales Lymphom |
| 6) Nukleäre Atrophien | a) spinal<br>b) bulbär |
| 7) Assoziation mit ALS (?) | |
| 8) Myasthenische Syndrome | |
| 9) Therapieinduzierte toxische Neuropathien | a) Chemotherapie<br>b) Bestrahlung |

## Literatur

1. Alajouanine TR, Thural P, Castaigne F, Lhermitte R (1949) Leucemie aigue avec syndrome polynevritique et infiltration leucosique des nerfs. Rev Neurol 81:249-261
2. Allison RS, Gordon DS (1935) Reticulosis of the nervous system simulating acute infective polyneuritis. Lancet II:120
3. Barron KD, Rowland LP (1960) Neuropathy with malignent tumor metastases. J nerv ment Dis 131:10-31
4. Bickel GS (1971) Die Lymphgranulomatose des Spinalkanales. Schweiz Arch Neurol 108:193-208
5. Brain R, Croft PE, Wilkinson M (1965) Motor neuron disease as a manifestation of neoplasm. Brain 88:479-500
6. Brunet P, Binet JL, Saxce H de, Gray F (1983) Neuropathies périphériques au cours de la lymphadénopathie angio-immunoblastique. Rev Neurol (in Druck)

7. Buerger LF, Monteledne PN (1964) Leukemic-lymphomatous infiltration of skeletal muscle. Cancer 18:1416-1422
8. Curri S, Henson RA (1971) Neurological syndromes in the reticuloses. Brain 94:307
9. Dawson D, Rosenthal DS, Moloney WC (1979) Neurological complications of acute leukemia in adults: Changing rate. Ann int Med 79:541-544
10. Denny Brown D (1948) Primary sensory neuropathy with muscular changes associated with carcinoma. J Neurol Neurosurg Psychiat 11:73
11. Engelhardt P, Stamm T (1980) Malignes Lymphom mit Meningeosis lymphomatosa und Infiltration peripherer Nerven. Akt Neurol 7:41-44
12. Finelli PF (1978) Remote neurological effects of primary malignant lymphoma of the brain. Arch Neurol (Chic) 35:397-399
13. Garofalo M, Danon MJ, Donnenfeld H, Chusid JG (1979) Peripheral polyneuropathy associated with primary malignant lymphoma of the brain. Arch Neurol (Chic) 35:50-52
14. Gendelmann S, Rizzo R, Mones RJ (1969) Central nervous system complications of leukemic conversion of the lymphomas. Cancer 24:676-681
15. Griffin JW, Thompson RW, Mitchinson MJ, Kiwiett JC, Vielland (1971) Lymphomatous leptomeningitis. Amer J Med 51:200-208
16. Grisold W, Lutz D, Wolf D (1980) Necrotizing myelopathy associated with ALL. Acta neuropath 49:231-235
17. Henson RA, Urich H (1982) Cancer and the nervous system. Blackwell Scientific Publications, Oxford
18. Jellinger K, Radaszkiewicz TH (1976) Involvement of the central nervous system in malignant lymphomas. Virchows Arch Path Anat 370:345-362
19. Jellinger K (1979) Maligne Lymphome des Znetralnervensystems. In: Stacher A, Höcker P (Hrsg) Lymphknotentumoren, Urban & Schwarzenberg, München Wien Baltimore, p 238-247
20. McLeod JG, Walsh JC (1975) Peripheral neuropathy associated with lymphomas and other reticuloses. In: Dyck PJ, Thomas PK, Lambert EH (eds) Peripheral neuropathy. WB Saunders, Philadelphia, p 1314-1325
21. McLeod JG (1975) Carcinomatous Neuropathy. In: Dyck PJ, Thomas PK, Lambert EH (eds) Peripheral neuropathy. WB Saunders, Philadelphia, p 1301-1313
22. Lisak RP, Mitchell M, Zweimann B (1977) Guillain Barré syndrome and Hodgkin's disease. Ann Neurol 1:72-78
23. Mackintosh FR, Colby TV, Podolsky WJ, Burke JS, Hoppe RT, Rosenfelt FP, Rosenberg SA, Kaplan HS (1982) Central nervous system involvement in non Hodgkins lymphoma. An analysis of 105 cases. Cancer 49:586-595
24. Mamoli B (1983) Paraneoplastische Neuropathien. In: Ludin HP, Tackmann W (eds) Polyneuropathie. Thieme, Stuttgart (in Druck)
25. Mazur ED, Bertino JR (1982) Myeloblastoma and acute myelogenous leukemiae. Cancer 49:637-639
26. Moore RY, Oda Y (1962) Malignant lymphoma with diffuse involvement of peripheral nerves. Neurology 12:186-192
27. Muss HB, Moloney WC (1972) Chloroma and other myeloblastic tumours. Blood 42:721-728
28. Norris FH (1979) Remote effects of cancer on the spinal cord. In: Vinken PJ, Bruyn GW (eds) Handbook of clinical Neurology, Vol 38. North Holland, Amsterdam New York Oxford, p 669-677
29. Peress NS, Su PC, Turner I (1979) Combined myelopathy and radiculoneuropathy with malignant lymphoproliferative disease. Arch Neurol 36:311-313
30. Peturrson SR, Boggs DR (1981) Spinal cord involvement in leukemia. Cancer 4:346-350

31. Powles RL, Malpas JS (1967) Guillain Barré Syndrome Associated with chronic lymphatic Leukaemia. Brit med J:286-287
32. Price RA (1979) Histopathogenesis of meningeal leukaemia and complications of therapy. In: Whitehouse JMA, Kay HME. CNS complications of malignant disease. Macmillan Press Ltd, London-Basingstoke, p 3-9
33. Schold SC, Cho ES, Somasundaram M, Posner JB (1979) Subacute motor neuronopathy: a remote effect of lymphoma. Ann Neurol 5:271-287
34. Sugita K, Watanabe T, Niitani H (1975) An autopsied case of monocytic leukemia with severe lesions in the peripheral nervous system. Clin Neurol (Jpn):735-744
35. Ulrich J, Müller P (1968) Neurologische Komplikationen der Leukämien. Befall des peripheren Nervensystems und der Meningen bei einem Fall von chronisch lymphatischer Leukose. Schweiz med Wschr 98:580-584
36. Vital C, Bonaud E, Arne L, Barat M, Leblanc M (1975) Polyradiculonevrite au cours d'une leucémie lymphoide chronique. Acta neuropath (Berl) 32:169-172
37. Vita JC, Aupy G, Lagueny A, Darriet D, Brechenmacher C (1980) Guillain Barré Syndrome and Hodgkin's disease. J Neurol Sci 45: 23-27
38. Walsh JC (1971) Neuropathy associated with lymphoma. J Neurol Neurosurg Psychiat 34:42-50
39. Walton JN, Tomlinson BK, Pearce GW (1968) Subacute "poliomyelitis" and Hodgkin's disease. J neurol Sci 6:435-445
40. Young RC, Howser DM, Anderson T, Jaffe E, DeVita VT (1979) CNS Infiltration: A complication of diffuse lymphomas. In: Whitehouse JMA, Kay HEM (eds) CNS complications of malignant disease. Macmillan Press Ltd, London-Basingstoke, p 121-131

# Polyneuropathie durch Amyloid bei einem Patienten mit M. Waldenström

H. P. Missmahl und J. Aumiller

Obwohl das Krankheitsbild der Polyneuropathie bei generalisierten Amyloidosen gut bekannt ist und in den meisten Fällen durch eine Biopsie am geeigneten Ort gestellt werden kann, erfolgt die Diagnose häufig zu spät oder auch nicht. Beispielhaft hierfür der folgende Fall:

Mann, geboren 1920, Aufnahmenummer 60097/82.
Mit 24 Jahren Schwellung von Fingergelenken, Tonsillektomie. Mit 35 Jahren Oberbauchbeschwerden, Ulcus duodeni. Im 51. Lebensjahr fielen eine erhöhte Blutkörperchensenkung (BKS) und eine Vermehrung der Makroglobuline im Serum auf. 6 Jahre später Schmerzen im Mittel- und Oberbauch; bei einer Gastroskopie, einer Bronchoskopie und im Sternalmark wurde kein krankhafter Befund erhoben. Bestätigung der erhöhten BKS und der Vermehrung des IgM. 2 Jahre später (1979) traten Schwindel, Taubheitsgefühle in den Fußen und Beinen sowie Impotenz auf. Eine Gastroskopie, ein Colonkontrasteinlauf, eine Lymphografie und i.v. Urogramm ergaben keinen krankhaften Befund. 1 Jahr später wurde die Diagnose eines Morbus Waldenström gestellt; da aber, nach Ansicht der behandelnden Ärzte, die Blutwerte noch gut waren, keine Therapie eingeleitet. Der Patient hatte weiterhin Schwindel, Übelkeit, Parästhesien in den Füßen und Beinen, dazuhin auch gelegentlich Durchfälle. Er ging nun, da er sich von den Ärzten vernachlässigt fühlte, zum Heilpraktiker, auch machte er eine Behandlung in einer psychosomatischen Klinik durch.

Anfang 1982 kam es zur völligen Arbeitsunfähigkeit. Der Patient wurde bettlägerig, Aufnahme bei uns. Unsere Diagnosen:

1. Schwere sekundäre Positionshypotonie. Blutdruck im Liegen 130/80 mmHg, im Stehen war nur mit Hilfe der Dopplersonografie ein systolischer Blutdruck von 50 mmHg nachweisbar. Der Puls blieb beim Lagewechsel unverändert.

2. Polyneuropathie mit fehlenden Achillessehnenreflexen bds., Hypästhesie an der Außenseite des linken Unterschenkels im distalen Drittel sowie an der 3. und 5. Zehe links, fehlende Bauchhautreflexe. Rechtsseitige Pupillenstarre. Die Polyneuropathie wurde durch die elektrophysiologischen Untersuchungen bestätigt (Neurologische Abteilung des AK St. Georg, Hamburg).

3. Morbus Waldenström mit Vermehrung von IgM Typ Lambda.

4. Generalisierte Amyloidose mit Amyloid L, gesichert durch Biopsien aus dem Rektum, dem Nervus suralis, dem Magen und einem Weichteiltumor am rechten Oberschenkel. Wir konnten auch im Material der 1979 durchgeführten Magenbiopsie Amyloid nachweisen.

Die Erkenntnisse der letzten Jahre über den Aufbau der verschiedenen Amyloide gestatten heute die einzelnen, bei generalisierten Amyloidablagerungen auftretenden Krankheitsbilder besser einzuordnen als früher. Wild wies schon im letzten Jahrhundert darauf hin, daß es verschiedene Formen generalisierter Amyloidosen geben muß, Lubarsch folgte diesem Gedanken. Wir beschrieben 2 verschiedene Ablagerungsformen der Amyloidsubstanz und bezogen die von uns als periretikulär bezeichnete auf die sekundären Amyloidosen, während wir die von uns als perikollagen bezeichneten Amyloidablagerungen bei den sogenannten primären Amyloidosen fanden. Glenner beschrieb als erster die Aminosäuresequenz eines Amyloid. Bald folgten weitere derartige Untersuchungen und damit der biochemische Beweis der Unterschiedlichkeit von Amyloiden. Allen Amyloiden gemeinsam sind deren Beta-Faltblattstruktur und die daraus resultierende gerichtete Ablagerung von Kongorot oder entsprechenden Farbstoffen, welche wiederum die polarisationsoptischen Erscheinungen, wie im Falle des mit Kongorot gefärbten Amyloid die grüne anomale Polarisationsfarbe erklären.

In der Tabelle 1 sind die heute bekannten generalisiert auftretenden Amyloide und ihre hauptsächlichen klinischen Erscheinungen dargestellt. Es läßt sich daraus entnehmen, daß nicht alle mit einer Polyneuropathie einhergehen. Die Polyneuropathie ist eine Krankheitserscheinung der Amyloide L sowie der familiären Amyloide, welche dem portugiesischen Typ entsprechen. Weiterhin läßt sich der Tabelle entnehmen, daß unterschiedliche Amyloide verschiedene Vorläufer haben, aus denen sie dann gebildet werden.

Tabelle 1

| Bezeichnung des Amyloids | Ausgangsmaterial | Vorkommen | Klinik | Ablagerung |
|---|---|---|---|---|
| Amyloid L = AL | | Generalisiert | | Generalisiert |
| Entsprechend den verschiedenen leichten Ketten | Teile des variablen Abschnittes der leichten Ketten von Immunoglobulinen | a) idiopathische Form<br>b) monoklonale Gammopathien | *Polyneuropathie* Gastroenteropathie, Kardiomyopathie | Vorwiegend im kollagenen Bindegewebe (perikollagen) |
| Alλ und ALϰ | - | Lokalisiert | | Lokalisiert |
| | | Obere Luftwege, ableitende Harnwege | | Diffus oder tumorförmig |
| | | Weitere? | | |
| Familiäre Amyloidosen | | | | |
| Portugiesische familiäre Amyloidose $AF_p$ | Teile des Präalbumins | Als familiäre Amyloidose in Portugal | *Polyneuropathie* Gastroenteropathie, Kardiomyopathie | Generalisiert wie Amyloid L |
| Weitere? | | Ähnliche Fälle sind beschrieben in Amerika, Japan, Schweiz, Deutschland | Wie portugiesische familiäre Amyloidose | |

In unserem Wissen um die Vorläufer der Amyloidablagerungen liegt augenblicklich der Ansatzpunkt für eine Therapie. So gilt für die zu einer monoklonalen Paraproteinämie assoziierten Ablagerungen von Amyloid L, daß hierbei die Grunderkrankung behandelt werden muß. Sofern von Seiten der Amyloidablagerungen ein entsprechendes Krankheitsbild besteht, ohne daß ein Paraprotein nachweisbar ist, so sollte an Biopsiematerial eine immunochemische Bestimmung des Amyloids durchgeführt werden. Sofern Amyloid L gefunden wird, ist eine Behandlung mit Azathioprin angezeigt. Wir haben augenblicklich 5 Patienten mit einer Polyneuropathie bei generalisierten Amyloidosen in Beobachtung. Der eine mit Morbus Waldenström ist hier näher beschrieben, er erhält täglich Chlorambucil 2 mg. Eine Patientin mit einem IgM-Myelom Typ Lambda steht seit 2 Jahren unter Melphalan, sie erhält alle 6 Wochen 5 Tage lang je 10 mg dieses Mittels. Bei 2 Männern, die wir seit 12 Jahren behandeln, konnten wir bisher kein Paraprotein nachweisen. Sie haben Amyloid L abgelagert und erhalten täglich 2 x 50 mg Azathioprin. Diese 4 Patienten waren zu Beginn der Behandlung bettlägerig. Sie können heute täglich auf sein, wobei die 3 Männer ihrer Arbeit als Kaufmann nachgehen. Bei einem weiteren Mann mit einer IgG-Paraproteinämie Typ Kappa bestanden im Beginn der Erkrankung neben Parästhesien in den Beinen Amyloidablagerungen in den Glaskörpern. Ihn behandeln wir seit 7 Jahren mit D-Penicillinamin. Hierunter verschwanden die Polyneuropathie sowie die Amyloidablagerungen in der Rektumschleimhaut.

## Zusammenfassung

Die Amyloide L sowie die familiären Amyloide vom portugiesischen Typ führen zu Polyneuropathien. Ein typischer Fall ist dargestellt. Die Therapie muß mit Immunsuppressiva bzw. Zytostatica geführt werden.

## Literatur

1. Glenner G, Terry W, Harada M, Isersky C, Page D (1971) Amyloid fibril proteins: Proof of homology with immunglobulin light chains by sequence analyses. Science 172:1150-1151
2. Linke RP, Nathrath WBJ (1980) Klassifizierung von Amyloidkrankheiten an der Biopsie. Münch med Wschr 122:1772-1776
3. Lubarsch O (1929) Zur Kenntnis ungewöhnlicher Amyloidablagerungen. Virchow Arch path Anat 271:867-889
4. Missmahl HP (1959) Welche Beziehungen bestehen zwischen den verschiedenen Formen der Amyloidose und den Bindegewebsfasern? Verh Dtsch Ges inn Med 65:439-443
5. Wild C (1886) Beitrag zur Kenntnis der amyloiden und der hyalinen Degeneration des Bindesgewebes. Beitr Pathol Anat 1:177-199

# Die pathogenetische Wertigkeit monoklonaler Immunglobuline für die Myelom-Neuropathie

U. A. Besinger, K. V. Toyka, A. Fateh-Moghadam, H. Kissel, A. P. Anzil, G. Schwendemann und V. Kolb-Bachofen

Diffuse Polyneuropathien (PNP) finden sich bei etwa 10% der Patienten mit multiplem Myelom und sogenannten "benignen" monoklonalen Gammopathien (6). Das klinische Bild ist variabel, das Spektrum reicht von den langsam progredienten sensiblen "paraneoplastischen" Polyneuropathien bis zu den aufsteigenden Lähmungen vom Typ der Landry Paralyse (7). Morphologisch findet sich in den meisten Fällen eine segmentale Demyelinisierung (5). Die Pathogenese der Myelom-PNP war lange umstritten. Der immuncytochemische Nachweis von monoklonalem Immunglobulin G (m-IgG), monoklonalem Immunglobulin M (m-IgM) und Komplement in den Suralisbiopsien von Patienten mit Myelom-PNP führte zu der Hypothese, daß die monoklonalen Immunglobuline für die Myelom-PNP eine pathogenetische Bedeutung haben könnten (9).

Wir konnten kürzlich in einer retrospektiven Untersuchung mit der für die Aufklärung der Myasthenia gravis entwickelten Methode des passiven Transfers menschlicher Immunglobuline (12) zeigen, daß die m-IgG eine entscheidende Rolle in der Pathogenese der Myelom-PNP spielen (2). In der vorliegenden Studie wurden zusätzlich die m-IgG von 6 weiteren Patienten mit monoklonalen Gammopathien und Polyneuropathie unterschiedlicher Ausprägung prospektiv durch passive Übertragung auf gesunde Versuchstiere auf ihre pathogenetische Bedeutung für die Myelom-PNP untersucht.

## Material und Methodik

m-IgG wurde durch Ionenaustauschchromatographie aus dem Plasma der Patienten isoliert und auf eine Konzentration von 20 mg pro ml eingestellt (1). Alle retrospektiv untersuchten Patienten und vier Patienten der prospektiven Studie hatten ein chemisch und histologisch nachgewiesenes IgG-Plasmozytom. In zwei Fällen lag eine benigne monoklonale Gammopathie vor. Bei einem dieser Patienten war es möglich, die monoklonalen IgG getrennt von den begleitenden polyklonalen IgG (p-IgG) zu isolieren. Fab- und Fc-Fragmente wurden, wie früher beschrieben, hergestellt (2). p-IgG, -Fab- und -Fc-Fragmente wurden aus dem Plasma von 5 Patienten mit metabolischen und 10 mit akuten idiopathischen Polyneuropathien isoliert. Insgesamt wurden 78 $BDF_1$ Inzucht-Mäuse in den passiven Transferexperimenten verwendet. Jedes Versuchstier erhielt täglich 20 mg m-IgG bzw. p-IgG intraperitoneal bis zu 8 Wochen lang injiziert. Mit dieser Dosis konnten Immunglobulinkonzentrationen im Blut der Versuchstiere aufrechterhalten werden, die den m-IgG-Spiegeln der Patienten entsprachen. 24 Stunden nach der Erstinjektion wurden alle Tiere mit Cyclosphosphamid immunsupprimiert (2).

Die Nervenleitgeschwindigkeit wurde zu Beginn, im Verlauf und am Ende der passiven Transferexperimente mit Wolfram-Elektroden bei einer Schwanztemperatur von 30°C gemessen (1). Die Nervi ischiadici wurden präpariert und bei allen Tieren elektronenmikroskopisch untersucht. Bei den meisten Nerven wurden Zupfpräparate hergestellt. Ein Teil des Materials wurde immuncytochemisch untersucht.

## Ergebnisse

Die Nerven aller Tiere, die mit m-IgG von 8 der 9 Patienten mit monoklonaler Gammopathie und Polyneuropathie behandelt worden waren, zeigten 10-14 Tage nach Beginn des passiven Transfers (Tabelle 1) sowohl licht- als auch elektronenmikroskopisch pathologische Veränderungen unterschiedlicher Stärke (Abb. 1). In einzelnen Fällen fanden sich Nervenfaserdegenerationen, daneben ausgeprägte segmentale und paranodale Demyelinisierung, in anderen Nerven wurde lediglich vermehrte Phagozytenaktivität gefunden. Die Zupffaserpräparate wiesen entsprechend unterschiedliche Grade der pathologischen Veränderungen auf. Eine Korrelation zwischen dem Schweregrad der morphologischen Veränderungen und der Dauer der Injektion konnte nicht festgestellt werden.

In dem Fall der benignen monoklonalen Gammopathie, bei welchem die m-IgG und p-IgG getrennt isoliert werden konnten, entwickelten ausschließlich die mit dem m-IgG behandelten Versuchstiere eine PNP. Die mit dem p-IgG injizierten Mäuse zeigten keinerlei pathologische Veränderungen.

Die passiv übertragenen m-IgG und p-IgG konnten immuncytochemisch in der Nervenscheide der Versuchstiere nachgewiesen werden. Wesentliche Unterschiede zwischen den Befunden nach passivem Transfer der pathogenen m-IgG und der polyklonalen Kontroll-IgG konnten nicht gefunden werden (8).

Nach Injektion mit monoklonalen Fab-Fragmenten fanden sich ähnliche demyelinisierende Veränderungen wie nach Injektion des entsprechenden aktiven m-IgG.

Die Nervenleitgeschwindigkeiten der untersuchten Schwanznerven zeigten sich etwa 3 Wochen nach Beginn der Transferexperimente pathologisch verlangsamt.

Keines der mit m-IgG von Plasmozytom-Patienten *ohne* PNP oder mit p-IgG der Kontrollen behandelten Versuchstiere wies pathologische Veränderungen auf.

## Diskussion

Die Befunde sowohl der retrospektiven Untersuchungen (2) als auch dieser prospektiven Studie demonstrieren, daß durch passive Übertragung der m-IgG von Patienten mit einer PNP bei monoklonaler Gammopathie eine der menschlichen Erkrankung ähnliche PNP sehr unterschiedlicher Ausprägung bei vorher gesunden Versuchstieren induziert werden kann. Eine PNP konnte allein mit den m-IgG von Patienten mit einer Polyneuropathie bei monoklonaler Gammopathie übertragen werden, nicht aber von Myelom Patienten *ohne* PNP. Dies beweist, daß die m-IgG eine entscheidende pathogenetische Rolle bei der Entstehung der Myelom-PNP spielen.

Daß die p-IgG, die immer mit den m-IgG isoliert werden, ein pathogenetisch wirksamer Faktor für die PNP bei monoklonaler Gammopathie sein könnten, ist durch die Ergebnisse des passiven Transfers der getrennt

Tabelle 1. Zusammenfassung der morphologischen Ergebnisse der passiven Transferexperimente

| Immunoglobuline | Patient | Zahl der Mäuse | Dauer des pass. Transfers (Wochen) | Morphologische Veränderungen Zupffaserpräparat | | Elektronenmikroskop. | |
|---|---|---|---|---|---|---|---|
| m-IgG: | Ste | 5 | 4 | 1/1 | p | 4/4 | + |
| Myelom | Esp | 6 | → 8 | 1/1 | s | 10/10 | + |
| mit PNP | Sch | 6 | → 4 | 3/3 | p | 1/1 | (+) |
| | Mos | 2 | → 4 | 0/2 | - | 0/2 | - |
| | Rei | 3 | → 4 | 1/1 | p | 1/2<br>1/2 | +<br>(+) |
| | Häb | 2 | → 2 | 2/2 | p | 1/1 | (+) |
| | Bei | 1 | → 2 | 1/2 | p | 0/0 | - |
| | Eng* | 2 | → 4 | 0/0 | | 2/2 | + |
| m-IgG: benigne | Poh | 4 | → 4 | 2/2 | p | 1/1 | + |
| m-Gammopathie | Neu | 5 | → 4 | 4/5 | s | 5/5 | + |
| m-Fab | Esp | 2 | → 2 | 1/5 | p | 1/2 | + |
| | Poh | 1 | → 2 | 0/0 | | 1/1 | + |
| m-IgG: | Mei | 3 | → 10 | 0/1 | - | 0/3 | - |
| Myelom | Dre | 2 | → 10 | 0/1 | - | 0/2 | - |
| ohne PNP | Fes | 2 | → 10 | 0/0 | | 0/2 | - |
| m-Fc | Esp | 1 | → 2 | 0/1 | - | 0/1 | - |
| p-IgG Kontrollen | Diabetes Pool | 2 | → 2 | 0/0 | | 0/2 | - |
| | M.G. | 2 | → 2 | 0/2 | - | 0/2 | - |
| | akute GBS | 10 | → 2 | 0/10 | - | 0/10 | - |
| | gesunde Blutspender | 17 | → 10 | 0/17 | - | 0/17 | - |

*Dieser Patient verstarb ohne neurologische Befunddokumentation.

p = paranodal; s = segmental; + = mäßiggradige, (+) = geringgradige, - = keine pathologischen Veränderungen; m-IgG monoklonales Immunglobulin G; p-IgG = polyklonales Immunoglobulin G.

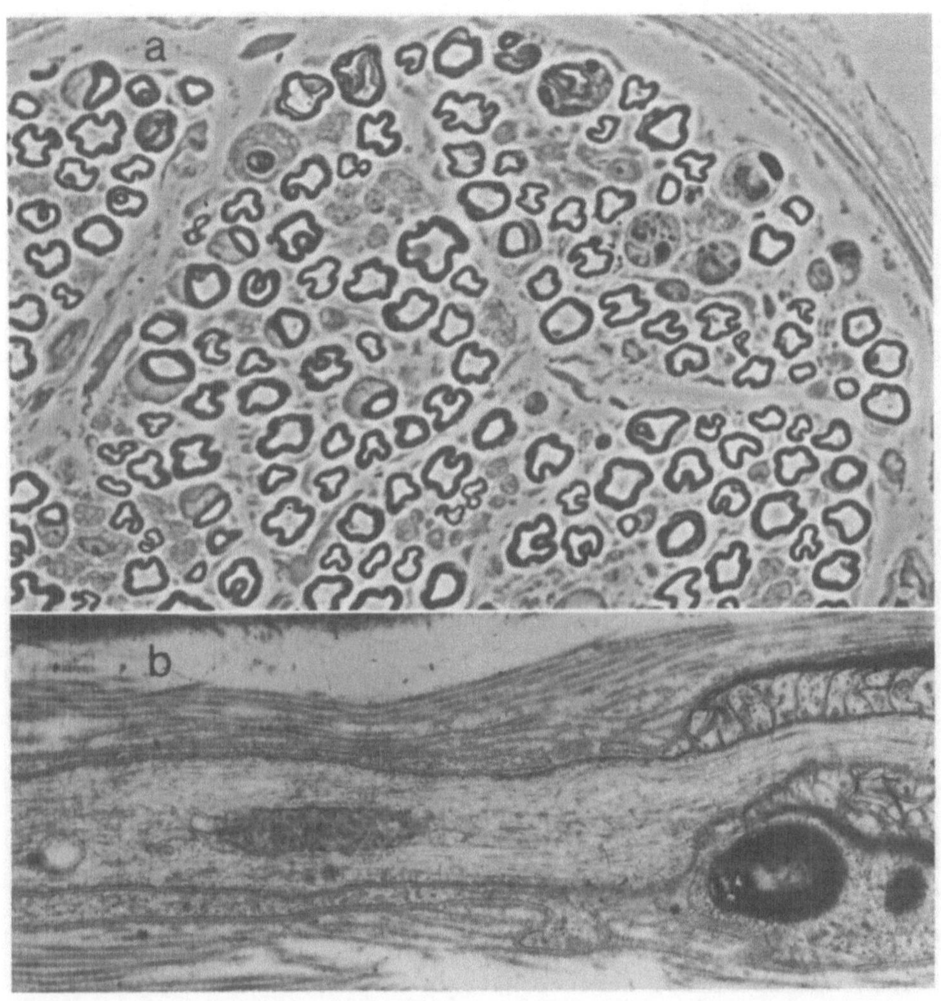


Abb. 1a,b. Morphologische Veränderungen im Nervus ischiadicus einer Maus nach passiver Übertragung von m-IgG von einem Patienten mit Myelom-PNP. a Phasenkontrastbild eines quergeschnittenen Nerven mit verstreut in den Faszikeln liegenden degenerierten Fasern (x 690. Phenylendiamin). b Elektronenmikroskopische Aufnahme einer teilweise entmarkten, am RANVIER'schen Schnürring geschnittenen Nervenfaser (x 15 000)

isolierten m- und p-IgG einer Patientin mit benigner monoklonaler Gammopathie unwahrscheinlich.

Aufgrund der Ergebnisse nach passiver Übertragung von monoklonalen Fab-Fragmenten, welche die Antigendeterminante tragen (11), muß vermutet werden, daß die m-IgG ihre demyelinisierende Aktivität im Rahmen einer antikörpervermittelten Attacke gegen einen noch unbekannten antigenen Bestandteil des peripheren Nerven entfalten. Ob es sich dabei um Myelin-assoziierte Glycoproteine handelt, wie dies bei Patienten mit IgM-Plasmozytomen nachgewiesen werden konnte (3), kann derzeit noch nicht beantwortet werden. Für die große Variabilität der morphologischen Veränderungen können mehrere Faktoren verantwortlich sein, wie eine speziesabhängige schwache Aktivierung von Komplement bei dem verwendeten Tierstamm (10), oder auch andere genetische Faktoren. Die zur Klärung dieser Fragen notwendigen Langzeitexperimente sind derzeit noch nicht abgeschlossen.

Daß sowohl die m-IgG als auch die p-IgG immuncytochemisch in den Nerven der Versuchstiere gleichermaßen nachgewiesen werden konnten (8), läßt darauf schließen, daß durch die Blut-Nervschranke eine Interaktion zwischen dem unbekannten Antigen der Nervenscheide und den passiv übertragenen Immunglobulinen nicht verhindert werden kann. Die Einlagerung von humanen Immunglobulinen in die Nervenscheide spielt als Ursache für die passiv übertragene Myelom-PNP keine Rolle, da nur die m-IgG von Patienten mit einer PNP eine pathogene Wirkung entfaltet haben, nicht aber die Kontroll-Immunglobuline. Weitere Untersuchungen zur Identifizierung des möglichen Antigens sind noch nicht abgeschlossen.

## Zusammenfassung

Die monoklonalen Immunglobuline von Patienten mit einer Polyneuropathie bei multiplen Myelomen und sogenannten benignen monoklonalen Gammopathien induzieren nach passiver Übertragung auf vorher gesunde Versuchstiere eine der menschlichen Erkrankung ähnliche Polyneuropathie unterschiedlicher Ausprägung. Sie spielen somit eine entscheidende Rolle in der Pathogenese der paraneoplastischen Myelom-PNP. Die positiven Transfer-Experimente mit monoklonalen Fab-Fragmenten lassen vermuten, daß die m-IgG ihre demyelinisierende Aktivität im Rahmen einer antikörpervermittelten Immunreaktion gegen ein noch unbekanntes Antigen in der Nervenscheide entfalten. Weitere Untersuchungen zur Identifizierung des Antigens sind derzeit noch nicht abgeschlossen.

## Literatur

1. Besinger UA, Anzil AP, Toyka KV, Fateh-Moghadam A, Rauscher R, Struppler A (1980) Neuropathie bei monoklonaler Gammopathie: Passiver Transfer von Mensch zu Maus. Verh Dtsch Ges Neurol 1:617-621
2. Besinger UA, Toyka KV, Anzil AP, Fateh-Moghadem A, Neumeier D, Rauscher R, Heininger K (1981) Myeloma Neuropathy: Passive Transfer from Man to Mouse. Science 213:1027-1030
3. Besinger UA, Toyka KV, Fateh-Moghadam A, Kissel H, Anzil AP, Schwendemann G (1982) Peripheral Neuropathy in Monoclonal Gammopathy: The Pathogenic Role of Monoclonal Immunoglobulins. Neurology (NY) 32:184
4. Braun PE, Latov N, Freil D (1982) MAG is the antigen for a monoclonal antibody in patients with a demyelinating neuropathy. Trans Amer Soc Neurochem 13:230-235
5. Dayan AD, Urich H, Gardner-Thorpe C (1971) Peripheral neuropathy and myeloma. J neurol Sci 14:21-35
6. Fateh-Moghadam A, Besinger UA, Toyka KV, Kissel H (1980) Die Neuropathie bei monoklonalen Gammopathien. Verh Dtsch Ges Inn Med 86:1097-1101
7. Kelly JJ, Kyle RA, Miles JM, O'Brien PC, Dyck PJ (1981) The spectrum of peripheral neuropathy in myeloma. Neurology (NY) 31:24-31
8. Liebert UG, Schwendemann G, Besinger UA, Heininger K, Kolb-Bachofen V, Toyka KV, Wechsler W (1982) Chronische Polyneuritis und Myelom-Neuropathie: Neuropathologische Aspekte der experimentellen Passiv Transfer Neuropathien im Tiermodell. Verh Dtsch Ges Neurol (im Druck)

9. Propp RP, Means E, Deibel R, Sherer G, Barron K (1975) Waldenström's Macroglobulinemia and Neuropathy: Deposition of M-component on Myelin Sheaths. Neurology (NY) 25:980-988
10. Ruddy S, Gigli I, Austen KF (1972) The complement system in man. New Engl J Med 287:489-495
11. Schalch W, Wright JK, Rodky LS, Braun DG (1979) Distinct function of monoclonal IgG antibody depend on antigen-site specificities. J exp Med 149:923-937
12. Toyka KV, Drachman DB, Griffin DE, Pestronk A, Winkelstein JA, Fischbeck KH, Kao I (1977) Myasthenia gravis: study of humoral immune mechanisms by passive transfer to mice. New Engl J Med 296:125-131

# Chronische Polyneuritis und Myelom-Neuropathie: Neuropathologische Aspekte der experimentellen Passiv-Transfer-Neuropathien im Tiermodell

U. G. Liebert, G. Schwendemann, K. Heininger, U. A. Besinger, K. V. Toyka und W. Wechsler

Durch systemische passive Übertragung von gereinigten Immunglobulinen der Klasse G (IgG) von Patienten mit chronischem Guillain-Barré Syndrom (cGBS) oder dysproteinämischer Neuropathie bei IgG sezernierendem multiplem Myelom (1) konnte im Tiermodell eine Neuropathie induziert werden. Marmoset-Affen, die IgG von Patienten mit einer chronisch-rezidivierenden Polyneuropathie, dem sogenannten chronischen Guillain-Barré Syndrom, und Mäuse vom Inzuchtstamm $BDF_1$, die monoklonales IgG von Patienten mit multiplem Myelom und Neuropathie erhielten, hatten reduzierte motorische Nervenleitgeschwindigkeiten; Kontrolltiere, die mit IgG von gesunden Personen und von Patienten mit metabolischen Neuropathien bzw. mit multiplem Myelom ohne Neuropathie behandelt waren, blieben klinisch-neurologisch gesund und bei elektrophysiologischer Testung normal (Heininger et al., a.a.O., Besinger et al., a.a.O.). Die vorliegenden neuropathologischen Untersuchungen zeigten, daß das potentiell pathogene menschliche Immunglobulin an die Myelinscheiden peripherer Nerven der Versuchstiere gelangt, sich ein morphologisches Korrelat für die elektrophysiologischen Befunde am peripheren Nerven jedoch nicht sicher nachweisen läßt.

## Material und Methoden

Versuchstiere: Insgesamt wurden 16 Marmoset-Affen und 25 $BDF_1$/J-Mäuse untersucht. 9 Marmoset-Affen wurden mit IgG von 5 cGBS-Patienten und 11 $BDF_1$-Mäuse mit monoklonalem IgG von 5 Patienten mit multiplem Myelom *und* Neuropathie behandelt. Als Kontrollen dienten 7 Marmoset-Affen, davon 3 Tiere behandelt mit normal-IgG gesunder Personen, 3 Tiere behandelt mit IgG von Patienten mit metabolischen Polyneuropathien und 1 unbehandeltes Tier, sowie 14 $BDF_1$-Mäuse, davon 2 Tiere behandelt mit normal-IgG gesunder Personen, 6 Tiere behandelt mit IgG von Patienten mit metabolischen Polyneuropathien, 2 Tiere behandelt mit IgG von 2 Patienten mit multiplem Myelom jedoch ohne Neuropathie und 4 unbehandelte Tiere. (Für Details des Injektionsmodus vergl. Heininger et al., a.a.O. und Besinger et al., a.a.O.).

Immuncytochemie: Teile der Nn. ischiadici wurden in 2,5% Paraformaldehyd in 0,1 m Na-Cacodylatpuffer pH 7.4 für 3 Stunden fixiert und für Paraffineinbettung aufbereitet. Die immuncytochemische Untersuchung erfolgte mit der Peroxidase-Antiperoxidase (PAP)-Technik nach Sternberger (2,3) unter Verwendung von Kaninchenimmunglobulin anti-Humanimmunglobulin (IgG, kappa- und lambda-Ketten) als primären Antikörper, von Schweineimmunglobulin anti-Kaninchenimmunglobulin als sekundären,

Mit Unterstützung der DFG (SFB 200, C1 und B5).

Wir danken Frau E. Groß und Frau U. Tuma für die sorgfältige Durchführung der elektronenmikroskopischen Arbeiten.

sogenannten Brückenantikörper und von PAP-Komplex vom Kaninchen als tertiäres Reagens. Dieser Komplex ergibt mit Diaminobenzidin in einer hydrolytischen Reaktion ein braunes Reaktionsprodukt, das lichtmikroskopisch ausgewertet wird. Alle Antiseren wurden bei DAKO Boehringer Ingelheim Diagnostica GmbH (Garching/München) gekauft.

Licht- und Elektronenmikroskopie: Der Rest der Nn. ischiadici wurde mit phosphatgepufferter Glutaraldehydlösung immersions- oder perfusionsfixiert und nach Osmierung in der üblichen Weise entwässert und in Spurr's Epoxiharz eingebettet (4). 1 µm dicke Quer- und Längsschnitte wurden mit Toluidinblaulösung gefärbt und lichtmikroskopisch ausgewertet. Ausgewählte Regionen wurden für elektronenmikroskopische Untersuchungen aufgearbeitet.

## Ergebnisse

Mit der PAP Technik nach Sternberger gelang es, bei *allen* Versuchstieren, denen menschliches Immunglobulin injiziert worden war, dieses am peripheren Nerven nachzuweisen (Abb. 1a). Deutliche Anfärbung fand sich im Perineurium und in den Gefäßendothelien, aber auch im Endoneurium mit einer stärkeren ringförmigen Anreicherung rund um die myelinisierten Nervenfasern. Unterschiede in Färbeintensität oder -muster zwischen Kontroll-IgG injizierten Tieren und solchen, die mit Myelom- bzw. cGBS-IgG behandelt waren, konnten auch bei hohen Verdünnungen des primären Antikörpers (bis zu $1:10^5$) nicht gesichert werden. Bereits nach einer Dauer des systemischen IgG-Transfers von 3-5 Tagen konnte menschliches IgG in den Tiernerven nachgewiesen werden; die Intensität der Anfärbung nahm mit längerer Versuchsdauer zu. Bei den immuncytochemischen Kontrollansätzen blieben die Schnitte ungefärbt, ebenso bei den nicht mit IgG behandelten Tieren (Abb. 1b). In späteren Untersuchungsschritten wurden leichtkettenspezifische Antiseren eingesetzt. Dabei konnte ein deutlicher Unterschied der Färbeintensität bei den Mäusen gesehen werden, die mit monoklonalem IgG des entsprechenden Leichtkettentyps behandelt waren.

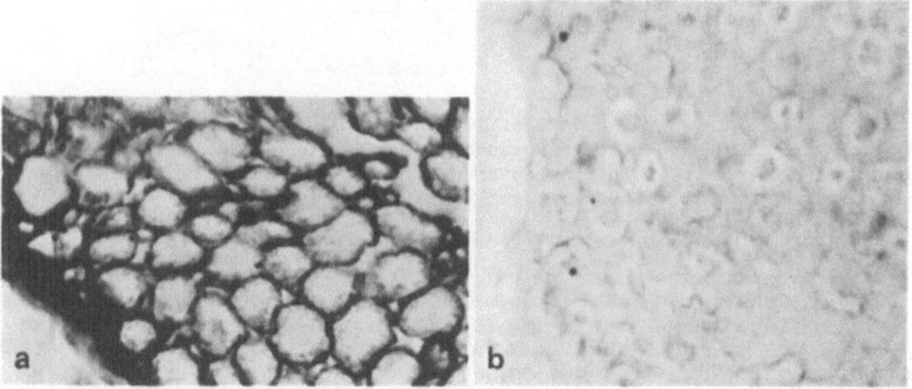


Abb. 1. a N. ischiadicus, $BDF_1$-Maus, 13 Tage systemischer Transfer von Myelom-IgG. Mit PAP-Technik Nachweis von menschlichem IgG im Perineurium und im Endoneurium mit deutlicher ringförmiger Anreicherung rund um myelinisierte Nervenfasern. (Primärer Antikörper: Kaninchenimmunglobulin anti-Human-IgG, 1:10 000), x 400. b N. ischiadicus, unbehandelte $BDF_1$-Maus. Mit der PAP-Technik keine spezifische Reaktion für menschliches IgG. (Primärer Antikörper: Kaninchenimmunglobulin anti-Human-IgG, 1:10 000), x 400

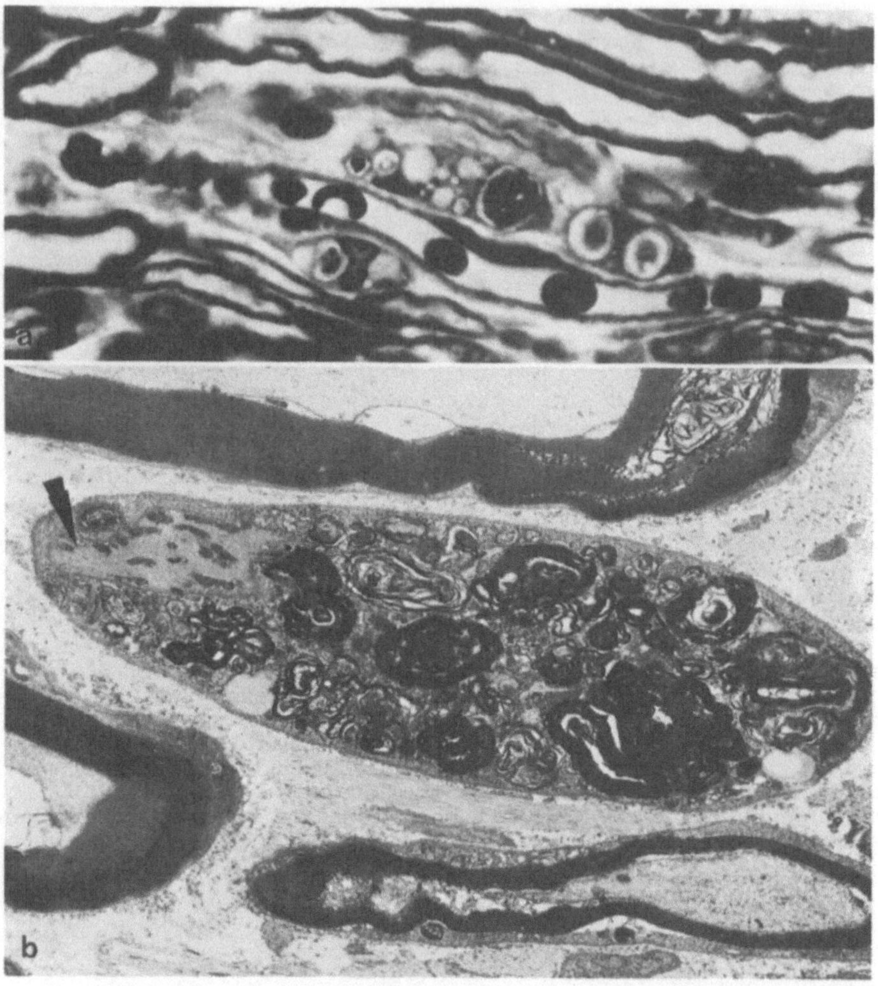

Abb. 2a,b. N. ischiadicus, Marmoset-Affen, 12 Tage systemischer Transfer von cGBS-IgG. a Oberhalb und unterhalb ciner endoneuralen Kapillare je eine Nervenfaserdegeneration. Semidünnschnitt, Toluidinblaufärbung, x 640. b Elektronenmikroskopisch fortgeschrittener Markscheidenabbau mit gut erhaltenem Axon (Pfeil) x 4400

Bei der morphologischen Untersuchung der Kontrolltiere zeigten sich licht- und elektronenmikroskopisch keine pathologischen Veränderungen an den Nn. ischiadici. Einige Marmoset-Affen und $BDF_1$-Mäuse, die mit cGBS-IgG bzw. Myelom-IgG behandelt waren, zeigten ebenfalls keine eindeutigen pathologischen Veränderungen, sondern lediglich in einem hohen Prozentsatz, nämlich etwa 40-60%, Markscheidenaufsplitterungen entlang der Schmidt-Lanterman'schen Einkerbungen, überwiegend mit vesikulärer, sogenannter Honigwabenstrukturbildung; zudem fand sich eine Tendenz zu leichter paranodaler Entmarkung. Solche Veränderungen des peripheren Nervensystems sind schwer zu interpretieren und lassen sich kaum von Artefakten abgrenzen. Lediglich ihre stark vermehrte Häufigkeit im Vergleich zu Kontrollen ist auffallend. Bei anderen Tieren, nämlich 3 mit cGBS-IgG behandelten Marmoset-Affen und 4 mit

Myelom-IgG behandelten $BDF_1$-Mäusen, zeigten die Nerven sichere, wenngleich minimale pathologische Befunde in Form von Einzelfaserdegenerationen, leichter segmentaler Entmarkung und endoneuraler Makrophageninvasion (Abb. 2a,b). Die Veränderungen waren bisher bei Anwendung identischen Patienten-IgG's reproduzierbar, scheinen also patiententypisch zu sein.

## Diskussion und Zusammenfassung

Die immuncytochemischen Untersuchungen lassen den Schluß zu, daß menschliches Immunglobulin sowohl bei den Marmoset-Affen, als auch bei den $BDF_1$-Mäusen bei systemischer Applikation Zugang zu den Markscheiden des peripheren Nervensystems hat; das heißt, die Blut-Nerv-Schranke kann überwunden werden, und zwar unabhängig vom pathogenen Effekt der Immunglobulinfraktion. Die Ergebnisse der morphologischen Untersuchung stehen besonders beim cBGS-IgG-Transfer in Kontrast zu den klinisch-neurologischen und elektrophysiologischen Befunden. Es findet sich kein sicheres neuropathologisches Korrelat für die reduzierte motorische Nervenleitgeschwindigkeit. Aus diesen Befunden kann abgeleitet werden, daß die Wirkung der menschlichen Immunglobuline bei den Versuchstieren, nämlich die Blockade der Nervenleitung, anders als durch eine morphologisch faßbare Demyelinisierung zustande kommt. Andere Schädigungsmechanismen, zum Beispiel Kanalblockade am Ranvier'schen Knoten, Veränderung der paranodalen Myelineigenschaften ohne eindeutige Demyelinisierung, könnten zu der beobachteten Nervenfunktionsstörung führen. Das geringe Ausmaß der morphologischen Läsionen steht jedoch in gutem Einklang mit der klinischen Beobachtung bei cGBS- und einzelnen Myelompatienten, die nach Plasmapheresetherapie eine dramatische Besserung aufwiesen (5,6), viel zu rasch, um durch Regeneration bzw. Remyelinisierung erklärt zu werden. Weitere Untersuchungen sind in Vorbereitung, um die pathogene Rolle der Immunglobuline bei der Myelomneuropathie und beim chronischen Guillain-Barré Syndrom zu erhellen.

## Literatur

1. Besinger UA, Toyka KV, Anzil AP, Fateh-Moghadam A, Neumeier D, Rauscher R, Heininger K (1981) Myeloma neuropathy: Passive transfer from man to mouse. Science 213:1027-1030
2. Sternberger LA, Hardy PH, Cuculis JJ, Meyer HG (1970) The unlabeled antibody enzyme method for immunocytochemistry. J Histochem Cytochem 18:315-333
3. Sternberger LA (1979) Immuncytochemistry, 2. Aufl, Wiley, New York
4. Spurr AR (1969) A low-viscosity epoxy resin embedding medium for electron microscopy. J Ultrastruct Res 26:31-43
5. Server AC, Lefkowitch J, Braine H, McKhann GM (1979) Treatment of chronic relapsing inflammatory polyradiculoneuropathy by plasma exchange. Ann Neurol 6:258-261
6. Toyka KV, Augspach R, Wiethölter H, Besinger UA, Haneveld F, Liebert UG, Heininger K, Schwendemann G, Reiners K, Grabensee B (1982) Plasma exchange in chronic inflammatory polyneuropathy: Evidence suggestive of a pathogenic humoral factor. Muscle & Nerve 5:479-484

# Tierexperimentelle Untersuchungen zur Pathogenese der chronisch-entzündlichen Polyneuritis (chronisches Guillain-Barré-Syndrom)

K. Heininger, K. V. Toyka, V. Kolb-Bachofen, U. A. Besinger, F. Haneveld, U. Liebert, G. Schwendemann, S. Cleveland, H. G. Ross und M. Schulz

Die chronisch progrediente oder chronisch rezidivierende Form des Guillain-Barré-Syndroms (cGBS) ist durch langsam progrediente, gelegentlich auch schubförmige oder rezidivierende Muskelschwäche bei nur geringfügigen oder fehlenden sensiblen Ausfällen charakterisiert (1,5,10). Das Maximum der Paresen wird definitionsgemäß in Abgrenzung zur akuten Form des GBS nach frühestens 3 Monaten erreicht (5,10). Pathogenetisch wurden sowohl zellvermittelte als auch humoral vermittelte Immunmechanismen diskutiert, die im Sinne einer Autoimmunkrankheit zur Schädigung des peripheren Nerven führen (3,4,10). In den letzten 3 Jahren wurden mehrere gut kontrollierte Fallberichte über die erfolgreiche Anwendung der Plasmapherese-Therapie bei dieser Erkrankung publiziert (9,11). Aus diesen Beobachtungen war zu schließen, daß humoralen Faktoren, möglicherweise Immunglobulinen, eine entscheidende pathogenetische Bedeutung zukommt, denn nur so wäre die mehrfach beobachtete, dramatische Besserung innerhalb weniger Tage zu erklären.

In der vorliegenden Studie haben wir versucht, die pathogene Rolle von humoralen Immunglobulinen durch passive Übertragung auf Maus und Affen nachzuweisen. Es zeigte sich, daß der passive Transfer von menschlichem Immunglobulin bei der Maus keine Neuropathie hervorrufen konnte, während die Übertragung auf den Affen zu einer experimentellen Neuropathie führte.

## Patienten

In der bisherigen Versuchsserie wurden die Plasmapheresefiltrate von insgesamt 5 Patienten auf ihre pathogene Wirkung nach passivem Transfer untersucht. 2 der Patienten waren in der Neurologischen Universitätsklinik Düsseldorf, 3 der Patienten in der Nervenklinik der Universität Köln als cGBS diagnostiziert worden. Über diese Patienten wurde an anderer Stelle berichtet (6,11). 3 der 5 Patienten zeigten nach der Anwendung der Plasmapherese-Behandlung, kombiniert mit medikamentöser Immunsuppression, eine deutliche, teilweise dramatische Besserung innerhalb der ersten 7 Tage (Patienten Sa, Ne, Se, vgl. Abb. 1), während 2 Patienten nur eine mäßige (Kn) oder keine Besserung (Br) trotz ausgedehnter Plasmapherese-Behandlung erreichten.

---

Mit Unterstützung der DFG (SFB 200, B5, C1).

Wir danken Frau Professor Gibbels (Nervenklinik der Universität Köln) und Herrn Dr. Borberg (Medizinische Klinik der Universität Köln) für die Überlassung von Plasmapheresefiltraten.

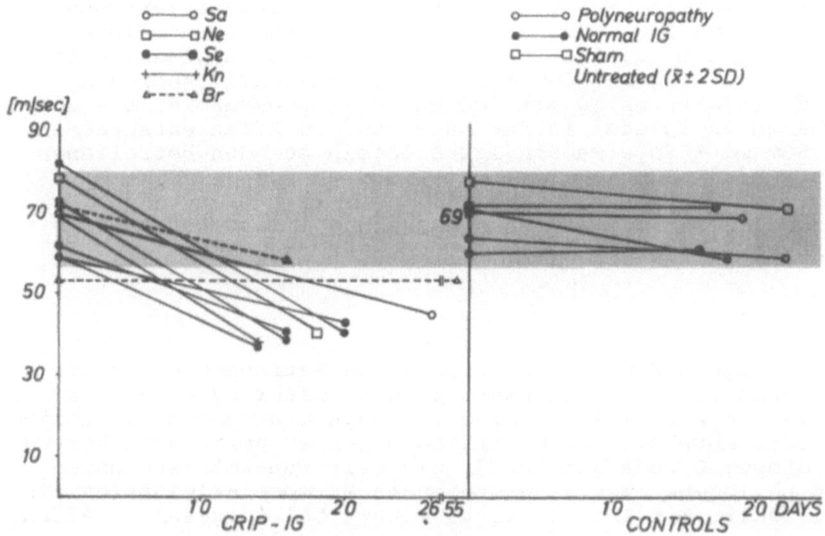


Abb. 1. Motorische Nervenleitgeschwindigkeit nach passiver Übertragung von Immunglobulin-Fraktionen. Die mittlere Leitgeschwindigkeit bei 34 gesunden Kontrollaffen betrug 69 m/s ± 11 (2 Standardabweichungen)

## Methoden

Präparation der Immunglobulin (Ig)-Fraktionen: Aus den Plasmapheresefiltraten wurden entweder IgG-reiche Fraktionen durch Ammoniumsulfatpräzipitation oder gereinigte IgG-Fraktionen durch DEAE-Sephacel-Säulenchromatographie hergestellt. Kontroll-Ig-Fraktionen wurden aus Mischseren von Patienten mit metabolischen Polyneuropathien, aus kommerziellem Normalimmunglobulin (Beriglobin, Behringwerke) sowie aus Mischseren von gesunden Kontrollpersonen gewonnen. Die Ig-Fraktionen wurden vor Anwendung konzentriert, auf Reinheit geprüft, mittels radialer Immundiffusion bestimmt und vor Gebrauch filtersterilisiert.

Messung der Nervenleitgeschwindigkeit: Bei der Maus wurde die gemischte Nervenleitgeschwindigkeit am Schwanznerven im isothermen Paraffinbad bestimmt (2). Beim Affen wurde die motorische Nervenleitgeschwindigkeit des peronealen Anteils des Nervus ischiadicus bei Ableitung mit Oberflächenelektroden über dem EDB und Stimulation hinter dem Trochanter majus (proximal) sowie am Fibulaköpfchen (distal) ermittelt. Die Oberflächentemperatur wurde im Meßbereich mittels Thermistor gemessen (32-36$^{\circ}$) und die NLG mit der Korrektur von 1 m/sek. pro Grad auf 35$^{\circ}$ korrigiert. Alle Tiere wurden an mehreren Tagen vor Beginn der Ig-Injektionen sowie 2-3-tägig während der gesamten Versuchsdauer gemessen. Zusätzlich zur motorischen NLG wurden immer auch die F-Wellen aufgezeichnet und die Latenzen gemessen. 8 Affen wurden am Ende der Injektionsperiode laminektomiert, die Vorder- und Hinterwurzel bei S1 durchtrennt und getrennt über eine Platinelektrode stimuliert. Die Ableitung erfolgte popliteal, unmittelbar proximal einer Quetschläsion, so daß angenähert monophasische Nervenaktionspotentiale erhalten wurden. Zusätzlich zur Messung der Leitgeschwindigkeit wurden die Refraktärzeiten bei Doppelreizung sowie das sogenannte Refraktärzeit-Faserspektrum mit Hilfe eines Laborrechners ermittelt (8). Alle Untersuchungen wurden unter Ketamin bzw. Barbiturat-Narkose durchgeführt.

Injektion der Versuchstiere: Mäuse erhielten tägliche intraperitoneale Injektionen von 15-20 mg IgG. Die Affen wurden 1-2-tägig intramuskulär in die thorakale Rückenmuskulatur injiziert. Die Immunsuppression erfolgte bei Mäusen am 2. Tag mit 300 mg/kg Cyclophosphamid, bei den Affen am 2. und 9. Injektionstag mit 100 mg/kg Isophosphamid. Die zirkulierenden, humanen Ig-Spiegel in der Maus bzw. im Affen entsprachen mit 1.000 bis 2.500 mg % in etwa den IgG-Spiegeln bei den betroffenen Patienten selbst.

Lichtmikroskopische, elektronenmikroskopische und immunzytochemische Methoden: s. Beitrag Liebert et al., a.a.O.

## Ergebnisse

Nach passiver Übertragung der IgG-Fraktionen von Patienten mit cGBS auf $BDF_1$ Mäuse ließen sich, im Gegensatz zu den Erfahrungen bei der Myelom-Neuropathie, in keinem Falle eine Verlangsamung der Nervenleitgeschwindigkeit oder morphologische Veränderungen am peripheren Nerven nachweisen. Aus diesem Grunde wurden für die weiteren Untersuchungen die dem Menschen phylogenetisch näherstehenden Marmoset-Kleinaffen als Empfängertiere gewählt. Wie Abb. 1 zeigt, konnte bei insgesamt 8 Affen, die mit IgG-Fraktionen von 4 der 5 Patienten behandelt worden waren, innerhalb der Versuchsdauer von 14 bis 26 Tagen eine deutliche Verlangsamung der motorischen Nervenleitgeschwindigkeit des Nervus ischiadicus erzeugt werden. Diese Verlangsamung setzte in den meisten Fällen zwischen der ersten und zweiten Behandlungswoche ein und nahm graduell zu. In der Abbildung sind nur die mittleren NLG-Werte vor und am Ende der Behandlungsperiode angegeben. Bei 3 Tieren wurde die Injektion von IgG abgebrochen, worauf eine Beschleunigung der NLG eintrat. Mit dem Serum der Patientin Br., die nicht auf die Plasmapherese-Therapie angesprochen hatte, konnte hingegen auch bei Injektionsdauer von 55 Tagen keine reproduzierbare Verlangsamung der NLG im Affen erzielt werden. Nach Injektion von Kontroll-IgG oder von Isophosphamid allein zeigte sich bei keinem der 6 Affen eine Verlangsamung unterhalb des von 34 normalen Marmoset-Affen gewonnenen Normalbereiches (schraffierte Zone).

Die klinische Untersuchung der Affen ergab Zeichen der Muskelschwäche (gebückte Haltung, eingeschränkte Kletterfähigkeit, verminderter Widerstand gegen den Untersucher) bei insgesamt 7 der mit Patienten-Ig behandelten Affen. Nach passiver Übertragung von IgG des Patienten Kn. war die klinische Muskelschwäche bereits nach 8 Tagen sichtbar und nahm progredient bis zum Versuchsende zu (Abb. 2). Demgegenüber zeigten keiner der Kontrollaffen sowie 3 der mit Patienten-Ig behandelten Tiere keine sicheren Zeichen der Muskelschwäche, zwei davon trotz nachweisbarer Verlangsamung der Nervenleitgeschwindigkeit.

Einige Affen, sowohl solche, die mit Patienten-IgG als auch mit Kontroll-IgG injiziert wurden, entwickelten interkurrente Infekte und wurden aus der Studie ausgeschlossen.

Die morphologischen Untersuchungen zeigten insgesamt nur leichtgradige Veränderungen, die von einer Myelinschwellung im paranodalen Bereich bis zu Einzelfaserdegenerationen mit Phagozytose reichten. Die immunzytochemische Untersuchung ergab den eindeutigen Nachweis von humanem Immunglobulin im Perineurium, Endoneurium und an der Myelinscheide, jedoch ohne sichere Unterschiede zwischen Affen, die mit Patienten-IgG und solchen, die mit Kontroll-IgG behandelt wurden (vgl. Liebert et al., a.a.O.). Bei Anwendung der hochauflösenden Gold-Protein A-Markierung (7) fanden sich einzelne und gruppierte endoneurale Gold-Komplexe ohne sichere Zuordnung zu strukturellen Komponenten.

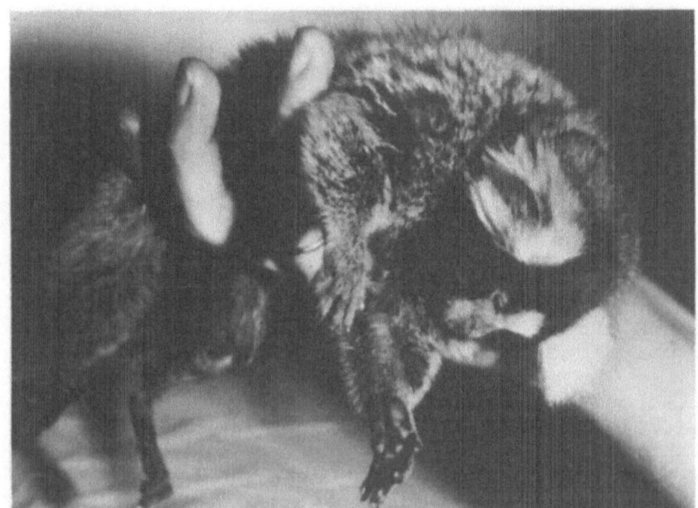

Abb. 2. Hochgradige Muskelschwäche nach 14-tägiger Injektion mit dem IgG-reichen Ammoniumsulfat-Präzipitat des Patienten Kn.

## Diskussion und Zusammenfassung

Unsere Ergebnisse weisen darauf hin, daß humorale Immunglobuline der Klasse IgG einen wesentlichen pathogenen Faktor bei der Entstehung der cGBS darstellen. Der Beobachtung ausgeprägter Störungen der Nervenleitungsfunktion im Affen-Transfer-Experiment stehen insgesamt nur geringgradige morphologische Veränderungen gegenüber, die sich graduell deutlich von den strukturellen Läsionen bei Patienten mit cGBS unterscheiden.

Aus diesem Beobachtungen ergeben sich mehrere Interpretationsmöglichkeiten:

1. Das passiv übertragene IgG ist derjenige Faktor, der für die nach Plasmapheresebehandlung rasch reversiblen Nervenfunktionsstörungen beim Patienten verantwortlich ist, der jedoch nicht zu wesentlichen strukturellen Läsionen führt.

2. Es bestehen Speziesunterschiede bezüglich des hypothetischen Antigens, in der Aktivierung des Affen-Komplement-Systems durch menschliches IgG oder in der Kooperation zwischen Antikörper und zellvermittelten Immunreaktionen, die eine ausgeprägtere strukturelle Läsion am Affennerven, wie sie für den Patienten mit cGBS typisch sind, verhindern. Die einfachste Erklärung wäre jedoch, daß die Expositionszeiten gegenüber dem humanen IgG im Vergleich zur langsam verlaufenden, menschlichen Erkrankung, zu kurz sind, um das Vollbild der Veränderungen zu erzeugen. Die beobachtete Heterogenität des Ausmaßes der Befunde entspricht durchaus der Variabilität der Erkrankung auch beim Menschen.

Weitere Untersuchungen sind in Vorbereitung, um den Mechanismus der humoralen Immunreaktion gegen den peripheren Nerven zu analysieren.

Literatur

1. Arnason BGW (1975) Inflammatory polyradiculoneuropathies. In: Dyck PJ, Thomas PK, Lambert EH (eds) Peripheral Neuropathies. Saunders, Philadelphia, pp 1110-1148
2. Besinger UA, Toyka KV, Anzil AP, Fateh-Moghadam A, Neumeier D, Rauscher R, Heininger K (1981) Myeloma neuropathy: Passive transfer from man to mouse. Science 213:1027-1030
3. Cook SD, Dowling PC (1981) The role of autoantibody and immune complexes in the pathogenesis of Guillain-Barré syndrome. Ann Neurol 9:70-79
4. Dalakas MC, Engel WK (1981) Chronic relapsing (dysimmune) polyneuropathy: Pathogenesis and treatment. Ann Neurol 9:134-145
5. Dyck PJ, Lais AC, Ohta M, Bastron JA, Okazaki H, Groover RV (1975) Chronic inflammatory polyradiculoneuropathy. Mayo Clin Proc 50: 621-637
6. Gibbels E, Toyka KV, Borberg H, Heininger K, Schwendemann G (1983) Plasmapheresetherapie bei chronischem Guillain-Barré Syndrom (Zur Publikation eingereicht)
7. Kolb H, Vogt D, Kolb-Bachofen V (1981) Does the D-galactose receptor on kupffer cells recycle? Biochem J 200:445-448
8. Ross HG, Toyka KV, Cleveland S, Heininger K (1983) Refraktärzeiten und "Faserspektrum" an efferenten und afferenten Fasern des n. ischiadicus am Primaten. Z EEG-EMG (im Druck)
9. Server AC, Lefkowitch J, Braine H, McKhann GM (1979) Treatment of chronic relapsing inflammatory polyradiculoneuropathy by plasma exchange. Ann Neurol 6:258-261
10. Thomas PK, Lascelles RG, Hallpike JF, Hewer RI (1969) Recurrent and chronic relapsing Guillain-Barré polyneuritis. Brain 92: 589-606
11. Toyka KV, Augspach R, Wiethölter H, Besinger UA, Haneveld F, Liebert UG, Heininger K, Schwendemann G, Reiners K, Grabensee B (1982) Plasma exchange in chronisch inflammatory polyneuropathy: Evidence suggestive of a pathogenic humoral factor. Muscle & Nerve 5:479-484

# VI. Motorik

# Functional Contribution of Direct Cortico-Spinal Connections as Studied in the Conscious Monkey

R. N. Lemon and R. B. Muir

## Introduction

The early cortical stimulation experiments of Ferrier (6) and of Leyton and Sherrington (23) revealed a strong relationship between the motor cortex and movements of the hand and fingers. This relationship had already been stressed by Hughlings Jackson in the 1860's on the basis of his observations of epileptic seizures. Jackson had argued that "the small muscles of the hand will be represented by much more grey matter in the highest centres than will be large muscles of the upper arm because they serve in more numerous movements" (10).

More recent studies of the effect of cortical stimulation in the primate have confirmed that the brief, twitch-like movements of the fingers that can be elicited by such stimulation do indeed have the lowest thresholds and can be evoked from wide areas of the motor cortex (1,11,14,24,31). These low-threshold movements are dependent upon the integrity of the pyramidal tract (5) which contains some axons that descend in the lateral corticospinal tract and terminate within the motor nuclei of the spinal cord (12,13,28,32). The termination pattern of these cortico-motoneuronal projections is most concentrated upon the motoneurones innervating the most distal muscles, such as those of the intrinsic muscles of the hand and foot (12,32). Physiological studies have confirmed the existence of monosynaptic cortico-motoneuronal connections (2,15,30). Moreover, cortical stimulation in anaesthetised primates evokes the largest exitatory post-synaptic potentials in motoneurones supplying the distal musculature (3,11).

All primates possess direct cortico-motoneuronal connections (13); they become more numerous from the New World to the Old World monkeys, and are particularly prevalent in the Apes and in man himself. The progression in digital skill throughout these different primate groups and particularly in the use of highly fractionated finger movements, is parallelled by the number of direct cortico-motoneuronal connections (13,29).

In monkeys, bilateral pyramidotomy results in a permanent deficit of relatively independent finger movements (17,18) and similar deficits are observed after damage to the motor cortex (26). Motor cortex lesions in apes or man result in deficiency of skilled hand and finger movements which is more severe than that seen in the monkey (9,27).

On the basis of these different lines of evidence, it has been suggested that corticospinal neurones and in particular the direct cortico-motoneuronal connections confer the ability to perform discrete finger movements. Since both anatomical and physiological studies suggest that these direct connections are made principally by corticospinal neurons with large axons (conduction velocities greater than 25 m.sec$^{-1}$), and since these large axons make up a very small proportion of the primate pyramidal tract (16), the proposed role of the cortico-motoneuronal connections would assign to them a significance out of all proportion to their number.

We have attempted to seek direct evidence for the role of such connections in the elaboration of fine finger movements in the conscious monkey. Cortical neurones which make direct connections with motoneurones of the monkey's hand muscles have been identified by cross-correlation analysis between the discharges of these neurones and the EMG of hand muscles. The activity of these identified corticospinal neurones has then been investigated during performance of two types of movement: a precision grip task (25) requiring independent movements of the index finger and thumb, and a power grip, in which all the digits are used in concert. Our findings support a special role for cortico-motoneuronal connections in the performance of relatively independent finger movements.

## Methods

A full description of the experimental techniques is available elsewhere (20,21,22). Monkeys were trained to perform a precision grip by squeezing two independent spring-loaded levers between the index finger and thumb of the left hand. The ulnar fingers had to be flexed out of the way. The monkey learned to displace each lever into a narrow target zone (± 1 mm); this required a force of 0.5-0.7 N. The monkey had to keep both levers in their respective target zones continuously for 1.5 seconds (the 'hold' period) to earn a reward. The monkey was also trained to perform a power grip; he was rewarded for gently squeezing an inflated cylindrical rubber bulb and maintaining the pressure above a threshold level for the same 1.5 second 'hold' period. After training was complete (3-6 months), the monkey was prepared for single unit recording from the right motor cortex. Fine electrodes were implanted in the medullary pyramidal tract for antidromic identification of pyramidal tract neurones (PTNs).

Following recovery from anaesthesia, extracellular recordings were made daily from PTNs in the hand region of area 4. Gross EMG recordings were taken from a number of small hand muscles: 1st and 2nd dorsal interossei (1,2 DI); flexor pollicis brevis (FPB); abductor pollicis brevis (AbPB); adductor pollicis (AdP) and from long forearm muscles acting on the thumb or index finger: extensor digitorum (ED); flexor digitorum superficialis (FDS); flexor pollicis longus (FPL) and abductor pollicis longus (AbPL). Either surface electrodes or percutaneous wires were used to record the EMGs.

Direct excitatory influences of a PTN on motoneurones of a particular muscle were detected using the spike-triggered averaging technique, as described by Fetz (7,8). The rectified EMG of each muscle was fed into an averaging computer triggered by the PTN spikes. For some PTN muscle combinations a post-spike facilitation (PSF) was clearly evident after about 5000 spikes had been averaged. The various tests used for establishing the PSF as a genuine spike-related event have been described previously (20).

Results

Analysis of recordings from 2 monkeys (m. nemestrina) has so far yielded 16 PTNs with a PSF in one of the above-mentioned muscles. 15/16 PTNs showed a PSF in a small hand muscle. Latencies from the cortical spike to the start of the PSF were in the range 7-15 msec. All 15 PTNs with a PSF in a small hand muscle showed marked modulation of their activity during exploratory movements of the fingers, including the small corrective movements the monkeys made in order to bring the levers into the target zones. Most of these PTNs were responsive to natural stimulation of the hand, while the monkey remained passive and relaxed. These PTNs showed reproducible responses to either joint movement (see Figure 1C), muscle taps in the thenar or hypothenar region, or stimulation of the glabrous skin of the hand or fingers. Afferent input zones were usually small (one or two digits) and all were confined to the hand. Some neurones showed responses at short latency (< 20 msec) to such peripheral stimuli.

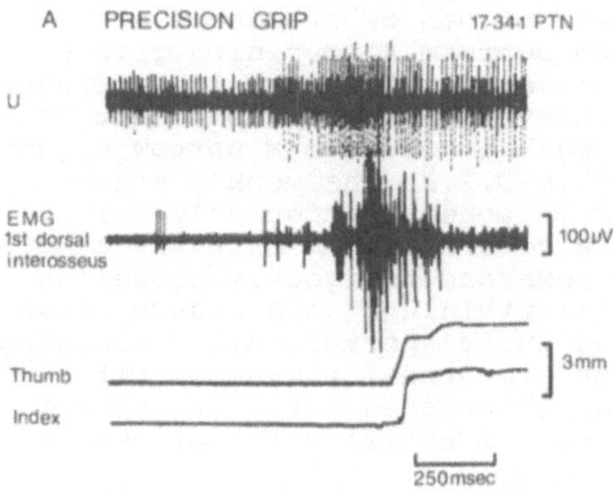


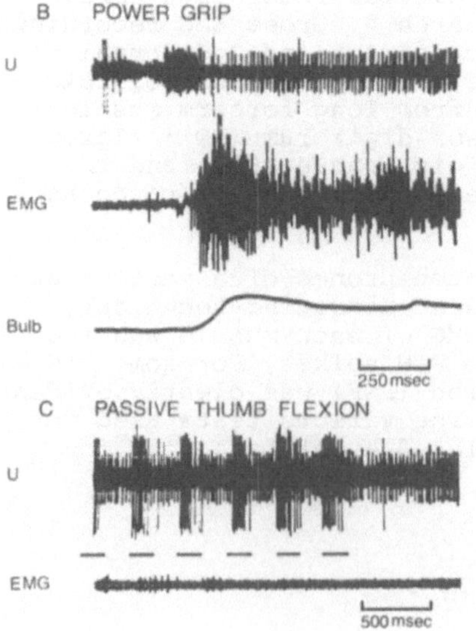


Fig. 1A-C. Representative traces showing activity of a 'fast' PTN (antidromic latency 0.8 msec) during precision grip (A) and power grip (B). The PTN spike is the large spike in the unit recording (U). Spiketriggered averaging showed a PSF from this PTN in the EMG of 1st dorsal interosseous (second trace in A, B, and C). Displacements of the thumb and index finger levers are shown in A, and the bulb pressure during power grip in B. The PTN was very active during onset and maintenance of the precision grip but hardly discharged at all during power grip. The PTN illustrated was responsive to passive flexion of the thumb (C); onset and duration of the stimulus indicated by the bars under the unit trace

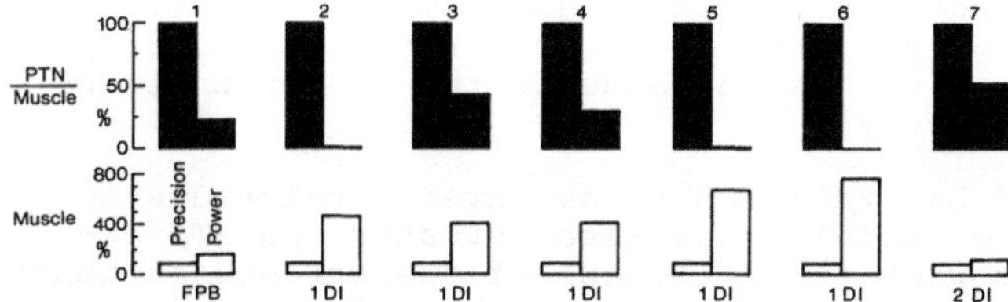


Fig. 2. Bar graphs for 7 PTNs show the relationship between mean activity of the PTN and that of its PSF muscle for periods of 1 second during the 'hold' phase of the task. Each unfilled bar graph (below) represents the mean EMG activity measured during the power grip (right bar) expressed as a percentage of that during the precision grip (left bar = 100%). Each filled bar (above) indicates the ratio of the PTN activity to the corresponding muscle activity, again expressed as a percentage of the precision grip value. All 7 PTNs showed greater activity in proportion to the EMG of their PSF muscle during the precision grip task (left bars) than during the power grip (right bars). Muscle abbreviations as in text

Full analysis of 7 PTNs recorded during both precision grip and power grip tasks has been completed. 5 PTNs had a PSF in 1DI, one in 2DI and one in FPB. Some of these PTNs showed a striking difference in activity for the two tasks, and this is illustrated in Figure 1, A and B. The PTN illustrated (large spikes in the unit recording) showed a PSF in the EMG of 1DI. This PSF was detectable after about 2000 PTN spikes had been averaged; it had a latency of 12.7 msec to the start of the PSF and 14.5 msec to its peak. The activity of this PTN increased sharply just before the monkey began to squeeze the two levers in the precision grip task (Fig. 1A), and this burst of activity was associated with a similar burst of EMG activity in the target muscle (see EMG recording). During the 'hold' period, the neurone showed a steady firing pattern (about 30 impulses/second). This particular neurone showed little or no activity during performance of the power grip (Fig. 1B). This reduction of activity from precision to power grip occurred despite a marked *increase* in the activity of the target muscle for the power grip (Fig. 1B).

To make a more detailed comparison of PTN and PSF muscle activity during the two tasks, we constructed histograms of PTN activity during the 'hold' period for precision and power grips. We also formed histograms of the rectified EMG of the PSF muscle for the same period. In every case the PSF muscle was the more active for the power grip. To quantify this increase we expressed the 'hold' activity of each muscle during power grip as a percentage of that during precision grip. The lower bar graphs of Figure 2 show that the power grip activity ranged from 137% to 780% (mean 444%) of the precision grip activity for the EMG records associated with the 7 different PTNs.

To compare the relationship of PTN activity to muscle activity across the 7 PTNs we formed a ratio of 'hold' period PTN activity to PSF muscle activity for the two tasks. For each PTN, the ratio for the power grip was then expressed as a percentage of the ratio for precision grip. Thus if the relationship between PTN and EMG activity had been the same for both tasks, all values for all PTNs would have been 100%. However, as shown in the upper row of Figure 2, the power grip ratios were always considerably smaller than those for the precision grip. The conclusion must be that PTN activity never increased in proportion to muscle activity. In fact 5 of the 7 PTNs actually showed less 'hold'-period activity for the power grip than for the precision grip, (cf.

Fig. 1). Their 'hold' discharge activity decreased by 27% to 90%. The other 2 PTNs increased their firing for the power grip (35% and 88%) but nowhere near in proportion to the increase in the EMG of their PSF muscle (330% and 323% respectively).

Since the above result could be explained by an inverse relationship between PTN firing and muscle activity, we also investigated PTN activity during precision grip when the stiffness of the springs attached to the finger and thumb levers had been increased by a factor of 2, in order to elevate the level of activity in the PSF muscle. On average, PTN activity was 11% more than that observed with weak springs, while corresponding EMG activity increased by 51%, thus excluding the possibility of an inverse relationship.

The dynamic phase of the tasks, when the monkey approached the manipulandum and began to squeeze, was less stereotyped from trial to trial. But 4 PTNs showed, on average, a much greater *range* of firing frequencies for precision grip than for power grip, even though the muscle typically increased its activity more steeply for the power grip; the other 3 PTNs had similar ranges for both tasks.

## Discussion and Conclusions

We describe here a sub-population of PTNs with direct influences on the motoneurones of the small hand muscles which are principally active during discrete finger movements. In this respect they resemble a larger population of unidentified neurones in the hand area of the monkey motor cortex which were also more active for precision than power grip tasks (19,22).

For the present sample of PTNs with identified target muscles it is clear that the activity of these PTNs is not simply related to the activity of the muscles to which their excitatory influences are directed. Instead, they appear active during the precision grip, in which the target muscles are used in a fractionated manner for independent movements of the digits, while they show relatively less activity when a generalised co-contraction of these muscles is used for the power grip.

These findings confirm a special role for this sub-population of PTNs during relatively independent movements of the fingers. They suggest that different synaptic influences are brought to bear on the motoneurones of the small hand muscles during power grip, as compared to precision grip, since these cortico-motoneuronal PTNs appear relatively inactive during power grip. It is possible that such shifts in synaptic input are partly responsible for the recent observation that the recruitment order of some motor units in the small hand muscles is altered depending upon the nature of the movement to which the muscle is contributing (4).

*Acknowledgements.* We thank J. van der Burg, E. Dalm, P. van Alphen and E. Klink for technical and secretarial assistance. This research was supported by grant 13-46-91 of the FUNGO/ZWO (Dutch Organisation for Fundamental Research in Medicine).

## References

1. Asanuma H, Rosén I (1972) Topographical organization of cortical efferent zones projecting to distal forelimb muscles in the monkey. Exp Brain Res 14:243-256

2. Bernhard CG, Bohm E, Petersén I (1953) Investigations on the organization of the corticospinal system in monkeys (Macaca Mulatta). Acta Physiol Scand 29 suppl 106:79-105
3. Clough JFM, Kernell D, Phillips CG (1968) The distribution of monosynaptic excitation from the pyramidal tract and from primary spindle afferents to motoneurones of the baboon's hand and forearm. J Physiol (Lond) 198:145-166
4. Desmedt JE, Godaux E (1981) Spinal motoneuron recruitment in man: rank deordering with direction but not with speed of voluntary movement. Science 214:933-936
5. Felix D, Wiesendanger M (1971) Pyramidal and non-pyramidal motor cortical effects on distal forelimb muscles of monkeys. Exp Brain Res 12:81-91
6. Ferrier D (1875) Experiments on the brain of monkeys. Proc R Soc 23:409-430
7. Fetz EE, Cheney PD (1980) Post-spike facilitation of forelimb muscle activity by primate corticomotoneuronal cells. J Neurophysiol 44:751-772
8. Fetz EE, Cheney PD, German DC (1976) Corticomotoneuronal connections of precentral cells detected by postspike averages of EMG activity in behaving monkeys. Brain Res 114:505-510
9. Horsley V (1909) The Linacre Lecture on the function of the so-called motor area of the brain. Brit Med J 2:125-132
10. Jackson JH (1932) In: Taylor J (ed) Selected Writings of John Hughlings Jackson, vol. II. Hodder & Stoughton, London
11. Jankowska E, Padel Y, Tanaka R (1975) Projections of pyramidal tract cells to α-motoneurones innervating hind-limb muscles in the monkey. J Physiol 249:637-667
12. Kuypers HGJM (1960) Central cortical projections to motor and somatosensory cell groups. An experimental study in the Rhesus monkey. Brain 83:161-184
13. Kuypers HGJM (1981) Anatomy of the descending pathways. In: Brookhart JM, Mountcastle VB (eds) Handbook of Physiology Section 1, vol. II. The Nervous System. American Physiological Society, Bethesda. pp. 597-666
14. Kwan HC, Mackay WA, Murphy JT, Wong YC (1978) Spatial organisation of precentral cortex in awake monkeys. II. Motor outputs. J Neurophysiol 41:1120-1131
15. Landgren S, Phillips CG, Porter R (1962) Minimal synaptic actions of pyramidal impulses on some alpha motoneurones of the baboon's hand and forearm. J Physiol (Lond) 161:91-111
16. Lassek AM (1948) The pyramidal tract: basic considerations of corticospinal neurons. Res Publ Assoc nerv ment Dis 27:106-128
17. Lawrence DG, Hopkins DA (1976) The developement of motor control in the rhesus monkey: evidence concerning the role of corticomotoneuronal connections. Brain 99:235-254
18. Lawrence DG, Kuypers HGJM (1968) The functional organisation of the motor system in the monkey. I. The effects of bilateral pyramidal lesions. Brain 91:1-14
19. Lemon RN (1981) Functional properties of monkey motor cortex neurones receiving afferent input from the hand and fingers. J Physiol (Lond) 311:497-519
20. Lemon RN, Muir RB (1981) Direct facilitation of intrinsic hand muscle activity by motor cortex neurones in the conscious monkey. J Physiol (Lond) 320:74P
21. Lemon RN, Muir RB (1983) Cortical addresses of distal muscles. A study in the conscious monkey using the spiketriggered averaging technique. In: Massion J, Paillard J, Schultz W, Wiesendanger M (eds) Neural coding of motor performance. Exp Brain Res Suppl 7. Springer, Berlin Heidelberg New York (in press)

22. Lemon RN, Muir RB, Godschalk M, Kuypers HGJM (1982) New data on the control of hand and finger movements in the conscious monkey. In: Speckman E-J, Elger CE (eds) Epilepsy and Motor System. Urban und Schwarzenberg, München Wien Baltimore (in press)
23. Leyton ASF, Sherrington CS (1917) Observations on the excitable cortex of the chimpanzee, orang-utan and gorilla. Q J exp Physiol 11:135-222
24. Liddell EGT, Phillips CG (1950) Thresholds of cortical representation. Brain 73:125-140
25. Napier JR (1956) The prehensile movements of the human hand. J Bone Jt Surg 38B:902-913
26. Passingham R, Perry H, Wilkinson F (1978) Failure to develop a precision grip in monkeys with unilateral neocortical lesions made in infancy. Brain Res 145:410-415
27. Penfield W (1954) Mechanisms of voluntary movement. Brain 77:1-17
28. Petras JM (1966) Corticospinal fiber connexions in spider and rhesus monkeys, gibbon and chimpanzee; some preliminary notes. Anat Rec 154:402
29. Phillips CG (1971) Evolution of the corticospinal tract in primates with special reference to the hand. Proc 3rd Int Congr Primat Karger, Basel München Paris London New York Tokyo Sydney, pp.2-23
30. Preston JB, Whitlock DG (1961) Intracellular potentials recorded from motoneurons following precentral gyrus stimulation in primate. J Neurophysiol 24:91-100
31. Sessle BJ, Wiesendanger M (1982) Structural and functional definition of the motor cortex in the monkey (macaca fascicularis). J Physiol (Lond) 323:245-265
32. Shinoda Y, Yokota JI, Futami T (1981) Divergent projection of individual corticospinal axons to motoneurons of multiple muscles in the monkey. Neurosci Lett 23:7-12

# Menschliche Hirnpotentiale bei Willkür-Folgebewegungen der Hand

## Bereitschaftspotential, bedingte prämotorische Positivierung, Aufmerksamkeitspotential (directed attention potential) und Relaxationspotential: Antizipatorische Aktivität des limbischen, frontalen und sensorischen Assoziationscortex

M. Lang, W. Lang, L. Deecke, B. Heise und H. H. Kornhuber

Das Bereitschaftspotential und die anderen vor einer menschlichen Willkürbewegung auftretenden Potentiale - die prämotorische Positivierung und das Motorpotential - sind vor einfachen Bewegungen ausgiebig untersucht worden (2). Wir haben uns jetzt komplexeren Bewegungen und Handlungen zugewandt und erstmals den Versuch unternommen, menschliche Hirnpotentiale bei selbst initiierten, visuell und taktil geführten Folgebewegungen abzuleiten, wie sie etwa beim Abzeichnen von Figuren im täglichen Leben vorkommen und auch bei bestimmten neurologischen Krankheiten gestört sein können.

Die *Versuchsanordnung* ist in Abb. 1 dargestellt. Dabei hält die Versuchsperson in ihrer rechten Hand einen Kugelschreiber, der mit einem Kontakt versehen ist, und fixiert mit den Augen einen geradeaus liegenden Punkt. Im selben Augenblick, in dem sie den Stift auf das Papier drückt, wird entweder ein visuelles oder ein taktiles Reizprogramm gestartet, das simultan nachgezeichnet werden muß. Beim visuellen Reizprogramm wanderte ein Lichtpunkt auf einem Fernsehschirm mit einer Geschwindigkeit von 4 cm/sec aus der Ruhelage in eine erste zufällig generierte Richtung und wurde nach 1 sec in eine zweite, ebenfalls zufällig erzeugte Richtung umgelenkt, in die der Lichtpunkt mit gleicher Geschwindigkeit ebenfalls für die Dauer von 1 sec wanderte, um dann mit raschem Sprung in die Ruhelage zurückzukehren. Im Falle der taktilen Reizsituation wanderte ein federnd gelagerter Plastikstift von 1 mm Spitzendurchmesser durch einen XY-Schreiber geführt auf der linken Hohlhand der Versuchsperson. Während die Richtungen unvorhersehbar waren, blieben die zeitlichen Intervalle des Bewegungsablaufs konstant. Nach Rückkehr des Reizes in die Ausgangslage hob die Versuchsperson den Schreibstift an; das Papier wurde automatisch weitertransportiert.

Man beachte in Abb. 1, daß die Figurenreize beider Modalitäten ausschließlich in die rechte Hirnhemisphäre gelangten, während der motorische Akt des Nachfahrens mit der rechten Hand von der linken Hemisphäre gesteuert wurde. Der Beginn des Reizprogramms wurde mit dem Aufsetzen des Stiftes in der rechten Hand ausgelöst, also durch eine nicht reizabhängige Willkürbewegung der Versuchsperson.

Visuell und taktil geführte Folgebewegungen wurden im selben Experiment untersucht und nach der Methode der Rückwärtsanalyse (3) ausgewertet. Der Versuchsperson wurde gesagt, daß sowohl die Promptheit als auch die Genauigkeit der Ausführung durch Beobachtung und anhand der gezeichneten Protokolle ausgewertet und Einfluß auf die Höhe des Stundenlohnes haben würden. Aus Abb. 1 gehen auch die Elektrodenpositionen nach dem 10-20 System hervor. Zusätzlich wurde über der motorischen Supplemetärarea (SMA) auf halber Strecke zwischen frontal Mitte und Vertex abgeleitet ($FC_Z$). Die Ableitung erfolgte unipolar gegen die zusammengeschalteten Ohren mit einer Gesamtzeitkonstanten von 2,2 sec.

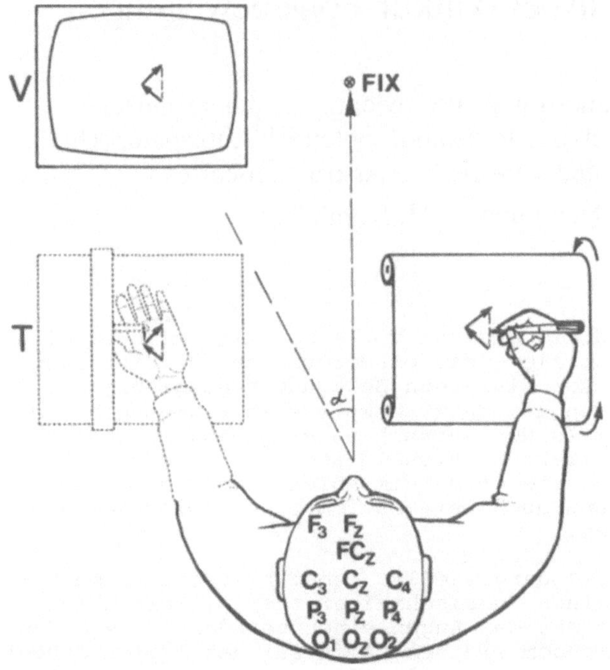


Abb. 1. Schematische Darstellung der Versuchsanordnung. *Sensorische Seite, rechte Hemisphäre*: Der visuelle Figurenreiz V (wandernder Lichtpunkt auf einem Bildschirm) erscheint für die Versuchsperson, die einen Punkt in Geradeausrichtung fixiert (Fix), im linken Gesichtsfeld; der taktile Figurenreiz T wird von einem Plastikstift in die linke Hohlhand geschrieben. Lichtpunkt und Plastikstift wandern 1 sec lang in eine erste zufällig generierte Richtung und anschließend in eine zweite wiederum zufällige Richtung, bevor dann der Reiz zum Ausgangspunkt zurückspringt. *Motorische Seite, linke Hemisphäre*: Die Versuchsperson startet mit der rechten Hand durch Niederdrücken des mit einem Kontakt versehenen Kugelschreibers willkürlich das Reizprogramm. Sobald die visuelle bzw. taktile Reizfigur erscheint, zeichnet die Versuchsperson diese simultan mit ihrer rechten Hand nach, um nach der Rückstellung des Reizes den Stift vom Papier zu heben, welches daraufhin weitertransportiert wird. Der Versuchsperson wurde gesagt, daß Promptheit und Akkuratesse der Ausführung bewertet würden und sich auf den Stundenlohn auswirkten.
Auf dem Schädel sind die ungefähren Positionen der 12 nach der 10-20 Methode gesetzten Elektroden eingezeichnet, die gegen die verbundenen Ohrläppchen geschaltet waren

Die *Ergebnisse* zeigen einen komplexen Potentialverlauf mit charakteristischem Wechsel zwischen Negativität und Positivität, der in fester zeitlicher Beziehung zu den Zäsuren im Handlungsablauf steht. Abbildung 2 zeigt zunächst den Seitenvergleich der Hirnhemisphären. Dargestellt sind die Gesamtmitteilungen über 16 Versuchspersonen in praecentraler, parietaler und occipitaler Ableitung. Der Analysezeitraum beträgt 6 sec, d.h. 2 sec vor Bewegungsbeginn, welcher mit dem Niederdrücken des Stiftes zum Zeitpunkt t = 0 erfolgte, 2 sec während dem visuellen bzw. taktilen Folgen und 2 sec danach. Die Richtungsumkehr des Reizes erfolgte bei t = 1. Diese drei wichtigen Ereignisse (Bewegungsbeginn bei t = 0, Reizrichtungsänderung bei t = 1 und Reizrückstellung bei t = 2) sind in Abb. 2 und 3 durch senkrechte Linien gekennzeichnet. Zunächst das Bereitschaftspotential vor Bewegungsbeginn: Mit den bisher gefundenen Ergebnissen vor einfachen Fingerbewegungen stimmt das leichte Überwiegen der Negativität über dem zur Bewegung contralateralen motorischen Cortex ($C_3$) überein. Es fällt aber auf, daß parietal und auch occipital das größere Bereitschaftspotential über der rechten Hemisphäre generiert wird, also ipsilateral zur Bewegung, aber contralateral zu dem erwarteten Reiz. Bei einfachen Fingerbewegungen hingegen zeigt das Bereitschaftspotential entweder eine bilateral-symmetrische Verteilung oder es überwiegt leicht contralateral zur Bewegung (vgl. 2). Diese ungewöhnliche Hemisphärenpräponderanz in den gegenwärtigen Experimenten hängt natürlich mit der linksseitigen Reizapplikation zusammen; sie zeigt, daß diese Hirnareale durch Aufmerksamkeitszuwendung bereits antizipatorisch tätig sind. Wir sprechen daher von einem Aufmerksamkeitspotential, womit gerichtete Aufmerksamkeit gemeint ist (engl. directed attention potential, DAP). Diese antizipatorische Aktivität des sensorischen Assoziationscortex wird während des Nachzeichnens in Erwartung der Reizrichtungsumkehr bei t = 1 noch deutlicher. Man erkennt ferner in Abb. 2 einen charakteristischen Modalitätseffekt. Beim taktilen Nachzeichnen zeigt sich der stärkste Unterschied über der Centralregion, d.h. der Tastrinde: Über $C_4$ ist das Potential deutlich negativer als über $C_3$. Die Seitendifferenz im Sinne des DAP ist beim taktilen Folgen zwischen $C_3$ und $C_4$ am größten. Beim visuellen Folgen hingegen findet sich der stärkste Seitenunterschied über der Parietalregion, deren hinterer Anteil zum visuellen Assoziationscortex gehört. Es wird beim Nachzeichnen über der den Reiz empfangenden rechten Hemisphäre mehr Negativität, d.h. corticale Aktivität generiert als über der die Bewegung steuernden linken. Das Maximum des visuellen DAP über der hinteren Parietalregion paßt zum Konzept der Area 7 als einem Zentrum gerichteter Aufmerksamkeit (vgl. 4).

Der Vergleich der Modalitäten wird in Abb. 3 gezeigt. Ein Befund fällt besonders ins Auge: Die Erledigung jeder Teilaufgabe wird von einer großen positiven Zacke beendet. Es scheint, als ob die Hirnrinde ihre Negativität (Aktivität) nach jedem durchgeführten Teilschritt abbaut, sich gleichsam entspannt. Aus Tierexperimenten ist bekannt, daß Oberflächennegativität der Hirnrinde mit Aktivität gleichzusetzen ist, eine Potentialauslenkung nach positiv daher Entspannung bedeutet. Deshalb haben wir diese Positivierung Relaxationspotential genannt.

Die antizipatorische Aktivität ist nun über den einzelnen Hirnarealen verschieden und wird auch zu unterschiedlichen Zeitpunkten an- und abgeschaltet. Dies sieht man sowohl zu Bewegungsbeginn (t = O) als auch bei der Reizrichtungsänderung (t = 1). Betrachtet man dazu die beiden Ableitungen $FC_z$ und $O_2$ (mit Hüllkurven rechts in Abb. 3), so sieht man über der zum Reizgeschehen contralateralen Occipitalregion ($O_2$) ein den Reizbeginn überdauerndes Aufmerksamkeitspotential sowohl vor der nachzufahrenden ersten Reizrichtung (t = O), als auch vor der zweiten (t = 1) entsprechend der Aktivität der den Reiz empfangenden Sehrinde, die die Reizrichtung so schnell wie möglich analysieren muß, damit sie, wie gefordert, sogleich nachgezeichnet werden kann.

Im Gegensatz hierzu fällt die Negativität über der motorischen Supplementärarea ($FC_z$) bereits vor Reizbeginn ab. Der prämotorische Teil dieser Relaxationspositivität wird Prämotorische Positivierung (PMP) genannt (vgl. 1). Die PMP beginnt vor einfachen Willkürbewegungen der Hand, wie hier dem Aufsetzen des Stiftes, mit einer bekannten Latenz von ca. 100 msec (1,2; s. Abb. 3 rechts, $FC_z$), vor der Richtungsumkehr im vorliegenden Experiment jedoch schon 300 msec vor dem Zeitpunkt t = 1. Eine derart frühe und große PMP wurde bisher nicht gefunden und beruht hier auf der Konditionierungssituation mit ihren festen, zeitlich vorhersehbaren Intervallen. Wir bezeichnen dieses Potential daher als konditionierte Prämotorische Positivierung (cPMP). Sie ist Ausdruck der Relaxation des medianen Motivationscortex (SMA und Gyrus cinguli), welcher schon frühzeitig vor der Bewegung relaxieren kann, sobald er seine motivationale und intentionale Aufgabe erfüllt hat.

Hingegen muß der mit der Richtungsanalyse befaßte Sinnescortex (rechte Seh- oder Tastrinde) nach Bewegungsbeginn noch aktiv sein (Aufmerksamkeitspotential, DAP) und zeigt somit erst 200 msec nach Reizbeginn, wenn die Sinnesinformation verarbeitet ist, sein Relaxationspotential (RXP).

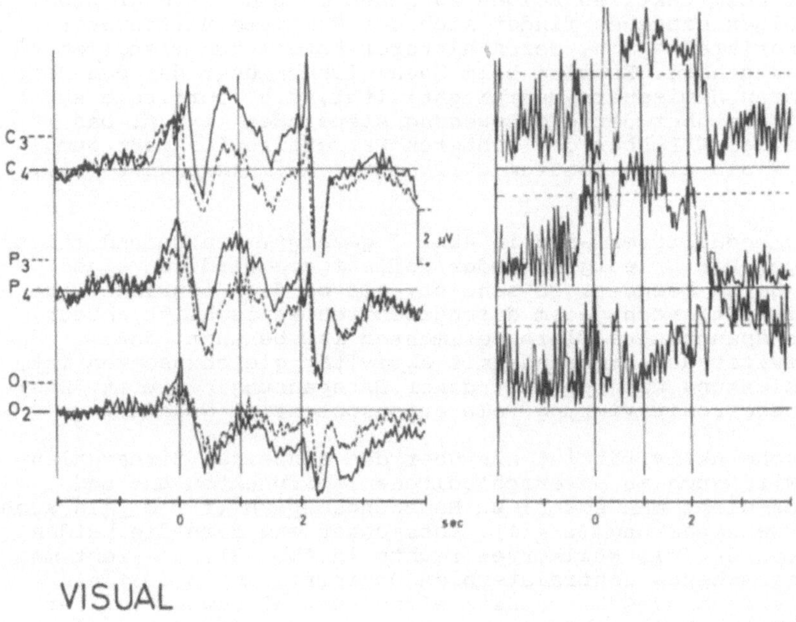


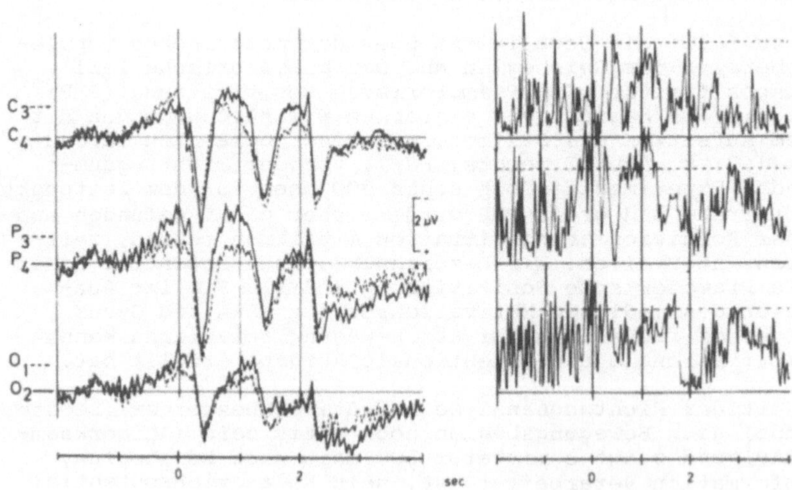


Abb. 2 (Legende zu Abb. 2 siehe Seite 427)

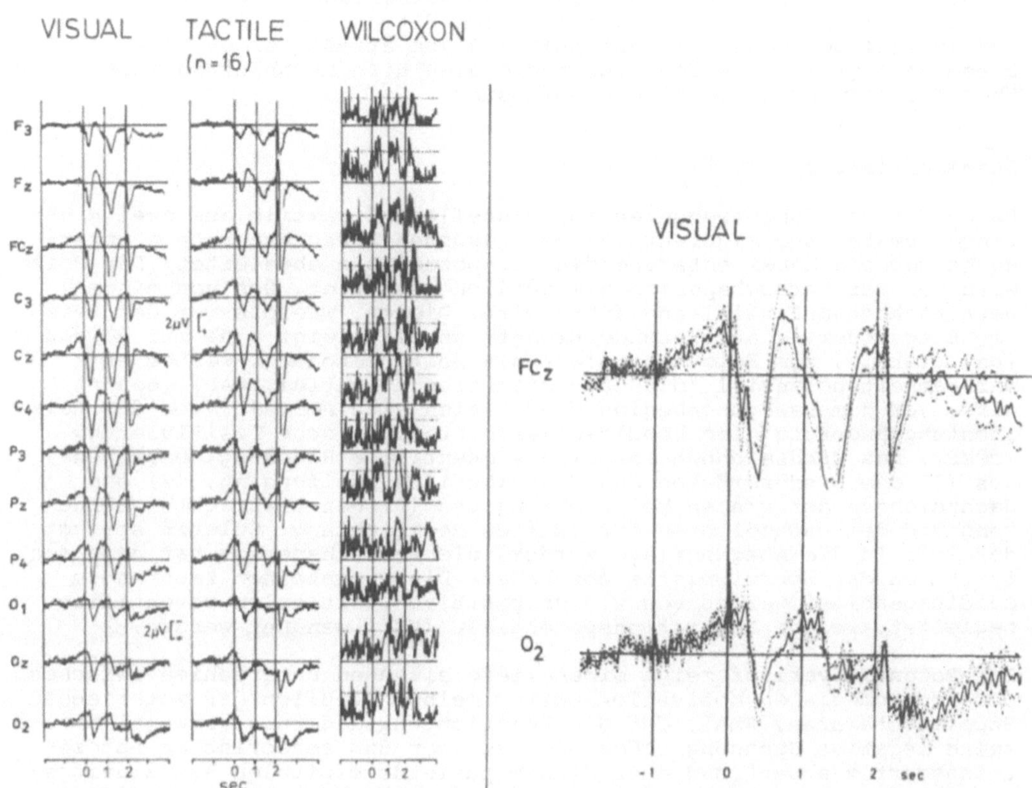


Abb. 3. Vergleich der visuellen mit der taktilen Modalität.
*Links*: Gesamtmittelungen der Hirnpotentiale über 16 Versuchspersonen bei visuell bzw. taktil vorgegebenem Nachzeichnen in den 12 verwendeten Ableitungen $F_3$-$O_2$ (vgl. Elektrodenpositionen in Abb. 1). Abszisse: Zeit in sec; t = 0, Niederdrücken des Stiftes, Reizbeginn; t = 1, Reizrichtungsumkehr; t = 2, schnelle Rückstellung des Reizes in die Ruhelage, nach der die Versuchsperson den Schreibstift von der Platte hob.
*Mitte*: Inverse Prüfquotienten des Wilcoxon-Tests für Paardifferenzen visuell versus taktil (Ordinate), gestrichelte horizontale Linie entsprechend der zweiseitig geprüften 5%-Signifikanzschranke der Einzeltests.
*Rechts*: Verläßlichkeit des Mittelwerts (doppelter Standardfehler, gestrichelte Hüllkurve) am Beispiel zweier typischer Ableitungen ($FC_z$ und $O_2$ visuell). Die Hüllkurven in den übrigen Abbildungen wurden aus Gründen der Übersichtlichkeit weggelassen, waren aber entsprechend

Abb. 2. Seitenvergleich der Hirnpotentiale beim visuell und taktil geführten Nachzeichnen.
Gesamtmittelungen über alle 16 Versuchspersonen; linksseitige Ableitungen (ungerade Nummern) sind mit gestrichelten Linien, rechtsseitige (gerade Nummern) mit durchgezogenen Linien dargestellt; Negativität (Aktivität) nach oben. Rechts im Bild ist der Wilcoxon-Test für Paardifferenzen dargestellt, linke versus rechte Ableitung, berechnet für jeden der 1024 Adresspunkte pro Ableitung (Abszisse); auf der Ordinate sind die inversen Werte der Prüfquotienten aufgetragen; die gestrichelte Linie entspricht der 2-seitigen 5%-Signifikanzschranke des Einzeltests, d.h. unter Vernachlässigung der Bonfonerri-Korrektur. Man beachte die rechtsseitige Präponderanz des Bereitschaftspotentials und des Aufmerksamkeitszuwendungspotentials, die bei taktilen Reizen über der Zentralregion, bei visuellen Reizen über der Parietalregion am größten ist

Insgesamt haben die Versuche gezeigt, daß charakteristische Wechsel zwischen Aktivierung und Inaktivierung verschiedener corticaler Areale in komplizierten experimentellen Situationen mit der Methode der ereignisbezogenen Hirnpotentialanalyse erfaßt werden können. Diese verfügt im Gegensatz zur regionalen Hirndurchblutungsmessung über die notwendige zeitliche Auflösung.

## Zusammenfassung

Es werden Nachfahrbewegungen auf visuelle und taktile aus zwei Richtungen bestehende Figurenreize bei gesunden Versuchspersonen untersucht und die dabei entstehenden Hirnpotentiale abgeleitet. Der Reiz wird von der Versuchsperson willkürlich gestartet, was von einem Bereitschaftspotential angeführt wird. Dieses, wie die vor der Reizrichtungsänderung auftretende Erwartungswelle zeigt eine zur Bewegung ipsilaterale, zum Reiz contralaterale Seitenbetonung, welche Aufmerksamkeitspotential (directed attention potential, DAP) genannt wird. Vor dem Bewegungsbeginn findet sich eine normale, vor der Reizrichtungsänderung eine konditionierte Prämotorische Positivierung (cPMP). Das Nachzeichnen ist eine sequentielle Handlung, bestehend aus (1) dem Niederdrücken des Schreibstifts, Reizbeginn, (2) dem Nachzeichnen der ersten Reizrichtung und (3) der Reizrichtungsänderung und dem Nachzeichnen der zweiten Reizrichtung. Zuletzt springt der Reiz in die Ausgangslage zurück, die Versuchsperson hat dann den Stift von der Schreibplatte abzuheben. Diese einzelnen Zäsuren im Handlungsablauf werden von tiefen positiven corticalen Potentialen begleitet, welche Relaxationspotentiale (RXP) genannt werden.

Der Potentialverlauf zeigt einen tiefgreifenden Unterschied zwischen dem frontomedialen Motivationscortex (einschließlich der motorischen Supplementärarea, SMA), der die Reizrichtungsänderung vorwegnimmt und seine negative Spannung schon 500 msec vor dem sensorischen Assoziationscortex abbaut und eben diesem parietooccipitalen Assoziationscortex, der auf die Sinnesinformation wartet und sein seitendifferentes gerichtetes Aufmerksamkeitspotential erst nach Beendigung der Wahrnehmungsanalyse abbaut. Über beiden Arealen wird die Aktivierung durch ein positives Relaxationspotential beendet.

## Literatur

1. Deecke L, Scheid P, Kornhuber HH (1969) Distribution of readiness potential, pre-motion positivity and motor potential of the human cerebral cortex preceding voluntary finger movements. Exp Brain Res 17:158-168
2. Deecke L, Grözinger B, Kornhuber HH (1976) Voluntary finger movement in man: cerebral potentials and theory. Biol Cybernetics 23:99-119
3. Kornhuber HH, Deecke L (1964) Hirnpotentialänderungen beim Menschen vor und nach Willkürbewegungen, dargestellt mit Magnetbandspeicherung und Rückwärtsanalyse. Pflügers Arch ges Physiol 281:R52
4. Lynch JC, Mountcastle VB, Talbot WH, Yin TCT (1977) Parietal lobe mechanisms for directed visual attention. J Neurophysiol 40:362-389

# Magnetfeldänderungen der Hirnrinde im Zuge der Initiierung menschlicher Willkürbewegungen. Bereitschaftsmagnetfeld

L. Deecke, H. Weinberg, P. Brickett und J. Boschert

## Einleitung

Jedes elektrische Feld wird von einem Magnetfeld begleitet. Das gilt auch für die elektrische Hirnaktivität, wie sie im Zuge der Initiierung unserer Willkürbewegungen in der Hirnrinde nachweisbar ist. Diese Hirnaktivität besteht in einer langsamen Negativierung, die schon 1-2 Sekunden vor der intendierten Bewegung beginnt, dem Bereitschaftspotential (BP) (2,5). Das zugehörige Magnetfeld, Bereitschaftsmagnetfeld (BM), liegt in der Größenordnung eines Milliardstels des Erdmagnetfeldes und kann nur mit entsprechend empfindlichen Meßgeräten registriert werden (4). Derartige Messungen sind aufwendig, die Geräte arbeiten mit Supraleitung nahe dem absoluten Temperatur-Nullpunkt, und es kann nur immer 1 Ableitung zur selben Zeit durchgeführt werden. Doch bieten magnetencephalographische (MEG) Ableitungen den Vorteil einer besseren Ordnung der zugrundeliegenden Potentialgeneratoren als dies mit EEG-Ableitungen möglich ist. In der vorliegenden Arbeit werden erste Ergebnisse der Ableitung des BM vor menschlichen Finger-, Fuß-, Zehen- und Sprechbewegungen vorgestellt.

## Methodik

Magnetfelder vor und nach Beginn willkürlich intendierter Bewegungen wurden an 5 Versuchspersonen (Vpn.) mit Hilfe eines SQUID (Superconducting Quantum Interference Device)-Gradiometers 3. Ordnung abgeleitet. In diesem sind mehrere supraleitende Josephson-Ringe so angeordnet, daß Magnetfelder nahe der Meßspule verstärkt, während ferne Magnetfelder (= Störfelder) eliminiert werden. Auf diese Weise sind Ableitungen in einem normalen, nicht eigens magnetisch abgeschirmten Laborraum möglich. Die Frequenzcharakteristik des verwendeten SQUID-Gradiometers 3. Ordnung (Fa. CTF Systems, Inc., Port Coquitlam, B.C., Canada) ist für langsame Phänomene mit Zeitkonstanten im Bereich des Bereitschaftspotentials günstig (das 1/f Rauschen beginnt erst unterhalb 0,5 Hz, VRBA et al., 1982). Zur Ableitung wurde der SQUID so positioniert, daß seine Meßspule am Ableiteort jeweils tangential und so dicht wie möglich zur Schädeloberfläche orientiert war. Weil bei MEG-Ableitungen Bewegungsartefakte schon durch kleinste Kopfbewegungen entstehen (4), wurde auf die Lagerung der Vp. besonderer Wert gelegt. Diese geschah auf einem nicht-magnetischen (metallfreien) Untersuchungsstuhl, der einem Zahnarztstuhl aus Holz nachgeformt wurde. Die Hohlräume zwischen diesem und der Vp. wurden sodann ausgeschäumt. Dieser individuelle Abdruck verminderte zwar die Bewegungsartefakte, eliminierte sie aber nicht völlig. Daher wurden Kopfbewegungen mit Hilfe hochempfindlicher Dehnungsmeßstreifen ständig mitregistriert und ebenfalls gemittelt. Kopfbewegungsfreie Registrierungen *nach* Beginn von Finger-, Fuß- und Sprechbewegungen waren unmöglich. Nur Zehenbewegungen konnten von Geübten artefaktfrei durchgeführt werden. Bewegungsartefakte können aber nicht nur *nach* Bewegungsbeginn auftreten, sondern auch davor, wie unsere Messungen zeigten, durch atmungskorrelierte Anteversion (bei Exspiration) und Retroversion des Kopfes. Die einzige Möglichkeit, diese zu vermeiden war die Bewegungen unter Atemanhalten (4-7 sec vor bis 4-7 sec nach der Bewegung in unregelmäßigen Abständen) durchführen zu lassen. Alle hier mitgeteilten Daten sind unter diesen Kautelen gewonnen worden. Darüberhinaus wurden die für die Ableitung bewegungskorrelierter EEG-Potentiale üblichen methodischen Vorkehrungen getroffen wie EOG-überwachte Punktfixierung, Vermeidung von Lidschlägen und von Kontraktionen der Gesichts-, Kopf-, Mund- und Schlundmuskulatur. Eliminierung artefakt-behafteter Bewegungen vom Mittelungsprozeß. Eine unipolare EEG-Ableitung gegen die zusammengeschalteten Ohren wurde ständig mitregistriert, gewöhnlich vom Vertex, wovon nur abgewichen wurde, wenn dort die Magnetableitung erfolgte. Das gleichgerichtete EMG, bipolar vom Effektormuskel abgeleitet, diente als Trigger. Die Analysezeit betrug 3 sec, von denen 2 1/4 sec vor dem Trigger lagen. Bandbreite 0,03 bis 30 Hz (EMG 5,3 bis 70 Hz). Einfache Finger-, Zehen- oder Fußbewegungen bestanden in kurzen monophasischen Volar- bzw. Plantarflexionen der rechten Seite. Die komplizierten Fingerbewegungen bestanden in einer sequentiellen Aufgabe: Die Fingerspitzen 2-5 der rechten Hand berührten nacheinander den opponierenden Daumen, wobei immer mit einem anderen Finger begonnen wurde (z.B. Sequenz 2, 3, 4, 5, 4, 3, 2 oder 3, 4, 5, 4, 3, 2, 3 etc.). Die Sprechbewegungen bestanden in der Äußerung von mit einem P und einem anschließenden Vokal beginnenden Worten in der Muttersprache der Vp. Alle Bewegungen wurden willkürlich von der Vp. initiiert, einige Sekunden (mit unregelmäßigem Intervall) nachdem sie mit dem Punktfixieren und dem Atemanhalten begonnen hatte.

## Ergebnisse und Diskussion

Vor einfachen rechtsseitigen Zeigefingerflexionen findet sich ein dem Bereitschaftspotential (BP) entsprechendes Bereitschaftsmagnetfeld (BM, Abb. 1A). Dieses ist links praezentral am größten (MEG $C_3$ in Abb. 1A), ist aber auch über dem ipsilateralen motorischen Cortex in gleicher Polungsrichtung, d.h. mit Feldlinien, die aus dem Schädel hinausweisen, ableitbar (MEG $C_4$). Die nach unten weisende Zacke nach Bewegungsbeginn in MEG $C_3$ ist nicht als reafferentes Potential aufzufassen, sondern ist ein Bewegungsartefakt durch die Fingerbewegung selbst. Diese überträgt sich über Arm und Körper auf den Kopf, wo sie zu kleinsten (etwa 100 µ große Auslenkungen desselben relativen) zum feststehenden SQUID führen. In Abb. 1B "Head Displacement" sind diese mit hoch empfindlichen Dehnungsmeßstreifen registrierten Kopfbewegungsartefakte wiedergegeben. Wie man sieht, sind Kopfbewegungsartefakte aber nicht nur nach Bewegungsbeginn möglich, sondern auch vor der Bewegung. Einatmen verursacht eine Retroversion, Ausatmen eine Anteversion des Kopfes. Kopfbewegungsartefakte lassen sich also durch noch so gute Lagerung der Versuchsperson nicht vermeiden, die atmungsbedingten Artefakte konnten jedoch durch Atemanhalten eliminiert werden (siehe gestrichelte Kurve in Abb. 1B), weshalb sämtliche Versuche dann mit dieser methodischen Vorkehrung durchgeführt wurden.

Während BP und BM einander in der Form sehr ähnlich sind, unterscheiden sie sich in ihrer Topographie. Wie aus Abb. 1C hervorgeht, ist das BM in praerolandischen Ableiteorten einschließlich $C_3$ nach oben gerichtet (Feldrichtung aus dem Schädel heraus), während es in den retrorolandischen Positionen nach unten geht (Feldlinien weisen in den Schädel hinein). Aufgrund dieser BM-Topographie kann auf eine Quelle (elektrischer Potentialgenerator) in der Finger- oder Handregion des sensomotorischen Cortex geschlossen werden. In der ipsilateralen Praezentralregion ($C_4$) findet sich ein kleineres BM, aber von

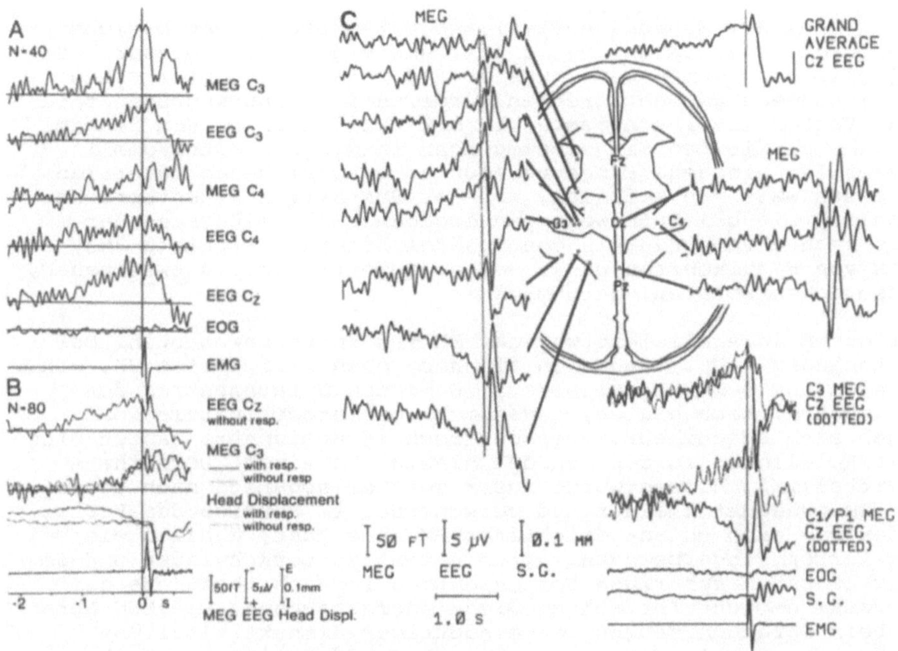


Abb. 1A-C. Bereitschaftsmagnetfeld (BM, MEG) und Bereitschaftspotential (BP, EEG) vor rechtsseitigen Zeigefingerflexionen.
A: 40 gemittelte Bewegungen einer Vp. B: 80 gemittelte Bewegungen derselben Vp. Registrierung kleinster Kopfbewegungsartefakte ("head displacement") unter normaler Atmung ("with resp.") und bei Atemanhalten ("without resp."). C: Topographie des BM bei einer anderen Vp. 40 gemittelte Bewegungen. MEG = Magnetoencephalogramm, EOG = Elektrooculogramm, S.G. = strain gauge (Dehnungsmeßstreifen), fT = femto Tesla = $10^{-15}$ Tesla, $C_3$, $C_4$, $C_z$ usw. = Positionen gemäß 10-20 Elektroden-System, $C_1/P_1$ = Mitte zwischen $C_1$ und $P_1$ (nach Deecke et al., 1982)

gleicher Polungsrichtung wie $C_3$ genau wie bei der in Abb. 1A abgebildeten Vp. Dieser Befund unterstreicht die bilaterale Repräsentation des BP auch vor unilateralen Bewegungen, auf die wir in früheren Arbeiten stets hingewiesen haben (1,2).

Ein eklatanter Unterschied zwischen der BP- und der BM-Topographie ergibt sich am Vertex ($C_z$). Hier ist das BP stark ausgeprägt, während das BM dort sehr klein ist und höchstens, wie an $P_z$ auch, eine in den Schädel hineinweisende Feldrichtung aufweist (Abb. 1C, rechte Seite). Dabei wissen wir, daß sich unter der Mittellinie (zwischen $F_z$ und $C_z$) ein bedeutender praemotorischer Potentialgenerator befindet, die supplementäre motorische Area (SMA) (3,6).

Die magnetoencephalographische Untersuchung der SMA wurde nun von zwei Ansätzen her vorangetrieben: 1) durch die Untersuchung von Fuß- und Zehenbewegungen, bei denen beide Generatoren, SMA und M I motorischer Cortex, nun zusammen in der Mittellinie liegen und 2) durch die Untersuchung komplizierter Fingerbewegungen, bei denen mehr SMA-Aktivität zu erwarten ist, und deren Vergleich mit einfachen Fingerbewegungen. Bei rechtsseitigen Fußbewegungen fanden sich BMs mit Feldlinien in den Schädel hinein, 2 cm links von $C_z$ größer als 2 cm rechts von $C_z$. 2 cm rechts von $F_z$ zeigte sich jedoch ein BM mit umgekehrter

Feldrichtung (aus dem Schädel heraus), so daß zwischen dem Maximum des Feldes in der einen Richtung (2 cm links von $C_z$) und dieser Position die Quelle anzunehmen wäre, was etwa der Lage des motorischen Cortex für Fußbewegungen entsprechen würde. Bei Zehenbewegungen fand sich nur am Vertex ein inkonstantes BM mit Feldlinien in den Schädel hinein. Bei komplizierten Fingerbewegungen fanden wir außer dem in Abb. 1C schon für einfache Fingerbewegungen beschriebenen lateralen Generator einen weiteren medialen, der der SMA-Aktivität entsprechen könnte: Ähnlich wie bei Fußbewegungen ergaben sich im Bereich der Mittellinie nach unten, d.h. in den Schädel hinein gerichtete BMs, die 2 cm rechts von $F_z$ umkehrten und so einer Potentialquelle zwischen $F_z$ und $C_z$ entsprechen könnten, der SMA.

Am eindeutigsten lateralisiert war das BM vor Sprechbewegungen. Bei einer rechtshändigen Vp. fand sich ein nach oben gerichtetes BM, d.h. mit Feldlinien aus dem Schädel heraus, über den Sprachzentren der linken Hemisphäre. Nach hinten, gegen mehr parietooccipitale Positionen ergab sich Feldumkehr. Über der rechten Hemisphäre fanden sich nur BMs mit Feldlinien in den Schädel hinein. In einer Querreihe über die Mittellinie hinweg wurde das rechtshemisphärige nach unten gerichtete BM zunächst kleiner und verschwand, im Bereich des Vertex wurde wieder ein nach unten gerichtetes BM ableitbar, ähnlich wie bei den komplizierten Fingerbewegungen, um erneut zu verschwinden und im Bereich der linkshemisphärigen Sprachzentren in nach oben (aus dem Schädel heraus) gerichteter Polung wieder aufzutauchen. Die MEG-Ableitungen beim Sprechen zeugen von eindeutiger Hirnaktivität über den Sprachzentren der linken Hemisphäre. Der Effekt ist so stark, daß eine Vorhersage der Seite der Sprachhemisphäre möglich erscheint, was weitere Versuche zeigen müssen. Indirekter Hinweis ergibt sich, ähnlich wie bei den komplizierten Fingerbewegungen, für eine Beteiligung der SMA auch bei der Vorbereitung zum Sprechen.

## Literatur


1. Deecke L, Scheid P, Kornhuber HH (1969) Distribution of readiness potential, pre-motion positivity, and motor potential of the human cerebral cortex preceding voluntary finger movements. Exp Brain Res 7:158-168
2. Deecke L, Grözinger B, Kornhuber HH (1976) Voluntary finger movement in man: cerebral potentials and theory. Biol Cybern 23:99-119
3. Deecke L, Kornhuber HH (1978) An electrical sign of participation of the mesial "supplementary" motor cortex in human voluntary movement. Brain Res 159:473-476
4. Deecke L, Weinberg H, Brickett P (1982) Cerebral magnetic fields accompanying human voluntary movements. Bereitschaftsmagnetfeld. Exp Brain Res 48:144-148
5. Kornhuber HH, Deecke L (1965) Hirnpotentialänderungen bei Willkürbewegungen und passiven Bewegungen des Menschen: Bereitschaftspotential und reafferente Potentiale. Pflügers Arch 284:1-17
6. Lassen NA, Ingvar DH, Skinhøj E (1978) Brain function and blood flow. Sci Am 239:62-71
7. Vrba J, Fife AA, Burbank MB, Weinberg H, Brickett P (1982) Spatial discrimination in SQUID gradiometers and 3rd order gradiometer performance. Canad J Physics 60:1060-1073

# Simultanregistrierung von Long-Loop-Reflexen und kortikalen SSEP's bei raschen Fingerauslenkungen

H.-H. Friedemann, J. Noth und K. Podoll

Der neuronale Mechanismus der späten Reflexkomponenten im Elektromyogramm (EMG) ist bis heute ungeklärt. Neben einer transkortikalen Erregungsleitung werden auch zeitlich gruppierte Entladungen von Muskelspindelafferenzen auf einmalige, rasche Muskeldehnungen als Ursache der späten EMG-Antworten postuliert (1). Unter der Annahme eines transkortikalen Reflexweges sollten die Latenzen der durch Muskeldehnung evozierten kortikalen Potentiale in einem angemessenen zeitlichen Verhältnis zur Latenz der sogenannten Long-Loop-Reflexe stehen. Um dieser Frage nachzugehen, wurde bei gesunden Probanden eine Simultanregistrierung des Oberflächen-EMG's vom M. interosseus dorsalis I und der mechanisch evozierten kortikalen Potentiale während rascher, passiver Auslenkungen des Zeigefingers vorgenommen.

## Methode

Es wurden 20 gesunde, freiwillige Versuchspersonen im Alter zwischen 17 und 75 Jahren mit einem Durchschnittsalter von 34 Jahren untersucht. Die mittlere Körpergröße betrug 172 cm.

Die Hand der Versuchsperson wurde fixiert. Mit Hilfe eines elektromagnetischen Schwingers wurden zeitlich randomisiert kurze, dreieckförmige Auslenkungen erzeugt (Anstiegszeit 6 msec), die eine passive Dorsalflexion des Zeigefingers bewirkten. Die Versuchsperson wurde aufgefordert, eine möglichst konstante Andruckkraft (Flexion) mit dem Zeigefinger gegen den beweglichen Teil des Schwingers auszuüben (10% der Maximalkraft). Bis auf die kurzen Auslenkungen waren die Bedingungen isometrisch. Die Auslenkung des Zeigefingers im Grundgelenk betrug etwa ein Grad. Es wurde das Oberflächen-EMG des M. interosseus dorsalis I über 200 msec abgeleitet, gleichgerichtet und 128 mal gemittelt. Die Triggerung erfolgte mit dem Steuersignal für die Hebelauslenkung.

Bei 10 Versuchspersonen wurde simultan das kortikale evozierte Potential über der kontralateralen Handregion abgeleitet.

## Ergebnissse

Die EMG-Antwort des M. interosseus dorsalis I auf rasche Dehnung des Zeigefingers zeigte regelmäßig zwei Komponenten vermehrter EMG-Aktivität (Abb. 1). Die Mittelwerte für Latenz und Dauer (n = 20) betrugen für die erste Komponente 31,5 ± 2,6 msec (Latenz) bzw. 15,2 ± 2,5 msec (Dauer), für die zweite 56,5 ± 4,3 msec bzw. 27,7 ± 7,0 msec. Die gemittelte EMG-Aktivität war während beider Komponenten etwa gleich stark und lag um 34% über der Kontrollaktivität vor der Auslenkung. Die frühestmögliche Willkürinnervation setzte 90 msec nach dem Bewegungsreiz ein.

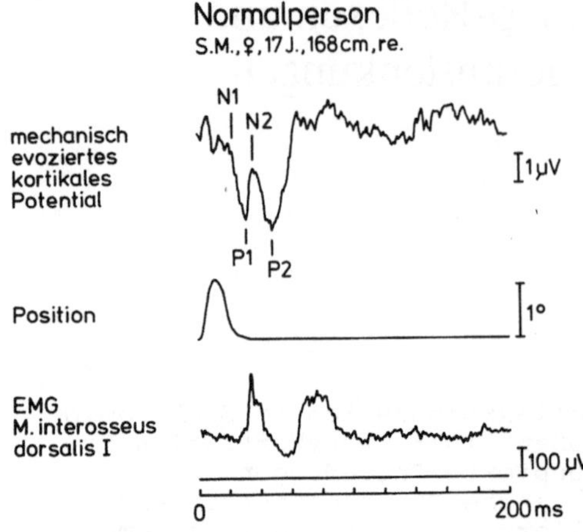


Abb. 1. EMG-Antwort des M. interosseus dorsalis I and kortikales SSEP nach rascher Auslenkung des Zeigefingers

Das mechanisch evozierte, über der kontralateralen Handregion abgeleitete kortikale Potential zeigte ähnlich dem elektrisch evozierten kortikalen Potential einen W-förmigen Ablauf. Für die in der Abbildung bezeichneten Komponenten ergaben sich folgende Latenzzeiten: N1 = 23,3 ± 4,8 msec, P1 = 30,2 ± 4,5 msec, N2 = 36,1 ± 4,1 msec, P2 = 46,9 ± 2,9 msec. Die N1/P1 - Amplitude betrug 3,1 ± 1,2 uV, die N2/P2 - Amplitude 3,9 ± 1,5 uV. Die Latenzzeit der späten EMG-Antwort war in keinem Fall kürzer als die doppelte Latenzzeit von N1.

## Diskussion

Die Ergebnisse zeigen, daß bei gesunden Versuchspersonen kurze mechanische Auslenkungen des Zeigefingers zwei sicher voneinander abgrenzbare EMG-Antworten im gedehnten M. interosseus dorsalis I hervorrufen. Die mittlere Latenz des zweiten EMG-Gipfels von 56,5 msec schließt aus, daß es sich dabei um eine willkürliche Kontraktion handelt, da eine solche frühestens erst nach 90 msec auftritt. Unter isotonischen Haltebedingungen wurden von anderen Autoren zwei späte Reflexkomponenten an distalen Armmuskeln beschrieben (2,4). Diese Beobachtung hielt jedoch einer eingehenden Nachuntersuchung nicht stand (3). In Übereinstimmung mit LEE und TATTON treten somit nach kurzen mechanischen Störungen während isotonischer und isometrischer Haltekontraktionen nur zwei Gipfel auf: ein früher, der einer spinalen Reflexkomponente entspricht, und ein später, der vermutlich auf einen Long-Loop Mechanismus zurückzuführen ist. In diesem Zusammenhang postulierten STARR et al. (5), daß die Latenzen der ersten kortikalen Potentialkomponente (N1) und der späten EMG-Komponente in einem angemessenen zeitlichen Verhältnis zueinander stehen müßten. Unter der Annahme einer etwa gleich schnellen afferenten und efferenten Leitungszeit und einer synaptischen Verzögerung im Kortex sollte die Latenz der späten EMG-Komponente länger sein, als es der doppelten Latenz der kortikalen N1-Komponente entspricht. Dieser Forderung entsprechen die hier vorgelegten Werte, die bei allen Probanden für die späte EMG-Komponente eine gegenüber N1 mehr als doppelt so lange Latenz aufweisen. Dieses Ergebnis stützt die Hypothese der transkortikalen Natur der Long-Loop-Reflexe.

Weitere Untersuchungen werden zeigen, ob die Long-Loop-Reflexe für die Diagnostik von afferenten und efferenten zentralmotorischen Störungen oder von Läsionen des extrapyramidal motorischen Systems eingesetzt werden können.

Zusammenfassung

Bei 20 gesunden Versuchspersonen wurden simultan mechanisch evozierte kortikale Potentiale und das gleichgerichte Oberflächen-EMG des M. interosseus dorsalis I auf kurze Auslenkungen des Zeigefingers abgeleitet. Dabei ergab sich für die N1-Komponente des SSEP im Mittel eine Latenz von 23,3 msec. Das EMG zeigte regelmäßig zwei etwa gleich stark ausgeprägte Komponenten. Die Latenz betrug für die erste spinale Antwort im Mittel 31,5 msec und für die zweite Komponente 56,5 msec. Für jeden der Probanden galt, daß die Latenz des zweiten EMG-Gipfels mehr als das Doppelte der N1-Latenz betrug. Dieses Ergebnis steht im Einklang mit der Hypothese eines kortikalen Ursprungs des zweiten EMG-Gipfels.

Literatur

1. Hagbarth K-E, Hägglund JV, Wallin EU, Young RR (1981) Grouped spindle and electromyographic responses to abrupt wrist extension movements in man. J Physiol 312:81-96
2. Lee RG, Tatton WG (1978) Long loop reflexes in man: Clinical applications. In: Desmedt JE (ed) Cerebral motor control in man: Long loop mechanisms. Progress in clinical neurophysiology, vol 4. Karger, Basel München Paris London New York Sydney, p 320
3. Lee RG, Tatton WG (1982) Long latency reflexes to imposed displacements of the human wrist: dependence on duration of movement. Exp Brain Res 45:207-216
4. Marsden CD, Merton PA, Morton HB, Adam JER, Hallett M (1978) Automatic and voluntary responses to muscle stretch in man. In: Desmedt JE (ed) Cerebral motor control in man: Long loop mechanisms. Progress in clinical neurophysiology, vol 4. Karger, Basel München Paris London New York Sydney, p 167
5. Starr A, McKeon B, Skuse N, Burke D (1981) Cerebral potentials evoked by muscle stretch in man. Brain 104:149-166

# Standmotorik bei der Friedreich'schen Ataxie

H. C. Diener und J. Dichgans

Die statische und dynamische Posturographie erlaubt die atraumatische Messung, Charakterisierung und Dokumentation der Standataxie. Es ergeben sich für einige, eng umgrenzten Schädigungsarten zuzuordnende, Krankheiten pathognomische Muster der Regulationsstörungen. Sogar die lokalitatorische Zuordnung von speziellen Mustern zu Läsionen verschiedener Anteile des Cerebellums ist möglich (4). Die Friedreichsche Ataxie unterscheidet sich von den eigentlichen cerebellären Erkrankungen durch eine primäre Degeneration von spinocerebellären Afferenzen und Hinterstrangsafferenzen sowie der Pyramidenbahn, wobei das Kleinhirn selbst, zumindest zu Beginn der Erkrankung, relativ wenig betroffen ist. Die hier vorgestellte Untersuchung sollte klären, ob sich die Standunruhe bei Patienten mit Friedreichscher Ataxie von der bei primären Kleinhirnerkrankungen unterscheiden läßt.

## Methode

Die Patienten standen auf einer Meßplattform, mit deren Hilfe die antero-posterioren und lateralen Verschiebungen des Kraftdruckpunktes (CFP = Center of foot pressure) gemessen werden konnten. Die Bewegungen von Kopf und Hüfte wurden mit Goniometern registriert. Mit Hilfe eines Computerprogrammes wurden on-line der Weg des CFP, die vom CFP überstrichene Fläche, getrennt für antero-posteriore and laterale Schwingungsanteile, und der Romberg-Quotient aus den Meßwerten mit geschlossenen und offenen Augen ermittelt. Die oberen Normgrenzen wurden bei den Mittelwerten plus zwei Standardabweichungen der gesunden Versuchsperson angesetzt. Zusätzlich errechnete der Computer ein Richtungshistogramm. Im zweiten Untersuchungsteil wurde die Plattform sinusförmig mit einer Frequenz von 1 Hz in antero-posteriorer Richtung um die obere Sprunggelenksachse bewegt. Die Amplitude der Sinusschwingung betrug +/- 4°. Die Ausgangssignale der Plattform und der Goniometer wurden einer Fourier-Analyse unterzogen (Frequenzbereich 0,01 - 10 Hz). Neben der Messung der Amplitude des dominanten Gipfels im Fourierspektrum bei 1 Hz wurden Nebenmaxima, die das obere Normniveau überschritten (AM + 3 s), automatisch markiert (2). Im dritten Untersuchungsteil wurde die Plattform mit einer Geschwindigkeit von 50°/s und einer Amplitude von 4° rampenförmig um die Sprunggelenksachse nach vorne oben gekippt. Die dadurch ausgelösten Reflexe früher und mittlerer Latenz im gedehnten M. triceps surae und die späte antagonistische Antwort im M. tibialis anterior wurden mit Hilfe von Oberflächenelektroden gemessen. Die Latenzen der einzelnen EMG-Antworten wurden aus acht sukzessiven Plattformkippungen vom Beginn der Plattformkippung an ermittelt (2).

---

Mit Unterstützung der Deutschen Forschungsgemeinschaft (Di 278/1-1)

Wir untersuchten ingesamt 41 Patienten mit cerebellären Erkrankungen, wobei die Lokalisation der Erkrankung durch den klinischen Befund, das CT oder den neurochirurgischen Befund definiert war. Den acht Patienten mit Friedreichscher Ataxie stellten wir sechs Patienten mit isolierten Wurmläsionen, elf mit alkoholischer Vorderlappenatrophie, sieben mit Läsionen der Kleinhirnhemisphären und neun mit diffusen Kleinhirnläsionen gegenüber. Normwerte ermittelten wir für das Stehen bei stabiler Plattform, für die Sinusschwingungen und für die rampenförmigen Plattformbewegungen bei 20 altersentsprechenden gesunden Versuchspersonen.

Ergebnisse

Alle acht Patienten mit Friedreichscher Ataxie hatten eine deutliche Standataxie, die mit geschlossenen Augen überproportional zunahm. Die Unterscheidung von den Patienten mit alkoholischer Spätatrophie des Vorderlappens ist bei vergleichbar hohen Werten von Weg und Fläche des CFP durch die Vorzugsrichtung der Körperunruhe möglich. Während Patienten mit Vorderlappenatrophie fast ausschließlich in antero-posteriorer Richtung schwanken, sind die Körperschwankungen bei der Friedreichschen Ataxie omnidirektional. Auch die Fourier-Spektren erlauben eine Differenzierung, da sich die wesentlichen Schwingungskomponenten bei der Heredoataxie im Niederfrequenzbereich unter 0,8 Hz befinden.

Bei sinusförmigen Plattformbewegungen mit einer Frequenz von 1 Hz war die Amplitude der dominanten Schwingung für die Auslenkungen von CFP, Kopf und Hüfte signifikant größer als bei den Patienten mit eigentlichen cerebellären Erkrankungen. Bei der Friedreichschen Ataxie geht die Fähigkeit zur aktiven Regulation der Körperhaltung verloren, und der Körper folgt weitgehend passiv der von außen aufgezwungenen Schwingung. Während das Stehen mit geschlossenen Augen auf der stillstehenden Plattform möglich war, konnten unsere Patienten die Sinusschwingungen mit geschlossenen Augen nicht mehr ausgleichen. Bei fehlenden visuellen und proprioceptiven Informationen genügen die dann noch verbleibenden vestibulären Afferenzen nicht, um die Sollabweichung des Körpers zu registrieren und Kompensationsbewegungen zu kontrollieren.

Bei rampenförmigen Plattformkippungen nach vorne oben werden beim Gesunden Reflexantworten kurzer und mittlerer Latenz im gedehnten M. triceps surae evoziert (3). Die frühere Antwort entspricht dabei dem Eigenreflex, die Antwort mittlerer Latenz einem long-loop Reflex. Die späte antagonistische Antwort im M. tibialis anterior (nach ca. 120 - 150 ms) ist unter den gegebenen experimentellen Bedingungen die funktionell wichtigste EMG-Antwort, da sie im Gegensatz zu den frühen Antworten im gedehnten Muskel die aufrechte Körperhaltung stabilisiert. Sie erfolgt unwillkürlich. Der Eigenreflex im M. triceps surae war, wie nach dem klinischen Befund zu erwarten, nur bei 50% der Patienten mit Friedreichscher Ataxie auslösbar. Seine Latenz war normal. Die Antwort mittlerer Latenz war, wenn überhaupt eine Antwort erfolgte, verlängert. Bei Gesunden und Patienten mit rein cerebellären Läsionen war dies nie der Fall. Die funktionell stabilisierende Antwort im M. tibialis anterior war gegenüber den Latenzen bei den übrigen Patienten um 150 - 200 ms drastisch verzögert. Ob beim M. Friedreich diese EMG-Antwort nur verzögert oder komplett ausgefallen und durch Willküraktivität ersetzt ist, kann derzeit nicht entschieden werden.

## Diskussion

Die statische und dynamische Posturographie erlaubt nicht nur eine Quantifizierung der Körperunruhe, sondern auch eine lokalisatorische Zordnung der Läsion. Während die Ataxie bei Patienten mit alkoholischer Spätatrophie schon früher eingehend analysiert wurde (1, 4) ist dies die erste Mitteilung unserer Gruppe, in der Kriterien erarbeitet wurden, die Patienten mit Friedreichscher Ataxie von Patienten mit primär cerebellären Erkrankungen zu differenzieren erlauben.

Diagnostisch am ergiebigsten sind beim M. Friedrich die Latenzmessungen der EMG-Antworten in den Beinmuskeln nach plötzlicher Plattformkippung. Die Tatsache, daß bei der Hälfte der Patienten der Eigenreflex ausgefallen ist, deckt sich mit der Beobachtung von Demyelinisierungen in der Hinterwurzel. Nicht unerwartet war die Beobachtung, daß das aufrechte Stehen vermutlich durch vestibulospinale Einflüsse Reflexe bahnt. Diese waren bei Patienten abzuleiten, die im Liegen nicht reagierten. Die Tatsache, daß sowohl die Antwort mittlerer Latenz im gedehnten Muskel, wie die späte antagonistische Antwort ausschließlich bei Patienten mit Friedreichscher Ataxie verzögert sind, spricht dafür, daß diese Antworten durch spinocerebelläre und Hinterstrangsafferenzen abgerufen werden. Das Kleinhirn selbst scheint für das Zeitverhalten dieser Antworten keine Rolle zu spielen, beeinflußt aber die Dauer der einzelnen EMG-Komponenten und das Intervall der später folgenden Reaktionen, welche den 3 Hz-Tremor der Patienten mit Kleinhirnrindenatrophie konstituieren (2, 5).

## Literatur


1. Dichgans J, Mauritz KH, Allum JHJ, Brandt (1976) Postural sway in normals and atactic patients. Analysis of the stabilizing and destabilizing effects of vision. Agressologie 17C:15-20
2. Diener HC (1982) Zur Physiologie und Pathophysiologie des aufrechten Stehens beim Menschen unter statischen und dynamischen Bedingungen. Med Habilitationsschrift, Tübingen
3. Diener HC, Dichgans J, Bacher M, Gompf B (1983) Sway quantification in normals and cerebellar diseases. I. Standing with stable ground. Zur Publikation eingereicht
4. Mauritz KH, Dichgans J, Hufschmidt A (1979) Quantitative analysis of stance in late cortical cerebellar atrophy of the anterior lobe and other forms of cerebellar ataxia. Brain 102:461-482
5. Mauritz KH, Schmitt C, Dichgans J (1981) Delayed and enhanced long latency reflexes as the possible cause of postural tremor in late cerebellar atrophy. Brain 104:97-116

# Das Fehlen der Long-Loop-Reflexe bei Chorea Huntington als Ausdruck eines zentralmotorischen Defizits

K. Podoll, J. Noth und H. Lange

Chorea Huntington Patienten zeichnen sich in ihrer gestörten Motorik vorwiegend durch eine sogenannte Plussymptomatik mit einem Überschuß an unwillkürlichen Bewegungsabläufen aus. Die deutlich reduzierten frühen Komponenten der kortikalen somatosensorisch evozierten Potentiale (SSEP) bei elektrischer Reizung des N. medianus weisen auf eine zusätzliche afferente Störung hin (3). Nach der Long-Loop-Hypothese (1) sollte eine Läsion des afferenten Schenkels des transkortikalen Reflexbogens auch die späten EMG-Antworten auf Muskeldehnungen beeinflussen. Es stellt sich daher die Frage, ob bei Patienten mit Chorea Huntington auch Veränderungen dieser Long-Loop-Reflexe im EMG nachweisbar sind. Um dieser Frage nachzugehen, wurde die Reflexantwort des M. interosseus dorsalis I auf eine rasche Dehnung des Zeigefingers bei Patienten mit Chorea Huntington und bei klinisch unauffälligen Nachkommen aus diesen Familien untersucht.

## Patienten und Methode

22 Patienten mit manifester Chorea Huntington nahmen an den Untersuchungen teil. Die Diagnose stützte sich auf eine gesicherte Familienanamnese und auf die charakteristischen neurologischen Symptome der Erkrankung. Das Alter der Patienten lag zwischen 21 und 69 Jahren. Außerdem nahmen an der Untersuchung 25 klinisch unauffällige Nachkommen der ersten Generation aus Familien mit Chorea Huntington teil. Bei diesen Risikopersonen lag das Alter zwischen 17 und 50 Jahren. Als Kontrollgruppe standen die Untersuchungsergebnisse von 20 Normalpersonen zur Verfügung (2). Entsprechend der von Friedemann et al. in diesem Band beschriebenen Methode wurde die EMG-Antwort des M. interosseus dorsalis I auf rasche Dorsalextensionen des Zeigefingers gleichgerichtet und 50-100 mal aufsummiert.

## Ergebnisse

Bei Normalpersonen sind in der EMG-Antwort des M. interosseus dorsalis I auf rasche Dorsalextensionen des Zeigefingers zwei Reflexkomponenten abzugrenzen: eine erste, frühe Reflexkomponente, die mit einer Latenz von 31,5 ms der monosynaptischen Antwort entspricht, und eine zweite späte Komponente mit einer Latenzzeit von 56,5 ms (2) (Abb. 1).

Bei 16 der 22 Patienten mit manifester Chorea Huntington fehlte die späte Reflexkomponente auf beiden Seiten vollständig. Zwei Patienten wiesen beidseitig verminderte späte Reflexantworten auf und bei vier Patienten fehlte die EMG-Antwort einseitig vollständig, während sie auf der Gegenseite noch erhalten war. Die frühe, spinale Reflexantwort war demgegenüber bei allen 22 Patienten sicher auszulösen und zeigte bezüglich Stärke, Latenz und Dauer keinen signifikanten Unterschied zum Normalkollektiv.

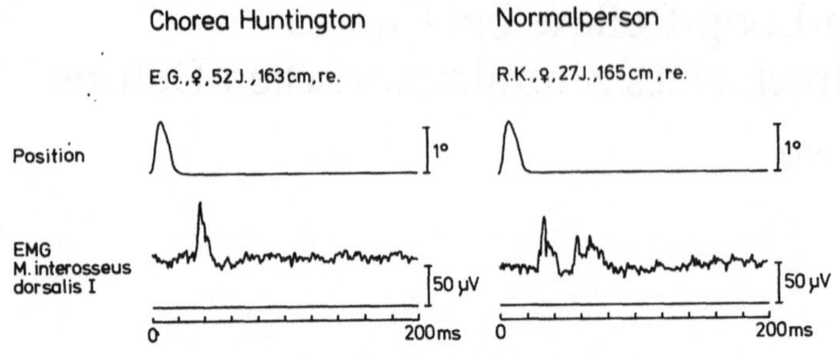


Abb. 1. EMG-Antwort des M. interosseus dorsalis I nach rascher Auslenkung des Zeigefingers bei einer Patientin mit Chorea Huntington und einer Normalperson

Bei den klinisch unauffälligen Nachkommen waren 11 Personen jünger als 30 Jahre: in dieser Altersgruppe konnte bei einer Person einseitig ein Fehlen der späten Reflexantwort festgestellt werden. Von den 14 Risikopersonen, die älter als 30 Jahre waren, zeigten fünf pathologische Seitendifferenzen, wobei die späte Reflexantwort einseitig fehlte und auf der anderen Seite normal oder gering vermindert ausgeprägt war.

## Diskussion

Bei der frühen Reflexantwort des M. interosseus dorsalis I auf rasche Fingerauslenkung, die dem spinalen, monosynaptischen Dehnungsreflex entspricht, ließ sich kein Unterschied zwischen Patienten mit Chorea Huntington und einer gesunden Vergleichspopulation nachweisen. Dagegen fehlte mit nur zwei Ausnahmen bei den 22 untersuchten Patienten die späte Reflexkomponente. Im Zusammenhang mit den bei denselben Patienten durchgehend schlecht ausgeprägten bzw. fehlenden SSEP's ergibt sich hieraus ein Hinweis, daß eine transkortikale Verarbeitung am Zustandekommen der zweiten Reflexkomponente beteiligt ist. Die Ergebnisse belegen eine über die Plussymptomatik hinausgehende sensomotorische Störung.

Das Vorkommen pathologischer Befunde bei klinisch unauffälligen Risikopersonen zeigt, daß die Untersuchung der Long-Loop-Reflexe im Rahmen eines Untersuchungsprogramms zur Frühdiagnostik asymptomatischer Nachkommen eingesetzt werden kann. Der prädiktive Wert dieser Methode kann allerdings erst im Verlauf einer geplanten langfristigen Nachfolgeuntersuchung an Risikopersonen erwiesen werden.

## Zusammenfassung

Die Reflexantwort des M. interosseus dorsalis I auf rasche Auslenkungen des Zeigefingers wurde bei 22 Patienten mit manifester Chorea Huntington und bei 25 klinisch bislang unauffälligen Nachkommen untersucht. Mit Ausnahme von zwei Patienten fehlten in der Patientengruppe die späten EMG-Antworten, die bei Normalpersonen mit einer Latenz von 56,5 ms konstant auslösbar waren. In Verbindung mit den reduzierten kortikalen SSEP's spricht dieser Befund für eine Läsion des transkortikalen Reflexbogens. Bei sechs Risikopersonen konnte ebenfalls ein pathologischer Befund erhoben werden, so daß ein Einsatz der Untersuchungsmethode zur Frühdiagnostik asymptomatischer Nachkommen vorgeschlagen werden kann.

Literatur

1. Desmedt JE (1978) Cerebral motor control in man: Long loop mechanisms. Progress in clinical neurophysiology, vol 4. Karger, Basel München Paris London New York Sydney
2. Friedemann H-H, Noth J, Podoll K (1983) Simultanregistrierung von Long-Loop-Reflexen und kortikalen SSEP's bei raschen Fingerauslenkungen. In: Verhandlungen der Deutschen Gesellschaft für Neurologie. Springer, Berlin Heidelberg New York
3. Oepen G, Doerr M, Thoden U (1981) Visual (VEP) and somatosensory (SSEP) evoked potentials in Huntington's Chorea. Electroencephalogr Clin Neurophysiol 51:666-670

# Familiäre bewegungsinduzierte episodische Choreoathetose

P. Wolf

Die Krankheit, über die hier berichtet wird, gehört zur Gruppe der periodisch oder episodisch auftretenden Bewegungsstörungen (periodische Lähmungen, 1, episodische Ataxie, 6). Es ist eine Hyperkinese, die einige Ähnlichkeit mit dem von MOUNT und REBACK (4) beschriebenen Zustandsbild aufweist, mit dem sie aber nicht identisch ist.

## Beschreibung des Krankheitsbildes

Es handelt sich um eine hereditäre Krankheit mit autosomal-dominantem Erbgang (Abb. 1). Die Beschreibung stützt sich auf ausführliche, Video-dokumentierte Beobachtungen der Proposita (IV,6) und auf ihre und ihrer Schwester (IV,4) eingehenden Angaben zur Familie. Einige Angaben wurden einem früheren Hinweis auf diese Familie entnommen (2). Die Proposita, Frau W.S., geboren 1936, ist mit 7 Jahren erkrankt und hatte die Hyperkinese seither mit etwas schwankender Intensität praktisch täglich. Sie manifestiert sich unweigerlich nach einer über einige Zeit anhaltenden motorischen Aktivität, etwa einem knapp 10-minütigen ruhigen Spaziergang oder einem angeregten Gespräch. Die Hyperkinese beginnt in der aktiven Körperregion. Der Beginn ist ein Zwang, mit den Akren in eine bestimmte Stellung zu gehen: Supination der Füße und Flexion der Zehen, Hyperextension der Finger. Dies geht über in rasche Bewegungen, die zunächst wie natürliche Willkürbewegungen aussehen, wobei alternierende, oft repetitive Bewegungen von Antagonisten vorherrschen. Diese betreffen vorwiegend distale Gliedabschnitte.

Sie sind einseitig, doppelseitig alternierend oder doppelseitig synchron und können rasch auf die zunächst nicht betroffenen Glieder und die Gesichtsmuskulatur übergreifen. Phasenweise könnte man von Bewegungsstereotypien sprechen. Im Stand werden die Beine immer wieder wechselweise in manieriert-tänzerischer Bewegung angezogen, sodaß die Patientin selbst von "Veitstanz" spricht. In Pausen zwischen den raschen Bewegungen verharren die Akren oft in steifen, meist hyperextendierten Stellungen. Im Gesicht kommt es zu Grimassieren, Schleuderbewegungen der Zunge in allen Richtungen, Zukneifen der Augen; hier mischen sich langsame Bewegungen stärker bei als in den Extremitäten. Auf dem Höhepunkt gleicht die Hyperkinese einem heftigen choreatischen Bewegungssturm, in dem die Patientin in Gefahr ist, von der Liege heruntergeworfen zu werden. Regellos verstreute Innervationen einzelner Muskeln oder Faszikel finden sich nur ausnahmsweise, scheinen aber früher häufiger gewesen zu sein (2).

Die Störung schwindet, wenn die Patientin sich ruhig hinlegt und zu entspannen versucht. Sie dauert meist 3/4 bis 1 1/2 Stunden, manchmal auch länger. Gelegentlich könne eine Mahlzeit die Hyperkinese abkürzen. Andere Einflußmöglichkeiten sind nicht bekannt.

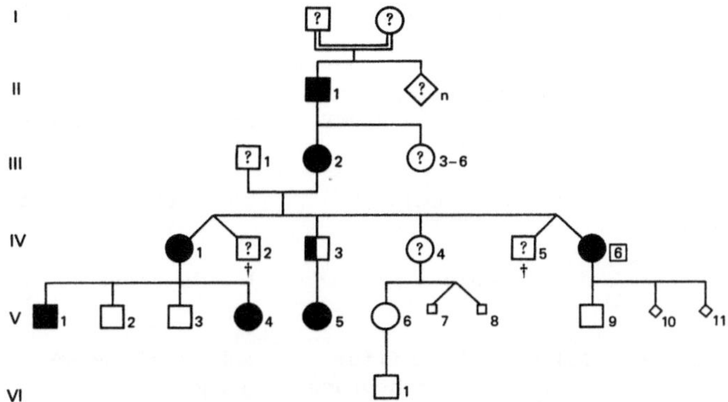


Abb. 1. Stammbaum der beschriebenen Familie. Die Erkrankung von III,2, IV,1 und V,1 ist bestätigt durch die Untersuchung von HENSELER. Die übrigen familienanamnestischen Angaben stammen von IV,4 und IV,6.
Kleine Symbole = Aborte; Rauten = Geschlecht unbekannt; ◻ = Forme fruste mit sehr seltener Hyperkinese nach extremen Anstrengungen; ∧ = Zwillinge; † = Tod vor Manifestationsalter; ? = Erkrankung weder bekannt noch auszuschließen mangels Information, wegen zu frühem Tod oder wegen unklar einzuordnender Symptome (III,1 war "Kriegszitterer" und soll "Lähmungen" gehabt haben, Erkrankung des motorischen Systems nicht auszuschließen; IV,4 bekommt seit der 4. Lebensdekade nach langem Sitzen Mißempfindungen und ein "Rucken" in den Beinen. Wahrscheinlich belanglos, Forme fruste jedoch nicht völlig auszuschließen)

## Zur Familie

Die im Stammbaum (Abb. 1) aufgeführten Merkmalsträger sind alle im Grundschulalter erkrankt und hatten die Störung in etwas verschiedener Intensität.

Neben der Hyperkinese gibt es in der Familie noch einige andere Auffälligkeiten wie gehäufte Zwillingsgeburten und Aborte. HENSELER (2) hat bereits auf die Häufigkeit von Hautanomalien in dieser Familie hingewiesen und auf einen überzähligen Finger bei V,1. IV,4 hat eine ausgeprägte Psoriasis, ebenso V,5, deren Mutter aber auch eine Psoriasis hat. Da nur wenige Familienmitglieder ärztlich untersucht worden sind, sind vermutlich noch nicht alle Anomalien erfaßt.

## Diskussion

Über diese Familie ist vor 20 Jahren schon einmal berichtet worden (2), wobei die Familienanamnese allerdings in einigen wichtigen Punkten unvollständig war (Konsanguinität in Generation I; Betroffensein von II,1; mögliche motorische Erkrankung von III,1; Häufigkeit von Zwillingsgeburten und Aborten) und Irrtümer über die Merkmalsträger in Generation IV enthielt. Die damalige Überlegung, die Neigung zu Hautanomalien und die Hexadaktylie von V,1 mit der Hyperkinese in Zusammenhang zu bringen, hat bei der Heterogenität dieser drei Phänomene wenig für sich. Eher gehören die anderen Auffälligkeiten in den Kontext der in dieser Familie allgemein gehäuftien Anomalien, zumal sie (wie z.B. bei IV,4) nicht mit der Hyperkinese gekoppelt sind. HENSELER sprach von "athetoiden Anfällen", was etwas überraschen ist, weil offenbar auch damals rasche Hyperkinesen ganz im Vordergrund standen

Tabelle 1. Unterscheidende Charakteristika der drei paroxysmalen und episodischen choreoathetotischen Syndrome

| | Paroxysmale kinesigene Choreoathetose | Familiäre paroxysmale Choreoathetose MOUNT und REBACK | Familiäre episodische kinesigene Choreoathetose |
|---|---|---|---|
| Erblichkeit | autosomal dominant; sporadische Fälle | autosomal dominant | autosomal dominant |
| Erkrankungsalter | 5 - 15 Jahre | 1 - 2 Jahre | 6 - 10 Jahre |
| Auslösung | abrupte Bewegung, bes. nach Ruhepause | Alkohol (1 Familie) "Stress", Erschöpfung | anhaltende Bewegungen |
| Bewegungstyp | dyston-athetoid-choreatisch | vorwiegend choreatisch | vorwiegend choreatisch |
| Ablauf | individuell konstant | generalisiert, variabel | variable, abhängig vom Ort der auslösenden Bewegung |
| Beginn | abrupt | allmählich nach Aura | allmählich |
| Dauer | 1/2 - 1 min | 10 min - 4 Std | 1/2 - 3 Std |
| Ende | spontan | Ruhe; Schlaf | Ruhe; Mahlzeit? |
| Antiepileptika | wirksam | unwirksam | kaum wirksam |

und choreatische Anteile anscheinend noch ausgeprägter waren als heute. Die Nomenklatur ist nicht einfach, denn die Hyperkinese ist systematischer und stereotyper als die der "klassischen" choreatischen Erkrankungen, dennoch steht sie ihnen phänotypisch näher als allen anderen extrapyramidalen Störungen. Sie hat offenbar große Ähnlichkeit mit den von MOUNT und REBACK (4) sowie RICHARDS und BARNETT (5) als "Choreoathetose" bezeichneten Fällen, unterscheiden sich aber sehr von den sogenannten paroxysmalen kinesigenen Choreoathetosen (3), die häufig mit dem Syndrom von MOUNT und REBACK verwechselt wird (Tabelle 1).

Man könnte diskutieren, ob unsere Familie nicht überhaupt an dem Syndrom von MOUNT und REBACK leidet, von dem sie sich nur durch das spätere Erkrankungsalter, die Auslösung der Hyperkinese und ihre vom Auslösemodus abhängige regionale Betonung unterscheidet.

Es kann unterstellt werden, daß diese Unterschiede tatsächlich gegeben sind, denn MOUNT und REBACK haben sich um die Ermittlung von Auslösefaktoren bemüht, und RICHARDS und BARNETT betonten ausdrücklich, daß Bewegungsinduktion bei ihrer Familie nicht vorkam, während sogar einige Kranke eine Technik wohldosierter Bewegungen entwickelt hatten, mit denen sie eine hyperkinetische Episode beim ersten Beginn abbrechen konnten. Damit stünde das Syndrom von MOUNT und REBACK, anders als das unsrige, in einer Nähe zu dem familiären paroxysmalen und episodischen Lähmungen (1), bei denen dasselbe möglich ist.

Da bei der hier beschriebenen Krankheit der Auslösemodus mit dem davon abhängigen regionalen Beginn für alle Erkrankten in gleicher Weise verbindlich ist, halten wir ihn für ein konstituierendes Symptom, das eine klare Abgrenzung zum Syndrom von MOUNT und REBACK bedingt. Er dürfte auf eine zwar denselben Anteil des extrapyramidalmotorischen Systems betreffende, aber grundsätzlich andersartige Pathogenese hinweisen. Für das vorliegende Syndrom wird die Bezeichnung "episodische bewegungsinduzierte (oder kinesigene) Choreoathetose" vorgeschlagen, um die phänotypische Verwandtschaft zum Syndrom von MOUNT und REBACK anzusprechen und eine Abgrenzung zur kinesigenen *paroxysmalen* Choreoathetose vorzunehmen.

Über unsere Bemühungen um die Aufklärung der Pathogenese und um eine davon abzuleitende Therapie wird an anderer Stelle berichtet werden.

## Zusammenfassung

Beschreibung einer autosomal-dominant vererbten episodischen Hyperkinese, die phänotypisch der "familiären paroxysmalen Choreoathetose" von MOUNT und REBACK sehr ähnlich ist. Das Unterscheidungsmerkmal ist die Auslösung durch anhaltende motorische Aktivität mit Beginn der Hyperkinese in der aktiven Region.

## Literatur

1. Gamstorp I (1972) Intermittierende Muskellähmungen und Kaliumstoffwechsel. Nervenarzt 43:1-8
2. Henseler H (1965) Über familiäre athetoide Anfälle in Verbindung mit Hautanomalien. Ein neues Syndrom? J. Neurol. 187:265-274
3. Hishikawa Y, Furuya E, Yamamoto J, Nan'no H (1973) Dystonic Seizures Induced by Movement. Arch Psychiat Nervenkr 217:113-138
4. Mount LA, Reback S (1940) Familial Paroxysmal Choreoathetosis. Preliminary Report on a Hitherto Undescribed Clinical Syndrome. Arch Neurol Psychiat 44:841-847
5. Richards RN, Barnett HJM (1968) Paroxysmal dystonic choreoathetosis. A family study and review of the literature. Neurology 18: 461-469
6. Wolf P (1980) Familiäre episodische Ataxie. Nervenarzt 51:355-358

# Torticollis spasmodicus – eine zentralmotorische Krankheit?

R. Hagenah, N. Freckmann und D. Müller

## Einleitung

Der Torticollis (T) spasmodicus (s) ist bis heute ein ungeklärtes Krankheitsbild mit weit differierenden Ansichten für die Ätiologie und Therapie. Als lokale Dystonie wird als letzter therapeutischer Schritt häufig ein stereotaktischer Eingriff erwogen, obgleich eine zentrale Genese pathologisch-anatomisch nicht nachgewiesen wurde. Auffällig ist außerdem, daß es sich im Gegensatz zu anderen dystonen Krankheitsbildern um eine stets lokalisiert bleibende Bewegungsstörung handelt, die sogar nach Jahren noch Spontanheilungen zeigen kann. Eine derartige lokale Dystonie erfaßt ausschließlich die oberen Cervical-Segmente als terminale Wegstrecke, weshalb diese Region einer besonderen Analyse unterzogen wurde.

## Material und Methodik

Bei einem normalen Sektionsgut wurde die Regio craniocervicalis hinsichtlich Spinalwurzel-, Accessorius- und Gefäßbefunden untersucht, statistisch ausgewertet (50 Sektionen = 100 Seiten) und fotodokumentiert. - Diese Befunde wurden mit denen verglichen, die im Rahmen eines microchirurgischen Eingriffs in der Regio cranico-cervicalis bei T-Patienten gefunden, statistisch ausgewertet (21 Patienten = 39 Seiten) und fotodokumentiert wurden. Von über 100 T-Patienten, die in den letzten 3 Jahren untersucht wurden, wurden nur solche operiert, bei denen die konservativen Möglichkeiten erfolglos blieben und die besonders stark subjektiv und objektiv betroffen waren. Ausgewählt wurden solche Patienten, die über die besonders stark ausgeprägte Symptomatik hinaus im elektromyographischen Befund Hinweise auf neurogene Schäden in der vom N. accessorius versorgten Muskulatur zeigten. - Die operierten Patienten wurden regelmäßig postoperativ überwacht und zu einer speziellen krankengymnastischen Behandlung weiterhin angehalten.

## Ergebnisse

Die anatomischen Variationen der spinalen Hinterwurzeln der Regio cranio-cervicalis lassen sich in vier Typen aufteilen (Abb. 1a). Neben dem deutlichen Überwiegen des Typs IV mit der am Accessorius makroskopisch endenden C 1-Hinterwurzel fällt bei den T-Patienten weiterhin auf, daß bei diesen zu 90% eine Hinterwurzel C 1 angelegt ist und diese sich zu 80% mit dem N. accessorius verbindet (Tabelle 1).

Die Variationen der Gefäße der Regio cranio-cervicalis sind bei T-Patienten ebenfalls auffällig unterschiedlich zu der Kontrollgruppe (Tabelle 1). Etwa 1/3 der T-Patienten zeigte Besonderheiten des Ver-

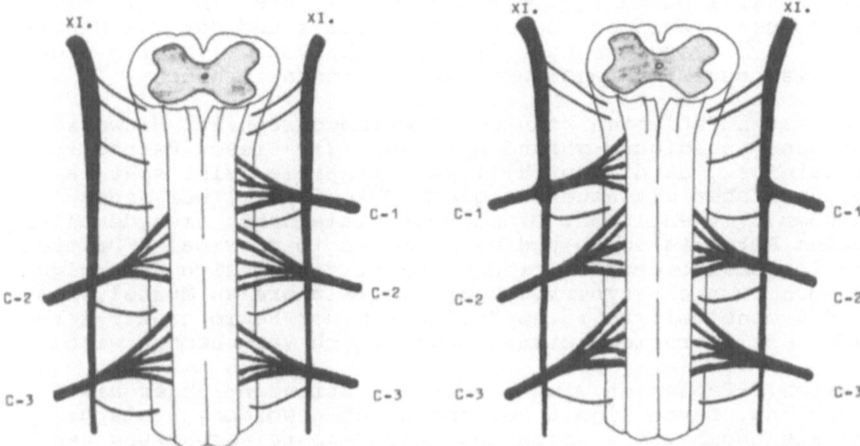


Abb. 1a. Anatomisch-topographische Beziehungen der Regio cranio-cervicalis. 4 Typen, worunter der Typ III eine Verbindung zwischen der zum Rückenmark laufenden C1-Hinterwurzel und dem N. accessorius hat, beim Typ IV diese Hinterwurzel am Accessorius macroskopisch endet

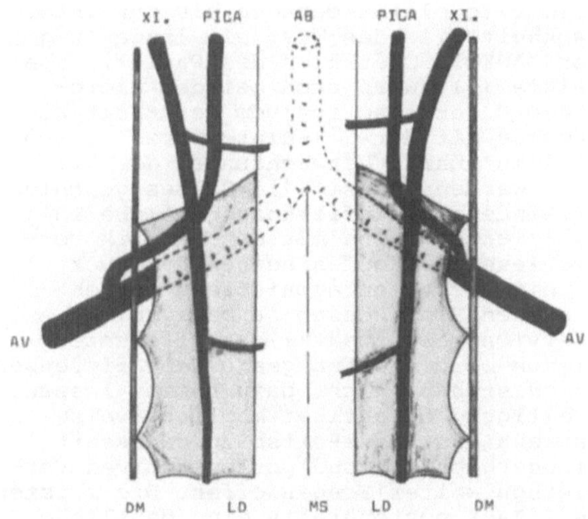


Abb. 1b. Anatomisch-topographische Beziehung der A. cerebelli posterior inferior (PICA) zum N. accessorius. Extraduraler Ursprung und eigener Duradurchtritt einerseits und tiefer Abgang intradural andererseits

Tabelle 1. Ergebnisse der anatomisch-topographischen Befunde bei Torticollis-Patienten und bei einem normalen Sektionsgut. Oberer Teil entsprechend der Abbildung 1a für die Hinterwurzel C1- und N. accessorius-Beziehung. Unterer Teil für Variationen der arteriellen Gefäße der Regio cranio-cervicalis

| Anatomischer Befund | Torticollis-OP-Befunde (39 Seiten) | | Sektion-Befunde (100 Seiten) |
|---|---|---|---|
| Typ I | 4 | 10% | 27% |
| Typ II | 4 | 10% | 27% |
| Typ III | 9 | 23% | 34% |
| Typ IV | 22 | 57% | 12% |
| PICA, tiefer Abgang | 7 | 18% | 12% |
| PICA, tiefe Schlinge | 5 | 13% | 0% |
| A. spinalis post. C1 | 20 | 51% | 65% |
| A. vertebralis-Kontakt | 13 | 33% | 18% |

laufs der A. cerebelli posterior inferior (PICA) (Abb. 1b). Ein weiteres Drittel weist Kontakte zwischen der A. vertebralis und der C 1-Hinterwurzel bzw. dem N. accessorius auf. Eine in Höhe von C 1 häufig angelegte A. spinalis posterior kann Gefäß-Nerven-Kontakte haben.

Bei allen operierten Patienten konnten elektromyographisch Hinweise auf eine neurogene Schädigung gefunden werden (2). Dieser Befund ist nicht quantifizierbar, da die auffälligen Potentiale meist spät rekrutiert wurden, dann aber mit hoher Frequenz (bis 40/sec) bei einer Amplitude von oft über 5 mV entluden. Diese Potentiale hoben sich deutlich von den normalen Potentialen ab und waren meist im proximalen Drittel des M. sternocleidomastoideus zu finden. Dabei fanden sich derartige Hinweise oft auch im nicht hypertrophen, kontralateralen Muskel, was dazu führte, daß eine beiderseitige Inspektion der Regio cranio-cervicalis im Rahmen der Operation jetzt grundsätzlich vorgenommen wird.

Von 21 operierten T-Patienten sind bisher 13 Patienten länger als 1 Jahr in Beobachtung. Davon sind 8 Patienten gut geworden, 4 als gebessert und 1 als ungebessert anzusehen. Die Selbsteinschätzung des Operations-Ergebnisses und Krankheitsverlaufes und die Beurteilung durch die Untersucher stimmen bei diesen Ergebnissen überein.

## Diskussion

Wenn auch die anatomischen Unterschiede zwischen T-Patienten und Normalbefund statistisch gesichert sind, so bleibt dennoch bis zur Interpretation der Befunde für das Krankheitsbild des T.s. ein langer Weg voller Fragen. Ähnlich wie bei der JANETTA-Operation des Facialis spasmus (5,6) und der Trigeminusneuralgie (5), wird auch bei der microchirurgischen Operation des T.s. der N. accessorius vom Gefäßkontakt befreit. Außerdem wird eine Anastomose mit der C 1-Hinterwurzel durchtrennt, was klinisch kaum zu Ausfällen führt. Verwachsungen des XI. Hirnnerven und der Dorsalwurzel C 1 werden gelöst (1). Dieses geschieht, um Störungen der Afferenz zu unterbinden. Die Afferenzen des oberen Halsmarkes sind in besonders komplizierter Weise mit der Motorik verknüpft, was u.a. durch die Stellreflexe des Kopfes seinen Ausdruck findet. Durch Berührung, wie z.B. die gueste antagonistique ist es dem T-Patienten oftmals möglich, seinen Kopf besser zu bewegen. Er vermittelt hierdurch dem oberen Cervicalmark zusätzliche afferente Erregungen, die möglicherweise die unkoordinierten gestörten Afferenzen, die durch anatomische Variationen entstehen, nicht dazu kommen lassen, sich durchzusetzen. Durch die Beseitigung derartiger möglicherweise pathologisch wirksamer Afferenzen kann das Krankheitsbild gebessert werden. Die Statistik der Operationsergebnisse und postoperativen Verläufe spricht hierfür. Dennoch bleiben weiter Fragen offen. Die meisten Patienten haben erst nach 1/2 bis 1 Jahr postoperativ eine deutliche Besserung verspürt. Möglicherweise sind die über Jahre falsch eingeschliffenen Bewegungsmechanismen hierfür verantwortlich, weshalb eine anhaltende spezielle Krankengymnastik auch postoperativ weiter fortgeführt wird. Häufig kommt es auch zu unbeabsichtigter neurapraktischer oder gar struktureller Accessorius-Schädigung, die sich erst allmählich erholt; anhaltende funktionelle Schäden fanden sich bisher bei 2 Patienten. - Die hypothetische Erklärung des T.s. aus den anatomischen Befunden heraus wird auch dadurch erschüttert, daß bei Menschen ohne T.s. ein entsprechend auffälliger anatomischer Befund, wie er bei T-Patienten häufig vorliegt - wenn auch statistisch deutlich seltener - gefunden werden kann (4). Anzunehmen ist deshalb eine Disposition, die sich auch durch die anatomischen Besonderheiten zeigt (3) und die durch bisher ungeklärte Ursachen aus der Latenz gehoben wird und dann einen T.s. verursacht.

Ein zweiter dispositioneller Faktor im Zentralnervensystem wird vermutet, der das Krankheitsbild ausgestaltet, so daß eine kombinierte sensomotorische Störung sowohl peripherer und zentraler Art beim T.s. vorzuliegen scheint. Wenn eine operative Therapie unumgänglich erscheint, ist deshalb zunächst ein peripherer Eingriff einer stereotaktischen Operation vorzuziehen, weil der hier durchgeführte Eingriff als nicht-destruktiv anzusehen ist und mögliche zukünftige andere Therapien hierdurch nicht beeinflußt werden.

## Zusammenfassung

Elektromyographisch auffällige Potentiale in der Accessorius-versorgten Muskulatur bei dem als lokale Dystonie aufgefaßten Krankheitsbild T.s. gaben den Anlaß zu einer vergleichenden anatomisch-topographischen Untersuchung der Regio cranio-cervicalis bei T-Patienten und einem normalem Sektionsgut. Die Befunde weisen eindeutige Besonderheiten der Beziehung der C 1-Hinterwurzel, des N. accessorius und der arteriellen Gefäße auf. Dieses wird als peripherer Partialfaktor der Genese des T.s. gewertet, bei dem eine zusätzliche Disposition seitens des Zentralnervensystems das Krankheitsbild entstehen läßt. Die microchirurgische Intervention, die bei dem vorliegenden Patientengut vergleichsweise günstige Ergebnisse zeigt, ist als nicht destruktiver Eingriff anderen operativen Maßnahmen beim T.s. vorzuziehen.

## Literatur

1. Freckmann N, Hagenah R, Herrmann H-D, Müller D (1981) Treatment of neurogenic torticollis by microvascular lysis of the accessory nerve roots. Acta neurochir 59:167-175
2. Hagenah R, Freckmann N, Müller D (1980) EMG-Befunde als Kriterien für die Ätiologie und Therapie des Torticollis spasmodicus. Z EEG-EMG 11:225-226
3. Hagenah R, Freckmann N, Müller D (1981) Die periphere Irritation des N. accessorius als Partialfaktor der Genese des Torticollis spasmodicus - Erfahrungen an 12 operierten Patienten. Z EEG-EMG 12:225
4. Hagenah R, Kosak M, Freckmann N (1982) Anatomic topographical relationship of the intraspinal accessory root to the upper cervical roots and to the vessels of the cranial-cervical region. Acta anatom (in press)
5. Jannetta PJ (1967) Arterial compression of the trigeminal nerve in patients with trigeminal neuralgia. J Neurosurg (Suppl) 26:159-162
6. Jannetta PJ (1980) Neurovascular compression in cranial nerve and systemic disease. Ann Surg 192:518-525

# Sensorische Feedbacktherapie bei Torticollis spasticus

W. D. Gerber, K. Mayer und U. Ostendorf

## Einleitung

Die Grenzen der herkömmlichen Methoden bei der Behandlung des Torticollis (Schiefhals) wurden wiederholt herausgestellt (4). Sowohl medikamentöse Behandlungsversuche als auch stereotaktische Läsionen in den Basalganglien oder den thalamischen Kernen konnten nur geringe klinische Besserungen erzielen oder führten gar zu erheblichen Nebenwirkungen (3).

In den letzten Jahren gewinnen zunehmend Behandlungsverfahren an Bedeutung, die auf der Grundlage von Lerntheorien davon ausgingen, daß es sich beim Torticollis um eine zentralnervöse Störung der Willkürmotorik handele (vgl. CLEELAND 1973; BRUDNY et al. 1974). Das Ziel der sogenannten *Biofeedbacktherapie* ist, den Patienten zur zunehmenden willkürlichen Kontrolle und Steuerung des pathologisch innervierten Muskels (z.B. sternocleidomastoideus) zu befähigen. Zu diesem Zweck erhalten die Patienten ein visuelles und/oder akustisches Signal, das ihnen die momentane EMG-Aktivität in dem betroffenen Muskel rückmeldet (Feedback). Im Sinne der operanten Konditionierung nach Skinner wird dabei davon ausgegangen, daß eine stabile (gelernte) Senkung der pathologischen EMG-Aktivität mit einer klinischen Besserung einhergeht (4).

Neben der einfachen Rückmeldung der EMG-Aktivität kombinierte CLEELAND (1973) das EMG-Feedback mit einer mittelstarken Elektrostimulation und begründete sein Vorgehen durch die Verwendung des Paradigmas des Vermeidungslernens. Der Autor nahm eine Überlegenheit der kombinierten Methode gegenüber dem einfachen Feeback an. Die vorliegende Studie ist ein Beitrag zur empirischen Prüfung der beiden skizzierten Ansätze.

## Methode

Insgesamt 12 Patienten (Alter zwischen 17 und 60 Jahre) mit zum Teil langandauerndem - neurologisch diagnostizierten - Torticollis, wurden zwei Versuchsbedingungen per Zufall zugeordnet:

Gruppe 1 erhielt ein analoges visuelles und akustisches EMG-Feedback des jeweils betroffenen pathologisch innervierten Muskels. Neben einer Desaktivierung der EMG-Aktivität des hypertrophierten Muskels sollten die Patienten eine gleichzeitige Aktivierung des atrophierten Muskels erlernen.

Gruppe 2 erhielt ebenfalls ein analoges visuelles und akustisches Feedback mit allerdings gleichzeitiger Elektrostimulation, die mit der jeweils intendierten EMG-Schwelle gekoppelt war. Die Elektrostimulation schaltete sich dann ab, wenn der Patient ein bestimmtes Zielkriterium (gesenkte EMG-Aktivität) erreichte.

Mit jedem Patienten wurden 17 bis 20 Sitzungen durchgeführt, bei denen die EMG-Verläufe auf einen Polygraphen aufgezeichnet wurden. Gleichzeitig wurden mehrere Verlaufsmessungen (z.B. Video/Fotos etc.) zur Dokumentation der Symptomatik durchgeführt. Die therapeutischen Sitzungen wurden meist stationär eingeleitet und ambulant weitergeführt. Nachuntersuchungen wurden und werden bis zu zwei Jahren nach Therapieende durchgeführt.

## Ergebnisse

### 1. Kontrolle der EMG-Aktivität

Die Auswertung der EMG-Verläufe über die therapeutischen Sitzungen hinweg sollte die Frage klären, ob die Patienten tatsächlich eine Senkung der EMG-Aktivität in dem betroffenem Muskel erlernen können.

Abbildung 1 zeigt die EMG-Verläufe der beiden Gruppen im Verlauf der Therapie und während der Katamnese (mittlere prozentuelle pathologische EMG-Aktivität). Dabei werden für beide Gruppen Abnahmen der EMG-Aktivität im Verlauf der Therapie und eine Zunahme in der Katamnese ersichtlich. Die EMG-Reduktion war unabhängig von der Art der Therapie.

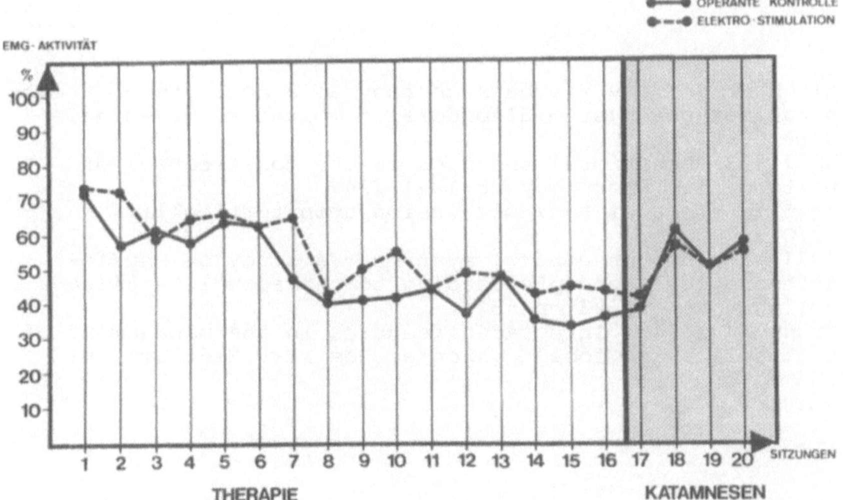


Abb. 1. Verlauf der Gesamt-EMG-Aktivität (Mittelwerte) bei 12 Patienten mit Torticollis spasticus während Biofeedbackbehandlung mit Elektro-Stimulation (dekonditionieren, löschen) und operanter Kontrolle

Somit können wir davon ausgehen, daß die Mehrzahl der Patienten eine willkürliche Beeinflussung der EMG-Aktivität in dem pathologisch innervierten Muskel erlernen kann. Allerdings erscheint dieser Lernerfolg nicht ausreichend stabil, da in der Katamnese eine EMG-Zunahme zu beobachten war. Eine signifikante EMG-Reduktion war etwa ab der 7. Sitzung erkennbar, wobei Patienten, die bis zu dieser Sitzung keine Lerneffekte zeigten auch später kaum Lernerfolge aufwiesen.

## 2. Klinische Effekte der Feedbacktherapie

In beiden Gruppen konnten wir gute bis sehr gute klinische Effekte bei 10 der 12 Patienten im Labor unter Feedbackbedingungen und bei 7 von 12 Patienten außerhalb der Therapie (Transfer) erzielen (operationalisiert nach Video- und Fotodokumentation). Somit ergibt sich im Labor eine sehr gute Wirkung der Therapie, die allerdings im Alltag nicht bei allen Patienten stabil bleibt.

## Zusammenfassung

Nahezu alle Patienten waren in der Lage innerhalb von 17 bis 20 Sitzungen die Kontrolle über die Willkürmotorik zu erlernen, unabhängig davon, ob sie eine einfache Feedbacktherapie oder eine mit Elektrostimulation unterstützte Therapie erhielten. Die klinischen Effekte waren unter Laborbedingungen sehr gut (10 von 12 Patienten konnten ihren Hals deutlich kontrollieren). Jedoch zeigte sich keine stabile Wirkung auch unter Alltagsbedingungen (Transferproblem). Als wichtige Indikationsaspekte für die Biofeedbacktherapie erwiesen sich insbesondere das EMG-Niveau vor Therapiebeginn und die Motivation des Patienten.

## Literatur

1. Brudny et al (1974) Sensory feedback therapy as a modality of treatment in central nervous system disorders of voluntary movement. Neurology 24:925-932
2. Cleeland ChS (1973) Behavioral technics in the modification of spasmodic torticollis. Neurology 23:1241-1247
3. Cooper IS (1964) Effect of thalamic lesion upon torticollis. N Engl J Med 270:967
4. Herman R (1971) Neuromotor control systems - a study of physiological and theoretical concepts leading to therapeutic application. Philadelphia Report 23, p 551
5. Korein J, Brudny J (1976) Integrated feedback in the management of spasmodic torticollis and focal dystonia. Res Nerv Ment Dis 55: 385-426

# Der Blepharospasmus – eine vergessene Krankheit?

K. Ricker, R. Rohkamm und P. Reuther

Sicher haben wir Neurologen den Blepharospasmus nicht vergessen, doch ist zweierlei auffällig: Einmal findet sich in neurologischen Lehrbüchern erstaunlich wenig über dieses Leiden, im Gegensatz etwa zum Torticollis spasmodicus oder zum Spasmus facialis. Zum Anderen wird der Blepharospasmus meistens zu den sogenannten Tic's hinzugezählt und damit in die Nähe der funktionellen Störungen gebracht, was immer das auch sein mag. Der Schreibkrampf hat ein ähnliches Schicksal. Außerdem wird der Blepharospasmus als Symptom weitergehender extrapyramidaler Erkrankungen erwähnt. Sicher hat dieses Leiden verschiedene Ursachen. Wir möchten hier darauf aufmerksam machen, daß es den Blepharospasmus auch als eigenständige, offenbar organische Erkrankung gibt, über deren Pathogenese wir allerdings nichts wissen.

Kasuistik: Bei einer 40-jährigen Bauersfrau traten vor zwei Jahren die Symptome eines Blepharospasmus auf, die im Laufe eines Jahres heftiger wurden. Sie konnte zeitweilig nicht mehr über ihren Hof gehen, weil sich für Minuten die Augen nicht mehr öffnen ließen. Psychisch war sie immer sehr stabil gewesen. Sie ist verheiratet und hat gesunde Kinder. Sie hatte nie an Depressionen gelitten und war auch niemals mit Psychopharmaka behandelt worden. Neurologisch fanden sich bis auf den Blepharospasmus keine Störungen. Ein craniales Computertomogramm war normal. Der Liquor wurde nicht untersucht.

Bei der Untersuchung bestand ein ständiges Lidzwinkern. Zeitweilig griff die Lidbewegung synchron in Form einer klonischen Mitbewegung auf andere Gesichtsmuskeln über. Bei willkürlichem Augenschluß hörten sämtliche unwillkürlichen Bewegungen auf. Wurde bei geschlossenen Augen Stirn, Nase oder Kinn mit dem Finger kurz beklopft, so löste das eine kurze klonische Zuckung der Gesichtsmuskeln aus.

EMG-Analyse: Bei willkürlich geschlossenen Augen wird eine gleichmäßige Daueraktivität vom Orbicularis oculi abgeleitet. Beim Augenöffnen erfolgt sofort Übergang in klonusartige Innervation. Die Nadelableitung zeigt, daß es sich um synchrone, scharf abgesetzte Gruppen handelt in Form von Innervationsstößen. Multiplets oder Einzelspikes wie beim Facialisspasmus finden sich nicht. Bei Beklopfen der Nase wird bei geschlossenen Augen eine doppelte Reflexantwort mit einer Hemmphase registriert (Abb. 1). Bei offenen Augen erfolgt nur eine einfache Reflexantwort.

Der elektrisch ausgelöste Blinkreflex zeigt eine normale frühe Antwort auf der gereizten Seite nach 15 ms und eine normale beiderseitige Antwort nach 35 ms. Dieser Befund ist bei offenen und bei geschlossenen Augen gleich. Bei geschlossenen Augen tritt jedoch eine auffällige dritte Komponente nach etwa 150 ms auf, die auf der gereizten Seite deutlicher ist als auf der ungereizten. Diese dritte Antwort habituiert nach wiederholten Reizen allmählich. Bei offenen Augen ist diese dritte Komponente nur auf der gereizten Seite ganz gering vorhanden.

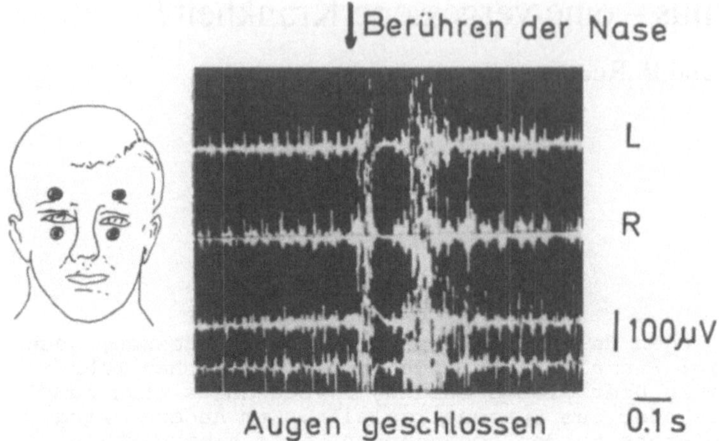


Abb. 1. EMG-Ableitung mit Nadelelektroden supra- und infraorbital links und rechts. Bei leichtem Beklopfen der Nasenspitze tritt eine zweiphasige pathologische Fremdreflexantwort auf

Die EMG-Untersuchung zeigt somit, daß hier eine pathologische Enthemmung von Fremdreflexen vorliegt, die organischer Natur sein muß. Behandlungsversuche mit verschiedenen Medikamenten wie z.B. Haloperidol oder Diazepam hatten keinen Effekt. Lediglich unter Valproinat zusammen mit Baclofen bestand eine deutliche Besserung. Das Lidzucken hörte auf und es war auch keine Ausweitung der Reflexzone vorhanden. Leider ließ diese günstige Wirkung zunehmend im Verlaufe von 8-10 Tagen nach. Nach zwei Wochen war der alte Zustand wieder erreicht. Weitere Überlegungen zur Aufklärung und Behandlung dieses Krankheitsbildes sind sicherlich erforderlich.

# Pathophysiologische Grundlagen der spastischen Muskeltonuserhöhung

V. Dietz, W. Berger und G. Horstmann

## Einleitung

Die spastische Muskeltonuserhöhung auch leichteren Grades zeigt sich bei der klinischen Untersuchung am deutlichsten bei der Gangstörung, die eine rasche Fortbewegung unmöglich macht. Bei der elektrophysiologischen Untersuchung des Ganges ergaben sich jedoch keine grundsätzlichen Unterschiede in der elektrischen Muskelaktivierung zwischen Patienten mit chronischer spastischer Paraparese und Normalpersonen, insbesondere war die reziproke Aktivierung antagonistischer Muskelgruppen der Unterschenkel erhalten (3). Es fehlten somit Hinweise für die bisher allgemein akzeptierte Hypothese der Gamma- oder Alphaspastik (4), und die Ergebnisse sprachen für Veränderungen von Muskelfasereigenschaften als wesentliche Grundlage der Muskeltonuserhöhung. Um die veränderte Regulation der Spannungsentwicklung eines spastischen Muskels weiter zu untersuchen, wurden Patienten mit spastischer Hemiparese elektrophysiologisch untersucht, um den Anteil der Muskelaktivierung an der Spannungsentwicklung der gesunden und der erkrankten Beinmuskeln quantitativ zu vergleichen.

## Methodik

Es wurden insgesamt 8 Patienten mit spastischer Hemiparese unterschiedlicher Ätiologie und Dauer der Erkrankung untersucht. Die Registrierung des Oberflächen-EMG's der Unterschenkelmuskeln und der Fußgelenksexkursionen beim Gehen sowie deren weitere Analyse wurden ausführlich beschrieben. Zusätzlich wurden mit einem seitlich an der Achillessehne angebrachten Dehnungsmeßstreifen die Veränderungen der Muskelspannung an beiden Seiten analysiert. Alle Parameter wurden bei jedem Patienten über 30 Schrittzyklen aufsummiert. Die Spannungsänderung beim Gehen ist abhängig vom Körpergewicht. Wegen individueller Unterschiede wurden die Maximalwerte bei allen Patienten auf den Wert 1 normiert.

## Ergebnisse

Die Amplitude der Spannungsänderung an der Achillessehne während der Standphase des Schrittzyklus war beim einzelnen Patienten am spastischen und gesunden Bein gleich groß. Die Unterschiede bestanden im zeitlichen Ablauf der Spannungsentwicklung. Außerdem unterschieden sich Stärke und zeitliches Einsetzen des Gastrocnemius-EMG und der Fußgelenkexkursionen. Wie Abb. 1 zeigt, erfolgt die Spannungsentwicklung am gesunden Bein vorwiegend zusammen mit der Muskelaktivierung, die im zweiten Drittel der

---

Die Untersuchungen wurden durch den Sonderforschungsbereich Hirnforschung und Sinnesphysiologie (SFB 70) unterstützt.

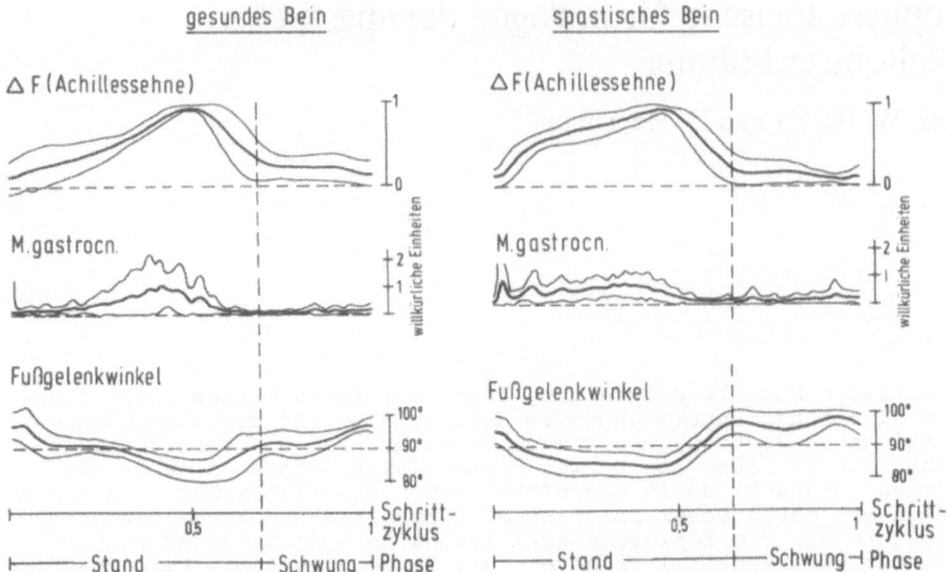


Abb. 1. Regulation der Muskelspannung beim Gang von Patienten mit spastischer Hemiparese. Mittelwerte und Standardabweichungen der aufsummierten (n = 30) Registrierungen von Fußgelenkgoniometer, gleichgerichtetem Gastrocnemius-EMG and Änderung der Achillessehnenspannung von 8 Patienten mit spastischer Hemiparese bei einer Ganggeschwindigkeit von 1,5 km/h. Die aufsummierten Kurven der 8 Patienten wurden sowohl auf der spastischen wie auf der gesunden Seite zum besseren Vergleich auf einen Schrittzyklus normalisiert. Als Trigger wurde das Signal von elektrischen Kontakten verwendet (Aufsetzzeitpunkt) die im Schuh angebracht waren. Eine willkürliche EMG-Einheit entspricht etwa 1 mV. Da die Änderung der Achillessehnenspannung beim Gehen vom jeweiligen Körpergewicht abhängt, wurde die maximale Spannungszunahme zum besseren Vergleich jeweils of 1 normiert. Die Amplitude der absoluten Spannungsänderung war beim Gehen individuell an beiden Seiten gleich groß. Die dicke Linie entspricht den Mittelwerten und die dünne den Standardabweichungen der jeweiligen Registrierung

Standphase beginnt. Dagegen ist die Gastrocnemius-Aktivierung am spastischen Bein bis an den Beginn der Standphase (bzw. bis zum Ende der Schwungphase) hin verlängert, außerdem ist die Aktivität reduziert (um ca. 1/3). Nach dem Aufsetzen des spastischen Beines kommt es durch die Fußstellung sehr früh zu einer passiven Dorsalflexion des Fußes und damit Dehnung des Triceps surae. Ohne Zunahme der Aktivität des Triceps surae nach dem Aufsetzen kommt es am spastischen Bein mit Einsetzen der Dehnung zu einer Spannungszunahme, die bis zum Ende der Standphase nur noch gering zunimmt. Während der Schwungphase besteht sowohl am gesunden wie am spastischen Bein keine bzw. nur eine geringe Aktivität des Gastrocnemius.

## Diskussion

Der menschliche Zweibeingang basiert wesentlich auf der Regelung der Muskelspannung an beiden Beinen. Durch diese wird alternierend der Körper während der Standphase eines Schrittzyklus unterstützt und nach vorn abgestoßen. Normalerweise erfolgt diese Regulation der Muskelspannung durch die zentral vorprogrammierte und durch segmentale Dehnungsreflexe verstärkte und modulierte elektrische Muskelaktivierung (2). Obwohl zur spastischen Tonuserhöhung gesteigerte Sehnenreflexe gehören, ergab sich bei früheren Ganguntersuchungen von paraspastischen Patienten keine elektrophysiologische Erklärung für die spastische Muskeltonuserhöhung (3). Bei den hier dargestellten quantitativen Untersuchungen des Ganges von Patienten mit spastischer Hemiparese konnten die zwei Faktoren, die die Entwicklung von Muskelspannung bewirken, am gesunden und am spastischen Bein ein- und derselben Person unter gleichen Bedingungen verglichen werden. Es zeigte sich, daß die Spannungszunahme des Triceps surae, die während der Standphase an beiden Seiten gleich war, um das Körpergewicht zu unterstützen und nach vorn zu bringen, an der gesunden Seite vorwiegend mit dem Einsatz und der Stärke der Muskelaktivierung gekoppelt war. Dagegen stieg die Muskelspannung am spastischen Bein weitgehend parallel zur passiven Muskeldehnung an, wobei die Muskelaktivierung an der spastischen Seite reduziert und verlängert war.

Es wird daraus gefolgert, daß die spastische Muskeltonuserhöhung weitgehend durch eine Veränderung der Muskelfasereigenschaften im Sinne eines "Pseudodehnungsreflexes" hervorgerufen wird. Derartige Muskelfasereigenschaften sind aus Tierexperimenten bei langsamen Muskelfasern bekannt (1).

## Zusammenfassung

Bei Patienten mit spastischer Hemiparese wurde der Anteil der Spannungsentwicklung durch elektrische Aktivierung des Triceps surae mit der Spannungsentwicklung durch Wadenmuskeldehnung beim Gehen zwischen gesunder und spastischer Seite verglichen. Die Spannungszunahme war an beiden Seiten gleich. Der Vergleich mit dem entsprechenden Gastrocnemius-EMG zeigte jedoch, daß die Spannungszunahme am gesunden Bein vorwiegend über die elektrische Muskelaktivierung erfolgte, während auf der spastischen Seite die Spannungsänderung - bei reduzierter und verlängerter EMG-Aktivität - an die passive Dehnung des Triceps surae gekoppelt war. Es wird daraus gefolgert, daß die spastische Muskeltonuserhöhung weitgehend durch Veränderung der Muskelfasereigenschaften hervorgerufen wird.

## Literatur

1. Browne JS (1976) The contractile properties of slow muscle fibres in sheep extraocular muscle. J Physiol (London) 254:535-550
2. Dietz V, Quintern J, Berger W (1981) Electrophysiological studies of gait in spasticity and rigidity. Evidence that altered mechanical properties of muscle contribute hypertonia. Brain 104:431-449
3. Dietz V, Schmidtbleicher D, Noth J (1979) Neuronal mechanisms of human locomotion. J Neurophysiol 42:1212-1222
4. Granit R (1955) Receptors and Sensory Perception. New Haven: Yale University Press

# Das Stiff-man Syndrom: Neurophysiologische Analyse und therapeutische Ansätze

H.-M. Meinck, K. Ricker, R. Benecke und B. Conrad

Das stiff-man Syndrom ist charakterisiert durch eine langsam progrediente, symmetrische Tonussteigerung, welche vor allem die Rumpf- und rumpfnahe Muskulatur betrifft; die distale Extremitätenmuskulatur ist klinisch nicht oder nur gering beteiligt. Diese Tonuserhöhung ist überlagert von schmerzhaft einschießenden Muskelspasmen, welche durch exteroceptive Reize sowie durch emotionale Anspannung (z.B. Erschrecken) ausgelöst werden. Im Schlaf oder in Narkose verschwinden Tonuserhöhung und Spasmen ebenso wie nach neuromuskulärem Block oder nach Leitungsblockade. Klinisch-neurologisch findet man im Regelfall neben der Steigerung des Muskeltonus keine weiteren Auffälligkeiten (1). Die Pathogenese dieser seltenen Erkrankung ist bisher ungeklärt.

Im folgenden wird über neurophysiologische und neuropharmakologische Untersuchungen an einer Patientin mit stiff-man Syndrom berichtet. Bezüglich der eigehenden Falldarstellung sei auf eine frühere Publikation (3) verwiesen, zusammengefaßt besteht die Erkrankung bei der Patientin jetzt seit 19 Jahren mit minimaler Progredienz. Der derzeitige klinische Befund unterscheidet sich nur unwesentlich vom dem bereits 1968 beschriebenen (3). Wiederholte Routine-Laboruntersuchungen einschließlich Liquorchemie und -zytologie, Muskelbiopsie und cranialer Computertomographie ergaben Normalbefunde. Das EMG zeigte die charakteristische, willkürlich nicht zu unterdrückende Daueraktivität normaler motorischer Einheiten ohne sonstige Auffälligkeiten. Unauffällig waren auch die VEP, die akustisch evozierten Hirnstammpotentiale, der Stapedius-Reflex und das Nystagmogramm.

Zahlreiche Autoren (z.B. 3; weitere Lit. bei 1) vermuteten eine Störung im Bereich des monosynaptischen Reflexbogens als Ursache des stiff-man Syndroms. Unsere Untersuchung des monosynaptischen Reflexbogens (H/M ratio, silent period, Frequenzbelastung, recovery cycle, Vibrations-induzierte Inhibition des H-Reflexes, Steigerung des H- und T-Reflexes durch das Jendrassik-Manöver) ergab Normalbefunde. Auffallend war lediglich eine hochamplitudige und sehr konstant auftretende F-Welle in den kleinen Hand- und Fußmuskeln. Diese wird als unspezifisches Zeichen eines gesteigerten zentralen Antriebs auf die spinalen Motoneurone interpretiert.

Polygraphische Ableitungen während der Applikation verschiedener exteroceptiver Reize zeigten eine abnorme, reflexartige Aktivität im Elektromyogramm. So erzeugte die Reizung des N. medianus am Handgelenk Muskelantworten in der beiseitigen Hals-, Arm-, Rücken- und Beinmuskulatur mit Latenzen zwischen 20 und 100 msec (Abb. 1A). Dabei war die evozierte EMG-Aktivität in ipsilateralen Muskeln deutlich stärker ausgeprägt und zeigte im Seitenvergleich ipsilateral kürzere Latenzen.

---

Mit dankenswerter Unterstützung durch die Deutsche Forschungsgemeinschaft (SFB 33)

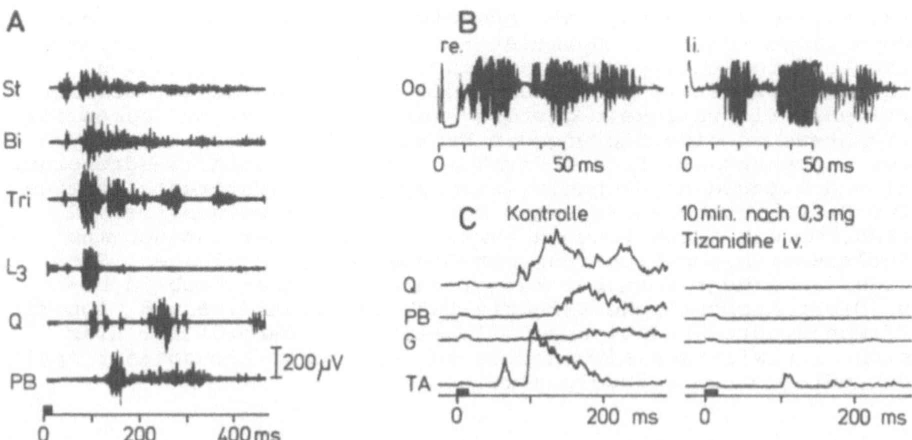


Abb. 1. A. Polygraphische Simultanableitung von verschiedenen Muskeln (St = sternocleidomastoideus, Bi = biceps brachii, Tri = triceps brachii, $L_3$ = Paravertebralmuskulatur $L_3$, Q = quadriceps vastus lateralis, PB = posterior biceps caput longum) bei elektrischer Reizung des Nervus medianus am ipsilateralen Handgelenk (Impulsserie 10 ms, 400 Hz; schwarzer Balken auf der Zeitskala). Fünf Durchläufe superponiert. B. Blink-Reflex im rechten (r) und linken (l) M. orbicularis oculi (Oo) bei Reizung des rechten N. supraorbitalis. Fünf Durchläufe superponiert. C. Cutaneomuskuläre Reflexantworten in verschiedenen Beinmuskeln (Q = quadriceps vastus lateralis, PB = posterior biceps caput longum, G = gastrocnemius caput mediale, TA = tibialis anterior) nach elektrischer Reizung des N. plantaris medius an der Fußsohle mit einer Impulsserie (20 ms, 400 Hz; schwarzer Balken auf der Zeitskala) vor und 10 Min. nach Injektion von 0,3 mg Tizanidine iv. Gleichgerichtetes EMG, jeweils 8 Durchläufe aufsummiert

Monaural applizierte akustische Reize dagegen riefen symmetrisch ausgeprägte Reflexe mit längerer Latenz hervor. Insgesamt erwiesen sich somatosensorische Reize im Vergleich zu akustischen Reizen als weitaus effektiver, visuelle Reize erzeugten keine EMG-Aktivität. Diese Befunde wiesen auf eine Störung der exteroceptiven - besonders der cutaneomuskulären - Reflexmechanismen hin.

Die detaillierte Untersuchung von cutaneo-muskulären Reflexbögen des Hirnstamms (Blink-Reflex) sowie der oberen und unteren Extremitäten (sog. Flexor-Reflexe) ergab abnorm frühe, scharf synchronisierte Reflexantworten mit hoher Amplitude vor allem in distalen, schwächer in proximalen Muskeln sowie lang anhaltende Nachaktivität vor allem in proximalen Muskelgruppen (bezüglich der angewandten Techniken siehe 2). Der Blink-Reflex (Abb. 1B) zeigte beidseits gesteigerte Reflexantworten, die R1-Komponente ließ sich bei einseitiger Reizung bilateral nachweisen, ebenfalls bilateral trat eine R3-Komponente auf.

Die Beobachtung, daß Clomipramin beim stiff-man Syndrom den Muskeltonus exzessiv steigert (4), konnten wir bei unserer Patientin reproduzieren. Unter der Annahme, daß diesem Effekt eine Inhibition α-adrenerger Mechanismen zugrunde liegen könnte, wurden die Effekte von akut "einfach blind" i.v. injiziertem Tizanidine und Clonidin sowie Placebo auf die pathologische Reflexaktivität untersucht. Tizanidine und Clonidin (wie auch Diazepam) führten zu einer deutlichen Reduktion der pathologischen Reflexaktivität (Abb. 1C), wiederholte Placebo-Injektionen zeigten dagegen keinen Effekt. Klinisch konnte sich die Patientin nach Injektion wesentlich freier bewegen; der Muskeltonus war deutlich normalisiert.

Die generalisierte Steigerung exterozeptiver, insbesondere cutaneomuskulärer Reflexe weist bei normaler Funktion des monosynaptischen Reflexbogens und fehlenden Symptomen einer pyramidalen Affektion darauf hin, daß beim stiff-man Syndrom die Steuerungsmechanismen der exteroceptiven Reflextätigkeit gestört sind. Am ehesten zu denken ist unseres Erachtens an eine Störung der Funktion retikulospinaler Systeme, wobei die antagonistischen Effekte von Clomipramin (α-adrenerger Inhibitor) und Tizanidine/Clonidin (α-adrenerge Aktivatoren) auf eine wesentliche Beteiligung α-adrenerger Mechanismen hinweisen. Es muß offenbleiben, ob die beschriebenen Auffälligkeiten der cutaneo-muskulären Reflexe sich zur Sicherung der Diagnose nutzen lassen: Sie wurden bisher in dieser Form bei keinem anderen Krankheitsbild beschrieben. Die therapeutische Effektivität von Tizanidine und Clonidin beim stiff man-Syndrom bedarf ebenfalls weiterer Überprüfung. Hier scheint sich eine wirksame Alternative zu den bisher hochdosiert applizierten Benzodiazepinen abzuzeichnen.

Literatur

1. Gordon EE, Januszko DM, Kaufmann L (1966) A critical survey of stiff-man syndrome. Am J Med 42:582-599
2. Meinck H-M, Benecke R, Küster S, Conrad B (im Druck) Cutaneo-muscular (flexor) reflex organization in normal man and in patients with motor disorders. In: Desmedt JE (ed) Motor control in health and disease. Raven Press, New York
3. Mertens HG, Ricker K (1968) Übererregbarkeit der γ-Motoneurone beim "Stiff-man"-Syndrom. Klin Wschr 46:33-42
4. Stöhr M, Heckl R (1977) Das Stiff-man Syndrom. Arch Psychiat Nervenkr 223:171-180

# Beschreibung eines Syndroms mit Muskelschwäche und Myokymien nach körperlicher Belastung: eine generalisierte Übererregbarkeit der α-Motoneurone?

J. Noth, W. Paulus und K. V. Toyka

ISAACS (1) beschrieb 1961 erstmals ein Syndrom mit generalisierter, kontinuierlicher Muskelaktivität und Muskelschwäche. Die zugrundeliegende Störung konnte aufgrund eingehender elektromyographischer Untersuchungen (1,2,3) auf eine distale Erregbarkeitsstörung motorischer Einheiten zurückgeführt werden. Allerdings wiesen LÜTSCHG und Mitarbeiter (4) darauf hin, daß die spontane EMG-Aktivität des Abd. digit. V bei einem 7jährigen Jungen mit typischer "Neuromyotonie" nach lokaler Blockade des N. ulnaris am Ellenbogen drastisch reduziert wurde. Diese Beobachtung spricht für eine zusätzliche Schädigung im proximalen Verlauf motorischer Nervenfasern. Bei dem beschriebenen Syndrom, das in einigen Aspekten einer Frühform der Neuromyotonie gleicht, schlagen wir als Mechanismus im Unterschied zum ISAACS-Syndrom eine zentrale Membranstörung der motorischen Einheit vor.

## Kasuistik

Ein 15jähriger Schüler kam am 25.2.1982 zur stationären Aufnahme wegen häufig auftretender Verspannungen und Schwäche der Oberschenkelmuskulatur nach intensiver Belastung (z.B. nach 15minütigem Fußballspielen) und raschem Abklingen der Beschwerden in Ruhe. Neurologisch fand sich neben einer mäßigen Ober- und Unterschenkelhypertrophie lediglich bei leichter Willkürinnervation ein generalisiertes Muskelwogen. Nach 10 min Dauerlauf konnte die Beinmuskulatur auch in Ruhe nicht mehr völlig entspannt werden. Paresen, Sensibilitätsstörungen oder myotone Reaktionen fanden sich nicht. Das Eigenreflexniveau war mittellebhaft, eine Hyperhidrosis bestand nicht. Die Muskelbiopsie aus dem M. quadriceps zeigte keinen sicher pathologisch verwertbaren Befund. Alle üblichen Laborwerte einschließlich der CK und der Liquorparameter lagen im Normbereich. Die Tetanus-Antikörper waren nicht erhöht.

Elektromyographisch konnten in allen untersuchten Extremitäten- und Rumpfmuskeln bei leichter Willkürinnervation neben normalen Potentialen hochfrequente Entladungsbursts beobachtet werden, die sich aus 3-9 uniformen Potentialen zusammensetzten und Frequenzen zwischen 150 und 300 Hz aufwiesen. Die einzelnen Potentiale dieser Repetitionen entsprachen in Form und Amplitude normalen Willkürpotentialen (Abb. 1). Die formale Analyse der Muskelaktionspotentiale zeigte sonst keine Auffälligkeiten. Bei völliger Entspannung war keine Spontanaktivität nachweisbar.

Folgende weitere elektromyographische Kriterien sprechen für eine rückenmarksnahe Membranstörung als Ursache der Entladungssalven:

1. Bei distaler Reizung des N. ulnaris oder medianus dicht an der motorischen Schwelle konnten Salven mit einer Latenz von 30-37 ms ausgelöst werden (Abb. 1). Diese Latenz entspricht der F-Wellen-

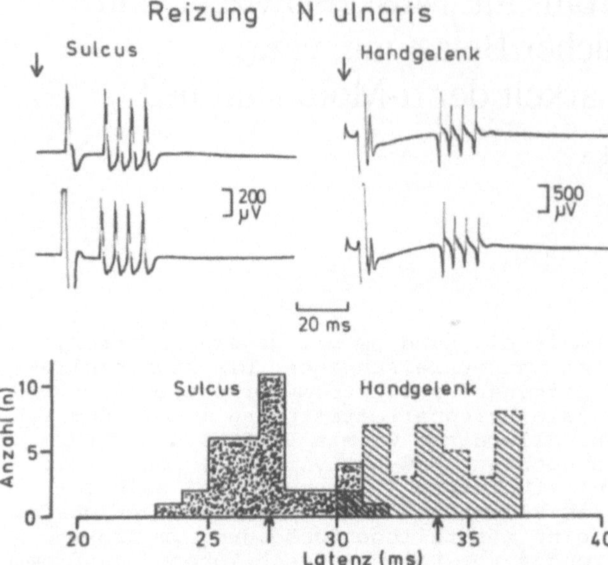


Abb. 1. Die Originalregistrierungen mit konzentrischen Nadelelektroden aus dem M. interosseus dors. I zeigen nach elektrischer Stimulation des N. ulnaris am Sulcus (links) und am Handgelenk (rechts) typische "Multiplets", die konstant reproduzierbar waren. Links oben, Reizstärke dicht oberhalb der motorischen Schwelle. Unten, 1,5fache der motorischen Schwelle. Rechts, Reizstärke dicht oberhalb der motorischen Schwelle. Die Pfeile geben den Zeitpunkt der Reizung an. Das Histogramm gibt die Latenzen der ersten Entladungen der Salven bei entsprechenden Reiz- und Ableitbedingungen (s. oben) für die proximale und distale Ulnarisreizung wieder. Für jede Bedingung wurden 35 Salven ausgewertet. Die Pfeile geben die Mittelwerte der Latenzen an (27,4 bzw. 33,8 ms)

Latenz des N. ulnaris. Das Fehlen von Repetitionen im Anschluß an die direkte Muskelantwort schließt myogene oder distale, im Bereich der Axonterminalen liegende Entstehung der Repetitionen aus.

2. Bei proximaler Reizung des N. ulnaris am Sulcus verkürzt sich die Latenz der Repetitionen entsprechend der verkürzten Laufstrecke einer F-Welle im Mittel um 6,4 ms (Abb. 1).

3. Nach vollständiger Blockade mit Lokalanästhetika des Plexus brachialis mit Novocain konnten weder spontane noch durch Nervenreizung ausgelöste Repetitionen abgeleitet werden.

4. Intravenöse Injektion von 250 mg Phenytoin hatte keinen Einfluß auf das Auftreten der Repetitionen.

5. Beim Auslösen des HOFFMANN-Reflexes im M. quadriceps fem. setzte die "silent period" nach dem H-Reflex etwas verzögert ein, wies dann aber eine normale Dauer von etwa 100 ms auf, was gegen eine reduzierte RENSHAW-Hemmung als Ursache der Repetitionen spricht.

Im bisherigen Beobachtungszeitraum von 6 Monaten konnte weder klinisch noch elektromyographisch eine Befundänderung festgestellt werden. Körperlich belastende Sportarten können nicht ausgeführt werden, da es nach kurzer Zeit zu Krampfneigung in den Oberschenkeln kommt. Weitere medikamentöse Behandlungsversuche wurden von den Eltern bislang abgelehnt.

## Diskussion

Das hier beschriebene Krankheitsbild unterscheidet sich durch das Fehlen von Paresen in Ruhe und durch die elektromyographische Stille bei völliger Entspannung des Patienten von der Neuromyotonie. Beiden Erkrankungen gemeinsam ist das Auftreten von "Multiplets", die im hier beschriebenen Fall jedoch ausnahmslos in proximalen Anteilen der motorischen Einheiten entstehen. Der Generationsort läßt sich mit der niedrigschwelligen Muskelnervenreizung weitgehend eingrenzen, wobei die gute Übereinstimmung zwischen der Latenz der F-Welle und der Latenz der Repetitionen auf eine Membranstörung des α-Motoneurons selbst oder des angrenzenden Axons hinweist. Die hohe Entladungsfrequenz während der Repetition spricht gegen einen präsynaptischen Mechanismus. Wahrscheinlicher ist ein Membrandefekt der α-Motoneurone, z.B. mit verzögerter Na-Inaktivierung oder ein verminderter K-Ausstrom im Anschluß an das Aktionspotential. Es ist nicht ausgeschlossen, daß das hier beschriebene Syndrom einer "latenten" Neuromyotonie entspricht. Die generalisierte Symptomatik schließt eine umschriebene, chronische Wurzel- oder Plexusläsion aus, bei der ähnliche "Multiplets" vorkommen (5). Eine Tetanie sowie eine leichte Tetanus-Erkrankung sind nach klinischen bzw. Laborbefunden ebenfalls unwahrscheinlich.

## Zusammenfassung

Es wird ein Syndrom mit generalisierter Erregbarkeitssteigerung der motorischen Einheiten nach Belastung beschrieben. Das elektromyographische Korrelat dafür sind hochfrequente Entladungen (150-300 Hz) einzelner motorischer Einheiten, die im α-Motoneuron selbst oder in proximalen Membranteilen generiert werden. Bei der Erkrankung handelt es sich möglicherweise um eine Frühform oder eine Variante der Neuromyotonie.

## Literatur

1. Isaacs H (1961) A syndrome of continuous muscle-fibre activity. J Neurol Neurosurg Psychiat 24:319-325
2. Mertens H-G, Zschocke S (1965) Neuromyotonie. Klin Wschr 17:917-925
3. Wallis WE, Van Poznak A, Plum F (1970) Generalized muscular stiffness, fasciculations, and myokymia of peripheral nerve origin. Arch Neurol 22:430-439
4. Lütschg J, Jerusalem F, Ludin HP, Vassella F, Mumenthaler M (1978) The syndrome of continuous muscle fiber activity. Arch Neurol 35:198-205
5. Stöhr M (1975) Periodische Spontanentladungen in paretischen Skelettmuskeln. Arch Psychiat Nervenkr 221:39-52

# Empirische Untersuchungen zur diagnostischen Valenz von apparativ-psychologischen Verfahren bei der Objektivierung von zentralmotorischen Funktionsstörungen

W. Hamster

Aufgabe neurologischer Diagnostik ist die Abklärung zentralmotorischer Funktionsstörungen nach Hirnschädigungen. Dabei erscheint es überprüfenswert, inwieweit durch psychologisch-apparative Untersuchungsverfahren mit objektiver und quantitativer Erfassung feinmotorischer Funktionen weitergehende Erkenntnisse für Diagnostik und Therapie möglich sind. In den vorliegenden Untersuchungen wird die diagnostische Valenz dieser Verfahren überprüft.

## Patienten und Methoden

Wir untersuchten 114 Patienten mit einer gedeckten Hirnverletzung nach Art und Ausmaß einer Contusio cerebri. Das Alter der männlichen und weiblichen Patienten wurde auf 20-50 Jahre begrenzt, um überlagernde Alterseffekte zu vermeiden (Altersmittel 35 Jahre). Patienten mit sekundären Erkrankungen oder peripheren Nervenverletzungen wurden in die Untersuchung nicht aufgenommen.

In die Untersuchung gingen insgesamt 65 sensumotorische Variablen ein, die die Faktoren der Feinmotorik nach FLEISHMAN (2,3) quantitativ erfassen:

1. Die Motorische Leistungsserie (MLS) in der rechts-, links- und beidhändigen Durchführung mit Pursuit Rotor (7,13)

2. Wiener-Reaktionsgerät mit den Programmen zur optischen und akustischen Einfachreaktion und Wahlreaktion auf kombinierte Reize (8,11).

3. Wiener Determinationsgerät mit dem verhaltensgesteuerten Programm R 1 900.

4. Tübinger Unterstift zur Erfassung komplexer Beidhandkoordination (9).

Erfaßt wurden auch die relevanten sozioökonomischen Kategorien, neurologische und neurotechnische Befunde. Dimensionen der konzentrativen Belastbarkeit, intellektuellen Differenzierung und Persönlichkeitsstruktur wurden ebenfalls psychodiagnostisch untersucht (Abb. 1).

Bei den internen und externen Analysen mit Kontrollgruppen wurden die gegenüberzustellenden Gruppen nach Alter, Geschlecht, beruflicher Ausbildung und vor allem auch feinmotorischer Berufsanforderung parallelisiert.

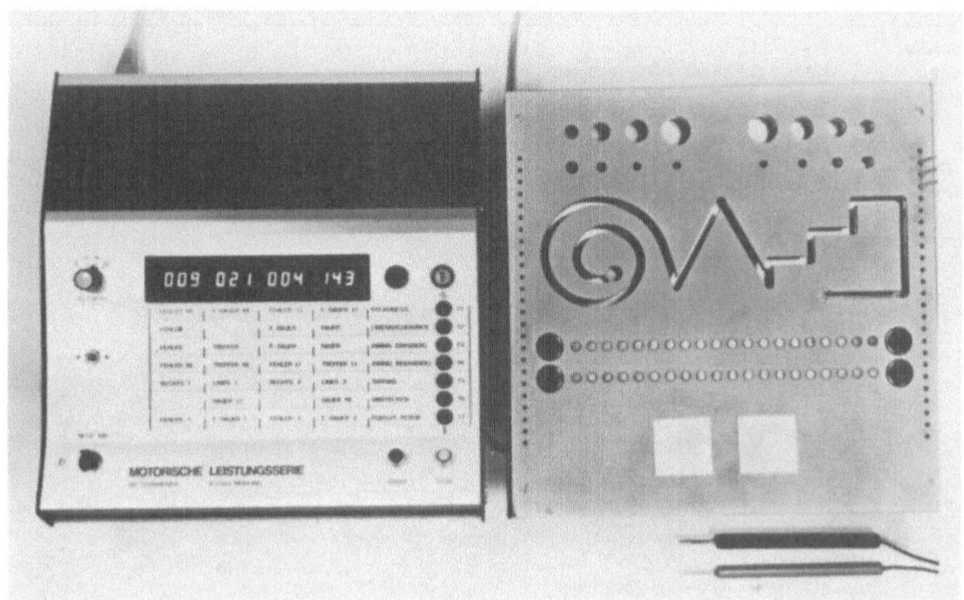


Abb. 1. Motorische Leistungsserie (MLS), Arbeitsplatte und Registriergerät

Untersuchungsergebnisse

1. Erwartungsgemäß trennen die psychomotorischen Untersuchungsvariablen die Gruppen Contusio cerebri mit und ohne zentralmotorischen Befund auf hochsignifikantem Niveau.

2. Das gleiche gilt für die statistische Analyse der Gruppendifferenzen Contusio cerebri mit zentralmotorischem Befund und parallelisierten Kontrollen.

3. Auch die Gesamtgruppe Contusio cerebri zeigt in allen psychomotorischen Untersuchungsvariablen Minderleistungen auf hochsignifikantem Niveau zur Kontrollgruppe.

4. Bemerkenswert erscheinen uns aber die bedeutsamen Unterschiede zwischen einer parallelisierten Kontrollgruppe und den Patienten mit einer Contusio cerebri *ohne* klinisch-neurologische Hinweise auf eine zentralmotorische Funktionsstörung (s. Tabelle 1).

Diskussion der Ergebnisse

Störungen der Feinmotorik nach Hirnverletzungen werden in ihren quantitativen und qualitativen Dimensionen durch die hier überprüften psychologisch-apparativen Untersuchungsverfahren objektiv und zuverlässig erfaßt. Das zeigt sich vor allem in den Untersuchungsbefunden, die bedeutsame Unterschiede zwischen den Patienten ohne klinisch-neurologische Anzeichen einer zentralmotorischen Funktionsstörung und einer parallelisierten Kontrollgruppe objektivieren. Diese Untersuchungsergebnisse erklären möglicherweise die subjektiv vom Verletzten wahrgenommenen Beeinträchtigungen bei regelrechtem neurologischen Befund.

Tabelle 1. Contusio cerebri ohne zentralmotorischen Befund Kontrollgruppe

| MLS rechts | (1) | | | |
|---|---|---|---|---|
| MLS links | (2) | U-Test | | |
| MLS beidhändig | (3) | 1 | 2 | 3 |
| Aiming | GD | .01 | .05 | .05 |
| Lange Stifte | GD | .01 | .01 | .01 |
| Steadiness | F | .01 | .01 | .01 |
| Steadiness | FD | .01 | .01 | .01 |
| Liniennachfahren | F | .01 | .01 | * |
| Liniennachfahren | FD | .01 | .01 | * |
| Liniennachfahren | GD | .05 | ns | * |
| Tapping | TR | .01 | .01 | .01 |
| Kurze Stifte | GD | .01 | .01 | .01 |
| Persuit Rotor | F | .01 | .01 | * |
| Persuit Rotor | FD | .01 | .01 | * |
| Wiener Reaktionsgerät | | | | |
| | Optisch | | | .01 |
| | Akustisch | | | .01 |
| | Wahlreaktion | | | .05 |
| Wiener Determinationsgerät | | | | |
| | TR | | | .05 |
| | F | | | .05 |
| Tübinger Unterstift | | | | |
| | F | | | .01 |
| | FD | | | .01 |
| | GD | | | ns |

F = Fehler, FD = Fehlerdauer, TR = Treffer, GD = Gesamtdauer, * = Nur einhändiger Durchführungsmodus bei der MLS

Nach unseren Erfahrungen - auch bei weiteren klinischen Gruppen mit zerebralen Erkrankungen unterschiedlicher Ätiologie (4,5,6,12) - zeichnen sich die verwandten Verfahren durch eine hohe diagnostische Valenz aus. Ein weiterer wichtiger Anwendungsschwerpunkt liegt in der Therapieverlaufskontrolle (1,6,10).

## Zusammenfassung

Insgesamt erfassen die hier überprüften psychologisch-apparativen Untersuchungsverfahren (Motorische Leistungsserie, Wiener Reaktionsgerät, Wiener Determinationsgerät, Tübinger Unterstiftgerät) Störungen der Feinmotork in ihren quantitativen und qualitativen Dimensionen differenzierter und zuverlässiger als der neurologische Untersuchungsbefund. Sie sind in die neuropsychologische Diagnostik aufzunehmen.

## Literatur

1. Egberts EH, Hamster W, Jürgens P, Schumacher H, Fondalinski G, Reinhard U, Schomerus H (1981) Effects of branched chain amino acids on latent portasystemic encephalopathy. In: Walser and Williamson (eds) Metabolism and clinical implications of branched chain amino and ketoacids. Elsevier, North Holland, 453-463

2. Fleishman EA (1954) Dimensional analysis of psychomotor abilities. J exp Psychol 48:437-454
3. Fleishman EA (1962) A factor analysis of fine manipulative tests. J appl Psychol 46:96-105
4. Hamster W, Schomerus H (1976) Latente portocavale Encephalopathie. In: Verhandlungen der Dtsch G f Innere Medizin, Band 82. Bergmann-Verlag, München, p 671-676
5. Hamster W, Schomerus H (1977) Latente portocavale Encephalopathie und Fahreignung. Unfall und Sicherheitsforsch, Straßenverkehr Bundesanstalt für Straßenwesen, Bereich Unfallforschung, Köln 10:275-280
6. Hamster W, Petruch F (1977) Psychometric studies before and under carbamazepine treatment. In: Meinardi H, Rowan AJ (eds) Advances in epileptology. Swets and Zeitlinger, Amsterdam Lisse, p 204-209
7. Hamster W (1980) Motorische Leistungsserie (MLS). Handanweisung: Durchführung, Auswertung, Interpretation, Dr G Schuhfried, A 2340 Mödling bei Wien
8. Hamster W (1982) Wiener Reaktionsgerät. Handanweisung: Durchführung, Auswertung, Interpretation, Dr G Schuhfried, A 2340 Mödling bei Wien
9. Hamster W (1982) Tübinger Unterstift. Handanweisung: Durchführung, Auswertung, Interpretation, Dr G Schuhfried, A 2340 Mödling bei Wien
10. Hamster W, Egberts EH, Hamster H (1982) Behandlung mit verzweigtkettigen Aminosäuren und ihre Auswirkung auf psychophysische Leistungsfunktionen bei latenter portosystemischer Enzephalopathie. Arzneimittelforschung-Drug Research 32:901-902
11. Klensch H (1973) Die diagnostische Valenz der Reaktionszeitmessungen bei verschiedenen zerebralen Erkrankungen. Fortschr Neurol Psychiat 41:575-581
12. Schomerus H, Hamster W, Blunck H, Reinhard U, Mayer K, Dölle W (1981) Latent portasystemic encephalopathy. I. Nature of cerebral functional defects and their effect on fitness to drive. Digestive Diseases and Sciences 26:622-630
13. Schoppe KJ (1974) Das MLS Gerät: Ein neuer Testapparat zur Messung feinmotorischer Leistungen. Diagnostica 20:43-46

# Empirische Evaluationen der Tübinger Mentalen Trainingsprogramme (M80) zur Behandlung der Grob- und Feinmotorik bei zentralmotorischen Paresen

K. Mayer und W. Hamster

Ausgehend von Befunden der Sport- und Arbeitspsychologie, daß optimale sensomotorische Koordination nicht nur ein Ergebnis aktiven motorischen Trainings ist (6), entwickelten wir mentale Trainingsprogramme zum Wiedererlernen und Verbessern von Bewegungsabläufen der Grob- und Feinmotorik bei zentralmotorisch Behinderten, die Tübinger Mentalen Trainingsprogramme MT 80 (1).

Wir überprüften deren therapeutische Effizienz in empirischen Untersuchungen mit Replikationsstudien.

## Patienten und Methoden

Untersucht wurden alle Patienten des Neurologischen Rehabilitationskrankenhauses Dr. Schmieder, Gailingen und Allensbach, bei denen, neurologisch und neurotechnisch erwiesen, zerebrale zentralmotorische Paresen mit allerdings einer noch geringen aktiven Restbeweglichkeit vorlagen. Eine Unterscheidung nach Art und Ursache der zerebralen Schädigung erfolgte nicht. Untersucht und behandelt wurden in der Hauptuntersuchung I 67 Patienten in den Bereichen Grobmotorik und Feinmotorik und in der Hauptuntersuchung II (Kreuzvalidierungsstudie) 156 Patienten (Experimental- und Kontrollgruppe) im Alter von 20 bis 60 Jahren.

Das mentale Training wurde durchgeführt für Grobmotorik und Feinmotorik. Es wurde ein jeweils spezifisches mentales Trainingsprogramm entwickelt, das in seiner Wirksamkeit mit einem aktiven Trainingsprogramm verglichen werden konnte.

Zur Therapiekontrolle mußten Methoden verwandt werden, die objektive und quantitative Aussagen über die motorische Leistung vor Therapiebeginn (Ausgangsmessung) und Therapieende (Endmessung) zuließen.

Für die Messung der Grobmotorik modifizierten wir die Hamburger Version der LINCOLN-OSERETZKY-Motor-Development-Scale (5) auf insgesamt 15 Items für Arme, Beine und kombiniert Arm-Beine.

Für die Ausgangs- und Endmessung im Bereich Feinmotorik verwandten wir die Motorische Leistungsserie (MLS). Sie erfaßt nach unseren Untersuchungen die wesentlichen Faktoren der Feinmotorik und differenziert an zerebralgeschädigten Erwachsenen feinmotorische Störungen zuverlässig.

Als Moderatorvariablen wurden mit erhoben Alter, Geschlecht, intellektuelle Leistungsfähigkeit (WIP), konzentrative Belastbarkeit (Revisions-Test), persönliche Einstellungen (PSS 25) und Seite der Behinderung.

Trainingsprogramme der Grobmotorik

Für den Bereich der Grobmotorik wählten wir Verfahren der komplexen Bewegungsbahnung nach Kabat (4), weil sie sich wegen der möglichen Untergliederung komplexer Bewegungsabläufe in vorstellbare Bewegungseinheiten besonders gut für mentales Training, d.h. planmäßig wiederholtes und bewußtes Sichvorstellen von komplexen Bewegungsabläufen, eignen. Es wurden je 4 Übungen für die untere und obere Extremität ausgewählt.

Die Trainingsgruppe Grobmotorik wurde unterteilt in eine Versuchs- und Kontrollgruppe. Die Versuchsgruppe trainierte mental, die Kontrollgruppe nur aktiv nach der Methode von Kabat.

Die Patienten erhielten hierzu eine genau festgelegte mündliche Instruktion, anschaulich gemacht durch Bilder der vorzustellenden Übung. Das mentale Training erfolgte nach einer Entspannungsinstruktion nach Vorlage der Bilder, die in der Vorstellung geübt werden sollten und mit dem Hinweis darauf, daß eine wirkliche Bewegung nicht erfolgen soll, sondern alle Bewegungen nur in der Vorstellung ablaufen dürfen. Die Übungen wurden wie bei dem aktiven Training in einer entspannten Ruhelage durchgeführt. In insgesamt 8 Behandlungssitzungen innerhalb von 4 Wochen trainierten Experimentalgruppe Grobmotorik in jeder 2. Stunde anstelle des aktiven Trainings 10 Minuten Kabat mental.

Trainingsprogramme der Feinmotorik

Die Versuchsgruppe trainierte abwechselnd aktiv und mental unser an die Ergotherapie angelehntes Programm zur Feinmotorik. Die Instruktion und Übung erfolgte wie bei der Grobmotorik.

Die Kontrollgruppe trainierte nur aktive (8 Sitzungen in vier Wochen).

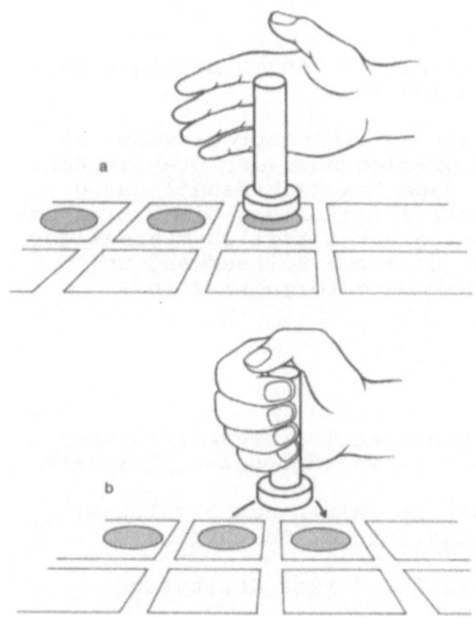


Abb. 1. Mentales Übungsprogramm Feinmotorik, Übung "Faustschluß-Einbettung in komplexen Bewegungszusammenhang"

## Untersuchungsergebnisse

1. Bei zentralmotorisch behinderten Patienten führt das kombinierte aktive und mentale Training zu signifikant besseren Leistungen als das aktive Training allein. Dies gilt gleichermaßen für die Bereiche Grob- und Feinmotorik, für die Kombination aus aktivem (Krankengymnastik und Ergotherapie) und mentalem Training (Tübinger grob- und feinmotorisches mentales Trainingsprogramm).

2. Kombinierte aktiv-mentale Trainingsverfahren der Motorik sind für Patienten mit unterschiedlicher Ausprägung der Behinderung unterschiedlich wirksam. Noch sehr stark behinderte Patienten sprechen relativ schlecht auf das kombinierte Training an. In jedem Fall aber leistet das kombinierte Training auch bei dieser Gruppe mehr als aktives Training allein.

3. Patienten unterschiedlichen Alters, Geschlechtes sowie unterschiedlicher Intelligenz, konzentrativer Belastbarkeit und persönlicher Einstellungen können gleichermaßen das mentale Training nutzen. Es bestehen keine Zusammenhänge zum Erfolg des mentalen Trainings.

## Zusammenfassende Diskussion

Aus den Untersuchungsergebnissen zur Behandlung zentralmotorischer Behinderungen mit mentalem Trainingsprogrammen folgert:

1. Bei zerebral-zentralmotorischen Funktionsstörungen soll die konventionelle krankengymnastische Behandlung von Anfang an mit mentalem Traning kombiniert werden.

2. Bei Schwerbehinderten und vor allem Mehrfachverletzten und in der posttraumatischen Akutphase, in der aktives Training noch nicht oder nur begrenzt möglich ist, soll ein konsequentes mentales Training durchgeführt werden.

3. Das mentale Training ist bei allen zentralmotorischen Behinderten durchführbar, sofern nicht jede Motivation fehlt.

4. Eine Kombination des aktiven und mentalen Trainingsprogrammes ist auch aus wirtschaftlichen Gründen und Überlegungen der praktischen Anwendbarkeit sinnvoll. Der allgemein nach Krankenhausentlassung nur noch ambulant behandelte Patient mit allenfalls 2 bis 3 krankengymnastischen Behandlungen pro Woche kann durch täglich mehrmaliges mentales Üben ohne besondere Umstände, größeren Zeitaufwand und ohne zusätzliche Kosten einen besseren Dauererfolg erzielen.

## Literatur

1. Mayer K, Hamster W, Günther W (1983) Tübinger Trainigsprogramme MT 80 zur Behandlung zentralmotorischer Lähmungen. Beltz, Weinheim (im Druck)
2. Hamster W (1980) Motorische Leistungsserie (MLS). Handanweisung: Durchführung, Auswertung, Interpretation. Dr. G. Schuhfried, A 2340 Mödling bei Wien
3. Jentschura G (1974) Beschäftigungstherapie. Thieme Stuttgart

4. Knott M, Voss DE (1974) Komplexbewegungen. Bewegungsanbahnungen nach Kabat. Fischer, Stuttgart
5. Lüer G, Cohen R, Eggert D (1972) Zur Erfassung der motorischen Begabung bei minderbegabten Kindern durch eine Hamburger Version der Lincoln-Oseretzky-Motor-Development Scale. In: Eggert D (Hrsg) Zur Diagnose der Minderbegabung. Beltz, Weinheim
6. Ulrich E (1964) Das Lernen sensumotorischer Fertigkeiten. In: Handbuch der Psychologie 1, 2. Halbband. Hogrefe, Göttingen

# Strukturvergleich feinmotorischer Testleistungen von Parkinsonkranken und Gesunden im Kurzzeitverlauf

P. Jacobi, P.-A. Fischer, E. Schneider und H. Wolf

Die folgende Untersuchung konzentriert sich auf Korrelationsberechnungen mit motorischen Testwerten Parkinsonkranker. Sie zieht zum Vergleich eine Kontrollgruppe neurologisch Gesunder heran. Es sollen dabei drei verschiedene Forschungsinteressen verbunden werden, die in einer methodischen, einer parkinsonspezifischen und einer hirnpathologischen Fragestellung Ausdruck finden. Die Problemstellung wie auch die Besprechung der Ergebnisse erfolgen in dieser Reihung.

Die Methodenfrage zielt auf die allgemeine Vernachlässigung von Kontrollgruppen bei Parkinsonuntersuchungen. Die Patienten werden meist als ihre eigenen Kontrollen benutzt. Vor der L-Dopa-Ära spielten Kontrollgruppenpläne bezeichnenderweise eine sehr viel größere Rolle (1), und L-Dopa war vor der Kenntnis wirksamer Dosierungen zunächst in einem solchen Plan gescheitert (2). Durch Langzeitbeobachtungen gab es später neue Gesichtspunkte: Motorische Testwerte reflektierten Medikamentenwirkungen *und* Übung durch Testwiederholung. Eine Zerlegung dieser Teilkomponenten wird vielleicht ansatzweise in Kurzzeitversuchen gelingen.

Die zweite Fragestellung ging der Beobachtung nach, daß testpsychologische Einzelmerkmale der Parkinson-Motorik über Jahre in einer erstaunlichen Ordnung untereinander verbleiben (3,7). Diese Ordnung ist für Gesunde seit den umfassenden Faktorenanalysen psychomotorischer Fertigkeiten von Fleishman (4,5) gesichert; aber sie war nicht ohne weiteres bei Bewegungskranken zu erwarten. Die Information, die sich hier zusätzlich zu den Einzelmerkmalen andeutet, sollte unter Verwendung eines Strukturbegriffes ("Identifizierung von Teilen eines Ganzen und der Gesamtheit ihrer Zusammenhangsverhältnisse") angeschnitten werden (6).

Die dritte Fragestellung ist darauf gerichtet, daß mit Hirnerkrankungen oft Vergröberungen von Merkmalszusammenhängen einhergehen. Dies gilt für Teilmerkmale eines Merkmalsbereichs (die interne Struktur), als auch für differente Merkmalsbereiche untereinander (die externe Struktur). Deshalb kann z.B. die Vermutung aufgestellt werden, daß eine Demenzdiagnostik möglicherweise durch Tests der Feinmotorik am besten bewerkstelligt werden kann.

## Material und Methodik

Wir haben zwei Gruppen von je 44 Patienten gebildet, deren Alters- und Geschlechterverteilung in Tabelle 1 dargestellt wird. Sie enthält ebenfalls eine nach Alter, Geschlecht, Schulbildung und Beruf (unter besonderer Berücksichtigung manueller Tätigkeiten) parallelisierte Kontrollgruppe von 44 neuropsychiatrisch unauffälligen Probanden.

Tabelle 1. Untersuchte Gruppen und statistische Korrelationsbefunde

| | | Kontroll-gruppe | Park.-Pat. Gruppe 1 | Park.-Pat. Gruppe 2 |
|---|---|---|---|---|
| 1. Geschlecht | m | 19 | 19 | 19 |
| | w | 25 | 25 | 25 |
| 2. Alter $\bar{x}$ (s) in Jahren | | 62 (11,3) | 64 (7,7) | 62 (8,9) |
| 3. Reliabilität motor. Testwerte: Ausgangswerte | | $\bar{r}$ = .79 | $\bar{r}$ = .94 | $\bar{r}$ = .95 |
| 1/4-Jahres-Werte | | $\bar{r}$ = .78 | $\bar{r}$ = .72 | $\bar{r}$ = .74 |
| 4. Interkorrelation d. motor. Testwerte | | $\bar{r}$ = .74 | $\bar{r}$ = .82 | $\bar{r}$ = .84 |
| 5. Korrelation d. motor. Testwerte mit Alter und | | $\bar{r}$ min = .31 | $\bar{r}$ min = .06 | $\bar{r}$ min = .26 |
| Testintelligenz | | $\bar{r}$ max = .68 | $\bar{r}$ max = .46 | $\bar{r}$ max = .52 |

Gruppe 1 wurde einmal vor Behandlung und ein zweites Mal nach einem Vierteljahr Therapie untersucht. Dieses Zeitschema kam auch bei der Kontrollgruppe zur Anwendung. Parkinsongruppe 2 wurde zusätzlich nach 2 sowie 4 und 8 Wochen getestet; sie müßte damit einen höheren Übungsgewinn aufweisen. Lerneffekte innerhalb ein und derselben Sitzung wurden durch jeweils zwei Testdurchgänge ermöglicht und überprüfbar. Die Merkmalsauswahl ist hier auf Steckbrett-Tests (Purdue Pegboard und Minnesota Rate of Manipulation-Test), eine Befindlichkeitsskala (Bf-S nach v. Zerssen) und zwei Untersuchungen zur Testintelligenz (Wortschatztest des Hawie und Figure Reasoning Test von Daniels) eingegrenzt.

## Ergebnisse

Die untersuchten Motorik-Merkmale wurden zuerst auf Zuverlässigkeit untersucht. Die Reliabilitäten waren vergleichsweise sehr hoch. Wir bewegen uns somit testpsychologisch auf festem Grund (Tabelle 1). Die Zuwachsrate der Patientengruppen betrug bis zu 70% der Ausgangswerte. Die Gruppe mit 5 Testsitzungen im Vierteljahr hatte höhere Gewinne als diejenige mit 2 Testsitzungen. Die Kontrollen lernten zwar innerhalb einer Testsitzung deutlich, hatten diesen Aquisitions-Effekt aber nach einem Vierteljahr verloren (motorisch "vergessen"). Die Interkorrelationen der Handmotorik-Tests waren alle bei unseren Probanden und Patienten höher als bei den jüngeren Probanden der Fleishman-Untersuchungen. Die schon angesprochene Merkmalsvergröberung trat deutlich hervor. Sie war bei den Parkinson-Patienten noch etwas stärker ausgeprägt als bei den Kontrollprobanden (Tabelle 1).

Schließlich wurden die Motorik-Tests mit nicht-motorischen Merkmalen korreliert. Unvorhergesehen waren hierbei die schwachen Bindungen der Motorik an das Alter sowie an Intelligenz- bzw. Demenz-Indikatoren bei den Patienten. Anders bei den Kontroll-Probanden: hier waren die jüngeren und geistig wendigeren offenbar zugleich die geschickteren.

Besprechung

1. Es bleibt von Interesse, Kontrollgruppen auch nach der Einführung der L-Dopa-Therapie des Parkinson-Syndroms zu untersuchen, denn es werden zusätzliche Vergleiche erschlossen.

2. Eine motorische *Entdifferenzierung* scheint nicht nur Patienten sondern fast ebenso altersgleiche Kontrollprobanden zu erfassen, und ist deshalb nicht parkinsonspezifisch.

3. Die einzelfallweise differente neurologische Symptomatik scheint Korrelationen von Motorik und hirnorganischer Leistungsfähigkeit bei Parkinsonpatienten eher zu senken. Es kann damit zu einer gewissen *Dissoziierung* kommen. Dieser Befund kennzeichnet besonders die Ausgangswerte vor Behandlung.

Zusammenfassung

Es werden Zusammenhänge innerhalb motorischer Teilleistungen und ihre Beziehung zu nicht-motorischen Testbefunden von Parkinsonkranken und altersgleichen Kontrollprobanden untersucht. Dabei wurden eine methodisch orientierte, eine parkinsonspezifische und eine hirnpathologische Problemstellung bearbeitet. Die berechneten Korrelationskoeffizienten deuten deskriptiv-statistisch auf ein Bild, das die willkürliche Feinmotorik von Parkinsonpatienten fast nur altersgemäß vergröbert, aber krankheitsbedingt dissoziiert von anderen Persönlichkeitsmerkmalen zur Darstellung bringt.

Literatur

1. Boshes B (1966) The effects of placebo therapy in Parkinson's disease. J Neurosurg 24:351-352
2. Fehling C (1966) Treatment of Parkinson's Syndrome with L-Dopa. A double blind study. Acta Neurol Scand 42:367-372
3. Fischer P-A, Jacobi P (1978) Diagnostik hirnorganischer Störungen. In: Pongratz LJ (Hrsg) Handbuch der Klinischen Psychologie, Band 8/2. Hogrefe, Göttingen Toronto Zürich, S 1756-1782
4. Fleishman EA, Ellison GD (1962) A factor analysis of fine manipulative tests. J appl Psychol 46:96-105
5. Fleishman EA, Hempel WE (1964) A factor analysis of dexterity tests. Person Psychcl 7:15-32
6. Metzger W (1963) Psychologie, 3. Aufl Verlag Dr D Steinkopf, Darmstadt
7. Schneider E, Fischer P-A, Jacobi P (1977) Zur Konstanz der L-Dopa-Wirkung beim Parkinsonsyndrom. Ergebnisse einer 4-Jahres-Langzeitstudie. Nervenartz 48:205-210

# VII. Iatrogene Schäden am Nervensystem und der Skelettmuskulatur

# Iatrogene Schäden des Nervensystems und der Muskulatur

H. Müller-Vahl

## Einleitung

Diese Arbeit soll einen Überblick geben über Häufigkeit, Art und Entstehung von iatrogenen Schäden des Nervensystems und der Muskulatur. Dazu wurden Unterlagen aus Haftpflichtverfahren mit Ansprüchen gegen Ärzte wegen angeblicher Behandlungsfehler ausgewertet. Das zugrundeliegende Material umfaßt Verfahren sowohl gegen niedergelassene wie in Klinik tätige Ärzte aller Fachrichtungen aus dem norddeutschen Raum und kann insofern als repräsentativ gelten. Dabei darf aber nicht von der Häufigkeitsverteilung der einzelnen Schäden in einem solchen Material unmittelbar auf deren absolute Häufigkeit geschlossen werden. Denn es hängt von weiteren Faktoren ab, ob es zu einem Haftpflichtverfahren kommt. Schäden werden hier umso eher erfaßt, je schwerwiegender sie sind und je weniger sie sich zurückbilden. Patienten werden nach ihnen als harmlos erscheinenden Eingriffen eher Ansprüche stellen als nach großen Operationen. Es dürfte eine Rolle spielen, ob sie aufgrund ihrer allgemeinen Lebenserfahrung und auch aufgrund der ärztlichen Aufklärung mit dem Schaden rechnen und ihn überhaupt von den üblichen Folgen des ärztlichen Eingriffs und von ihrer Grundkrankheit abgrenzen konnten. Schließlich dürfte auch das Arzt-Patient-Verhältnis von Bedeutung sein.

Die von uns untersuchten 370 Fälle mit neurologischer Problematik entstammen einem Gesamtkollektiv von 1 384 Haftpflichtverfahren, d.h. mehr als jedes 4. Verfahren hatte ausschließlich oder zu einem wesentlichen Teil neurologische Probleme zum Inhalt.

In 263 Fällen (also etwa 70%) waren neurologische Schäden als unmittelbare Folge ärztlicher Handlungen entstanden. Die übrigen 107 Verfahren befaßten sich mit angeblichen Fehldiagnosen neurologischer Krankheitsbilder oder mit Vorwürfen einer unterlassenen oder verzögerten Behandlung. Noch häufiger - bei Hirnerkrankungen war dies sogar die Mehrzahl wurden Gesundheitsschäden aus einem laienhaften Verständnis heraus zu Unrecht auf ärztliche Tätigkeit bezogen, wenn zufällig eine zeitliche Aufeinanderfolge bestand (Beispiel: eine Subarachnoidalblutung aus einem Carotisaneurysma wurde auf eine am Vortage erfolgte Kehlkopfoperation zurückgeführt). Unter den unmittelbar durch ärztliche Maßnahmen verursachten Schäden - sie allein sollen hier besprochen werden - stehen Schäden von peripheren Nerven (59%) und von Hirnnerven (19%) an erster Stelle. Hirn- und Rückenmarksschäden (4% bzw. 2%) treten demgegenüber ganz in ihrer Bedeutung zurück. Unter neurologisch relevanten Schäden der Muskulatur (12%) sind hier Compartment-Syndrome und aseptische Nekrosen der Muskulatur nach intramuskulären Injektionen aufgeführt.

Tabelle 1. Schäden an Hirnnerven und peripheren Nerven

| | Gesamt | Op. | Inj. Punk. | Lagerung Verband Tourniquet | Med. | Bestr. | Sonst. |
|---|---|---|---|---|---|---|---|
| N. trigeminus | 10 | 10 | | | | | |
| N. vagus (N. recurrens) | 14 | 14 | | | | | |
| N. accessorius | 17 | 17 | | | | | |
| übrige Hirnnerven | 10 | 7 | | | 2 | | 1 |
| Sympathicus (Horner-S) | 2 | | 2 | | | | |
| cervikale Nervenwurz. | 1 | | | | | | 1 |
| Plexus brachialis | 9 | | 1 | 3 | | 3 | 2 |
| N. axillaris | 1 | | | 1 | | | |
| N. musculocutaneus | 1 | 1 | | | | | |
| N. radialis | 6 | 3 | 1 | 1 | 1 | | |
| N. medianus | 7 | 3 | 3 | | 1 | | |
| N. ulnaris | 6 | 2 | 2 | 1 | 1 | | |
| sensible Fingernerven | 15 | 15 | | | | | |
| sonst. Hautnerven an oberen Extremitäten | 6 | 1 | 5 | | | | |
| lumbosakr. Nervenwurz. | 9 | 8 | | | | | 1 |
| Plexus lumbosacralis | 2 | 1 | 1 | | | | |
| N. femoralis | 11 | 6 | 1 | 3 | 1 | | |
| N. glutaeus superior | 4 | | 4 | | | | |
| N. obturatorius | 1 | | | | 1 | | |
| N. ischiadicus | 38 | 11 | 26 | 1 | | | |
| N. tibialis | 7 | 2 | 1 | 3 | 1 | | |
| N. peronaeus | 17 | 6 | | 10 | 1 | | |
| Hautnerv. an unt. Extr. | 11 | 7 | 4 | | | | |
| Polyneuropath. Syndrom | 1 | | | | 1 | | |
| | 206 | 114 | 51 | 23 | 10 | 3 | 5 |

Es erscheint zweckmäßig, die Schäden an Hirnnerven und an peripheren Nerven zusammen und nach ätiologischen Gesichtspunkten geordnet zu besprechen. Wir können hier selbstverständlich nur Schwerpunkte setzen.

### a) Schäden durch Operation

In mehr als der Hälfte der Fälle wurden Schäden an peripheren Nerven durch Operationen verursacht. Es überrascht nicht, daß dabei Akzessoriuslähmungen mit 17 Fällen an erster Stelle stehen. In allen Fällen entstanden sie bei Operationen im seitlichen Halsbereich, und zwar mit einer Ausnahme (operative Behandlung einer eitrigen Lymphadenitis) anläßlich von Lymphknoten-Probeexzisionen zu diagnostischen Zwecken. Sie sind Folge der exponierten Lage des N. accessorius in unmittelbarer Nachbarschaft zu einer oberflächlichen Lymphknotenkette (Lymphonodi cervicalis superficialis). Die Häufigkeit von iatrogenen Läsionen des N. accessorius dürfte noch größer sein, als diese Zahl zu erkennen gibt, denn ein Ausfall des N. accessorius kann wegen der variablen gleichzeitigen Versorgung des N. trapezius durch Äste der Zervikalnerven häufig gut kompensiert werden (5).

Nervenschäden als Folge von Operationen im Bereich des Hüftgelenkes sind 15mal vertreten. Sie entstanden mit 2 Ausnahmen anläßlich eines totalen Hüftgelenksersatzes. Die Nervenschäden unseres Materials betreffen fast ausschließlich den N. ischiadicus oder den Stamm des N. femoralis. Hierin könnte ein Widerspruch zu den prospektiven Untersuchungen von Stöhr gesehen werden, der in etwa der Hälfte der Fälle überwiegende oder ausschließliche Paresen der Glutäalmuskulatur oder der Hüftbeuger beobachtete. Die Unterschiede dürften darauf zurückzuführen sein, daß Funktionsstörungen von Hüftbeugern und Glutäalmuskeln nicht von vornherein als Folge von Nervenschäden imponieren und deswegen leicht übersehen werden - im Gegensatz zu den Läsionen des N. ischiadicus und des Femoralisstamms, die zu Funktionsstörungen auch in weiter Entfernung vom Operationsfeld führen und die auch mit Sensibilitätsstörungen einhergehen.

Die Häufigkeit, in der Schäden sensibler Fingernerven in unserem Material vorkommen (15 Fälle), ist Ausdruck der besonderen funktionellen Bedeutung dieser Nervenäste. Sie entstanden überwiegend (in 11 Fällen) anläßlich der operativen Behandlung einer Dupuytrenschen Kontraktur infolge Durchtrennung des Gefäßnervenstranges. Als wesentlicher ursächlicher Faktor erwies sich eine mangelnde Übersicht über das Operationsfeld durch den Verzicht auf eine Blutleere während der Operation.

Rekurrenslähmungen (in 13 Fällen nach Schilddrüsenoperationen, in einem Fall nach operativer Entfernung eines Schwannoms entstanden) gelten als unvermeidbare Komplikationen. Es war bisher sehr umstritten, ob es vorteilhaft ist, den N. recurrens bei Schilddrüsenoperationen zu isolieren oder nicht. Neuere Untersuchungen sprechen aber dafür, daß dieses der Fall ist (1).

Durch Bandscheibenoperationen hervorgerufene Läsionen einzelner oder mehrerer Nervenwurzeln stellen einen weiteren Schwerpunkt dar. Sie kamen 7mal vor.

Die Häufigkeit von Komplikationen nach radikaler Sanierung der Nasennebenhöhlen durch die Operation nach Caldwell-Luc - hierzu gehören auch wesentlich die in unserem Material 6mal aufgetretenen partiellen Läsionen des N. infraorbitalis - haben dazu geführt, daß die Indikation zu diesem Operationsverfahren derzeit strenger gestellt wird als in früheren Jahren (8).

b) Schäden durch Injektion oder Punktion

Schäden durch Injektionen oder Punktionen waren mit Abstand am häufigsten Folge von intramuskulären Injektionen. Es traten nicht weniger als 28 periphere Nervenschäden (24 Ischiadicuslähmungen, 4 Lähmungen des N. glutaeus superior) nach intramuskulären Injektionen auf. Daß diese "Spritzenlähmungen" nach wie vor den häufigsten iatrogenen Nervenschaden darstellen, muß sehr zu denken geben, denn es handelt sich - wie man seit vielen Jahren weiß - um eine stets vermeidbare Komplikation (7).

Nervenschäden nach intravenöser Injektion oder Venenpunktion (6 Fälle) betreffen vorwiegend sensible Hautäste.

Für bemerkenswert gering halten wir die Anzahl von neurologischen Schäden durch Leitungsanaesthesien (3 Fälle), wenn wir sie in Beziehung setzen zu der außerordentlich großen Verbreitung dieser Narkoseart. Es wurde nur eine einzige Armplexuslähmung nach Plexusanaesthesie registriert. In einem anderen Fall kam es nach Blockade des N. ulnaris zu einer sehr blanden sensiblen Ulnarisschädigung. Eine Konusschädigung nach Spinalanaesthesie war Folge einer zu hohen Punktion des Spinalkanals (zwischen Th 12 und L 1).

In der einschlägigen Literatur bestehen unterschiedliche Auffassungen hinsichtlich der Frage, welche Bedeutung die neurologischen Komplikationen nach Leitungsanaesthesien beizumessen ist (2,4,6,9,10). Unsere

Zahlen könnten dafür sprechen, daß Ausmaß und Häufigkeit dieser Schäden in der Vergangenheit überschätzt wurden.

In diesem Zusammenhang erwähnt werden müssen auch 3 Fälle von Nervenschäden durch perineurale Injektionen im Rahmen neuraltherapeutischer Verfahren. Eine Ischiadicus- und eine Femoralislähmung entstanden durch Druckwirkung eines durch die Punktion ausgelösten Hämatoms und bildeten sich praktisch vollständig zurück. In einem 3. Fall entstand nach perineuraler Injektion eine schwere Ischiadicuslähmung. Hier war aber eine laufende Marcumartherapie übersehen worden.

c) Schäden durch Lagerung oder Verband

Nervenschäden durch Lagerung oder Verbände sollen hier zusammen behandelt werden, da es mitunter nicht gelingt, diese ursächlichen Faktoren im nachhinein zu unterscheiden. Schäden dieser Art sind in unserem Material nur 23mal vertreten, was wir vor allem auf die gute Prognose zurückführen. Aus bekannten anatomischen Gründen (oberflächlicher Verlauf, histologische Struktur) war am häufigsten der N. peronaeus betroffen, nämlich insgesamt 10mal. Eine gleichzeitige Schädigung des N. tibialis kam nur bei besonders schweren Druckschäden durch Verbände vor. Die Lähmungen waren dann stets begleitet von anderen Schäden (Hautnekrosen bzw. Compartment-Syndrom). Die einzige lagerungsbedingte Drucklähmung des N. ulnaris bildete sich vollständig zurück. In allen Fällen, bei denen Nervenschäden ausschließlich durch Druckeinwirkung im Rahmen der Operationslagerung entstanden waren, trat - soweit hierzu Angaben vorlagen - eine vollständige Ausheilung ein. Hierzu gehören auch zwei anläßlich vaginaler gynäkologischer Operationen entstandene beidseitige Femoralislähmungen, die durch Druckwirkung des Leistenbandes auf den Nerven infolge der extremen Beinlagerung erklärt werden (3).

Anders zu beurteilen sind lagerungsbedingte Schäden des Plexus brachialis, weil hier andere pathogenetische Faktoren (Nervenzerrung, selten auch anatomische Varianten) wirksam sind (7). Zwei untere Armplexusschäden mit nur unzureichender Rückbildung waren entscheidend gefördert durch rudimentäre Halsrippen. In dem dritten Fall lag eine abrupte Zerrung des Plexus brachialis vor, der durch ein plötzliches Herabfallen des Armes anläßlich Umlagerung des narkotisierten Patienten entstand.

d) Schäden durch Bestrahlung

Nur dreimal sind radiogene periphere Nervenschäden verzeichnet. Es lagen stets Schäden des Plexus brachialis nach Strahlenbehandlungen wegen Mammakarzinom vor. Für die geringe Anzahl von Strahlenschäden peripherer Nerven können zwei Gründe angeführt werden. Sie könnte Folge der bekannten Resistenz peripherer Nerven gegenüber Strahleneinwirkung sein. Wir können aber auch nicht ausschließen, daß die Seltenheit dieser Schäden in unserem Material darauf beruht, daß es sich um Spätschäden mit Latenzen von Monaten bis Jahren nach Behandlungsabschluß handelt, die Kausalität für die Betroffenen somit weniger offenkundig ist (7).

e) Schäden durch systemische Medikamentenwirkung

Toxische Schäden des N. opticus und des N. statoacusticus waren Folge einer medikamentösen Behandlung mit Myambutol bzw. mit Refobacin. Alle durch Medikamenteneinwirkung hervorgerufenen monotopen Nervenschäden an den Extremitäten waren durch Blutungen bei Marcumartherapie hervorgerufen (Psoasblutung, Blutung in den Ober- und Unterarm, Blutung in den Unterschenkel). In zwei Fällen wurden sie durch Gabe von Antirheumatica ausgelöst (Medikamenteninteraktion).

Der einzige Fall eines polyneuropathischen Syndroms war Folge einer ungewöhnlichen Konstellation, nämlich der Erstmanifestation einer akuten intermittierenden Porphyrie mit drei großen generalisierten epileptischen Anfällen. Nach negativ verlaufener neurologischer Diagnostik wurde eine antikonvulsive Therapie mit Diphenylhydantoin eingeleitet, die einen schweren porphyrischen Schub mit ausgeprägter schlaffer Tetraplegie auslöste.

## Hirnschäden

14 Beobachtungen befaßten sich mit iatrogen verursachten Hirnschäden bzw. Funktionsstörungen. 6 Hirnschäden waren nach Operationen aufgetreten. Hierzu gehören eine Carotisthrombose nach Umstechung wegen unstillbarer Blutung nach Tonsillektomie, ein Hirninfarkt nach Thrombendarteriektomie der A. carotis, eine Carotis-Schädigung nach Operation eines Glomus-caroticum-Tumors und eine Halbseitenlähmung ungeklärter Pathogenese nach Operation eines Mediastinaltumors. Zweimal waren schwere diffuse Hirnschäden Folge einer Meningoencephalitis, und zwar nach Bandscheibenoperation bzw. nach Nasennebenhöhlen-Radikaloperation mit Duraverletzung. In einem Fall waren die Folgen der Meningoencephalitis kompliziert durch eine toxische Hirnschädigung infolge intrathekaler Gabe von Colistin. In drei weiteren Fällen traten unkomplizierte Duraverletzungen mit Liquorrhoe nach operativer Sanierung der Nasennebenhöhlen auf, und zwar stets anläßlich der Revision der Siebbeinzellen. Zweimal wurde die Symptomatik eines vertebrobasilären Syndroms durch manuelle Therapie im Bereich der Halswirbelsäule ausgelöst. Zwei Beobachtungen schließlich befaßten sich mit einem Parkinsonismus nach Behandlung mit Neuroleptica.

## Rückenmarksschäden

In lediglich 5 Fällen ging es um Rückenmarksschäden als unmittelbare Folge ärztlicher Handlungen. Nach zwei Operationen wegen einer zervikalen Myelopathie kam es zu einer erheblichen Zunahme der vorbestehenden partiellen Querschnittslähmung. Durch eine translumbale Aortographie wurde eine schwere Querschnittslähmung verursacht, wofür wahrscheinlich eine Variante der arteriellen Gefäßversorgung des Rückenmarks verantwortlich war. Schließlich traten zwei Konusschäden als toxische Nebenwirkung einer Myelographie mit Dimer X und - wie bereits erwähnt - als vorwiegend traumatische Schädigung nach Spinalanaesthesie auf.

## Schäden der Muskulatur

Von 5 iatrogen verursachten Compartment-Syndromen waren 2 Folge der bereits erwähnten Blutungskomplikationen unter Marcumarbehandlung. 2mal kam es nach kleineren operativen Eingriffen am Unterschenkel (Tibiaspanentnahme, operative Korrektur einer Muskelhernie) zu einem Compartment-Syndrom. Eine gleichartige Komplikation entstand zusammen mit Hautnekrosen durch einen beengenden Verband am Unterschenkel.

Überraschend groß war mit 26 Beobachtungen die Anzahl von aseptischen Muskelnekrosen, die mit charakteristischen Hautveränderungen einhergehen und die Folge einer unbeabsichtigten intrarteriellen Injektion sind. In der neueren Literatur werden sie als Nicolau-Syndrom bezeichnet. Die Problematik dieser Schäden wird in einem gesonderten Beitrag erörtert. Überhaupt sollte es uns zu denken geben, daß die intramuskuläre Injektion mit insgesamt 90 Fällen der ärztliche Eingriff ist, der zu den häufigsten Haftpflichtansprüchen führt. In fast jedem 15. Verfahren geht es um - oftmals schwerwiegende - Komplikationen nach intramuskulären Injektionen. Eine gründliche Überprüfung von Injektionstechnik wie Indikation erscheint uns hier vordringlich.

## Haftpflichtverfahren mit Ansprüchen gegen Neurologen

Die Anzahl von Arzthaftpflichtverfahren gegen Neurologen ist außerordentlich gering, was auf die - um einen juristischen Terminus zu verwenden - weniger gefahrgeneigte Tätigkeit des Neurologen zurückzuführen sein dürfte. Nur 11mal wurden Ansprüche gegen Neurologen gestellt, was einem prozentualen Anteil von weniger als 1% entspricht. Auch hier spielten lokale Schäden nach intramuskulären Injektionen mit 5 Beobachtungen eine wesentliche Rolle. Ein anderer Fall betraf eine ungewöhnliche Komplikation nach einem diagnostischen Eingriff: nach Punkten der A. brachialis anläßlich beabsichtigter Brachialisangiographie, die aber wegen eines Gefäßspasmus vor der Injektion abgebrochen werden mußte, entwickelte sich ein schweres Sudeck-Syndrom. Die anderen 6 Verfahren befaßten sich mit angeblichen diagnostischen Fehlern. Ein Sorgfaltsmangel wurde lediglich in 2 Fällen festgestellt. Eine Diszitis intervertebralis war 3 Wochen lang als psychogene Fehlhaltung interpretiert worden. In einem anderen Fall hatte sich eine Patientin während eines stationären Krankenhausaufenthaltes durch Sturz eine Schenkelhals- und Radiusfraktur zugezogen. Trotz Angabe typischer Beschwerden wurden diese aber erst nach 2 1/2 Wochen erkannt.

## Schlußbemerkungen

Selbstverständlich darf bei der wissenschaftlichen Auswertung iatrogener Schäden nicht übersehen werden, daß die große Mehrzahl aller diagnostischen wie therapeutischen Maßnahmen ohne jegliche Komplikation verläuft. Gleichwohl muß uns sehr daran liegen, eine möglichst genaue Kenntnis auch von den unerwünschten Folgen ärztlicher Tätigkeit zu erlangen. Nur durch kritische Analyse von iatrogenen Schäden können wir erkennen, was zu ihrer Vermeidung zu tun ist und welche Bedeutung den unvermeidbaren Komplikationen beizumessen ist. Auf diese Weise kann die Auswertung von iatrogenen Schäden des Nervensystems und der Muskulatur der täglichen ärztlichen Praxis zugute kommen.

Literatur

1. Bay V, Engel U (1980) Komplikationen bei Schilddrüsenoperationen. Chirurg 51:91-98
2. Hallen O (1976) Zur gutachterlichen Beurteilung von Schädigungen des Nervensystems durch eine Narkose. Med Welt 27:647-649
3. Lau H, Shaban J (1973) Femoralislähmung nach vaginalen gynäkologischen Operationen. Med Welt 24:1214-1219
4. Loers FJ, Stark P, Nolte H (1976) Zur gutachterlichen Beurteilung von Schädigungen des Nervensystems durch eine Narkose. Med Welt 27:1751-1752
5. Müller-Vahl H, Schliack H (1982) Akzessoriuslähmungen nach ärztlichen Eingriffen am Hals. Dtsch Ärztebl 79:23-27
6. Stöhr M, Mayer K, Petruch F (1978) Armplexusparesen nach Stellatumblockade und Plexusanästhesie. Dtsch med Wschr 103:68-70
7. Stöhr M (1980) Iatrogene Nervenläsionen. Thieme, Stuttgart New York
8. Westernhagen Bv (1982) Die operative Kieferhöhlensanierung - Ein Routineeingriff. HNO 30 (im Druck)
9. Wooley EJ, Vandam LD (1959) Neurological sequelae of brachial plexus nerve block. Ann Surg 149:53-60
10. Wurster JF (1978) Armplexusparesen nach Stellatumblockade und Plexusanästhesie. Dtsch med Wschr 103:433

# Iatrogene spinale Syndrome

K. Wessel und E. Gibbels

Unter den iatrogenen Schäden des Nervensystems spielen spinale Syndrome, also *Läsionen des Rückenmarks oder der Cauda equina*, wegen der folgenschweren Auswirkungen und der oft ungünstigen Prognose eine besondere Rolle. Im stationären Krankengut der Universitäts-Nervenklinik Köln fanden sich in den letzten drei Jahrzehnten unter rund 5000 Fällen mit spinalen Syndromen unterschiedlicher Herkunft insgesamt 22 Kranke - also etwa 2 auf 1000 - mit iatrogener spinaler Symptomatik. Wenn die anzuschuldigenden Ursachen nach der Häufigkeit geordnet werden, stehen an der Spitze paravertebrale Injektionen (6 Fälle); es folgen rückenmarksnahe Leitungsanästhesien (5 Fälle) und die Strahlenbehandlung (5 Fälle), dann die Antikoagulantientherapie (3 Fälle), die Salvarsan-Medikation (2 Fälle) und die Abrodil-Myelographie (1 Fall).

*Paravertebrale Injektionen von Lokalanästhetika,* bei den sechs Fällen jeweils wegen lumbaler Myogelosen oder eines radikulären Schmerzes auswärts vorgenommen, hatten jeweils zu einem Querschnitts- oder Caudasyndrom geführt. Wegen der bei zwei Kranken nur Stunden anhaltenden Ausfälle muß hier am ehesten eine unbeabsichtigte Spinalanästhesie unterstellt werden. Bei zwei weiteren Fällen ist wegen der rasch eintretenden und dann erst über Tage langsam abklingenden Symptomatik eher an eine Kombination von Leitungsanästhesie mit toxischer Schädigung zu denken oder auch an eine reversible ischämische spinale Läsion, wie sie durch Injektionen in eine Wurzelarterie oder in deren Umgebung vorstellbar ist. Der fünfte Fall dieser Gruppe legt wegen einer Latenz von 30 Minuten, mit der sich ein dann zwei Tage anhaltendes Querschnittssyndrom ab D 10 nach lumbaler paravertebraler Injektion entwickelte, eher eine sekundäre Beeinträchtigung eines spinalen Gefäßes, etwa durch eine perivaskuläre Blutung oder eine Intimaverletzung mit protrahierter Thrombosierung nahe. Irreversible Schäden nach Art von Myelomalazien, wie sie vor allem von Erbslöh und Puzik (1959) beschrieben wurden, hatten wir im stationären Krankengut nicht zu verzeichnen. Dagegen entwickelte sich bei unserem sechsten Fall ein Epiduralabszess mit Begleitmeningitis und Sepsis. Wir schließen uns mit diesen Erfahrungen der Meinung von Stöhr an, wenn wir die sogenannte paravertebrale Anästhesie oder Wurzelblockade wegen der angeführten Gefahren als obsolet betrachten.

Unerwünschte Folgen beabsichtigter *rückenmarksnaher Leitungsanästhesien,* immer wieder in der Literatur mitgeteilt und im deutschen Sprachraum vor allem von Stöhr (1980) bearbeitet, waren fünfmal zu beobachten. Bei drei Patienten blieben nach der Anästhesie einem lumbalen Querschnitts- oder Kaudasyndrom ähnliche Bilder zurück, zweimal mit sicheren spastischen Erscheinungen, so daß hier an segmentale spinale Durchblutungsstörungen im unteren Rückenmarksbereich zu denken war, etwa durch Gefäßspasmen infolge Adrenalinzusatz ausgelöst. Bei einem weiteren Kranken konnte ein epidurales Hämatom für das entstehende Kaudasyndrom angeschuldigt werden. Im Rahmen einer lumbalen Epiduralanästhesie kam es bei dem fünften Kranken zu einem flüchtigen hohen Halsmarkquerschnitt mit bedrohlicher Atemlähmung. Hier muß es offenbar zu unbeabsichtigter intraduraler Spinalanästhesie mit Aufsteigen des Anästhetikums gekommen sein.

*Bestrahlungsfolgen* waren gleichfalls bei fünf Fällen zu verzeichnen. Wenn Gänshirt (1978) über 18 entsprechende Beobachtungen in fünf Jahren berichten konnte, ist unsere Ausbeute, die sich auf 30 Jahre bezieht, äußerst gering. Die nach Maier und Mitarbeiter (1969) häufigste Form der Strahlenmyelopathie, nämlich sich chronisch progredient, zum Teil leicht schubförmig entwickelnde inkomplette Querschnittssyndrome mit häufiger Akzentuierung in Richtung eines Spinalis-anterior- oder Brown-Sequard-Syndroms, war bei vier eigenen Fällen sechs Monate bis sechs Jahre nach der Bestrahlung zu beobachten. Bei einem fünften Fall kam es neun Jahre nach der Bestrahlung paraaortaler Lymphknoten subakut nach dem Stil eines Gefäßprozesses zu einem inkompletten Spinalis-anterior-Syndrom mit teilweiser Rückbildung. Möglicherweise waren hierfür Verwachsungen im Bauchraum mit sekundärer Beeinträchtigung einer zuführenden Wurzelarterie verantwortlich oder aber eine unmittelbare strahlenabhängige Schädigung der A. spinalis anterior. Nach den Bestrahlungsdaten, die für vier Fälle verfügbar sind, besteht jeweils die Möglichkeit, daß die TD 5/5 für das Rückenmark, nach Rubin (1975, 1978) 4500 rad, überschritten wurde, bei zwei Fällen sogar die TD 5/50 von 5500 rad.[1]

In der vierten Gruppe finden sich drei Kranke mit epiduralen Hämatomen unter *Antikoagulantientherapie*. Zweimal war eine Marcumar-Behandlung mit Quick-Werten von 11% und 6% ohne erkennbares äußeres Ereignis anzuschuldigen, einmal eine systematische Heparinisierung mit 30.000 IE pro Tag als Dauerinfusion nach Thrombektomie der Vena cava inferior. Die klinischen Erscheinungen nach Art von Querschnitts-, beziehungsweise Kaudalähmung entwickelten sich subakut, übereinstimmend mit den Beobachtungen zahlreicher Autoren, etwa Weigert (1961), Oldenkott und Driesen (1966) und vielen anderen. Die Operation erfolgte zwischen dem 3. und 14. Tag nach den ersten Symptomen. Während ein Kranker postoperativ verstarb und ein zweiter eine Kaudalähmung zumindest über vier Monate zurückbehielt, bildete sich abweichend von der üblichen schlechten Prognose bei dem dritten Patienten ein Querschnittssyndrom ab D 12 innerhalb weniger Tage weitgehend zurück.

Unter den nur noch historisches Interesse verdienenden medikamentös bedingten allergischen oder toxischen Myelopathien sind zwei Fälle mit *Salvarsan-Myelopathie* einzureihen, wie sie schon Mertens und Antz (1949) und wenig später Tellenbach (1949) beschrieben. Nur einmal mußten wir während der Ära der *Abrodil-Myelographien* ein hartnäckiges schweres Kaudasyndrom verzeichnen, das nach Lindblom (1946) an die Möglichkeit einer toxischen Schädigung infolge zu stark konzentrierter Kontrastmittellösung denken läßt.

## Zusammenfassung

Unter rund 5000 stationär betreuten Fällen mit spinalen Syndromen fanden sich 22 Kranke mit iatrogenen Querschnitts- oder Kaudasyndromen. Anzuschuldigen waren bei sechs Fällen paravertebrale Injektionen von Lokalanästhetika, bei je fünf Fällen rückmarksnahe Leitungsanästhesien und eine Strahlenbehandlung, bei drei Fällen eine Antikoagulantientherapie,

1 Wir danken Herrn Dipl.-Phys. Dr. rer. nat. N. Thesen, Institut für Strahlentherapie der Universität Köln (Direktor: Prof. Dr. H. Sack).

bei zwei Fällen eine Salvarsan-Behandlung und einmal eine Abrodil-Myelographie. Pathogenese und klinische Bilder werden für jede Gruppe erörtert.

Literatur


1. Erbslöh F, Puzik A (1959) Nil nocere! Rückenmarks- und Kaudaläsionen als Therapieschäden nach paravertebralen Injektionen. Münch med Wschr 101:517-521
2. Gänshirt H (1978) Strahlenmyelopathie. Med Welt 29:261-264
3. Lindblom K (1946) Complications of myelography by abrodil. Acta radiol (diagn) 28:69-73
4. Maier JG, Perry RH, Saylor W, Sulak MH (1969) Radiation myelitis of the dorsolumbal spinal cord. Radiology 93:153-160
5. Mertens HG, Antz H (1949) Zur Klinik und Pathogenese der Salvarsanschäden am Nervensystem. Dtsch Zschr Nervenheilk 161:135-166
6. Oldenkott P, Driesen W (1966) Spontanes epidurales Hämatom im Brustwirbelkanal während Antikoagulantien-Langzeitbehandlung. Med Welt 17:305-307
7. Rubin P (1980) Zit nach E Scherer Strahlentherapie/Radiologische Onkologie. 2. Aufl Springer, Berlin Heidelberg New York
8. Stöhr M (1980) Schädigungen des peripheren Nervensystems und des Rückenmarks unter Regionalanästhesie und deren Begutachtung. Akt neurol 7:185-194
9. Tellenbach H (1949) Zur Pathogenese und Klinik der "Salvarsankrankheit" insonderheit der Salvarsanpolyneuritis. Dtsch Zschr Nervenheilk 163:4-71
10. Weigert M (1961) Akutes spinales, epidurales Hämatom als Folge von Behandlung mit Antikoagulantien. Nervenarzt 32:85-89

# Doppelseitiger Schenkelhalsbruch nach lumbaler Dimer-X-Myelographie

M. Kutzner, H. W. Delank und H. P. Harrfeldt

Hyperexzitationsphänomene nach lumbaler Myelographie kommen auch bei Verwendungen wasserlöslicher Kontrastmittel als nicht ungewöhnliche Begleiterscheinungen vor. Selten jedoch können sie eine Intensität erlangen, die sogar zu knöchernen Verletzungen führt. Eine auch für den Chirurgen außergewöhnliche lokalisierte doppelseitige Fraktur beobachteten wir gutachterlich in einem Arzthaftpflichtprozeß.

Ein 57-jähriger Mann mit hartnäckiger Lumboischialgieneigung wurde 1979 stationär mit Dimer-X lumbal myelographiert, wobei sich ein geringer dorsolateraler Bandscheibenvorfall L4/5 li. ohne Wurzelkompression zeigte. Eine Stunde nach der Untersuchung bemerkte er mehrere symmetrische Beinkloni und noch zwei weitere eine halbe Stunde später, ohne sie dem Pflegepersonal zu melden. Anschließende hüftnahe Schmerzen ließen sich zunächst wegen bekannter Klagsamkeit nicht adäquat deuten und wurden erst nach Verlegung in eine Neurologische Universitätsklinik 4 Tage später als Symptome einer subkapitalen Adduktionsfraktur beider Schenkelhälften erkannt (Abb. 1a). Sie wurde mit Schraubenosteosynthesen chirurgisch behandelt. Die Frakturen sind im vorliegenden Fall ohne erkennbare prädisponierende Lokalfaktoren unzweifelhaft durch postmyelographische Hyperexzitationsphänomene entstanden.

Hyperexzitationsphänomene als spinale oder zerebrale Reizerscheinungen gehören wie meningeale und radikuläre Irritationen zu den neurotoxischen Komplikationen nach lumbaler Anwendung wasserlöslicher Kontrastmittel. Sie treten nach 1-12 Stunden auf und werden mit Kontaktwirkung und weiteren ätiologischen Faktoren wie Prädisposition des Untersuchten erklärt. Klinisch äußern sie sich als Fibrillationen, Faszikulationen, Hyperreflexie, tonische und klonische Beinkrämpfe und generalisierte epileptische Anfälle. Sie sollen mit einer Häufigkeit von 8-19% postmyelographisch auftreten (17). Uns erscheinen diese Zahlen bei Anwendung der heutigen wasserlöslichen Kontrastmittel zu hoch. Wesentlich geringer neurotoxisch als die früher eingesetzten Monojodmethansulfonate sind die in den 60iger Jahren eingeführten Meglumin-Verbindungen (Conray, Dimer-X) und das seit Mitte der 70iger Jahre zunehmend verwendete Metrizamid (Amipaque). Die Häufigkeit von postmyelographischen Hyperexzitationsphänomenen mit Beinkloni wurde für Conray mit 3% (12), für Dimer-X mit 1-2,5% (12,18) und für Metrizamid mancherorts niedriger angegeben (3).

Frakturen entstehen bei postmyelographischen Hyperexzitationsphänomenen nach lumbaler Anwendung wasserlöslicher Kontrastmittel nur selten. Insgesamt 28 sind uns aus der zur Verfügung stehenden Literatur einschließlich der eigenen Beobachtung bekannt geworden (Abb. 1b). Von 2 möglicherweise weiteren Schenkelhalsfrakturen nach Conray-Applikation in Dänemark und Schweden hat Jacobsen (14) gehört. Bei den uns bekannten 28 Fällen waren als Kontrastmittel fünfzehnmal Conray, zwölf-

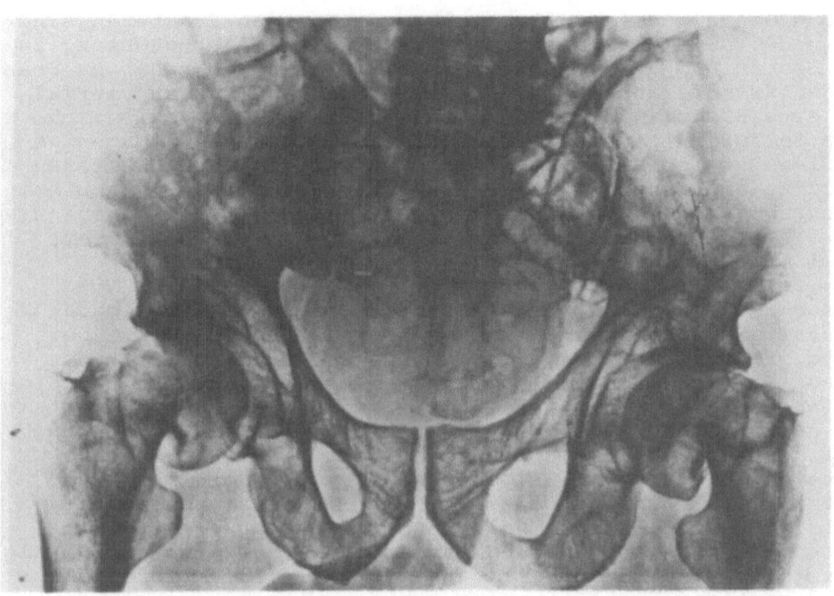

Abb. 1a. Doppelseitige subkapitale Adduktionsfraktur der Schenkelhälse infolge von Hyperexzitationsphänomenen nach lumbaler Dimer-X-Myelographie

| Autor | Zahl | Lokalisation | HE-Typ | KM | Pram |
|---|---|---|---|---|---|
| GELLER 1971, Schweiz | 1 | Schenkelhals | sp | Con | Ø |
| GONSETTE 1971, Belgien | „1"<br>„2" | Schenkelhals | GM<br>sp | Con | Ø |
| HAASE et al. 1973, Dänemark | 3<br>„1" | Wirbelsaule | sp | Con | +<br>? |
| IRSTAM 1973, Schweden | 1 | Schenkelhals | sp | Dim | + |
| HUGANDER et al. 1974, Schweden | 1<br>1 | Schenkelhals<br>Becken bds. | sp<br>sp | Dim<br>Con | Ø<br>+ |
| HANSEN et al. 1974, Danemark | 1 | Schenkelhals | sp | Con | + |
| CHRISTENSEN 1974, Danemark | 1 | Schenkelhals | sp | Con | + |
| WALKER et al. 1976, Schweiz | 1<br>„1" | Schenkelhals | sp<br>? | Dim<br>Ang | Ø<br>? |
| AVRAM et al. 1976, Israel | 1 | Schenkelh.bds. | ? | Con | ? |
| MORREY et al. 1977, USA | 1<br>„1" | Schenkelh.bds.<br>Schenkelh.u.WS | sp<br>GM | Dim<br>Dim | P<br>? |
| EASTWOOD et al. 1978, England | 1 | Becken bds. | sp | Dim | Ø |
| LAASONEN et al. 1978, Finnland | 2 | Schenkelhals | GM | Con<br>Dim | Ø |
| TAMINIAU et al. 1980, Niederl. | 2 | Schenkelh.bds. | sp | Con | +<br>Ø |
| HINZPETER et al. 1982, Deutschl. | 1 | Schenkelh.bds. | GM | Dim | Ø |
| VOGELSANG 1982, Deutschl. | 3 | Schenkelhals | sp | Dim | ? |
| EIGENE BEOBACHTUNG aus 1979 | 1 | Schenkelh.bds. | sp | Dim | Ø |
| | ( = 28 ) | | | | |
| (HINDMARSH et al. 1975, Schweden | 1 | Wirbelsaule | GM | Ami | Ø) |

Abb. 1b. Übersicht der uns bekannten Frakturen nach lumbaler Anwendung wasserlöslicher Kontrastmittel. Erklärung der Abkürzungen: HE-Typ = Typ der Hyperexzitationsphänomene, KM = Kontrastmittel, Präm = Prämedikation, Schenkelh. = Schenkelhals, GM = grand mal, sp = spinale Hyperexzitationsphänomene, Con = Conray, Dim = Dimer-X, Ang = Angiografin, Ami = Amipaque, + = Prämedikation mit Diazepam, P = Prämedikation mit Phenobarbital, "1" = eine genannte, nicht vom Autor selbst gemachte Beobachtung

mal Dimer-X und einmal Angiografin auslösend. Von den Frakturen sind 16 einseitig und 6 bilateral am Schenkelhals lokalisiert gewesen, 2 bilateral am Becken und 5 an der Wirbelsäule. Was die Art der zu Frakturen führenden Krämpfe anbelangt, so hat es sich zumindest viermal um generalisierte Krampfanfälle und in der Mehrzahl um myoklonische bzw. tonische Entäußerungen ohne eindeutige Bewußtseinsstörungen gehandelt, im Sinne von spinalen Reizerscheinungen. Zu einer weiteren Wirbelfraktur ist es bei einem generalisierten Krampfanfall nach Amipaque-Anwendung gekommen. Die Auslösbarkeit dieses epileptischen Anfalls führen die Autoren auf eine vorbestehende Krampfschwellenerniedrigung bei Chlorpromazin-Dauerbehandlung zurück (10).

Pathomechanisch entstehen knöcherne Verletzungen bei postmyelographischen generalisierten Anfällen sicherlich gleichermaßen wie bei den sogenannten Schockfrakturen, die man aus der früheren Zeit der psychiatrischen Heilkrampfbehandlung ohne Relaxierung kannte und die meist zu Beginn der tonischen Phase auftraten. Nicht selten kamen sie doppelseitig an den Schenkelhälsen vor (8). Bei unserer Beobachtung sind, wie bei der Mehrzahl der Berichte aus der Literatur, nicht generalisierte Anfälle frakturauslösend gewesen, sondern mehrere Kloni der Beine. Der Erwähnung bedarf schließlich, daß unsere Beobachtung unter den wenigen postmyelographisch bekannt gewordenen Fällen mit doppelseitiger Schenkelhalsverletzung insofern einzigartig ist, als es sich um eine beiderseitige subkapitale Adduktionsfraktur handelt. Ein derartiger Frakturtyp ist unseres Wissens auch in der chirurgisch-traumatologischen Literatur bisher mit Ausnahme bei seltenen systemischen oder konsumierenden Erkrankungen und zweizeitigen Verletzungen nicht beschrieben worden.

Angesichts des außergewöhnlich seltenen Vorkommens werden Frakturen durch postmyelographische Hyperexzitationsphänomene nicht ungefragt ins ärztliche Aufklärungsgespräch gehören müssen, das einer Myelographie vorausgeht.

Zur Behandlung postmyelographischer Hyperexzitationsphänomene gilt Diazepam als Mittel der Wahl (12,16,17). Mancherorts wird sogar eine generelle Prophylaxe mit intravenöser Diazepam-Gabe (10-40 mg) vor Myelographien mit wasserlöslichen Kontrastmitteln gefordert (17). Man darf jedoch nicht übersehen, daß von den Patienten mit erlittenen Frakturen acht bereits mit Diazepam und einer mit Phenobarbital prämediziert waren, die übrigen - soweit bekannt - wie auch bei unserer Beobachtung nicht (Abb. 1b). Uns erscheint eine parenterale Prämedikation mit Diazepam nur dann erforderlich, wenn eine vorbestehende erhöhte zerebrale Krampfbereitschaft bekannt ist. Bei der Forderung nach einer grundsätzlich parenteralen antikonvulsiven Prophylaxe sollte nicht außer acht bleiben, daß ja auch diese Medikation mit gewissen Gefährdungen verbunden ist. Man würde daher bei einer solchen prophylaktischen Maßnahme gewissermaßen ein medizinisches Komplikationsrisiko gegen ein anderes austauschen.

Zu unterstreichen bleibt schließlich, daß auch wegen der Nichtvorhersehbarkeit und - unter Einschluß des allerdings sehr seltenen Frakturrisikos - der potentiellen Gefährlichkeit der Hyperexzitationsphänomene die lumbale Myelographie mit wasserlöslichen Kontrastmitteln ein ausschließlich *stationär* durchzuführender Eingriff ist.

Zusammenfassung

Hyperexzitationsphänomene nach lumbaler Myelographie mit wasserlöslichen Kontrastmitteln sind nicht ungewöhnlich, Frakturen dabei sehr selten. Ausgehend von der gutachterlichen Beobachtung einer postmyelographisch (Dimer-X) aufgetretenen, auch dem Chirurgen als Frakturtyp bisher unbekannten doppelseitigen subkapitalen Schenkelhalsadduktionsfraktur, wird eine kurze Übersicht über bislang in der Literatur mitgeteilte ähnliche Komplikationen gegeben. Juristische Aspekte und die Frage prophylaktischer Maßnahmen werden erörtert.

Literatur

1. Avram J, Yusefovic T, Dubin Z (1976) Bilateral fracture of neck of femur complicating radiculography with Conray-60). (In Hebräisch). Harefuah 89:253-254
2. Christensen AB (1974) Fractura colli femoris som komplikation til conray-myelografi. Ugeskr Laeg 136:1579-1580
3. Bradac GB, Kaernbach A (1981) Neue Aspekte in der Myelographie - Erfahrungen mit Amipaque. Schering AG, Berlin Bergkamen
4. Eastwood JB, Parker B, Reid BR (1978) Bilateral central fracture-dislocation of hips after myelography with meglumine iocarmate (Dimer-X). Br Med J 692-693
5. Geller G (1971) Komplikationen bei der lumbalen Myelographie mit Conray 282 (Contrix 28). RöFo 114:568-569
6. Gonsette R (1971) An experimental and clinical assessment of water-soluble contrast medium in neuroradiology. A new medium Dimer-X. Clin Radiol 22:44-56
7. Haase J, Jepsen BV, Bech H, Langebaek E (1973) Spinal fracture following radiculography using Meglumine iothalamate (Conray). Neurorad 6:65-70
8. Hage W (1952) Doppelseitige Oberarmkopfbrüche nach Elektroschockbehandlung. Arch orth u Unf Chir 45:223-229
9. Hanse PE, Sörensen V (1974) Fractura colli femoris efter conray-myelografi. Ugeskr Laeg 136:204-205
10. Hindmarsh T, Grepe A, Widén L (1975) Metrizamid-Phenothiazine interaction. Acta radiol 16:129-134
11. Hinzpeter Th, Dittmer H (1982) Beidseitige Schenkelhalsfraktur nach lumbaler Myelographie. RöFo 136:348-349
12. Hugander B, Boström K, Irstam L (1974) Fractures Caused by Muscle Traction following Lumbar Myelography with Meglumine Iothalamate (Conray 60) and Meglumine Iocarmate (Dimer-X). Z Rechtsmedizin 75: 219-224
13. Irstam L (1973) Side effects of water-soluble contrast media in lumbar myelography. Acta radio 14:647-656
14. Jacobsen HH (1972) Komplikationer ved myelografi med vandoploeselige kontraststoffer. Ugeskr Laeg 134:936
15. Laasonen EM, Servo A, Soini J, Sumuvuori H, Tierala E, Penttilä A (1978) Gross Deformity of the Spine; A Lumbar Myelographic Risk with Conray and Dimer X. Neurorad 15:175-178
16. Morrey BF, O'Brien ETO (1977) Femoral Neck Fractures following Water-Soluble Myelography Induced Spinal Seizures. J Bone Jt Surg 59-A:1099-2000
17. Taminiau WO, Slooff TJJH (1980) Bilateral femoral neck fractures as a complication of myelography. Acta orthop scand 51:621-624
18. Vogelsang H (1982) Schenkelhalsfrakturen nach lumbalen Myelographien. RöFo 137:220-221
19. Walker N, Egli M, Wellauer J (1976) Nebenreaktionen nach lumbaler Myelographie mit Dimer-X. Z Orth 114:793-804

# Doppelseitige periphere Facialisparese und psychoorganisches Durchgangssyndrom nach Metrizamid-Myelographie

Ch. Kessler, R. Reuther und H. Betz

## Einleitung

Verglichen mit den früher bei der Myelographie gebräuchlichen Kontrastmitteln Conray oder Dimer X bringt das jetzt häufig verwendete Metrizamid (Amipaque) weniger Kompliationen mit sich.

Die Vorteile des Metrizamids sind gute Löslichkeit im Liquor cerebrospinalis, vollständige Resorbierbarkeit, schnelle Ausscheidung aus dem Organismus und eine geringe Neurotoxizität, so daß auch eine Kontrastmitteldarstellung des thorakalen und zervikalen Spinalkanals und sogar der basalen Zisternen möglich ist. Tabelle 1 zeigt eine Aufstellung der bisher beobachteten unerwünschten Nebenwirkungen nach Metrizamid-Myelographie, wobei meningeale Reizerscheinungen mit Kopfschmerzen, Nackensteifigkeit und Erbrechen sowie organische Psychosyndrome relativ häufig beobachtet werden.

Tabelle 1. Nebenwirkungen der Metrizamid-Myelographie

| Nicht selten | Selten (z.T. nur Einzelfälle) |
|---|---|
| Kopfschmerzen | Krampfanfälle |
| Übelkeit | Myoklonien |
| Erbrechen | Spätarachnitis |
| Nackenschmerzen | fokale Ausfälle (Aphasie) |
| psychische Veränderungen | Myelopathie |
| Schwindelgefühl | Enzephalopathie |
| Kollapsneigung | Extrapyramidale Störungen |
| Wurzelreizsymptome | |

Wir konnten bei einem 21jährigen Patienten nach einer thorakalen Myelographie ein ausgeprägtes Psychosyndrom sowie eine doppelseitige periphere Facialisparese im Rahmen einer basalen Meningitis beobachten. Unseres Wissens handelt es sich um die erste Mitteilung einer solchen Komplikation.

## Kasuistik

Pat. M.K.: Der 21jährige Metzgerlehring verspürte beim Heben einer schweren Last einen stechenden Schmerz zwischen den Schulterblättern, der bis in das rechte Bein ausstrahlte. Es entstand eine Gefühlsstörung sowie zunehmende Schwäche des rechten Beines bei bestehenden Schmerzen der oberen Brustwirbelsäule. Stationäre Aufnahme unter der Verdachtsdiagnose: thorakaler Bandscheibenvorfall. Aufnahmebefunde: Hirnnerven und obere Extremitäten unauffällig, mittelgradige proportionale spastische Beinparese rechts und halbseitige, nicht ganz scharf begrenzte Sensibilitätsstörung für alle Qualitäten ab Th 5 rechts. Röntgen BWS: Lediglich leichte S-förmige Skoliose. Nach Lumbalpunktion mit normalem Liquorbefund (2/3 Zellen, 21,6 mg% Eiweiß, keine Blut-Liquorschrankenstörung, keine intrathekale IgG-Produktion) werden 15 ml Amipaque (Jodkonzentration 220 mg/ml) appliziert. Der Queckenstedt ist frei durchgängig. In Beckenhochlage stellt sich der Spinalkanal von lumbal bis zervikal unauffällig dar, die Verdachtsdiagnose eines thorakalen Bandscheibenvorfalles kann nicht bestätigt werden.

Nach der Myelographie wird auf Kopfhochlagerung geachtet. Einer Stunde später ist der Patient örtlich und zeitlich nicht orientiert. Er fragt nach dem Grund seines Krankenhausaufenthaltes, er kennt seinen behandelnden Arzt nicht und erinnert sich nicht an die Myelographie. Es besteht ein hochgradiger Meningismus, Lasègue und Kernig ebenfalls positiv. Am Abend, 5 Stunden später, besteht eine ausgeprägte periphere Facialisparese links. Am nächsten Morgen finden wir eine doppelseitige periphere Facialisparese mit Geschmacksstörungen. Andere Hirnnerven sind nicht betroffen. HNO-konsiliarische Untersuchung und Röntgenuntersuchungen sind unauffällig. Der Patient klagt über starke Kopfschmerzen, im Laufe des Tages ist er örtlich und zeitlich wieder orientiert, hat jedoch keine Erinnerung an den vorausgegangenen Tag. Die Nackensteifigkeit besteht weiterhin. Am 3. Tag nach der Myelographie ist das Psychosyndrom verschwunden, die linksseitige Facialisparese deutlich in Rückbildung begriffen und einen Tag später nicht mehr nachweisbar - während die rechtsseitige noch 3 Wochen weiter besteht (Abb. 1). Eine erneute LP lehnt der Patient ab.

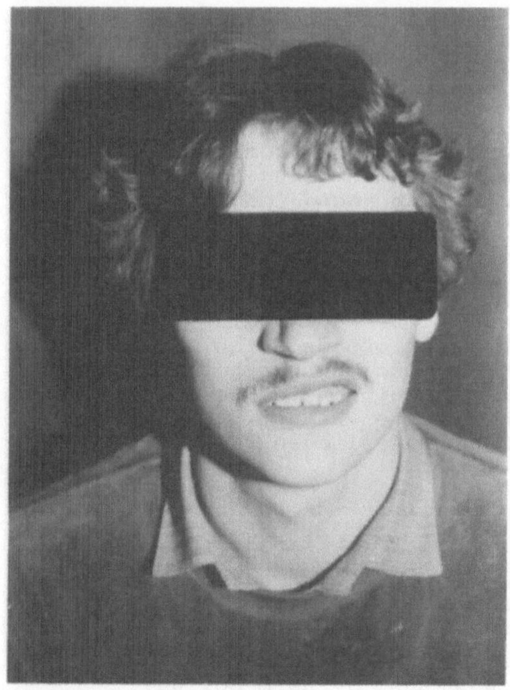

Abb. 1

Diskussion

Ein organisches Psychosyndrom (Durchgangssyndrom nach Wieck) wie es bei unserem Patienten vorlag ist nach Metrizamid-Myelographie nicht selten und schon wiederholt beschrieben worden (1,2). Diese Komplikation spricht für einen direkten neurotoxischen Effekt des Metrizamids und wird im Vergleich zu den früher gebräuchlichen Kontrastmitteln eher häufig beobachtet (6), was allerdings auch durch den verstärkten Einsatz des Metrizamids zur thorakalen und zervikalen Myelographie erklärt werden kann.

Nach der Myelographie des Brust- und Halsmarkes werden zudem meningeale Reizsymptome mit Kopfschmerzen, Nackensteifigkeit und Erbrechen in etwa 1/3 der Fälle beobachtet, wobei die Abgrenzung hierbei gegenüber postpunktionellen Beschwerden Schwierigkeiten bereitet (5). Zwar verweigerte unser Patient eine erneute LP, klinisch jedoch bestanden nach der Myelographie die Anzeichen einer basalen Meningitis. Auch Hammer berichtet über das gehäufte Auftreten von aseptischen Meningitiden mit Reizpleozytose nach Metrizamid-Myelographie (4).

Gegen einen direkten toxischen Effekt spricht die zeitliche Latenz und die langsame Entwicklung der Symptomatik. Alle Metrizamid-Nebenwirkungen sind von der Jodkonzentration und den verwendeten Kontrastmittelmengen abhängig. Es treten bei thorakaler und zervikaler Myelographie häufiger Nebenwirkungen auf, außerdem in den Fällen, bei denen auf die Kopfhochlagerung des Patienten nach der Myelographie nicht geachtet worden ist. Da die Metrizamid-Clearance aus dem Liquor erst innerhalb von 24 Stunden abgeschlossen ist (3), werden Kontrastmittelnebenwirkungen am sinnvollsten durch eine forcierte Diurese, die die Ausscheidung des Kontrastmittels beschleunigt therapeutisch angegangen.

Zusammenfassung

Es wird über einen Patienten berichtet, bei dem nach einer Metrizamid-Myelographie ein schweres organisches Psychosyndrom sowie eine doppelseitige periphere Facialisparese im Rahmen einer basalen Meningitis auftraten. Diese Komplikationen sind abhängig von Konzentration und Menge des verwendeten Kontrastmittels.

Therapeutisch empfiehlt sich beim Auftreten von Nebenwirkungen eine forcierte Diurese.

Obwohl das Metrizamid in geringerem Maße neurotoxisch ist als seine Vorgänger Dimer X und Conray, und deshalb auch zur Darstellung des hohen Halsmarks und der basalen Zisternen geeignet ist, stellt seine Applikation in keinem Falle einen indifferenten Eingriff dar und sollte einer strengen Indikationsstellung unterliegen.

Literatur

1. Ahlgren P (1975) Amipaque myelography. The side effects compared with Dimer X. Neuroradiology 9:197-202
2. Gehners HJ (1979) Adverse side effects of Metrizamide in myelography. Neuroradiology 18:119-123
3. Goldman K (1977) Absorption of Metrizamide from cerebrospinal fluid to blood: pharmacocinstics in humans. J Pharm Sci 64: 405-407

4. Hammer B (1977) Meningeale Spätfolgen nach lumbosakraler Myelographie mit verschiedenen wasserlöslichen Kontrastmitteln. Akt neurol 4:201-208
5. Laasonen EM, Ebström J, Tirakka E, Rontula M (1977) Die Nebenwirkungen von Metrizamid mit Meglumin-Jocarmat bei der lumbalen Myelographie. Fortschr Röntgenstr 127:483-486
6. Schmidt RC (1980) Mental disorders after myelography with Metrizamide and other water-soluble contrast media. Neuroradiology 19: 153-157

# Cauda-equina-Syndrom nach Spinalanaesthesie – eine Kasuistik

M. Nichtweiß

## Einleitung

Verfechter der Spinalanästhesie wie Niesel (11), Stark und Nolte (15) können die Risikoarmut der Methode mit eindrucksvollen Zahlen, etwa der Zusammenstellung von Noble und Murray (12) mit 78846 Eingriffen ohne bleibende Schäden oder der von Lund (10) mit 582190 Anästhesien ohne belangvolle neurologische Komplikationen belegen.

Gelegentlich dennoch auftretende Lähmungen der Beine, begleitet von Sensibilitäts- sowie Blasen- und Mastdarmstörungen, werden bei Progreß nach oft freiem Intervall von Tagen bis Wochen auf eine chronisch adhäsive Arachnoiditis mit Sekundärerscheinungen an Wurzeln und Rückenmark zurückgeführt (3,6). Eine sofort auftretende Symptomatik wird als Cauda-equina-Syndrom toxischen (5,12) oder vaskulär-ischämischen Wirkungen (2,9) zugeschrieben, die - klinisch unzureichend abzugrenzen - das untere Rückenmark miteinbeziehen können.

Diese Zustände wurden wiederholt beobachtet (Zusammenstellung der älteren Literatur bei Greene (5), der neueren bei Kane (9)) zuletzt auch im deutschen Schrifttum (8).

Die auch medicolegale Bedeutung dieser Komplikation ist uns eingedenk der behaupteten Risikoarmut der Methode Anlaß, kurz das Bedingungsgefüge ihrer Entstehung anhand einer eigenen Beobachtung zu diskutieren.

## Krankengeschichte

Spezielle Anamnese und Befunde:
Der 55-jährige Mann wurde am 21.10.1980 in einem auswärtigen Krankenhaus einer Sequestrotomie bei Osteomyelitis des linken Femurs unterzogen. Nach glatter Punktion LWK 3/4 (Einmalnadel G22) wurden 3 ml 5% Ultracai[R] vermischt mit 1 E. POR 8[R] schmerzlos injiziert; Wärmegefühl in beiden Beinen. 1 h 20 min nach Beginn Intubationsnarkose wegen mangelhafter Analgesie. Vor Operation lag der Blutdruck systolisch über 160 mmHg, fiel nicht unter 120/85 mmHg. Präoperativ Kreatinin 5,1 mg%, Kalium 5,6 mVal/1. Nach Erwachen aus der Narkose Fortbestehen von Taubheitsgefühlen in Beinen und Becken. In den nächsten Tagen wird das linke Gesäß unempfindlich. Unkontrollierter Abgang von Stuhl und Urin. Bei mehrfacher neurologischer Untersuchung 9-150 Tage nach Anästhesie wurde eine schlaffe, teilweise rückläufige Paraparese der Hüft- sowie der schmächtigen Ober- und Unterschenkelmuskulatur vermerkt. Untere Bauchhautreflexe schwach. Fehlen von Kremaster-, Anal-, Adduktoren und linkem PSR sowie beider ASR. Hypästhesie etwa ab L1 nach distal zunehmend für alle Qualitäten.

Eigenanamnese

1943 Sturz beim Klettern mit Frakturen der Calcanei, beider Unterschenkel und des linken Oberschenkels (auch der Lendenwirbelsäule?!) 1944 und 1945 Abszesse an den Unterschenkeln, zunächst fälschlich im KB-Verfahren auf Kriegseinwirkung 1945 bezogen. Nach Verschlimmerungsantrag etwa 1970 wegen chronisch-rezidivierender Osteomyelitiden Aberkennung der Rente. 1970 Cholecystektomie, seit 1972 Niereninsuffizienz, Hypertonus, 1974 Magenresektion und Milzextirpation.

Angaben und Befunde am 29.3.1982:
Gehfähigkeit mit Stützen. Häufige Miktionen könnten nicht aufgeschoben werden, nicht willentlicher Stuhlabgang käme noch vor. Schmerzen im Gesäß.

Mäßig gute Kraftleistungen proximaler und distaler Muskeln der unteren Extremitäten, jedoch Verdeutlichungstendenzen. Glutaeen links schlechter tonisiert, Glutealreflex rechts erhalten. Keine Kremasterreflexe. Gordon und Oppenheim'sches, nicht aber Babinski'sches Zeichen links. Kräftiger Sphinktertonus, Analreflex rechts gut, links schwach zu erhalten. Etwa ab D12/L1 wird scharf begrenzt eine völlige Anästhesie behauptet. Geräusche über beiden Aa. iliacae (Raucher).

Röntgenuntersuchung von BWS und LWS (Prof. Dr. H. Hacker, Neuroradiologische Abteilung der Universität Frankfurt): In Fehlstellung konsolidierte alte Fraktur LWK 4/5 (Abb. 1).

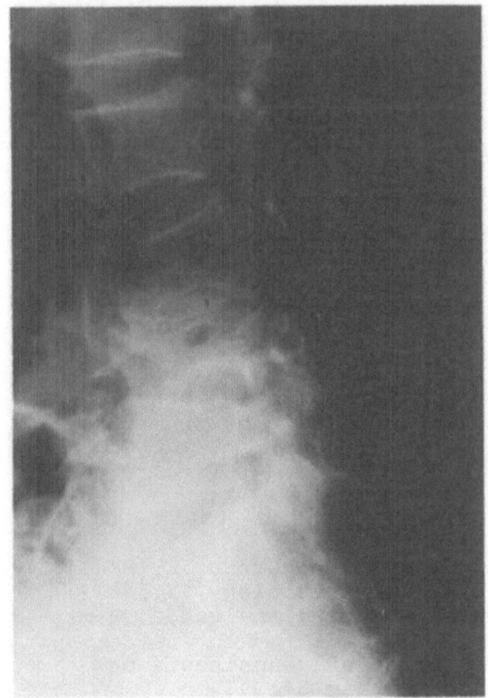

Abb. 1. In erheblicher Fehlstellung konsolidierte Fraktur LWK 4/5 (mit freundlicher Genehmigung von Prof. Dr. M. Hacker, Frankfurt)

## Diskussion

Die trotz bestehender tendenzieller Verdeutlichung (siehe Anamnese) erkennbare Besserung betraf Kraftleistungen und Sphinkterfunktionen, objektivierbar mit dem Wiederauftreten von Fremdreflexen. Das sofortige Einsetzen der Symptomatik und der weitere Verlauf legen die Deutung als Cauda-equina-Syndrom nahe. Ob das untere Myelon beteiligt war, bleibt unsicher; Entsprechendes gilt für auf die Gefäßversorgung bezogene Erklärungsversuche. Berichte über Störungen der arteriellen Perfusion in Regional- aber auch Allgemeinanästhesie vermerken erheblichere Hypotonien (Lit. b. 2,4,9). (Gefäßrisiken bestanden, die Ursache der Niereninsuffizienz, Details der intraoperativen Lagerung blieben unbekannt). Auf additive Effekte von Vasopressoren und hypotoner Dysregulation sowie Varianten der spinalen arteriellen Versorgung wurde hingewiesen (2), (siehe Fall 15 in 7!). In diesem Zusammenhang muß Erwähnung finden, daß das verwendete Ornipressin (1 Ampulle enthält 1 ml, eine Einheit entspricht 0,2 ml) für die intrathekale Anwendung nicht empfohlen wird.

Als weitere mögliche ätiologische Faktoren wurden diskutiert: heute nicht mehr gebräuchliche Anästhetica, Adjuvantien und Verunreinigung (5) sowie große Dosen unbeabsichtigt intrathekal applizierter Anästhetika (14). Die hier angewandte Menge entsprach nicht der empfohlenen Maximaldosis, einem darauf abzielenden Erklärungsversuch können aber tierexperimentelle, pharmakologische und klinische Ergebnisse (11,1) entgegengesetzt werden.

Auch unter Anwendung neuer Anästhetica werden gelegentlich prolongierte Effekte der Spinalanästhesie beobachtet (13). Sie scheinen doch häufiger als nach dem eingangs Zitierten zu vermuten. So wird in einem Lehrbuch formuliert: "Lesions of the cauda equina ... are not uncommon. Most of these recover spontaneously but some residual lesions may persist for many years" (17).

Die dokumentierte alte Lendenwirbelfraktur und die schon initial auffällig schmächtige Muskulatur von Ober- und Unterschenkeln lassen die Hypothese zu, daß neben den knöchernen Veränderungen mit dem Trauma auch solche an Caudawurzeln und weichen Häuten verursacht wurden. Dies unterstellt, wird plausibel, daß ein vorbestehender Schaden durch die Spinalanästhesie "präzipitiert" wurde (5,16).

## Zusammenfassung

Ein teilrückgebildetes Cauda-equina-Syndrom nach Spinalanästhesie wird beschrieben. Einer traumatischen Vorschädigung könnte besondere Bedeutung zukommen.

## Literatur

1. Ansbro FP, Latteri FS, Blundell AE, Sweeny J, Androko JE, Bodell P (1954) Prolonged spinal anaesthesia. Anesthesiology 15:596-71
2. Bromage PR (1976) Paraplegia following epidural analgesia, a misnomer. Anesthesia 31:947-948
3. Courville CB (1955) Untoward effects of spinal anesthesia on spinal cord and its investments. Anesth Analg 34:313
4. Ditzler JW, McIver G (1956) Paraplegia following general anesthesia. Anesth Analg 35:501
5. Greene NM (1961) Neurologicalsequelae of spinal anesthesia. Anesthesiology 22:682-698

6. Greenfield JG (1971) Neuropathology. Edward Arnold, London
7. Henson RA (1967) Ischemic lesions of the spinal cord: an illustrated review. Q J Med 36:205-222
8. Jackenkroll R, Krause KH (1981) Cauda equina-Syndrom nach Periduralanaesthesie mit Mepivaçain. Nervenarzt 52:473-476
9. Kane RE (1981) Neurologic deficits following epidural or spinal anaesthesia. Anesthesia and Analgesia 60:150-161
10. Lund PC (1972) Spinal anesthesia-current concepts. In: Nolte H, Meyer J (Hrsg) Die rückenmarksnahen Anaesthesien. Thieme Stuttgart
11. Niesel HC (1982) Diskussionsbemerkung. Nervenarzt 53:482-483
12. Noble AB, Murray JG (1971) A Review of the Complications of Spinal Anesthesia with Experiences in Canadian Teaching Hospital from 1959 to 1969. Canad Anesth Soc J 18:5-17
13. Phillips OC, Ebner H, Nelson AT, Black MH (1969) Neurologic complications following spinal anesthesia with lidocaine. Anesthesiology 30:284-289
14. Reisner LS, Hochman BN, Plumer MH (1980) Persistent neurologic deficit and adhesive arachnoiditis following intrathecal 2-Chloropocaine injection. Anesth Analg 59:452-454
15. Stark P, Nolte H (1976) Diskussionsbemerkungen. Med Welt 27: 1751-1752
16. Vandam LD, Dripps RD (1956) Exacerbation of pre-existing neurologic disease after spinal anesthesia. New Engl J Med 255:843-849
17. Wylie, Churchill-Davidson HC (1978) A practice of anesthesia. Lloyd-Luke LTD, London p 1182

# Fehldiagnosen nach unbeabsichtigten intrathekalen Injektionen

P. Krauseneck

Bei Injektionen im Bereich der Wirbelsäule sind unbeabsichtigte intrathekale (i.th.) Injektionen außerhalb des Spinalkanals in Wurzeltaschen oder Wurzelscheiden möglich. Bei unvollkommener Technik kommen auch direkte intradurale Injektionen innerhalb des Spinalkanals vor. Prädestiniert für derartige Komplikationen ist vor allem die paravertebrale Wurzelblockade als bei weitem am häufigsten angewandtes Verfahren. Die meist ambulante Durchführung und die Verwendung nicht für die i.th. Anwendung hergestellter Arzneimittelzubereitungen begünstigt das Auftreten von Komplikationen und deren Verkennung.

## Kasuistik

Fall 1: 22-jährige Patientin. Seit 3 Jahren beidseits Lumboischialgien.
1. Tag: Beim Orthopäden paravertebrale Injektion von Supertendin und Impletol links lumbal. Danach Kribbeln in beiden Oberschenkeln und "Gang auf Watte". Kreuzschmerzen sehr gut gebessert.
2. Tag: Morgens kurz nach dem Aufstehen Kopfschmerzen, Übelkeit, Schwindel, unsicherer Gang, Erbrechen. Trotz häuslicher Bettruhe Zunahme der Beschwerden mit Meningismus, Schweißausbrüchen, Übelkeit und Kopfschmerzen.
3. Tag: Weitere Zunahme der Beschwerden. Patientin kann nicht mehr aufstehen. Abends Einweisung in die Neurochirurgie, wegen Verdachts auf Subarachnoidalblutung. Dort deutlicher Meningismus, Hypästhesie und -algesie im L 3/L 4/L 5/S 1-Dermatom links und Schwäche der Großzehenhebung links. Extreme Klopfempfindlichkeit der LWS. Liquor: klar, o.B., Gabe von Cortison i.th.
4. Tag: Erneut i.th. Cortison-Gabe. Bettruhe, Besserung der Beschwerden, auch am 5. Tag.
6. Tag: Wieder deutlich verstärkte Beschwerden, Verlegung in die Neurologie "zur Abklärung". Befund: Leichter Meningismus. Schwindel. Arterielle Hypotonie. Hypästhesie im Bereich der linken Tibiakante. Starker nun erst als strikt lageabhängig erkannter Kopfschmerz.
7. Tag: EEG: Alpha-Grundrhythmus mit Betaüberlagerung, auffällige frontale Thetatätigkeit. Besserung unter Bettruhe, Kochsalzinfusionen.
8. bis 12. Tag: Anhaltende Besserung. Noch geringer Schwindel bei der Entlassung. Routinediagnostik unauffällig.

Fall 2: 37-jährige Patientin. Seit einigen Wochen Kreuzschmerzen mit Ausstrahlung ins linke Bein.
1. Tag: Beim Hausarzt paravertebrale Injektion links lumbal mit 1%igem Xylocain. Danach gute Schmerzlinderung. Leichte Gangunsicherheit.
2. Tag: Nach dem Aufstehen Übelkeit, Brechreiz, kalter Schweiß, starke Kopfschmerzen - sehr lageabhängig.
3. Tag: Deutliche Besserung.
4. Tag: Erneut starke Kopfschmerzen, Lichtscheu, Meningismus. Daher Einweisung in ein Kreiskrankenhaus. Befund dort: leichter Meningismus,

unsystematischer, rotatorischer Nystagmus, Harnverhaltung, arterielle Hypotonie.
Liquor: Pandy +, Nonne neg., 0/3 Zellen, artefiziell blutig. Anlegen eines Dauerkatheters. Strenge Bettruhe.
5. und 6. Tag: Besserung im Wechsel mit erneuter Übelkeit und Erbrechen.
7. Tag: Kontrollpunktion ergibt xanthochromen Liquor.
8. Tag: Unter der Diagnose einer Subarachnoidalblutung Aufnahme in der Neurologie. Bei erneuter Exploration wird nun erst offenbar, daß bei der paravertebralen Injektion links 2mal blitzartige Schmerzen im rechten Bein und rechten Vaginalbereich aufgetreten sind.
Befund: Noch mäßiger Meningismus, Kopfschmerz und Erbrechen nur beim Aufstehen. Nach Entfernung des Dauerkatheters intakte Blasenfunktion.
9. bis 13. Tag: Stete Besserung bis zur beschwerdefreien Entlassung unter Bettruhe, Ephedrin und Kochsalzinfusionen. Im Computertomogramm am 10. Tag auffällig enge Ventrikel bei ansonsten regelrechtem Befund. Routinediagnostik o.B.

## Diskussion

Die beiden Fälle weisen eine Reihe von Gemeinsamkeiten auf, obwohl sehr unterschiedliche Medikamente zum Einsatz kamen:

1) Aufdeckung der diagnostisch wichtigen anamnestischen Details erst nach mehrfacher Exploration.

2) Kontralaterale Parästhesien, bzw. Wurzelreizerscheinungen bei oder unmittelbar nach der Injektion.

3) Gute Schmerzlinderung verbunden mit leichter Gangunsicherheit.

4) Verzögertes Auftreten der cerebralen Beschwerden.

5) Schweres klinisches Bild mit Meningismus, Übelkeit, Erbrechen, Schwindel, Kopfschmerz, Schweißausbrüchen und arterieller Hypotonie.

6) Starke Lageabhängigkeit der Beschwerden - im Liegen stark gebessert.

7) Zweizeitiger Verlauf mit anfänglicher Besserung.

8) Fehldiagnose als Subarachnoidalblutung.

Das klinische Bild entspricht in beiden Fällen weitgehend dem eines schweren postpunktionellen Syndroms, wobei aber die Zeichen passagerer Wurzelschädigung. bzw. Harnverhaltung die toxische Komponente belegen. Mit Ausnahme des Meningismus entsprechen die Symptome auch einer leichten bis mittelschweren systemischen Intoxikation mit Lokalanästhesie (LA), wobei aber deren frühe Symptome Sedierung, Desorientiertheit und psychomotorische Unruhe vermißt werden (5).

Eine befriedigende Erklärung für den zweizeitigen Verlauf, der letztlich erst zur Aufnahme in unsere Klinik führte, bietet sich nicht an. Weitere uns bekannt gewordene Fehldiagnosen bei derartigen Fällen waren "Meningitis" (bei etwas erhöhter Liquorzellzahl) und "Verdacht auf cerebrale Raumforderung" (bei nur geringem Meningismus).

Ursache der toxischen Erscheinungen sind mit Sicherheit die LA nicht allein. So traten bei Regionalanästhesien in 1,5% der Fälle Reaktionen des ZNS auf, wovon 98% als toxisch klassifiziert wurden (7). Hingegen traten selbst in der Anfangszeit der spinalen Anästhesie nur in 0,8% von 10 098 Patienten geringfügige neurologische Folgen auf (12). Spätere, ebenso umfangreiche Serien (8,10) wiesen noch deutlich geringere Komplikationsraten auf. Dies stützt die Hypothese, daß weniger die Toxizität, als vielmehr die unsachgemäße Handhabung der LA die Ursache derartiger Komplikationen ist. So sind auch in den hier beschriebenen Fällen weniger die subarachnoidalen Injektionen als die Verwendung ungeeigneter Präparationen der LA und die Unterlassung geeigneter Lagerungsanweisungen für den Patienten als Ursache der Symptomatik anzuschuldigen. Die Beschwerden bei, bzw. unmittelbar nach der Injektion sprachen eindeutig für eine subarachnoidale Injektion. Da in beiden Fällen hypobare Lösungen verwendet wurden, war eine Kopftieflagerung für 12-24 Stunden zu empfehlen, um ein Aufsteigen des LA zum Gehirn zu verhindern. Sowohl die Verwendung von Impletol, das als i.th. potentiell toxisches Agens Coffein enthält, als auch die von Xylocain 1%, das Methylparaben als Bakteriostaticum enthält, ist bei paravertebralen Injektionen problematisch. Dies gilt erst recht für Supertendin, in dem sich neben harmlosen B-Vitaminen und Dexamethason eben auch Benzylalkohol und Chlorobutanol als i.th. unerwünschte Substanzen finden.

Paravertebral injizierte LA sollten stets ohne Zusätze angewendet werden, da bei größeren Injektionsvolumina über den Periduralspalt und entlang der austretenden Nervenwurzeln auch bei korrekter Nadellage der Liquorraum erreicht werden kann (2,6). LA aus Durchstechflaschen, die stets einen bakteriostatischen Zusatz enthalten, sind daher zu vermeiden, zumal sie ein erhöhtes Infektionsrisiko tragen (4). Auch Adrenalinzusatz ist nicht ungefährlich, da eine lokale Vasokonstriktion mit Ischämie des Nervengewebes als Ursache bleibender Schädigungen angeschuldigt wird (3,11). Stöhr (11) empfiehlt, ganz auf die paravertebrale Wurzelblockade zu verzichten, andere Autoren (1,9) fordern zumindest stationäre Bedingungen bei Anwendung dieser Technik - eine angesichts möglicher tödlicher Komplikationen (2) und auch des schweren klinischen Verlaufs unserer Fälle sinnvolle Forderung.

## Zusammenfassung

Zwei als Subarachnoidalblutungen verkannte Fälle i.ih. Injektionen bei paravertebraler Wurzelblockade werden vorgestellt.

Mögliche weitere Fehldiagnosen und Komplikationen und deren Vermeidung werden besprochen.

## Literatur

1. Erikson E (1970) Atlas der Lokalanästheise. Thieme, Stuttgart New York
2. Gay GR, Evans JA (1971) Total spinal anesthesia following lumbar paravertebral block: a potential lethal complication. Anesth Analg Curr Res 50:344-348
3. Harrison PD (1975) Paraplegia following epidural analgesia. Anaesthesia 30:778-782
4. Mertens HG, Reuther P (1980) Indikationen intrathekaler Applikation und Pharmakotherapie von Krankheiten des Liquorraumes. In: Dommasch D, Mertens HG (Hrsg) Cerebrospinalflüssigkeit. Thieme, Stuttgart New York, p 191
5. Michenfelder JD, Steen PA (1979) Neural toxicity of local and general anesthetics. In: Vinken PJ, Bruyn LW (eds) Handbook of Clinical Neurology, Vol 37. Elsevier, Amsterdam New York Oxford, p 402

6. Moore DC (1955) Complications of Regional Anesthesia. Etiology - Signs and Symptoms - Treatment. Blackwell, Oxford
7. Moore DC, Bridenbaugh LD (1960) Oxygen: The antidote for systematic toxic reactions from local anesthetic drugs. JAMA 174:842-847
8. Moore DC, Bridenbaugh LD (1966) Spinal (subarachnoidal) block. JAMA 195:907-912
9. Moore DC (1969) Complications of regional anesthesia. Clin Anesth 2:218-251
10. Philipps OC, Ebner H, Nelson AT, Black MH (1969) Neurologic complications following spinal anesthesia with lidocaine. Anesthesiology 30:284-289
11. Stöhr M (1980) Iatrogene Nervenläsionen. Thieme, Stuttgart New York
12. Vandam LD, Dripps RD (1960) Long term follow-up of patients who received 10.098 spinal anesthetics. JAMA 79:1483-1487

# Erfolgreiche konservative Behandlung eines spinalen Empyems nach paravertebralen Injektionen

U. Bogdahn, P. Reuther, L. Kappos, D. Dommasch, M. Ratzka und K. W. Pflughaupt

## Einleitung

Spinale Empyeme sind seltene neurologische Krankheitsbilder, deren frühzeitige Diagnose und Therapie prognostisch entscheidend sind. Die überwiegende Mehrzahl der bisher beobachteten Fälle sind epidural lokalisiert - bisher sind nur etwas über 10 subdurale Empyeme publiziert. Bei letzteren ist die Prognose wegen der meist schweren Begleitmeningitis ungleich ernster, jedoch seit Einführung der Antibiotikatherapie deutlich gebessert. Anhand eines eigenen Falles sollen hier nochmals die therapeutischen Möglichkeiten diskutiert werden.

## Fallbeschreibung

Ein 46-jähriger Bierwagenfahrer wurde wegen rezidivierender Lumboischialgien mit paravertebralen Impletol-Injektionen behandelt. Kurz vor der Aufnahme verstärkte sich die Schmerzsymptomatik dramatisch, es bestand ein fieberhafter Allgemeininfekt. Bei der Aufnahme klagte der Patient über unerträgliche paravertebrale und in beide Beine ausstrahlende Schmerzen; paravertebral ließen sich drei etwa pflaumengroße, derbe hyperämische Bezirke tasten. Neurologisch fand sich das Bild einer extrem schmerzhaften Lumboischialgie mit angedeuteter Quadriceps-Schwäche beidseits, sowie ein endgradiger Meningismus.
Es fand sich eine vorwiegend granulozytäre Liquorpleozytose von 2600/3 Leukozyten, sowie ein Gesamteiweiß von 138 mg/dl. Eine Entleerung der paravertebralen Abszesse war wegen beginnender Organisation nicht mehr möglich. Trotz antibiotischer Behandlung mit Ampicillin, Flucloxacillin und Tobramycin verschlechterte sich das klinische Bild. Bei erneuter Kontrollpunktion unter "wirksamer" Therapie entleerte sich jetzt rahmiger Eiter, es konnten Staphylokokken isoliert werden. Eine spinale Computertomographie ließ die ausgeprägte lumbale Eiteransammlung erkennen (Abb. 1a) - eine epidurale Raumforderung konnte ausgeschlossen werden. Von einer neurochirurgischen Intervention wurde abgesehen, die antibiotische Therapie auf Fosfomycin (3 × 5 g/die), Fusidinsäure (6 × 500 mg/die), Tobramycin (3 × 40 mg) sowie intrathekale Gabe von Amikazin (100 mg/2 ds) umgestellt. Unter diesem Therapieregime kam es rasch zur Befundbesserung: 6 Wochen nach Therapiebeginn fand sich eine Restpleozytose von 31/3 Zellen. Die spinale Computertomographie 5 Wochen nach Therapiebeginn (Abb. 1b) ließ wieder annähernd normale Verhältnisse erkennen. Der Therapieerfolg wurde mit einer 2-wöchigen Chloramphenicol-Behandlung und anschließender Gabe von Bactrim für weitere 8 Wochen konsolidiert. Bis auf leichte lumboischilagieforme Beschwerden haben sich bei dem Patienten - 1 Jahr nach der Erkrankung - sämtliche klinischen und laborchemischen Parameter normalisiert.

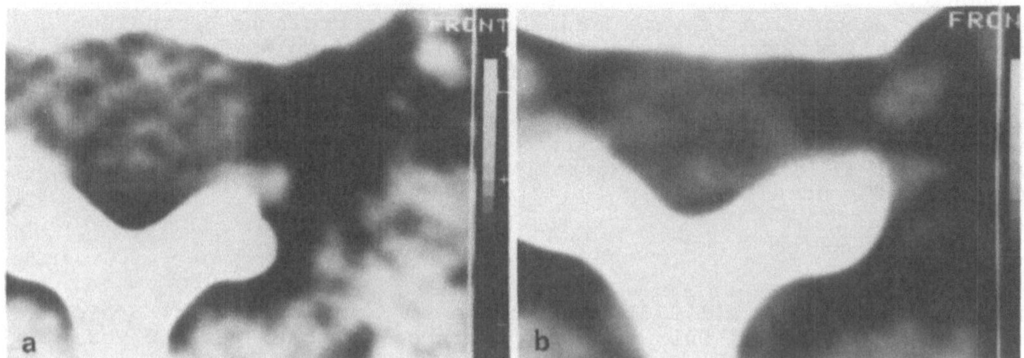

Abb. 1. a Spinales Computertomogramm bei Diagnosestellung des spinalen Empyems mit massiver intraduraler Eiteransammlung, gekennzeichnet durch flockige intradurale Dichtesprünge. b Nach Abklingen der klinischen Symptomatik mit wieder gleichmäßiger intraduraler Dichtestruktur. Insgesamt leichte Duraverdickung (Arachnopathie). Keine intraduralen oder epiduralen Raumforderungszeichen in beiden Aufnahmen. (CT-Bilder freundlicherweise von Dr. Keil, Würzburg, zur Verfügung gestellt)

## Diskussion

Spinale Empyeme gliedern sich vornehmlich in die seltenen subduralen Empyeme, die durch die Beteiligung des Liquorraumes durch eine kurze Latenz zwischen Erkrankungsbeginn und klinischer Symptomatik charakterisiert sind, und die epiduralen Empyeme, die je nach Erregervirulenz sehr chronische oder perakute Verläufe nehmen können. Pathogenetisch spielen für beide Formen ähnliche Mechanismen eine Rolle: direkte Entstehung (Traumen, Lumbalpunktionen, Spinalanästhesie), Fortleitung per continuitatem (Spezifische Infektionen der Wirbelsäule, Osteomyelitis, paranephritischer Abszeß, Retroperitonealphlegmone, Decubitus, u.ä.) und hämatogen-metastatisch (Allgemeininfektionen, Sepsis, Furunkulose, Tonsillitis, Pyodermie, Endocarditis, Pyelonephrose, u.ä.) (2,3). Als Keime kommen in vielen Fällen Staphylokokken, Streptokokken, Problemkeime und spezifische Erreger in Betracht (4). Klinisch imponiert die Trias aus Allgemeininfekt, Lokalsymptomatik und mehr oder weniger ausgeprägter spinaler neurologischer Symptomatik (über Parästhesien, radikuläre Schmerzen, Paresen zum Querschnitt mit Blasen-Mastdarm-Lähmung). Ein fehlender Meningismus spricht nicht gegen das Vorliegen eines spinalen Empyems, da die meningeale Beteiligung gering sein oder fehlen kann.

Diagnostisch stellt heute die spinale Computertomographie die Methode der Wahl zur Lokalisation einer eventuellen spinalen Raumforderung dar. Myelographie und Lumbalpunktion tragen das Risiko der Arachnopathie bzw. Keimverschleppung.

Die therapeutischen Prinzipien sind die neurochirurgische Sanierung des spinalen Befundes, insbesondere der Raumforderung und des entzündlich-toxischen Einflußes auf die spinale Gefäßversorgung, die eventuelle chirurgische Sanierung eines Streuherdes, die hochdosierte antibiotische Behandlung mit liquorgängigen Antibiotica und eine eventuelle rheologische Behandlung zur spinalen Durchblutungsförderung. Bei den genannten Keimen sind die hochpotenten, gegen Staphylokokken gut wirksamen Antibiotica Fosfomycin, Fusidinsäure, und neuerlich auch das Moxalactam von besonderem Interesse; die bewährten Mittel Chloramphenicol und Bactrim haben jedoch nicht an Bedeutung verloren.[1] Im Falle der subduralen Empyeme kann die neurochirurgische Behandlung durch die allzu heftige Begleitmeningitis unmöglich werden - hier scheint die rein konservative Behandlung, jedenfalls im Frühstadium ohne Querschnitt, Aussicht auf gute Erfolge zu versprechen, wie unser eigener Fall zeigt. Die Prognose, insbesondere der subduralen Empyeme hat sich unter diesen Gesichtspunkten deutlich gebessert - eine noch von Demirel (1) publizierte Mortalität von 40% ist wohl heute nicht mehr zu befürchten.

## Literatur

1. Demirel T, Braun W (1976) Die Empyeme im Spinalkanal. In: Schiefer W, Wieck HH (Hrsg) Spinale raumfordernde Prozesse. perimed Verlag, Erlangen, p 329-332
2. Entzian W (1981) Spinale Eiterungen. In: Hopf HCh, Poeck K, Schliack H (Hrsg) Neurologie in Praxis und Klinik Bd II. Thieme, Stuttgart New York, p 4190-4193
3. Ferguson JF, Kirsch WM (1974) Epidural empyema following thoracic extradural block. J Neurosurg 41:762-764
4. Klug K, Ellams ID (1981) Abszesse des Spinalkanals. Deutsches Ärzteblatt 41:1919-1922

1 Die zusätzliche intrathekale Anwendung von Amikazin hat sich bei uns außerordentlich bewährt.

# Inzidenz und Pathogenese cerebraler Funktionsstörungen nach Operationen am offenen Herzen (OAOH)

R. W. C. Janzen, H. J. Krebber und H. Pokar

Die Inzidenz neurologischer Funktionsstörungen im Gefolge von OAOH variiert erheblich (1, 2, 3, 4, 10, 11). In einer eigenen prospektiven Untersuchungsreihe betrug die Häufigkeit von neuropsychiatrischen Funktionsstörungen, incl. Feinsymptomen, nach OAOH 40 % (6). Ziel der vorliegenden retrospektiven Studie war es, anhand von Fällen mit ausgeprägten neurologischen Funktionsstörungen die Entstehung von neurologischen Syndromen nach OAOH genauer zu untersuchen, um so das perioperative Vorgehen zu verbessern.

## Patientengut

Die Studie wurde an 1211 Patienten der Cardiochirurgischen Abteilung (1979 - 1981) durchgeführt, bei denen die Indikation zu einer OAOH gestellt wurde. Alle Patienten wurde präoperativ neurologisch und elektroencephalographisch untersucht, bei pathologischen Auskultationsbefund oder bei fortgeschrittener AVK erfolgte eine Dopplersonographie (7). Narkoseführung und extrakorporale Zirkulation (ECC) wurden in gleicher Weise gehandhabt (9). Alle präoperativ neurologisch ungestörten Patienten, bei denen intra- oder unmittelbar postoperativ eine Reanimation erforderlich wurde, und solche Patienten, bei denen postoperativ eine abnorme Somnolenz, epileptische Reaktionen oder Hemisphärensymptome (motorische, sensible, reflektorische Halbseitenbefunde; einseitiger Babinski) neu auftraten, wurden in die Studie aufgenommen. Ihre Untersuchung erfolgte syndromgemäß neurologisch und apparativ (EEG, CCT, Hirnszintigraphie).

## Ergebnisse

Bei 29 Patienten (2,4 %) trat nach OAOH eine schwerergradige Funktionsstörung des ZNS auf (Tabelle 1). In 2 Fällen war sie wesentliche Teilursache für den Tod des Patienten. Am häufigsten (1,6 %; mittleres Alter 59,3 Jahre; 10 KHK, 9 Klappeninsertionen; mittlere ECC-Dauer 157 min) wurden Hemisphärensymptome erfaßt, die klinisch und zum Teil im CCT als passageres Mediasyndrom, Thalamussyndrom oder Grenzzoneninfarkt diagnostiziert wurden. Die Lateralisation der Symptome war in 16 Fällen rechts –, in 3 Fällen linkshirnig. 2 Fälle boten einen ausgedehnten Infarkt im Gebiet der Aa. cerebri media und anterior, welche zufolge einer schweren, präoperativ nicht erfaßten Hirnbasisarteriosklerose bei low output-Syndrom entstanden war und eine sehr verzögerte, im Endergebnis dann erstaunliche Rückbildungstendenz zeigten.

In 7 Fällen wurden epileptische Reaktionen (ER) beobachtet, ausschließlich fokal gestaltete sensomotorische Anfälle oder epileptische Morphopsien (1 Fall). In 4 Fällen (0,3 %; mittleres Alter 46,7 Jahre; 1 KHK, 3 Klappeninsertionen; mittlere ECC-Dauer 107 min) waren ER das führende

Tabelle 1. Korrelation zwischen klinischem Syndrom und pathogenetischen Faktoren

| Faktoren | HS | MS | GZI | ER | KO/SO | Summe |
|---|---|---|---|---|---|---|
| Hypoperfusion bei ECC | 3 | 4 | 1 | | | 8 |
| globale Hypoxie | 3 | | | 1 | 3 | 7 |
| low output-Syndrom | 4 | | | 1 | 3 | 8 |
| Luftembolie | 3 | 2 | 3 | 5 | | 9 |
| Stenose | 1 | 3 | | | 1 | 5 |
| extracerebrale Ursache | 1 | | | | 2 | 3 |
| Summe | 13 | 10 | 4 | 7 | 9 | |

Anmerkungen: HS = Halbseitenzeichen, MS = Mediasyndrom, GZI = Grenzzoneninfarkt, ER = epileptische Reaktion, KO/SO = Koma oder abnorme Somnolenz

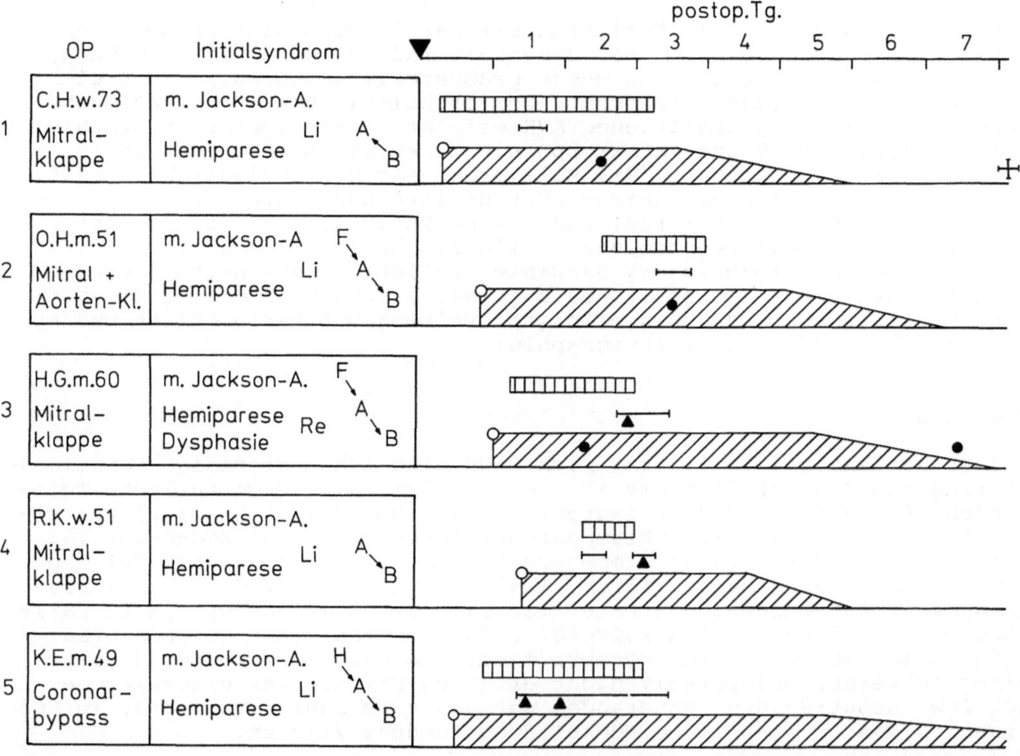


Abb. 1. Darstellung von 5 Patienten mit Luftembolisations-Syndrom. m. = männlich bzw. motorisch; w. = weiblich; A. = Anfall; H = Hand, A = Arm, F = Finger, B = Bein, Pfeile markieren Ausbreitungsrichtung des Anfalls; o = klinische Diagnose; ▯▯▯ = Dauer der epileptischen Symptome; ● = CCT-Untersuchung; ├─┤ = EEG-Überwachung; ▨ = Dauer begleitender Halbseitenzeichen

Syndrom: Entweder in einer verzögerten Aufwachphase oder nach "freiem" Intervall nach OAOH wurden die Patienten bewußtseinsgestört bis somnolent, entwickelten eine leichte Hemiparese oder schlaffe Hemiplegie, gefolgt von einer (Beuge-) Tonuserhöhung, schließlich sensomotorischen Jackson-Anfällen. In allen Fällen wurde eine bolusförmige Luftembolisation angenommen, in 2 Fällen intraoperativ gesichert. Die Dauer der Anfälle bis hin zum Jackson-Status ging unter nur mäßig effektiver Antikonvulsivagabe nicht über 3 Tage hinaus, alle Patienten wurden nach 4 Wochen klinisch und im EEG unauffällig, die CCT sämtlich regelrecht (Abb. 1).

Abnorme Somnolenz und Koma wurden in 6 Fällen (0,5 %; mittleres Alter 48,4 Jahre; 2 KHK, 4 Klappeninsertionen; mittlere ECC-Dauer 215 min) Anlaß für ein neurologisches Konsil. In allen Fällen fand sich initial eine schwere symmetrische Allgemeinveränderung im EEG, klinisch sehr diskrete Halbseitenzeichen, einmal die Kriterien des Hirntodes, einmal ein ausgedehnter Posteriorinfarkt beiderseits im CCT (Autopsie: Beidseitige präoperativ bekannte Carotis interna-Stenose plus Abgangsstenose der A. vertebralis links).

## Diskussion

Die relativ niedrige Inzidenz schwerer persistierender neurologischer Ausfallsymptome darf z.T. auf die Erfassung strömungsrelevanter extrakranieller Stenosen zurückgeführt werden, welche z.T. vor ECC operativ korrigiert wurden, stets eine Anhebung des Blutdrucks auf Werte von über 70 mm Hg während der ECC nach sich zogen, da eine Senkung des Perfusionsdrucks unter 70 mm Hg schon als disponierender Faktor zumindest für Grenzzoneninfarkte angesehen wird (8, 11, 12). Vorbestehende Symptome eines alten Hirninfarktes zeigen unter normalen ECC-Bedingungen meist nur eine passagere Akzentuierung (6). Die eigenen Ergebnisse weisen darüber hinaus auf die Bedeutung von extra- oder intracraniell gelegenen Stenosen für das Risiko ischämischer Infarkte hin, wenn es postoperativ zu einer Asystolie oder längeren Phase mit low output-Syndrom kommt (Tabelle 1). Nach neuropathologischen Untersuchungen spielt die anterograde Thrombembolisation kaum eine Rolle (2, 3, 8, 11), eher Partikelembolisationen (Klappenkalk u.a.) (2, 3). Dies entspricht den eigenen Erfahrungen.

Überraschend war die Bedeutung von Luftembolisationen bei Auftreten von Halbseitenzeichen. Bolusförmige Luftembolisation kann bei der Kanülierung der Aorta ascend., bei der Entlüftung des Herzens, aber auch verzögert noch in der postoperativen Phase eintreten (Abb. 1). Meist kommt es zu rechtshirnig gestalteten Funktionsstörungen (Hemiparesen, fokale Anfälle). Die Rechtsdominanz ist im eigenen Untersuchungsgut sehr auffällig, aber auch bei anderen Autoren beschrieben (1, 9, 11). Als Ursache wird die Einschwemmung von Partikeln aus dem aortalen Schlauch der Herz-Lungen-Maschine über das rechtsseitige Carotissystem angeschuldigt (1, 11). Neuerdings ließ sich zeigen, daß auch Mikroblasen (bis über 200 µ), die von den bubble-Oxygeneratoren produziert werden, für cerebrale Perfusionsstörungen in Frage kommen (5, 9). Intraoperative Messungen mit Hilfe einer fortlaufenden Ultraschallüberwachung über den Carotiden zeigen, daß sie vor allem mit Beginn der ECC und nach ihrer Beendigung auftreten. Bei Einführung eines Filters (25 µ) sind Fälle mit ausgeprägtem Luftembolisationssyndrom nicht mehr aufgetreten. Bei insgesamt 4 Fällen spielten präoperativ nicht diagnostizierte Stenosen des Media- bzw. Carotiskreislaufs oder Abgangsstenosen an der Aorta eine wesentliche Rolle für die beobachteten Zirkulationsstörungen des Gehirns. Daher erscheint es sinnvoll, zumindest bei Patienten mit fortgeschrittener AVK (7) präoperativ mit Hilfe der digitalen Subtraktionsangiographie zu untersuchen. Gleichzeitig sollte intraoperativ ein fortlaufendes EEG-Monitoring benutzt werden (1, 8), da eine lokale Verlangsamung parieto-occipital frühzeitig auf eine Minderperfusion hinweist; schwergradige EEG-Veränderungen in der postoperativen Phase sind verdächtig auf das Vorliegen von Grenzzoneninfarkten bzw. einer diffusen posthypoxischen Encephalopathie (8).

## Zusammenfassung

In einem Kollektiv von 1211 Patienten mit Operationen am offenen Herzen traten in 2,4 % schwere cerebrale Funktionsstörungen auf: Bewußtseinsstörungen 0,5 %, Hemisphären-Syndrome 1,6 % und epileptische Reaktionen 0,3 %. Intraoperative Hypoperfusion oder postoperatives low output-Syndrom führten zu Bewußtseinsstörungen oder überlagernden Halbseitenzeichen, während bolusförmige Luft- oder Mikroblasen-Embolisation passagere fokale epileptische Anfälle verursachten (Luftembolisations-Syndrom).

## Literatur

1. Arfel G, Casanova C, Naquet R, Passeleq J, Dubost Ch (1967) Etude electro-clinique de l'embolie gazeuse cerebrale en chirurgie cardiaque. Electroenceph clin Neurophysiol 23:101-117
2. Branthwaite MA (1972) Neurological damage related to open-heart surgery. Thorax 27:748-757
3. Brierley JB (1963) Neuropathological findings in patients dying after open hear surgery. Thorax 18:291-304
4. Ehrenhaft JL, Claman MA (1961) Cerebral complications of open heart surgery. J Thorac cardiovasc Surg 41:503-512
5. Gallagher EG, Pearson DT (1973) Ultrasonic identification of sources of gaseous microemboli during open heart surgery. Thorax 28:295-301
6. Götze P (1980) Psychopathologie der Herzoperierten. Enke, Stuttgart
7. Lösse B, Hennerici M, Kaiser W, Loogen F (1981) Häufigkeit von Stenosen und Verschlüssen der extrakraniellen Hirnarterien bei Patienten mit koronarer Herzkrankheit. Z Kardiol 70:203-206
8. Malone M, Prior P, Scholtz CL (1981) Brain damage after cardiopulmonary by-pass: correlation between neurophysiological and neuropathological findings. J Neurol Neurosurg Psychiat 44:924-931
9. Rodewald G, Götze P, Guntau J, Janzen R, Krebber HJ, Pokar H (1980) Brain damage following open heart surgery. In: Longmore DB (ed) Towards safer cardiac surgery. MRP Press, Lancaster, p 619
10. Senning Å (1952) Ventricular fibrillation during extracorporeal circulation used as a method to prevent air embolism. Acta Chir Scand Supp 171, p 1
11. Sotaniemi KA (1980) Brain damage and neurological outcome after open-heart surgery. J Neurol Neurosurg Psychiat 43:127-135
12. Stockard J, Bickford R, Chir B, Schauble J (1957) Pressure dependant ischemia during cardiopulmonary bypass. Neurology (Minneap) 23:521-529

# Hirnembolien nach intravasaler Ozon/Sauerstoff-Therapie

G. Lüth, G. Hilmers, D. Seitz und H. C. Hopf

Die intravasale Gabe eines gasförmigen Ozon/Sauerstoff Gemisches wird zur Behandlung von peripheren Durchblutungsstörungen seit vielen Jahren angewandt. Dabei werden pro Behandlungstag bis zu 20 ccm des Gasgemisches langsam intravenös oder intraarteriell injiziert. Obwohl der therapeutische Nutzen nicht erwiesen ist (13), findet diese Methode wegen ihrer angeblichen Harmlosigkeit auch heute noch breite Anwendung (1,7,15).

Im Folgenden werden zwei Fälle beschrieben, bei denen sich noch während der Injektion schwere neurologische Funktionsstörungen entwickelten.

<u>Fall 1:</u> 62-jähriger Patient erhielt vom Heilpraktiker eine Ozon/Sauerstoffinjektion unbekannter Menge in die linke Armvene. Nach der Injektion plötzlich linksseitige Brustschmerzen, Schwindel, Ohrensausen und Doppelbilder. Zuhause zunehmend Sehstörungen, profuse Schweißausbrüche und Verwirrtheit. Am folgenden Tag Einweisung in die neurologische Abteilung des A.K.St. Georg. Aufnahmebefund: Patient schläfrig, zeitlich und örtlich desorientiert, Konzentration und Merkfähigkeit eingeschränkt. Vertikale Blichparese nach oben, Ophthalmoplegia externa links, Fazialismundastschwäche links, Abducensschwäche beidseits, Hemiparese rechts, Babinski rechts positiv.

Augenärztlicher Befund: Handbewegungen, helle und dunkle Flächen werden aus ca. 1 m Entfernung erkannt. Pupillen eng, reaktionslos, Augenhintergrund unauffällig. Zusatzuntersuchungen: EEG, Hirnszintigramm, Rö-Schädel, Rö-Thorax: ohne pathologischen Befund. EKG: Diffuse Erregungsrückbildungsstörungen, deutliche U Welle. Ozillogramm: schwere linksbetonte arterielle Durchblutungsstörung beider Beine. Therapie: niedermolekulares Dextran, Vitamin B Komplex, Digitalisierung.

Verlauf: Rückbildung der neurologischen Symptome bis auf eine komplette Ophthalmoplegia externa links und eine Blickparese nach oben.

<u>Fall 2:</u> 56-jährige Patientin erhielt vom Heilpraktiker wegen angeblicher Durchblutungsstörungen im linken Arm eine Injektion von 15 ccm Ozon/Sauerstoff Gemisch in die linke Armarterie. Noch während der Injektion plötzlich Übelkeit und Schwindel. Nach Abbrechen der Injektion Entwicklung einer Serie von Grand mal Anfällen. Nach 6 Stunden wegen zunehmender Bewußtseinseintrübung Einweisung in das nächstgelegene Krankenhaus. Bei Aufnahme dort war die Patientin somnolent. Am folgenden Tag bestand Fieber bis 39°C and es kam nochmals zu mehreren Grand mal Anfällen. Lumbaler Liquor unauffällig. Am dritten Krankheitstag Verlegung in die Neurologische Universitätsklinik Mainz. Aufnahmebefund: Patientin zeitlich, örtlich und zur Person desorientiert, psychomotorische Unruhe, Aphasie mit ausgeprägten Wortfindungsstörungen, Muskeleigenreflexe links betont, bei Gang und Standprüfung torkelndes Gangbild mit Fallneigung nach links. Augenärztlicher Befund: Gegen-

stände, helle und dunkle Flächen werden aus ca. 1 m Entfernung erkannt. Augenhintergrund unauffällig. Zusatzuntersuchungen: EEG: Mäßige Allgemeinveränderung und intermittierender Herdbefund links temporal. Rö-Schädel, Hirnszintigramm und kraniales Computertomogramm: unauffällig. Doppler-Sonogramm, EKG, Rö-Thorax, halsnasenohrenärztlicher Befund: unauffällig.

Therapie: niedermolekulares Dextran, Antikonvulsiva, Decadron. Verlauf: Innerhalb von 14 Tagen Rückbildung aller Symptome bis auf eine retrograde Amnesie für den ganzen Krankheitsverlauf. Leichte Wortfindungsstörungen.

## Diskussion

In beiden Fällen ist der Zusammenhang zwischen intravasaler Ozon/Sauerstoff Injektion und neurologischen Funktionsstörungen zeitlich und unseres Ermessens auch kausal eindeutig: Im Fall 1 traten unmittelbar nach der Injektion kardiale Beschwerden auf. Die sich anschließenden zerebralen Symptome weisen auf eine akute Minderperfusion im Bereich der A. basilaris hin. Dieser Verlauf spricht dafür, daß das Gasgemisch über ein offenes Foramen ovale oder durch arteriovenöse Anastomosen der Lunge in das linke Herz und von dort in die A. basilaris gelangte. Nahezu identische klinische Symptome wurden auch unmittelbar nach akzidenteller venöser Luftinjektion beschrieben und als zerebrale Gasembolie interpretiert (2,3,6,10,11).

Im Fall 2 erfolgte die Gasinjektion intraarteriell, die zerebralen Symptome weisen auf eine Minderperfusion der A. cerebri media und A. basilaris hin. Zur Frage, wie es nach intraarterieller Gasinjektion zu einer Gasembolie des Gehirns kommen kann, nimmt Schmidt ausführlich Stellung (14). Er belegt, daß ein Übertritt des Gases aus dem arteriellen in das venöse System über arteriovenöse Anastomosen möglich ist.

In der Literatur werden insgesamt vier Fälle beschrieben, in denen es ebenfalls unmittelbar nach intravasaler Sauerstoff- (5,8,9) oder Ozon/Sauerstoff-Injektion (12) zu schweren neurologischen Funktionsstörungen kam, die als zerebrale Gasembolie interpretiert wurden. Aufgrund der von uns beobachteten und in der Literatur beschriebenen, wenn auch seltenen schweren Zwischenfällen nach intravasaler Ozon/Sauerstoff- oder Sauerstoff-Injektion müssen gegen diese Behandlungsmethode Bedenken geltend gemacht werden, zumal ein Nutzen nicht bewiesen ist.

## Zusammenfassung

Die intravasale Gabe eines Ozon/Sauerstoff Gemisches wird auch heute noch zur Behandlung peripherer Durchblutungsstörungen durchgeführt und ihre angebliche Harmlosigkeit immer wieder hervorgehoben. Hier werden jedoch 2 Fälle mit schweren zerebralen Gasembolien nach Injektionen eines Ozon/Sauerstoff Gemisches beschrieben. Da ein positiver Effekt dieser Behandlung bisher wissenschaftlich nicht eindeutig belegt werden konnte, müssen gegen ihre Anwendung wegen der Möglichkeit von schweren, wenn auch seltenen Nebenwirkungen Bedenken geäußert werden.

Literatur

1. Aubour P, Hennion B (1937), zitiert in Wolff HH (1979) Das medizinische Ozon. Fischer, Heidelberg, p 393
2. Baskin SE, Wozniak RF (1975) Hyperbaric oxygenation in the treatment of hemodialysis-associated air embolism. N Engl J Med 293: 184-185
3. Blagg CR (1979) Acute complications associated with hemodialysis. In: Drukker W, Parsons FM, Maher JF (eds) Replacement of renal function by dialysis. Martinus Nijhoff Publishers, The Hague, Boston London, p 494-496
4. Chamorro TA (1979), zitiert in Wolff HH (1979) Das medizinische Ozon. Fischer, Heidelberg, p 393
5. Dembowski U, Hasse HM (1956) Zerebrale Gasembolien nach Sauerstoffinsufflation in die Arteria cubitalis. Dtsch med Wschr 81:936-937
6. Gersmeyer EF, Yasargil EC (1978) Schock und hypotone Kreislaufstörungen. 2. Aufl, Thieme, Stuttgart
7. Hernuss P, Müller Tyl E, Wicke L (1975) Ozon und gynäkologische Strahlentherapie. Strahlentherapie 150:493-498
8. Judmaier F, Bischoff W (1953) Sauerstoffbehandlung peripherer Zirkulationsstörungen. Münch med Wschr 35:1438-1441
9. Lemaire A, zitiert in Schmidt HW (1963) Zur Frage der Komplikationen und Gefahren der intraarteriellen Gasinsufflationen. Z Kreislaufforschg 52:108
10. Mader JT, Hulet WH (1979) Delayed hyperbaric treatment of cerebral air embolism. Arch Neurol 36:504-505
11. Menkin M, Schwartzmann RJ (1977) Cerebral air embolism. Arch Neurol 34:168-170
12. Pencz A (1978) Gasembolien nach intravasaler Sauerstoff/Ozon-Injektion. Diagnostik & Intensivtherapie 3:106-107
13. Ratschow M, Heberer C, Rau G (1974) Angiologie. 2. Aufl, Thieme, Stuttgart
14. Schmidt HW (1963) Zur Frage der Komplikationen und Gefahren der intraarteriellen Gasinsufflationen. Z Kreislaufforschg 52:108-114
15. Wolff HH (1979) Das medizine Ozon. 1. Aufl, Fischer, Heidelberg

# Neuropathologie der Therapieschäden durch intensive Strahlen- und Chemotherapie von Tumoren im Bereiche des ZNS

H. Budka

## Einleitung

Aggressive strahlen- und chemotherapeutische Maßnahmen können bei vielen Tumorarten zu einer deutlichen Verlängerung der Überlebenszeit der Patienten führen; damit ist aber auch die Gefahr iatrogener Organschäden gestiegen. Dies gilt auch für das Zentralnervensystem (ZNS). Neben den größtenteils erwünschten Therapieeffekten direkt am ZNS-Tumor sind auch die Auswirkungen auf das umgebende gesunde ZNS-Gewebe wesentlich, da sie die Überlebensqualität wesentlich beeinträchtigen können und klinisch von den Wirkungen des Tumorwachstums differenziert werden müssen. Bei Patienten mit Glioblastomen ist das rezidivfreie Intervall meist kürzer als die Manifestationsdauer schwerer iatrogener Hirnschäden; hier erfolgt auch meist nur eine Herdbestrahlung, was die Gefahr diffuser Parenchymschäden mindert. Anders ist es bei Patienten, meist Kindern, mit Hirnstammgliomen, Medulloblastomen, malignen Lymphomen und Leukosen, wo intensive ZNS-Therapie und ZNS-Prophylaxe (bei Leukosen wegen der häufigen, prognoseverschlechternden Metastasierung ins ZNS) teilweise von jahrelangen Remissionen gefolgt sein können. Gerade bei diesen Patientengruppen können aber klinisch z.T. erhebliche Defizite seitens des ZNS beobachtet werden (4,6,13,18). Es erscheint daher wesentlich, in einer neuropathologischen Studie die morphologisch faßbaren therapiebedingten Hirngewebsschäden herauszuarbeiten.

## Material und Methoden

Die Gehirne von 189 Patienten mit Leukosen und 113 Patienten mit malignen Lymphomen, behandelt mit üblichen Therapien, wurden im Rahmen einer kompletten Autopsie ohne Selektion makroskopisch und histologisch untersucht (Paraffineinbettung nach Formalin-Immersionsfixation, durchschnittlich 10 Blöcke, übliche Färbungen für Zellen, Myelin, Axone und Gliafasern). Dieses Patientengut wurde bereits andernorts in Hinblick auf die Häufigkeit der sekundären ZNS-Beteiligung beschrieben (11). 40 Kinder mit akuter lymphatischer Leukose (ALL) wurden mit prophylaktischer ZNS-Bestrahlung (meist 2.400 rad) und wiederholten intrathekalen Gaben von Methotrexat (MTX) besonders intensiv behandelt. Weiters wurden auch Fälle von Medulloblastom (n = 6), Hirnstammgliom (n = 3) und ein Fall von Meningealkarzinose wegen intrathekaler Therapie und Bestrahlung selektiert untersucht. Eine arterielle Zytostatika-Perfusion mit Bleomycin wurde bei 2 Patienten wegen Kieferkarzinoms durchgeführt; es kam zur unerwünschten Dislokation des Katheters aus der Art. carotis externa in die interna während der Perfusion. In einer konsekutiven Serie von 62 Patienten mit anaplastischen Gliomen und postoperativer Chemo- und/oder Radiotherapie wurden therapieinduzierte Veränderungen des Tumorgewebes im Operations- und Autopsiematerial histologisch untersucht; hier wird nur über einen unerwünschten Therapieeffekt bei 3 dieser Patienten berichtet (3). Reine Strahlenschäden des ZNS sind von morphologischer Seite hinlänglich dargestellt worden (z.B. bei 10) und sind nicht Gegenstand dieser Untersuchung.

## Ergebnisse

### 1. Therapieeffekt am Tumorgewebe

Morphologisch faßbare Veränderungen des Tumorgewebes durch Strahlen- und/oder Chemotherapie bestehen vor allem in der Zunahme degenerativer Veränderungen (verstärkte Nekrosen-, Zysten- und Riesenzellbildungen, Blutungen; Übersicht bei 3). Ein unerwünschter Effekt der Therapie kann in der Induktion einer extremen Entdifferenzierung bestehen, wie wir bei 3 Fällen vermuten konnten. Dabei zeigten zwei mäßiggradig anaplastische Astrozytome und ein monstrozelluläres Gliom nach Strahlen- und Chemotherapie jeweils einen dramatischen Umschlag des histologischen Bildes zu einem extrem zelldichten, kleinzelligen Tumor ähnlich einem Medulloblastom oder Haferzell-Karzinom. Ein derartiger Gestaltwandel ist die Folge der Selektion einer besonders primitiven Zellpopulation (17), wobei die Änderung der genetischen Expressivität der Tumorzellen in unseren Fällen durch die auf das Genom einwirkende Strahlen- und Chemotherapie erfolgt sein dürfte.

### 2. Auswirkungen der Therapie auf gesundes oder partiell vorgeschädigtes ZNS-Parenchym

Es wurden seltene akute Enzephalopathien und häufige chronische oder intervalläre Meningoenzephalopathien beobachtet. In unserer Leukose/Lymphom-Serie ist dabei die Differentialdiagnose gegenüber Veränderungen wichtig, die mit der durchgeführten Therapie in keinem unmittelbaren Zusammenhang stehen: die ZNS-Mitbeteiligung im Rahmen der neoplastischen Grundkrankheit (54%; 11), ZNS-Blutungen bei 28% der Leukose-Patienten und verschiedene ZNS-Infektionen bei 16% der Leukose-Fälle und bei 14% der malignen Lymphome, darunter 3 Patienten mit progressiver multifokaler Leukoenzephalopathie und ein ALL-Kind mit subakuter Masern-Enzephalitis.

### 2.1. Akute Meningoenzephalopathien

2.1.1. Die arterielle Zytostatika-Perfusion führte in beiden Fällen zu schlagartigem Bewußtseinsverlust und Anfällen. Beide Hirne zeigten homolaterale großräumige Ödemnekrosen mit auffallenden Gefäßwandnekrosen.

2.1.2. Akute Wernicke-Enzephalopathie. 3 Kinder mit ALL bzw. abdominellem malignen Lymphon erhielten neben prophylaktischer ZNS-Bestrahlung mehrere intrathekale MTX-Gaben. In den letzten 4 Lebenswochen wurde jeder Patient parenteral ohne gesonderte Thiamin-Zugabe ernährt; in der letzten Woche traten Somnolenz und Koma auf. Autoptisch fanden sich spongiöse Läsionen mit Kapillar- und Gliaproliferationen und Blutungen in pathognomonischer Topik: Wand des 3. Ventrikels, Corpus mamillare, untere Vierhügel und Boden von Adquädukt und 4. Ventrikel (Abb. 1).

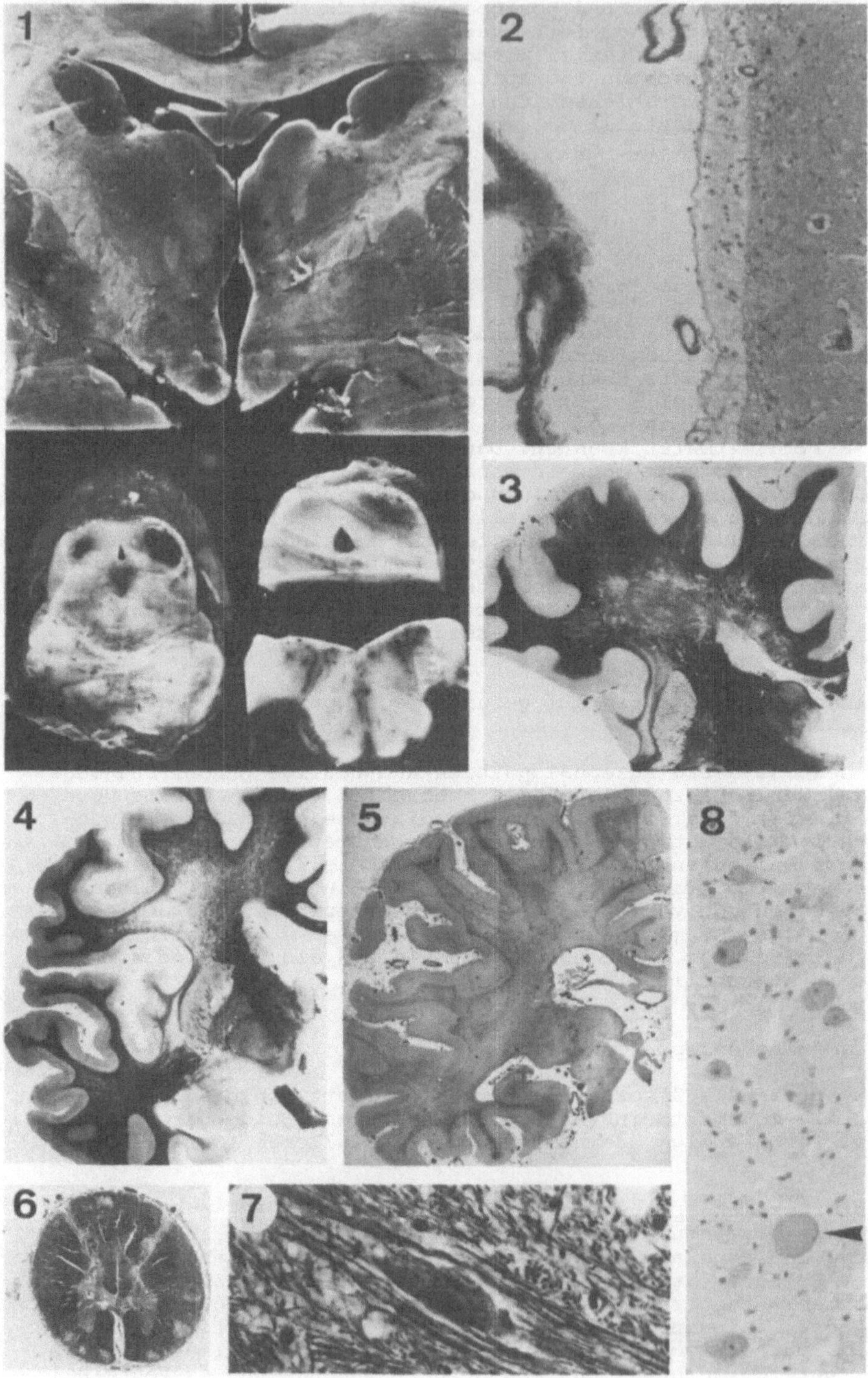

Abb. 1 - 8 (Legende siehe gegenüberliegende Seite)

<u>2.1.3. Akutes subpiales Ödem.</u> Eine 40-jährige Patientin wurde wegen Meningealkarzinose bei Magenkarzinom an drei aufeinanderfolgenden Tagen mit insgesamt 48,5 mg MTX intrathekal behandelt. In der Autopsie wenige Tage später zeigte sich subpial eine schmale Zone mit ödematöser Vakuolisierung und einzelnen Makrophagen (Abb. 2).

<u>2.1.4. Akute allergische eosinophil-basophile Meningealreaktion.</u> Bei einem Patienten, der wegen leukämischer Meningiose mit intrathekalem MTX behandelt wurde, trat intermittierend eine ausgeprägte Liquorzellreaktion mit massenhaft eosinophilen und basophilen Granulozyten auf. Wir faßten dies als eine auf den Liquorraum beschränkte spezielle Hypersensitivitätsreaktion auf möglicherweise durch MTX "geklonte" abnorm antigene Liquorblastenzellen auf.

2.2. Chronische und Intervalläre Meningoenzephalopathien

<u>2.2.1. Meningealfibrose.</u> Eine bereits makroskopisch erkennbare Verdickung der Leptomeningen fand sich bei 32 von 40 intensiv behandelten ALL-Kindern sowie allen Medulloblastom- und Hirnstammgliom-Patienten.

<u>2.2.2. Disseminierte nekrotisierende Leukoenzephalopathie</u> (DNL; 16). Diese wohl eindruckvollste Hirnschädigung wurde in zwei Fällen beobachtet (Fall 1: 7-jähriges Mädchen, pelvines lymphoblastisches Lymphom, über 3,5 Jahre zahlreiche intrathekale MTX-Gaben wegen wiederholter Meningiosen, sowie 2.400 rad Schädelbestrahlung. Fall 2: 3-jähriger Knabe, Medulloblastom operiert 1 Jahr vor dem Tod, Nachbestrahlung 6.500 rad sowie 3 intrathekale MTX-Gaben). Kleine spongiöse Läsionen (Abb. 6) und disseminierte Nekroseherdchen zeigten vor allem im Großhirnmarklager Konfluenz zu ausgedehnten Nekrosen (Abb. 3), ausgeprägter diffuser Markschädigung (Abb. 4) mit deutlicher Fasergliose (Abb. 5).

<u>2.2.3. Disseminierte spongiöse Hirnstammläsionen</u> waren in 4 Fällen nach Strahlentherapie, in 2 Fällen mit zusätzlicher intrathekaler MTX-Gabe, mit Latenzen von 2 bis 20 Wochen anzutreffen.

<u>Abb. 1.</u> Akute hämorrhagische Wernicke-Enzephalopathie bei kindlicher Leukose. Hämorrhagische Läsionen in der Wand des 3. Ventrikels, im Corpus mamillare, in den unteren Vierhügeln und am Boden von Aquädukt und 4. Ventrikel

<u>Abb. 2.</u> Akutes subpiales Ödem nach mehrtägiger intrathekaler MTX-Therapie; PAS x 63

<u>Abb. 3.</u> Disseminierte nekrotisierende Leukoenzephalopathie (DNL) nach Medulloblastom und intensiver Strahlen- und Chemotherapie. Kleinfleckig-konfluierende Nekrosen im Hemisphärenmark; Markscheidenfärbung nach Spielmeyer, x 0,8

<u>Abb. 4 und 5.</u> DNL bei intensivbehandelter kindlicher Leukose, mit großräumigen Markschäden und subkortikal akzentuierter Fasergliose. Abb. 4: Markscheidenfärbung nach Klüver-Barrera. Abb. 5: Gliafaserfärbung nach Kanzler, jeweils x 0,6

<u>Abb. 6.</u> Disseminierte spongiöse Herdchen im Rückenmark. Markscheidenfärbung nach Klüver-Barrera, x 3

<u>Abb. 7.</u> Neuroaxonale Dystrophie der Oblongata bei kindlicher Leukose. Große spindelförmige Axonauftreibung. Achsenzylinderversilberung nach Bodian, x 290

<u>Abb. 8.</u> Zentrale neuronale Chromatolyse mit Margination der Nissl-Substanz (Pfeilspitze) bei juvenilem malignem Lymphom; HE x 160

2.2.4. Diffuse Fasergliose. Bei 25 von 32 Kindern mit Schädelbestrahlung und mehr als 4 intrathekalen MTX-Gaben war eine deutliche Vermehrung fasriger Astrozyten, meist mit geringfügiger Marklichtung, vor allem *subpial*, *subkortikal*, *periventrikulär* und in den *Oblongataoliven* zu beobachten.

2.2.5. Neuroaxonale Dystrophie. Unterschiedlich zahlreiche spindelige Axonauftreibungen (Abb. 7) wurden in Faserzügen und Kernen der Oblongata bei jenen Patienten angetroffen, die länger als 3 Monate intensiv mit systemischer Chemotherapie einschließlich Vincristin behandelt wurden.

2.2.6. Eine zentrale neuronale Chromatolyse wurde in Oblongatakernen (Abb. 8) bei 18 Patienten mit klinisch manifester Vincristin-Neuropathie gefunden.

2.2.7. Eine diffuse kortikale Atrophie war nicht selten angedeutet, manchmal gemeinsam mit einer *Ventrikelausweitung* (Abb. 5), obwohl der histologische Feinbau der Rinde unauffällig erschien.

2.2.8. Als subtile morphologische Syndrome seien hier die diffuse gliale Poliodystrophie und die fibrogliale Dystrophie nur kurz erwähnt; eine zentrale pontine Myelinolyse wurde in einem Fall beobachtet.

## Diskussion

Die beschriebenen neuropathologischen Befunde erfaßen ein weites Spektrum von Veränderungen sowohl in Qualität als auch in Intensität und Ausdehnung. Schwere Hirnschäden wie DNL, Wernicke-Enzephalopathie und postperfusionelle Nekrosen wurden zwar nur in wenigen Fällen beobachtet, waren aber jeweils für den tödlichen Ausgang verantwortlich. Viel häufiger waren verschiedene diskrete Veränderungen, die z.T. wahrscheinlich wenig klinische Relevanz besitzen. Dennoch muß betont werden, daß die Gehirne aller intensiv behandelter ALL-Kinder in einem oder mehreren Punkten eindeutig pathologisch verändert waren.

Im Gegensatz zu experimentellen Bedingungen ist eine Analyse der für die verschiedenen Enzephalopathien maßgeblichen pathogenetischen Faktoren in einem so komplexen "System" wie dem onkologischen Patienten schwierig. Dennoch können einige grundlegende Faktoren herausgearbeitet werden, die einander auch beeinflußen, hemmen oder verstärken können (2).

Das akute subpiale Ödem nach kumulativer intrathekaler MTX-Therapie belegt die Möglichkeit einer akuten Oberflächen-Toxizität von MTX. Die häufiger zu beobachtenden subpialen und periventrikulären Fasergliosen könnten im ähnlichen Sinn als Substrat einer chronischen Oberflächen-Irritation durch MTX interpretiert werden.

Wernicke-Enzephalopathien wie bei unseren 3 Patienten wurden bereits nach parenteraler Ernährung (14) und auch bei hämatologischen Neoplasien (7) beschrieben. Zusätzlich zum Thiaminmangel könnte bei unseren Fällen auch ein lokal im periventrikulären Gewebe wirksamer Antifolat-Effekt des intrathekal applizierten MTX mitgewirkt haben. Die Kenntnis dieser Komplikation ist besonders wichtig, weil die unbehandelt meist tödliche Wernicke-Enzephalopathie eine vermeidbare und häufig gut auf Thiamingaben ansprechende ZNS-Schädigung ist.

Die Pathogenese der DNL ist umstritten (Übersicht bei 2). Bei der Vielzahl der angeschuldigten Faktoren ist es wahrscheinlich, daß mehrere Faktoren an der Ausbildung dieses morphologisch recht einheitlichen Syndroms beteiligt sein können. Dennoch zeigt eine Durchsicht der autoptisch gesicherten DNL-Fälle, daß fast alle mit mindestens 2.100 rad kranial bestrahlt wurden (2). Ein weiteres Indiz für die zentrale pathogenetische Bedeutung der Bestrahlung für die DNL sind ihre frühen spongiösen Läsionsstadien, die mit den Veränderungen der "frühen Strahlenspätschädigung des ZNS" (10) ebenso ident sind wie die disseminierten spongiösen Hirnstammläsionen. Dennoch scheinen zur Ausbildung des Vollbildes der DNL weitere Faktoren notwendig zu sein, wobei vor allem an die MTX-Therapie zu denken ist; "MTX-Enzephalopathie", eine unseres Erachtens unglückliche Benennung, ist ja eine der früheren Bezeichnungen der DNL (12). Auf Grund von Daten über die Wirkung von Bestrahlung auf das ZNS-Gewebe ist es denkbar, daß eine zunächst noch latente Strahlenschädigung der Glia-Myelin-Einheit im Sinne eines "reproductive cell loss" (9) erst durch spätere Stimuli manifest wird; durch die Chemotherapie könnte das vorher bestrahlte ZNS-Gewebe zur Manifestierung der "schlummernden" Zellschädigung stimuliert werden.

Diffuse Fasergliosen der weißen Substanz nach Leukosetherapie wurden bereits früher beobachtet (8) und könnten eine Ödemfolge darstellen. Auch könnten Marködem und nachfolgende Gliose als Substrat zunächst noch reversibler Aufhellungsbezirke im Großhirnmarklager in CT-Untersuchungen von Patienten mit intrathekaler oder hochdosierter systemischer MTX-Therapie (1)aufgefaßt werden. Diese post(ödematösen Markveränderungen sollten aber von den Läsionen der DNL differenziert werden.

Eine diffuse kortikale Atrophie wurde bei 65% aller Leukosekinder beschrieben (5) und ist auch durch CT-Untersuchungen belegt (15). Allerdings wären morphometrische Daten für die objektive Beurteilung der Häufigkeit und Intensität dieser Veränderung notwendig. Ihre Pathogenese ist derzeit unklar.

Neuroaxonale Dystrophie und zentrale neuronale Chromatolyse scheinen durch Störungen des neuronalen Protein-Stoffwechsels und des axonalen Transports wie die Vincristin-Neuropathie zu entstehen (18). Die Leptomeningealfibrose wird offenbar durch meningeale Tumoraussaat, inapparente Entzündungen, Irritation durch intrathekale Chemotherapie und Liquorzirkulationsstörungen ermöglicht.

Es wird eine der wichtigsten Aufgaben der Onkologie in Zukunft sein, Organschäden in der hier beschriebenen Form trotz weiterer Verbesserung der erwünschten antineoplastischen Therapiewirkung zu vermeiden.

## Zusammenfassung

Neuropathologische Untersuchungen von unselektierten Autopsiefällen von Leukose oder malignem Lymphom, behandelt mit üblichen Therapien, sowie von selektierten Fällen primärer ZNS-Tumore mit intensiver Strahlen- und Chemotherapie zeigen ein breites Spektrum therapieinduzierter Veränderungen: Akute Enzephalopathien, die meist tödlich verlaufen, aber selten sind, und chronisch-intervallär entstehende Veränderungen von subtiler Art, die außerordentlich häufig sind. Die disseminierte nekrotisierende Leukoenzephalopathie ist eine besonders markante Läsion, die als latente Strahlen(vor)schädigung mit später

Manifestierung durch zusätzliche Chemotherapie aufgefaßt wird. Innerhalb des Tumorgewebes scheinen Strahlen- und Chemotherapie in Einzelfällen eine extreme Entdifferenzierung induzieren zu können.

Literatur

1. Allen JC, Thaler HT, Deck MDF, Rottenberg DA (1978) Leukoencephalopathy following high dose intravenous methotrexate chemotherapy: quantitative assessment of white matter attenuation using computed tomography. In: Wenden S (ed) Proc XI Symposium Neuroradiologicum. Springer, Berlin Heidelberg New York
2. Budka H (1982) Pathology of encephalopathies induced by treatment of prophylaxis of neoplastic lesions of the nervous system. In: Gangji D (ed) Treatment of neoplastic lesions of the nervous system. Pergamon, Oxford New York
3. Budka H, Podreka I, Zaunbauer F (1979) Overgrowth of a primitive cell population in operated recurrent gliomas: the possible role of chemo- and radiotherapy. In: Paoletti P, Walker MD, Butti G, Knerich R (eds) Multdisciplinary aspects of brain tumor therapy. Elsevier/North Holland, Amsterdam New York
4. Ch'ien LT, Aur RJA, Stagner S, Cavallo K, Wood A, Goff J, Pitner S, Hustu HO, Seifert MJ, Simone JV (1980) Long-term neurological implications of somnolence syndrome in children with acute lymphocytic leukemia. Ann Neurol 8:273-277
5. Crosley CJ, Rorke LB, Evans A, Nigro M (1978) Central nervous system lesions in childhood leukemia. Neurology (Minn) 28:678-685
6. D'Angio GJ (1978) Complications of treatment encountered in lymphoma-leukemia long-term survivors. Cancer 42:1015-1025
7. DeReuck JL, Sieben GJ, Sieben-Praet MR, Ngendahayo P, De Coster WJP, Vander Eecken HM (1980) Wernicke's encephalopathy in patients with tumors of the lymphoid-hemopoietic systems. Arch Neurol 37: 338-341
8. Hendin B, DeVivo DC, Torack R, Lell M-E, Ragab AH, Vietti TJ (1974) Parenchymatous degeneration of the central nervous system in childhood leukemia. Cancer 33:468-482
9. Hopewell JW (1979) Late radiation damage to the central nervous system: A radiobiological interpretation. Neuropathol appl Neurobiol 5:329-343
10. Jellinger K (1977) Human central nervous system lesions following radiation therapy. Zbl Neurochir 38:199-220
11. Jellinger K, Budka H (1980) Spezielle zytologische Diagnostik maligner Prozeße. Leukosen und maligne Lymphome. In: Dommasch D, Mertens HG (Hrsg) Cerebrospinalflüssigkeit - CSF. Thieme, Stuttgart New York, p 34-40
12. Mei Liu H, Maurer HS, Vongsvivut S, Conway JJ (1978) Methotrexate encephalopathy. A neuropathologic study. Hum Pathol 9:635-648
13. McIntosh S, Klatskin EH, O'Brien RT, Aspnes GT, Kammerer BL, Snead C, Kalavsky SM, Pearson HA (1976) Chronic neurological disturbance in childhood leukemia. Cancer 37:853-857
14. Meyers CC, Schochet SS jr, McCormick WF (1978) Wernicke's encephalopathy in infancy. Development during parenteral nutrition. Acta neuropathol (Berl) 43:267-269
15. Peylan-Ramu N, Poplack DG, Pizzo PA, Adornato BT, Di Chiro G (1978) Abnormal CT scans of the brain in asymptomatic children with acute lymphocytic leukemia after prophylactic treatment of the central nervous system with radiation and intrathecal chemotherapy. N Engl J Med 298:815-818

16. Rubinstein LJ, Herman MM, Long TF, Wilbur JR (1975) Disseminated necrotizing leukoencephalopathy: A complication of treated central nervous system leukemia and lymphoma. Cancer 35:291-305
17. Schmitt HP (1982) Brüsker Wechsel der phänotypischen Expression von Gliomen: Progression und Selektion in der Onkogenese. Akt Probl Neuropathol (Wien) 7:93-105
18. Young DF, Posner JB (1980) Nervous system toxicity of the chemotherapeutic agents. In: Vinken PJ, Bruyn GW (eds) Handbook of clinical neurology Vol 39. North-Holland, Amsterdam New York Oxford, p 91-129

# Armplexusschäden nach Bestrahlungsbehandlung

K. Fasshauer und G. Huffmann

Unter den iatrogenen Schädigungen des Nervensystems werden die Armplexusschäden nach Bestrahlungsbehandlung oft als schicksalsmäßige Komplikation einer notwendigen Therapie empfunden. Die ärztliche Beratung im Einzelfall erfordert jedoch sowohl differentialdiagnostische Überlegungen zur Verursachung der Beschwerden als auch prognostische Erwägungen, die sich aus besonderen, fast gesetzmäßigen Eigentümlichkeiten der Erkrankungen ergeben. Anhand klinischer und elektrodiagnostischer Befunde bei 43 Patienten sowie Katamnesen bei 18 Patienten haben wir versucht, diese Gesetzmäßigkeiten in Verlauf und Symptomausprägung zu erfaßen sowie differentialdiagnostische Hinweise zu gewinnen.

## Patienten und Methodik

Von den 43 untersuchten Patienten im Alter von 25 bis 74 Jahren (Median 47 J.) waren 37 Frauen wegen eines Mamma-Carcinoms nachbestrahlt worden, bei den restlichen 6 Patienten (3 Männer und 3 Frauen) erfolgten Bestrahlungen wegen anderer Tumoren. In der Regel wurden mehrere Felder bestrahlt, immer das axilläre und supraclaviculäre Feld. Bei 14 Patienten waren Angaben über eine Röntgenbestrahlung erhältlich, bei 15 über eine Telekobaltbestrahlung. Die Strahlendosis betrug insgesamt pro Feld 20 bis 64 Gy (meist 30 Gy), die Einzeldosen betrugen 2-4 Gy. Von allen 43 Patienten erhielten 10 zwei und 2 drei Bestrahlungsserien. Eine operative Neurolyse wurde bei 9 Patienten durchgeführt. 18 Kranke wurden im Abstand von 2 bis 66 Monaten (im Mittel 26 Monate) 1 bis 3mal elektrodiagnostisch nachuntersucht.

## Ergebnisse

Klinisch-neurologische Befunde. Die neurologischen Ausfälle betrafen bei 27 Patienten den gesamten Armplexus, in 14 Fällen war nur der untere und in 2 Fällen nur der obere einbezogen. Die überwiegend distal betonten Paresen der Arm- und Handmuskeln erreichten bei 20 Kranken Paralysegrad. Bei 34 Patienten waren die Muskeleigenreflexe am Arm erloschen. Sensibilitätsstörungen fanden sich bei 41 Patienten, bei 11 bis zum Grad der Anästhesie. Besonders klagten 20 Untersuchte über unangenehme Parästhesien und 36 Kranke über z.T. starke Schmerzen, die als brennend und stechend geschildert wurden. Bei 27 Patienten war eine ödematöse Schwellung des Arms faßbar.

Lokalbefund. Im Bereich der Bestrahlungsfelder waren in der Regel tastbare Verhärtungen und derbe Narbenplatten nachzuweisen. Bei 9 Patienten wurden Teile des Armplexus operativ freigelegt. In 7 Fällen fand sich eine Einmauerung des Armplexus in Narbengewebe, wobei teilweise Schnürfurchen erkennbar waren oder eine ausgedehnte Verwachsung, in einem Fall auch mit der A. axillaris. Nur bei 2 Patientinnen wurde Tumorgewebe bei der operativen Revision nachgewiesen, einmal fand sich supraclaviculär ein Carcinomrezidiv, bei der 2. Patientin wurde eine Carcinommetastase in einem Lymphknoten des Armplexusbereichs entdeckt, wobei die Nervenstränge jedoch in derbes Granulationsgewebe eingescheidet waren.

Elektrodiagnostische Befunde. Bei 32 von 36 elektromyographisch untersuchten Patienten wurde z.T. stark ausgeprägte Spontanaktivität im Elektromyogramm der paretischen Muskeln gefunden. Bei 2 Patienten fielen reichlich pseudomyotone Entladungen auf. Bei allen 36 Untersuchten war das Willküraktivitätsmuster rarefiziert, und die Muskelaktionspotentiale waren neurogen verändert. In 2 Fällen waren die betroffenen Muskeln komplett denerviert. Die maximalen motorischen Nervenleitgeschwindigkeiten waren bei 14 von 33 Patienten erniedrigt. Die pathologischen Werte lagen zwischen 31 und 48 m/s (N. medianus) bzw. 39 und 50 m/s (N. ulnaris). Bei 18 Kranken wurde versucht, die Armnerven supraclaviculär zu reizen, 7mal wurden normale Leitgeschwindigkeiten gefunden, 3mal waren sie erniedrigt (23 m/s, 38 m/s, 39 m/s), und 8mal war bei erträglicher Stromstärke kein Reizantwortpotential nachweisbar. Von 2 Patienten war einmal die F-Wellenlatenz des N. medianus im Seitenvergleich verzögert (39 ms gegenüber 29 ms), einmal war sie normal (30 ms, 29 ms).

Verlauf. Die Zeitintervalle zwischen Bestrahlung und Beginn der Symptomatik betrugen 2 Monate bis 18 Jahre (im Mittel 5 Jahre). Zunächst wurde meist über Schmerzen und Parästhesien geklagt. Darauf folgten Sensibilitätsstörungen nach Art einer Hypästhesie und Hypalgesie in radikulärer Begrenzung. Zuletzt stellten sich von distal nach proximal fortschreitende Paresen ein. Nur bei 3 Patienten waren abweichend von dieser Reihenfolge zuerst Paresen aufgetreten. Die zunehmenden Schmerzen beherrschten oft in späteren Stadien das Krankheitsbild. Insgesamt 9 Patientinnen verstarben im Beobachtungszeitraum, eine Patientin an einer Lungenembolie, die anderen an allgemeiner Metastasierung. Bei diesen sowie bei 4 überlebenden Patientinnen, bei denen Tumorrezidive nachgewiesen wurden, waren gleichartige klinische Krankheitsbilder und Verläufe zu verzeichnen wie bei den übrigen. Bei 7 von ihnen (= 54%) waren jedoch besonders starke und zunehmende Schmerzen festzustellen, während ebenso starke und progrediente Schmerzen nur bei 6 der 30 überlebenden Patienten ohne Tumorrezidiv (= 20%) vorhanden waren.

Katamnesen. Nachuntersuchungen bei 18 Patienten ließen ein unaufhaltsames Fortschreiten der Beschwerden erkennen, im besten Fall war ein Stillstand zu verzeichnen. Die Paresen breiteten sich weiter aus und erreichten bei 4 Patienten schließlich Paralysegrad. Bei 2 Patientinnen erfolgte wegen unerträglicher Schmerzen eine Armamputation. Auch elektromyographisch waren mehr Muskeln in den Denervierungsprozeß einbezogen worden und in den voruntersuchten Muskeln hatte die Rarefizierung des Willküraktivitätsmusters zugenommen. Das Ausmaß der Spontanaktivität war gleich geblieben oder hatte abgenommen (bei 4 Patienten). Bei 2 von 9 Kranken, die sich einer operativen Neurolyse unterzogen hatten, kam es zu einem Stillstand der Symptomatik. Bei einer 3. Patientin hatten zwar die Paresen noch zugenommen, ihre Schmerzen waren jedoch nach der Neurolyse verschwunden. Bei den übrigen 6 Patienten wurde die Progredienz der Symptomatik nicht beeinflußt.

## Besprechung

Aufgrund seiner anatomischen Lage zwischen Halswirbelsäule und Axilla ist der Armplexus besonders prädestiniert für eine radiogene Läsion im Rahmen einer meist ein supraclaviculäres und axilläres Feld einbeziehenden Bestrahlungstherapie (5), wobei im allgemeinen eine Dosis- und Fraktionierungsabhängigkeit angenommen wird (2,6). Unsere 9 Patientinnen, die sich einer operativen Neurolyse unterzogen hatten, ließen eine Einmauerung des Armplexus in derbes Narbengewebe mit Ausbildung von Schnürfurchen als Ursache erkennen, wobei diesem Mechanismus offenbar die entscheidende pathogenetische Bedeutung zukommt (3,4). Zu diskutieren ist aber auch aufgrund tierexperimenteller Befunde ein vaskulärer Einfluß, der zu einer peripheren Nervenschädigung führen mag (1). Auffallend war bei unseren Patienten ein teilweise bereits fortgeschrittenes Alter zum Zeitpunkt der Mammaamputation, nur 11 Kranke waren unter 40 Jahre alt. Bei einigen Patienten könnte man so spekulativ eine bereits vorbestehende Gefäßschädigung vermuten, welche möglicherweise eine besondere Empfindlichkeit gegenüber ionisierenden Strahlen mit sich bringen würde. Unsere Katamnesen bestätigen den bereits mehrfach beobachteten unerbittlich progredienten Verlauf der Erkrankung, der bestenfalls zu einem Stillstand in einem Defekt führen kann (4,5,8). Die prognostisch wichtige Differentialdiagnose zwischen einer radiogenen und einer durch Tumorrezidiv verursachten Armplexusschädigung war auch durch unsere klinischen und elektrodiagnostischen Befunde nicht sicher zu klären (2,7). Lediglich besonders starke Schmerzen bei der Mehrzahl der Patienten mit nachgewiesenem Tumorrezidiv ergaben einen differentialdiagnostischen Hinweis. Zu denken ist immer auch an eine Kombination von Einscheidung der Nerven in Narbengewebe mit einem zusätzlichen Tumorrezidiv (2), wie wir bei einer Patientin mit radiogener Armplexusschädigung und zusätzlicher Lymphknotenmetastase nachweisen konnten.

## Zusammenfassung

Klinische und elektrodiagnostische Befunde bei 43 Patienten mit Armplexusschäden nach Bestrahlungsbehandlung ließen auffallende Gesetzmäßigkeiten in Verlauf und Symptomausprägung erkennen. Katamnesen bei 18 Patienten zeigten einen progredienten Denervierungsprozeß, der bestenfalls zum Stillstand in einem Defektsyndrom kam. Ursächlich waren Einschnürungen des Armplexus in derbes Narbengewebe nachweisbar. Zur differentialdiagnostischen Abgrenzung von Tumorinfiltrationen ergab lediglich das häufigere Auftreten von starken Schmerzen bei Patienten mit nachgewiesenem Tumorrezidiv einen Hinweis.

## Literatur

1. Haymaker W, Lindgren M (1970) Nerve disturbances following exposure to ionizing radiation. In: Vinken PJ, Bruyn GW (eds) Handbook of Clinical Neurology Vol 7. North Holland, Amsterdam, p 388
2. Holdorff B, Stolle E (1978) Differentialdiagnose der radiogenen und der karzinomatäsen Armplexusläsion. Akt Neurol 5:1-8
3. Mumenthaler M (1964) Armplexusparesen im Anschluß an Röntgenbestrahlung. Schweiz med Wschr 94:1069-1075
4. Spiess H (1972) Schädigungen am peripheren Nervensystem durch ionisierende Strahlen. Springer, Berlin Heidelberg New York
5. Stöhr M (1980) Iatrogene Nervenläsionen. Thieme, Stuttgart New York

6. Stoll BA, Andrews JT (1966) Radiation-induced peripheral neuropathy. Brit med J 1966/1:834-837
7. Thomas JE, Colby MY (1972) Radiation-induced or metastatic brachial plexopathy? J Amer med Ass 222:1392-1395
8. Westling P, Svensson H, Hele P (1972) Cervical plexus lesions following post-operative radiation theroy of mammary carcinoma. Acta Radiol Ther (Stockh) 11:209-216

# Radiogene Nervenläsionen an den unteren Extremitäten

M. Stöhr

Bei jeder Strahlentherapie werden im Bestrahlungsfeld gelegene gesunde Gewebe und Organe in Mitleidenschaft gezogen. Dabei gilt das periphere Nervensystem als weitgehend strahlenresistent, nachdem in tierexperimentellen Studien Strahlendosen von bis zu 30.000 rad reaktionslos vertragen wurden. Diese ungewöhnliche Strahlentoleranz dürfte darauf beruhen, daß die Strukturen der peripheren Nerven unter normalen Bedingungen keine mitotische Aktivität besitzen. Die Situation ändert sich jedoch, sofern z.B. die Schwann'schen Zellen durch eine hinzutretende Schädigung zu mitotischer Teilung angeregt werden; dabei werden nämlich die bisher latenten strahleninduzierten Chromosomenveränderungen manifest und es entstehen chromosomal veränderte und funktionsgestörte Tochterzellen. Dieser Mechanismus könnte die bis zu 20-jährigen Intervalle zwischen Abschluß der Bestrahlung und Entwicklung eines Strahlenspätsyndroms im peripheren Nervensystem miterklären. Ein zweiter Faktor, der bei Bestrahlungsfolgen im peripheren Nervensystem - ebenso wie in anderen relativ strahlenresistenten Strukturen - zu beachten ist, sind Reaktionen am Gefäßsystem in Form einer proliferativen Strahlenvaskulopathie mit fortschreitenden Veränderungen noch nach mehreren Jahren. Schließlich spielt eine strahleninduzierte Fibrose in der Nachbarschaft von Nerven und Nervenplexus mit zunehmender Einschnürung von Nervenfaszikeln, Vasa nervorum und Lymphgefäßen eine wichtige pathogenetische Rolle. Somit scheinen bei der Entstehung von radiogenen Nervenläsionen angiomesenchymale Spätveränderungen und eine gestörte Regenerationsfähigkeit der Nerven selbst zusammenzuwirken und die meist über Jahre unaufhaltsam fortschreitenden Lähmungen hervorzurufen.

Unter 64 in den letzten 5 Jahren in der Tübinger Neurologischen Klinik diagnostizierten Strahlenspätsyndromen fanden sich 21 Patienten mit radiogenen Nerven- und Plexusläsionen an den unteren Extremitäten. Aufgrund klinischer und elektromyographischer Kriterien war ein Betroffensein der folgenden Strukturen anzunehmen:

Beinplexus n = 12, N. femoralis n = 4, N. ischiadicus n = 1, Cauda equina n = 4.

Die häufigsten Erstsymptome waren Parästhesien und Schmerzen, seltener Schwächeerscheinungen und motorische Reizerscheinungen in Form von Faszikulationen. Zum Zeitpunkt der Diagnosenstellung fanden wir ausnahmslos Paresen und Sensibilitätsstörungen (letzteres mit Ausnahme der Cauda-Syndrome) sowie erstaunlich häufig motorische Reizerscheinungen und ein chronisches Schmerzsyndrom. Damit sind Schmerzen nur bedingt geeignet, die Differentialdiagnose gegenüber einer karcinomatösen Nerven- bzw. Plexusinfiltration zu stellen.

Bei der elektromyographischen Untersuchung fanden sich in knapp 1/3 der Fälle eine Form von elektrischer Spontanaktivität, die als relativ spezifisch für radiogene Nervenläsionen gelten kann, nämlich "periodische Serienentladungen" bzw. "myokymic discharges". Hierbei handelt es sich um regelmäßig aufeinanderfolgende Entladungsserien von Potentialen motorischer Einheiten, die gelegentlich mit einer rhythmischen, umschriebenen Einziehung der darüber liegenden Hautpartie einhergehen.

Ein bei 4 Patienten beobachtetes Syndrom mit progredienten Muskelatrophien und Paresen an beiden Beinen ohne begleitende Sensibilitätsstörungen und ohne Blasen-Mastdarm-Störungen wurde in dieser Form erstmals 1948 von Greenfield und Stark beschrieben und hypothetisch auf eine isolierte Vorderhornzellschädigung im Lumbosacralmark zurückgeführt ("postradiation motor neuron syndrome"). Da eine direkte strahleninduzierte Funktionsstörung der keiner mitotischen Teilung unterliegenden Vorderhornzellen nicht anzunehmen ist, wurden ischämische Zellnekrosen bzw. die Aktivierung einer latenten Virusinfektion unterstellt. Aufgrund der Tatsache, daß sich alle bisher beschriebenen Fälle im Lumbosacralbereich abspielen, wo zumindest bei der Ratte eine höhere Radiosensibilität der Wurzeln als des Rückenmarks vorliegt, erscheint eine radiogene Caudaläsion mit weitgehend selektivem Betroffensein motorischer Axone naheliegender. Diese Annahme konnte durch SEP-Untersuchungen an zwei eigenen Patienten gestützt werden, bei denen sich trotz fehlender Sensibilitätsstörungen eine Mitbeteiligung sensibler Faseranteile mit leichter Latenzverzögerung und deutlicher Amplitudenreduktion der corticalen Reizantworten nach Tibialis-Stimulation erkennen ließ.

Die Differentialdiagnose der radiogenen Beinnerven- und Beinplexusläsionen gegenüber durch Tumorinfiltration bedingten Formen ist schwierig und öfters nur nach mehrmonatiger oder gar mehrjähriger Beobachtung möglich. Für die Annahme eines infiltrativen Tumorwachstums sprechen folgende Faktoren: Rasche Progredienz der neurologischen Ausfälle, schlechter Allgemeinzustand, laborchemische Malignitätszeichen, Nachweis eines regionalen Tumorwachstums durch den gynäkologischen oder rektalen Tastbefund bzw. durch Lymphographie, Urographie und Becken-Computertomogramm. Eine Anhidrose der Fußsohle spricht bei erhaltener Sensibilität für eine Tumorinfiltration des lumbalen Grenzstranges. Bei gutem Allgemeinzustand, fehlender Senkungsbeschleunigung und langsamer Entwicklung der neurologischen Ausfälle, vor allem wenn diese schmerzfrei erfolgt, kann man umgekehrt eine radiogene Schädigung unterstellen. Bestrahlungsfeld und Lokalisation des neurologischen Syndroms müssen dabei übereinstimmen. Die Diagnose eines Strahlenspätsyndroms wird erleichtert, wenn die bei 40-50 gray liegende Toleranzdosis des Beinplexus eindeutig überschritten wurde.

## Literatur

Stöhr M (1980) Iatrogene Nervenläsionen. Thieme, Stuttgart New York (dort auch weiterführende Literatur)

# Neurologische Folgeschäden chiropraktischer Manipulationen im Bereich der HWS und LWS

H. R. Buchmüller und J. R. Bayerl

In der Medizin, insbesondere in dem orthopäischen Fachgebiet, gewinnt die manuelle Medizin zunehmende Bedeutung. Auch in jüngster Zeit haben Levid, Wolf und Janda auf die Erfolge und Indikationen dieser therapeutischen Maßnahmen hingewiesen. Tatsächlich wird über viele Erfolge berichtet. Bei der Durchführung dieser Maßnahme sollten jedoch stets die Kontraindikationen beachtet werden (4):

Segmentale Wurzelerscheinungen
Cervicocephale Symptome
Cervicomedulläre Symptome
Distorsion der HWS (z.B. Schleudertrauma)
Alter über 45 Jahre

In unserer Klinik haben wir in kurzem Zeitraum von 4 Monaten 6 Patienten erlebt, bei denen es nach einer chiropraktischen Manipulation an der HSW bzw. LWS zu neurologischen Folgeerscheinungen gekommen ist.

Fall 1: Ein 32-jähriger Patient R.N. begab sich wegen anhaltender Schulter-Nacken-Schmerzen zu einem Orthopäden, der eine chiropraktische Behandlung an der HWS durchführte. Während der Behandlung klagte der Patient über Übelkeit, Erbrechen und Doppelbilder, des weiteren über Schwindel- und Sprachstörungen. Wenige Sekunden später kam es bei dem Patienten zu einer beidseitigen völligen Blindheit, die über wenige Minuten anhielt.

Neurologisch fand sich eine Abduzensparese links und ein links betonter horizontaler Blickrichtungsnystagmus beidseits. Daneben fand sich eine Hyperhidrosis und ein Haltetremor der Hände.

Fall 2: Eine 33-jährige Patientin C.R. begab sich ebenfalls wegen Beschwerden und Schmerzen im Schulter-Nacken-Bereich zu einem Orthopäden, der eine chiropraktische Behandlung durchführte. Schon während dieser Maßnahme klagte die Patientin über Übelkeit, Schwindel, Erbrechen und Verschwommensehen. Neurologisch fand sich auch hier ein horizontaler Blickrichtungsnystagmus nach beiden Seiten.

Fall 3: Eine 33-jährige Patientin unterzog sich aus ähnlichen Gründen, nämlich Beschwerden im Schulter-Nacken-Bereich mit Ausstrahlung in beide Arme und zusätzlichen Kopfschmerzen einer orthopädischen Untersuchung, während der eine vertikale Fraktion an der HWS durchgeführt wurde. Die Patientin klagte sogleich ihr würde schwarz vor Augen, sie sei völlig blind. Dieser Zustand dauerte ca. 3 Minuten an. Daneben klagte die Patientin über Zittern, Schweißausbrüche und Übelkeit.

Neurologisch fand sich eine Dysmetrie und Dysdiadochokinese beider Hände, des weiteren fand sich eine Störung der Augenmotilität. Bei Horizontalbewegung der Augen kam es zu einer Parese des M. rectus internus auf der Seite entgegen der Blickrichtung mit horizontalem monokulärem Nystagmus des führenden Auges.

Fall 4: Eine 43-jährige Patientin H.D. ging seit Jahren wegen anhaltender Schulter-Nacken-Schmerzen zu einem erfahrenem Orthopäden, der auch erfolgreich chiropraktische Behandlungen durchführte. Es kam jedoch einmal zu Übelkeit, Sehstörungen und Erbrechen und zu einer verwaschenen Sprache.

Neurologisch fand sich neben einer Dysarthrie ein homonymer Gesichtsfeldausfall. Im CT fand sich eine frisch hypodense Zone im Stromgebiet der A. cerebri posterior, was als Teilinfarzierung gedeutet wurde.

Fall 5: Eine 27-jährige Patientin G.D. unterzog sich wegen Hinterkopf-Nacken-Schmerzen mit muskulären Verspannungen einer chiropraktischen Behandlung. Auch sie klagte prompt über Übelkeit und heftig stechenden, plötzlich einschießenden Nackenschmerz.

Neurologisch fand sich ein Meningismus. Das Liquorpunktat zeigte in mehreren Etagen blutigen Liquor. Im CT wurde die Diagnose Subarachnoidalblutung bestätigt.

Fall 6: Ein 45-jähriger Mann K.D. ging wegen lumboischialgiformer Beschwerden zum Arzt. In der Vorgeschichte wurden keine neurologischen Ausfälle beschrieben. Ein chiropraktisches Manöver an der LWS führte zu einem heftigen Schmerz mit Ausstrahlung in beide Beine.

Neurologisch fand sich eine Parese der Fußstrecker beidseits, fehlende ASR beidseits, eine Reithosenanästhesie und eine Störung der Blasen-Mastdarm-Funktion.

Myelographisch fand sich ein kompletter Kontrastmittelstop bei LWK 5. Bei der Op. fand man einen Tumor (Meningiom).

Die beschriebenen iatrogenen Läsionen waren fast alle in den vorliegenden Fällen vaskulär bedingt und führten häufig zu dem Bild einer Vertebro-basilären Insuffizienz in einem Falle sogar zu dem Bild einer intranucleären Ophthalmoplegie. Dies ist so erklärt durch den besonderen anatomischen Verlauf der A. vertebrales im HWS-Bereich. Im letzten Falle hat die Manipulation an der LWS zu einer mechanischen Kompression des Tumors auf die Cauda-spinalis geführt.

In mindestens 2 Fällen wurde eine unzureichende neurologische Vordiagnostik durchgeführt. In anderen Fällen kam es trotz Beachtung der im Dia gezeigten Kontraindikation zu neurologischen Schäden durch das chiropraktische Manöver. Neben der Forderung, daß eine Lumbalgie auch stets klinisch neurologisch untersucht wird, sind wir der Meinung, daß eine akute Lumbago besser durch konservative Behandlung therapiert wird als durch chiropraktische Manöver. Ganz abgesehen von Patienten, die Symptome zeigen, welche eine akute Op.-Indikation bedingen. Es ist nicht unser Anliegen, die Möglichkeiten und Vorurteile der manuellen Therapie insgesamt herabzuwürdigen, für die wir uns ohnehin nicht ausreichend kompetent fühlen. Wir können deshalb nicht beurteilen, ob die Manöver an unseren Patienten fachmännisch durchgeführt wurden. Lediglich konnten wir feststellen, daß die Patienten von Orthopäden behandelt wurden, die häufig chiropraktische Manöver durchführen. Uns erscheint es deshalb wichtig, auf die Grenzziehung zwischen Nutzen und möglichen iatrogenen Schäden hinzuweisen und auf die Fälle aufmerksam zu machen, bei denen eine unzureichende neurologische Abklärung vorausgegangen war.

Wir möchten deshalb mit folgender Forderung schließen:

Neben der Beachtung der bereits von orthopädischer Seite vorgebrachten Kontraindikationen sollte keine manuelle Therapie an Patienten durchgeführt werden, bei denen eine neurologische Symptomatik bzw. ein neurologischer Befund besteht. Weiterhin verbietet sich eine manuelle Therapie ohne vorausgegangene klinisch neurologische Abklärung der Beschwerden.

## Literatur


1. Biedermann F (1954) Möglichkeiten und Grenzen der chiropraktischen Behandlung. Naturheilverfahren 2:46
2. Fogelholm R, Karli P (1975) Iatrogenic Brain Stem Infarction. Eur Neurol 13:6-12
3. Geiger Th, Gross D (1967) Chirotherapie-Manuelle Therapie. Therapie über das Nervensystem, Bd 7. Hippokrates, Stuttgart, S 1
4. Krämer J (1978) Bandscheibenbedingte Erkrankungen. Thieme, Stuttgart, S 103
5. Krenkel W (1962) Zur Differentialdiagnose des cervicalen Vertebralsyndroms. Landarzt 38:1479
6. Lorenz R, Vogelsang HG (1972) Thrombose der Arteria basilaris nach chiropraktischen Manipulationen an der Halswirbelsäule. Dtsch Med Wschr 97:36-43
7. Mehalit T, Farhat SM (1974) Vertebral artery injury from chiropractic manipulation of the neck. Surg Neurol 2:125-129
8. Miller R, Buton R (1974) Stroke following chiropractic manipulation of the spine. JAMA 229:189-190
9. Mueller S, Sahs A (1970) Brainstem dysfunction related to cervical manipulation. Neurology (Minneapolis) 26:547-550
10. Mumenthaler M, Schliack H (1977) Läsionen peripherer Nerven. Thieme, Stuttgart, S 146-147
11. Nagler W (1973) Vertebral artery obstruction by hyperextension of the neck. Three cases. Arch phys med Rehabil 54:237-240
12. Pribek RA (1963) Brain stem vascular accident following neck manipulation. Wis Med J 62:141-143
13. Riese W (1975) Manuelle Therapie bei Wirbelsäulensyndromen. Therapiewoche 25:7276
14. Rinsky LA (1976) A cervical spinal cord injury following chiropractic manipulation. Paraplegia 13:223-227
15. Schwarz GA (1956) Posterior inferior cerebellar artery syndrome of Wallenberg after chiropractic manipulation. Arch Intern Med 97: 352-354
16. Stöhr M (1980) Iatrogene Nervenläsionen. Thieme, Stuttgart, S 134-136
17. Strohal R (1973) Manuelle Therapie bei Wirbelsäulenerkrankungen. Urban & Schwarzenberg, München, S 69-94, 103-136
18. Wolff HD (1967) Bemerkungen zur Therapie der manuellen Therapie. Manuelle Medizin 5:13
19. Zauel D, Carlow TJ (1977) Internuclear Ophthalmoplegia following Cervical Manipulation. Ann Neurol 1:308

# Armplexusläsion nach Dehnung während chiropraktischer Behandlung

H. Okur, D. Kountouris und W. Gehlen

## Einleitung

Armplexusläsionen traumatischer Genese zählen in den Friedenszeiten zu den häufigsten peripher-neurogenen Schädigungen (7). Zumeist handelt es sich um Druck- oder Dehnungslähmungen. Diese können durch Tragen schwerer Lasten, durch operative Eingriffe oder durch Lagerungsschäden während einer Narkose, jedoch auch durch Tumorinfiltrationen, Druck von Aneurysmen oder durch sogenannte Engpaß-Syndrome zustande kommen (4,5,7,8).

Chiropraktische Manipulationen als Ursache von Armplexusläsionen sind sicher ungewöhnlich. Kürzlich beobachteten wir eine entsprechende Ursache einer unteren Armplexusläsion.

## Kasuistik

Ein 43-jähriger schmächtiger, leptosomer Patient, der als Fließbandarbeiter in der Automobilindustrie arbeitet, klagt nach erheblicher körperlicher Belastung über Schmerzen im linken Schulterbereich. Aus diesem Grunde wurde er hausärztlicherseits konservativ behandelt. Die Beschwerden besserten sich jedoch nur ungenügend. Etwa 9 Monate später wurde wegen Therapieresistenz eine chiropraktische Behandlung mit Extension des linken Schultergelenkes und Drehung des Kopfes zur Gegenseite durchgeführt. Während dieser Manipulation verspürte der Patient plötzlich unerträglich heftige Schmerzen im Bereich der Armplexusregion links mit Ausstrahlung vor allem in dem 3. und 4. Finger links. Nach Abklingen der sehr heftigen Schmerzen bemerkte der Patient in den gleichen Fingern ein Taubheitsgefühl. Weiterhin beobachtete der Patient eine Schwäche im Bereich der linken Hand.

Bei der Aufnahmeuntersuchung etwa 8 Monate nach dem chiropraktischen Eingriff fand sich eine ausgeprägte untere Armplexusparese links mit Atrophien der kleinen Handmuskulatur, insbesondere des M. abductor digiti minimi sowie des M. brachioradialis und des M. triceps brachii links. In diesem Bereich sowie jedoch auch bei Prüfung aller anderen motorischen Funktionen im Handbereich links waren deutliche Paresen festzustellen. Ferner gab der Patient eine Hyperästhesie und Hypalgesie an der Ulnarseite des linken Unterarmes und der gesamten linken Hand an. Ferner fanden sich deutliche trophische Störungen, vor allem eine Glanzhaut am 3. und 4. Finger der linken Hand.

Bei den elektromyographischen Untersuchungen fanden sich im M. abductor digiti minimi links, im M. interosseus dorsalis I links, im M. brachioradialis links, im M. triceps brachii links und im M. abductor pollicis brevis links pathologische Spontanaktivitäten in Form von Fibrillationen und positiven scharfen Wellen. Ferner war die mittlere

Potentialdauer der Muskelaktionspotentiale in allen untersuchten Muskeln verlängert. Darüber hinaus fand sich eine vermehrte Polyphasie. Bei dem Versuch der maximalen Innervation waren deutlich gelichtete Interferenzmuster in allen untersuchten Muskel zu erkennen. Das EMG der paravertebralen Muskulatur im HWS-Bereich zeigte keine pathologischen Aktivitäten, so daß keine Hinweise für Wurzelalterationen festzustellen waren. Die sensiblen und motorischen Nervenleitgeschwindigkeiten waren bei Untersuchung des N. medianus links und des N. ulnaris links unauffällig. Bei der einzelfaserelektromyographischen Untersuchung fanden sich im M. biceps brachii links, im M. abductor pollicis brevis links und im M. abductor digiti minimi links deutlich erhöhte Werte für die Faserdichte.

## Diskussion

Dehnungslähmungen bewirken oft Schädigungen, die vom topographischen her von der Stelle der Krafteinwirkung deutlich entfernt sein können. Diese Tatsache bereitet nicht selten diagnostische Schwierigkeiten hinsichtlich der lokalisatorischen Zuordnung (8,9). In dem oben beschriebenen Fall konnte durch anamnestische Angaben, klinische Befunde und elektromyographische Untersuchungsergebnisse eine untere Armplexusläsion verifiziert werden. Bei peripheren Nervenläsionen infolge von Überdehnungen ist der Zeitfaktor mit von wesentlicher Bedeutung. Bei plötzlich einsetzenden erheblichem Längenänderungen innerhalb kurzer Zeit kommt es meist zu höhergradigen und ausgedehnteren Schädigungen als bei langsamen Dehnungen (8,9,11). Zu den Entstehungsmechanismen der Armplexusparesen gehört die plötzliche Dehnung des Armplexus über den Humeruskopf, der ggf. als Hypomochlion wirkt (1,2,3,6). Durch eine Kopfdrehung zur Gegenseite des abduzierten Armes kann dieser Mechanismus noch verstärkt werden (8).

## Zusammenfassung

Es wird über einen 43-jährigen leptosomen Industriearbeiter berichtet, der nach einer chiropraktischen Behandlung eine untere Armplexusläsion erlitt. Durch anamnestische Angaben, klinischen Befund und EMG-Untersuchungsergebnisse ließ sich die chiropraktische Behandlung als Ursache der festgestellten unteren Armplexusläsion sichern.

## Literatur

1. Clausen EG (1942) Postoperative ("anaesthetic") paralysis of the brachial plexus. Surgery 12:933-942
2. Castley DO (1972) Peripheral nerve injury. Int Anesthesio Clin 10:189-206
3. Ewing MR (1950) Postoperative paralysis in the upper extremity: Report of five cases. Lancet I:99-103
4. Hess K, Frey R (1981) Laesionen im Plexus cervicalis-Bereich bei traumatischen Armplexusparesen. Nervenarzt 4:228-231
5. Kerr AS (1978) Cervical plexus injuries as an extension of brachial plexus injuries. J Bone Joint Surg 31:37-39
6. Kwaan JHM, Rappaport L (1970) Postoperative brachial plexus paralysis. A study on the mechanism. Arch Surg 101:612
7. Scheid W (1980) Lehrbuch der Neurologie. 4. Aufl. Thieme, Stuttgart New York

8. Stöhr M (1980) Iatrogene Nervenlaesionen. Thieme, Stuttgart New York
9. Sunderland S (1978) Nerves and nerve injuries. 2. Aufl. Levingstone, Edinburgh
10. Swift, TR (1970) Involvement of peripheral nerves in radical neck dissection. Amer J Surg 119:694-698
11. Wagner H (1971) Operative Beinverlängerung. Chirurg 42:260-266

# Akute Dezerebration nach intravenöser Ferrisaccharat-Injektion – neunjährige Verlaufsbeobachtung

R. M. A. Suchenwirth

## Einleitung

Da die orale Eiseneinnahme von vielen Kranken nicht toleriert wird, ist die parenterale Eisenzufuhr oft nicht zu umgehen. Seit 1947 stehen Ferrisaccharat-Präparate, später Ferrihydroxyd-Dextrin, Ferri-Sorbitol-Zitrat- und Ferri-Natrium-Gluconat-Präparate zur Verfügung. Ihre langsame Injektion gilt als wirksam und relativ sicher (Jacobs und Worwood). Mutschler erwähnt nur die Gefahr einer akuten Eisenvergiftung und einer Gefäßwandschädigung, Moeschlin hält renale Glykosurien für möglich.

Andererseits berichtete Conrad, daß es in den USA einige Kunstfehlerprozesse nach Zwischenfällen bei parenteraler Eisenzufuhr gab, Becker und Mitarbeiter berichten sogar von einem tödlichen Zwischenfall.

Viele Jahre hindurch sahen wir keine Nebenwirkung bei intravenöser Fe-Anwendung. Dann allerdings machten wir eine Beobachtung, die mitteilenswert erscheint.

## Fallbericht

M.L., Nr. 271135 wollte Blut spenden, wurde aber wegen einer Anämie abgelehnt. Der Hausarzt injizierte am 24.8.1973 ein Ferrisaccharat-Präparat intravenös. Nach Injektion von mehr als der Hälfte einer Ampulle Ferrum injectabile Vitis kam es zum Kollaps und Atemstillstand. Die Kranke wurde von ihm mit Mund-zu-Mund-Beatmung auf die Intensivstation des Stadtkrankenhauses gebracht und intubiert. Die Kranke war bewußtlos, reagierte nur auf intensive Schmerzreize ohne gezielte Abwehr. Das Babinskische Zeichen war beidseits positiv, im EEG fand sich eine mehr als mittelschwere Allgemeinveränderung mit Betonung rechts temporal. Sie erhielt hohe Dosen von Kortikosteroiden, 10 g Piracetam und Lanitop. Am 3.9.1973 reagierte die Kranke erstmals auf lautes Ansprechen durch Kopfdrehung. Wochenlang lag sie dann mit geöffneten Augen ohne zu sprechen im Bett (akinetischer Mutismus). Nach 4 Wochen nahm sie zu ihrer Umgebung Blickkontakt auf, nach weiteren zwei Wochen begann sie sich aktiv etwas zu bewegen, am 10.10.1973 antwortete sie erstmals auf Ansprache und Frage nach dem Befinden mit "gut". Die linksseitige Reflexsteigerung bildete sich zurück, zugleich wurde ein Neglect nach rechts deutlich. Am 13.11.1973 zeigte das EEG einen langsamen, frequenzlabilen Alpharhythmus (8-10 Hz) mit Einstreuung von Zwischenwellen. Im Dezember konnten Geh- und Sprachübungen begonnen werden. Die Kranke wurde mit rechtsseitiger spastischer Hemiparese, Neglect nach rechts, gemischter Aphasie, Agraphie, Alexie, Akalkulie, Störung der Autotopgnosie, der Fingergnosie, Rechts-Links-Störungen, glossolabialer Apraxie und konstruktiven Störungen in der Folgezeit durch Professor Leischner (Bonn) und uns ambulant weiterbetreut. Am 24.1.1977 war der neurologische Befund unverändert. Im HAWIE erzielte die Kranke keine Verbalpunkte, dagegen 4 WP im Zahlensymbol-Test, 5 WP im Bilderordnen, 6 WP im Bildergänzen, 5 WP im Mosaik-Test, 8 WP im Figurenlegen, also einen IQ von 77 im Handlungsteil. Die Kranke konnte den Vornamen angeben, kleine Phrasen gebrauchen, einige Gegenstände benennen - allerdings oft mit literalen und verbalen Paraphasien. Einfache Aufforderungen befolgte sie richtig. Zu Hause konnte sie sich selbst waschen und anziehen, Blumen gießen, mit Gabel und Löffel essen - nicht mit dem Messer, auch Wasser auf dem Herd zum Kochen bringen. Allerdings vergaß sie leicht den Herd abzustellen. Sie neigte zu depressiven Verstimmungen.

Am 27.9.1982 kann sie die üblichen Redewendungen gebrauchen, jedoch sonst nur in Einzelworten sprechen. Dabei kommt es zu Paraphasien (statt Schlips = Schnitz, statt August = Gabust u.ä.). Oft ringt sie vergebens um Worte. Sie zählt bis 16, kann fehlerhaft Monate und Wochentag angeben, einfache Gegenstände mit dem Grundbegriff bezeichnen: Armbanduhr = Uhr, Streichhölzer = Feuer, Ehering = Ring, Tischdecke = Decke. Sie kann nichts lesen, nur den Namen und die Adresse langsam schreiben, nicht rechnen. Im Raven-Test löst sie 17 (7,6,3,1,-) Aufgaben richtig. Sie zeichnet vorgestalthaft, ein Fahrrad deutet sie nur durch zwei Räder und einen Strich an.

Affektiv und im Gesamtverhalten wirkte sie jetzt ausgeglichen und moduliert.

Sie kann sich zu Hause selbst versorgen, einfache Gerichte kochen und war mit ihrem Mann auf einer Asienreise. Die spastische Hemiparese rechts und ein geringfügiges Neglect nach rechts bestehen fort.

## Diskussion

Zeitlich war der Zusammenhang zwischen Ferrisaccharat-Injektion und Kollaps mit Apnoe eindeutig. Diskutiert wurden eine allergische Reaktion und eine direkte Eisenwirkung auf den Kreislauf. Am wahrscheinlichsten war jedoch die Überschwemmung des Kreislaufs mit Mikroemboli: Das Präparat war über 19 Jahre alt; man sah bereits gegen helles Licht viele kleine dunkle Körnchen, die offenbar eben noch eine größere Injektionsnadel passieren konnten. Alle injizierbaren Eisenpräparate bestehen aus kolloidalen Systemen, die beginnend etwa 3 Jahre nach Herstellung zerfallen. Dafür sprach auch der anfängliche EKG-Befund, der an eine Lungenembolie denken ließ.

Die Kranke erhielt nach 8 Jahren eine namhafte Entschädigung. Das Verschulden an dem Zwischenfall wurde in 2. Instanz zu 80% dem Apotheker, zu 20% den beteiligten Ärzten zu Last gelegt.

Die jeweils vorhandenen Bestände an Eisenpräparaten müssen von Zeit zu Zeit kontrolliert und erneuert werden, um derartige Zwischenfälle zu vermeiden.

Dann bleibt die wertvolle iv.-Eisengabe (MC CURDY) voll vertretbar.

## Literatur

1. Conrad M (1970) In: Hallberg L, Harwerth HG, Vannotti A (eds) Iron Deficiency. Academic Press, London New York, p 550
2. Jacobs A, Worwood M (1974) Iron in Biochemistry and Medicine. Academic Press, London New York

3. Mutschler E (1972) Arzneimittelwirkungen. 2. Aufl. Wiss Verlagsges, Stuttgart
4. Moeschlin S (1972) Klinik und Therapie der Vergiftungen. 5. Aufl. Thieme, Stuttgart
5. Becker EE, McGregor RR, Walker KS, Jandl JH (1966) Fatal anaphylaxis after intramuscular iron-injection. Ann Intern Med 65:745-748
6. McCurdy PR (1970) Parenteral Iron Therapy. In: Hallberg L, Harwerth HG, Vannotti A (eds) Iron Deficiency. Academic Press, London New York

# Periphere Nervenlähmung nach isolierter Extremitätenperfusion mit Zytostatika

O. Busse und K. Aigner

## Einleitung

Die isolierte hypertherme Perfusion zur Behandlung maligner Melanome und Sarkome der Extremitäten hat sich in den letzten Jahren zu einer Routinemethode entwickelt. Abbildung 1 zeigt eine schematische Darstellung der Methode. Die vom Tumor befallene Extremität wird von der Gefäßversorgung des Rumpfes isoliert und mit Hilfe eines extrakorporalen Kreislaufs durchspült und erwärmt. Ein um die Gliedmaße gewickeltes Gummitourniquet garantiert die völlige Isolierung des Perfusionskreislaufs von systemischen Kreislauf. Die jeweils perfundierte Extremität wird mit Temperaturen von 40 bis 42°C erwärmt, weil Hyperthermie und Zytostatika synergistisch wirken.

Vorübergehende oder persistierende periphere Nervenlähmungen sind nach isolierter hyperthermer Extremitätenperfusion mit Zytostatika mehrfach beobachtet worden (2,3,5,6,7). Fast ausschließlich handelte es sich bislang um Perfusionen mit Melphalan allein oder in Kombination mit anderen Zytostatika, und die Häufigkeit der in der Literatur mitgeteilten Nervenschäden liegt zwischen 0,5 und 7%. Als Ursache der nach Beinperfusionen meist beobachteten Peronaeuslähmungen wurde im wesentlichen die postoperative ödematöse Schwellung im vorderen und seitlichen Kompartment am Unterschenkel angesehen. Erst in zweiter Linie wurden eine Neurotoxizität des Zytostatikums sowie das Tourniquet als weitere ursächliche Faktoren diskutiert (2).

## Material und Methodik

In der Chirurgischen Universitätsklinik Gießen wurden in den letzten 3 Jahren 175 hypertherme Extremitätenperfusionen mit Zytostatika durchgeführt (Tabelle 1). Mit Ausnahme von 7 Patienten handelte es sich immer um ein Melanom, und in 90% wurde ein Bein perfundiert. Bei 143 Patienten handelte es sich um eine Erstperfusion, bei weiteren 29 um eine Zweit- und in 3 Fällen um eine Drittperfusion, wobei das jeweilige Zytostatikum gewechselt wurde. Regelmäßige neurologisch-neurophysiologische Kontrolluntersuchungen wurden bei 75 Kranken durchgeführt.

Am häufigsten wurden Patienten, die Cisplatin allein oder in Kombination mit Aktinomycin D erhielten, neurologisch untersucht, weil wir uns anfänglich wegen der häufigen Komplikationen ausschließlich auf diese Patientengruppe konzentrierten.

## Ergebnisse

In der Melphalan/Aktinomycin D-Gruppe erlitten 8 von 47 Patienten (17%) eine meist leichte periphere Nervenlähmung, wovon 5 vollkommen reversibel gewesen sind. Eine Abhängigkeit von der Dosis war nicht erkenn-

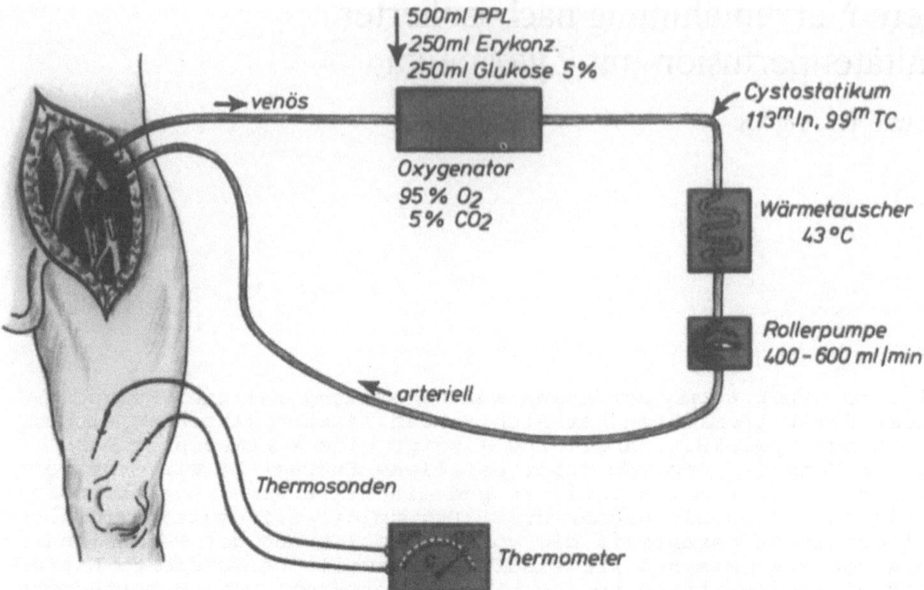


Abb. 1. Schematische Darstellung der isolierten hyperthermen Extremitätenperfusion (nach Tonak, 7)

Tabelle 1. Häufigkeit peripherer Nervenschäden nach isolierter hyperthermer Extremitätenperfusion. A: Armperfusion, B: Beinperfusion

| Zytostatikum | Perfusionen | Neurol. Unters. A | B | Periphere Nervenschäden Gesamt | A | B | Reversibel |
|---|---|---|---|---|---|---|---|
| Melphalan/Akt.D | 102 | 8 | 39 | 8 (17%) | 1 (13%) | 7 (18%) | 5 (63%) |
| Cis-Platin<br>Cis-Platin/Akt.D | 22 | 3 | 16 | 17 (89%) | 1 | 16 (100%) | 1 (6%) |
| N-Lost/Akt.D | 21 | - | 9 | 4 (44%) | - | 4 (44%) | 0 |
| Melphalan | 24 | - | - | | | | |
| Dacarbazin | 6 | - | - | | | | |
| | 175 | 75 | | 29 (39%) | | | |

bar. Der Mittelwert der maximalen Perfusionstemperatur lag bei den Patienten ohne periphere Nervenschädigungen bei 40,7 ± 1,0, bei solchen mit neurologischen Komplikationen bei 41,7 ± 0,9. Der Unterschied war statistisch nicht signifikant. Bei der N-Lost/Aktinomycin D-Gruppe ist die Komplikationsrate höher, und eine Reversibilität der Ausfälle war nicht zu erkennen (Tabelle 1).

Von 3 Patienten, die eine Armperfusion mit Cisplatin erhielten, erlitt 1 Patient eine untere Armplexusschädigung, die wahrscheinlich ausschließlich durch das Tourniquet verursacht wurde. Alle 16 regelmäßig untersuchten Patienten mit Cisplatin-Beinperfusionen ließen postoperativ Nervenschäden erkennen. In über zwei Drittel der Fälle handelte es sich um sehr schwere Lähmungen, die in Einzelfällen schon wenige Stunden nach der Perfusion nachweisbar waren. Im allgemeinen entwickelten sich die Paresen innerhalb der ersten zwei Tage, seltener erst nach drei bis fünf Tagen. Je schwerer die neurologischen Ausfälle, um so eher waren sie nachweisbar. Im wesentlichen handelte es sich um Paresen der Unterschenkel- und Fußmuskulatur, die gleichermaßen Beuger und Strecker betraf; bei schweren Ausfällen war auch die Oberschenkelmuskulatur mit betroffen. Hinzu kam regelmäßig eine schwere strumpfförmige Sensibilitätsstörung für alle Qualitäten, kombiniert mit einer Hyperpathie des gesamten Fußes. Fast immer bestand eine schwere Kausalgie im Fuß und Unterschenkel, die oft mehrere Monate anhielt.

Je höher die Dosis, um so schwerer waren die neurologischen Ausfälle ($p < 0,1$). Die ödematöse Schwellung des Unterschenkels war um so ausgeprägter, je höher die Perfusionstemperatur gewählt wurde, und die neurologischen Ausfälle waren um so schwerer, je stärker das Bein geschwollen war. Daraus ergibt sich eine eindeutige Beziehung zwischen dem Schweregrad der peripheren Nervenlähmung und der maximalen Perfusionstemperatur ($p < 0,01$).

Proximale Paresen, soweit sie überhaupt auftraten, waren immer reversibel. Die Rückbildung der distal gelegenen Ausfälle war insgesamt geringfügig, wenn auch mit einer Ausnahme immer vorhanden. Je schwerer die initialen Ausfälle, um so geringer war ihre Restitution.

Elektromyo- und -neurographisch fanden sich regelmäßig Zeichen einer axonalen und Markscheidenschädigung. In 3 Fällen mit kompletter Paralyse der Unterschenkelmuskulatur waren ischämische EMG-Veränderungen infolge eines ödembedingten Kompartment-Syndroms nachweisbar.

## Diskussion

Im Vergleich zu den Literaturangaben traten im eigenen Krankengut periphere Nervenläsionen nach Melphalan-Perfusionen mehr als doppelt so häufig auf. Der Grund hierfür liegt in der Erfaßung auch leichter und flüchtiger peripherer Nervenschäden durch regelmäßige neurologische Kontrolluntersuchungen. Wegen der Beziehungen zur Höhe der Perfusionstemperatur werden jetzt nur noch Temperaturen bis zu 41°C angewandt, so daß wir in letzter Zeit seltener Komplikationen sehen.

Die Erfahrungen mit der N-Lost-Perfusion sind noch geringfügig. Periphere Nervenschäden scheinen häufiger, schwerer und weniger reversibel zu sein als nach Perfusion mit Melphalan.

Die höchste Komplikationsrate fand sich bei der intraarteriellen Perfusion mit Cisplatin. Verschiedene Faktoren sind hierfür verantwortlich. Die verabreichte Dosis spielt für die Manifestation peripherer Nervenläsionen eine bedeutsame Rolle. Einen ganz entscheidenden Einfluß hat das Ausmaß der Hyperthermie mit ihrem zusätzlichen zelltoxischen Effekt, so daß jetzt die maximale Perfusionstemperatur nicht höher als 40°C gewählt wird. Die postoperative ödematöse Extremitätenschwellung mit Ausbildung eines Kompartment-Syndroms spielt eine wichtige, aber sicher nicht die entscheidende Rolle für die Entwicklung der Nervenschäden. Bei Melphalan/Aktinomycin-Perfusionen treten z.B. weniger Nervenschäden auf, obwohl das Ausmaß der postoperativen ödematösen Extremitätenschwellung ebenso groß war wie nach Cisplatin-Perfusion. Die unterschiedliche Neurotoxizität des jeweils verabreichten Zytostatikums hat auf die Häufigkeit und das Ausmaß der peripheren Nervenschäden sicherlich einen beträchtlichen Einfluß, selbst wenn sie bei systemischer Gabe als relativ geringfügig angesehen wird (1,4). Das Tourniquet spielt diesen Faktoren gegenüber eine untergeordnete Rolle.

Auch wenn die maximale Perfusionstemperatur für das jeweilige Zytostatikum begrenzt wird und die Dosis nicht mehr nach Kilogramm Körpergewicht, sondern exakter nach einem volumenbezogenen Dosierungsschema in Liter Wasserverdrängung der zu perfundierenden Extremität berechnet wird, werden periphere Nervenschäden nicht vollkommen zu vermeiden sein. Andererseits besteht die Alternative in einer Amputation der Extremität, so daß Nervenlähmungen in Kauf genommen werden können. Aufgabe für die Zukunft ist es, wirksame, aber möglichst wenig neurotoxische Zytostatika für die Perfusion zu finden.

## Zusammenfassung

Es wird über periphere Nervenläsionen als Komplikation der isolierten hyperthermen Extremitätenperfusion berichtet. Am häufigsten waren Komplikationen nach Cisplatin-Beinperfusionen. Neben der Neurotoxizität des verabreichten Zytostatikums spielen für die Manfestation der peripheren Nervenläsion auch das Ausmaß der Hyperthermie sowie ein Kompartment-Syndrom infolge der ödematösen Extremitätenschwellung eine Rolle.

## Literatur

1. Becher R, Schütt P, Osieka R, Schmidt CG (1980) Peripheral neuropathy and ophthalmologic toxicity after treatment with cis-Dichlorodiamminoplatinum II. J Cancer Res Clin Oncol 96:219-221
2. Krementz ET, Ryan RF (1972) Chemotherapy of melanoma of the Extremities by perfusion: fourteen years clinical experience. Ann Surg 175/6:900-917
3. McBride ChM, Sugarbaker EV, Hickey RC (1975) Prophylactic isolation-perfusion as the primary therapy for invasive malignant melanoma of the timbs. Ann Surg 1982:316-324
4. Ostrow S, Egorin MJ, Hahn D, Markus S, Leroy A, Chang P, Klein M, Bachur NR, Wiernik PH (1980) Cis-Dichlorodiammine platinum and adriamycin therapy for advanced gynecological and genitourinary neoplasms. Cancer 46:1715-1721
5. Schraffordt-Koops HJ, Oldhoff E, Van der Pleog A, Vermey R, Eibergen R, Beekhuis H (1977) Some aspects of the treatment of primary malignant melanoma of the extremities by isolated regional perfusion. Cancer 39:27-33
6. Stehlin JS (1960) Hyperthermic perfusion with chemotherapy for cancer of the extremities. Surg Gyn Obstetr 129:305-308
7. Tonak J (1980) Die hypertherme Zytostatikaperfusion beim malignen Melanom. Zuckschwerdt, München

# Kombinierte Nervenschäden und Embolia cutis medicamentosa nach intraglutäaler Injektion

C. R. Hornig und W. Dorndorf

Spritzenschäden peripherer Nerven nach intraglutäaler Injektion betreffen am häufigsten den N. ischiadicus, seltener den N. cutaneus femoris dorsalis oder den N. glutaeus superior (4). Ursächlich dürften mechanische Faktoren überwiegen. Ferner besteht die Möglichkeit eines toxischen Effekts des Medikaments auf den Nerven. Selten sind vaskuläre Faktoren im Spiel in Form von Embolien oder Spasmen der Vasa nervorum bei versehentlicher intraarterieller Injektion (4).

Spritzenschäden durch Embolisation nach intraarterieller Fehlinjektion in Form ischämischer Haut- und Muskelnekrosen sind in der Dermatologie als Embolia cutis medicamentosa schon seit den 20-er Jahren bekannt (3). Wird durch die medikamentöse Embolie eine kleinere Arterie verschlossen, kommt es klinisch nur zu livedoartigen Hauterscheinungen mit mehr oder weniger ausgedehnten Hautnekrosen. In schweren Fällen entstehen andererseits auf dem Boden eines anämischen Infarktes tief reichende Nekrosen. Überwiegt der Injektionsdruck den arteriellen Blutdruck, kann es sogar zu einer retrograden Einschwemmung des Medikamentes mit nachfolgenden Verschlüssen anderer Äste der gleichen Ursprungsarterie kommen.

## Fallbeschreibungen

Wir berichten über zwei Patienten, bei denen nach intraglutäaler Injektion eine Embolia cutis medicamentosa verbunden mit einer Schädigung mehrerer peripherer Nerven auftrat.

Bei dem ersten handelt es sich um einen 50-jährigen Mann, der wegen einer Angina tonsillaris eine intraglutäale Penicillin G Injektion erhielt. Etwa drei Minuten später bemerkte er beim Aufstehen eine Schwäche im linken Bein, nach 30 Minuten auch ein Taubheitsgefühl. Am nächsten Tag fiel eine livide Verfärbung der linken Gesäßhälfte auf. Miktion und Stuhlgang waren nur unter starkem Pressen möglich, so daß es wenige Tage später zu einem Analprolaps kam, der operativ rückverlegt werden mußte. Weiter entwickelten sich drei Fünfmarkstück-große Hautnekrosen im Bereich des linken Gesäßes. Bei einer neurologischen Untersuchung wurde eine Parese des linken Beines bei fehlendem Achillessehnenreflex, Sensibilitätsstörungen im linken Bein, ein erloschener Kremasterreflex sowie eine Überlaufblase festgestellt. Die Heilung der Hautnekrosen dauerte mehrere Monate. Zwei Jahre später wurde der Patient erstmals von uns untersucht. Er hatte noch eine leichte Parese der Plantarflexion des linken Fußes und der Zehen. Der Achillessehnenreflex und der Kremasterreflex waren links nicht auslösbar. Eine Sensibilitätsstörung war im Versorgungsgebiet des N. cutanaeus femoris dorsalis, des N. pudendus und der Nn. plantares medialis et lateralis links nachweisbar. Nach Angaben des Patienten würde noch immer eine geringe Inkontinenz beim Wasserlassen und Stuhlgang bestehen.

Zusammengefaßt lag also eine Schädigung des Tibialisanteils des N. ischiadicus, sowie des N. cutanaeus femoris dorsalis und des N. pudendus vor.

Der zweite Patient, ein 60-jähriger Mann, bemerkte wenige Minuten nach intramuskulärer Injektion eines Phenylbutazonpräparates in das linke Bein ausstrahlende Schmerzen. Bei der Aufnahme in die Klinik eine Stunde später war die linke Gesäßhälfte rötlich-livide marmoriert. Er hatte eine erhebliche Schwäche der Streckung des linken Beines im Hüftgelenk, eine komplette Ischiadicuslähmung links mit deutlicher Schwäche des M. biceps femoris, Paralyse der Fuß- und Zehenbewegungen, erloschenem Achillessehnenreflex und einem Sensibilitätsausfall für alle Qualitäten im gesamten Versorgungsgebiet. Darüberhinaus war die Sensibilität im Bereich des N. cutanaeus femoris dorsalis und des N. pudendus links deutlich beeinträchtigt. In den folgenden Tagen demarkierte sich eine 20 x 20 cm messende Nekrose im Bereich der linken Gesäßhälfte, die den M. glutaeus maximus zum Teil einschloß. Das nekrotische Gewebe wurde operativ abgetragen. Bei einer Kontrolluntersuchung nach 6 Monaten war der Hautdefekt noch immer nicht vollständig verheilt, und die Paresen hatten sich nur geringgradig gebessert.

Zusammengefaßt kam es zu einer Schädigung des N. ischiadicus, des N. glutaeus inferior, des N. cutanaeus femoris dorsalis und des N. pudendus.

## Besprechung

Die Hautveränderungen sind in beiden Fällen identisch gewesen und haben dem typischen Bild einer Embolia cutis medicamentosa entsprochen. Die gleichzeitige Schädigung mehrerer peripherer Nerven legt einen embolischen Verschluß der betreffenden Vasa nervorum durch fehlerhafte Injektion in die A. glutaea inferior nahe. Von dieser Arterie gehen versorgende Äste zum N. ischiadicus, N. cutanaeus femoris dorsalis und N. glutaeus inferior ab, mit denen sie gemeinsam durch das Foramen infrapiriforme das kleine Becken verläßt. Der N. ischiadicus wird bis zur Oberschenkelmitte sogar ausschließlich von Ästen der A. glutaea inferior versorgt. Die Injektion embolisierenden Materials in dieser Arterie führt zu ausgedehnten ischämischen Nekrosen des Nerven, wie im Tierversuch gezeigt werden konnte (2). Die Schädigung des N. pudendus beider Patienten läßt annehmen, daß ein Reflux des Medikaments in die A. iliaca interna mit nachfolgender Embolie in das Versorgungsgebiet der A. pudenda interna stattfand, die den N. pudendus hauptsächlich versorgt.

In beiden Fällen war es offensichtlich zu einer versehentlich intraarteriellen Injektion gekommen, obwohl angeblich nach der Punktion kein Blut aspiriert wurde. Diese Vorsichtsmaßnahme alleine reicht zu Vermeidung von Komplikationen nicht aus. Die Kanüle kann nämlich schon durch geringe Lageänderungen während der Injektion in das Gefäßlumen eindringen oder aber das Medikament wird in die Gefäßwand deponiert und gelangt sekundär in das Lumen. Ausreichenden Schutz vor intraarterieller Injektion in die A. glutaea inferior sowie genügenden Abstand zum Foramen infrapiriforme bietet die von Hochstetter angegebene ventrolaterale Injektionstechnik in die kleinen Glutaealmuskeln (1).

## Zusammenfassung

Bericht über zwei Fälle von Spritzenlähmung des Nervus ischiadicus zusammen mit Schädigung anderer peripherer Nerven. Es kam jeweils in engem zeitlichen Zusammenhang mit der Nervenschädigung zu flächenhaften nekrotisierenden Hautveränderungen im Sinne einer Embolia cutis medicamentosa, in einem Fall außerdem zu einem ausgedehnten Muskeldefekt. Es wird eine ischämische Neuropathie durch embolischen Verschluß der Vasa nervorum nach versehentlicher intraarterieller Injektion angenommen. Zur Vermeidung bietet lediglich die richtige Wahl des Injektionsortes ausreichende Sicherheit.

## Literatur

1. v Hochstetter A (1956) Über Probleme und Technik der intragluäalen Injektion. Teil II: Der Einfluß der Injektionstechnik auf die Entstehung von Spritzenschäden. Schweiz Med Wochenschr 86:69-76
2. Oppenheimer H (1956) Über die Bedeutung des Gefäßfaktors beim Injektionsschaden des N. ischiadicus. Dtsch Z Nervenheilk 175:392-404
3. Santler R, Ebner H, Mischer P (1972) Embolia cutis medicamentosa. Hautarzt 23:530-534
4. Stöhr M (1980) Iatrogene Nervenläsionen. Thieme, Stuttgart New York

# Das Nicolau-Syndrom

H. Müller-Vahl

Im Jahre 1925 beschrieb der rumänische Dermatologe Nicolau eine schwere Komplikation nach intramuskulärer Injektion einer öligen Wismutsuspension (11), deren Symptomatik schon seit längerem bekannt war, und die mit charakteristischen Hautveränderungen und einer zum Teil sehr ausgedehnten Nekrose von Subcutis und Muskulatur einhergeht, in einem Teil der Fälle aber auch zu peripheren Nervenschäden führt. Durch histologische und tierexperimentelle Untersuchungen schuf Nicolau wesentliche Grundlagen zum Verständnis der Pathogenese dieses Schadens. Über Einzelfälle von gleichartigen Komplikationen wurde in der Folgezeit wiederholt nach Injektion unterschiedlicher anderer Substanzen berichtet. Auch in neueren Publikationen (6) wird aber die Ansicht geäußert, daß es sich um eine sehr seltene Komplikation handelt. In diesem Vortrag wird über 30 eigene Beobachtungen dieser Komplikation, des Nicolau-Syndroms (N.S.), berichtet, die aus den Jahren 1977 bis 1982 stammen.

## Kasuistik

Eine 69-jährige Patientin erhielt wegen intermittierend auftretender Schmerzen in einer Hüfte eine intramuskuläre Injektion von Delphimix in die linke Gesäßhälfte. Mit Beginn des Einspritzens traten heftigste zum Damm ausstrahlende Schmerzen auf. Nach Beendigung der Injektion strahlten die Schmerzen auch ins linke Bein, und wenige Minuten später bemerkte die Patientin eine Lähmung des Fußes. Bei der Aufnahmeuntersuchung in unserer Klinik fanden sich eine leichte Schwellung und fleckförmige rötlich-violette Hautverfärbung mit Schwerpunkt im inneren unteren Gesäßquadranten. Die Einstichstelle war in der Mitte der Gesäßbacke sichtbar. Es fanden sich neurologische Ausfälle mit subkompletter Lähmung des N. ischiadicus und des N. glutaeus inferior sowie eine Sensibilitätsstörung im Versorgungsgebiet des N. cutaneus femoris posterior. Unter starken durch Analgetika kaum beeinflußbaren Schmerzen mit Schwerpunkt im medialen Gesäßbereich demarkierte sich innerhalb von 1 1/2 Wochen eine faustgroße, bis in die Labien reichende Nekrose, die dem Versorgungsgebiet der A. pudenda entsprach. Nach 10 Wochen erfolgte eine plastische Deckung des Defektes. Innerhalb von 2 Jahren trat eine leichte Remission der peripheren Nervenschäden ein.

Wesentliche Daten aller beobachteten Patienten mit N.S. sind in Tabelle 1 zusammengestellt.

## Besprechung

Das klinische Erscheinungsbild (5,11) des N.S. ist gleichförmig und unterscheidet sich nur durch die Schwere der Veränderungen. Zumeist mit Beginn der intramuskulären Einspritzung, selten erst danach, kommt

Tabelle 1

| | Alter Geschlecht | Medikament | Hauptwirksubstanzen | Indikation | Nervenschaden |
|---|---|---|---|---|---|
| 1 | 54 ♂ | Elmedal | | V.a. Thrombophlebitis | - |
| 2 | 32 ♂ | Butazolidin | Pyrazolderivat | perianale Thrombose | - |
| 3 | 65 ♀ | Demoplas | | Ischialgie | N. ischiadicus<br>N. glutaeus superior |
| 4 | 41 ♂ | Irgapyrin | | Lumbago | - |
| 5 | 39 ♂ | | Pyrazolderivat | Schulterschmerzen | - |
| 6 | 46 ♂ | | | Ischialgie | N. iliohypogastricus |
| 7 | 43 ♂ | Dolo-Attritin | + | Lumbago | - |
| 8 | 38 ♀ | | Vitamin | Ischialgie | - |
| 9 | 70 ♂ | | | Oberbauchschmerzen ungeklärter Art | N. ischiadicus<br>N. glutaeus inferior |
| 10 | 39 ♂ | | Pyrazolderviat | Lumbago | - |
| 11 | 69 ♀ | | + Depot-Kortikoid | Hüftgelenkschmerz | N. ischiadicus<br>N. glutaeus inferior<br>N. cutaneus femoris post. |
| 12 | 34 ♂ | Delphimix | + Vitamin | Schmerzen nach Hüftprellung | N. ischiadicus<br>(Nn. glutaei) |
| 13 | 53 ♂ | | (Tübinger Mischspritze) | Schmerzen im Handgelenk | - |
| 14 | 27 ♀ | | | Ischialgie | - |
| 15 | 52 ♂ | | | zervikales Wurzelsyndrom | - |
| 16 | 57 ♀ | | | Schmerzen in Schulter und Handgelenk | - |
| 17 | 36 ♂ | | | Schmerzen in beiden Unterschenkeln | - |
| 18 | 39 ♀ | Ultra-Demoplas | | zervikales Wurzel-Syndrom | - |
| 19 | 46 ♂ | | | Lumbago | - |
| 20 | 41 ♀ | | | Ischialgie | - |
| 21 | 66 ♂ | | | Coxarthrose | - |
| 22 | 44 ♂ | | | zervikales Wurzel-Syndrom | - |
| 23 | 24 ♂ | Dexa-Attritin | | Meniskusschaden | - |
| 24 | 55 ♂ | Sigma-Elmedal | | Lumbago | (N. ischiadicus) |
| 25 | 73 ♂ | | | Lumbago | - |
| 26 | 53 ♀ | Dexa-Brachialin | | Ischialgie | - |
| 27 | 58 ♀ | Hydracillin forte | Penicillin (kristallin) | eitrige Tonsillitis | N. ischiadicus |
| 28 | 27 ♂ | ? | | eitrige Tonsillitis | - |
| 29 | 32 ♂ | Transpulmin | Chinin in ätherischen Ölen | Bronchitis | - |
| 30 | 70 ♂ | Vibolex | Vitamin-B-Komplex | Schmerzen im Oberarm | - |

es zu heftigsten Schmerzen von zumeist brennendem Charakter im Injektionsgebiet, die häufig ins Bein ausstrahlen. Dieser ungewöhnliche Sofortschmerz wurde nur bei 2 unserer Patienten vermißt. Mitunter wird gleichzeitig eine umschriebene wachsartige Hautabblassung beobachtet. Innerhalb von Minuten und Stunden entwickelt sich ein mit einer druckschmerzhaften, bretthartenSchwellung einhergehendes Exanthem, das durch eine unregelmäßige rötlich-bläuliche Marmorierung in unregelmäßiger Netzform gekennzeichnet ist. Fakultative Begleitsymptome sind Schäden einzelner peripherer Nerven (zumeist des N. ischiadicus (4,7)) oder des Plexus lumbosacralis (14). Sehr selten sind Cauda- oder Rückenmarksschäden (12). Die dargestellten Hautveränderungen können innerhalb von Wochen abheilen. Oftmals demarkiert sich jedoch im Zentrum des ursprünglichen Exanthems eine Gangrän, die weite Teile der Glutäalmuskulatur erfassen kann. Bei 3 unserer Patienten lag nach Entfernung der Nekrose die Beckenschaufel frei.

Die Pathogenese des N.S. kann als geklärt gelten: es handelt sich um eine arterielle Medikamentenembolie. Die Symptome des N.S. sind hinsichtlich Art und zeitlichem Ablauf vergleichbar den bekannten Krankheitserscheinungen, die bei versehentlicher intraarterieller Injektion von gefäßtoxischen Medikamenten an den Armen (2,3) oder bei unbeabsichtigter Injektion in die A. umbilicalis bei Neugeborenen (8) beobachtet werden. Für mehrere Medikamente wurden histologische Beweise für eine Medikamentenembolie erbracht (5,11,13). Das N.S. läßt sich tierexperimentell reproduzieren (1,11). Im Rahmen des N.S. auftretende periphere Nervenschäden sind zu erklären als Folge einer Embolie im Bereich der Vasa nervorum. Versuche, das N.S. durch eine Überempfindlichkeitsreaktion, speziell ein Arthus-Phänomen oder ein Sanarelli-Shwarzman-Phänomen zu erklären, waren rein spekulativer Natur. Bei 2 unserer Patienten wurde die Injektion eines pyrazolhaltigen Antirheumaticums wegen heftigster mit Beginn der Einspritzung auftretender Schmerzen abgebrochen. Der in der Spritze verbliebene Rest der Injektionsflüssigkeit (etwa die Hälfte) wurde in die Glutäalmuskulatur der Gegenseite injiziert. Auf der Seite des Sofortschmerzes entstand eine ausgeprägte Gewebsnekrose, während auf der Gegenseite keinerlei Reaktionen festzustellen waren.

Die Beobachtung von 30 Fällen innerhalb von 5 Jahren zeigt, daß das N.S. keineswegs eine Rarität darstellt. Angesichts der reichen Vaskularisation des Glutäalbereichs mit regelmäßigen Vorkommen von sehr kaliberkräftigen Arterien auch im sog. oberen äußeren Gesäßquadranten (9) kann dieses aber auch nicht verwundern.

Bei den intraarteriellen Injektionsschäden an den Armen wie auch bei tierexperimentellen Untersuchungen zeigte sich, daß die Gewebsnekrose nur bei Aufwendung hohen Injektionsdrucks oder bei starkem allgemeinen Blutdruckabfall proximal der Injektionsstelle lokalisiert sein kann (2). Deswegen erlauben die Lage des Gewebsdefektes und auch periphere Nervenschäden Rückschlüsse auf die Durchführung einer intramuskulären Injektion. Eine Schädigung des N. ischiadicus im Rahmen eines N.S. wird durch eine sorgfältige Injektionstechnik stets vermieden.

Die Therapie des N.S. ist ebenso unbefriedigend wie die Behandlung der vergleichbaren Schäden an den Armen. In der Literatur wird eine Fülle von Behandlungsmethoden empfohlen. Von einer überzeugend wirksamen Theorie kann aber bisher nicht die Rede sein.

Die schlechten Behandlungsergebnisse zeigen, welche Bedeutung der Prophylaxe dieser oftmals schweren Komplikation zukommt. Zumindest ausgedehnte Gewebsnekrosen lassen sich durch eine sorgfältige Injektionstechnik mit Aspiration vor und während der stets langsam und ohne größeren Druck vorzunehmenden Einspritzung, durch sofortigen Abbruch der Injektion bei Auftreten heftiger Schmerzen oder einer lokalen Hautabblassung, vor allem aber durch die Wahl eines von größeren Gefäßen entfernt liegenden Injektionsortes regelmäßig verhindern. Aufgrund der anatomischen Untersuchungen von v. Hochstetter (9,10) sind der ventroglutäale Bereich und der M. vastus lateralis eindeutig als Injektionsorte der Wahl im Glutäalbereich bzw. am Oberschenkel ausgewiesen. Schließlich bedarf auch die Indikation zur intramuskulären Applikation von Antirheumatica, vor allem von Pyrazolderivaten, einer dringlichen Überprüfung. Sie waren in 26 unserer 30 Fälle die für den Schaden ursächliche Substanz.

## Literatur

1. Brachtel R, Meinertz T (1977) Local skin necroses after intramuscular injection-experimental animal studies. Arch Derm Res 258: 281-288
2. Cohen M (1948) Accidental intra-arterial injection of drugs. Lancet II:361-371, 409-416
3. Engler HS, Purvis JG, Kanavage CB, Ogden LL, Freeman RA, Moretz WH (1967) Gangrenous extremities resulting from intra-arterial injections. Arch Surg 94:644-650
4. Fiocchi A, Vittadini G (1978) Sindrome di Nicolau (trombo-embolia arteriosa da medicamenti) da benzatin-penicillina nel bambino. Minerva Pediatr 30:591-596
5. Freudenthal W (1927) Medikamentöse Hautembolien (mit Exanthem, Blasenbildung, Gangrän). Embolia cutis medicamentosa. Arch Derm Symph 153:730-746
6. Gebert K (1980) Embolischer Lumbalarterienverschluß nach Benzathinpenizillin (Penduran). Ein kasuistischer Beitrag zum Nicolau-Syndrom im Erwachsenenalter. Psychiatr Neurol med Psychol 32: 443-446
7. Gordon W, Dove J (1972) Complications of accidental intra-arterial long-acting penicillin injections. Sth Afr Med J 46:1833-1836
8. Heiming E, Rehder H (1973) Organschäden nach Tris-Puffer-Injektion in die Nabelgefäße. Dtsch med Wschr 98:305-309
9. Hochstetter Av (1955/1956) Über Probleme und Technik der intraglutäalen Injektion. Schweiz med Wschr Teil I, 85:1138-1144, Teil II, 86:69-76
10. Hochstetter Av (1969) Eine sichere Technik der Injektion in den Oberschenkel: Laterale Vastus-Injektion. Schweiz med Wschr 99: 266-269
11. Nicolau S (1925) Dermite livédoide et gangréneuse de la fesse, consécutive aux injections intra-musculaires, dans la syphilis. Ann mal vénér 20:321-339
12. Shaw EB (1966) Transverse myelitis from injection of penicillin. Am J Dis Child 111:548-551
13. Stiehl P, Weissbach G, Schröter K (1971) Das Nicolau-Syndrom. Zur Pathogenese und Klinik arteriell-embolischer Penizillinzwischenfälle. Schweiz med Wschr 101:377-385
14. Stöhr M, Dichgans J, Dörstelmann D (1980) Ischemic neuropathy of the lumbosacral plexus following intragluteal injection. J Neurol Neurosurg Psychiatr 43:489-494

# Periphere Nervenverletzungen nach chirurgischen Eingriffen

Ch. B. Lumenta und W. J. Bock

Die Osteosynthese mit dem AO-Verfahren gehört in unserer jetzigen Zeit zu einer fast alltäglichen Behandlungsmethode der Knochenbrüche an den Extremitäten. Durch die zunehmende Anwendung dieses Verfahrens steigt auch die Zahl der Komplikationen an, wozu die peripheren Nervenverletzungen gehören. Solche Verletzungen werden auch nach Weichteiloperationen, Repositionen von Luxationen sowie nach einer Regionalanästhesie beobachtet, obwohl diese Zahl deutlich geringer ist. In dieser Arbeit werden die Ursache, die Indikationsstellung zur neurochirurgischen Revision und die Prognose der einzelen Verletzungen eruiert.

## Material und Methode

118 Patienten mit peripheren Nervenschädigungen wurden in einem Beobachtungszeitraum von 19 Monaten in der EMG-Sprechstunde der Neurochirurgischen Universitätsklinik Düsseldorf untersucht. Bei 62% dieser Patienten handelte es sich um iatrogene Verletzungen, wovon 36 Fälle mit Nervenschädigungen nach Akustikneurinom-, Mittelohroperationen oder falscher Lagerung (Schiene, Gips, Op-Lagerungen) sowie Wurzelschädigungen nach Eingriffen an der Wirbelsäule nicht berücksichtigt wurden. Die verbleibende Gruppe besteht aus 15 Frauen und 22 Männer im Alter von 6 bis 69 Jahren. Die Elektromyographie wurde mit konzentrischen Nadelelektroden durchgeführt. Bei der Elektroneurographie erfolgte die Reizung mit Oberflächenelektroden, die Ableitung mit konzentrischen Nadelelektroden. Ausschlaggebend für die Beurteilung war außer dem elektrodiagnostischen Befund auch die Kräftegradeinteilung nach Seddon (7) mit der Bewertung von 0 bis 5.

## Ergebnisse

An den oberen Extremitäten wurden 19 Patienten mit peripherer Nervenschädigung einschließlich Läsion des Plexus brachialis beobachtet. Am häufigsten kam es zu einer Schädigung des N. radialis nach einer Knochenoperation (26,3%), gefolgt von Plexus brachialis-Schädigungen nach Regionalanästhesie (15,8%) und von Schädigungen des N. ulnaris nach Knochenoperationen (15,8%). An den unteren Extremitäten waren 12 Patienten untersucht worden, wobei der N. peronäus mit 41,7% am häufigsten betroffen war, gefolgt vom N. ischiadicus mit 25%, beides Zustände nach Knochenoperationen. Bei 3 Fällen handelte es sich um die Schädigung mehrerer Nerven bei Zustand nach Knochenoperationen polytraumatisierter Patienten. Bei 8,1% der Fälle wurde eine Schädigung des N. accessorius nach einer Operation am hinteren seitlichen Halsdreieck festgestellt. In 14 Fällen wurde eine neurochirurgische Revision durchgeführt, in 17 Fällen reichte eine konservative Therapie aus. 6 Patienten lehnten eine neurochirurgische Intervention ab, obwohl diese indi-

Tabelle 1. Die Häufigkeit der einzelnen iatrogenen peripheren Nervenschädigungen, sowie deren Ursachen (n = 37)

| | Weichteil-operation | Knochen-operation | Reposition | Regional-anästhesie |
|---|---|---|---|---|
| Accessorius | 3 | - | - | - |
| Axillaris | - | - | 2 | - |
| Musculo-cutaneous | 1 | - | - | - |
| Radialis | - | 5 | - | - |
| Medianus | 2 | - | - | - |
| Ulnaris | - | 3 | - | - |
| Plexus brachialis | 1 | - | 2 | 3 |
| Ischiadicus | - | 3 | - | - |
| Femoralis | 2 | - | - | - |
| Peronäus | 2 | 5 | - | - |
| Kombination | - | 3 | - | - |

ziert war. Nach der neurochirurgischen Revision kam es in 42,9% der Fälle zu keiner Besserung, in 7,1% zu einer Besserung um 1 Kräftegrad, in 35,8% um 2 Kräftegrade und in 14,2% um 3 Kräftegrade. 47,1% der konservativ behandelten Patienten zeigten keine Besserung, 5,8% eine Besserung um 1 Kräftegrad und 47,1% um 2 Kräftegrade.

## Diskussion

Im Zusammenhang mit Knochenbrüchen und Weichteilverletzungen können periphere Nervenschädigungen auftreten. In der Neurochirurgie werden selten Patienten mit frischer peripherer Nervenschädigung gesehen. Der Anteil in unserem Krankengut lag bei 2% der gesamten Unfallpatienten. Solche Patienten werden meist in allgemeinchirurgischen Abteilungen behandelt und erst später dem Neurochirurgen vorgestellt, nachdem bei den ersten Mobilisierungsversuchen Bewegungseinschränkungen oder -ausfälle sichtbar werden. In vielen Fällen berichten die Patienten über bestehende Gefühllosigkeit oder Parästhesien. Oft ist es möglich zu unterscheiden, ob die Nervenschädigung bereits primär vorliegt oder erst sekundär iatrogen auftrat. In unserer Arbeit war der N. peronäus am häufigsten betroffen, gefolgt vom Plexus brachialis und N. radialis. Als Ursache der Peronäusschädigungen waren in erster Linie Verletzungen durch Drahtextensionen bei Behandlung von Oberschenkelfrakturen. Vorster et al. (9) zitierten in ihrer Arbeit über "Komplikationen von Drahtextensionen an den unteren Extremitäten" Block's Ausführung, daß eine direkte Verletzung des N. peronäus durch den eingebohrten Draht als besondere Gefahr anzusehen sei, weswegen die Bohrrichtung in dieser Region von lateral nach medial durchgeführt werden solle. Vorster und Coautoren konnten jedoch solche Lähmungen unter 506 Drahtextensionen bei 480 Patienten mit Frakturen des Oberschenkelknochens und Fersenbeins nicht beobachten. Die Schädigung des Plexus brachialis war vorwiegend auf die Komplikation einer Regionalanästhesie zurückzuführen und beruht in den meisten Fällen auf einer primären Läsion durch die Kanüle und das injizierte Lokalanästhetikum in das Intraneurium, weniger durch eine sekundäre Narbenbildung. Nach Reposition von Schulterluxationen und Operationen von Schwannomen im Klavikelbereich kann ebenfalls eine Schädigung des Plexus brachialis auftreten. In unserer Studie war die Läsion des N. radialis in allen Fällen auf die operative Versorgung der Oberarmschaftbrüche (Verschraubung/Verplattung) zurückzuführen. Nach Stöhr (8) besteht hierbei eine durchschnittliche Komplikationsrate von 10-12%. Nach Lymphknotenbiopsien und -exstirpationen am seitlichen hinteren Halsdreieck kam es häufig zu einer Durchtrennung des N. accessorius. In allen Fällen streben wir eine frühe Sekundärversorgung an (6-10 Wochen). Die Operationsindikation ist gegeben, wenn bei laufenden Kontrollen in den von dem betroffenen Nerv versorgten, am proximalsten gelegenen Muskeln die nach diesem Zeitpunkt erwarteten niederamplitudigen Potentiale längerer Dauer, sog. Reinnervationspotentiale nicht nachzuweisen sind. Wir gehen davon aus, daß die Axone am Tag ca. 1-2 mm aussprossen. Eine Sekundärversorgung, die erst nach Ablauf von 6 Monaten durchgeführt wird, hat eine bedeutend schlechtere Prognose. Nach Ablauf von 12 Monaten dürfte eine Nervennaht keine Erfolgsaussichten mehr haben (2,3,4,5). Insgesamt hängt der Erfolg einer operativen Behandlung einer peripheren Nervenschädigung von der Art, Lokalisation und Länge der Unterbrechung, Gefäßversorgung der Nerven, Alter der Patienten und nicht zuletzt vom Zeitpunkt und von der Technik der Operation ab. Eine Restitutio ad integrum ist auch bei optimaler Behandlung nicht gegeben. Das beste Ergebnis erreichten wir am N. medianus mit einer Besserung um 3 Kräftegrade, das schlechteste am N. ulnaris.

## Zusammenfassung

Die Ursache bei mehr als der Hälfte der Fälle mit iatrogenen Nervenschädigungen war eine Komplikation der operativen Versorgung der Knochenbrüche. Der am häufigsten betroffene Nerv war der N. peronäus, gefolgt vom Plexus brachialis und N. radialis. Die Verletzung des N. ulnaris hatte die schlechteste Prognose.

## Literatur

1. Bock WJ (1979) Traumatische Kompressionen und iatrogene Schädigungen am peripheren Nerven. In: Scheller W, Schildberg FW (Hrsg) Chirurgie Aktuell Bd 5. Perimed, Erlangen, S 323
2. Bushe KA (1971) Mikrochirurgische Maßnahmen zur Funktionsrückkehr nach Accessoriuslähmung durch Lymphdrüsenexstirpation am Hals. Hefte z Unfallheilk 107:213-215
3. Gilsbach J, Seeger W (1977) Periphere Nervenverletzungen und ihre Behandlung. Chirurg 48:294-299
4. Liesegang J (1979) Zur Versorgung peripherer Nervenverletzungen. In: Scheller W, Schildberg FW (Hrsg) Chirurgie Aktuell Bd 5. Perimed, Erlangen, S 327
5. Lumenta CB, Dietrich U, Tiyaworabun S (1980) Nervenschädigungen bei Extremitätenverletzungen. Vortrag auf Symposion neurochirurgischer Notfälle Düsseldorf
6. Mumenthaler M, Schliack H (1973) Läsionen peripherer Nerven. Thieme, Stuttgart New York
7. Seddon HJ (1947) Three types of nerve injury. Brain 66:237
8. Stöhr M (1980) Iatrogene Nervenläsionen. Thieme, Stuttgart New York
9. Vorster C, Engel W, Schenk W (1970) Komplikationen von Drahtextensionen an den unteren Extremitäten. Zbl Chir 95:621-623

# Iatrogene Nervenläsionen an der unteren Extremität aus der Sicht des Unfallchirurgen. Ursachen, Spätergebnisse, Prognose

W. Schlickewei, E. H. Kuner und R. Hoydem

Nervenverletzungen als Zusatzschaden bei Verletzungen der unteren Extremität werden durch die Zunahme der Verkehrsunfälle immer häufiger. Übersehen darf man hierbei nicht, daß ein relativ hoher Prozentsatz der posttraumatisch diagnostizierten Nervenläsionen erst sekundär als mittelbare bzw. therapieabhängige Unfallfolge entsteht (1,2,7).

Nicht nur zur Unterscheidung dieser beiden Gruppen, sondern vor allem wegen der differenten Therapie, die aus der Ätiologie der Schädigung zu folgern ist und auch aus forensischer Sicht, sollte möglichst früh bei stationärer Aufnahme eine exakte neurologische Befunderhebung erfolgen.

Auf die typischen Schädigungsarten peripherer Nerven (6) Neurapraxie, Axonotmesis und Neurotmesis soll in diesem Rahmen nicht näher eingegangen werden.

Die Erklärung der Tatsache, daß bei sekundären Nervenläsionen an der unteren Extremität in der Praxis fast immer der N. peronaeus betroffen ist, liegt nicht nur daran, daß er durch die subkutane Lage im Bereich des Fibulaköpfchens besonders vulnerabel ist, sondern auch in seiner inneren Struktur, nämlich daß er hier aus wenigen Faszikeln und kaum epineuralem Bindegewebe besteht. Auch die nutritiven Gefäße laufen hier exponiert an der Nervenoberfläche.

Bei den sekundären Läsionen des N. peronaeus muß man zwischen zwei Gruppen unterscheiden:

1. Die mittelbar unfall- bzw. frakturbedingten Verletzungen:
   a) Ödemdruck, Hämatomdruck
   b) Tibialis-anterior-Syndrom (4)
   c) vaskuläre Läsion (Ischämie)
   d) Druck durch Kallusbildung

2. Peronaeusläsionen ohne direkte Verbindung zum Unfall (3,8): Intra- bzw. postoperative Läsion, im weitesten Sinne also iatrogene Läsionen:
   a) Druck durch Pflaster- oder Gipsverbände,
   b) Operationsschäden (Narkoselagerung, Instrumente, Dehnung bei Extension, Blutsperre),
   c) Schienenlagerung.

Bei beiden Verletzungsmustern ist glücklicherweise die Prognose gut, da bei all diesen Läsionen eine Neuropraxie oder eine Axonotmesis als histologisches Korrelat angenommen werden kann.

Die durchzuführende Therapie sollte demzufolge eher konservativ (Krankengymnastik, ggf. elektrisieren 2-3mal täglich und Spitzfußprophylaxe, Vitamin B) sein.

Eine operative Revision sollte die Ausnahme bleiben.

Eine Elektrotherapie wird unterschiedlich beurteilt. Eine raschere Reinnervation ist hierdurch sicher nicht zu erwarten (5,8).

Wir haben aus dem Krankengut der Unfallabteilung der Universitätsklinik Freiburg die Patienten mit Nervenläsionen zwischen 1976 und 1979 zusammengestellt.

Bei insgesamt 2642 mit Frakturen an der unteren Extremität behandelten Patienten traten insgesamt 123 Peronaeusläsionen auf (4,6%).

Die Diagnose wurde in allen Fällen im Rahmen einer fachneurologischen Untersuchung durch Konsil gesichert. Hiervon waren

60 (49%) primär traumatische,
17 (14%) sekundär traumatische (z.B. Tib.-anterior-Syndrom),
39 (31%) im weitesten Sinne sekundär iatrogene Läsionen.

Bei 7 (6%) Patienten ließ sich die Ursache retrospektiv nicht mehr klären.

Somit waren bei 1,5% der Patienten iatrogene intra- bzw. postoperative Nervenläsionen eingetreten.

Ursache der sekundär iatrogenen Läsionen war in

18 Fällen eine Marknagelung,
9 Fällen ein Ober- bzw. Unterschenkelgipsverband,
8 Fällen eine intraoperative Läsion durch direkten Schaden oder Lagerung,
4 Fällen die postoperative Schienenlagerung.

Bei 8 Patienten fand man eine Mitschädigung des N. tibialis nach Marknagelung (drei mal bei Gipsbehandlung).

Im Mittelpunkt der Therapie stand bei uns die aktive bzw. passive Krankengymnastik, zusätzlich wurde bei 36% der betroffenen Patienten ein Peronaeusschuh angepaßt. Elektrotherapie und Vitamin-B-Präparate wurden ergänzend gegeben.

80% der Patienten konnten durchschnittlich drei Jahre und drei Monate nach Läsion nachuntersucht werden, 34 (87,2%) der 39 Patienten mit iatrogener intra- bzw. postoperativer Läsion.

Im Mittelpunkt der Kontrolle stand die Beurteilung der motorischen und sensiblen Funktion.

Bei mit Marknagel versorgten Patienten war in noch 3 von 16 Fällen eine Funktionsbeeinträchtigung festzustellen:
1 Patient hatte noch eine Fuß- und Zehenheberparese,
1 zweiter einen weitgehend kompletten Ausfall im Peronaeus-profundus-Gebiet nach Ober- und Unterschenkelmarknagelung.

Alle 6 intraoperativ durch Lagerung entstandenen Verletzungen hatten ein gutes bzw. sehr gutes Resultat. Ebenso waren die durch postoperative Lagerung oder Gipsverband betroffenen Patienten bei Nachkontrolle alle beschwerdefrei.

Auffällig in der Gruppe der Patienten, bei denen der Nervenschaden durch Gipsverbände entstanden war, war die Tatsache, daß hier vier der acht Patienten ein schlechtes Resultat aufwiesen. Auffällig waren aber auch hier die Begleiterkrankungen (bei 4 Patienten ausgeprägte Adipositas, bei 3 Patienten chronischer Alkoholismus).

Subjektiv fühlten sich noch 5 der 34 Patienten durch die Läsion beeinträchtigt.

Der Vergleich der Endresultate der verschiedenen Gruppen zeigt, daß die Spätresultate bei den primär- bzw. sekundär-traumatisch bedingten Läsionen mit nur 59% bzw. 43% guten und sehr guten Resultaten deutlich schlechter ist, als bei den sogenannten sekundär iatrogenen mit 73% guten bzw. sehr guten Resultaten.

Zusammenfassend kann man sagen, daß intra- bzw. postoperative Nervenläsionen an der unteren Extremität aufgrund des Entstehungsmechanismus in der Regel eine gute Prognose haben.

Durch Beachtung der Lagerungsregeln bei Operationen
atraumatischen Operationstechniken,
schonenden Gipstechnik mit kunstgerechter Polsterung,
Kontrolle der postoperativen Lagerung
kann ihre Zahl auf ein Minimum gesenkt werden.

## Zusammenfassung

Nervenverletzungen können außer durch direkte Unfallfolge auch therapiebedingt sekundär-iatrogen entstehen.

Bei 2642 Patienten, die zwischen 1976 und 1979 in der Unfallchirurgie der Universität Freiburg mit Frakturen der unteren Extremität behandelt wurden, trat bei 1,5% (39 Patienten) ein iatrogen ausgelöster Peronaeusschaden auf.

Bei Kontrolle nach 3 Jahren hatten diese Patienten mit 73% gutem bzw. sehr gutem Resultat ein wesentlich besseres Spätergebnis als primär- bzw. sekundärtraumatisch entstandene Läsionen mit 59% bzw. 43% guten bzw. sehr guten Resultaten. Sekundär-iatrogene Läsionen haben nicht zuletzt wegen des Entstehungsmechanismus (Nervenkontinuität meist erhalten) eine gute Prognose.

## Literatur

1. Berry H, Richardson PM (1976) Common peroneal nerve palsy: A clinical and electrophysiological review. J Neurolog Neurosurg Psychiat 39:1162-1171
2. Hempel D (1969) Gefahren und Schäden im Operationsfall aus der Sicht des Chirurgen. Der Chirurg 40:385-388
3. Kuner EH (1976) Die Marknagelung von Femur und Tibia mit dem AO-Nagel. Unfallchirurgie 2:155-161
4. Mumenthaler M, Mumenthaler A, Medici V (1969) Das Tibialis-anterior-Syndrom nach Operationen am Unterschenkel. Seine Fehldiagnose als Peronaeusparese. Arch Orth Unfallchir 66:201-221
5. Mumenthaler M (1975) Therapie bei peripherer Peronaeusparese. Dt Med Wschr 100:1483
6. Seddon HJ (1942) A classification of nerve injuries. Br Med J 2:237
7. Sorrel DA (1973) Common peroneal nerve palsy. Evaluation and mangement. J Am Med wom ass 28:125-130
8. Stöhr M (1980) Iatrogene Nervenläsionen. 1. Aufl. Thieme, Stuttgart

# Nervenläsionen bei Fixateur-externe-Behandlung Beinverletzter

W. Holtvoeth, H. W. Delank, M. Kutzner und K. H. Müller

Oft unvermeidbar sind sekundär traumatische Nervenschäden, die dem Neurologen nach operativer Behandlung von Extremitätenbrüchen nicht selten begegnen. Zu den neueren Methoden einer operativen Osteosynthese gehört der sogenannte *Fixateur-externe*. Diese Methode gilt als weichteilschonend und ungefährlich für die Blutversorgung von Fragmenten und Fragmentenden (10). Als Vorzüge dieses Verfahrens werden neben einer herdfernen Stabilisierung die Vermeidung von herdnahen Fremdkörpereinwirkungen und von Störungen der Vaskularisation angesehen und nötigenfalls optimale Voraussetzungen für eine sekundäre weitere Behandlung. Indikationen für die Behandlung mit dem Fixateur externe stellen primär offene Unterschenkeltrümmerfrakturen Grad III, sowie sekundär infizierte Pseudarthrosen, Arthrodesen, Verlängerungs- bzw. Korrekturosteotomien und ältere offene Frakturen Grad II dar.

In den Jahren 1975 bis 1981 wurden in der Chirurgischen Universitäts-Klinik Bergmannsheil Bochum rund 700 Patienten mit einem Fixateur externe behandelt, wobei über 90% wegen Beinverletzungen operiert wurden. Bei diesen 645 beinverletzten Patienten erfolgte zu 75% eine sekundäre und nur zu 25% eine primäre Behandlung mit dem Fixateur externe. Aus diesem Patientenkollektiv wurden die Krankengeschichten derjenigen Patienten mit Beinverletzungen ausgewertet, bei denen chirurgischerseits eine neurologische Untersuchung wegen eines Nervenschadens veranlaßt wurde.

Von diesen 183 vorgestellten Patienten waren etwa ein Drittel (N = 65) primär mit dem Fixateur externe behandelt worden und zwei Drittel (N = 118) sekundär.

Die Verletzungen resultierten bei 107 Patienten aus Verkehrsunfällen, bei 25 Patienten aus Arbeitsunfällen und bei 51 Patienten lagen private oder andersartige Unfälle vor.

Bei den beiden Hauptgruppen wurden Mehrfachfrakturen doppelt so häufig gesehen wie Einfachfrakturen.

Der Anteil von zusätzlichen Schädel-Hirn-Traumen war bei den Verkehrsunfällen mit nahezu 40% deutlich höher als bei den Arbeitsunfällen mit einem Anteil von nur 10%.

Hinsichtlich der peripheren Nervenschäden ergab sich nun in dem hier untersuchten Patientenkollektiv ein Verhältnis von primären Nervenläsionen, d.h. unmittelbar durch Unfalleinwirkung zu sekundären Nervenläsionen (im Sinne erst später sich manifestierender Folgeerscheinungen von 2:1).

Zum Teil (etwa 20%) handelt es sich um Schädigungen mehrerer Nerven einer Extremität durch eine schwere Verletzung oder um multiple Nervenläsionen nach Traumatisierung verschiedener Extremitäten.

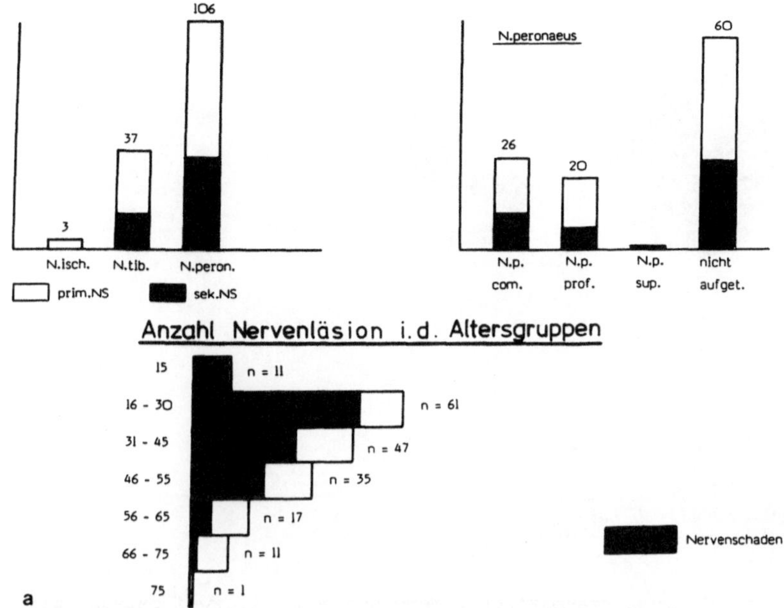


Abb. 1a. Verteilung von posttraumatischen Nervenschäden nach Lokalisation (oben) und Alter (unten)

Das Verhältnis und die Verteilung der Nervenläsionen zeigt nun Abb. 1a.

Am häufigsten betroffen war der N. peronaeus (etwa 70%). Eine besondere Beachtung, vor allem in pathogenetischer Hinsicht, verdienen die sekundären Nervenläsionen (N = 52 entsprechend 40%).

Bei mehr als zwei Drittel ergab sich ein eindeutiger Kausalbezug zu unmittelbar vorausgegangener operativer Behandlung (im Sinne einer frühen sekundären Nervenläsion), während ein Drittel der Nervenschäden erst mit wesentlich längerer Latenz zur Beobachtung gekommen ist.

Hierbei ergibt sich, das Schienenlagerung und Gipsverband auch heute noch neben dem eigentlichen Operationsrisiko ein erhebliches Gefahrenmoment für eine sekundäre Mitschädigung des peripheren Nerven darstellen.

Die Geschlechtsverteilung der Probanden betrug 138 männliche zu 45 weiblichen Patienten.

Nach der Altersverteilung befanden sich annähernd 60% der Patienten in der Altersgruppe von 16 bis 45 Jahren. Bei den unter 15-jährigen Patienten (11) wurde bereits frühzeitig vom Operateur ein Nervenschaden erkannt.

Ein morbider oder prämorbider verletzungsunabhängiger Zustand des peripheren Nervensystems (1,2,4,5,6,9,12) beeinträchtigt deutlich den traumatischen Nervenschaden bzw. dessen Restitution.

So wurde bei 34 Patienten eine zumindest latente Polyneuropathie aufgefunden, wobei sich ein Diabetes häufiger als Alkohol und andere polytope Nervenschädigungen zeigte.

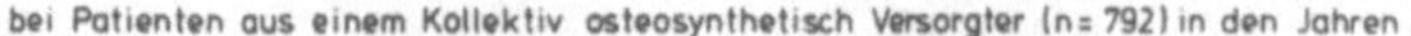


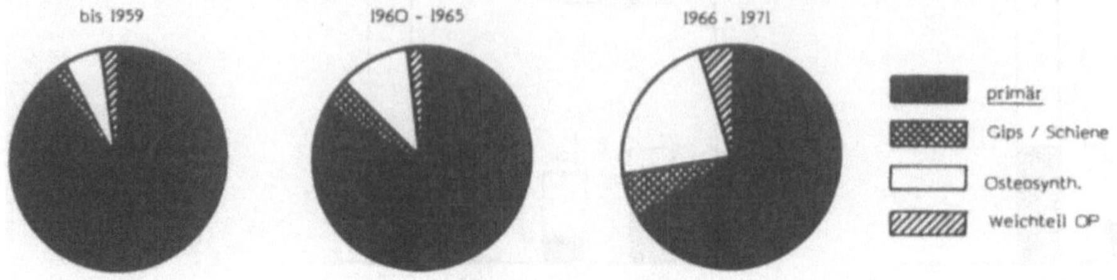


bei (n = 148) Patienten aus einem Fixateur-externe Behandlungskollektiv (n = 645) in den Jahren

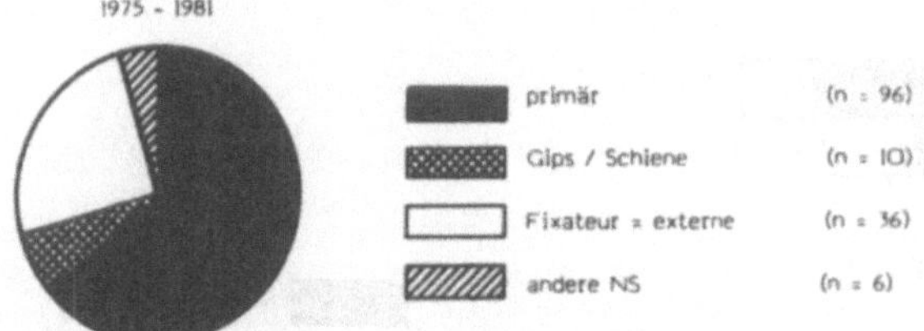


b

Abb. 1b. Vergleich der Entwicklung traumatischer Nervenschäden bei zwei osteosynthetisch unterschiedlich behandelten Patienten Kollektiven

Bemerkenswert erscheint, daß nur in 10% aller hier aufgeführten Fälle bereits präoperativ neurologische Konsiliaruntersuchungen veranlaßt wurden und auch nur bei 47 Patienten eingehende Zusatzuntersuchungen, vor allem Elektromyographien, durchgeführt worden sind.

Hieraus, d.h. aus der Unkenntnis des präoperativen Zustandsbildes, resultieren leider auch die vielen Fälle, die immer wieder Schwierigkeiten bei späterer gutachterlicher Untersuchung hervorrufen.

Die nur begrenzt möglich gewesene Verlaufsbeobachtung zeigte bei 20% (N = 31) der beobachteten Nervenschäden keine Rückbildung, so daß in diesen Fällen auf einen schweren Nervenschaden geschlossen werden muß.

Interessant erscheint nun die bei chronologischer Sicht erkennbare Entwicklung bei der Verteilung der primären zu den sekundären traumatischen Nervenschäden (11) (Abb. 1b). Während zu Beginn der operativen Osteosynthesebehandlung der Anteil der sekundären, d.h. durch den operativen Eingriff bedingten Nervenläsionen, noch sehr gering gewesen ist, hat dieser Anteil von 1960 an erheblich zugenommen. Etwa konstant geblieben sind allerdings bis heute die anteiligen sekundären Nervenläsionen, die durch die postoperative Nachsorge vor allem durch Lagerung und Schienung entstanden sind.

Hervorzuheben bleibt aber, daß die Einführung der Fixateur-externe-Methode gegenüber den bisherigen operativen Behandlungsverfahren keine wesentliche Zunahme des unverändert hohen Anteils von sekundären Nervenschäden erkennen läßt.

Eine spezifische Vulnerabilität in dem von uns untersuchten Krankengut wies der *N. peronaeus* auf.

Diese Vulnerabilität erklärt sich sicherlich einmal durch den Nervenverlauf, zum anderen auch durch eine häufig angetroffene *prätraumatische polytope Morbidität* des peripheren Nervensystems, welche nachhaltig den peripheren Nervenschaden bzw. dessen Restitution beeinflußt. Eine Relation von primären zu sekundären Nervenläsionen bei mit Fixateur-externe Behandelten, fand sich ebenso wie bei anderen Osteosyntheseverfahren *etwa von 2:1*.

Eindrucksvoll hat sich zu erkennen gegeben, daß nicht nur der Fixateur-externe "etwa in gleicher Weise" wie alle bisherigen operativen Methoden eine Gefahrenträchtigkeit für den peripheren Nerven bringt, sondern daß *unverändert* ein nicht unerheblicher Teil der *sekundären traumatischen Nervenschäden* durch eine insuffiziente postoperative Nachsorge verursacht wird.

## Zusammenfassung

Weitgehend unvermeidbar sind sekundär traumatische Nervenschäden, die dem Neurologen nach operativer Behandlung von Extremitätenbrüchen nicht selten begegnen. Dies trifft auch für die Osteosynthesemethode des "Fixateur-externe" zu, die heute mancherorts bevorzugt bei offenen Frakturen und ihren Folgekomplikationen angewandt wird. Von 645 in diesem hiesigen Klinikum behandelten Patienten mit Frakturen im Bereich der unteren Extremität wurden diejenigen ausgewertet, die neurologische Konsiliaruntersuchungen bedurften. Art, Verteilung und Prognose der beobachteten Nervenschäden wurden unter klinisch-neurologischen Gesichtspunkten herausgearbeitet.

## Literatur

1. Delank HW (1974) Exotoxische Polyneuropathien. Akt neurol 1: 181-188
2. Delank HW (1974) Extremitätenverletzungen aus der Sicht des Neurologen. Mschr Unfallheilk 77:518-529
3. Delank HW (1973) Berufsschäden am peripheren Nervensystem. Z Neurol 205:71
4. Delank HW (1970) Grundriß der Unfallneurologie. Steinkopff, Darmstadt
5. Delank HW (1978) Traumatische Nervenschäden. Therapiewoche 28: 4792-4803
6. Kutzner M (1980) Differentiadiagnostische Aspekte bei traumatischen Nervenschäden. Schriftenreihe: Unfallmed Tagungen des Landesverbände der gewerbl Berufsgen, Bonn, S 31-36
7. Mumenthaler M (1974) Charakteristische Krankheitsbilder nicht unmittelbarer traumatischer peripherer Nervenschäden. Nervenarzt 45:61-66
8. Mumenthaler M, Schliack H (1973) Läsionen peripherer Nerven. 2. Aufl. Thieme, Stuttgart
9. Scheid W (1968) Lehrbuch der Neurologie. Thieme, Stuttgart
10. Szyszkowitz R, Reschauer R, Seggl W (1982) Offener Unterschenkelbruch. IMP 10, 6:46-49
11. Ulrich U (1975) Klinische Beobachtung bei primären und sekundären traumatischen peripheren Nervenschäden. Mschr Unfallheilk 78: 10-24
12. Wexberg E (1935) Traumatische Erkrankungen der peripheren Nerven und des Plexus. In: Bumke O, Foerster O (Hrsg) Handbuch der Neurologie. Springer, Berlin Göttingen Heidelberg, S 69-145

# Periphere Nervenläsionen nach gynäkologischen Operationen

E. Lorenzoni und W. Heidenreich

## Einleitung

Es soll über Schädigungen des N. femoralis (N. fem.), N. cutaneus femoris lateralis (N. cut. f. lat.) sowie der Nn. iliohypogastricus und ilioinguinalis (Nn. iliohyp. u. ilioing.) nach gynäkologischen Eingriffen berichtet werden. Gestützt werden die Untersuchungen auf das eigene Operationsgut und drei weitere Einzelfallberichte, auswärts operierter und von uns nachbehandelter Patientinnen.

N.fem.-Läsionen sind sowohl nach abdominalen Hysterektomien (1-4,6, 10,13) wie auch nach vaginalen (2,7,10,11,13) hinlänglich bekannt. Sie werden übereinstimmend bei abdominalen Uterusextirpationen auf die selbsthaltenden Bauchdeckenrahmen (6,11) und bei den vaginalen auf die Steinschnittlage zurückgeführt (5,7,10).

Dagegen fehlen Berichte über Läsionen des N.cut.f.lat. und der Nn. iliohyp.u.ilioing. nach gynäkologischen Operationen gänzlich. Die Entstehungsmechanismen dieser Nervenläsionen nach gynäkologischen Operationen soll auf Grund eigener operativer Erfahrungen im Vergleich zu deren Entstehung bei anderen, in der Nachbarschaft durchgeführten Operationen diskutiert werden.

## Material und Methodik

Herangezogen wurde, soweit es die N.fem.- und N.cut.f.lat.-Läsionen betrifft, das Krankengut der gynäkologischen Klinik in den Jahren zwischen 1973 und 1981. Es waren dies 3954 abdominale Eingriffe, hiervon 2261 Hysterektomien und 1693 sonstige gynäkologische Laparatomien. Verwendet wurden ausschließlich Bauchdeckenhalter nach FRANZ mit selbsthaltenden Spekula mittlerer Breite. Die Operationsdauer betrug zwischen 1 und 1 1/2 Stunden. Desweiteren 4768 vaginale Eingriffe, hiervon 4287 Hysterektomien und 481 Radikaloperationen. Die Operationsdauer lag bei diesen zwischen 1/2 und 1 Stunde und bei den Radikaloperationen um 2 Stunden. Alle Frauen wurden in Steinschnittlage operiert, wobei die Beine jeweils um den Rücken des Assistenten geschlagen waren. Eine Fixierung durch Beinhalter erfolgte während der Operation nicht sondern nur kurzfristig bei der Operationsvorbereitung.

Alle Frauen mit suspekten Nervenläsionen wurden in den ersten Tagen nach der Operation neurologisch untersucht. Bei 9 Frauen konnte der Verlauf verfolgt werden, bei sechs waren keine Kontrollen möglich. 3 Frauen, bei denen sich eine Nn.iliohyp.u.ilioing.-Läsion fand, sind auswärts operiert worden, 2mal abdominal und einmal vaginal. Diese wurden nur einmal innerhalb 1/2 und 2 Jahren nach der Operation neurologisch untersucht.

## Ergebnisse

N.fem.-Läsionen waren bei 15 Frauen (0,31%) ausschließlich nach vaginalen Eingriffen nachweisbar. 8 links, 4 rechts und 3 beidseits. Von den einseitigen waren 2 motorisch, 3 sensibel und 7 gemischt. Die beidseitigen Läsionen waren bei 2 Frauen beidseits gemischt und bei einer links gemischt und rechts sensibel.

Der motorische Ausfall war leicht bis mittelschwer und nur einmal komplett. Die Lähmung wurde meist nach dem ersten Aufstehen post operationem bemerkt. Immer war der M. quadriceps betroffen und der PSR deutlich abgeschwächt. Eine Beteiligung des M. iliopsoas war bei den ausgeprägteren Lähmungen nicht auszuschließen jedoch eine genaue Prüfung angesichts der frischen Operation schwer möglich. Die sensiblen Störungen wurden meist während der Bettruhe wahrgenommen.

Der Verlauf zeigte bei 6 Frauen innerhalb der ersten 4 bis 22 Tage eine gute Besserung. Nur bei einer blieb die Lähmung unverändert. Bei 2 weiteren Frauen war sie nach 1 bzw. 4 Jahren vollständig verschwunden.

N.cut.f.lat.-Läsionen fanden sich bei 10 Frauen (0,11%), 4 nach abdominalen und 6 nach vaginalen Eingriffen. Bei 9 Frauen war die Läsion einseitig, bei einer beidseits. Nachuntersuchungen bei 3 Frauen innerhalb 1 und 7 Jahren erbrachten bei einer keine Besserung, bei einer eine Zunahme schmerzhafter Dysästhesien und bei einer waren sie abgeklungen.

N.iliohyp.u.ilioing.-Läsionen bei 3 auswärts Operierten betrafen nur die sensiblen Areale. Der motorische Anteil in Form einer Bauchdeckenschwäche war zumindest klinisch nicht erkennbar.

## Diskussion

Zu N.fem.-Läsionen ist es in unserem Krankengut ausschließlich nach vaginalen Eingriffen gekommen. Als Ursache ist die Steinschnittlage mit zu extremer Flexion, Abduktion und Außenrotation des Hüftgelenks anzuschuldigen. Der N.fem. wird hierbei gegen das relative starre "Leistenband" gedrückt (5). Eine Dehnung durch vaginale Spekula konnte durch Untersuchungen an der Leiche ausgeschlossen werden (5,7). Einer langen Operationsdauer wird von manchen Autoren ein disponierender Faktor beigemessen (5). Andere dagegen geben dieser kein Gewicht (10). Psoashämatome, die unter Antikoagulantien nicht ausgeschlossen sind, werden ebenfalls als Ursache diskutiert (1,2), konnten aber nach gynäkologischen Operationen nicht bewiesen werden. Desgleichen nicht ein eventueller Druck durch den Ellenbogen des Assistenten während der Operation (9).

Nach abdominalen Eingriffen werden als Ursache zu breite, selbsthaltende Spekula angeschuldigt, insbesondere bei mageren Frauen mit engem Becken (6,11). Der M.psoas werde nach unten und ca. 4 cm über dem Leistenband gegen den N.fem. gedrückt. Oder es kommt zu einem Druck des M.psoas und des N.fem. gegen die Beckenwand (10,13). Das Fehlen von N.fem.-Läsionen nach abdominalen Eingriffen in unserem Krankengut läßt sich schwer erklären, zumal sie sonst häufiger beschrieben werden als nach vaginalen. Ein Grund könnte in den verwendeten Bauchdeckenrahmen nach FRANZ mit schmalen Spekula gelegen sein.

Schwierig ist die Erklärung der bislang nach gynäkologischen Operationen nicht bekannten N.cut.f.lat.-Läsionen, die wir sowohl nach abdominalen, wie auch nach vaginalen Eingriffen fanden. Eine Entstehung durch die Steinschnittlage ist unwahrscheinlich. Der N.cut.f.lat. kann bei seinem fast rechtwinkeligen Durchschnitt durch die Bauchdecken nur durch eine extreme Streckung nicht aber Beugung der Hüfte geschädigt werden (9,13). Bei einem Fall (12) einer Läsion dieses Nerven bei einer Analfistel-Operation in Steinschnittlage ist die dort vermutete Ursache durch diese Lage anzuzweifeln. Bekräftigt wird dies dadurch, daß laut Kasuistik diese Frau 6 Monate vorher entbunden hat. Möglicherweise wurde der N.cut.f.lat. bereits während der Schwangerschaft, infolge abnormer Beanspruchung der Abdominalmuskulatur geschädigt (9). Die kurzfristige Streckung der Hüfte bei der Operationsvorbereitung scheint nicht für eine Druckschädigung auszureichen. Die Frage, ob die von uns verwendeten Bauchdeckenhalter nach FRANZ einen direkten Druck ausüben können, muß offen bleiben. Ebenso die Möglichkeit einer Schädigung durch operative Manipulationen.

Läsionen der Nn.iliohyp.u.ilioing. fanden sich bei 3 Frauen. Sie wurden bislang nicht nach gynäkologischen, wohl aber bei anderen Eingriffen in diesem Bereich beschrieben. Zurückgeführt werden sie dann auf Einbezug in die Naht oder direkte operative Verletzungen (13), was aber bei gynäkologischen Eingriffen unwahrscheinlich ist. Ihr Vorhandensein kann daher vorerst nur zur Kenntnis genommen werden.

## Zusammenfassung

Es wird über das Auftreten von Läsionen des N.fem., N.cut.f.lat und der Nn.iliohyp.u.ilioing. nach vaginalen und abdominalen gynäkologischen Eingriffen berichtet. Die Entstehungsmechanismen werden an Hand der eigenen Operationstechnik und Lagerung im Vergleich zur Entstehung dieser Nervenläsionen bei anderen, ähnlichen, in der Nachbarschaft durchgeführten Operationen diskutiert.

## Literatur

1. Boudouresques J, Khalil R (1976) Les paralysies crurales transitoires post-opératoires. Nouv Press med 9:575
2. Buchthal A (1973) Femoralisparesen als Komplikation gynäkologischer Operationen. Dtsch med Wschr 98:2024-2027
3. Georgy F (1975) Femmoral neuropathy following abdominal hysterectomy. Am J Obstet Gynecol 123:819
4. Hopf HC (1969) Femoralis-Druckschädigung bei abdominalen gynäkologischen Operationen. Geburtsh u Frauenheilk 29:1078-1081
5. Hopper CL, Baker JB (1968) Bilateral femoral neuropathy complicating vaginal hysterectomy. Analysis of contributing factors in 3 patients. Obstet gynec 32:543
6. Krone HA (1972) Femoralislähmung nach Wertheimscher Radikaloperation. Zbl Gynäk 94:697-698
7. Lau H, Shaban J (1973) Femoralislähmung nach vaginalen Operationen. Med Welt 24:1214-1219
8. Meldrum DR (1979) Femoral nerve compression injury and tubal microsurgery. Fertility and Sterility 32:345-346
9. Mumenthaler M, Schliack H (1982) Läsionen peripherer Nerven. 4. Aufl. Thieme, Stuttgart New York
10. Scholz F, Hammans W (1975) Femoralisparesen nach vaginaler Uterusexstirpation und ihre forensischen Bedeutungen. Geburtsh u Frauenheilk 35:710-714
11. Sinclair RH, Pratt JH (1972) Femoral neuropathy after pelvic operation. Am J Obstet Gynecol 112:404-407
12. Stenz K (1960) Kurze Mitteilung über Meralgia paresthetica nach gynäkologischer Lagerung. Zbl Gyn 82:2022-2023
13. Stöhr M (1980) Iatrogene Nervenläsionen. Thieme, Stuttgart New York

# Spontane und traumatische intrakranielle Blutungen unter Antikoagulantientherapie (Marcumar)

R. Beck und A. Stammler

Seit 30 Jahren wird Marcumar in der Antikoagulantientherapie eingesetzt (5).

Während es sich bei den meisten Komplikationen um relativ ungefährliche Blutungen (Hämaturie, Hautsuffusionen, Epistaxis usw.) handelt, ist die Situation grundlegend anders, wenn das zentrale Nervensystem betroffen wird.

Hinsichtlich Morbidität und Letalität zählen die intrakraniellen Blutungen fraglos zu den schwersten Antigkoagulantienkomplikationen.

In der Zeit von 1978 bis Juli 1982 wurden in der Universitäts-Nervenklinik in Köln 46 Patienten, davon 27 Männer und 16 Frauen, wegen einer intrakraniellen Blutung unter Marcumartherapie stationär behandelt. Dies waren 4,8% aller während dieses Zeitraums behandelten intrakraniellen Hämatome. Am häufigsten traten intrazerebrale Hämatome (35) auf, gefolgt von subduralen Blutungen (10) und Subarachnoidealblutungen (1). Das Alter der Patienten lag zwischen 38 und 75 Jahren.

Die häufigste Indikation zur Antikoagulation waren kardiale Störungen (N = 27) gefolgt von arteriellen Verschlußleiden. Das Intervall zwischen Behandlungsbeginn und Auftreten der intrakraniellen Blutungen schwankte zwischen 13 Tagen und 10 Jahren, mit einem Häufigkeitsgipfel zwischen dem 3. bis 5. Jahr.

Zum Zeitpunkt der stationären Aufnahme war der Quick-Wert bei 15 der Kranken im therapeutischen Bereich (15 bis 25%); 12mal bestand eine Über-, 15mal eine Unterdosierung von Phenprocoumon (Marcumar). Bei 16 Patienten war ein Trauma vorausgegangen, bei 18,6% bestand eine Hypertonie; 7 Patienten hatten einen Diabetes mellitus, 2 Patienten nahmen Marcumar-Tabletten in suizidaler Absicht ein.

Die Diagnose der Blutung konnte mit der CCT eindeutig gestellt werden.

Bei fast 3/4 unserer Patienten machte sich die Blutung durch psychopathologische Veränderungen in Form von Bewußtseinsstörungen bemerkbar. Ein Patient fiel durch aggressives Verhalten auf. 28 Patienten (65,1%) klagten über anhaltende Kopfschmerzen, welche dann von Brechreiz und/oder Erbrechen begleitet waren. Mit gleicher Häufigkeit traten fokale neurologische Ausfälle teilweise recht plötzlich auf, meist Hemiparesen und/oder senso-motorische Aphasien. Bei einem Patienten wurde ein hirnorganischer Anfall beobachtet.

Die Symptomatik der intrazerebralen Hämatome entwickelte sich in 7 Fällen akut, bei 5 Patienten innerhalb eines Tages. Bei 15 Kranken dauerte es vom Beginn der Symptomatik bis zur Klinikaufnahme eine Woche. Die subduralen Blutungen wurden meist nach längerer Zeitspanne erkannt, was der allgemeinen Erfahrung entspricht. Bei der Aufnahme waren 6 Patienten komatös, 26 bewußtseinsgetrübt und 11 bewußtseinsklar.

Stets wird man schon beim Verdacht auf eine Blutung im Zentralnervensystem die Marcumarmedikation beenden und das entsprechende Antidot, Phytomenadion (Konakion) langsam i.v. (Vorsicht: Schock) in einer Dosis von 10 bis 20 mg zuführen. Kann der Wirkungseintritt von Konaktion, nach 2 bis 3 Stunden nicht abgewartet werden, sind zusätzlich Prothrombinkonzentrat oder Plasmafraktionen zu infundieren (5,7,8,9).

Abhängig von der Akuität der Symptomatik und dem Ausmaß der Bewußtseinstrübung wird man möglichst mit der Operation solange warten, bis die Thromboplastinzeit nach Quick 50% erreicht hat.

In unserer Klinik wurden alle subchronischen Hämatome (N = 7), fast ausschließlich subdurale Hämatome, operiert. Akute Blutungen wurden abhängig von der klinischen Symptomatik mit gleicher Häufigkeit operiert oder konservativ behandelt, während bei innerhalb von 24 Stunden aufgetretenen Hämatomen und protrahiertem Beginn der Symptomatik häufiger konservativ therapiert wurde. Die intrazerebralen Blutungen wurden in 60,7% operiert, ein schmales subdurales Hämatom und alle Subarachnoidealblutungen behandelten wir konservativ.

Entscheidendes Kriterium zur neurochirurgischen Operation war neben dem Allgemeinzustand und den Störungen der vegetativen Funktionen die Bewußtseinslage der Patienten bei stationärer Aufnahme.

Insgesamt verstarben 13 von 46 Kranken, davon sämtliche 6 bereits bei Klinikaufnahme komatösen Patienten. Es zeigte sich ein eindeutiger positiver Zusammenhang zwischen der Bewußtseinslage bei stationärer Aufnahme und der Prognose. Lediglich 4 Patienten waren bei der Klinikentlassung bzw. bei Nachuntersuchungen ohne neurologische und/oder psychopathologische Auffälligkeiten. Die intrazerebralen Hämatome hatten die schlechteste Prognose.

50% der konservativ behandelten einschließlich der bei Aufnahme morbibunden Patienten verstarben.

Bei den operativ Behandelten lag der Anteil schwerer neurologisch-psychopathologischer Defekte bei 29,6%. Die Letalität betrug 18,5%. Eine Antikoagulantientherapie mit Marcumar wurde postoperativ bzw. nach konservativer Behandlung auch bei unseren Patienten ausnahmelos abgelehnt.

Diese iatrogene Krankheit endete bei über 2/3 der Kranken mit dem Tod oder mit einem schweren zerebralen Defekt. Die Zusammenstellungen in der Literatur kommen, von Ausnahmen abgesehen (12), zu ähnlichen Ergebnissen (u.a. 2,4,6,9).

Die Prognose hängt, außer vom Allgemeinzustand des Patienten, von der Akuität und der Lokalisation der Blutung ab (4,9,10). Eine begleitende Hypertonie hatte keine entscheidende prognostische Bedeutung.

Neben der sorgfältigen Kontrolle der Gerinnungsverhältnisse ist bei der Anwendung von Marcumar insbesondere auf eine zusätzliche Verordnung von Medikamenten, so Analgetika und Barbiturate, wegen der zusätzlichen Veränderungen der Gerinnungsverhältnisse, zu achten.

Zusammenfassung

4,8% aller intrakraniellen Blutungen traten unter Marcumartherapie auf. 35 intrazerebrale, 10 subdurale, eine subarachnoideale Lokalisation. 30,2% verstarben, 21% waren schwer invalidisiert. Der Quick-Wert lag bei 3/4 der Patienten nicht im gewünschten therapeutischen Bereich. Als Prodromalsymptome fanden sich bei fast 3/4 der Fälle Kopfschmerzen und psychopathologische Veränderungen. 60,7% der Patienten wurde operiert. Die intrazerebralen Hämatome mit akutem Verlauf hatten die schlechteste Prognose.

Literatur

1. Angstwurm H, Frick E (1967) Nil nocere! Neurologische Komplikationen der Antikoagulantientherapie. Münch med Wschr 109:1103-1109
2. Askey JM (1966) Hemorrhage During Long-Term Anticoagulant Drug Therapy. Part 1: Intracranial Hemorrhage. Calif Med 104:6-10
3. Birnberger K, Maurach R (1981) Neurologische Manifestationen interner Erkrankungen. Urban & Schwarzenberg, München Wien Baltimore
4. Bodechtel G (1974) Differentialdiagnose neurologischer Krankheiten. Thieme, Stuttgart New York
5. Jaenecke J (1976) Antikoagulantien- und Fibrinolysetherapie. Thieme, Stuttgart New York
6. Langmaid C, Zierski J (1980) Spontaneous intracerebral Haematomas. Springer, Berlin Heidelberg New York
7. Leickert KH (1978) Der Nutzen von Cumarinederivaten bei der Koronaren Herzkrankheit. Med Welt 29:176-182
8. Leickert KH (1979) Cumarinederivate zur Langzeittherapie der Koronaren Herzkrankheit. Med Welt 30:854-861
9. Lévy A, Stula D (1971) Neurochirurgische Aspekte bei Antikoagulantienblutungen ins Zentralnervensystem. Dtsch med Wschr 96:1043-1048
10. Scheid W (1980) Lehrbuch der Neurologie, 4. Aufl. Thieme, Stuttgart New York
11. Wiener LM, Nathanson M (1962) The Relationship of Subdural Hematoma to Anticoagulant Therapy. Arch Neurol (Chic) 6:282-286
12. Wintzen AR, Tijssen JGP, De Vries WA, Loeliger EA, Roos J (1982) Risks of Longterm Oral Anticoagulant Therapy in Elderly Patients after Myocardial Infarction. The Lancet I9:64-68

# Medikamentöse Hirninfarktprophylaxe mit kurzzeitiger oraler Antikoagulantien- und anschließender Thrombozytenaggregationshemmer-Therapie. Risiken und Komplikationen

R. Reuther, B. Storch, St. Biedert und P. Vetter

## Einleitung

Antikoagulantien haben auch nach Einführung der Thrombozytenaggregationshemmer ihren Wert in der Hirninfarktprophylaxe nicht verloren, da sich die Wirksamkeit der Antiaggregantien möglicherweise auf bestimmte noch nicht klar abgrenzbare Untergruppen von Patienten mit flüchtigen zerebralen Ischämien beschränkt und Hinweise vorliegen, daß Antikoagulantien im direkten Vergleich den Thrombozytenaggregationshemmern überlegen sind. Auf der anderen Seite schreckt viele die Erfahrung, daß unter Antikoagulantien-Therapie tödliche Hirnblutungen vorkommen. Die von der Mayo-Gruppe 1963 beobachtete und oft zitierte Zahl von 7% intrazerebralen Hämatomen mit tödlichem Ausgang unter Langzeitantikoagulation ist hinreichend bekannt. Nach späteren Beobachtungen der gleichen Untersuchergruppe sollen jedoch die Antikoagulantien-induzierten Hirnblutungen so gut wie ausschließlich bei Langzeitantikoagulation von mehr als 12 Monaten Dauer vorkommen, so daß als Hirninfarktprophylaxe bei Patienten mit Ischämieattacken und reversiblen ischämischen Insulten eine Art abgestufter Gerinnungshemmung zunächst mit Antikoagulantien und anschließend Thrombozytenaggregationshemmern empfohlen und praktiziert wird.

Wir haben in Heidelberg vor etwa 3 Jahren eine kontrollierte Studie dieser Art begonnen, die noch nicht abgeschlossen ist und aus der hier nur über die bisher beobachteten Blutungskomplikationen berichtet werden soll.

Der Studienplan sieht vor, daß Patienten mit Ischämieattacken und reversiblen Insulten, die nicht operiert werden können oder wollen und keine Kontraindikation gegen eine Antikoagulantien-Therapie aufweisen, zunächst mit Antikoagulantien und anschließend mit Thrombozytenaggregationshemmern behandelt werden. Die Umstellung der Therapie erfolgt zeitlich gestaffelt in zwei Gruppen innerhalb der ersten bzw. zweiten sechs Monate nach Beginn der Antikoagulantien-Behandlung, wobei die Antiaggregantien erst dann gegeben werden, wenn der Quick-Wert, der während der Antikoagulantien-Therapie zwischen 15 und 30% liegen soll, 30% überschritten hat. In 60 (90%) der bislang in die Studie aufgenommenen 66 Patienten wurde vor Beginn der Antikoagulantien-Therapie eine intrakranielle Blutung durch das Computertomogramm ausgeschlossen.

An schwerwiegenden Komplikationen, die ein sofortiges Absetzen der Antikoagulantien erforderlich machten, haben wir bislang nach 6 Monaten eine computertomographisch und autoptisch gesicherte intrazerebrale Blutung erleben müssen und nach 7 1/2 Monaten einen weiteren Insult mit tödlichem Ausgang, als dessen Ursache aufgrund des perakuten klinischen Verlaufes gleichfalls eine Hirnblutung zu vermuten ist. In zwei weiteren Fällen mußten die Antikoagulantien nach einem Monat wegen einer Makrohämaturie und nach drei Monaten wegen einer Netzhautblutung abgesetzt werden. Blutungskomplikationen waren ausschließlich unter

Antikoagulantien zu beobachten, nicht dagegen während der anschließenden Behandlungsphase mit Thrombozytenaggregationshemmern.

Ob in den vorliegenden Fällen bestimmte Faktoren das Auftreten der Blutungskomplikationen begünstigt haben, ist bei den wenigen Fällen nicht zu beantworten. Beide Hirnblutungen spielten sich im gleichen Gefäßgebiet ab, in dem sich Monate zuvor die reversiblen Insulte ereignet hatten und in dem computertomographisch als Folge der vorausgegangenen Ischämie ein kleiner Mediainfarkt bzw. eine Hemiatrophie bestanden. 6 weitere Patienten hatten im Computertomogramm ähnliche Befunde, ohne daß Blutungskomplikationen auftraten; gleichwohl sind wir dazu übergegangen, Patienten mit Substanzdefekten im CT nur noch in Ausnahmefällen zu antikoagulieren und stattdessen von vornherein mit Thrombozytenaggregationshemmern zu behandeln. Eine Hypertonie, die zudem nicht schwer und therapeutisch gut einzustellen war, lag nur in einem der 4 Fälle vor, der niedrigste Quick-Wert zum Zeitpunkt der Blutungskomplikation lag bei 18%, der älteste der betroffenen Patienten war 68 Jahre, so daß andere bekanntermaßen Antikoagulantienblutungen begünstigende Faktoren offensichtlich nicht bestanden haben.

Die Komplikationsrate an Hirnblutungen in der vorliegenden Untersuchungsreihe liegt mit 3% zwar deutlich niedriger als die häufig zitierte von der Mayo-Gruppe angegebene Rate von 7% bei Langzeitantikoagulation, ist jedoch immer noch bedenklich hoch. Vergleiche mit den Komplikationsraten der Studien, die vor Einführung des Computertomogramms erfolgt sind oder bei denen keine oder nur in wenigen Fällen Computertomogramme vor Aufnahme der Antikoagulantien-Therapie vorliegen, sind nur bedingt möglich, da von einer Dunkelziffer an nicht erkannten Hirnblutungen auszugehen ist, wenn sich die Diagnose TIA nur auf den klinischen Befund und den Nachweis von Blut im Liquor stützt. Nach einer Untersuchung am New-York-Hospital wird dann etwa jeder 5. Fall mit transitorisch-ischämischen Attacken oder progredientem Insult fälschlicherweise einer Ischämie angelastet; in Wirklichkeit liegt jedoch eine Hämorrhagie vor, die nur mit dem Computertomogramm nachzuweisen ist. Seitdem in Fällen, die für eine Antikoagulantien-Behandlung vorgesehen sind, vor Aufnahme der Therapie ein Computertomogramm angefertigt wurde, ist die Rate an tödlichen Hirnblutungen unter kurzzeitiger Antikoagulantien-Therapie an der New Yorker Klinik von 7,4% auf 2,4% gesunken, was in der Größenordnung der auch von uns beobachteten Häufigkeit liegt. Gallhofer und Mitarbeiter, die etwa die Hälfte ihrer Patienten vor Beginn der Antikoagulantien-Therapie computertomographiert haben, hatten sogar ein noch günstigeres Ergebnis ohne eine einzige Hirnblutung, allerdings bei Einstellung des Quickwertes zwischen 25 und 30%.

Zusammenfassend läßt sich im Augenblick sagen, daß die Häufigkeit tödlicher Hirnblutungen als die am meisten gefürchtete Blutungskomplikation der Antikoagulantien-Therapie nach den bisher vorliegenden Ergebnissen auf unter 3% gesenkt werden kann, wenn vor Therapiebeginn eine intrakranielle Blutung computertomographisch ausgeschlossen worden ist und die Antikoagulantien nur kurzzeitig einige Monate verabreicht werden. Patienten mit Substanzdefekten im Computertomogramm sollten, wenn möglich, von vornherein mit Thrombozytenaggregationshemmern therapiert werden. Bei der Umstellung von Antikoagulantien auf Thrombozytenaggregationshemmer sind in dieser Untersuchungsreihe bisher keine Probleme aufgetreten, wenn die Antiaggregantien erst dann verabreicht wurden, wenn der Quick-Wert über 30% lag.

# Spontane intrazerebrale Hämatome unter Antikoagulantien

M. Kaps und H. J. Schütz

Epidemiologische Langzeitstudien haben ergeben, daß die Inzidenz spontaner intrazerebraler Hämatome rückläufig sein soll. Ausgenommen von diesem Trend sind sicher zerebrale Blutungen, die im Zusammenhang mit therapeutischen Eingriffen ins Gerinnungssystem auftreten (2). Das intrazerebrale Hämatom ist die mit Abstand am häufigsten zum Tode führende Blutungskomplikation (1,3). Das Schicksal der Überlebenden ist durch schwere Invalidisierung gekennzeichnet. Wir haben diese Tatsachen zum Anlaß genommen, die unter Antikoagulantien entstandenen spontanen intrazerebralen Hämatome anhand unseres Krankengutes genauer zu untersuchen.

Im Zeitraum von 4 Jahren wurden in der Neurologischen Universitätsklinik Gießen 168 Kranke mit spontanen intrazerebralen Hämatomen behandelt. 15 Massenblutungen (9%) entstanden davon im Zusammenhang mit Marcumarantikoagulation (Abb. 1). Andere Untersucher (4) schätzen den Anteil der marcumarinduzierten intrazerebralen Blutungen an der Gesamtzahl der spontanen intrazerebralen Hämatome höher ein (14 bzw. 18%). Das Durchschnittsalter unserer Patienten war 65 Jahre, der jüngste Patient war 43, der älteste 77 Jahre. Mit höherem Lebensalter steigt das Risiko einer Blutungskomplikation an. Die neurologischen Komplikationen traten zu jedem Zeitpunkt der Antikoagulationstherapie auf. Die kürzeste Zeitspanne war 1 Woche, die längste 5 Jahre. Die klinische Symptomatik begann meistens akut (67%) und nahm innerhalb weniger Stunden einen deletären Verlauf. Von der akuten ist eine prolongierte, zunächst weniger dramatische Verlaufsform abgrenzbar (33%). Hier stehen zunächst Kopfschmerzen, Schläfrigkeit, Verwirrtheit, Übelkeit und Erbrechen und weniger schwere neurologische Herdsymptome im Vordergrund. Entsprechende Symptome unter Antikoagulantientherapie müssen daher von vornherein diagnostisch den Verdacht auf eine Blutung lenken. Die Therapie, insbesondere die Behebung der Gerinnungsstörung, kann dann frühzeitig beginnen. Bemerkenswert hoch ist der Anteil der Patienten, deren Quickwert bei der Krankenhausaufnahme im therapeutischen Bereich lag (40%). Nur bei 3 Patienten waren bereits äußerlich petechiale Hautblutungen als Hinweis auf das Blutungsübel erkennbar. Sie hatten einen Quickwert von jeweils 5%.

Wenn die Ursache der intrazerebralen Blutung nicht in der Entgleisung der medikamentösen Einstellung liegt, stellt sich nachträglich die Frage, ob die Indikation zur Antikoagulation richtig war. Die Hypertonie ist dabei als wichtigster Faktor zu berücksichtigen. 53% unserer Kranken hatten eine Hypertonie. Schwere Gefäßerkrankungen waren in allen Fällen die Indikation zur Cumarintherapie: 7 Patienten hatten einen Herzinfarkt, 5 erhielten Marcumar wegen arterieller Verschlußkrankheiten und nach Gefäßoperationen, 2 Patienten wegen tiefen Beinvenenthrombosen. 1 Patientin erhielt Marcumar wegen transitorisch ischämischer Attacken. Patienten dieser Indikationsgruppe tragen laut Whisnant (5) gegenüber unbehandelten Patienten jenseits des 55. Lebensjahres das 8-fach höhere Risiko ein intrazerebrales Hämatom zu be-

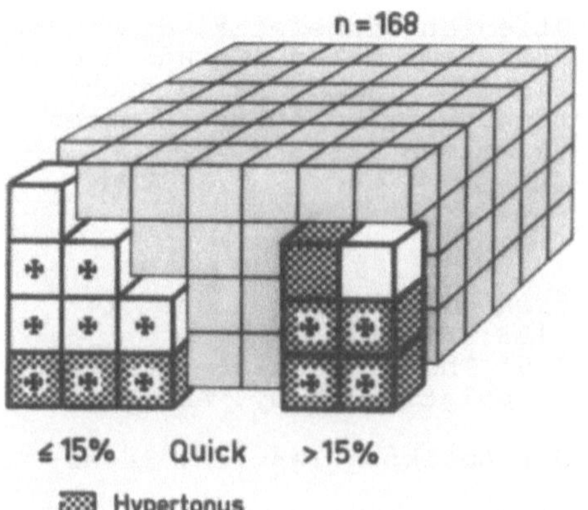


Abb. 1. Spontane intrazerebrale Hämatome unter Antikoagulantientherapie. Neurologische Universitätsklinik Gießen 1978-1982

kommen. Hinweise auf Arzneimittelinteraktionen als Ursache für die Entgleisung der Gerinnungshomöostase ergaben sich nachträglich in 4 Fällen. 3 Patienten hatten kurz zuvor Antiphlogistika, 1 Patient Clofibrat erhalten.

Die Prognose der intrazerebralen Hämatome unter Antikoagulantien ist ernst. 12 (80%) unserer Patienten starben an den Blutungsfolgen, 7 (46%) davon noch vor Ablauf von 24 Stunden. Die Letalität der cumarininduzierten Blutungen ist damit fast doppelt so hoch wie die der übrigen Hirnblutungen in unserem Krankengut. Sie beträgt ca. 45%. Die exzessive Ausdehnung der Blutung läßt die Bedeutung der Gerinnungsstörung für die Pathogenese des intrazerebralen Hämatoms erkennen. Die Rate der Einbrüche in das Ventrikelsystem ist hoch.

Die pathogenetische Bedeutung von Arteriosklerose und Hypertonie bei Marcumarblutungen ergibt sich aus folgender Kasuistik: Eine 68-jährige Patientin mit einer langjährigen Hypertonieanamnese wurde nach einer Gefäß-Bypass-Operation im Bereich der Femoralarterien marcumarisiert. Ca. einen Monat später trat ein intrazerebrales Hämatom links temporobasal auf. Die Antikoagulation wurde daraufhin abgebrochen. Nur 11 Monate später kam es bei derselben Patientin zu einer zweiten - hypertonischen - Massenblutung. Das CT zeigte diesmal im Bereich des rechten Hinterhorns eine periventrikuläre Massenblutung mit Ventrikeleinbruch.

Die kausale Therapie der Hirnblutung durch Marcumar besteht in der Beseitigung der Hypokoagulabilität. Dieses kann nur durch Substitution der Gerinnungsfaktoren II, VII, IX und X geschehen. Hierzu eignen sich Faktorenkonzentrate in Form von PPSB-Plasma. Das spezifische Antidot Vitamin K eignet sich nicht, da es zeitlich protrahiert und damit zu spät wirkt. Heparininduzierte Hypokoagulopathien werden mit Protamin behandelt. Im übrigen gelten die allgemein üblichen Behandlungsrichtlinien bei spontanen intrazerebralen Hämatomen.

Zusammenfassend ist festzustellen, daß spontane intrazerebrale Hämatome die gefährlichste Komplikation der Antikoagulantientherapie sind. Neben der exakten Einstellung des Quickwertes und engmaschigen Kontrollen kommt der strikten Indikationsstellung die entscheidende Bedeutung zu. Hohes Lebensalter und unzureichend behandelte Hypertonie mahnen zur therapeutischen Zurückhaltung. Neben hochakuten Krankheitsbildern gibt es auch weniger dramatische Verlaufsformen. Hier muß die sich anbahnende Komplikation frühzeitig in die differentialdiagnostischen Überlegungen einbezogen werden, damit für die spezifische Therapie mit Faktorenkonzentrat keine Zeit verloren geht.

Antikoagulantien werden oft bei solchen Patienten eingesetzt, die eine schwere generalisierte Erkrankung des Gefäßsystems haben. Gerade hierin liegt das eigentliche Komplikationsrisiko. Deshalb werden sich auch bei Beachtung aller Vorsichtsmaßregeln intrazerebrale Blutungen unter der Antikoagulantientherapie nicht immer vermeiden lassen.

Literatur

1. Coon WW, Willis PW, Arbor A (1974) Hemorrhagic complications of Anticoagulant therapy. Arch Intern Med 133:386-392
2. Furlan AJ, Whisnant JP, Elveback LR (1979) The Decreasing Incidence of Primäry Intracerebral Hemorrhage: A Population Study. Ann Neurol 5:367-373
3. Koller F (1969) Klinische Beurteilung der Antikoagulantien. Internist 10:8-12
4. Reinhardt H, Huber E (1982) Intracranial Haemorrhages under Anticoagulant Therapy. Acta Neurochirurgica 62:124
5. Whisnant JP, Cartlidge NEF, Elveback LR (1978) Carotid and vertebral-basilar transient ischemic attacks: effect of anticoagulants, hypertension, and cardiac disorders on survival and stroke occurence - a population study. Ann Neurol 3:107-115

# Das spontane spinale epidurale Hämatom bei Antikoagulantien-Behandlung als Notfallsituation

K.-F. Druschky, M. Klinger und G. Galle

Die gefährlichste Nebenwirkung der Therapie mit Antikoagulantien stellt die Blutung dar. Blutungszwischenfälle im Bereich des Zentralnervensystems weisen die schlechteste Prognose auf. 80% der intrazerebralen und 15% der subduralen Hämatome verlaufen tödlich. Blutungen in den Spinalkanal unter einer Antikoagulantien-Behandlung sind seltener (2,4,9,10,12,13,14,19). Entscheidend für den Behandlungserfolg ist die Früherkennung (3,14).

## Falldarstellung

Herr M.N., 61 Jahre alt, erhielt wegen eines Vorderwandinfarktes seit 1980 Phenprocuomon. In den letzten Jahren wurde er wiederholt wegen Rückenschmerzen behandelt. Am 19.3.1982 erfolgte wegen erneut aufgetretener Rückenschmerzen die Verständigung des Notarztes, der am 20.3.1982 die Einweisung in ein auswärtiges Krankenhaus veranlaßte. Nach Angaben des Patienten sei er an diesem Tage nach dem Aufstehen aus dem Bett zusammengebrochen und habe zusätzlich zu den Rückenschmerzen in beide Oberschenkel ausstrahlende Schmerzen bekommen. Danach habe er nicht mehr selbständig aufstehen können. Am 23.3.1982 sei von ärztlicher Seite eine vollständige Paraplegie festgestellt worden, weshalb die Verlegung in die Neurochirurgische Universitätsklinik Erlangen erfolgte.

Der neurologische Befund zeigte eine Paraplegie ohne jede Spontanbewegung. Im Bereich der unteren Extremitäten bis einschließlich L 1 beiderseits wurde eine Analgesie angegeben. Es bestanden eine Stuhl- und Harninkontinenz.

Die lumbale Myelographie ergab einen vollständigen Kontrastmittelstop in Höhe von LWK 1.

Bei der Laminektomie des 12. BWK und 1. LWK kam ein fest koaguliertes epidurales Hämatom, welches teilweise organisiert war, zur Darstellung. Nach Beseitigung des Hämatoms sah man unterhalb der Dura deutliche Pulsationen.

4 Wochen nach der Operation erfolgte die Verlegung in die Neurologische Klinik des Krankenhauses Rummelsberg (Professor Dr. F. Glötzner). Wie uns mitgeteilt wurde, war es bis September 1982 nicht zu einer belangvollen Rückbildung des bestehenden, weitgehend kompletten Cauda-Syndroms gekommen.

Patientengut

In dem Zeitraum von 1975 bis 1982 wurden in unseren Kliniken 5 Patienten, 1 Frau und 4 Männer im Alter von 51 bis 61 Jahren, behandelt, bei denen unter Antikoagulation mit Phenprocuomon spontane spinale Epiduralhämatome auftraten. Bei 4 Patienten erfolgte die Antikoagulation aus kardialen Ursachen, ein Kranker wurde nach einer Thrombose der A. centralis retinae zunächst mit Streptokinase behandelt und dann mit Phenprocuomon antikoaguliert. Die Dauer der Antikoagulation lag zwischen Tagen und 2 Jahren.

In allen Fällen kam es zu heftigsten Kreuzschmerzen in dem betroffenen Abschnitt der Wirbelsäule mit zum Teil radikulären Schmerzausstrahlungen. Dieser Symptomatik folgten innerhalb von Stunden bis Tagen ein Querschnittssyndrom oder ein Caudasyndrom mit Blasen- und Mastdarmstörungen.

Myelographisch kam in 4 Fällen ein Kontrastmittelstopp zur Darstellung. Die spinalen epiduralen Hämatome dieser Kranken waren in einem Fall in Höhe des 8. bis 9. BWK und bei 3 Patienten in Höhe des 2. und 3. LWK lokalisiert (Abb. 1). Bei einer Patientin, die erst 4 Wochen nach Auftreten eines inkompletten Cauda-Syndroms in eine auswärtige neurologische Abteilung verlegt wurde, zeigte die Myelographie eine mediodorsale Raumforderung in Höhe des 4. und 5. LWK. In Hinblick auf die zwischenzeitlich aufgetretene, teilweise Rückbildung der neurologischen Störungen erfolgte kein operativer Eingriff mehr.

Bei den 4 anderen Patienten wurde nach der Aufnahme in der Neurochirurgischen Klinik unverzüglich die operative Entleerung der Hämatome durchgeführt, wobei sich in allen Fällen die klinische und myelographische Diagnose eines spinalen epiduralen Hämatoms bestätigen ließ.

Der Zeitraum zwischen dem Auftreten der akuten Symptomatik und der operativen Ausräumung der Hämatome lag zwischen 18 Stunden und 3 1/2 Tagen.

Neurologische Kontrolluntersuchungen zeigten bei einem Patienten ein vollständiges Cauda-Syndrom. Ein anderer Patient wies eine hochgradige Paraspastik mit Blasen- und Mastdarminkontinenz auf. Bei 2 weiteren Kranken lagen nur noch relativ geringgradige neurologische Reststörungen vor. Ein Patient konnte nicht nachuntersucht werden.

Diskussion

Spinale epidurale Hämatome sind im Vergleich zu intrakraniellen Blutungskomplikationen unter Antikoagulantien-Therapie selten (2,4,9, 10,12,13,14,19). Christiani und Mitarbeiter (4) geben ein Verhältnis von 1 zu 8 an, in unseren Kliniken kommen auf 1 spinales Hämatom etwa 7 intrakranielle Blutungen (5).

Die spinalen epiduralen Hämatome sind zumeist im thorakalen oder thorakolumbalen Bereich lokalisiert (3,15). Als Blutungsquelle kommen die epiduralen Venenplexus in Betracht.

Das klinische Bild ist auffallend charakteristisch (1,3,7,8,11,14,15, 17,20). Akut auftretenden, heftigsten, anhaltenden Rückenschmerzen folgen radikuläre Schmerzen, zum Teil mit Parästhesien. Nach Stunden bis Tagen kommt es zum Auftreten neurologischer Ausfälle bis hin zum kompletten Querschnittssyndrom oder zum Caudasyndrom.

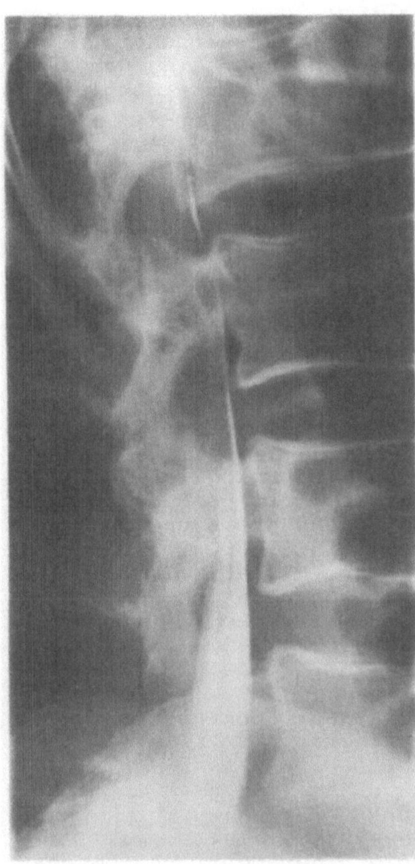

Abb. 1. Lumbale Myelographie. Inkompletter Kontrastmittelstopp in Höhe LWK 3. Die Kontrastmittelsäule ist von LWK 1 bis LWK 3 flachbogig von dorsal her eingeengt: spontanes, spinales, epidurales Hämatom

Bemerkenswert ist, daß trotz dieser charakteristischen Schmerzsymptomatik bei antikoagulierten Patienten an die Diagnose eines spinalen Hämatoms zumeist erst spät, nämlich nach Auftreten der Querschnittssymptomatik, gedacht wird. Zudem erhalten manche Patienten wegen ihrer anfänglich bestehenden Schmerzen Medikamente wie Phenylbutazon oder Oxyphenbutazon, die die Antikoagulantienwirkung verstärken und das Blutungsrisiko erhöhen (5,6,19). Die Prognose der spinalen epiduralen Hämatome unter Antikoagulantien-Therapie ist relativ ungünstig. Bei etwa der Hälfte der Fälle bleiben hochgradige neurologische Beeinträchtigungen zurück (3,9,10,14,16). Der Verlauf ist in hohem Maße vom Zeitpunkt der operativen Ausräumung des epiduralen Hämatoms abhängig. Schwere Dauerschäden lassen sich bei antikoagulierten Patienten nur durch eine umgehende Verlegung des Patienten bereits bei Auftreten der Schmerzsymptomatik in eine Fachklinik mit den Möglichkeiten der Myelographie und des operativen Vorgehens verhindern.

## Zusammenfassung

Berichtet wird über 5 Patienten mit spontanem spinalen epiduralen Hämatom unter Antikoagulantienbehandlung. Das klinische Bild ist initial durch akut auftretende heftigste Rückenschmerzen mit radikulären Ausstrahlungen gekennzeichnet. Nach Stunden bis Tagen kommt es zu neurologischen Ausfällen bis hin zum kompletten Querschnittssyndrom.

Die Myelographie sichert die Diagnose. Erfolgt die operative Entleerung der epiduralen Hämatome erst nach Auftreten einer Querschnittssymptomatik, so sind in etwa der Hälfte der Fälle hochgradige Dauerschäden zu erwarten. Akut auftretende Rückenschmerzen mit radikulären Ausstrahlungen bei antikoagulierten Patienten stellen eine Notfallsituation dar und sollten Anlaß zur umgehenden Einweisung in eine Fachklinik sein.

## Literatur


1. Aldermann DB (1956) Extradural spinal-cord hematoma. Report of a case to Dicumarol and review of the literature. New Engl J Med 255:839-842
2. Angstwurm H, Frick E (1967) Nil nocere! Neurologische Komplikationen der Antikoagulantien-Therapie. Münch med Wschr 109:1103-1109
3. Busse O, Hamer J, Paal G, Piotrowski W (1966) Spontane epidurale spinale Hämatome während und nach Antikoagulantienmedikation. Nervenarzt 43:318-322
4. Christiani K, Bruhn HD, Muhtaroglu AU (1981) Neurologische Komplikationen bei Antikoagulantien-Behandlung. In: Mertens HG, Przuntek H (Hrsg) Pathologische Erregbarkeit des Nervensystems und ihre Behandlung. Verhandlg Dtsch Ges Neurol, Bd 1, S 679-680
5. Druschky K-F, Schricker KTh, Klinger M, Fuchs H (1982) Intrakranielle Blutungskomplikationen unter Antikoagulantien-Therapie. In: van de Loo J, Asbeck F (Hrsg) Hämostase, Thrombophilie und Arteriosklerose. Schattauer, Stuttgart New York, S 304-308
6. Gänshirt H (1978) Antikoagulantien in der Neurologie. Med Welt 29:2015-2018
7. Jacobson I, Maccabe JJ, Haris P, Dott NM (1966) Spontaneous spinal epidural haemorhage during anticoagulant therapy. Brit Med J 1: 522-523
8. Jost F, Siehr U (1970) Spinales epidurales Hämatom unter Antikoagulantien-Behandlung. 95:2350
9. Levy A (1971) Blutungen ins Zentralnervensystem, eine schwere Komplikation der Antikoagulantien-Therapie. Therapeutische Umschau 28:821-825
10. Levy A, Stula D (1971) Neurochirurgische Aspekte bei Antikoagulantienblutungen im Zentralnervensystem. Dtsch med Wschr 96:1043-1048
11. Oldenkott P, Driesen W (1966) Spontanes epidurales Hämatom im Brustwirbelkanal während Antikoagulantien-Langzeitbehandlung. Med Welt 17 NF:305-307
12. Poser S, Ritter G (1974) Der Antikoagulantien - Zwischenfall in der Neurologie. Fortschr Med 92:1146-1150
13. Saurugg D, Summer K (1973) Antikoagulantien-Therapie und intrakranielle Blutungen. Wien med Wschr 8:113-118
14. Silverstein A (1979) Neurological complications of anticoagulation therapy. Arch Intern Med 139:217-220
15. Schicke R, Seitz D (1970) Spinales epidurales Hämatom unter Antikoagulantien-Therapie. Dtsch med Wschr 95:27-277
16. Spurny OM, Rubin S, Wolf JW, Wu WQ (1964) Spinal epidural hematoma during anticoagulant therapy. Arch int Med 103-107
17. Suchenwirth R (1979) Spinale Blutung bei Antikoagulantien-Therapie. 42:549-550
18. Weigert M (1961) Akutes spinales, epidurales Hämatom als Folge von Behandlung mit Antikoagulantien. Nervenarzt 32:85-89
19. Welter F, Sabin G (1981) Neurologische Komplikationen bei der Langzeittherapie mit Antikoagulantien. Internistische Welt 4:130-135
20. Winer BM, Horenstein S, Starr AM (1959) Spinal epidural hematoma during anticoagulant therapy. Circulation 19:735-740

# Längzeitbeobachtungen einer unter Zytostatika-Therapie aufgetretenen myoklonischen Encephalopathie

R. Hagenah und R. W. C. Janzen

Im März 1976 wurde bei einem bis dahin gesund erscheinenden 12,6 Jahre alten Mädchen ein pfirsichkerngroßes synoviales Sarkom der linken Fibula operativ entfernt. Zusätzlich wurde eine lokale Bestrahlung mit 4000 rad Gamma-Strahlen durchgeführt und im Anschluß hieran eine Zytostatika-Therapie nach Rosen et al. (1974) vorgenommen (Tabelle 1). Nach zwei komplikationslosen relativ gut vertragenen Therapiezyklen traten Symptome auf, die als Zeichen einer allgemeinen Hirnbeteiligung interpretiert werden mußten, nachdem auch hirnlokale Symptome hinzutraten: Zunächst Obstipation, Übelkeit, Erbrechen, diffuse Kopfschmerzen, Appetitlosigkeit und allgemeine Abgeschlagenheit; schließlich Flimmern vor den Augen, Stirnkopfschmerz und Schwindelgefühl. In die Neurologie kam das Mädchen 1977 mit anhaltenden myoklonischen Zuckungen zunächst der Bauchmuskulatur, des Daumens links, schließlich aller Muskelgruppen des ganzen Körpers.

Tabelle 1. Modifizierter Therapieplan nach Rosen et al. (1974) nach dem das Mädchen 1/2 Jahr lang behandelt wurde

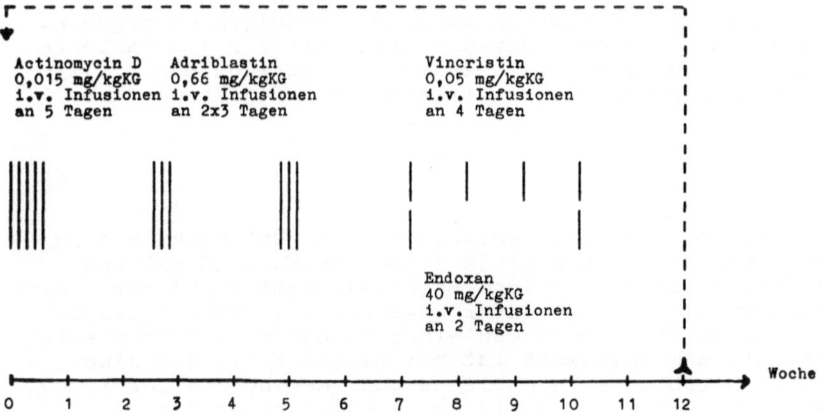


Obwohl die zytostatische Therapie mit Beginn der Nebenwirkungen sofort unterbrochen wurde, nahm dennoch über 3 Monate hinaus die neurologische Symptomatik zu. Zunächst entwickelte sich ein organisches Psycho-Syndrom mit mnestischen Störungen, ausgeprägten Stimmungsschwankungen von deutlicher Antriebssteigerung bis hin zur Selbstaufgabe. Passager traten Drehschwindel, Doppelbilder und Inkontinenz auf. Insgesamt war die klinische Symptomatik erst 1/4 Jahr nach Absetzen der Zytostatika-Therapie auf ihrem Höhepunkt: Das Kind war bettlägerig, nicht steh- und gehfähig aufgrund der Myoklonien und des postmyoklonischen kurzen Tonusverlustes und konnte nur noch in sich zusammengesunken in einem Rollstuhl transportiert werden. Im neurologischen Befund fanden sich ein positives Babinski-Phänomen beiderseits, ein Fehlen der Bauchhautreflexe, aber auch der Muskeleigenreflexe. Der Muskeltonus war zwischen den Myoklonien eher herabgesetzt. Keine Hirnnervenstörungen, keine Sensibilitätsstörungen.

Umfangreiche Untersuchungen zur Klärung der Genese der Encephalopathie verliefen alle ohne pathologisches Ergebnis. Auch Liquor, Hirnszintigramm und Computer-Tomogramm waren unauffällig. Im Elektronencephalogramm fanden sich allerdings deutliche Zeichen einer diffusen Encephalopathie mit anfänglich rechtshirnig betonten, z.T. fokalen Delta-Wellen, die später sich generalisiert fanden. Eine Computer-Analyse mit Korrelation der motorischen Phänomene mit dem Elektroencephalogramm zeigten ein prämyoklonisch entstehendes myoklonus-korreliertes EEG-Potential auf der kontralateralen Seite, was dem Prämotor-Potential sehr ähnlich war und als Hinweis auf einen corticalen Entstehungsort gewertet wurde (3,4).

Die Therapie dieses Krankheitsbildes gestaltete sich schwierig, weil alle Medikamente nur kurzfristige, meist beeindruckend gute Effekte bei den Myoklonien zeigten. So wurden unter anderem Tegretal, Rivotril (Abb. 1a), dann eine Kombination Rivotril mit Mylepsinum und schließlich Ergenyl gegeben. Epileptische Anfälle waren im Verlauf der Krankheit nicht aufgetreten, auch konnten im EEG keine sicheren Zeichen einer spezifischen Erregbarkeitssteigerung gefunden werden. Weiterhin wurden Nootrop, Akineton, Tiapridex und Decentan versucht.

Der Rückgang der neurologischen Symptomatik war in den ersten Monaten deutlich: Das Mädchen wurde wieder umgänglicher und konnte sich mit wesentlich weniger Unterstützung schließlich versorgen. Im Rahmen des Erkennens des Umfangs der Behinderung kam es zu Suiziddrohungen. 1978 wurde das Mädchen in einer Schule für Körperbehinderte eingeschult und hat ihren Volksschulabschluß geschafft. Im letzten halben Jahr der Erkrankung wurde gegen die Myoklonien Zentropil erfolgreich gegeben, das seit einem 1/4 Jahr langsam reduziert wird. Mit 2 x 1/2 Tablette Zentropil ist das Mädchen jetzt als gesund und motorisch unauffällig einzustufen. Den elektroencephalographischen Verlauf gibt die Abb. 1b wieder.

## Diskussion

Myoklonische Encephalopathien sind relativ selten. Unter ihnen sind solche auf hypoxischer Schädigungsbasis (LANCE-ADAMS-Syndrom) und solche auf toxischer Basis wie Dialyse-Encephalopathien und durch Wismut hervorgerufene Myoklonien bekannter geworden (7). Eine toxische myoklonische Encephalopathie im Rahmen einer Zytostatika-Therapie ist bisher nicht bekannt. Bemerkenswert ist bei diesem Fall, daß eine andere Genese, z.B. durch cerebrale Filiae oder meningeale Carcinose, als paraneoplastisches Syndrom und als Bestrahlungsfolge des Hirns bei der 6-jährigen Verlaufsbeobachtung ausscheiden. Ungewöhnlich und ungeklärt bleibt die Progredienz des Krankheitsbildes auch unter Absetzen der Zytostatika-Therapie.

---

Abb. 1a. EEG-Registrierung in Längsreihen mit gleichzeitiger Ableitung des EMG vom M. flexor digitorum profundus bds. - Am 24.2.1977: A = vor, B = 3 Min. nach, C = 7 Min. nach Gabe von 0,5 mg Clonazepam i.v.

Abb. 1b. EEG-Registrierungen am 28.9.1977 und am 27.9.1979

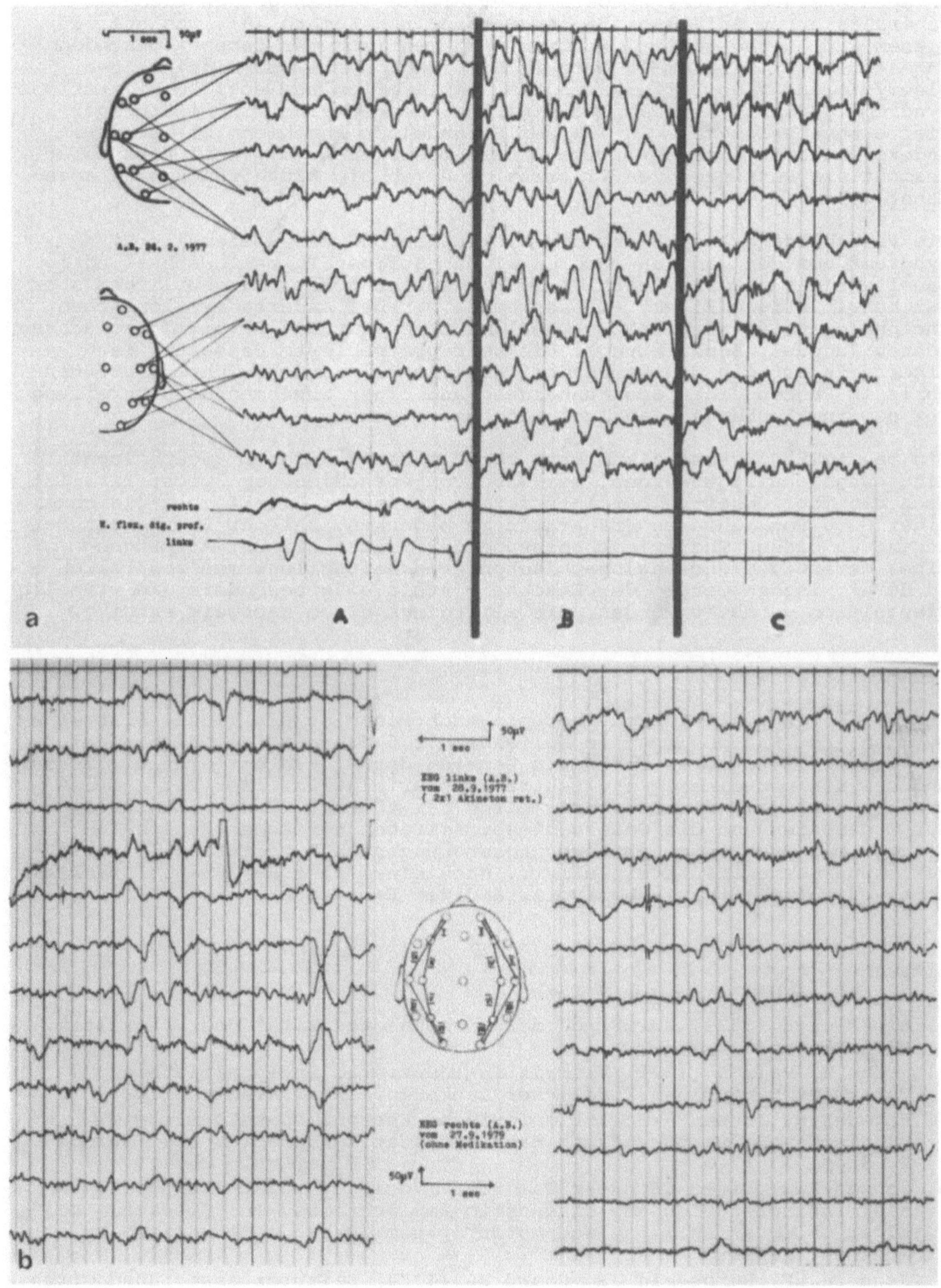


Abb. 1a,b. (Legende siehe gegenüberliegende Seite)

Encephalopathien unter Zytostatika-Therapie führen gelegentlich zu generalisierten Anfällen (5), zu Paresen und Komata (9), was aber in diesem Fall nicht vorlag. Endoxan wird mehrfach für Encephalopathien angeschuldigt, vereinzelt auch in Kombination mit Vincristin. Auch Bleomycin und Vincristin haben als Komplikation zum sog. "Debilitationssyndrom" geführt (6). Während einzelne Autoren eine Vincristin-induzierte Encephalopathie in 15% der Behandelten annehmen (2), wird von anderen Autoren eine derartige Genese bestritten (1), weil nach ihrer Ansicht ein Passieren des Vincristins durch die Bluthirnschranke abgelehnt wird.

Die verschiedene Ausprägung der Myoklonien und des allgemeine Hirn-Syndroms bei dem Mädchen machten einen häufigen Therapiewechsel nötig. Dabei war das jeweils gewählte Medikament zunächst von deutlichem aber nur kurzfristigem Effekt. Dieses haben wir bei anderen myoklonischen Encephalopathien (Typ LANCE-ADAMS) mehrfach für das Rivotril beobachten können (unpubl. Beobachtung). Die sehr protrahierte Besserung ist einerseits auf die medikamentöse Therapie mit zurückzuführen, größtenteils im Rahmen einer Spontanheilung und einer zunehmenden Hirnreifung bei dem inzwischen 19-jährigen Mädchen zu sehen.

Ein bestimmtes Zytostatikum kann für die Genese dieser Encephalopathie nicht angeschuldigt werden. Bei Gabe von verschiedenen Zytostatika ist auch die Möglichkeit einer Interferenz toxischer Effekte bei gleichzeitiger Gabe von mehreren Präparaten zu bedenken. Bei der Häufigkeit der Anwendung dieses Therapieschemas und der Seltenheit der Ausprägung eines derartigen encephalopathischen Krankheitsbildes muß zusätzlich zu der toxischen Genese der Encephalopathie eine besondere individuelle Disposition vermutet werden, die allerdings einem Nachweis entging.

## Zusammenfassung

Unter einer zytostatischen Therapie nach Rosen et al. (1974) trat eine myoklonische Encephalopathie bei einem 12,6 Jahre alten Mädchen auf, bei dem ein synoviales Sarkom im Bereich der Fibula entfernt worden war und bei der nur eine lokale Bestrahlung erfolgt war. Der Verlauf des Krankheitsbildes, die Schwierigkeiten der therapeutischen Einstellung der Myoklonien und die Genese dieser seltenen toxischen Encephalopathien mit myoklonischer Bewegungsstörung nach Zytostatika-Therapie werden dargestellt und diskutiert, nach einem fast 6-jährigen Krankheitsverlauf mit inzwischen vollständiger Remission.

## Literatur

1. Dietrich E (1979) Zur Frage der Encephalotoxizität des Vincristin. Klin Pädiat 191:145
2. Gröbe H, Palm D (1972) Vincristin-induzierte Encephalopathien unter der Behandlung kindlicher Leukosen. Mschr Kinderheilk 120:23
3. Hagenah R, Janzen RWC (1981) Toxische Encephalopathie mit myoklonischer Bewegungsstörung nach Zytostatikatherapie. Akt Neuropäd 2, Suppl 135:140
4. Janzen RWC, Elger CE, Rohr W (1982) Myoclonus-related EEG-potentials: interpretation and diagnostic implications. In: Speckmann EJ, Elger CE (eds) Epilepsy and motor system. Urban & Schwarzenberg, München, im Druck
5. Johnson LF, Bernstein JR, Chard RL (1973) Seizures associated with Vincristine sulfate therapy. J pediat 82:699

6. Livingston RB, Einhorn LH, Bodey GP, Burgess MA, Freireich EJ, Gottlieb JA (1975) COMB: A four-drug combination in solid tumors. Cancer 36:327
7. Quéreux C, Morice J, Level G, Ezes H, Wahl P (1976) L'encephalopathie bismutique chez la femme enceinte. J Gyn Obst Biol Repr 5:97
8. Rosen G, Wollner N, Tan C, Wu J, Hajdu SI, Cham W, D'Angio GJ, Murphy ML (1974) Disease free survival in children with Ewing's sarcoma treated with radiation therapy and adjuvant four-drug sequential chemotherapy. Cancer 33:384
9. Weiss HD, Walker MD, Wiernick P (1974) Nezrotoxicity of commonly used antineoplastic agents. New Engl J Med 127:291

# Zur Frage der Purkinjezellschädigung durch Hydantointherapie

T. Anstätt und J. Peiffer

Es ist bekannt, daß nach längerer Diphenylhydantoin(DPH)-Therapie Symptome einer Kleinhirnschädigung wie Tremor, Nystagmus, Ataxie, Sprachstörungen auftreten können (6,7,8,11,12,13,17). Aufgrund pneumencephalographischer (11,12,17) und computertomographischer (14) Untersuchungen wurde eine Kleinhirnatrophie als pathologisch anatomisches Korrelat dieser Kleinhirnsymptomatik angenommen. Histopathologische Untersuchungen (1,9,10) ließen vor allem einen Zellverlust im Purkinjezellband der Kleinhirnrinde als DPH-Schaden annehmen. Tierexperimentelle Untersuchungen (13,20,21) ergaben ähnliche Befunde. In Frage gestellt wurden diese Ergebnisse jedoch durch Befunde von Dam, die teilweise am menschlichen Kleinhirn erhoben wurden (5), die zum anderen auch über gleichbleibende Purkinjezelldichte nach DPH-Gabe in Schweinen, Ratten und Affen berichten (2,3,4). Elektronenmikroskopische Veränderungen an Purkinjezellen nach DPH-Gabe wurden ebenfalls beschrieben (1,18).

Da die DPH-bedingte Purkinjezellschädigung am menschlichen Kleinhirn bislang nur anhand von Einzelbeobachtungen belegt wurde, versuchten wir nun, dieser Frage an einem größeren Patientengut nachzugeben. Zur Verfügung standen 293 Gehirne von Patienten, die im Laufe ihres Lebens mindestens einen epileptischen Anfall hatten. 81 dieser Patienten waren mit DPH therapiert worden. Neben dem Kleinhirn wurden auch Ammonshornregion, Stammganglien und Großhirnrinde lichtmikroskopisch begutachtet.

Häufiger beobachtete Veränderungen der Kleinhirnrinde waren frische eosinophile Purkinjezellschädigungen, Purkinjezellausfälle sowie frische und ältere Gliareaktionen. Die Bedeutung dieser Befunde, die so schon als DPH-Schädigung beschrieben wurden, die sicher aber auch durch andere Noxen hervorgerufen werden können, werden wir im folgenden zu klären versuchen.

Wir werden dazu zwei Patientengruppen gesondert betrachten:

1. Patienten, die ausschließlich mit DPH antiepileptisch therapiert wurden.
2. Patienten, die über Jahre DPH erhielten.

Verglichen werden diese beiden Gruppen zum einen mit dem Gesamtkollektiv, zum anderen mit der Patientengruppe, die niemals DPH erhalten hat. Zudem werden in beiden Gruppen die Einzelfälle, in denen Purkinjezellschäden vorliegen, auf die mögliche Ursache dieser Läsionen hin analysiert.

1. Von den 19 Patienten mit ausschließlicher DPH-Therapie hatten nur 5 (26%) Purkinjezellschäden. Der Anteil dieser Fälle ist damit nicht höher als im Gesamtkollektiv, wo 85 von 293 Patienten (31%) solche Kleinhirnschäden aufwiesen. Von den 112 Patienten ohne DPH-Therapie hatten ebenfalls 33 (30%) Purkinjezelläsionen.

Die Analyse der 5 Fälle mit Purkinjezellschädigung ergab als wahrscheinliche Ursache des Kleinhirnrindenschadens in 4 Fällen eine allgemeine Hypoxie bei 1. präfinalem Atemstillstand, 2. Herzbeuteltamponade, 3. Operationskomplikationen und 4. unklarem Drogentod. Dabei wurde die Annahme einer ischämischen Purkinjezellschädigung in zwei Fällen durch gleichartige Schäden in der Ammonshornformation gestützt. Im 5. Fall bestand ein Kleinhirninfarkt, so daß auch hier der Purkinjezellschaden als ischämisch bedingt anzusehen ist.

2. Von den 41 Patienten, die über Jahre DPH erhielten, hatten 11 (27%) Purkinjezellschäden. Auch hier ist dieser Anteil somit nicht höher als im Gesamtkollektiv bzw. bei den Patienten ohne DPH-Therapie.

Wiederum ergibt die Analyse dieser 11 Fälle jeweils eine wahrscheinlichere Ursache der Purkinjezellschädigung als die DPH-Folge.

1. In 4 Fällen allgemeine Hypoxie (zweimal Atemstillstand, Operationskomplikationen, Herzbeuteltamponade). Dabei in 2 Fällen gleichartige Schäden in der Ammonshornformation.
2. In 3 Fällen cerebelläre Ischämien (bei SHT mit Sinusthrombose, embolischen Infarkten und rezidivierenden Hirnblutungen).
3. In 1 Fall Purkinjezellschädigung durch eine metabolisch bedingte Grundkrankheit.
4. In 3 Fällen wurden die Veränderungen wegen analoger Schäden in der Ammonshornformation als Krampfschaden (15,16,19) gedeutet.

Wir konnten somit eine prozentuale Häufung von Purkinjezellschäden nach Hydantoingabe in therapeutischen Dosen nicht nachweisen. Das Problem liegt allerdings in der Überschneidung möglicher DPH-Schäden mit Krampfschäden, sonstigen ischämisch-hypoxisch bedingten Gewebsschäden oder auch mit toxischen Stoffwechselsituationen wie etwa chronischem Alkoholismus.

Ob eine erhebliche Hydantoinintoxikation Purkinjezellschäden hervorrufen kann, wie dies von Dam diskutiert wird, und wie dies auch für einen von Breiden-Arends und Gullotta beschriebenen Fall zutreffen mag, können wir anhand des eigenen Materials nicht beurteilen. Nur in einem der von uns betrachteten Fälle mit Purkinjezellschäden war bei klinischer Kleinhirnsymptomatik ein im toxischen Bereich liegender Hydantoinspiegel im Blut nachgewiesen worden. Aber auch in diesem Fall lassen gleichartige Nervenzellausfälle im Ammonshorn wie im Purkinjezellband eher an einen Krampfschaden denken.

Diese Feststellungen schließen mögliche DPH-Schäden auf funktioneller bzw. biochemischer oder auch ultrastruktureller Ebene nicht aus. Eine elektronenmikroskopische Begutachtung der Purkinjezellen war aus methodischen Gründen an unserem Autopsiematerial nicht möglich. Klinische Erfahrungen mit akuten ataktischen Störungen nach DPH-Intoxikation sind zweifelsfrei beschrieben. In der Regel sind diese Schäden allerdings reversibel.

Schwer mit einer ausschließlichen Purkinjezelläsion vereinbar sind schließlich auch die pneumencephalographisch und computertomographisch beschriebenen Kleinhirnatrophien als DPH-Folge. Allein ein Purkinjezellausfall würde eine so deutliche Atrophie nicht erwarten lassen. Hier scheint eine Schädigung der Kleinhirnmarkzungen, möglicherweise auch anderer Ätiologie, wie etwa durch chronischen Alkoholismus oder degenerativer Natur sehr viel wahrscheinlicher.

Zusammenfassung

Durch lichtmikroskopische Begutachtung von 293 Gehirnen von Patienten mit epileptischen Anfällen läßt sich keine prozentuale Häufung von Purkinjezellschäden bei DPH-therapierten Patienten gegenüber dem Gesamtkollektiv und gegenüber der nicht DPH-therapierten Gruppe nachweisen. Die Analyse der Einzelfälle mit Purkinjezellschäden bei DPH-Therapie läßt jeweils eine andere, nicht toxische Ursache der Purkinjezelläsion als wahrscheinlicher erscheinen. Ob in seltenen Fällen, möglicherweise bei Überdosierung doch toxische Hydantoinschäden auftreten können, läßt sich durch unseren Untersuchungsansatz nicht ausschließen.

Literatur

1. Breiden-Arends C, Gullotta F (1981) Diphenylhydantoin, Epilepsie, Kleinhirnatrophie - Histologische und elektronenmikroskopische Untersuchungen. Fortschr Neurol Psychiat 49:406-414
2. Dam M, Nielsen M (1970) Purkinje's Cell Density After Diphenylhydantoin Intoxication in Rats. Arch Neurol 23:555-557
3. Dam M (1970) The Number of Purkinje Cells after Diphenylhydantoin Intoxication in Monkeys. Epilepsia 11:199-205
4. Dam M (1970) The number of Purkinje's cells after diphenylhydantoin intoxication in pigs. Arch Neurol (Chic) 22:64-67
5. Dam M (1972) The density and ultrastructure of the Purkinje cells following diphenylhydantoin treatment in animals and man. Acta Neurol Scand 48:Suppl 49
6. Dreyer R (1966) Kleinhirndauerschädigung infolge Diphenylhydantoinintoxikation. Fortschr Neurol Pschiatr 34:224-235
7. Dreyer R (1974) Überlegungen und Betrachtungen zur Pharmakotoxikologie der antiepileptischen Arzneimittel. Nervenarzt 45:115-118
8. Ghatak NR, Santoso RA, McKinney WM (1976) Cerebellar degeneration following long-term phenytoin therapy. Neurology (Minneap) 26: 818-820
9. Haberland C (1962) Cerebellar degeneration with clinical manifestation in chronic epileptic patients. Psychiat Neurol, Basel 143:29-44
10. Hofmann WW (1958) Cerebellar lesions after parenteral Dilantin administration. Neurology (Minneap) 8:210-214
11. Horne PD (1973) Long-term anticonvulsant therapy and cerebellar atrophy. J Ir Med Assoc 66:147-152
12. Iivanainen M, Viulkari M, Helle EP (1977) Cerebellar Atrophy in Phenytoin-Treated Mentally Retarted Epileptics. Epilepsia 18(3): 375-386
13. Kokenge R, Kutt H, McDowell F (1965) Neurological sequelae following Dilantin overdose in a patient and in experimental animals. Neurology (Minneap) 15:716-722
14. McLain W Jr, Martin JT, Allen JH (1980) Cerebellar Degeneration Due to Chronic Phenytoin Therapy. Ann Neurol 7:18-23
15. Peiffer J (1963) Morphologische Aspekte der Epilepsien. Springer, Berlin Heidelberg New York
16. Scholz W (1951) Die Krampfschädigungen des Gehirns. Springer, Berlin, Heidelberg New York
17. Selhorst IB, Kaufmann B, Horwitz SI (1972) Diphenylhydantoin-induced cerebellar degeneration. Arch Neurol 27:453-455
18. Snider RS, Del Cerro MP (1967) Drug-induced Dentritic Sprouts on Purkinje Cells in the adult cerebellum. Exp Neurol 17:466-480

19. Spielmeyer W (1924) Der gegenwärtige Stand der Epilepsieforschung. III. Teil, Anatomisches. Z ges Neurol Psychiat 89:360-367
20. Utterback RA (1958) Parenchymatous cerebellar degeneration complicating diphenylhydantoin (DPH) therapy. Arch Neurol Psychiatry 80:180-181
21. Utterback RA (1958) Parenchymatous Cerebellar Degeneration with Dilantin Intoxication. J Neuropath and Exp Neurol 17:516-517

# Zur Metronidazol-Polyneuropathie

K.-F. Druschky, K. A. Flügel, H. Daun, J. F. Riemann, M. U. Schneider und U. Sturm

Die Ätiologie des Morbus Crohn ist bisher noch ungeklärt. Neben der infektiösen Genese kommen allergische, immunologische und diätetische Ursachen in Betracht. Als Basistherapeutika gelten Kortikosteroide und Salazosulfapyridin (16,21).

Metronidazol, ein Nitroimidazol-Präparat, wirkt sowohl auf Protozoen wie auch durch Hemmung der Nukleinsäuresynthese bakterizid auf obligate Anaerobier (21). Ursing und Mitarbeiter (1982) stellten durch eine Vergleichsstudie fest, daß Metronidazol gegenüber dem Salazosulfapyridin eine bessere Wirksamkeit aufweist (23), und bestätigten damit frühere Erfahrungen bei der Behandlung des Morbus Crohn (22).

Als neurotoxische Nebenwirkungen des Metronidazols sind zerebrale Herdstörungen und sensible Polyneuropathien beschrieben. Von Rogulja und Mitarbeiter (17) berichteten über eine Metronidazol-Enzephalopathie bei Ratten.

## Patienten und Methodik

In Zusammenarbeit mit der Medizinischen Universitätsklinik Erlangen führten wir seit Anfang 1981 systematisch neurologische und elektroneurographische Untersuchungen bei Patienten mit M. Crohn durch. 30 Patienten im Alter zwischen 18 und 65 Jahren wurden im Rahmen einer retrospektiven Studie erfaßt. Die durchschnittliche Behandlungsdauer mit Metronidazol betrug 7,8 Monate, die tägliche Metronidazol-Dosis lag bei 1000 mg, im Mittel wurden 226 g verabfolgt. Weitere 46 Kranke mit M. Crohn wurden im Rahmen einer zur Zeit noch laufenden prospektiven Erhebung vor Beginn einer Metronidazol-Therapie und ein Teil von ihnen (19 Kranke) nach Abschluß einer 3-monatigen Behandlung untersucht, wobei die bis dahin verabreichte Metronidazol-Dosis etwa 60 g betrug.

## Ergebnisse

Von den 30 Patienten der retrospektiven Studie wiesen 5 Frauen im Alter zwischen 19 und 50 Jahren eine symmetrische, vorwiegend sensible Polyneuropathie auf.

## Falldarstellungen

<u>Frau R.D.,</u> 28 Jahre, M. Crohn seit 8 Jahren. Metronidazol-Gesamtdosis 180 g in 6 Monaten.

Bei der Erstuntersuchung im August 1981 Kribbeln und Gefühlsstörungen an den Zehen angegeben. Neurologisch: Hypästhesie und Hypalgesie bis zur Mitte des Vorfußes, Vibrationsempfinden an der Großzehe herabgesetzt. Lagesinn intakt, keine Paresen, Eigenreflexe auslösbar.

Elektroneurographie: Suralispotential beiderseits nicht erhältlich. Motorische NLG des N. tibialis leicht verlangsamt. Nachuntersucung im Juni 1982: subjektiv leichte Besserung der Sensibilitätsstörungen. Vibrationsempfinden an den Großzehen herabgesetzt. Elektroneurographie unverändert.

Frau H.D., 50 Jahre, M. Crohn seit 25 Jahren. Metronidazol-Gesamtdosis 450 g in 15 Monaten. Erstuntersuchung im März 1981. Neurologisch: Hypalgesie an beiden Füßen, Hyperalgesie an Thenar und Hypothenar angegeben. Vibrationsempfinden an den Großzehen herabgesetzt. Leichte Paresen der Zehenheber und -beuger (PG 5-6). ASR beidseits nicht auslösbar. Elektroneurographie: Suralispotential beiderseits nicht erhältlich. Sensibles Potential des N. medianus und N. ulnaris ebenfalls nicht erhältlich. Kontrolluntersuchung nach 8 Monaten: leichte Besserung der Gefühlsstörungen. ASR rechts schwach erhältlich, links nicht sicher. Keine Paresen. Elektroneurographische Befunde unverändert.

Frau H.F., 27 Jahre, M. Crohn seit 2 Jahren. Metronidazol-Gesamtdosis 210 g in 3 Monaten. Mißempfindungen an Händen und Füßen angegeben. Neurologisch: sockenförmige Hypästhesie an beiden Füßen. Vibrationsempfinden an der Großzehe herabgesetzt. Eigenreflexe erhältlich. Elektroneurographie: Suralispotential beiderseits nicht erhältlich. Medianuspotential erniedrigt und verbreitert. Distale sensible NLG herabgesetzt. Kontrolluntersuchung nach 6 Monaten: weitgehende Rückbildung der Gefühlsstörungen. Niedriges, breites Suralispotential, ansonsten unauffällige Befunde.

Frau L.K., 19 Jahre, M. Crohn seit 2 Jahren, Metronidazol-Gesamtdosis 270 g in 12 Monaten. Neurologisch: Mißempfindungen und sockenförmige Hypästhesie an beiden Füßen. Vibrationsempfinden an den Großzehen herabgesetzt. ASR beiderseits auslösbar. Elektroneurographie: Suralispotential deutlich verändert. Distale sensible NLG grenzwertig. Kontrolluntersuchung nach 3 Monaten: kein Suralispotential erhältlich.

Frau B.S., 32 Jahre, M. Crohn seit 20 Jahren, Metronidazol-Gesamtdosis 270 g in 18 Monaten. Neurologisch: Mißempfindungen und Taubheitsgefühle an beiden Füßen, sockenförmige Hypästhesie bis etwa 5 cm proximal der Sprunggelenke. Vibrationsempfinden an der Großzehe intakt. Elektroneurographie: leichte Erniedrigung des Suralispotentials.

Die neurologischen und elektroneurographischen Untersuchungen der 46 Patienten mit M. Crohn, bei denen bisher lediglich eine Basistherapie mit Kortikosteroiden und Salazosulfapyridin erfolgte, ergaben keine Hinweise auf das Vorliegen einer Polyneuropathie. Die Gruppe der 19 Patienten, die über 3 Monate mit etwa 60 g Metronidazol behandelt wurde, zeigte ebenfalls keine pathologischen Befunde.

## Diskussion

Ramsay wies 1968 (16) erstmals auf neurotoxische Nebenwirkungen von Metronidazol hin. Eine wegen einer thyreotoxischen Ophthalmopathie mit einer Tagesdosis von 1,2 g Metronidazol behandelte Patientin entwickelte nach knapp 4 Monaten eine symmetrische, ausschließlich sensible Polyneuropathie.

Unter einer Langzeittherapie mit Metronidazol bei M. Crohn beschrieben Holdstock 1975 (11) sowie Ursing und Kamme 1976 (22) sensible Polyneuropathien in einem Fall bzw. bei 2 von 6 Patienten. Coxon und Pallis (7) teilten 1976 zwei weitere Falldarstellungen mit, bei denen auch elektrodiagnostische Veränderungen im Bereich der sensiblen Nervenfasern nachgewiesen wurden. In der Folgezeit berichtete eine Reihe von weiteren Autoren über das Auftreten sensibler Polyneuropathien unter einer höher dosierten peroralen Metronidazol-Behandlung bei Crohn-Patienten (3,5,6,9,10,11,12,13,14,15,19,20).

Bioptische Untersuchungen des Suralnerven von Bradley 1977 (5) und Said 1978 (19) zeigten einen bevorzugt axonalen Schädigungstyp mit nur geringgradig ausgeprägter sekundärer Demyelinisierung. Das Auftreten sensibler Polyneuropathien ist hierbei für den M. Crohn nicht typisch. Die von uns durchgeführten neurologischen und elektroneurographischen Untersuchungen an 46 Crohn-Patienten, die lediglich eine Basistherapie ohne Metronidazol erhalten hatten, ergaben keine pathologischen Befunde.

Zusammenhänge zwischen der verabfolgten Metronidazol-Dosis und dem Auftreten sensibler Polyneuropathien sind anzunehmen. Metronidazol, welches seit etwa 20 Jahren als Antitrichomonadenmittel Verwendung findet, verursachte in den dabei verabfolgten Mengen von 10-12 g keine neurotoxischen Nebenwirkungen. Polyneuropathien wurden erst nach Einführung einer Metronidazol-Langzeitbehandlung festgestellt. Allerdings bestehen erhebliche interindividuelle Unterschiede, wobei eine Polyneuropathie bereits nach einer peroralen Gesamtdosis von 30,5 g Metronidazol beschrieben wurde (7). Im allgemeinen lagen die verabfolgten Mengen jedoch erheblich höher, bei unseren 5 Patientinnen mit Polyneuropathie zwischen 180-450 g. Andererseits wies eine von uns untersuchte Patientin nach einer Metronidazol-Einnahme von 650 g keine neurologischen oder elektroneurographischen Auffälligkeiten auf.

Das klinische Bild der Metronidazol-Polyneuropathie ist typisch. Die Patienten klagen über distal betone Sensibilitätsstörungen, meist nur an den unteren Extremitäten, zum Teil an Händen und Füßen. Quälende Dysästhesien sind möglich. Das Vibrationsempfinden ist häufig herabgesetzt, die Achillessehnenreflexe sind zum Teil nicht erhältlich. Auffallend ist die oft nur sehr langsame Rückbildung der sensiblen Polyneuropathie nach Absetzen des Metronidazols.

Die elektrodiagnostischen Veränderungen waren relativ gleichförmig. Es ließen sich eine Erniedrigung und eine Deformierung oder sogar eine Nichtauslösbarkeit sensibler Nervenpotentiale, insbesondere des N. suralis, nachweisen. Die Nervenleitgeschwindigkeiten ware nur geringgradig verlangsamt. Die motorischen Nervenfasern waren in der Mehrzahl der Polyneuropathie-Fälle nicht oder allenfalls leicht betroffen. Die elektroneurographischen Normabweichungen bildeten sich zum Teil noch langsamer als die klinische Symptomatik zurück.

Die Häufigkeit von Polyneuropathien liegt bei hochdosierter Metronidazol-Langzeitbehandlung bei etwa 20%.

Eine Beschränkung der Metronidazol-Therapie bei M. Crohn auf hochfloride Krankheitsprozesse bis zur Remission, eine Limitierung der Gesamtdosis auf etwa 60 g Metronidazol sowie regelmäßige neurologische und elektroneurographische Kontrolluntersuchungen können zur Vermeidung oder zumindest zu einer frühzeitigen Erfassung möglicher neurotoxischer Nebenwirkungen beitragen.

Zusammenfassung

In einer retrospektiven Studie wurden 30 Patienten mit Morbus Crohn im Alter zwischen 18 und 65 Jahren neurologisch und neurographisch untersucht, die im Mittel mit 226 g Metronidazol in einem Zeitraum von durchschnittlich 7,8 Monaten behandelt wurden. 5 Patientinnen dieser Gruppe wiesen eine symmetrische, vorwiegend sensible Polyneuropathie mit distal betonten Sensibilitätsstörungen meist nur an den unteren Extremitäten und quälenden Dysästhesien auf. Die elektrodiagnostischen Veränderungen waren relativ gleichförmig, wobei sich eine Erniedrigung und eine Deformierung oder sogar eine Nichtauslösbarkeit sensibler Nervenpotentiale nachweisen ließen.

Die sensiblen Nervenleitgeschwindigkeit war nur geringgradig verlangsamt, die motorischen Nervenfasern waren bei Mehrzahl der Fälle nicht betroffen. Die klinische Symptomatik und die elektroneurographischen Normabweichungen bildeten sich nur sehr langsam zurück.

Bei einer Gruppe von 46 Patienten mit Morbus Crohn, die bisher kein Metronidazol erhalten hatten, zeigten sich keine pathologischen Befunde. 19 dieser Patienten wurden nach Metronidazol-Behandlung mit einer durchschnittlichen Dosis von 60 g nachuntersucht, ohne daß sich zu diesem Zeitpunkt Auffälligkeiten fanden. Die Häufigkeit von Metronidazol-Polyneuropathien bei hochdosierter Langzeitbehandlung liegt bei etwa 20%.

Literatur

1. Andersson KE (1981) Pharmacokinetics of Nitroimidazoles. Spectrum of Adverse Reactions. Scand J Infect Dis Suppl 26:60-6?
2. Auer IO (1981) Metronidazol bei Morbus Crohn. Dtsch Ärztebl 44: 2079-2081
3. Bardet JC, Besancon F, Bourdais J-P, Charles J, Delavierre P, Guerre J, Laverdant C, Leblanc J, Lescut J, Roy J-L, Teysson R, Toulet J, Verduron J (1978) Gastroent clin Biol 2:117
4. Bernstein HL, Frank MS, Brandt LJ, Boley SJ (1980) Healing of perineal Crohn's disease with metronidazole. Gastroenterol 79: 357-365
5. Bradley WG, Karlsson IJ, Rassol CG (1977) Metronidazole neuropathy. Brit med J 2:610-611
6. Bryan CS, Huffman LJ, del Bene VE, Sanders CV, Sealcini BC (1979) Intravenous metronidazole therapy for bacteroides fragilis. S Med J 72:494-497
7. Coxon A, Pallis CA (1976) Metronidazole neuropathy. J Neurol Neurosurg Psychiat 39:403-405
8. Frytak S, Maertel CG, Childs DS (1980) Neurology toxicity associated with high-dose metronidazole therapy. Ann intern Med 88: 361-362
9. George L, Kirby B, Finegold S (1978) Intravenous metronidazole in the treatment of anaerobic infections. Clin Res 26:125 A
10. Hishon S, Pilling J (1977) Metronidazole neuropathy. Brit med J II:832
11. Holdstock DJ (1975) Drug treatment in Crohn's disease. Lancet II: 1260
12. Karlsson IJ, Hamilyn AN (1977) Metronidazole neuropathy. Brit med J II:832
13. Kusumi RK, Plouffe JF, Wyatt RH, Fass RJ (1980) Central nervous system toxicity associated with metronidazole therapy. Ann int med 93:59-61

14. Perera M, Chipping PM, Noone P (1980) Intravenous metronidazole in the treatment and prophylaxis of anaerobic infection. J Antimicrob Chemother 6:105-112
15. Ramsay D (1968) Endocrine Ophthalmopathy. Brit med J 4:706
16. Riemann JF (1982) Ätiologische Aspekte von Morbus Crohn und Colitis ulcerosa. In: Gall FP, Groitl H (Hrsg) Entzündliche Erkrankungen des Dünn- und Dickdarmes. Morbus Crohn - Colitis ulcerosa. Perimed Fachbuch-Verlagsgesellschaft, Erlangen, S 39
17. v Rogulja P, Kovac W, Schmid H (1973) Metronidazol-Encephalopathie der Ratte. Acta neuropath 25:36-45
18. Sachar DB (1980) Metronidazole for Crohn's disease - breakethrough or ballyhoo? Gastroenterol 79:393-395
19. Said G, Goasguen J, Laverdant Ch (1978) Polynévrites un cours des traitements prolongés par le Métronidazole. Rev neurol 134:515-521
20. Schipper H, Beale FA, Bush RS, Fryer C (1976) Metronidazole as a radiosensitizer. New Engl J Med 901:295, 16
21. Schneider MU, Strobel S, Riemann JF, Demling L (1981) Metronidazol in der Behandlung des Morbus Crohn. DMW 106:1126-1129
22. Ursing B, Kamme C (1975) Metronidazole for Crohn's disease. Lancet I:775-777
23. Ursing B, Alm T, Bárány F, Bergelin I, Ganrot-Norlin K, Hoevels J, Huitfeldt B, Järnerot G, Krause U, Krook A, Lindström B, Nordle Ö, Rosén A (1982) A Comparative Study of Metronidazole and Sulfasalazine for active Crohn's disease: The cooperative Crohn's disease study in Sweden. II. Result. Gastroenterology 83:550-562
24. You B, Grilliat JP (1981) Metronidazole neuropathy. La nouvelle presse méd 10:708

# Kindliche Bleiintoxikation durch Unguentum Diachylon

Ch. Spunda und H. Lothaler

Zusammenfassung

Bericht über ein zwei Monate altes Mädchen, welches an einer chronischen Bleiintoxikation litt.

Die Symptomatik war gekennzeichnet durch halbseitige und generalisierte Krampfanfälle, chemisch fanden sich Bleiwerte im Serum bis 100 µg/dl, es waren aber auch die Bleiwerte im Harn, in den Haaren, sogar im Liquor erhöht.

Röntgenologisch zeigten sich bandförmige Bleieinlagerungen in den Metaphysen. Als Ursache der Vergiftung konnte langdauernde, ärztlich verordnete Behandlung der mütterlichen Mamillen mit Unguentum diachylon eruiert werden. Die basophile Tüpfelung der Erythrozyten gab den ersten spezifischen Hinweis auf die Erkrankung. Unter Calcium-EDTA- und Penicillamin-Therapie wurde klinisch und labormäßig eine völlige Remission erreicht.

Vereinzelte ähnliche Fälle werden aus der älteren Literatur angeführt. Die Verordnung von bleihaltigen Salben zur Mamillenpflege bei stillenden Müttern muß als streng kontraindiziert bezeichnet werden.

# Postvakzinale Polyneuritis nach Tollwut-HDC-Impfung

E. Tkocz und A. Haass

Tollwutschutzimpfungen mit der früher verwendeten HEMPT-Gehirngewebevakzine und der Entenembryo-Vakzine führten häufig zu neuro-allergischen Komplikationen. Nach Einführung der HDCS-(Human Diploid Cell Strain-)Vakzine sind bisher keine ähnlichen postvakzinalen Neurokomplikationen bekannt geworden. Wie der vorgestellte Fall zeigt, muß aber damit gerechnet werden. Bei ihm trat im engen zeitlichen Zusammenhang mit den HDCS-Impfungen und mit typischem Verteilungsmuster sowie Symptomenkomplex eine postvakzinale Polyneuritis auf, die in eine isolierte, vorwiegend motorische Radialislähmung überging.

Es handelte sich um einen 46-jährigen Landwirt ohne wesentliche Vorerkrankungen, der eine an Tollwut erkrankte Kuh bis zum paralytischen Stadium versorgt hatte, bevor er sich an den Tierarzt wandte, der bei dem Tier die Diagnose stellte. Aufgrund der körperlich schweren Landarbeit hatte der Patient multiple Schrunden und kleine Hautverletzungen an den Händen, die als mögliche Eintrittspforten für eine Lyssavirusinfektion angesehen werden mußten. Ferner mußte man davon ausgehen, daß die Hände bei der intensiven Pflege des Tieres auch in Kontakt mit dem Speichel gekommen waren. Nach den Behandlungsrichtlinien der WHO und des Bundesgesundheitsamtes lag deshalb eine sog. mittelschwere Exposition vor (13).

Der Hausarzt begann daher sofort mit einer aktiven Schutzimpfung ohne gleichzeitige passive Immunisierung mit spezifischen Antiseren. Die Impfung erfolgte in der üblichen Dosierung nach dem empfohlenen postexpositionellen Impfschema am Tage 0, 3, 7 und 14. Es wurde die Tollwut-HDCS-Vakzine verwandt, die aus humanen diploiden Zellen gewonnen wird und nach zahlreichen Angaben in der Literatur außer geringen, schnell reversiblen lokalen Reaktionen wie Schmerzen, Rötung, leichte Schwellung und vereinzelt Fieber als praktisch nebenwirkungsfrei gilt und von der insbesondere keine neurologischen Komplikationen bekannt sind (2,5,8,10,11,13).

In diesem Fall traten am 7. Tag einige Stunden nach der 3. Impfung zunächst flüchtige Paresen der linken Finger auf. 2 Tage nach der 4. Impfung entwickelte sich eine linksseitige ausgeprägte Parese der Armstrecker, weniger der -beuger und eine handschuhförmige Hypästhesie und Hypalgesie bis zur Mitte des Unterarmes. Mit diesem Beschwerdebild kam der Patient zur stationären Aufnahme. Im Verlauf der folgenden 4 Tage ging die polyneuritische Symptomatik in eine Mononeuritis des linken N. radialis über mit isolierter schlaffer Parese der Handstrecker und einer umschriebenen Sensibilitätsstörung im entsprechenden Versorgungsgebiet. In den folgenden Wochen bildete sich die Radialisparese weitgehend zurück.

Durch Anamnese, neurologische Untersuchung, Zusatzuntersuchungen und den Verlauf konnten differentialdiagnostisch zur berücksichtigende Erkrankungen wie direkte Radialisschädigung, Polyneuropathie, Polyradikulitis und HWS-Syndrom mit hinreichender Sicherheit ausgeschlossen werden. Die Nervenleitgeschwindigkeit war normal, im EMG fanden sich ausgeprägte polyphasische Potentiale in der vom Radialis versorgten Muskulatur, der Liquor war regelrecht. Da wegen des Verdachts auf eine Impfneuritis auf die Fortführung der Impfung verzichtet werden sollte, wurde der Antikörpertiter bestimmt, der anzeigte, daß ein ausreichender Impferfolg erzielt worden war. Für die postvakzinale Poly- bzw. Mononeuritis sprach der zeitliche Verlauf, das charakteristische Verteilungsmuster und der typische Symptomenkomplex. Die Symptomatik entwickelte sich nach wiederholter Impfung zwischen dem 7. und 16. Tag. Es kam zu einseitigen Ausfällen in Form einer umschriebenen Polyneuropathie mit Mißempfindungen, leichten Sensibilitätsstörungen und vorwiegend motorischen Ausfällen. Die Symptomatik ging in die früher oft beobachtete linksseitige Radialislähmung über.

Die postvakzinalen neurologischen Komplikationen wie Neuritiden, Enzephalomyelitiden, Meningoencephalitiden waren bei der Lyssa-Hirngewebe- und Entenembryo-Vakzine häufig beschrieben worden (3,12). Die Neurokomplikationsraten wurden für die erste Vakzineart zwischen 1:260 und 1:12500 (1,6,7,8) und für die zweite um 1:20000 angegeben (2,4,8, 9,14). Ätiologisch geht man von einer allergischen Reaktion aus, die durch die wiederholte Gabe heterologer Antigene verursacht wird (5). Vor allem von dem neuralen Zellmaterial, das als Züchtungsmaterial diente und von dem die Vakzine nicht vollständig gereinigt werden konnte, mußte eine hohe Antigenwirkung erwartet werden (8).

Die jetzt zur Verfügung stehende HDCS-Vakzine wird aus menschlichen, embryonalen diploiden Zellen gewonnen, ist hoch gereinigt, enthält keine heterologen Antigene und insbesondere kein neurales Material. In der Literatur wurde daher bisher nur auf die ausnehmend gute Verträglichkeit hingewiesen (5). Es wurden lediglich die erwähnten lokalen Reaktionen von 1-2 Tagen Dauer beschrieben (8,10,11). Aufgrund der hier vorgestellten Beobachtung muß aber davon ausgegangen werden, daß auch bei der HDC-Gewebekulturvakzine gegen Tollwut neuro-allergische Polyneuritiden auftreten können. Auch in diesem Fall zeichnete sich, wie bei den früher beschriebenen Komplikationen, ein günstiger Verlauf ab.

## Literatur


1. Bohlmann HG (1968) Schwere bleibende Schädigung nach Tollwutschutzimpfung mit Hempt-Vakzine. Med Klin 63:1932-1934
2. Bundesgesundheitsamt (1978) Tollwut. Verhütung und Bekämpfung. Dtsch Ärzteblatt 31:1791-1794
3. Cartsburg R, Lederbogen KL (1968) Enzephalomyelitis nach Lyssa-Schutzimpfung. Med Welt 9:573-574
4. Janssen EG (1970) Tollwutschutzimpfung mit tödlichem Ausgang. Mschr Kinderheilk 6:379-380
5. Klietmann W (1981) Heutige Einsatzmöglichkeiten bei Tollwutimpfung. Therapiewoche 31:4650-4662
6. Kuwert E (1963) Versuche zur Antigenität, Schutzkraft und Encephalitogenität der Hempt-Vaccine sowie Betrachtungen zur Tollwutschutzimpfung in Deutschland. Bull New York Acad Sel 39:802
7. Kuwert E (1970) Die Tollwutschutzimpfung beim Menschen: Aktive und passive Immunprophylaxe, Komplikationen, Indikation. Ärzteblatt Baden Württemberg 2:134-148
8. Kuwert EK (1977) Die HDCS-(Human Diploid Cell Strain-)Vakzine. Immunität und Infektion 5:193-207
9. Kuwert E, Klosterkötter W, Linzenmeier G (1968) Neurologische Komplikationen nach Tollwutschutzimpfung. Med Klin 63:1326-1328

10. Lehmann HG, Kuwert EK, Hennessen W, Widmark R (1978) Erfahrungen beim Menschen mit einem gereinigten Tollwut-Impfstoff aus menschlichen dipolen Zellkulturen. MMW 9:289-292
11. Lehmann HG, Majer M, Dette G (1978) Tollwut-HDC-Impfstoff. Die gelben Hefte 2:
12. Schoop HD, Rohrbach P (1974) Progrediente neurologische Komplikationen nach Tollwutschutzimpfung mit Hempt-Vakzine. Dtsch med Wschr 99:1923-1926
13. Simona R, Keller H (1980) Tollwut. Schweiz med Wschr 110:630-637
14. Timm H, Wolter M (1970) Elektroenzephalographische Untersuchungen im Verlauf von Tollwutschutzimpfungen nach Hempt. Dtsch med Wschr 42:2108-2112

# VIII. Myositiden ohne Erregernachweis

# Myopathologische und klinische Befunde bei Myositiden

K. Boxler und R. Rohkamm

## Einleitung

Für die Diagnose entzündlicher Muskelerkrankungen spielt die Muskelbiopsie eine wesentliche Rolle (3,4,5). Bis auf ganz wenige Ausnahmen wie die granulomatöse Myositis oder die Einschlußkörperchen-Myositis gibt es keine spezifischen histologischen und histochemischen Veränderungen, die einem einheitlichen pathogenetischen Krankheitsbild zuzuordnen sind. Wir untersuchten die seit 1970 vorliegenden Muskelbiopsien aus unserer Klinik mit der Frage, ob sich bestimmte myopathologische Veränderungen und Konstellationen im histologischen Bild in Zusammenhang bringen lassen mit diagnostischer Einteilung, klinischer Manifestation, erhöhter Creatinphophokinase (CPK) im Serum, elektromyographischen Veränderungen, Alters- oder Geschlechtsverteilung.

## Material und Methode

Im Zeitraum von 1970-1981 wurden in der Würzburger Klinik 168 Patienten mit der Diagnose einer Myositis von der elektronischen Datenverarbeitung erfaßt. Bei 65 Patienten (39% ist eine Muskelbiopsie durchgeführt worden. Bei 38 Biopsien (58%) konnte ein myositisches Gewebesyndrom nachgewiesen werden. Es kamen noch 9 Patienten aus der Würzburger und 6 aus der Bonner Klinik in den letzten Monaten dazu. Damit konnten insgesamt 53 Fälle verglichen werden. Die Diagnosen dieser 53 Fälle verteilten sich wie folgt:
27x Polymyositis, 11x Dermatomyositis, 8x Kollagenose, 3x granulomatöse Myositis, 1x Ileitis terminalis mit Myositis, 1x Penicillamininduzierte Myositis, 1x Myositis bei Hypergammaglobulinämie im IgA-Kompartiment und Coxsackie-AK-Titer-Erhöhung, 1x Myasthenie.

Die Patienten wurden erfaßt nach Geschlecht und dem Alter bei Beginn der Erkrankung. Es wurden die CPK-Werte vor der Biopsie ermittelt. Die elektromyographischen Befunde wurden eingeteilt in pathologisch veränderte (sog. "myopathisches Muster, pathologische Spontanaktivität) und nicht sicher pathologisch wertbare Befunde zum Zeitpunkt der Biopsie. Bei den Biopsien wurde nach folgenden Parametern gesucht: Entzündliche Infiltrate (interstitiell und im Parenchym), Überwiegen perivaskulärer Infiltrate, Parenchymbefall mit degenerativen Faserveränderungen, Fasernekrosen, Kalibervariation und perifaszikuläre Faseratrophie.

Tabelle 1

| Gesamtzahl N = 46 | Polymyositis | Dermatomyositis | Kollagenosen |
|---|---|---|---|
| | N = 27 | N = 11 | N = 8 |
| Geschlechts-verteilung | m:w = 14:13 | m:w = 8:3 | m:w = 1:7 |
| Alter (Jahre) | 6-81 | 9-69 | 46-72 |
| (Durchschnitt) | (46) | (39) | (58) |
| Kinder unter 14 Jahren | 2 | 3 | O |
| erhöhte CPK (> 8O U/l) | 14/2O (7O%) | 9/11 (82%) | 6/6 (1OO%) |
| Pathologisches EMG | 16/18 (89%) | 8/1O (8O%) | 7/7 (1OO%) |
| *Biopsiebefunde* | N = 27 | N = 11 | N = 8 |
| entzündliche Infiltrate | 23/27 (85%) | 8/11 (73%) | 8/8 (1OO%) |
| perivaskuläre Infiltrate | 6/27 (22%) | 5/11 (45) | 1/8 (13%) |
| Fasernekrosen und degenerative Parenchymveränderung | 11/27 (41%) | 9/11 (82%) | 3/8 (38%) |
| Perifaszikuläre Atrophie | 4/27 (15%) | 4/11 (36%) | O |

Die Altersspanne reicht von 5-81 Jahren mit 5 Patienten im Kindesalter. Bei der PM war die Geschlechtsverteilung annähernd gleich (14 männlich:13 weiblich), dagegen überwog der Anteil der Männer bei den DM (8:3) und die Zahl der Frauen bei den K (1:7)

## Ergebnisse

In der Tabelle 1 sind die ermittelten Zahlenangaben jeweils für die Diagnosen Polymyositis (PM), Dermatomyositis (DM) und Kollagenosen zusammengefaßt. Es ist anzumerken, daß eine Muskelschwäche unterschiedlicher Ausprägung bei allen Patienten festgestellt worden war. Der Grad der Muskelschwäche wurde bei diesen Vergleichen nicht berücksichtigt.

Die CPK-Werte differierten bei den Patienten zwischen 8 und 20 OOO U/l. Eine CPK über 8O U/l wurde als pathologisch gewertet.

Eine erhöhte CPK hatten alle Patienten mit K, 82% mit DM und 7O% mit PM. Ein pathologisch verändertes EMG wurde bei allen Patienten mit K, sowie bei 89% der PM und 8O% der DM registriert. Alle Kollagenosen wiesen in der Biopsie entzündliche Infiltrate auf, aber auch 85% der PM und 73% der DM. Der Anteil der Biopsien mit vorwiegend perivaskulären Infiltraten schwankte zwischen 38% bei K, 22% bei PM und 45% bei DM. Letztere hatten den höchsten Anteil an ausgeprägter Parenchymbeteiligung und Fasernekrosen (82%), die PM 41% und die K 38%. Eine perifaszikulär betonte Atrophie war bei den Kollagenosen nicht sicher auszumachen, dafür bei 15% der PM und 36% der DM.

## Diskussion

In Übereinstimmung mit anderen Untersuchern (1,2,3) fanden wir bei der weit überwiegenden Zahl von Patienten in allen 3 Gruppen entzündliche Infiltrate in der Biopsie, erhöhte CPK-Werte im Serum und pathologische Veränderungen im EMG. Weniger häufig und mit unterschiedlichem Anteil bei den einzelnen Gruppen sind ausgeprägte degenerative Parenchymveränderungen mit Fasernekrosen und auch perifaszikuläre Atrophien. Es fanden sich aber nicht wenige Einzelfälle, bei denen verschiedene Parameter nicht pathologisch verändert waren. So fanden wir bei einzelnen Patienten folgende Konstellationen: a) fehlende CPK-Erhöhung trotz massiver Infiltrate, pathologischem EMG und hochgradiger Muskelschwäche; b) fehlende entzündliche Infiltrate bei pathologischen Veränderungen aller anderen Parameter; c) Nachweis einer perifaszikulären Atrophie sowohl bei akuten Anfangsstadien als auch nach jahrelanger immunsuppressiver Behandlung und Normalisierung aller anderen Parameter; d) hochgradige Schwäche bei nur herdförmigen Infiltraten ohne wesentliche Faserveränderungen; e) gut erhaltene Kraft und Beweglichkeit trotz hochgradig ausgeprägten Fasernekrosen; f) spontane Remission bei anfangs hochgradig pathologischer Veränderung aller Parameter; g) Nachweis von Infiltraten auch nach jahrelanger immunsuppressiver Behandlung; h) Diagnose einer Myositis bei bestehender Muskeldystrophie, wegen Nachweis von entzündlichen Infiltraten; i) andererseits konnte bei einem Kind mit der zunächst klinisch gestellten Diagnose einer Muskeldystrophie histologisch eindeutig eine Myositis nachgewiesen und eine entsprechende Therapie eingeleitet werden.

## Zusammenfassung

Bei der Mehrzahl unserer Patienten im akuten Erkrankungsstadium sind zumindest mehrere pathologisch veränderte Parameter nachzuweisen. Bestimmte histologische Veränderungen treten bei den einzelnen Krankheitsgruppen in unterschiedlicher Häufigkeit auf. Eine konstante Korrelation zwischen den myopathologischen Veränderungen und den klinischen Diagnosen Polymyositis, Dermatomyositis und Kollagenosen ist nicht zu finden, auch nicht zu CPK-Werten und elektromyographischen Veränderungen. Rückschlüsse vom histologischen Bild auf klinischen Zustand und Verlauf sind nicht möglich.

## Literatur

1. Bohan A, Peter JB, Bowman RL, Pearson CM (1977) A computer-assisted analysis of 153 patients with polymyositis and dermatomyositis. Medicine 56:255-286
2. Carpenter S, Karpati G, Eisen A (1975) A morphologic study of muscle in polymyositis: clues to pathogenesis of different types. In: Bradley WG, Gardner-Medwin D, Walton JN (eds) Recent advances in myology. Excerpta Medica, Amsterdam, pp 374-379
3. Jerusalem F, Simona F, Fontana A (1980) Myopathologische und immunologische Befunde zur Diagnose und Pathogenese der Polymyeositis und Dermatomyositis. Nervenarzt 51:255-265
4. Pongratz D (1976) Differentialdiagnose der Erkrankungen der Skelettmuskulatur an Hand von Muskelbiopsien. In: Scheid W, Wieck HH, Peters UH (Hrsg) Sammlung psychiatrischer und neurologischer Einzeldarstellungen. Thieme, Stuttgart, pp 60-75
5. Seitz D (1965) Die Bedeutung der Muskelbiopsie für die Diagnose und Therapie chronischer neuromuskulärer Prozesse. Dtsch Z Nervenheilkd 187:136-165

# Myositis-Analyse von 80 eigenen Fällen

W. F. Haupt, E. Gibbels, H.-J. Schädlich und J. Weidenhammer

Die Myositis ist eine relativ seltene Erkrankung mit mannigfaltiger Lokalisation und Ausprägung. Bindende Aussagen über Symptomatik und Verlaufsparameter setzen größere einheitlich untersuchte Kollektive voraus, wie dies etwa für die Publikationen von Bohan et al. (1) mit 153 Fällen und Henriksson (4) mit 107 Fällen zutrifft.

Wir unterzogen 80 stationär beobachtete Patienten (43 Frauen und 37 Männer) einer retrospektiven Studie. Der *Beobachtungszeitraum* betrug zwischen einem Monat und 23 Jahren, im Mittel 3,7 Jahre. Der *Erkrankungsgipfel* lag in der Altersgruppe von 60 bis 69 Jahren. In dieser Gruppe überwogen die Frauen deutlich mit 16 zu 7 Fällen. Von unseren 80 Kranken litten 13 an einer *umschriebenen Form* der Myositis: in neun Fällen handelte es sich um eine okuläre Myositis; die übrigen vier wiesen eine umschriebene Myositis eines Armes auf, zwei dieser Fälle sind bereits beschrieben worden (5). Der *Erkrankungsbeginn* war bei 65 Kranken schleichend; bei fünf Fällen kam es innerhalb von wenigen Tagen zum Vollbild; zehnmal erreichte die Erkrankung innerhalb von zwei Monaten ihren Höhepunkt. Der weitere *Verlauf* war meist chronisch-progredient, so bei 50 Patienten. Nur zehn Fälle boten ein monophasiches Bild mit Restitution. Die übrigen Kranken zeigten einen rezidivierenden oder schubförmigen Verlauf. Die klinische *Diagnose* stützte sich zunächst auf das Syndrom der keineswegs immer schmerzhaften, häufig auch asymmetrischen und oft sogar distal betonten Muskelschwäche ohne Sensibilitätsstörungen. Die BSG erwies sich als wenig wegweisend für die Diagnose, wir fanden bei 77 Bestimmungen 24 Normalbefunde. Ähnliches gilt für die CK: hier waren bei 52 Bestimmungen 35 Normalbefunde zu erheben. Die diagnostisch wertvollsten Hinweise erbrachten in unserem Kollektiv die elektromyographischen und histologischen Untersuchungen. Die elektromyographische Diagnose der Myositis gründet sich auf den Nachweis pathologischer Spontanaktivität in Verbindung mit einem myogen veränderten Willküraktivitätsmuster. Die histologische Diagnose fußt auf entzündliche Veränderungen im Muskel, darüber hinaus auf einem myopathischen Gewebssyndrom, das alleine noch nicht die Diagnose erhärtet. Da die elektromyographisch faßbare pathologische Spontanaktivität unter Gabe von Kortikoiden ebenso schwinden kann wie die entzündlichen Veränderungen im Muskelbiopsat, ist die Diagnose bei anbehandelten Fällen oft erheblich erschwert. Es wurden 57 Kranke sowohl elektromyographisch als auch histologisch untersucht. Bei 35 Fällen sprachen beide Untersuchungen für eine Myositis. Zwölfmal wies nur die Biopsie, neunmal nur das EMG eindeutig auf die entzündliche Muskelerkrankung hin. Lediglich in einem Fall versagten beide Methoden. Bei 13 Kranken wurde nur ein EMG abgeleitet, bei 8 nur eine Muskelbiopsie durchgeführt, hier jedoch mit jeweils positivem Ergebnis. Von den neun okulären Myositiden liegen Muskelbiopsien nicht vor. Somit konnten bei insgesamt 77 von 80 Kranken positive elektromyographische und/oder histologische Befunde erhoben werden .

Unter den 67 Patienten mit generalisierter Myositis fanden sich 8 Fälle mit einer *malignen Erkrankung*. Bei den 8 Patienten mit *Hautbeteiligung* im Sinne einer Dermatomyositis wurde ein deutliches Überwiegen des weiblichen Geschlechtes festgestellt (7:1). Hier war die Altersgruppe von 30 bis 39 Jahren eindeutig bevorzugt. Bei keinem dieser 8 Fälle konnte eine maligne Begleiterkrankung ermittelt werden.

Unter den 80 Patienten des Gesamtkollektivs waren im Beobachtungszeitraum 13 *Todesfälle* zu verzeichnen. Aus der Altersgruppe zwischen 10 und 19 Jahren verloren wir zwei von insgesamt vier Patienten. Der eine bot ein rasch progredientes Krankheitsbild mit einer exzessiv hohen CK und erlag einem akuten Nierenversagen, der andere zeigte einen progredienten Verlauf über drei Jahre bis zum Tode. Sechs Todesfälle traten in der Gruppe der 60- bis 69-jährigen und somit im Prädilektionsalter der Myositis auf.

Die Mehrzahl unserer Patienten wurde nach der diagnostischen Zuordnung zur Myositis mit Kortikoiden behandelt: in den meisten Fällen wirkte sich diese *Therapie* zumindest vorübergehend günstig aus. Zumal die über viele Jahre verlaufenden progredienten Krankheitsbilder sprachen aber kaum auf die Behandlung an. Zehn unserer Patienten erhielten zusätzlich Azathioprin: Bei drei Patienten konnte eine überzeugende Besserung der Muskelschwäche belegt werden; ein weiterer Patient gab eine Besserung seines Befindens an, ohne daß die Muskelkraft zunahm. In fünf Fällen blieb ein günstiger Effekt der Therapie aus. Einmal mußte die mehrfach begonnene Azathioprin-Therapie wegen ausgeprägter Nebenwirkungen abgebrochen werden. Bei einer jungen Patientin mit einer schweren Polymyositis haben wir nach unbefriedigender mehrmonatiger Therapie mit Kortison und Azathioprin in 12 Sitzungen eine Plasmaaustauschbehandlung durchgeführt. Danach ist es zu einer deutlichen Kraftzunahme und Stabilisierung des Zustandes gekommen. Weitere Aussagen über den Langzeiteffekt dieser Behandlung sind noch nicht möglich.

Bei der Bearbeitung unseres verhältnismäßig großen Kollektivs konnten wir - abweichend von Pearson und Currie (8) - im Gesamtkollektiv ein sicheres Überwiegen des weiblichen Geschlechtes nicht feststellen. In der Altersgruppe von 60 bis 69 Jahren, dem Prädilektionsalter der Myositis, fanden sich jedoch eindeutig mehr Frauen. Auch die von diesen Autoren zitierte hohe Rate der Hautbeteiligung von 40% war von uns nicht zu ermitteln. Maligne Erkrankungen wurden nur bei 8 unserer 67 Patienten mit generalisierter Myositis gefunden (12%) und sogar nur bei 10% unseres Gesamtkollektivs. Für unsere Fälle war ein Zusammenhang zwischen Dermatomyositis und maligner Erkrankung nicht faßbar. Viele Autoren (4,9) erwähnen die diagnostische Bedeutung von Elektromyographie und Muskelbiopsie. Für unsere Fälle hat sich die Aussagekraft beider Untersuchungen als etwa ebenbürtig erwiesen mit einer hohen Anzahl von übereinstimmenden Befunden. Ohne diese Untersuchungen wird die Diagnose der Myositis nicht mit hinreichender Sicherheit zu stellen sein. Von untergeordneter Bedeutung sind die Bestimmungen von BSG und CK, die allenfalls Hinweise auf den Verlauf ergeben können. In der Literatur werden bei der Myositis normale CK-Werte in 5 bis 38% der Fälle beschrieben (1,3,7). Es sei hervorgehoben, daß CK und BSG bei allen unseren Fällen mit umschriebener Myositis im gesamten Krankheitsverlauf normal blieben.

Insgesamt überwiegen die Fälle mit ausgesprochen chronischem Verlauf, die in mancher Hinsicht den chronischen Polyneuritiden ähneln, bei denen eine langdauernde immunsuppressive Therapie erfolgsversprechend scheint. Schon Currie und Walton (2) aber auch Mertens und Lurati (6) haben darauf verwiesen, daß die immunsuppressive Therapie besonders bei jüngeren Patienten mit kurzer Krankheitsdauer die besten Erfolge zeigt. Demnach sollte eine frühzeitige Sicherung der Diagnose und eine anschließende aggressive immunsuppressive Therapie angestrebt werden.

## Zusammenfassung

In einem einheitlichen Krankengut mit 80 Fällen werden die wesentlichen klinischen Daten und Verlaufskriterien der Myositis dargestellt. Da das klinische Syndrom außerordentlich variabel sein kann und laborchemische Daten nur selten aufschlußreich sind, stellen EMG und Muskelbiopsie die wesentlichen diagnostischen Maßnahmen dar. Besonders für die chronisch progredienten Formen der Myositis ist eine befriedigende Therapie noch nicht ermittelt worden.

## Literatur

1. Bohan A, Peter JB, Bowman RL, Pearson CM (1977) A computerassisted analysis of 153 patients with polymyositis and dermatomyositis. Medicine (Balt) 56:255-286
2. Currie S, Walton JN (1971) Immunosuppressive therapy in polymyositis. J Neurol Neurosurg Psychiat 34:447-452
3. DeVere R, Bradley WG (1975) Polymyositis: its presentation, morbidity and mortality. Brain 98:637-666
4. Henriksson KG (1980) Recent advances in investigation of polymyositis. Acta neurol Scand Suppl 78:60-67
5. Huffmann G, Stammler A (1970) Umschriebene chronische Myositis und Riesenwuchs eines Armes. Fortschr Neurol Psychiat 38:330-341
6. Mertens HG, Lurati M (1975) Immunsuppressive Behandlung der Polymyositis. Dtsch Med Wschr 100:45-51
7. Ogle S (1980) Retrospective study of polymyositis in Auckland over 10 years. New Zealand Med J 92:433-435
8. Pearson CM, Currie S (1974) Polymyositis and related disorders. In: Walton JN (ed) Diseases of voluntary muscle. Churchill Livingstone, Edinburgh
9. Rose AL, Walton JN (1966) Polymyositis: A survey of 89 cases with particular reference to treatment and prognosis. Brain 89:747-768

# Untersuchungen zur differentialdiagnostischen Abgrenzung und Beurteilung des Schweregrades der Polymyositis

H. D. Langohr, H. Wiethölter und J. Peiffer

In der Regel kann die Diagnose einer Polymyositis und insbesondere einer Dermatomyositis bereits bei der klinischen Untersuchung gestellt werden. Es gibt aber Fälle, bei denen die 5 von Bohan et al. (1) geforderten Kardinalsymptome "proximale Muskelschwäche, typische Veränderungen der Muskelbiopsie, erhöhte Muskelenzyme im Serum, elektromyographische Trias (kurze, kleine polyphasische Potentiale; Fibrillationen und positive Wellen sowie bizarre, hochfrequente, repetitive Entladungen) und die charakteristischen Hautveränderungen" nicht eindeutig sind.

Schwierigkeiten bei der Diagnosestellung können auftreten, wenn die Kreatinphosphokinase-Aktivität im Serum im Normbereich liegt, die Dauer der Muskelaktionspotentiale nicht verkürzt ist und keine Hautveränderungen vorkommen. Auch in der Muskelbiopsie kann Unsicherheit bestehen, wenn keine entzündlichen Infiltrate vorhanden sind und eine perifaszikuläre Atrophie fehlt.

Unter Berücksichtigung dieser gelegentlich auftretenden Schwierigkeiten versuchten wir zu klären, ob bei den Polymyositis- und Dermatomyositis-Fällen unserer Klinik in der letzten Zeit durch eine zusätzlich zur morphologischen Routineuntersuchung durchgeführte histochemische Färbung mit histometrischer Auswertung der Typ-I- und Typ-II-Faserdurchmesser sowie durch eine biochemische Bestimmung von Enzymaktivitäten in der Muskulatur die Diagnosefindung verbessert wurde.

Insgesamt 9 Patienten mit "idiopathischer" Polymyositis oder Dermatomyositis, Poly- oder Dermatomyositis bei malignen Tumoren, dermatomyositischer Sklerodermie und Polymyositis bei rheumatoider Arthritis wurden untersucht. Die Ergebnisse der Muskelbiopsie wurden verglichen mit den Befunden bei 13 Patienten mit benigner Verlaufsform einer Muskeldystrophie. Die Auswertung erfolgte an mit Standard-ATPase gefärbten Muskelquerschnitten. Der mittlere Faserdurchmesser und der Variationskoeffizient wurden berechnet. Als Vergleich diente das Histogramm der mittleren Durchmesser der Typ-I- und Typ-II-Fasern bei einem gesunden Kontrollkollektiv. Bei der Polymyositis bzw. Dermatomyositis fand sich eine Atrophie der Typ-I- und der Typ-II-Fasern mit Linksverschiebung des mittleren Durchmessers, wobei die Typ-II-Fasern stärker betroffen sind. Der Variationskoeffizient der Typ-II-Fasern war leicht erhöht. Im Gegensatz dazu waren bei 13 Patienten mit Muskeldystrophie sowohl die Typ-I- als auch die Typ-II-Fasern hypertrophiert. Der mittlere Durchmesser der Typ-II-Fasern war stärker als derjenige der Typ-I-Fasern angestiegen. Gleichzeitig war es zu deutlichen Kaliberschwankungen gekommen. Der Variationskoeffizient der Typ-I-Fasern war leicht, derjenige der Typ-II-Fasern mäßig erhöht.

Unsere Befunde entsprechen den myometrischen Ergebnissen anderer Autoren. Auch Pongratz et al. (2) konnten bei Auswertung der Faserflächen zeigen, daß bei allen Polymyositiden beide Fasertypen deutlich atrophisch sind. Bei der akuten Polymyositis wurden keine hypertrophierten Fasern gefunden, während bei der chronischen Polymyositis neben atrophischen auch hypertrophische Fasern nachweisbar waren. Die Typ-II-Fasern waren jedoch deutlich kleiner als die Typ-I-Fasern. Im Gegensatz dazu stehen die mäßige bis starke Kalibervariation und die Zunahme der mittleren Faserflächen beider Typen mit Bevorzugung der Typ-II-Fasern bei der Muskeldystrophie.

Diese histometrischen Befunde können zur Differentialdiagnose zwischen Polymyositis und Muskeldystrophie beitragen, vor allem dann, wenn eine perifaszikuläre Atrophie und entzündliche Infiltrate als Zeichen einer Polymyositis fehlen.

Bei den gleichen Patienten mit Poly- bzw. Dermatomyositis haben wir biochemisch in den Muskelgewebsproben repräsentative Enzymaktivitäten des energieliefernden Muskelstoffwechsels gemessen. Im Diagramm (Abb. 1) entspricht die durchgezogene Linie den Werten eines Normalkollektivs. Es ist zu erkennen, daß die Mittelwerte der glykolytischen Enzymaktivitäten Phosphorylase (PH), Hexosephosphat-Isomerase (HIM), Triosephosphat-Dehydrogenase (TPDH) und Lactatdehydrogenase (LDH) ebenso wie die mittleren Aktivitäten der oxydativen Enzyme Citratsynthase (CS), Malatdehydrogenase (MDH) und β-Hydroxyacyl-CoA-Dehydrogenase (HAD) deutlich erniedrigt sind. Dieses Absinken der glykolytischen und oxydativen Enzyme ist wahrscheinlich auf die gleichzeitige Schädigung der Typ-I- und der Typ-II-Fasern bei der Polymyositis zurückzuführen. Eine eindeutige Korrelation zwischen der Abnahme dieser Enzymaktivitäten und dem Paresegrad oder der Höhe der Muskelenzyme im Serum fand sich nicht.

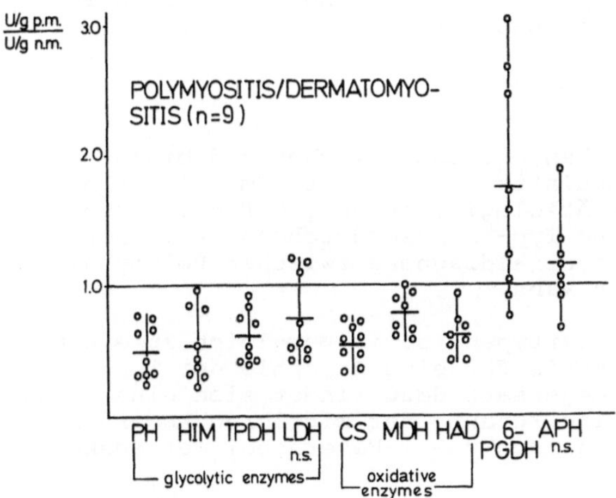


Abb. 1. Aktivitäten von repräsentativen Enzymen des energieliefernden Stoffwechsels in der Muskulatur von 9 Patienten mit Polymyositis oder Dermatomyositis. Dargestellt sind die Enzymaktivitäten im geschädigten Muskel (U/g p.m.), bezogen auf die Aktivitäten eines Kontrollkollektivs (U/g n.m.). Die durchgezogene Linie bei einem Quotienten von 1,0 entspricht den Normwerten. Die Einzelmessungen sind als Kreise, die Mittelwerte als horizontaler Balken eingetragen

Im Diagramm ist ferner zu erkennen, daß die Aktivitäten der sauren Phosphatase leicht angestiegen sind, möglicherweise als Hinweis für den gesteigerten hydrolytischen Abbau in den nekrotischen Fasern. Insbesondere fällt aber der signifikante Anstieg der Aktivitäten der 6-Phosphogluconat-Dehydrogenase (6-PGDH) auf. Diese Aktivitätszunahme von Enzymen des Pentose-Phosphat-Shunts hängt wahrscheinlich mit einer gesteigerten Glucose-Utilisation für die Produktion von Nukleinsäuren und Lipiden in den regenerierenden Muskelfasern zusammen (3).

Allerdings konnten wir nicht immer eine Übereinstimmung zwischen der Höhe der Aktivität der 6-PGDH und dem Ausmaß der morphologischen Zeichen einer Regeneration finden.

Auch bei unseren 13 Patienten mit benigner Verlaufsform einer Muskeldystrophie haben wir in der Muskulatur die Enzymaktivitäten gemessen. Auch hier waren die Enzyme der Glykolyse und der oxydativen Energiegewinnung im Mittel erniedrigt. Sie zeigten aber eine erhebliche Schwankungsbreite und es fanden sich Hinweise dafür, daß die glykolytischen Enzyme aber auch die oxydativen Enzyme wahrscheinlich im Anfangsstadium der Erkrankung kompensatorisch angestiegen sind. Signifikant ist bei diesen Fällen aber wieder die 6-Phosphogluconat-Dehydrogenase angestiegen.

Wenn man die Höhe der Aktivität der 6-PGDH in einem Diagramm an der Ordinate und die Dauer der Erkrankung in logarithmischem Maßstab auf der Abszisse aufträgt, dann ist zu erkennen, daß bei unseren Polymyositisfällen eine Beziehung zwischen der Dauer der Erkrankung und der Höhe der Aktivität dieses Enzyms bestand. Je länger die Erkrankung dauerte, umso höher war die Aktivität der 6-PGDH. Bei Patienten mit raschem Verlauf einer Polymyositis z.B. im Zusammenhang mit einem Neoplasma, bei denen die Nekrosen überwogen, war die Aktivität der 6-PGDH nicht angestiegen, wahrscheinlich als Ausdruck der ungenügenden Regenerationsvorgänge in den Muskelfasern. Auch bei den meisten Fällen mit benigner Verlaufsform einer Muskeldystrophie war die 6-PGDH-Aktivität angestiegen.

Weitere Untersuchungen müssen zeigen, ob die Aktivität der 6-PGDH als Indikator für eine günstige Prognose bei entzündlichen und degnerativen Muskelerkrankungen gelten kann oder ob sie nur als Folge einer gesteigerten Nukleinsäuresynthese in geschädigten Muskelfasern auftritt und keine klinische Wertigkeit besitzt.

## Zusammenfassung

Unsere vergleichenden histochemischen, histometrischen und biochemischen Untersuchungen in der Muskulatur bei Patienten mit Poly- bzw. Dermatomyositis unterschiedlicher Ätiologie, zeigen, daß die histometrische Auswertung der Typ-I- und Typ-II-Faserdurchmesser in der Standard-ATPase-Färbung zur Differentialdiagnose zwischen Polymyositis und Muskeldystrophie beitragen kann.

Der mittlere Durchmesser beider Fasertypen ist im Vergleich zu einem gesunden Kontrollkollektiv als Hinweis für eine Atrophie der Typ-I- und der Typ-II-Fasern abgefallen. Im Gegensatz dazu findet sich eine mäßige bis starke Kalibervariation und eine Zunahme der mittleren Faserdurchmesser beider Typen mit Bevorzugung der Typ-II-Fasern bei der Muskeldystrophie.

Biochemisch sind die glykolytischen und die oxydativen Enzyme bei der Polymyositis wahrscheinlich als Folge einer Schädigung von Typ-I- und Typ-II-Fasern deutlich abgefallen. Eine eindeutige Korrelation zwischen der Abnahme dieser Enzymaktivitäten und dem Paresegrad oder der Höhe der Muskelenzyme im Serum fand sich nicht. Die Aktivität der 6-Phosphogluconat-Dehydrogenase zeigte bei einigen Patienten mit Polymyositis einen starken Anstieg. Wahrscheinlich besteht ein Zusammenhang mit den Regenerationsvorgängen in den Muskelfasern. Bei raschem Verlauf der

Polymyositis mit Überwiegen der Nekrosen und ungenügender Regeneration war auch die Aktivität der 6-PGDH niedrig.

Literatur

1. Bohan A, Peter JB (1975) Polymyositis and dermatomyositis. New Engl J Med 292:344-347, 403-407
2. Pongratz D (1976) Differentialdiagnose der Erkrankungen der Skelettmuskulatur an Hand von Muskelbiopsien. Enzymhistochemische und histometrische Untersuchungen zur besonderen Vulnerabilität der Typ-II-Faser. Thieme, Stuttgart
3. Wagner KR, Kauffman FC, Max SR (1978) The pentose phosphate pathway in regenerating skeletal muscle. Biochem J 170:17-22

# Sarkoidose und Myositis

R. Rohkamm, K. Ricker und H. Przuntek

Die Angaben zur Häufigkeit einer Beteiligung der quergestreiften Muskulatur bei Sarkoidose schwanken in Abhängigkeit vom klinischen Bild: In 50-80% können Granulome innerhalb der Muskulatur gefunden werden, ohne daß eine Myopathie vorhanden wäre (8,11,13,14,15). Eine histologisch erkennbare Affektion der Muskulatur ist bei myopathischen Symptomen immer gegeben, seien die Symptome lokalisiert in Form von nodulären Indurationen oder generell als proximale Schwäche mit Atrophien vorhanden. Eine ausschließlich die Skelettmuskulatur betreffende Sarkoidose ist in ihrer Existenz bestritten worden (6). Nur durch histologische Kriterien allein ist eine Unterscheidung zwischen granulomatöser Myositis und isolierter Muskelsarkoidose nicht möglich (9, 10,12). Das Spektrum einer Myositis bei Sarkoidose zeigen die folgenden Fallbeispiele.

## 1. Granulomatöse epitheloidzellige Gewebsreaktion ohne Myopathie

Die 59-jährige Hausfrau hatte seit April 1979 wechselnde Gelenkschmerzen, die überwiegend die Knie- und Ellenbogengelenke betrafen. Intermittierend bestanden erhöhte Körpertemperaturen bis 38° Celsius. Behandlung mit nicht-steroidalen Antiphlogistika erbrachte nur eine geringe Symptomänderung. Seit Anfang 1980 diffus verteilte Kopfschmerzen, im September des Jahres akut auftretende periphere Fazialisparese links. Das C-reaktive Protein was positiv. Ein Tuberkulin-Hauttest war negativ. Die elektromyographische Untersuchung war unauffällig. Zur weiteren Abgrenzung der Beschwerden wurde eine Muskelbiopsie des rechten Pectoralis major durchgeführt. Erst in Serienschnitten fanden sich an einer Stelle perivaskuläre granulomatöse Veränderungen mit Epitheloidzellen und lymphohistiozytären Zellelementen. Die daraufhin durchgeführte Laparoskopie zeigte weißliche Auflagerungen an der Leberoberfläche, deren histologische Aufarbeitung nicht-verkäsende Granulome ergab. Eine Behandlung mit Prednison und Azathioprin wurde wegen der Hirnnervenbeteiligung durchgeführt. Die Arthralgien besserten sich rasch, die Fazialisparese zeigte eine inkomplette Remission.

## 2. Granulomatöse epitheloidzellige Gewebsreaktion bei lokalisierten, knotigen Verhärtungen des Muskels ohne Beteiligung anderer Organe

Seit August 1978 klagte der 33-jährige türkische Schlosser über fluktuierend auftretende knotige, schmerzhafte, gerötete Regionen über umschriebenen Muskelbezirken der Unterarme, der Ober- und Unterschenkel und der Gesäßregion. Die Beschwerden hatten einen phasenhaften Verlauf, traten akut innerhalb eines Tages auf, blieben für etwa drei Monate bestehen und bildeten sich dann spontan zurück. Wegen der gleichzeitig vorhandenen starken Schmerzen konnten die befallenen Extremitäten kaum bewegt werden. Ansonsten war der Patient nie ernstlich erkrankt gewesen, war mit seiner Familie seit 10 Jahren in der Bundesrepublik.

Die Immungobuline G waren starkgradig (2240 mg/dl) erhöht. Das C-reaktive Protein war positiv. Der Tuberkulin-Hauttest war negativ. Das Angiotension-converting enzyme (ACE) lag im Normbereich. Alle übrigen Laborwerte, Röntgenuntersuchungen und die Laparaskopie mit histologischer Untersuchung eines Leberbiopsates ergaben Normalbefunde. Das EMG des linken Brachioradialis zeigte pathologische Spontanaktivität nur in den betroffenen Gebieten in Form von gelegentlichem Fibrillieren und vereinzelte polyphasische Potentiale bei schmerzhafter Hemmung der Willkürinnervation. Die Muskelbiopsie an zwei Stellen des Unterarmes ließ lymphohistiozytäre Infiltrate mit Epitheloidzellen erkennen. Unterschiedliche Ausprägungen muskeldegenerativer Veränderungen bestanden. Eine Therapie mit Prednison besserte in kurzer Zeit die lokalen Beschwerden.

3. Generalisierte granulomatöse Myositis mit Beteiligung anderer Organe

Zunehmende muskelkaterartige Schmerzen im Schulterbereich traten bei einer 22-jährigen Zahnarzthelferin Mitte Oktober 1980 auf. Im Laufe von zwei Monaten entwickelte sich eine progrediente Schwäche des Schulter- und des Beckengürtels. Schließlich traten Schluckstörungen hinzu. Creatin-Kinase 1700 U/l, Aldolase 60,3 U/l. Der TPHA-Test, die Cardiolipin-Flockungsreaktion und der FTA-ABS Test waren reaktiv. ACE war normal, Lysozym war erhöht. Der Tuberkulin-Hauttest war negativ. Im EMG bestand eine pathologische Spontanaktivität mit Fibrillationen und positiven scharfen Wellen. Bei Willkürinnervation schmale, polyphasische und niedrige Potentiale mit rascher Interferenz. Das Röntgenbild des Thorax zeigte eine homogene Verschattung des rechten Hilusbereiches. Die histologische Untersuchung des durch eine Mediastinoskopie gewonnenen Lymphknotenmaterials wies epitheloidzellige Granulome mit Langhansschen Riesenzellen und Einschlußkörpern nach. Die Muskelbiopsie des linken Bizeps brachii lies lymphohistiozytäre Infiltrate in diffuser Verteilung und unterschiedlich stark ausgeprägte Umbauveränderungen des Muskelparenchyms erkennen. Die Therapie mit Prednison, Azathioprin und 5 initialen Plasma-Austauschen war von einer raschen Besserung der Kraft zusammen mit einer Normalisierung aller Laborwerte gefolgt. Aus Angst vor Nebenwirkungen des Langzeitbehandlung setzte die Patientin das Azathioprin nach Beendigung der Prednison-Behandlung ab. Zwei Monate später stellte sich ein Rezidiv ein, das bisher trotz intensiver immunosuppressiver Behandlung und Plasma-Austausch nicht beherrscht werden konnte.

Entsprechend diesen Beispielen einer Manifestation der Myositis bei Sarkoidose wurden unterschiedliche Einteilungen vorgeschlagen, die sich vorzugsweise an histologischen (8,11,14) (Tabelle 1) oder klinischen (5,6) Kriterien kristallisieren. Überwiegend manifestiert sich die symptomatische myopathische Form einer Sarkoidose bei Frauen um 50 Jahre (8,9), weshalb diese Form als "late onset myopathy" charakterisiert wurde (1,3). Der hier aufgeführte dritte Fall einer akuten granulomatösen Myositis ist bei einer Sarkoidose außergewöhnlich selten (2). Die *Behandlung* der Sarkoidose orientiert sich an den noch lückenhaften Vorstellungen über deren *Immunpathogenese* (Abb. 1). Ein unbekanntes Antigen, das chemischer, pflanzlicher oder viraler Natur sein könnte, verursacht reaktive Veränderungen des retikulomonohistiozytären Systems. Als Folge tritt eine Transformation der T-Zellen mit Verringerung ihrer Zahl auf (7) und konsekutiver fehlender Reaktion z.B. bei den verschiedenen Hauttesten. Hierbei sollen blockierende Antikörper und sog. Serum-Inhibitoren eine Rolle spielen. Durch fehlende Kontrolle der Suppressor-Zellen kommt es zu einer Proliferation der B-Zellen mit Zunahme der zirkulierenden Immunglobuline (4). Bei

Tabelle 1. Klassifikation der verschiedenen Manifestationen einer Myositis bei Sarkoidose

- Histologischer Nachweis von Granulomen ohne klinisch manifeste Myositis
- Tastbare knotige Indurationen ohne klinisch manifeste Myositis
- Klinisch manifeste Myositis
  + ohne systemische Sarkoidose
  + mit systemischer Sarkoidose

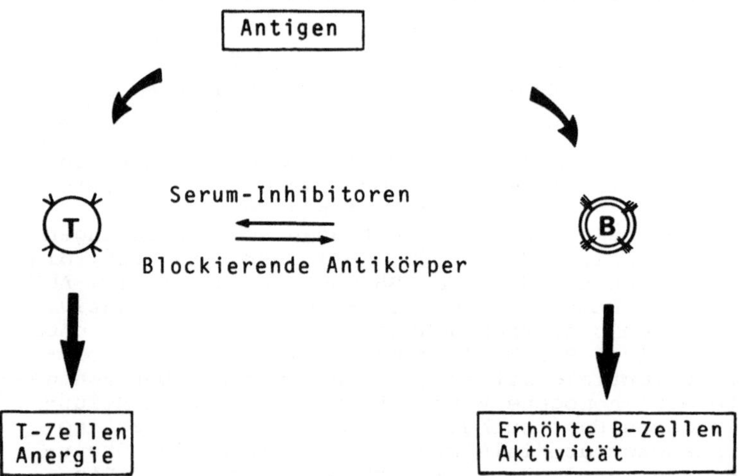


Abb. 1. Stark vereinfachte Skizze zur Immunpathogenese der Sarkoidose. Einzelheiten siehe Text. (T: T-Zellen; B: B-Zellen)

akuten Fällen sind zirkulierende Immunkomplexe nachgewiesen worden (4, 7). Therapeutische Ansätze wie immunosuppressive Medikation und Plasma-Austausch greifen in diese gestörten immunregulatorischen Vorgänge mit dem Ziel einer Änderung vor allem der gestörten T-Zellen Funktionen ein. Behandlungen mit Levamisol oder Transfer-Faktor sind in ihrer Bedeutung ungeklärt. Die chronische Verlaufsform der Sarkoidose mit Myositis bietet keine eindeutigen Hinweise für eine erzielbare Besserung durch Immunosuppression (6).

Literatur

1. Brain R (1960) Discussion of the acquired myopathies: clinical aspects. Proc Roy Soc Med 53:821-826
2. Coers C, Carbone F (1966) Le myopathie granulomateuse. Acta Neurol Belg 66:353-381
3. Coers C (1967) The histological features of muscle sarcoidosis. Acta Neuropathol 7:242-252
4. Daniele RP, Dauber JH, Rossman MD (1980) Immunologic abnormalities in sarcoidosis. Ann Internal Med 92:406-416
5. Delaney P (1977) Neurologic manifestations in sarcoidosis. Ann Internal Med 87:336-345
6. Gardner-Thorpe C (1972) Muscle weakness due to sarcoid myopathy. Neurology 22:917-928

7. Geraint James d, Neville E, Walker A (1975) Immunology of sarcoidosis. Am J Med 59:388-394
8. Hinterbuchner CN, Hinterbuchner LP (1964) Myopathic syndrome in muscular sarcoidosis. Brain 87:355-366
9. Jerusalem F, Imbach P (1970) Granulomatöse Myositis und Muskelsarkoidose. Dtsch Med Wschr 95:2184-2190
10. Matsubara S (1980) Ultrastructural changes in granulomatous myopathy. Acta Neuropathol 50:91-96
11. Myers GB, Gottlieb AM, Mattmann PE et al. (1952) Joint and skeletal muscle manifestation in sarcoidosis. Amer J Med 12:161-169
12. Schimrigk K, Uldall B (1968) The disease of Besnier-Boeck-Schaumann and granulomatous polymyositis. Europ Neurol 1:137-157
13. Siltzbach LE (ed) (1976) Seventh international conference on sarcoidosis and other granulomatous disorders. Ann NY Açad Sci 278:1
14. Silverstein A, Siltzbach LE (1969) Muscle involvement in sarcoidosis. Arch Neurol 21:235-241
15. Wallace SL, Lattes R, Malia JP (1958) Muscle involvement in Boeck's sarcoidosis. Ann Intern Med 48:497-511

# Oculäre Myositis und Opticus

K. Lowitzsch

## Einleitung

Erkrankungen im Bereich der Orbita können je nach Ursache, Ausdehnung und Schweregrad des Prozesses zu einer Mitbeteiligung von Uvea und Opticus führen. Für Syndrome wie das Fissura-Orbitalis-Superior-Syndrom (FOSS), das Tolosa-Hunt-Syndrom, die endokrine Ophthalmoplegie oder auch die Arteriitis cranialis bzw. temporalis wurden diese Zusammenhänge bereits beobachtet, während bei der oculären Myositis u.W. nur vereinzelt Fälle bisher mitgeteilt wurden (5).

Anhand eigener Beispiele soll auf diese Möglichkeit hingewiesen werden.

## Patienten; Methode

17 Patienten mit einer Myopathie wurden klinisch-neurologisch, ophthalmologisch und neurophysiologisch untersucht. Es handelt sich dabei um 9 Patienten mit einer oculären Myositis/Myopathie, 2 mit einer Polymyositis, 1 mit einer Central-Core-Myopathie (Strukturmyopathie) und 5 mit einer myotonen Dystrophie Curschmann-Steinert.

Das kortikale visuelle Potential (VEP) wurde durch Schachbrettmuster-Umkehr evoziert (2,3).

## Ergebnisse

12 Augen der 9 Patienten mit oculärer Myopathie waren nach anamnestischen Angaben, klinischen Befunden und der Verlaufsbeobachtung an einer Augenmuskelmyositis erkrankt. Es handelt sich dabei um eine klinische Diagnose, die zwar nicht elektromyographisch aber computertomographisch abgesichert werden konnte.

Ophthalmologisch bestand bei 8 von 12 Augen ein Normalbefund hinsichtlich der visuellen Leistungen. 4 Augen zeigten eine leichte Visusminderung auf 0,6-0,8 einschließlich einer leichten temporalen Gesichtsfeldeinschränkung für kleine Marken an einem Auge. Bei 3 Augen konnte eine Protrusio zwischen 3-4 mm festgestellt werden, die in einem chronischen Fall jedoch schon 5 Jahre lang bestand (Tabelle 1).

Das VEP zeigte insgesamt bei 5 Augen pathologische Veränderungen hinsichtlich Latenz, Amplitude und Form (Abb. 1).

Die 4 Augen der Patienten mit Polymyositis hingegen lagen für sämtliche Parameter im Normbereich (Tabelle 1).

Tabelle 1. Ophthalmologische und neurophysiologische Befunde bei 12 Patienten mit Myopathie

| Klin. Diagnose (Augen/Pat.) | Ophthalm. Befund (n = Augen) o.B. | Visus | Protrusio | VEP patholog. |
|---|---|---|---|---|
| Oculäre Myositis (12/9) | 8/12 | 4/12 | 3/12 | 5/12 |
| Myositis/ Polymyositis (4/2) | 4/4 | 0/4 | 0/4 | 0/4 |
| Myopathie (Central-Core) (2/1) | 0/2 | 2/2 | 0/2 | 2/2 |
| (18/12) | 12/18 | 6/18 | 3/18 | 7/18 |

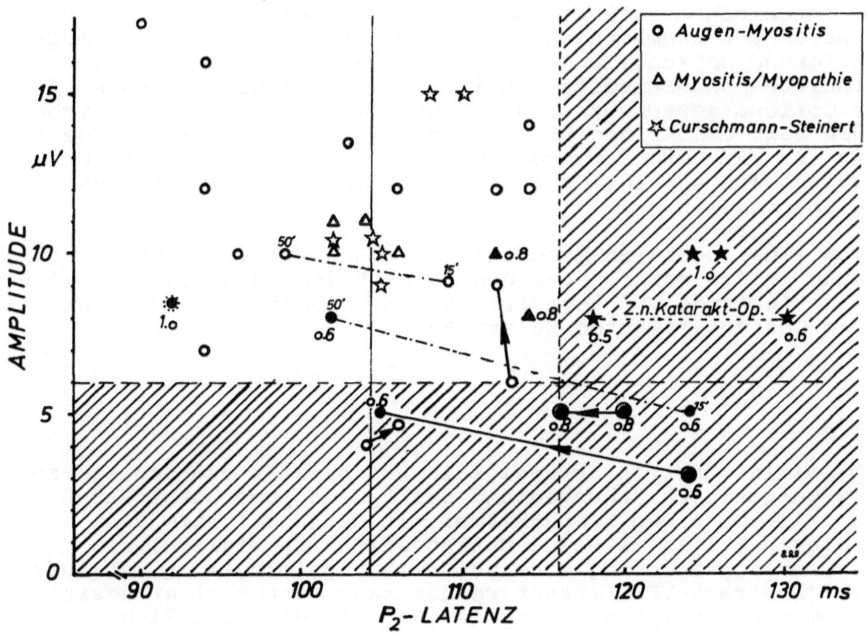


Abb. 1. $P_2$-Latenz und größte Amplitude des Musterumkehr-VEP bei oculärer Myositis (o), generalisierter Myositis/Myopathie (Δ) und Dystrophia myotonica (☆). Gefüllte Symbole: Visusreduktion in Ziffern, konzentrische Kreise: akute Protrusio, punktiert: chronische Protrusio. Pfeile: Verläufe unter Cortison. Schraffiert: pathologische Bereiche

Ein Patient mit einer Strukturmyopathie hatte beiderseits einen leichten reduzierten Visus (0,8) sowie eine bitemporale obere Quadrantenanopsie für kleine Marken. Das VEP war in seiner Form und Amplitude leicht pathologisch (Tabelle 1) (1).

5 Patienten mit einer myotonen Dystrophie hatten bis auf eine postoperative Visusminderung nach Katarakt-Operation ophthalmologisch einen regelrechten Befund bei VEP-Verzögerungen in zwei Fällen (Abb. 1).

Die Verlaufsbeobachtung bei zwei Patienten mit myositisbedingter Protrusio bulbi ergab einen Rückgang der Protrusio in einem Falle und eine Besserung von Schmerzen und Motilitätsstörung in beiden Fällen unter der Therapie mit Cortison, wobei die Visusreduktion bestehen blieb. Das VEP zeigte hingegen eine deutliche Besserung mit Latenzverkürzungen und Amplitudenzunahme wohl als Ausdruck der nachlassenden Opticuskompression.

## Diskussion

Die Augenmuskelmyositis tritt nach Sachsenweger in zwei Formen auf: einer exophthalmischen, akut verlaufenden Form oft mit einem Pseudotumor orbitae und einer oligosymptomatischen uncharakteristischen Form mit eher chronischem Verlauf. Gerade bei der erstgenannten Form muß offenbar wegen der Raumbeengung in der Orbita einerseits und möglicherweise aufgrund entzündlicher Mitreaktionen des intraorbitalen Sehnervenabschnittes andererseits häufiger mit einer begleitenden Affektion des Opticus gerechnet werden (Abb. 1). Es ist eine ähnliche Pathogenese wie beim endokrinen Exophthalmus anzunehmen (6). Der deutliche Rückgang der VEP-Veränderungen unter Cortison-Therapie spricht für eine Funktionsblockade des Opticus durch eine ödem- und entzündungsbedingte Kompression.

In allen Fällen einer oculären Myositis oder auch des Verdachtes auf diese Erkrankung sollte daher neben einer ophthalmologischen Verlaufsbeobachtung eine laufende VEP-Registrierung durchgeführt werden, um frühzeitig eine Opticusaffektion zu erfaßen.

## Zusammenfassung

Die oculäre Myositis führt in Abhängigkeit von Akuität und Schwere zu Schmerzen, Bewegungseinschränkungen und bei "pseudotumorösen" Verläufen gelegentlich zu einem Exophthalmus mit Conjunctivitis und Chemosis. In diesen Fällen ist eine Opticusaffektion möglich, die durch systematische opthalmologische und neurophysiologische Verlaufsuntersuchungen (Kontrast-VEP) erfaßt werden kann. Unter einer gezielten Therapie kommt es prompt zur Rückbildung auch der visuellen Störungen. Demonstration derartiger Befunde an Fallbeispielen.

## Literatur

1. Harden A, Pampiglione G, Battaglia A (1982) "Mitochondrial myopathie" or mitochondrial disease? EEG, ERG, VEP studies in 13 children. Journal of Neurology, Neurosurgery, and Psychiatry 45:627-632

2. Lowitzsch K, Kuhnt U, Sakmann Ch, Maurer K, Hopf HC, Schott D, Thäter K (1976) Visual pattern evoked responses and blink reflexes in assessments of MS diagnosis. A clinical study of 135 MS-patients. J Neurol 213/17-32
3. Lowitzsch K, Maurer K, Hopf HC (1983) Evozierte Potentiale -VEP-AEP-SEP-. Thieme, Stuttgart (im Druck)
4. Sachsenweger R (Hrsg) (1975) Neuroophthalmologie. Thieme, Stuttgart
5. Walsh FB, Hoyt WF (1969) Clinical Neuroophthalmology. Vol I, II. 3rd Edition. Baltimore
6. Wijngaarde R, Van Lith GHM (1979) Pattern EPs in endocrine orbitopathy. Doc Ophthal 48:327-332

# Serummyoglobin: Ein zusätzlicher Verlaufsparameter bei der Myositistherapie

W. R. Kießling

Myoglobin (MB) ist ein niedermolekulares, sauerstoffbindendes Protein (Molekulargewicht 17 200 Dalton), das sowohl in der Skelett- als auch Herzmuskulatur synthetisiert wird, wo es im Rahmen der zellulären Sauerstoffversorgung essentielle Funktionen erfüllt. Als ein im Sarkoplasma lokalisierter Sauerstoffspeicher gleicht MB lokale Sauerstoffspannungsabfälle nicht nur rasch aus, sondern es erleichtert als Sauerstoffträger auch die Sauerstoffdiffusion von den Kapillaren zu den Mitochondrien. Entscheidende klinische Bedeutung hat während der letzten Jahre insbesondere der radioimmunologische MB-Nachweis bei der Frühdiagnostik des Myokardinfarkts erlangt. In der Frühphase des Infarkts, so wurde gefunden, steigt das Serum-MB früher an als die Serum Kreatin-Kinase (CK) und durchläuft im weiteren Krankheitsverlauf schließlich ein Maximum, welches dem maximalen CK-Anstieg bis zu 24 Stunden vorausgehen kann (2,5,6,12,13,14,15). Jüngste Untersuchungsergebnisse weisen darauf hin, daß der MB-Radioimmunoassay (RIA) auch bei der Diagnostik von Skelettmuskelaffektionen als wertvolle Untersuchungsmethode anzusehen ist (1,4,8,9,11,12). Anhand vier verschiedener Myositisverläufe wurde in der vorliegenden Arbeit der Frage nachgegangen, welche Wertigkeit dem Serum-MB als Verlaufsparameter bei der Therapie der Myositis beizumessen ist.

## Material und Methodik

Krankengut: Vier Patienten mit Polymyositis. Die Diagnose war gesichert durch klinische Untersuchung, EMG, Muskelbiopsie und erhöhte CK-Aktivitäten.

Myoglobin-Radioimmunoassay (MB-RIA): Riamat Myoglobin (Fa. Byk-Mallinckrodt, Dietzenbach, BRD), ein kommerzieller Kit, der auf einer Doppelantikörpermethode basiert. Nähere Einzelheiten zur Durchführung dieses Test sind in einer anderen Publikation zusammengefaßt (8). Normbereich: Männer (4.4-60 ng/ml), Frauen (4.0-48.0 ng/ml).

Kreatin Kinase (CK): Die Messung der CK-Aktivität erfolgte in einem halbmechanisierten Photometersystem (Eppendorf Gerätebau Netheler und Hinz GmbH, Hamburg, BRD) unter Verwendung von Monotest CK NAC (Boehringer Mannheim GmbH, Mannheim, BRD). Normbereich: Männer (10-80 U/l), Frauen (10-70 U/l).

## Ergebnisse

Die vorliegenden Untersuchungsergebnisse ließen erkennen, daß bei Myositiden vor Behandlungsbeginn stark erhöhte MB-Serumkonzentrationen vorliegen, die sich schließlich unter immunsuppressiver Therapie normalisieren, bzw. eine Normalisierungstendenz zeigen und dabei ein der CK weitgehend analoges Verhalten aufweisen. Parallel zur Normalisierung

a

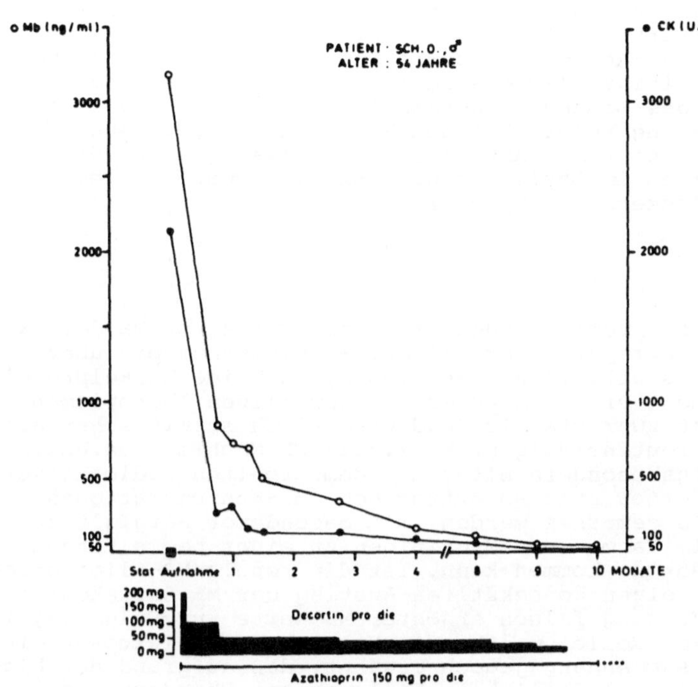


Abb. 1a,b. Das Verhalten von Serummyoglobin (MB) und Kreatin Kinase (CK) bei zwei verschiedenen Myositisverläufen

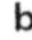

b

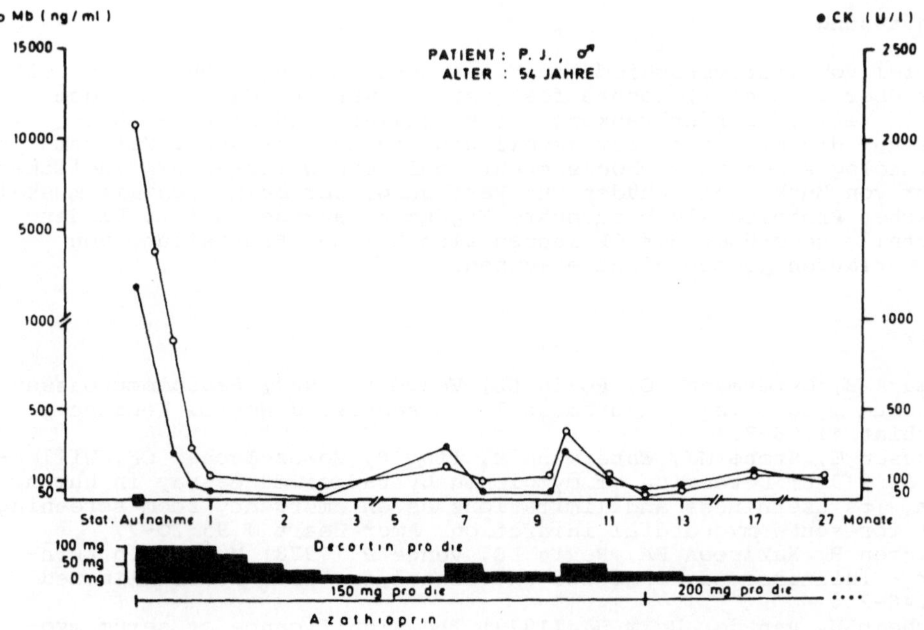

beider Muskelproteine besserte sich das klinische Zustandsbild dieser Patienten. Die Objektivierung der klinischen Besserung erfolgte auf der Basis standardisierter Funktionsproben, wie Messung der Arm-Ausstreckzeit, Bein- und Kopf-Anhebezeit sowie Prüfungen am Stufenschemel. Zwei repräsentative Myositisverläufe sind in Abb. 1 a und b zusammengestellt. Ein befriedigendes Behandlungsergebnis mit rascher und anhaltender klinischer Besserung konnte bei dem Patienten SCH.O. (Abb. 1a) erzielt werden. Der Patient P.J. (Abb. 1b) sprach zwar gut auf die Therapie an, jedoch kam es im Laufe der nächsten 12 Monate dreimal zu einem erneuten Aufflackern der Myositis.

## Diskussion

Stellt man sich anhand der vorliegenden Daten die Frage, ob MB der CK als laborchemischer Verlaufsparameter bei der Myositistherapie überlegen ist, so wird man dies wohl verneinen müssen, da beide Muskelproteine praktisch ein identisches Verhalten unter den jeweiligen Therapiemaßnahmen aufweisen. MB ist zwar stabiler und wesentlich spezifischer als die CK, jedoch ist der routinemäßig praktizierte CK-Nachweis methodisch weniger aufwendig und insbesondere nicht mit dem Arbeiten radioaktiver Substanzen verbunden. Ferner sind so extrem hohe MB-Konzentrationen wie sie bei der Myositis gemessen werden, mit besonderer Sorgfalt zu interpretieren, da es im Rahmen von Myositiden zu einer begleitenden Nierenfunktionseinschränkung kommen kann. Ist die renale MB-Elimination vermindert, so hat dies einen konsekutiven Anstieg der MB-Serumkonzentration und somit die Messung falsch erhöhter MB-Werte zur Folge (3,7). In Kenntnis der zentralen Rolle, welche die Niere beim MB-Turnover einnimmt, sei in diesem Zusammenhang jedoch erwähnt, daß aufgrund der bisherigen eigenen Erfahrungen lediglich im Falle akuter Rhabdomyolysen eine nennenswerte Beeinträchtigung der Nierenfunktion, bzw. Nierenversagen beobachtet werden konnte.

## Zusammenfassung

Am Beispiel von vier verschiedenen Myositisverläufen (Beobachtungszeitraum bis über 27 Monate) konnte festgestellt werden, daß MB mit dem klinischen Verlauf der Erkrankung gut korreliert und sichere Rückschlüsse auf die Effizienz der jeweiligen Therapie erlaubt. Mit dem radioimmunologischen MB-Nachweis steht somit ein weiterer empfindlicher Indikator von Muskelzellschäden zur Verfügung, der beim Nachweis muskelspezifischer Proteine als brauchbare Ergänzung anzusehen ist. Eindeutige Vorteile gegenüber der CK lassen sich bei der Beurteilung von Myositisverläufen jedoch nicht erkennen.

## Literatur

1. Askmark H, Ostermann PO, Roxin LE, Venge P (1981) Radioimmunoassay of serum myoglobin in neuromuscular diseases. J Neurol Neurosurg Psychiat 44:68-72
2. Gilkeson G, Stone MJ, Watermann M, Ting R, Gomez-Sachez CE, Willerson JT (1978) Detection of myoglobin by radioimmunoassay in human sera. Its usefulness and limitations as an emergency room screening test for acute myocardial infarction. Amer Heart J 95:70-77
3. Hällgren R, Karlsson FA, Roxin LE, Venge P (1978) Myoglobin turnover - influence of renal and extrarenal factors. J Lab Clin Med 91:246-254
4. Hische EAH, van der Helm HJ (1979) The significance of serum myoglobin in neuromuscular diseases. J Neurol Sci 43:243-251

5. Jutzy RV, Nevatt GW, Palmer FJ, Nelson JC (1975) Radioimmunoassay of serum myoglobin in myocardial infarction (Abstr) Amer J Cardio 35:147
6. Kaiser H, Spaar U, Sold G, Wolfram DI, Kreuzer H (1979) Radioimmunologische Bestimmung von Human-Myoglobin in der Diagnostik des akuten Myokardinfarkts. Klin Wschr 57:225-235
7. Kaiser H, Rumpf KW, Nordbeck H, Schrader J, Spaar U, Scheler F, Kreuzer H (1981) Erhöhtes Serum-Myoglobin bei Niereninsuffizienz. Klin Wschr 59:247-248
8. Kießling WR, Pflughaupt KW (1981) Myoglobin-Radioimmunoassay: Erfahrungen bei der Diagnostik von Skelettmuskelerkrankungen. Arch Psychiatr Nervenkr 230:49-54
9. Kießling WR, Ricker K, Pflughaupt KW, Mertens HG, Haubitz I (1981) Serum myoglobin in primary and secondary skeletal muscle disorders. J Neurol 224:229-233
10. Kießling WR, Beckmann R (1981) Serum levels of myoglobin and creatine kinase in Duchenne muscular dystrophy. Klin Wschr 59:347-348
11. Kießling WR, Beckmann R (1981) Zur Wertigkeit der radioimmunologischen Myoglobinbestimmung im Serum bei Skelettmuskelerkrankungen. Fortschr Neurol Psychiat 49:451-454
12. Miyoshi K, Saito S, Kawai H, Kondo A, Iwas M, Hayashi T, Yagita M (1978) Radioimmunoassay for human myoglobin: methods and results in patients with skeletal muscle or myocardial disorders. J Lab Clin Med 92:341-352
13. Reichlin M, Visco JP, Klocke FJ (1978) Radioimmunoassay for human myoglobin - initial experience in patients with coronary heart disease. Circulation 57:52-56
14. Rosano TG, Kenny MG (1977) A radioimmunoassay for human serum myoglobin: method and development and normal values. Clin Chem 23: 69-75
15. Roxin LE, Venge P, Wide L (1980) A fast and sensitive radioimmunoassay of human myoglobin for use in the early diagnosis of heart infarction. Clin Chim Acta 107:129-134

# Freie Vorträge

## IX. Zerebrale Zirkulationsstörungen

# Rezidivierende spontane intrazerebrale Hämatome

H. J. Schütz, J. Zierski und A. Agnoli

Im Gegensatz zu ischämischen Hirninfarkten sind Rezidive bei spontanen intrazerebralen Hämatomen selten. Zwischen 1977 und Mitte 1982 wurden im Zentrum für Neurologie und Neurochirurgie Gießen 330 Patienten mit spontanen Hirnblutungen stationär behandelt. Rezidive wurden lediglich bei 7 Kranken bekannt. Wir haben untersucht, welche Faktoren eine Rezidivblutung begünstigen.

Bei 2 Patienten im Alter von 24 und 49 Jahren handelte es sich um rezidivierende Tumor- bzw. Aneurysmablutungen. Der Erste erkrankte innerhalb von 15 Monaten viermal. Die Hämatome befanden sich immer an derselben Stelle rechts fronto-parietal oberhalb des Ventrikelsystems und wurden jedesmal operativ entfernt. Das Arteriogramm war normal. Erst bei der dritten Operation konnte ein Hämangiosarkom der Dura histologisch nachgewiesen werden. Bei dem anderen Patienten kam es innerhalb von einem Monat dreimal zu einer intrazerebralen Blutung rechts temporal infolge Ruptur eines Mediaaneurysmas. Erst nach der zweiten Blutung konnte das Aneurysma arteriographisch nachgewiesen werden. Alle drei Hämatome wurden operativ entfernt, das Aneurysma ausgeschaltet.

Die drei folgenden Kranken waren 42, 68 und 70 Jahre alt. Die erste Patientin litt an einer malignen Hypertonie, die im Abstand von vier Jahren zuerst zu einer Stammganglienblutung rechts mit Ventrikeleinbruch, dann zu einer Stammganglienblutung links führte. Die zweite Patientin war an einer Hypertonie und einer schweren Arteriosklerose mit Stenosierung der Beckenarterien erkrankt. Seit einer prothetischen Gefäßoperation war sie marcumarisiert. 1979 erlitt sie die erste Hirnblutung links temporo-basal mit Ausdehung in die Vier-Hügel-Region. Nach Absetzen der Antikoagulantien erkrankte sie 1980 an einer Stammganglienblutung rechts. Danach entwickelte sich eine organische Wesensänderung mit Demenz. Bei dem dritten Kranken bestanden ebenfalls eine maligne Hypertonie und eine schwere Arteriosklerose mit Verschluß der A. femoralis rechts, weshalb während der stationären Behandlung eine Unterschenkelamputation erforderlich wurde. Das erste Hämatom trat rechts okzipital auf, wobei er einen Grand mal-Anfall erlitt. Die zweite Blutung ereignete sich 6 Monate später rechts fronto-temporal. Er starb and Herz- und Nierenversagen. Eine Sektion war nicht möglich.

Bei den beiden letzten 68- und 69-jährigen Patienten konnten keine Risikofaktoren festgestellt werden. Arteriovenöse Mißbildungen waren nicht nachweisbar. Bei einem Patienten trat 1979 zuerst ein spontanes intrazerebrales Hämatom rechts okzipital auf. Die Rezidivblutung ereignete sich zwei Jahre später links okzipital, so daß danach eine kortikale Blindheit bestand. Die schon vor der ersten Blutung erkennbare Demenz nahm im Krankheitsverlauf deutlich zu. Auch bei dem letzten Kranken ließ sich schon vor den akuten Ereignissen eine Abnahme der intellektuellen Leistungsfähigkeit erkennen. Er erkrankte erstmals

1981 an einer Hirnblutung links parietal und kurze Zeit später an einer zweiten Blutung rechts okzipital. Im Verlauf eines Jahres traten bei ihm insgesamt fünfmal spontane intrazerebrale Hämatome auf. Zweimal links parietal, einmal rechts okzipital und je einmal rechts und links frontal (Abb. 1). Der Kranke blieb aphasisch und hemiparetisch, außerdem hatte er ein ausgeprägtes Frontalhirnsyndrom. Auf Grund der Aphasie war die Frage einer Demenz nicht eindeutig beurteilbar. Arteriographisch fanden sich leichte Zeichen der Hirnarteriosklerose. Eine Bluterkrankung, ein Neoplasma oder eine generalisierte Amyloidose wurden ausgeschlossen.

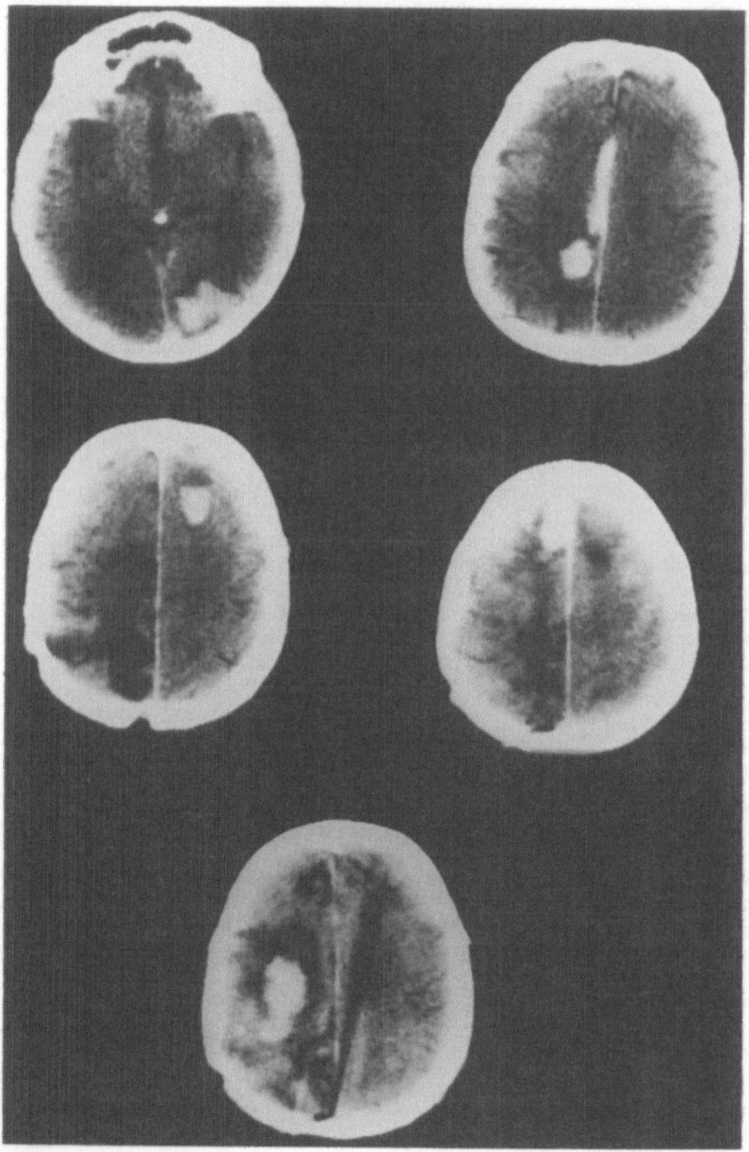

Abb. 1. Computer-Tomogramme eines Patienten, bei dem unter dem Verdacht einer zerebralen Amyloidangiopathie innerhalb eines Jahres fünfmal spontane intrazerebrale Hämatome auftraten

Die Fallberichte lassen sich in drei Gruppen zusammenfassen. In der ersten Gruppe wurden die wiederholten intrazerebralen Blutungen durch ein Aneurysma bzw. eine gefäßreiche maligne Hirngeschwulst verursacht. Typisch war, daß die Hämatome immer wieder an derselben Stelle rezidivierten. In der zweiten Patientengruppe bestanden als Grunderkrankung maligne Hypertonie und schwere allgemeine Arteriosklerose. In einem Falle wurde die erste Hirnblutung außerdem durch Antikoagulantien begünstigt. Die Hämatome rezidivierten nie in derselben Hirnregion. Nur bei 3 der insgesamt 6 Hämatome handelte es sich um typische hypertonische Stammganglienblutungen. Die beiden letzten Patienten erkrankten an rezidivierenden kleineren ebenfalls immer in unterschiedlichen Hirnbereichen auftretenden, atypisch lokalisierten Hämatomen. Die Ursache blieb ungeklärt. Am wahrscheinlichsten erschien uns eine zerebrale Amyloidangiopathie.

Die zerebrale Amyloidangiopathie ist eine unspezifische Hirngefäßerkrankung des höheren Lebensalters, die häufig bei M. Alzheimer, seltener bei seniler Demenz, gelegentlich auch bei intellektuell nicht beeinträchtigten älteren Menschen vorkommt (3). In klinischer Hinsicht ist diese Erkrankung häufig gekennzeichnet durch die auch bei unseren Kranken erkennbare Demenz und akute zerebrovaskuläre Ereignisse, wobei nicht selten auch rezidivierende, kleinere, atypisch gelegene intrazerebrale Hämatome auftreten (4, 1). Hypertonie und Hirnarteriosklerose schließen eine zerebrale Amyloidangiopathie nicht aus (2). Extrazerebrale Amyloidablagerungen sind sehr selten, so daß die Diagnose ausschließlich durch eine pathoanatomische Untersuchung des Gehirns bestätigt werden kann.

## Zusammenfassung

Innerhalb von 5 Jahren wurden 330 Patienten mit spontanen intrazerebralen Hämatomen stationär behandelt. Bei 7 Kranken wurde eine Rezidivblutung bekannt. Davon handelte es sich bei 2 Kranken um eine rezidivierende Aneurysmablutung bzw. Blutung eines malignen, gefäßreichen Hirntumors. 3 Patienten litten an maligner Hypertonie und schwerer Arteriosklerose. 2 Patienten hatten keine Risikofaktoren, aber der Verlauf der Erkrankung und die atypische Lokalisation der rezidivierenden Hämatome sprach für eine zerebrale Amyloidangiopathie.

## Literatur

1. Flügel KA, Fuchs HH, Huk W (1982) Spontane intrazerebrale Hämatome: Okzipitallappen-Blutungen. Fortschr d Medizin 25:1201-1209
2. Jellinger K (1977) Cerebrovascular amyloidosis with cerebral hemorrhage. J Neurology 214:195-206
3. Mandybur TJ (1975) The incidence of cerebral amyloid angiopathy in Alzheimer's disease. Neurology 25:120-126
4. Tucker WS, Bilbao JM, Klodawsky (1980) Cerebral amyloid angiopathy and multiple intracerebral hematomas. Neurosurgery 6:611-614

# Transient and Permanent Ischemic Cerebro-Retinal Attacks as the Presenting Manifestations of Thrombocytosis

J. Bogousslavsky, F. Regli und J. Rousselle

Although the role of thrombocytes aggregation is admitted in the pathogenesis of ischemic strokes and anti-aggregant therapy is widely used, increased number of circulating platelets has not been frequently reported as a cause of cerebro-vascular disease. In a review of the literature we could find only 25 cases of isolated thrombocytosis associated with vascular neurologic dysfunction (1, 2, 4-7, 9, 12, 13). As we observed 3 suggestive cases, we want to discuss this clinical association, because it is a treatable condition.

Case 1: A 77-year-old woman suffered intermittent attacks of dizziness, followed after one week by a right facial paresis and vertigo associated with nausea. Examination showed a right facial palsy, thermoanalgesia involving the right face and left limbs, a right miosis, a right-sided cerebellar dysmetria and a tendency to deviate to the left. General examination was normal. The blood cells count showed an isolated thrombocytosis (600-870 $\times 10^9/l$), associated with an ESR elevation (100 mm in the first hour) and slight hypochromic-microcytic anemia. The bone marrow showed an increase of megacaryocytes without modifications suggesting a myeloproliferative disorder. Extensive investigations did not show evidence of a primary inflammatory or neoplastic disease. The diagnosis of Wallenberg's syndrome associated with a secondary thrombocytosis of unknown etiology was made. The patient was discharged on acetylsalicylic acid (2 × 0,5 g/day), and did not suffer further episodes of ischemia.

Case 2: A 44-year-old woman suffered transient episodes of bilateral amaurosis, scintillating scotomas, dizziness, nausea, tingling and numbness of the hands, mouth and left hemiface, and bilateral arm paresis. She also showed haemorrhages under the nails. Neurological and general examinations were normal. The thrombocytes were markedly increased (1160 $\times 10^9/l$) without leucocytosis or polyglobulia. The bone marrow showed megacaryocytic hyperplasia and a moderate myelofibrosis. The diagnosis of TIAs in the vertebrobasilar area with essential thrombocythemia was made. These TIAs completely disappeared after acetylsalicylic acid was introduced (2 × 0,5 g/day).

Case 3: A 67-year-old woman suddenly suffered a transient (1 hour) episode of dizziness, dysarthria, blurred vision, and paresthesiaes of the left lips. The day after the same disturbances occurred but persisted. On admission there was a right-beating horizontal-rotatory nystagmus, a slight left labial paresis, a left-sided cerebellar dysmetria associated with ataxia. General examination was normal. An isolated thrombocytosis was present (600 $\times 10^9/l$) with a moderate megacaryocytic hyperplasia in bone marrow. Sulfin-pyrazone was introduced (4 × 200 mg/day), without recurrence of neurologic disturbances. After 1 1/2 years the thrombocytes were 1000 $\times 10^9/l$, but the patient was free of new ischemic attacks and had recovered from her neurologic disturbances. $P^{32}$ was introduced with a progressive normalization of the thrombocytes ($240 \times 10^9/l$) after 2 months. The diagnosis was of a left cerebellopontine infarction associated with essential thrombocythemia.

## Discussion

The study of our cases and the review of the literature suggest that some clinical aspects of the cerebro-retinal ischemic events associated with thromocytosis should be emphasized.

### 1) Transient Ischemic Attacks (TIAs)

TIAs may occur in the carotid or vertebro-basilar areas, but a simultaneous or stepwise development in both areas of ischemia is very suggestive of thrombocytosis. Other characteristics include the frequent recurrence during the same day, variable and migrating symptoms. Amaurosis fugax alternating from one to the other eye is also typical. Some TIAs may be called "migrainous", when they occur with a headache, or when the clinical picture evokes migraine (1), especially in the presence of a "march" of sensory or motor disturbances, for instance from one arm to the face, or more specifically from a part to another part of the same limb (2). When scintillating scotomas occur, the absence of buildup (gradual enlargement of the scotoma) is said to be suggestive of thrombocythemia or polycythemia (3).

### 2) Infarction

The carotid areas are usually involved. The only cases with a typical brainstem syndrome are our cases 1 and 3. Some reports have described a cerebellar dysfunction (5), a sensory thoracic level (12), an intracranial hypertènsion associated with venous thrombosis (4), a definitive amaurosis from arterial or venous obstruction (6, 7). The associated vascular pathology is usually intra-cerebral, as only 2 cases with carotid artery disease have been reported (10, 12).

It is possible that these transient or permanent ischemic events are related to platelar dysfunction, as spontaneous platelet aggregation (9, 12) and circulating platelet aggregates (12) have been reported in these conditions, with their disappearance on anti-aggregant therapy. Migrating emboli of retinal arteries have been described (9, 13). A thrombocyte dysfunction has also been suggested in migrainous symptoms (1). However, it should be emphasized that platelar dysfunction has not been detected in many cases (12), and circulating platelar aggregates with post-ischemic hypoperfusion may occur as a consequence of cerebral infarction itself (1, 8). Thus, for these reasons, we feel that the exact mechanisms causing brain and retinal ischemia in thrombocytosis remain to be investigated. The thrombocytosis may be primary (thrombocythemia) or secondary (most often related to splenectomy), and is usually comprised between 600 and $1500 \times 10^9/l$.

Early diagnosis of thrombocytosis as the cause of cerebro-vascular dysfunction is essential, because neurologic sequelae may be quite successfully avoided. Our cases showed a complete disappearance of the ischemic episodes after introduction of antiaggregant medications. Acetylsalicylic acid, dipyridamole, sulfinpyrazone and ticlopidin may be successful. The treatment of the thrombocythemia itself may be valuable (thrombopheresis, $P^{32}$, busulfan), but the use of anti-aggregants is easier and immediately efficacious.

In conclusion, ischemic attacks as the presenting manifestations of thrombocytosis represent a treatable cerebrovascular condition and should be looked for in cases with a suggestive clinical picture.

## References


1. Bousser MG, Conard J, Lecrubier C, Bousser J (1980) Migraine ou accidents ischémiques transitoires au cours d'une thrombocytémie essentielle. Action de la ticlopidine. Ann Méd Int 131:87-90
2. Fisher CM (1971) Cerebral Ischemia - Less Familiar Types. Clin Neurosurg 18:267-336
3. Fisher CM (1980) Late-Life Migraine Accompaniments as a Cause of Unexplained Transient Ischemic Attacks. Can J Neurol Sci 7:9-17
4. Iob I, Scanarini M, Andrioli GC, Pardatscher K (1979) Thrombosis of the Superior Sagittal Sinus Associated with Idiopathic Thrombocytosis. Surg Neurol 11:439-441
5. Kissel P, Dureux JB, Schmitt J, Tridon P (1958) Les complications nerveuses des thrombocytémies. Rev Neurol 98:766-772
6. Klien BA (1966) Sidelights on Retinal Venous Occlusion. Am J Ophtal 61:25
7. Levine J, Swanson PD (1968) Idiopathic Thrombocytosis. A Treatable Cause of Transient Ischemic Attacks. Neurology 18:711-713
8. Levy DE, Van Uitert RL, Pike CL (1979) Delayed Postischemic Hypoperfusion: A Potentially Damaging Consequence of Stroke. Neurology 29:1245-1252
9. Mundall J, Quintero P, Von Kaulla KN, Harmon R, Austin J (1972) Transient Monocular Blindness and Increased Platelet Aggregability Treated with Aspirin. A Case Report. Neurology 22:280-285
10. Olvarius B de F (1957) Cerebral Manifestations in Thrombocythemia. Acta Psychiat Neurol Scand 32:77-86
12. Preston FE, Martin JF, Stewart RM, Davies-Jones GAB (1979) Thrombocytosis, Circulating Platelet Aggregates, and Neurological Dysfunction. Brit Med J 2:1561-1563
13. Singer G (1969) Migrating Emboli of Retinal Arteries in Thrombocythaemia. Brit J Ophtal 53:279-281

# Familiäre Erythrozytose als seltene Ursache für cerebrale Zirkulationsstörungen

H. C. Braeuer, T. Emskötter und A. Müller-Jensen

Im folgenden wird anhand einer Familienkasuistik über einen ungewöhnlichen Risikofaktor für cerebrale Zirkulationsstörungen berichtet: Die familiäre Erythrozytose.

## Kasuistik

Es handelt sich um eine Familie, bei deren Mitgliedern es zu einer auffälligen Häufung von Erythrozytose, Hypertonus und zirkulationsbedingten Affektionen des Gehirns gekommen ist (Abb. 1).

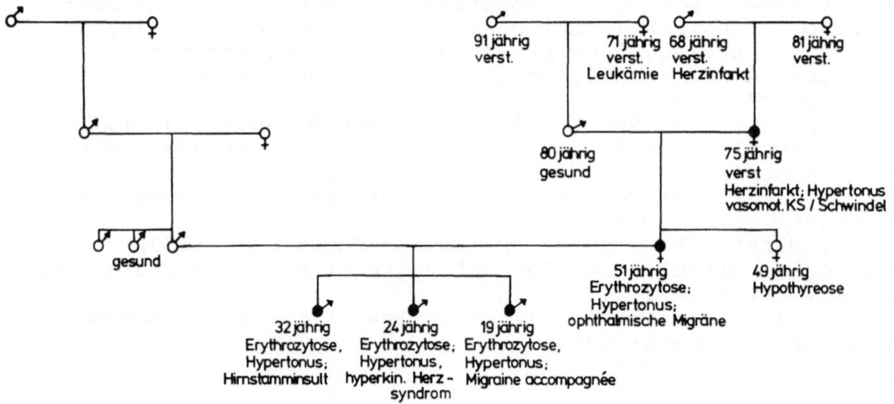


Abb. 1. Stammbaum der Familie C

C., U., ein 32-jähriger Patient, welcher im Alter von 27 Jahren einen Hirnstamminsult erlitt. Als mögliche Risikofaktoren bzw. Ursachen für diese Perfusionsstörung im vertebro-basilären Stromgebiet fanden sich neben einer diskreten Hypoplasie der rechten A. vertebralis bei sonst unauffälligem Vertebralisangiogramm lediglich eine Erythrozytose (Hb: 21,4 g/dl, Hkt: 62%, Ery: 6,8/pl) und ein Hypertonus (RR: 180/120 mm Hg). Die Serum-Erythropoetin-Konzentration war normal bis erhöht (bis 150 U/l). Bis heute leidet der Patient nach guter Restitution unter rezidivierenden vasomotorischen Kopfschmerzattacken. Symptomatische Aderlaßtherapie in ca. vierwöchentlichen Abständen führt zu einer jeweils deutlichen Besserung der Cephalgien.

C., J., der 19-jährige jüngere Bruder des o.G., klagt seit dem 10. Lebensjahr zunehmend über vasomotorische Kopfschmerz-/Schwindelattacken, die schließlich im 14. Lebensjahr in das klinische Bild einer vertebrobasilären Migräne bzw. einer Migraine accompagnée mündeten. Auf internistischem Fachgebiet wurde eine mäßige Erythrozytose und ein Hypertonus nachgewiesen. Die Erythrozytose wurde symptomatisch intermittierend durch Aderlässe behandelt, der Hypertonus mit wechselndem Erfolg durch Beta-Blocker. Bei Klinikaufnahme fanden sich außer einer mäßigen Splenomegalie eine Erythrozytose (Hb: 22,3 g/dl, Hkt: 64%, Ery: 7,34/pl) und ein Hypertonus (RR: 150/100 mm Hg). Der Serum-Erythropoetingehalt war normal, die Erythropoese gesteigert (Sternalpunktat). Neurologisch fand sich kein richtungweisender pathologischer Befund. Das Vertebralisangiogramm war regelrecht, insbesondere ohne Zeichen für eine vertebro-basiläre Angiodysplasie. Zu erwähnen ist, daß der Patient ca. 30 min nach Injektion des Kontrastmittels zur Vertebralisangiographie das Vollbild einer vertebro-basilären Migräneattacke entwickelte. Unter symptomatischer Aderlaßtherapie in ca. dreiwöchentlichen Abständen kommt es jetzt nur noch vereinzelt und mitigiert zu den genannten Beschwerden.

C., H., der 24-jährige dritte Bruder der beiden o.G., war bis auf ein im 22. Lebensjahr diagnostiziertes hyperkinetisches Herzsyndrom mit intermittierenden Herzrhythmusstörungen und einem zur gleichen Zeit festgestellten mäßigen Hypertonus nie ernsthaft erkrankt. Bei der ambulant durchgeführten Untersuchung fand sich neben den bekannten Herzrhythmusstörungen und dem Hypertonus (RR: 145/95) eine Erythrozytose (Hb: 18,5 g/dl, Ery: 5,9/pl, Hkt: 53%) bei im übrigen regelrechtem internistischem Befund. Der neurologische Befund war regelrecht. Der Patient war abgesehen von den intermittierenden Herzrhythmusstörungen sonst beschwerdefrei.

C., I., die 51-jährige Mutter der drei o.G., leidet seit ihrer Schulzeit unter Kopfschmerz-/Schwindelattacken i.S. einer ophthalmischen Migräne. Bei der jetzt ambulant durchgeführten internistisch-neurologischen Untersuchung konnten wir neben einem schon bekannten Hypertonus (RR: 180/105 mm Hg), einer etwas gesteigerten Erythropoese (Sternalpunktat) bei nur mäßiger Erythrozytose einen sonst regelrechten internistischen Befund erheben. Neurologisch fand sich neben einer angeborenen Ptosis des rechten Auges ein erschöpflicher, horizontaler Blickrichtungsnystagmus bei Blick nach links und rechts mit rotatorischer Komponente. Übriger Befund regelrecht.

Auch die im Alter von 75 Jahren durch Herzinfarkt verstorbene, plethorische Großmutter mütterlicherseits litt zeit ihres Lebens unter vasomotorischen Kopfschmerz-/Schwindelattacken. Bei ihr bestand ebenfalls ein Hypertonus, und in höherem Lebensalter wurde ein Herzklappenvitium diagnostiziert. Ob bei dieser Patientin ebenfalls eine Erythrozytose vorgelegen hat, wodurch möglicherweise der Hypertonus und die vasomotorischen Kopfschmerz-/Schwindelattacken und schließlich auch die kardiale Symptomatik zumindest mitverursacht wurden, muß wegen nunmehr nicht zu erhaltender objektiver Untersuchungsbefunde spekulativ - wenn auch wahrscheinlich - bleiben.

## Diskussion

Die erste Beschreibung der familiären Erythrozytose stammt aus dem Jahre 1914 (1). Die erste genauere Darstellung und der Krankheitsbegriff "Benigne familiäre Erythrozytose" geht auf Sporado und Forkner (1933) zurück (2). Die Krankheit wird durch folgende drei Hauptmerkmale gekennzeichnet:

1. Erhöhung von Hämoglobin, Hämatokrit, Erythrozytenzahl bei normaler Leukozyten- und Thrombozytenzahl.

2. Klinisch primär gutartiger Verlauf.
3. Familiäre Häufung. Dabei können die Serumparameter zeitweise auch im oberen Normbereich liegen (3). In ca. der Hälfte der Fälle liegt eine Splenomegalie vor (4). Knochenmarksausstriche sind normal (2) bzw. zeigen eine Hyperplasie der Erythropoese (4).

An subjektiven Beschwerden werden bei Erythrozytose in erster Linie vasomotorische Kopfschmerzen angegeben, wobei eine große Anzahl von Patienten beschwerdefrei ist.

Es kann nach Verlauf und Klinik davon ausgegangen werden, daß in o.g. Familie eine benigne familiäre Erythrozytose vorliegt. Dieses Krankheitsbild wird ganz überwiegend autosomal dominant vererbt (4). Im Falle der von uns untersuchten Familie wäre anhand des Stammbaumes noch ein x-chromosomal gebundener Erbgang mit deutlicherer Expressivität für den heterozygoten Zustand (männliche Familienmitglieder) zu diskutieren.

Interessanterweise liegt bei den untersuchten Familienmitgliedern gleichzeitig ein Hypertonus vor, für dessen Pathogenese wir kein morphologisch-organisches Korrelat finden konnten. Ob es sich hier um eine ebenfalls familiäre essentielle Hypertonie handelt, oder ob der Hypertonus möglicherweise eine sekundäre Erscheinung bei veränderten rheologischen Eigenschaften des Blutes in der Endstrombahn bei Erythrozytose darstellt, muß offen bleiben.

Auffällig ist weiterhin, daß 3 der untersuchten Patienten unter vasomotorischen Kopfschmerzen bzw. unter Migräneattacken leiden. Hier ist zu diskutieren, ob es sich um ein eigenständiges Krankheitsbild i.S. einer familiären Migräne (5) unterschiedlicher Ausprägung handelt, oder ob möglicherweise auch hier die Erythrozytose in Verbindung mit dem Hypertonus eine ursächliche Rolle spielt. Wenn sich auch nicht mit Sicherheit ausschließen läßt, daß in der o.g. Familie mehrere Krankheiten unabhängig nebeneinander vorliegen, so stellt die Erythrozytose doch ein schwerwiegendes Risiko - wenn nicht die Ursache - für die Manifestation zirkulationsbedingter vasomotorischer Affektionen des Gehirns dar. Durch die Erythrozytose sind alle betroffenen Familienmitglieder in hohem Maße durch mögliche cerebrale Zirkulationsstörungen gefährdet, wie der o.a. Fall C., U., zeigt. Bedeutsam erscheint, daß symptomatische Aderlaßtherapie zu einer deutlichen Besserung mit Rückgang der Anfallsfrequenz und Mitigierung der verschiedenen beobachteten vasomotorischen Kopfschmerzformen führt. Diese Familienkasuistik sollte Veranlassung sein, bei familiär gehäuft vorkommenden vasomotorischen Kopfschmerzen auch an mögliche pathogenetische Bedeutung der familiären Erythrozytose zu denken.

## Zusammenfassung

Berichtet wird über eine Familie mit familiärer Erythrozytose, deren betroffene Mitglieder unter Hypertonus und vasomotorischen Kopfschmerzen bzw. Migräne unterschiedlicher Ausprägung leiden. Ein betroffener Patient erlitt einen Hirnstamminsult. Bezüglich der Symptommanifestation erscheint die Erythrozytose als herausragender pathogenetischer Faktor.

## Literatur

1. Bernstein J (1914) Three cases of polycythaemia rubra. West Lond Med J 19:207-208

2. Sporado A, Forkner LE (1933) Benign Familial Polycythaemia. Arch Intern Med 52:593
3. Davey MG, Lawrence JR, Lander H, Robson HN (1968) Familial Erythrocytosis. Acta Haemat 39:65-74
4. Cassileth PA, Hyman GA (1966) Benign Familial Erythrocytosis. Am J Med Sci 251:692-697
5. Refsum S (1968) Genetic Aspects of Migraine. In: Vinken PJ, Bruyn GW (eds) Handbook of Clinical Neurology. North Holland Publishing, Amsterdam, V 5, p 258

# Psychische Veränderungen bei einseitigen ischämischen Läsionen des Striatums

E. Schneider, P. Jacobi, P.-A. Fischer und H. Grau

In den letzten Jahren sind zahlreiche Beobachtungen über psychopathologische Veränderungen bei bilateralen Läsionen des Thalamus mitgeteilt worden, für die neben vaskulären Ursachen, toxische Einwirkungen und primär-degenerative Prozesse verantwortlich gemacht werden (4); eine ebenfalls diskutierte entzündliche Genese ist umstritten (5). Lassen sich in der akuten Phase gewöhnlich schwere Störungen des Bewußtseins beobachten, stehen später amnestische, dementive und akinetisch-mutistische Syndrome im Vordergrund (1, 2). Wir selbst hatten Gelegenheit, zwei Patienten mit einem korsakowartigen Psychosyndrom zu beobachten, dem computertomographisch verifizierte einseitige Läsionen in vorderen Anteilen des Striatums zugrunde lagen.

## Kasuistik

Fall 1: Die 40-jährige Patientin kam am 10.12.1981 wegen einer akuten Subarachnoidalblutung zur Aufnahme. Die Patientin war zeitlich und örtlich scharf orientiert, etwas verlangsamt, abgesehen von einer Nackensteifigkeit neurologisch unauffällig. Im CT fanden sich ausgedehnte Blutansammlungen in den basalen Zisternen und der Fissura sylvii rechts. Angiographisch konnte ein Aneurysma der Arteria comm. anterior nachgewiesen werden, das am 18.12.1981 geklippt wurde. Als wir die Patientin am 9. postoperativen Tag sahen, war sie neurologisch unauffällig, fiel jedoch durch vermehrtes Schlafbedürfnis, Antriebsminderung, Indolenz, zeitliche und örtliche Desorientierung und eine erhebliche Vergeßlichkeit auf. Die unscharfe Orientierung blieb sicher 3 Monate bestehen, 7 Monate nach Krankheitsbeginn - die Patientin hatte zwischenzeitlich eine linksseitige extra-intrakranielle Anastomosen-Op. gut überstanden - war sie voll orientiert, noch schwer besinnlich, leicht verlangsamt und antriebsgemindert. Sie hatte noch ein vermehrtes Schlafbedürfnis, fiel durch Affektlabilität und Vergeßlichkeit auf. Der neurologische Befund war regelrecht. Im CT fand sich im Caput nuclei caudati rechts eine Dichteminderung mit Ausweitung des Vorderhorns.

Fall 2: Der 41-jährige Patient war 3 Tage vor der Aufnahme in die Klinik (27.2.1982) an seinem Schreibtisch kurzzeitig bewußtlos geworden. Er war seitdem zeitlich und örtlich desorientiert, schwer besinnlich, verlangsamt, ohne Krankheitsgefühl, gleichzeitig mnestisch stark beeinträchtigt, nicht schläfrig und neurologisch völlig unauffällig. Im CT fand sich eine Dichteminderung mit Kontrastmittelanreicherung im Caput nuclei caudati links, (Abb. 1), angiographisch konnte ein kompletter Verschluß beider Art. cerebri ant. mit fehlender Vaskularisation der Stammganglien nachgewiesen werden, während das Frontalhirn über Anastomosen der Art. cer. med. versorgt wurde. Einen Monat später war der Patient zeitlich und örtlich wieder orientiert, wies jedoch noch ausgeprägte mnestische Störungen auf, die auch 8 Wochen nach dem akuten Ereignis noch nachweisbar waren.

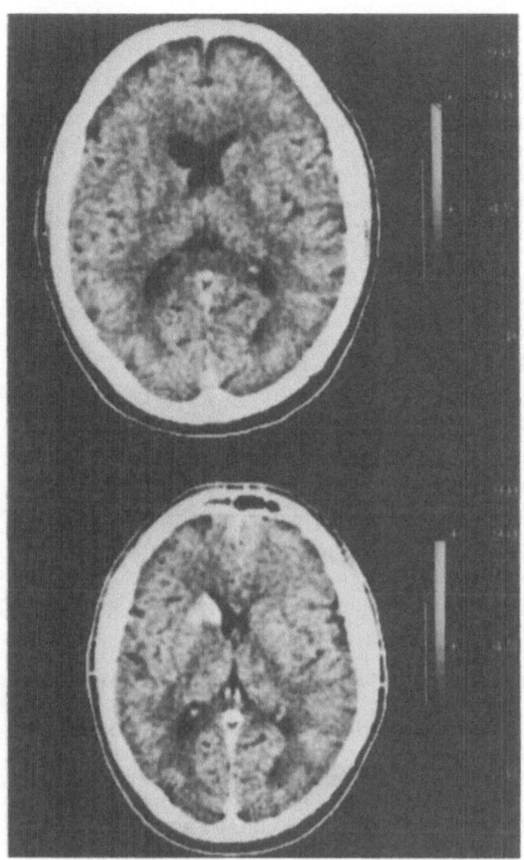

Abb. 1. Ischämische Läsion im Kopf des Nc- caudatus links ohne (oben) und mit Kontrastmittel (unten) 2 Wochen nach Erkrankungsbeginn

Testpsychologische Befunde: Der Schwerpunkt lag auf der Erfassung der klinisch im Vordergrund stehenden mnestischen Störungen. Die Ergebnisse sind einschließlich der Verlaufsbefunde in der Tabelle 1 zusammengestellt. Sie bestätigen das Vorherrschen der mnestischen Ausfälle bei beiden Kranken sowie die gute Rückbildungstendenz. Motorische Ausfälle waren auch bei Verwendung feinmotorischer Verfahren (Purdue Pegboard) nicht erkennbar. Fall 1 wies sowohl im Beginn als auch im weiteren Verlauf eine Befindlichkeitsstörung auf (B-Skala nach von Zerssen).

## Diskussion

Die dargestellten Fälle weisen als Gemeinsamkeit eine Läsion im Caput nuclei caudati auf, die man als vaskuläre Störung im Versorgungsbereich der Art. striata perforans auffassen muß (6). Während sie im Fall 1 wohl Folge des operativen Eingriffs sein dürfte, muß im Fall 2 ein embolischer Verschluß angenommen werden. Beide Patienten hatten keinerlei motorische Störungen, insbesondere keine extrapyramidalen Zeichen. Beide Patienten sind aber durch psychische Auffälligkeiten charakterisiert, die wahrscheinlich mit einer initialen Bewußtlosigkeit eingeleitet wurden, was im Fall 1 wegen der Narkose nicht verifizierbar ist. Vom klinischen Erscheinungsbild mußte man vor allem im Fall 1 an eine Frontalhirnschädigung denken, wobei aber im Verlauf die mnestischen Störungen sehr in den Vordergrund traten. Unter neuro-

Tabelle 1. Testpsychologische Befunde

| | | Fall 1 | | Fall 2 | |
|---|---|---|---|---|---|
| Testverfahren | | UNR 1 | UNR 2 | UNR 1 | UNR 2 |
| Wortschatztest MWT-B | | - | 86 IQ-P. | 101 IQ-P. | - |
| Wechsler-Memory-Scale, VII | | 9 (-) | 16 (∅) | 9 (-) | 10 (-) |
| Benton-Test, | Treffer | 4 (-) | 5 (∅) | 3 (-) | 6 (∅) |
| | Fehler | 11 (-) | 6 (∅) | 12 (-) | 7 (∅) |
| Trail-Making-Test | A | 56 (-) | 34 (∅) | 24 (+) | 17 (+) |
| | B | 147 (-) | 95 (∅) | 97 (∅) | 63 (+) |
| Einfache Reaktions- | opt. | 0,37 (-) | 0,27 (∅) | 0,25 (∅) | 0,23 (∅) |
| zeitprüfung (Sek) | akust. | 0,23 (∅) | 0,23 (∅) | 0,24 (∅) | 0,19 (∅) |
| Komplexe Reaktions- | Treffer | 36 (-) | 46 (∅) | 48 (∅) | 43 (∅) |
| zeitprüfung (Sek) | Summ.Zeit | 52,9 (-) | 37,6 (∅) | 38,2 (∅) | 39,8 (∅) |

Bewertung: (∅) = $\bar{x} \pm$ 1s (breite Mitte); (-) = neg. Überschreitung ( > 1s);
(+) = pos. Überschreitung ( > 1s)

anatomischen Gesichtspunkten ist eine Auslösung der beschriebenen Funktionsstörungen von den Läsionen im Nucleus caudatus durchaus vorstellbar. Nach Hassler (3) bekommen die geschädigten Areale afferente Fasern aus den unspezifischen Thalamuskernen und projizieren ihrerseits zurück auf spezifische Thalamuskerne, von denen efferente Fasern überwiegend zu prämotorischen und präfrontalen Rindenfeldern ziehen. Der geringere Ausprägungsgrad der Funktionsstörungen bei unseren Fällen und vor allem die Reversibilität dürfte mit der Einseitigkeit der Läsionen in Zusammenhang stehen. Schließlich sind Infarkte in den Stammganglien bei Patienten mit Demenz und Verwirrtheitszuständen häufig anzutreffen, wobei allerdings eine strenge Zuordnung zu bestimmten Bezirken, auch wegen der Mehrfachinfarzierungen, nicht immer möglich erscheint (7).

## Zusammenfassung

Es wird über zwei Patienten mit einseitigen ischämischen Läsionen im Caput nuclei caudati berichtet, bei denen über Wochen und Monate psychische Veränderungen mit Desorientierung, Antriebsarmut, Beeinträchtigung der Selbsteinschätzung und ausgeprägten mnestischen Störungen beobachtet werden konnten. Die Läsionen werden Durchblutungsstörungen im Versorgungsbereich der Art. striata perforans zugeordnet. Neuroanatomisch ist an eine Unterbrechung der von unspezifischen Thalamuskernen kommenden Afferenzen bzw. deren Efferenzen zu spezifischen Thalamuskernen und von dort ausgehenden Verbindungen zu frontalen und präfrontalen Rindenfeldern zu denken.

## Literatur

1. von Cramon D (1980) Die bilateralen vaskulären Thalamussyndrome. Münch med Wschr 122:1385-1386
2. von Cramon D (1981) Die thalamische Demenz. Fortschr Neurol Psychiat 49:129-135

3. Hassler R (1974) Pathophysiologie der Bewußtlosigkeit. In: Streicher H-J u. Rolle R (Hrsg) Der Notfall: Bewußtlosigkeit. Thieme, Stuttgart. S. 1-13
4. Kessler Ch, von Kummer R, Herold S (1982) Zur Ätiologie der doppelseitigen symmetrischen Thalamusläsionen. Nervenartz 53:406-410
5. Marcu H, Hacker H, Vonofakos D (1979) Bilateral reversible thalamic lesions on computed tomography. Neuroradiology 18:201-204
6. de Reuck J (1971) Arterial vascularisation and angioarchitecture of the nucleus caudatus in human brain. Eur Neurol 5:130-136
7. de Reuck J, Sieben G, de Coster W, von der Eecken H (1982) Dementia and confusional state in patients with cerebral infarcts. A clinico-pathological study. Eur Neurol 21:94-97

# Blicklähmung nach unten bei Hirnstamminsult. Klinische Verlaufsbeobachtung von zwei Fällen

O. Meienberg und B. Weder

## Einleitung

Blicklähmungen nach unten sind zwar selten, sie bedeuten aber für den Betroffenen eine starke Behinderung (4). In den wenigen kasuistischen Mitteilungen von Abwärtsblickparesen infolge Hirnstamminsultes, bei denen eine Verlaufsbeobachtung möglich war, beschränken sich die Autoren zumeist auf die Feststellung, ob die Patienten schließlich wieder einem nach unten bewegten Objekt mit den Augen folgen konnten (1, 4-6, 8-10). Ob sich auch die sakkadischen Augenbewegungen, welche zum raschen Fixationswechsel zwischen zwei unbewegten Objekten benötigt werden, wieder erholten, wurde nur in einem Falle untersucht (9). Obwohl diese Patientin wieder uneingeschränkte Objektfolgebewegungen machen konnte, blieb ihre Unfähigkeit, Sakkaden nach unten zu erzeugen, bestehen. Wir beobachteten zwei weitere Patientinnen, bei denen sich die sakkadischen Augenbewegungen nach einer Abwärtsblickparese nicht mehr bzw. nur partiell erholten.

## Kasuistiken

Die Blickparese nach unten trat bei beiden Patientinnen - im Fall 1 handelte es sich um eine 52-jährige, im Fall 2 um eine 32-jährige Frau - im Rahmen eines Hirnstamminsultes auf. Die Augenmotilitätsstörungen zu Beginn und bei den Verlaufskontrollen 3 Jahre bzw. 4 Monate später sind in Tabelle 1 zusammengefaßt.

Die erste Patientin war durch die fehlende Erholung der Sakkaden während längerer Zeit erheblich behindert. Schließlich erlernte sie eine Strategie, wie sie ihre Augen raschmöglichst auf Zielobjekte im unteren Blickfeld hinwenden konnte. Wollte sie nach unten blicken, so schloß sie rasch die Augen und neigte den Kopf nach vorn. Wenn sie nun die Lider öffnete, waren die Augen nach unten gerichtet, und das Zielobjekt konnte, falls nötig, mit einer normalen Sakkade nach oben fixiert werden (Abb. 1). Dieser Bewegungsablauf erfolgte sehr schnell und war der Patientin nicht mehr bewußt. Dank dieser Kompensationsstrategie war sie im praktischen Leben nur noch leichtgradig behindert.

Die zweite Patientin konnte zwar im späteren Verlauf wieder Sakkaden nach unten machen. Diese waren jedoch stark verlangsamt. Sie war aber dadurch nicht nennenswert behindert.

## Diskussion

Die Beobachtung, daß sich nach Abwärtsblickparesen die sakkadischen Augenbewegungen im Gegensatz zu den Objektfolgebewegungen nicht mehr oder nur teilweise erholen, stimmt gut mit den tierexperimentellen

Tabelle 1. Okulomotorische Befunde bei den zwei Patientinnen mit Abwärtsblickparese

| | Fall 1 | | Fall 2 | |
|---|---|---|---|---|
| | initial | nach 3 Jahren | initial | nach 4 Monaten |
| Abwärtsbewegungen: | | | | |
| Objektfolge | ∅ | n | ++ | n |
| Sakkaden | ∅ | ∅ | ∅ | ++ |
| Optokinetischer Nystagmus (OKN) | ∅ | ∅ | ∅ | ∅ |
| Vestibulo-okulärer Reflex (okulozephale Manöver) | n | n | n | n |
| Zusätzliche Augenmotilitätsstörungen: | | | | |
| Objektfolge aufwärts | +/++ | n | | |
| OKN nach oben | ∅ | ∅ | | |
| Konvergenz | ∅ | n | | |
| Zerebelläre Horizontalmotorikstörung | | | ++ nach re u. li | + nach li |

∅ = ausgefallen, ++ = schwer, + = leicht gestört, n = normal

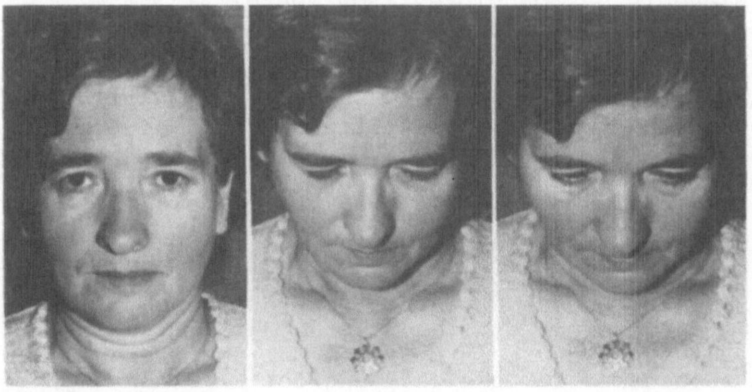

Abb. 1. Kompensationsmechanismus für die Unfähigkeit, mit den Augen Sakkaden nach unten zu machen (Fall 1): Die Patientin ist aufgefordert, auf ein Objekt in ihrem unteren Blickfeld zu blicken. Links: Ausgansposition. Mitte: Die Patientin schließt die Augen und neigt den Kopf. Rechts: Nach Öffnen der Lider sind die Augen nach unten gerichtet

Befunden von Koempf et al. (7) überein. Den Autoren gelang es, durch selektive bilaterale Zerstörungen des von Buettner-Ennever et al. (2, 3) beschriebenen "rostral interstitial nucleus of medial longitudinal fasciculus (= rostral iMLF)" bei Affen isolierte Blickparesen nach unten zu erzeugen. Während sich die Parese der Objektfolgebewegungen mit der Zeit zurückbildete, blieb der Ausfall der sakkadischen Augenbewegungen bestehen.

Zweck dieser Mitteilung ist es, darauf hinzuweisen, daß Patienten nach Abwärtsblickparesen, durch das Ausbleiben der Erholung der Sakkaden trotz wieder uneingeschränkter Objektfolgebewegungen behindert sein können.

Bevor man also in solchen Fällen bei anhaltenden Klagen über Schwierigkeiten beim Abwärtsblicken eine Psychogenese annimmt, sollten auch die Abwärtssakkaden untersucht werden. Im weiteren zeigt die von unserer ersten Patientin erlernte Kompensationsstrategie eine Möglichkeit der Rehabilitation auf.

## Zusammenfassung

Bei zwei Frauen mittleren Alters trat im Rahmen eines mesencephalen Insultes eine Blickparese nach unten auf. Während sie sich soweit erholte, daß sie wieder uneingeschränkte Objektfolgebewegungen nach unten machen konnten, blieben die Blickzielbewegungen (Sakkaden) nach unten gestört. Aufgrund tierexperimenteller Befunde der Literatur muß damit gerechnet werden, daß sich das sakkadische System nach Abwärtsblickparesen relativ oft nicht oder bloß teilweise erholt. Sich daraus für die Patienten ergebende Konsequenzen werden besprochen.

## Literatur

1. André-Thomas, Schaeffer H, Bertrand I (1933) Paralysie de l'abaissement du regard. Paralysie des inférogyres. Hypertonie des supérogyres et des releveurs des paupières. Rev Neurol 5:535-542
2. Büttner-Ennever JA, Büttner U (1978) A cell group associated with vertical eye movements in the rostral mesencephalic reticular formation of the monkey. Brain Res 151:31-47
3. Büttner-Ennever JA, Büttner U, Cohen B, Baumgartner G (1982) Vertical gaze paralysis and the rostral interstitial nucleus of the medial longitudinal fasciculus (rostral iMLF). Brain 105:125-149
4. Cogan DC (1974) Paralysis of down-gaze. Arch ophthalmol 91:192-199
5. Halmagyi GM, Evans WA, Hallinan JM (1978) Failure of downward gaze. Arch Neurol 35:22-26
6. Jacobs L, Anderson PJ, Bender MB (1973) The lesions producing paralysis of downward but not upward gaze. Arch Neurol 28:319-323
7. Kömpf D, Pasik T, Pasik P, Bender MB (1979) Downward gaze in monkeys. Stimulation and lesions studies. Brain 102:527-558
8. Muskens LJJ (1934) Das supravestibuläre System bei den Tieren und beim Menschen, mit besonderer Berücksichtigung der Blicklähmung, der sog. Stirnhirnataxie, der Zwangsstellungen und der Zwangsbewegungen. Noord-Hollandsche Uitgeversmaaschappij, Amsterdam, pp 244-255
9. Schuster P (1921) Zur Pathologie der vertikalen Blicklähmung. Dtsch Ztschr Nervenheilk 70:97-115
10. Trojanowski JQ, Wray SH (1980) Vertical gaze ophthalmoplegia: Selective paralysis of downgaze. Neurology 30:605-610

# Proglongierte Durchblutungsstörungen bei Patienten mit transitorisch-ischämischen Attacken

A. Hartmann

Üblicherweise werden fokale ischämische Durchblutungsstörungen des Gehirns mit einer klinischen Symptomatik von weniger als 24 Stunden Dauer als transitorisch ischämische Attacken (TIA) eingestuft. Pathogenetisch wird einerseits eine gestörte Autoregulation bei Abfall des Perfusionsdrucks diskutiert; andererseits werden Embolien aus Thromben der Plättchenaggregaten vermutet. In jedem Fall aber kommt es zur Minderung des zerebralen Funktionsstoffwechsels auf der Basis einer zerebralen Mangeldurchblutung.

Die vor einigen Jahren verwendete intraarterielle - somit traumatische - XENON 133-Methodik zur Messung der regionalen Gehirndurchblutung (rCBF) über einer Hemisphäre gestattet es nicht, bei Patienten mit TIA wiederholte Durchblutungsmessungen vorzunehmen. Die 1975 von Obrist et al. eingeführte Technik der nicht-traumatischen Durchblutungsmessung nach Inhalation von XENON 133 ermöglicht wiederholte, risikofreie Bestimmungen der Gehirndurchblutung über beiden Hemisphären (1).

Weil nachgewiesen wurde, daß bei Patienten mit TIA über einen längeren Zeitraum Gewebedichteänderungen im Computertomogramm nachweisbar sind, obwohl die klinische Symptomatik sich bereits wieder normalisiert hatte (2), kann eine zeitlich limitierte Dissoziation von klinischem Verlauf und Stoffwechsel- bzw. Durchblutungsregulation vermutet werden. Aus diesem Grunde haben wir mit Hilfe der oben genannten Technik untersucht, inwieweit bei Patienten mit TIA zerebrale Durchblutungsstörungen beobachtet werden können.

## Methodik

18 Patienten mit TIA, welche auf Perfusionsstörungen im Territorium der A. carotis interna zurückgeführt wurden, durchliefen das gesamte Untersuchungsprotokoll. Bei allen Patienten wurde die klinische Diagnose mit Doppler-Sonographie, Arteriographie und EEG gesichert, bei den meisten Patienten wurde zusätzlich eine computertomographische Untersuchung durchgeführt. Bei der Hälfte der Patienten erfolgte die erste Durchblutungsmessung bei bestehender neurologischer Symptomatik, bei den anderen Patienten innerhalb von 24 Stunden nach Beginn der klinischen Symptomatik.

Durchblutungsmessungen wurden am Tag des Beginns der klinischen Symptomatik, am folgenden Tag (CBF 2) und am 7. Tag nach Beginn der klinischen Symptomatik (CBF 7) durchgeführt. Die Durchblutungsmessung erfolgte mittels der atraumatischen XENON 133-Inhalationstechnik. Nach Inhalation des XENON-Gases aus einem Gas-Luftgemisch über eine Minute erfolgte über beiden Hemisphären die Aufzeichnung von insgesamt 32 Auswaschkurven über einen Zeitraum von 10 Minuten. Extrazerebrale Kontamination und Rezirkulation wurden mittels Aufzeichnung der endexspiratorischen XENON 133-Aktivität und Berücksichtigung des Kurvenabfalles von der 6. bis zur 10. Minute eliminiert. Mitgeteilt werden hier Durchblutungsberechnungen nach dem initial slope-Index-Verfahren, welches in unserem Labor für ein normal verteiltes Kollektiv einen Mittelwert von 52 ml/100 g/min. ergab. Abweichungen von mehr als 15% von diesem Wert gelten als signifikant unterschiedlich.

## Ergebnisse

Bei allen 18 Patienten zeigte die Hemisphärendurchblutung der *gesunden* Seite während des 7-tägigen Beobachtungszeitraumes keine signifikante Veränderung. Eine vorübergehende fokale Durchblutungsminderung der gesunden Seite im Sinne einer Diaschise wurde nicht registriert.

Bei 6 der 18 Patienten war die regionale Durchblutung der *betroffenen* Seite am 1. Tag (CBF 1) normal, obgleich bei 2 Patienten die klinische Symptomatik noch bestand. Jedoch fiel rCBF dieser 2 Patienten zum 2. Tag hin ab, so daß für CBF 1 eine relative Luxusperfusion angenommen werden kann.

Bei 12 Patienten zeigte CBF 1 fokale Abweichungen mit folgender Verteilung:

a) fokal begrenzte Luxusperfusion mit Abfall der Durchblutung zum 2. Tag hin: 4 Patienten

b) fokale Durchblutungsminderung mit Normalisierung bis zum 2. Tag: 3 Patienten

c) fokale Durchblutungsminderung mit Persistenz der Störung am 2., jedoch nicht am 7. Tag (prolongierte Hypämie): 3 Patienten (Abb. 1).

Die klinische Symptomatik ging trotz persistierender Ischämie zurück, vermutlich weil der Funktionsstoffwechsel sich mittlerweile regenerieren konnte.

d) fokale Luxusperfusion mit Persistenz der Durchblutungssteigerung am 2., jedoch nicht am 7. Tag: 2 Patienten.

Somit wurde ein paralleler Verlauf von neurologischer Klinik und Durchblutungsminderung nur bei 3 der 12 Patienten registriert. Die bei 4 Patienten am 1. Tag registrierte begrenzte Luxusperfusion ist Ausdruck einer laktatazidotischen Vasodilatation, die parallel zur klinischen Besserung zurückging. Das Phänomen der prolongierten Hypämie und persistierenden Luxusperfusion am 2. Tag läßt vermuten, daß in der Zwischenzeit das Hirngewebe seinen Funktionsstoffwechsel wieder aufnehmen konnte, so daß die neurologische Symptomatik zurückging. Die Tatsache der persistierenden Durchblutungsstörungen weist jedoch darauf hin, daß der Erholungsprozeß der Durchblutung noch nicht ganz abgeschlossen war. Bei diesen Patienten kam es bis zum 7. Tag zu einer weiteren Normalisierung der Durchblutung.

Auch die Beobachtungen von Ladurner, der bei Patienten mit TIA über einen längeren Zeitraum Gewebedichteänderungen in der Computertomographie nachweisen konnte, belegen in Zusammenhang mit den hier vorgestellten Verlaufsbeobachtungen der regionalen Gehirndurchblutung, daß die Erholung des Gewebes und der Durchblutungsregulation gelegentlich hinter der klinischen Entwicklung hinterherläuft. Für therapeutische Entscheidung sollte daraus gefolgert werden, daß alle Patienten mit auch nur vorübergehenden neurologischen Symptomen der

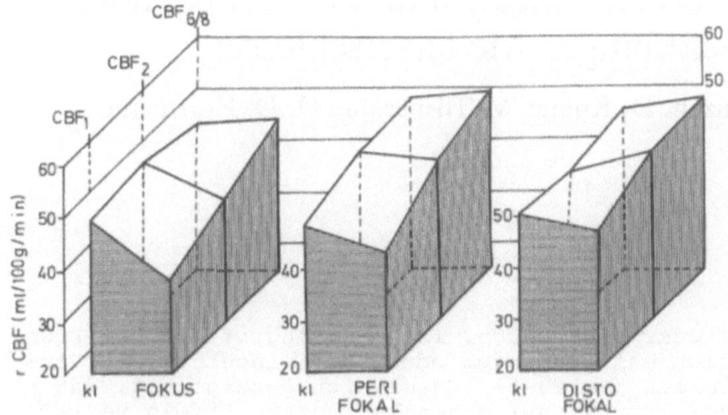


Abb. 1. Verzögerte Normalisierung bei TIA.
Die Abbildung gibt die regionale Gehirndurchblutung im ischämischen Fokus, dem perifokalen Gebiet und von dem Fokus weiter entfernt liegenden Areal der betroffenen Hemisphäre und der entsprechenden kontralateralen, korrespondierenden Areale (kl) im Verlauf der 3 Durchblutungsmessungen wieder. Es ist ersichtlich, daß im Fokus eine Durchblutungsminderung am 1. und 2. Tag (CBF 1 und CBF 2) registriert wurde, die im kontralateralen, korrespondierenden Areal nicht auftrat. Im perifokalen Gebiet der betroffenen Hemisphäre wurde ebenfalls eine Durchblutungsminderung am 1. Tag festgestellt, die sich jedoch bis zum 2. Tag normalisiert hatt. Unterschiede von rCBF der betroffenen und nicht betroffenen Hemisphäre in Arealen, die weiter vom Fokus entfernt liegen (3. Säule), konnten nicht festgestellt werden

üblichen Ischämie-Behandlung unterzogen werden sollten, damit die persistierende Ischämie nicht zu weiterer klinischer Verschlechterung führt und so aus dem TIA ein prolongiertes neurologisches Defizit wird.

Literatur

1. Obrist WD, Thompson HK, Wang HS, Wilkinson WF (1975) Regional cerebral blood flow estimated by Xenon inhalation. Stroke 6:245-256
2. Ladurner G, Sager WD, Lechner H (1980) Morphologisch faßbare Veränderungen bei transitorisch ischämischen Attacken im Computertomogramm. Fortschr Neurol Psychiat 48:220-223

# Systemische Thrombolyse – ungewöhnliche Komplikation bei der Lyse eines beidseitigen Mediaverschlusses

P. Hohnstädt, R. W. C. Janzen, D. Kühne, V. Tilsner und H. D. Herrmann

Eine Thrombolyse, lokal oder systemisch, ist ein Eingriff in der Frühphase der Pathogenese sich entwickelnder oder akut eingetretener Verschlüsse cerebraler Arterien (1, 2, 6). Da es sich gezeigt hat, daß Lysen zu einem späteren Zeitpunkt nur einen begrenzten Erfolg versprechen (2), und da andererseits die nicht unerheblichen Risiken dieser Therapie eine sorgfältige diagnostische Vorbereitung erfordert, steht der Kliniker bei der Indikationsstellung unter erheblichem Zeitdruck. Gefaßt auch auf unerwartete Probleme haben wir uns in dem folgenden Fall erstmals zu einer systemischen Thrombolyse entschlossen.

Nach einem fieberhaften Infekt kam es bei einem bislang gesunden 25-jährigen Mann zu einem septischen Krankheitsbild. In mehreren Blutkulturen war Staphylococcus aureus anzuzüchten. Über der Mitralklappe war ein Systolikum zu auskultieren, das bislang nicht vorhanden war. Unter Antibiotikatherapie wurde der Patient fieberfrei. Am Tage der Mobilisation wurde er bewußtlos auf der Toilette aufgefunden. Es bestand rechtsseitig eine schlaffe Parese, spontan und auf Schmerzreiz kam es hier zu Streckmechanismen. Eine insuffiziente Atmung machte eine Intubation und Beatmung erforderlich.

Unter dem Verdacht einer septisch-thrombotischen Hirnembolie (3) oder einer intracraniellen Blutung wurde der Patient in unsere Klinik verlegt. Bei Ankunft in der Klinik hatte sich die Bewußtseinslage gebessert, auf Aufforderung wurde die linke Körperseite adäquat bewegt. Ein unauffälliger CCT-Befund konnte eine intracranielle Blutung ausschließen. Unter Wertung der Vorgeschichte vermuteten wir eine linksseitige Hirnembolie, möglicherweise cardiogen. Die linksseitige Carotisangiographie zeigte einen kompletten Verschluß der linken A. cerebri media im horizontalen Abschnitt (Abb. 1b). Auffällig an diesem Angiogramm war noch eine Mitversorgung rechtsseitiger Anterioräste von links. Die Annahme auch einer rechtsseitigen Zirkulationsstörung konnte dann mit einem Verschluß auch der rechten Media angiographisch bestätigt werden (Abb. 1d). Eine Embolisationsquelle im proximalen Abschnitt der Carotiden war nicht zu erkennen.

Wir standen nun vor der Frage, bei dieser bedrohlichen Verschlußkonstellation den Spontanverlauf abzuwarten oder eine systemische Thrombolyse zu versuchen. Trotz der relativen Kontraindikation eines möglicherweise ja noch septischen Krankheitsbildes entschlossen wir uns zur Kurzzeit-Thrombolyse. 7 Stunden nach Symptombeginn gaben wir 250.000 IE Urokinase intravenös, anschließend infundierten wir kontinuierlich über 24 Stunden weitere 2 Millionen Einheiten (5). Gleichzeitig begannen wir die Heparinisierung mit 150 E/kg Körpergewicht 12-stündlich, die wir auch nach Abschluß der Lyse fortführten (Abb. 1).

Am 3. Tag nach Lyse fanden wir im CCT eine Dichteanhebung im Stammganglienbereich links, die wir als Audruck eines kleinen hämorrha-

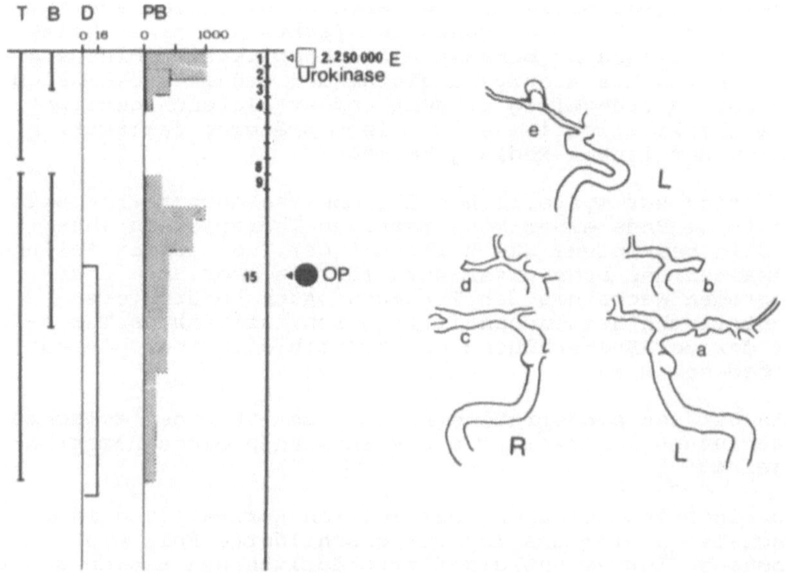


Abb. 1. Synopsis des Krankheitsverlaufs über 30 Tage und der linksseitigen (L) und rechtsseitigen (R) Carotisangiographien: Media links vor Urokinasegabe (b) und 6 Tage nachher (a) sowie mit distal gelegenem Aneurysma 6 Tage (---) bzw. 13 Tage (——) nach Lyse (e, seitl. Bild); Media rechts vor Lyse (d) und nach 6 Tagen (c). T-Tubus, B-Beatmung, D-Dexamethason (mg), PB-Phenobarbital (mg)

gischen Infarkts deuten mußten. Rechts frontal und hochparietal waren kleine ischämische Infarkte zu erkennen. Die Kontrollangiographie am 6. Tag zeigte beide Mediae durchgängig (Abb. 1a,c). Rechts glattwandige unauffällige Verhältnisse, links Wandunregelmäßigkeiten und distal der früheren Okklusion ein breitbasig aufsitzendes Aneurysma (Abb. 1e), dessen Genese wir als mykotisch ansahen. Weitere CT mit Kontrastmittel ließen eine Größenzunahme des Aneurysmas vermuten. Eine erneute Angiographie am 13. Tag nach Lyse bestätigte diese Vermutung (Abb. 1e). Das Aneurysma konnte 2 Tage später erfolgreich geclippt werden.

Eine Woche nach dieser Operation war dann erstmals im EEG, das bislang ohne Herdhinweise war, linkshirnig eine deutliche herdförmige Delta-Aktivität aufgefallen. Das CT zeigte eine erhebliche Hirnschwellung im Versorgunsgebiet der linken Media. Unter dem Verdacht eines erneuten Insults angiographierten wir wiederum und fanden die linke Media erneut verschlossen, proximal vom Primärverschluß. Die Therapie wurde nun konservativ weitergeführt.

Zum Zeitpunkt der Verlegung des Patienten aus unserer Klinik, 2 Monate nach dem akuten Ereignis, bestand noch eine spastische Hemiparese rechts mit zentraler Facialisparese und ein ausgeprägtes Psychosyndrom. Der linkshändige Patient war in der Lage einfache Sätze zu schreiben, äußerte sich aber nicht verbal. Heute besteht weiterhin eine spastische Parese des rechten Arms, eine hirnorganische Wesensänderung mit deutlicher Antriebsminderung, keine Dysphasie. Eine Erwerbsfähigkeit hat der Patient bislang nicht erreicht.

Bei einem akuten Verschluß beider Mediae haben wir uns erstmals entschlossen eine systemische Thrombolyse durchzuführen. Es ist uns zwar gelungen eine beidseitige Rekanalisation zu erreichen, dieses aber um den Preis eines hämorrhagischen Stammganglieninfarkts auf einer Seite (4). Über diese aus der Literatur bekannten Akutkomplikation hinaus ist ein vermutlich mykotisches Aneurysma distal der früheren Okklusion entstanden. Dieses konnte frühzeitig erkannt und erfolgreich geclippt werden. Als weitere Komplikation ist es zu einem späteren Zeitpunkt zu einer Re-Okklusion der linken Media gekommen.

Erscheint die Indikation zur systemischen Thrombolyse auch retrospektiv gerechtfertigt? Hätte am Ende einer konservativen Therapie ein ähnliches klinisches Bild gestanden? Zum Zeitpunkt der Indikationsstellung beinhaltete das Abwarten des Spontanverlaufs für uns aber auch das Risiko eines retrograden Wachstums der Thromben. Auch befürchteten wir, daß eine metastatische Herdencephalitis durch infiziertes Thrombusmaterial distal der Gefäßverschlüsse einer Antibiotikatherapie nur schwer zugänglich gewesen wäre.

Sicher ist, daß die bei uns eingetretene Latenz von 7 Stunden zwischen Symptom- und Lysebeginn zu lang war, wie das Entstehen eines hämorrhagischen Infarkts zeigt.

Sollte man sich zu einer systemischen oder lokalen Kurzzeitlyse in der Frühphase entschließen, für uns ist der geschilderte Fall ein Einzelfall geblieben, so ist es unbedingt erforderlich den Beginn der Lyse so dicht wie möglich an den Verschlußzeitpunkt heranzubringen.

## Zusammenfassung

Bei einem 25-jährigen Patienten mit Sepsis trat im späteren Verlauf ein akuter Mediaverschluß beidseits auf. Nach Kurzlyse mit Urokinase (2.250.000 IE), 7 Stunden nach Beginn der klinischen Symptome (Koma, Hemiparese rechts) wurde beidseits eine Rekanalisation beobachtet. Als Akutkomplikation trat ein hämorrhagischer Stammganglieninfarkt links auf, als Spätkomplikation ein mykotisches Aneurysma links. Nach dessen erfolgreichem clipping kam es zu einer Re-Okklusion links. Als klinisches Spätsyndrom besteht eine armbetonte spastische Hemiparese rechts.

## Literatur

1. Abe T, Kazama M, Maruyama I (1978) Urokinase treatment of cerebrovascular occlusive diseases. PJ Gaffney, S. Balkuv-Ulutin (eds): Fibrinolyses. Academic Press, London pp 178
2. Brogden RN, Speight TM, Avery GS (1973) Streptokinase A review of its clinical pharmacology, mechanism of action and therapeutic uses. Drugs 5:357-445
3. Meyer JS, Gilroy J, Barnhart M, Johnson JF (1963) Therapeutic thrombolysis in cerebral thrombembolism. Neurology (Minneap.) 13:927
4. Ogawa H, Miyakawa T, Arai H, Ozaki K, Sakuragawa N (1982) Nine autopsy cases with acute occlusive cerebrovascular disease administered with urokinase. 9. Internat. Congress of Neuropathol, Wien:126
5. Tilsner V (1980) Dosierung und Überwachung der Thrombolyse-Therapie mit Urokinase. Dtsch Med Wschr 105:618
6. Zimmermann R, Heuck CC, Harenberg J, v Kummer R, Schmidt-Gayk U, Simon B, Wahl P, Mörl H, Weber PG (1981) Fibrinolytische Therapie einer schweren Arteriabasilaris-Thrombose. Dtsch Med Wschr 106:464-467

# Soziale Rehabilitationsergebnisse bei fokalen cerebralen Ischämien oder Infarkten junger Erwachsener

A. Taghavy und D. Vogler

Fokale cerebrale Ischämien oder Infarkte (FCI) sind die häufigsten Ursachen des "Schlaganfalls" unter den cerebrovaskulären Erkrankungen und kommen vorwiegend in höherem Lebensalter vor. FCI bei jungen Erwachsenen sind ungewöhnlich, jedoch keinesfalls selten. Über Inzidenz, Ätiologie und Risikofaktoren, Verlauf der klinischen neurologischen Befunde sowie computertomographische und angiographische Befunde wurde bereits an anderer Stelle berichtet (5, 6, 8). Der neurologische Befund allein sagt aber oft zu wenig über die definitive soziale Rehabilitation aus. Deshalb sollte der Grad der sozialen Rehabilitation bei jungen Erwachsenen nach FCI untersucht werden.

## Krankengut und Methodik

Die vorliegende Studie beruht auf einem Kollektiv von 86 innerhalb eines Zeitraumes von 10 Jahren (1968-1977) stationär behandelten jungen Erwachsenen (40 Frauen und 46 Männer) im Alter von 15 bis 39 Jahren bei Manifestierung des ersten FCI. Alle Patienten erhielten postalisch einen Erhebungsbogen mit Fragen zum Grad ihrer Rehabilitation, den 57 beantworteten. Weitere 9 waren verstorben. 44 dieser 57 Patienten erschienen zu einer ambulanten Nachuntersuchung, bei der u.a. eine ausführliche Anamnese bezüglich des sozialen Rehabilitationsergebnisses erhoben wurde. Von allen übrigen Patienten gelang es, analoge Daten telefonisch einzuholen. So konnte dieses Kollektiv erstmalig unter vergleichbaren Arbeiten über FCI junger Erwachsener zu 100% nachbeobachtet werden. Der Weg dieser Nachbeobachtung wurde bereits an anderer Stelle ausführlich dargestellt.

Die klinischen Befunde bei der Nachuntersuchung verschlüsselten wir anhand einer neurologischen Hirninfarktbewertungsskala (HIBS) (7); den sozialen Rehabilitationsgrad versuchten wir anhand einer speziell dafür angelegten Skala (Abb. 1A) zu bewerten. In diese Skala wurden Anregungen von Katz et al. (4) eingearbeitet.

Korrelationen zwischen der HIBS und der sozialen Rehabilitationsskala wurden graphisch dargestellt, mit dem Pearson'schen Korrelationskoeffizienten überprüft und anschließend auf Signifikanz gegen Null getestet.

## Ergebnisse

Bei Ende der Nachbeobachtung (nach durchschnittlich 57,3 Monaten) waren 46 Patienten (53% von N = 86) in irgendeiner Form wieder berufstätig. 24 Patienten (28% von N = 86) waren in ihrer Leistungsfähigkeit mäßig und nur 5 (6%) waren schwer eingeschränkt. Vollkommen oder fast völlig pflegebedürftig war niemand. Nur 11 Patienten (13%) waren

| | A | | B | |
|---|---|---|---|---|
| | Punktwert in der Skala | Beschreibung des Punktwerts | Patientenanzahl | |
| nicht eingeschränkt | 20 | vollkommen berufl. integriert (ohne wesentliche Behinderung) | 35 (41%) | 46 (53%) |
| leicht eingeschränkt | 18 | vollkommen berufl. integriert, trotz merklicher Behinderung | 10 (12%) | |
| | 16 | berufstätig in geringerer Arbeit (wegen Behinderung) | 1 ( 1%) | |
| mäßig eingeschränkt | 14 | nicht berufstätig; Aktivitäten übersteigen jedoch die Sorge für d. eigenen Haushalt | 8 ( 9%) | 24 (28%) |
| | 12 | nicht berufstätig; sorgt nur für d. eig. Haushalt (Einkaufen, Kochen usw.) | 10 (12%) | |
| | 10 | nicht berufstätig: sorgt nur für d. eig. Person (Anziehen, Baden, Essen, Toilette usw.) | 6 ( 7%) | |
| schwer eingeschränkt | 8 | benötigt Hilfe in wenigstens 2 Funktionen der Sorge für d. eig. Person | 5 ( 6%) | 5 ( 6%) |
| | 6 | in allen Gebieten auf fremde Hilfe angewiesen, aber noch nicht bettlägerig | - - | |
| schwerst eingeschränkt | 4 | bettlägerig, kann aber beim Essen, Waschen usw. mithelfen | - - | - - |
| | 2 | bettlägerig und vollkommen pflegebedürftig | - - | |
| | 0 | verstorben | 11 (13%) | 11 (13%) |
| | | | 86 (100%) | 86 (100%) |

Abb. 1. Soziale Rehabilitations-Skala (A); Ergebnisse bei Ende d. Nachbeobachtung (B)

verstorben. Die detaillierten Befunde der Bewertung anhand der sozialen Rehabilitationsskala sind der Abb. 1B zu entnehmen.

Von den 67 Patienten, die den Fragebogen beantwortet hatten, gaben 61% an, von körperlichen Hilfen anderer vollkommen unabhängig zu sein. Kein Patient bezeichnete sich als bettlägerig und nur 7% antworteten, sie könnten ihre Wohnung nicht alleine verlassen. 96% vermochten nach eigenen Angaben wieder ohne fremde Hilfe zu gehen und 77% ihre Mahlzeiten selbständig mit Messer und Gabel einzunehmen.

Zwischen den Bewertungen auf der sozialen Rehabilitationsskala und den klinisch-neurologischen Erhebungen anhand der HIBS besteht ein Zusammenhang, was durch Korrelation der beiden Skalen gezeigt werden konnte. ($r = 0{,}77$; $p \leq 0{,}001$).

## Diskussion

Die hier vorgestellte Rehabilitationsskala stellt den Versuch dar, ein gegenüber bisherigen Klassifikationen (1, 3) differenzierteres Meßinstrument anzubieten, bei dem auch die einzelnen Abstufungen etwas genauer definiert sind. Selbst wenn bei Benutzung einer solchen Skala immer einige Einzelfälle in bezug auf die Klassifizierung Schwierigkeiten bereiten, so erscheint sie jedoch z.B. zum Vergleich verschiedener Patientenkollektive geeignet. Außerdem erlaubt sie Verbesserungen und einen Ausbau.

Aus der Korrelation zwischen der sozialen Rehabilitationsskala und der HIBS erkennt man den verschlechternden Einfluß schwerer, den FCI auslösender Grunderkrankungen. Weiterhin wirkt sich hier die Befähigung der Patienten aus, ihre neurologische Behinderung zu kompensieren und dadurch (verglichen mit dem klinischen Befund) ein besseres Rehabilitationsergebnis zu erreichen. Aus diesen Gründen resultiert zwar ein Zusammenhang zwischen beiden Skalen, jedoch mit einem Korrelationskoeffizienten von "nur" 0,77.

Die dargestellten Ergebnisse, vor allem der hohe Prozentsatz an Wiederunabhängig-Gewordenen, der mit den Beobachtungen von Grindal et al. (3) an 34 Patienten übereinstimmt, sind bezeichnend für die gute soziale Prognose von jungen Erwachsenen mit FCI. Dies kontrastiert zu den bekannten, vergleichsweise schlechten Rehabilitationsmöglichkeiten bei FCI älterer Menschen. Bei ihnen gilt eine berufliche Wiedereingliederung als besonders schwierig; so fand G. Frithz (2) bei Schlaganfällen im Alter unter 70 Jahren nach durchschnittlich 32 Monaten nur 29% wieder berufstätige Patienten. Diese schlechte Aussicht gilt nach unseren Befunden nicht für FCI junger Erwachsener.

Ferner sollen unseren Rehabilitationsergebnissen hier noch die Beobachtungen von Baker et al. (1) an Patienten aller Altersgruppen mit derselben Erkrankung gegenübergestellt werden. Sie fanden nämlich nach durchschnittlich 44,5 Mon., daß 42% ihrer Patienten pflegebedürftig waren, oder zumindest nicht ausreichend für die persönlichen Bedürfnisse sorgen konnten, weitere 32% waren nicht arbeitsfähig. Nur 26% konnten trotz leichter Behinderung ihren normalen Aktivitäten nachgehen oder waren überhaupt nicht behindert.

## Zusammenfassung

Die vorliegende Studie zeigt, daß die sozialen Rehabilitationsergebnisse bei FCI junger Erwachsener gegenüber älteren Menschen unvergleichlich aussichtsreicher sind. Damit sprechen die hier und an anderer Stelle (5, 6, 8) dargestellten Befunde dafür, daß man FCI bei jungen Erwachsenen als eine eigenständige klinische Krankheitsgruppe innerhalb der ischämischen zerebrovaskulären Erkrankungen deklarieren kann.

## Literatur

1. Baker RN, Schwartz WS, Ramseyer JC (1968) Prognosis among survivors of ischemic stroke. Neurology (Minneap) 18:933-941
2. Frithz G (1975) Studies on cerebrovascular stroke. III. Long-term prognosis and clinical findings in a follow-up study of a stroke material. Ups J Med Sci 80:148-155
3. Grindal AB et al. (1978) Cerebral infarction in young adults. Stroke 9:39-42
4. Katz S et al. (1963) Studies of illness in the aged. JAMA 185:914-919
5. Taghavy A, Vogler D (1980) Focal cerebral ischemia/infarction in young human adults. In: Betz E, Grote J, Heuser D, Wüllenweber R (eds) Pathophysiology and pharmacotherapy of cerebrovascular disorders. Witzstrock, Baden-Baden Köln New York, p 236
6. Taghavy A, Vogler D (1980) Prognose und Probleme der Verlaufsbeobachtung fokaler zerebraler Ischämie/Infarkte bei jungen Erwachsenen. In: Horbach L, Duhme C (eds) Nachsorge und Krankheitsverlaufsanalyse. Springer, Berlin Heidelberg New York, p 345
7. Taghavy A, Vogler D (1981) Eine neurologische Hirninfarktbewertungsskala und ihre Korrelation mit den quantitativ erfaßten Infarktgrößen in der zerebralen Computer-Tomographie (CCT). Vasa Suppl 8:37
8. Taghavy A, Huk W, Vogler D (1981) Computertomographische und angiographische Befunde bei Hirninfarkten junger Erwachsener. Vasa Suppl 8:38

# Die Bedeutung der Dopplersonographie zur Verminderung von Komplikationen bei der cerebralen Angiographie

M. Hennerici, A. Aulich und S. Schlegel

Da die cerebrale Angiographie keine gefahrlose Untersuchungsmethode ist, sollte sie nur mit strenger Indikationsstellung durchgeführt werden. Wende und Schulz (6) berichteten in einer Zusammenstellung von 37.271 in der Literatur mitgeteilter Fälle über 1,3% flüchtige und 0,1% bleibende neurologische Funktionsstörungen sowie 0,16% Todesfälle. Neben bekannten Ursachen, die mit der vorgenommenen Untersuchungstechnik (Punktion oder Katheterisierung des Gefäßes) zusammenhängen, sind Kontrastmittelschäden, Anaesthesiezwischenfälle sowie mangelnde Erfahrung oder Geschicklichkeit des Untersuchers oder ein reduzierter Allgemeinzustand des Patienten zu erwähnen. Insbesondere aber ist das Grundleiden als wesentlicher Parameter für das Auftreten von Komplikationen verantwortlich: Übereinstimmend haben Silverstein (4) und Wende (5) eine wesentlich höhere globale Komplikationsrate (6,3 bzw. 6,4%) bei cerebrovaskulären Erkrankungen beschrieben, als sie in einem allgemein neurologisch-neurochirurgischen Krankengut zu beobachten war. Verletzungen arteriosklerotischer Plaques durch die Gefäßpunktion oder durch die Katheterspitze mit der Folge einer Embolisation abgesprengter Fragmente in die Hirnstrombahn oder die Verlagerung eines bereits hochgradig stenosierten Gefäßlumens mit akuter Blockade der Hirnzirkulation im entsprechenden Versorgungsareal zählen zu den häufigsten Auslösungsmechanismen. Außer diesen meist unmittelbar während der Untersuchung auftretenden Komplikationen können sich aber auch erst Stunden später neurologische Symptome manifestieren, etwa infolge eines Aneurysma dissecans aufgrund intramuraler Hämatombildung oder durch arterielle Thrombenentwicklung.

Während durch die Einführung besser verträglicher Kontrastmittel und die dadurch mögliche Einsparung der Narkose sowohl Überempfindlichkeitsreaktionen als auch Anaesthesiezwischenfälle immer seltener werden, sind die vorgenannten Komplikationsmechanismen der invasiven arteriellen Angiographie immanent und wachsen mit der Zahl der zu untersuchenden Gefäße besonders bei arteriosklerotischen multivaskulären Prozessen. Der korrekte Nachweis, die zuverlässige Lokalisation und die sichere Einschätzung des Stenosegrades solcher zum Teil hochgradig stenosierender Wandveränderungen der extrakraniellen hirnversorgenden Arterien im Vorfeld der Angiographie, der mit der nicht-invasiven Ultraschall-Dopplersonographie regelmäßig und sicher gelingt (1-3), ermöglicht nach unseren Erfahrungen eine deutliche Reduktion des Angiographierisikos:
Bei 2783 cerebralen Angiographien innerhalb eines Zeitraums von 42 Monaten ereigneten sich nur zweimal flüchtige neurologische Ausfallserscheinungen, was einer Komplikationsrate von 0,07% entspricht; in beiden Fällen handelte es sich um typische transitorische ischämische

---

Mit Unterstützung der Deutschen Forschungsgemeinschaft (SFB 200, D2)

Attacken. Persistierende neurologische Defizite oder Todesfälle kamen nicht vor. Zwei Faktoren scheinen für dieses Ergebnis im wesentlichen verantwortlich zu sein:

1. In Kenntnis des dopplersonographischen Befundes über die Strömungsdynamik der extrakraniellen Abschnitte der 4 hirnversorgenden Arterien kann die angiographische Diagnostik gezielt dort eingesetzt werden, wo therapeutische Konsequenzen für den Patienten sich ergeben oder diagnostisch weiterführende Aussagen zu erwarten sind. Für eine Vielzahl von Patienten kann daher auf die invasive Diagnostik verzichtet werden, etwa beim eindeutigen Internaverschluß an der Halsbifurkation, wenn kein extra- intrakranieller Bypass geplant ist (a), bei unauffälligem Ultraschallbefund in der Akutphase eines cerebralen Insultes bzw. bei ausgedehnten Residuen (b), bei einseitig, umschriebenen hämodynamisch wirksamen Stenosen, die auch ohne Angiographie nach klinischer Indikationsstellung in Verbindung mit dem CT-Befund operiert werden können (c).

In Kenntnis der klinischen Fragestellung und der nicht-invasiven Ultraschallbefunde kann die "Panarteriographie" dem Patienten erspart und unter präzisierter Problemstellung die Aussagekraft der neuroradiologischen Diagnostik bei vermindertem Risiko verbessert werden. Beispielsweise kann im Falle eines symptomatischen Carotis-Interna-Verschlusses bei gleichzeitig kontralateraler Carotis-Interna-Stenose ohne fokale neurologische Ausfallserscheinungen die selektive Angiographie dieser Stenose mit intrakraniellem Bild alle relevanten Informationen liefern, ohne daß auch der Carotisverschluß dargestellt werden muß.

2. Durch die regelmäßige dopplersonographische Vordiagnostik werden nicht selten klinisch stumme extrakranielle Gefäßprozesse aufgedeckt, in deren Kenntnis eine aus anderer Indikation gestellte cerebrale Angiographie bezüglich ihrer Indikationsstellung und Durchführung neu überdacht werden kann. Abbildung 1 zeigt das Beispiel einer 72-jährigen Patientin in gutem Allgemeinzustand ohne neurologische Ausfallserscheinungen, die wegen seit 1/2 Jahr zunehmender rechts-parietaler Kopfschmerzen computertomographisch untersucht worden war. Dabei hatte sich eine große intrakranielle Raumforderung gezeigt, die angiographisch näher differenziert werden sollte. Nachdem dopplersonographisch eine subtotale ipsilaterale Carotis-Interna-Stenose an der Bifurkation festgestellt und im Duplex-Scan verifiziert worden war, erfolgte die Angiographie in Operationsbereitschaft des Gefäßchirurgen. Durch postangiographische Verlaufskontrolle des dopplersonographischen Befundes konnte der Zeitpunkt der Desobliteration optimal abgestimmt werden. Auch bei angiographischen Zwischenfällen ist die postangiographische Verlaufskontrolle mit den Ultraschallverfahren (Dopplersonographie oder Duplex-Scan) zur Überwachung des Patienten sinnvoll.

## Zusammenfassung

Bei 2783 cerebralen Angiographien, die innerhalb eines Zeitraumes von 42 Monaten durchgeführt wurden, betrug die globale Komplikationsrate 0,07% (n=2); in beiden Fällen handelte es sich um TIAs. Diese im Vergleich zur Literatur deutliche Senkung cerebraler Komplikationen wird im wesentlichen auf die regelmäßige dopplersonographische Untersuchung der 4 hirnversorgenden Arterien im extrakraniellen Abschnitt vor einem angiographischen Eingriff zurückgeführt. Das neuroradiologische Vorgehen läßt sich in Kenntnis des individuell vorliegenden extrakraniellen Gefäßprozesses sorgfältiger planen, die Fragestellung unter diagnostischen und therapeutischen Gesichtspunkten schärfer präzisieren, die Untersuchung auf das notwendige Minimum reduzieren und mit der gebotenen Vorsicht durchführen. Dies ist insbesondere dann hilf-

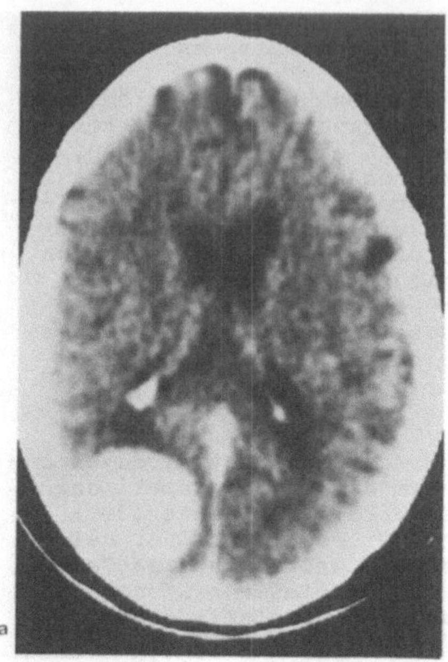

Abb. 1. 72-jährige Patientin mit rechts-parieto-occipitalem Meningeom nach Angiogramm und CT (a) und ipsilateral gelegener extra-kranieller subtotaler Carotisstenose an der Bifurkation im Angiogramm und Duplex-Scan (b, c)

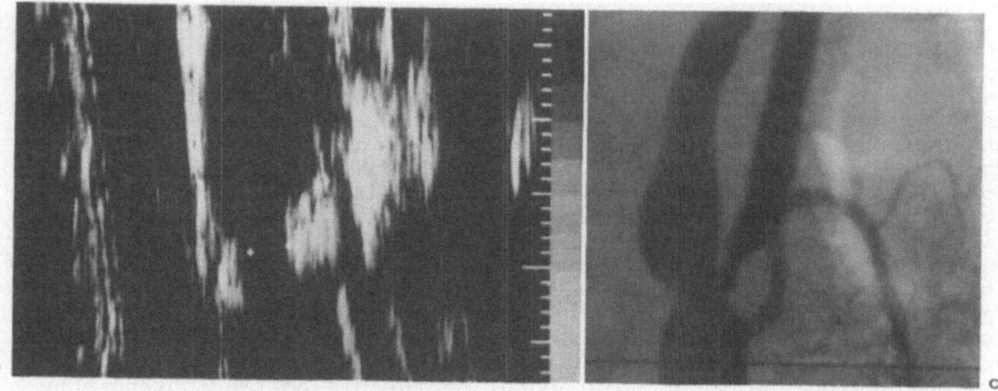

reich, wenn die Indikation zur Angiographie nicht zum Nachweis eines Gefäßprozesses erfolgte, dieser aber klinisch stumm dennoch vorliegt.

Literatur


1. Büdingen HJ, von Reutern G-M, Freund H-J (1982) Doppler-Sonographie der extrakraniellen Hirnarterien. Georg Thieme Verlag, Stuttgart New York
2. Hennerici M, Aulich A, Sandmann W, Freund H-J (1981) Incidence of Asymptomatic Extracranial Arterial Disease. Stroke 12:750-758
3. Kriessmann A, Bollinger A, Keller H (1982) Praxis der Doppler-Sonographie. Georg Thieme Verlag, Stuttgart New York
4. Silverstein A (1966) Arteriography of stroke. 3. Complications. Arch Neurol 15:206-210

5. Wende S (1969) Die Bedeutung der klinischen Zusatzuntersuchungen für die Differentialdiagnose cerebraler Massenblutungen - Hirninfarkt. Fortschr Neurol Psychiat 5:225-250
6. Wende S, Schulze A (1961) Die cerebrale Angiographie und ihre Komplikationen. Ein Bericht über 2864 Untersuchungen. Fortschr Röntgenstr 94:494-505

# Probleme der Angiographie der subtotalen Carotisstenose

A. Aulich, M. Hennerici und W. Sandmann

Die gefäßchirurgischen Eingriffe an den hirnversorgenden Gefäßen stellen einen wichtigen Ansatz in der Therapie cerebraler Durchblutungsstörungen und der Prophylaxe des Schlaganfalls dar. In der präoperativen Diagnostik kann man zur Zeit nur in einzelnen Fällen auf die Angiographie verzichten. Ihr Komplikationsrisiko liegt nach der Literatur deutlich höher für Untersuchungen an Kranken mit einem cerebralen Gefäßprozeß gegenüber Patienten, die aus anderen neurologischen Indikationen angiographiert werden (2, 3, 4).

Im eigenen Krankengut der letzten 4 Jahre hatten wir bei etwa 2.700 Angiographien, die zu etwa 80% bei Gefäßkranken durchgeführt wurden, eine Komplikationsrate von 0,07%, das sind 2 Patienten mit einer flüchtigen transienten ischämischen Attacke. Wir sehen wichtige Gründe für die niedrige Komplikationsrate in einer scharfen Indikationsstellung nach optimaler Vorfelddiagnostik durch klinische Untersuchung, Doppler-Sonographie und Computer-Tomographie. Erst nach Vorliegen dieser Ergebnisse wird in den problematischen Fällen die Indikation zur Angiographie gemeinsam vom Neurologen, Gefäßchirurgen und Neuroradiologen gestellt. In der technischen Durchführung bevorzugen wir die Gefäßdarstellung nach Carotisdirektpunktion oder im Brachialisgegenstromverfahren. Die "routinemäßige 4-Gefäßangiographie" wird durch selektive Gefäßdarstellungen abgelöst. Das höhere Lebensalter stellt nur noch eine relative Kontraindikation zur Angiographie dar. Entscheidende Kriterien für die Indikation sind das biologische Alter des Patienten und der abzuschätzende Nutzen einer zu planenden gefäßchirurgischen Intervention oder eine zu erwartende differentialdiagnostische Information.

Ein besonderes Problem stellen dabei die subtotalen Carotisstenosen dar. Ihre doppler-sonographische Differenzierung gegen einen kompletten Verschluß ist in der Regel schwierig und häufig nicht möglich. Wie sich inzwischen gezeigt hat, ist auch die angiographische Diagnose eines Carotisverschlußes nicht mehr sicher. Countee (1) hat 1979 darauf hingewiesen, daß mancher Carotisverschluß durch eine spezielle Untersuchungstechnik mit erhöhter Kontrastmittelmenge, verzögerter Injektion (4 ml/sec über 4 sec) und verlängerter Bildfolge nach Anfertigung von Subtraktionsaufnahmen widerlegt werden kann.

Wir fanden bei 104 Patienten mit einer über 90-prozentigen Carotisstenose in 49 Fällen einen subtotalen Verschluß und 10mal einen zunächst komplett erscheinenden Verschluß. Im Fall der subtotalen Stenosierung zeigte das KM-Band des Gefäßes eine fadenförmige Einengung oder Kontinuitätsunterbrechung im extracraniellen Carotisverlauf. Das intracranielle Gefäßbild dieser Patienten war dann aber in

---

Mit Unterstützung der Deutschen Forschungsgemeinschaft (SFB 200, D2)

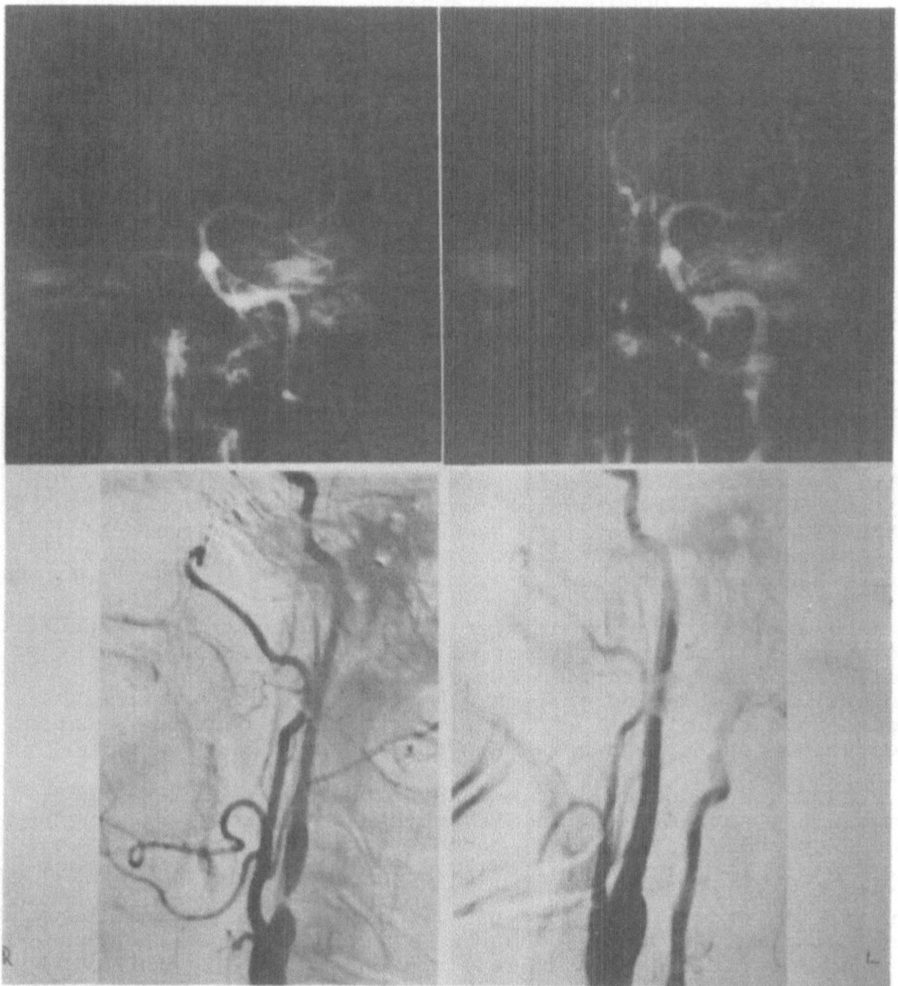

Abb. 1. Carotisangiographie bei 60 j. ♂ mit subtotaler Internaabgangsstenose vor und nach OP. Links: Fehlende Anfärbung der A. cerebri ant. vor OP. Rechts: Nach Carotisdesobliteration kräftige Anterioranfärbung

der Regel auch auffällig und zeigte Füllungsdefekte an den cerebralen Gefäßen. In 22,5% war die a. cerebri anterior nicht angefärbt. Solche Befunde verleiteten uns zunächst zu der Annahme eines zusätzlich schweren intracraniellen Gefäßprozesses neben den extracraniellen Veränderungen. Die Indikation zur Carotisdesobliteration wurde sogar in Frage gestellt. Wie aber die Nachangiographie nach erfolgreicher Carotisdesobliteration dann zeigte, wurden in sämtlichen 5 Fällen, die wir untersucht haben, die intrakraniellen Gefäße wieder kräftig angefärbt (Abb. 1).

Der präoperative Befund erklärt sich nach unserer Auffassung durch eine verminderte vis a tergo für den Kontrastmitteltransport durch die subtotale Stenose einerseits und andererseits durch Auswasch- und Unterschichtungseffekte durch KM-freies Blut, das über Kompensationskreisläufe über den circulus Willisi einströmt.

Bei den 10 Patienten mit doppler-sonographisch und angiographisch zunächst angenommenem kompletten Carotisverschluß konnte unter Anwendung der von Countee (1) angegebenen Angiographietechnik doch noch eine Durchgängigkeit des Gefäßes nachgewiesen werden. In 3 Fällen fand sich dann aber operativ eine langstreckig hochgradig arteriosklerotisch veränderte Carotis interna, deren Desobliteration postoperativ rasch ein kompletter Verschluß folgte. In 5 Fällen lag ein frischer Thrombus vor, der noch nicht in Organisation mit der Gefäßwand getreten war. In 1 Fall wurde eine posttraumatische Intimadissektion gefunden. 1 Patient hatte ein Interna-Aneurysma, das sich zunächst bei einer proximalen subtotalen Stenose nicht darstellte. Hier war allerdings das Auftreten eines zusätzlichen Gefäßspasmus unter der ersten Angiographie zu diskutieren. In allen Fällen war die 6-Stunden-Grenze nach Beginn der klinischen Symptome bis zu vier Wochen überschritten. Alle Patienten kamen zur Aufnahme wegen rezidivierender transienter ischämischer cerebraler oder Amaurosis-fugax-Attacken.

Von den insgesamt 49 angiographisch nachgewiesenen subtotalen Carotisstenosen erwiesen sich bei der Operation 15 als Verschluß, wobei nur noch in zwei Fällen eine Desobliteration möglich war. Zwischen Angiographie und Op waren allerdings bis zu 14 Tagen verstrichen. Die Frage nach dem "post" oder "Propter" im Zusammenhang mit der Angiographie läßt sich nicht eindeutig entscheiden. Der Carotisverschluß verlief bei 14 Patienten asymptomatisch und 1 Patient entwickelte eine diskrete Halbseitenparese.

Wir haben nach diesen Erfahrungen unser diagnostisches und therapeutisches Vorgehen dahingehend geändert, daß bei doppler-sonographischem Nachweis einer über 90-prozentigen Stenose nur in Op-bereitschaft angiographiert und postangiographisch bis zur Operation selbst eine Heparin-Behandlung eingeleitet wird. Seither haben wir in den letzten zwei Jahren keine postangiographischen Verschlüsse mehr gesehen.

In diesem Zusammenhang muß vor der Anwendung von Thrombocyten-Aggregationshemmern bei Patienten mit einer subtotalen Stenose, die angiographiert und operiert werden soll, unbedingt gewarnt werden. Im Gegensatz zu Heparin ist eine individuelle Steuerung etwa durch Antagonisierung nicht möglich. Das Abklingen der Wirkung nach Absetzen der Medikation ist individuell sehr unterschiedlich. Starke Nachblutungen bei der Angiographie wie Operation haben uns veranlaßt, Gefäßdarstellungen und -operationen erst nach einem einnahmefreien Intervall von 10 Tagen vorzunehmen. Auf diese Weise geht wertvolle Zeit verloren und die subtotale Stenose entwickelt sich möglicherweise zum Verschluß.

Zusammenfassend stellen wir fest: Die doppler-sonographische und angiographische Diagnose eines subtotalen Carotisverschlußes ist problematisch. Ihre genaue Abklärung ist nur angiographisch möglich, häufig aber nur mit Hilfe einer speziellen angiographischen Untersuchungstechnik und Subtraktionsaufnahmen.

Die Indikation richtet sich nach dem klinischen Bild und der zu erwartenden Besserung der Symptome bzw. der Verbesserung der cerebralen Durchblutung im Sinne einer Prophylaxe. Daher sehen wir die Indikation vor allem bei Patienten mit TIA. Bei asymptomatischen Patienten angiographieren wir nur, wenn an mehreren hirnversorgenden Arterien hämodynamisch relevante Veränderungen gefunden werden. Angiographie und Operation der subtotalen Carotisstenose müssen zeitlich eng aufeinander abgestimmt werden. Plättchenhemmer sollten, wenn eine Angiographie geplant ist, nicht verordnet werden und müssen gegebenenfalls mindestens 10 Tage vor einer Angiographie oder Operation abgesetzt werden. Eine Heparin-Behandlung ist zwischenzeitlich eventuell zu erwägen.

Literatur

1. Countee RW, Thurairash V (1979) Reconstitution of "totally" occluded internal carotid arteries Angigraphic and technical considerations. J Neurosurg 50:747-757
2. Hass WK, Fields WS, North RR, Krecheff JJ, Chase NE, Bauer RB (1968) Joint study on extracranial arterial occlusion II. Arteriography, techniques, sites and complications. J Am Med Ass 203: 159-165
3. Kazner E, Kubicki ST, Kunze St, Schiefer W, Wende S (1969) Die Bedeutung der klinischen Zusatzuntersuchungen für die Differentialdiagnosezerebrale Massenblutung-Hirninfarkt. Fortschr Neurol Psychiat 37:225-250
4. Wende S, Schulze A (1961) Die zerebrale Angiographie und ihre Komplikationen. Ein Bericht über 2864 Untersuchungen. Rö Fo 94: 494-505

# Real-Time-B-Scan der A. carotis

H. Glasner

Bislang ist die einfache Ultraschall-Dopplersonographie der Halsgefäße in neurologischen Kliniken und Praxen vorherrschend. Die Aussage dieser Methode beschränkt sich auf den Nachweis von hämodynamisch wirksamen, d.h. über 50%igen Stenosen der Art. carotis. Geringere Gefäßveränderungen, die sehr wohl ischämische cerebrale Attacken und Infarkte hervorrufen können, sind gleichermaßen von Bedeutung. Es soll deshalb über erste Erfahrungen mit einem in Amerika in Gefäßlaboratorien häufig verwandten Duplex-Scanner berichtet werden, welcher durch die besondere Konstruktion des Schallkopfes, dem axialen Auflösungsvermögen von 0,3 mm und der analogen Bildverarbeitung mit mehr als 256 Grautönen ein ausgezeichnetes, vergrößertes Bild der Gefäß- und innenwand liefert und damit als Spezialgerät für die Untersuchung von Gefäßen bezeichnet werden kann.

## Methodik

a) Gerät: Real-time-B-Scan "BIOSOUND", Bio-Dynamics, Inc., P.O. Box 50867, 6405 Castleway Court, Indianapolis, Indiana 46250. Hauptvertretung für West- und Ostdeutschland: Firma Heinz Böhm GmbH, Keithstr. 9, D 1000 Berlin 30.

b) Charakteristika: Sektor-Quasi-Wobble-Scan, 8 MHz, Gewebeeindringtiefe bis zu 4 cm mit drei Fokuszonen, Darstellung auf einem 24-cm Monitor, Vergrößerungsfaktor 5, gepulster Doppler zur punktuellen Untersuchung verschiedener Gewebeanteile, 2 mm-Raster zum Ausmessen von Gefäßen, Videoaufzeichnung mit Kommentaraufnahme, einblendbare Patientendaten.

c) Untersuchungsmethode: Der Patient wird mit leicht rückwärts geneigtem und vom Schallkopf weggedrehtem Kopf mit einer Rolle unter den Schultern und Kopfstütze gelagert. Der Schallkopf wird über die Art. carotis com., ext. et int. in anteriorer, lateraler und posteriorer Eindringposition geführt. Durch Aufsetzen des quergestellten Schallkopfes ist es möglich, das Gefäß im Querschnitt zu untersuchen.

Mit anderer Technik entsprechend dem cw-Doppler ist die Art. vertebralis unterhalb des Mastoids, die Art. subclavia und die Vena jugularis untersuchbar.

## Ergebnisse

Vom 1.3. bis 1.9.1982 wurden 700 Untersuchungen der rechten und linken Art. carotis com., ext. et. int. durchgeführt; in einzelnen Fällen wurde zusätzlich die Art. vertebralis oder subclavia dargestellt. Die diagnostische Aussage beschränkt sich dabei auf die Feststellung von Intimaverdickungen und -verkalkungen, die Größe und Lage von kalzifizierten (hard-), gemischten und nichtkalzifizierten (soft-) Plaques, Stenosen und Verschlüssen. Erweiterungen der Vena jug. können auf eine Einflußstauung hinweisen. Tabelle 1 zeigt wichtige Bewertungscharakteristika. Aus der Vielzahl interessanter Befunde wurde ein Verschluß der rechten Art. carotis int. ausgewählt (Abb. 1).

Tabelle 1. Diagnostische Kriterien zur Wertung von Carotisveränderungen im Duplex-Scan

| Gefäß | normal | Plaque soft | hard | Stenose >50% | Verschluß |
|---|---|---|---|---|---|
| Schatten | schwarz | gläserne Prominenz | kalkige | Enge | speckig |
| Intima | <1 mm | 1 mm | | | |
| Pulsation | quer | längs | keine | längs | längs |
| Doppler | normal | wechselnde Befunde | | | keine |

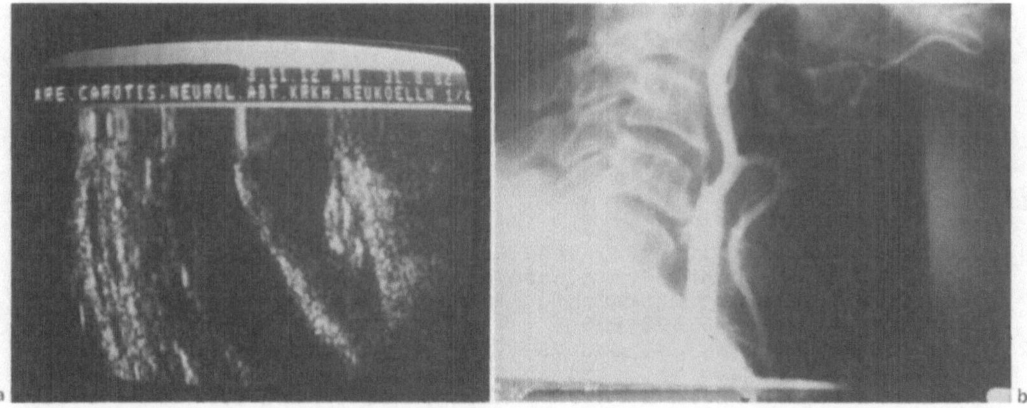


Abb. 1a,b. Vergleich eines Verschlusses im Real-time-B-Scan (a) mit der Angiographie (b) (Herrn Prof. Dr. P. Schaefer von unserer Röntgenabteilung danke ich für das Einverständnis für die Veröffentlichung des Angio.-Bildes)

Bei unsicheren Befunden hinsichtlich eines Verschlusses ist es möglich, nach Infusion von 500 ml Fettemulsion (Oleum sojae fract. 100,0, Lecithinum fract. 6,0, Glycerolim 11,3, Aqua ad iniect. ad 500, INTRALIPID 20% Vitrum, Deutsche Kabivitrum GmbH, 8000 München 80), eine Zunahme der Bildhelligkeit und des Kontrastes zu erreichen.

Von Verschlüssen der Art. carotis interna wurden 8 aufgrund des B-Scans vor und nach Lipidinfusionen diagnostiziert, 2 wurden nicht erkannt. Bei den 2 Fehldiagnosen wurden keine Lipidinfusionen durchgeführt.

## Diskussion

Es ist heute davon auszugehen, daß die alleinige Diagnose von hämodynamisch wirksamen Stenosen und Verschlüssen mit dem cw-Doppler als nicht mehr ausreichend bei Gefäßkranken anzusehen ist. Seine Treffsicherheit ist zwar in diesem Bereich groß und liegt im Vergleich mit der Angiographie bei 75 bzw. 94% (3, 4).

Viel häufiger sind jedoch geringere Gefäßveränderungen die damit nicht diagnostiziert werden können, und die gleichermaßen ihre schwerwiegende Bedeutung haben. Immerhin beträgt die Treffsicherheit bei hämodynamisch nicht-wirksamen Gefäßveränderungen im Vergleich mit der Angiographie 75% (2) bei dem Scan.

Je nach technischer Ausstattung werden höhergradige Stenosen und Verschlüsse mit dem Duplex Scan mit einer Treffsicherheit von 39-95% bzw. 33-75% (4, 1) diagnostiziert.

Von anderer Seite konnte gezeigt werden, daß die Qualität der Darstellung erheblichen Einfluß auf das Ergebnis hatte (2); bei weniger guten Bildqualitäten war durch Infusion von 500 ml Fettemulsion eine Verbesserung der diagnostischen Aussage möglich. Trotz der geringen Zahl von Gefäßverschlüssen besteht der Eindruck einer hohen diagnostischen Treffsicherheit.

## Zusammenfassung

1. Auf den zunächst nicht-invasiven Nachweis von Wandveränderungen der Art. carotis mit dem B-Scan sollte nicht verzichtet werden.
2. Bei Befundunsicherheit kann durch die Infusion von 500 ml Fettemulsion die diagnostische Aussage besser werden.
3. Das vorgestellte Gerät verbindet eine leichte Handhabung mit hoher Bildqualität.

## Literatur


1. Blackshear WM, Phillips DJ, Thiele BL, Hirsch JH, Chikos PM, Marinelli MR, Ward KJ, Strandness DE (1979) Detection of carotid occlusive disease by ultrasonic imaging and pulsed Doppler spectrum analysis. Surgery 86:698-706
2. Comerota AJ, Cranley JJ, Cook SE (1981) Real-time B-mode Carotid imaging in diagnosis of cerebrovascular disease. Surgery 89:698-728
3. Reutern GM v, Büdingen HJ (1981) Möglichkeiten und Grenzen der Dopplersonographie an den extrakraniellen Hirnarterien. Ultraschall 2:35-42
4. Widder B, Christ K-J, Kornhuber HH (1982) Verbesserter Nachweis extracranieller Stenosen und Plaques der Art. carotis durch Kombination von B-Bild, Echo-Arteriographie und Dopplersonographie. Arch Psychiatr Nervenkr 231:391-407

# Sequenzszintigraphische Kontrollen nach Karotisdesobliteration und extra-intrakranieller Anastomose bei ischämischen Hirnerkrankungen

B. Kepplinger, E. Deisenhammer, G. Brugger, A. Witzmann und R. Sommer

## Einleitung

Die Sequenzszintigraphie (Radionuklidangiographie, Isotopenangiographie, sequentielle Hirnszintigraphie) ist eine der wichtigsten nichtinvasiven Untersuchungsmethoden bei zerebralen, insbesondere umschriebenen Durchblutungsstörungen. Beurteilt werden die Analogdarstellung der Karotiden und die Passage des Bolus durch das intrazerebrale Gefäßsystem (3, 5, 7, 8), sowie die computerunterstützt gewonnenen Daten über Perfusion und Transitzeit (1, 4, 9). In einem unterschiedlich hohen Prozentsatz können Gefäßverengungen und Verschlüsse im Karotissystem (3, 5, 7, 8) und Perfusionsdifferenzen (4) erfaßt werden.

Es wurde untersucht, wie weit bei Karotisstenosen die Desobliteration und bei inoperablen Gefäßverengungen oder Verschlüssen im Karotissystem die Anastomosenoperation zwischen Art. cerebri media und Art. temporalis superficialis (EIA) zu Veränderungen präoperativer Parameter führt.

## Methode

Die Untersuchungen wurden an einer ON Gamma-Kamera mit angeschlossenem PDP 11/34 Rechner mit Gamma 11-System durchgeführt. Es wurde in die Kubitalvene ein Bolus von etwa 20 m Ci Tc 99 m injiziert. Die Aufnahmen erfolgten von vorne und wurden analog vom Scope mit einer Hasselbladkamera in Abständen von vier Sekunden aufgenommen. Im Rechner wurden über 40 Sekunden 80 frames abgespeichert. Über den Hemisphären wurde je eine identische ROI manuell gelegt.

Ein mathematisches Kurvenmodell wurde den gewonnenen Zeitaktivitätshistogrammen nach der Methode der kleinsten Quadrate gefittet. Bestimmt wurden der Quotient (operierte/nicht operierte Seite) der beiden Flächen zum Zeitpunkt des ersten Maximums jener Kurve, die zuerst das Kurvenmaximum erreichte (Quotient beim ersten Maximum), die Transitzeiten und die Transitzeitdifferenzen zwischen den Hemisphären. Die Karotisabschnitte im Halsbereich wurden auf den Analogbildern und auf den im Gamma 11-System durch Addition mehrerer frames rechnerisch ermittelten Bildern beurteilt.

Die präoperativen Ergebnisse wurden mit den frühen postoperativen (bis 4 Wochen postoperativ) und den späten postoperativen (zwei bis zwölf Monate postoperativ) verglichen. Die statistische Berechnung erfolgte mit dem T-Test für nicht gepaarte und gepaarte Daten.

## Krankengut

Untersucht wurden 13 Patienten mit reversiblen ischämischen Syndromen ohne Infarkte (TIA, RIND), sowie 16 Patienten mit Hirninfarkten, bei denen eine Karotisdesobliteration der entsprechenden Seite vorgenommen wurde. Außerdem wurden 17 Patienten mit reversiblen ischämischen Syndromen oder Infarkten untersucht, bei denen eine EIA vorgenommen worden war.

## Ergebnisse

1. Darstellung der Karotiden: Es kam in keinem Fall, bei dem präoperativ eine wesentliche Seitendifferenz der Karotiden vorlag postoperativ zu einer wesentlichen Änderung oder überhaupt zu einer seitengleichen Darstellung der Karotiden. Es wurden hier nur geringfügigen Veränderungen gefunden.

2. Quotient der Flächen beim ersten Maximum (Tabelle 1): Es kam in keiner Gruppe zu einer statistisch signifikanten Besserung der präoperativen Werte.

3. Transitzeit und Transitzeitdifferenz: Nach EIA kam es zu einer statistisch signifikanten Verkürzung der Transitzeit und Verminderung der Transitzeitdifferenz (Tabelle 1). Bei Patienten mit reversiblen ischämischen Syndromen nach Karotisdesobliteration ist der Trend zu einer Verkürzung der Transitzeit auf der operierten Seite ohne statistische Signifikanz zu beobachten.

4. Einzelfallbeurteilung: Bei einzelnen Fällen kam es bei präoperativ abnormen Werten postoperativ zu einer Normalisierung, ohne daß sich das in der statistischen Berechnung niederschlägt. Eine Zuordnung zu irgendwelchen Faktoren (z.B. präoperativer Zustand, klinischer Verlauf, angiographischer Befund) konnte nicht gefunden werden.

## Diskussion

Nachdem in einem hohen Prozentsatz bei ischämischen Hirnerkrankungen mit Gefäßstenosen oder -verschlüssen im Karotissystem hirnszintigraphisch Veränderungen nachweisbar sind, mußte erwartet werden, daß nach Karotisdesobliteration oder EIA eine Besserung dieser Veränderungen eintritt. Es zeigte sich jedoch nur eine Verkürzung der Transitzeiten bzw. eine Normalisierung der Transitzeitdifferenz nach EIA.

Die Ursache kann einmal darin liegen, daß die szintigraphische Methode zu grob ist, um die durch die Operation herbeigeführte Besserung der Durchblutung und damit der Perfusion zu erfassen. Es besteht ein scharfer Trennbereich für Durchblutungswerte, die zur Aufrechterhaltung der Funktion der Zellen gerade noch notwendig sind zu jenen Durchblutungswerten, die zu einer gestörten Zellfunktion führen (2). Es besteht auch die Vorstellung, daß im perifokalen Gewebe des Hirninfarktes gerade eine solche Durchblutungsminderung besteht, daß die Zellfunktion zwar gestört, der Strukturstoffwechsel der Zelle aber noch erhalten ist. Eine geringe Anhebung der Durchblutung könnte dann in diesem perifokalen Bereich dazu führen, daß die volle Funktionsfähigkeit der Zellen wieder eintritt (2).

Tabelle 1. Statistische Berechnung der szinitigraphischen Ergebnisse, T Test für nicht gepaarte Daten. (A) präoperativ - frühe postoperative Kontrolle (B). (A) präoperativ - späte postoperative Kontrolle (C)

| | (A) | (B) | (C) | |
|---|---|---|---|---|
| **Flächen beim 1. Maximum** | | | | |
| N | 12 | 11 | 9 | TIA - RIND, Carotisdesobliteration |
| $\bar{x}$ | 0,93 | 0,87 | 0,96 | |
| S | 0,16 | 0,12 | 0,16 | |
| | | N.S. | N.S. | |
| N | 16 | 15 | 10 | Infarkt, Carotisdesobliteration |
| $\bar{x}$ | 0,84 | 0,78 | 0,75 | |
| S | 0,17 | 0,22 | 0,17 | |
| | | N.S. | N.S. | |
| N | 17 | 15 | 13 | TIA - RIND - Infarkt, Externa-Interna Anastomose |
| $\bar{x}$ | 0,73 | 0,73 | 0,75 | |
| S | 0,19 | 0,21 | 0,32 | |
| | | N.S. | N.S. | |
| **Transitzeit der operierten Seite** | | | | |
| N | 12 | 11 | 9 | TIA - RIND, Carotisdesobliteration |
| $\bar{x}$ | 8,50 | 7,25 | 8,00 | |
| S | 1,60 | 1,39 | 1,50 | |
| | | N.S. | N.S. | |
| N | 16 | 15 | 10 | Infarkt, Carotisdesobliteration |
| $\bar{x}$ | 8,86 | 8,25 | 8,69 | |
| S | 1,02 | 1,50 | 1,09 | |
| | | N.S. | N.S. | |
| N | 17 | 15 | 13 | TIA - RIND - Infarkt, Externa-Interna Anastomose |
| $\bar{x}$ | 9,52 | 7,86 | 8,70 | |
| S | 2,07 | 2,38 | 1,10 | |
| | | $p < 0,05$ | N.S. | |
| **Transitzeitdifferenz** | | | | |
| N | 12 | 11 | 9 | TIA - RIND, Carotisdesobliteration |
| $\bar{x}$ | 0,18 | -0,04 | -0,16 | |
| S | 0,77 | 0,46 | 0,41 | |
| | | N.S. | N.S. | |
| N | 16 | 15 | 10 | Infarkt, Carotisdesobliteration |
| $\bar{x}$ | 0,44 | 0,54 | 0,42 | |
| S | 0,77 | 0,90 | 1,15 | |
| | | N.S. | N.S. | |
| N | 17 | 15 | 13 | TIA - RIND - Infarkt, Externa-Interna Anastomose |
| $\bar{x}$ | 1,31 | 0,65 | 0,43 | |
| S | 1,23 | 0,69 | 0,82 | |
| | | N.S. | $p < 0,05$ | |

Die Transitzeit läßt sich zwar nicht direkt mit der quantitativ faßbaren Hirndurchblutung vergleichen (9), es wäre aber möglich, daß die verkürzte Transitzeit nach EIA doch den Trend zur besseren Durchblutung anzeigt. Daneben ist zu bedenken, daß bei Patienten mit Hirninfarkten eine Perfusionsminderung auch durch eine operative Erweiterung der zuführenden Gefäße nicht erfolgen muß, da im nekrotischen Gewebe ein Bedarf für eine Mehrdurchblutung überhaupt nicht gegeben ist. Jüngste Untersuchungen (6) über die quantitative Messung der Hirndurchblutung mit Xe 133 nach EIA zeigen, daß postoperativ eine Verbesserung der Durchblutung in Ruhe nicht eintritt. Man nimmt an, daß durch die Operation jedoch die CO2-Reagibilität zunimmt, also bei Gefäßdilatation ein vermehrtes Blutangebot ermöglicht wird. In diesem Zusammenhang ist auch bemerkenswert, daß sich in unseren Fällen die oft eindeutige Darstellung der Karotisstenose im Szintigramm postoperativ kaum ändert. Demnach muß offen bleiben, ob die Methode der Sequenzszintigraphie geeignet ist, über postoperative Durchblutungsänderungen oder Perfusionsänderungen eine Aussage machen zu können. Weitere Untersuchungen, insbesondere Korrelationen mit dem klinischen Verlauf, mit der postoperativen Angiographie und quantitativen Hirndurchblutungsmessung sind zur Klärung dieser Frage notwendig.

Literatur


1. Ahonen A, Tolonen U, Koskinen M et al. (1981) Noninvasive external regional measurement of cerebral circulation time change in supratentorial infarctions using pertechnetate. Stroke 12:437-444
2. Astrup J, Siesjö BK, Linsay S (1981) Threshold in cerebral ischemia - The ischemic penumbra. Stroke 12:723-725
3. Barnes BD, Finklestein S, Winestock DP (1978) Radionuclide angiography: A sensitive diagnostic test for another circulation ischemia. Neurology 28:775-7814
4. Buell U, Scheid KF, Lanksch W et al. (1981) Sensitivity of computer assisted radionuclide angiography in transient ischemic attack and prolonged reversible ischemic neurological deficit. Stroke 12: 829-834
5. Foo D, Henrickson L (1977) Radionuclide cerebral blood flow and carotid angiogram. Stroke 8:39-43
6. Halsey JH, Morawetz RB, Blauenstein UW (1982) The Hemodynamic Effect of STA-MCA Bypass. S-roke 13,2:163-167
7. Podreka I, Zeiler K, Brücke T, Heiss WD (1981) Diagnostischer Wert der Serienszintigraphie bei Zerebrovuskulären Erkrankungen. RöFo 134:178-183
8. Rösler H, Huber P, Hesse M (1970) Serienszintigraphische Befunde beim Schlaganfall. Schweiz med Wschr 100:1401-1410, 1446-1454
9. Rowan O, Harper M, Miller D, Tedeschi G, Jennet W (1970) Relationship between volume flow and velocity in the cerebral circulation. J Neurol Neurosurg Psychiat 33:733-738

# Bilaterale Gehirndurchblutung bei CT-kontrolliertem einseitigen Hirninfarkt

A. Hartmann und R. v. Kummer

Wiederholte Messungen der Hirndurchblutung bei Patienten mit ischämischen Hirninfarkten liegen nur in sehr begrenzter Anzahl vor, da die bisher verwendete Methodik der intraarteriellen Injektion der radioaktiv markierten Substanz erhebliche Risiken beinhaltete. Mit der atraumatischen Messung der regionalen Gehirndurchblutung ist es jedoch möglich, risikofrei wiederholt Durchblutungsmessungen bei diesen Patienten vorzunehmen.

Erkenntnisse über pathophysiologische Besonderheiten bei ischämischen Durchblutungsstörungen beruhen im wesentlichen auf sporadischen Einzelmessungen. Phänomene wie Luxusperfusion, Durchblutungssenkung in der klinisch nicht betroffenen kontralateralen Hemisphäre (Diaschise) das Steal-Phänomen waren hinsichtlich ihrer *zeitlichen Veränderung* bei Patienten kaum bekannt, da entsprechende Untersuchungen nicht vorlagen.

Seit 1979 haben wir in unserem Labor insgesamt 32 Patienten mit ischämischen Schlaganfällen untersucht, bei denen die regionale Gehirndurchblutung während des gesamten Untersuchungsprotokolls zum ersten Mal am Tag des Infarktes oder spätestens am Folgetag untersucht werden konnte. Bei diesen Patienten wurden wiederholt Messungen bis zum Ende der 3. Behandlungswoche angeschlossen.

## Methodik

32 Patienten mit einseitigem ischämischen Hirninfarkt durchliefen das gesamte Protokoll von 23 Tagen. Bei allen Patienten wurde die klinische Diagnose mit zerebraler Angiographie und Computertomographie (31 von 32 Patienten) gesichert.

Alle Patienten litten an einer klinischen Symptomatik, die plötzlich auftrat und auf eine supratentorielle ischämische Läsion zurückgeführt werden konnte. Die zerebrale Gefäßangiographie ergab bei 14 Patienten einen Verschluß der A. carotis interna, bei 9 Patienten einen Verschluß oder eine Stenose der A. cerebri media. Bei 9 Patienten ließ sich im Angiogramm keine Embolie- bzw. Thrombosequelle feststellen. Alle Patienten wurden mit rheologischen Maßnahmen behandelt, unbehandelte Spontanverläufe wurden in dieses Protokoll nicht aufgenommen.

Die Messung der regionalen Gehirndurchblutung erfolgte mit der atraumatischen Methode (1, 2). Nach Inhalation eines XENON-133-Luft-Gemisches aus einem geschlossenen System über 1 Min. wurden insgesamt 32 Auswaschkurven über beiden Hemisphären aufgezeichnet, die anschließend einem Berechnungsprozeß unterworfen wurden. Der Normwert in unserem Hirnkreislauflabor beträgt 52 ml/100 g/min ± 15%.

Durchblutungsmessungen wurden am Tage des Infarktes bzw. am Folgetag durchgeführt. Kontrollmessungen erfolgten bei allen Patienten zwischen dem 6. und 8. Tag (CBF 2) und dem 19. bis 23. Tag (CBF 3). Es wurde darauf geachtet, daß bei allen Messungen gleiche $CO_2$-Volumen-Prozente in der endexpiratorischen Luft vorlagen. Ansonsten erfolgte eine Korrektur nach Umrechnung dieser Werte auf den $CO_2$-Partialdruck (mmHg) mit einem Korrekturfaktor von 4%/mmHg Abweichung vom Ausgangswert.

## Ergebnisse

Die bei den meisten Patienten mehrfach durchgeführten Computertomogramme ergaben bei 4 Patienten keinen pathologischen Befund, bei 13 Patienten einen sogenannten kleinen Infarkt mit hypodenser Zone von weniger als 50% des in einer Schicht sichtbaren Perfusionsgebietes der A. cerebri media und bei 14 Patienten einen sogenannten großen Infarkt mit hypodenser Zone von mehr als 50%. 2 von 11 untersuchten Patienten mit "kleinem" Infarkt zeigten eine Kontrastmittelanreicherung, 7 von 12 untersuchten Patienten mit "großem" Infarkt. Daraus kann geschlossen werden, daß Patienten mit ausgeprägter Infarzierung eher eine durch eine Kontrastmittelanreicherung angezeigte Schädigung der Bluthirnschranke aufweisen als Patienten mit begrenzter Infarzierung.

Alle Patienten wiesen in der Erstmessung (CBF 1) auf der Seite des Infarktes fokale pathologische Phänomene der Gehirndurchblutung auf. Bei 22 der 32 Patienten zeigte sich eine Durchblutungssenkung der gesamten betroffenen Hemisphäre.

Im Vergleich zu einer Kontrollgruppe und der üblichen Normalverteilungskarte der Gehirndurchblutung (1) ließen sich bei allen 32 Patienten folgende fokale pathologische Phänomene nachweisen.

a) Eine absolute fokale Luxusperfusion mit perifokaler Hypämie im Sinne eines Robin-Hood-Phänomens ließ sich bei 6 der 32 Patienten nachweisen. Absolute Luxusperfusion bedeutet eine Durchblutungssteigerung über den Normwert von 52 ml/100 g/min ± 15% hinaus.

b) Eine relative Luxusperfusion bedeutet eine Normaldurchblutung am 1. Tag mit Absinken der Durchblutung und fehlender Regeneration bis zum 7. Tag in Abwesenheit einer Ödementwicklung. Dieses Phänomen wurde bei 4 der 32 Patienten beobachtet. Bei diesen Patienten fand sich perifokal bereits am 1. Tag eine Hypämie, die sich nicht bis zum 7. Tag aber bis zum 21. Tag zurückentwickelte. Weiter entfernt von Fokus liegende Areale zeigten keine wesentliche Durchblutungsbeeinträchtigung.

c) Eine fokale Durchblutungssenkung der klinisch nicht betroffenen Seite (Diaschise) ließ sich bei 8 der 32 Patienten nachweisen. Die Verteilung der Durchblutung in beiden Hemisphären zeigte in der betroffenen Hemisphäre eine deutliche fokale Ischämie im Bereich der A. cerebri media, jedoch keine ausgeprägte Täler-Höhen-Karte in der gesunden Seite mit Diaschise. Das bedeutet, daß die Diaschise die gesamte nicht betroffene Hemisphäre betrifft und die Durchblutungssenkung dieser Seite nicht lediglich einen Spiegel-Fokus der erkrankten Seite bzw. ein look-through-Phänomen darstellt.

d) Bei 4 Patienten mit fokaler Luxusperfusion bei der 1. rCBF-Messung wurde ein Blutgasreaktivitäts-Test mit Wiederholung der Durchblutungsmessung unter hyperkapnischen Bedingungen durch Zufuhr von $CO_2$ zur Einatmungsluft durchgeführt. Dabei zeigte sich, daß die pathologische Verteilung der Täler-Höhen-Karte mit deutlicher Dominanz des luxusperfundierten Herdes unter Hyperkapnie einer Neuverteilung wich. Ursache dieser Neuverteilung ist die unterschiedliche Ansprechbarkeit der einzelnen Areale auf den hyperkapnischen Reiz, wobei einige der luxusperfundierten Areale eine Vasoparalyse aufwiesen. Die nicht infarzierte Seite mit Normalverteilung der Durchblutung bei fehlender Diaschise zeigte nicht nur einen stärkeren Anstieg der Hemisphärendurchblutung, sondern auch eine Konstanz der relativen Durchblutungsverteilung mit Hyperfrontalität und Hyperoccipitalität (Abb. 1).

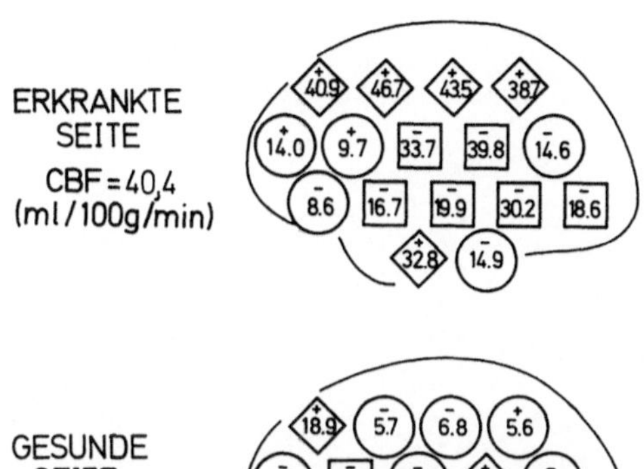


Abb. 1. Verteilung der regionalen Gehirndurchblutung bei einem Patienten mit Diaschise. Die Werte geben die prozentuale Abweichung vom Hemisphärenwert an. Die Karte weist nach, daß die regionale Gehirndurchblutung über erkrankter und nicht erkrankter Seite nahezu gleich ist. Jedoch zeigen sich deutliche Durchblutungstäler (Durchblutungssenkung unterhalb des Hemisphärenwertes, Markierung durch Quadrate) im Bereich des Perfusionsgebietes der A. cerebri media, während Durchblutungsgipfel (Rhomben) im Verteilungsgebiet der A. cerebri anterior gefunden wurden. Dieser deutliche hypämische Fokus der A. cerebri media ließ sich über der gesunden Hemisphäre nicht nachweisen. Hier stellte sich lediglich ein Durchblutungstal (-21,7%) dar bei 2 Arealen mit relativer Durchblutungssteigerung. Es scheint sich somit bei der Diaschise um ein über die Hemisphäre verteiltes Phänomen zu handeln

e) Die Wiederholungsmessungen zeigten in allen Fällen eine Auflösung der absoluten bzw. relativen Luxusperfusion bis zum 7. Tag und in den meisten Fällen eine Auflösung der Diaschise. Am 21. Tag waren in keinem Fall eine Luxusperfusion bzw. eine Diaschise nachweisbar.

## Diskussion

Die hier vorgestellten Daten belegen, daß bei Patienten mit einseitigem, einmaligen ischämischen Hirninfarkt Phänomene wie Luxusperfusion und Diaschise nur für eine begrenzte Zeitdauer auftreten. Die Luxusperfusion ließ sich in allen Fällen am 7. Tag nicht mehr nachweisen. Zu diesem Zeitpunkt hat vermutlich bereits die Stoffwechselsituation ihr endgültiges Niveau weitgehend erreicht und kann zu dem Zeitpunkt nur noch durch weitere pathologische Phänomene wie Re-Infarzierung und Ödementwicklung negativ beeinflußt werden. Das Phänomen der Diaschise - in Ätiologie und Bedeutung bisher ungeklärt - tritt seltener auf als in vergleichenden Publikationen angeführt (3). Am 7. Tag ließ sie sich in keinem Fall mehr nachweisen.

Die Bedeutung von Luxusperfusion und Diaschise für evtl. therapeutische Schritte bei Behandlung vom Patienten mit ischämischen Infarkten ist bisher weitgehend ungeklärt. Das Vorliegen der Luxusperfusion weist darauf hin, daß vasodilatatorische Substanzen bei Patienten mit akuten Infarkten absolut kontraindiziert sind. Der erste Angriffspunkt bei der Behandlung von Patienten mit Schlaganfällen sollte in rheologischen Maßnahmen liegen.

Literatur

1. Hartmann A, Kummer vR (1982) Die atraumatische Messung der regionalen Gehirndurchblutung. Fortschr Neurol Psychiat, im Druck
2. Obrist WD, Thompson HK, Wang HS, Wilkinson WF (1975) Regional cerebral blood flow estimated by Xenon inhalation. Stroke 6:245-256
3. Slater R, Reivich M, Goldberg H, Banka R, Greenberg J (1977) Diaschisis with cerebral infarction. Stroke 8:684-690

# Der Grenzzoneninfarkt als rheologisches Problem

R. Schneider, H. Zeumer, R. Hermanns, H. Kiesewetter und E. B. Ringelstein

## Einleitung

Die Beschäftigung mit dem Problem des Grenzzoneninsults zeigt eine seit etwa 20 Jahren erkennbare, positive Tendenz in der wissenschaftlichen Erforschung und Behandlung des Schlaganfalles an. Es ist grundlegenden Arbeiten von Zülch (7) zu verdanken, daß der ischämische Insult heute eine genauere und gerechtere Bewertung erhält. Unter einem Grenzzoneninsult versteht man ein eng begrenztes und topographisch genau definiertes Infarktareal an der Wasserscheide zweier arterieller Versorgunsgebiete des Gehirns. Er stellt immer einen Hinweis auf eine abzuklärende proximale Stenose dar (6).

Auch eine nachgewiesene proximale Stenose erklärt jedoch die Entstehung eines Grenzzoneninsultes nicht hinreichend. Wir führen daher Untersuchungen über den rheologischen Anteil an der Entstehung des Grenzzoneninsultes durch.

## Patienten und Methoden

Es wurden insgesamt 10 Patienten und 24 altersgleiche Kontrollen untersucht. Alle Patienten wurden sorgfältig neurologisch untersucht. Die morphologischen Läsionen wurden durch ein craniales Computertomogramm dokumentiert und alle Patienten wurden doppler-sonographisch untersucht und angiographiert.

Alle rheologischen Messungen erfolgten ganz zu Beginn der Studie, noch bevor ein Patient behandelt worden war. Gemessen wurden Hämatokrit, Erythrozytenverformbarkeit, Erythrozytenaggregation, Plasmaviskosität und Fließschubspannung.

Der Hämatokrit wurde in einer der handelsüblichen Hämatokritzentrifugen gemessen. Die Bestimmung der Erythrozytenverformbarkeit erfolgte in einer von Kiesewetter (3) entwickelten Apparatur. Als Maß für die Verformbarkeit wird hierbei die durchschnittliche Passagezeit einer Erythrozytenpopulation durch eine Pore mit kleinem Durchmesser gewertet. Auch die Messung der Erythrozytenaggregation erfolgte in einem von Kiesewetter und Mitarbeitern (2) entwickelten Platte-Kegel-Gerät auf optoelektronischer Grundlage. In einem COULTER-HARKNESS-Viskosimeter wurde die Plasmaviskosität bestimmt. Als Fließschubspannung wurde die erforderliche Schubspannung gemessen, um in einem System mit zwei parallel geschalteten Kollateralen die Blutsäule in der längeren Kollaterale zum Fließen zu bringen. Für Details verweisen wir auf die entsprechenden Literaturstellen (2, 3).

Die 24 Kontrollmessungen erfolgten an einer Population altersgleicher, gesunder und nicht rauchender Probanden.

## Ergebnisse

Die Ergebnisse sind der nachstehenden Tabelle zu entnehmen:

Tabelle 1

| | n | $\tau_y$ (mPa) | Aggr. (-) | $\eta_P$ ($10^{-3}Ns/m^2$ | Hkt (-) | Deform. (ms) |
|---|---|---|---|---|---|---|
| Kontr. | 24 | 0.10 ± 0.08 | 17.5 ± 6.3 | 1.27 ± 0.07 | 0.45 ± 0.04 | 34 ± 15 |
| Path. | 10 | 0.42 ± 0.18 | 34.0 ± 12.0 | 1.43 ± 0.13 | 0.45 ± 0.06 | 53 ± 18 |
| Sign. | | $p < 0.05$ | $p < 0.05$ | $p < 0.05$ | n.s. | $p < 0.005$ |

Vergleich der rheologischen Parameter (Fließschubspannung $\tau_y$, Erythrozytenaggregation, Plasmaviskosität $\eta_P$, Hämatokrit und Erythrozytenverformbarkeit) für Patienten mit Grenzzoneninsult und gesunden Kontrollen

## Diskussion

Nach den grundlegenden Arbeiten von Zülch (7) stellten die Arbeiten von Brierly und von Wodarz (1, 6) eindrucksvolle Bereicherungen dar und belegten die Notwendigkeit einer weiteren Abklärung. Brierly (1) führte die Entstehung eines Grenzzoneninsultes auf einen oszillatorischen Fluß im Gebiet der Wasserscheide mit einem funktionellen Stillstand zurück. Allerdings ist diese Erklärung zwar notwendig, jedoch nicht hinreichend, da gerade bei proximalen Stenosen andere Infarkttypen auch sehr häufig sind. Es ist daher ein zusätzlicher Faktor zu fordern, damit die Entstehung eines Infarktes an der Wasserscheide verständlich wird.

Wir glauben, diesen additiven Faktor in den erheblichen rheologischen Veränderungen bei Patienten mit Grenzzoneninsulten gefunden zu haben. Zwei Hauptargumente, ein quantitatives und ein qualitatives, sollen diese These stützen.

- Die bei den Patienten mit Grenzzoneninsulten gemessenen rheologischen Werte liegen deutlich über den rheologischen Werten anderer Patienten mit weniger auffälligen Infarkttypen.
- Zwischen den rheologischen Hauptparametern (Hämatokrit, Erythrozytenverformbarkeit, Erythrozytenaggregation, Plasmaviskosität) und dem von Schmid-Schönbein (4) entwickelten Konzept der kollateralen Viskositätserhöhung besteht ein direkter Zusammenhang.

Zum Konzept der kollateralen Viskositätserhöhung und dessen meßtechnische Bewältigung muß an dieser Stelle der Hinweis genügen, daß dieses Konzept einen Flußstillstand, zumindest eine schwere Flußbehinderung in dem Gebiet zweier Kollateralen aufweist, das die ungünstigeren Fließbedingungen besitzt. Der Zeitpunkt des Flußstillstandes wird selbstverständlich umso schneller erreicht, je schlechter die rheologischen Eigenschaften der verwendeten Blutprobe sind. Die Fließschubspannung macht somit eine sehr physiologische Aussage über den Zustand von Fließbedingungen und Fließeigenschaften.

Überträgt man dieses Konzept auf die Mikrozirkulation im Gebiet der Wasserscheide zweier arterieller Versorgungsgebiete, so ergeben sich ganz bestimmte Schlußfolgerungen:

- Proximale Stenosen verursachen zunächst einen Strömungsenergieverlust. Zu diesem Strömungsenergieverlust addiert sich der durch innere Reibung verursachte Energieverlust längs eines Gefäßes (z.B. längs der A. cerebri media). Am Ende der A. cerebri media, an der Grenze zum Versorgungsgebiet der A. cerebri anterior oder posterior ist dieser Energieverlust am größten. Er kann jedoch kompensiert werden, wenn die anderen beiden genannten Gefäße durchgängig sind. Sind sie jedoch auch stenosiert - und im Falle der A. cerebri media und anterior kann dies die gleiche Stenose sein - ist diese Kompensation nicht oder nur sehr begrenzt möglich. Die Folge ist ein maximaler Energieverlust an der Wasserscheide.
- Würde es sich bei dem Blut um eine Newtonsche Flüssigkeit mit niedriger Viskosität handeln, so wäre in vielen Fällen die arteriovenöse Druckdifferenz noch ausreichend, um eine befriedigende Perfusion der Mikrozirkulation zu gewährleisten. Bei schlechten rheologischen Fließbedingungen und Fließeigenschaften kommt das Prinzip der kollateralen Viskositätserhöhung erschwerend hinzu. Es bewirkt einen Ausschluß zahlreicher Areale aus dem mikrozirkulatorischen Ablauf.

Die Therapie des Grenzzoneninsultes beruht daher auf zwei Ansätzen, beide sind kausal. Wo immer eine operative Beseitigung der Stenose möglich ist, sollte sie angestrebt werden. Eine rheologische Therapie ist darüber hinaus unerläßlich. Entsprechend den Grundsätzen der Hämorheologie muß diese Therapie
- hämatokritsenkend
- fluiditätserhöhend

wirken.

Die Methode der Wahl zur Senkung des Hämatokrits und somit zur Verminderung der Erythrozytenaggregation ist die isovolämische Hämodilution. Man versteht hierunter die Entnahme roter Blutkörperchen unter isovolämischen Bedingungen, sowie die Reinfusion des autologen, thrombozytenreichen Plasmas.

Zur Verbesserung der Erythrozytenfluidität wurden zahlreiche Medikamente vorgeschlagen. Die bei uns mit Erfolg verwendete Substanz ist Pentoxifyllin. Von den überzeugenden Resultaten anderer Autoren abgesehen, konnten auch wir mit den oben erwähnten Methoden eine rheologische Wirksamkeit parenteral verabreichten Pentoxifyllins bei Patienten mit schweren Schlaganfällen nachweisen (5).

## Zusammenfassung

Bei 10 Patienten mit computertomographisch gesicherten Grenzzoneninfarkten und 24 klinisch gesunden Kontrollen wurden die folgenden rheologischen Parameter bestimmt:
- Fließschubspannung
- Hämatokrit
- Erythrozytenaggregation
- Erythrozytenverformbarkeit.

Gegenüber den Kontrollen war die Fließschubspannung $\tau_y$ signifikant erhöht. Außer dem Hämatokritwert waren die anderen Parameter (Plasmaviskosität, Erythrozytenverformbarkeit, Erythrozytenaggregation) signifikant verändert.

Literatur

1. Brierly JB (1966) The effects of profound systemic hypotension upon the brain of M. Rhesus. Physiological and pathological observations. Brain 89:269-298
2. Kiesewetter H, Radtke H, Schneider R, Mußler K, Scheffler A, Schmid-Schönbein H (1982) Das Mini-Erythrozyten-Aggregometer: Ein neues Gerät zur schnellen Quantifizierung des Ausmaßes der Erythrozytenaggregation. Biomed Technik 27:209-213
3. Kiesewetter H (1982) Neue rheologische Techniken und ihre Anwendung in Modellversuchen zur Simulation von Hypoperfusionszuständen bei pathologisch veränderten Bluten. Habilitationsschrift an der RWTH Aachen
4. Schmid-Schönbein H, Rieger H, Fischer T (1980) Blood fluidity as a consequence of red cell fluidity: Flow properties of blood and flow behavior of blood in vascular diseases. Angiology 31:301-319
5. Schneider R, Kiesewetter H (1982) Parenterale Pentoxifyllin-Applikation bei ischämischem Insult. DMW In Druck.
6. Wodarz R (1980) Watershed infarctions and computed tomography. A topographical study in cases with stenosis or occlusion of the carotid artery. Neuroradiology 19:245-248
7. Zülch K (1961) Über die Entstehung und Lokalisation der Hirninfarkte. Zbl Neurochir 21:158-178

# Blutstromvolumen in den großen Hirnarterien

W.-D. Möller und K. Wolschendorf

Die Bestimmung der Strömungsgeschwindigkeiten und Volumina in den großen Hirngefäßen ist unter verschiedenen Gesichtspunkten interessant. Zum einen lassen sich pathologische Abweichungen der Hirndurchblutung erkennen und zum anderen ergeben sich u.U. Erkenntnisse über die Hämodynamik, die dann die Deutung pathologischer Vorgänge wie die Insultentstehung oder das unterschiedliche Ansprechen in verschiedenen Gefäßarealen auf medikamentöse Therapien erklären; letzteres ist hier von besonderem Interesse.

Die direkte angiographische Röntgenaufzeichnung mit Einzelbildern oder Filmen bleibt auch weiterhin nach Einführung der neuen Computer-Tomographie-Geräte bzw. der CT-Angio- und der digitalen Subtraktionsangiographie das Verfahren der Wahl, wenn es um eine exakte Bestimmung von Blutvolumina und Strömungsgeschwindigkeiten in den Arterien, dem Gewebe und den Venen geht (11). Im eigenen Arbeitskreis werden seit einer Reihe von Jahren Röntgenbilder und Röntgenkinofilme des Hirnkreislaufs mit einem besonderen Verfahren ausgewertet (3-5, 11). Nachdem dem Carotisstromgebiet zunächst das Hauptinteresse galt, wird seit gut einem Jahr zusätzlich das vertebro-basiläre Stromgebiet untersucht (6, 10). Über das angewandte Meßverfahren, das sich im Laufe der Jahre insbesondere nach Einführung der Mikroprozessoren verbessert hat und das unter dem Namen Quotientendensitometrie (QD) bekannt ist, ist zu berichten, daß es sich bei den QD um ein vielfach angewandtes Meßverfahren zur quantitativen Auswertung von Serienangiographien bzw. Filmen mit hoher Störunterdrückung handelt. Hierbei wird schon bei der Aufzeichnung des Röntgenbildes, sei es nun ein Film oder ein einzelnes Bild, ein Referenzsystem aus Strahlen-physikalisch definiertem Material z.B. Reinaluminium mit auf dem Röntgenbild abgebildet. Bei der Auswertung der belichteten und entwickelten Bilder wird nun die Schwärzung, optical density, sowohl im Bereich des zu untersuchenden Gefäßes als auch auf einer Stufe des Referenzsystems abgetastet. Beide Signale werden dann in einem Datenacquisitions-System vorverstärkt, analog-digital gewandelt, codiert und einem Computer zugeführt. Dieser bildet nun den Quotienten aus beiden Signalen und liefert nach anschließender Logarithmierung den exakten Schwärzungswert. Durch digitale Quotientenbildung werden alle gleichtaktartig auftretenden Störeinflüsse wie z.B. Schwankungen der Belichtung oder des Entwicklungsprozesses herausdividiert, und man erhält einen im Vergleich zu anderen Verfahren außerordentlich genauen Schwärzungswert. Darüber hinaus ist das System in der Lage, die anfallenden Meßdaten auf einer Floppy Disk zu speichern und sie oder die aus ihnen ermittelten Werte bzw. Ergebnisse mit Hilfe eines angeschlossenen Printers auszudrucken oder durch einen Plotter graphisch darstellen zu lassen (11, 12).

Gemessen wurde bei den eigenen Untersuchungen im seitlichen Strahlengang an der A. carotis interna (Halstein), A. basilaris, A. cerebri anterior, einem Hauptast der Mediagruppe und A. cerebri posterior. Um die wahre Gefäßstrecke zu erhalten, insbesondere im Bereich der Media-Gruppe und der A. basilaris, die für die Geschwindigkeits- oder Volumenmessung unentbehrlich ist, wurden zusätzlich die a.p. und halbaxialen Bilder mit ausgewertet. Untersucht wurden ein Röntgen-Kinofilm mit einer Bildfrequenz von 48 Bildern/s und 14 schnelle Serienangiographien (15 Patienten, 35-46 Jahre alt). Die Angiographien waren alle als rechtsseitige Gegenstrom-Brachialis-Angiographie mit Darstellung der Carotis- und Basilarisstrombahn hergestellt worden. Interessant ist, daß sich für die Auswertung als besonders geeignet die Blatt-Filme und nicht die Kinofilme mit hoher Frequenz erwiesen. Im Film wurde durch das Quantenrauschen das Bolussignal, also das Kontrastmittel, verdeckt. Außerdem gestatteten Einzelbilder eine genauere morphologische Abbildung bzw. Auswertung, wie sie für Strecken- und Flächenmessungen erforderlich ist. Als Meßsignal diente die zum Rechteck integrierte Fläche zwischen Kontrastmittel-Maximum und Beginn der Kontrastmittel-Front. Alle Angiographien wurden in Halothan-Narkose durchgeführt. Hier ist festzustellen, daß das Halothan generell zu einer Beschleunigung des zerebralen Kreislaufs mit einem Wert von ca. 25% führt. Dies konnten wir in früheren Untersuchungen zeigen(3).

Die einzelnen Meßwerte sind in der Tabelle 1 dargestellt. Bestimmt wurden für die einzelnen Gefäße der Gefäßdurchmesser, die Geschwindigkeit in cm/s, der Volumenstrom in ml/s und der Volumenstrom in ml/min.

Tabelle 1

| | Durchmesser in cm | Geschwindigkeit in cm/sec | Volumenstrom in ml/sec | Volumenstrom in ml/min |
|---|---|---|---|---|
| A. carotis interna | 0,55 | 25,00 | 6,00 | 360,00 |
| A. cerebri anterior | 0,20 | 17,20 | 0,54 | 32,40 |
| A. cerebri media (1 gr. Ast) | 0,13 | 8,10 | 0,11 | 6,60 |
| A. basilaris | 0,39 | 14,50 | 1,75 | 105,00 |
| A. cerebri posterior | 0,17 | 6,30 | 0,14 | 8,60 |

Die gefundenen Werte lassen eine Reihe von Deutungen zu:

1. In einer neuen Untersuchung aus dem Jahre 1982 konnte Volk anhand eines großen Kollektivs zeigen, daß arteriosklerotische Gefäßveränderungen in der Carotisstrombahn fast doppelt so häufig anzutreffen sind wie im Basilarisstromgebiet (10). Eine mögliche Erklärung wäre, daß die Strömungsgeschwindigkeit in der A. carotis deutlich höher liegt als in der A. basilaris und daß vor allem die Strömungsgeschwindigkeiten eine Gefäßwandbelastung darstellen. Die eigenen Werte zeigen eine Relation der Strömungsgeschwindigkeit: A. carotis interna/A. basilaris: 1,73 und ein Verhältnis des Blutstromvolumens in ml/sec: A. carotis interna/A. basilaris: 3,43.
2. Bekannt ist, daß es besonders im Gebiet der A. cerebri media zu anämischen Insulten kommt. Das Verhältnis der einzelnen Gefäße untereinander: A. cerebri media : A. cerebri anterior : A. cerebri posterior: 10 : 1 : 1 (1, 9). Bei Gefäßprozessen mit Stenosen oder auch nur leichten Wandunregelmäßigkeiten bzw. Einengungen dürfte es gerade im

Mediastromgebiet im Gegensatz zur A. cerebri anterior bei bereits primär langsamer Strömung und geringerem Volumen zur Entstehung eines Insultes kommen. Die Strömungsgeschwindigkeiten der A. cerebri anterior und der A. cerebri media (1 Ast) zeigen die Relation 2,12; d.h. die Geschwindigkeit in der A. cerebri anterior ist doppelt so hoch. Die Blutstromvolumina in diesen Gefäßen verhalten sich: A. cerebri anterior/ A. cerebri media: 4,91. Die A. cerebri posterior läßt sich hier nicht unbedingt mit heranziehen, da sie im wesentlichen von der A. basilaris versorgt wird.

3. Die Gabe von Thrombozytenaggregationshemmern bei TIA's im vertebrobasilären System besitzt keinen statistisch signifikanten Effekt (2, 8). Dieses Phänomen wird damit erklärt, daß derartige ischämische Attacken im vertebro-basilären System mehr die Folge hämodynamischer Faktoren und nicht von arteriosklerotischen Gefäßveränderungen sind. Daß hämodynamische Faktoren im Basilarisstromgebiet bei der Entstehung der ischämischen Attacken eine überragende Rolle spielen, konnten Naritomi et al. bei anderen Untersuchungen mit der Xenon 33-Methode bestätigen (7). Die von uns gefundene Differenz, insbesondere bei den Strömungsgeschwindigkeiten spricht auch dafür, daß hämodynamische Faktoren für die Insultentstehung im Basilarisstromgebiet entscheidend sein dürften. Die Relation der Strömungsgeschwindigkeiten beträgt, wie schon gesagt, A. carotis interna/A. basilaris: 1,73 und das Verhältnis des Blutvolumenstroms in ml/sec in der A. carotis interna/ A. basilaris: 3,43.

Anhand neuer Untersuchungsergebnisse bei der Bestimmung der Blutstromvolumina und der Geschwindigkeiten in den großen Hirnarterien lassen sich wahrscheinlich einige bisher ungeklärte Phänomene im zerebralen Stromgebiet erklären wie die unterschiedliche Ausprägung der arteriosklerotischen Gefäßveränderungen, die differente Insulthäufigkeit in den verschiedenen Gefäßabschnitten und das fehlende oder schlechte Ansprechen auf Thrombozytenaggregationshemmer bei der Behandlung der TIA's im Basilarisstromgebiet im Gegensatz zum Carotis-Areal.

## Literatur


1. Dorndorf W, Gänshirt H (1972) Klinik der arteriellen zerebralen Gefäßverschlüsse. In: Gänshirt H (ed) Der Hirnkreislauf. Thieme, Stuttgart
2. Fields WS (1981) Primär- und Sekundärprophylaxe von Hirn- und Herzinfarkt mit Aggregationshemmern. In: Breddin K, Loew D, Überla K, Dorndorf W, Marx R (eds) Prophylaxe venöser, peripherer, kardialer und zerebraler Gefäßkrankheiten mit Acetylsalicylsäure. Schattauer, Stuttgart New York, p 165-170
3. Möller W-D (1974) Quotientendensitometrische Untersuchungen bei normalem und pathologisch verändertem Hirnkreislauf. Habil.-Schrift Kiel
4. Möller W-D (1982) Densitometric Analysis of Cerebral Blood Flow. (dieser Band)
5. Möller W-D, Wolschendorf K (1978) The Dependence of Cerebral Blood Flow on Age. Eur Neurol 17:276-279
6. Möller W-D, Wolschendorf K (1982) Comparative Study of the Blood Flow Velocities in the Basilar and Carotid Artery. Jahrestagung der Deutschen Gesellschaft für Neurochirurgie, Kiel (in print)
7. Naritomi H, Sakai F, Meyer J St (1979) Pathogenesis of Transient Ischemic Attacks within the Vertebrobasilar Arterial System. Arch Neurol 36:121-128

8. Reuther R, Dorndorf W (1977) Zur Wirkung von Aspirin bei Patienten mit zerebraler Ischämie - Ergebnisse einer Doppelblindstudie. In: Breddin K, Dorndorf W, Loew D, Marx R (eds) Acetylsalicylsäure bei zerebrovaskulären und kardiovaskulären Erkrankungen. Bayer, Berlin p 89-96
9. Scheid W (1980) Lehrbuch der Neurologie, 4. Aufl. Thieme, Stuttgart New York
10. Volk H-P (1982) Zum Zusammenhang zwischen angiographisch faßbaren Gefäßveränderungen im Carotis- und Basilarisstromgebiet bei Patienten mit zerebralem Gefäßprozeß. Inauguraldissertation Kiel
11. Wolschendorf K (1982) Information Content of Cinedensitometric Blood Flow Measurements. (dieser Band)
12. Wolschendorf K, Müller-Deile J, Vanselow K, Heuck F (1978) Ein exaktes Quotientenverfahren zur Auswertung in der Röntgencinedensitometrie. Biomed Techn 23:235-240

# Homocystinurie als Ursache cerebraler Zirkulationsstörungen beim Jugendlichen

T. Emskötter, K. Held und L. Lachenmayer

Wenn cerebrovasculäre Ereignisse im Sinne eines Schlaganfalles beim Jugendlichen auftreten, stellt sich uns immer eine besondere diagnostische Aufgabe:
Neben der Möglichkeit einer Angiodysplasie sind besonders auch genetisch determinierte Stoffwechselerkrankungen mit Auswirkung auf das Gefäß- oder Gerinnungssystem zu erwägen.

Im Folgenden möchten wir den Fall eines 20jährigen Patienten mit einer Homocystinurie schildern, anhand dessen die erwähnte differentialdiagnostische Problematik deutlich wird.

Aus der Vorgeschichte war lediglich zu erfahren, daß er im Alter von sieben Jahren an beidseitigen Linsenluxationen operiert worden war.

Im 19. Lebensjahr war es bei dem Patienten erstmals zu einer kurzfristigen Bewußtseinsstörung mit nachfolgender brachiofazialer Sensibilitätsstörung links gekommen. Diese Symptomatik hat sich nach einer Woche spontan zurückgebildet. Eine Klinikaufnahme war seinerzeit nicht erfolgt.

Ein Jahr später kam es zu einer akuten rechtshirnigen Symptomatik mit erneut brachiofazialer Sensibilitätsstörung links, Kraftminderung und Dysdiadochokinese der linken Hand, begleitet von einer leichten Somnolenz, Kopfschmerzen, Erbrechen und endgradiger Nackensteife.

Bei der körperlichen Untersuchung fanden sich multiple dysplastische Stigmata:
Hochwuchs mit langen Extremitäten, aber ohne Überstreckbarkeit der Gelenke. Prognathie, hoher Gaumen, dysplastische Ohrmuscheln, akzessorische dritte Mamille links, multiple pigmentierte Maculae am Rücken, angedeutete Hohlfüße.

Zum Ausschluß einer subarachnoidalen Blutung führten wir eine Lumbalpunktion durch: der Liquor war xanthochrom und enthielt massenhaft Erythrocyten. Für eine Angiodysplasie als vermutete Blutungsquelle bot sich im Computertomogramm auch nach Kontrastmittelgabe kein Anhalt, dagegen war im Stammganglienbereich rechts eine umschriebene Zone verminderter Dichte auffällig als möglicher Ausdruck einer älteren Zirkulationsstörung. Bei der Angiographie des Carotis- und Vertebralissystems zum Nachweis der Blutungsquelle fand sich überraschenderweise ein kompletter Verschluß der A. carotis interna rechts sowie ein Verschluß der inneren Hirnvene.

Im Bereich der linken A. carotis interna und der rechten A. carotis externa zeigten sich Kaliberunregelmäßigkeiten als Hinweis auf eine Angiopathie.

Die bei dem Patienten vorliegenden äußeren Besonderheiten, nämlich ein Hochwuchs, dysplastische Stigmata, Hohlfüße, Z.n. operativ behandelter Linsenektopie, waren bisher als Hinweis auf ein Marfan-Syndrom interpretiert worden.

Im Zusammenhang mit dem angiographischen Nachweis von cerebralen Gefäßverschlüssen in Verbindung mit Zeichen der Angiopathie mußte differentialdiagnostisch eine Homocystinurie erwogen werden.

Die Homocystinurie ist eine autosomal rezessive Erkrankung, bei der es infolge eines Mangels an Cystathion-Beta-Synthetase zu einer Akkumulation von Homocystein und Methionin in Blut und Urin kommt.

Diese genetisch determinierte Stoffwechselstörung manifestiert sich klinisch an verschiedenen Organsystemen:

okulär: *Linsenektopie*, *Myopie*, Iridodonesis;
Skelett: *Osteoporose*, *Dolichostenomelie*, *Fischwirbel*, *Hohlfüße*;
ZNS: mentale Retardierung;
vaskulär: *arterielle und venöse Thromboembolien*, Livedo reticularis.

(kursiv sind die bei unserem Patienten vorhandenen Symptome)

Die Diagnose wird gestellt aus dem Nachweis einer erhöhten Ausscheidung von Homocystein, begleitet von einer Hypermethionämie und/oder Linsenluxationen. Beweisend ist der Nachweis eines Cystathion-Beta-Synthetase-mangels in der Fibroblastenkultur.

In unserem Fall ergab die quantitative Aminosäurebestimmung im 24h-Urin und im Serum eine deutliche Erhöhung der Homocystinausscheidung (14,9 umol/kg) und eine geringe Erhöhung der Methioninausscheidung (2,6 umol/kg) bei nur geringfügiger Erhöhung der beiden Aminosäuren im Serum. Familienanamnestisch fanden wir, daß auch die jüngere Schwester des Patienten an einer beginnenden Linsenluxation beidseits leidet; die daraufhin veranlaßte Urinuntersuchung erbrachte auch bei ihr eine allerdings geringgradige Homocystinurie (2,5 umol/kg).

## Diskussion

Von besonderer Bedeutung vor allem auch für die langfristige Betreuung eines Patienten mit Homocystinurie ist die Neigung zu thromboembolischen Komplikationen. Diese treten erfahrungsgemäß in hohem Maße gehäuft nach chirurgischen Eingriffen auf (1), so daß hier insbesondere bei nicht vital indizierten Operationen eine eingehende und restriktive Beratung des Patienten erforderlich ist. Das schließt auch bei Kenntnis der Diagnose die Indikationsstellung zu einer Angiographie mit ein.

Die Auswirkungen der Stoffwechselstörungen auf das Gefäß- und Gerinnungssystem beruhen einerseits auf dem Vorliegen einer Angiopathie durch einen gestörten Kollagenaufbau der Intima mit Schädigung auch der elastischen Fasern (2). Zum anderen ergeben sich - wie interessanterweise auch bei anderen Kollagenkrankheiten - unterschiedliche Hinweise auf eine gestörte Funktion der Thrombocyten (3, 4).

Auch bei unserem Patienten war die Plättchenadhäsion herabgesetzt, die Thrombocyten waren auffällig vakuolisiert und zeigten verminderte Granulomere bei ungestörter Aggregationsfähigkeit.

Im Einzelfall sollten also in Zusammenarbeit mit dem Gerinnungslabor - z.B. vor Operationen - prophylaktische gerinnungshemmende Maßnahmen abgestimmt werden. Gute Erfahrungen bestehen mit Pyridamol, eventuell kombiniert mit Acetylsalicylsäure.

Zur Behandlung der zugrunde liegenden Stoffwechselstörung wird Vitamin B6 gegeben, das einen direkten Effekt auf die Aktivität der Cystathion-Beta-Synthetase hat (5). Auch bei unserem Patienten und seiner Schwester kam es zu einer drastischen Reduktion der Homocystinausscheidung unter der B6-Dauertherapie. Berichten über langfristige Verlaufsstudien zufolge reduziert sich damit auch signifikant das Risiko thromboembolischer Komplikationen (6). Bei fehlendem Ansprechen auf die Pyridoxinbehandlung hat sich mit vergleichbarem Erfolg eine methioninarme Diät bewährt.

## Zusammenfassung

Der Schlaganfall beim Jugendlichen sollte ätiologisch immer an das Vorliegen einer thromboembolischen Komplikation im Rahmen seltener genetisch determinierter Stoffwechselstörungen denken lassen, wie der Fall unseres Patienten mit einer Homocystinurie zeigt.

Richtungweisend sind hierbei ein Hochwuchs und weitere körperliche Besonderheiten, in erster Linie aber Hinweise auf Linsenektopien. Abgesehen vom ophthalmologischen Befund läßt sich der vermutete Stoffwechseldefekt relativ einfach anhand der sogenannten Brand'schen Probe im Urin nachweisen. Von entscheidender Bedeutung für die Prognose der Erkrankung ist die möglichst frühzeitige Diagnosestellung, da mit der zur Verfügung stehenden Therapie das Risiko insbesondere der thromboembolischen Komplikationen vermindert werden kann.

## Literatur

1. McKusick VA, Hall JG, Char F (1971) The clinical and genetic characteristic of homocystinuria. In: Carson NAJ, Raine DN (eds) Inherited disorders of sulphur metabolism. Churchill Livingstone, London
2. Gibson JB, Carson NAJ, Neill DW (1964) Pathological findings in homocystinuria. J Clin Pathol 17:427
3. Gröbe H, v Bassewitz DB (1972) Thromboembolische Komplikationen und Thrombocytenanomalien bei Homocystinurie. Z Kinderheilkunde 112:309
4. Hilden M, Brandt NJ, Nilsson IM, Schonheyder F (1974) Investigations of coagulation and fibrinolysis in homocystinuria. Acta Med Scand 195-533
5. Mudd SH, Edwards WA, Loeb PM, Brown MS, Laster L (1970) Homocystinuria due to cystathionine synthase deficiency: The effect of pyridoxine. J Clin Invest 49:1762
6. Harker LA, Ross R, Slichter SJ, Scott CR (1976) Homocystine induced arteriosclerosis: The rule of endothelial cell injury and platelet response in its genesis. J Clin Invest 58:731

# X. Entzündliche Krankheiten des Zentralnervensystems

# Polyradiculomeningoencephalitis durch Epstein-Barr-Virus-Infektion. Darstellung eines Falles mit tödlichem Ausgang

E. B. Ringelstein, H. Sobczak, B. Pfeifer und W. Hacke

Aufgrund verbesserter Serodiagnostik wurde in den letzten Jahren das Epstein-Barr-Virus (EBV) häufiger als Ursache von Polyneuroradiculitis und Meningomyeloencephalitis identifiziert (3, 5, 8, 9). Je nach Selektion der Patienten werden neurologische Komplikationen in 1-7% der Fälle mit infektiöser Mononucleose (IM) beobachtet. Nur von sehr wenigen Erkrankungsfällen mit tödlichem Ausgang liegen bisher pathologisch anatomische Befunde vor (5, 9). Eine weitere Kasuistik erscheint schon aus diesem Grunde gerechtfertigt. Zudem wurde unseres Wissens in der neurologischen Fachliteratur noch nicht auf die inzwischen erkannten serodiagnostischen Besonderheiten der EBV-Infektion aufmerksam gemacht, die sich an dem im folgenden beschriebenen Fall aufzeigen lassen (3, 4, 5, 7).

Fallbeschreibung: Im Alter von 8 Monaten trat bei dem mit 21 Jahren verstorbenen Patienten eine zunächst partielle, im Alter von 8 Jahren schließlich *komplette Querschnittslähmung* ab D10 auf, deren Ursache intravital nicht geklärt werden konnte. Folgekrankheiten waren unter anderem Retentionsblase mit rezidivierender Pyurie, Ureterstenose und Lähmungsskoliose. Dennoch blieb der Schwerbehinderte mit Rollstuhl und eigenem PKW mobil und besuchte erfolgreich ein Behindertengymnasium. Ein ausgedehnter Dekubitus machte 8 Wochen vor der EBV-Infektion einen plastisch-chirurgischen Eingriff notwendig, der mit mehreren Bluttransfusionen verbunden war.

Ab Anfang Dezember 1981 klagte er über nächtliche Schweißausbrüche, Krankheitsgefühl und Abgeschlagenheit, erhöhte Körpertemperatur, schließlich über Durchfall, Erbrechen, Schnupfen und Husten, Verkrampfungsgefühl im Schultergürtel, eingeschlafene Arme, zuletzt Schluckstörungen, Doppelbilder, Zungenlähmung und Sprechstörung. Der *Neurologische Befund* am 30.12.81 ergab grobschlägigen Spontannystagmus, Gaumensegelparese mit Rhinolalia aperta, vollständige Schlucklähmung und hochgradige Zungenparese. Es bestand ein vollständiger Querschnitt ab D10, Zeigeataxie, erhebliche Abschwächung einzelner Muskeleigenreflexe an den Armen, eine Oberflächensensibilitätsstörung ab C2 abwärts und eine endgradige Nackensteifigkeit bei voll erhaltenem Bewußtsein. Zunächst wurde die Diagnose "Fisher-Syndrom" gestellt. Nachdem jedoch das Ergebnis des Blinkreflexes eine umschriebene Läsion der Formatio reticularis anzeigte, wurde eine *Polyradiculomeningoencephalitis* angenommen. Im lumbalen Liquor fanden sich 3 Zellen pro $mm^3$, 96 g/l Eiweiß. Das IgG war relativ und absolut erhöht. Es lag eine Hirnschrankenfunktionsstörung mit zusätzlicher IgG-Produktion im ZNS vor.

2 Stunden nach der stationären Aufnahme trat unvermittelt ein *Herzstillstand* ein. Nach 23-minütiger Reanimation glitt der Patient zunächt in ein Bulbärhirnsyndrom ab und war am nächsten Tag "locked-in". Er zeigte lebhafte Gesichtsmyoklonien und Opsoklonus. Nach vorübergehender geringgradiger Besserung starb der Patient am 8.1.82 im septischen

Schock, infolge einer Duodenalulcusperforation, die erst postmortal erkannt wurde.

Erst nachdem der Patient bereits verstorben war, ergaben die zur virologischen Untersuchung in den ersten Tagen entnommenen Blutproben zweifelsfrei, daß bei dem Kranken eine frische EBV-Infektion vorgelegen hatte. Wegen des unauffälligen Differentialblutbildes und fehlender Milz- und Lymphknotenschwellung war anfangs eine IM nicht weiter in Betracht gezogen worden. Die virusserologischen Befunde sind in Tabelle 1 zusammengefaßt.

Tabelle 1. Ergebnisse der Virusserologie auf EBV

| Untersuchungen | Liquor v. 30.12.81 | Serum v. 30.12.81 | Serum v. 7.1.82 |
|---|---|---|---|
| PAUL BUNNELL | - | 1:200 | 1:100 |
| EBV-IF-IgG | 1:10 | 1:640 | 1:640 |
| IgM | Ø (<1:10) | 1: 80 | 1: 80 |

Demnach konnten 3 (statt mindestens 2) der 5 serodiagnostischen Kriterien erfüllt werden, die nach Grose et al. (3) zum Nachweis einer frischen EBV-Infektion erfüllt sein müssen: 1. Nachweis von virusspezifischen IgG in einem Titer von mindestens 1:320 (nach Evans (2) soll der Titer ≥1:640 betragen), 2. Nachweis von virusspezifischem IgM (nach Nikoskelainen et al. (4) soll der Titer >1:80, nach Stary und Kuntz (6) ≥1:32 betragen), 3. 4-facher Titeranstieg des Antikörpers gegen Virusantigen bei Untersuchungen von Serumpaaren, was nur selten gelingt (4), 4. Abfall des IgG-Titers frühestens nach Monaten (4), 5. Nachweis von heterophilen Antikörpern in einem Titer von ≥1:80.

Neuropathologisch konnte die klinische Diagnose "Polyradiculomeningoencephalitis" durch Nachweis mäßiggradiger mononucleärer Infiltrate der basalen Leptomeningen sowie einzelner Gefäßwände in den Stammganglien und in der Medulla oblongata, durch gleichartige Veränderungen im N. hypoglossus und durch Gliazellknötchen mit Satellitose in der unteren Olive belegt werden(Abb. 1a u. b). Die genaue Inspektion des meningealen Infiltrates zeigte, daß dort zahlreiche Zellen vorhanden waren, die eine große Ähnlichkeit mit den typischen lymphomonozytoiden Zellen des peripheren Blutbildes bei IM aufwiesen. Da es sich um Sektionsmaterial handelte, war eine definitive Identifikation dieser Zellen allerdings nicht mehr möglich. Als Ursache der thorakalen Querschnittslähmung konnte ein lokal destruierend wachsendes Neurozytom des Rückenmarkes festgestellt werden, welches in keinem erkennbaren Zusammenhang zur aktuellen Erkrankung stand.

## Diskussion

Virusserologisch konnte das Krankheitsbild in dem hier beschriebenen Fall zweifelsfrei als frische EBV-Infektion nachgewiesen und gegen Zytomegalie abgegrenzt werden. Der Krankheitsnachweis ist heute trotz fehlender heterophiler Antikörper (2, 3, 4) und trotz fehlender hämatologischer und internistischer Befunde eines Drüsenfiebers (3, 4, 6)

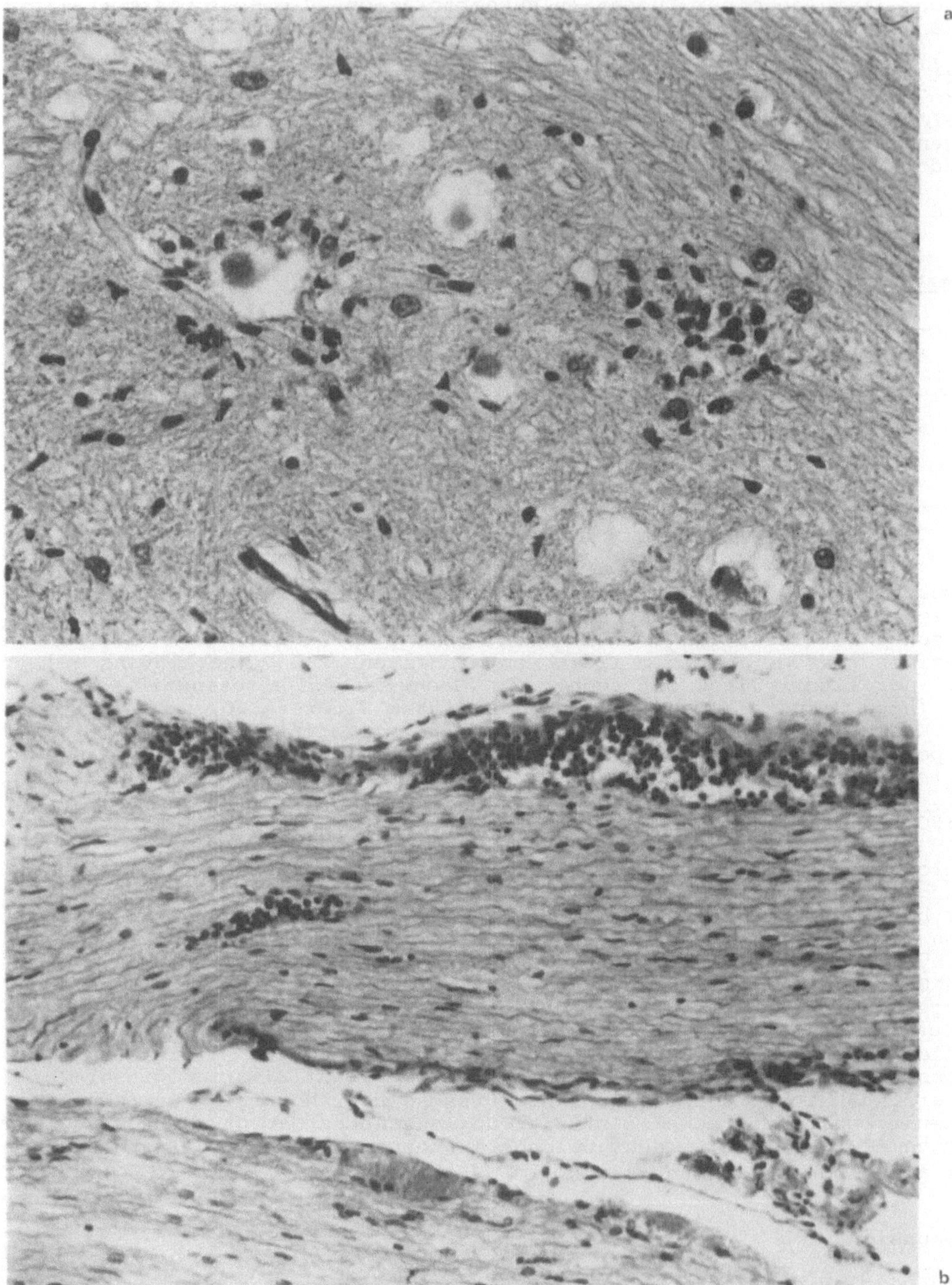


Abb. 1. a Zellband der unteren Olive. Gliazellknötchen und Satellitose als Zeichen der Hirnstammencephalitis. x 400. b Nervus hypoglossus. Rundzellinfiltrat in der Wand eines tangential geschnittenen Gefäßes. Fleckförmige Rundzellanhäufung zwischen den Nervenfasern des N. hypoglossus. x 200

anhand verschiedener Laborparameter zu erbringen. Dabei hat der Nachweis von virusspezifischen IgM nach der Methode von Schmitz und Scherer (7) inzwischen die größte klinische Bedeutung erlangt. In fast allen Fällen mit Beteiligung des Nervensystems läßt sich das Krankheitsbild als Polyneuritis multiplex, Polyradiculitis, seröse Meningitis, Myelitis und Encephalitis oder als deren Mischformen klassifizieren (1, 3, 5, 6, 8). Als charakteristisch gilt der gleichzeitige Befall des peripheren und des zentralen Nervensystems. Trotz insgesamt guter Prognose mit 85% weitgehender oder vollständiger Rückbildung der neurologischen Ausfallserscheinungen bei EBV-Infektion (8) wurden immer wieder Todesfälle mitgeteilt. Ein tödlicher Ausgang wird vorwiegend auf entzündliche Schädigungen der vegetativen Zentren im Hirnstamm, auf eine Myocarditis oder, bei Guillain-Barré-Syndrom, auf Atemlähmung und kardiologische Komplikationen infolge Vagusläsion zurückgeführt (5).

Wir haben aus dem dargestellten Fall folgende *Schlußfolgerungen* gezogen: 1. Die ätiologische Rolle des EBV bei verschiedenen entzündlichen Erkrankungen des peripheren und zentralen Nervensystems scheint allgemein zu wenig beachtet zu werden. Vor allem dürfen fehlende lymphatische Symptome oder fehlende heterophile Antikörper im Serum kein Grund sein, eine EBV-Infektion aus den differential-diagnostischen Überlegungen zu streichen. Immer sollte der Nachweis von virusspezifischem IgM angestrebt werden. 2. Die Geschwindigkeit, mit der sich bei dem Patienten ein reanimationsbedürftiger Herz- und Atemstillstand entwickelte, unterstreicht erneut, wie wichtig die sofortige prophylaktische Applikation einer externen Stimulationssonde des Herzens bei Patienten mit Guillain-Barré-Syndrom ist. Im Hinblick auf die im Prinzip günstige Prognose ist bei solchen Fällen eine Therapia maxima angezeigt.

## Literatur


1. Dowling PC, Cook SD (1981) Role of infection in Guillain-Barré-Syndrome: Laboratory confirmation of herpesviruses in 41 cases. Ann Neurol 9 (suppl):44-55
2. Evans AS (1971) The spectrum of infections with Epstein-Barr-Virus. A hypothesis (Editorial). J Infect Dis 124:330-335
3. Grose C, Henle W, Henle G, Feorino PM (1975) Primary Epstein-Barr-Virus infections in acute neurologic disease. New Engl J Med 20:392-395
4. Nikoskelainen J, Häninnen P (1975) Antibody response to Epstein-Barr-Virus in infectious mononucleosis. Infection and Immunity 11:42-51
5. Penman HG (1970) Fatal infectious mononucleosis: A critical review J Clin Path 23:765-771
6. Stary A, Kunz Ch (1977) IgM-Diagnostik mit Hilfe der Immunfluoreszenz bei Epstein-Barr (EB) Virus-Infektionen. Wien Klin Wschr 1977:8-10
7. Schmitz H, Scherer M (1972) IgM antibodies to Epstein-Barr-Virus in infectious mononucleosis. Arch Ges Virusforschg 37:332-339
8. Silverstein A (1978) EB virus infections of the nervous system. Vinken PJ, Bruyn GW (eds) Handbook of Clinical Neurology. Infections of the nervous system Vol 34/II. North Holland Publishing Company, Amsterdam New York Oxford, pp 185-192
9. Sworn MJ, Urich H (1970) Acute encephalitis in infectious mononucleosis. J Path 100:201-205

# Chronische hypoglycorrhachische Meningitis

K. Höhnke, G. Pfaff-Krichenbauer, H. Przuntek, D. Dommasch, R. Rohkamm, P. Reuther und H. G. Mertens

Die chronische hypoglycorrhachische Meningitis, definiert als chronische Meningitis mit erhöhter Leukozytenzahl im Liquor cerebrospinalis, erhöhtem Liquoreiweiß und erniedrigtem Liquorzucker kommt offenbar so selten vor, daß dieses Syndrom in den Neurologischen Lehrbüchern allenfalls am Rande erwähnt wird.

Die klinische Symptomatik ist dabei sehr unterschiedlich und reicht von einem sich über Jahre hinziehenden Kopfschmerz, der leicht als psychogen oder vasomotorisch abgetan werden kann, isolierten Hirnnervenausfällen wie z.B. Gesichtsfeldausfällen oder Facialisparesen, generalisierten Krampfanfällen, über Jahre gehenden rezidivierenden Fieberschüben, einer cerebellären Ataxie oder einer spastischen Para- oder Tetraparese.

Alle differentialdiagnostischen Möglichkeiten einer Klinik vorausgesetzt, ergeben sich bei der pathogenetischen Zuordnung dieses Krankheitsbildes im Einzelfall doch erhebliche Schwierigkeiten (1, 2, 3, 4, 5), auch wenn man das Vorliegen einer tuberkulösen Meningitis, eine Meningitis bei Morbus Boeck, bei M. Hodgkin, bei Kollagenose oder an einer carcinomatösen Meningitis erwägt und darüberhinaus Bakterien, Pilze und Viren als Erreger nicht außer acht läßt.

Im folgenden möchten wir 12 weitere Patienten mit chronisch hypoglycorrhachischer Meningitis kurz tabellarisch darstellen, deren Pathogenese wir nicht oder erst sehr spät klären konnten. Wir haben in diesen Fällen immer eine tuberkulostatische Therapie durchgeführt, vorausgesetzt, daß nicht wie in zwei Fällen die endgültige Klärung der Diagnose uns zum Absetzen der Tuberkulostatika veranlaßte.

Bei unseren Patienten ließ sich eine deutliche Abhängigkeit des Therapieerfolges finden, bewertet nach dem Grad der Liquorsanierung und den neurologischen Residualschäden, von der Zeit, die vom Auftreten der ersten Prodromi bis zum Beginn der tuberkulostatischen Therapie verging. Die Infusionstherapie wurde bei acht Patienten mit der Dreierkombination Isoniazid (Gluronazid) - Protionamid (Peteha) - Ethambutol (Myambutol) durchgeführt, in vier Fällen wurde zeitweise zusätzlich Streptomycin gegeben. In zwei Fällen wurde mit der Kombination Isoniazid-Ethambutol-Streptomycin behandelt, zwei Patienten wurden lediglich oral therapiert. Die Dauer der Infusionstherapie lag zwischen zehn Tagen und 2,5 Monaten. In drei Fällen kam es nach Umsetzen auf orale Medikation zu einer deutlichen Verschlechterung, erst eine nochmalige Aufnahme der intravenösen Therapie führte zu einer dauerhaften Besserung des Befundes. - Aufgrund dieser Erfahrungen können wir keine generellen Ratschläge für die Dauer einer Infusionstherapie geben. Diese kann stets nur anhand des klinischen Bildes und des Liquorbefundes, der eine anhaltende Tendenz zur Normalisierung zeigen sollte, erfolgen. Durchschnittlich beträgt dieser

Tabelle 1

| Patient | Alter | Prodr. | Prodromi | Liquor<br>Leukos<br>Eiweiß<br>LZ/BZ | Path. Befund<br>bei der Aufnahme | Einweisungsdiagnose |
|---|---|---|---|---|---|---|
| E.H. | 16 J. | 21 Mon. | Kopfschmerzen, Müdigkeit<br>Abgeschlagenheit, alle 7-<br>14 Tage Fieberschübe bis 40$^{0}$<br>Meningismus, Gelenkschmerzen | 732/3<br>74<br>45/87 | Unsicherheit beim<br>Strichgang | M. Wissler |
| K.J. | 16 J. | 21 Mon. | Erythema migrans<br>Paraparese der Beine | 480/3<br>525<br>14/77 | Spast. beinbet.<br>Tetraparese | Chr. Leptomeningitis |
| S.B. | 21 J. | 3 Mon. | Abgeschlagenheit, Fieber<br>bis 39$^{0}$ | 536/3<br>533<br>23/75 | Homonyme Hemianopsie re., Facialisparese doppelseitig<br>geringe spast. Paraparese,<br>Intentionstremor. Dysdia-<br>dochokinesen | TBC-Meningitis |
| B.H. | 23 J. | 10 Mon. | Facialisparese li., Doppel-<br>bilder, Verschwommensehen,<br>Müdigkeit, Übelkeit, red.<br>Allgemeinzustand | 866/3<br>230<br>31/72 | reduzierter Allgemeinzustand | Meningitis<br>carcinomatosa |
| B.Th. | 24 J. | 9 Mon. | Kopfschmerzen 14 Tage<br>Verschwommensehen, 1/2 Jahr<br>später Stirnkopfschmerzen | 168/3<br>194<br>22/106 | lebhafte MER | Abklärung 1. generali-<br>sierter Krampfanfall |
| L.A. | 23 J. | 5 Mon. | Pelzigkeit der Zunge<br>Schmerzen in den Waden<br>Pelzigkeit in den Händen | 298/3<br>198<br>18/83 | Spast. Tetraparese | Multiple Sklerose |
| H.J. | 34 J. | 16 Mon. | Bronchitis, Kopfschmerz | 248/3<br>200<br>32/120 | Kopfschmerz, Meningismus | Therapie resistenter<br>Kopfschmerzen |

Tabelle 1 (Fortsetzung)

| Patient | Alter | Prodr. | Prodromi | Liquor Leukos Eiweiß LZ/BZ | Path. Befund bei der Aufnahme | Einweisungsdiagnose |
|---|---|---|---|---|---|---|
| K.KH. | 42 J. | 12 Mon. | Unsicherheit beim Skifahren, Müdigkeit, Kribbelparaesthesien li. Hand, Li-Bein | 258/3 158 24/70 | Spast. Paraparese Kribbelparaesthesien | intraspin. Prozeß |
| G.G. | 46 J. | 7 J. | Schmerz li. Oberschenkel Parese Oberschenkelmusk. li., Sensibilitätsminderung f. alle Qualitäten li. Oberschenkel | 706/3 180 49/68 | Parese M. quadriceps M. iliopsoas, M. semimembranceus, M. biceps fem., M. gluteae li., $L_1$-$L_3$ Hyperalgesie li., $L_4$Hypalgesie Kribbelparaesthesien | Periphere Nervenschädigung |
| K.L. | 50 J. | 12 Mon. | Kopfschmerzen, Füße werden schwer, Gereiztheit, Sehverschlechterung | 632/3 446 10/83 | Hypakusis re. re. spast. Paraparese Intentionstremor li. | spinale Raumforderung |
| V.L. | 53 J. | 12 Mon. | Schwindel progrediente Gangunsicherheit | 480/3 130 33/80 | spast. Paraparese | Amyotrophe Lateralsklerose |
| H.H. | 55 J. | 6 Mon. | Müdigkeit, Leistungsabfall, Verschwommensehen, Hypakusis | 258/3 357 22/112 | breitbeiniger Gang Absinktendenz i. BHV re. Bein, monoped. Hüpfen nicht möglich, FHV, LHV unsicher | Verdacht auf chr. MS |

Zeitraum sechs Wochen. - Eine Therapie mit Streptomycin wurde bei sechs Patienten durchgeführt. Als Indikation für die SM-Gabe galten ein schweres Krankheitsbild sowie das Ausbleiben einer hinreichenden Besserung des Liquorbefundes. In zwei Fällen wurde SM ausschließlich i.m. gegeben in Gesamtdosen von 20 g bzw. 70 g, ohne daß es bei diesen Patienten zu erkennbaren Nebenwirkungen kam. Bei 2 Patienten wurde zur direkten intraventrikulären Applikation (100 mg) eine Rickham-Kapsel angelegt, bei dreien wurde SM bei der Punktion des Liquorraumes (lumbal und suboccipital) gegeben.

Die Diagnose konnte im Verlauf der Behandlung nur in drei Fällen gesichert werden.

In einem Fall ließ sich sicher nach einem Krankheitsverlauf von 2 1/2 Jahren eine tuberkulöse Meningitis nachweisen. In einem weiteren Fall ließ sich nach 1 Jahr ein M. Boeck sichern, in einem dritten Fall konnte die Diagnose eine Lupus erythematodes nach 1 1/2 Jahren ausgesprochen werden.

9 der 12 Patienten wiesen unter der Therapie eine Besserung auf, wobei eine restitutio ad integrum nur bei den jüngeren Patienten, die ohne Extremitäten-Paresen in die Klinik kamen, möglich war.

## Zusammenfassung

Die chronische hypoglycorrhachische Meningitis ist ein seltenes Krankheitsbild, das klinisch-chemisch und auch pathogenetisch häufig schwer zuzuordnen ist.

So lange keine sichere Diagnose gestellt werden kann, behandeln wir diese Patienten tuberkulostatisch.

Von 12 Patienten, die wir in den letzten 8 Jahren beobachtet haben, ließ sich bei einem Patienten im weiteren Krankheitsverlauf eine tuberkulöse Meningitis, bei einem weiteren ein M. Boeck und bei einem anderen ein Lupus erythematodes sichern.

9 der 12 Patienten wiesen unter tuberkulostatischer bzw. Cortisontherapie (M. Boeck, L. erythematodes) eine Besserung auf.

## Literatur

1. Dommasch D, Mertens HG (Hrsg) (1980) Cerebrospinalflüssigkeit. Thieme, Stuttgart
2. Ellner JJ, Bennett JE (1976) Chronic Meningitis. Medicine (Baltimore) 5:55-80
3. Kennedy DH, Fallon RJ (1979) Tuberculous Meningitis. JAMA 3: 241-249
4. Labadie EL (1980) Cerebrospinal Fluid Alterations Associated with Central Nervous System Infections. In: Neurobiology of Cerebrospinal Fluid, Vol 1, Wood JH (ed), Plenum Press, New York
5. Meißner G, Schmiedel A (1970) Mykobakterien und Mykobakterielle Krankheiten. Bd 4, Teil VII, VEB, Fischer, Jena

# Neuromyelitis optica – Klinische und neurophysiologische Verlaufsbefunde

W. H. Zangemeister und A. Müller-Jensen

Neuromyelitis optica (NMO) - auch als DEVIC's Syndrom bekannt (1) - ist eine demyelisierende Erkrankung, die fast ausschließlich die Nervi optici und das Rückenmark betrifft. Wenngleich Wochen oder Monate vorher leichtere Prodromi auftreten können, nimmt sie gewöhnlich einen akuten bis subakuten Verlauf. Normalerweise beginnt die Erkrankung mit plötzlicher Erblindung auf einem Auge, während der Visusverlust auf dem anderen Auge erst nach Tagen einsetzt; Stunden, Tage oder Wochen später folgt eine schnell aufsteigende Spinalparalyse. Histologisch kommt es bei tödlich verlaufenden Fällen zu einem massiven Untergang der Myelinscheiden und in geringerem Ausmaß der Achsenzylinder. Der Verlauf der NMO ist in über 50% (1, 2, 3) gekennzeichnet durch zunehmende Verschlechterung bis hin zum Tod nach einem oder wenigen Monaten wegen Ateminsuffizienz bzw. Sekundärinfektionen. Beck (4) wies als erster auf die Möglichkeit von Remissionen hin; Perritt (5) berichtete in über 50% seiner Fälle von Remissionen. Allerdings stellte sich in einigen dieser Fälle später heraus, daß es sich um eine Multiple Sklerose gehandelt hatte. Allgemein akzeptiert wird jedoch die Auffassung, daß alle vorkommenden Remissionen - meist eine oder mehrere Teilremissionen mit später dann doch tödlichem Ausgang - in etwa 40% der Fälle vorkommen (1, 2, 3). Vollständige Wiederherstellung ohne bleibende Defekte über einen langen Zeitraum ist die Ausnahme.

Da dies so ist, konnte bisher die NMO von der Multiplen Sklerose nur bei histologisch gut durchuntersuchten Fällen mit tödlichem Ausgang abgegrenzt werden. Eine Reihe von Fällen jedoch, die klinisch von der Multiplen Sklerose sicher abzugrenzen sind, zeigen den benignen Verlauf einer klinisch diagnostizierten NMO mit Vollremission. Unser hier berichteter Fall weist auf diese Möglichkeit der Vollremission einer NMO hin. Er demonstriert an Hand zusätzlicher klinisch-neurophysiologischer Untersuchungen die nosologische Einheit der NMO bei gleichzeitiger Abgrenzung von den anderen demyelisierenden Erkrankungen.

Kasuistik: Eine 34 Jahre alte Frau erkrankte 3 Wochen vor Aufnahme mit leichtem Fieber, diffusem Kopfschmerz, geringer Schwäche in den Beinen und minimaler Sehverschlechterung auf beiden Augen. Bei Aufnahme Basaltemperatur 40,1°, Visus rechts 10%, links 30% mit rechts akzentuiertem Papillenödem: Schwere Paraparese der Beine bei nicht auslösbaren Muskeleigenreflexen, keine sogenannten Pyramidenbahnzeichen, keine Zeichen einer Affektion von ZNS-Strukturen, keine Sensibilitätsstörung. In den nächsten 3 Tagen kam es zu einer aufsteigenden Spinalparalyse mit respiratorischer Insuffizienz, so daß eine maschinelle Beatmung notwendig wurde. Nach dem 4. Tag erfuhr der Krankheitsverlauf eine entscheidende Wende: der Visus auf beiden Augen, insbesondere links, besserte sich langsam; die Beine konnten zusehends wieder bewegt werden bei allerdings weiterbestehender Blasenentleerungsstörung. Die maschinelle Beatmung konnte kurze Zeit später eingestellt und die Patientin auf eine periphere Station verlegt werden. Während die

Tabelle 1. Verlauf der klinischen Parameter

| | 5.4.82 (AUFNAHME) | 14.4. | 27.5. | 21.7. |
|---|---|---|---|---|
| TEMPERATUR | 40,1°C | 37,6°C | — NORMAL — | |
| BEINPARESEN UND HARNINKONTINENZ | +++<br>+++ | ++<br>++ | +<br>+ | ø<br>ø |
| MUSKELEIGENREFLEXE: ARME | + | + | + | + |
| MUSKELEIGENREFLEXE: BEINE | ø | ø | (+) | + |
| SENSIBILITÄT | — KEINE STÖRUNG — | | | |
| SEHSCHÄRFE | ↓↓ | ↓↓↓ | ↓ | NORMAL |
| CCT | DISKRETE ERWEITERUNG DES 3. UND DER SEITENVENTRIKEL | — | — NORMAL — | |
| ADENOVIRUS KBR | ø | ++ | + | ø |

initiale Lumbalpunktion über 500/3-Zellen ergab mit über 1000 mg/l erhöhtem Gesamteiweiß und über 100 mg/l erhöhtem IGG, ergab die 2 Wochen später durchgeführte Lumbalpunktion lediglich noch 58/3-Zellen, vorzugsweise kleine Lymphozyten sowie ein noch gering erhöhtes Gesamteiweiß, - allerdings noch deutlich erhöhtes IGG (90 mg/l). Weitere 3 Wochen später fanden sich noch 20/3-Zellen bei im übrigen normalen Eiweißwerten. 2 Monate nach ihrer Aufnahme konnte die Patientin in gutem Allgemeinzustand, ohne Blasen- oder Beinparesen und mit links völlig, rechts zu 80% wiederhergestelltem Visus nach Hause entlassen werden. Eine Kontrollpunktion 3 Wochen später ergab einen Normalbefund. Eine spezifische Therapie, beispielsweise mit Corticoiden, vermieden wir. Übersicht über den Verlauf der klinischen Parameter gibt Tabelle 1.

Überraschend im Lichte früherer Beschreibungen von NMO zeigte die initial stark erhöhte Temperatur nicht einen später tödlichen Ausgang an, sondern es kam zu einer relativ schnellen Krankheitsregression mit daran anschließender Vollremission. Der Verlauf der Liquorparameter spiegelt diesen klinischen Verlauf.

Der Verlauf der klinisch neurophysiologischen Untersuchungsparameter (Abb. 1a) unterscheidet sich in 2 Gruppen:

Eine Gruppe zeigt keine oder fast keine Abweichungen von der Norm (EMG, motorische Nervenleitgeschwindigkeit, ENG); die andere Gruppe (VEP, Pupillogramm, EEG) spiegelt wiederum den klinischen Verlauf ebenso wie die Liquor-Parameter. Sie verdeutlicht den benignen klinischen Verlauf bis heute. Offensichtlich kam es in den ersten Krankheitswochen zu einer allgemeinen Hirnaffektion, welche zu mäßigen bis geringen Allgemeinveränderungen im EEG führte sowie charakteristischerweise zu Latenzzunahmen im VEP und Pupillogramm. Schwindel, Nystagmus oder Paresen der äußeren Augenmuskeln fanden sich auf der anderen Seite nicht, lediglich geringfügige ENG-Veränderungen. Ebenso fanden sich keine Veränderungen im Bereich der peripheren Nerven bzw. des neuromuskulären Übergangs (EMG, motorische Nervenleitgeschwindigkeit).

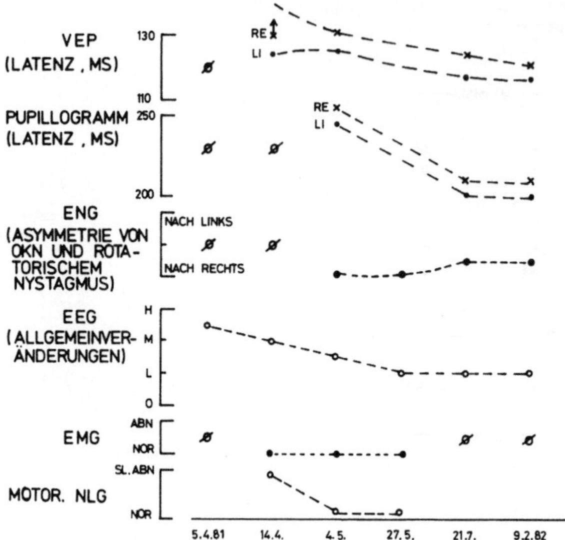


Abb. 1a. Verlauf der neurophysiologischen Parameter bei NMO

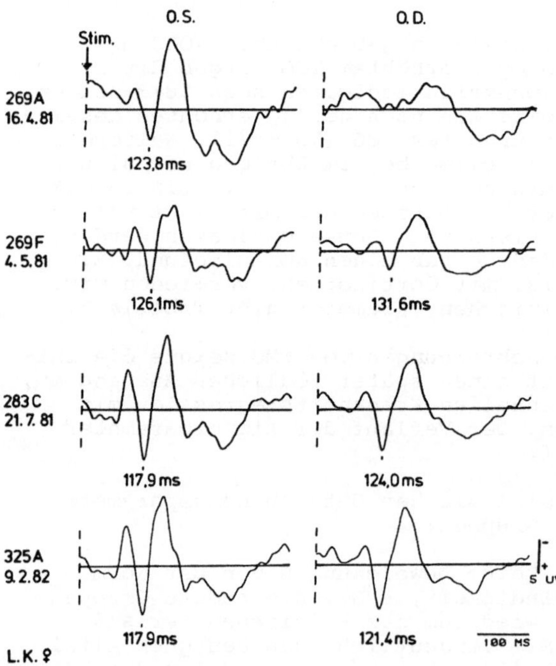


Abb. 1b. VEP - Verlauf bei NMO

Eine detaillierte Verlaufsbeschreibung der VEP's (Abb. 1b) verdeutlicht die erheblich stärkere Beteiligung des rechten Auges mit initial nicht meßbarer Latenz und 10 Monate nach Krankheitsbeginn noch minimal verlängerter Latenz bei klinischer restituio ad integrum.

Der hier berichtete Fall gehört in die Gruppe der demyelisierenden Erkrankungen, wie Multiple Sklerose, die diffusen Sklerosen, akute disseminierte Encephalitis, subakute myelooptische Neuropathie (SMON) und NMO. Da die meisten Fälle von NMO, die beschrieben wurden, mit tödlichem Ausgang verliefen, finden sich reichlich histopathologische Beschreibungen und Analysen, die den Versuch unternehmen, Unterschiede oder Gemeinsamkeiten von NMO und MS aufzuweisen - wobei die letzte Erkrankung nur in seltenen Ausnahmen tödlich verläuft. Dieser pathologische Aspekt ist im Rahmen unserer Kasuistik unwesentlich, da wir keine neuen histopathologischen Befunde zum bisher bekannten hinzufügen können. Stattdessen richtet sich unser Interesse auf klinische und neurophysiologische Befunde, welche die Differentialdiagnose bzw. Abgrenzung unseres Falles einer Neuromyelitis optica von den anderen demyelisierenden Erkrankungen erlaubt.

Im Vergleich zur MS ist die NMO eine akute, ihren Verlauf selbst begrenzende Erkrankung, welche meistens zum Tode führt; Vollremissionen sind selten. Wenn sie vorkommen, dann innerhalb relativ kurzer Zeit (4, 5). Grundsätzlich findet sich bei NMO ein uniformer Verlauf mit dem plötzlich schwerwiegenden bilateralen Visusverlust im Gegensatz zur MS. Liquorbefunde andererseits sind weniger spezifisch als bei der MS, mit größerer Variationsbreite, wie auch in unserem Fall. Das Vorkommen einer NMO bei Kindern ist sehr viel häufiger beschrieben als für MS, und die Wahrscheinlichkeit irgendwelcher mentaler Störungen bei NMO viel geringer. Die symmetrischen Ausfälle bei NMO an Augen und Beinen mit einem Verlust der Muskeleigenreflexe unterscheidet unseren Fall ebenso wie früher beschriebene deutlich von MS-Fällen. Schließlich findet sich eine Vollremission des Visus, insbesondere des VEP's äußerst selten bei MS.

Hinsichtlich der diffusen Sklerosen und der akuten disseminierten Encephalomyelitis ergeben sich weniger Schwierigkeiten der Abgrenzung. Bei NMO finden sich keine mentalen Störungen, keine corticale Ertaubung und Erblindung oder andere klinisch sichtbare cerebrale Ausfälle. Es findet sich keine familiäre Häufung. Bei der disseminierten akuten Encephalomyelitis steht die Krankheit häufig in zeitlichem Zusammenhang mit einer vorausgehenden Impfung, häufiger bei Kindern. Die beinahe pathognomonische Kombination mit spinalen Zeichen, wie der Paraparese der Beine ist selten. Andererseits sind cerebrale Anfälle, insbesondere auch Kleinhirnsymptome häufig in deutlich ausgeprägter Form zu sehen bei der disseminierten akuten Encephalomyelitis.

Die Abgrenzung gegenüber SMON kann insbesondere in Japan schwierig sein. Immer vorausgehende gastrointestinale Symptome bei SMON im Gegensatz zu den oft vorkommenden respiratorischen Symptomen bei NMO dürften jedoch klinisch eine ausreichend sichere Unterscheidung erlauben.

Im Rahmen dieser Überlegungen ergibt sich eine notwendige und auch hinreichende Berechtigung klinisch die Neuromyelitis optica als nosologische Einheit abzugrenzen gegenüber den anderen demyelisierenden Erkrankungen. Von den 5 bisher beschriebenen Spekulationen über die Ätiologie der Neuromyelitis optica- infektiös, allergisch, toxisch, lipolytisch, Gefäßverschlüsse - erscheinen die beiden ersten am ehesten gerechtfertigt im Lichte unserer Fallbeschreibung und von Kasuistiken aus den letzten Jahren, welche ein gleichzeitiges Auftreten der NMO mit Tbc, LSE, Varizellen, Röteln, Mumps und sogar nach einer Pantopaque-Myelographie im Rahmen eines Medulloblastoms beschreiben. Da die Neuromyelitis optica klinisch als eine nosologische Entität zu beschreiben ist, sollten sorgfältige klinische und neurophysiologische Untersuchungen in Verdachtsfällen durchgeführt werden, da nur sie die gelegentlich - wie in unserem Fall - günstige Prognose aufweisen und erhärten können.

Zusammenfassung

Es wird über einen Fall von Neuromyelitis optica (NMO) berichtet. Im Gegensatz zu der sonst als sehr ungünstig beschriebenen Prognose der NMO handelt es sich hier um einen Fall mit gutartigem Verlauf - trotz einer initial lebensbedrohlichen Symptomatik. Die Besonderheiten des klinischen Verlaufs ließen sich objektivieren an Hand umfangreicher klinisch neurophysiologischer Verlaufsuntersuchungen, welche auch für die Prognosestellung bedeutungsvoll waren. Auf die neurologische Abgrenzung zu anderen Entmarkungserkrankungen, insbesondere der MS, wird eingegangen.

Literatur

1. Cloys DE, Netsky MG (1970) Neuromyelitis Optica. In: Vinken PJ, Bruyn GW (eds) Handbook of Clinical Neurology, Vol 9. North Holland Publishing, Amsterdam, pp 426-436
2. Walsh FB, Hoyt WF (1969) Clinical Neuroophthalmology. 3rd ed. The Williams & Wilkins Co, Baltimore, pp 995-1001
3. Stansbury FC (1949) Neuromyelitis Optica. Arch Ophthal (Chicago) 42:292-335
4. Beck GM (1927) A case of diffuse myelitis associated with optic neuritis. Brain 50:687-703
5. Perritt RA (1934) Optic Neuromyelitis. Arch Ophthal (Chicago) 11:492-497

# Erkennung diskreter supramotoneuraler Läsionen bei Patienten mit multipler Sklerose

R. Benecke und B. Conrad

## Einleitung

Die klinische Validität elektrophysiologischer Untersuchungsverfahren zeigt sich deutlich davon abhängig, wie häufig das untersuchte Leitungssystem in den Krankheitsprozess bei der MS involviert ist.

Da neben der Opticus-Neuritis eine spastische Bewegungsstörung im Bereich der unteren Extremitäten eines der häufigsten Symptome im Rahmen der MS darstellt (6), erhob sich die Frage, ob quantitative kinesiologische elektromyographische Untersuchungen ähnlich wie die Ableitung optisch evozierter Potentiale (5) in der Lage sind, subklinische Schädigungen absteigender motorischer Fasersysteme zu erfassen. Voraussetzung für eine quantitative Analyse motorischer Aktivitäten zum Nachweis subklinischer Schädigungen ist die Verfügbarkeit eines standardisierbaren Bewegungsablaufes mit geringer interindividueller Variabilität. Die Untersuchungen der eigenen Arbeitsgruppe (2, 3) haben gezeigt, daß die Analyse des Tretens auf einem Fahrradergometer eine geeignete Methode darstellt, um spastische Bewegungsstörungen im Bereich der unteren Extremitäten qualitativ und quantitativ zu erfassen.

Es war das Ziel dieser Arbeit zu prüfen, inwieweit mit dieser Methode bei Patienten mit gesicherter MS, die jedoch klinisch keine Zeichen für eine supramotoneuronale Bewegungsstörung im Bereich der unteren Extremitäten zeigten, diskrete subklinische Funktionsstörungen erfaßt werden können, um die Polytopie des unterliegenden Krankheitsprozesses zu belegen.

## Methodik

Mit Oberflächenelektroden wurden die elektromyographischen Aktivitäten des M. quadriceps femoris, M. biceps femoris, M. tibialis anterior und M. gastrocnemius beim Treten auf einem Fahrradergometer abgeleitet.

Das Roh-EMG wurde rektifiziert und über 8 konsekutive Pedalumdrehungen gegen den Pedalwinkel aufsummiert. Mit Hilfe eines Computers wurden die Pedalwinkel berechnet, bei denen die Muskelaktivität einsetzt und sistiert. Bei diesem Programmschritt orientierte sich der Rechner an der Höhe der EMG-Amplitude und der ersten Ableitung dieses Signals. Die Bestimmung des Aktivitätsbeginns erfolgte dann, wenn eine Schwellenaktivität, die der doppelten Höhe der Hintergrundsaktivität entsprach und weiterhin eine empirisch ermittelte Anstiegssteilheit des Signals überschritten wurde.

Diese kinesiologischen Parameter wurden bei 3 Kollektiven vergleichend analysiert: a) 20 gesunde Versuchspersonen, b) 39 MS Patienten mit einer klinisch sicheren aber diskreten supramotoneuronalen Schädigung im Bereich der unteren Extremitäten (Babinski positiv, Eigenreflexe gesteigert, keine spastische Tonussteigerung, keine Paresen), c) 22 Patienten mit einer wahrscheinlichen oder sicheren MS (1) jedoch ohne klinisch faßbare Zeichen für eine supramotoneuronale Läsion. Die Diagnosestellung basierte bei dem Kollektiv c neben dem typischen Liquorbefund auf einer polytopen neurologischen Symptomatik, wie Opticus-Neuritis, Hirnstamm- und Kleinhirnaffektion.

## Ergebnisse

Die Analyse bei gesunden Versuchspersonen zeigte, daß der Rekrutierungsbereich insbesondere des M. rectus femoris innerhalb einer Pedalumdrehung eine geringe interindividuelle Variabilität aufweist (Abb. 1).

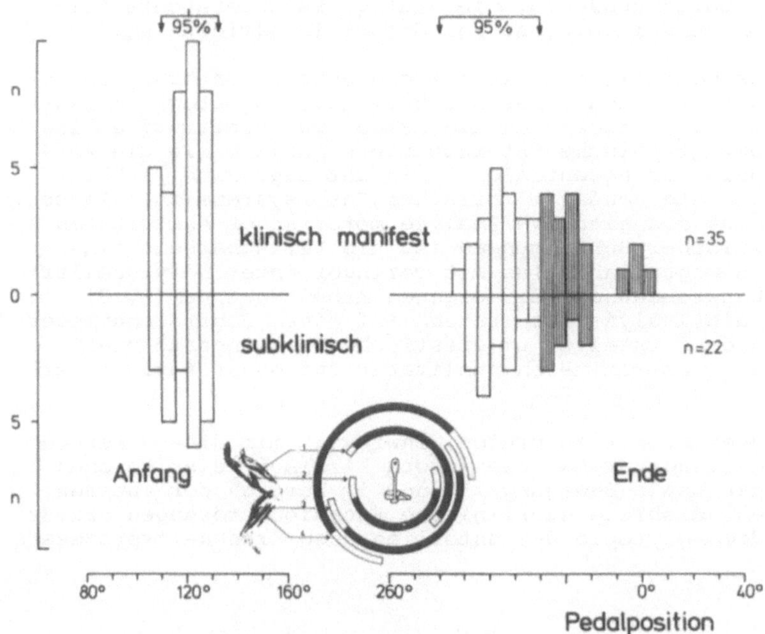


Abb. 1. Verteilung von Rekrutierungsbeginn und Rekrutierungsende des M. rectus femoris bei 35 Patienten mit einem diskreten spastischen Syndrom (oben) und bei 22 Patienten ohne klinisch faßbare supramotoneuronale Läsion (unten). Die Säulen zeigen jeweils die Anzahl der Muskeln an, die in dem jeweiligen Pedalbereich rekrutiert bzw. derekrutiert wurden. Wenn sowohl der rechte als auch der linke M. rectus femoris eine pathologische Derekrutierung zeigten, wurde der Muskel mit der deutlicheren Abweichung berücksichtigt. Die gestrichelt markierten Säulen zeigen die Anzahl der Patienten an, bei denen die Derekrutierung außerhalb des 95%-Vertrauensbereiches der gesunden Versuchsperson, wie oberhalb angegeben, lag. Die schematische Darstellung im unteren Bildabschnitt zeigt die Analyse des Rekrutierungsbereiches bei 20 gesunden Versuchspersonen. Die schwarzen Bögen zeigen den mittleren Rekrutierungsbereich, die weißen Bögen repräsentieren die einfache Standardabweichung. 1. M. rectus femoris, 2. M. biceps femoris, 3. M. gastrocnemius, 4. M. tibialis anterior. Tretgeschwindigkeit 30 U/min, Belastung 5 kpm

Bei Patienten mit einer sicheren oder wahrscheinlichen MS, die im Bereich der unteren Extremitäten klinisch eindeutige Zeichen einer supramotoneuronalen Läsion aufwiesen, konnte in 17 Fällen (43,8%) eine pathologisch verzögerte Derekrutierung des M. rectus femoris beobachtet werden (s. Abb. 1). Die Analyse bei der MS Patientengruppe, die klinisch keine eindeutigen Zeichen für eine supramotoneuronale Läsion im Bereich der unteren Extremität erkennen ließen, konnte in 8 Fällen (36,3%) eine pathologisch verzögerte Derekrutierung des M. rectus femoris beobachtet werden. Der Rekrutierungsbeginn lag bei beiden Patientengruppen im Normbereich.

## Diskussion

Die Analyse des hier beschriebenen Bewegungsablaufes der unteren Extremitäten hat gezeigt, daß bei 8 von 22 Patienten mit einer gesicherten MS eine pathologische Verbreiterung des Aktivitätsprofils im Sinne einer verzögerten Derekrutierung auftritt, obwohl klinisch keine sicheren Hinweise für eine supramotoneuronale Bewegungsstörung im Bereich der unteren Extremitäten bestanden. Aus diesem Befund folgt, daß die Ausführung komplexer natürlicher Bewegunsabläufe auch bereits dann schon pathologisch verändert sein kann, wenn das Babinski-Phänomen negativ ausfällt, die Muskeleigenreflexe noch nicht eindeutig pathologisch gesteigert sind und bei der neurologischen Untersuchung keine spastische Tonussteigerung feststellbar ist.

Vergleicht man die Inzidenz der klinisch unerwarteten pathologischen Befunde bei Benutzung dieser Methode mit derjenigen bei der Ableitung von VEPs und akustisch evozierten Hirnstammpotentialen so wird deutlich, daß die klinische Validität der hier vorgestellten kinesiologischen Untersuchungsmethode geringer ist als diejenige für die VEPs, aber der Ableitung der akustisch evozierten Hirnstammpotentiale deutlich überlegen ist: Chiappa und Mitarbeiter (4) beobachteten pathologische VEPs in 70% der sicheren MS Fälle und in 48% der wahrscheinlichen MS Fälle, ohne daß die Anamnese oder die klinische Untersuchung Hinweise für eine Affektion des N. opticus erbracht hatten. Bei den Patienten, die keine Hinweise für eine Hirnstammschädigung boten, konnte bei den sicheren MS Fällen in 19% und in 21% bei den wahrscheinlichen Fällen pathologisch akustisch evozierten Hirnstammpotentiale beobachtet werden.

In zukünftigen Studien mit dem gleichen Versuchsansatz wird zu prüfen sein, inwieweit kinesiologische Untersuchungsbefunde bei fraglichen MS Fällen in der Lage sind, durch Nachweis der Polytopie des Prozesses die Diagnosewahrscheinlichkeit zu erhöhen.

## Zusammenfassung

Es war das Ziel dieser Arbeit zu prüfen, inwieweit über eine Analyse des Tretens auf einem Fahrradergometer subklinische Funktionsstörungen im Bereich der unteren Extremitäten bei Patienten mit einer gesicherten MS objektiviert werden können.

Bei 22 MS-Patienten, die klinisch keine eindeutigen Zeichen für eine supramotoneuronale Läsion im Bereich der unteren Extremität erkennen ließen, konnte in 36,3% eine pathologisch verzögerte Derekrutierung des M. rectus femoris beobachtet werden. Kinesiologische Untersuchungsverfahren sind somit in der Lage, ähnlich wie die Ableitung der visuell evozierten Potentiale, über den Nachweis subklinischer Funktionsstörungen, die Polytopie des Krankheitsprozesses zu belegen.

Literatur

1. Bauer H (1974) Assessment of the validity of a clinical MS-diagnosis. In: Bergmann L (ed) Condensed summary of the discussions at the International MS-Symposium in Göteborg. Acta Neurol Scand Suppl 50:58
2. Benecke R, Conrad B (1980) Evaluation of motor deficits in patients suffering from multiple sclerosis. In: Bauer, Poser, Ritter (eds) Progress in Multiple Sclerosis. Springer, Berlin Heidelberg New York, p 590
3. Benecke R, Conrad B, Meinck HM, Höhne J (1982) Analysis of dynamic movement of the leg. In: Desmedt JE (ed) Motor control in man: mechanisms and clinical applications. Raven Press, New York, in press
4. Chiappa KH, Harrison JL, Brooks EB, Young R (1980) Brainstem auditory evoked responses in 200 patients with multiple sclerosis. Ann Neurol 7:135-143
5. Halliday HM, McDonald WJ, Mushin J (1973) Visual evoked response in the diagnosis of multiple sclerosis. Brit Med J 4:661-664
6. Poser S, Wikström J, Bauer HJ (1979) Clinical data and the identification of special forms of multiple sclerosis in 1271 cases studied with a standardized documentation system. J Neurol Sci 40:159-168

# Rheologische (Epi-)Phänomene bei multipler Sklerose

R. Schneider, D. Nüsser, H. Kiesewetter und W. Hacke

## Einleitung

In den letzten zwei Jahren haben sich zahlreiche Autoren mit rheologischen Phänomenen bei Multipler Sklerose befaßt (1, 2, 5, 6). Während in einem Fall jegliche rheologischen Veränderungen verneint wurden (5), wiesen andere Autoren erhebliche Veränderungen nach (2, 6). Die in den einzelnen Arbeitsgruppen verwendeten Methoden waren jeweils grundsätzlich unterschiedlich. Das gleiche gilt auch für die abgeleiteten pathophysiologischen und diagnostischen Überlegungen. Um Klarheit in diese widersprüchlichen Ergebnisse zu bringen, führten wir mit den exaktesten, derzeit verfügbaren rheologischen Methoden Untersuchungen bei MS-Patienten durch.

## Material und Methodik

Es wurden insgesamt 20 Blutproben von unbehandelten Patienten mit klinisch, elektrophysiologisch (z.B. Blinkreflex) und liquorserologisch (z.B. Delpêche-Lichtblau-Quotient) gesicherter MS hämorheologisch untersucht und mit den Werten von 24 Kontrollpersonen verglichen. Alle Patienten zeigten eine ausgeprägte klinische Symptomatik und waren wegen eines frischen Schubes aufgenommen worden.

Die folgenden rheologischen Parameter wurden bestimmt:
- Fließschubspannung
- Hämatokrit (Hämatokritzentrifuge)
- Plasmaviskosität (Coulter-Harkness-Viskosimeter)
- Erythrozytenaggregation (4)
- Erythrozytenverformbarkeit (3)

Für die meßtechnischen Details sei auf die entsprechenden Literaturstellen (3, 4) verwiesen.

## Ergebnisse

Die Ergebnisse sind der folgenden Tabelle zu entnehmen

Tabelle 1

| | n | $\tau_y$ (mPa) | Aggr. (-) | $\eta_p$ ($10^{-3} N_s/m^2$) | Hkt (-) | Verformb. (s) |
|---|---|---|---|---|---|---|
| Kontr. | 24 | 0.10 ± 0.08 | 17.5 ± 6.3 | 1.27 ± 0.07 | 0.45 ± 0.04 | 14.0 ± 6.2 |
| Path. | 20 | 0.57 ± 0.38 | 22.8 ± 11.7 | 1.25 ± 0.29 | 0.46 ± 0.04 | 22.1 ± 9.1 |
| Signif. | | $p < 0.001$ | n.s. | n.s. | n.s. | $p < 0.02$ |

Diskussion

In einer Untersuchung an 36 Patienten fanden Brunetti und Mitarbeiter (2) eine erhöhte Vollblutviskosität und schrieben diese Veränderung einer eingeschränkten Erythrozytenverformbarkeit zu. Pollock und Mitarbeiter (5) überprüften diese Behauptung mit einer Filtrationsmethode und fanden eine normale Erythrozytenverformbarkeit. Bauer und Mitarbeiter (1) stellten in einem Konferenzbericht fest, daß möglicherweise eine plasmaabhängige Verminderung der elektrophoretischen Erythrozytenmotilität bei MS-Patienten besteht und wiesen im übrigen mit Recht auf die Abhängigkeit der Ergebnisse von der verwendeten Methode hin.

Unter methodenkritischen Gesichtspunkten sind weder die Ergebnisse von Brunetti noch die von Pollock schlüssig, da die Vollblutviskosimetrie einen komplexen, in seiner physiologischen Relevanz unklaren Parameter liefert. Ähnliches gilt für die Erythrozytenfiltration.

Die von uns erhobenen Befunde zeigen deutlich, daß bei MS-Patienten im akuten Schub signifikante, hämorheologische Veränderungen vorliegen und das Fließverhalten des Blutes, wie es durch die Fließschubspannung gekennzeichnet ist, ein pathologisches Festkörperverhalten aufweist. Als Ursachen für die erhöhte Fließschubspannung kommt eine eingeschränkte Erythrozytenverformbarkeit in Frage, während Hämatokrit, Plasmaviskosität und Aggregation nicht verändert sind. Drei mögliche Ursachen kommen für eine Einschränkung der Erythrozytenverformbarkeit bei MS-Patienten in Frage:
- Durch Anlagerung von Plasmaproteinen an die Erythrozytenmembran kann die Membranfluidität reduziert werden.
- Die Membran selbst kann ihre Struktur zu Ungunsten der Membranfluidität verändern (7).
- Ein strukturell veränderter Erythrozyteninhalt senkt die Verformbarkeit.
- Jede Kombination der erstgenannten drei Möglichkeiten ist denkbar.

Die vorgelegten Ergebnisse, sowie der gegenwärtige Stand der hämorheologischen Meßtechnik lassen daher nur die folgenden Feststellungen zu:
- Es gibt rheologische Veränderungen bei Multipler Sklerose; vor allem die Erythrozytenverformbarkeit ist eingeschränkt.
- Ob diese Veränderungen "praeter" oder "propter" eingetreten sind, ist nicht entscheidbar.
- Alle geschilderten Befunde müssen daher mit aller Vorsicht als hämorheologische Epiphänomene bezeichnet werden.

Zusammenfassung

Bei insgesamt 20 an Multipler Sklerose erkrankten Patienten und 24 Kontrollen wurden die Fließschubspannung, die Erythrozytenaggregation, der Hämatokrit, die Plasmaviskosität und die Erythrozytenverformbarkeit als hämorheologische Parameter bestimmt. Hierbei zeigte sich ein pathologisches Festkörperverhalten der Blutproben von MS-Patienten. Die pathologische und diagnostische Relevanz dieses Befundes bleibt vorerst unklar.

Literatur

1. Bauer HK, McFarlin DE, Stadlan EM, Waksman BH (1982) Mechanisms Underlying Cellular Aggregation and Other Membrane Phenomena in Multiple Sklerosis. Ann Neurol 11:207-212

2. Brunetti A, Ricchieri S, Patrissi G, Girolami A, Tarolato B (1981) Rheological and fibrinolytic findings in multiple sclerosis. J Neurol Neurosurg Psychiatry 44:340-343
3. Kiesewetter H (1982) Neue rheologische Techniken und ihre Anwendung in Modellversuchen zur Simulation von Hypoperfusionszuständen bei pathologisch veränderten Bluten. Habilitationsschrift an der RWTH Aachen
4. Kiesewetter H, Radtke H, Schneider R, Mußler K, Scheffler A, Schmid-Schönbein H (1982) Das Mini-Erythrozyten-Aggregometer: Ein neues Gerät zur schnellen Quantifizierung des Ausmaßes der Erythrozytenaggregation. Biomed Technik 27:209-213
5. Pollock S, Harrison MJG, O'Connell G (1982) Erythrocyte deformability in multiple sclerosis. J Neurol Neurosurg Psychiatry 45:762
6. Prosiegel M, Neu I, Pfaffensath V, Nahme M (1982) Thrombozytenaggregation und Multiple Sklerose. Nervenarzt 53:227-230
7. Schmid-Schönbein H, Grebe R (1982) Spectrin, shape and 'fluidity' of mammalian red blood cells: spectrin oligomers as a dense periodic colloidal suspension? In: Ditzel J, Messmer K (eds) Microcirculation Clinical and Experimental. Martinus Nijhoff Publishers, The Hague 1:205

# Plasmapherese-Behandlung in zwei schweren Fällen von multipler Sklerose

H. Wismann, P. Schuff-Werner, J.-H. Beyer, G. Nagel, H. Prange, S. Poser und G. Ritter

Bei einigen Autoimmunerkrankungen gelingt es durch Plasmapherese eine klinische Besserung zu erreichen; zugleich wird in der Regel eine Verminderung von Autoantikörpern bzw. Immunkomplexen beobachtet. Bei der multiplen Sklerose (MS) ist das krankheitsverursachende bzw. krankheitsunterhaltende Agens bislang nicht bestimmt worden. Jedoch spielen wahrscheinlich verschiedentlich nachgewiesene Antikörper gegen Oligodendrozyten und basisches Myelinprotein, sowie Serumfaktoren, die die Lymphozytentransformation und die neuromuskuläre Aktivität hemmen, im Krankheitsprozeß der MS eine wichtige Rolle. Der Versuch, diese Faktoren durch Plasmapherese zu eliminieren, kann bei der Foudroyanz einiger klinischer Verläufe als geboten angesehen werden.

Schauf, Dau und Valbonesi (3, 1, 5) behandelten insgesamt 10 schubförmige multiple Sklerosen und konnten überwiegend klinische Besserungen beobachten, die zumeist nach 1-2 Anwendungen einsetzten, zuerst reversibel, dann bleibend waren. Warren (7) konnte dagegen auch mit 9 Plasmapheresen in 12 Wochen den malignen Verlauf einer akuten MS nicht durchbrechen.

Wir behandelten eine an ihrem dritten und diesmal sehr schwerem Schub erkrankte 34-Jährige, nachdem sie sich unter vorausgegangener Steroidtherapie weiter verschlechtert hatte. Im Einzelnen: Seit 1975 paroxysmale Tachykardien, 1975 und im Januar 1981 Optikusneuritiden. Anfang März 1981 Schubbeginn mit Schwindelgefühl und Gangataxie, rasche Symptomausdehnung über Augenmotilitätsstörung, Dysarthrie, Dysphagie, Psychosyndrom, zunehmende Koordinationsstörung und Blasenstörung bis hin zum inkompletten, rechts-betonten, senso-motorischen spastischen Tetrasyndrom. Bei der Lumbalpunktion fanden sich 35/3 Zellen und 44 mg/l IgG im Liquor. Die Patientin wurde hochdosiert mit 100-40 mg Prednison täglich behandelt, verschlechterte sich jedoch rapide und wurde nach Übernahme vom 15. April bis zum 1. Juni mit insgesamt 10 Plasmapheresen behandelt. Informed consent (auch des Ehemannes) lag vor. Die Pheresen wurden mit einem IBM-Blutzellenseparator durchgeführt, je Sitzung wurden 2,5 Liter Plasma ausgetauscht und mit 5-prozentiger Humanalbumin-Salzlösung substituiert. Prednison wurde in einer Dosis von 20 mg täglich bzw. 2-täglich weitergegeben, zusätzlich erhielt die Patientin 50-150 mg Azathioprin täglich (auch über die Plasmapherese hinaus). Die ersten 4 Plasmaaustausche erfolgten innerhalb von 8 Tagen, dann wurden Wochenabstände eingehalten.

Nach dem 1. Austausch gab die Patientin subjektive Besserungszeichen an, nach dem 2. lagen leichtgradige objektive im motorischen System vor. Eine Woche nach Plasmapheresebeginn konnte die zuvor strikt bettlägerige Patientin im Sessel sitzen, knapp 3 Wochen später konnte sie

---

Gefördert von der FAZIT-Stiftung.

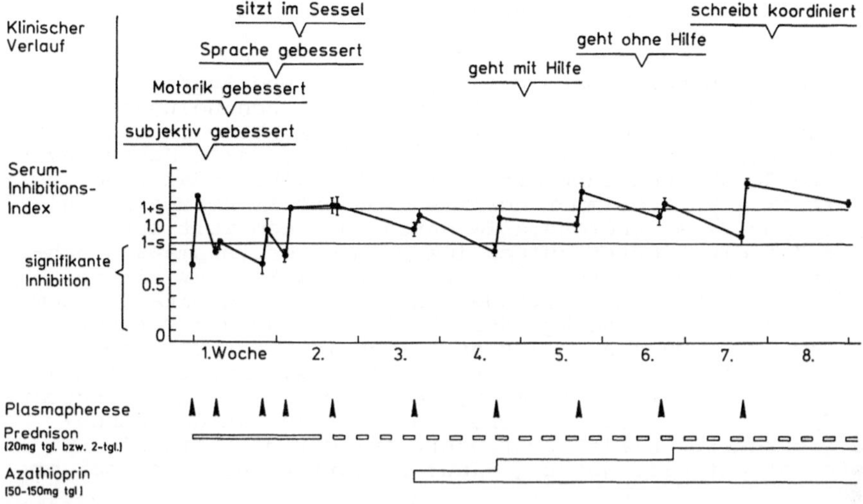


Abb. 1. Seruminhibitionsaktivität (gemessen im - mittels allogener Stimulation durchgeführten - Lymphozytentransformationstest) unter Plasmapheresebehandlung. Vor Behandlungsbeginn liegt eine deutliche Inhibitionsaktivität vor. Während der Einzelaustausche ist eine ausgeprägte Inhibitionsminderung sichtbar, nach den Pheresen kommt es dann - zu immer geringer werdenden - erneuten Inhibitionstendenzen. Nach der vierten Plasmapherese erlischt die Inhibitionsaktivität

ohne Hilfe gehen. Bei der Entlassung (8 Wochen nach Aufnahme) gab die Patientin lediglich Parästhesien und ein Schweregefühl der Extremitäten an; Paresen ließen sich nicht mehr objektivieren. Vorhanden waren noch leichte Sensibilitätsstörungen, Reflexabnormitäten, vegetative Dysfunktionen, ein rudimentäres Psychosyndrom sowie eine latente Koordinationsstörung.

Unmittelbar vor und nach jedem Austausch asservierten wir Plasma zur Untersuchung im Lymphozytentransformationstest. Die Frage war, liegt vor Behandlung eine Inhibitionsaktivität löslicher Serumfaktoren vor, die nach Einzelaustauschen und Beendigung der Plasmaphereserie verschwindet. Eine Korrelation dieser Inhibitionsfaktoren zur Klinik war nämlich Van den Noort (6) gelungen, und wir (9) haben diese Relation zwischen Inhibitionsaktivität einerseits und klinischen wie labormäßigen Parametern der MS andererseits noch näher eingrenzen können. Bei dieser Patientin ließ sich dann auch die erwartete Inhibitionsaktivität vor Plasmapheresebeginn nachweisen. Während der Plasmaaustausche fand ein "Auswaschen" der Faktoren statt (vgl. Abb. 1). Nach 4 Pheresen lag praktisch keine Inhibitionsaktivität mehr vor.

1 Jahr später, als die Patientin ein mildes Schubrezidiv erlitt, lag eine an 3 von 4 Untersuchungszeitpunkten in der 2. und 3. Schubwoche anhaltende signifikante Inhibitionsaktivität vor. 2 Monate später erlitt die Patientin dann einen erneuten Schub, dieses Mal stärker ausgeprägt, protrahiert verlaufend und nur teilremittierend ausheilend. Fest zu halten bleibt also: 1. unter der Plasmapherese ließ sich bei dieser Patientin eine Remission beobachten, die man in diesem Ausmaß und mit dieser Geschwindigkeit nicht hätte erwarten dürfen, 2. eine signifikante Inhibitionsaktivität erlosch unter der Plasmapherese, 3. schwerwiegende Plasmapherese-Nebenwirkungen traten nicht auf, 4. 1 Jahr lang blieb die Patientin rezidivfrei.

Unser zweiter Fall betraf eine chronisch-progrediente MS. Zu dieser Verlaufsform liegen in der Literatur mehr Erfahrungsberichte vor als zur akuten, und erstaunlicherweise zum Teil mit durchweg positivem Tenor. So behandelten Schauf, Dau, Weiner, Tindall und Stefoski (3, 1, 8, 10, 4) circa 30 Fälle, Kathri (2) allein 45. Die Behandlungsdauer lag zwischen 1 Woche und 12 Monaten, die längste Nachbeobachtungszeit bei 1 1/4 Jahren. Wir führten bei einem 28-Jährigen, der 2 Jahre zuvor ausgeprägte erste Schübe und dann eine seit 1 1/4 Jahr andauernde chronisch-progressive Verschlimmerung (insbesondere im cerebellären System) erlitt, eine Plasmaphereseserie durch, nachdem seit einem halben Jahr die Koordinationsstörungen immer immensere Ausmaße annahmen. In den ersten 2 Wochen wurden 4 Austausche à 2,3 Liter Plasma vorgenommen, dann wurden Wochenabstände eingehalten. Begleitend bekam der Patient nur Azathioprin 150 mg täglich. Zuerst gab der Patient subjektive Besserungszeichen an und konnte auch in einer klinischen Testbatterie geringfügig bessere Resultate erzielen; dann tat sich jedoch subjektiv wie objektiv nichts mehr, so daß wir den Behandlungsversuch nach der 8. Plasmapherese abbrachen. Der Patient wurde nachbeobachtet; die Progression hielt unverändert an; der mittlerweile völlig hilflose Patient wird jetzt (1 Jahr später) Zuhause von seiner Mutter versorgt.

Die Seruminhibitionsfaktoren waren in diesem Fall nicht so eindeutig nachweisbar wie bei der ersten Patientin. Vor Beginn der Plasmapherese lag keine rechte Inhibitionsaktivität vor, unter den Plasmaaustauschen kam es dann erst zur weiteren Normalisierung, dann Inhibition, schließlich wieder Normalisierung mit sich langsam aufbauender Inhibition nach Serienende; 4 Wochen nach Behandlungsabbruch war genau der Ausgangspunkt vor Plasmapheresebeginn wieder erreicht.

Betrachtet man nun bei beiden Patienten die IgG-Veränderungen im Serum und im Liquor, so stellt man fest, daß im ersten Fall, also dem klinisch günstigen Fall, kein Einfluß der Plasmapherese auf den Liquorraum sichtbar ist. 2 Wochen nach Plasmapheresebeginn war das Serum-IgG auf 38% und das Liquor-IgG auf nur 89% der Ausgangswerte, unmittelbar vor Serienbeginn bestimmt, abgefallen; 1 Woche nach Plasmapheresebeendigung lagen die Werte bei 47% resp. 97%.

Im zweiten Fall war das Serum-IgG 1 Woche nach Behandlungsbeginn auf 36% und das Liquor-IgG auf 73% abgefallen; 1 Woche nach Plasmapheresebeendigung lagen die Werte bei 46% resp. 72%. Hier konnte man zwar eine beträchtliche IgG-Verminderung im Liquor beobachten, die Erniedrigung wies jedoch keine Korrelation zur Klinik auf.

Diese Daten sprechen nicht dafür, daß bei der MS die Elimination von Autoantikörpern der IgG-Klasse eine Schlüsselrolle im Mechanismus der Plasmapheresebehandlung einnimmt. Die Seruminhibitionsfaktoren scheinen da aufschlußreicher zu sein, sie wiesen zumindest im ersten Fall eine gute Korrelation zum klinischen Verlauf auf.

Der klinische Nutzen der Plasmapherese bei MS - soweit man sich anhand zweier Fälle überhaupt zu dieser Frage äußern kann - wird unseres Erachtens vorwiegend in der Behandlung von schweren, mit anderen Mitteln nicht beherrschbaren Schüben zu sehen sein.

Literatur

1. Dau PC, Petajan JH, Johnson KP, Panitch HS, Bornstein MB (1980) Plasmapheresis in multiple sclerosis: Preliminary findings. Neurology 30:1023-1028

2. Kathri BO, McQuillen MP (1982) Plasmapheresis in chronic progressive multiple sclerosis. Jubilee Conference on Multiple Sclerosis Scientific Abstracts, Copenhagen, June 6-9, p 39
3. Schauf CL, Stefoski DA, Davis FA, McLeod BC (1979) Concerning the application of plasmapheresis to multiple sclerosis. Plasma Therapy 1:33-42
4. Stefoski D, Schauf CL, McLeod BC, Haywood CP, Davis FA (1982) Plasmapheresis decreases neuroelectric blocking activity in multiple sclerosis. Neurology 32:904-907
5. Valbonesi M, Garelli S, Mosconi L, Zerbi D, Forlani G (1981) Plasma exchange in the management of patients with multiple sclerosis: Preliminary observations. Vox Sang 41:68-73
6. Van Den Noort S, Stjernholm RL (1971) Lymphotoxic activity in multiple sclerosis serum. Neurology 21:783-789
7. Warren KG, Gordon PA, McPherson TA (1982) Plasma exchange of malignant multiple sclerosis. J Can Scien Neurol 9:27-30
8. Weiner HL, Dawson DM (1980) Plasmapheresis in multiple sclerosis: Preliminary study. Neurology 30:1029-1033
9. Wismann H, Schuff-Werner P (1982) Soluble inhibitory factors and their possible clinical importance in patients with multiple sclerosis. Jubilee Conference on Multiple Sclerosis Scientific Abstracts, Copenhagen, June 6-9, p 105
10. Tindall RSA, Walker JE, Ehle AL, Near L, Rollins J, Becker D (1982) Plasmapheresis in multiple sclerosis: Prospective trial of pheresis and immunosuppression versus immunosuppression alone. Neurology 32:739-743

# Katamnestische Untersuchungen zum Verlauf der multiplen Sklerose

M. Wolter und J. Zimmermann

Für die Verlaufserfassung chronischer Erkrankungen sind prospektive Untersuchungen über einen möglichst Jahrzehnte umfassenden Zeitraum von entscheidender Bedeutung. Dennoch können auch retrospektive Erhebungen von Wert sein, wenn sie sich auf persönliche Nachuntersuchungen der Patienten stützen. Trotz der Gefahr, nur Bekanntes zum wiederholten Male zu bestätigen, sollte in gewissen Zeitabständen immer wieder geprüft werden, ob eventuell aus unterschiedlichen Gründen ein Panoramawandel der Erkrankung eingetreten ist.

Wir versuchten, alle Patienten zu erfassen, die in einem Zeitraum von 10 Jahren (1970-1980) in unserer Abteilung wegen einer MS behandelt worden sind. In diesem Zehnjahresabschnitt erfolgten wegen einer nach klinischen Kriterien eindeutigen MS 379 stationäre Behandlungen. Darunter waren auch Mehrfachaufnahmen des gleichen Patienten, so daß sich eine Zahl von 264 Patienten ergab. 110 Patienten im gleichen Zeitraum mit der Diagnose "Verdacht auf" oder "wahrscheinlich MS" wurden in unsere Untersuchungen nicht mit einbezogen. Von den 264 Patienten konnten 185 persönlich nachuntersucht werden, 45 waren in der Zwischenzeit verstorben, darunter waren in 12 Fällen Krankheitsverlauf und Todesursache retrospektiv nicht zu klären. Zwei Patienten mußten wegen Revision der Diagnose bei der Nachuntersuchung ausscheiden. Trotz aller Bemühungen war das Krankheitsschicksal von 32 Patienten nicht zu klären, so daß von den 264 Patienten des Zehnjahresabschnittes 17,4% für die Katamnese entfielen. In den uns bekannten Publikationen zum gleichen Thema war dieser Anteil der Patientenreduktion meist größer.

Für jeden der 218 Patienten wurde aufgrund einer anläßlich der Nachuntersuchung nochmals aufgenommenen ausführlichen Anamnese, des neurologischen Befundes, der Auswertung aller existierenden Krankenblätter und hausärztlichen Informationen eine Punktebewertung des Behinderungsgrades in den verschiedenen Verlaufsabschnitten durchgeführt mit Anfertigung einer Verlaufskurve für jeden einzelnen Patienten (6). Für die einzelnen Gesichtspunkte wurden nach Bildung abgeleiteter Größen, Bestimmung von Steigerungsraten und Durchführung von Vergleichen Kontingenztafeln zusammengestellt. Dabei orientierten wir uns nicht an dem Behinderungsgrad während akuter Krankheitssymptome sondern an dem der Zwischenzeit nach den Krankenhausaufenthalten mit den Schwerpunkten Gehfähigkeit, berufliche und soziale Situation.

Die Altersverteilung am Erkrankungsbeginn zeigte, wie seit langem bekannt, daß das Hauptkontingent zwischen dem 20. und 40. Lebensjahr liegt. Fast 24% unserer Patienten waren nach dem 40. Lebensjahr erkrankt. Ein Viertel der Patienten hatte einen Krankheitsverlauf von über 20 Jahren, fast 10% über 30 Jahre. Die durchschnittliche Krankheitsdauer betrug bei unserer Patientengruppe 13,7 Jahre. Zu 90% ging der Krankheitsbeginn mit leichten Störungen einher, anteilsmäßig relativ ausgeglichen zwischen Seh-, Sensibilitäts- und Koordinationsstörungen sowie Paresen. Andere Autoren fanden einen höheren Anteil von Paresen als Initialsymptom als in unserer Gruppe. Bei 26,5% der Patienten bestanden als Anfangssymptom multilokuläre Störungen. Der primär progrediente Beginn der Erkrankung mit 17% stimmte mit den Literaturmitteilungen überein, ebenso die Zunahme der primär-chronisch progredienten Verläufe bei höherem Erkrankungsalter. Der Befund anderer Untersucher (9, 11), die einen ungünstigen Verlauf bei Paresen am Krankheitsbeginn beschrieben, war bei uns nicht nachweisbar. Eine deutliche Tendenz zum schlechten Verlauf ergab sich, wie auch bei den Untersuchungen von Poser (11), vorwiegend bei cerebellärer und multilokulärer Anfangssymptomatik. Gutartige Verläufe, d.h. mindestens 15 Jahre Krankheitsverlauf mit nur leichter Behinderung, bestanden bei 12% der Patienten; 16% waren im 20. Verlaufsjahr zwar deutlich behindert, konnten aber Beruf oder Haushalt noch gut bewältigen. Wenn beide Gruppen zusammengefaßt werden, hatten von den 51 Patienten mit einem Verlauf über 20 Jahre noch 1/3 eine relativ gute Leistungsfähigkeit. Maligne Krankheitsverläufe, d.h. Patienten, die bis zum 5. Verlaufsjahr schon fest bettlägerig bis völlig hilflos sind, fanden wir bei 3% der Fälle. Im Laufe der Jahre findet, wie bekannt, ein Wandel vom schubförmigen zum chronisch-progredienten Verlauf der Krankheit statt. Bei einer Ausgangssituation von 83% schubförmigen Verläufen gehörten im 5. Verlaufsjahr bereits 58% unserer Patienten den chronisch-progredienten Verlaufsformen an. Eine gute Korrelation zwischen Beeinträchtigung im 5. Verlaufsjahr zu der im 10. Verlaufsjahr, wie sie Kurtzke (8) 1977 bei seinen Patienten beschrieb mit der Schlußfolgerung, daß der Behinderungsgrad im 5. Verlaufsjahr eine Prognose für den weiteren Verlauf erlaubt, fanden wir nur bei den Patienten, die bereits im 5. Verlaufsjahr erheblich beeinträchtigt waren, nicht aber für die Gruppe von 64 Patienten, die bei uns im 5. Verlaufsjahr nur geringe Ausfälle hatten.

Der Vergleich zwischen 10-Jahresverlauf und 20-Jahresverlauf ließ keine besonderen Abhängigkeiten erkennen. Insgesamt zeigte sich aber in diesem Zeitraum bei 2/3 der Patientengruppe eine deutliche Verschlechterung. Die an den Folgen der MS verstorbenen Patienten hatten nach unserer Bewertungsskala meist sehr hohe Punktzahlen, waren also durch die MS sehr schwer eingeschränkt. Die Sterbefälle traten überwiegend zwischen dem 10. und 20. Verlaufsjahr auf.

In unserer Klinik wenden wir für die Therapie bei der MS keine Cortison-, ACTH- und Azathioprinmedikation an. 95 Patienten hatten aber in anderen Krankenhäusern und/oder ambulant diese Medikation erhalten. Unsere Erhebungen ergaben, daß bei der ambulanten Medikation, abgesehen von Einzelfällen mangelhafter ärztlicher Therapieführung, bei über einem Drittel der Patienten nicht von einer der ärztlichen Verordnung entsprechenden Dosierung und Medikationsdauer ausgegangen werden kann. Aus diesem Grund lassen sich aus unserer Beobachtung eines stärkeren Behinderungsgrades der mit Corticosteroiden und/oder Azathioprin behandelten Patienten im 10. Verlaufsjahr (n=60) gegenüber der anderen Patientengruppe (n=70) keine Schlußfolgerungen ziehen.

Die Daten und verschiedenen Einzelergebnisse unserer Katamnese stimmen mit der Mehrzahl der bisher vorliegenden Untersuchungen überein (2, 3, 5, 6, 11-14). Obwohl unser Patientenkollektiv nur rund ein Viertel der Patientenzahl des Göttinger Arbeitskreises (13, 14) umfaßte, die den Feststellungen dieser Untersucher zum Verlaufsproblem zugrunde lagen, konnten überwiegend gleiche Befunde von uns erhoben werden. Ferner ergaben sich bei unserer Nachuntersuchung wieder Hinweise, daß die Verlaufsvariation dieser Erkrankung es nicht erlaubt - wie immer wieder unternommen - kleine Gruppen von Patienten mit unterschiedlichen Therapieformen über kurze Zeiträume miteinander zu vergleichen und daraus Empfehlungen abzuleiten.

Zusammenfassung

Anläßlich einer katamnestischen Untersuchung konnten von 264 Patienten in 82,6% der Fälle Verlaufskurven über den einzelnen Patienten in Abhängigkeit vom Behinderungsgrad angelegt werden. Die erhebliche Verlaufsvariation der Erkrankung erlaubt in den ersten Krankheitsjahren keine sicheren prognostischen Aussagen.

Literatur

1. Bauer HJ (1970) Multiple Sklerose: Grundlagen und Hypothesen der modernen Ursachenforschung. Z Neurol 198:5-32
2. Bauer HJ, Firnhaber W (1963) Zur Leistungsprognose Multiple-Sklerose-Kranker. Dtsch med Wschr 88:1357-1364
3. Bauer HJ, Firnhaber W, Winkler W (1965) Prognostic criteria in multiple sclerosis. Ann N Y Acad Sci 122:542-551
4. Broman T, Andersen O, Bergmann L (1981) Clinical studies on multiple sclerosis. Acta neurol scand 63:6-33
5. Firnhaber W (1973) Klinische und sozialmedizinische Aspekte bei der multiplen Sklerose. Nervenarzt 44:117-127
6. Fog T, Linnemann F (1970) The course of multiple sclerosis. Acta neurol scand 46 (Suppl 47) 1-175
7. Kurtzke JF (1970) Clinical manifestations of multiple sclerosis. In: Vinken PJ, Bruyn GW (eds) Handbook of clinical neurology, vol IX, American Elsevier, New York 161-216
8. Kurtzke JF, Beebe GW, Nagler B, Kurland LT, Auth TL (1977) Studies on the natural history of multiple sclerosis. J Chronic Dis 30:819-830
9. Lhermitte F, Marteau R, Gazengel J, Dordain G, Deloche G (1973) The frequency of relapse in multiple sclerosis. J Neurol 205:47-49
10. McAlpine D, Lumsden CE, Acheson ED (1965) Multiple Sclerosis. Livingstone, Edinburgh-London
11. Müller HR (1961) Die Prognose der Multiplen Sklerose. Dtsch med Wschr 86:1800-1808
12. Poser S (1978) Multiple Sclerosis. Springer, Berlin Heidelberg New York
13. Poser S (1981) Die Prognose der Multiplen Sklerose. Dtsch med Wschr 106:795-797
14. Poser S, Wikström J, Bauer HJ (1981) Multiple Sklerose. In: Hopf HCH, Poeck K, Schliack H (Hrsg) Neurologie in Praxis und Klinik, Thieme, Stuttgart New York 5:1-5, 31
15. Poser S, Ritter G (1980) Multiple Sklerose in Forschung, Klinik und Praxis. Schattauer, Stuttgart New York

# Verlauf des akuten Wurzelkompressions-Syndroms (WKS) nach dreistufiger konservativer Therapie

M. Kütemeyer und U. Schultz

Mit der Entdeckung in den 30iger Jahren, daß das Ischias-Syndrom durch Druck einer degenerierten Bandscheibe auf eine Nervenwurzel zustande kommt (3), hat sich die Diskussion über die Therapie des akuten WKS auf die Möglichkeiten operativer Behandlungen verlagert. Mangelnde Orientierung und Übereinkunft über eine optimale konservative Therapie ist die Folge. Mit der Vorstellung unseres Therapieprogramms und der ersten Ergebnisse einer katamnestischen Untersuchung möchten wir die Aufmerksamkeit auf bisher wenig beachtete therapeutische Möglichkeiten lenken.

Während der herkömmlichen konservativen Therapie, die mit Bettruhe und Wärmeanwendungen begann, beobachteten wir bei unseren Patienten eine Unruhe und Getriebenheit, wobei die angebotenen Maßnahmen häufig boykottiert und stattdessen drastisches Eingreifen mit Injektionen und Operationen gefordert wurde. Dieses Verhalten war nicht *Folge* der Schmerzen, sondern, wie die Anamnesen zeigten, Ausdruck einer den Lebensstil des Patienten lange *vor* der Erkrankung bestimmenden auf Leistung, Selbstbehauptung und "Rückgrat-Beweisen" bedachten Grundhaltung der Patienten; einer Haltung, die - über den Weg chronischer Muskelverspannungen - für die Entstehung und den Verlauf des WKS vermutlich eine nicht unbedeutende Rolle spielte (1, 2). Das daraufhin entwickelte dreistufige Therapieprogramm integrierte eine zunächst *allgemeine*, dann *lokale* Entspannung mit einer psychotherapeutischen "*Situationstherapie*", die den beschriebenen Aktivismus der Patienten thematisierte. Aus der Beobachtung, daß bei beginnender Entspannung diese Patienten Gefahr laufen, in Initiativelosigkeit und Depression zu verfallen, folgt eine *dritte* Phase krankengymnastischer *Aktivierung* und konfrontierender Gespräche ("fokale Psychotherapie").

## Patienten und Methode

Zur Beurteilung der Wirkung unserer Therapie erhoben wir bei 37 von 49 angeschriebenen Patienten (Rücklaufquote 76%), die auf einer der Stationen unserer Klinik in den Jahren 1975-1978 behandelt worden waren, Katamnesen in Form eines offenen Gesprächs, eines halbstandardisierten und eines datengerechten Fragebogens sowie einer neurologischen Nachuntersuchung. Wir verglichen neurologische, psychologische und soziale Daten, die zu Beginn der Therapie, bei Entlassung und in der Nachuntersuchung (NU) erhoben wurden. Zur Beurteilung des Beschwerdegrades bei der NU bildeten wir einen Index aus subjektiver Einschätzung der Patienten, Arbeitsfähigkeit und neurologischen Befunden. Die Patienten waren im Durchschnitt 43,9 Jahre alt (Altersspanne 29-64 J.), 38% waren weiblichen Geschlechts, die Katamnese betrug durchschnittlich 5,2 Jahre (Katamnesespanne 2,75-7,4 J.).

Ergebnisse

28 Patienten (76)% hatten bei Therapiebeginn neben radikulären Schmerzen - am häufigsten im Bereich der Wurzel S1 (n = 16/43%) - Sensibilitätsstörungen. 26 Patienten (70%) wiesen Reflexstörungen auf, 22 Patienten (60%) Paresen. Bei 15 Patienten (41%) war vor, während oder nach der konservativen Therapie auf unserer Station eine Bandscheibenoperation durchgeführt worden.

Unter der Gesamtgruppe - einschließlich der Operierten - fand sich bei 11 Patienten (30%) völlige Beschwerdefreiheit; die übrigen gaben bei der NU überwiegend milde (n = 15/40%) oder mittelschwere (n = 10/27%) Beschwerden an, eine Patientin erhebliche Beschwerden. Während keiner der auch operierten Patienten beschwerdefrei wurde, stellten wir Beschwerdefreiheit bei 50% (n = 11) der 22 ausschließlich konservativ Behandelten fest, milde Beschwerden bei 32% von diesen (n = 7), mittelschwere bei 18% (n = 4).

Bei 22 Patienten der Gesamtgruppe (60%) war infolge einer Parese radikulärer Kennmuskeln eine Operation in Erwägung gezogen worden, die aber bei 13 Patienten (59%) durch den Erfolg der konservativen Therapie vermieden werden konnte. 6 dieser Patienten waren bei der NU völlig beschwerdefrei, obwohl drei von ihnen eine Parese vom Grad 3 und einen positiven myelographischen Befund gehabt hatten. Von den restlichen 7 hatten drei noch einmal eine stationäre Therapie benötigt. Nur bei einem einzigen Patienten der ausschließlich konservativ Behandelten fand sich eine leichte Parese auch in der NU.

Neben den Paresen hatten verschiedenste andere medizinische Parameter zu Therapiebeginn keinen Einfluß auf den Beschwerdegrad bei der NU. Die bisherige Erkrankungsdauer war ebensowenig von prognostischer Bedeutung wie die Dauer der Therapie, die Attackenhäufigkeit, die Wurzellokalisation oder andere neurologische Ausfälle und Befunde (Sensibilitätsstörungen, Reflexstörungen, Lasègue). Von den demographischen Variablen wies nur das Alter der Patienten zur Zeit der stationären Therapie einen Zusammenhang mit der Prognose auf. Unter 50-jährige wurden signifikant häufiger beschwerdefrei (n = 10/63%) als über 50-jährige (n = 1/17%; chi$^2$-Test, p. 03).

Ein tendenzieller Zusammenhang bestand sowohl in der Gesamtgruppe als auch in der Gruppe der ausschließlich konservativ Behandelten zwischen Psychodynamik und Symptomverlauf. Von den zu Beginn der Therapie als "getrieben" eingeschätzten Patienten waren nur die inzwischen "ausgeglichenen" beschwerdefrei geworden. Die weiterhin getriebenen Patienten berichteten bei der NU überwiegend über Ischias*attacken*. Hingegen hatten die Patienten, die inzwischen passiv-depressiv geworden waren, ausschließlich *chronische* Ischiasbeschwerden entwickelt. Bei letzteren fanden sich auch am häufigsten funktionelle Ausgestaltungen, z.B. in Form nicht radikulärer Parästhesien und Sensibilitätsstörungen.

Zusammenfassung

Durch die Kombination zuerst allgemein, dann lokal entspannender und anschließend aktivierender physiotherapeutischer Maßnahmen ließ sich bei 37 nachuntersuchten Patienten - die auch Operierten eingeschlossen - in 70%, bei den ausschließlich konservativ behandelten in 82% völlige, bzw. weitgehende Beschwerdefreiheit erreichen. In der einzig uns bekannten NU bei akuten Wurzelkompressionssyndromen mit vergleichbarer Katamnesedauer ($\bar{x}$ = 8J; O = 13J) fanden Pearce und Moll (4) nach ausschließlicher Bettruhe eine völlige, bzw. weitgehende Beschwerdefreiheit bei 68% ihrer Patienten. Auffällig war die hohe Remissionsquote bei unseren Patienten mit neurologischen Ausfällen, vor allem mit Paresen, ja sogar mit positiven myelographischen Befunden. - Der Verlauf der Erkrankung zeigte sich weniger durch die Schwere der anfänglichen Kompressionssymptome als durch die Psychodynamik der Patienten beeinflußt. Anhaltende Besserungen waren an eine gelassenere Lebenseinstellung gebunden. Bei den weiterhin "getriebenen" Patienten blieben die Schmerzen überwiegend attackenartig rezidivierend. Die passiv-depressiv gewordenen Patienten wiesen eine Tendenz zur Chronifizierung der Schmerzen auf.

Hier öffnet sich ein weites Feld therapeutischer Möglichkeiten über den Weg der Einflußnahme auf die innere Verfassung der Patienten. Es ist anzunehmen, daß schon ohne ausdrückliche psychotherapeutische Intervention physiotherapeutische Maßnahmen auch eine psychotherapeutische Wirkung haben. Entsprechend der jeweiligen Grundstimmung des Patienten sollten bei der ambulanten Nachbehandlung die mehr entspannenden oder die mehr aktivierenden Maßnahmen eingesetzt werden.

## Literatur

1. Kütemeyer M (1979) Psychosomatische Aspekte bei Patienten mit Lumbago-Ischias-Syndrom. Verh Dtsch Ges Inn Med 85:1384-1387
2. Kütemeyer M, Schultz U (1982) Verlauf und Therapie des Lumbago-Ischias-Syndroms aus psychosomatischer Sicht. Verh Dtsch Ges Inn Med (im Druck)
3. Mixter WJ, Barr, JS (1934) Ruptur of the intervertebral disc with involvement of the spinal canal. N Engl J Med 211:210-215
4. Pearce J, Moll JMH (1967) Conservative treatment and natural history of acute lumbar disc lesions. J Neurol Neurosurg Psychiat 30:13-17

# XI. Intoxikationen des Zentralnervensystems

# Demyelinisierender Prozeß nach Drogenmißbrauch?

L. Gerhard, J. Haan und E. Müller

## Einleitung

Schwere akut bis subakut auftretende Schäden des zentralen Nervensystems (ZNS) wurden vor allem nach Heroinmißbrauch beschrieben. Es handelt sich vornehmlich um Myelopathien (2, 3, 5, 7) oder "apoplektiforme" Krankheitsbilder (1). Demyelinisierende Prozesse sind unseres Wissens erst neulich erstmals beschrieben worden (4, 6). Die Frage, ob die Droge selbst oder deren Zusätze die schädigende Noxe sind, ist ungeklärt.

## Kasuistik

Im März 1981 Notaufnahme eines 23-jährigen Polytoxikomanen (LSD, Δ-THC, Heroin, Amphetamine, zuletzt vornehmlich Cocain) wegen Auftretens einer akuten cerebellären Ataxie und Dysarthrie 3-4 Wochen nach Inhaftierung. Die rasch einsetzende Symptomatik bleibt über den 11-monatigen Beobachtungszeitraum unverändert. Psychisch fällt eine völlige Zurückgezogenheit und vielleicht eine leichte Verlangsamung auf. Ob primär-persönliche oder szenenspezifische Verhaltensmuster ausschlaggebend sind, kann nicht entschieden werden.

Bekannt ist eine durchgemachte "Spritzenhepatitis" mit leichter Erhöhung der Transaminasen. Die Virusserologie und die Antikörper gegen Gefäße, Zellen und Kollagen sind negativ. Mehrere EEG Ableitungen ergeben vor der Hirnbiopsie leichte Allgemeinveränderungen die nach der Biopsie deutlich zunehmen und sich allmählich wieder bessern. Die visuell evozierten Potentiale ergeben eine leichte Zunahme der Latenz von $P_2$ um 4 msec. vor der Biopsie, eine deutliche Zunahme mit anschließender Wiederabnahme nach der Biopsie. Ein kleiner, subjektiv nicht bemerkter Gesichtsfelddefekt im rechten oberen Gesichtsfeld nimmt nach der occipitalen Biopsie zu, der Visus bleibt mit 0,9 beidseits unverändert.

### Liquorbefunde

26.03.81 10/3 Zellen Gesamteiweiß 56,1 mg%

Elektrophorese: Albumine (↗)
α-II und β-Globuline ( )

Immunelektrophorese: IgG 8,8 mg/dl
IgA 3,8 mg/dl

11.05.81 2/3 Zellen Gesamteiweiß 46,2 mg%

Elektrophorese: Albumine (↗)
α-II und β-Globuline (↓)

Immunelektrophorese: IgG 16 mg/dl
IgA nicht nachweisbar

13.07.81 0/3 Zellen Gesamteiweiß 40 mg

Elektrophorese: Albumine (↗)
α-II und β-Globuline (↓)

Immunelektrophorese: IgG 6,0 mg/dl
IgA nicht nachweisbar

Craniales Computertomogramm (CCT)

Untersuchungen wurden am 17.3., 27.4. und 16.7.81 vor und am 10.9 und 14.10.81 nach der Hirnbiopsie durchgeführt. Konstant zeigte sich eine Hypodensität des gesamten Marklagers von Groß- und Kleinhirn, nach der Biopsie zusätzlich der entsprechende Defekt.

Hirnbiopsie

Unmittelbar nach der Entnahme Fixierung in Formalin bzw. Glutaraldehyd. Die Rinde zeigt einen unauffälligen Nervenzell- und Gliabestand. Im Mark unmittelbar subcortical nur geringe, weiter zentral stärkere Veränderungen im Sinne einer begrenzten Demyelinisierung und spongiösen Beschaffenheit mit deutlichen perivaskulären Schwellungen von Astrozytenfortsätzen. Die Zahl der Gliakerne, insbesondere aber diejenige fibrillärer Astrozyten, war gering. Um Gefäße herum fanden sich vereinzelt Rundzellen und Makrophagen (Abb. 1a u. b). Lipidabbauprodukte waren in geringer Zahl perivaskulär erkennbar, was mit der Ultrastruktur übereinstimmt. Abnorme Lipidstrukturen, abnormer Lipidabbau oder Speicherung fanden sich nicht.

Diskussion

Etwa 3 Wochen nach Inhaftierung entwickelte sich bei dem Patienten ein cerebelläres Syndrom. Bis zur Inhaftierung wurden diverse Drogen, zuletzt vornehmlich Cocain konsumiert. Im Gefängnis angeblich kein Drogenkonsum mehr, diese Angabe kann allerdings nicht überprüft werden.

Das sich rasch entwickelnde rein cerebelläre Syndrom blieb in der Folgezeit unverändert, das CCT zeigte eine generalisierte Entmarkung. Die Hirnbiopsie erlaubte histologisch festzulegen, daß es sich um eine bereits abgelaufene unspezifische und unscharf begrenzte Entmarkung vorzugsweise des zentralen Marklagers handelt, die einen Status spongiosus und ein chronisches Ödem hinterlassen hat. Eine Reihe in die klinischen Differentialdiagnose einzubeziehenden Erkrankungen des Markes zusammen mit der multiplen Sklerose können damit ausgeschlossen werden. Da das histologische Bild relativ inaktiv erscheint muß eine toxisch-metabolische Demyelinisierung und Dystrophie des Markes angenommen werden. Als pathogenetischer Faktor mag neben dem Drogenkonsum auch die chronische Hepatitis eine Rolle spielen. Auch die Rolle von Beimischungen zur Droge muß in Erwägung gezogen werden.

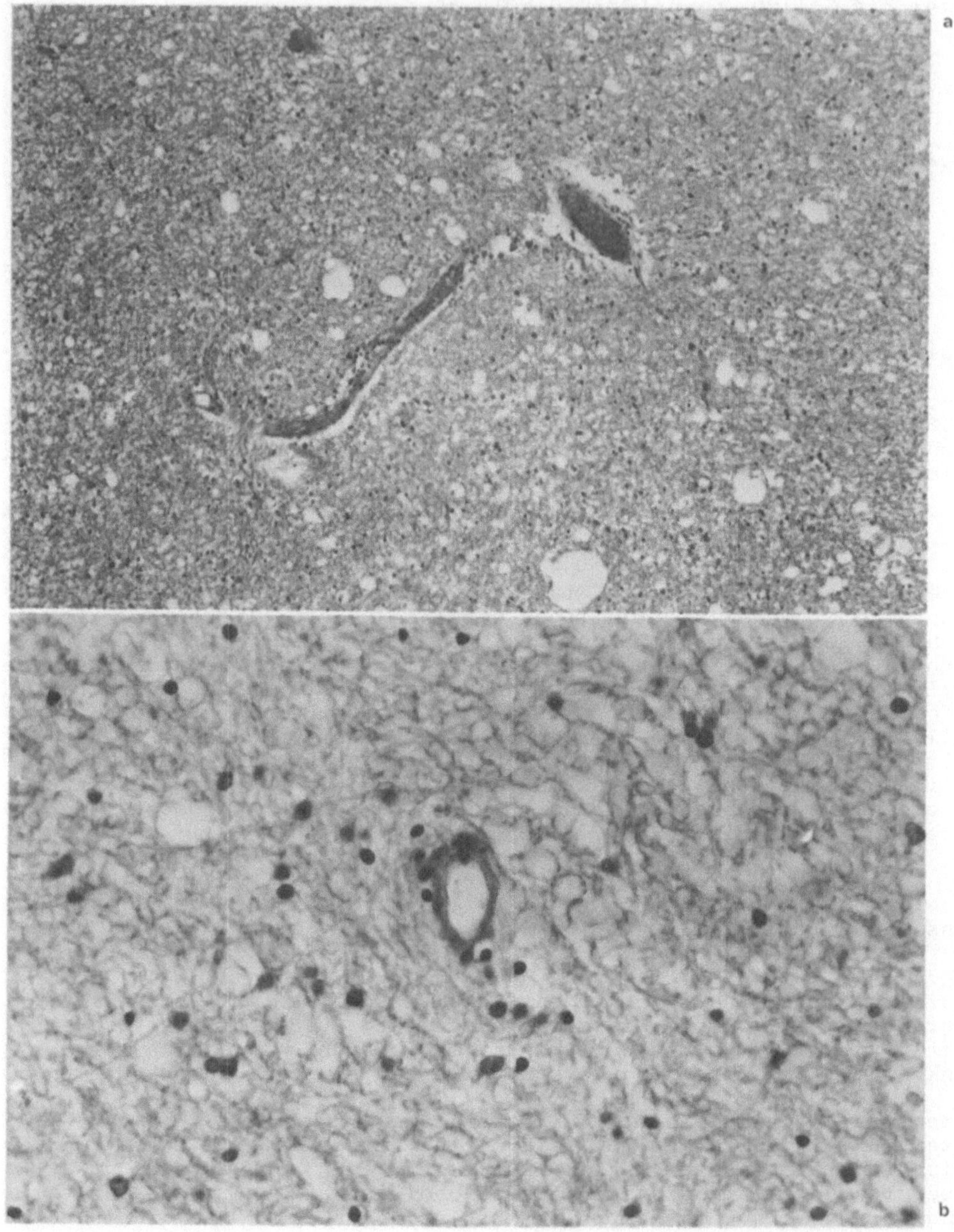

Abb. 1a, b. Zentrales Marklager: ausgeprägte Demylenisierung und spongiöse Beschaffenheit. a Übersicht (HE, 85 x). b Stärkere Vergrößerung (EVG, 335 x) mit deutlich zellarmen Mark und unauffälligen Gefäßen

Letztendlich wird es immer schwierig bleiben die genaue Rolle der diversen Noxen zu bestimmen. Unbestritten scheint jedoch die Tatsache, daß Drogenkonsum zu schweren Erkrankungen des ZNS führen kann, abgesehen von peripher neurogenen Schäden, die nicht Inhalt dieser Mitteilung sind.

Eine Frage die sich ebenfalls stellt ist die, ob nicht eine Reihe von Toten an Überdosis nicht in Wirklichkeit an foudroyant verlaufenen Störungen des ZNS verstorben sind wobei postmortal unter Umständen die entsprechenden morphologischen Defekte noch nicht nachweisbar sind. Man sollte auf jeden Fall in Zukunft mehr auf solche Krankheitsbilder achten und nach ihnen fahnden.

## Zusammenfassung

Die Beobachtung eines 23-jährigen Polytoxikomanen zeigt im CCT eine generalisierte Demyelinisierung des Groß- und Kleinhirns bei klinisch rein cerebellären Störungen. Die Hirnbiopsie erlaubt so gut wie alle bekannten demyelinisierenden Erkrankungen auszuschließen. Ein Status spongiosus als Folge des Drogenmißbrauchs kann angenommen werden wobei zusätzliche pathogenetische Faktoren wie Drogenzusätze und eine chronische Hepatitis bedacht werden müssen.

## Literatur

1. Brust JCM, Richter RW (1976) Stroke associated with addiction to heroin. J Neurol Neurosurg Psychiat 39:194-199
2. Ell JJ, Uttley D, Silver JR (1981) Acute myelopathy in association with heroin addiction. J Neurol Neurosurg Psychiat 44:448-450
3. Goodhart LC, Loizou LA, Anderson M (1982) Heroin myelopathy. Neurol 32:562-563
4. Heller I, van Leeuwen AJ, Wicherink-Bol HF, Kiestra SK, Bender PR (1982) Persönliche Mitteilung (Vorinformation über einen noch zu haltenden Vortrag, Deutsche Gesellschaft für Neuroradiologie, 4.-6.11.1982, Hamburg: Spongiforme Leukodystrophie nach Inhalation von unreinem Heroin)
5. Judice DL, le Blanc HL, McGarry PA (1978) Spinal cord vasculitis presenting as a spinal tumor in a heroin addict. J Neurosurg 48:131-134
6. Loizou LA, Cole G (1982) Acute cerebral demyelination: clinical and pathological correlation with computed tomography. J Neurol Neurosurg Psychiat 45:725-728
7. Richter RW, Rosenberg RN (1968) Transverse myelitis associated with heroin addiction. JAMA 706:1255-1257

# Cocain- und cannabisinduzierte Comata bei Drogenkurieren

H. Baas, P.-A. Fischer und J. Gerchow

In den letzten Jahren konnten schwere Heroinintoxikationen häufig beobachtet werden. Akute Cocainvergiftungen wurden dagegen hauptsächlich vor 1920 und in geringerer Anzahl in den letzten Jahren in den USA beschrieben, u.a. bei Drogenkurieren, sog. Body-Packern, die die Substanz in Condomen o.ä. im Körper verborgen hatten (6-10). Durch Cocain wird die Rückresorption von Transmittern wie Noradrenalin und Dopamin im sympathischen und zentralen Nervensystem gehemmt. Toxische Wirkungen treten bei i.v.-Injektionen über 20 mg auf, die letale Dosis liegt zwischen 700 und 1200 mg (4). Über den Grad der Inaktivierung bei oraler Zufuhr durch Magenfermente existieren keine einheitlichen Angaben. Die Ausscheidung erfolgt rasch nach partieller Metabolisierung in der Leber. Cocain führt klinisch von einem euphorischen Stadium mit Halluzinationen über ein depressives Stadium zu zunehmender Bewußtseinstrübung bis zum Coma bei gleichzeitiger Tachycardie, Hypertonie, Hyperthermie und maximaler Mydriasis. Der Tod tritt unter Konvulsionen an zentraler Atemlähmung ein. Zur Therapie werden positive Resultate vor allem mit Chlorpromazin, Benzodiazepinen und Beta-Blockern, sowie im Tierversuch durch äußere Kältezufuhr beschrieben (1). Wir konnten kürzlich in unserer Klinik einen Fall von akuter Cocainvergiftung beobachten.

Falldarstellung 1: Der 40-jährige Patient fiel auf einem Flug aus Peru kommend einige Stunden nach dem Start durch ein Psychosyndrom mit Euphorie, Distanzlosigkeit und zunehmender Desorientiertheit auf. Ca. 1 Stunde vor der Landung traten generalisierte epileptiforme Krämpfe auf, die auch unter i.v.-Injektion von 1200 mg Phenobarbital nicht sistierten. Bei der Aufnahme in die Klinik war der Patient tief komatös, die Herzfrequenz betrug 100-110/min., der RR 170/125 mmHg, es bestand eine maximale Mydriasis beidseits. Bei allgemein lebhaftem Reflexstatus war der weitere neurologische Befund unauffällig. In der Folge traten weitere generalisierte Krämpfe in 20-minütigen Abständen auf, 90 Minuten nach der Aufnahme kam es zum epileptiformen Status, der medikamentös nicht zu durchbrechen war und unmittelbar anschliessend zum Atem- und Herzstillstand. Reanimationsversuche blieben erfolglos, bei der Sektion fanden sich im Rectum des Patienten 120 g mit Lidocain versetztes Cocain in 3 Luftballons verpackt. Keiner der Ballons war rupturiert, in die Ballons war jedoch Flüssigkeit eingetreten. Im Blut des Patienten konnte Cocain in einer Konzentration von 1,4 mg/l nachgewiesen werden.

Akute schwere Cannabisvergiftungen sind kaum beschrieben, Todesfälle wurden nur von 2 Autoren berichtet (5). In der Cannabispflanze finden sich zahlreiche Cannabinoide, unter denen das $Delta^9$-Tetrahydrocannabinol (THC) mit einer Halbwertszeit von 15-30 Minuten die wirksamste Substanz ist (3). Im Organismus erfolgt, hauptsächlich in der Leber, eine Umwandlung in zahlreiche, zum Teil selbst psychoaktive Metaboliten, u.a. das hochwirksame 11OH-$Delta^9$-THC, die noch nach Tagen nachweisbar sind. Die psychoaktiv wirksame Dosis der Cannabinoide liegt bei nur 100-250 ug THC/kg KG, wogegen die $LD_{50}$ beim Rhesusaffen bei 128 mg/kg KG liegt, entsprechend einer gerauchten Cannabismenge von weit über 100 g (3). Die letale Dosis ist beim Menschen nicht bekannt. Bei üblicher Dosierung führt Cannabis zu Euphorie, Halluzinationen, bei toxischen Dosen treten Tachycardie, Hyperreflexie, Mydriasis sowie eine Katalepsie hinzu. Im EEG finden sich dosisabhängige Frequenzverlangsamungen (2).

Falldarstellung 2: Der 31-jährige Patient wurde aus Karatschi kommend auf dem Flughafen in soporösem Zustand aufgefunden. Bei der Aufnahme fanden sich beidseits mydriatische, nicht auf Licht reagierende Pupillen bei ansonsten unauffälligem Neurostatus. Es bestand eine Hyperthermie von 39 C°, eine leichte Bradycardie von 60/min., die Leberenzyme waren deutlich erhöht. Das EEG war auf 4,5-7 Hz frequenzverlangsamt mit zahlreichen hochamplitudigen Delta-Wellen-Einlagerungen. Der Zustand blieb zunächst unverändert, zwischen dem 3. und 6. Tag klarte die Bewußtseinslage langsam auf und der Patient schied nach Laxantiengabe insgesamt 810 g 98%-konzentriertes, in 41 Condomen abgepacktes Haschischöl aus. Zwei der am 3. Tag ausgeschiedenen Condome waren rupturiert. Nach 7 Tagen hatte sich der Zustand des Patienten vollständig normalisiert, im Urin konnten Cannabinoide bis zum 8. Tag qualitativ nachgewiesen werden.

## Diskussion

Bei den o.g. Fällen konnte eine akute Cocain- bzw. Cannabisvergiftung toxikologisch gesichert werden. In unserem ersten Fall waren ohne äußere Verletzung der Ballons akute Vergiftungserscheinungen aufgetreten. Condome etc. sind in der Regel für Wasser nicht völlig impermeabel, sondern stellen eine semipermeable Membran dar. Durch den osmotischen Druckgradienten kann es zum Wassereintritt und zur Lösung der Droge kommen, die dann ihrerseits ausdiffundieren kann. Nach mechanischer Alteration kann es ferner durch starken Flüssigkeitsstrom zur Ruptur des Condoms kommen. Die Verdünnung des Cocains mit Lidocain läßt in unserem Fall keine sichere Differenzierung zwischen Lidocain- und Cocainintoxikation zu. Aufgrund des gemessenen Serumcocainspiegels würden wir jedoch die Hauptwirkung dem Cocain zuschreiben. Bei unserem 2. Fall ist der Reinheitsgrad des Haschischöls von 98% ungewöhnlich, üblicherweise finden sich Konzentrationen von maximal 70%. Die Menge der resorbierten Cannabinoide dürfte etwa bei 50 g gelegen haben, entsprechend einer hochtoxischen Dosis von ca. 600 mg/kg KG, die unseres Wissens bislang noch nicht beschrieben wurde. Die Urinspiegel konnten von uns lediglich qualitativ gemessen werden, die erhöhten Werte korrelieren jedoch gut mit klinischem Bild und EEG-Befunden. Die üblicherweise bei Cocain und Cannabis praktizierte Applikationsform nasal, oral oder durch Rauchen, führt durch die relativ geringe resorbierte Menge selten zu schwerer Vergiftung. Wegen des vermehrten Drogenschmuggels, durch sog. "Body-Packer", sollte bei aus dem Ausland einreisenden Patienten mit unklarem Coma und der o.g. Symptomatik eine Cannabis- oder Cocainintoxikation in Betracht gezogen werden. Für die Behandlung der Cannabisvergiftung ist keine spezifische Therapie bekannt, auch die forcierte Diurese dürfte wegen vorwiegend hepatischer Metabolisierung von begrenztem Nutzen sein. Bei Cocainintoxikationen dürfte die Gabe von Chlorpromazin sowie bei Hyperthermie die Applikation von Eisumschlägen die Therapie der Wahl sein. Ferner können Benzodiazepine und Beta-Blocker eingesetzt werden.

Zusammenfassung

Wir konnten kürzlich zwei Fälle von akuter Cannabis- bzw. Cocainintoxikation bei Drogenkurieren in unserer Klinik beobachten. Beide Patienten waren komatös und wiesen weite, lichtstarre Pupillen auf. Der Patient mit akuter Cocainintoxikation verstarb nach foudroyantem Verlauf mit epileptiformen, therapeutisch nicht zu beeinflussenden Krämpfen an zentraler Atemlähmung. Bei beiden Patienten konnten die Drogen in Condome bzw. in Luftballons verpackt aus dem Darmtrakt sichergestellt werden. Bei aus dem Ausland einreisenden Patienten mit Bewußtseinsstörung unklarer Genese sollte eine Cannabis- bzw. Cocainintoxikation in die differentialdiagnostischen Überlegungen mit einbezogen werden.

Literatur

1. Catravas JD, Waters IW (1981) Acute cocaine intoxication in the conscious dog. J Pharmacol Exp Ther 217:350-356
2. Coper H (1982) Pharmacology and Toxicology of Cannabis. In: Handb Exp Pharm 55 (3):135-158. Springer, Berlin Heidelberg New York
3. Graf E, Preuss R (1979) Cannabis. In: Gadamers Lehrbuch der chemischen Toxikologie und Anleitung der Gifte Band 1 (2), 3. Aufl.Vandenhoeck u. Ruprecht Göttingen
4. Goodman LS, Gilman A (1975) The pharmacological basis of the therapeutics. 5. Edition, Macmillan Publish Co, New York
5. Harris LS, Dewey WL, Razdan RK (1977) Cannabis. In: Handb Exp Pharmacol 45 (2):371-429 Springer, Berlin Heidelberg New York
6. Lundberg GD, Garriott FC, Reynolds PC, Craveg RH, Shaw RF (1977) Cocaine-related death. J Jorens Sci 22 (2):402-408
7. Price KR (1974) Fatal cocaine poisoning. J Forens Sci Soc 14:1391-1392
8. Suarez CA, Abelardo A, Lester L (1977) Cocaine condom ingestion. J Am Med Ass 238:1391-1392
9. Wetli CV, Wright RK (1979) Death caused by recreational cocaine use. J Am Med Ass 241:2519-2522
10. Wetli CV, Mittleman RE (1981) The "Body Packer Syndrome" - Toxicity following ingestion of illicit drugs packaged for transportation. J For Sci 26:492-500

# Disulfiram-Intoxikation

H. J. Schütz

1937 wies Williams erstmals auf die Alkoholunverträglichkeit von Arbeitern hin, die bei der Vulkanisierung von Kautschuk mit Disulfiram in Kontakt kamen (10). Hald und Mitarbeiter führten diese Substanz 1948 zur Dauerbehandlung von Alkoholkranken ein (4). Disulfiram hemmt den Abbau von Äthanol zu Essigsäure. Sobald Alkohol konsumiert wird, kommt es zu einer Anhäufung von Acetaldehyd im Blut. Der Patient leidet unter Schweißausbruch, Angstgefühlen, Nausea, Erbrechen und empfindet danach eine Aversion gegen Alkohol. Nach längerer Einnahme von Disulfiram können exogene Psychosen und toxische Polyneuropathien auftreten.

Unser 37-jähriger Patient trank seit längerem regelmäßig Alkohol. Der Hausarzt verordnete täglich 500 mg Disulfiram, bei gleichzeitiger Abstinenz. Als sich Kopfschmerzen und Konzentrationsstörungen einstellten, reduzierte er die Dosis um die Hälfte. Nach 10 Tagen nahm der Patient abends in suizidaler Absicht die restlichen ca. 22,5 g zusammen mit einer halben Flasche Bier zu sich und verlor danach das Bewußtsein. Am nächsten Morgen habe er regungslos im Bett gelegen, nur zur Decke gestarrt, nicht mehr gesprochen, keine Nahrung mehr verlangt und sei inkontinent gewesen. Nach vier Tagen wurde er in der Neurologischen Klinik Gießen vorgestellt. Die Intoxikation wurde verschwiegen. Der Kranke wirkte stuporös, reagierte nur vereinzelt auf Ansprache. Die Orientierung war nicht prüfbar. Er bot eine deutliche Dysarthrie und Rumpfataxie. Am 7. Tage der Intoxikation wurde er soporös, außerdem fielen die Patellarsehnenreflexe aus. Elektroencephalographisch fand sich eine mittelschwere Allgemeinveränderung. Einen Tag später wurde er ateminsuffizient und komatös. Als er nach einer Woche das Bewußtsein wieder erlangte, hatte er eine Diplegia faciei und eine schwere, ganz überwiegend motorische, schlaffe Tetraparese mit erloschenen Muskeleigenreflexen, die während der nächsten Tage noch zunahm. Die Elektromyographie ergab später eine ausgeprägte Spontanaktivität der mimischen Muskulatur und der distalen Muskelgruppen an Armen und Beinen bei normaler Nervenleitgeschwindigkeit. Die Paresen bildeten sich während der stationären Behandlung von proximal in distaler Richtung langsam zurück, so daß er nach 15 Wochen wieder mit Stützstöcken gehen konnte. Nach eineinhalb Jahren fühlte er sich wieder hergestellt. Bei der Nachuntersuchung zwei Jahre später hatte er lediglich noch eine leichte beidseitige Lidheberschwäche und Fazialiskontraktur mit pathologischen Mitbewegungen.

Auch bei strikter Abstinenz sind während der Disulfiram-Behandlung Nebenwirkungen nicht selten. Nach längerer Einnahme treten Kopfschmerzen auf, Benommenheit, Angstgefühle, Merkfähigkeit- und Konzentrationsstörungen, Apathie, Libidoverlust und depressive Verstimmungen, die wie bei unserem Kranken zu Selbsttötungsversuchen führen können. Als Prodromalstadium können diese Symptome auch exogenen Psychosen, Delirien und schweren reversiblen hirnorganischen Psychosyndrom vorangehen.

Im Rahmen dieser toxischen Encephalopathien werden die Kranken desorientiert. Häufig leiden sie unter optischen oder akustischen Trugwahrnehmungen und paranoiden Wahnvorstellungen. Sie können manisch erregt oder auch verlangsamt sein (7). Ein stuporähnlicher Zustand wie bei unserem Patienten wurde erst kürzlich beschrieben (9). Auch zerebrale Herdsymptome wie pathologische Greifreflexe, orale Einstellmechanismen, cerebelläre Störungen, Parkinson-Symptome, doppelseitige Pyramidenbahnzeichen und Grand mal-Anfälle können auftreten (5, 6).

Periphere Nervenschäden nach Disulfiram-Einnahme sind selten. In der Weltliteratur wurden bisher nur 33 Fälle von Disulfiram-Polyneuropathie beschrieben (8). Die Erkrankung beginnt mit Mißempfindungen und Schmerzen an der Fußsohle und Unterschenkeln. Die Paresen sind symmetrisch, distal betont und betreffen vorwiegend die Fuß- und Zehenheber, gelegentlich auch die Fingerbeuger und -strecker. Die proximalen Muskelgruppen und die Rumpfmuskulatur sind selten betroffen. Eine vorübergehende Lähmung der Atemmuskulatur wurde bisher noch nicht beschrieben. Die Achillessehnenreflexe fehlen regelmäßig, andere Reflexstörungen kommen nur sporadisch vor. Die Sensibilitätsstörung betrifft vor allem die epikritischen Qualitäten (2). Reversible, partielle Opticusatrophien wurden mehrfach beschrieben. Periphere Fazialisparesen, die im Gegensatz zu unserem Kranken nur diskret waren, kamen bisher nur bei 4 Patienten vor (3). Der elektromyographische Befund wies auf eine primär axonale Schädigung hin. Dementsprechend ergab die Suralisbiopsie bei unserem Patienten im akuten Krankheitsstadium eine axonale Degeneration.

Disulfiram kann kumulieren und wird bei Intoxikationen noch nach Wochen ausgeschieden (6). Die pathochemische Ursache der zentralen und peripheren Nervenschäden ist nicht geklärt. Die überzeugendste Theorie stützt sich auf die Beobachtung, daß Disulfiram in vivo zu Schwefelkohlenstoff metabolisiert wird, dessen Neurotoxizität erwiesen ist. Ungeklärt ist, ob Disulfiram selbst, der bei der Metabolisierung entstehende Schwefelkohlenstoff oder ein späteres, gemeinsames Stoffwechselprodukt die Schädigung verursacht (1).

## Zusammenfassung

Bei einem Patienten kam es nach einem Suizidversuch mit Disulfiram zunächst zu einer Rumpfataxie und einem stuporähnlichen Zustand. Danach wurde der Kranke ateminsuffizient und komatös. Nach Abklingen des Komas hatte er eine Diplegia faciei und eine schwere, schlaffe, überwiegend motorische Tetraparese, die sich innerhalb von zwei Jahren zurückbildete. Die Suralisbiopsie ergab im akuten Krankheitsstadium eine primär axonale Degeneration.

## Literatur

1. Cavanagh JB (1973) Peripheral neuropathy caused by chemical agents. CRC Critical Rev Toxicol 2:366-417
2. Child GP, Osinski W, Bennett RE (1951) Therapeutic results and clinical manifestations following the use of tetraethylthiuram disulfide (Antabus). Am J Psychiatry 107:774-780
3. Gardner-Thorpe C, Benjamin S (1971) Peripheral neuropathy after disulfiram administration. J Neurol Neurosurg Psychiat 34:253-259
4. Hald J, Jacobson E, Larsen V (1948) The sensitizing effect of tetraethylthiuram disulfide (Antabus) to ethylalcohol. Acta Pharmacol Toxicol 4:285-296
5. Hotson JR, Langston W (1976) Disulfiram-induced encephalopathy. Arch Neurol 33:141-142

6. Kane FJ (1970) Carbon disulfide intoxication from overdosage of disulfiram. Amer J Psychiat 127:690-694
7. Knee ST, Razini J (1974) Acute organic brain syndrome: a complication of disulfiram therapy. Amer J Psychiat 131:1281-1282
8. Mokri B, Ohnishi A, Dyck PJ (1981) Disulfiram neuropathy. Neurology 31:730-735
9. Reisberg B (1978) Catatonia associated with disulfiram therapy. J Nerv Ment Dis 166:607-609
10. Williams EE (1937) Effects of alcohol on workers with carbon disulfide. JAMA 109:1472-1473

# Erste klinische Erfahrungen mit dem Benzodiazepin-Antagonisten Ro 15-1788 bei komatösen Patienten

G. Scollo-Lavizzari

## Einführung

Im klinischen Alltag werden Benzodiazepine als Anxiolytica, Sedativa und selbst als Anaesthetica eingesetzt. Benzodiazepine sind darüberhinaus die wirkungsvollsten Medikamente zur Unterbrechung und Behandlung verschiedener Formen menschlicher Epilepsien.

Benzodiazepine entfalten ihre Wirkung im Zentralnervensystem hauptsächlich durch Steigerung der GABAvermittelten, synaptischen Übertragung (1, 2), indem zwischen Benzodiazepinen und einem spezifischen neuronalen Membranrezeptor Wechselwirkungen stattfinden (4, 5).

Verschiedene neusynthetisierte Imidazodiazepine behindern die hochspezifische, affine Bindung des 3H-Diazepam an die Synapsenfraktionen des Gehirns, rufen jedoch in vivo keine der typischen Benzodiazepinwirkungen hervor (3). Aus dieser Gruppe sticht das Ro 15-1788 (Aethyl-8-fluor-5-6-dihydro-5-methyl-6-oxo-4H-imidazol (1,5-a)(1, 4)-benzodiazepine-3-carboxylat) durch seine geringe Toxizität und seine Fähigkeit hervor, die Wirkungsmechanismen verschiedener Benzodiazepine zu blockieren. Ro 15-1788 wurde deshalb für die klinische Forschung am Menschen ausgesucht, weil es sich in Verträglichkeitstudien als sehr gut verträglich erwies. Außerdem konnten keine intrinsischen pharmakologischen Aktivitäten nachgewiesen werden.

Die Bedeutung eines solchen Benzodiazepin-Antagonisten entspricht der der Opiatantagonisten, weshalb beträchtliche wissenschaftliche und therapeutische Ergebnisse zu erwarten sind.

Der Zweck dieser Studie besteht darin, festzustellen, ob intravenös verabreichtes Ro 15-1788 ein wirkungsvoller Benzodiazepin-Antagonist im Gehirn des Menschen darstellt, und ob Ro 15-1788 dazu verwendet werden kann, Benzodiazepin-Überdosierungen in ihrer Wirkung rückgängig zu machen.

## Material und Methoden

Die Studie wurde mit 9 Patienten durchgeführt, die sich aufgrund einer Benzodiazepin-Überdosierung in tiefem Koma befanden. Dieses Benzodiazepin wurde in vier Fällen zur Sedation und in vier Fällen als Therapeutikum zur Durchbrechung eines Status epilepticus gegeben. In einem Fall war die Intoxikation auf einen Selbstmordversuch zurückzuführen.

Bei allen 9 Patienten wurden systematisch Langzeit-EEGs (16-Kanal-Elektroenzephalograph, bipolare Ableitungen) vor, während und nach intravenöser Verabreichung des Benzodiazepin-Antagonisten Ro 15-1788 durchgeführt. Außer dem EEG wurden das EKG, die Atmung, systolischer und diastolischer Blutdruck registriert.

Bei der parenteralen Verabreichung wurden 10 mg Ro 15-1788 in Propylenglykol und Polyaethylenglykol gegeben.

Die fertige Lösung erhält man, indem ein wasserhaltiger Verdünner mit Mannitol zur organischen Lösung der aktiven Substanz (10 mg Ro 15-1788 in 2 ml) gegeben wird.

Ro 15-1788 wurde intravenös, fraktioniert in Dosen von 2,5 mg/Min, bis zur Gesamtdosis von 10 mg, verabreicht.

## Ergebnisse

1-2 Minuten nach Beendigung der Injektion von 10 mg Ro 15-1788, injiziert in mehr als 60 Sekunden, wechseln die EEGs von typischen Komabildern (Abb. 1A) in Bilder des Wachzustandes (Abb. 1B).

Klinisch wurde ein Aufwachen der Patienten beobachtet. Sie öffneten ihre Augen, reagierten auf Schmerzreize und steigerten ihre Atmung. Sowohl der systolische als auch der diastolische Blutdruck waren für 10-15 Minuten nach der Injektion vorübergehend erhöht.

Bei einem von vier Patienten, die Benzodiazepine zur Unterbrechung eines Status epilepticus erhalten hatten, traten erneut fokale Anfälle unter Ro 15-1788 auf.

Die antagonistische Wirkung von Ro 15-1788 hielt in unseren Fällen zwischen 3 und 5 Stunden an. Bei Bedarf wurde eine Folgedosis verabreicht.

In einem Fall mit Leberkoma und zusätzlicher Überdosis von Benzodiazepin half Ro 15-1788 die Diagnose zu eruieren. Das heißt, daß nach Gabe von Ro 15-1788 der Schweregrad des Leberkomas nach Neutralisierung der Benzodiazepin-Wirkung deutlich zutage kam. Vor Gabe des Ro 15-1788 sah man im EEG deutliche Benzodiazepin-Einwirkungen mit starken Beta-Rhythmen. Nachher traten deutliche triphasische delta-Wellen auf, die für das hepatische Koma typisch sind.

## Diskussion

Die Ergebnisse der gegenwärtigen Studie weisen Ro 15-1788 als wirkungsvollen Antagonisten der Benzodiazepine am Menschen unter klinischen Bedingungen aus. Zwar ist bekannt, daß eine Intoxikation mit Benzodiazepinen allein äußerst selten fatale Folgen für den Patienten hat. Dennoch ist bei solchen Patienten eine ständige Überwachung unter intensivmedizinischen Bedingungen notwendig, die durch Ro 15-1788 deutlich verkürzt werden konnte, da der komatöse Zustand dieser Patienten durch den Antagonisten durchbrochen wurde. Häufiger sind hingegen die Fälle eines kombinierten medikamentös bedingten Komas durch Benzodiazepine und andere zentral wirksame Substanzen wie Barbiturate oder Alkohol. Hier kann das Ro 15-1788 die cerebrale Depression, sofern sie durch Benzodiazepine hervorgerufen wird, beseitigen.

Ro 15-1788 ist daher bei Patienten mit intoxikationsbedingtem Koma sehr nützlich, vor allem wenn die einzelnen zentralwirksamen Medikamente nicht anamnestisch schnell identifiziert werden können. Man kann somit sagen, daß Ro 15-1788 die nicht durch Benzodiazepin bedingte Komponente in solchen gemischten Komata *demaskiert*.

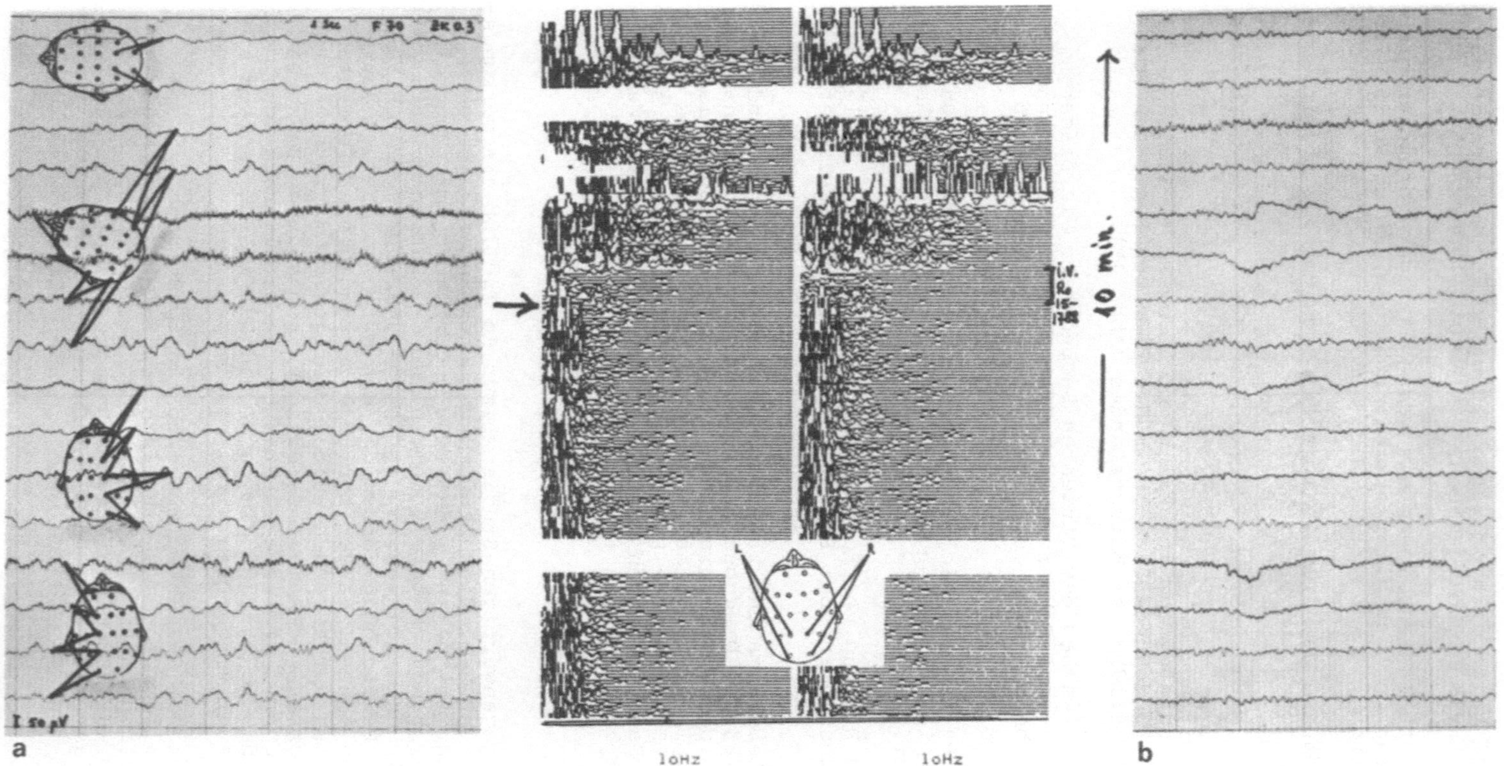


Abb. 1. Effekte der vigilanzhebenden Medikation. a: Tiefes Koma. Schwere Allgemeinveränderung mit Grüppen hoher delta-Wellen. b: EEG-Normalisierung nach i.v.-Verabreichnung von 7,5 mg Benzodiazepin-Antagonist Ro 15-1788. Patient wach. *Beachte (Mitte)*: Wiederauftreten der hirneigenen Rhythmik nach i.v.-Applikation von Ro 15-1788 (→). Spektogramme von 0 bis 20 Hz. Registrierauschnitt über 15 Minuten

Nach Erwachen des Patienten aus dem Koma kann eine deutliche Verbesserung der Atmung beobachtet werden, was für das weitere therapeutische Procedere von Belang ist.

## Zusammenfassung

Die Entdeckung des Benzodiazepin-Antagonisten Ro 15-1788 eröffnet neue Wege in der Behandlung und Abklärung von Komata verschiedener Ätiologie:

Die Dauer der Bewußtlosigkeit wird verkürzt und die Wirkung der Benzodiazepine wird in einem durch verschiedene Substanzen vergifteten Organismus neutralisiert.

Aufgrund von neun klinischen Beispielen unter speziellen Situationen werden die ersten Ergebnisse von Benzodiazepin-Antagonisten-Behandlung gezeigt und diskutiert.

## Literatur

1. Haefely W, Kulcsar A, Moehler H, Pieri L, Polc P, Schaffner R (1975) Possible involvement of GABA in the central actions of benzodiazepines, In: Mechanism of Action of Benzodiazepines, Costa E, Greengard P (eds). Raven Press, New York, p 131-151
2. Haefely W, Pieri L, Polc P, Schaffner R (1981) General pharmacology and neuropharmacology of benzodiazepine derivatives, In: Handbook of Experimental Pharmacology 55: Psychotropic Agents, Part 2. Hoffmeister F, Stille G (eds). Springer, Berlin Heidelberg New York, p 13-262
3. Hunkeler W, Moehler H, Pieri L, Polc P, Bonetti EP, Cumin R, Schaffner R, Haefely W (1981) Selective antagonists of benzodiazepines. Nature 290:514-516
4. Moehler H, Battersby MK, Richards JG (1980) Benzodiazepine receptor protein identified and visualized in brain tissue by a photoaffinity label. Proc Natl Acad Sci USA 77:1666-1670
5. Moehler H, Richards JG, Wu JY (1981) Autoradiographic localization of benzodiazepine receptors in immunocytochemically identified GABA-ergic synapses. Proc Natl Acad Sci USA 78:1935-1938

# Neurotoxizität von Trimethylzinn. Ergebnisse von sechs Intoxikationsfällen

R. Besser, G. Krämer, H. C. Hopf und Ch. Rey

## Einleitung

Dimethylzinn wird als organische Zinnverbindung als Zwischenprodukt zur Herstellung von Kunststoffstabilisatoren benötigt. Die Substanz wird aus anorganischem Zinn und Methylchlorid in einem Reaktionsturm katalysiert. Hierbei entstehen 88% Dimethylzinnchlorid und 8% Trimethylzinnchlorid. Unter normalem atmosphärischem Druck verdampft aus dem Substanzgemisch vorwiegend Trimethylzinnchlorid, da es einen höheren Dampfdruck besitzt. Nachdem bisher nur von Äthylzinn Intoxikationsfälle bekannt geworden sind, berichten wir erstmals über akute neurotoxische Wirkungen von Trimethylzinn beim Menschen.

## Falldarstellung

Sechs Arbeiter einer chemischen Fabrik waren mit der Reinigung eines Reaktionsturmes beschäftigt, in dem Dimethylzinn hergestellt wurde. Die Expositionszeit betrug ca. 2 Stunden an drei aufeinanderfolgenden Tagen. Trotz vorschriftsmäßiger Schutzkleidung kam es in allen Fällen zu Vergiftungen, die durch eine massiv erhöhte Organozinnausscheidung im Urin bewiesen werden konnte.

Alle Arbeiter entwickelten 1-2 Tage nach der Exposition Kopfschmerzen und einen audiographisch nachgewiesenen Hörverlust von etwa 30 dB. In zwei Fällen blieben dies die einzigen Erscheinungen. 4 Arbeiter entwickelten ein schweres psychopathologisches Bild, welches von Desorientiertheit, Konfabulationen und schweren mnestischen Störungen geprägt war. In 3 Fällen bestand eine hochgradige Aggressivität, die zu Gewalthandlungen gegen das Pflegepersonal führte. Dreimal wurde eine Störung des Eßverhaltens beobachtet, wobei neben der Hyperphagie ein Betroffener eine Anorexie entwickelte. Die Sexualität ist in einem Falle beeinträchtigt.

Klinisch neurologisch imponiert bei einem Patienten eine schwerste cerebelläre Ataxie mit Gang- und Standunfähigkeit. Die Augenbewegungen sind durch einen periodisch alternierenden Nystagmus gekennzeichnet. Ein Blickrichtungsnystagmus konnte in drei weiteren Fällen elektronystagmographisch nachgewiesen werden.

Zeichen einer sensiblen Neuropathie lagen bei zwei Patienten vor, die über Kribbelparaesthesien und Schwäche der distalen Extremitäten berichteten. Die sensible Nervenleitgeschwindigkeit war in diesen Fällen an den unteren Extremitäten gegenüber den oberen deutlich vermindert.

Epileptische Anfälle wurden in der Akutphase bei drei Arbeitern beobachtet. Alle hatten mehrfache Dämmerattacken, in einem Fall kam es zu einem generalisierten Anfall. Im EEG fanden sich in vier Fällen teils hochvoltierte temporale Deltarhythmen, einmal temporale Spitzenpotentiale. Die Grundaktivität war kaum verlangsamt.

## Verlauf

Die Schwere der Intoxikationen und der Ausgang der Erkrankung zeigte eine direkte Korrelation zur Höhe der Organozinnausscheidung im Urin, die als indirekter Parameter für die aufgenommene Giftmenge gelten kann. 2 Betroffene erholten sich kurze Zeit nach diskreten Intoxikationserscheinungen. 2 Patienten mit schweren psychopathologischen Bildern und hoher Organozinnausscheidung entwickelten ein Defektsyndrom mit schwerer cerebellarer Ataxie bzw. deutlichen mnestischen Störungen, das in einem Fall zu bleibender Hospitalisierung, im anderen Fall zur Erwerbsunfähigkeit führte. Ein Patient mit erheblichen psychopathologischen Störungen, jedoch geringerer Organozinnausscheidung erholte sich vollständig. Der Betroffene mit der höchsten Organozinnausscheidung und dem schwersten klinischen Bild verstarb.

## Histopathologischer Befund

Histologisch fanden sich bei dem verstorbenen Patient das Cytoplasma der Nervenzellen geschrumpft und eosinophil. Die Zellkerne waren geschrumpft und lagen exzentrisch, Nissl Schollen waren nicht mehr zu erkennen. Elektronenmikroskopisch fanden sich in den Zellen Körperchen, wie sie von Speichererkrankungen bekannt sind. Die weitaus schwerste toxische Zellveränderungen fanden sich in limbischen System, besonders in der Amygdala. Im Kleinhirn bestand ein subtotaler Verlust der Purkinje-Zellen.

## Diskussion

Die Zusammenfassung der klinischen Befunde ergibt ein im Vordergrund stehendes psychopathologisches Bild, welches durch Gedächtnisstörungen, Affektstörungen und Störungen des Eßverhaltens bzw. der Sexualität gekennzeichnet ist. Diese Symptome sind mit dem Klüver-Bucy Syndrom vergleichbar und weisen auf eine Schädigung des limbischen Systems hin. In gleicher Weise interpretieren wir die Dämmerattacken und die dabei erhobenen elektroencephalographischen Befunde. Dieser Schwerpunkt der Wirkung des Trimethylzinns konnte histologisch nachgewiesen werden. Auch die cerebellären Störungen als zweites Kernsyndrom sind histologisch bestätigt. Unklar bleibt dagegen der Stellenwert der Neuropathie, da histologische Untersuchungen hierzu bisher nicht durchgeführt wurden.

Die Kenntnisse über die Toxizität von Organozinnverbindungen beim Menschen haben sich bisher weitgehend auf die Mitteilungen vom Aethylzinn beschränkt (1). Bei der Stalinon Katastrophe in Frankreich verstarben über 100 Personen meist unter dem Bild eines Hirnödems, welches auch autoptisch nachgewiesen wurde. Solche Veränderungen wurden jedoch von uns nicht gefunden.

Über die Trimethylzinnwirkung beim Menschen bestehen bisher nur Mitteilungen nach chronischer Exposition (5, 6). Während diese Fälle weitaus geringere klinische Symptome zeigten, besteht hinsichtlich der Ausgestaltung der Intoxikationssymptome Übereinstimmung mit unseren Fällen. Dies bezieht sich vor allem auf die psychopathologischen Befunde und die zerebralen Anfälle. Histopathologische Untersuchungen liegen hier jedoch nicht vor.

Tierexperimentelle Befunde zeigen sowohl im klinischen Bild als auch in der Lokalisation der zerebralen Schädigung Übereinstimmung mit unseren Ergebnissen (2, 3, 4).

Die vorgestellten Intoxikationsfälle belegen somit die hohe Toxizität von Trimethylzinn, sowie die Spezifität des resultierenden Intoxikationssyndromes beim Menschen. Unklar bleibt jedoch der Mechanismus der zerebralen Giftwirkung, insbesondere die Bedeutung der von uns gefundenen intrazellulären Speichersubstanzen.

## Zusammenfassung

Sechs Arbeiter erlitten eine akute Trimethylzinnintoxikation, die klinisch durch ein psychopathologisches Bild mit mnestischen Störungen, Aggressivität und Störungen des Eß- und Sexualverhaltens, cerebelläre Störungen, Zeichen einer Neuropathie und cerebralen Anfällen gekennzeichnet war. Das klinische Syndrom konnte durch histopathologische Untersuchungen belegt werden. Die Ergebnisse stehen in Einklang mit den wenigen bisherigen Mitteilungen über Intoxikationen beim Menschen und tierexperimentellen Befunden.

## Literatur

1. Alajouanine Th, Derobert L, Thieffry S (1958) Etude clinique d'ensemble de 210 cas d'intoxication par les sels organiques d'étain. Rev neurol 98:85-96
2. Aldrige WN, Brown AW, Bierley JB, Verschoyle RD, Street BW (1981) Brain damage due to trimethyltin compounds. Lancet Sept:692-693
3. Bouldin THW, Goines ND, Bagnell CR, Krigman MR (1981) Pathogenesis of trimethyltin neuronal Toxicity. Am J Pathol 104:237-249
4. Brown AW, Aldridge WN, Street BW, Verschoyle RD (1979) The behavioral and neuropathologic sequelae of intoxication by trimethyltin compounds in the rat. Am J Pathol 97:59-76
5. Fortemps E, Amand G, Bombour A, Lawerys R, Laterre EC (1978) Trimethyltin Poisoning. Report of two Cases. Int Arch Occup Environ Hlth 6:1-5
6. Ross WD, Emmett EA, Steiner J, Tureen R (1981) Neurotoxic effects of occupational exposure to organotins. Am J Psychiatry 138:1092-1095

# Akute Enzephalopathie bei letaler Nitrobenzolvergiftung

R. J. Seitz und W. Wechsler

Nitrobenzol (NB) ist ein Bestandteil zahlreicher industrieller Produkte (3) und gilt wegen seiner toxischen Wirkungen als eine gefährliche Industrienoxe (10). Bereits 1978 berichtete Filehne (1) über die schweren Vergiftungserscheinungen der akuten Nitrobenzolintoxikation (NBI), die durch Schwindel, zerebrale Krämpfe, Reflexlosigkeit und Koma gekennzeichnet sind (6). Als hervorstechender Laborparameter imponiert dabei eine ausgeprägte Methämoglobinämie (MHÄ; 4). Die schwere zerebrale Symptomatik der akuten NBI weist darauf hin, daß neben einer MHÄ-bedingten Hypoxie zusätzlich eine direkte toxische Wirkungskomponente des NB auf das Zentralnervensystem besteht (6). Dennoch fehlen neuere Mitteilungen über neuropathologische Veränderungen nahezu vollständig; lediglich Güntz beschreibt 1930 einen Fall von NBI mit einer "hämorrhagischen Encephalitis" (2).

## Kasuistik

Ein 45-jähriger Chemie-Facharbeiter, der während vieler Jahre in einem industriellen Verarbeitungsunternehmen für aromatische Nitroverbindungen beschäftigt gewesen ist, bemerkte nach Rückkehr von einer Spätschicht zunehmende Übelkeit und eine Lippenzyanose und ging deshalb nach Genuß von 2 Flaschen Bier zum Abendbrot sofort zu Bett. Eine halbe Stunde später fand die Ehefrau den Patienten bewußtlos im Bett und veranlaßte die Krankenhauseinweisung. Bei der Aufnahme bestanden eine ausgeprägte blass-graue Zyanose von Gesicht und Akren sowie eine schwere Dyspnoe mit Schnappatmung. Die Muskeleigenreflexe waren aufgehoben. Die Herzaktion war bei nicht meßbarem peripheren Blutdruck regelmäßig. Es wurde sofort eine Intensivtherapie mit Intubation und Beatmung eingeleitet. In einer 9 Stunden später gewonnenen Blutprobe wurde ein Methämoglobinspiegel (MHS) von ca. 30 mg% gemesen. In Urinproben wurde NB nachgewiesen. Unter der Behandlung mit den MHÄ-Antidots, Methylenblau und Vitamin C, besserte sich die Zyanose, das Koma bestand jedoch weiterhin. 16 Stunden nach Komabeginn reagierte der Patient lediglich auf Schmerzreize, die Lichtreaktion der Pupillen war beiderseits prompt und seitengleich, und der Babinski-Reflex beiderseits spontan positiv. Das EEG zeigte eine Nullinie. Nach insgesamt 76 Stunden verstarb der Patient nach Kammerflimmern unter den Zeichen des Herz-Kreislaufversagens.

Die Körpersektion ergab eine hochgradige Blutstauung der Organe im Einzugsgebiet der Vena portae und eine läppchenzentrale Leberverfettung. Harnblase und Rectum waren weitgestellt (S-Nr.: 640/79, Path. Inst., Uni. Düsseldorf; Dr. W. Schulz und Prof. Dr. W. Hort).

Bei der Neuropathologischen Sektion zeigten sich bei einem Hirngewicht von 1320 g nach Formalinfixierung leichte Hirndruckzeichen mit abgeplatteten Großhirnwindungen und mäßig prominenten Kleinhirntonsillen.

Eine frische umschriebene Subarachnoidalblutung wurde occipito-parietal rechts und über der kaudalen Hälfte der Kleinhirnhemisphären beobachtet. Die leptomeningealen Venen und subependymal gelegenen Venen in den Seitenventrikeln und im Septum pellucidum waren stark gestaut. Einzelne frische Kugelblutungen fanden sich im Corpus amygdalum, im Ammonshorn und im Gyrus parahippocampalis rechts, der dritten Temporalwindung rechts und dem Splenium des Corpus callosum in seinen lateralen Anteilen. Umschriebene Kleinhirnrindenblutungen waren außerdem in den Windungstälern unter der Subarachnoidalblutung erkennbar.

Lichtmikroskopisch fanden sich in der Großhirnrinde, den Stammganglien, den Kerngebieten des Mittelhirns und der Medulla oblongata und der Kleinhirnrinde Nervenzellschädigungen mit den Zeichen reaktiv veränderter Neuroglia. Die Nervenzellschädigungen bestanden in frischen elektiven Parenchymnekrosen mit Zellschrumpfungs- und Erbleichungsformen. Daneben konnten vereinzelt vor allem perivaskulär Nervenzellen mit Zeichen einer akuten Zellschwellung in Form eines aufgetriebenen abgerundeten Zelleibs, eines großen Zellkerns und spießartigen Zellfortsätzen beobachtet werden. Die Großhirnrinde war in der 3. und 5. Schicht besonders stark betroffen. Im Bereich der Zentralwindungen, der Occipitalrinde und des Sommerschen Sektors des linken Ammonshorns waren sogar einzelne herdförmige Kortexnekrosen erkennbar. Sie waren bevorzugt in der Windungstiefe der Großhirnrinde anzutreffen und schienen eine Prädilekton in der 5. und 6. Schicht zu besitzen. Im Bereich der Stammganglien waren das Pallidum und der Thalamus schwer und bilateral symmetrisch involviert. Im Mittelhirn im Bereich der Substantia nigra und im Oculomotorius-Kerngebiet fanden sich zahlreiche Nervenzellschatten, ebenso in der Medulla oblongata im Bereich beider Olivenkerne. Im Kleinhirn bestand eine generalisierte akute Körnerzellnekrose, und das Purkinje-Zellager zeigte eine ausgedehnte Erbleichung mit einem subtotalen Purkinje-Zellschwund. Die makroskopisch sichtbaren Kugelblutungen stellten sich histologisch als frische Erythrodiapedesis-Blutungen dar. Zusätzlich waren Zeichen eines Hirnödems erkennbar.

## Diskussion

Für die bei diesem Patienten zu beobachtende frische schwere Hirnschädigung sind als pathogenetische Komponenten eine schwere Hypoxämie auf der Grundlage einer NB-induzierten MHÄ und eine direkte toxische NB-Wirkung zu diskutieren.

Die Rückrechnung des MHS bei Komabeginn ergibt eine mit über 60 mg% im lebensbedrohenden Bereich liegenden Wert (3). Vorstellbar ist, daß die durch die MHÄ-bedingte Hypoxämie - vergleichbar der bei der Kohlenmonoxydvergiftung (7) - im ZNS zu generalisierten hypoxämischen Nervenzellschädigungen geführt hat. Wahrscheinlich ist die hypoxämische Hirnschädigung durch eine instabile Kreislaufsituation noch zusätzlich verstärkt worden. Aus der Krankengeschichte geht hervor, daß bei der Hospitalisation des Patienten bei regelmäßiger Herzaktion die peripheren Pulse nicht tastbar gewesen sind, und nach initialer Intubation ein Herzstillstand aufgetreten ist, der jedoch unmittelbar beherrscht werden konnte. Die Kombination von MHÄ und verminderter Blutzirkulation wird man in Anlehnung an Scholz als Ursache für die schwere hypoxämische Hirnschädigung ansehen müssen (11).

Die Pathogenese der Blut-Hirnschrankenstörung wollen wir weniger als Folge der MHÄ-induzierten Hypoxie als vielmehr als Ausdruck einer direkten toxischen NB-Wirkung auf die Gefäßendothelien interpretieren. Die Subarachnoidalblutungen und die intrazerebralen Diapedesis- und

Kugelblutungen entsprechen wohl den umfangreichen petechialen Blutungen, die nach NBI in verschiedenen Organen beschrieben worden sind (9). Hinweise auf eine direkte toxische NB-Wirkung auf das ZNS zeichnen sich durch die klinische Symptomatik der NBI und durch neurophysiologische Experimente ab, die eine Herabsetzung der Nervenleitgeschwindigkeit nach NB-Applikation zeigen (8). Morphologisch ist der Nachweis indessen nur schwer zu führen. Zwar finden sich vor allem perivaskulär in der Großhirnrinde einzelne Nervenzellen mit den Zeichen einer akuten Zellschwellung (12). Die umfangreiche hypoxämische Parenchymschädigung überlagert jedoch dieses Phänomen.

Die NBI bei diesem Patienten hat einen ungewöhnlichen Schweregrad erreicht. Zu vermuten ist, daß der Genuß von Alkohol am Abend des Eintrittes des Komas die Wirkung der NBI wesentlich verstärkt hat (5, 6). Zusätzlich hat mit hoher Wahrscheinlichkeit die lange Dauer der Intensivtherapie dazu beigetragen, daß sich die beschriebenen neuropathologischen Befunde manifestieren konnten.

## Zusammenfassung

Bei einem Fall einer akuten Enzephalopathie durch eine letale NBI sind sowohl eine direkt toxische Wirkung des NB auf die Blut-Hirnschranke und möglicherweise auf das nervöse Parenchym als auch eine sekundäre hypoxämische Schädigung durch die NB-bedingte MHÄ als pathogenetische Faktoren anzunehmen. Die zeitliche Reihenfolge und der Umfang der primären und sekundären Schädigungen des ZNS können allerdings nicht genau bestimmt werden.

## Literatur

1. Filehne W (1878) Über die Giftwirkung des Nitrobenzols. Kritisch-experimentelle Untersuchung. Arch Pathol Pharmakol 9:329-379
2. Güntz E (1930) Nitrobenzolvergiftung mit allgemeiner Blutgerinnung und hämorrhagischer Encephalitis. Z ger Med 15:461-469
3. Harrison MR (1977) Toxic methaemoglobinaemia. A case of acute nitrobenzene and aniline poisoning treated by exchange transfusion. Anaesthesia 32:270-272
4. Heubner W (1914) Über das Wesen der akuten Nitrobenzol- und Anilinvergiftung. Zbltt Gehyg 2. Jahrg:409-412
5. Kiese M, Siems J (1949) Pharmakologische Untersuchungen mit m-Dinitrobenzol. IV. Mitteilung. Leberfunktionsprüfung durch Bestimmung des Abbaues von p-Oxyphenylbrenztraubensäure. Arch exp Path Pharm 206:528-545
6. Moeschlin S (1980) Klinik und Therapie der Vergiftungen. 6. Aufl. Thieme, Stuttgart New York, pp 347-348
7. Lapresle J, Fardeau M (1966) The central nervous system and carbon monoxide poisoning. II. Anatomical study of brain lesions following intoxication with carbon monoxide (22 cases). Acta Neuropath 6:327-348
8. Pankow D, Glatzel W, Tietze K, Ponsold W (1975) Motor nerve conduction velocity after carbon monoxide or m-dinitrobenzene poisoning following elimination of the poisons. Arch Toxicol 34:325-330
9. Petri E (1930) Pathologische Anatomie und Histologie der Vergiftungen. In: Henke F, Lubarsch O (eds) Handb spez path Anat Histol X. Springer, Berlin Göttingen Heidelberg, p 252
10. Pfordte K (1973) Über die akute Toxizität und hämoglobinbildenden Eigenschaften einiger Industrienoxen: Nitrobenzol und seine Reduktionsprodukte. Z ges Hyg 19:35-39

11. Scholz W (1957) Die häufigsten Formen topistischer Kreislaufschäden. In: Scholz W (ed) Handb spez path Anat Histol XIII. Nervensystem Ib. Springer, Berlin Göttingen Heidelberg, p 1351
12. Spielmeyer W (1922) Histopathologie des Nervensystems. Springer, Berlin Göttingen Heidelberg

# Vergleichende tierexperimentelle Untersuchungen über die Neurotoxidität von Radiosensitizers

P. Glees und K. Dawson

## Einleitung

Tumorzellen, die auf Grund ihrer hohen Wachstumsrate von der Sauerstoffversorgung abgeschnitten sind oder nur gering versorgt werden, wie im Innern einer Geschwulst, zeigen eine Resistenz gegenüber Röntgenbestrahlung. Dennoch bewahren diese Zellen ihre Fähigkeit bei verbesserter Versorgung neu zu wuchern. Um diese jetzt hypoxischen Zellen der Strahlentherapie zugänglich zu machen, haben (1, 2, 3) vorgeschlagen, eine biochemisch begründete verbesserte Strahlenempfindlichkeit der Tumorzellen durch Nitroimidazole zu erzeugen. Diese zusätzliche Behandlung verursachte jedoch eine periphere Neuropathie in 55% der Patienten (7).

## Fragestellungen

Unsere tierexperimentellen Untersuchungen haben folgende Ziele:

1. Ein verläßliches biologisches Modell für die neurotoxische Reizschwelle zu finden.
2. Wie weit die neurotoxischen Schäden morphologisch diffus oder lokalisiert sind.
3. Sind die tierexperimentellen Befunde mit denen der Neuropathien der Patienten vergleichbar.
4. Welche neurohistologischen und ultrastrukturellen Veränderungen sind den neurotoxischen Erscheinungen zugeordnet.

## Material und Methoden

Die Untersuchungen begannen mit großen Versuchsreihen an Hühnern, die wir in früheren neurotoxischen Untersuchungen (5, 6) neurophysiologisch und morphologisch als verläßliches Beobachtungsgut beschreiben konnten. Wir dehnten diese Untersuchungen auf Meerschweinchen, Katzen und Ratten aus und konnten weiterhin Paviane und Rhesusaffen hinzuziehen. Seit März 1982 bearbeiten wir eine Versuchsserie von Marmosetten (Callithrix jacchus). Die untersuchten Nitroimidazole, insbesondere Misonidazol mit relativen Dosierungen zu den 12 $g/m^2$ die insgesamt für Patienten gebraucht wurden, verursachten allgemeine Vergiftungserscheinungen mit sensorischen Ausfällen. Nach dem Auftreten deutlicher toxischer Erscheinungen wurden die Tiere nach tiefer Betäubung mit Paraformaldehyd/Glutaraldehyd perfundiert, um neurohistologische licht- und ultramikroskopische Untersuchungen durchzuführen.

---

Die Autoren danken für einen Grant von "Cancer Research Campaign"

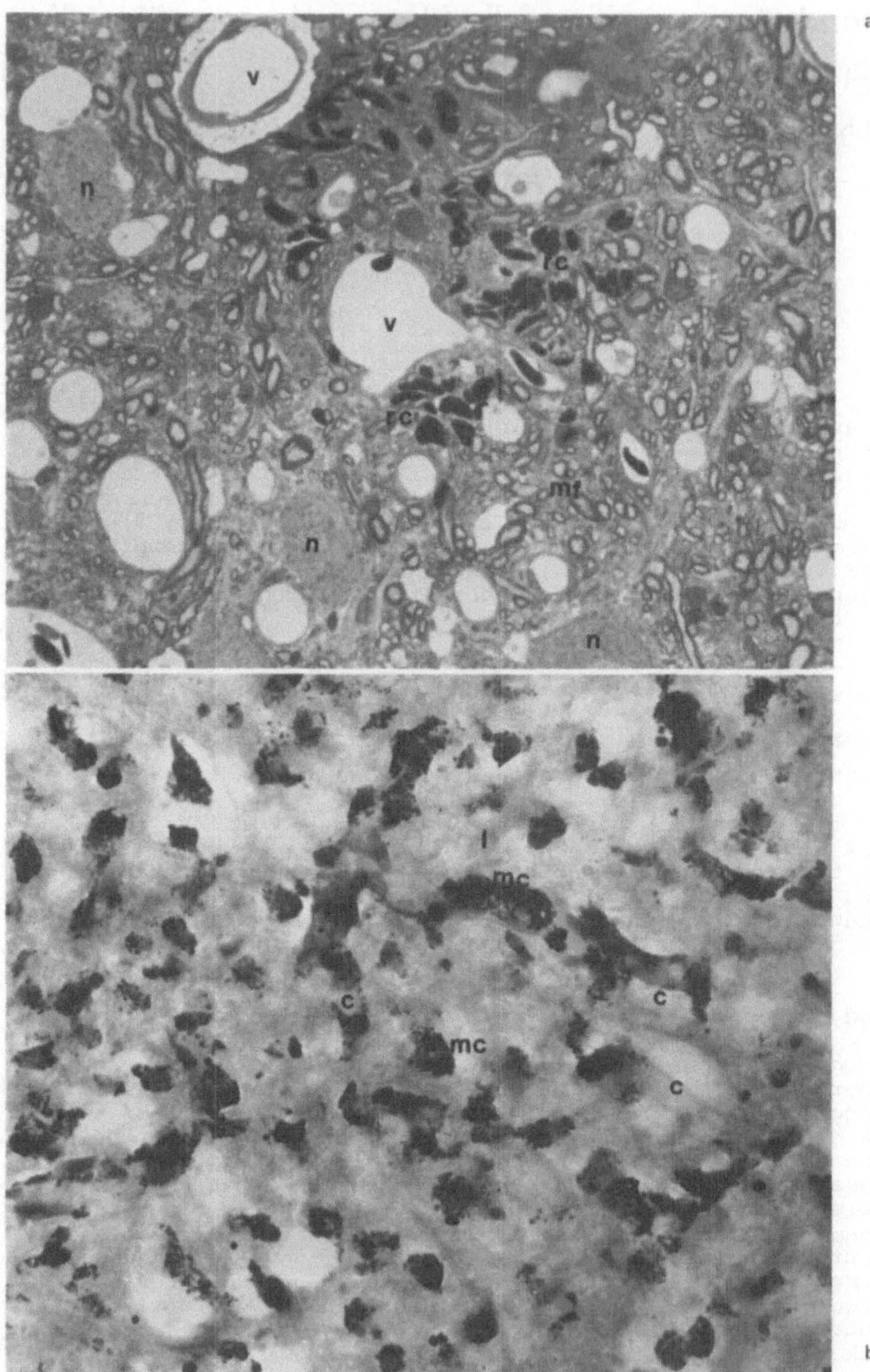


Abb. 1. a Interstitielle Blutungen in den Kleinhirnkernen. Semidünnschnitt, Toluidinblau (Huhn 24, Misonidazol). v: Gefäße, mf: Markfasern, n: Neurone, rc: Erythrocyten. b Massive Abraumtätigkeit der Mikroglia im Lendenmark. Osmium-Chlorat (Affe, Misonidazol). c: Kapillaren, mc: Mikroglia

## Ergebnisse

Bei den Vögeln waren die degenerativen Läsionen vorwiegend auf das Kleinhirn beschränkt, mit Blutungen in den Kleinhirnkernen (s. Abb.1a) und degenerativen Veränderungen in den Purkinje Zellen, ähnliche Veränderungen waren auch bei den Ratten und Meerschweinchen zu sehen. Katzen hatten Läsionen im hinteren Vierhügelgebiet. Aufschlußreich war das Pavianmaterial, hier umfaßten degenerative Schädigungen das Mittelhirngebiet, umschriebene Herde in der Medulla und im Lumbalmark. Für uns wesentlich und als Vergleichsmaterial zum Menschen waren elektronen-mikroskopisch sichtbare Degenerationen in den Spinalganglienzellen mit beginnender Degeneration von Hinterwurzelfasern. Diese Veränderungen können für die peripheren Neuropathien des Menschen erklärend angeführt werden. Auffällig ist die frühe intensive Abraumtätigkeit der Mikroglia (s. Abb. 1b).

## Besprechung der Ergebnisse

Allgemein kann der Schluß gezogen werden, daß Primatenexperimente für die volle Erfassung der Neurotoxidität herangezogen werden müssen, um eines dem Menschen vergleichbares Material zu erhalten. Nicht-Primaten können nur für Vorversuche dienen. In diesem Stadium unserer Studien glauben wir, daß an gut perfundiertem Affenmaterial, lichtmikroskopisch an Gefrierschnitten für Fettfärbungen (Sudan-Schwarz) mit der Silbermethode von (4) für Zell- und Faserdegenerationen mit einer modifizierten Marchimethode für Markfaserdegenerationen und Abraumzellen, die Fettabbauprodukte enthalten, eine gute Übersicht der neurotoxischen Schädigungen erhalten werden kann. Feinere Studien schließen sich an, wie Semidünnschnitte und letztlich elektronenmikroskopische Analyse, die uns die Ultrapathologie erschlossen hat.

## Zusammenfassung

Um hypoxische Zellen im Tumorinnern der Röntgenbestrahlung zugänglich zu machen, bietet sich von bio-chemischen Vorstellungen her eine zusätzliche Behandlung mit Radiosensitizern an. Jedoch zeigen klinische Beobachtungen der Patienten unter Behandlung mit dieser kombinierten Methodik einen hohen Prozentsatz von peripheren Neuropathien.

Vergleichende Tierexperimente mit Radiosensitizern, wie Misonidazol, bestätigen das Auftreten neurologischer Schäden, die bei Primaten das Ausmaß und die Lokalisierung der Patienten erreichen.

Toxische Schädigungen lassen sich an der Blut-Hirnschranke nachweisen und an den ultrastrukturellen neuronalen Organellen bestimmter Nervenzellgebiete.

Unsere in Tierversuchen ausgearbeitete Methodik sollte zur Klärung von Neurotoxidität von Mitteln für Tumorbehandlung hinzugezogen werden.

## Literatur

1. Adams GE (1973) Chemical radiosensitization of hypoxic cells. Br Med Bull 29:48
2. Adams GE, Dewey DL (1963) Hydrated electrons and radiobiological sensitization. Biochim Biophys Res Commun 12:473

3. Asquith JC, Watts ME, Patel K, Smithen CE, Adams GE (1974) Electron affinic sensitization v. radiosensitization of hypoxic bacteria and mammalian cells in vitro by some nitroimidazoles and nitro-pyrazoles. Radiat Res 60:108
4. Glees P (1946) Terminaldegeneration within the central nervous system as studied by a new silver method. J Neuropathol Exp Neurol 5:54-59
5. Glees P (1966) A morphological and neurological analysis of neuro-toxicity illustrated by tricrecylphosphate intoxication in the chick. Neurotox Drugs 8:136-148
6. Glees P, Almond J (1981) Experimental studies of neurotoxicity in birds. J Anat 133:139
7. Moore JL, Paterson ICM, Dawes PJDK, Henk JM (1982) Misonidazole in patients receiving radical radiotherapy: pharmacokinetic effects of phenytoin tumor response and neurotoxicity. Int J Radiat Oncol Biol Phys 8:361-364

# XII. Experimentelle neuropathologische Untersuchungen

# Bestimmung der Therapieempfindlichkeit von Hirntumoren des Menschen mit Hilfe des „subrenal capsule assay“ (SRC)

M. Weizsäcker, K. Rathmer, H. Hamada und W. Wechsler

## Einleitung

Mehrere Zellkulturtests wurden entwickelt, um die Empfindlichkeit von Hirntumoren gegenüber Zytostatika vor ihrer klinischen Anwendung zu untersuchen (2, 4, 5). Die Problematik dieser Tests liegt darin, daß aus dem Gesamtverband des Tumors herausgelöste Zellen behandelt werden, die Methoden zu ihrer Charakterisierung bis heute unzuverlässig sind und unspezifische Behandlungseffekte die Messungen verfälschen können (3).

Beim "Subrenal Capsule Assay" (SRC) können ganze Tumorstückchen unter der durchsichtigen Nierenkapsel der "Wirts"-Tiere unter dem Mikroskop beobachtet und gemessen werden. Bogden führte die Methode ein und berichtete über Wachstum und Behandlung menschlicher Tumoren auf normalen, immunkompetenten Mäusen innerhalb einer 6-Tage Periode (1).

Wir untersuchten das Anwachsen von Hirntumoren und ihr Ansprechen auf Therapie bei ähnlicher Versuchsanordnung.

## Material und Methoden

Tumoren: Die Transplantate stammen aus frisch biopsierten Tumoren des Menschen (HT, siehe Tabelle 1) bzw. aus den zellkulturetablierten und xenotransplantierten (sc) malignen Gliomen menschlicher Herkunft U118MG (7) und HU 159 (6; Sublinie -/D aus der 6. Zellkulturpassage).

"Wirts"-Tiere: 3-4 Monate alte, weibliche HAN:WISTAR-Ratten wurden benutzt. Die Tiere wurden vor der Transplantation mit Hyponorm (Janssen, Belgien) betäubt.

Transplantation: Die Tumoren wurden in ca. 1,5 × 1,5 mm große Stückchen geschnitten und einzeln in die Spitze von Lumbalpunktionskanülen (18 G, 3 1/2) aufgenommen. Bei den Ratten wurde von dorsal kommend eine Niere aufgesucht und vorsichtig vor die Körperwand verlagert. Die Nierenkapsel wurde schonend eröffnet und ein Tumorstückchen mittels Lumbalpunktionskanüle zwischen Nierenkapsel und Nierenparenchym eingebettet. Das transplantierte Stückchen wurde unter dem OP-Mikroskop in seiner größten Länge und Breite gemessen; festgehalten wurde das arithmetische Mittel beider Durchmesser (L+B/2). Die Niere wurde zurückgelagert und die Wunde verschlossen.

Therapie und Auswertung: Einen Tag nach der Transplantation wurde ein Teil der Tiere mit Zytostatika ($LD_{10}$ bis $LD_{50}$) ip behandelt oder Ganzkörper-bestrahlt (Siemens Stabilipan Röntgenstrahlengerät).

Im Abstand von 3 bis 21 Tagen wurden die Tiere getötet und die Nieren mit den Transplantaten entnommen, um ihre Größe (L+B/2) erneut unter dem Mikroskop zu messen. Aus der Differenz der am Ende bzw. am Anfang des Versuchs gemessenen Werte ergab sich das Transplantatwachstum ΔT.

Zur Messung des Effekts von Chemotherapie oder Bestrahlung wurden die Mittelwerte der ΔT's behandelter Transplantate und der ΔT's der Kontrolltransplantate in Beziehung gesetzt (Angaben in % des Kontrollwachstums). Alle Messungen erfolgten am 7. Tag nach der Transplantation, d.h. 6 Tage nach bzw. nach Beginn der Behandlung.

## Ergebnisse

Transplantatwachstum: Die Tumoren begannen 3 bis 4 Tage nach Transplantation zu wachsen. Kontinuierliches Wachstum wurde bis Tag 8 nach der Transplantation beobachtet. Danach kam es zur immunologischen Abstoßung. Es wuchsen 5 von 8 frisch biopsierten Hirntumoren des Menschen (HT), darunter 4 Glioblastome (s. Tabelle 1), und 2 etablierte maligne Gliome menschlicher Herkunft (U118MG, HU 159/D).

Tabelle 1.

| Diagnose (HT-Nr.) | Zahl der Transplantate | Mittlere Größenzunahme der Tumoren in mm (±Sa) nach 7 Tg. |
|---|---|---|
| Metastase (5) | 5 | 0,5 (0,1) |
| Glioblastom (6) | 9 | 0,7 (1,0) |
| Glioblastom (14) | 10 | 1,4 (1,1) |
| Glioblastom (9) | 10 | 1,7 (0,8) |
| Glioblastom (17) | 8 | 2,0 (1,0) |
| Astrozytom (8) | 6 | 0 (1,8) |
| Mischgliom (11) | 4 | -0,2 (0,5) |
| Glioblastom (13) | 5 | -0,3 (0,3) |
| U118MG | 8 | 1,1 (0,7) |
| HU 159/D | 9 | 1,7 (0,9) |

## Therapie

Malignes Gliom U118MG: Die Behandlung der Ratten mit Procarbazin (6 × 100 mg/kg) führte zu keiner Verminderung des Transplantatwachstums (s. Abb. 1). Nach Gabe von Adriamycin (1 × 16 mg/kg) betrug das Transplantatwachstum in den behandelten Ratten nur 18% ($p \leq 0,1$) des Kontrollwachstums und nach Gabe von BCNU (1 × 30 mg/kg) wuchsen die Transplantate überhaupt nicht ($p \leq 0,02$). Bestrahlung der transplantattragenden Ratten mit 1000 rad führte zu einer Wachstumsverminderung auf 18% der Kontrollen ($p \leq 0,01$), nach 2000 rad kam es zur Transplantatregression ($p \leq 0,01$).

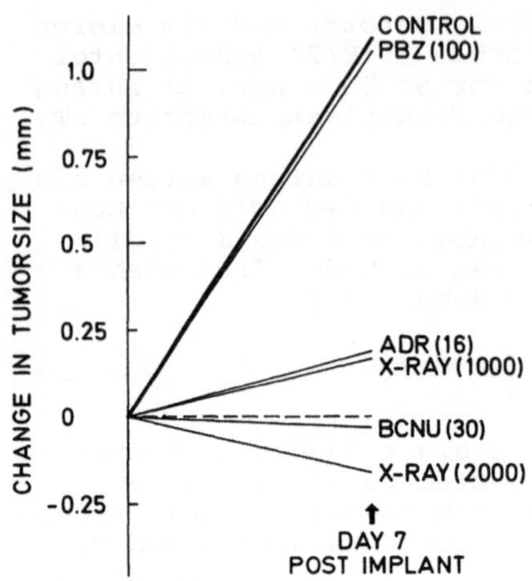


Abb. 1. Relative Empfindlichkeit des malignen Glioms U118MG gegenüber verschiedenen Formen der Therapie. PBZ = Procarbazin, ADR = Adriamycin (Dosís in mg/kg). X-Ray = Bestrahlung (Dosis in rad)

Glioblastom HU 159/D: BCNU (1 × 13,3 mg/kg) führte zu einer Verminderung des Transplantatwachstums auf 55% des Wachstums der Kontrollen ($p \leq 0,05$).

Glioblastom HT9: Nach Gabe von Cis-Platinum (1 × 4 mg/kg) betrug das Wachstum behandelter Transplantate 44% der Kontrollen ($p \leq 0,02$) und nach Gabe von Cyclophosphamid (1 × 150 mg/kg) 13% der Kontrollen ($p \leq 0,05$). Nach Adriamycin (1 × 12 mg/kg) zeigten die Transplantate kein Wachstum ($p \leq 0,01$). Die nach Procarbazin-Gabe (6 × 100 mg/kg) beobachtete Wachstumsverminderung war statistisch nicht signifikant.

Glioblastom HT17: Nach Gabe von Bleomycin (1 × 2,5 mg/kg) sank das Transplantatwachstum auf 23% des Wachstums der Kontrollen ($p \leq 0,05$) und nach Gabe von Cis-Platinum (1 × 4 mg/kg) auf 14% des Wachstums der Kontrollen ($p \leq 0,05$).

## Diskussion

Die Ergebnisse der Chemotherapie bei Hirntumoren des Menschen, insbesondere der Gliome, waren bis jetzt enttäuschend. Der Anteil solcher Patienten, die auf BCNU, CCNU oder Procarbazin ansprechen, wurde mit 25 bis 50% angegeben. Um diese Gruppe zu erfassen und um das individuelle Empfindlichkeitsspektrum von Tumoren kennenzulernen, sind präklinische Tests notwendig und sinnvoll.

Der SRC ist eine rasche und im Vergleich zu Zellkulturverfahren wenig aufwendige Methode. Vorteilhaft ist, daß die Tumoren bei erhaltenem Zellverband untersucht und behandelt werden. Eine Zellselektion durch mechanische und enzymatische Auftrennung der Tumoren ist ausgeschlossen; allerdings gilt auch für den SRC die Einschränkung, daß nur ein verschwindend kleiner Teil des Tumors als repräsentativ für den ganzen Tumor gewertet wird.

Die im Zeitraum von 7 Tagen gewachsenen Hirntumoren unserer Serie zeichneten sich durch hohe Malignität aus: Eine lichtmikroskopische Untersuchung der Transplantate zeigte vitale Tumorzellen, z.T. mit Mitosen, sodaß eine unspezifische Schwellung als Ursache der Größenzunahme ausscheidet.

Signifikante Effekte nach Behandlung mit Adriamycin, BCNU, Bleomycin, Cis-Platinum oder Cyclophosphamid wurden gemessen. Eine sichere Aktivität von Procarbazin ließ sich bei diesen Tumoren, soweit getestet, nicht nachweisen.

Eine Korrelation der SRC-Ergebnisse mit dem klinischen Ansprechen liegt für Hirntumoren noch nicht vor; bei anderen Tumoren wurde in 85% eine Übereinstimmung der Therapieergebnisse festgestellt (Bogden, persönliche Mitteilung).

## Zusammenfassung

Der SRC wurde für die Transplantation von Hirntumoren und Bestimmung ihrer Therapieempfindlichkeit adaptiert. Unter der Nierenkapsel normaler immunkompetenter Ratten wuchsen 5 von 8 frisch biopsierten Hirntumoren und 2 "etablierte" maligne Gliome in einem Zeitraum von 7 Tagen. Nach Chemo- oder Radiotherapie wurden substanzspezifische und signifikante Effekte beobachtet. Daher erscheint die Methode zur weiteren Prüfung als präklinischer Test für die Therapieempfindlichkeit maligner Hirntumoren geeignet.

## Literatur

1. Bogden AE, Cobb WR, LePage DJ, Haskell PM, Gulkin TA, Ward A, Kelton DE, Esber HJ (1981) Chemotherapy responsiveness of human tumors as first transplant generation xenografts in the normal mouse: Six-day subrenal capsule assay. Cancer 48:10-20
2. Kornblith PL, Barry HS, Leonard LA (1981) Response of cultured human brain tumors to nitrosoureas: correlation with clinical data. Cancer 47:255-265
3. Roper PR, Drewinko B (1976) Comparison of in vitro methods to determine drug-induced cell lethality. Cancer Res 38:2182-2188
4. Rosenblum ML (1980) Chemosensitivity testing for human brain tumors. In: Salmon SE (ed) Cloning of human tumor stem cells. Alan Liss, New York, pp 259-277
5. Thomas DGT, Bullard DE, Darling JL (1981) Chemosensitivity testing in human gliomas, a productive industry? In: Dietz H, Metzel E, Langmaid E (eds) Abstracts of the 7th International Congress of Neurological Surgery. Neurochirurgia Suppl. Thieme, Stuttgart New York, p 274
6. Weizsäcker M, Rosenblum ML (1982) Chemosensitivity testing of human brain tumors in vitro. In: Brock M (ed) Modern Neurosurgery I. Springer, Berlin Heidelberg New York, pp 144-151
7. Westmark B, Ponten J, Hugosson R (1973) Determinants for the establishment of permanent tissue culture lines from human gliomas. Acta pathol microbiol scand A81:791-805

# Zellvolumen und Stoffwechsel hypoton inkubierter Gliomzellen; ein Modell zur Untersuchung des zytotoxischen Hirnödems

O. Kempski, M. Zimmer und A. Baethmann

## Einleitung

Die Mechanismen der zytotoxischen Zellschwellung im Gehirn sind im Gegensatz zur Pathogenese des vasogenen Ödems weitgehend ungeklärt. Nach einem zytotoxischen Insult kommt es im Gehirn zu einer Vielzahl gleichzeitig ablaufender Veränderungen, z.B. der Freisetzung und Akkumulation toxischer Metabolite und Substanzen in den Extrazellulärraum (EZR), Azidose, Zusammenbruch intra-extrazellulärer Ionengradienten, etc., die eine Analyse des Stellenwertes der beteiligten Faktoren in-vivo nahezu unmöglich machen.

Aus diesem Grund wurde ein in-vitro Modell (3, 7) etabliert, mit dessen Hilfe die Mechanismen der Zellvolumenkontrolle unter physiologischen und pathophysiologischen Bedingungen untersucht werden können. Ebenso soll damit die Zellbiologische Wirkung von neurotoxischen Hirnödem-Mediatoren studiert werden, die in einer Primärläsion (z.B. Kontusionsherd, ischämischer Infarkt) auftreten und die nach einer Primärläsion vermutlich den zerebralen Sekundärschaden verstärken (1).

Als wichtigster Parameter des Modells wird das Zellvolumen suspendierter Gliazellen bestimmt. Die Reaktion des Zellvolumens auf induzierte Veränderungen des extrazellulären Milieus, z.B. des $PO_2$, der Osmolarität, des pH, usw., steht zunächst im Vordergrund des Interesses. Der $O_2$-Verbrauch der Zellen wird zusätzlich als Parameter des zellulären Energiestoffwechsels bestimmt.

In einer ersten Versuchsserie wurden Änderungen des Zellvolumens nach hypoosmotischer Inkubation sowie die Wirkung von pharmakologischen Substanzen auf die Osmolarität untersucht. Störungen der Osmolarität spielen nicht nur eine große Rolle in der Klinik - z.B. nach iatrogener Überwässerung oder nach Dehydratation mit hyperosmolarem Koma - sondern sind zudem besonders geeignet, die Volumenregulation von Gliazellen zu studieren.

## Methodik

Als Modellzellen mit gliaspezifischen Eigenschaften wurden $C_6$-Gliomzellen verwendet. Die Zellen wurden unter Standardbedingungen in Dulbecco's MEM (minimal essential medium, Boehringer, Mannheim) mit 10% fötalem Kälberserum (FKS, Boehringer, Mannheim) kultiviert. Zum Versuch wurden die Zellen mit Trypsin geerntet und nach mehreren Wasch-

Mit Unterstützung durch die Deutsche Forschungsgemeinschaft, Ba 452/5.
Herrn Professor Dr. Dr. h.c. Walter Brendel zum 60. Geburtstag gewidmet

ungen in Medium ohne FKS suspendiert. Die Zellsuspension (Dichte $1 \times 10^6$ Zellen/ml) wurde sodann in eine gasdichte, thermostatisierte Versuchskammer (Plexiglas, 10 ml Volumen) injiziert, die mit $pO_2$-, pH- und Temperatursonden ausgestattet ist. Mit einem gasdurchlässigen Silikongummischlauch wurden dem System je nach Bedarf $O_2$, $N_2$ und $CO_2$ zugeführt. Das pH des mit $HCO_3^-$ gepufferten Mediums wurde durch Variation der $CO_2$-Spannung geregelt. Der Sauerstoffverbrauch der suspendierten Zellen wurde polarographisch während einer kurzfristigen Unterbrechung der $O_2$-Zufuhr aus der Abnahme des Sauerstoffpartialdruckes ermittelt (9). Das Zellvolumen wurde mit Hilfe eines durch hydrodynamische Teilchenfokussierung verfeinerten COULTER-Verfahrens (6) bestimmt. Zellvolumen und zellulärer $O_2$-Verbrauch wurden zunächst während einer 30 min Kontrollphase (pH: 7,3-7,5; $pO_2$: 90-140 mmHg; T: 37° C; Osmolarität: 300 mOsm/l) wiederholt gemessen. Danach wurde die Osmolarität des Mediums akut auf 160 mOsm/l durch Zugabe von destilliertem Wasser, unter Erhaltung der physiologischen $K^+$, $Mg^{++}$, $Ca^{++}$-Konzentrationen, erniedrigt. Der Einfluß von Strophantin (Ouabain, 0,5 mM, E. Merck, Darmstadt) und Naftidrofuryl (5 mg/l, Dusodril[R], Lipha, Essen) wurde in separaten Versuchsreihen geprüft. Das Zellvolumen wurde unmittelbar nach Beginn der hypotonen Suspensionsphase wiederholt gemessen. Die Zellvolumenreaktion wie der zelluläre $O_2$-Verbrauch wurde über einen Zeitraum von insgesamt 2 Std. verfolgt.

## Ergebnisse

Wie Tabelle 1a zeigt, führte die Erniedrigung der Osmolarität des Mediums von 299 auf 162 mOsm/l zu einer prompten Vergrößerung des Zellvolumens auf etwa 150% des Kontrollwertes. Die osmotische Zellschwellung erfolgte außerordentlich rasch. Wegen der Dauer einer Einzelmessung von mindestens 30-40 sec. konnte der osmotische Schwellungsvorgang flowzytometrisch nicht verfolgt werden. Im weiteren Versuchsverlauf kam es trotz fortbestehender Hypoosmolarität zur Normalisierung des Zellvolumens. Nach etwa 2h war das Ausgangsvolumen nahezu wieder erreicht. Die Erholung des Volumens der hypoton suspendierten Zellen läßt sich durch die Regressionsfunktion: $y = 181{,}20 - 8{,}27 \ln x$; $r = -0{,}89$ beschreiben, wobei y: Zellvolumen in % des Ausgangswertes und x: Zeit in sec. sind.

Parallel zur Erholung des Zellvolumens kam es zu einer allmählichen Zunahme des $O_2$-Verbrauches der Gliomzellen von $0{,}35 \times 10^{-5}$ auf $0{,}51 \times 10^{-5}$ ul/h.Zelle, d.h. um 46% nach 2 Stunden ($p < 0{,}002$). Nach weiteren 1-2 Std. fiel der $O_2$-Verbrauch wieder auf den Ausgangswert zurück.

Die Erholung des Volumens der hypoton suspendierten Gliomzellen wurde durch Zugabe von 0,5 mM Strophantin nicht gehemmt, erschien jedoch verlangsamt (Tabelle 1b). Außerdem war mit Strophantin der Eintritt des Schwellungsmaximums der Zellen nach hypotoner Suspension im Gegensatz zu den Kontrollversuchen regelmäßig verzögert. Maxima der Zellvolumenzunahme wurden unter Strophantin bis zu 80 sec. nach hypotoner Verdünnung beobachtet.

Naftidrofuryl steigerte innerhalb von 120 min den $O_2$-Verbrauch von isoton suspendierten $C_6$-Zellen um 30% ($p < 0.05$). Die Normalisation des Zellvolumens nach hypotoner Suspension wurde durch Naftidrofuryl vor allem in den ersten Minuten nach hypotoner Exposition beschleunigt ($p < 0{,}05$; Tabelle 1b).

Tabelle 1. Zellvolumen von C6-Gliomzellen nach hypoosmotischer Exposition (Mittelwerte ± Standabweichung, 6 Experimente pro Versuchsgruppe)

| | | | | | | | |
|---|---|---|---|---|---|---|---|
| a) Kontrollen* | | | | | | | |
| Zeit (sek) | 41 ± 8 | 217 ± 29 | 400 ± 31 | 818 ± 71 | 1703 ± 124 | 3545 ± 144 | 7200 ± 300 |
| Zellvolumen (% Ausgangswert) | 147.87 ± 8.3 | 135.43 ± 3.5 | 130.41 ± 7.3 | 120.11 ± 4.8 | 112.49 ± 5.1 | 108.56 ± 5.1 | 109.6 ± 2.7 |
| b) Strophantin (0.5 mM)** | | | | | | | |
| Zeit (sek.) | 84 ± 17 | 257 ± 29 | 407 ± 39 | 807 ± 24 | 1628 ± 144 | 3610 ± 98 | 1040 ± 181 |
| Zellvolumen (% Ausgangswert) | 122.43 ± 13.6 | 130.55 ± 7.4 | 122.53 ± 5.4 | 115.87 ± 8.1 | 113.3 ± 7.0 | 111.4 ± 7.8 | 108.1 ± 5.2 |
| c) Naftidrofuryl (5 mg/l)*** | | | | | | | |
| Zeit (sek.) | 77 ± 13 | 241 ± 57 | 463 ± 56 | 777 ± 124 | 1796 ± 66 | 3423 ± 216 | 7110 ± 905 |
| Zellvolumen (% Ausgangswert) | 135.57 ± 5.4 | 128.04 ± 6.9 | 124.4 ± 5.4 | 120.25 ± 5.1 | 112.72 ± 4.5 | 110.45 ± 4.9 | 110.9 ± 3.9 |

Regressionsanalyse: Zeit (x) vs. Volumen (y):

*$y = 181.2 - 8.27 \ln x$, $r = -0.89$, $p < 0.001$

**$y = 141.36 - 3.47 \ln x$, $r = -0.43$, $p < 0.05$

***$y = 164.09 - 6.59 \ln x$, $r = -0.84$, $p < 0.001$

## Diskussion

Bei zahlreichen neurologischen Erkrankungen (z.B. zerebrale Anoxie/Ischämie, portocavale Enzephalopathie, Vergiftungen) ist das zytotoxische Hirnödem, die Schwellung von Gliazellen ein vorherrschendes neuropathologisches Merkmal. Davon abgesehen werden sekundäre, zytotoxische Schwellungen von Nerven- und Gliazellen praktisch immer bei primär vasogenen Hirnödemformen gefunden (1). Die Regulation des Volumens von Nerven- und Gliazellen ist für die Funktion des Gehirns angesichts des begrenzten intrakraniellen Reservevolumens von besonderer Bedeutung. Auf dem Boden unserer derzeit ausgesprochen lückenhaften Kenntnisse über die Mechanismen der Zellschwellung beim zytotoxischen Hirnödem können von einem leistungsfähigen in-vitro System wesentliche Beiträge zur Aufklärung der beteiligten Mechanismen erwartet werden. Ein wichtiger Vorzug des Modells ist, einzelne Parameter, z.B. die Osmolarität selektiv variieren zu können bei gleichzeitiger Erhaltung der anderen physiologischen Bedingungen. Sekundäreffekte durch Reaktion der exponierten Zellen, z.B. die Freisetzung von intrazellulären Substanzen, Stoffwechselprodukten, Elektrolyten usw. spielen wegen der räumlichen Pufferfunktion des vergleichsweise unendlich großen Extrazellulärraums in-vitro so gut wie keine Rolle.

Das Phänomen der Zellvolumenregulation nach anisotoner Exposition ist bei anderen Zelltypen bereits beschrieben worden, jedoch unseres Wissens zum ersten Mal bei $C_6$-Gliomzellen beobachtet. Ein unmittelbar klinischer Bezug dieser Befunde ergibt sich aus der im Vergleich zu anderen Organen ausgeprägten Resistenz des Hirnvolumens auf Änderungen der systemischen Osmolarität. Entsprechende Beobachtungen wurden bereits 1940 von Yannet (10) mitgeteilt. Die Induktion einer reproduzierbaren Zellvolumenzunahme, die sich daran anschließende Zellvolumenregulation mit konstanter Kinetik, können als besonderer Vorteil unseres in-vitro Modells angesehen werden. Die an der Volumenregulation beteiligten zellbiologischen Mechanismen sind in allen Einzelheiten nicht bekannt. Man nimmt jedoch an, daß die Abgabe von $K^+$-Ionen (2) und Aminosäuren (5) in den Extrazellulärraum eine wichtige Rolle bei der Normalisierung des Zellvolumens spielt. Eine Beteiligung der $Na^+/K^+$-ATPase scheint dagegen nicht erforderlich zu sein. Die Versuche zeigen, daß Strophantin die Erholung des Zellvolumens nach hypotoner Exposition verhindert.

Andererseits ist die Zunahme des $O_2$-Verbrauches während der Volumenregulation ein deutlicher Hinweis für eine Stimulierung energiestoffwechsel-abhängiger Prozesse. Dafür spricht auch die Beschleunigung der Zellvolumenerholung durch Naftidrofuryl. Diese Substanz wird bei bestimmten neurologischen Erkrankungen in der Klinik verwendet. Ihre Wirkung beruht vermutlich auf einer Steigerung des Energiestoffwechsels; sie erhöht den Gehalt von Kreatinphosphat in Mäuseherzen und beschleunigt die postanoxische Erholung der Kreatinphosphatkonzentration im Gewebe (4). Es ist nicht vollständig geklärt, ob die Steigerung des zellulären Sauerstoffverbrauchs der suspendierten $C_6$-Gliomzellen durch Naftidrofuryl Folge einer Stimulierung des globalen Energieumsatzes ist oder Ausdruck einer Verschiebung des Verhältnisses von anaerober zu aerober Energiegewinnung.

## Zusammenfassung

Das vorliegende in-vivo Modell dient Untersuchungen über die Mechanismen des zytotoxischen Hirnödems. Mit einer Zellinie, die gliaspezifische Eigenschaften hat, wurden Veränderungen des Zellvolumens nach osmotischem Streß, unter Berücksichtigung des $O_2$-Verbrauchs untersucht.

Nach hypotoner Schwellung kam es zur Normalisation des Zellvolumens begleitet von einer Zunahme des $O_2$-Verbrauchs. Die Erholung des Zellvolumens wurde durch Strophantin nicht gehemmt, jedoch durch Naftidrofuryl beschleunigt.

Für die ausgezeichnete technische Assistenz danken wir Frl. Sylvia Schneider, für die Anfertigung des Manuskripts Fr. Isolde Moll.

Literatur

1. Baethmann A (1978) Pathophysiological and pathochemical aspects of cerebral edema. Neurosurg Rev 1:85-100
2. Cala PM (1977) Volume regulation by flounder red blood cells in anisotonic media. J Gen Physiol 69:537-552
3. Chaussy L, Baethmann A, Lubitz W (1981) Electrical sizing of nerve and glia cells in the study of cell volume regulation. In: Cervos-Navarro, Fritschka (eds) Cerebral Microcirculation and Metabolism. Raven Press, New York, pp 29-40
4. Estler C-J, Böcker R, Schinzel W (1980) Effect of naftidrofuryl on high energy phosphates, glycogen, lactate and pyruvate in mouse heart during asphyxia and post-asphyctic recovery. Arch Int Pharmacodyn Therap 247, 1:39-42
5. Hoffman EK, Hendil KB (1976) The role of amino acids and taurin in isosmotic intracellular regulation in Ehrlich-ascites mouse tumour cells. J comp Physiol 108:279-286
6. Kachel V (1976) Basic principles of electrical sizing of cells and particles and their realization in the new instrument "Metrizell". J Histochem Cytochem 24:211-230
7. Kempski O, Gross U, Baethmann A (1982) An in vitro model of cytotoxic brain edema: cell volume and metabolism of cultivated glial and nerve cells. In: Driesen, Brock, Klinger (eds) Advances in Neurosurgery, Vol 10, pp 254-258
8. Kregenow FM (1981) Osmoregulatory salt transporting mechanisms: Control of cell volume in anisotonic media. Ann Rev Physiol 43:493-505
9. Leniger-Follert E (1977) Direct determination of local oxygen consumption of the brain cortex in vivo. Pflügers Arch 372:175-179
10. Yannet H (1940) Changes in the brain resulting from depletion of extracellular electrolytes. Am J Physiol 128:683-689

# Enzymatische Schilddrüsenhormonumwandlung in Hirnsubstanz

H. Fuhrmann und R. Ködding

## Einleitung

Thyroxin wird enzymatisch durch Monodejodierung des Phenolringes in das thyreomimetisch aktivere Trijodthyronin (T3) und des Tyrosilringes in das thyreomimetisch inaktive reverse Trijodthyronin (rT3) umgewandelt.

rT3 selbst wirkt bei der Konversion von T4 zu T3 als Inhibitor und eine Verschiebung der Monodejodierung von T4 zu T3 nach T4 zu rT3 wirkt somit als Kontrollmechanismus der thyreomimetischen Aktivität. Diese enzymatischen Reaktionen sind in Niere, Muskel und insbesondere Lebergewebe sehr gut untersucht. Vor einigen Jahren hatten wir über verhältnismäßig hohe rT3-Konzentrationen und nicht nachweisbares T3 im menschlichen Liquor (1) berichtet und die Vermutung angestellt, daß das rT3 durch lokale Konversion unter spezifischer Aktivierung der Thyroxin-5-Dejodase in den Hirnstrukturen gebildet wird.

Um über mögliche Konversionsleistungen von Hirnsubstanz mehr Informationen zu erlangen, haben wir versucht, beide enzymatische Reaktionswege in unterschiedlichen Hirnarealen erwachsener Tiere als auch in Abhängigkeit vom Hirnreifegrad zu untersuchen.

## Methode

Cerebraler Cortex, Cerebellum, Adenohypophyse, Baselganglienstrukturen, Hirnstamm- und Bulbus olfactorius-Proben adulter weiblicher Sprague Dawley-Ratten und von 1, 3, 8, 13, 20, 30 und 40 Tage alten Tieren wurden unter sterilen Bedingungen gewonnen und pro Zeitpunkt 6 bis 15 Tiere verwendet. Die Gewebeproben wurden in eisgekühlte 0,25 M Saccharose-Lösung gebracht, homogenisiert und bei -20°C verwahrt.

100 µl des jeweiligen Homogenates wurde 30 min bei 37°C mit 300 µl T4-Lösung in 0.1 M Tris HCL-Puffer mit 3 mM EDTA und DTE inkubiert. Die T4-Konversion wurde durch Hinzugabe von 800 µl absolutem Äthanol gestoppt. Das gebildete T3 und rT3 extrahiert und die Konzentrationen der Extrakte mittels hochspezifischer RIA's bestimmt.

## Ergebnisse

1. Die 5-Dejodierung war bei pH 8,5 zweimal so hoch wie bei pH 7,4. Die 5'-Dejodierung war bei pH 7,4 wesentlich höher als bei pH 8,5 und etwas höher als bei pH 6,6.
2. Die 5-Dejodierung war bei 5 µM T4 gesättigt, während die 5'-Dejodierung zwischen 0,2 bis 1,0 µM T4 gesättigt schien. Oberhalb 2 µM T4 wurde sogar eine Hemmung der T3-Bildung beobachtet.

3. Die Dejodierungsreaktionen sind an die Anwesenheit von SH-Gruppen gebunden. (Höchste Produktionsrate von rT3 bei 40 μM, von T3 bei 150 μM DTE).
4. Die 5- und 5'-Dejodierung verlief linear mit der Proteinkonzentration bis zu 1 mg Protein pro Probe.
5. In sämtlichen von uns untersuchten Proben war die Bildung von T3 nach der Geburt am geringsten und erreichte zwischen dem 10. und 30. Tag ein gewisses Maximum (max. 2,5 pmol/mg Protein • 30 min in cerebralem Cortex). Demgegenüber war die rT3-Bildung mit Ausnahme beim Cortex nach der Geburt am höchsten und verringerte sich rasch innerhalb der ersten zwei Wochen (max. 32,7 pmol/mg Protein • 30 min in Basalganglienstrukturen).

## Diskussion

Unsere ersten Untersuchungen der 5- und 5'-Monodejodierung zeigen sehr unterschiedliche Bedingungen für maximale Enzymreaktionen bezogen auf den pH-Wert, die Substrat- und Sulfhydrylgruppenkonzentrationen. Während der Phase der Hirnreifung lagen die höchsten T3-Produktionsraten zwischen dem 10. und 30. Tag. Dieses entspricht dem Zeitabschnitt des sog. Growth-spurt wo starke Wachstums- und Differenzierungsvorgänge ablaufen. Die Tatsache, daß das Rattengehirn über ein eigenes T4-dejodierendes Enzymsystem verfügt (2, 3) führt zu der Vermutung, daß die Versorgung der Nervenzellen durch lokal durch Konversion gebildetes T3 mit ermöglicht wird. Die hohen rT3-Bildungsraten in den ersten Tagen nach der Geburt könnten andererseits bedeuten, daß dadurch die intrazelluläre T3-Bildung gehemmt wird und somit ein gewisser protektiver Effekt gegenüber zu früh einsetzenden T3-abhängigen zellulären Reaktionen bei Entwicklungs- und Differenzierungsprozessen erreicht wird. Obwohl sich die von uns ausgewählten unterschiedlichen Hirnareale in Funktion, Strukturaufbau und postnatalem Reifezustand sämtlich voneinander unterscheiden, verlaufen die Änderungen der Enzymaktivitäten ziemlich uniform, so daß diese wahrscheinlich umfassenderen Steuerungsprozessen unterliegen.

## Zusammenfassung

Die enzymatische Monodejodierung von T4 wurde in Homogenaten 6 unterschiedlicher Rattenhirnregionen untersucht. Für beide Reaktionswege, d.h. die Bildung von T3 und rT3 aus T4, wurden sehr unterschiedliche Bedingungen ermittelt, um eine maximale Enzymreaktion zu erreichen. Das Vorhandensein eines T4-dejodierenden Enzymsystems im Gehirn könnte bedeuten, daß das Nervensystem durch lokale T4-Konversion die intrazelluläre thyreomimetische Aktivität bedarfsabhängig selbst zu steuern vermag.

## Literatur

1. Fuhrmann H,Ködding R, Schliack H, von zur Mühlen A (1980) Jodthyronine im Liquor cerebrospinalis bei multipler Sklerose und 3 Vergleichskollektiven. Akt Neurol 7:103-107
2. Kaplan MM, Yaskoski KA (1980) Phenolic and Tyrosyl Ring Deiodination of Iodothyronines in Rat Brain Homogenates. J Clin Invest 66:551
3. Ködding R, Fuhrmann H, Hesch RD, von zur Mühlen A (1981) Monodeiodination of Thyroxine in the developing rat brain. Ann Endocrinol 42:43A

# XIII. Krankheiten des extrapyramidalen Systems

# Validität prädiktiver Untersuchungen beim Morbus Huntington

P. Kraus, H. Vigenschow, K. H. Mahr und H. Przuntek

Der Morbus Huntington wird autosomal dominant vererbt. Das Bemühen, die Krankheitsträger möglichst früh zu behandeln, rechtfertigt bei diesem schweren Krankheitsbild die Suche nach Methoden, mit denen man vor der klinischen Manifestation die Diagnose verläßlich sichern kann.

Butterfield and Markesbery (3) stellten die faszinierende Theorie auf, daß es sich beim Morbus Huntington um eine generalisierte Membrankrankheit handeln müsse.

Mit seinen Mitarbeitern versuchte Butterfield dies mit verschiedenen Methoden zu belegen.

Butterfield, Oeswein und Markesbery (4) wiesen 1977 eine veränderte Elektronenspinresonanz an Protein-markierten Erythrozyten nach.

Butterfield, Purdy und Markesbery (6) bestätigten 1979 diese Versuche.

Butterfield, Oeswein, Prunty, Hisle und Markesbery (5) fanden 1978 eine erhöhte Natrium-Kalium-Adenosintriphosphataseaktivität an Erythrozytenmembranen und Bialas, Markesbery und Butterfield (2) wiesen 1980 einen vermehrten Chlorideinstrom in Erythrozyten nach.

Pettegrew, Nichols und Stewart (10) sahen einen Abfall der Fluoreszenzdepolarisation bei Flureszamin-Markierung der Erythrozyten.

McLean und Nihei (9) zeigten, daß Thrombozyten von Choreatikern 50% mehr Dopamin aufnehmen als Thrombozyten von Kontrollpersonen.

Weiterhin beobachteten Hung und Tourian (8) einen verminderten Hexosamin-Metabolismus in Fibroblasten und Zanella et al. (13) eine verminderte Katalaseaktivität in Erythrozyten.

Wir haben versucht einen Teil der Methoden nachzuvollziehen um die Diagnose vor Manifestation der Erkrankung stellen zu können und ein pharmakologisches Modell an die Hand zu bekommen um die Therapie kontrollieren zu können.

Wir haben hierzu fünf Methoden gewählt:

1. Die Messung der Elektronen-Spin-Resonanz an Erythrozytenmembranen.
2. Die Messung der Fluoreszenz-Depolarisation in Erythrozytenmembranen.
3. Die Messung des Wassertransports durch Erythrozyten.
4. Die Bestimmung der Katalaseaktivität in Erythrozyten.
5. Die Messung der GABA-Synthese in Fibrolasten.

Wir möchten an dieser Stelle nur auf die Messung der Elektronen-Spin-Resonanz von Erythrozytenmembranen eingehen.

## Methodik

Messung der Elektronenspinresonanz an Erythrozytenmembranen:

20-24 ml venöses heparinisiertes Blut wird zentrifugiert und von Plasma und Leukozyten befreit, die Erythrozyten werden in 5 mM Natriumphosphatpuffer pH 8 aufgenommen, in hypotonem Puffer lysiert und gewaschen, bis ein von Hämoglobin freier Rückstand aus Erythrozytenmembranen übrig bleibt (11). Die Membranen werden entsprechend den Angaben von Butterfield und Mitarbeitern (4) mit dem Protein-Marker-Mal-6 (2,2,6,6-Tetramethylpiperidin-1-Oxyl-4-Maleimid) markiert. Die ESR wird in einem Bruker B-ER 420 Elektronen-Spin-Resonanz Spektrometer gemessen.

## Ergebnisse

In Abb. 1 wird ein typisches ESR-Spektrum für Mal-6 Protein markierte Erythrozytenmembranen dargestellt. Butterfield und Mitarbeiter charakterisierten die ESR-Kurve dadurch, daß sie die Höhenabstände der ersten Kurve mit dem der zweiten in Beziehung setzten, wobei die erste Kurve mit S und die zweite mit W bezeichnet wird. S wird als Maß für die Anzahl der am Protein sitzenden SH-Gruppen in einer stark (strong) immobilisierten Membranstruktur, d.h. in der Membran selbst angesehen, während W als Maß für schwach (weak) immobilisierte SH-Gruppen, d.h. an der Zelloberfläche sitzende SH-Gruppen angesehen wird.

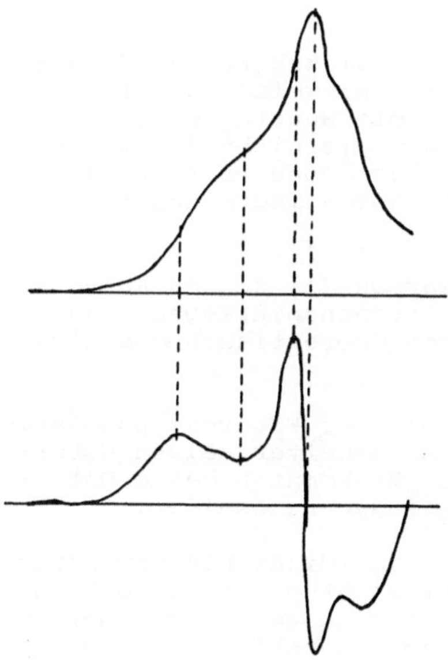

Abb. 1. Gemessenes ESR-Spektrum.
Unten: ausgegebene 1. Ableitung.
Oben: Integral des ausgegebenen Spektrums, eigentliche Absorption.
Gestrichelt verbunden sind die drei ersten Wendepunkte und das erste Maximum

Tabelle 1. Elektronenspinresonanzmessungen an mit Mal-6-Protein-markierten Erythrozytenmembranen von Choreatikern (HD) und Kontrollpersonen (N), das W/S Verhältnis ist wiedergegeben

| $W/S_{HD}$ | | $W/S_N$ | |
|---|---|---|---|
| 4,65 | 4,08 | 4,41 | 4,29 |
| 4,37 | 4,36 | 4,63 | 4,61 |
| 4,41 | 4,29 | 4,27 | 4,06 |
| 5,03 | 4,62 | 4,52 | 4,82 |
| 4,34 | 4,11 | 4,13 | 4,49 |
| 3,72 | 4,32 | 4,25 | 4,12 |
| 3,95 | 4,49 | 3,70 | |
| 4,00 | 4,90 | 3,56 | |
| 3,41 | | 4,06 | |
| Mean ± SD | 4,30 ± 0,40 | 4,26 ± 0,34 | |
| Mean ± SEM | 4,30 ± 0,10 | 4,26 ± 0,09 | |
| n | 17 | 15 | |

HD = Morbus Huntington; N = Kontrollen

Wie aus Tabelle 1 hervorgeht, vergleichen wir bei der graphischen Auswertung die Elektronenspinresonanzmessung an mit Mal-6 Protein markierten Erythrozytenmembranen von 17 Choreatikern mit 15 Kontrollpersonen.

Hierbei ergab sich zwischen Kontrollpersonen und Patienten mit manifester Huntingtonscher Erkrankung kein signifikanter Unterschied.

## Diskussion

Während Butterfield und Mitarbeiter (2, 3, 4, 5, 6) zahlreiche Untersuchungsbefunde vorlegen konnten, aus denen sich Hinweise für eine generalisierte Membranschädigung bei Patienten mit Huntingtonscher Erkrankung ergeben sollten, konnten wir den Nachweis nicht dafür erbringen, daß sich mit der Elektronenspinresonanzmessung Protein-markierter Erythrozyten ein Unterschied zwischen Choreatikern und Nichtchoreatikern ergäbe.

Ähnlich wie wir kommen auch Beverstock und Pearson (1) zu der Auffassung, daß sich mittels der Messung der Elektronenspinresonanz an Erythrozytenmembranen kein Unterschied zwischen Choreatikern und Nichtchoreatikern nachweisen läßt.

Weiterhin konnten Sumbilla und Lakowicz (12) mit der Fluoreszenzpolarisationsmessung im Gegensatz zu Pettegrew und Mitarbeiter keinen Unterschied beobachten. Dubbelmann und Mitarbeiter (7) konnten keine Unterschiede in der Aktivität der Kalium-Natrium-ATP-ase nachweisen.

Es ergibt sich somit, daß wir hinsichtlich der Validität biochemischer Vorhersagemöglichkeiten für den Morbus Huntington erneut um eine Illusion ärmer geworden sind. Vor allem muß nun die Pathogenese des Morbus Huntington völlig neu überdacht werden, in einem Augenblick da ein therapeutisches Konzept greifbar nahe schien.

Literatur


1. Beverstock GC, Pearson PL (1982) Electron spin resonance studies of erythrocyte ghost cells in Huntington's chorea. Acta neurol scandinav 65:413-423
2. Bialas WA, Markesbery WR, Butterfield DA (1980) Increased chloride transport in erythrocytes in Huntington's Disease. Biochem Biophys res commun 95:1895-1900
3. Butterfield DA, Markesbery WR (1981) Huntington's Disease: A generalized membrane defect. Life Sci 8:1117-1131
4. Butterfield DA, Oeswein JQ, Markesbery WR (1977) Electron spin resonance study of membrane protein alterations in erythrocytes in Huntington's Disease. Nature 267:453-455
5. Butterfield DA, Oeswein JQ, Prunty ME, Hisle KC, Markesbery WR (1978) Increased sodium plus potassium adenosine triphosphatase activity in erythrocyte membranes in Huntington's Disease. Ann Neurol 4:60-62
6. Butterfield DA, Purdy JJ, Markesbery WR (1979) Electron spin resonance, hematological, and deformability studies of erythrocytes from patients with Huntington's Disease. Biochim Biophys Acta 551:452-458
7. Dubbelman TM, DeBruijne AW, Sleveninck JV, Bruyn GW (1981) Studies on erythrocyte membranes of patients with Huntington's Disease. J Neurol Neurosurg Psychiat 44:570-573
8. Hung WY, Tourian A (1981) Differential labeling of UDP-N-acetyl-glucosamine in Huntington's-chorea fibroblasts. Biochem J 196: 495-498
9. McLean DR, Nihei T (1980) Biochemical markers for Huntington's Chorea. J Can Sci Neurol 7:281-283
10. Pettegrew JW, Nichols JS, Stewart RM (1980) Membrane studies in Huntington's Disease: Steady state fluorescence studies of intact erythrocytes. Ann Neurol 8:381-386
11. Przuntek H, Kraus P, Mahr KH, Vigenschow H (1983) Electron-spin-resonance of erythrocyte membranes in Huntington's Disease. J Neurol, in press
12. Sumbilla C, Lakowicz JR (1982) Fluorescence studies of red blood cell membranes from individuals with Huntington's Disease. J Neurochem 38:1699-1707
13. Zanella A, Izzo C, Meola G, Mariani M, Colotti MT, Silam U, Pettegata G, Scarlato G (1980) Metabolic impairment and membrane abnormality in red cells from Huntington's Disease. J Neurol Sci 47:93-103

# Parkinson-Syndrom bei sekundärem Hypoparathyreoidismus

D. Kountouris, W. Nensa und A. Blümm

## Einleitung

In der Vergangenheit wurden mehrfach systematische Untersuchungen bei Patienten mit symmetrischen intracraniellen Verkalkungen durchgeführt, vor allem hinsichtlich des Calcium- und Phosphatstoffwechsels (1-5). Seit Einführung der craniellen Computer-Tomographie werden nicht selten intracranielle Verkalkungen dargestellt, die sich im Rahmen der Röntgen-Nativ-Diagnostik nicht zeigen. 1978 haben Keck et al. (6) eine Studie über symmetrische intracranielle Verkalkungen bei gestörter Nebenschilddrüsenfunktion publiziert.

Im folgenden möchten wir über ein uns besonders interessant erscheinendes Krankheitsbild berichten.

## Kasuistik

Eine jetzt 71-jährige Patientin unterzog sich im Jahre 1939 einer Strumaresektion. Anschließend erhielt sie ununterbrochen bis 1965 zunächst vier Perlen A.T. 10 (täglich 2 mg Dihydrotachysterol). Von 1965 bis 1978 nahm die Patientin täglich 1 Perle A.T. 10 ein und ab 1978 bis zur Aufnahme täglich 1/2 Tabl. Vigantol forte und 3 mal pro Woche 2,5 mg Vitamin D3.

Etwa 40 Jahre nach der Strumektomie und nach der angegebenen Therapie zeigte sich bei der Patientin eine zunehmende innerliche Unruhe, Gangunsicherheit und Bewegungsverarmung. Aus diesem Grunde erfolgte die Aufnahme in unserer Klinik.

Bei der Aufnahmeuntersuchung fand sich neben einer deutlichen Hypomimie eine Akinese sowie ein Rigor mit Zahnradphänomen an allen vier Extremitäten. Glabella- und Schnäuzelreflex positiv. Kopffalltest und Zeichen nach Wartenberg bds. ebenfalls positiv. Ruhetremor von 7/s. Geringgradige Ataxie beim Finger-Nase- und Knie-Hacke-Versuch.

Bei einer Blinkreflexuntersuchung wurde eine fehlende Habituation festgestellt.

Bei der elektromyographischen Untersuchung fand sich eine deutliche Entdehnungsaktivität (positives Release-Phänomen) sowie eine verlängerte silent period von 158,5 ms.

Bei einer craniellen Computer-Tomographie ohne Kontrastmittelgabe fanden sich ausgeprägte Calcifikationen sowohl im Stammganglienbereich bds. als auch im Bereich beider Kleinhirntonsillen (Abb. 1).

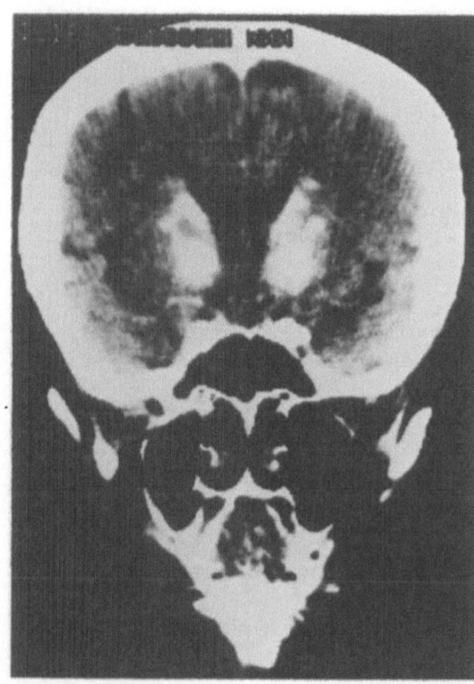

Abb. 1. Cranielles Computer-Tomogramm bei einer 71-jährigen Patientin mit gesichertem Parkinson-Syndrom

Diskussion

Es besteht der dringende Verdacht, daß die computertomographisch nachweisbaren intracraniellen Verkalkungen ursächlich zur Entstehung des Parkinson-Syndroms beigetragen haben (6, 8, 9). In der Literatur wurde mehrfach beschrieben, daß es bei primärem wie auch bei sekundärem Hypoparathyreoidismus sowie auch bei Pseudohypoparathyreoidismus und ferner auch beim Pseudo-Pseudo-Hypoparathyreoidismus zum Auftreten intracranieller Calcifikationen mit der klinischen Symptomatik eines Parkinson-Syndromes oder auch anderer extrapyramidaler Symptomatik kommen kann. Es bestehen verschiedenste Theorien über die biochemischen Ursachen dieser Calcifikationsvorgänge (1, 2, 4, 6-8).

Auf diese Theorien soll in diesem Rahmen nicht näher eingegangen werden. Das für uns überraschende Ergebnis der craniellen Computer-Tomographie sollte Veranlassung geben, wie bei Anfallsleiden auch bei allen Patienten mit einem Parkinson-Syndrom zumindest einmal diese Untersuchung durchzuführen.

Zusammenfassung

Bei einer jetzt 71-jährigen Patientin wurde 1939 eine Strumektomie durchgeführt. Anschließend erhielt sie über Jahrzehnte A.T. 10, zunächst 2 mg pro Tag, späterhin 0,5 mg pro Tag. Ab 1978 wurde sie mit Vigantol forte und Vitamin D3 behandelt. Etwa 40 Jahre nach der Operation kam es zum Auftreten einer Parkinson-Symptomatik mit Akinese, Rigor und Ruhetremor. Elektromyographisch fanden sich die typischen Veränderungen (fehlende Habituation des Blinkreflexes, positives Release-Phänomen, verlängerte silent period). Bei einer craniellen Computer-Tomographie fanden sich ausgeprägte intracranielle Calcifikationen sowohl im Stammganglienbereich als auch im Bereich der Kleinhirntonsillen beidseits.

Literatur


1. Barwich D (1976) Symmetrische Stammganglienverkalkungen (Morbus Fahr) und ihr familiäres Vorkommen. Nervenarzt 47:253-257
2. Becker H, Grau H, Hacker H (1977) Endocranielle Verkalkungen in der Computer-Tomographie - Ein Vergleich zum Röntgenbild. Fortschr Geb Röntgenstr Nuklearmed 126:509-512
3. Bennett SC, Maffly RH, Steinbach HL (1959) The significance of bilateral basal ganglia calcification. Radiology 72:368-377
4. Blyme F (1945) Über das Gehirn einer familiär Oligophrenen mit symmetrischen Kalkablagerungen, besonders in den Stammganglien. Arch Neurol Psychiat 1:161-190
5. Camp SD (1947) Symmetrical calcification of the cerebral basal ganglia. Its roentgenologic significance in the diagnosis of parathyroid insufficiency. Radiology 49:568-577
6. Keck E, Schuier FJ, Thörner G, Ischebek W, Durdel R, Wiegelmann W (1978) Symmetrische, intracranielle Verkalkungen bei gestörter Nebenschilddrüsenfunktion. Med Klin 73:1507-1512
7. Liebhaldt G, Descalzo C (1951) Idiopathische (nicht arteriosklerotische) Verkalkungen im Zentralnervensystem. Dtsch Z Nervenheilk 184:388-426
8. Prange H, Krtsch H (1978) Bemerkungen zum Morbus Fahr. Nervenarzt 49:484-487
9. Sachs Ch, Ericson K, Erasmie U, Bergström M (1979) Incidence of Basal Ganglia Calcification on Computed Tomography. J comp Ass Tomogr 3:339-344

# Zur Funktion der adrenergen Rezeptoren beim Shy-Drager-Syndrom

G. Hopp, P.-A. Fischer, R. Kirsten und B. Heberle

## Einleitung

Degenerative Nervenzellveränderungen in der intermediolateralen Säule des Rückenmarkes beim Shy-Drager-Syndrom sind als histopathologische Befunde mehrfach beschrieben worden (1, 4, 8, 9). Als Ursache für die idiopathische orthostatische Hypotonie wird der Defekt im Kerngebiet des sympathischen Neurons angenommen (8, 9). Über die Funktionsfähigkeit des postsynaptischen Teils and des adrenergen Rezeptors wurden bisher widersprüchliche Angaben gemacht (7, 10).

## Methodik

Bei zwei Patienten mit Shy-Drager-Syndrom wurden Orthostaseversuche am Kipptisch durchgeführt. Es wurden der Blutdruck an beiden Armen, die Herzfrequenz und die Ophthalmikadrucke beidseits in Ruhe und unter Belastung bis zum Kollaps registriert. Gleichzeitig wurden die freien Plasmakatecholamine radioenzymatisch in Ruhe und nach Kippen auf 90$^{\circ}$ bestimmt. Nach Gabe von 10 mg Norphenephrin i.v. wurde erneut ein Kippversuch durchgeführt und die Kreislaufparameter sowie die Plasmakatecholamine gemessen. Zur Bestimmung der Thrombozythenaggregation wurden bei beiden Patienten über 24 Stunden alle 2 Stunden 10 ml Venenblut entnommen. Es wurden jeweils die Plasmakatecholamine sowie die spontane und die durch Katecholamine induzierte Plättchenaggregation nach der Methode von Breddin (1965) bestimmt. Anschließend wurde die Geschwindigkeit der Reaktion [$Q = E/t(\Delta E/2)$] errechnet.

## Ergebnisse

<u>Patient I:</u> 76-jähriger Mann mit akinetischem Parkinson-Syndrom, Irisatrophie beidseits, Harninkontinenz sowie Libido- und Potenzverlust. Kollapszustände traten bei jedem Aufrichten, auch von liegenden in sitzenden Positionen auf. Es war ein Herzschrittmacher implantiert worden. Der Blutdruck im Liegen betrug rechts 100/55 mm Hg, links 130/55 mm Hg, die Ophthalmikadrucke beidseits betrugen 130/70 mm Hg. Im Kippversuch kollabierte der Patient sofort. Die Herzfrequenz blieb durch den Schrittmacherimpuls mit 72/min konstant. Die Plasmakatecholamine änderten sich nicht (Tabelle 1). Nach i.v.-Injektion von 10 mg Norphenephrin konnte der Patient über 10 Minuten bei 90$^{\circ}$ stehen. Der Blutdruck betrug rechts 150/85 mm Hg, links 170/90 mm Hg. Von den Katecholaminen stieg besonders Noradrenalin deutlich an.

Bei der Untersuchung der Thrombozytenaggregation fand sich gegenüber den Kontrollgruppen eine deutlich höhere Spontanaggregation. Die induzierte Aggregation entsprach den Werten der Parkinson-Patienten, die wiederum gegenüber den Normalpersonen erhöht waren. Die Reaktions-

Tabelle 1. Plasmakatecholamine bei 2 Patienten mit Shy-Drager-Syndrom in Ruhe, unter Orthostase und nach Gabe von 10 mg Norphenephrin i.v. während Orthostase

| | | Ruhe | $90^{0}$ | $90^{0}$ + 10 mg Norphenephrin |
|---|---|---|---|---|
| Adrenalin pmol/ml | Pat. I | 0,34 | 0,40 | 0,67 |
| | Pat. II | 0,48 | 0,52 | 1,01 |
| Noradrenalin pmol/ml | Pat. I | 1,44 | 1,50 | 3,13 |
| | Pat. II | 1,83 | 1,03 | 5,47 |

geschwindigkeit war sowohl für die spontane als auch für die induzierte Aggregation deutlich erhöht.

Patient II: 76-jähriger Mann mit hypokinetischem Parkinson-Syndrom, Harninkontinenz sowie Libido- und Potenzverlust. Synkopen traten gelegentlich beim Aufrichten auf. Eine kardiale Genese war ausgeschlossen worden. Der Blutdruck im Liegen betrug 130/75 mm Hg, die Herzfrequenz 72/min. Die Ophthalmikadrucke betrugen beidseits 140/90 mm Hg. Unter orthostatischer Belastung fiel der Blutdruck nach 2 Minuten auf 60/40 mm Hg, die Herzfrequenz blieb bei 72/min. Nach 5 Minuten war der Blutdruck nicht mehr meßbar, die Herzfrequenz änderte sich nicht. Der Patient war ansprechbar, zeigte keine vegetativen Zeichen. Nach 7 Minuten mußte der Kippversuch unterbrochen werden, der Patient kollabierte, war nicht mehr ansprechbar, der Blutdruck war nicht mehr meßbar, die Herzfrequenz lag bei 78/min. In Null-Lage war die Ausgangskreislaufssituation nach 20 Sekunden erreicht. Die Katecholamine blieben während des Kippversuchs konstant (Tabelle 1). Im zweiten Orthostaseversuch mit 10 mg Norphenephrin i.v. blieb der Blutdruck über 15 Minuten konstant, die Herzfrequenz stieg von 72/min auf 84/min an. Es kam zu einer deutlichen Erhöhung von Adrenalin und Noradrenalin. Die spontane Thrombozytenaggregation war erhöht; die induzierte Aggregation lag etwas unter den Werten der Parkinson-Patienten. Die Reaktionsgeschwindigkeit war für die spontane und für die noradrenalininduzierte Aggregation erhöht; die mit Adrenalin induzierte Aggregation entsprach den Werten der Parkinson-Patienten (Abb. 1).

## Diskussion

Bei beiden Patienten wurde klinisch ein Shy-Drager-Syndrom diagnostiziert. Bei Patient I war die orthostatische Hypotonie ausgeprägter als bei Patient II. Im Kreislaufbelastungstest konnte die fehlende sympathicotone Regulation nachgewiesen werden. Entsprechend fanden wir keinen Anstieg der freien Plasmakatecholamine unter Orthostase. Erst nach i.v.-Gabe eines Sympathicomimetikums kam es zur Kreislaufregulation und zum deutlichen Anstieg von Noradrenalin. Zur Aussage über die Rezeptorfunktion wurde die Katecholamin-induzierte Plättchenaggregation herangezogen (6). Im Vergleich zur Kontrollgruppe hatten beide Patienten eine höhere induzierte, aber auch höhere spontane Aggregation. Parkinson-Patienten und Shy-Drager-Patienten verhielten sich hinsichtlich der induzierten Aggregation ähnlich, lagen aber mit ihren Werten deutlich über denen von Normalpersonen. Diese Befunde sprechen einerseits für die Reaktions- und Funktionsfähigkeit der Rezeptoren, sie lassen andererseits aber auch erkennen, daß sowohl Shy-Drager-Patienten als auch Parkinson-Patienten heftiger reagieren. Dies wird in der Reaktionsgeschwindigkeit noch deutlicher; Patient I mit den am meisten fortgeschrittenen Symptomen reagierte auf Induk-

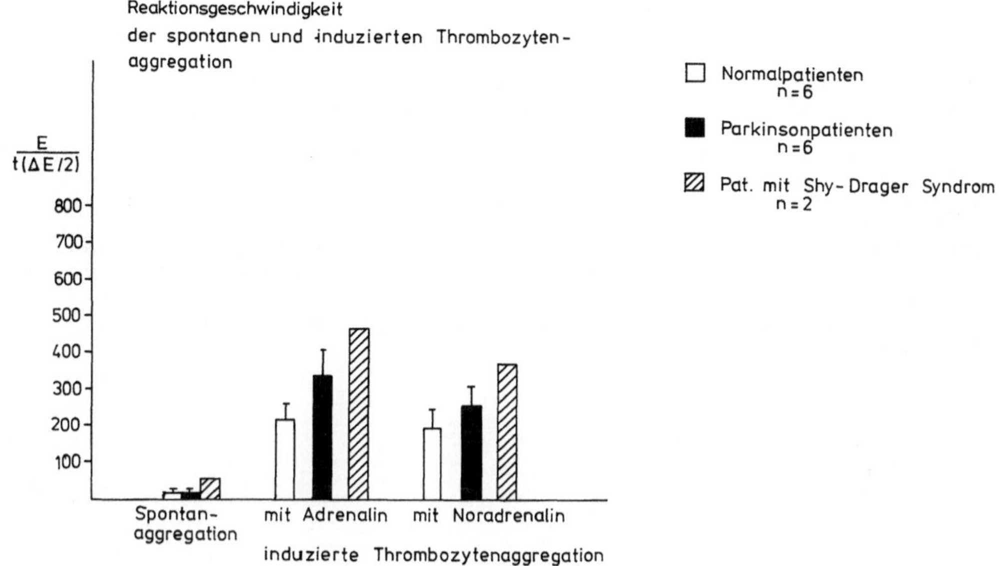


Abb. 1. Reaktionsgeschwindigkeit der spontanen und induzierten Thrombozyten-aggregation

tion am schnellsten. Diese Beobachtung weist auf die Gültigkeit des CANNON'schen Gesetzes hin, wonach zentral denervierte Organe hypersensitiv auf ihre Neurotransmitter reagieren (2). Diese sogenannte "spastische Reaktion" zeigt sich auch bei der Gabe von Norphenephrin; die Vasomotoren mit fehlender autonomer Innervation reagieren überschießend auf ihr Pressoramin.

## Zusammenfassung

Bei zwei Patienten mit Shy-Drager-Syndrom wurden die spontane und die induzierte Thrombozytenaggregation über 24 Stunden hinweg bestimmt und mit Werten einer gesunden Kontrollgruppe sowie mit Werten von Parkinson-Patienten verglichen. Die Reaktionsgeschwindigkeit der spontanen und induzierten Plättchenaggregation lag bei den Patienten mit Shy-Drager-Syndrom deutlich höher als bei den Kontrollpersonen. Diese biochemisch-pharmakologische Reaktion bestätigt die Funktionstüchtigkeit der peripheren adrenergen Rezeptoren beim Shy-Drager-Syndrom. Der Befund bestätigt zugleich die Gültigkeit des CANNON'schen Gesetzes.

## Literatur

1. Bradbury S, Eggleston C (1925) Postural hypotension: A report of three cases. Amer Heart J 1:73-86
2. Cannon WB, Rosenblueth A (1949) The supersensitivity of denervated structures. Mac Millan, New York
3. Hedeland H, Dymling J-F, Hökfelt B (1969) Catecholamines, renin and aldosterone in postural hypotension. Acta Endocrinolog 63: 399-410
4. Johnson RH, Lee G de J, Oppenheimer DR et al. (1966) Automatic failure with orthostatic hypotension due to intermediolateral column degeneration. Quart J Med 138:276-292

5. Kontos H, Richardson DW, Norvell JE (1975) Norphenephrine depletion in idiopathic orthostatic hypotension. Annals of Internal Med 82:336-341
6. Leon R, Tiarks CY, Pechet L (1978) Some observations on the in vivo effect of propanolol on platelet aggregation and release. Amer J Hem 5:117-121
7. Mohnson Ibrahim M (1975) Localization of lesion in patients with idiopathic orthostatic hypotension. Brit Heart J 37:868-872
8. Shy GM, Drager GA (1960) A neurological syndrome associated with orthostatic hypotension. Arch Neurol 2:511-527
9. Vanderhaegen JJ, Périer O, Sternon JE (1970) Pathological findings in idiopathic orthostatic hypotension. Arch Neurol 22:207-214
10. Ziegler MG, Lake R, Kopin PhD et al. (1977) The sympathetic-nervous-system defect in primary orthostatic hypotension. New Engl J M 296:293-297

# Vergleich einer Therapie mit L-Dopa und einer Kombinationstherapie mit L-Dopa und Bromocriptin bei einer Langzeittherapie des Morbus Parkinson bis zu drei Jahren

H. Przuntek und R. Rohkamm

Die Behandlung des Morbus Parkinson mit Substanzen wie z.B. Dopaminergika oder Anticholinergika, die die zentrale Neurotransmission beeinflussen, ist seit langem bekannt, ebenso, daß die Behandlung mit L-Dopa im Verlaufe der Behandlung zu Hyperkinesen, On-Off-Phänomen und Psychosen führen kann (1).

Vor 4 Jahren traf sich in Frankfurt eine Gruppe von Neurologen, die der Frage nachgehen wollte, ob die Kombinationstherapie aus L-Dopa und Bromocriptin gegenüber der Monotherapie mit L-Dopa therapeutische Vorteile haben könnte.

Zur Behandlung sollten nur Patienten in eine randomisierte Studie aufgenommen werden, die zuvor noch nicht mit L-Dopa behandelt worden waren.

Nach 6-wöchiger bis 3-monatiger Einstellungsphase sollte die eine Gruppe mit L-Dopa alleine weiterbehandelt werden, die andere Gruppe mit äquivalenten Dosen aus L-Dopa und Bromocriptin. Für eine Reihe von Kliniken ergaben sich bei der Durchführung der Studie Schwierigkeiten, so daß wir Teilergebnisse von unseren untersuchten Patienten mitteilen möchten, da sie unseres Erachtens zu manchen Fragestellungen zumindest eine vorläufige Antwort geben können.

## Methoden und Ergebnisse

Wir haben 45 Patienten untersucht, die zuvor noch nicht L-Dopa erhalten hatten, 24 Patienten waren männlich, 21 Patienten weiblich. Entsprechend dem Randomisierungsschlüssel sollten 19 Patienten auf L-Dopa plus Decarboxylasehemmer (Madopar) und 26 Patienten auf die Kombinationstherapie mit L-Dopa plus Decarboxylasehemmer (Madopar) und Bromocriptin (Pravidel) eingestellt werden.

Bei Eintritt in die Studie betrug das Alter der 1. Patientengruppe 61,0 Jahre mit einer Schwankungsbreite von 45-73 Jahren. In der zweiten Patientengruppe betrug das Durchschnittsalter 60,3 Jahre mit einer Schwankungsbreite von 36-73 Jahren.

Die Dauer zwischen Erkrankungsbeginn und Einstellung auf eine dopaminerge Substanz betrug im Mittel 2,5 Jahre. Aus der Gruppe der mit Madopar behandelten Patienten schieden 4 Patienten aus.

Aus der Gruppe derer, die mit Madopar und Pravidel behandelt wurden, schieden 10 Patienten aus, wobei 4 Patienten völlig aus der Behandlung der Klinik ausschieden und 6 weitere Patienten wegen Unverträglichkeitserscheinungen wie Schwindel, Kollapsneigung, Spannen in der Brust und Magenbrennen, Angina-pectoris-Anfällen die weitere Behandlung mit Pravidel ablehnten. 1 Patientin starb unter der Behandlung mit Pravidel an einer diffusen cerebralen Einblutung.

Diese Patientin litt unter der Behandlung zunehmend unter sogenannten digiti mortui. Wir reduzierten die Pravideldosis, trotzdem kam es unter der Dosisreduktion zur obenbeschriebenen Einblutung, als deren Ursache ein Ergotismus bis heute nicht ausgeschlossen werden konnte.

Zur Beurteilung des Therapieverlaufs wurde bei den Patienten regelmäßig eine Einstufung nach dem Webster-Score, nach der North-Western-University-Disability Skala und als einfach zu handhabende Depressionsskala die Auswertung nach Zung durchgeführt. Außerdem wurde die Zeitmessung für das Schreiben eines Standardsatzes durchgeführt, die wir aber hier nicht wiedergeben möchten.

Der Therapieeffekt geht im wesentlichen aus der Tabelle 1 hervor, hier zeigt sich, daß die Patienten der Gruppe 1 (Madopar) bei einem Ausgangswert von 11,46 ± 5,27 Punkten nach 1/2 Jahr eine Websterskalierung

Tabelle 1. Der Effekt von Madopar und Madopar und Pravidel auf das Parkinson-Syndrom

| | Madopar | | Madopar + Pravidel | |
|---|---|---|---|---|
| | vor Behandlung n=15 | | n=17 | |
| | $\bar{x}$ | SD | $\bar{x}$ | SD |
| W | 11,46 ± | 5,27 | 13,17 ± | 3,6 |
| N | 38,8 ± | 9,26 | 37,22 ± | 10,61 |
| Z | 40,6 ± | 8,60 | 37,94 ± | 13,05 |
| | 1/2 Jahr nach Behandlung | | | |
| W | 6,06 ± | 5,75 | 4,56 ± | 3,36 |
| N | 45,07 ± | 6,39 | 45,41 ± | 5,16 |
| Z | 35,8 ± | 9,17 | 33,58 ± | 15,5 |
| | vor Behandlung n=13 | | n=13 | |
| W | 11,0 ± | 5,0 | 12,76 ± | 3,03 |
| N | 10,61 ± | 8,20 | 39,38 ± | 9,81 |
| Z | 40,20 ± | 8,67 | 34,53 ± | 16,12 |
| | 1 Jahr nach Behandlung | | | |
| W | 5,0 ± | 3,26 | 3,66 ± | 2,64 |
| N | 45,69 ± | 5,34 | 46,23 ± | 5,5 |
| Z | 35,6 ± | 10,7 | 29,76 ± | 9,14 |
| | vor Behandlung n=7 | | n=8 | |
| W | 9,62 ± | 5,04 | 12,71 ± | 3,86 |
| N | 39,87 ± | 9,8 | 38,0 ± | 12,68 |
| Z | 41,87 ± | 11,17 | 39,66 ± | 14,44 |
| | 2 Jahre nach Behandlung | | | |
| W | 4,93 ± | 3,08 | 5,85 ± | 5,67 |
| N | 44,5 ± | 5,14 | 47,5 ± | 3,88 |
| Z | 37,87 ± | 11,94 | 32,66 ± | 9,60 |

W = WEBSTER-Score
N = North-Western-University-Disability-Skala
Z = ZUNG-Skala

von 6,06 ± 5,75 aufwiesen und nach einem Jahr von 5,0 ± 3,26. Bei der kleineren Gruppe, die über zwei Jahre zu verfolgen war, fand sich bei einem Ausgangswert von 9,62 Punkten nach zwei Jahren ein Wert von 4,93 ± 3,08. Bei der Gruppe 2 ergab sich bei einem Ausgangswert von 13,17 ± 3,6 nach 1/2 Jahr ein Webster-Score von 4,56 ± 3,36 nach 1 Jahr ein Webster-Score von 3,66 ± 2,64 und nach 2 Jahren einer von 5,85 ± 5,67.

Bei der Untersuchung nach der North-Western-University Disability-Skala ergaben sich im wesentlichen korrespondierende Werte zu der Websterskala.

Hingegen bestand keine direkte Korrelation zwischen Depressionsskalenwert, Webster-Score und North-Western-University-Disability-Skala, wenngleich sich im Verlauf, zumindest im Beginn der L-Dopa Therapie, eine Korrelation zwischen der Besserung der Beweglichkeit und depressiver Verstimmung ergaben.

## Diskussion

Es ist heute schwierig, Patienten, die nicht mit L-Dopa vorbehandelt sind, für eine Parkinsonstudie zu gewinnen.

Einen Teil einer vor 4 Jahren geplanten Multicenter-Studie, bei der der unterschiedliche therapeutische Wert einer Monotherapie mit Madopar und einer Kombinationstherapie aus Madopar und Pravidel beurteilt werden sollte, haben wir ausgewertet.

Nach unseren Untersuchungen läßt sich vermuten, daß die Kombinationstherapie mit Madopar und Pravidel zu geringfügig besseren Therapieergebnissen bei Auswertung des Webster-Score und North-Western-University-Disability-Skala führt als die Monotherapie.

Unter der Monotherapie mit Madopar sahen wir in vergleichbaren Zeiträumen 4 mal Dyskinesen, einmal wurden über optische Halluzinationen und ein weiteres Mal über ein On-Off-Phänomen berichtet. Während wir unter der Kombinationstherapie mit Pravidel keine Hyperkinesen und keine Psychosen beobachten konnten.

Allerdings klagte ein relativ hoher Prozentsatz, nämlich 10 von 26 Patienten, über Nebenwirkungen unter der Pravideltherapie, so daß wir bei 6 Patienten wieder eine Monotherapie aufnehmen mußten.

Wir können nicht völlig ausschließen, daß bei einer Patientin, bei der sicherlich die Veranlagung zu einem Raynaud-Phänomen gegeben war, eine Medikamenten-bedingte diffuse Einblutung in das Gehirn erfolgte. Wir schließen daher inzwischen alle Patienten, bei denen der Verdacht auf eine Vasopathie besteht, die sich unter der Einstellung auf Pravidel verdeutlicht, von der Pravideltherapie aus.

## Zusammenfassung

An einem Patientengut von 45 Parkinson-Patienten, die nicht mit L-Dopa vorbehandelt waren, wurde eine Therapie mit Madopar und eine Kombinationstherapie mit Madopar und Pravidel verglichen.

Unter der Therapie mit Madopar alleine traten in vier Fällen Dyskinesen, in 1 Fall ein On-Off-Phänomen und in einem weiteren Fall eine Psychose auf, während wir im vergleichbaren Zeitraum diese Nebenwirkungen unter einer äquivalenten Kombinationstherapie aus Madopar und Pravidel nicht beobachten konnten.

Pravidel hat gegenüber der Monotherapie den Nachteil, daß es von einer größeren Patientenzahl nicht so gut toleriert wird wie Madopar alleine.

Literatur

1. Przuntek H (1979) Therapie der Parkinsonschen Krankheit. Med Klin 74:1077-1083

# Der Effekt von Budipin auf das Parkinson-Syndrom, Versuch einer neuropharmakologischen Erklärung

H. Russ, J.-P. Stasch, M. Witteler, D. Neuser und H. Przuntek

## Einleitung

Budipin, ein Butyldiphenylpiperidin gilt nach Menge und Brand (8) pharmakologisch als Antiparkinsonsubstanz mit einem neuen Wirkprofil.

Klinisch zeigt diese Substanz einen günstigen Effekt bei der prophylaktischen Behandlung der Migräne, des essentiellen Tremors und als Adjuvanztherapeuticum bei der Behandlung des Morbus Parkinson bzw. des Parkinson-Syndroms.

Während die überrraschend gute migräneprophylaktische Wirkung von Budipin durch die Wiederaufnahmehemmung von Serotonin in Thrombozyten bedingt sein könnte (4), ist der Effekt von Budipin auch auf das Parkinsonsyndrom durch die sehr detaillierten pharmakologischen Untersuchungen von Menge und Brand nicht ausreichend erklärt. Budipin bewirkt im Tierexperiment im motorischen Verhalten einen Antihaloperidol-Antioxotremorin-, Antiresperin,- und Antitetrabenazineffekt, was den Schluß, daß es sich um eine wirksame Antiparkinsonsubstanz handeln könnte, nahe legt. Die Versuche an "drehenden Ratten" zeigten, daß es sich nicht um ein klassisches Dopaminergicum wie z.B. Bromocriptin handelt, wenngleich die Substanz die L-Dopa Wirkung verstärkt. Auffällig ist, daß Budipin nennenswerte pharmakologische Effekte nicht an Normaltieren, sondern nur an pharmakologisch provozierten Krankheitsmodellen zeigt.

Um abzuklären, mit welchen Antiparkinsonmedikamenten Budipin kombinierbar ist und aus molekularpharmakologischen Gründen haben wir den Effekt von Budipin auf den Gehalt der biogenen Amine im Gesamthirn von Ratten, sowie auf den Gehalt von Dopamin und Serotonin und ihren Metaboliten in Nucl. caudatus einerseits und die Bindungsaffinität zu Opiat-, Dopamin-, Serotonin-, GABA- und Benzodiazepinrezeptoren andererseits gemessen.

## Methodik

A. Bestimmung der biogenen Amine im Rattenhirn: Nach Homogenisation des Rattenhirns (männl. Sprague-Dawley Ratten, 250-300 g) und Fraktionierung des Homogenats über stark saure Kationenaustauscher, wurden die biogenen Amine nach der Methode von Atack und Magnusson (1) fluorimetrisch bestimmt.

B. Die hochdruckflüssigkeitschromatographische Trennung und quantitative Bestimmung mittels elektrochemischer Detektion von Dopamin, Serotonin, 5-Hydroxyindolessigsäure (HIAA), Homovanillinsäure (HVA) und 3,4-dihydroxyphenylessigsäure (DOPAC) im Nucl. caudatus erfolgte nach Homogenisation des Gewebes im Elutionspuffer mit einer

HPLC-Anlage der Fa. Milton-Roy (Constametricpumpe Modell III, Chromatographiesteuergerät CCM, Rechenintegrator Nr. 301, Printer-Plotter, Rheodyne-Injektionssystem mit 200 µl Injektionsschleife). Chromatographiesäule: 250 mm x 4,6 mm I.D. gefüllt mit Shandon-Hypersil ODS 5 um; Vorgesetzte Kartusche 20 mm x 4,6 mm I.D. mir LiCrosorb RP 10 um (Bischoff Analysentechnik, Stuttgart).

Elektrochemischer Detektor: Fa. Methrom, Modell 656/641. Das Potential wurde of 0,75 V gegenüber einer Referenzelektrode bei einer Empfindlichkeit von 50-100 nA/V eingestellt. Zusammensetzung der mobilen Phase: 0,1 M Natriumcitrat, 75 mM Dinatriumphosphat, 0,75 mM Natriumheptansulfonat und 14% Methanol, pH 3,9. Der Probenauftrag erfolgte direkt in der mobilen Phase. Als interner Standard wurde 5-Hydroxyindol-2-carbonsäure verwendet (6).

C. Präparation der Rezeptoren:
Die Präparation der Rezeptoren und die Messung der Bindungsaffinität von Budipin zu Opiat-, Dopamin-, Serotonin-, Benzodiazepin- und GABA-Rezeptoren wurde wie in der angegebenen Literatur (2, 3, 7, 9, 10, 11) durchgeführt.

## Ergebnisse

Nach Vorbehandlung der Versuchstiere mit Budipin 10 mg/kg KG i.p. zeigt sich keine Änderung des Gehaltes der biogenen Amine Noradrenalin, Dopamin, Serotonin und Histamin im Gesamtgehirn von Ratten innerhalb von 50 Stunden nach Applikation der Substanz.

Nach Vorbehandlung der Ratten mit Reserpin 0,3 mg/kg KG i.p., 50 Stunden vor Dekapitation, weisen die Versuchstiere eine signifikante Erniedrigung des Gehaltes an den biogenen Aminen auf (vgl. Abb. 1).

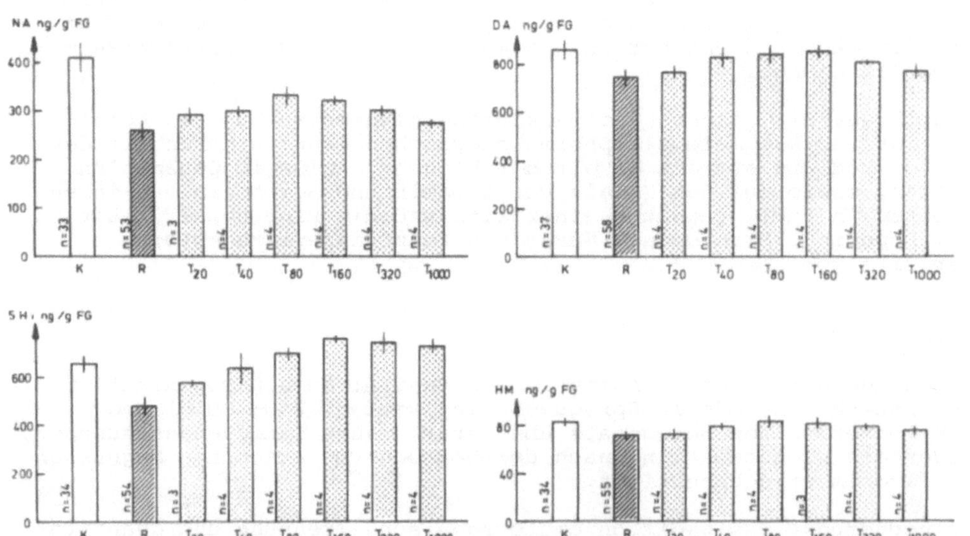


Abb. 1. Der Einfluß von Budipin und Reserpin auf den Noradrenalin (NA)-, Dopamin (DA)-, Serotonin (5-HT)- und Histamin (HM)-Gehalt (ng/g Feuchtgewicht) des Rattenhirns in Abhängigkeit von der Zeit. K Kontrolltiere (0,9% NaCl-Lösung i.p.); R 1 x 0,3 mg/kg KG Reserpin i.p. 50 h vor Dekapitation; $T_x$ 1 x 0,3 mg/kg KG Reserpin i.p. 50 h vor Dekapitation, 1 x 10,0 mg/kg Budipin KG Budipin i.p. x = min vor Dekapitation

Zusätzliche Gabe von Budipin 10 mg/kg KG i.p. bewirkt einen deutlichen Anstieg im Gehalt der biogenen Amine. Die Maximalwerte liegen zwischen 80 und 320 min nach Gabe von Budipin.

Im Nucl. caudatus läßt sich nach Applikation von Budipin 15 mg/kg KG ebenfalls keine Änderung des Serotonin- oder Dopamingehaltes nachweisen. Ebenfalls sind die Konzentrationen an HIAA, HVA und DOPAC im Nucl. caudatus nicht verändert, so daß eine MAO-Inhibition oder COMT-Inhibition eher unwahrscheinlich ist. Nach Vorbehandlung mit Reserpin 1,5 mg/kg KG 16 Stunden vor Dekapitation läßt sich auch hier ein signifikanter Abfall der Dopamin- und Serotoninkonzentration und ein Anstieg ihrer Metaboliten nachweisen. Nach zusätzlicher Injektion von Budipin 15 mg/kg KG i.p., das als maximale therapeutische Dosis im Tierexperiment angesehen werden muß, ist ein deutlicher Anstieg dieser biogenen Amine zu beobachten, ohne daß sich der Metabolitenspiegel nennenswert verändert.

Tabelle 1. Der Einfluß von Reserpin und Budipin auf die Konzentrationen an DA, DOPAC, HVA, 5-HT und HIAA im Nucl. caudatus des Rattenhirns.
Die quantitative Bestimmung erfolgte nach hochdruckflüssigkeitschromatographischer Trennung mittels elektrochemischer Detektion (6). Die Ratten wurden 16 h nach Gabe von Reserpin (1,5 mg/kg KG i.p.), bzw. 100 min nach Gabe von Budipin (15 mg/kg KG i.p.) dekapitiert. Die angegebenen Werte repräsentieren den Mittelwert ±S.E.M. in ng/mg Protein

| Substanzen | n | DA | DOPAC | 5-HT | HIAA | HVA |
|---|---|---|---|---|---|---|
| Phys. Kochsalzlsg. | 12 | 88,5 ± 7,0 | 12,0 ± 0,8 | 6,9 ± 0,6 | 7,3 ± 0,5 | 6,7 ± 0,7 |
| Budipin | 4 | 89,1 ± 6,3 | 12,2 ± 0,8 | 6,8 ± 0,7 | 7,1 ± 1,1 | 6,8 ± 1,2 |
| Reserpin | 5 | 18,8 ± 3,8 | 14,1 ± 1,7 | 2,9 ± 0,6 | 8,7 ± 0,9 | 10,5 ± 0,3 |
| Reserpin und Budipin | 5 | 50,3 ± 9,5 | 14,0 ± 2,5 | 4,8 ± 0,7 | 10,1 ± 0,7 | 10,0 ± 0,6 |

Molekularpharmakologische Überlegungen veranlaßten uns zu Rezeptorbindungsstudien an bestimmten Rezeptoren des ZNS. Bei diesen Untersuchungen zeigte sich, daß Budipin keine sehr hohe Affinität zum Neuroleptischen Rezeptor ($^{3}$H-Spiroperidol, $IC_{50}$ = 0,12 mM), Dopaminrezeptor ($^{3}$H-Apomorphin, $IC_{50}$ = 0,55 mM), Serotoninrezeptor ($^{3}$H-Serotonin, $IC_{50}$ = 0,76 mM), GABA-Rezeptorkomplex ($^{3}$H-Muscimol, $IC_{50}$ = 1,9 mM; $^{3}$H-Diazepam, $IC_{50}$ = 31 mM) hat. Dagegen besitzt es zu den Opiatrezeptoren ($^{3}$H-D-Ala$^{2}$-D-Leu$^{5}$-Enkephalin, $IC_{50}$ = 0,026 mM; $^{3}$H-Dihydromorphin, $IC_{50}$ = 0,020 mM; $^{3}$H-Etorphin, $IC_{50}$ = 0,059 mM) eine mittlere Affinität.

## Diskussion

Unsere biochemischen Untersuchungen zeigen, daß Budipin nicht zu einer Veränderung des Gehaltes an den biogenen Aminen Serotonin, Dopamin, Noradrenalin und Histamin im Gehirn von Ratten führt.

Der unveränderte Gehalt von Serotonin und Dopamin im Nucl. caudatus, sowie deren Metaboliten HIAA, HVA und DOPAC nach Budipin-Gabe, läßt darauf schließen, daß eine Inhibition der Monoaminooxydase oder der Catecholoxymethyltransferase nicht die Ursache der Budipinwirkung ist.

Die Gabe von Reserpin führt bei Versuchstieren zu einem motorischen Verhalten, das dem Parkinson-Syndrom ähnelt. Nach Reserpinisierung der Versuchstiere kommt es zu einem signifikanten Abfall des Gehalts an biogenen Aminen im Gehirn. Nach Gabe von Budipin findet man eine Erhöhung dieser Amine im Vergleich zur Reserpin-Kontrollgruppe. Die These von Menge und Brand (8) daß das Re-uptake-Verhalten der biogenen Amine durch Budipin verändert wird, konnte durch diese Untersuchungen untermauert werden. Ob Budipin über die Affinität zu den Opiat-Rezeptoren des nigrostriatalen Systems ebenfalls einen Antiparkinsoneffekt ausübt, ist abzuklären.

## Literatur


1. Atack C, Magnussen T (1978) A procedure for the isolation of noradrenalin (together with adrenaline), dopamine, 5-hydroxytryptamine und histamine from the same tissue sample using a single column of strongly acidic cation exchange resin. Acta pharmacol et toxicol 42:35-57
2. Baraczka K, Sperk G (1981) Measurement of gammaaminobutyric acid in human cerebrospinal fluid. Radioreceptor assay using $^{3}H$ muscimol. Clinica chimica acta 109:77-82
3. Chang KJ, Cooper BR, Hazum E, Cuatrecasas P (1979) Multiple opiate receptors: Different regional distribution in the brain and differential binding of opiates and opioid peptides. Mol pharmacol 16:19-104
4. Eltze M (1980) The effects of prodipine and budipine on $^{14}C$-5-hydroxytryptamine uptake and release by human blood platelets. Arzneim Forsch 30 (II):1129-1132
5. Johnson RP, Sar M, Stumpf W (1980) A topographic localization of enkephalin on the dopamine neurons of the rat substantia nigra and ventral tegmental area demonstrated by combined histofluorescenceimmunocy to chemistry. Brain Res 194:566
6. Kilts CD, Breese GR, Maitman RB (1981) Simultaneous quantification of dopamine, 5-hydroxytryptamine and four metabolically related compounds by means of reversed-phase high-performance liquid chromatography with electrochemical detection. J Chrom 225:347
7. Kuhn W, Neuser D, Przuntek H (1981) $^{3}H$ Diazepam displacing activity in human cerebrospinal fluid. J Neurochem 37:1045-1047
8. Menge HG, Brand U (1982) Zusammenfassende Darstellung der Pharmakologie von Budipin einem neuen 4,4-diphenyl-piperidinderivat für die Parkinson-Therapie. Arzneim Forsch 32(II):85-98
9. Neuser D, Stasch JP, Witteler M, Kuhn W, Gerlach M, Jutzi P, Przuntek H (1982) The interaction of 1-alkyl-4,4-diphenylpiperidines with opiate receptors. Europ J Pharmacol (in press)
10. Petroutka SJ, Snyder SH (1979) Multiple serotonin receptors: differential binding of ($^{3}H$)5-hydroxytryptamine, ($^{3}H$)-lysergic acid diethylamide and ($^{3}H$)-spiroperidol. Mol Pharmacol 16:687-699
11. Seemann P, Lee T, Chau-Wong M, Wong K (1976) Antipsychotic drug doses and neuroleptic/dopamine receptors. Nature 261:717-718

# Sila-Pharmaka und ihre Bedeutung für die Therapie neurologischer Erkrankungen

J.-P. Stasch, D. Neuser, P. Jutzi, M. Gerlach, J. Jungkunst, J. Schübel und H. Przuntek

Die Therapie von Erkrankungen des zentralen Nervensystems ist oft dadurch eingeschränkt, daß zahlreiche Pharmaka die Blut-Hirnschranke nicht in ausreichendem Maße durchdringen, oder daß ihre Affinität zu Rezeptoren des Gehirns zu gering ist. Durch Erhöhung der Lipophilie von Wirkstoffen läßt sich ihre Blut-Hirnschrankenpermeabilität und die Rezeptoraffinität erhöhen. Hier könnte der Einsatz siliziumhaltiger Wirkstoffe aufgrund ihrer höheren Lipophilie im Vergleich zu den entsprechenden Kohlenstoffverbindungen neue Möglichkeiten in der Therapie neurologischer Erkrankungen eröffnen. Deshalb schien es uns sinnvoll, der Frage nachzugehen, ob siliziumhaltige Wirkstoffe tatsächlich die Blut-Hirnschranke leichter durchdringen und ob sie eine höhere Affinität zu Rezeptoren des Gehirns haben.

Die Entdeckung Voronkovs, daß Silatrane mit der allgemeinen Formel $RSi(OCH_2CH_2)_3N$ außerordentlich spezifisch pharmakologisch wirksam sind, war der Auftakt für einen neuen Zweig der Arzneimittelforschung. Dieser hat die planmäßige Synthese und systematische pharmakologische Prüfung siliziumhaltiger Wirkstoffe zum Ziel.

Dabei lassen sich drei grundsätzlich verschiedene Strukturtypen siliziumhaltiger Pharmaka unterscheiden:

1. Siliziumorganische Wirkstoffe, die keine Analoga in der Kohlenstoff-Chemie bzw. -Pharmazie haben.
2. Sila-Pharmaka, die durch Substitution eines Kohlenstoffatoms durch ein Siliziumatom in dem Strukturgerüst bekannter Arzneimittel erhalten werden.
3. Silylierte Pharmaka, die durch Substitution des Wasserstoffs in CH-, NH- oder OH-Gruppierungen in bekannten Pharmaka durch eine Silylgruppe (z.B. $-Si(CH_3)_3$) ausgezeichnet sind.

Die Silylierung führt dabei zu einer drastisch erhöhten Löslichkeit der Substanz in unpolaren Solventien wie z.B. Heptan und damit zu einer gesteigerten Lipophilie. Für eine vergleichende Untersuchung der BH-Permeabilität bot sich Methotrexat als Modellsubstanz an, das aufgrund seiner geringen Lipophilie bei oraler oder intravenöser Gabe die Blut-Hirnschranke nur in unwesentlichen Mengen (d.h. 1-2%) passiert. Es wird in der Therapie carcinomatöser und chronischer Meningitiden eingesetzt und in der Klinik entweder intrathekal über eine Rickham-Kapsel oder lumbal bzw. suboccipital injiziert. Vergleichsweise bestimmten wir im Tierexperiment die Blut-Hirnschrankenpermeabilität vom Triethylsilyl-Methotrexat und Methotrexat.

In Abb. 1 ist gezeigt, daß die Gabe von Triethylsilyl-Methotrexat im Vergleich zu Methotrexat selbst zu einer deutlich signifikanten Erhöhung der Konzentration an Methotrexat im Gehirn von Ratten führt.

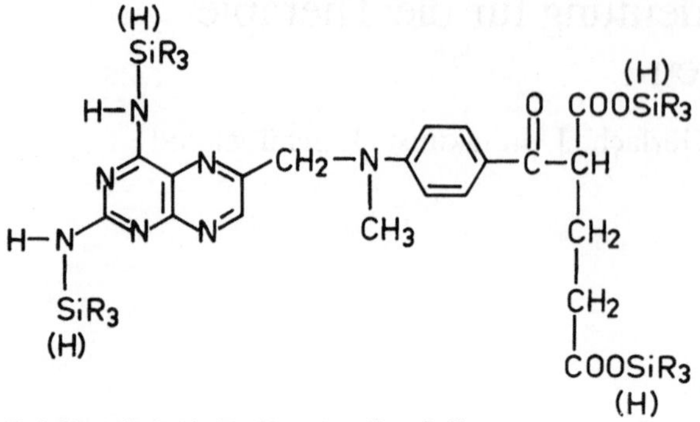

Triethylsilyl-Methotrexat, R = $-C_2H_5$
(Methotrexat)

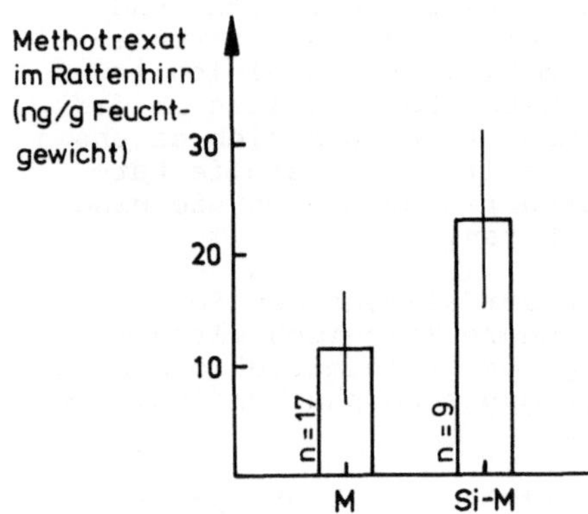


Abb. 1. Die Konzentration von Methotrexat im Rattenhirn nach intravenöser Injektion von Methotrexat bzw. Triethylsilyl-Methotrexat. Mittelwert und Standardabweichung der Konzentration an Methotrexat im Rattenhirn nach Injektion von 10 µMol/kg Körpergewicht Methotrexat (M) bzw. Triethylsilyl-Methotrexat (Si-M) in die Schwanzvene (männl. Sprague-Dawley Ratten, 250-300 g). Die Dekapitation erfolgte 30 Minuten nach der Injektion. Die quantitative Bestimmung erfolgte sowohl radioimmunologisch als auch mittels Enzymbindungsassay

Da die Si-N- und die Si-O-Bindungen hydrolytisch gespalten werden und somit die N-H- bzw. O-H-Funktionen der Ausgangsverbindung wieder entstehen (die Halbwertszeit der Hydrolyse des Triethylsilyl-Methotrexats liegt bei 90 Minuten in dem System Methylenchlorid/Phosphatpuffer, pH 7,4), sind solche silylierten Pharmaka als "prodrugs" von Interesse. So verbinden sich im Idealfall zwei Erwartungen mit der Idee der Silylierung:

a) Geringe systemische Belastung durch schnelles Erreichen eines höheren Liquor-Plasma Quotienten aufgrund der gesteigerten Lipophilie.
b) Einsatz silylierter Verbindungen als "prodrugs" aufgrund hydrolytischer Abspaltung der Silylgruppen und damit Freisetzung der eigentlichen Wirksubstanz.

Um zu untersuchen, ob auch Sila-Pharmaka, d.h. Pharmaka bei denen ein Kohlenstoffatom durch ein Siliziumatom im Strukturgerüst der Wirksubstanz substituiert ist, ein verändertes neuropharmakologisches oder neurochemisches Verhalten zeigen, synthetisierten wir Sila-Budipin (1-tert.-Butyl-4-sila-4,4-diphenylpiperidin). Als Modellsubstanz diente Budipin (1-tert.-Butyl-4,4-diphenylpiperidin), ein Pharmakon, das in der Parkinson-Therapie erfolgreich eingesetzt wird.

In diesem Fall besitzt das gegen Hydrolyse stabile Sila-Budipin einen größeren Verteilungskoeffizienten P(Oktobal/Phosphatpuffer, pH 7,4) als das Budipin ($lgP_{Sila-Budipin} = 2,08$; $lgP_{Budipin} = 1,48$), was mit

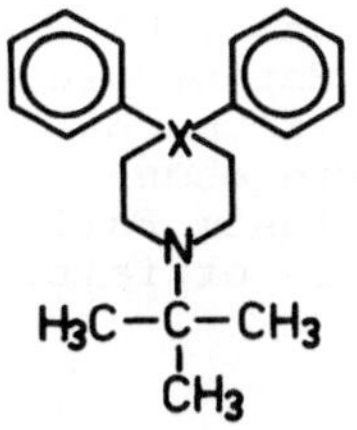

X=C Budipin
Si Sila-Budipin

einer erhöhten Lipophilie einhergeht und für eine bessere Blut-Hirnschrankenpermeabilität spricht. Eng mit der Frage nach den lipophilen Eigenschaften eines Neuropharmakons ist die Frage nach dem biologischen Angriffspunkt im ZNS verknüpft. Unsere Aufmerksamkeit konzentrierte sich dabei auf die Wechselwirkung von Sila-Budipin mit Rezeptoren des Gehirns. In den durchgeführten Radiorezeptorbindungsassays zeigte in allen Fällen Sila-Budipin eine höhere Rezeptoraffinität als Budipin (Tabelle 1). Weiterhin wurde der Einfluß von Sila-Budipin auf den Gehalt der biogenen Amine und der Metaboliten von Serotonin und Dopamin im Tierexperiment untersucht. Die Gabe von Reserpin führt zu einem dem Morbus Parkinson ähnlichen Zustandsbild, verbunden mit einer signifikanten Erniedrigung der Konzentrationen an Noradrenalin, Dopamin, Serotonin und Histamin im Gesamthirn von Ratten. Injektion von Sila-Budipin als auch Budipin bewirken dabei im Vergleich zur Reserpin-Kontrollgruppe eine Erhöhung dieser Transmitterkonzentrationen, wobei der Effekt des Sila-Derivates ausgeprägter ist.

Tabelle 1. Affinität von Sila-Budipin und Budipin zu Rezeptoren (synaptosomalen Membranen) des Rattenhirns

| Rezeptortypen | radioaktiver Ligand | $IC_{50}$-Werte (mM) Sila-Budipin | Budipin |
|---|---|---|---|
| Opiatrezeptor | $^3$H-D-Ala$^2$-D-Leu$^5$ Enkephalin | 0,014 | 0,026 |
| | $^3$H-Dihydromorphin | 0,010 | 0,020 |
| | $^3$H-Etorphin | 0,036 | 0,059 |
| GABA-Rezeptor | $^3$H-Muscimol | 1,0 | 1,9 |
| | $^3$H-Diazepam | 18 | 31 |
| Dopamin-rezeptor | $^3$H-Apomorphin | 0,54 | 0,55 |
| | $^3$H-Spiroperidol | 0,072 | 0,118 |
| Serotonin-rezeptor | $^3$H-Serotonin | 0,379 | 0,758 |

$IC_{50}$-Werte (50%ige Verdrängung des radioaktiven Liganden) wurden durch log-probit Analyse bestimmt. 5 bis 8 verschiedene Konzentrationen von Sila-Budipin und Budipin wurden eingesetzt

## Zusammenfassung

Silylierte Pharmaka und Sila-Pharmaka könnten sich für die Therapie neurologischer Erkrankungen des ZNS eignen. Silylierte Wirkstoffe können aufgrund ihrer höheren Lipophilie die Blut-Hirnschranke leichter durchdringen als die entsprechenden nicht silylierten Wirkstoffe.

Am Beispiel des Methotrexats wurde gezeigt, daß der Gehalt an Methotrexat im Gehirn von Ratten nach i.v. Gabe von silyliertem Methotrexat höher ist als nach Gabe von Methotrexat selbst. Direkte Siliziumsubstitution im Strukturgerüst der Modellsubstanz Budipin führte ebenfalls zu einer Erhöhung der Lipophilie. Außerdem wurde in diesem Fall eine Erhöhung der Bindungsaffinität zu Rezeptoren des Gehirns erzielt.

Literatur

1. Gerlach M (1982) Dissertation Universität Würzburg
2. Gerlach M, Jutzi P, Stasch J-P, Przuntek H (1982) Synthese und pharmakologische Eigenschaften von 4,4-Diphenyl-4-sila-piperidinen. Z Naturforsch 37b:657-662
3. Jungkunst J (1982) Dissertation Universität Würzburg
4. Stasch J-P (1982) Dissertation Universität Würzburg
5. Stasch J-P, Kuhn W, Gerlach M, Neuser O, Witteler M, Jutzi P, Przuntek H (1982) Diphenylpiperidine-derivatives and their sila-analogues: Comparison of interaction with GABA and benzodiazepine receptors. Experientia (Basel) im Druck
6. Tacke R, Wannagat U, Voronkov MG (1979) Topics in Current Chemistry Bd 84, Bioactive Organo-Silicon Compounds. Springer, Berlin Heidelberg New York
7. Voronkov MG, Zelchan GI, Lukevitz E (1975) Silizium und Leben. Akademie, Berlin

# XIV. Myogene Ophthalmoplegien. Myasthenien

# Das Kearns-Sayre-Syndrom. Bericht über die elektrokardiographischen Befunde bei 12 Kranken

U. Patzold, H. Klein und J. Haas

Kearns und Sayre (6) beschrieben 1958 erstmals eine besondere Form der chronisch progressiven externen Ophthalmoplegie, die mit einer Pigmentdegeneration der Retina und einem Herzblock einhergeht. Es ist nun allgemein akzeptiert, daß es sich hierbei um ein relativ umschriebenes Krankheitsbild handelt (1,5).

Über die elektrokardiographischen Veränderungen, die wir bei diesem Snydrom beobachten konnten, soll im folgenden kurz berichtet werden.

## Methodik

Bei allen Kranken wurde ein konventionelles Oberflächen-EKG geschrieben. Waren hier keine krankhaften Veränderungen festzustellen und lagen sonstige Symptome eines Kearns-Syndroms vor, wurde nach Herzrhythmusstörungen im Langzeit-EKG über 24 Stunden gefahndet. Intraventrikuläre EKG-Aufzeichnungen (Hisbündel-EKG) wurden bei 2 Kranken durchgeführt.

## Ergebnisse

Tabelle 1 gibt eine Übersicht über die Veränderungen im Oberflächen-EKG bei 12 Kranken.

2 Kranke hatten keine sichtbaren Leitungsstörungen im konventionellen EKG, dafür aber erhebliche Störungen im 24 Stunden-EKG, nämlich komplexe ventrikuläre Exasystolen (Couplets und Salven), die wir auch bei L.H. 12.10.61 registrieren konnten. Ein Patient (M.M. 4.10.48) zeigte zusätzlich deutliche Störungen der Sinusknotenfunktion mit intermittierendem Vorhofstillstand bis zu max. 7 sek.

Kardiologische elektrophysiologische Untersuchungen (Hisbündel-EKG) wurden bei L.H. 12.10.61 und M.A. 1.8.60 durchgeführt. Dabei zeigte sich, daß beide Kranke eine normale Sinusknotenfunktion und eine normale intraatriale Leitung hatten. Die AV-Knotenfunktion war bei beiden Patienten regelrecht (normale A-H Zeit). In beiden Fällen zeigte sich eine deutliche intrahissäre Leitungsstörung mit Verlängerung des HV-Intervalls bereits unter Ruhebedingung (90-100 ms).

Bei der programmierten Vorhofstimulation konnte dann bei beiden Kranken - ab einer gewissen Vorzeitigkeit - über eine allmählich progrediente HV-Intervallzeit eine komplette intrahissäre Blockierung induziert werden.

Tabelle 1. Befunde im Oberflächen-EKG bei 12 Kranken mit Kearns-Syndrom. (LAHB = Linksanteriorer Hemiblock, RSB = Rechtsschenkelblock, VE = Vorhofersatzrhythmus)

| Name | | Alter | Rhythmus | Frequenz | Erregungsausbreitung | Kommentar |
|---|---|---|---|---|---|---|
| L.E. | 28.06.45 | 28 | SR | 51-60 | LAHB, RSB, AV-Block 1. Grades | Schrittmacherimplantation; 2 Jahre später: AV-Block 3. Grades |
| L.H. | 12.10.61 | 20 | SR | 61-80 | LAHB, RSB, AV-Block 1. Grades | Schrittmacherimplantation |
| M.A. | 01.08.60 | 18 | SR | 61-80 | LAHB, RSB, AV-Block 1. Grades | Schrittmacherimplantation |
| E.G. | 05.09.54 | 24 | SR | 61-80 | LAHB, Rechtsverspätung | |
| E.G. | 15.05.20 | 55 | SR | 51-60 | | Sinusbradykardie |
| W.A. | 17.01.64 | 16 | SR | 51-60 | Rechtsverspätung | Sinusbradykardie |
| D.K. | 02.02.64 | 16 | SR | 41-50 | AV Dissoziation, sinuatriale Leitungsstörung | Sinusbradykardie |
| M.I. | 17.05.40 | 42 | VE | 61-80 | verkürzte PQ Zeit | |
| S.K. | 05.04.59 | 23 | SR | 61-80 | verkürzte PQ Zeit | |
| T.-S.W. | 04.04.42 | 39 | SR | 81-100 | Rechtsverspätung | |
| Sch.F. | 01.12.53 | 30 | SR | 61-80 | | path. 24 Stunden-EKG |
| M.M. | 04.10.48 | 33 | SR | 81-100 | | path. 24 Stunden-EKG |

Bei L.H. konnte ein Umkehrmechanismus im Sinne einer beginnenden Vorhoftachykardie bei der Stimulation erzeugt werden. Stabile Kammertachykardien konnten durch Kammerstimulation aber nicht ausgelöst werden.

## Diskussion

Die kardiale Beteiligung beim Kearns-Syndrom beruht ausschließlich auf einer überwiegenden Störung des Reizleitungssystems. Eine Kardiomyopathie im eigentlichen Sinne liegt nicht vor, obschon ultrastruktuelle Untersuchungen auch Veränderungen der Mitochondrien im Myokard gezeigt haben (2). Morphologisch sind Veränderungen im Reizleitungssystem trotz der eindrucksvollen klinischen Befunde aber nur schwer faßbar und bislang nur einmal in Form einer Fibrosierung des Reizleitungssystems in topischer Übereinstimmung mit den elektrophysiologischen Befunden im Hisschen Bündel und in den 3 Faszikeln demonstriert worden (3).

Bei einem Teil der Kranken scheint die Sinusknotenfunktion zusätzlich beeinträchtigt zu sein. Eine Sinusbradykardie, wie wir sie mehrfach gesehen haben, ist von Clark (3) 1975 ebenfalls beschrieben worden, sinuatriale Blockierungen von Uppal (9) 1973. Auf verkürzte AH-Intervalle bzw. PR-Intervalle und dadurch mögliche Präexcitationssyndrome haben Roberts (8) 1979 und Kearns (7) 1965 hingewiesen. Wir haben Kranke mit kurzem PQ-Intervall gesehen, wissen aber nicht, ob bei ihnen ein echtes Präexcitationssyndrom besteht.

Vor dem Einsetzen eines permanenten Schrittmachers sind die Kranken durch die Entwicklung eines kompletten Herzblockes bedroht. In keinem Fall ist es vorhersehbar, zu welchem Zeitpunkt es zu der lebensbedrohlichen Blockierung kommen kann, obschon sie sich meist innerhalb von Jahren nach Auftreten der ersten Reizleitungsstörung des Herzens einstellt. Bisherige Untersuchungen lassen vermuten, daß der komplette Herzblock nicht Folge einer Schädigung des AV-Knotens ist, sondern auf einer Schädigung des Hisschen Bündels beruht. Auch unsere eigenen elektrophysiologischen Befunde sprechen dafür. Die Ergebnisse anderer Hisbündel-EKG-Untersuchungen, über die bisher nur bei 6 Kranken berichtet wurde, machen ebenfalls eine infranodale Schädigung des Reizleitungssystems bei diesen Kranken wahrscheinlich (4,8).

Wir halten es für erforderlich, Kranke mit einer progressiven externen Ophthalmoplegie besonders dann regelmäßig kardiologisch zu überwachen, wenn bei ihnen schon im jüngeren Alter ein Schenkelblock im Oberflächen-EKG zu erkennen ist. Nach unserer Meinung benötigen Kranke auch dann einen Schrittmacher, wenn noch kein AV-Block im Oberflächen-EKG zu sehen ist, aber durch elektrophysiologische intraventrikuläre Untersuchungen gezeigt werden kann, daß bereits eine Störung der Erregungsleitung vorhanden ist.

## Zusammenfassung

Beim Kearns-Sayre-Syndrom ist eine kardiale Beteiligung gekennzeichnet durch eine Störung des Reizleitungssystems, vor allem eine infranodale, intrahissäre Schädigung. Dies kann durch elektrophysiologische intraventrikuläre Untersuchungen wahrscheinlich gemacht werden. Daneben kommen aber auch andere Reizleitungsstörungen vor. Ferner scheint die Erregungsbildung bei manchen Kranken nicht normal zu sein. Es kann zu Vorhoftachykardien und ventrikulärer Extrasystolie kommen.

## Literatur

1. Berenberg RA, Pellock JM, DiMauria S, Schotland DL, Bonilla E, Eastwood A, Hays A, Vicale CT, Behrens M, Chutorian A, Rowland LP (1977) Lumping or splitting? "Ophthalmoplegia-plus" or Kearns-Sayre syndrome? Ann Neurol 1:37-54
2. Charles R, Holt S, Kay JM, Epstein EJ, Russell Rees J (1981) Myocardial ultrastructure and the development of atrioventricular block in Kearns-Sayre syndrome. Circulation 63:214-219
3. Clark DS, Myerburg RJ, Morales AR, Befeler B, Hernandez FA, Gelband H (1975) Heart block in Kearns-Sayre syndrome. Chest 68: 727-730
4. Davis JC, Reiffel JA, Behrens M, Rowland L, Mascitelli R, Seplowitz A (1981) Optic neuritis and heart block in Kearns-Sayre syndrome. NY State J Med 9:1364-1368
5. Haas J, Haller P, Patzold U (1976) Das Kearns-Syndrom. Dtsch Med Wschr 101:1523-1528
6. Kearns TP, Sayre GP (1958) Retinitis pigmentosa. External ophthalmoplegia, and complete heart block. Arch Ophthalmol 60:280-289

7. Kearns TP (1965) External ophthalmoplegia, pigmentary degeneration of the retina, and cardiomyopathy: A newly recognized syndrome. Tr Am Ophth Soc 63:559-609
8. Roberts NK, Perloff JK, Kark RAP (1979) Cardiac conduction in the Kearns-Sayre syndrome. Am J Cardiol 44:1396-1400
9. Uppal SC (1973) Kearns' syndrome, a new form of cardiomyopathy. Br Heart J 35:766-769

# Ophthalmoplegia plus. Eine Falldarstellung

A. Barocka, W. Gottwald und R. Rohkamm

## Einleitung

Der 1968 von Drachman (5) vorgeschlagene Begriff Ophthalmoplegia plus bezeichnet ein Krankheitsbild mit obligater, chronisch progressiver externer Ophthalmoplegie (CPEO), kombiniert mit fakultativ manifesten, wechselnd ausgeprägten Symptomen einer Schädigung des zentralen und peripheren Nervensystems und der Muskulatur; Retinitis pigmentosa, Taubheit, Skelettdeformitäten und endokrine Störungen können hinzutreten. Bei dieser Vielfalt stellt sich die Frage nach der nosogenetischen Einheitlichkeit des Krankheitsbildes, und tatsächlich hat Drachman 14 verschiedene, zum Teil mit Autorennamen versehene Syndrome zur Ophthalmoplegia plus zusammengefaßt, darunter auch das Refsum- und Bassen-Kornzweig-Syndrom, die indessen sicherlich eigenständig sind, während andere wie das Kearns-Sayre-Syndrom (7) selten in "klassischer" oder "vollständiger" Symptomatik auftreten und durchaus Teil eines nosologisch weiter zu fassenden Krankheitsbildes sein können (1,2).

Offenbar zeichnet sich fast jeder Fall dieses sehr seltenen Krankheitsbildes durch eine individuelle Ausprägung und ein individuelles Verteilungsmuster der Symptome aus, die mit der Ophthalmoplegie kombiniert sind; dies läßt sich auch bei unserem Patienten demonstrieren.

Die Familienanamnese ist unauffällig. Er hat eine gesunde Schwester. Die Ptose setzte etwa mit 12 Jahren ein. Nach der Hauptschule arbeitete er wegen "Schwäche" nicht und blieb in der elterlichen Wohnung. Mit 24 Jahren wurde der Patient innerhalb von 5 Monaten 2mal in unserer Klinik aufgenommen, da sich ein stuporöser, akut bedrohlich erscheinender Zustand entwickelte. Beim erstenmal hatte er vorher über paranoide Symptome und akustische Halluzinationen geklagt. Beim zweitenmal bestand das Bild einer Peri-Myokarditis mit Sinustachykardie, Reibegeräusch, und charakteristischen EKG-Veränderungen.

## Aufnahme-Befund

42 kg Körpergewicht, rechtskonvexe BWS-Skoliose, keine Opticusatrophie, keine Pigmentdegeneration der Retina, hochgradige Parese der Blickwendung nach medial und oben, geringe Parese der Blickwendung nach lateral, Blickwendung nach unten intakt. Periphere Fazialisparese beidseits, geringe sensoneurale Schwerhörigkeit beidseits.

Mittelschwere unsystematisch verteilte schlaffe Paresen an allen Extremitäten. ASR beidseits aufgehoben, übrige Muskeleigenreflexe abgeschwächt. Keine Pyramidenbahnzeichen. Keine sensiblen Ausfälle, keine Ataxie. Psychisch erschien er deutlich minderbegabt. Der IQ im HAWIE lag bei 54.

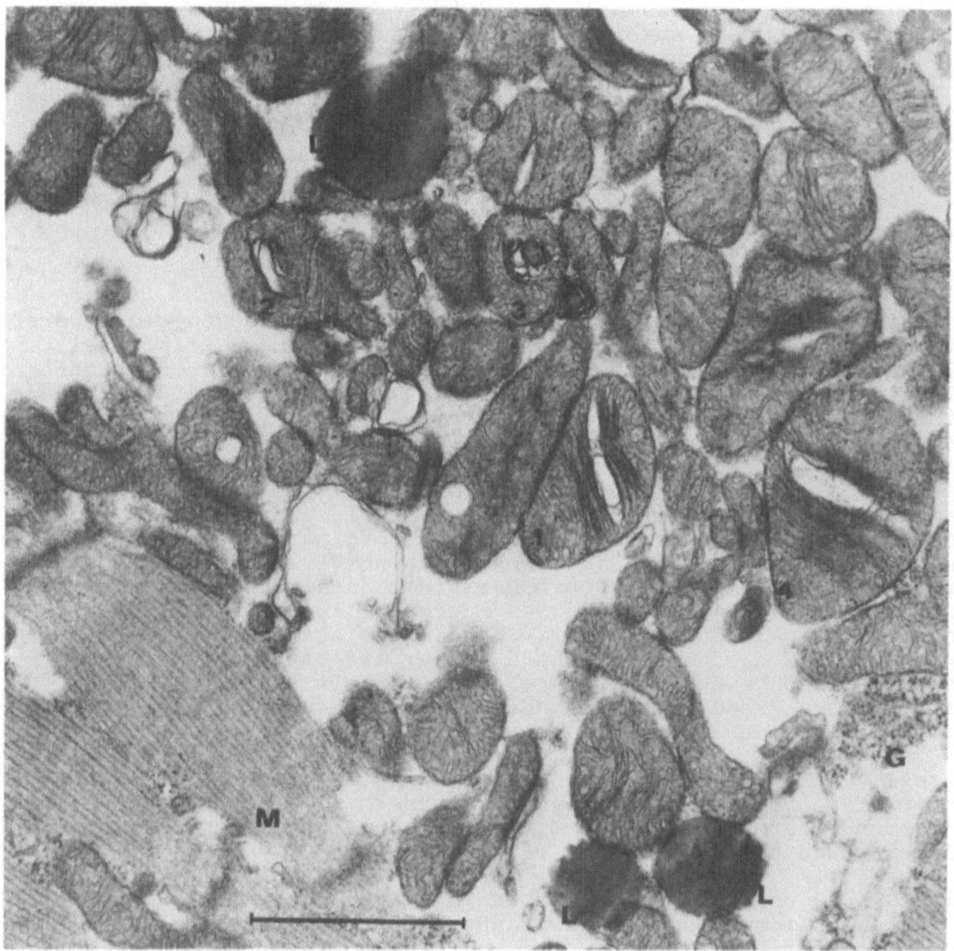


Abb. 1. Elektronenmikroskopische Darstellung einer Biopsie des Musculus triceps brachii links. M entspricht Myofibrillen, L Lipid, G Glykogen. 1,2,3,4 zeigt Mitochondrien, die Veränderungen der Cristae-Struktur aufweisen mit beginnenden, aber noch nicht vollständig ausgeprägten, parakristallinen Einschlüssen. Im Zentrum besteht eine vakuoläre Ausweitung von Cristae-Strukturen. Die übrigen Mitochondrien zeigen eine Rarefizierung der Cristae, mit bizarren Strukturen und Vergrößerung des Mitochondrien-Volumens. Der Balken entspricht 1 um

Tensiolon-Test negativ. *CT*: Für das Alter auffallend deutlich gekennzeichnete äußere Liquorräume. Bei einer Kontrolle vor der Entlassung hatte dieser Befund zugenommen. Der 4. Ventrikel und die basalen Zisternen wirkten vergrößert. *EEG*: Diffus unregelmäßig und spannungsarm. Liquoreiweiß zwischen 22 und 56 mg/dl n.B. *EMG*: Vereinzelt Polyphasien, normale Nervenleitgeschwindigkeiten. Carnitin im Serum normal. LDH 600 U/l, CK 514 U/l, GOT 41 U/l, GPT 47 U/l, Aldolase 1,5 U/l. Übrige Leberfunktionstests normal.

*Muskel- und Hautbiopsie*: (M. triceps brachii links): Lichtmikroskopisch bei modifizierter Trichromfärbung häufig "ragged-red fibers". Elektronenoptisch (Abb. 1) subsarkolemmal umschriebene Vermehrung teilweise elongierter, oval bis polygonal bizarr konfigurierter Mitochondrien mit lamellenartig aufeinandergelagerten Cristae. Keine Glykogenvermehrung. In enger Nachbarschaft zu den Mitochondrien vermehrt Vakuolen und Lipidanteile. Ähnlich veränderte Mitochondrien fanden sich in einer Hautprobe.

Die Angehörigen des Patienten waren neurologisch unauffällig. Vater und Schwester hatten allerdings erhöhte LDH-Werte im Serum, der Vater 573 U/l, die Schwester 418 U/l.

## Diskussion

Die unregelmäßig intensiv roten Anfärbungen in den "ragged-red fibers" entsprechen veränderten Mitochondrien. Sie treten unspezifisch bei Muskelschädigungen auf, wie nach experimenteller Ischämie oder Entkoppelung der oxydativen Phosphorylierung (10). Dagegen sind "ragged-red fibers" bei einem Krankheitsbild mit CPEO und weiteren neurologischen Symptomen recht charakteristisch und Olsons "Oculocraniosomatic Neuromuscular Disease with Ragged-Red Fibers" (9) fast ein Synonym für Ophthalmoplegia plus in einem engeren Sinne, wie es etwa Bastiansen 1978 ausgeführt hat. Dabei stützen alle bisherigen Untersuchungen die Annahme einer Störung des mitochondrialen Energiestoffwechsels (8). Daraus wurde gefolgert, daß die morphologische Veränderung der Mitochondrien Ausdruck dieses pathobiochemischen Zusammenhangs ist, wobei eine Klassifikation entsprechend den zugrunde liegenden Stoffwechselstörungen vorgeschlagen wurde (4). In klinisch auffälligen wie unauffälligen Muskeln, Kleinhirn, Myokard, Leber und Haut sind abnorme Mitochondrien nachgewiesen worden (3,6). Die seit von Graefe immer wieder strittige Frage: Nukleäre neurogene oder myopathische Ophthalmoplegie verliert dabei an Bedeutung.

Bei unserem Patienten waren Großhirn, Muskulatur, Herz und Haut befallen. Die elektronenmikroskopische Untersuchung einer Hautprobe zeigte veränderte Mitochondrien mit großer Ähnlichkeit zu dem in der Muskulatur gewonnenen Befund.

Geistiger Abbau und Depressionen sind im Rahmen des Krankheitsbildes nichts Ungewöhnliches, doch scheint uns die paranoid-halluzinatorische Symptomatik bemerkenswert.

In der Literatur sind sporadische ebenso wie familiäre, meist autosomal rezessive Erbgänge beschrieben (5) und auch hier scheint zunächst ein sporadischer Fall vorzuliegen. Die isolierte LDH-Erhöhung im Serum bei Vater und Schwester des Patienten, die im übrigen neurologisch unauffällig waren, halten wir nicht für ausreichend, um daraus weitere Schlüsse ziehen zu können.

Abschließend sei noch auf den ungewöhnlichen Krankheitsverlauf mit raschem Wechsel von Exazerbationen und Remission hingewiesen. Auch in der Literatur finden sich keine Hinweise auf vergleichbare sprunghafte Symptomveränderungen bei diesem Krankheitsbild, so daß hierfür keine geeigneten Erklärungsmodelle vorhanden sind.

## Literatur

1. Bastiensen LAK, Joosten EMG, De Rooji JAM, Hommes OR, Stadthouders AM, Jaspar HHJ, Veerkamp JH, Bookelman H, van Hinsbergh VWM (1978) Ophthalmoplegia-plus, a real nosological entity. Acta Neurol Scand 58:9-34

2. Berenberg RA, Pellock JM, Di Mauro S, Schotland DL, Bonilla E, Eastwood A, Hays A, Vicale CT, Behrens M, Chutorian A, Rowland LP (1977) Lumping or splitting? "Ophthalmoplegia-plus" or Kearns-Sayre-Syndrome? Ann Neurol 37-54
3. Daroff RB, Solitaire GP, Pincus JH, Glaser GH (1966) Spongiform encephalopathy with chronic progressive external ophthalmoplegia. Central ophthalmoplegia mimicking ocular myopathy. Neurology (Minneap) 16:161-169
4. Di Mauro S (1981) Mitochondrial myopathies. In: Vincken PJ, Bruyn GW (eds) Handbook of Clinical Neurology. Vol 41, North Holland Publ Comp, Amsterdam New York Oxford, p 208
5. Drachman DA (1968) Ophthalmoplegia plus. The neurodegenerative disorders associated with progressive external ophthalmoplegia. Arch Neurol 18:654-674
6. Karpati G, Carpenter S, Larbrisseau A, La Fontaine R (1973) The Kearns-Sayre Syndrome. A multisystem disease with mitochondrial abnormality, demonstrated in skeletal muscle and skin. J Neurol Sci 19:133-151
7. Kearns TP, Sayre GP (1958) Retinitis pigmentosa, external ophthalmoplegia, and complete heart block: unusual syndrome with histologic study in one of two cases. Arch Ophthalmol (Chicago) 60: 280-289
8. Ketelsen UP, Schmidt D, Beckmann R, Haramlambie G (1982) Kearns-Sayre-Syndrome: Primarily a Mitochondriopathy? Dev Ophthal Vol 6, pp 118-137
9. Olson W, Engel WW, Walsh GO, Einaugler R (1972) Oculocraniosomatic neuromuscular disease with "ragged-red" fibers. Arch Neurol (Chicago) 26:193-211
10. Rohkamm R et al. (1981) Mitochondrial myopathies: Clinical, neurophysiological and morphological results. Excerpta Medica: Amsterdam Oxford Princeton (1981)

# Eaton-Lambert-Syndrom (ELS) bei kleinzelligem Bronchialcarcinom – eine heilbare Erkrankung?

L. Kappos, P. Reuther, H. Drewnitzky und U. Bogdahn

Das nach Eaton und Lambert (4,10) benannte myasthenische Syndrom ist gekennzeichnet durch meist proximal- und beinbetonte Schwäche und schnelle Ermüdbarkeit der Muskulatur sowie abgeschwächte Muskeleigenreflexe. Häufig sind vegetative Zeichen wie Mundtrockenheit, in einem Teil der Fälle wurden auch bulbäre Symptome sowie akrale Parästhesien beobachtet. Bei der Stimulationselektromyographie zeigt sich im Gegensatz zur Myasthenia gravis ein sehr niedriges initiales Muskelaktionspotential, welches bei repetitiver Reizung mit mehr als 10 Hertz nach einem kurzen initialen weiteren Abfall deutlich über die Höhe der Ausgangsamplitude ansteigt. Dieses Inkrement - auch Facilitierung genannt - gilt als wichtigstes differentialdiagnostisches Kriterium und sichert die Diagnose (1,14,17). In den meisten Fällen ist dieses charakteristische Syndrom mit einem kleinzelligen Bronchialkarzinom vergesellschaftet, doch existieren gut dokumentierte Fälle - nach einigen Autoren bis zu 30% (1,5,9) - ohne nachweisbares Malignom.

Anknüpfend an die Darstellung des Krankheitsverlaufes von 2 Patienten möchten wir die neuen und optimistischer stimmenden Möglichkeiten diskutieren, die sich in den letzten Jahren durch verbessertes pathophysiologisches Verständnis und neue Therapieverfahren eröffnet haben.

## Methodik

EMG: Serienreizung und Ableitung erfolgten mittels Hautelektrode am Ulnaris und Hypothenar, jeweils nach 5 Minuten körperlicher Ruhe bei Raumtemperatur mit einer Frequenz von 50/min. Dauer der Stimulation 2 Sec. Klinisch wurde die Muskelschwäche durch regelmäßige Untersuchung dokumentiert, als mehr quantitative Daten wurden u.a. Kopf-, Arm- und Beinvorhaltezeit protokolliert. Der Plasmaaustausch (PE) erfolgte mit dem Blutzellseparator "IBM Bloodprocessor 2997". Ausgetauscht wurden pro Sitzung 2-3 Liter Plasma, entsprechend etwa 5% des Körpergewichts (13).

Zur onkostatischen Therapie wurde das ACO-II Schema (12) angewandt. Es besteht aus Adriamycin, Cyclophosphamid, Vincristin und zusätzlicher prophylaktischer Ganzschädelbestrahlung sowie Bestrahlung von Tumor-Kernschatten, Hili und Mediastinum.

<u>Patient 1</u> (E.F.): Der 58-jährige Schmied bemerkte erstmals Ende Februar 1980 Mundtrockenheit, Schweregefühl und Muskelschmerzen in den Beinen. Bei der Aufnahme in unserer Klinik, 3 Wochen nach Beginn der Symptomatik, fiel eine ausgeprägte, generalisierte proximal- und beinbetonte Muskelschwäche auf, schwach auslösbare Eigenreflexe, Treppensteigen, Zehen- und Fersengang war nicht möglich, ebensowenig die Arme über den Kopf zu heben (vgl. Tabelle 1). Im EMG fand sich bei supramaximaler Reizung mit 50/sec. ein Inkrement von 140% (Abb. 1a).

Tabelle 1. (Patient E.F., 58 Jahre) Veränderung klinischer und elektrophysiologischer Parameter in Abhängigkeit von der Therapie

| Datum | 14.3.80 | 20.3.80 | 2.4.80 | 29.4.80 | 6.5.80 | 21.7.80 | 17.7.81 | 22.7.82 |
|---|---|---|---|---|---|---|---|---|
| Mestinon-dosis (mg) | 0 | 400 | 0 | 610 | 610 | 610 | 0 | 0 |
| weitere Therapie | keine | vor PE | nach PE | vor 2.ACO vor 2.PE | nach PE | nach 4. ACO-Kurs | nach Ende der gesamten Tumorbehandlung | |
| Armvorhalte-zeit (sec) | 27" | 75" | 120" | 120" | 180" | >180" | >180" | >180" |
| Beinvorhalte-zeit (sec) | 5" | 20" | 30" | 15" | 30" | 55" | 55" | 65" |
| Hochkommen von Hocke | ∅ | ∅ | ∅ | ∅ | (+) | (+) | (+) | + |
| 1. Muskel-aktions-potential | 5mV | - | 9mV | - | - | - | 13mV | 18mV |
| Increment | 140% | - | 55% | - | - | - | 15% | ∅ |

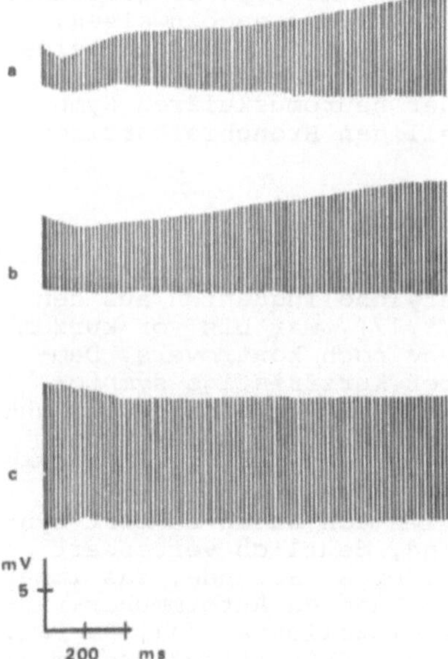


Abb. 1a-c

Bei den paraklinischen Untersuchungen fand sich ein kleinzelliges Bronchialkarzinom, was man bereits in die Kategorie "extensive disease" (15) einordnen mußte. Bronchoskopisch gelang auch die histologische Verifizierung. Eine deutliche symptomatische Besserung erfolgte nach Mestinongabe, Guanidin war weniger wirksam, konnte allerdings wegen

Nebenwirkungen, vor allem Übelkeit, Parästhesien und Gleichgewichtsstörungen, nur niedrig dosiert gegeben werden. Trotz steigender Mestinondosierung verschlechterte sich jedoch die Symptomatik, so daß wir Ende März 1980 eine Serie von 3 Plasmaaustauschen (PE) mit einem Gesamtvolumen von 9,6 l durchführten. Wie man den klinischen und elektrophysiologischen Parametern (Tabelle 1, Abb. 1b) entnehmen kann, kam es zu einer deutlichen Besserung, welche allerdings innerhalb von 14 Tagen wieder abklang. Von Anfang April 1980 bis Juli 1981 erfolgte die onkostatische Therapie: zunächst mit dem ACO-II-Schema, später mit einer Kombination aus CCNU, Methotrexat und Etoposid. Die gesamte Behandlung konnte ambulant durchgeführt werden. Während des 2. ACO-Zyklus kam es zu einer erneuten klinischen Verschlechterung, die jedoch mit der 2. Plasmaphereseserie aufgefangen wurde. Danach war der Zustand mehr oder weniger stabil mit stetiger Besserungstendenz. Inzwischen, also gut 2 1/2 Jahre nach Beginn der Erkrankung, finden sich bei sorgfältiger klinischer und neurophysiologischer Untersuchung keinerlei Hinweise für ein Eaton-Lambert-Syndrom (Abb. 1c).

Patient 2 (K.H.): Der 62-jährige Tabakhändler soll nur kurz besprochen werden: Er erkrankte im März 1980 mit zunehmender proximal- und beinbetonter Schwäche, es stellten sich später auch Kau-, Sprach- und Schluckstörungen sowie leichte Parästhesien an Händen und Füßen ein. Im EMG typisches Inkrement, bei sehr niedrigem initialen Muskelaktionspotential. Ausführliche Tumorsuche blieb zunächst ohne Erfolg. Klinisch kam es zu einer etwa 3 Monate anhaltenden Besserung nach Guanidin, auch nach 4 Plasmapheresen im Dezember 1980 konnten wir eine leichte Besserung beobachten, die jedoch wesentlich kürzer als bei Patient 1 anhielt. Durch Gabe von Cortison und Kombination von Guanidin und Mestinon konnte der Zustand noch weitere 5 Monate stabil gehalten werden. Nachdem es im Februar 1981 gelang, mittels CT-gesteuerter Leberbiopsie Metastasen eines kleinzelligen Karzinoms nachzuweisen, hatten wir eine zytostatische Behandlung vorgesehen, die jedoch leider vom Heimatkrankenhaus nicht eingeleitet wurde. Der Patient verstarb Ende Juni 1981, also 13 Monate nach Beginn der neuromuskulären Symptomatik am auch autoptisch bestätigten kleinzelligen Bronchialkarzinom.

## Diskussion

Während man bereits seit Ende der 60er Jahre weiß, daß es sich beim ELS um eine verminderte Ausschüttung von Acetylcholinquanten aus den präsynaptischen Nervenendigungen handelt (5,9,17), war bis vor kurzem die Diskussion über die Ursache dieser Störung noch kontrovers. Dementsprechend gab es auch nur Mitteilungen über kurzfristige symptomatische Besserungen nach Mestinon und Guanidin. In den letzten 2 Jahren sind jedoch ermutigende Berichte über den positiven Effekt von Plasmapherese bei ELS veröffentlicht worden (1,2,3,8,11). Dieser Effekt scheint durch zusätzliche immunsuppressive Behandlung mit Cortison und Azathioprin vor allem bei denjenigen Fällen von Eaton-Lambert-Syndrom, die nicht mit Karzinomen assoziiert sind, deutlich verbessert und verlängert werden zu können (1,11,16,18). Diese Befunde, das immer wieder beobachtete gemeinsame Auftreten von bekannten Autoimmunerkrankungen und Eaton-Lambert-Syndrom sowie erste Mitteilungen (11,19, vgl. auch 7,8), daß wiederholte Injektion von IgG aus ELS-Patientenserum ein klinisch und neurophysiologisch vergleichbares Syndrom in Mäusen induzieren kann, stützen die Annahme eines immunologischen Mechanismus. Dieser Autoimmunprozeß scheint durch kleinzellige Karzinome in Gang gesetzt werden zu können, sei es durch direkte Produktion von Antikörpern oder durch Bildung von Antigenen, welche wiederum die Produktion von Antikörpern gegen die aktiven Zentren der präsynaptischen cholinergen Nervenendigung (6) induzieren. Unser Erfolg bei Patient 1 belegt die Annahme, daß der einem ELS zugrundeliegende Prozeß effektiv unterbunden werden kann, und daß sich im Laufe von etwa 1 Jahr bei frühzeitiger intensiver Behandlung die geschädigten Nervenendigungen wieder vollständig erholen können. Aufgrund unserer eigenen Erfahrungen und der zitierten Literatur ziehen wir folgende Konsequenzen für das klinische Vorgehen: Bei unklarer Muskelschwäche und niedrigen initialen Muskelaktionspotentialen sollte auch an ein ELS gedacht werden. Ist die Diagnose mittels hochfrequenter supramaximaler Reizung gesichert, muß eine gründliche Karzinomsuche erfolgen, bei Nachweis eines Karzinoms sollte möglichst auf eine intensive onkostatische Behandlung nicht verzichtet werden. Eine symptomatische Besserung ist durch Gabe von Guanidin, Pyridostigmin oder auch - wegen der unterschiedlichen Angriffspunkte - Kombination von beiden zu erwarten. Bei krisenhaften Verschlechterungen kann die Plasmapherese hilfreich sein. Für Patienten, bei denen sich kein Neoplasma nachweisen läßt, ist eine langfristige immunsuppressive Behandlung mit Azathioprin, initial auch mit Cortison, zu empfehlen, evtl. ergänzt durch Plasmapherese.

## Literatur


1. Dau PC, Denys EH (1982) Plasmapheresis and immunosuppressive drug therapy in the Eaton-Lambert Syndrome. Ann Neurol 11:570-575
2. Denys EH, Dau PC, Hoffmann WW (1981) Plasmapheresis and immunosuppression in the myasthenic syndrome (Lambert-Eaton-Syndrome). Ann NY Acad Sci 337:828-829
3. Denys EH, Dau PC, Lindstrom JM (1979) Neuromuscular transmission before and after plasmapheresis in myasthenia gravis and the myasthenic syndrome. In: Dau PC (ed) Plasmapheresis and the immunobiology of myasthenia gravis. Houghton Mifflin, Boston, p 248-257
4. Eaton LM, Lambert EH (1957) Electromyography and electric stimulation of nerves in diseases of motor unit: Observations on myasthenic syndrome associated with malignant tumors. JAMA 163: 1117-1124
5. Elmquist D, Lambert EH (1968) Detailed analysis of neuromuscular transmission in a patient with the myasthenic syndrome sometimes associated with bronchogenic carcinoma. Mayo Clinic Proc 43:689-713
6. Fukunaga H, Engel AG, Osame M, Lambert EH (1982) Deficiency of presynaptic membrane active zones and active zone associated intramembrane particles in the Lambert-Eaton-myasthenic syndrome. Platform presentation, Vth International Congress on Neuromuscular Diseases, Marseilles
7. Ishikawa K, Engelhardt IK, Fujisawa T, Okamoto T, Katsuki H (1977) A neuromuscular transmisstion block produced by a cancer tissue extract derived from a patient with the myasthenic syndrome. Neurology 27:140-143
8. Kranz H, Caddy DJ, Williams AM, Gay W (1980) Myasthenic syndrome: effect of choline, plasmapheresis and tests for circulating factor. J Neurol Neurosurg Psychiat 43:483-488
9. Kula RW (1979) Neuromuscular disorders associated with systemic neoplastic diseases. In: Vinken PJ, Bruyn GW (eds) Handbook of clinical neurology. Elsevier, Amsterdam New York Oxford, p 317-403
10. Lambert, EH, Eaton LM, Rooke ED (1956) Defect of neuromuscular conduction associated with malignant neoplasmas. Amer J Physiol 187:612-613
11. Lang B, Newsom-Davis J, Wray D, Vincent A (1981) Autoimmune etiology for myasthenic (Eaton-Lambert) syndrome. Lancet II:224-226
12. Niederle N, Schilcher RB, Bierbaum W, Mouratidou D, Seeber S, Schmidt CG (1980) Erste Ergebnisse mit dem ACO II-Protokoll beim inoperablen kleinzelligen Bronchialkarzinom. 86. Tagung der deutschen Gesellschaft für Innere Medizin, Wiesbaden

13. Reuther P, Wiebecke D, Rohkamm R, Mertens HG (1982) Plasmaaustausch-Behandlung bei neurologischen Krankheiten. Nervenarzt, unver. Man.
14. Ricker K, Hertel G (1981) Eaton-Lambert-Syndrom. In: Hopf HC und Mitarbeiter (Hrsg) Neurologie in Praxis und Klinik. Thieme, Stuttgart New York, 2, S 1.161-1.164
15. Seeber S, Niederle N, Schilcher RB, Schmidt CG (1980) Adriamycin, Cyclophosphamid und Vincristin (ACO) beim kleinzelligen Bronchialkarzinom. Verlaufsanalyse und Langzeitergebnisse. Onkologie 3: 5-11
16. Streib EW, Rothner AD (1981) Eaton-Lambert myasthenic syndrome: longterm treatment of three patients with prednisone. Ann Neurol 10:448-453
17. Vogel P (1973) Zur Pathophysiologie und Klinik des Lambert-Eaton-Syndroms. Z Neurol 204:209-224
18. Vroom FQ, Engel WK (1969) Non-neoplastic steroid responsive Lambert-Eaton myasthenic syndrome. Neurology 19:281
19. Wray D, Lang B, Prior C, Vincent A, Newsom-Davis J (1982) Electrophysiological studies of the myasthenic (Eaton-Lambert) syndrome passively transferred to mice. Platform presentation, Vth International Congress on Neuromuscular Diseases, Marseilles

# Autoantikörper und IgG-Subklassen bei der Myasthenia gravis

W. P. Kaschka, I. Kalies, F. Skvaril, R. Hilgers, J. R. Kalden und K.-F. Druschky

## Einleitung

Bei 80 bis 90% der Myasthenie-Patienten finden sich Antikörper gegen unterschiedliche antigene Determinanten des nikotinischen Acetylcholin-Rezeptors (nAcChR) der motorischen Endplatte (3,4). Diese Autoantikörper sind polyklonalen Ursprungs, und ihr Hauptanteil gehört der IgG-Klasse an (3). Zusätzlich werden Autoantikörper anderer Spezifitäten beschrieben.

Zur biochemischen und immunologischen Charakterisierung der gegen menschliche Acetylcholin-Rezeptoren gerichteten Antikörper liegen derzeit erst wenige Untersuchungen vor (2,6,9,10). In dieser Arbeit studierten wir die Beziehung zwischen der Konzentration der nAcChR-Antikörper einerseits und der des Gesamteiweißes, der Immunglobuline und der Verteilung der vier IgG-Subklassen im Serum andererseits.

## Material und Methoden

33 nach dem Osserman-Schema in der Modifikation von Perlo et al. (7) klassifizierte Myasthenie-Patienten wurden hinsichtlich ihres Serum-Proteinprofils, der Immunglobuline sowie der Verteilung der 4 IgG-Subklassen untersucht und mit 17 Kontrollpersonen verglichen (5,8). An allen Seren wurden quantitative Bestimmungen der nAcChR-Antikörper durchgeführt (4). Mit analoger Methodik testeten wir die Kreuzreaktivität unserer Patienten-Seren mit Acetylcholin-Rezeptoren nichthumaner Spezies (Ratte, Electrophorus electricus und Torpedo californica). Schließlich untersuchten wir die Seren auf antinukleäre und antimitochondriale Antikörper, Antikörper gegen glatte Muskulatur, quergestreifte Skelettmuskulatur, Herzmuskulatur, Parietalzellen des Magens und hämagglutinierende Antikörper (Waaler-Rose-Test).

## Ergebnisse

Bei 88% der Patienten war eine erhöhte Antikörperkonzentration gegen nAcChR festzustellen. In Übereinstimmung mit früheren Untersuchungen (4,9) nahm die durchschnittliche Antikörperkonzentration mit dem Schweregrad zu (Abb. 1A). Bei Verwendung von nAcChR-Präparationen nichthumaner Spezies zeigten alle Patienten eine Kreuzreaktion mit dem Rezeptor aus Rattenmuskel, 11 Seren kreuzreagierten mit dem Rezeptor aus Electrophorus electricus und 4 Seren mit dem Rezeptor aus Torpedo californica. Testung auf andere Autoantikörper ergab in 30% Aktivität gegen quergestreifte Skelettmuskulatur, in 15% gegen glatte Muskulatur, in 10% gegen Herzmuskulatur, in 5% gegen Parietalzellen und ebenfalls in 5% gegen Zellkernantigene. Der Waaler-Rose-Test war bei 10% der Patienten positiv. Antimitochondriale Antikörper kamen nicht vor.

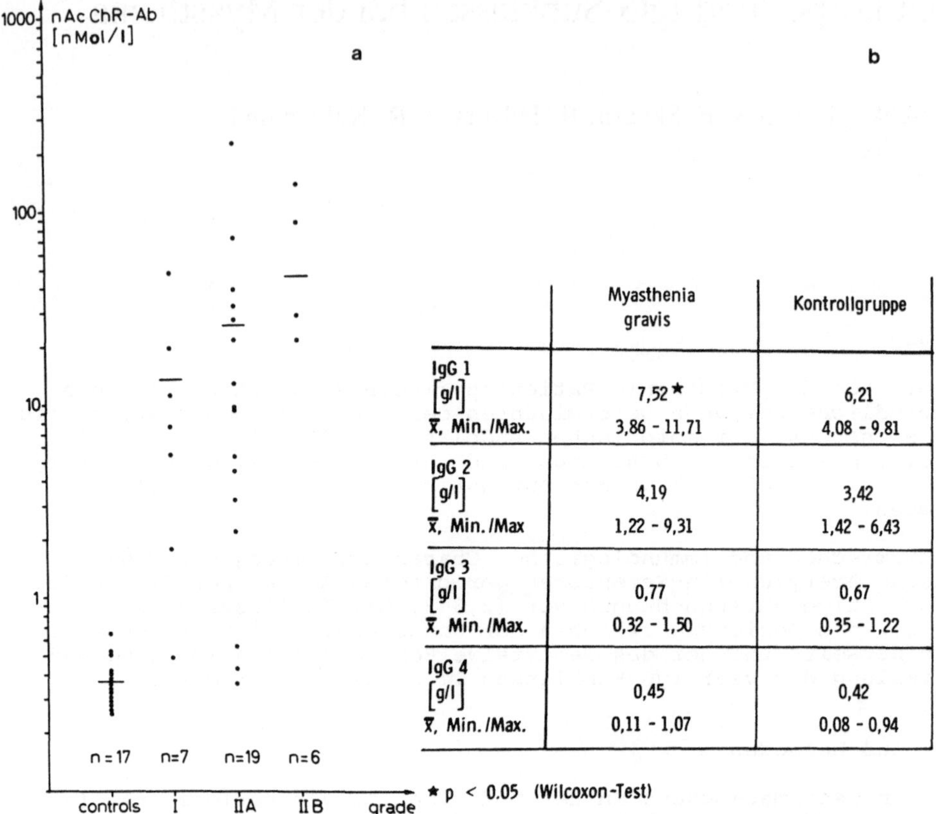


| | Myasthenia gravis | Kontrollgruppe |
|---|---|---|
| IgG 1 [g/l] x̄, Min./Max. | 7,52* 3,86 - 11,71 | 6,21 4,08 - 9,81 |
| IgG 2 [g/l] x̄, Min./Max | 4,19 1,22 - 9,31 | 3,42 1,42 - 6,43 |
| IgG 3 [g/l] x̄, Min./Max. | 0,77 0,32 - 1,50 | 0,67 0,35 - 1,22 |
| IgG 4 [g/l] x̄, Min./Max. | 0,45 0,11 - 1,07 | 0,42 0,08 - 0,94 |

* $p < 0.05$ (Wilcoxon-Test)

Abb. 1. (a) Beziehung zwischen klinischem Schweregrad und Konzentration der Acetylcholin-Rezeptor-Antikörper und (b) Verteilung der vier IgG-Subklassen bei 32 ambulanten Myasthenie-Patienten im Vergleich zu 17 Kontrollpersonen

In der Myasthenie-Gruppe war eine leichte Erhöhung des Gesamt-IgG-Wertes gegenüber den Kontrollen festzustellen, die jedoch keine statistische Signifikanz erreichte. Bei der quantitativen Bestimmung der 4 IgG-Subklassen zeigte sich eine signifikante Erhöhung von IgG 1 (Abb. 1B). Die Subklassen IgG 2, IgG 3 und IgG 4 waren leicht erhöht.

## Diskussion

Obgleich die Schweregrade III und IV der Myasthenia gravis in unserer Studie unberücksichtigt blieben, zeigte sich eine Beziehung zwischen der Konzentration der nAcChR-Antikörper im Serum und dem klinischen Schweregrad der Erkrankung. Dieser Befund steht in Übereinstimmung mit den von Tindall an 180 Myasthenie-Patienten erhaltenen Ergebnissen (9).

Die unterschiedliche Bindung humaner Antikörper durch nAcChR der verschiedenen getesteten Spezies läßt sich mit Unterschieden in der Affinität oder in der Fähigkeit zur Erkennung der Bindungsstelle erklären.

Aus der signifikanten Erhöhung der IgG-1-Konzentration in der Myasthenie-Gruppe ist auf eine mögliche pathophysiologische Bedeutung dieser IgG-Subklasse bei der Myasthenia gravis zu schließen. Zu ähnlichen Ergebnissen kommen Lefvert et al. (6), die den Hauptanteil aller Antikörper gegen zwei unterschiedliche antigene Determinanten des nAcChR den IgG-Subklassen 1 und 3 zuordnen konnten. Tindall (9) sowie Vincent und Newson-Davis (10) fanden in der IgG-3-Subklasse keine erhöhte Antigen-Reaktivität gegen nAcChR.[1]

## Zusammenfassung

33 ambulante Myasthenie-Patienten wurden entsprechend dem klinischen Schweregrad klassifiziert und unter Berücksichtigung einer Reihe immunlogischer Parameter mit 17 Kontrollpersonen verglichen. Wir fanden eine Beziehung zwischen dem Schweregrad und der Antikörper-Konzentration gegen nAcChR. Die Konzentration der IgG-Subklasse 1 war in der Myasthenie-Gruppe signifikant erhöht. Bei Testung auf andere Autoantikörper konnte in 30% der Patienten Aktivität gegen quergestreifte Skelettmuskulatur nachgewiesen werden. Kreuzreaktion mit nAcChR nichthumaner Spezies war in unterschiedlichem Ausmaß nachzuweisen. Die vorliegenden Ergebnisse lassen eine pathogenetische Rolle der IgG-1-Subklasse bei der Myasthenia gravis als wahrscheinlich annehmen.

## Literatur

1. Feltkamp TEW, Oosterhuis JHGH, van den Berg-Loonen (1977) Autoantikörper und HL-A Antigene. In: Hertel G, Mertens H-G, Ricker K, Schimrigk K (Hrsg) Myasthenia gravis und andere Störungen der neuromuskulären Synapse. Thieme, Stuttgart, pp 32-34
2. Fulpius BW, Miskin R, Reich E (1980) Antibodies from myasthenic patients that compete with cholinergic agents for binding to nicotinic receptors. Proc Natl Acad Sci USA 77:4326-4330
3. Hertel G, Mertens HG, Ricker K, Reuther P (1981) Myasthenia gravis. In: Hopf HC, Poeck K, Schliack H (Hrsg) Neurologie in Praxis und Klinik. Thieme, Stuttgart, pp 1.137-1.161
4. Kalies I, Kalden JR, Heinz F, Janzen RWC, Lachenmayer L (1979) Nachweis von Acetylcholin-Rezeptor-Antikörpern im Serum von Myasthenia gravis Patienten unter Verwendung affinitätschromatographisch gereinigter humaner Acetylcholin-Rezeptor-Präparationen. Klin Wschr 57:875-881
5. Kaschka WP, Hilgers R, Skvaril F (1982) Humoral immune response in Epstein-Barr virus infections. I. Elevated serum concentration of the IgG 1 Subclass in infectious mononucleosis and nasopharyngeal carcinoma. Clin exp Immunol 49:149-156
6. Lefvert AK, Cuénoud S, Fulpius BW (1981) Binding Properties and Subclass Distribution of Anti-Acetylcholine Receptor Antibodies in Myasthenia Gravis. J Neuroimmunol 1:125-135
7. Perlo VP, Poskanzer PG, Schwab RS, Viets HR, Osserman KE, Genkins G (1966) Myasthenia gravis: Evaluation of treatment in 1355 patients. Neurology (Minneap) 16:431-439
8. Skvaril F, Roth-Wicky B, Barandun S (1980) IgG Subclasses in Human gamma-Globulin Preparations for Intravenous Use and Their Reactivity with Staphylococcus Protein A. Vox Sang 38:147-155

---

1 Die vorliegende Untersuchung wurde gefördert durch die Deutsche Forschungsgemeinschaft (Ka 325/8) und durch den Schweizerischen Nationalfonds zur Förderung der Wissenschaften.

9. Tindall RSA (1981) Humoral Immunity in Myasthenia Gravis: Biochemical Characterization of Acquired Antireceptor Antibodies and Clinical Correlations. Ann Neurol 10:437-447

10. Vincent A, Newsom-Davis J (1982) Acetylcholine receptor antibody characteristics in myasthenia gravis. I. Patients with generalized myasthenia or disease restricted to ocular muscles. Clin exp Immunol 49:257-265

# Myasthenia gravis: Subklassen der Antikörper gegen Acetylcholin-Rezeptoren und Krankheitsaktivität

K. V. Toyka, U. A. Besinger, K. Heininger und R. Hohlfeld

Die Myasthenia gravis (MG) ist eine humoral vermittelte Autoimmunerkrankung, bei der Antikörpern (AK) gegen Acetylcholin-Rezeptoren (AChR) an der motorischen Endplatte eine entscheidende pathogenetische Bedeutung zukommt (Übersichten bei 5,6,7). Dieser Nachweis gelang durch passive Übertragung von Immunglobulinen myasthenischer Patienten auf die Maus (14) sowie - indirekt - durch die Beobachtung, daß die Entfernung von AK mittels Plasmapherese therapeutisch wirksam ist (10,11,16).

Die Bestimmung der AK gegen AChR mit Hilfe des Immunpräzipitationsassays (8,15) bedeutet eine wesentliche Ergänzung der Myastheniediagnostik. Während die AK-Konzentrationen inter-individuell schlecht mit der Schwere der Myasthenie korrelieren, zeigen sie intra-individuell in den meisten Fällen eine gute, wenn auch nicht lineare Korrelation mit dem klinischen Krankheitsverlauf (3,10,11,13). Da jedoch bei einzelnen Patienten eine erhebliche Diskrepanz zwischen Veränderung des klinischen Schweregrades und der Konzentration dieser AK (Bindung an den mit Bungarotoxin markierten AChR, daher "bindende" AK) besteht, haben wir in dieser Untersuchung versucht, eine weitere Antikörperklasse zu bestimmen und mit dem Krankheitsverlauf zu korrelieren. Diese AK sind in der Lage, die Bindung zwischen AChR und Bungarotoxin zu blockieren ("blockierende" Ak, 1,9,13,17).

## Patienten

60 Patienten mit Myasthenia gravis wurden in die Studie einbezogen. Die Diagnose wurde durch typische klinische, elektromyographische und immunologische Befunde ("bindende" AK positiv) gesichert. Die Verlaufsuntersuchung umfaßte zwei bis fünf Jahre mit regelmäßigen Verlaufsuntersuchungen. Alle Patienten hatten während mindestens 2 Monaten ihrer Erkrankung mittelgradige bis ausgeprägte Myasthenie-Symptome, besserten sich jedoch unter der Langzeit-Immunsuppression mit Azathioprin und teilweise Corticosteroiden, die insgesamt bei 53 der Patienten durchgeführt wurde. 9 der Patienten wurden während des Verlaufszeitraums mit Plasmapherese behandelt, diese Phase einschließlich der 3 darauffolgenden Monate jedoch von der Analyse ausgeschlossen. Die Thymektomie wurde bei 12 Patienten währen des Verlaufszeitraums durchgeführt, von denen 5 Patienten ein Thymom hatten.

## Klinische Untersuchung der Muskelkraft (MG-Score)

Alle Patienten wurden nach dem standardisierten Untersuchungsprogramm (2,3) untersucht, wobei die okulären Symptome keine Berücksichtigung fanden.

---

Mit Unterstützung der DFG (To 61,2-4, SFB 200, B5).

Antikörper-Bestimmung

1. Die "bindenden" AK wurden nach dem von Lindstrom (8) beschriebenen Immunpräzipitationsassay mit geringen Modifikationen (2,15) bestimmt.

2. Die "blockierenden" AK wurden nach einem modifizierten Immunpräzipitationsassay durchgeführt (4,17): 20 fmol des AChR-Extraktes wurden mit 5 µl des MG-Serums für 12 Stunden bei 4°C inkubiert. 125-I-Alpha-Bungarotoxin wurde dann in 10-fachem Überschuß zugesetzt. Mit einem zweiten, nicht blockierenden MG-Serum wurde dann der gesamte Rezeptor gebunden und mit einem Antihuman-IgG (200-250 µl) ausfällt. Nach der Zentrifugation und einem Waschschritt wurde die Radioaktivität im Gamma-Zähler gemessen und auf die Bungarotoxin-blockierende Wirkung des Erstserums umgerechnet. Alle Assays wurden mit demselben AChR und Bungarotoxin durchgeführt.

Statistische Analyse

Die Korrelationsanalyse zwischen Änderungen des klinischen Schweregrades und Titerverlauf wurde für jedes Testintervall mit einem bivariaten Test (BMDP6D) auf einem PDP 11-04 Computer berechnet. Dazu wurden die AK-Konzentrationen normalisiert.

Ergebnisse

"Bindende" AK-Titer und klinischer Verlauf: Es fand sich eine gute Korrelation zwischen klinischem Verlauf und den Konzentrationsänderungen der "bindenden" AK ($R_{biv}$ = 0,47, $p < 0,001$), d.h. eine klinische Besserung war mit einem Abfall der Antikörper-Titer und eine Verschlechterung mit einem Ansteigen der Titer verbunden. Bei einzelnen Patienten war diese Korrelation jedoch nicht linear. Bei einigen Patienten zeigte sich im Verlauf eine Dissoziation zwischen klinischem Verlauf und Titerbewegung.

"Blockierende" AK-Tier: 29 der 60 Patienten (48%) wiesen Bungarotoxin-blockierende AK-Titer in ihrem Serum auf. Die Anwesenheit von blockierenden Antikörpern war unabhängig von der Höhe der "bindenden" AK desselben Patienten. Die blockierende Aktivität konnte durch Erhitzen des Serums nicht verändert werden, so daß eine unspezifische, sterische Hemmung der Bindung durch die Aktivition des Komplement-Systems auszuschließen ist.

"Blockierende" AK und klinischer Verlauf im Längsschnitt: Die Veränderungen der "blockierenden" Antikörper-Titer zeigten bei der Analyse der Gesamtgruppe von 29 Patienten keine gute Korrelation mit dem klinischen Verlauf. Bei der Untersuchung einzelner Patienten ergaben sich jedoch verschiedene Verlaufsmuster. Während bei 7 der 29 Patienten "blockierende" und "bindende" AK beide dem klinischen Verlauf parallel liefen, folgten bei 3 Patienten ausschließlich diese blockierenden AK dem klinischen Verlauf. Bei 19 der 29 Patienten liefen die Titer der "blockierenden" AK dem klinischen Verlauf nicht parallel.

Der Vergleich der Titerbewegungen beider AK-Klassen zeigte einen asynchronen Verlauf während eines oder mehrerer Untersuchungsintervalle bei insgesamt 66% der Patienten.

## Diskussion und Zusammenfassung

In dieser prospektiven Langzeit-Studie konnten wir frühere Beobachtungen bestätigen, die eine gute Korrelation zwischen klinischem Verlauf und Konzentrationen der "bindenden" AK aufzeigten (2,10,11). Die detaillierte Datenauswertung einzelner Krankheitsphasen belegt, daß eine ausgeprägte Variabilität dieser Korrelation zwischen einzelnen Patienten besteht, die die klinische Anwendung des AK-Tests als Verlaufsparameter einschränkt. Die zusätzliche Untersuchung einer weiteren AK-Klasse, der "blockierenden" AK, ergab nur geringfügig bessere Ergebnisse bei den Patienten, bei denen die "bindenden" AK nicht mit dem klinischen Verlauf korrelierten.

Überraschenderweise zeigte sich, daß die Konzentrationen der beiden, in dieser Studie bestimmten AK-Klassen bei einzelnen Patienten im Längsschnitt unabhängig voneinander verlaufen können. Dieser Befund bei insgesamt 2/3 der Patienten weist darauf hin, daß die autoimmunen B-Zellklone, die diese Antikörper produzieren, unterschiedliche und voneinander unabhängige Aktivitäten aufweisen. Diese Beobachtung kann durch verschiedene Hypothesen erklärt werden:

1. Während des Krankheitsverlaufs kann die Autoimmun-Reaktion durch unterschiedliche Epitope des AChR stimuliert werden.

2. Es können unterschiedliche Aktivitäten der Regulator-Lymphozyten bestehen, die B-Zellklone in unterschiedlichem Ausmaß supprimieren oder aktivieren.

3. Es können anti-idiotypische Antikörper gebildet werden, die zirkulierende AK blockieren oder inaktivieren. Untersuchungen zur Klärung dieses Mechanismus sind in Vorbereitung.

## Literatur


1. Almon RR, Appel SH (1975) Interaction of myasthenic serum globulin with the acetylcholine receptor. Biochem Biophys Acta 393:66-77
2. Besinger UA, Toyka KV, Fateh-Moghadam A et al. (1980) Die Bedeutung eines quantitativen klinischen Bewertungssystems für die Verlaufsbeurteilung der Myasthenia gravis: eine prospektive Studie. In: Mertens HG, Przuntek H (Hrsg) Pathologische Erregbarkeit des Nervensystems. Springer, Berlin Heidelberg New York
3. Besinger UA, Toyka KV, Heininger K et al. (1981) Long-term correlation of clinical course and acetylcholine receptor antibody in patients with myasthenia gravis. Ann NY Acad Sci 1981; 377: 812-815
4. Besinger UA, Toyka KV, Hömberg M, Heininger K, Hohlfeld R, Fateh-Moghadam A (1982) Myasthenia gravis: long-term correlation of "binding" and Bungoratoxin blocking antibodies against acetylcholine receptors with changes in disease severity (submitted)
5. Drachman DB (1978) Myasthenia gravis. N Engl J Med 298:136-142; 186-193
6. Hohlfeld R, Heininger K, Toyka KV (1982) Myasthenia gravis - Modell einer Autoimmunerkrankung. Internist Welt 7:205-212
7. Lennon VA (1978) The immunopathology of myasthenia gravis. Human Pathol 9:541-551
8. Lindstrom JM, Seybold ME, Lennon VA, Wittingham S, Duane DD (1976) Antibody to acetylcholine receptor in myasthenia gravis: prevalence, clinical correlates and diagnostic value. Neurology 26:1045-1059

9. Mittag T, Kornfeld P, Tormay A, Woo C (1976) Detection of anti-acetylcholine receptor factors in serum and thymus from patients with myasthenia gravis. N Engl J Med 294:691-694
10. Newsom-Davis J, Pinching AJ, Vincent A, Wilson SG (1978) Function of circulating antibody to acetylcholine receptor in myasthenia gravis: investigation by plasma exchange. Neurology (Minn) 28: 266-272
11. Reuther P, Fulpius BW, Mertens HG, Hertel G (1979) Anti-acetylcholine receptor antibody under long-term azathioprine treatment in myasthenia gravis. In: Dau PC (ed) Plasmapheresis and the Immunobiology of myasthenia gravis. Houghton-Mifflin, Boston
12. Seybold ME, Lindstrom JM (1979) Serial anti-acetylcholine receptor antibody titers in patients with myasthenia gravis: effects of steroid therapy. In: Dau PC (ed) Plasmapheresis and the Immunbiology of Myasthenia Gravis. Houghton Mifflin, Boston
13. Tindall RS (1981) Humoral immunity in myasthenia gravis: biochemical characterization of acquired antireceptor antibodies and clinical correlations. Ann Neurol 10:437-447
14. Toyka KV, Drachman DB, Griffin DE, Pestronk A, Winkelstein JA, Fischbeck KH, Kao I (1977) Myasthenia gravis: study of humoral immune mechanisms by passive transfer to mice. N Engl J Med 296: 125-131
15. Toyka KV, Becker T, Fateh-Moghadam A, Besinger UA, Brehm G, Neumeier D, Heininger K, Birnberger KL (1979) Die Bedeutung der Bestimmung von Antikörpern gegen Acetylcholinrezeptoren in der Diagnostik der Myasthenia gravis. Klin Wschr 57:937-942
16. Toyka KV, Besinger UA, Heininger K, Samtleben W, Hein D, Fateh-Moghadam A, Gurland HJ, Grabensee B (1981) Myasthenia gravis: the pathogenic role of antibodies to acetylcholine receptor and the effect of antibody depletion. In: Borberg H, Reuther P (eds) Plasma exchange therapy. Thieme, Stuttgart New York
17. Vincent A, Cull-Candy SG, Newsom-Davis J, Trautmann A, Molenaar PC, Polak RL (1981) Congenital myasthenia: end-plate acetylcholine receptors and electrophysiology in five cases. Muscle Nerve 4: 306-318

# Myasthenia gravis: Ein neues System zur Erfassung komplexer zellbiologischer Reaktionen auf Bindung myastheniespezifischer Antikörper

M. Halbach und U. Wick

Antikörper gegen Acetylcholinrezeptoren auf Muskelzellendplatten lassen sich im Serum von Myasthenia-gravis-Patienten quantitativ zuverlässig und damit routinemäßig mit Hilfe eines Bindungstests bestimmen. Die gefundenen Titer korrelieren lediglich mit dem intraindividuellen Krankheitsverlauf, gestatten damit allerdings eine Verlaufskontrolle unter immunsuppressiver Therapie (1).

Nun erfaßt dieser Test zwar die Bindung eines Antikörpers an den Acetylcholinrezeptor, vermag aber die biologische Funktion des Rezeptors unter der Einwirkung des Agonisten, die "Aktivierung" des Rezeptors oder die durch Bindung des Antikörpers an die Rezeptorstrukturen ausgelösten Störungen der Rezeptfunktion nicht wiederzugeben.

Die Erfassung funktioneller Defizite der Rezeptoraktivierung unter Einwirkung von Antikörpern auf den Acetylcholinrezeptor läßt sich dabei grundsätzlich durch die Messung Rezeptor-abhängiger Reaktionen innerhalb zweier verschiedener Effektorsysteme erreichen:

1. Durch Aktivierung des Membranrezeptors unter Bindung des Agonisten Acetylcholin kommt es zu spezifischen Veränderungen der Ionenpermeabilität der Zellmembran. Die dadurch ausgelösten Änderungen bioelektrischer Membranpotentiale lassen sich als Nachweissystem für die Rezeptorfunktion nutzen.

2. Durch Aktivierung des Membranrezeptors unter Bindung pharmakologischer Agonisten kommt es zu einer funktionellen Kopplung des Rezeptors an zellmembranständige, mit biochemischen Methoden faßbare Regelsysteme, deren Interaktion in charakteristischer Weise beeinflußt wird.

Wir haben im Rahmen eines zellbiologischen Ansatzes zu prüfen versucht, ob sich funktionelle Auswirkungen der Bindung gegen Acetylcholinrezeptoren gerichteter Antikörper aus dem Serum von Myasthenia-gravis-Patienten auf die Rezeptorfunktion am System der Adenylatcyclase als Effektor fassen lassen.

Das membranständige Adenylatcyclase-System spielt als Effektor der Rezeptorwirkung in vielen Zellen eine bedeutsame Rolle; die Bindung von Hormonen, Transmittern und speziellen Pharmaka an spezifischen Rezeptoren beeinflußt über komplexe Regelsysteme die Aktivität der Adenylatcyclase. Aktivierung und Inaktivierung dieses Enzyms lassen sich durch Messung der intrazellulären Konzentrationen von zyklischem Adenosinmonophosphat (cAMP) in intakten Zellen fassen. Aus Gründen weitgehender immunologischer Übereinstimmung im Hinblick auf die Prüfung menschlicher Antikörper wurde als Zellsystem eine Neuroblastomalinie menschlichen Ursprungs verwendet, die in wesentlichen Aspekten von uns selbst charakterisiert wurde. Diese allogeneische Modellzelle verfügt über Rezeptoren für Prostaglandine und Acetylcholin, deren Stimulation durch Bindung ihrer spezifischen Agonisten unterschiedliche Auswirkungen auf die intrazellulären Konzentrationen zyklischen AMPs erkennen läßt.

Einen Überblick über die verschiedenen Reaktionen auf Rezeptorstimulation unter den einzelnen experimentellen Bedingungen vermittelt die Abbildung 1.

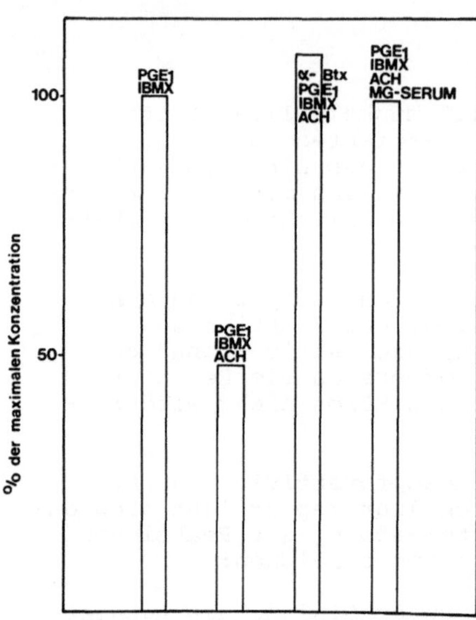


Abb. 1. Auswirkung der Inkubation mit verschiedenen Agonisten auf die intrazelluläre Akkumulation von cyclischem Adenosinmonophosphat. $PGE_1$ = Prostaglandin $E_1$; $10^{-5}$ M; IBMX = 3-Isobutyl-1-methylxantin; $10^{-4}$ M; ACh = Acetylcholin; $10^{-5}$ M; α-Btx = Alpha-Bungarotoxin; $3.8 \times 10^{-6}$ M; MG-Serum: Myasthenia-gravis-Patienten-Serum, Antikörper-Titer mehr als 100 nmol Bindungsstellen/l Serum

Die Stimulation des Prostaglandinrezeptors mit $PGE_1$ führt - unter Blockade der Phosphodiesterase mit 3-Isobutyl-1-methylxanthin (IBMX) - in Abhängigkeit von der Agonistenkonzentration zu einer intrazellulären cAMP - Akkumulation, dessen Konzentration etwa das Fünffache der Ausgangskonzentration erreicht (erste Säule). Die simultane Stimulation mit Acetylcholin führt ebenfalls in Abhängigkeit von der Konzentration des Agonisten zu einer Depression der unter $PGE_1$ allein erreichten Akkumulation des cAMP. Der Depressionseffekt, der die relative Inaktivierung der Adenylatcyclase unter dem Einfluß der Aktivierung des Acetylcholinrezeptors spiegelt, beträgt maximal ca. 50% der unter $PGE_1$ und IBMX maximal erreichbaren intrazellulären cAMP Konzentrationen (zweite Säule).

Die zelluläre Reaktion, gemessen als Veränderung intrazellulärer cAMP-Konzentrationen unter Rezeptoraktivierung, läßt sich bei Stimulation der Acetylcholinrezeptoren durch die simultane Inkubation mit dem an Acetylcholinrezeptoren spezifisch bindenden Toxin Alpha-Bungarotoxin antagonisieren (dritte Säule).

Die Inkubation mit $PGE_1$, IBMX und Acetylcholin unter Zusatz von Myasthenia-gravis-Patienten-Serum zeigt für die Acetylcholinrezeptorfunktion ebenfalls einen deutlichen antagonistischen Effekt, der, analog der Wirkung des Alpha-Bungarotoxins, den acetylcholin-spezifischen Depressionseffekt auf die cAMP - Akkumulation aufhebt (vierte Säule).

Die Erfassung der Wirkung Myasthenia-gravis-spezifischer, gegen Acetylcholinrezeptoren gerichteter Antikörper auf die Funktion des Acetylcholinrezeptors durch Registrierung charakteristischer rezeptorabhängiger Veränderungen in einem biochemisch faßbaren Effektorsystem eröffnet, neben anderen Aspekten, nach ausreichender Graduierung des Responses die Möglichkeit, die funktionellen Auswirkungen der Antikörper-Rezeptorbindung mit vergleichsweise einfacher Methodik an einem allogeneischen Zellkultursystem zu studieren.

Literatur

1. Besinger UA, Toyka KV, Heininger K, Fateh-Moghadam A, Schumm F, Sandel P, Birnberger KL (1981) Annals of The New York Academy of Sciences, Vol 377. In: Grob D (ed) Myasthenia Gravis: Pathophysiology and Management. New York Academy of Sciences, New York, pp 812-815

# Immunfluoreszenzuntersuchungen an Thymuszellen bei Myasthenia gravis

R. Hohlfeld, K. V. Toyka, K. Heininger und H. Grosse-Wilde

## Einleitung

Die entscheidende pathogenetische Bedeutung von Autoantikörpern gegen Acetylcholinrezeptor (AChR) bei der Myasthenie (MG) ist erwiesen (eine aktuelle Übersicht gibt Ref. 2). Ungeklärt ist, warum autoimmune B-Lymphozyten, die wahrscheinlich auch im normalen Immunsystem vorkommen, bei Myastheniekranken aktiviert und zur Antikörpersynthese angeregt werden. Hinweise zur Pathogenese ergeben sich einerseits aus der bekannten Assoziation mit Thymusveränderungen (Hyperplasie oder Thymon) und andererseits aus der Beobachtung, daß im normalen Thymus pluripotente Stammzellen vorkommen, die unter Gewebekulturbedingungen zu Muskelzellen ausdifferenzieren können (6). Es ist denkbar, daß es bei der MG zu einer intrathymischen Fehldifferenzierung von AChR-tragenden "Thymusmuskeln" kommt. Solche AChR würden durch thymische Makrophagen aufbereitet und den im Thymus heranreifenden T-Lymphozyten in immunogener Form präsentiert. Nach dieser Hypothese (6) wären autosensibilisierte Helfer-T-Lymphozyten für die Fehlsteuerung von Antikörper-produzierenden B-Zellen verantwortlich. Der Nachweis autoimmuner, spezifisch mit AChR reagierender Helfer-T-Lymphozyten ist im Rahmen eines Tiermodells der MG (der experimentellen autoallergischen MG) kürzlich gelungen (3).

Die hier beschriebenen Untersuchungen haben zum Ziel, durch Charakterisierung von Thymozyten aus MG-Thymi weiteren Aufschluß über die Pathogenese dieser interessanten Autoimmunerkrankung zu erhalten.

## Material und Methodik

Insgesamt wurden bisher 5 hyperplastische Thymi von MG-Patienten und 3 normale Thymi untersucht. Frisches Thymusgewebe wird mit einer feinen Schere zerkleinert und anschließend durch ein Metallsieb gepreßt. Die resultierende Suspension wird einer Ficoll-Hypaque-Gradientenzentrifugation (1) unterworfen. Auf diese Weise lassen sich aus 2 bis 3 $cm^3$ Thymusgewebe etwa $10^9$ lebende Thymozyten gewinnen. Die Zellen werden entweder sofort für die Immunfluoreszenz weiterverarbeitet (s. unten) oder zunächst kryopräserviert (-80°C).

Für die Charakterisierung der Thymozyten wurde eine Serie kommerziell erhältlicher monoklonaler Antikörper gegen Differenzierungsantigene menschlicher Lymphozyten und Monozyten verwendet (Ortho-pharmaceutical corporation, Raritan, USA): OKT3 (dieser Antikörper markiert reife T-Lymphozyten), OKT4 (Helfer-T-Lymphozyten), OKT6 (70% der menschlichen Thymozyten), OKT8 (Suppressor- und cytotoxische T-Lymphozyten), OKM1 (Monozyten), OKIa1 (B-Lymphozyten und Monozyten; aktivierte T-Lymphozyten). Die Analyse erfolgt nach Standardmethoden (indirekte Immunfluoreszenz): in einem ersten Schritt werden die Zellsuspensionen mit

Tabelle 1. Prozentualer Anteil von Thymocyten-Subpopulationen in 5 hyperplastischen MG-Thymi und 3 Normal-Thymi (indirekte Immunfluoreszenz). Durch Ficoll-Hypaque-Gradientenzentrifugation (1) wurde der Anteil reifer (OKT3-positiver) Thymozyten von ca. 10% vor auf ca. 50% nach Zentrifugation erhöht

| Patient (M = männlich) (W = weiblich) | OKT3 (reife Thymocyten) | OKT4 (T-Helfer) | OKT6 (unreife Thymocyten) | OKT8 (T-Suppressor) | OM1 (Makrophagen) | OKIa1 (B-Lymphocyten, einige Monocyten, aktivierte T-Lymphocyten |
|---|---|---|---|---|---|---|
| M 14 J., MG | 52 | 53 | 48 | 48 | < 1 | 2 |
| W 26 J., MG | 46 | 50 | 65 | 60 | 1.4 | 4 |
| W 20 J., MG | 38 | 28 | 24 | 33 | 1.6 | 15 |
| W 25 J., MG | 61 | 37 | 33 | 42 | 2.4 | 13 |
| W 23 J., MG | 40 | 25 | 30 | 36 | 1.7 | 12 |
| W 6 J., normal | 58 | 80 | 72 | 56 | < 1 | < 1 |
| M 4 J., normal | 60 | 76 | 55 | 58 | < 0.5 | < 0.5 |
| W 12 J., normal | 53 | 81 | 63 | 71 | < 0.5 | 1 |

dem jeweiligen OKT-Antikörper inkubiert; nach mehrfachem "Waschen" wird in einem zweiten Schritt mit einem Fluoreszein-markierten Anti-(Mouse-IgG) Antikörper inkubiert (Goat FITC-Anti-Mouse IgG; Meloy, Springfield, Virginia, USA). Die Beurteilung und Auszählung erfolgt unter einem Epifluoreszenzmikroskop (200 bis 400fache Vergrößerung).

## Ergebnisse

Tabelle 1 gibt den jeweiligen prozentualen Anteil der mit einem gegebenen monoklonalen Antikörper reagierenden (Fluoreszenz-positiven) Thymozyten. Die MG-Thymi enthalten einen erhöhten Anteil von OKIa1-positiven Zellen. Da diese Zellen in ihrem Hauptanteil Oberflächenimmunglobuline tragen, handelt es sich um B-Lymphozyten. Offensichtlich ist auch der Anteil von OKM1-positiven Zellen (Makrophagen) in MG-Thymi erhöht. Hinsichtlich der Verteilung der T-Lymphozyten nach Subklassen (Helferzellen: OKT4-positiv bzw. Suppressorzellen: OKT8-positiv) ist das Verhältnis des Anteils von OKT4- zu OKT8-positiven Zellen aufschlußreich. Hierbei ist zu beachten, daß im Thymus, anders als im peripheren Blut, die durch OKT4 und OKT8 definierten Antigene nicht nur auf "reifen" Helfer- bzw. Suppressor-T-Lymphozyten vorkommen, sondern *gemeinsam* von einem Großteil auch der unreifen (OKT6-positiven) Thymozyten exprimiert werden. In den MG-Thymi ergab sich ein OKT4- zu OKT8-Verhältnis von 0,87 ± 0,15 (S.D.) gegenüber 1,29 ± 0,15 (S.D.) in den Kontroll-Thymi.

## Diskussion

In Übereinstimmung mit den Ergebnissen anderer Autoren (4) fanden wir in den von uns untersuchten hyperplastischen MG-Thymi einen erheblichen Anteil von B-Lymphozyten (Thymozyten von Myastheniepatienten produzieren Anti-AChR Antikörper in vitro - Ref. 5). Unsere Beobachtung eines erhöhten Anteils von Makrophagen in den hyperplastischen Thymi ist mit der hypothetischen Vorstellung einer intrathymischen Autosensibilisierung unter Beteiligung von Thymus-Makrophagen gut vereinbar (s. oben). Die Tatsache, daß wir keine *globale* Zunahme intrathymischer Helfer-T-Lymphozyten beobachtet haben (sondern eher im Gegenteil eine leichte relative Abnahme derselben), schließt keineswegs aus, daß *AChR-spezifische* autoimmune T-Helferzellen eine entscheidende pathogenetische Rolle spielen. Wir befassen uns gegenwärtig mit der Darstellung solcher spezifischer T-Lymphozyten.

## Zusammenfassung

Thymozytensuspensionen aus 5 hyperplastischen und 3 normalen Thymi wurden mit monoklonalen Antikörpern analysiert (indirekte Immunfluoreszenz). Die Ergebnisse sind vereinbar mit der Hypothese, daß eine intrathymische Autosensibilisierung unter Beteiligung von Thymus-Makrophagen in der Pathogenese der Myasthenie eine wichtige Rolle spielt.

---

Mit Unterstützung durch die Deutsche Forschungsgemeinschaft (To 63/2 - 4 und SFB 200, B5).

Wir danken Frau Ulrike Brocke und A. Czeczatka für hervorragende technische Assistenz.

Literatur

1. Böyum A (1967) Isolation of mononuclear cells and granulocytes from human blood. Scand J Clin Lab Invest 21 (Suppl 97):77-89
2. Hohlfeld R, Heininger K, Toyka KV (1982) Myasthenia gravis - Autoimmunerkrankung mit Modellcharakter. Internistische Welt 7:205-212
3. Hohlfeld R, Kalies I, Heinz F, Kalden JR, Wekerle H (1981) Autoimmune rat T-lymphocytes monospecific for acetylcholine receptors: Purification and fine specificity. J Immunol 126:1355-1359
4. Staber FG, Fink U, Sack W (1975) B-lymphocytes in the thymus of patients with myasthenia gravis. N Engl J Med 292:1032-1033
5. Vincent H, Scadding GK, Thomas HC, Newsom-Davis J (1978) In vitro synthesis of anti-AChR receptor antibody by thymic lymphocytes in myasthenia gravis. Lancet 1:305-307
6. Wekerle H, Hohlfeld R, Ketelsen U-P, Kalden JR, Kalies I (1981) Thymic myogenesis, T-lymphocytes and the pathogenesis of myasthenia gravis. Ann NY Acad Sci 377:455-475

# Computertomographie des vorderen Mediastinums bei Patienten mit Myasthenia gravis

W. Rödl, K.-F. Druschky, H. Daun, H. W. Stadler und W. Kaschka

Unter den Tumoren des vorderen Mediastinums kommt das Thymom am häufigsten vor (4). 25-50% der Patienten mit Thymustumoren leiden an einer Myasthenia gravis (MG). 15% aller Kranken mit einer MG weisen einen Thymustumor auf (13), bei etwa 65 bis 70% der Myasthenie-Kranken läßt sich eine Thymushyperplasie feststellen (3).

Da der Thymektomie im Behandlungsplan der MG ein fester Platz zukommt (9,11), ist eine genaue präoperative Beurteilungsmöglichkeit der anatomischen Gegebenheiten des vorderen Mediastinums wünschenswert.

Die konventionelle Röntgendiagnostik einschließlich der Schichtaufnahmen und der invasiven Methoden Pneumomediastinographie, Thymusarteriographie und Thymusphlebographie hat keine befriedigenden Ergebnisse gezeigt. Die Einführung der Ganzkörper-Computertomographie (CT) erbrachte deutliche Fortschritte für die Diagnostik von mediastinalen Raumforderungen.

## Patienten und Methodik

Seit März 1978 wurde bei 47 MG-Patienten, 27 Frauen und 20 Männern im Alter zwischen 14 und 88 Jahren, und bei drei Patientinnen ohne MG, bei denen der Verdacht auf ein Thymom bestand, eine thorakale Computertomographie anfangs mit dem Ohio Nuclear, später mit dem Somatom II und dem Somatom DR 3 (Siemens) durchgeführt. Zusätzlich erfolgten Röntgenaufnahmen des Thorax.

## Ergebnisse

In 30 Fällen zeigte die thorakale CT einen raumfordernden Prozeß im Bereich des vorderen Mediastinums (Abb. 1), wobei computertomographisch in 8 Fällen die Verdachtsdiagnose Thymom gestellt wurde. Bei vier Patienten fanden sich geringgradige Auffälligkeiten, die als kontrollbedürftig angesehen wurden. 13 Patienten wiesen im CT im Bereich des vorderen Mediastinums keine Auffälligkeiten auf.

Die Thymektomie erfolgte bei 20 Patienten, 17 von ihnen litten an einer MG. Die histologische Untersuchung bestätigte in jedem Falle die computertomographische Verdachtsdiagnose "Thymushyperplasie" oder "Thymom". Falsch positive Ergebnisse zeigten sich nicht. Eine sichere Unterscheidung zwischen benignen und malignen Thymomen war präoperativ nicht in allen Fällen möglich.

Die Thoraxaufnahmen in zwei Ebenen zeigten bei keinem der Patienten mit einer Thymushyperplasie Auffälligkeiten. Bei 6 der 8 Patienten mit Thymomen kam eine Raumforderung im vorderen Mediastinum zur Darstellung.

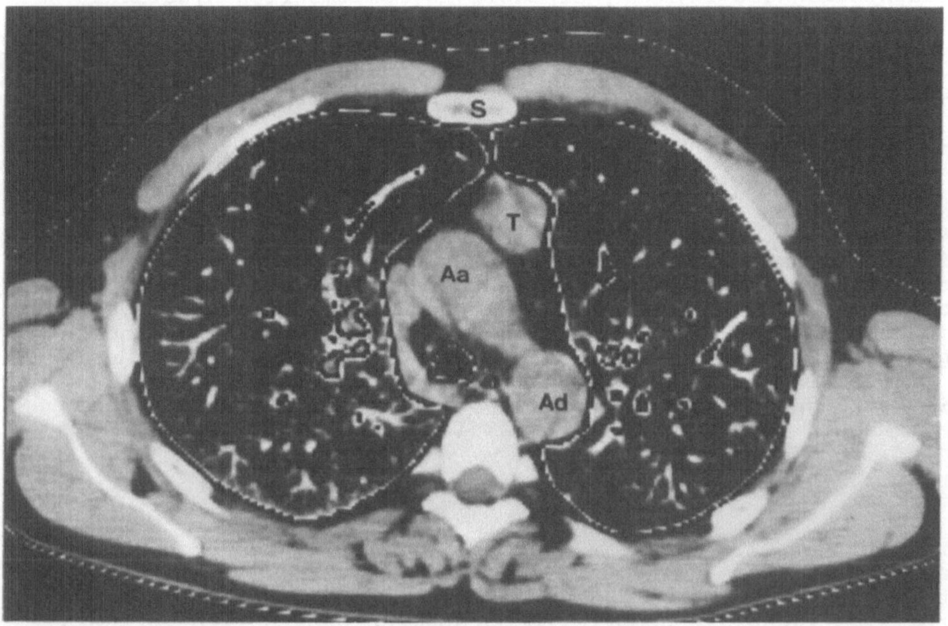


Abb. 1. Patient E.H., 48 Jahre. Thorakale Computertomographie. Im Bereich des vorderen Mediastinums ovaläre, zur Aorta unscharf begrenzte Raumforderung: Malignes Thymom. (S = Sternum, Aa = Aorta ascendens, Ad = Aorta descendens, T = Thymom)

## Diskussion

Während 40 bis 50% der Thymome zufällig bei einer Röntgenreihenuntersuchung des Thorax entdeckt werden (2), kommen ein normaler Thymus oder eine Thymushyperplasie auf den Röntgenaufnahmen des Thorax nicht zur Darstellung. Wie unsere bisherigen Ergebnisse (5) und die Befunde anderer Autoren (6,10,12) aus den letzten Jahren zeigen, ermöglicht die thorakale CT eine relativ sichere Unterscheidung zwischen retrosternalem Fettgewebe, Thymusgewebe und einem Thymom.

Die Thymome waren durch eine kugelige bis polygonale Struktur, die sich nicht an die vorgegebenen Grenzen des vorderen Mediastinums hielt, gekennzeichnet. Eine sichere Differenzierung zwischen benignen und malignen Prozessen gelang computertomographisch nicht in allen Fällen. Bei einer unserer Patientinnen war der Nachweis invasiven Wachstums in die Thoraxvorderwand möglich, wie dies auch von Keesey (10) beschrieben wurde. Pleurametastasen (10) ließen sich ebenfalls feststellen, eine atypische Lokalisation von Thymomen war nachweisbar (5).

Das Thymusgewebe stellte sich als dreiecks- oder trapezförmige, nahezu homogene Raumforderung dar, die den Abstand zwischen der Aorta ascendens und dem Sternum meist vollständig ausfüllte. Zwar läßt sich computertomographisch nicht zwischen normalem Thymus und einer Thymushyperplasie unterscheiden, da bei einer Thymushyperplasie keine Gewichtszunahme des Thymus vorliegt, sondern lediglich eine Aktivierung und eine Zunahme der Lymphfollikel des Thymusmarks auftreten (7,8), doch wurde in Hinblick auf die bei unseren Patienten nachgewiesene MG der Verdacht auf Vorliegen einer Thymushyperplasie geäußert. Die Ergebnisse der histologischen Untersuchung bestätigen bei den 12 unter der Verdachtsdiagnose Thymushyperplasie thymektomierten Myasthenie-Patienten diese Diagnose.

## Zusammenfassung

Mit der thorakalen Computertomographie ist bei Patienten mit Myasthenia gravis eine Unterscheidung zwischen retrosternalem Fettgewebe, Thymusgewebe und Thymom möglich. Bei allen 20 nach Durchführung der thorakalen CT operierten Patienten wurden die präoperativ gestellten Diagnosen "Thymushyperplasie" oder "Thymom" histologisch bestätigt. Der Nachweis von invasivem Wachstum eines Thymoms in Nachbarorgane sowie von Pleurametastasen ist möglich. Die thorakale CT stellt eine schnelle, schmerzlose und risikofreie Methode mit hoher diagnostischer Sicherheit dar, die nach unseren Erfahrungen den bisherigen invasiven Methoden überlegen ist. Da der Thymektomie im Behandlungsplan der Myasthenia gravis ein fester Platz zukommt, halten wir zur genauen Beurteilung der anatomischen Gegebenheiten im vorderen Mediastinum präoperativ bei allen Myasthenie-Patienten eine thorakale CT für sinnvoll.

## Literatur

1. Baron RL, Lee JKT, Sagel SS, Peterson RR (1982) Computed Tomography of the Normal Thymus. Radiology 142:121-125
2. Bettendorf U, Bauer K-H (1981) Thymomdiagnostik unter besonderer Berücksichtigung der computertomographisch gesicherten perthorakalen Biopsie. Dtsch med Wschr 106:84-88
3. Castleman B (1966) The pathology of the thymus gland in myasthenia gravis. Ann NY Acad Sci 135:496-503
4. Derra E, Irmer W (1961) Über die Mittelfellgeschwülste, ihre Klinik und Therapie. Dtsch Med Wschr 86:569-576
5. Druschky K-F, Stadler H-W, Daun H (1981) Thorakale Computertomographie bei Myasthenia gravis zur Beurteilung des Thymus. Fortschr Neurol Psychiat 49:415-442
6. Fon GT, Bein ME, Mancuso AA, Keesey JC, Lupetin AR, Wong WS (1982) Computed tomography of the anterior mediastinum in myasthenia gravis. A radiologic-pathologic correlative study. Radiology 142:135-141
7. Gürtler K-F, Janzen RWC, Hagemann J, Otto HF (1982) Computertomographie des Mediastinums bei Myasthenia gravis pseudoparalytica. Fortschr Röntgenstr 136:35-40
8. Henry K (1978) The thymus gland. In: Symmers WStC (ed) Systemic Pathology, Vol 2, 2nd edition. Churchill Livingstone. Edinburgh London New York
9. Hertel G, Mertens HG, Ricker K, Schimrigk K (1977) Myasthenia gravis und andere Störungen der neuromuskulären Synapse. Thieme, Stuttgart
10. Keesey J, Bein M, Mink J, Sample F, Sarti D, Mulder D, Herrmann Ch, Peter JB (1980) Detection of thymoma in myasthenia gravis. Neurology 30:233-239
11. Mertens HG (1978) Myasthenie und andere neuromuskuläre Übertragungsstörungen. In: Flügel KA (ed) Neurologische und psychiatrische Therapie. Dr. med. Straube, Erlangen
12. Mink JH, Bein ME, Sukov R, Herrmann Ch Jr, Winter J, Sample WF, Mulder D (1978) Computed Tomography of the Anterior Mediastinum in Patients with Myasthenia gravis and Suspected Thymoma. Am J Roentgenol 130:239-246
13. Rosai J, Levine GD (1976) Tumors of the Thymus. In: Rosai J, Levine GD (eds) Atlas of Tumor pathology, Second Series. Fascicle 13, Armed Forces Institute of Pathology, Washington, DC

# XV. Myopathien

# Kongenitale beidseitige partielle Aplasie der Daumenballenmuskulatur

G. Galle, K.-F. Druschky, K. A. Flügel und H.-H. Fuchs

## Einleitung

Muskelaplasien sind bei Menschen selten anzutreffen, wobei Schätzungen über die Häufigkeit zwischen 1 und 11000 und 1 auf 4000 liegen (3, 5, 8). Hauptsächlich handelt es sich dabei um angeborene Muskeldefekte im Bereich des Schultergürtels. Beidseitige Aplasien an der Thenarmuskulatur wurden nur in Einzelfällen beschrieben (1, 4, 6, 7, 9), ohne daß von einem einheitlichen Krankheitsbild ausgegangen werden kann.

## Falldarstellung:

Frl. A.K., 20 Jahre alt, wurde zum Ausschluß eines Karpaltunnelsyndroms vorgestellt.

Zur Vorgeschichte gab die Patientin an, daß ihre Daumenballen seit der Kindheit verschmächtigt seien. Im Bereich beider Unterarme wurden belastungsabhängige Schmerzen geklagt. Im Kindesalter habe sie mehrfach Zustände von plötzlichem Bewußtseinsverlust gehabt, weswegen das Vorliegen eines zerebralen Anfallsleidens, eventuell auf dem Boden einer perinatalen Schädigung, erwogen wurde.

Die neurologische Untersuchung ergab eine hochgradige Atrophie der Daumenballenmuskulatur beiderseits (Abb. 1). Bei der Prüfung der groben Kraft ließen sich keine sicheren Bewegungseffekte des M. abductor pollicis brevis und des M. opponens pollicis nachweisen (Paresegrad 0). Die Beugung des Daumenendgliedes und die Flexion des Daumens im Grundgelenk waren nicht beeinträchtigt. Im Bereich der Unterarmbeuger beiderseits bestanden schmerzhafte Muskelverspannungen. Sensibilitätsstörungen wurden nicht angegeben. Die Eigenreflexe waren mittellebhaft auslösbar. Der psychische Befund war unauffällig.

Auf den Röntgenaufnahmen beider Hände zeigten sich keine Besonderheiten. Die Thoraxübersichtsaufnahme ergab keinen Anhaltspunkt für eine Halsrippenbildung.

Auf dem kranialen Computertomogramm stellte sich ein mittelständiges, symmetrisches, normal weites Ventrikelsystem ohne Auffälligkeiten dar.

Die *elektromyographische Ableitung* mit der konzentrischen Nadelelektrode aus dem M. abductor pollicis brevis und dem M. opponens pollicis beiderseits ergab keine pathologische Spontanaktivität. Muskelaktionspotentiale ließen sich nicht ableiten. In beiden Muskeln kam lediglich eine fortgeleitete Aktivität aus dem kurzen Daumenbeuger zur Darstellung.

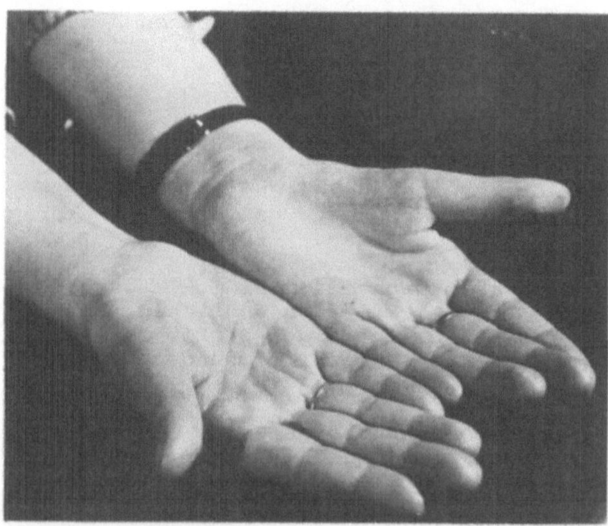

Abb. 1. Patientin A.K., 20 Jahre alt. Hochgradige Atrophie im Bereich beider Daumenballen

Bei Reizung des N. medianus am Handgelenk und am Oberarm zeigte sich jeweils ein gut ausgeprägtes Muskelsummenpotential von normaler Höhe mit normalen Latenzen. Die motorische Nervenleitgeschwindigkeit am Arm betrug rechts 63,3 m/s und links 67,0 m/s. Die distalen Latenzen waren beiderseits normal (rechts 3,1 ms, links 2,9 ms). Wesentliche Seitendifferenzen bestanden nicht.

Bei Reizung des N. ulnaris beiderseits und Ableitung vom Daumenballen wurde ein nahezu identisch konfiguriertes Muskelsummenpotential mit ebenfalls normalen distalen Latenzen (rechts 3,2 ms, links 2,8 ms) abgeleitet. Die Stimulation beider Nerven, nämlich des N. ulnaris und des N. medianus, ergab im Bereich des Daumenballens eine sichtbare Reizantwort, die einer Kontraktion des M. flexor pollicis brevis entsprach.

Durch Reizung des N. ulnaris und Ableitung vom Hypothenar kam ein normales Reizantwortpotential zur Darstellung. Die distalen Latenzen waren normal (rechts 3,2 ms, links 2,8 ms). Die motorische Nervenleitgeschwindigkeit lag ebenfalls im Normbereich.

Im EEG fanden sich keine Auffälligkeiten.

Die testpsychologischen Untersuchungen ergaben in den Leistungstests (Hamburg-Wechsler-Intelligenztest für Erwachsene, Bentontest, d2-Aufmerksamkeitsbelastungstest nach Brickenkamp) lediglich Hinweise auf Aufmerksamkeitsschwankungen. Die Persönlichkeitstests (MMPI, Rorschach-Verfahren) erbrachten keine sicheren Anhaltspunkte für eine hirnorganisch bedingte Beeinträchtigung.

## Diskussion

Bei dem beschriebenen Krankheitsbild handelt es sich offenbar um einen bilateralen Muskeldefekt im Bereich beider Daumenballen, wobei der M. opponens pollicis und der M. abductor pollicis brevis beiderseits nicht angelegt sind. Die elektromyographischen und elektroneurographischen Befunde sprachen dafür, daß der M. flexor pollicis brevis beiderseits nicht betroffen ist und sowohl über den N. ulnaris als auch über den N. medianus innerviert wird. Die anamnestischen Angaben lassen an eine angeborene Aplasie denken. Anhaltspunkte für ein Betroffensein anderer Muskelgruppen oder eine Progredienz der Funktionsstörungen lagen nicht vor.

Ursächlich ist eine Entwicklungsstörung etwa in der 6. Woche der Embryonalzeit anzunehmen (2, 6). Da sich die Thenarmuskulatur mit Ausnahme des M. adductor pollicis aus zwei nahe beieinander liegenden Muskelblastemen entwickelt (2), ist bemerkenswert, daß der M. flexor pollicis brevis eine normale Entwicklung aufwies.

Durch die Röntgenaufnahmen der Hand ließ sich eine Entwicklungsstörung des radialen Handstrahles, wie von Risos 1978 (6) beschrieben, ausschließen. Ein familiäres Auftreten der beidseitigen partiellen Aplasie der Daumenballenmuskulatur im Zusammenhang mit vorhandenen Halsrippen (7) lag nicht vor.

Die Befunde unserer Patientin entsprachen nahezu der von Witt und Oberländer 1981 (9) beschriebenen Kasuistik, wobei das von diesen Autoren nachgewiesene interferierende Aktivitätsbild bei maximaler Willkürinnervation der Thenarmuskulatur möglicherweise auch aus dem M. flexor pollicis brevis fortgeleitet war.

Bemerkenswert erscheint, daß die Patientin den Funktionsausfall der Daumenballenmuskulatur relativ gut kompensieren konnte und eine subjektive Beeinträchtigung nur durch Schmerzen im Bereich beider Unterarme bestand, so daß diagnostisch an ein Karpaltunnelsyndrom beiderseits gedacht wurde.

Ähnlich wie bei der Patientin von Witt und Oberländer (9) waren die Schmerzen an den Unterarmen durch Myogelosen im Bereich der Flexoren der Unterarme bedingt, möglicherweise durch eine Überlastung kompensierender Muskelgruppen.

Die in Hinblick auf den klinischen Befund und die angegebenen Schmerzen geäußerte Verdachtsdiagnose eines hochgradigen Karpaltunnelsyndroms beiderseits ließ sich durch die Anamnese, den klinisch-neurologischen Befund und die Ergebnisse der Elektrodiagnostik sicher ausschließen. Insbesondere waren die sensiblen Nervenleitgeschwindigkeiten des N. medianus und die Parameter der sensiblen Nervenaktionspotentiale nicht pathologisch verändert.

## Zusammenfassung

Berichtet wird über eine 20-jährige Patientin mit einer angeborenen beidseitigen isolierten Aplasie der Musculi opponens pollicis und abductor pollicis brevis. Der M. flexor pollicis brevis zeigt beiderseits keine Auffälligkeiten. Weitere Erkrankungen innerhalb der Familie sind nicht bekannt. Skelettanomalien im Bereich des radialen Fingerstrahls oder Halsrippen liegen nicht vor. Ursächlich ist eine Störung in der Embryogenese anzunehmen. Eine Beteiligung des Nervus ulnaris und medianis beiderseits ist in Hinblick auf die elektroneurographischen Untersuchungsergebnisse nicht anzunehmen.

Klinisch ist eine Verwechslung mit einem hochgradigen Karpaltunnelsyndrom beiderseits denkbar, insbesondere, da subjektiv Schmerzsensationen in beiden Unterarmen angegeben wurden. Die neurologische Untersuchung und die Ergebnisse der Elektroneurographie lassen dieses Krankheitsbild jedoch ausschließen.

Literatur

1. Becker PE (1964) Myopathien. In: Handbuch der Humangenetik, Bd III/1. Thieme, Stuttgart, S 527-531
2. Cihak R (1972) Ontogenesis of the skeleton and intrinsic muscles of the human hand and foot. Ergebn Anat Entwicklgesch 461:1-194
3. Hopf HCh (1981) Angeborene Muskeldefekte (Muskelaplasien). In: Hopf HCh, Poeck K, Schliak H (Hrsg) Neurologie in Praxis und Klinik in 3 Bänden, Bd II. Thieme, Stuttgart New York, S 1.1-1.2
4. Kind K (1938) Über congenitale Muskeldefekte. Dissertation, Leipzig
5. Ofteringer K (1967) Erkrankungen der Muskulatur - Varietäten und Mißbildungen der Skelettmuskulatur. In: Optiz H, Schmid F (Hrsg) Handbuch Kinderheilkunde, Bd 6. Springer, Berlin Heidelberg New York
6. Risos A (1978) Embryopathisch bedingte bilaterale Thenaraplasie. Nervenarzt 49:548-552
7. Thompson Th (1908) Familiar atrophy of the hand muscles. Brain 31: 286-300
8. Ullrich O (1936) Angeborene Muskeldefekte und angeborene Beweglichkeitsstörungen im Hirnnervenbereich. In: Bumke O, Foerster O (Hrsg) Handbuch der Neurologie, Bd XVI. Springer, Berlin Göttingen, S 139
9. Witt ThN, Oberländer D (1981) Angeborene beidseitige Hypoplasie der Thenarmuskulatur. Nervenarzt 52:484-487

# Über eine neuartige neuromuskuläre Krankheit mit granulär-hyalinen Kerneinschlüssen

J. M. Schröder, K. G. Krämer und H. C. Hopf

## Einleitung

Im folgenden berichten wir über "hyaline" intranukleäre Einschlüsse, die wir in der Muskelbiopsie aus dem Tibialis anterior einer 32-jährigen Frau mit einer ungewöhnlichen progressiven degenerativen Erkrankung des Nervensystems fanden. Die Feinstruktur der Kerneinschlüsse unterscheidet sich von derjenigen aller bisher untersuchter Fälle mit hyalinen Kerneinschlüssen (s. Tabelle 1). Wir sind daher der Auffassung, daß es sich um ein bisher nicht beschriebenes Krankheitsbild handelt. Einzelne Aspekte zu diesem Fall wurden bereits unter der Bezeichnung "unklassifizierte Systemerkrankung mit granulär-hyalinen Kerneinschlüssen" mitgeteilt (4).

Krankengeschichte: Nach den Angaben der 32-jährigen Patientin und deren Angehörigen sei sie früher immer gesund gewesen und habe sich als Kind völlig normal entwickelt. Sie sei eine gute Schülerin gewesen und habe eine Hotelfachschule erfolgreich abgeschlossen. Im Alter von 28 Jahren wurde eine Radikal-Operation wegen eines Mikrokarzinoms der Cervix uteri durchgeführt mit angeblich unauffälligem Operationsverlauf und postoperativen Befunden. In den Wochen nach der Operation fiel den Angehörigen jedoch auf, daß die Patientin auffallend still und zurückgezogen war; sie wirkte depressiv, so daß ein Besuch beim Nervenarzt erfolgte. Dieser beobachtete eine undeutliche Sprache, eine periorale Lebhaftigkeit der Reflexe sowie einen unsicheren Gang. Die Symptomatik verschlechterte sich langsam, die Sprache wurde immer unverständlicher und das Gehen war schließlich nur noch auf Zehenspitzen möglich, das Schreiben wegen der Störung der Fingerbeweglichkeit zuletzt unmöglich. In der gesamten Verwandtschaft sind ähnliche Auffälligkeiten bisher nicht bekannt geworden; der 10-jährige Sohn der Patientin sei gesund. Bei der *klinisch-neurologischen Untersuchung* fand sich eine eingeschränkte, fast maskenhafte Mimik, jedoch kein parkinsonistisches Bild. Die Sprache war dysarthrisch-spastisch in der typischen Ausprägung wie bei einer Pseudobulbärparalyse, fast unverständlich. Die perioralen Reflexe und der Masseter-Reflex waren deutlich gesteigert; es zeigte sich ein angedeuteter Masseter-Klonus. Die Muskeleigenreflexe waren seitengleich deutlich gesteigert. Bds. fand sich ein unerschöpflicher Fußklonus. Babinski bds. negativ. Der Muskeltonus war in allen Extremitäten spastisch erhöht. Neben der Spastik fand sich auch eine leichte Rigorkomponente. Alle Bewegungen, insbesondere die Feinbeweglichkeit, waren deutlich eingeschränkt. Eine auffällige Spitzfußstellung bds. war mit einer Schwäche der Fußheber und einer leichten Atrophie der Unterschenkelmuskulatur verbunden. Computertomographisch waren Aufhellungen in der Gegend der Putamina und Caudatumköpfe aufgefallen.

---

Teilweise mit Unterstützung der DFG (Schr 195/4)

## Bioptische Untersuchungsergebnisse

Die Muskelfasern im M. tibialis anterior zeigen Kaliber zwischen 20 und 50 µm, die meisten sind nur etwa 40 µm dick. Einzelne atrophische abgeflachte Fasern kommen vor. Vollständig atrophische Fasern mit Kalibern unter 10 µm sind jedoch nicht vorhanden. Zentralständige Kerne sind nur noch in einzelnen Fasern nachweisbar. Einzeln oder in Gruppen zusammenliegende vakuolisierte Fasern sind an umschriebenen Stellen zu finden. Den auffälligsten Befund bilden ausgeprägte perikapilläre Basalmembranverbreiterungen und -reduplikationen sowie Ablagerungen homogener Substanzen nach Art von Plasmaexsudaten in deren Nachbarschaft. Die perivaskulären Zellen, vor allem Perizyten und Fibroblasten, sind dadurch z.T. weit vom Gefäßlumen abgedrängt. Um eine Kapillare ließen sich 13 Schichten von Basalmembranen zählen. Betroffen sind nicht nur Kapillaren, sondern auch Venolen. Zwischen den vermehrten perivaskulären Basalmembranen, aber auch in weiterem Abstand von den Gefäßen, finden sich wiederholt Fibroblasten, seltener auch Perizyten mit hyalin-granulären Kerneinschlüssen (Pfeile in Abb. 1a). Die Größe dieser Kerneinschlüsse variiert zwischen 1 und 30 µm. Manchmal liegen derartige hyaline Strukturen frei zwischen den Muskelfasern ohne erhaltene umgebende zelluläre Strukturen. Gelegentlich finden sich auch freie Granula von degenerierten Mastzellen. In den Kernen der Muskelfasern haben wir bisher keine derartigen Einschlüsse nachweisen können, ebensowenig in den Kernen der Endothelzellen und den Zellen einer gleichzeitig untersuchten N. suralis-Biopsie.

Elektronenmikroskopisch bestehen die hyalinen Kerneinschlüsse aus einem granulären Material mit einer Korngröße von etwa 5-15 nm. (Abb. 1b). Filamentöse Ablagerungen ließen sich nicht nachweisen, wenn auch reihenförmig angeordnete granuläre Partikel gelegentlich eine filamentöse Substruktur imitierten. Parakristalline Strukturen waren ebenfalls nicht zu beobachten.

Die Eisenreaktion ergab in allen untersuchten Paraffinschnitten vom Muskelgewebe eine deutlich blaßbläuliche Färbung, somit eine positive Reaktion, innerhalb der beschriebenen Kerneinschlüsse.

Enzymhistochemisch fiel eine zahlenmäßige Dominanz der Typ 1-Fasern auf; die wenigen vorhandenen Typ 2-Fasern (ca. 10-20% aller Fasern) sind etwas ungleichmäßig verteilt.

## Diskussion

Als wichtigstes Ergebnis der vorliegenden Untersuchung sind in der Muskelbiopsie homogene, rundlichovale fein-granuläre, "hyaline" Kerneinschlüsse in perikapillären Fibroblasten und Perizyten hervorzuheben. Diese Veränderungen sind mit erheblichen, z.T. extremen Vermehrungen der perikapillären Basalmembranen verbunden. Im Unterschied zu lichtmikroskopisch ähnlichen "hyalinen", allerdings ausschließlich intraneuralen Einschlüssen, die Sung et al. (1980) erstmalig bei einer 21-jährigen Frau mit einer progressiven heredodegenerativen Erkrankung des Zentralnervensystems beschrieben haben (vgl. auch Sung 1980; Haltia et al. 1982), handelt es sich im vorliegenden Fall nicht um filamentöse, sondern um feingranuläre Kerneinschlüsse. Filamentös sind auch die Kerneinschlüsse bei dem von Janota beschriebenen sporadischen Fall mit einer spinocerebellären Degeneration und Marinesco-Körpern in den Kernen von Ganglienzellen.

Die intranukleären Granula sind in unserem Fall nur etwa halb so groß (ca. 5-15 nm; s. Tabelle 1) wie die in dem von Lindenberg et al. (1968)

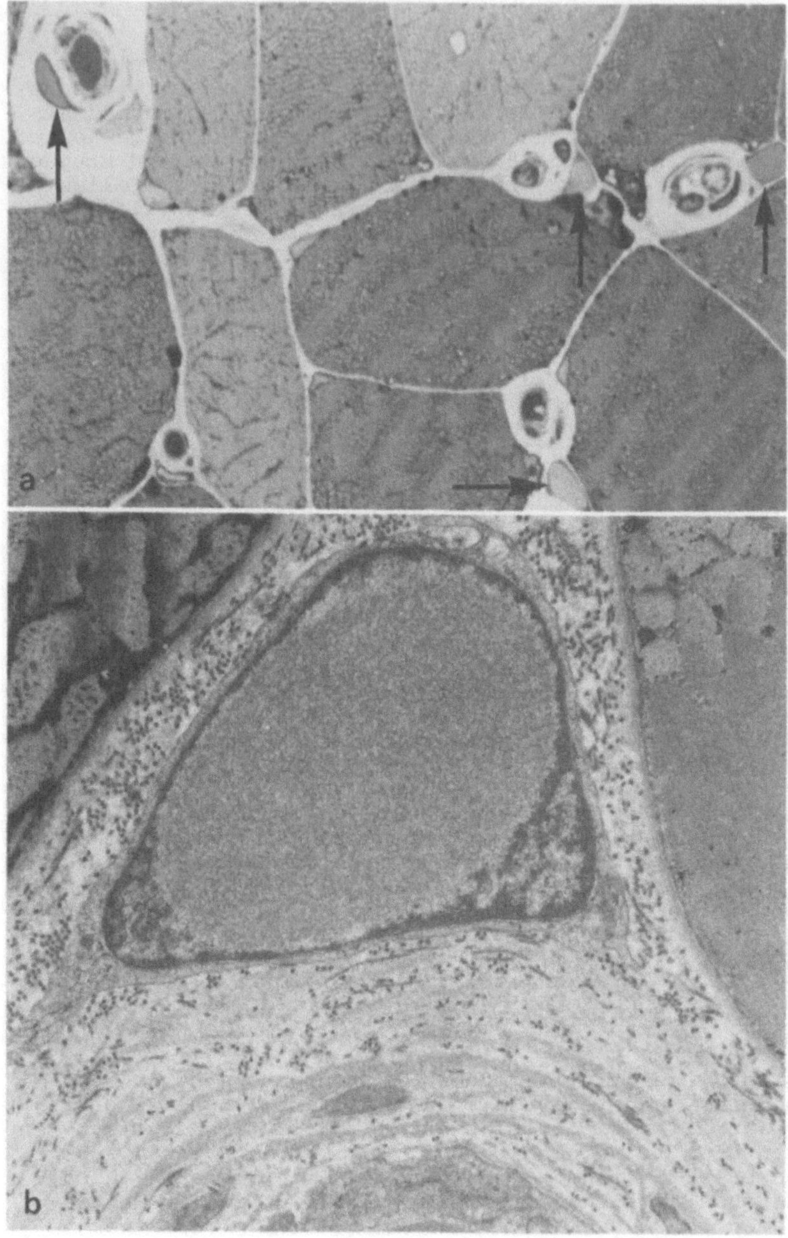


Abb. 1. a Die perivaskulären Räume zwischen den Muskelfasern sind z.T. erheblich erweitert. Die Pfeile weisen auf homogene, "hyaline" Zellkerneinschlüsse hin, die in perivaskulär angeordneten Zellen, nicht aber in anderen zu finden sind. Semidünnschnitt, Paraphenylendiamin. x 925. b Perikapillär zwischen zwei normal strukturierten Muskelfasern liegt ein Fibroblast, dessen Kern einen umfangreichen homogenen, granulär-hyalinen Einschluß aufweist. Um die Kapillare sind 5-7, z.T. verdickte Basalmembranen angeordnet, dazwischen Kollagenfibrillen

Tabelle 1. "Hyaline" Zellkerneinschlüsse

| | Klinik | | Zellen | | | | | Färbungen | | EM | | |
|---|---|---|---|---|---|---|---|---|---|---|---|---|
| | Sympt. | Verlauf (Alter in Jahren) | Neurone ZNS | Neurone PNS | Glia | Gefäße u.a. | Perivask. | Autofluoresz. | Fe-Reakt. | Filamente (NM) | Granula (NM) | Parakrist. |
| Marinesco 1902; Leestma u. Andrews 1969 | - | - | + | + | - | - | - | - | | 10-12 | 20 | - |
| Lindenberg et al. 1968 | Spastik + Ataxie etc. | 1-28† | + | + | + | + | + | Acrid. Or.+ | | - | 14-30 | + |
| Janota 1979 | Spinocerebell. Degen. | 35-45† 45-51 | + | + | - | - | - | | | 10-12 | - | - |
| Sung et al. 1980; Sung 1980 | Heredodegen. Multisystemerkrankg. | 3-21† | + | + | - | - | - | + | | 8-9 | - | - |
| Schröder et al. 1982 | Systemerkrankg. (spast. bulbär) | 25-35 | | | | - | + | | + | - | 5-15 | - |

bei einem sonst teilweise ähnlich verlaufenden Fall beschriebenen hyalinen Kerneinschlüsse. Letztere ließen sich sowohl im zentralen und peripheren Nervensystem, als auch in verschiedenen Körperorganen nachweisen. Ganz vereinzelt konnten Lindenberg et al. parakristalline Strukturen innerhalb der Kerneinschlüsse nachweisen, die an Herpes-Viren erinnerten. Leider haben diese Autoren nicht auch die Skelettmuskulatur, sondern nur die glatte Muskulatur und die Herzmuskulatur untersucht. Während Lindenberg et al. in allen von ihnen untersuchten Gewebearten derartige intranukleäre Einschlüsse fanden, auch in Plexusepithel-, Leber- und Nierenparenchymzellen wie auch in den Hüllzellen der peripheren Nerven, haben wir derartige Veränderungen nur in perivaskulären Zellen der Muskelbiopsie, nicht aber in der Nervenbiopsie nachweisen können.

Ob die Unterschiede in der Größe der Granula auf einen echten Unterschied der Strukturkomponenten hinweisen oder methodisch bedingt sind, läßt sich gegenwärtig nicht entscheiden; Lindenberg et al. haben ihren Autopsiefall drei Tage nach dem Tode untersucht, während das von uns untersuchte Gewebe bioptisch gewonnen und nicht erst in Formalin, sondern gleich in 6% Glutaraldehyd mit Phosphatpuffer nach Sørenson fixiert wurde.

Bemerkenswert ist die deutliche Eisenreaktion der Kerne im vorliegenden Fall. Eine derartige Reaktion ist bisher bei keinem der vorher genannten hyalinen Kerneinschlüsse beobachtet worden.

Auch bei dem von Lindenberg et al. beschriebenen Patienten stand eine Spastik sowie eine Ataxie im Vordergrund, wobei sich allerdings die Erkrankung erheblich früher manifestierte und bereits im Schulalter zu einer erheblichen mentalen Beeinträchtigung führte. Demgegenüber war die Intelligenz bei der von uns untersuchten Patientin nicht beeinträchtigt.

Aufgrund der vielfältigen Unterschiede zwischen dem von uns geschilderten Fall und den in der Literatur mitgeteilten Fällen, insbesondere aufgrund der feinstrukturellen Unterschiede, erscheint die Annahme gerechtfertigt, daß es sich bei dem vorliegenden Fall um eine neuartige Systemerkrankung des Nervensystems wie auch der Muskulatur handelt, die wir als "neuromuskuläre Krankheit mit granulär-hyalinen Kerneinschlüssen" bezeichnen wollen.

## Zusammenfassung

In einer Muskelbiopsie aus dem Tibialis anterior einer 32-jährigen Frau fielen bei der licht- und elektronenmikroskopischen Untersuchung homogene, rundlich-ovale fein-granuläre, "hyaline" Kerneinschlüsse in perivaskulären Perizyten und Fibroblasten auf, die unseres Wissens zumindest im Muskel noch nicht beschrieben worden sind. Diese Veränderungen sind mit z.T. extremen Vermehrungen der perikapillären Basalmembranen verbunden. Der klinische Verlauf der Krankheit und die Granulagröße weisen beim Vergleich mit einem von Lindenberg et al. (1968) beschriebenen Fall so erhebliche Unterschiede auf (Tabelle 1), daß die Annahme einer neuartigen Systemerkrankung des Nervensystems wie auch der Muskulatur gerechtfertigt erscheint, die wir als "neuromuskuläre Krankheit mit granulär-hyalinen Kerneinschlüssen" bezeichnen möchten.

Literatur

1. Haltia M, Somer H, Palo J (1982) Neuronal intranuclear inclusion disease - A new entity. Abstract IX$^{th}$ International Congress of Neuropathology, Vienna September 5-10
2. Janota I (1979) Widespread intranuclear neuronal corpuscles (MARINESCO-BODIES) associated with a familial spinal degeneration with cranial and peripheral nerve involvement. Neuropathology appl Neurobiology 5:311-317
3. Lindenberg R, Rubinstein LJ, Herman MM, Haydon GB (1968) A light and electron microscopy study of an unusual widespread nuclear inclusion body disease. A possible residuum of an old herpesvirus infection. Acta Neuropathol (Berl.) 10:54-73
4. Schröder JM (1982) Pathologie der Muskulatur. Bd. 15 in der Reihe: Spezielle pathologische Anatomie. Hrsg. W. Doerr, G. Seifert, E. Uehlinger. Springer, Berlin Heidelberg New York
5. Sung JH (1980) Light, fluorescence, and electron microscopic feature of neuronal intranuclear hyaline inclusions associated with multisystem atrophy. Acta Neuropathol (Berl.) 50:115-120
6. Sung JH, Ramirez-Lassepaz M, Mastri AR, Larkin SM (1980) An unusal degenerative disorder of neurons associated with a novel intranuclear hyaline inclusion (neuronal intranuclear hyaline inclusion disease). A clinicopathological study of a case. J Neuropath exp Neurol 39:107-130

# Zylindrische Spiralen: Eine extrem seltene Form pathologischer Muskelfasereinschlüsse

E. Gibbels, H.-J. Schädlich und W. F. Haupt

Wir berichten über einen bemerkenswerten Fall mit einer extrem seltenen Form pathologischer Muskelfasereinschlüsse, sogenannter zylindrischer Spiralen, bisher nur bei fünf Fällen des Schrifttums mitgeteilt (1, 2, 3). Unsere lichtmikroskopischen Untersuchungen von inzwischen weit über 2000 Muskelbiopsaten von Patienten mit neuromuskulären Erkrankungen ließen uns nur ein einziges Mal diese Veränderungen entdecken, die schon bei der konventionellen Färbung mit Hämatoxylin-Eosin auffallen, deren genauere Zuordnung dann allerdings der elektronenmikroskopischen Untersuchung vorbehalten bleibt.

Der damals 60 Jahre alte ehemalige Werkzeugschlosser (Krbl. Nr. 789/79, 569/80) klagte bei der ersten stationären Untersuchung im Jahre 1979 über seit zwei Jahren aufgefallene und seitdem langsam zunehmende Störungen, nämlich Muskelatrophien an den Händen und symmetrische sensible Ausfälle an den Füßen. Die weitere *Anamnese* sprach für zwei Diphterieerkrankungen vor etwa 20 und 30 Jahren, Erfrierungen der Füße im Zweiten Weltkrieg, verschiedene Traumen, die nicht die Wirbelsäule oder die oberen Extremitäten betrafen, ferner für einen bis vor zwei Jahren betriebenen erheblichen Alkohol- und Nikotinabusus über Jahrzehnte (bis zu 30 Glas Bier mit Schnaps und bis zu 100 Zigaretten täglich) und eine forcierte Gewichtsreduktion von 50 kg in wenigen Monaten ebenfalls vor zwei Jahren bei zuvor starker Adipositas. Schließlich bestanden während der letzten Jahre arterielle und venöse Durchblutungsstörungen an den Beinen sowie Hustensynkopen. Seit zwei Jahren waren ein leichter, mit Euglucon gut eingestellter Diabetes mellitus bekannt, ein labiler Hypertonus, eine leichte Herzinsuffizienz, eine Fettleber sowie erhöhte Harnsäure- und Lipidwerte im Blut.

Die interne Untersuchung und die laborchemischen Parameter konnten dies bestätigen. Der *neurologische Befund* war durch ein distales symmetrisches Polyneuropathie-Syndrom gekennzeichnet, vorwiegend motorisch an Unterarmen und Händen mit hier ausgeprägten Atrophien, vorwiegend sensibel an Unterschenkeln und Füßen. Dabei war der *Liquor* normal, die Halswirbelsäule gemäß der *Röntgenuntersuchung* nur mäßig degenerativ verändert. Im *EMG* distaler Muskeln von oberer und unterer Extremität fanden sich Zeichen der generalisierten neurogenen Schädigung mit Denervierungsaktivität und neurogenen Potentialveränderungen ohne jeden Hinweis auf eine zusätzliche myopathische Komponente. Die motorischen und sensiblen *Nervenleitgeschwindigkeiten* lagen an der unteren Normgrenze. Mehrfache interne, laborchemische, neurologische und elektrodiagnostische *Nachuntersuchungen* während der nächsten zwei Jahre ergaben außer einer leichten Progredienz der neurologischen Erscheinungen bis heute keine neuen Gesichtspunkte.

Die während dieser Zeit gewonnenen drei *Muskelbiopsate* aus dem M. extensor carpi radialis, M. brachioradialis und M. peronaeus longus zeigten übereinstimmend (Abb. 1) im mit Hämatoxylin-Eosin gefärbten

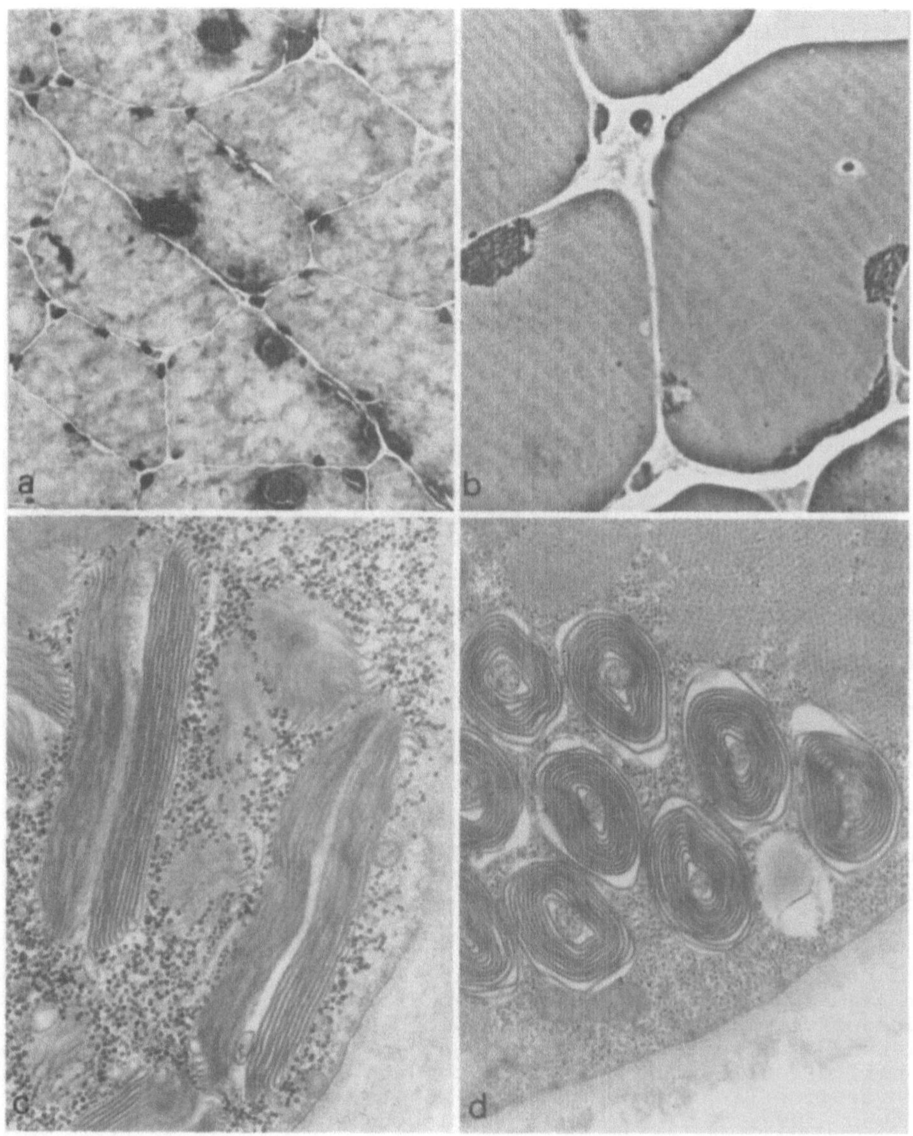

Abb. 1a-d. Vorwiegend subsarkolemmal und oft perinukleär angeordnete Aggregate zylindrischer Spiralen in Muskelfaserquerschnitten: a Kryostatschnitt, Hämatoxylin-Eosin-Färbung, 320x; b Semidünnschnitt, Paraphenylendiamin, 680x. Ultradünnschnitte (Bleizitrat) mit zylindrischen Spiralen: c Längsschnitt (25.500x), d Querschnitt (20.250x)

*Kryostatschnitt* wie auch bei der phasenkontrastmikroskopischen Untersuchung von *Semidünnschnitten* subsarkolemmal gelegene Herde in zahlreichen Muskelfasern, im Querschnitt aus gleichförmigen Granula, im Längsschnitt aus stäbchenförmigen Gebilden bestehend. Besonders gut stellten sie sich auch bei der modifizierten Gomori-Trichromfärbung dar, etwas schwächer bei der PAS-Reaktion sowie der Azan- und Sudanschwarzfärbung. Keine Darstellung erfolgte bei der ATPase (pH 9,4; 4,6; 4,2)- und der NADH-Diaphorase-Reaktion. Die Einschlüsse betrafen vorwiegend die Typ-2B-Fasern, ferner die Unterarmmuskeln stärker als den M. peronaeus longus. Unabhängig davon fand sich in allen untersuchten Muskeln eine disseminiert verteilte Einzelfaseratrophie. Die *elektronenmikroskopische Untersuchung* ergab bemerkenswert gleichförmige pathologische Muskelfasereinschlüsse, die durchweg in ausgedehnten Aggregaten zusammenliegen, dabei vorwiegend subsarkolemmal und ausgesprochen perinukleär angeordnet sind. Es handelt sich um zylindrische Gebilde, die aus spiralig aufgewickelten Doppelmembranen bestehen und sich offenbar aus tubulovesikulären Strukturen entwickeln. Unmittelbar an die pathologischen Gebilde angrenzend finden sich normale Myofibrillen, intermyofibrillär dagegen häufig Erweiterungen des sarkoplasmatischen Retikulums. Bei entsprechenden Untersuchungen eines *Hautbiopsats* waren in Kutis, Subkutis und subkutanen Nerven zylindrische Spiralen nicht nachzuweisen.

Diese extrem seltene Form der Muskelfasererkrankung gibt zahlreiche Rätsel auf. Sie ist offenbar unabhängig von der auch elektrodiagnostisch belegten Polyneuropathie zu sehen, die am ehesten auf den Diabetes und den Alkoholismus zurückgeführt werden muß. Die Einschlüsse wirken sich nicht auf den EMG-Befund aus und sind offenbar auch nicht für die ausgeprägte Muskelatrophie verantwortlich. Ein Vergleich mit den fünf Fällen der Literatur läßt uns bei der Deutung ebenfalls im Stich. Bei den beiden ersten Beobachtungen von Carpenter u. Mitarbeiter (1979) handelt es sich einmal um ein vorwiegend sensibles, mit Crampi einhergehendes Polyneuropathie-Syndrom bei einem Kranken mit malignem Lymphom und Rektum-Karzinom, bei dem anderen um eine atypische spinozerebellare Heredoataxie. McDougall u. Mitarbeiter (1980) fanden bei ihrem Fall identische Veränderungen lediglich in einer Extremität, die von einem seltenen Knochenleiden, einer Melorheostosis, befallen war. Schließlich veröffentlichten Bove u. Mitarbeiter (1980) zwei weitere Beobachtungen, eine Mutter und eines von zwei Kindern, alle an einer Perkussionsmyotonie, die Mutter auch an Crampi leidend. Unser Patient verneinte ausdrücklich jede Form motorischer Reizerscheinungen. Insgesamt ist also ein Bindeglied mit den übrigen Beobachtungen nicht zu ermitteln. Anamnesen und klinische Befunde der bisher beschriebenen Fälle muten allerdings so summarisch an, daß sich doch noch Gemeinsamkeiten dahinter verbergen könnten. Unser Bericht soll die Aufmerksamkeit auf die Existenz dieser seltenen Erscheinungen im Rahmen der Muskelpathologie lenken und dazu anregen, bei verdächtigen lichtmikroskopischen Befunden das Elektronenmikroskop heranzuziehen. Jede weitere Beobachtung eines Kranken mit zylindrischen Spiralen sollte schließlich auch als besonders ausführliche klinische Kasuistik veröffentlicht werden. Nur so könnte es gelingen, Entstehung und Bedeutung dieser rätselhaften morphologischen Struktur auf die Spur zu kommen.

## Zusammenfassung

Bei einem 60-jährigen Kranken entwickelte sich nach langjährigem Alkohol- und Nikotinabusus, nach forcierter Gewichtsabnahme sowie bei Diabetes und Hyperlipidämie ein elektrodiagnostisch bestätigtes Polyneuropathiesyndrom. In drei Muskelbiopsaten fanden sich ungewöhnliche pathologische Einschlüsse, die durch die elektronenmikroskopische Untersuchung als Aggregate zylindrischer Spiralen zu identifizieren waren. In der Weltliteratur finden sich bisher nur fünf vergleichbare morphologische Beobachtungen bei Fällen mit unterschiedlichen Erkrankungen.

Literatur

1. Bove KE, Iannaccone ST, Hilton PK, Samaha F (1980) Cylindrical spirals in a familial neuromusuclar disorder. Ann Neurol 7:550-556
2. Carpenter S, Karpati G, Robitaille Y, Melmed C (1979) Cylindrical spirals in human skeletal muscle. Muscle & Nerve 2:282-287
3. McDougall J, Wiles CM, Edwards RHT (1980) Spiral membrane cylinders in the skeletal muscle of a patient with melorheostosis. Neuropath appl Neurobiol 6:69-74

# Rigid Spine-Syndrom

A. Wettstein, H. R. Hirth, R. Ch. Janzer, F. Jerusalem und B. Steinmann

Dubowitz (1) prägte den Begriff "Rigid spine syndrome" (RSS). Dieses ist charakterisiert durch Kontraktur des Nackens in Extensionsstellung, Einschränkung der Flexion der ganzen Wirbelsäule, eventuell Skoliose, und leichte, diffuse, nicht progressive Muskelschwäche mit geringen Gelenkkontrakturen.

Wir präsentieren hier 3 Jünglinge, 2 davon Brüder, mit RSS.

## Fallbeschreibungen

Fall 1, M.D., und Fall 2, S.D., sind 1965 und 1963 geborene Söhne von nicht verwandten Süditalienern. Alle bekannten Familienmitglieder, insbesondere der 11-jährige Bruder und beide Eltern, sind asymptomatisch, letztere drei zeigen auch normale Kreatinkinasewerte. Beide Brüder bemerkten 13-jährig erstmals eine verminderte Beugefähigkeit der Halswirbelsäule (HWS) und 14-jährig erste Schwierigkeiten beim Rennen. Dies progredierte innert zweier Jahre. M.D. zeigt seit seinem 13. Altersjahr eine zunehmende Achillessehnenverkürzung. Die abnormen Befunde beschränken sich auf das muskuloskeletale System (Abb. 1). Jetzt zeigen beide eine Kontraktur der Hals- und Lendenwirbelsäule

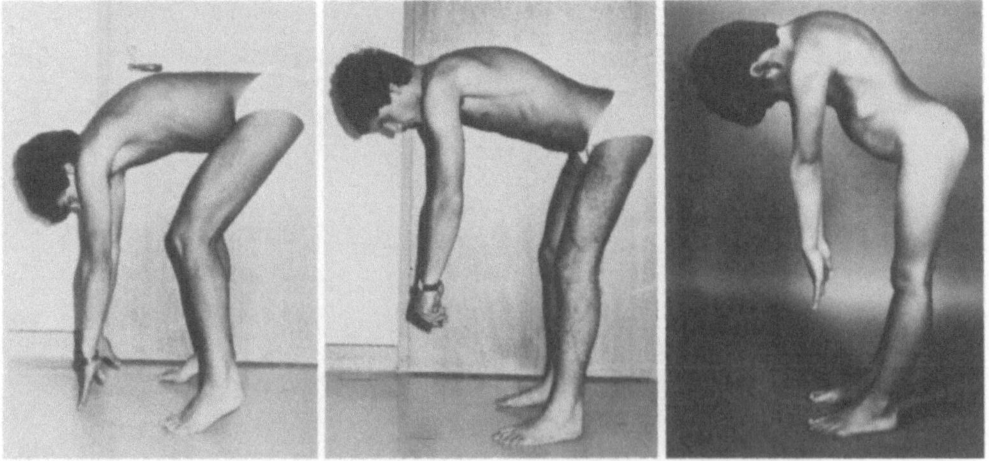

Abb. 1. Von links nach rechts die Fälle 1, 2 und 3 beim Versuch zur maximalen Anteroflexion des Rumpfes und des Nackens. Bemerkenswert neben der Streckkontraktur der LWS und HWS ist die Achillessehnenverkürzung mit Spitzfußkontraktur bei Fall 1

(LWS) in Extensionsstellung. An den übrigen Gelenken zeigt S.D. lediglich eine leichte Beweglichkeitseinschränkung an der linken Schulter und beider Sprunggelenke, während M.D. eine solche außer den Schultern auch geringgradig in den Kniegelenken und außerdem deutliche Spitzfußstellung zeigt. Beide weisen normale Muskelmasse und Muskeleigenreflexe auf. Bei beiden Brüdern ist an den oberen Extremitäten die Kraft proximal diskret vermindert, distal normal, am Hüftgürtel und Oberschenkel leicht, jedoch deutlich vermindert bei der Fußelevation. M.D. ist generell etwas stärker betroffen.

Es finden sich normale Laborbefunde außer leicht erhöhter GOT, GPT und LDH, 3-7-fach erhöhte Kreatinkinase und 10-fache 24-Stunden-Urinausscheidung von Kreatin. Röntgenuntersuchung des Skeletts ist normal. Das EKG von S.D. zeigt ein vertieftes Q in den Vorderwandableitungen, was auf eine Septumhypertrophie schließen läßt, und das EKG von M.D. zeigt ein breites, 2-gipfliges P, was auf eine Dilatation des Vorhofes schließen läßt. Der Muskelischämietest ergibt einen normalen Anstieg von Laktat und Ammoniak. Das EMG zeigt bei beiden bei erhöhtem Insertionswiderstand gehäuft kurze niedriggespannte polyphasische Einheitenpotentiale in den klinisch betroffenen Muskeln mit vereinzelt pathologischer Spontanaktivität und pseudomyotonen Entladungen, aber keine Zeichen eines neurogenen Umbaus. Normale Nervenleitgeschwindigkeiten. Die Muskelbiopsie der Mm. gastrocnemii bei beiden Patienten zeigt, bei M.D. deutlicher ausgeprägt, eine mäßige Vermehrung des perifaszikulären und endomysialen Bindegewebes, eine Zunahme des endoneuronalen Bindegewebes in den getroffenen Muskelnerven, hochgradig pathologische Kalibervariationen, mit atrophischen und auffallenden hypertrophen und hyperreaktiven Fasern, Spaltbildung mit zentralen Kernen und vielen zytoplasmatischen fuchsinophilen Körperchen im Sinne von myogenen Veränderungen, teils gruppierte Atrophien, elongierte Einzelfaseratrophien und einzelne targetoid fibres im Sinne neurogener Veränderungen. Normale Mosaikmuster der verschiedenen Fasertypen. Bei S.D. sind stellenweise die Typ 2-Fasern deutlich kleiner als die Typ 1. Elektronenoptische Befunde ergeben keine zusätzliche Information. Gezüchtete Hautfibroblasten beider Geschwister weisen normale Morphologie und Wachstumskinetik auf, produzieren die beiden Kollagentypen I und III in normalen Mengen und Proportionen und haben normale Enzymaktivitäten (Polyl- und Lysylhydroxylase, Lysyloxidase).

Eine Untersuchung ein Jahr später zeigt keine Progression der Befunde.

Fall 3, E.C., geboren 1974 als 2. Kind einer unauffälligen Familie aus Spanien, zeigte im wesentlichen ähnliche Anamnese und Befunde wie Fall 2, aber die Entwicklung begann schon im 2. und ist nicht mehr progredient seit dem 6. Altersjahr. Zusätzlich trat eine thorakolumbale Skoliose auf, die vorübergehend schmerzte.

Bei den Laborbefunden ist auch die LDH und Kreatinkinase normal. Eine Muskelbiopsie aus den Mm. glutaeus medius und erector trunci links zeigt mit Fall 1 vergleichbare Befunde.

## Diskussion

Die klinischen, elektromyographischen und bioptischen Befunde unserer drei Fälle entsprechen dem Spektrum der bisher publizierten Fälle (1, 2, 3, 5) von RSS. Sowohl die elektromyographischen als auch die bioptischen Befunde deuten auf ein sogenannt myopathisches Leiden, obwohl Fall 1 und 2 auch gewisse Veränderungen vereinbar mit neurogenen Störungen zeigen. Gegen das Vorliegen einer primären Störung des Bindegewebstoffwechsels spricht die nur mäßige Bindegewebsvermehrung in den Muskelbiopsien und das vollständig normale Verhalten der Fibroblasten in der Gewebekultur. Die hier rapportierten Befunde, das Auftreten von zwei familiären Fällen von typischem RSS, die mit X chromosomal rezessiver Vererbung vereinbar sind, und der Nachweis von EKG-Veränderungen im Fall 1 und 2, die in den anderen Fällen von RSS nicht beschrieben sind, stützen Rowland's Konzept (4), daß RSS lediglich als eine Sonderform der EMERY-DREIFUSS'schen Muskeldystrophie aufzufassen ist.

## Zusammenfassung

Es werden 3 Fälle von Rigid spine-Syndrom, zwei Brüder und ein sporadischer Fall, berichtet, die vom Kleinkind- resp. Pubertätsalter an eine progrediente Versteifung der Wirbelsäule mit leichter, kaum progressiver Muskelschwäche und leichten Gelenkkontraktionen zeigen. Neben vorwiegend myopathischen Muskelbiopsie- und Elektromyographiebefunden fand sich bei zweien auch eine beginnende Kardiomyopathie. Eine Kollagenstoffwechselstörung konnte in der Haut-Fibroblastenkultur nicht nachgewiesen werden. Die Befunde sind übereinstimmend mit denen bei der EMERY-DREIFUSS'schen Muskeldystrophie.

## Literatur

1. Dubowitz V (1973) Rigid spine syndrome: a muscle syndrome in search of a name. Proc roy Soc Med 66:219-220
2. Goebel HH, Lenard HG, Görke W, Kunze K (1977) Fibre type disproportion in the rigid spine syndrome. Neuropädiatrie 8:467-477
3. Goto I, Nagasaka S, Nagara H, Kuroiwa Y (1979) Rigid spine syndrome. J Neurol Neurosurg Psychiatry 42:276-279
4. Rowland LP, Fetell M, Olarte M, Hays A, Singh N, Wanat FE (1979) Emery-Dreifuss muscular dystrophy. Ann Neurol 5:111-117
5. Seay AR, Ziter FA, Petajan JH (1977) Rigid spine syndrome, a type I fiber myopathy. Arch Neurol 34:119-122

# Muskelatrophie bei chronischen Alkoholkranken: Vergleichende histochemische und biochemische Untersuchungen

H. D. Langohr, H. Wiethölter und J. Peiffer

Bei chronischen Alkoholkranken wird häufig eine Muskelatrophie der distalen und proximalen Muskeln und eine entsprechende Leistungsminderung beobachtet. Während das akute Muskelsyndrom bei exzessivem Alkoholkonsum auf eine primäre myofibrilläre Funktionsstörung zurückzuführen ist, wird von einigen Autoren bestritten, daß die subakute oder chronische Schwäche des Alkoholikers Folge einer Myopathie ist (2, 3, 8). Sie nehmen vielmehr an, daß diese Muskelfunktionsstörungen Folge der alkoholischen Neuropathie sind. Unsere Untersuchungen sollten einen Beitrag leisten zur Klärung der Ursache der Muskelschädigung bei chronischen Alkoholikern.

Wir untersuchten Alkoholkranke mit einem seit 10-35 Jahren bestehenden Alkoholmißbrauch und einem durchschnittlichen Alkoholkonsum von mehr als 80 g pro Tag. Bei keinem der 12 Patienten bestand eine umschriebene Parese. Alle wiesen sie mehr oder weniger ausgeprägt eine Atrophie der proximalen und distalen Muskeln auf. 10 Patienten zeigten zusätzlich zur Muskelatrophie die klinischen Zeichen einer sensiblen Polyneuropathie. Bei der elektromyographischen Untersuchung fand sich bei 11 Patienten eine diskrete bis leichte axonale Polyneuropathie.

Die Muskelproben wurden bei allen Patienten aus dem M. vastus lateralis entnommen und histologisch sowie histochemisch untersucht. Mit Hilfe der Standard-ATPase-Färbung und der NADH-Diaphorase-Färbung zeigte sich bei allen Patienten eine zum Teil stark ausgeprägte Typ-II-Faser-Atrophie. Anguläre Fasern, Target-Fasern und eine Typengruppierung als Hinweis für eine chronische Denervierung wurden vereinzelt beobachtet. Degenerative Faserveränderungen, die für das Vorherrschen einer Myopathie gesprochen hätten, fanden sich nicht. Die Muskelbiopsien von allen 12 Patienten wurden auch histometrisch ausgewertet und mit den Histogrammen von insgesamt 5 Normalpersonen verglichen. Im Mittel war es bei den Alkoholkranken zu einer deutlichen Atrophie der Typ-II-Fasern gekommen. Die Typ-I-Fasern zeigten keine signifikanten Veränderungen. Das Ausmaß der Typ-II-Atrophie war bei den einzelnen Patienten unterschiedlich, viermal war sie sehr ausgeprägt.

Auch andere Autoren haben bei Alkoholkranken eine selektive Atrophie der Typ-II-Fasern in der Skelettmuskulatur nachgewiesen (5, 6). Rossouw et al. (8) fand bei 13 Patienten Hinweise für eine Neuropathie in der proximalen Extremitätenmuskulatur. Histochemisch zeigte sich eine selektive Typ-II-Atrophie. Auch Faris et al. (2, 3) nehmen an, daß die sogenannte proximale subklinische alkoholische Myopathie keine primäre Muskelerkrankung sondern eine Folge der alkoholischen Neuropathie ist. Neurophysiologische Untersuchungen bei chronischen Alkoholikern weisen ebenfalls darauf hin, daß auch in den Nerven der proximalen Muskeln frühzeitig eine Schädigung auftreten kann (1, 4, 7). Andererseits beschreiben A. Hanid et al. (5) in der proximalen Muskulatur von 15 Alkoholkranken lediglich die signifikante Typ-II-Atrophie ohne andere lichtmikroskopische Veränderungen als Hinweis auf eine Neuropathie. Elektronenmikroskopisch war ein Überschuß an Lipiden und freiem Glykogen nachzuweisen. Die letztere morphologische Veränderung findet sich nur bei Alkoholikern und kommt nach Art und Ausmaß nicht bei anderen Typ-II-Atrophien, z.B. bei Osteomalazie, rheumatischer Arthritis, Hypothyreose, Cushing-Syndrom oder Cortison-Myopathie vor. Deshalb kann die Frage gestellt werden, ob die ausgeprägte Typ-II-Faser-Atrophie beim Alkoholiker nicht doch Audruck einer spezifischen Stoffwechselstörung ist, die selektiv die Muskelfasern mit glykolytischem Stoffwechsel trifft.

Mit Hilfe unserer eigenen biochemischen Untersuchungen sollte nach metabolischen Besonderheiten in der Muskulatur bei Alkoholkranken gesucht werden.

In den Muskelgewebsproben aus dem M. vastus lateralis wurden bei den 12 Alkoholkranken repräsentative Enzyme des energieliefernden Stoffwechsels bestimmt.

Im Diagramm (Abb. 1) ist zu erkennen, daß im Vergleich zu einem gesunden Kontrollkollektiv, dargestellt als durchgezogene Linie, die glykolytischen Enzymaktivitäten signifikant erniedrigt waren. Es handelte sich dabei um die Phosphorylase (PH), die Hexosephosphat-Isomerase (HIM), die Triosephosphat-Dehydrogenase (TPDH) und die Lactatdehydrogenase (LDH). Im Vergleich dazu sind die oxydativen Enzymaktivitäten wie die Citratsynthase (CS), die β-Hydroxyacyl-CoA-Dehydrogenase (HAD), die Malatdehydrogenase (MDH) ebenso wie die 6-Phosphogluconat-Dehydrogenase als Schlüsselenzym des Pentosephosphat-Shunts (6-PGDH) normal. Signifikant erniedrigt war auch die saure Phosphatase (APH).

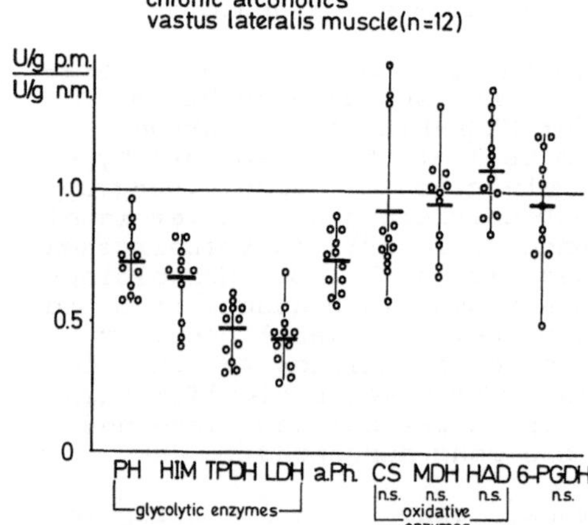


Abb. 1. Aktivitäten von repräsentativen Enzymen des energieliefernden Stoffwechsels im M. vastus lateralis von 12 chronischen Alkoholkranken. Dargestellt sind die Enzymaktivitäten im Muskel des Alkoholkranken (U/g p.m.), bezogen auf die Aktivitäten eines Kontrollkollektivs von 6 normalen Muskeln (U/g n.m.). Die durchgezogene Linie bei einem Quotienten von 1,0 entspricht den Normwerten. Die Einzelmessungen sind als Kreise, die Mittelwerte als horizontaler Strich eingetragen

Die in der Muskulatur von Alkoholkranken frühzeitig und zum Teil stark erniedrigten glykolytischen Enzymaktivitäten, vor allem der TPDH und LDH, ohne sichere elektrophysiologische Zeichen für eine Myopathie oder Neuropathie, lassen vermuten, daß es beim Alkoholiker zu einer spezifischen Stoffwechselstörung kommt. Dabei scheint eine Störung des Glykogenabbaus und der Glykolyse sowie eine vermehrte Lipidablagerung in den Muskelfasern vorzuliegen. Tierversuche haben gezeigt, daß Alkoholabbauprodukte, z.B. Acetaldehyd und Acetat auch im Gehirn metabolisiert werden. Vielleicht ist der Abbau von Acetat und Acetaldehyd über Acetyl-CoA mit der Möglichkeit der Energiegewinnung oder der Fettsäurenbildung auch in der Muskulatur möglich. Wenn dieser Stoffwechselweg in der Muskulatur beim Alkoholiker beschritten wird, dann könnte es zu einer Blockierung bzw. Hemmung der Glykolyse kommen. Das Absinken der glykolytischen Enzymaktivitäten wäre dann ebenso zu erklären wie die bevorzugte Atrophie der Typ-II-Muskelfasern, da diese Fasern von der Glykolyse abhängen.

Literatur

1. D'Amour ML, Shahani BT, Young RR, Bird KT (1979) The importance of studying sural nerve conduction and late responses in the evaluation of alcoholic subjects. Neurology 29:1600-1604
2. Faris AA, Reyes MG, Abrams BM (1979) Subclinical alcoholic myopathy: electromyographic and biopsy study. Trans Amer neurol Assoc 92:102-106
3. Faris AA, Reyes MG (1971) Reappraisal of alcoholic myopathy. Clinical and biopsy study on chronic alcoholics without muscle weakness or wasting. J Neurol Neurosurg Psychiat 34:86-92
4. Guiheneuc P, Bathien N (1976) Two patterns of results in polyneuropathies investigated with the H reflex. Correlation between proximal and distal conduction velocities. J Neurol Sci 30:83-94
5. Hanid A, Slavin G, Mair W, Sowter C, Ward P, Webb J, Levi J (1981) Fibre type changes in striated muscle of alcoholics. J Clin Pathol 34:991-995
6. Kiessling KH, Pilstroem L, Bylund AC, Piehl K, Saltin B (1975) Effects of chronic ethanol abuse on structure and enzyme activities of skeletal muscle in man. Scand J Clin Lab Invest 35:601-607
7. Liberson WT, Chong YC, Fried P (1979) EMG studies in alcoholism. II. Terminal latencies in the superior gluteal nerve compared to those in distal peroneal and tibial nerves. Electromyogr clin Neurophysiol 19:15-26
8. Rossouw JE, Keeton RG, Hewlett RH (1976) Chronic proximal weakness in alcoholics. S Afr med J 50:2095-2098

# Neuromyotonie (kasuistischer Beitrag)

E. Volles, V. Thorwirth, Ch. Lossi, P. Vogel und H. H. Goebel

Wir berichten über 2 Patienten mit Neuromyotonie, die eingehend neurophysiologisch untersucht werden konnten. Das Krankheitsbild wurde unter der Bezeichnung "kontinuierliche Muskelfaseraktivität" von Isaacs 1961 und 1965 im deutschen Sprachraum als "Neuromyotonie" von Mertens und Zschocke beschrieben.

## Klinische Symptome

Die Patienten leiden unter muskulärer Dauerkontraktion in Ruhe und während aktiver Tätigkeit. Dadurch werden die Bewegungen zähflüssig und steif, die grobe Kraft ist erheblich reduziert. Nach kräftiger Innervation tritt eine Nachkontraktion auf. Mehrfache Wiederholung gleicher Bewegungen führt zu einem Nachlassen der Muskelsteifigkeit ähnlich wie bei der Myotonie, doch fehlen sowohl perkussionsmyotone Reaktionen wie auch myotone Serienentladungen im Elektromyogramm. Je ausgeprägter die neuromyotone Spontanaktivität ist, um so stärker leiden die Patienten unter thermoregulatorischem Schwitzen, Tachykardie und gelegentlich auch unter erhöhter Körpertemperatur. Die muskuläre Dauerkontraktion kann unterschiedliche Muskelgruppen schwerpunktmäßig betreffen. Besondere Ausprägung an der Thorax- und Abdominalmuskulatur führt zu Atembeschwerden, bevorzugtes Betroffensein der Extremitäten verursacht Pfötchen- und Spitz-Hohlfuß-Stellung. Ein Teil der Patienten zeigt dezente Atrophien der Handmuskulatur, deutlicher der Fußmuskulatur und der Fußhebermuskeln des Unterschenkels.

Alle Symptome waren bei unseren beiden 33 und 35 Jahre alten Patienten vorhanden. Die Krankheitssymptome ließen sich bis in die frühe Jugend zurück verfolgen.

## Elektromyogramm

Man findet eine kontinuierliche Spontanaktivität aus sehr unterschiedlich geformten Potentialen. Teils entsprechen sie normalen Innervationseinheiten, teils sind sie auffällig fein. Stellenweise entsteht der Eindruck eines dichten, myopathischen Musters. Wiederholt schießen kurze frequente Serien mit Amplituden bis 1 mV ein, sie ähneln den Multipletts bei Tetanie. Das Innervationsmuster erscheint dichter als dem aufgebrachten Kraftgrad entspricht, die Amplituden liegen gewöhnlich etwas unterhalb des zu erwartenden Spannungsniveaus und viele Einheiten weisen eine gegenüber der Norm verkürzte Dauer auf. Nach Ende einer Maximalinnervation entlädt, entsprechend der klinisch zu beobachtenden Nachkontraktion, eine dichte Spontanaktivität, die allmählich in elektrische Stille übergeht, der dann eine sich allmählich wieder aufbauende Spontanaktivität folgt. Eine Silent-Period, die im gesunden Muskel infolge rekurrenter Hemmung der Vorderhornzelle nach elektrischer Reizung des Nerven auftritt, findet man bei Neuromyotonie nicht.

Elektroneurographie

Die motorischen Nervenleitgeschwindigkeiten erweisen sich bei einem Patienten nur an den Beinen, bei dem anderen Patienten generell verlangsamt sowohl distal wie proximal, an den Beinen deutlicher als an den Armen. Die Muskelsummenpotentiale für Thenar und Hypothenar sind trotz reduzierter Kraftentfaltung sehr hochamplitudig. Dagegen findet man das Muskelsummenpotential des Flexor hallucis brevis relativ klein, das des Extensor digitorum brevis ausgeprägt pathologisch amplitudengemindert. Beide sind zudem deutlich verbreitert.

Bemerkenswerterweise ergibt die Messung der sensiblen Nervenleitgeschwindigkeit ubiquitär normale Parameter. Auch die evozierten Potentiale, akustisch, somatosensibel und visuell weisen normale Parameter auf.

Frequenzbelastung des neuromuskulären Überganges: (Abb. 1). Bei Reizfrequenzen von 3/sec und 10/sec zeigen die Muskelantwortpotentiale erhebliche Amplitudenunterschiede. Da die Reizstärke weit supramaximal liegt, können diese asystematischen Amplitudendifferenzen innerhalb einer Reizfolge nur erklärt werden durch Superposition von Spontanaktivität und Reizantwort oder durch Refraktärphänomene. Die asystematischen Amplitudendifferenzen nehmen mit zunehmender Reizfrequenz und besonders nach Curare-Injektion ebenso ab wie die Spontanaktivität.

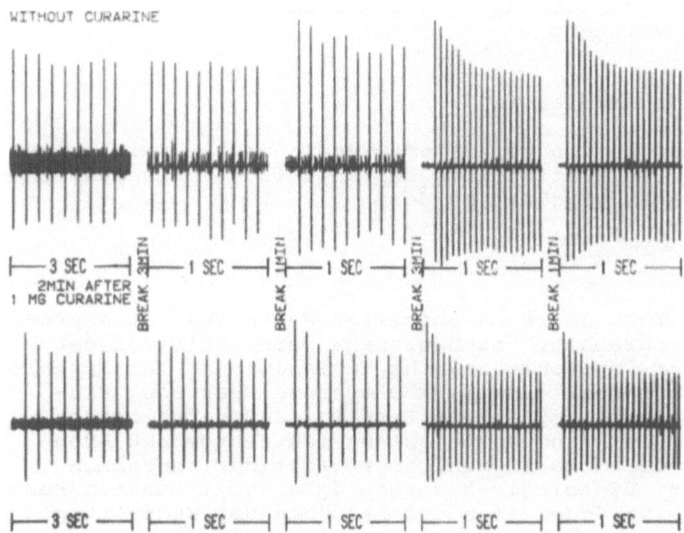


Abb. 1. Frequenzbelastung des neuromuskulären Überganges. N. medianus, M. abductor/opponens pollicis re., Amplitude des ersten Potentials der ersten Serie 18 mV. Obere Reihe: Reizung 3/sec über 3 Sekunden Dauer (Zeitachse gerafft). Nach 3 Minuten Pause folgen 2 Reizserien mit 10 Reizen während einer Sekunde, voneinander durch eine Pause von 1 Minute getrennt. Dann folgen nach drei Minuten Pause zwei Reizserien von 20/sec und je einer Sekunde Dauer, durch eine Pause von 1 Minute voneinander getrennt. Die Reizserie 3/sec weist einen Amplitudenabfall von 18% zwischen dem 1. und 5. Potential auf. Ähnlich ist der Amplitudenverlust in den höherfrequenten Reizserien. Nach der ersten 10/sec Reizserie erkennt man einen deutlich höheren Ausgangswert der folgenden Reizserie wie bei posttetanischer Potenzierung. Untere Reihe: Amplitudenverlust bereits initial, zusätzlich ausgeprägte myasthene Reaktion nach 1 mg d-Tubocurarinmethylaether intravenös

Die systematischen Amplitudenreduzierungen während der Reizserien betragen 10-20% zwischen der 1. und 5. Reizantwort eines Trains. Nach intravenöser Injektion von 1 mg d-Tubocurarin-Methyläther vergrößert sich der systematische Amplitudenverlust innerhalb des Trains auf 22-32% zwischen 1. und 5. Reiz, außerdem nehmen Intensität und Amplitude der Spontanaktivität ebenso ab wie die Amplitude der initialen Reizantwort.

## Histologischer Befund (1 Patient)

Histochemische und elektronenoptische Untersuchung von Biopsiematerial aus dem M. tibialis anterior und dem M. biceps brachii ergibt myopathische Veränderungen mit Zeichen des Muskelfaseruntergangs, endomysialer Fibrose und hochgradiger Prädominanz der Typ-I-Muskelfasern von 90% mit vergrößertem Variabilitätskoeffizienten für Typ-I und Typ-II-Fasern vorwiegend im Sinne der Hypertrophie. Als Zeichen einer neurogenen Komponente der Erkrankung findet man außerordentlich kleine Endplatten.

## Mechanomyographie

Die mechanographische Untersuchung des Trizeps surae zeigt eine deutlich gegenüber der Norm verlängerte Kontraktions- und Erschlaffungszeit sowie Zeichen einer Relaxationsstörung in Form eines passageren Grundlinienanstiegs, der sich nach einigen Sekunden im Sinne des Warm-up-Phänomens wieder verliert.

## Einfluß der Phenylhydantoin-Medikation

Eine Diphenylhydantoin-Medikation mit Serumspiegeln um 5 µg/ml bewirkt eine deutliche Lockerung und Kraftzunahme der Muskulatur. Ein ähnlicher Effekt kann mit Carbamazepin erreicht werden.

## Zusammenfassung

Kasuistik zweier über mehrere Jahre beobachteter Patienten mit Neuromyotonie: Klinisch und myographisch nachweisbare Daueraktivität der quergestreiften Muskulatur, myotonieähnliche Verlangsamung der Muskelrelaxation ohne mechanische oder elektrische myotone Reaktion, Einbuße aktueller Kraftentfaltung, myasthene Reaktion und pathologische Curareempfindlichkeit bei der Frequenzbelastung des neuromuskulären Überganges, Verminderung der motorischen, aber nicht der sensiblen Nervenleitgeschwindigkeit. Histologisch ausgeprägte Typ-I Muskelfaserprädominanz, myopathische Veränderungen und Atrophie der Endplatten. Die Befunde lassen auf eine kombinierte prae- und postsynaptische Störung der motorischen Einheit schließen.

## Literatur

Isaacs H (1961) A syndrome of continuous muscle-fibre activity. J Neurol Neurosurg Psychiat 24:319-325

Mertens HG, Zschocke S (1965) Neuromyotonie. Nervenarzt 43:917-925

# Neue Beobachtungen zur Wadenhypertrophie bei $S_1$-Syndrom

R. Rohkamm und K. Ricker

Zu den gesicherten Kenntnissen der Neurologen gehört die Beobachtung, daß der denervierte Muskel atrophiert. Das umgekehrte Phänomen einer Hypertrophie bei Denervation ist beim Menschen bei S1-Wurzelkompressionssyndromen bisher in sporadischen Fallberichten dargestellt worden (1-6). Wir berichten von 10 Patienten mit Wadenhypertrophie bei chronischem S1-Syndrom. Bei allen Patienten bestanden seit Jahren - bis zu 25 Jahre - Lumboischialgien. Bei sämtlichen 8 bereits operierten Patienten entwickelte sich die Wadenhypertrophie postoperativ.

Nach klinischen, elektromyographischen und histologischen Befunden kann man 3 Varianten des Leitmotivs "Wadenhypertrophie bei chronischem S1-Syndrom" unterscheiden (Abb. 1):

Variante 1: Diese Gruppe von Patienten, von denen wir bisher 3 untersuchen konnten, klagte über rezidivierende Rückenschmerzen mit wechselnd in das Bein einstrahlenden Schmerzen. Sie bemerken den vermehrten Umfang der Wade zufällig, z.B. beim Anziehen der Strümpfe. Im EMG findet sich in der gesamten Wade geringe pathologische Spontanaktivität in Form von Fibrillationen oder positiven scharfen Wellen, hingegen keinerlei Faszikulationen oder pseudomyotone Entladungen. Die maximale Willkürinnervation zeigt ein gelichtetes Interferenzmuster. Die Biopsie des M. gastrocnemius weist ein neurogenes Gewebsbild ohne Bindegewebsvermehrung mit Faserhypertrophien auf. Wenn die Beschwerden lange Jahre bestehen, können sie schließlich in das folgende Syndrom übergehen: Bei einem Patienten waren seit 25 Jahren wechselseitig rezidivierende Lumboischialgien vorhanden gewesen. Klinisch bestand ein radikuläres Syndrom L5 links und S1 rechts. Das Computertomogramm (Abb. 1) in Höhe des größten Wadenumfangs zeigte Hypodensitäten im Bereich des M. peroneus longus links und der Wadenmuskulatur rechts. Die Biopsie belegte, daß diese Hypodensitäten fast ausschließlich aus von Fettgewebe ersetzter Muskulatur bestanden.

Variante 2: Mit dieser Befundkonstellation haben wir 5 Patienten gesehen. Alle klagen über störende Bewegungsunruhe in der Wade und gehäuftes Auftreten von sehr schmerzhaften Wadenkrämpfen. Die Krämpfe können auch die Oberschenkelbeuger miteinbeziehen, aber nie die Gesäßmuskulatur. Das EMG zeigt überall in der Wade ausgeprägtes Faszikulieren und mehr oder weniger stark Fibrillationen und positive scharfe Wellen. Bei Willkürinnervation ist das Interferenzmuster gelichtet. Faszikulieren ist nur vereinzelt in den von S1 versorgten Oberschenkelbeugern zu finden, nicht in der Glutealmuskulatur. Die Muskelbiopsie des Gastrocnemius zeigt ein neurogenes Gewebsbild mit fehlender oder geringer Bindegewebsvermehrung.

Variante 3: Hiermit haben wir bisher 2 Patienten gesehen. Sie klagen über ein quälendes Spannungsgefühl innerhalb der Wade in Ruhe, das beim Gehen zunimmt. Die Wadenvergrößerung erreicht hier erhebliche

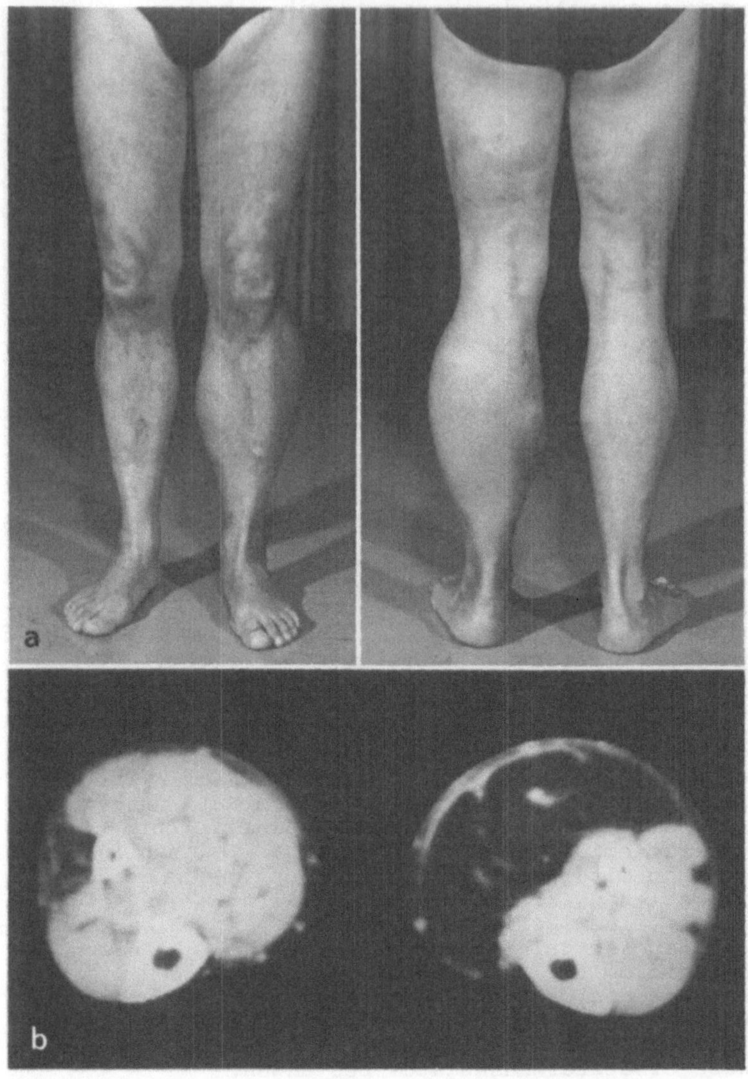


Abb. 1. a Umfangvergrößerung der Wade links. b Computertomogramm in Höhe der Mitte beider Unterschenkel. Hypodense Regionen links (M. peroneus longus) und rechts (gesamte Wade)

Ausmaße. Die Wade ist beim Betasten hart und gespannt ohne Unterschied ob der Patient liegt oder steht. Im EMG sind massive pseudomyotone Entladungen vorhanden. In diesen Arealen mit pseudomyotonen Entladungen ist keine Willküraktivität ableitbar. Die Muskelbiospie des M. gastrocnemius ist durch eine starke Binde- und Fettgewebsproliferation charakterisiert. In einem Fall war die exzessive Umfangsvermehrung der Wade in einer anderen Klinik Anlaß dafür, chirurgisch nach einem lokalen bösartigen Muskeltumor zu suchen.

Die *Therapie* sollte angesichts des klinischen Bildes und der jahrelangen persistierenden Beschwerden in erster Linie chirurgisch mit Revision der bandscheibenbedingten Veränderungen sein. Das störende Faszikulieren und die Wadenkrämpfe können sich durch Carbamazepin (600-800 mg/die) oder Phenytoin (300 mg/die) bessern. Tocainid ändert diese Beschwerden nicht. Durch Tocainid ist das Spannungsgefühl in der Wade hingegen zu lindern, die pseudomyotonen Entladungen nehmen hierunter ab. Vice versa ist hier Carbamazepin oder Phenytoin unwirksam.

Über die *Ursache* der Wadenhypertrophie bestehen vorerst nur spekulative Auffassungen. Die Varianten 1 und 2 sind Beispiele für eine Muskelhypertrophie sui generis. Bei der Variante 3 wie bei dem langjährigen Verlauf unter Variante 1 mit starker Fett- und Bindegewebsvermehrung sind die Kriterien für eine Pseudohypertrophie erfüllt. Erklärungsmodelle befassen sich mit der kompensatorischen Hypertrophie von Muskelfasern induziert durch den Funktionsausfall der denervierten Fasern, mit der Trainings-Hypertrophie durch die kontinuierliche Spontanaktivität der Muskelfasern und mit der Wirkung (noch?) unbekannter trophischer Faktoren. Neben der Möglichkeit zur Spekulation über die Ursachen der Wadenhypertrophie bietet dieses Krankheitsbild auch die erfreulichen Möglichkeiten, über die Ursache der unterschiedlichen Muster von pathologischer Spontanaktivität im EMG, über die Ursache von Wadenkrämpfen und über die Ursache der verschiedenen therapeutischen Ergebnisse zu spekulieren.

Literatur


1. Bernat JL, Ochoa JL (1978) Muscle hypertrophy after partial denervation: a human case. J Neurol Neurosurg Psychiat 41:719-725
2. Graves RJ (1912) Clincial lectures on the practice of medicine. 2. Aufl. Band I. Fannin and Company, Dublin, S. 498
3. Lapresle J, Fardeau M, Said G (1973) L'hypertrophie musculaire vraie secondaire à une atteinte nerveuse périphérique. Rev Neurol 128:153-160
4. L'Hermitte J (1918) Hypertrophie des muscles de la jaume consécutive à une lésion du nerf sciatique par balle. Rev Neurol 25:56-58
5. McComas AJ (1977) Neuromuscular function and disorders. Butterworths, London
6. Mielke U, Ricker K, Emser W, Boxler K (1982) Unilateral calf enlargement following S1 radiculopathy. Muscle & Nerve (im Druck)

# Biochemische Effekte indirekter Dauerstimulation auf Muskelfaserpopulationen

H. Reichmann und D. Pette

## Einleitung

Mikrobestimmungen von Enzymen des Energiestoffwechsels in mikrodissezierten Muskelfasern haben erhebliche Unterschiede der Aktivitätsgehalte ergeben. Diese Variabilität betrifft nicht nur Fasern verschiedenen sondern auch desselben Typs (13 - 15). Um zu klären, inwieweit der Enzymgehalt der Muskelfaser von der motorischen Innervation abhängt, wurde in einer vorausgegangenen Studie untersucht, ob Fasern derselben motorischen Einheit metabolisch einheitlich sind. Am Beispiel der Malat-Dehydrogenase konnte so die Hypothese von der metabolischen Homogenität der motorischen Einheit bestätigt werden (6, 7).

In dieser Studie haben wir die Frage gestellt, ob die metabolische Verschiedenheit unterschiedlicher motorischer Einheiten durch indirekte Dauerstimulation mit einem einheitlichen Frequenzmuster ausgeglichen werden kann. Untersuchungen mehrerer Arbeitsgruppen haben gezeigt, daß indirekte Dauerstimulation (10 Hz) schneller Zuckungsmuskeln des Kaninchens mittels implantierter Elektroden eine Transformation in Richtung langsamer Zuckungsmuskeln in Gang setzt (8, 12, 16). Diese Umwandlung betrifft alle bisher untersuchten funktionellen, metabolischen und molekularen Eigenschaften der Muskelfasern (9). Gleichmäßige Stimulation aller Muskelfasern sollte Unterschiede der Fasereigenschaften aufheben, wenn dem Impulsmuster selbst eine entscheidende Kontrollfunktion für die Ausprägung der Fasereigenschaften zukommt. Zu diesem Zweck wurde in der vorliegenden Studie die Aktivität der Succinat-Dehydrogenase (SDH) in Einzelfasern stimulierter und nicht stimulierter Muskeln verglichen.

## Methodik

M.tibialis anterior (TA) und m.extensor digitorum longus (EDL) erwachsener, männlicher Kaninchen wurden durch implantierte, externalisierte Elektroden 12 Wochen kontinuierlich (24 h/d) mit einer Frequenz von 10 Hz stimuliert (8). Stimulierte und kontralaterale Muskeln wurden bei -160°C eingefroren und der histochemischen und biochemischen Analyse zugeführt. Die histochemische Fasertypisierung erfolgte nach Brooke und Kaiser (2) und nach Guth und Samaha (3). Die Analyse der leichten Myosinketten erfolgte mittels zweidimensionaler Elektrophorese (17). Die Messung von Enzymaktivitäten des Energiestoffwechsels

---

Diese Arbeit wurde von der Deutschen Forschungsgemeinschaft, Sonderforschungsbereich 138 "Biologische Grenzflächen und Spezifität" unterstützt.

H.R. ist Stipendiat der Fritz Thyssen Stiftung.

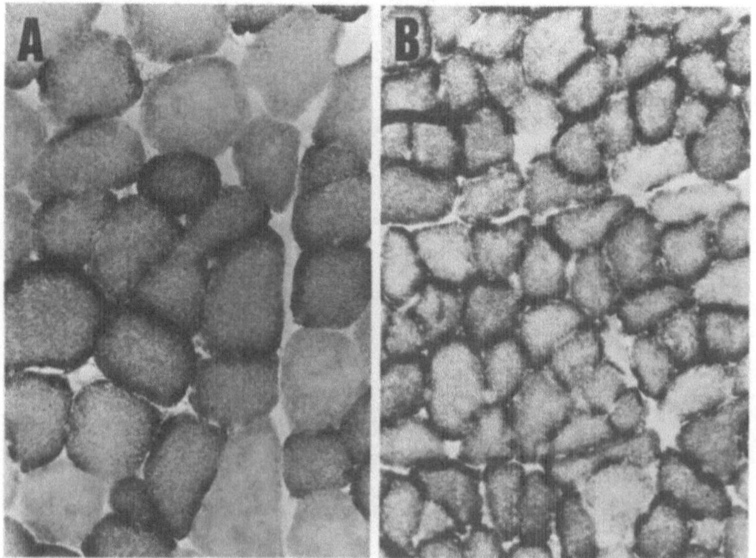


Abb. 1. Succinat-Dehydrogenase-Färbung im contralateralen (a) und im mit 10 Hz 12 Wochen lang stimulierten (b) m.tibialis anterior eines Kaninchens. ca. 240x

erfolgte mit standardisierten optischen Tests (1, 18). Die Aktivitätsbestimmung der Succinat-Dehydrogenase in Einzelfasern wurde mit der mikrophotometrischen Methode (10, 11) durchgeführt.

## Ergebnisse

Die Wirkung der Langzeitstimulation auf die Struktur der Muskelfasern wird in Abbildung 1 durch die Verringerung des Faserkalibers und die Zunahme der mitochondrialen Succinat-Dehydrogenase deutlich. Die durch Stimulation ausgelöste Veränderung des metabolischen Typs (4, 8) ist

Tabelle 1. Aktivitäten (U/g Muskel) ausgewählter Enzyme des Energiestoffwechsels im contralateralen (A) und stimulierten (B) M.tibialis anterior und im M.soleus (C) desselben Kaninchens. Die beiden letzten Spalten geben Aktivitätsquotienten für stimuliert/contralateral (B/A) und stimulierter TA/Soleus (B/C) wieder

| Enzym | TA-contralateral A | TA-stimuliert B | Soleus C | B/A | B/C |
|---|---|---|---|---|---|
| | U/g | U/g | U/g | | |
| Citrat-Synthetase | 8.0 | 25.5 | 7.5 | 3.2 | 3.4 |
| 3-Hydroxy-Acyl-CoA-Dehydrogenase | 4.2 | 17.9 | 6.6 | 4.3 | 2.7 |
| Ketoacid-CoA-Transferase | 3.8 | 39.7 | 9.5 | 10.5 | 4.2 |
| Pyruvat-Kinase | 658.5 | 137.0 | 141.7 | 0.21 | 1.0 |
| Laktat-Dehydrogenase | 1428.0 | 328.6 | 323.6 | 0.23 | 1.0 |

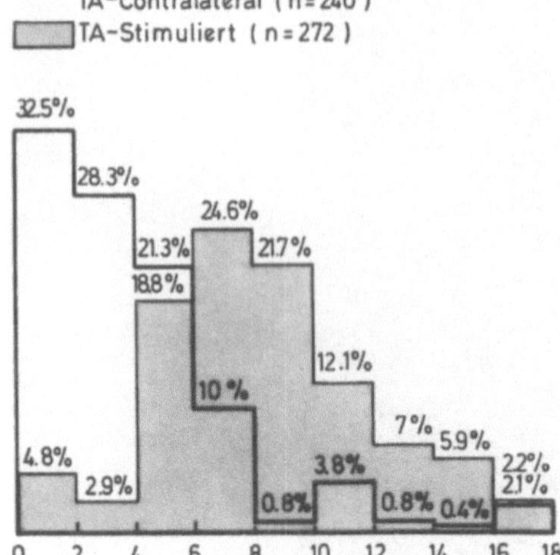


Abb. 2. Histogramme der mikroskop-photometrisch durch vergleichende Messung bestimmten relativen Succinat-Dehydrogenase-Aktivitäten (10) im contralateralen und im mit 10 Hz 12 Wochen lang stimulierten M.tibialis anterior eines Kaninchens

in Tabelle 1 am Beispiel ausgewählter Enzymaktivitäten des Energiestoffwechsels dargestellt. Die mitochondrialen Enzymaktivitäten des Citrat-Zyklus (Citrat-Synthetase), der Fettsäureoxidation (3-Hydroxy-Acyl-CoA-Dehydrogenase) und der Ketonkörperutilisation (Ketoacid-CoA-Transferase) sind im stimulierten TA drei- bis zehnfach erhöht (Tabelle 1). Die Aktivitäten dieser Enzyme liegen damit höher als in einem normalen, roten, langsamen Zuckungsmuskel (Tabelle 1, m.soleus). Im Gegensatz dazu bewirkt die Stimulation eine Verringerung glykolytischer Enzymaktivitäten: Die in dieser Studie als glykolytische Referenzenzyme untersuchten Pyruvat-Kinase und Laktat-Dehydrogenase sind auf etwa 20 % ihrer Aktivität im normalen TA abgesunken. Ihre Aktivitätsspiegel entsprechen denjenigen im m.soleus (Tabelle 1).

Die Fasern des stimulierten TA unterscheiden sich von denen eines normalen, unstimulierten TA weiterhin in den Eigenschaften der myofibrillären Actomyosin-ATPase. Histochemische Anfärbungen dieser Aktivität nach den Methoden von Brooke und Kaiser (2) bzw. Guth und Samaha (3) lassen eine Umwandlung der im unstimulierten TA zu 95 % schnellen in zu 95 % langsame Fasern im stimulierten TA erkennen. Die Umwandlung des in der Faserpopulation eines normalen TA vorherrschenden schnellen Myosins in ein solches vom langsamen Typ wurde zusätzlich durch zweidimensionale Elektrophorese nachgewiesen: Die Analyse des Musters der leichten Myosinketten zeigte im normalen TA die drei für schnelles (f) Myosin charakteristischen leichten Ketten $LC1_f$, $LC2_f$ und $LC3_f$, während im 12 Wochen stimulierten TA das für langsames Myosin (s) typische Muster der leichten Ketten $LC1_s$ und $LC2_s$ gefunden wurde. Die leichten Ketten $LC2_f$ und $LC3_f$ fehlten, nur $LC1_f$ war noch in geringer Konzentration vorhanden.

Die Ergebnisse der mikrophotometrischen Aktivitätsbestimmung der SDH in größeren Faserkollektiven des stimulierten und kontralateralen TA sind in Abbildung 2 als supraponierte Aktivitäts-Histogramme zusammengefaßt. Die Stimulation hat das SDH-Aktivitätsprofil zu höheren Werten verschoben: Etwa 60 % der Fasern des kontralateralen TA haben geringe SDH-Aktivitäten (relative Aktivität < 4) während nur 8 % der Fasern des stimulierten Muskels Aktivität in diesem niedrigen Bereich aufweisen. Mehr als 90 % der stimulierten Fasern haben höhere SDH-Aktivitäten, wobei etwa 45 % der Fasern relative Aktivitäten zwischen 6 und 10 haben. Etwa 25 % der stimulierten Fasern sind durch noch höhere SDH-Aktivität gekennzeichnet.

## Diskussion

Die Ergebnisse dieser Studie bestätigen die schon früher beschriebene Umwandlung eines "weißen", schnellen in einen "roten", langsamen Zukkungsmuskel durch 10 Hz-Dauerstimulation seines Nerven (8, 9, 12, 16). Die metabolische Umwandlung "weiß/rot" wird durch das veränderte Enzymaktivitätsmuster (Tabelle 1), die Transformation "schnell/langsam" durch die Veränderung des Musters der leichten Myosinketten dokumentiert. Die histochemische Darstellung der myofibrillären Actomyosin-ATPase gibt Hinweis auf eine nahezu vollständige (95 %) Umwandlung der Faserpopulation. Da Analysen der Myosinzusammensetzung in einzelnen Fasern nicht durchgeführt wurden, muß die Frage offen bleiben, ob die Stimulation eine hinsichtlich der Isomyosinverteilung einheitliche Faserpopulation erzeugt hat. Die Messung der SDH-Aktivität in den stimulierten Fasern läßt eine einheitliche Aktivitätsverteilung nicht erkennen. Zwar ist die Aktivität dieses Enzyms in den stimulierten Fasern zu höheren Werten verschoben, doch ist die Faserpopulation des stimulierten Muskels bezüglich dieses mitochondrialen Leitenzyms keineswegs einheitlich geworden. Das Aktivitätshistogramm der SDH im stimulierten Muskel entspricht einer Normalverteilung (Abb. 2).

Die eingangs beschriebene, einheitliche Aktivität der Malat-Dehydrogenase in Muskelfasern identischer Innervation (motorische Einheit) ließ sich demnach nicht für SDH durch ein experimentell aufgeprägtes, einheitliches Impulsmuster erzeugen. Der Einwand, daß die Aktivität der beiden Enzyme eventuell auf verschiedene Weise gesteuert wird, ist unzutreffend. Durch Analyse der Malat-Dehydrogenase-Aktivität in mikrodissezierten Einzelfasern eines 50 Tage stimulierten TA wurde ebenfalls gezeigt, daß die Stimulation zwar eine Aktivitätserhöhung, nicht aber eine in allen Fasern einheitlich höhere Enzymaktivität herbeiführt (5). Die trotz experimentell induzierter Erhöhung heterogene Aktivitätsverteilung der SDH könnte durch von der Stimulation unabhängige Faktoren bedingt sein. Neben trophischen Faktoren müssen in diesem Zusammenhang Effekte beachtet werden, die durch unterschiedliche Impulsmuster verschiedener Axone in den von ihnen versorgten Faserpopulationen verursacht werden. Da die 10 Hz-Stimulation indirekt erfolgte, blieben die verschiedenen motorischen Einheiten des stimulierten TA weiterhin den individuellen Impulsmustern der sie versorgenden efferenten Fasern ausgesetzt. Die auf höherem Aktivitätsniveau aufrechterhaltene Heterogenität der stimulierten Fasern (Abb. 2) mag darum auch auf von der Stimulation nicht veränderte Unterschiede der neural übermittelten heterogenen Aktivität verschiedener motorischer Einheiten zurückzuführen sein. Obwohl die Bedeutung des Impulsmusters für die Ausprägung der Fasereigenschaften durch die beobachteten Veränderungen unterstrichen wird, kann die Bedeutung anderer Faktoren, z.B. trophischer Faktoren, durch Stimulationsexperimente dieser Art nicht ausgeschlossen werden.

## Zusammenfassung

Muskelfasern einer motorischen Einheit sind in ihrem Enzymgehalt einheitlich (6, 7). Es wurde untersucht, ob Langzeitstimulation mit 10 Hz einen hinsichtlich seiner Faserpopulation heterogenen, schnellen in einen homogenen, langsamen Muskel umwandeln kann. Die Stimulation bewirkte eine nahezu vollständige Umwandlung (95 %) der Typ-II- in Typ I-Fasern, Transformation des Enzymaktivitätsmusters und eine fast vollständige Umkehr des Musters der leichten Myosinketten. Mikrophotometrische Messungen der SDH-Aktivität zeigten, daß trotz des nahezu einheitlichen Fasertyps im stimulierten Muskel starke Aktivitätsunterschiede bestanden. Das durch indirekte Stimulation applizierte, einheitliche Impulsmuster führte demnach keine metabolische Homogenität der Muskelfaserpopulation herbei.

Literatur

1. Bass A, Brdiczka D, Eyer P, Hofer S, Pette D (1969) Metabolic differentiation of distinct muscle types at the level of enzymatic organization. Eur J Biochem 10:198-206
2. Brooke MH, Kaiser KK (1970) Muscle fiber types: How many and what kind? Arch Neurol 23:369-379
3. Guth L, Samaha FJ (1970) Procedure for the histochemical demonstration of actomyosin ATPase. Exp Neurol 28:365-367
4. Heilig A, Pette D (1980) Changes induced in the enzyme activity pattern by electrical stimulation of fast-twitch muscle. In: Pette D (ed) Plasticity of muscle. Walter de Gruyter, Berlin New York, p 409-420
5. Nemeth PM, Pette D (1980) The effect of nerve stimulation on enzyme activities in single muscle fibers. 13th FEBS-Meeting, Jerusalem, p 114
6. Nemeth PM, Pette D, Vrbová G (1980) Malate dehydrogenase homogeneity of single fibers of the motor unit. In: Pette D (ed) Plasticity of muscle. Walter de Gruyter, Berlin New York, p 45-54
7. Nemeth PM, Pette D, Vrbová G (1981) Comparison of enzyme activities among single muscle fibres within defined motor units. J Physiol (Lond) 311:489-495
8. Pette D, Smith ME, Staudte HW, Vrbová G (1973) Effects of long-term electrical stimulation on some contractile and metabolic characteristics of fast rabbit muscles. Pflügers Arch 338:257-272
9. Pette D (1980) Plasticity of muscle. Walter de Gruyter, Berlin New York
10. Pette D (1981) Microphotometric measurement of initial maximum reaction rates in quantitative enzyme histochemistry in situ. Histochem J 13:319-327
11. Reichmann H, Pette D (1982) A comparative microphotometric study of succinate dehydrogenase activity levels in type I, IIA and IIB fibres of mammalian and human muscles. Histochemistry 74:27-41
12. Salmons S, Vrbová G (1969) The influence of activity of some contractile characteristics of mammalian fast and slow muscles. J Physiol (Lond) 201:535-549
13. Spamer C, Pette D (1977) Activity patterns of phosphofructokinase, glyceraldehydephosphate dehydrogenase, lactate dehydrogenase and malate dehydrogenase in microdissected fast and slow fibres from rabbit psoas and soleus muscle. Histochemistry 52:201-216
14. Spamer C, Pette D (1979) Activities of malate dehydrogenase, 3-hydroxyacyl-CoA-dehydrogenase and fructose-1,6-diphosphatase with regard to metabolic subpopulations of fast- and slow-twitch fibres in rabbit muscles. Histochemistry 60:9-19
15. Spamer C, Pette D (1980) Metabolic subpopulations of rabbit skeletal muscle fibres. In: Pette D (ed) Plasticity of muscle. Walter de Gruyter, Berlin New York, p 19-30
16. Srêter FA, Gergely J, Salmons S, Romanul FCA (1973) Synthesis by fast muscle of myosin light chains characteristic of slow muscle in response to long-term stimulation. Nature new Biol 241:17-19
17. Srihari T, Seedorf U, Pette D (1981) Ipsi- and contralateral changes in rabbit soleus myosins by cross-reinnervation. Pflügers Arch 390: 246-249
18. Williamson DH, Bates MW, Page MA, Krebs HA (1971) Activities of enzymes involved in acetoacetate utilization in adult mammalian tissues. Biochem J 121:41-47

# Elektrische Reizmuster als Faktor zur funktionellen Beeinflussung denervierter Muskulatur

W. A. Nix, A. Heinz und T. Schreiber

Chronische niederfrequente Nervenstimulation vermag einen sich schnell kontrahierenden Muskel in einen langsamen zu verwandeln (8, 9). Somit kommt dem Erregungsmuster eine wesentliche Rolle bei der funktionellen Ausgestaltung der innervierten Muskulatur zu. Inwieweit dies auch auf die denervierte Muskulatur schneller Muskeln zutrifft, ist Gegenstand der vorliegenden Studie.

Durch langstreckige Exzision des N. peronaeus bei Kaninchen wurde der Extensor digitorum longus (EDL) einseitig denerviert. Mit Hilfe dauerimplantierter Stahlelektroden am proximalen und distalen Ende des Muskels konnte eine elektrische Reizung erfolgen. Über subcutan liegende Kabel waren die Tiere mit einem externen Reizgeber zur kontinuierlichen Stimulation verbunden. 3 Gruppen kamen zur Untersuchung.

1. Eine Kontrolgruppe (n=10) mit einseitiger Denervation und ohne Stimulation.

2. 13 denervierte Tiere erhielten über 4 Wochen kontinuierlich alle 10 sec. für 100 msec eine 40 Hz Reizserie. Auf 15 min Reizung erfolgte 15 min Pause. Während der Reizung wirkte ein Nettoreiz von 4 Hz auf die Muskulatur ein. Die Reizung erfolgte mit alternierender Polarität um Polarisationen im Gewebe entgegenzuwirken. Die Breite des Rechteckreizes betrug 1 msec. Am sitzenden Tier ist der EDL entspannt und kann sich auxoton kontrahieren.

3. 11 denervierte Tiere wurden 4 Wochen lang täglich für 20 min jede sec mit einem 7 msec breiten Rechteckreiz stimuliert. Bei der Reizung war der Hinterlauf in eine Schiene gelagert, so daß der Fuß extendiert und das Knie stark angewinkelt war. Der EDL war somit in gestrecktem Zustand und kontrahierte sich isometrisch.

Bei allen Tieren erfolgte nach 4 Wochen der Endversuch, wobei unter isometrischen Bedingungen, 1 msec Reizbreite und unter Beachtung einer Temperaturkonstanz von 37°C die Kontraktionszeit (CT), 1/2 Relaxationszeit (RT), Twitch und Tetanuskraft bestimmt wurden. Zur Bestimmung der Ermüdbarkeit mußte sich der Muskel isoton bei einer 40 Hz Reizfrequenz jede sec für 250 msec bei 1 msec Reizbreite kontrahieren. Der Quotient aus der Kraft nach 3 min zur Ausgangskraft minus 1 gibt Auskunft über den ermüdungsbedingten Kraftabfall.

---

Mit Unterstützung der Deutschen Forschungsgemeinschaft

Tabelle 1.

| | Kontrolle | | | 40 Hz | | | 1 Hz | | |
|---|---|---|---|---|---|---|---|---|---|
| | N | | D | N | | $D_s$ | N | | $D_s$ |
| Kontraktions-zeit/ms | 21.7 ±1.9 | | 35.2 ±2.0 | 24.0 ±2.2 p=0.03 | | 33.9 ±3.2 n.s. | 23.1 ±1.2 p<0.05 | | 30.9 ±1.5 p<0.0001 |
| | | 13.3 ±2.4 | | | 9.5 ±4.3 p<0.025 | | | 7.5 ±1.8 p<0.00001 | |
| 1/2 Relaxations-zeit/ms | 17.1 ±3.5 | | 33.8 ±3.5 | 21.0 ±6.0 p<0.05 | | 28.7 ±8.1 p<0.05 | 17.6 ±1.9 n.s. | | 26.0 ±3.2 p<0.0001 |
| | | 16.7 ±2.2 | | | 9.9 ±4.7 p=0.0004 | | | 8.8 ±3.1 p<0.0001 | |
| Ermüdungs-index | 0.39 ±0.09 | | 0.63 ±0.05 | 0.39 ±0.09 n.s. | | 0.62 ±0.14 n.s. | 0.41 ±0.08 n.s. | | 0.51 ±0.05 p=0.0015 |
| | | 0.24 ±0.12 | | | 0.29 ±0.1 n.s. | | | 0.1 ±0.05 p=0.0006 | |
| $Q = \frac{\text{twitch}}{\text{tetanus}}$ | 0.393±0.097 | | 0.601±0.08 | 0.253±0.09 p<0.005 | | 0.624±0.103 n.s. | 0.329±0.05 p<0.05 | | 0.471±0.04 p<0.0006 |
| | | 0.199±0.06 | | | 0.386±0.154 p<0.005 | | | 0.140±0.06 p<0.05 | |

Ergebnisse
(siehe Tabelle 1)

Kontraktionszeit (CT)

Unter Denervation zeigt sich in der Kontrollgruppe eine Verlangsamung der CT um 13.3 ± 2.4 msec. Eine geringere Differenz weist die 40 Hz Gruppe auf, die sich durch die Verlängerung der CT auf der gesunden Seite erklärt. Die denervierte Seite weist gegenüber der Kontrolle eine kürzere CT auf, der Unterschied ist jedoch statistisch nicht signifikant. Bei der isometrischen 1 Hz Reizung verlängert sich die CT der normalen Seite geringfügig, die der denervierten stimulierten Seite signifikant gegenüber der denervierten Kontrolle.

1/2 Relaxationszeit (RT)

Entsprechend der Verlängerung der CT nimmt auch die RT zu. Bei der 40 Hz Gruppe ist die RT der normalen Seite verlängert, die der denervierten stimulierten Seite gegenüber der nur denervierten Kontrolle verkürzt. Die 1 Hz Gruppe zeigt zur Kontrollgruppe eine deutlich kürzere RT in der denerviert stimulierten Muskulatur.

Twitch: Tetanus Quotient

Zur Beschreibung des active state des Muskels kann der Twitch:Tetanus Quotient benutzt werden. In der Kontrollgruppe beträgt die Differenz des Quotienten 0.19 ± 0.06 und erweist sich als 1,4 mal länger als in der 1 Hz Gruppe. Gegenüber der 40 Hz Gruppe ist er 1,9 mal kürzer. Hierbei ist zu beachten, daß in der stimulierten Gruppe die Normalseite kürzere Werte aufweist, als die Kontrolle. Am denervierten Muskel verhält sich Kontrolle und 40 Hz stimulierter Muskel gleich, wohingegen der 1 Hz stimulierte Muskel einen signifikant geringeren Wert aufweist.

Ermüdung

Der denervierte Muskel weist gegenüber dem gesunden eine um 22,2 % höhere Ermüdung auf. In der 40 Hz Gruppe zeigt sich keine davon abweichende Änderung. Der 1 Hz gereizte Muskel ist mit nur 10 % Ermüdung signifikant ermüdungsresistenter.

Diskussion

Entsprechend dem Gewicht unterschiedlicher Erregungsmuster am innervierten Muskel sollten Reizserien am denervierten Muskel ebenfalls Einflüsse bewirken. Frequente Reizserien als Ersatz des Motoneuronentladungsmusters sollten den denervierten Muskel dem normalen Muskel ähnlicher erhalten, langsame Reizfolgen den Muskel einem langsamen angleichen. Diese Vorgänge sind jedoch durch denervationsbedingte Vorgänge kompliziert. Bekanntlich verursacht die Denervation bereits eine Verlangsamung (4). Intermittierende frequente 40 Hz Reizung zeigte nur bei der RT eine Verminderung der Änderung. Insofern verhält sich der schnelle Kaninchenmuskel anders, da frequente Serien am langsamen denervierten Soleus der Ratte deutliche Beschleunigung zur Folge hatten (5). Signifikant vermindert ist die CT-Verlangsamung bei der 1 Hz Gruppe. 40 Hz sowie 1 Hz gereizte Muskeln weisen signifikant geringere Verlangsamungen der RT gegenüber der denervierten Kontrolle auf.

Im Ermüdungsverhalten sowie dem active state der Muskulatur zeigt die 40 Hz Reizung keine, die 1 Hz Reizung einen signifikanten Effekt. Langsame Reizmuster erhöhen am innervierten schnellen Muskel deutlich die

Ermüdungsresistenz (3). Von einer 20 min 1 Hz Reizung alleine ist dies nicht zu erwarten. Der isometrischen Reizbedingung mit Kraftentwicklung sowie Dehnung des Muskels muß in diesem Zusammenhang der Effekt zugesprochen werden (1, 2, 6). Das auxotone 40 Hz Reizmuster zeigt sich deutlich weniger effektvoll. Deutlichere Wirkungen lassen sich unter gleichen Bedingungen mit einer kontinuierlichen 10 Hz Reizung erzielen (7).

Interessant sind die Veränderungen der jeweiligen Normalseite in den einzelnen Gruppen. Sie imponieren uns als Reaktion auf den Aktivitätsverlust oder die stimulationsbedingte Aktivitätszunahme auf der Gegenseite. Ihre Besprechung muß einer gesonderten Arbeit vorbehalten bleiben.

## Zusammenfassung

40 Hz Reizserien lassen am denervierten Muskel unter auxotonen Reizbedingungen keine wesentliche den Denervationseffekt hindernde Wirkung erkennen. Die isometrische 1 Hz Reizung am gestreckten EDL erweist sich in dieser Hinsicht als wirkungsvoller.

## Literatur

1. Goldspink D (1978) The influence of passive strech on the growth and protein turnover of the denervated extensor digitorum longus muscle. Biochem J 174:595-602
2. Gutmann E, Guttmann L (1944) The effect of galvanic exercise on denervated and reinnervated muscle in the rabbit. J Neurol Neurosurg Psychiat 7:7-17
3. Hudlická O, Brown M, Cotter M, Smith M, Vrbová G (1977) The effect of long-term stimulation of fast muscles on their blook flow, metabolism and ability to withstand fatigue. Pflügers Arch 369:141-149
4. Lewis D (1972) The effect of denervation on the mechanical and electrical responses of fast and slow mammalian twitch muscle. J Physiol 222:51-75
5. Lomo T, Westgaard R, Engebretsen L (1980) Different stimulation patterns affect contractile properties of denervated rat soleus muscles. In: Pette D (ed) Plasticity of muscle. Walter de Gruyter, Berlin New York, p 297-309
6. Melichna J, Gutmann E (1974) Stimulation and immobilization on contractile and histochemical properties of denervated muscle. Pflügers Arch 352:165-178
7. Nix WA (in press) The effect of low frequency electrical stimulation on the denervated extensor digitorum longus muscle of the rabbit. Acta Neurol Scand
8. Pette D, Smith M, Staudte H, Vrbová G (1973) Effects of long-term electrical stimulation on some contractile and metabolic characteristics of fast rabbit muscles. Pflügers Arch 338:257-272
9. Salmons S, Vrbová G (1969) The influence of activity on some contractile characteristics of mammalian fast and slow muscle. J Physiol 201:535-549

# Diagnostische Wertigkeit der Kreatinkinaseaktivität und der Myoglobinkonzentration im Serum nach Muskelbelastung bei neurogenen und myogenen Muskelatrophien

B. Weisner, K. Helmke und K. Kunze

## Einleitung

Das Einströmen von Muskelenzymen in das Blut wird als Ausdruck des floriden atrophisierenden Muskelprozesses gewertet. Nach Belastung nimmt bei Muskelkranken der Einstrom der Enzyme zu (2). Nicht nur die Enzyme sondern auch Myoglobin tritt bei atrophischen Prozessen mit Membranschädigung aus der Muskelzelle aus und kann im Blut in erhöhter Konzentration als Zeichen einer Schädigung der Muskelzellmembran gemessen werden (3, 5).

In den vorliegenden Untersuchungen sollte deshalb überprüft werden, ob vor und nach dosierter Muskelbelastung die Bestimmung der Myoglobinkonzentration im Serum ein empfindlicherer Indikator ist als die Aktivität der Kreatinkinase (CK).

## Material

Als Referenzpersonen (n=9) dienten Patienten (4 ♂, 5 ♀) im Alter von 28 - 61 Jahren, bei denen durch klinische und neurophysiologische Untersuchungsmethoden ein neurogen oder myogen bedingter Muskel-atrophisierender Prozeß ausgeschlossen werden konnte.

Patienten
a) Neurogene Atrophien (n=15): myatrophische Lateralsklerosen (n=6), Polyneuropathien (n=7), neurale Muskelatrophien (n=2).
b) Myogene Atrophien (n=11): Muskeldystrophien (n=3), myotone Dystrophien (n=2), Myositiden (n=3), hypokaliämische Lähmung mit Begleitmyopathie (n=1), Begleitmyopathie bei Myasthenie (n=2).

## Methoden

Die Muskelbelastung aller Muskelgruppen erfolgte unter Aufsicht einer Krankengymnastin nach der Nachtruhe (1).

Die Kreatinkinase (CK) wurde mit dem Test der Fa. Böhringer, Mannheim, Myoglobin mit einem Radio-Immun-Essay (Byk-Mallinckrodt) bestimmt. Die Bestimmungen erfolgten aus Serum, das vor Belastung, 20 min, 3 h, 6 h, 24 h nach Belastung abgenommen wurde.

## Ergebnisse

Bei Referenzpersonen kam es nach Belastung im Serum zu keinem Anstieg der CK und des Myoglobins. Als obere Grenze des Vertrauensbereiches ($\bar{x} \pm 2s$) konnte für Myoglobin 70 ng/ml, für die CK 63 u/ml errechnet

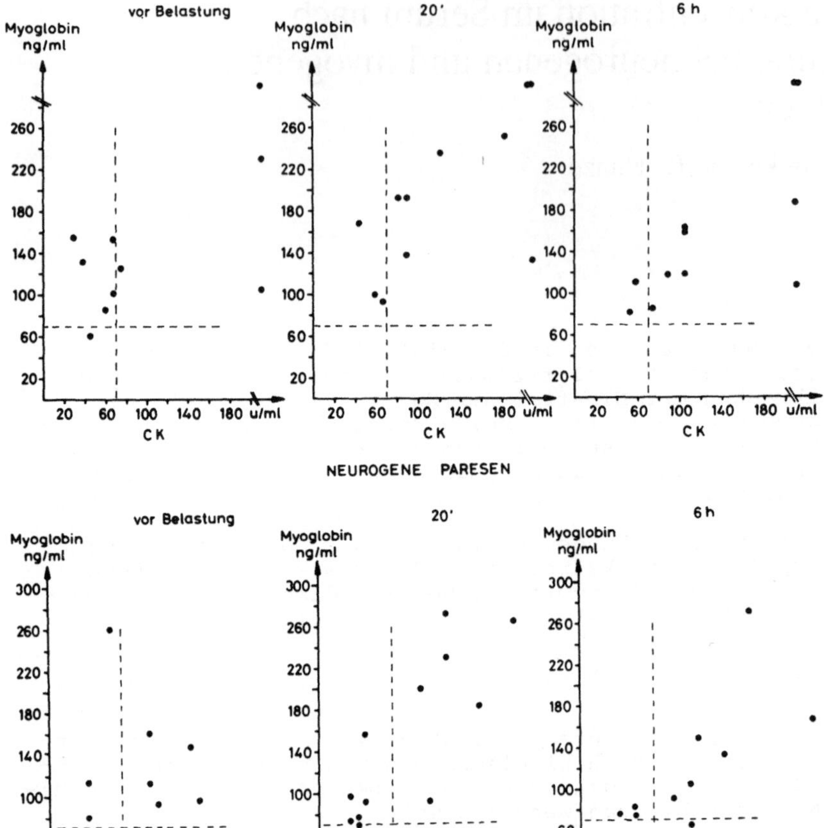


Abb. 1. Wertepaare der Myoglobinkonzentration und der Kreatinkinaseaktivität (CK) bei Patienten mit myogenen und neurogenen Atrophen vor Belastung, 20 min und 6 h nach Belastung. Eingetragen ferner der Referenzbereich (---) für die Myoglobinkonzentration und die CK

werden. Eingesetzt wurde für die CK der allgemein gültige obere Vertrauensbereich von 70 u/ml.

Myogene Atrophien: Patienten mit myogenen Atrophien zeigten unter Ruhebedingungen in 5 Fällen ausschließlich eine Erhöhung des Myoglobins im Serum. In 5 Fällen waren CK und Myoglobin gleichzeitig erhöht. In einem Fall lagen beide Größen in Normbereich. Nach Belastung war Myoglobin isoliert in 2 Fällen, die CK und Myoglobin gleichzeitig in 9 Fällen erhöht. Kein Wertepaar blieb im Normbereich (Abb. 1).

Neurogene Atrophien: Unter Ruhebedingungen war Myoglobin in 3 Fällen isoliert, in 5 Fällen CK und Myoglobin gleichzeitig erhöht. In 7 Fällen lagen beide Werte im Normbereich. Nach Belastung zeigte sich im Verlauf Myoglobin in 4 Fällen isoliert, in 7 Fällen gemeinsam mit der CK erhöht. In 4 Fällen lagen beide Parameter im Normbereich (Abb. 1).

In keinem der untersuchten Fälle war die CK isoliert erhöht.

Konzentrations- und Aktivitätsmaxima.

Neurogene Atrophien: Myoglobin 20 min nach Belastung im Mittel ($\bar{x}$) 127 ng/ml, CK 6 h nach Belastung im Mittel ($\bar{x}$) 88 u/ml.

Myogene Atrophien: Myoglobin 3 h nach Belastung im Mittel ($\bar{x}$) 213 ng/ml, CK 6 h nach Belastung 412 u/ml.

Eine lineare Beziehung zwischen den Wertepaaren Myoglobin/CK war nicht zu erkennen (Abb. 1).

## Diskussion

Die Abbildung demonstriert, daß die Myoglobinkonzentration unter Ruhebedingungen über die Floridität des muskelatrophisierenden Prozesses durch Abweichung vom Referenzbereich eine empfindlichere Aussage zuläßt als die CK-Aktivität. Diese Abweichung vom Referenzbereich wird noch deutlicher nach Belastung, häufiger bei der Konzentration des Myoglobins als bei der Aktivität der CK. Um reproduzierbare Aussagen zu treffen, müssen die Belastung und die Bedingungen, unter denen das Blut abgenommen wird, standardisiert werden (6). Während nach anhaltender schwerer Belastung auch bei Gesunden eine Erhöhung der CK-Aktivität im Serum gemessen werden kann, wird diese nach einer einmaligen Belastung von 10 - 20 min nicht beobachtet (1). Auch die Myoglobinkonzentration zeigte in unserem Referenzkollektiv vor und nach Belastung keinen Anstieg im Referenzbereich.

Auffällig ist die unterschiedliche Kinetik von Myoglobin und CK-Aktivität nach Belastung, die auch nach Eintritt eines Herzinfarktes gemessen wurde. Dort erreichte das Myoglobin sein Maximum nach 3,3 h im Mittel, während die CK-Aktivität ihr Maximum nach 8,8 h erreichte (4). In dieser Studie erreichte das Myoglobin seine höchste Konzentration nach 20 min bei myogenen Atrophien und nach 3 h bei neurogenen Atrophien, während die CK-Aktivität bei beiden Atrophien ihr Maximum nach 6 h erreichte. Demnach stieg bei den myogenen Atrophien das Myoglobin am schnellsten an als Hinweis auf eine vulnerablere Muskelzellmembran durch Belastung.

## Zusammenfassung

Im Serum von Referenzpersonen (n=9) und Patienten mit neurogenen (n=15), myogenen Paresen (n=11) wurde die Myoglobinkonzentration und die Kreatinkinaseaktivität bestimmt in Ruhe und nach Belastung über 24 h. Besonders in Ruhe, aber noch verdeutlicht nach Belastung zeigte sich die Myoglobinkonzentration als empfindlicherer Parameter, um einen floriden muskelatrophisierenden Prozeß anzuzeigen. Das Konzentrationsmaximum erreichte Myoglobin nach 20 min bei myogenen Atrophien, nach 3 h für neurogene Atrophien, während die CK-Aktivität bei beiden ihr Maximum nach 6 h erreichte.

Literatur

1. Bernhardt W, Calais U (1974) Enzymbestimmungen im Serum nach dosierter Muskelarbeit im Rahmen der Beurteilung von Muskelatrophien. Nervenarzt 45:244-248
2. Heyck H, Laudahn G (1969) Die progressiv - dystrophischen Myopathien. Springer, Berlin Heidelberg New York, S 209
3. Hirsche EAH, van der Helm JH (1979) The significance of the estimation of serum myoglobin in neuromuscular diseases. J neurol Sci 43: 243-251
4. Kaiser H, Spaar U, Sold G, Wolfrum DI, Kreuzer H (1979) Radioimmunologische Bestimmung von Human-Myoglobin in der Diagnostik des akuten Myokardinfarktes. Klin Wochenschr 57:225-235
5. Kiessling WR, Ricker K, Pflughaupt KW, Mertens HG, Haubitz J (1981) Serum myoglobin in primary and secundary skeletal muscle disorders. J Neurol 224:229-233
6. Richterlich R, Verrey F, Gautier R, Stampfli K (1961) Serumenzyme bei Blutspendern. Schweiz med Wschr 91:601-605

# Erhöhte Hämoglobin-$A_1$-Konzentration im Serum und pathologischer Glukosebelastungstest als Hinweis auf eine chronische Glukoseverwertungsstörung bei Muskelatrophien

T. Alexopoulos und B. Weisner

## Einleitung

Myogene und neurogene Atrophien gehen mit zunehmender Verminderung an Muskelmasse, meßbar durch die Minderung der Kreatininausscheidung im Urin, mit einer Glukoseverwertungsstörung, gemessen durch die orale Glukose-Belastung, einher, trotz stark ausgeprägter Insulinsekretion (1, 2). Damit handelte es sich um eine Verwertungsstörung der Glukose infolge abnehmender Muskelmasse. Es stellt sich die Frage, ob gleichzeitig die glykolysierten Hämoglobine ($HbA_1$) pathologisch erhöht sind, obwohl die Nüchtern-Glukosekonzentrationen im Serum im Normbereich liegen, also noch keine pathologischen Glukosekonzentrationen vorliegen wie bei einem Diabetes mellitus.

## Methodik

### a) Krankengut:

Untersucht wurden 16 Patienten mit neurogenen (9) und myogenen (7) Muskelatrophien, 11 Männer und 6 Frauen. Das mittlere Lebensalter betrug 47,2 Jahre. Krankheitsbilder: Muskeldystrophie (6), myotone Dystrophie (1), MALS (7), Poliomyelitis (2).

### b) Prüfung des Glukosestoffwechsels:

Orale Glukosebelastung:
100 g Glukose in 300 ml oral beim nüchternen Patienten. Venöses Blut wurde während 180 min in Abständen von 30 min entnommen. Zur Auswertung wurden die Glukosekonzentrationen im Blut 60' und 120' nach Beginn der oralen Glukosebelastung herangezogen. Die Blutglukose wurde enzymatisch gemessen.

$HbA_1$-Bestimmung:
Heparinisierte Blutproben wurden für die Isolierung und Quantifizierung von Hämoglobin benutzt. Das $HbA_1$ wurde mit den kommerziell erhältlichen Mikrosäulen (Biorad) bestimmt. Wir verdanken die Bestimmung dem Labor von Prof. Dr. J. Kühnau, Medizinische Klinik Hamburg-Eppendorf.

### c) Kreatinin:

Das Kreatinin im Harn wurde bestimmt durch eine an den Autoanalyser angepaßte Methode nach Jaffé. Die im folgenden verwendeten Daten sind das arithmetische Mittel aus den Meßwerten an 3 Tagen. Der individuelle Normwert der Kreatininausscheidung von 24,15 mg (0,2135 mmol) pro kg Körpergewicht wurde zugrundegelegt (1). Die Differenz zwischen

Norm- und Istwert der Kreatininausscheidung wurde in Prozent des Normwertes angegeben.

d) Statistische Auswertung:

Die Verteilungsform der Meßwerte wurde in dem linearen und logarithmischen Wahrscheinlichkeitsnetz geprüft. Der Zusammenhang zwischen der Glukosekonzentration im Blut 60' und 120' nach Beginn der oralen Glukosebelastung und der $HbA_1$-Konzentration im Blut sowie der Zusammenhang zwischen der Reduktion der Kreatininausscheidung in Prozent des Sollwertes und der $HbA_1$-Konzentration im Blut wurde mit Hilfe einer Korrelationsanalyse (4) untersucht. Angegeben wurde der Korrelationskoeffizient (r).

## Ergebnisse

1. Der Mittelwert der Glukose-Konzentration 60' bzw. 120' nach der oralen Belastung ist sowohl bei myogenen als auch bei neurogenen Muskelatrophien deutlich im pathologischen Bereich (Tabelle 1). Nur 3 Fälle liegen nach 60 min, 2 Fälle nach 120 min im Normbereich.

Tabelle 1. Myogene und neurogene Atrophien. Orale Glucosebelastung (oGTT) nach 60 und 120 min, $HbA_1$, Reduktion der Kreatininausscheidung im Harn (% Kreat.); $\bar{x}$ = Mittelwert; s = Standardabweichung. Normwerte oGTT nach 60 min = bis 160 mg%, nach 120 min = bis 120 mg%

| Atrophie | oGTT (60') | | oGTT (120') | | $HbA_1$ | | % Kreatin. | |
|---|---|---|---|---|---|---|---|---|
| | $\bar{x}$ | s | $\bar{x}$ | s | $\bar{x}$ | s | $\bar{x}$ | s |
| myogen | 228,1 | 75,1 | 193,0 | 43,4 | 8,72 | 1,9 | 20,9 | 8,4 |
| neurogen | 244,1 | 78,2 | 202,5 | 69,2 | 9,04 | 1,6 | 24,5 | 11,8 |
| gesamt | 237,1 | 74,8 | 198,4 | 57,7 | 8,9 | 1,7 | 22,9 | 10,3 |

2. Tabelle 1 zeigt die Konzentration der glykolysierten Hämoglobine ($HbA_1$) im peripheren Blut. Sowohl bei neurogenen als auch bei myogenen Atrophien waren nur 2 Fälle im Normbereich.

3. Alle Patienten scheiden weniger Kreatinin aus im Vergleich zu einem gleichgewichtigen Gesunden (Tabelle 1).

4. Die Wertepaare der Glukose-Konzentrationen nach 60 bzw. 120 min nach oralen Belastungen und die $HbA_1$-Konzentrationen im Blut aller Patienten mit Muskelatrophien korrelieren miteinander auf dem 1%-Niveau (Tabelle 2, nächste Seite).

5. Für die Wertepaare $HbA_1$ - % der Reduktion der Kreatinin-Ausscheidung im Harn deutet sich ein linearer Zusammenhang optisch an, läßt sich doch statistisch nicht nachweisen.

Tabelle 2. Myogene und neurogene Atrophien. Bivariante Korrelation der Glucosekonzentrationen nach oraler Glucosebelastung nach 60 min (oGTT, 60') und 120 min (oGTT, 120') und der Reduktion der Kreatininausscheidung im Harn (% Kreat.) mit dem $HbA_1$. r = Korrelationskoeffizient (Pearson-R); $\alpha$ = Irrtumswahrscheinlichkeit

| Korrelation | myogen n=7 | | neurogen n=9 | | | gesamt n=16 | | |
|---|---|---|---|---|---|---|---|---|
| | r | $\alpha$=5% | r | $\alpha$=1% | =5% | r | $\alpha$=1% | =5% |
| oGTT (60') $HbA_1$ | 0,68 | nein | 0,78 | nein | ja | 0,73 | ja | ja |
| oGTT (120') $HbA_1$ | 0,61 | nein | 0,66 | nein | ja | 0,62 | ja | ja |
| % Kreat. $HbA_1$ | 0,26 | nein | 0,49 | nein | | 0,40 | | nein |

## Diskussion

Die Minderung der Kreatininausscheidung im Harn gilt als Maß für die Minderung der Muskelmasse. Sie korreliert mit der Funktionstüchtigkeit der Muskulatur (6). Auch zeigte sich, daß die Aufnahme der Glukose aus dem Blut in das Gewebe abhängig ist von der Funktionstüchtigkeit der Muskulatur und der Muskelmasse (1, 2). Das heißt unter Glukosebelastung steigt die Glukosekonzentration im Serum auf pathologische Werte an, ohne daß ein Insulinmangel vorliegt (Tabelle 1) (1). Dabei liegen die Glukose-Nüchternwerte häufig noch im Normbereich.

Bei neurogenen und myogenen Atrophien reicht der Anstieg der Glukose offenbar schon unter normalen Ernährungsbedingungen aus, um die Konzentration der glykolysierten Hämoglobine in den pathologischen Bereich ansteigen zu lassen (Tabelle 1). Die $HbA_1$-Fraktion wird bei Muskelatrophien im Blut durch den mittleren Anstieg der Glukose-Konzentration glykolysiert wie bei einem manifesten Diabetes mellitus (3, 5).

Bei den von uns untersuchten Fällen war aber lediglich das glukoseaufnehmende und verwertende Organ Muskel in Masse und Funktion reduziert, kenntlich an der Minderung der Kreatininausscheidung in Prozent der Norm (Tabelle 1). Die Korrelation zwischen Glukose-Konzentration nach Belastung und der Konzentration des $HbA_1$ auf dem 1%-Niveau untermauert den Zusammenhang (Tabelle 2). Die fehlende Korrelation auf dem 1%-Niveau in den Gruppen der myogenen bzw. neurogenen Atrophien erklärt sich aus der kleinen Fallzahl. Da ein unmittelbarer kausaler Zusammenhang zwischen Minderung der Muskelmasse, gemessen an der Reduktion der Kreatininausscheidung in Prozent (6) und der $HbA_1$-Konzentration im Blut, nicht besteht – die $HbA_1$-Konzentration ist nur unmittelbar abhängig von der durchschnittlichen Glukosekonzentration im Blut – ist eine Korrelation der Wertepaare nicht zu erwarten (Tabelle 2).

## Zusammenfassung

Patienten mit neurogenen (n=9) und myogenen (n=7) Atrophien haben eine verminderte Glukose-Toleranz, die auf den Mangel an Muskelmasse, gemessen durch die Kreatininausscheidung, zurückgeführt wird. Ein erhöhter Glukose-Nüchternwert lag nicht vor als Hinweis auf einen manifesten Diabetes mellitus. Die Reduktion des Verteilungsvolumens für die Glukose infolge Minderung der Muskelmasse reicht aus, um die Konzentration des $HbA_1$ im Blut auf pathologische Werte zu erhöhen.

Literatur

1. Frerk C, Weisner B, Bernhardt W (1978) Glukosetoleranz und neurogene Muskelatrophien. Med Klin 73:951-956
2. Frerk C, Weisner B, Bernhardt W (1979) Glukosetoleranz und Funktionstüchtigkeit der Muskulatur. Med Klin 74:308-312
3. Mouritz-Andersen T, Ditzel I (1981) Hämoglobin-$A_{1c}$-Konzentration bei neu entdecktem Diabetes mellitus. Dt med Wschr 106:266-268
4. Sachs L (1978) Angewandte Statistik, 5. Aufl. Springer, Berlin Heidelberg New York
5. Schernthaner G (1982) Glykohämoglobin ($HbA_1$): ein wertvoller Parameter zur Beurteilung der Diabetes-Langzeitkontrolle. Dt med Wschr 28:1099-1101
6. Weisner B, Frerk C, Bernhardt W (1979) Muskelschwäche und Kreatininausscheidung. Nervenarzt 50:582-586

# Die Ausscheidung von muskulärem und non-muskulärem N-Methylhistidin und Kreatinin, diagnostische und prognostische Wertigkeit

H.-J. Röthig, E. G. Afting, W. Bernhardt und B. Weisner

Die tägliche aus der Muskulatur stammende $N^{\tau}$-Methylhistidinausscheidung ist ein Maß für die Menge und den Katabolismus myofibrillärer Proteine (4). Die tägliche der Muskulatur entstammende Kreatininausscheidung ist ein Maß für die funktionstüchtige Skelettmuskulatur (3). Der Quotient aus $N^{\tau}$-Methylhistidin- und Kreatininausscheidung kennzeichnet den Abbau myofibrillärer Proteine, unabhängig vom Ausmaß der Muskelatrophien. Gesamt- und muskelabhängige (1) Ausscheidung von $N^{\tau}$-Methylhistidin und Kreatinin wurde bei 21 erwachsenen Normalpersonen und 55 erwachsenen Patienten mit Muskelatrophien untersucht (Muskelerkrankungen n = 27, andere nicht muskuläre Erkrankungen n = 28). Der körperlich muskuläre Status wurde nach Gardner-Medwin et al. (2) bestimmt. Nach anamnestischen Angaben, bzw. klinischer Verlaufsbeobachtung wurde die Floridität des muskelatrophisierenden Prozesses eingestuft (Grad 1 - 4 = keine, leicht, mittel, stark).

Die muskuläre Kreatininausscheidung korrelierte mit dem körperlich muskulären Status ($p < 0,05$). Die $N^{\tau}$-Methylhistidinausscheidung korrelierte mit der Kreatininausscheidung ($p < 0,05$). Dies galt sowohl für Gesamt- wie für muskuläre Ausscheidungen. Die Kreatinin- und die $N^{\tau}$-Methylhistidinausscheidung war für keine der untersuchten Gruppen spezifisch verändert. Kreatinin- und $N^{\tau}$-Methylhistidin korrelierten nicht mit der Floridität. Bei sehr floriden muskelatrophisierenden Prozessen war die muskuläre Kreatininausscheidung zum Untersuchungszeitpunkt bereits stark reduziert. Der Quotient aus Gesamt $N^{\tau}$-Methylhisti-

Tabelle 1. Mittelwerte der täglichen Ausscheidung von Gesamt(g)- und muskulärem(m) $N^{\tau}$-Methylhistidin (NMH) und Kreatinin

| | n | Gesamt $N^{\tau}$-Methylhistidin mmol/24 h | muskuläres $N^{\tau}$-Methylhistidin mmol/24 h | Gesamt-Kreatinin mmol/24 h | muskuläres Kreatinin mmol/24 h | g NMH / g Kreatinin | m NMH / m Kreatinin |
|---|---|---|---|---|---|---|---|
| Normalpersonen | 21 | 0,244 | 0,176 | 12,10 | 10,04 | 0,020 | 0,018 |
| muskuläre Erkrankungen | 27 | 0,153 | 0,120 | 6,33 | 4,65 | 0,024 | 0,027 |
| nicht-muskuläre Erkrankungen | 28 | 0,152 | 0,088 | 7,10 | 5,10 | 0,021 | 0,015 |

dinausscheidung und Gesamt-Kreatininausscheidung zeigte keine Korrelation zum körperlich muskulären Status und zur Floridität. Der Quotient aus muskulärer $N^{\tau}$-Methylhistidin- und Kreatininausscheidung korrelierte jedoch mit der Floridität des muskelatrophisierenden Prozesses.

Dies galt für myogene, neurogene und supranukleär bedingte Muskelatrophien gleichermaßen.

In der Gruppe der neurogenen Muskelatrophien war der Quotient aus muskulärem $N^{\tau}$-Methylhistidin und muskulärem Kreatinin signifikant höher ($p < 0,05$) als bei Kontrollpersonen. Der größte Wert für den muskelspezifischen Quotienten wurde bei einer Patientin mit einer Myopathie bei M. Cushing gefunden. Dies steht im Einklang mit den biochemischen Befunden, daß im katabolen Zustand des Hypercortizismus stark vermehrt myofibrilläre Proteine abgebaut werden und die freiwerdenden Aminosäuren für die Glukoneogenese genutzt werden.

Aus den Untersuchungen ist zu schließen, daß die der Muskulatur entstammende Kreatininausscheidung das Ausmaß eines muskelatrophisierenden Prozesses besser kennzeichnet als die Gesamt-Kreatininausscheidung. Der Quotient aus Gesamt-$N^{\tau}$-Methylhistidin- und Kreatininausscheidung täuscht häufig einen im Vergleich zu Normalpersonen erhöhten myofibrillären Katabolismus vor, er korreliert nicht mit der klinisch sichtbaren Geschwindigkeit eines muskelatrophisierenden Prozesses. Der Quotient der aus der Muskulatur stammenden Metaboliten verläuft hingegen parallel zur klinisch erfaßbaren Floridität und ist deshalb eine wichtige Ergänzung zur klinischen Untersuchung. Die bei neurogenen Atrophien gefundene erhöhte myofibrilläre Proteinabbaurate kann diagnostisch richtungsweisend sein.

Literatur

1. Afting EG, Bernhardt W, Janzen RWC, Röthig HJ (1981) Quantitative importance of non-skeletal-muscle $N^{\tau}$-methylhistidine and creatinine in human urine. Biochem J 200:449-452
2. Gardner-Medwin D, Walton JN (1974) The clinical examination of voluntary muscles. In: Walton JN (ed) Disorders of voluntary muscle. Churchill Livingstone, Edinburgh, pp 517-560
3. Weisner B, Frerk C, Bernhardt W (1979) Muskelschwäche und Kreatininausscheidung. Nervenarzt 50:582-586
4. Young VR, Munro HN (1978) $N^{\tau}$-methylhistidine (3methylhistidine) and muscle protein turnover: an overview. Fed Proc 37:2291-2300

# XVI. Systematrophien der Nerven. Polyneuropathien

# Sonderform der neuralen Muskelatrophie mit auffälligen Axonveränderungen

P. Vogel, H. H. Goebel und H. Stoeckle

Unter dem Begriff "neurale" oder "peronaeale Muskelatrophie" wird eine Gruppe vermutlich heterogener Krankheitsbilder zusammengefaßt. Nach der durch Thomas modifizierten (11) Systematik von Dyck und Lambert wird im wesentlichen unterschieden:

- die hereditary motor and sensory neuropathy (HMSN) I, die meist einem autosomal-dominanten, seltener einem autosomal-rezessiven Erbgang folgt und durch eine deutliche Erniedrigung der Nervenleitgeschwindigkeit gekennzeichnet ist (5);
- die HMSN II mit entsprechendem Erbgang bei weitgehend ungestörter Leitfunktion der peripheren Nervenfasern;
- die überwiegend autosomal-rezessiv vererbte HMSN III mit massiver Störung der Nervenleitfunktion bei früher Krankheitsmanifestation und rascher Progredienz (entsprechend der hypertrophischen Neuritis Déjérine-Sottas).

Der wesentliche histologische Befund am peripheren Nerven ist bei der HMSN II die Atrophie und Degeneration zahlreicher Nervenfasern, während beim Typ I und III schwere Veränderungen der Markscheiden ganz im Vordergrund stehen; weiterhin finden sich Zwiebelschalenbildungen durch Schwann'Zellen, die beim Typ III besonders ausgeprägt sind (5). Eine pathologische Vergrößerung der Axone durch einen Exzess an Neurofilamenten ist bisher bei dieser Krankheitsgruppe noch nicht beschrieben worden (3).

Wir haben eine in der Umgebung Hamburgs ansässige Familie untersucht, in der 6 (5 Männer, 1 Frau) von 16 Mitgliedern aus drei Generationen an einem neurologischen Syndrom erkrankt sind, das ohne weiteres als neurale Muskelatrophie zu identifizieren war: Offenbar sehr langsam progrediente motorische Störung, die von den Betroffenen kaum bemerkt worden war, sodaß sich der Erkrankungsbeginn rückblickend nicht festlegen ließ.
Klinisch stand im Vordergrund eine atrophische Parese der distalen Beinmuskeln und der kleinen Fußmuskulatur; in weiter fortgeschrittenen Fällen waren auch die kleinen Handmuskeln betroffen. Die Sensibilität war bis auf eine Minderung des Vibrationsempfindens intakt. Nur bei dem am schwersten betroffenen Patienten fehlten die ASR, sonst keine sichere Depression der Muskeldehnungsreflexe.

Das EMG der Unterschenkelmuskeln zeigte in allen 5 elektrophysiologisch untersuchten Fällen das Bild eines chronischen Denervationsprozesses. Das ENG (N. medianus und peronaeus, motorisch; N. medianus und suralis sensibel einschließlich ihrer corticalen SEP) deckte bemerkenswerterweise nur in 4 dieser Fälle eine Leitungsstörung auf, die ihren Schwerpunkt jeweils auf dem distalen Abschnitt der Nervenfasern hatte; ließ sich ein sensibles Nervenaktionspotential nicht mehr registrieren, war das betreffende SEP stets pathologisch verzögert. Zusammenfassend bot sich anhand klinischer und neurophysiologischer Kriterien das Bild der HMSN I mit dominantem Erbgang.

Außergewöhnlich an diesen Fällen war lediglich der morphologische Befund, der bei allen drei Kranken, die einer Suralis-Biopsie unterzogen wurden, erhoben werden konnte:
Neben einer Lichtung der Population bemarkter Fasern und wiederholt nachweisbaren Zwiebelschalenbildungen fanden sich mehrfach Riesenaxone mit Durchmessern von z.T. über 20 µm. Sie waren von einer auffällig schmalen Markscheide umgeben. Elektronenmikroskopisch ließ sich zeigen, daß die aufgetriebenen Axone von Neurofilamenten angefüllt waren, während andere Organellen wie Neurotubuli oder Mitochondrien an den Rand gedrängt waren oder völlig fehlten.

Am geringsten ausgeprägt waren derartige Veränderungen bei dem Patienten, dessen Krankheitsbild am weitesten fortgeschritten war. Eine direkte Beziehung zwischen Ausprägung der Riesenaxone und der Schwere der neurographisch faßbaren Leitungsstörung ist somit nicht ohne weiteres herzustellen.

Ähnliche Axonveränderungen sind bisher bei verschiedenen Krankheitsbildern beobachtet worden, die aber sämtlich eine offensichtliche genetische Determinierung - wie in unseren Fällen - nicht aufwiesen:

- Giant axonal neuropathy (1,3,6,7,9), eine in der frühen Kindheit einsetzende, vergleichweise rasch progrediente Polyneuropathie, meist mit normaler Nervenleitgeschwindigkeit. Morphologisch wurde bei einem Teil dieser Kranken eine Akkumulation von Neurofilament-ähnlichen fibrillären Strukturen auch in Schwann'Zellen, Fibroblasten und Endothelzellen beobachtet (3,9); in einem tödlich endenden Fall auch in zentralnervösen Axonen (8). Auffälliges äußeres Merkmal der meisten dieser Patienten sind stark gekräuselte Haare, wie sie keiner unserer Kranken aufwies.
- Toxische Polyneuropathien (4) durch Substanzen wie n-Hexan, Methyl-n-Butyl-Keton, Acrylamid, Schwefelkohlenstoff u.a.
- Vitamin-B-12-Mangel-Neuropathie (10), Amyloid-Polyneuropathie (6), bisher allerdings jeweils nur in einem Fall beschrieben.
- Infantile neuroaxonale Dystrophie (2).

Die Entstehung der mit Neurofilamenten - deren physiologische Funktion letztlich noch unbekannt ist (1) - gefüllten Riesenaxone ist bisher weitgehend ungeklärt (3). Die schon in früheren Publikationen (3,7) vertretene Ansicht, daß es sich um eine nichtkrankheitsspezifische Reaktionsform des peripheren Nerven handele, wird durch das von uns beobachtete Auftreten dieses morphologischen Phänomens bei einer dominant erblichen degenerativen Neuropathie gestützt.

## Zusammenfassung

Bericht über eine Sippe mit dominant erblicher neuraler Muskelatrophie entsprechend dem Typ HMSN I nach Dyck und Lambert. Hervorstechender Befund ist der bei 3 Kranken geführte Nachweis von mit Massen von Neurofilamenten angefüllten Riesen-Axonen, wie sie bisher nur bei wenigen anderen Krankheitsbildern (vor allem bei der "giant axonal neuropathy" und bestimmten toxischen Polyneuropathien) beschrieben worden sind.

Literatur

1. Asbury AK, Gale MK, Cox SC, Baringer JR, Berg BO (1972) Giant axonal neuropathy - a unique case with segmental neurofilamentous masses. Acta neuropath (Berl) 20:237-247
2. Begeer JH, Houthoff HJ, van Weerden TW, de Groot CJ, Blaauw EH, le Coultre R (1979) Infantile neuroaxonal dystrophy and giant axonal neuropathy: are they related? Ann Neurol 6:540-548
3. Boltshauser E, Bischoff A, Isler W (1977) Giant axonal neuropathy, report of a case with normal hair. J Neurol Sci 31:269-278
4. Davenport JG, Farrell DF, Sumi SM (1976) "Giant axonal neuropathy" caused by industrial chemicals. Neurology (NY) 26:919-923
5. Dyck PJ (1975) Inherited neuronal degeneration and atrophy affecting peripheral motor, sensory and autonomic neurons. In: Dyck PJ, Thomas PK, Lambert EH (eds) Peripheral neuropathy. Saunders, Philadelphia London Toronto, pp 825-867
6. Jedrzejowska H, Drac H (1977) Infantile chronic peripheral neuropathy with giant axons. Acta neuropath (Berl) 37:213-217
7. Larbrisseau A, Jasmin G, Hausser C, Brochu P, Geoffroy G (1979) Generalized giant axonal neuropathy - a case with features of Fazio-Londe disease. Neuropädiatrie 10:76-86
8. Peiffer J, Schlote W, Bischoff A, Boltshauser E, Müller G (1977) Generalized giant axonal neuropathy. Acta neuropath (Berl) 40: 213-218
9. Prineas JW, Ouvrier RA, Wright RG, Walsh JC, McLeod JG (1976) Giant axonal neuropathy - a generalized disorder of cytoplasmic microfilament formation. J neuropath exp neurol 35:458-470
10. Schochet SS, Chesson AL (1977) Giant axon neuropathy: possibly secondary to vitamin B 12 malabsorption. Acta neuropath (Berl) 40:79-83
11. Thomas PK (1982) Reply to a letter of Salisachs et al.: Should Charcot-Marie-Tooth disease be genetically subgrouped on motor conduction velocity? J Neurol Neurosurg Psychiat 45:183-184

# Hirnnervenbeteiligung bei peronäaler Muskelatrophie

H. Wiethölter, E. Scholz und J. Dichgans

Seit 1975 (3) ist die Einteilung der peronaealen Muskelatrophie in verschiedene Typen von hereditärer motorisch und sensibler Neuropathie (HMSN) weitgehend akzeptiert, obwohl die Einteilungskriterien wiederholt kritisiert und alternative Vorschläge gemacht wurden (1). Die Mitbeteiligung von Hirnnerven gilt, trotz wiederholter Mitteilungen darüber, als Ausnahme (2) und schien damit die Zuordnung zu einer eigenen Form, z.B. HMSN Typ VI, neurale Muskelatrophie mit Opticusatrophie, zu begründen. Die Seltenheit, mit der eine Hirnnervenbeteiligung beobachtet wurde, gründet sich nach eigenen Untersuchungen vor allem auf die Diskrepanz zwischen klinischer Manifestation und elektrophysiologischem Nachweis. Neuerdings lassen sich durch Untersuchung der evozierten Potentiale auch subklinische Veränderungen, insbesondere Entmarkungen, an den Hirnnerven erfassen. Mit der vorliegenden Studie wurde die Häufigkeit von pathologischen Veränderungen an den Hirnnerven II, V und VIII bei der neuralen Muskelatrophie, insbesondere vom Typ HMSN I, erfaßt.

## Patienten

25 miteinander nicht verwandte Patienten mit neuraler Muskelatrophie wurden innerhalb von zwei Jahren untersucht. Entscheidend für die Diagnose einer neuralen Muskelatrophie HMSN Typ I war der autosomal dominante Erbgang, die vorwiegend distal-betonte, überwiegend motorische Neuropathie mit Fußdeformitäten, nachfolgender Atrophie und Schwäche in Hand- und Unterarmmuskeln sowie Minderung oder Verlust von Muskeleigenreflexen. Bei der Untersuchung wurde die maximale motorische Nervenleitgeschwindigkeit des N. tibialis oder N. peronaeus sowie am N. medianus gelegentlich auch die sensible Nervenleitgeschwindigkeit gemessen. Die elektromyographische Untersuchung erfolgt am M. tibialis anterior.

Die Hirnnerven-Diagnostik erfolgte mit Hilfe von Visuell Evozierten Potentialen (VEP), dem Trigeminus-SEP (Somatosensorisch Evoziertes Potential) und den Akustisch Evozierten Hirnstamm-Potentialen (AEHP). Daneben wurde bei manchen Patienten auch der Orbicularis oculi-Reflex (OOR) gemessen.

Als pathologisch galten bei den evozierten Potentialen Latenzverzögerungen, die außerhalb mindestens der doppelten Standardabweichung von den im eigenen Labor ermittelten Normwerten (6) lagen. Amplitudenminderungen wurden nur ausnahmsweise als pathologisch gewertet, d.h. nur bei einer Seitendifferenz von mehr als 40%.

## Ergebnisse

Von den 25 untersuchten Patienten hatten 24 leicht bis deutlich herabgesetzte maximale motorische Nervenleitgeschwindigkeiten (NLG) mit besonderer Betonung der distalen Abschnitte und der unteren Extremitäten. Nur bei zwei Patienten war die NLG an den oberen Extremiäten, d.h. im N. medianus, stärker herabgesetzt als im N. tibialis. Eine Patientin hatte eine neuronale Form (HMSN II) mit normaler NLG. Die gemessenen sensiblen Nervenleitgeschwindigkeiten des N. medianus waren in etwa gleicher Weise herabgesetzt wie die maximale motorische NLG. Entsprechend der distalen Betonung der Erkrankung waren insbesondere auch die Überleitungszeiten verzögert.

*Visuelle*, durch transiente Stimulation mittels Schachbrettmuster-Umkehr und transienter fovealer Stimulation evozierte Potentiale wurden von 23 Patienten jeweils beidseits abgeleitet. Dabei fanden sich drei Patienten mit pathologisch verzögerten Latenzen bei ordentlichen Amplituden. Obwohl meistens beide Augen betroffen waren, war die Latenzverzögerung selbst seitendifferent.

Bei 18 Patienten wurden *Trigeminus-SEP* durchgeführt. Es wurden hierzu die trigeminalen Endäste beidseits an den Lippen stimuliert und über dem kontralateralen Cortex evoziert. Bei neun Patienten fanden sich pathologische Latenzverzögerungen. In der Regel waren die Latenzen nur leicht und häufig lediglich einseitig verzögert, während an der anderen Seite ein grenzwertiger Befund vorlag. Die Amplituden waren auch auch bei den pathologischen SEPs gut oder zumindest ausreichend. Unter den Patienten mit pathologischem Trigeminus-SEP befand sich auch der Patient mit der neuronalen Form (HMSN II) und ein Patient mit einer hypertrophen Form (HMSN III).

*Akustisch evozierte Hirnstammpotentiale* wurden bei 18 Patienten registriert, darunter fünfmal mit eindeutig pathologisch verzögerter Latenz. Dreimal konnte wegen schlechter Ausprägung eine Auswertung nicht erfolgen. Nicht immer konnten alle fünf Gipfel eindeutig voneinander abgegrenzt werden. Wo dies möglich war, fand sich in der Regel die Latenz des 3. Gipfels verzögert oder, wenn diese normal war, wie bei dem Patienten mit der neuronalen Form (HMSN II), überschritt die Interpeak-Latenz zwischen Peak I und III den Grenzwert von 2,4 ms.

In den drei Fällen, in denen sich der *Orbicularis oculi-Reflex* pathologisch verzögert fand, war sowohl der Frühreflex als auch der Spätreflex verzögert.

## Diskussion

Es ist immer wieder behauptet worden, daß eine Beteiligung von Hirnnerven, z.B. mit Opticusatrophie und Taubheit als seltene Ausnahme bei der neuralen Muskelatrophie betrachtet werden muß. Die vorliegenden Ergebnisse zeigen dagegen einen relativ hohen Prozentsatz elektrophysiologisch faßbarer Veränderungen im Bereich der Hirnnerven. Nur in Ausnahmefällen waren klinische Untersuchungen in der Lage, entsprechende Hinweise zu geben. Insgesamt ließ sich bei 12 von 25 Patienten elektrophysiologisch eine Mitbeteiligung nachweisen. Allerdings wurden nicht alle Patienten sämtlichen angegebenen Untersuchungen unterzogen. Der absolute Anteil dürfte damit eher noch höher liegen. Die einzelnen Hirnnerven waren in unterschiedlicher Häufigkeit beteiligt. Unter den gemessenen Hirnnerven war der N. trigeminus am häufigsten von der Entmarkung betroffen. Ihm folgten der 8. und schließlich der 2. Hirnnerv. Eine pathologisch verzögerte Latenz der visuell evozierten Potentiale fanden Tackmann und Radü (7) bei einem sehr viel höheren Anteil von Patienten. Der pathologische Orbicularis oculi-Reflex, in einigen Fällen mit normalen Trigeminus-SEP, weist daraufhin, daß Entmarkungen auch in efferenten Hirnnervenneuronen vorkommen. Eine Beobachtung, die bereits von Kimura (4) beschrieben wurde. Besonders bemerkenswert ist die Beteiligung des visuellen Systems, da hier die Markscheiden von Oligodendroglia gebildet werden. Die Erkrankung ist also nicht auf Markscheiden beschränkt, die von Schwannschen Zellen gebildet wurden. Die pathologischen Befunde beim AEHP, vor allem die verzögerten Interpeak-Latenzen zwischen Peak I und III werden von anderen Autoren für die neuronale Muskelatrophie bestätigt (5). Bei den Patienten mit der neuronalen Form (HMSN II) lassen sie sich mit einer Degeneration neuronaler Strukturen im kochleären Kernkomplex erklären. Bei den anderen Patienten ist es schwierig, eine Begründung dafür zu finden, daß bei verzögertem dritten Peak nicht auch schon der erste, der als Nervenaktionspotential des 8. Hirnnerven aufgefaßt wird, verzögert ist.

Eine Abhängigkeit der Beteiligung von Hirnnerven vom Alter der Patientin, vom Ausmaß der Leitungsverzögerung peripherer Nerven, vom Geschlecht oder klinischem Beginn der Erkrankung ließ sich nicht finden.

Die bisher gängige Behauptung, eine Beteiligung von Hirnnerven bedeute eine Ausnahme, wenn nicht gar eine Rarität, muß also korrigiert werden. Subklinische Mitbeteiligungen, wie sie elektrophysiologisch faßbar sind, müssen bei etwa 50% der Kranken erwartet werden.

Eine Sonderstellung dieser Formen läßt sich somit kaum noch vertreten, vielmehr handelt es sich offensichtlich bei der neuralen Muskelatrophie um eine Systemerkrankung, die sich vornehmlich am peripheren Nervensystem manifestiert, zentrale Strukturen aber nicht unbedingt ausspart.

## Zusammenfassung

Die Beteiligung von Hirnnerven bei der peronaealen Muskelatrophie, ist bisher als Ausnahme betrachtet worden. Der Einsatz elektrophysiologischer Methoden zur Ableitung visuell, somatosensorisch und akustisch evozierter Potentiale macht es möglich, subklinische Veränderungen, insbesondere Entmarkungen an den Hirnnerven II, V und VIII zu erfassen. Bei einem Kollektiv von 25 Patienten unterschiedlicher Familien konnte bei etwa 50% eine Läsion mindestens eines Hirnnerven nachgewiesen werden. Eine Sonderstellung dieser Formen läßt sich damit kaum noch vertreten.

## Literatur

1. Bradley WG, Madrid R, Davis CJF (1977) The peroneal muscular atrophy syndrome. III. Clinical, electrophysiological and pathological correlation. J Neurol Sci 32:123-136
2. De Recondo J (1975) Hereditary neurogenic muscular atrophies. (Charcot-Marie-Tooth disease). In: Vinken PJ, Bruyn GW (eds) Handbook of clinical neurology, Vol 21. North-Holland, Amsterdam, p 271-317
3. Dyck PJ (1975) Inherited neuronal degeneration and atrophy affecting peripheral motor, sensory, and autonomic neurons. In: Dyck PJ, Thomas PK, Lambert EH (eds) Peripheral neuropathy. Saunders, Philadelphia, p 825-867

4. Kimura J, Rodnitzky RL, van Allen MW (1970) Electrodiagnostic study of trigeminal nerve. Neurology 20:574-583
5. Satya-Murti S, Cacace AT, Hanson PA (1979) Abnormal auditory evoked potentials in hereditary motor-sensory neuropathy. Ann Neurol 5:445-448
6. Stöhr M, Dichgans J, Diener HC, Buettner UW (1982) Evozierte Potentiale: SEP-VEP-AEP, Springer, Berlin Heidelberg New York
7. Tackmann W, Radü EW (1980) Pattern shift visual evoked potentials in Charcot-Marie-Tooth disease, HMSN type I. J Neurol 224:71-74

# Polyneuropathien beim hypereosinophilen Syndrom

D. Igloffstein und E. Kramarz

Unter dem Begriff des Hypereosinophilen Syndroms (HES) werden Krankheitsbilder zusammengefaßt, die mit einer massiven, anhaltenden Steigerung der eosinophilen Zellen in Knochenmark und Blut einhergehen, d.h. bei denen eine Eosinophilie von über 1,5/nl im Blut über mehr als 6 Monate anhält (6). In einem Teil der Fälle findet man klinisch immunologische Phänomene wie Erhöhung von IgE und Immunkomplexen sowie Organschädigungen, wobei vorrangig Herz, Lunge, Gastrointestinaltrakt, Leber und Nervensystem betroffen sind (3,6,8,13,17,21,25, 26). Wahrscheinlich handelt es sich um Krankheitsbilder unterschiedlicher Ätiologie, die bisher unter folgenden Namen beschrieben wurden: Eosinophilenleukämie, LÖFFLERsche Endomyokardfibrose, disseminierte eosinophile Kollagenkrankheit und allergische Granulomatose, das CHURG-STRAUSS-Syndrom, das seinerseits enge Beziehungen zur Panarteriitis nodosa aufweist (4,5,9,11,24).

Bei den Schädigungen innerer Organe werden diffuse, zum Teil perivaskuläre oder granulomatöse Infiltrationen durch eosinophile Zellen beschrieben, während die mit den Schäden des Nervensystems verbundenen morphologischen Veränderungen kaum bekannt sind.

Von insgesamt 18 Patienten unseres Krankenhauses mit einem HES erlitten 6 schwere Polyneuropathien. Von diesen wiesen alle bis auf eine darauf nicht untersuchte Patientin deutliche Erhöhungen von IgE und Immunkomplexen auf, alle hatten zumindest in der Vorgeschichte Symptome eines Asthma bronchiale und vier anderweitige Hinweise auf eine allergische Diathese. Die Tabelle gibt einen Überblick über die wichtigsten Labordaten und die Organmanifestationen (Tabelle 1).

Die Polyneuropathien entwickelten sich in drei Fällen subakut über wenige Wochen. Bei zwei Patientinnen traten die ersten subjektiv wahrgenommenen Symptome akut auf, einmal in Form eines einseitigen Schulterarmschmerzes, einmal mit Parästhesien der medianusversorgten Finger einer Seite; bei beiden folgten ausgedehnte peripher-neurologische Symptome ebenfalls innerhalb weniger Wochen. Nur einmal war die Entwicklung langsamer und über Monate hingezogen mit einem Überwiegen sensibler Störungen, während bei allen anderen Paresen im Vordergrund standen (Abb. 1a und b). Die Verteilung der Symptome war immer asymmetrisch mit dreimal deutlicher, zweimal geringerer Seitendifferenz; einmal fand sich eine ausgeprägte Schwerpunktpolyneuropathie.

Bei allen Patienten wurde die neurologische Diagnose elektromyographisch und elektroneurographisch gesichert. In keinem Fall bestand eine ausschließliche Markscheidenschädigung, in drei Fällen stand eine axonale Schädigung deutlich im Vordergrund.

Eine Patientin verstarb 75-jährig an einem Linksherzversagen. Der insgesamt fünfjährige Krankheitsverlauf konnte nur während der ersten zwei Jahre hier beobachtet werden und zeigte bei zwei stationären

Tabelle 1

| Patient | Eosinophile/nl vor Therapie | IgE normal: 10-150 U/ml | Immunkomplexe normal: < 11,7 ICU | Organmanifestationen außer Nervensystem |
|---|---|---|---|---|
| m., 58 J | 11,8 - 20,7 | 275 | 35,6 | Herz, Lunge |
| m., 42 J | 5,9 - 20,7 | 1300 | nicht bestimmt | Herz, Lunge, Muskel |
| m., 25 J | 9,9 - 12,2 | > 1000 | 18,6 | Herz, Lunge, Leber |
| w., 50 J | 13,2 - 18,2 | 70 | 36,6 | Herz, Lunge, Darm |
| w., 70 J | 7,0 - 17,6 | nicht bestimmt | nicht bestimmt | Herz, Lunge, Leber, Milz, Haut |
| w., 59 J | 1,9 - 7,3 | 1440 | 26,4 | Lunge, Darm, Leber, Lymphknoten |

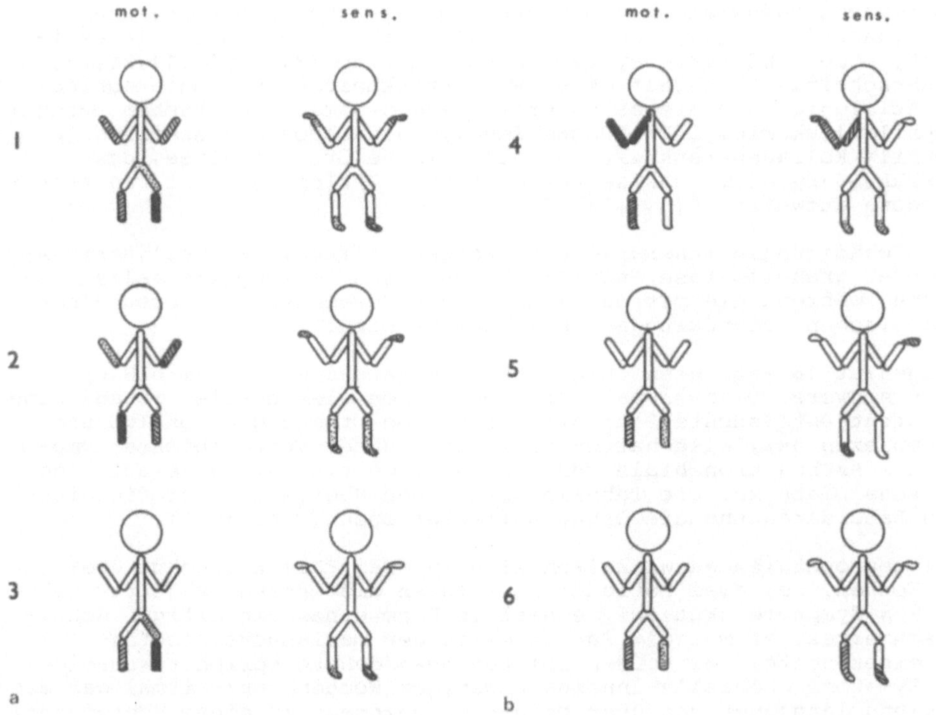

Abb. 1a,b. Darstellung motorischer und sensibler Symptome bei den sechs beschriebenen Fällen von Polyneuropathie. Gepunktet: leichter Befall. Schräg schraffiert: mittelschwerer Befall. Schwarz: schwerer Befall

Aufenthalten unter Urbasonbehandlung jeweils eine Besserung der internistischen Befunde, jedoch keine nennenswerte Rückbildung der neurologischen Symptome.

In den letzten Jahren haben verschiedene Arbeitsgruppen außer Steroiden zunehmend Zytostatika eingesetzt, insbesondere Hydroxyurea gilt als Mittel der Wahl bei nicht ausreichendem Ansprechen auf Corticosteroide

(3,8,13,22,26). Von den eigenen Patienten wurden 4 dementsprechend kombiniert behandelt, und zwar drei mit Prednison und Hydroxyurea, einer mit Prednison, Azathioprin und Methotrexat. Bei einer Patientin wurde unter ausschließlicher Gabe von Prednison eine gute Rückbildung aller Symptome erzielt, die anderen zeigten - auch bei zum Teil lebensbedrohlichen Krankheitsbildern - überzeugende Besserungen, wobei die Rückbildung der Polyneuropathien gegenüber den internistischen Manifestationen verzögert einsetzte. Ein 25-jähriger Patient, bei dem eine eosinophile Pericarditis bestand, verstarb nach anfänglich gutem Ansprechen nach anderthalbjährigem Krankheitsverlauf an akutem Herzversagen.

Der Mechanismus der Nervenschädigung bei diesen Fällen von HES ist unklar. Bezüglich der Schädigung innerer Organe werden zunehmend toxische Einflüsse basischer Proteine, dem major basic protein (MBP), aus den Granula der eosinophilen Zellen in den Vordergrund gerückt. Ihre organschädigende Wirkung wurde in vitro belegt, erhöhte Serumspiegel basischer Proteine bei Patienten mit HES wurden nachgewiesen (10,16, 28,29,31).

Bei den Läsionen peripherer Nerven ist offen, ob schädigende Einflüsse toxischer oder immunologischer Art unmittelbar am Nerven angreifen oder ob es primär zu einer Gefäßschädigung und sekundär zu einer ischämischen Polyneuropathie kommt. Tierversuche zum Nachweis toxischer Wirkungen von eosionophilen Zellpräparationen auf das zentrale Nervensystem wurden von Durack et al. (10) unternommen, ihre klinische Relevanz ist jedoch vorerst offen. Gegen eine direkte toxische Entstehung der peripheren Neuropathien, die eher eine symmetrische Verteilung erwarten ließe, sprechen die hier dargestellten Befunde, die mit denen im Schrifttum übereinstimmen (3,6,8). Da in unseren sechs Fällen von Polyneuropathien bei HES Hinweise auf immunologische Störungen vorhanden waren, liegt es nahe, ihnen eine pathogenetische Rolle bei der Nervenschädigung zuzumessen. Gegen direkt am Nerven ablaufende immunologische Reaktionen analog dem Modell der experimentell-allergischen Neuritis (30) spricht aber das Überwiegen axonaler gegenüber Markscheidenschädigungen. Eine Infiltration des Nervengewebes mit eosinophilen Zellen wie bei den Befunden an den inneren Organen wird zwar von Chusid (6) erwogen, ist jedoch durch bisher in der Literatur beschriebene Fälle histologisch nicht belegt.

Die hier aufgeführten Polyneuropathien gleichen in ihrem klinischen Bild bezüglich Verlauf und Verteilung denen der Panarteriitis nodosa, die als Folge ischämischer Nervenschäden durch Vaskulitiden aufgefaßt werden (2,7,12,14,15,18,19,20,23,27,31). Ob tatsächlich ein gleicher Mechanismus für die Entstehung der Polyneuropathien im Rahmen des HES besteht, muß indes offen bleiben; Vaskulitiden gelten mit Ausnahme des CHURG-STRAUSS-Syndroms hier nicht als obligat. Eine solche konnte auch in der einen von uns untersuchten Suralisbiopsie nicht nachgewiesen werden. Diese zeigte nur einen deutlichen Schwund markhaltiger Nervenfasern und mehrere in Abbau befindliche Markscheiden.

## Zusammenfassung

Es wird über 6 Fälle von Polyneuropathien bei HES berichtet, die entsprechend anderen Mitteilungen eine asymmetrische Verteilung aufwiesen. Pathogenetisch werden unmittelbare toxische beziehungsweise immunologische Faktoren erwogen oder eine ischämische Nervenschädigung durch eine Vaskulitis der vasa nervorum.

Literatur

1. Asbury AK (1970) Ischaemic disorders of peripheral nerve. In: Vinken PJ, Bruyn GW (eds) Handbook of clinical neurology. North Holland Publishing Company, Amsterdam, Bd 8, p 154
2. Bleehen SS, Lovelace RE, Cotton RE (1963) Mononeuritis multiplex in polyarteritis nodosa. Quart J Med, New Series XXXII. 127:193-209
3. Bush RK, Geller M, Busse WW, Flaherty DK, Dickie HA (1978) Response to corticosteroids in the hypereosinophilic syndrome. Arch Intern Med 138:1244-1246
4. Churg J, Strauss L (1951) Allergic granulomatosis, allergic angiitis and periarteritis nodosa. Am J Path 27:277-301
5. Churg J (1963) Allergic granulomatosis and granulomatous-vascular syndromes. Ann All 21:619-628
6. Chusid MJ, Dale DC, West BC, Wolff SM (1975) The hypereosinophilic syndrome. Medicine 54:1-25
7. Conn DL, Dyck PJ (1975) Angiopathic neuropathy in connetive tissue diseases. In: Dyck PJ, Thomas PK, Lambert EH (eds) Peripheral neuropathy. WB Saunders Company, Philadelphia London Toronto, p 1149
8. Cooper HJ, Bacal E, Patterson R (1978) Allergic angiitis and granulomatosis. Intern Med 138:367-371
9. Dammann HG, Saeger W, Jansen I (1977) Die eosinophile Granulomatose. Med Klin 72:1590-1596
10. Durack DT, Sumi SM, Klebanoff SJ (1979) Neurotoxicity of human eosinophils. Natl Acad Sci 76:1443-1447
11. Engfeldt B, Zetterström R (1956) Disseminated eosinophilic "collagen disease". Acta Med Scand 153:337-353
12. Fauci AS, Haynes BF, Katz P (1978) The spectrum of vasculitis. Ann Intern Med 89:660-676
13. Flaum MA, Scholley RT, Fauci AS, Gralnick HR (1981) A clinicopathologic correlation of the idiopathic hypereosinophilic syndrome. Blood 58:1012-1020
14. Garcin R, Godlewski S, Gruner J, Lapresle J, Lambert P (1955) Sur les formes multinévritiques et polynévritiques de la périartérite noueuse. Ann Méd 56:113-147
15. Glaser GH (1970) Neuropathies in collagen diseases. In: Vinken PJ, Bruyn GW (eds) Handbook of clinical neurology. North Holland Publishing Company, Amsterdam, Bd 8, p 118
16. Gleich GJ, Frigas E, Loegering DA, Wassom DL, Steinmuller D (1979) Cytotoxic properties of the eosinophil major basic protein. J Immunol 123:2925-2927
17. Hardy WR, Anderson RE (1968) The hypereosinophilic syndromes. Ann Int Med 68:1220-1229
18. Meier C, Ludin H-P, Mumenthaler M (1982) Die vaskulitische Ischiasneuritis. Nervenarzt 53:196-199
19. Moore PM, Fauci AS (1981) Neurologic manifestations of systemic vasculitis. Am J Med 71:517-524
20. Neundörfer B (1977) Die entzündlichen Erkrankungen des peripheren Nervensystems. Med Welt 28:978-983
21. Odeberg B (1965) Eosinophilic leukemia and disseminated eosinophilic collagen disease - a disease entity? Acta Med Scand 177: 129-144
22. Parrillo JE, Fauci AS, Wolff SM (1978) Therapy of hypereosinophilic syndrome. Ann Int Med 89:167-172
23. Rehn K (1982) Klinik der Kollagenosen. Dtsch Ärztebl 79:21-30
24. Resnick M, Myerson RM (1971) Hypereosinophilic syndrome. Am J Med 51:560-564
25. Sale S, Patterson R (1981) Recurrent Churg-Strauss vasculitis. Arch Intern Med 141:1363-1365
26. Schooley RT, Flaum MA, Gralnick HR, Fauci AS (1981) A clinicopathologic correlation of the idiopathic hypereosinophilic syndrome. Blood 58:1021-1026

27. Sitzer G, Rolf L, Windgassen K, Themann H (1982) Elektrophysiologische, laborchemische und histologische Querschnittsuntersuchungen bei Kollagenosen. Nervenarzt 53:187-192
28. Tai P-C, Spry CJF (1981) The mechanisms which produce vacuolated and degranulated eosinophils. Brit J Haem 49:219-226
29. Tai P-C, Hayes DJ, Clark JB, Spry CJF (1982) Toxic effects of human eosinophil secretion products on isolated rat heart cells in vitro. Biochem J 204:75-80
30. Waksman BH, Adams RD (1955) Allergic neuritis: an experimental disease of rabbits induced by the injection of peripheral nervous tissue and adjuvants. J exp Med 102:213-235
31. Wassom DL, Loegering DA, Solley GO, Moore SB, Schooley RT, Fauci AS, Gleich GJ (1981) Elevated serum levels of the eosinophil granule major basic protein in patients with eosinophilia. J Clin Invest 67:651-661

# Die subklinische Polyneuropathie des Insulin-abhängigen Diabetes mellitus

M. Meyer, S. Faisst und B. Morell

Die symmetrische senso-motorische Polyneuropathie, die sich bei Diabetikern entwickelt, ist eine Folge der metabolischen Veränderungen, die mit dieser Erkrankung einhergehen. Dafür spricht die Zeitabhängigkeit sowohl der klinischen Manifestation als auch der histologisch nachweisbaren strukturellen Nervenschädigungen. Bereits in einem frühen Stadium des insulinabhängigen Diabetes kann die Nervenleitgeschwindigkeit (NLG) leicht vermindert sein. Gregersen (5,6) hat gezeigt, daß eine Normalisierung der Glucosaemie kurzfristig zu einer Verbesserung der NLG führt und daß eine erneute metabolische Verschlechterung wiederum von einer Verlangsamung begleitet ist. Die Ursachen der frühen subklinischen Störungen der Nervenfunktion sind noch nicht geklärt, ebensowenig diejenigen der massiven strukturellen Läsionen an den peripheren Nerven, die sowohl zu axonalem Untergang als auch zur segmentalen Demyelinisierung führen und bereits zum Zeitpunkt der Diagnose des Diabetes erfaßbar sein können (1). Trotz der konventionellen Insulintherapie kann sich längerfristig eine Neuropathie entwickeln. Mit den üblichen subcutanen Insulininjektionen bleiben die meisten Patienten während längerer Tagesperioden hyperglykämisch (10). Es ist deshalb wichtig zu wissen, wie sich eine optimale Therapie mit tragbaren Insulin-Infusionspumpen auch längerfristig auf die Entwicklung der peripheren Neuropathie auswirkt. Eine Behandlung von lediglich 3 Tagen (11) scheint keinen nennenswerten Effekt auszuüben, wohl aber bereits eine Behandlungsdauer von 6 Wochen (9).

## Material und Methodik

Bei einer Gruppe von Patienten mit insulinabhängigem Diabetes wurden Verlaufsuntersuchungen während jeweils eines Jahres durchgeführt. Die Daten von 8 Patienten sind bereits verfügbar (Tabelle 1). Nur 3 Patienten dieser Gruppe hatten Hinweise für eine diskrete Polyneuropathie an den unteren Extremitäten mit abgeschwächten Eigenreflexen sowie leichter Verminderung des Vibrationssinns. Verschiedene, die Stoffwechsellage charakterisierende Glucose-Parameter wie Serum-Glucose, Glucosurie und glykosylierte Hämoglobine (Hb $A_1$%) wurden kontinuierlich oder sequentiell gemessen. Zur seriellen Erfaßung von peripheren Nervenfunktionen wurden ausschließlich nichtinvasive Methoden benützt, alle basierend auf der Analyse des evozierten motorischen Summenpotentials über dem Hypothenar und oder über dem M. ext. dig. brevis.

Zur Verminderung der Streuung der Hauttemperatur-kontrollierten (34$^{\circ}$C) Messung der motorischen NLG wurde eine computerunterstützte Methode mit automatischer "onset"-Bestimmung der Potentiale verwendet und die motorische mittlere relative Refraktärzeit (RRZ) im Vorderarmabschnitt des N. ulnaris wurde ebenfalls automatisiert gemessen (2).

Tabelle 1

| Name Geschlecht | | Alter Jahre | Dauer der Erkrankung (Jahre) | PNP score Maximum 10 |
|---|---|---|---|---|
| P.S. | m. | 30 | 20 | 2 |
| E.D. | w. | 37 | 24 | 0 |
| B.H. | m. | 51 | 12 | 2 |
| C.W. | m. | 36 | 34 | 3 |
| B.N. | m. | 23 | 5 | 0 |
| G.R. | m. | 29 | 15 | 0 |
| V.W. | m. | 35 | 9 | 0 |
| W.M. | w. | 31 | 9 | 0 |

Alle Patienten wurden während 4 Monaten konventionell mit selbst applizierten subkutanen Insulininjektionen 2 x täglich behandelt. Es folgte eine wiederum 4 Monate dauernde intravenöse Therapie mit einer tragbaren Insulinpumpe (Promedos, SIEMENS) und schließlich eine nochmalige Periode von 4 Monaten mit konventioneller Therapie. Diesbezügliche methodische Einzelheiten bei Froesch et al. (3).

## Ergebnisse

Die internistisch-diabetologischen Aspekte der Verlaufsuntersuchungen werden andernorts publiziert (8). Trotz der vorgängig guten konventionellen Behandlung zeigte sich in den Einzelergebnissen und durchschnittlich eine frappante Verminderung der mittleren Glucosurie und eine kontinuierliche Abnahme der glykosylierten Hämoglobine während der intravenösen Periode (Abb. 1).

Die schnellste motorische NLG des N. peronaeus und des N. ulnaris verbesserte sich durchschnittlich laufend während der Infusionstherapie. Insbesondere zeigten die Werte für den N. ulnaris nach 4 Monaten eine hochsignifikante Verbesserung, verglichen mit den Werten bei Behandlungsbeginn (t-Test: $P < 0.0005$). Die Verbesserung erfolgte um ca. 1 Monat schneller als die im Prozentsatz der glykosylierten Hämoglobine sich manifestierende Verbesserung der diabetischen Stoffwechsellage. Die Verbesserung blieb auch während der nachfolgenden konventionellen Behandlungsperiode erhalten, parallel zu den weiterhin besseren Werten für die Glucose-Parameter. Von den 4 Patienten mit zu Beginn pathologisch langsamen NLG's gelangten 3 während der Infusionstherapie in den Normbereich.

Beinahe spiegelbildlich zum Verhalten der motorischen NLG entwickelten sich die Werte der RRZ des N. ulnaris (Abb. 1). Diese normalisierten sich kontinuierlich und signifikant ohne Ausnahme während der optimalen Behandlungsperiode ($P < 0.001$, für Vergleich Behandlungsbeginn mit Zustand nach 4 Monaten). Mit der Verbesserung verringerte sich die Streuung, da auch in der Normalpopulation kaum ein tieferer Wert als 1,2 msec angetroffen wird.

Trotz der längeren Latenz des glykosylierten Hämoglobins bezüglich der Reaktion auf die Verbesserung der Glucosämie ist der Verlauf der mittleren RRZ der Patientengruppe während der gesamten Untersuchungszeit von ca. 1 Jahr sehr ähnlich dem Verhalten des Hb $A_1$. An Hand der hier nicht gezeigten Einzelverläufe ist auch ersichtlich, daß die RRZ des N. ulnaris auf interkurrente Störungen der Therapie (z.B. defekte Insulinpumpe) mit einem prompten Anstieg reagierte, mit einer Latenzzeit von 2-4 Wochen (7). Die bei 3 Patienten nachweisbare diskrete Polyneuropathie hat sich während der gesamten Beobachtungszeit nicht verändert.

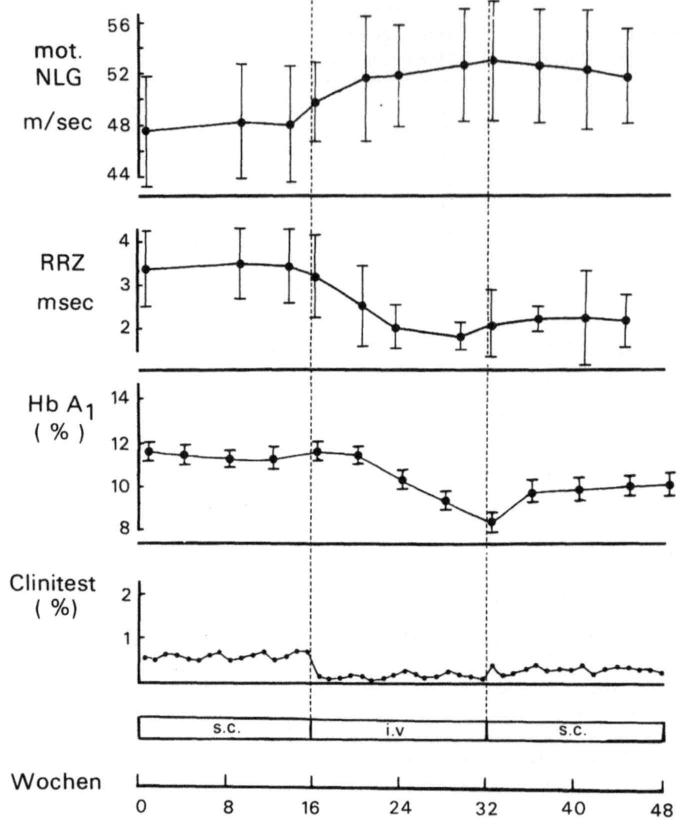


Abb. 1. Verhalten der schnellsten motorischen NLG und der mittleren RRZ (Mittelwerte und SD) des N. ulnaris, des glykosylierten Hämoglobin Hb $A_1$ ("Standard error of mean", in Prozent) und der mittleren Glucosurie (jeweils Mittelwert einer Woche in Prozent) bei 8 Patienten mit insulinabhängigem Diabetes mellitus. Zwei je 4 Monate durchgeführte konventionelle Therapieperioden mit subkutanen Insulininjektionen flankieren ebenfalls 4 Monate dauernde intravenöse Infusionstherapie mit tragbarer Insulinpumpe (Promedos, SIEMENS)

## Besprechung

Die Verlaufskontrollen der motorischen NLG der Nn. ulnares und peronaei sowie der ulnaren RRZ bei unseren bisher untersuchten Patienten zeigen eine hohe negative Korrelation der Normalisierungstendenz zur Glucosämie, representiert durch den Prozentsatz des glykosylierten Hb $A_1$. Steht diese frappante Korrelation in Zusammenhang mit der langfristigen Entwicklung der diabetischen Polyneuropathie, oder handelt es sich lediglich um einen reversiblen Effekt der Glucosekonzentration im Serum? Obschon sich die leichte Polyneuropathie bei 3 unserer Patienten während der Verlaufsperiode klinisch nicht änderte, sind wir der Meinung, daß sich langfristig aus der neurophysiologisch erkennbaren funktionellen Neuropathie Läsionen entwickeln, die später auch strukturell manifest werden mit segmentaler Demyelinisierung und axonaler Degeneration. In der Ratte mit Streptozotocin-Diabetes erscheinen die zuerst faßbaren strukturellen Läsionen in der internodalen Myelinmembran im Sinne einer Verarmung an intramembranösen Partikeln (4). Diese Erscheinung kann mit suffizienter Insulintherapie verhindert werden, ebenso die Verlangsamung der NLG, die in gleichartigen Experimenten beobachtet wurde.

Das Refraktärverhalten myelinisierter peripherer Nerven steht mit der Funktion des Myelin- oder Schwannzellapparates in Beziehung. Die eindrückliche Normalisierung der RRZ während der i.v. Therapie-Periode wäre daher mit der Reparation frühzeitiger funktioneller und struktureller Schädigungen im Myelinapparat sehr gut zu vereinbaren. Andererseits muß auch beachtet werden, daß sowohl die NLG als auch die RRZ von der Nerventemperatur stark beeinfluß werden. Es ist denkbar, daß die Nerventemperatur in einer gewissen Relation zur metabolischen Störung absinkt. Auch bei einer Konstanthaltung der Hauttemperatur während der klinisch-neurophysiologischen Untersuchungen können veränderte Temperaturverhältnisse der peripheren Nerven nicht mit Sicherheit vollständig korrigiert werden und als Teilursache der vorliegenden Ergebnisse in Betracht kommen.

## Zusammenfassung

Bei insulinabhängigen Diabetikern wurden Verlaufsuntersuchungen während jeweils eines Jahres durchgeführt. Die mittlere Glucosurie und die glykosylierten Hämoglobine $A_1$ wurden sequentiell gemessen und periphere Nervenfunktionen elektrodiagnostisch erfaßt, u.a. mit Bestimmung der NLG's und der mittleren motorischen RRZ. Es ergab sich eine Beziehung zwischen der Qualität der Behandlung und der peripheren Nervenfunktion. Unter optimalen therapeutischen Verhältnissen (Verwendung von tragbaren Insulinpumpen) verbesserte sich die "subklinische" Polyneuropathie, d.h. die NLG wurde schneller und die RRZ normalisierte sich.

## Literatur

1. Dyck PJ, Shermann WR, Hallcher LM et al. (1980) Human diabetic endoneurial sorbitol, fructose, and myo-Inositol related to sural nerve morphometry. Ann Neurol 8:590-596
2. Faisst S, Meyer M (1981) A non-invasive computerized measurement of motor neuron refractory period and subnormal conduction in man. EEG Clin Neurophysiol 51:548-558
3. Froesch ER, Blatter G, Morell B (1979) Optimal blood sugar control in labile diabetics using a portable open loop insulin infusion system with a flexible program. Horm Metab Res Suppl 8:198
4. Fukuma M, Carpentier JL, Orei L, Greene DA, Winegrad AJ (1978) An alteration in internodal myelin membrane structure in large sciatic nerve fibres in rats with acute Streptozotocin diabetes and impaired nerve conduction velocity. Diabetologia 15:65-72
5. Gregersen G (1967) Diabetic neuropathy: Influence of age, sex, metabolic control, and duration of diabetes on motor conduction velocity. Neurology 17:972-980
6. Gregersen G (1968) Variations in motor conduction velocity produced by acute changes of the metabolic state in diabetic patients. Diabetologia 4:273-277
7. Meyer M, Faisst S, Morell B (1981) Is monitoring of Insulin dosage by peripheral nerve function studies the future treatment of diabetes? Clin Neurol Neurosurg 83:179
8. Morell B, Porr O, Bay U, Froesch ER (1982) Follow-up of microalbuminuria in twelve diabetics on conventional subcutaneous and on continuous intravenous insulin therapy during a total period of 12 months. Submitted to publication
9. Pietri A, Ehle AL, Raskin P (1980) Changes in nerve conduction velocity after six weeks of glucoregulation with portable insulin infusion pumps. Diabetes 29:668-671
10. Service FJ, Molnar GD, Rosevear JW et al. (1970) Mean amplitude of glycemic excursions, a measure of diabetic instability. Diabetes 19:644-655
11. Service FJ, Daube JR, O'Brien PhD, Dyck PJ (1981) Effect of artificial pancreas treatment on peripheral nerve function in diabetes. Neurology 31:1375-1380

# Die routinemäßige Erfassung einer autonomen Neuropathie bei Diabetikern durch EKG-Schreibung

Ch. Böninger und H. Sauer

Bessere pathophysiologische Kenntnisse und verfeinerte Methoden der Diagnostik haben in den letzten Jahren auch in der Diabetologie die Bewertung gestörter Organfunktionen im Versorgungsgebiet des autonomen Nervensystems ansteigen lassen. Neben dem Vollbild einer manifesten autonomen Neuropathie (AN) mit den bekannten, bei schwerer Ausprägung einen desolaten Zustand bedingenden Symptomen, spielen Schädigungen im Bereich der autonomen Versorgung von Organen wahrscheinlich unter anderem eine Rolle für Stoffwechselführung und Verlauf und damit für die Prognose der Erkrankung.

Die meisten autonomen Funktionsstörungen sind klinisch schwer zu diagnostizieren und nur mit aufwendigen Verfahren meßbar. Eine Ausnahme hiervon macht die Bestimmung der Arrhythmie der Herzfrequenz (beat-to-beat-Variation, BBV), die durch EKG-Schreibung erfolgen kann.

Wir stellten uns deshalb die Frage, ob durch Verwendung einfach zu bestimmender Parameter routinemäßig nach einem Defekt in der sympathischen bzw. parasympathischen Versorgung des Herzens bei autonomer diabetischer Neuropathie gefahndet werden kann.

## Material und Methodik

1. Krankengut: Unselektierte 20- bis 49-jährige Patienten der Diabetesklinik mit einer Diabetesdauer (DD) über 20 Jahre (n = 132) mit und ohne Retinopathie (RP) und solche mit bis zu 2-jähriger DD (n = 93), sowie 26 gesunde Studenten im Alter von 24 bis 38 Jahren. Ausschlußkriterien: Pathologisches EKG, Digitalisbehandlung, unbehandelte fixierte Hypertonie, Tachycardien anderer Ursache.
2. Untersuchungsgang: EKG-Schreibung im Liegen in Ruhe und bei vertiefter Atmung (F = 6/Min.) sowie nach aktivem Aufstellen innerhalb 5 Sekunden (Einzelheiten siehe (1)).
3. Untersuchte Parameter: Maximale Frequenzdifferenz bei vertiefter Atmung (ΔF, (1)); orthostatische Frühreaktion der Herzfrequenz (OFR, 30:15-ratio (2)).

## Ergebnisse

1. ΔF nimmt mit dem Lebensalter ab. Als eindeutig pathologisch ist ein Wert unter 9/Min. anzusehen, als eindeutig normal ein solcher über 26/Min. (gesunde Probanden). Die OFR weist keine eindeutige Altersabhängigkeit auf. Pathologisch sind Werte $\leqq$ 1,03, Grenzbereich 1,04 bis 1,11 (3).

2. Die Verteilung der ΔF-Werte bei Patientengruppen mit verschiedener Ausprägung von Mikroangiopathie (gemessen am Ausmaß der RP) und sensomotorischer Neuropathie (PN) geht aus Tabelle 1 hervor.

3. Die OFR fiel bei bis zu 2-jähriger Diabetesdauer in 80,6% der Fälle normal, in 11,8% grenzwertig und in 7,5% pathologisch aus. Bei über 20-jähriger Diabetesdauer fielen dagegen 64,5% der Untersuchungen normal, 18% grenzwertig und 17,5% pathologisch aus. Von den Patienten der beiden letztgenannten Gruppen hatten 37,7% eine prolif. RP, 33,3% eine backgr. RP und sensomotorische PN und nur 28,8% hatten keine oder ausschließlich eine leichte backgr.-RP.

Tabelle 1. Klinischer Befund und respiratorische Arrhythmie bei vertiefter Atmung (in % der klinischen Gruppen)

| ΔF | ≤ 9 | 10-15 | 16-20 | 21-25 | ≥ 26 | n |
|---|---|---|---|---|---|---|
| DD 20 J. | | | | | | |
| Keine RP | - | 7 | 3 | 16 | 74 | 31 |
| Backgr. RP | 4 | 11 | 15 | 19 | 51 | 47 |
| Backgr. RP + sensomot. PN | 20 | 43 | 13 | 17 | 7 | 30 |
| Prolif. RP | 42 | 17 | 8 | 12 | 21 | 24 |
| DD 2 J. | | | | | | |
| Keine RP | - | 6 | 6 | 16 | 72 | 88 |
| Mit RP | (1) | - | (1) | (1) | (2) | 5 |

(ΔF = maximale Frequenzdifferenz, RP = Retinopathie, PN = Polyneuropathie, DD = Diabetesdauer)

## Diskussion

Um einen Eindruck von der Leistungsfähigkeit der als screening-Verfahren eingesetzten Methode zu erhalten, wurden Patientengruppen mit voraussichtlich häufigerem (DD > 20 Jahre) und seltenerem (DD ≤ 2 Jahren) Auftreten pathologische Befunde untersucht und aufgeteilt nach dem Ausmaß der RP (background RP und proliferative RP) und dem Vorhandensein einer sensomotorischen PN.

Die Untersuchung erfolgte unter Routinebedingungen (Siemens Cardirex 6). Selbst bei Patienten mit erheblich pathologischen Ergebnissen traten keine Zwischenfälle auf, insbesondere fehlten auch bei klinisch manifester Orthostasereaktion subjektive Symptome während des schnellen aktiven Aufstehens und maximal 60" dauernden Stehens.

Bei der Auswertung von Hand benutzten wir als Maß für die beat-to-beat-Variation (BBV) die Differenz aus der dem größten und dem kleinsten RR-Intervall zugehörigen Frequenz. Der Normalbereich dieses ΔF-Wertes liegt mit >26 höher als der für Mittelwerte aus sechs Differenzen, und es ergibt sich ein größerer Grenzbereich (vergl. (5)). Mit Rückgang der respiratorischen Arrhythmie nähern sich diese Werte denen aus der Mittelwertsberechnung an. Bei unklaren Befunden kann eine Präzisierung durch die zeitaufwendigere Berechnung der *mittleren* Frequenzdifferenz erfolgen.

Die Ergebnisse zeigen eine *statistische* Beziehung pathologischer BBV-Werte zur Ausprägung von Mikroangiopathie (RP) und sensomotorischer PN. Im Einzelfall liegen jedoch oft erhebliche Diskrepanzen vor. - Die OFR ist offenbar ein weniger empfindlicher Parameter. Es wird heute diskutiert (4), daß eine Diskrepanz zwischen BBV und OFR-Daten im Einzelfall möglicherweise auf der nicht gleichzeitig erfolgenden Schädigung von Sympathicus und Parasympathicus beruht.

Die unerwartet hohen Zahlen von pathologischen und Grenzwerten auch bei geringen Netzhautbefunden weisen darauf hin, daß die Entstehung der AN nicht ausschließlich mit dem vasculären Krankheitsprozeß zusammenhängt, sondern daß sie zum Teil direkt stoffwechselabhängig sein dürfte. Nur durch prospektive Langzeitbeobachtung werden genauere Kenntnis über den Verlauf der AN im Rahmen einer diabetischen PN zu gewinnen sein.

## Zusammenfassung

Durch routinemäßige Untersuchung von beat-to-beat-Variation und orthostatischer Frühreaktion der Herzfrequenz wurde belegt, daß die AN des Diabetikers keine feste Beziehung zur Mikroangiopathie oder sensomotorischen Polyneuropathie aufweist. Wegen der Bedeutung der AN für die Prognose der Grunderkrankung halten wir die Untersuchung aller Diabetiker für notwendig, die im Rahmen regelmäßiger EKG-Kontrollen erfolgen kann.

## Literatur

1. Böninger Ch (1981) Zur Diagnostik der sogenannten kardialen Denervation bei autonomer Neuropathie. Akt Neurol 8:14-21
2. Ewing DJ, Campbell JW, Murray A, Neilson JMM, Clarke BF (1978) Immediate Heart-rate Response to Standing: simple Test for Autonomic Neuropathy in Diabetes. Brit med J 1:145-147
3. Mackey JD, Page MMcB, Cambridge J, Watkins PJ (1980) Diabetic Autonomic Neuropathy. Diabetologia 18:471-478
4. Watkins PJ (1982) Diabetic Neuropathy II, Brit med J 285:557-559
5. Wieling W, van Brederode JFM, de Rijk LG, Borst C, Dunning AJ (1982) Reflex Control of Heart Rate in Normal Subjects in Relation to Age: A Data Base for Cardiac Vagal Neuropathy. Diabetologia 22:163-166

# Die F-Wellen-Verteilungskurve bei Patienten mit Diabetes mellitus im Vergleich zu einer gesunden Kontrollgruppe

W. Gehlen, D. Kountouris, H. Siegmund, G. Sonnenberg und W. Greulich

## Einleitung

Die Bestimmung der Nervenleitgeschwindigkeit mittels der F-Wellen-Latenz-Messungen hat sich als wertvolle Methode für die Früherkennung einer diabetischen Polyneuropathie erwiesen (1,2,3,4,5). Im folgenden soll auf die F-Wellen-Verteilungskurven bei Diabetikern ohne klinisch erkennbare Polyneuropathie im Vergleich zu gesunden Probanden näher eingegangen werden.

## Methode

Bei 40 unselektierten Patienten mit Diabetes mellitus in einem Alter zwischen 35 und 45 Jahren sowie bei einem gesunden Vergleichskollektiv von ebenfalls 40 Personen gleichen Alters wurden die F-Wellen-Latenzen am N. medianus, N. ulnaris, N. peronaeus und N. tibialis beider Seiten untersucht. Es wurde versucht, von jedem Nerven 20 F-Wellen-Latenzen nach supramaximaler Reizung unter konstanten Bedingungen zu registrieren. Ferner wurde von jedem Nerven die kürzeste F-Wellen-Latenz bestimmt und die Differenz zu allen übrigen F-Wellen ausgemessen und aus diesen 19 Werten der Mittelwert mit Standardabweichung errechnet (5).

## Ergebnisse

Bei den Gesunden konnten je zweimal vom N. peronaeus und vom N. tibialis keine F-Wellen abgeleitet werden. Bei den Diabetikern konnte vom N. peronaeus 7mal und vom N. tibialis 12mal keine F-Welle registriert werden. Die Ergebnisse sind aus Tabelle 1 ersichtlich. Eine signifikante Differenz ist bei der Untersuchung der Nerven im Bereich der unteren Extremitäten festzustellen.

Wie wir bereits in früheren Untersuchungen zeigen konnten, ist die Bestimmung der F-Wellen-Verteilungskurve hilfreich bei der Feststellung einer subklinischen peripher-neurogenen Läsion. Keiner der von uns untersuchten Diabetiker hatte klinische Zeichen einer Polyneuropathie. Insofern ist die Bestimmung der F-Wellen-Verteilungskurve offensichtlich besonders gut geeignet, subklinische und blande Läsionen bzw. auch beginnende diabetische Polyneuropathien zu verifizieren (1,4).

## Zusammenfassung

Bei 40 Patienten mit Diabetes mellitus ohne klinische Zeichen einer Polyneuropathie wurden 301 periphere Nerven (N. medianus, N. ulnaris, N. peronaeus und N. tibialis) im Vergleich zu 316 Nerven an 40 gesunden Probanden gleichen Alters untersucht. Es wurden je 20 F-Wellen-

Tabelle 1. F-Wellen-Latenzstreuung bei Diabetikern (D) und gesunder Vergleichsgruppe (G). *1 $p < 0,3$; *2 $p < 0,1$; *3 $p < 0,005$

| | n(G) | G | n(D) | D |
|---|---|---|---|---|
| N. medianus | 80 | 1,25 (SD 0,53) | 80 | 1,14 (SD 0,78) *1 |
| N. ulnaris | 80 | 1,38 (SD 0,42) | 80 | 2,91 (SD 0,95) *2 |
| N. peroneus | 78 | 2,08 (SD 0,85) | 73 | 4,27 (SD 1,07) *3 |
| N. tibialis | 78 | 2,16 (SD 0,94) | 68 | 4.97 (SD 1,14) *3 |

Latenzen unter konstanten Bedingungen registriert und die F-Wellenstreuung errechnet. Die F-Wellen-Verteilungskurve war bei den Patienten mit Diabetes mellitus im Vergleich zur gesunden Kontrollgruppe vor allem an den unteren Extremitäten signifikant verändert.

Literatur

1. Argyropoulos CJ, Panayiotopoulos CP, Scarpalezos S, Nastas PE (1979) F-Wave and M-Responses conduction velocity in diabetes mellitus. Electromyogr clin Neurophysiol 19:443-458
2. Franz A, Conrad B (1978) Zum Problem der Früherkennung diskreter Funktionsstörungen peripherer Nerven. Vergleichende Untersuchungen von F-Wellen-Latenz und konventioneller motorischer Nervenleitgeschwindigkeit bei Gesunden und Diabetikern. Z EEG - EMG 9:189-199
3. Kimura J, Yamada T, Stevland ND (1979) Distal slowing of motor nerve conduction velocity in diabetic polyneuropathy. J Neurol Sci 42: 291-302
4. Kountouris D, Milonas I (1981) Neue elektromyographische Aspekte für die Differentialdiagnose der Polyneuropathien. Polyneuropathie-Symposium, Wien 6. und 7. November 1981
5. Panayiotopoulos CP (1979) F chronodispersion. A new electrophysiological method. Muscle & Nerve 2:68-72

# Polyneuropathien des höheren Lebensalters

F. König, B. Neundörfer und D. Kömpf

In der gerontologischen Forschung bestehen wenige Kenntnisse über die Ätiologie der Erkrankungen der peripheren Nerven, da die bisherigen klinischen Studien das Ursachenspektrum der Polyneuropathien unabhängig vom Altersparameter untersucht haben (5,7,11,14).

Unsere teils retrospektiv, teils prospektiv angelegte Untersuchung befaßt sich mit dem klinischen Bild und der Ätiologie von 50 über 60-jährigen Patienten, die in einem Zeitraum von 2 1/2 Jahren wegen eines polyneuropathischen Syndroms stationär aufgenommen wurden.

Zur ätiologischen Abklärung wurden bei allen Patienten folgende Laborparameter erhoben: Blutbild, Serumeiweiß, Calcium, anorgan. Phosphat, Lipide, Gamma-GT, Kreatinin sowie Blutzucker-Tagesprofil bzw. Glucose-Toleranztest. Zur Beurteilung der enteralen Resorption wurde in mehr als 80% ein Xylose- und ein Schilling-Test ohne und mit Intrinsic-Factor durchgeführt. In 32% erfolgten zusätzlich Liquoruntersuchungen, in 22% Prüfungen der Kollagenosefaktoren.

Die klinische Diagnose der Polyneuropathie wurde in 88% durch elektromyographische und elektroneurographische Zusatzuntersuchungen kontrolliert. Bei 22% der Patienten wurde eine Dünndarmbiopsie durchgeführt.

## Ergebnisse

Das Durchschnittsalter der Untersuchungsgruppe betrug 71,9 Jahre, der jüngste Patient war 60, der älteste 86 Jahre alt. Das Zahlenverhältnis Frauen zu Männer war 1,4:1.

Bei Betrachtung der Hauptmanifestationstypen (12) des Polyneuropathiesyndromes fanden wir am häufigsten den symmetrisch-paretischen Typ mit 42%. Einen symmetrischen Verteilungstyp im Sinne der Schwerpunktspolyneuropathie zeigten 32%, einen symmetrisch-sensiblen Typ 26% der Patienten. Der Typ der klassischen Mononeuritis multiplex ließ sich in keinem Fall nachweisen. 5 Patienten hatten zusätzlich einen funikulären Symptomkomplex. Die elektromyographischen und elektroneurographischen Zusatzuntersuchungen zeigten bei 76% der Patienten pathologische Veränderungen, in 66% fanden sich im Elektromyogramm Denervierungszeichen, in 52% konnte eine Verzögerung der Nervenleitgeschwindigkeit im N. peronaeus und/oder N. tibialis nachgewiesen werden.

Die ätiologische Abklärung gelang in 82%. Die Hälfte der Fälle war monocausal bedingt. Bei 11 (22%) dieser Patienten war eine enterale Resorptionsstörung, bei 10 (20%) ein Diabetes mellitus als pathogener Faktor auszumachen. 32% zeigten eine multifaktorielle Genese, 18% blieben ungeklärt.

Betrachtet man die einzelnen ätiologischen Faktoren, so ergeben sich Hinweise auf eine enterale Resorptionsstörung bei 54% der Untersuchten. Eine mangelnde Resorption im proximalen Jejunum zeigte sich in 40% anhand eines pathologischen Xylose-Tests. Als Hinweis auf eine Resorptionsstörung im Ileum fand sich in 30% ein pathologischer Schilling-Test ohne Normalisierungstendenz nach Zugabe von Intrinsic-Factor. Lediglich bei 3 Patienten normalisierte sich ein pathologischer Schilling-Test unter Gabe von Intrinsic-Factor; wir nehmen in diesen Fällen eine gastrisch bedingte Vitamin $B_{12}$-Mangelsituation an. Bei 26% der Patienten war eine Resorptionsminderung sowohl im proximalen als auch im distalen Dünndarm nachweisbar. Weitere 6 Patienten mit pathologischen Resorptionstesten bei gleichzeitig erhöhten Kreatininwerten bleiben hier unberücksichtigt.

Ein Diabetes mellitus lag bei jedem zweiten Patienten vor. 22% der Untersuchten haben einen nicht insulinpflichtigen manifesten, 18% einen insulinpflichtigen, und 10% einen latenten Diabetes mellitus. Alkohol, bewertet an einer Erhöhung der Gamma-GT plus positiver Alkoholanamnese, spielt mit 4% eine geringe und lediglich mitverursachende Rolle. Darüberhinaus handelt es sich in 4 Fällen um eine idiopathische Polyneuritis, Typ LANDRY-GUILLAIN-BARRÉ. Ein Fall wurde im Rahmen einer Panarteriitis nodosa beobachtet.

Vergleicht man die Ergebnisse unserer Untersuchung mit einer Studie der Mannheimer Klinik über die Häufigkeit, Ätiologie und klinische Symptomatologie der Polyneuritiden und Polyneuropathien bei in fünf Jahren stationär aufgenommenen Patienten (9,13), die alle Altersstufen umfaßte, so zeigen sich deutliche Unterschiede (siehe Tabelle 1): Der Alkoholismus ist heute im Vergleich zu früheren Mitteilungen (5,11) mit nahezu 40% der wesentlichste Faktor bei der Entstehung von Polyneuropathien. In der Pathogenese der Alterspolyneuropathie spielt er bisher jedoch nur eine unbedeutende, lediglich mitverursachende Rolle. Der Diabetes mellitus stellt erwartungsgemäß mit 50% einen weit gewichtigeren ätiologischen Faktor der Alterspolyneuropathie dar. Diese Ergebnisse entsprechen den Altersverteilungen der alkohol- bzw. diabetisch bedingten Polyneuropathie (9). Eine enterale Resorptionsstörung ist in 20% als alleinige Ursache der Altersneuropathie auszumachen. Bezieht man jedoch die im höheren Lebensalter sehr viel häufiger vorkommenden multifaktoriell bedingten Formen mit ein, so sind Resorptionsstörungen bei mehr als jedem zweiten Patienten eine mögliche ätiologische Rolle. Auf die Bedeutung der Malabsorption für die Entstehung von Polyneuropathien ist vielfach hingewiesen worden (1,4,8, 14). Sie wird jedoch in den nicht altersbezogenen Studien (5,7,11,13) in weit weniger als 10% als Ursache angeführt. Dabei ist zu fragen, ob der hohe Prozentsatz der Resorptionsstörungen in unserer Studie methodisch bedingt ist (10). Eine Validierung der pathologischen Resorptionsteste durch das typische klinische Bild das Malabsorptionssyndromes mit Steatorrhoe, Gewichtsverlust und Anämie war nur in wenigen Fällen gegeben. Auch ergaben die zusätzlich erhobenen klinisch-chemischen Parameter nur selten eindeutige Hinweise auf das Vorliegen eines generalisierten Malabsorptionssyndromes. Es ist jedoch bekannt, daß beim alten Menschen neben dem allgemeinen Krankheitsgefühl und einer zunehmenden Schwäche die typischen Zeichen der Malabsorption im Hintergrund bleiben (1,6). Daher meinen wir, den Xylose-Test trotz der bekannten methodischen Bedenken als Anzeichen für eine Resorptionsstörungen verwenden zu können, wobei wir wegen der möglichen verzögerten Magenentleerung bei älteren Menschen den 24-Std.-Sammelurin zur Bestimmung der Absorptionsrate benutzen. Gestärkt wird die Annahme einer Malabsorption durch den gleichzeitigen Nachweis einer verminderten Resorption im Jejunum und Ileum in der Hälfte der Fälle. Die erniedrigte $B_{12}$-Aufnahme im Ileum bei Betagten ist von anderen Arbeits-

Tabelle 1. Ätiologien der Polyneuropathien

| Mannheimer Studie (13) | | Lübecker Studie | |
|---|---|---|---|
| Alkoholismus | 39,5% | Malabsorption | 54%* |
| Diabetes mellitus | 14,9% | Diabetes mellitus | 50% |
| unklare Genese | 10,0% | unklare Genese | 18% |
| multifaktorielle Genese | 6,4% | idiopathische Polyradiculoneuritis | 8% |
| idiopathische Polyradiculoneuritis | 5,9% | Alkoholismus | 4% |
| Malabsorption | 1,9% | Panarteriitis nodosa | 2% |
| Miscellanea | 21,4% | | |
| | n = 220 | | 50 |

*Bei Aufaddierung ergeben sich mehr als 100%, da in 32% der Fälle eine multifaktorielle Genese vorliegt.

gruppen nachgewiesen und geht mit einer kontinuierlichen Abnahme des Serum-Vitamin $B_{12}$-Spiegels einher (2). Die in 11 von 27 Fällen erhobenen endoskopischen Befunde bestätigen mit grundsätzlich positiven pathomorphologischen Veränderungen die gefundene Funktionsstörung.

Janzen (4) hat die Polyneuropathie als eine der "Reaktionsformen" des Nervensystems verstanden, bei denen nicht eine lineare Kausalität auszumachen ist, sondern vielfältige Bedingungen die gleichen terminalen Reaktionen hervorrufen können. Demgegenüber stehen Versuche, aus dem klinischen Bild bestimmte differentialtypologische Überlegungen erschließen zu können (3,12). In unserem Krankengut war eine sichere Zuordnung des klinischen Manifestationstypus zur Ätiologie nicht möglich. Auffällig ist jedoch, daß in 14 (87,5%) der Fälle mit asymmetrischem Verteilungstyp ein latenter oder manifester Diabetes mellitus als alleiniger oder Cofaktor nachgewiesen werden konnte.

Zusammenfassend lassen sich aus unserer Untersuchung folgende Schlüsse ziehen: Das Ätiologie-Spektrum der Polyneuropathien mit Erstmanifestation jenseits des 60. Lebensjahres unterscheidet sich deutlich von dem jüngerer Altersstufen. Selbst bei asymmetrischem Verteilungsmuster muß bei Vorliegen eines Diabetes mellitus auch nach weiteren Kausalfaktoren gefahndet werden. Im höheren Lebensalter scheinen vor allem enterale Resorptionsstörungen eine wichtige pathogenetische Rolle zu spielen, wobei deren genauere diagnostische Erfassung weiterer Untersuchungen bedarf.

Literatur

1. Erbslöh F, Abel M, Kohlmeyer K (1969) Der funikuläre Symptomenkomplex als führendes neurologisches Krankheitsbild bei Malabsorption. Med Klin 64:679-688
2. Fuchs P, Pusch HJ, Schramm A, Gerhards W (1981) Das Verhalten der Vitamin-B-12-Resorption bei Betagten unter Berücksichtigung hämatologischer Parameter. Münch Med Wschr 123:1634-1636
3. Gibbels E (1980) Tabellarische Anleitung zur Differentialdiagnose der Polyneuropathien. Fortschr Neurol Psychiat 48:31-66

4. Janzen R (1964) Nervensystem und Resorptionsstörungen (Malabsorption). Dtsch med Wschr 89:269-301
5. Janzen R, Balzereit F (1966) Über unsere Erfahrungen bei Polyneuropathien. Internist 7:146-157
6. Kachel G, Ruppin H (1982) Altersbedingte Malabsorptionserscheinungen. Z Gerontol 15:107-112
7. Kaeser H (1969) Polyneuropathien. Schweiz med Wschr 99:1478-1483
8. Kayser-Gatchalian MC, Neundörfer B (1977) Peripheral Neuropathy with Vitamin-B-12-deficiency. J Neurol 214:183-193
9. Kuhn H (1978) Häufigkeit und klinische Symptomatologie der Polyneuritiden und Polyneuropathien. Inaugural-Dissertation, Mannheim
10. Mayersohn M (1982) The "Xylose-Test" to Assess Gastrointestinal Absorption in the Elderly: A Pharmacokinetic evaluation of the Literature. J Gerontol 37:300-305
11. Mumenthaler M (1964) Polyneuropathien. Praxis 20:678-686
12. Neundörfer B (1973) Differentialtypologie der Polyneuritiden und Polyneuropathien. Springer, Berlin Heidelberg New York
13. Neundörfer B (1978) Zur Klinik der Polyneuritiden. Therapiewoche 28:4881-4894
14. Noelle H (1967) Polyneuropathie als Spät- und Frühkomplikation des Malabsorptionssyndroms. Med Klin 62:1984-1986

# Engpaßsyndrome und Neuropathien

A. Movassaghi, E. Müller und J. Haan

## Einleitung

Engpaßsyndrome werden immer häufiger diagnostiziert und einer operativen Kausaltherapie zugeführt. Als diagnostische Kriterien dienen meistens neurologisch umschriebene und gegebenenfalls auch der elektrodiagnostische Nachweis von Denervierungszeichen mit aber auch ohne Leitungsbeeinträchtigung des betroffenen Nerven an der Engpaßstelle.

Da die postoperativen Ergebnisse nicht immer befriedigend sind, wurde die Frage untersucht, ob Engpaßsyndrome nur als eine örtliche Läsion des Nerven zu betrachten sind oder ob sie auch im Zusammenhang mit generalisierten neuralen Prozessen beurteilt werden sollen.

## Kasuistik

Die Kasuistik umfaßt 6 Fälle von Karpaltunnelsyndromen, 3 Fälle von Tarsaltunnelsyndromen und 2 Fälle mit subakuten einseitigen Peronaeusparesen, die alle in einem Zeitraum von 6 Monaten in unsere Poliklinik kamen.

Sie wurden alle ambulant neurologisch und elektrodiagnostisch untersucht. Bei der Elektroneurographie wurden motorische und sensible Nervleitgeschwindigkeiten der Arm- und Beinnerven und die distalen Überleitungszeiten gemessen. Bei den intramuskulären elektromyographischen Ableitungen wurden polysegmentär die proximalen und distalen Muskeln beider Extremitäten erfaßt. Die Beurteilung der Ergebnisse erfolgte nach den üblichen quantitativen EMG-Kriterien.

## Ergebnisse

A. Die Karpaltunnelsyndrome boten bei der klinischen Untersuchung folgenden Befund:

1. In 4 Fällen bestanden keinerlei neurologische Ausfälle. Im Vordergrund der Symptome standen Schmerzen im Medianusversorgungsbereich der Hand mit Ausstrahlung in den Unterarm.

2. In zwei Fällen fanden sich leichte Paresen und Sensibilitätsstörungen im Thenarbereich. Myatrophien lagen nicht vor.

Die terminalen Überleitungszeiten der Medianusnerven lagen auf der betroffenen Seite im Normbereich und zeigten im Vergleich zur Gegenseite keine Abweichungen.

Die motorischen und sensiblen Leitgeschwindigkeiten der Medianus- und Ulnarisnerven beider Arme waren normal. Die motorische Leitgeschwindigkeit der Peronaeusnerven beider Beine war ebenfalls nicht verlangsamt.

Im Nadel-EMG der Thenarmuskeln der betroffenen Seite fanden sich keinerlei aktuelle Denervierungszeichen. Es bestand keine Spontanaktivität und die motorischen Einheiten waren nicht rarifiziert.

B. Bei den Tarsaltunnelsyndromen ergab die neurologische Untersuchung leichte Sensibilitätsstörungen am Fußrand und an den Zehen. Paresen oder Myatrophien lagen nicht vor. Auch hier standen Schmerzen im Bereich des Fußes mit Ausstrahlung in den Unterschenkel im Vordergrund der Symptomatik. Die terminalen Überleitungszeiten der Tibialisnerven waren nicht verlängert. Die motorische Leitgeschwindigkeit der Tibialis- und Peronaeusnerven lagen im Normbereich.

Im Nadel-EMG der Fußmuskeln fanden sich keine aktuellen Denervierungszeichen.

C. Die Peronaeusparesen waren subakut und einseitig aufgetreten. Eine traumatische Genese lag nicht vor. Neurologisch bestanden deutliche Paresen aller vom Nervus Peronaeus versorgten Muskeln. Die Sensibilität war ebenfalls für Berührung und Schmerz gestört. Myatrophien lagen nicht vor.

Eine Leitungsverzögerung der Peronaeusnerven im Kniebereich war elektrodiagnostisch nicht nachweisbar.

Die motorische Leitgeschwindigkeit des Nervens war normal. Die motorische NLG anderer Bein- und Armnerven waren ebenfalls nicht verlangsamt.

Im Nadel-EMG der vom Nervus Peronaeus versorgten Muskeln fanden sich Spontanaktivität und eine deutliche Lichtung des Interferenzmusters.

Die stationär durchgeführten Untersuchungen, die in einem Fall der Peronaeusparesen möglich waren, ergaben keinerlei Hinweise auf das Vorliegen einer lumbalen Diskopathie.

Die Paresen bildeten sich unter der medikamentösen und physikalischen Therapie relativ rasch zurück.

D. In allen bei der Kasuistik aufgeführten Fällen zeigte das Nadel-EMG der untersuchten Muskeln beider Extremitäten deutliche neurogene Umbauzeichen mäßigen bis schweren Grades. Der Anteil der polyphasischen Potentiale war auffallend erhöht. Die Potentiale waren hochgespannt und verbreitert und zeigten damit einen chronisch verlaufenden Reinervationsprozeß an.

## Besprechung der Ergebnisse

Engpaßsyndrome sind immer ernstzunehmende Krankheitsbilder, die beim Vorliegen von neurologischen Ausfällen einer operativen Indikationsstellung bedürfen. Dabei ist der elektrodiagnostische Nachweis einer örtlichen Kompression des betroffenen Nerven ein entscheidendes Kriterium.

Wie Kasuistik zeigt, gibt es nun Engpaßsyndrome, bei denen eine Leitungsstörung des peripheren Nervens an der Engpaßstelle nicht nachzuweisen ist. Die klinische Symptomatik jedoch weist eindeutig daraufhin, daß auch in diesen Fällen eine örtliche Mechanopathie vorliegen muß. Darüberhinaus zeigen die elektromyographisch in allen untersuchten Muskeln beider Extremitäten nachweisbaren neurogenen Umbauzeichen, daß in den geschilderten Fällen gleichzeitig eine generalisierte Neuropathie besteht, die ohne Beeinträchtigung der sensomotorischen Leitfunktion abläuft. Obwohl nur in einem Fall eine alkoholtoxische Genese wahrscheinlich gemacht werden konnte, ist die Vermutung berechtigt, daß es sich in all diesen Fällen um eine "axonale Polyneuropathie" handelt, die bis zum Auftreten der Engpaßsymptomatik subklinisch verlaufen ist. Demnach dürften diese Engpaßsyndrome als die ersten klinischen Symptome einer überregionalen oder generalisierten Neuropathie interpretiert werden.

Weitere Untersuchungen sollen diese vorläufige Mitteilung ergänzen. Im Vordergrund des Interesses steht die Frage nach den Zusammenhängen zwischen generalisierten neuralen Prozessen und atraumatischen umschriebenen Läsionen peripherer Nerven.

## Zusammenfassung

Engpaßsyndrome haben immer mehr an diagnostischer Bedeutung gewonnen, weil sie Dank besserer operativer Techniken einer Kausaltherapie zugeführt werden können. Prognostisch wichtig ist dabei der sichere Nachweis einer örtlich umschriebenen Läsion des peripheren Nerven. Hierzu trägt die moderne Elektrodiagnostik wesentlich bei, die aber auch nicht selten als Grundkrankheit einen generalisierten oder überregionalen neuralen Prozeß aufdeckt.

In der Kasuistik werden Karpal- und Tarsaltunnel-Syndrome und isolierte einseitige Peronaeusparesen vorgestellt, die belegen sollen, daß es Engpaßsyndrome gibt, die als Ausdruck der gesteigerten neuralen Vulnerabilität die ersten Symptome einer subklinischen Polyneuropathie oder eines radikulären Syndroms darstellen.

## Literatur

Bodechtel G (1974) Differentialdiagnose neurologischer Krankheitsbilder. Thieme, Stuttgart New York

Mumenthaler M, Schliack H (1982) Läsionen peripherer Nerven. Thieme, Stuttgart New York

Neundörfer B (1973) Differentialtypologie der Polyneuritiden und Polyneuropathien. Schriftenreihe Neurologie Bd 11. Springer, Berlin Heidelberg New York

# Laryngeus superior Neuralgie

D. Schmidt

Der Nervus laryngeus superior zieht als Ast des Nervus vagus vom unteren Pol des Ganglion inferius medial von der Carotis interna zur Membrana thyreohyoidea und teilt sich in den motorischen Ramus externus, der den äußeren Kehlkopfmuskel, M. cricothyreoideus und den unteren Schlundschnürer versorgt, und den sensiblen Ramus internus. Dieser durchbohrt die Membrana thyreohyoidea, gelangt in den Sinus piriformis und versorgt sensibel von hier aus die Schleimhaut der Epiglottis bis zum Zungengrund und das Innere des Kehlkopfes bis zur Stimmritze (2).

Innerhalb der letzten 2 Jahre sahen wir drei Patienten mit Schmerzattacken in der seitlichen Halsregion mit dem punctum maximum und einem Triggerpunkt dort, wo der Ramus internus in die Membrana thyreohyoidea eintritt. Daher lag es nahe, an die sehr seltene Neuralgie des Nervus laryngeus superior zu denken. Da die Neuralgie mit Carbamazepin gut behandelt werden kann und bei Pharmakoresistenz eine Durchtrennung des Nerven in Frage kommt, ist dieses seltene Syndrom auch für den Neurologen von Interesse. Im folgenden werden kurz die Krankengeschichten von drei Patienten zusammengefaßt.

Fall 1

Ein 46-jähriger türkischer Mechaniker stellte sich im November 1980 vor mit sekundendauernden Schmerzattacken in der rechten Halsseite mit punctum maximum über der Membrana thyreohyoidea, wo die Schmerzen auch im Juni begannen. Sie treten "wie ein Schlag mit dem Hammer" vorzugsweise nachts in Serien auf, die bis zu 9 Stunden dauern. Bei schweren Attacken strahlen die Schmerzen zum Ohr und hinter das Ohr aus. Gehörgang, Innenohr, Gesicht, Rachen und Zunge sind ausgespart. Druck auf die Membrana thyreohyoidea löst Schmerzattacken aus, während Mund- oder Zungenbewegungen oder Berührung der Tonsillen niemals Schmerzen auslösen. Das längste schmerzfreie Intervall betrug eine Woche. Die Krankengeschichte war bis zu dieser Erkrankung unauffällig. Der Patient wurden wegen der Schmerzen zweimal unter dem Verdacht auf einen Speichelstein operiert und es wurden ihm vergeblich zwei Zähne gezogen. Eine ausführliche hals-nasen-ohrenärztliche Untersuchung ergab keinen pathologischen Befund, so daß eine idiopathische Laryngeus superior Neuralgie anzunehmen war. Der Patient erhielt täglich 1000 mg Carbamazepin. Bei Plasmakonzentrationen von 7,5 µg/ml war er schmerzfrei, klagte aber über Schwindel und Doppelbilder. Wegen der Pharmakoresistenz haben wir dem Patienten eine Durchtrennung des Nerven vorgeschlagen. Am 9.3. 1981 wurde nach einem Hautschnitt zwischen Kehlkopf und Zungenbein der Nervus laryngeus superior rechts am Oberrand des Kehlkopfes im Bereich der Membrana thyreohyoidea aufgesucht, durchtrennt und mit dem Bipolator verkocht (Prof. Kazner).

Der Patient ist seither bis zum September 1982 ohne Medikamente schmerzfrei.

Diagnose: Idiopathische Laryngeus superior Neuralgie rechts.

Fall 2

Die 59-jährige Patientin hat seit 8 Jahren 1-2mal jährlich rezidivierende teils dumpf-drückende, teils stechende, Stunden bis Tage anhaltende Dauerschmerzen im seitlichen Halsdreieck, die durch Druck auf den Durchtrittspunkt des Nervus laryngeus superior und durch lautes Sprechen ausgelöst werden können. Dort ist auch der Schmerz am stärksten, der gelegentlich in den Kehlkopf und bis zum Schlüsselbein ausstrahlt. Der Schmerz ist mäßig, die Patientin kann ihn aushalten. Die neurologische und hals-nasen-ohrenärztliche Untersuchung ergeben einen unauffälligen Befund. Eine Behandlung mit Carbamazepin lehnt die Patientin ab.

Diagnose: Idiopathische Laryngeus superior Neuralgie links.

Fall 3

Der 46-jährige Bauleiter klagt erstmals im März 1981 etwa alle 2 Wochen über Stunden bis Tage anhaltende ziehende Dauerschmerzen, die von der Gegend der linken Membrana thyreohyoidea, wo sie am stärksten sind, zum Kieferwinkel ausstrahlen. Der Schmerz gleicht dem einer offenen brennenden Wunde. Auslöser kennt er nicht. Eine ausführliche neurologische und hals-nasen-ohrenärztliche Untersuchung ergibt Normalbefunde. Ein Monat vorher trat erstmals eine Glossopharyngeus Neuralgie auf mit Schmerzen in der linken hinteren Rachenwand, die in den rachennahen Zungenoberrand ausstrahlen und durch Tonsillenberührung auslösbar sind. Der Schmerz im seitlichen Halsdreieck, der zunächst auch isoliert auftrat, ist seit einigen Monaten stets zusammen mit der Glossopharyngeus Neuralgie aufgetreten, die mittlerweile auch die stärkeren Schmerzen verursacht. Carbamazepin unterbricht den Schmerz im Bereich des N. laryngeus superior und des N. glossopharyngeus, wird aber von dem Patienten wegen seiner Nebenwirkungen nicht regelmäßig eingenommen.

Diagnose: Glossopharyngeus-Vagus Neuralgie mit Beteiligung des N. laryngeus superior.

## Diskussion

Der in Attacken auftretende Schmerz, die Lokalisation, die Auslösung am Eintrittspunkt des Nerven in die Membrana thyreohyoidea sowie die Kupierung der Schmerzen durch Carbamazepin oder die Durchtrennung des Nerven (Fall 1) rechtfertigen die Diagnose einer Neuralgie des Nervus laryngeus superior, die zuerst von Avellis (1) in der Jahrhundertwende beschrieben wurde. Die Neuralgie ist meist einseitig, wenn auch ein beidseitiges Auftreten kürzlich belegt wurde (3). Ohne Anhalt für eine zugrundeliegende Erkrankung handelt es sich in allen drei Fällen um eine idiopathische Neuralgie.

Die Differentialdiagnose umfaßt symptomatische Neuralgien infolge entzündlicher, speziell tuberkulöser und karzinomatöser Erkrankungen des Kehlkopfes oder laryngeale Krisen bei Tabes dorsalis, wofür bei unseren Patienten nichts spricht. Neuralgien anderer Nerven sind im Fall 1 und 2 leicht auszuschließen. Da der Schmerz niemals oberhalb des Unterkiefers auftrat, kommt eine Trigeminus Neuralgie nicht in Frage. Gegen eine Glossopharyngeus Neuralgie spricht im Fall 1 und 2, daß der Rachen, die Tonsillen sowie die Zunge von Schmerzen verschont blieben und Tonsillenberührung nicht schmerzauslösend war. Im Fall 3 hingegen trat die Laryngeus Neuralgie zunächst isoliert und dann zusammen mit einer Glossopharyngeus Neuralgie auf. Die Trennung beider Neuralgien ist in unserem Fall aufgrund der Variabilität der Symptome schwierig. Beschrieben ist ein Übergreifen der Schmerzen über die Grenzen der sensiblen Versorgung des Nervus glossopharyngeus hinweg in das Ausbreitungsgebiet des N.

vagus in Kehlkopf, Kieferwinkel, und den Hals (4,7). Dies ist ein Argument, bei der intrakraniellen Durchschneidung des N. glossopharyngeus auch die oberen Vagus-Wurzeln mit zu durchtrennen, um den Erfolg der operativen Behandlung zu erhöhen (7). Eine weitere Erklärung für das gemeinsame Auftreten beider Neuralgien gaben kürzlich Morales und Mitarbeiter (6), die zeigten, daß bei ihrem Patienten sowohl der N. glossopharyngeus wie auch der N. vagus durch eine geschlängelte Vertebralarterie gemeinsam komprimiert wurden.

Seltener wird eine Differentialdiagnose zur Hunt'schen Neuralgie schwerfallen, da zwar die Schmerzen bei der N. laryngeus superior Neuralgie zum Ohr ausstrahlen, nicht aber im Gehörgang oder im Innenohr am intensivsten sind.

Falls die Behandlung der Laryngeus superior Neuralgie mit Carbamazepin (3) nicht erfolgreich ist, kann eine Durchtrennung des Nerven rasch und dauerhaft Schmerzfreiheit erzielen - wie von Echols und Maxwell (5) vorgeschlagen.

## Zusammenfassung

Drei Patienten mit Schmerzattacken in der seitlichen Halsregion zwischen dem Schilddrüsenknorpel und dem Kieferwinkel zeigen bei unauffälligem neurologischen Befund einen Triggerpunkt in der Membrana thyreohyoidea. Da der Ramus internus des Nervus laryngeus superior als Ast des Nervus vagus durch die Membrana thyreohyoidea in den Larynx gelangt, um diesen mit sensiblen Fasern zu versorgen, ergab sich der Verdacht auf eine Neuralgie des Nervus laryngeus superior. Eine symptomatische Neuralgie wurde durch hals-nasen-ohrenärztliche Untersuchung ausgeschlossen. Zwei Patienten wurden mit einer Carbamazepintherapie schmerzfrei. Ein Patient wurde erst nach Durchtrennung des Nerven an seiner (verengten) Durchtrittsstelle durch die Membrana thyreohyoidea beschwerdefrei. Die unterschiedliche Lokalisation der Schmerzen und der Triggerpunkte grenzt die Laryngeus superior Neuralgie von der Trigeminus- und der Glossopharyngeus-Neuralgie ab, wenn auch in einem Fall eine Glossopharyngeus Neuralgie mit Schmerzausstrahlung in den Bereich des Nervus laryngeus superior auftrat.

## Literatur

1. Avellis G (1900) Typische Form von Kehlkopfneuralgie. Münch Med Wschr 47:1592-1594
2. Benninghoff/Goerttler (1975) Lehrbuch der Anatomie des Menschen. 9. Aufl, Bd III Nervensystem, Haut und Sinnesorgane. Urban & Schwarzenberg, München Berlin Wien
3. Brownstone PK, Ballenger JJ, Vick NA (1980) Bilateral superior laryngeal neuralgia. Its successful treatment with carbamazepine. Arch Neurol 37:525-527
4. Crue BL, Todd EM (1968) Vagal neuralgia. Handbook of Clinical Neurology. Vinken PJ, Bruyn GW (eds) Bd V, North-Holland Publishing Company, Amsterdam, pp 362-367
5. Echols DH, Maxwell JH (1934) Superior laryngeal neuralgia relieved by operation. J Amer Med Ass 103:2027-2028
6. Morales F, Albert P, Alberca R, de Valle B, Narros A (1977) Glossopharyngeal and vagal neuralgia secondary to vascular compression of the nerves. Surg Neurol 8:431-433
7. Rushton JG, Stevens JC, Miller RH (1981) Glossopharyngeal (vagoglossopharyngeal) neuralgia. A study of 217 cases. Arch Neurol 38:201-205
8. Schmidt D, Strutz I (1981) Superior laryngeal neuralgia. J Neurol 225:223-225

# XVII. Die craniale Computertomographie bei Stoffwechselstörungen und Affektionen der hinteren Schädelgrube

# Spätmanifeste metachromatische Leukodystrophie – Korrelation klinischer, biochemischer und computertomographischer Befunde

D. Seidel und H. I. Schipper

In den letzten Jahren findet man in der neurologischen Literatur häufiger Mitteilungen über Patienten im Jugend- und Erwachsenenalter mit einer progredienten neurologischen oder neurologisch-psychiatrischen Symptomatik, bei denen als Ursache ein angeborener Enzymdefekt des Sphingolipidstoffwechsels aufgedeckt wurde (8).

Obwohl der hohe Lipidanteil des Gehirns an sich schon eine biochemische Besonderheit darstellt, ist der hohe Anteil an Sphingolipiden v.a. in der weißen Substanz bemerkenswert. Die Unterschiede im Verteilungsmuster der Sphingolipide innerhalb der weißen und grauen Hirnsubstanz lassen grob eine Einteilung in Sphingolipidosen mit primär neuronaler Speicherung und Sphingolipidosen mit primär abnormer Myelinzusammensetzung zu.

Bezüglich der Sphingolipidosen mit bevorzugtem Befall der Markscheiden steht die *metachromatische Leukodystrophie* (MLD) bezüglich der Häufigkeit ganz im Vordergrund. Der Erkrankung liegt durch den Ausfall einer Sulfatase eine pathologische Sulfatid-Speicherung im ZNS zugrunde. Ihren Namen hat sie durch den Nachweis metachromatischer Granula nach Anfärbung – hier eines Nervus suralis – mit Kresylviolett. Etwa zwei Drittel aller MLD-Fälle manifestieren sich vor dem 3. Lebensjahr (infantile und spätinfantile Form), das verbleibende Drittel kann sich jenseits davon bis in das 5. Lebensjahrzehnt manifestieren, hierbei sind auffällig die protrahierten Krankheitsverläufe mit einer durchschnittlichen Krankheitsdauer von etwa 10 - 12 Jahren.

Die Klinik verläuft uncharakteristisch. Gelingt die Diagnose nicht zufällig oder intuitiv, ist zunächst eine Fehldiagnose die Regel, wie eine Zusammenstellung häufiger MLD-Fehldiagnosen aus der Literatur zeigt. Durch genaue Beobachtung einer Vielzahl spätmanifester MLD-Fälle im Längsschnitt zeigt sich immer wieder, daß regelmäßig ein frühdementiver progredienter Abbau auftritt, der sehr oft ohne Diagnosestellung zu einer vorzeitigen Pflegeheimeinweisung führt.

Die Initial-Symptome entsprechen häufig einem *frontalen hirnlokalen Psychosyndrom* mit oft auch affektiven Störungen, weswegen wiederholt als initiale Fehldiagnosen frontale Hirntumoren aber auch endogene Psychosen (3, 5) im Schrifttum auftauchen. Wir konnten an den von uns auch autoptisch-biochemisch untersuchten spätmanifesten MLD-Fällen zeigen (10), daß die pathologische Sulfatid-*Speicherung* tatsächlich vornehmlich zunächst die *frontalen Anteile der tiefen Marklager* befällt, wohingegen tiefere hirnstammnahe Anteile auch in den fortgeschrittenen Fällen weitgehend ausgespart bleiben. So wiesen die dünnschichtchromatographisch getrennten Sphingolipide aus dem frontalen Marklager einer mit 46 Jahren verstorbenen MLD-Patientin etwa 5-fach höhere Sulfatid-Anteile gegenüber etwa gleichalten Kontrollen auf.

Die vornehmlich und initial beginnende frontale pathologische Sulfatidspeicherung mit nachfolgender Marklagerdegeneration korreliert eng zur Klinik, die, wie erwähnt, mit psychopathologischen Auffälligkeiten beginnt, gefolgt von koordinativen Störungen im Sinne einer frontalen Dystaxie und Dysbasie, später von pyramidalen und extrapyramidalen Ausfällen. Parallel dazu verläuft ein unaufhaltsam progredienter dementiver Abbau. Zentrale vegetative Funktionen blieben bis zuletzt unbeeinträchtigt.

Aufgrund computertomographischer Befunde unserer MLD-Patienten konnten wir zeigen, daß tatsächlich in einem praeklinischen Stadium bereits bifrontale Marklagerdegenerationen nachweisbar sind, die sich im Falle einer klinisch eben beginnenden MLD auf das Centrum semiovale ausdehnen und die in den folgenden 2 Fällen mit bereits fortgeschrittenen Manifestationen als frontal betonter ausgeprägter hirnatrophischer Prozeß nachweisbar sind. In besonders ausgeprägter Form ließ sich dies an einem CT einer jetzt 15-jährigen Patientin zeigen, die vor wenigen Jahren erkrankt, jetzt nahezu blind, mit Tetraspastik und Tetrarigor, hochgradig dement von den Eltern zu Hause gepflegt wird.

Im Gegensatz zu den von uns gezeigten Befunden beziehen sich die wenigen in der Literatur mitgeteilten Computertomogramme bei MLD nach unserer Kenntnis vorzugsweise auf klinisch bereits fortgeschrittene spätinfantile Verlaufsformen (Krankheitsbeginn vor dem 3. Lebensjahr), der Krankheitsbeginn der von uns hier mitgeteilten spätmanifesten Fälle lag zwischen dem 2. und 5. Lebensjahrzehnt. Jedoch zeigen diese in der Literatur mitgeteilten klinisch rasch progredienten Frühfälle der MLD ebenfalls frontal betonte Marklagerdegenerationen (1, 2, 4, 9).

Wir empfehlen daher bei allen frühdementiven Abbauprozessen und diagnostisch nicht sicher einzuordnenden komplexen neurologischen Ausfallssyndromen auch an das Vorliegen einer spätmanifesten Sphingolipidose zu denken.

Die Diagnosestellung gelingt heute in fast allen Fällen durch den in-vitro-Nachweis verminderter Enzymaktivitäten im Urin, Leukozyten oder Hautfibroblasten (7). Zusätzlich kann der Nachweis der pathologischen Sulfatid-Speicherung bei der MLD z.B. im Urinsediment histochemisch oder quantitativ biochemisch geführt werden (6). An apparativer Zusatzdiagnostik sind wie an den eben gezeigten Beispielen die Computertomographie oder die Bestimmung der verzögerten Latenzzeiten bei Messung optisch evozierter Potentiale sinnvoll, nicht zur Diagnosestellung, sondern zur Objektivierung des Ausmaßes der Schädigung im ZNS. In früheren Falldarstellungen wird auf die Polyneuropathie als Frühsymptom v.a. der MLD hingewiesen. Dies konnten wir an unseren Fällen in der Mehrzahl nicht bestätigen, allerdings darauf hinweisen, daß schon lange vor Manifestwerden einer klinischen Polyneuropathie nahezu MLD-spezifische lysosomale Einschlußkörperchen elektronenoptisch im untersuchten Nervus suralis nachweisbar werden, so daß die Suralis-Biopsie in allen Fällen einer Sphingolipidose mit Myelindegeneration die vorhandenen Methoden ergänzt. So fanden wir bei einer 20-jährigen MLD-Patientin, bevor klinisch oder neurophysiologisch eine Polyneuropathie nachweisbar war, bereits elektronenoptisch in den Schwann'schen Zellen intralysosomale MLD-spezifische lamellierte Einschlüsse, entweder in Prismen-Anordnung oder in konzentrisch lamellierter, tuffsteinähnlicher Formation (11).

*Zusammenfassend* zeigt die Korrelation klinischer, biochemischer und computertomographischer Befunde in verschiedenen Krankheitsstadien der spätmanifesten metachromatischen Leukodystrophie, daß die Entmarkung offensichtlich in den frontalen Marklagern beginnt, – ja bereits im praeklinischen Stadium nachweisbar ist.

Hierdurch wird die Vermutung belegt, daß sich die Sulfatid-Speicherung mit sekundärer Entmarkung in Regionen mit erhöhtem Lipid-turnover – also den entwicklungsgeschichtlich jüngeren Gehirnanteilen – zuerst manifestiert, der Hirnstamm dagegen weitgehend ausgespart bleibt.

Literatur


1. Buonanno FS, Ball MR, Laster DW, Moody DM, McLean WT (1978) Computed tomography in late-infantile metachromatic leukodystrophy. Ann Neurol 4:43-46
2. Heinz ER, Drayer BP, Haenggeli CA, Painter MJ, Crumrine P (1979) Computed tomography in white-matter disease. Radiology 130:371-378
3. Kothbauer P, Jellinger K, Gross H, Molzer B, Bernheimer H (1977) Adulte metachromatische Leukodystrophie unter dem Bild einer schizophrenen Psychose. Arch Psychiatr Nervenkr 224:379-387
4. Kotlarek F, Zeumer H (1979) Computertomographische Befunde bei neurodegenerativen Erkrankungen im Kindesalter. Monatsschr Kinderheilk 127:566-569
5. Manowitz P, Kling A, Kohn H (1978) Clinical course of adult metachromatic leukodystrophy presenting as schizophrenia. J Nerv Ment Dis 166:500-506
6. Pilz H, Heipertz R (1975) Differentialdiagnose angeborener Lipidosen durch Lipidanalysen von Körperflüssigkeiten, Biopsie- und Autopsiegewebe. Fortschr Neurol Psychiatr 43:602-627
7. Pilz H, Heipertz R, Seidel D (1978) Klinische, praeklinische und praenatale Diagnose angeborener Sphingolipidosen durch Bestimmung lysosomaler Hydrolasen. Fortschr Neurol Psychiatr 46:207-221
8. Pilz H, Heipertz R, Seidel D (1979) Diagnostisches Vorgehen bei Patienten mit Verdacht auf Vorliegen einer spätmanifesten Sphingolipidose oder verwandten Krankheit und neurologisch-psychiatrischer Symptomatik. Nervenarzt 50:749-761
9. Procopis PG (1979) Computerised tomography in the leukodystrophies. Clin Exp Neurol 16:309-313
10. Seidel D, Heipertz R, Goebel HH, Duensing I, Pilz H (1980) Adult metachromatic leukodystrophy. III. Clinical course, final stages and first biochemical results. Eur Neurol 19:288-293
11. Seidel D, Goebel HH, Scholz W (1981) Late-onset metachromatic leukodystrophy: diagnostic problems elucidated by a case report. J Neurol 226:119-124

# Zur Klinik und Nomenklatur des Hypo- und Pseudohypoparathyreoidismus

P. Krauseneck

Hypo- (HP) und Pseudohypoparathyreoidismus (PHP) können gleichartige klinische Bilder hervorrufen, unterscheiden sich aber grundsätzlich in der Pathogenese. Beim HP wird zu wenig Parathormon (PTH) gebildet, wobei beim idiopathischen HP eine angeborene, ischämische oder möglicherweise autoimmun bedingte Unterfunktion, bzw. Hypoplasie der Nebenschilddrüsen vorliegt, während beim parathyreopriven HP nach ausgedehnten Halsoperationen oder Bestrahlung zu wenig funktionsfähiges Nebenschilddrüsengewebe für eine ausreichende Hormonproduktion übriggeblieben ist.

Zu diesen Krankheitsformen sei als Besonderheit nur angemerkt, daß beim idiopathischen HP auch einzelne Skelettanomalien des PHP vorkommen können (7, 9) und daß sich beim parathyreopriven HP auch schleichend ein schweres Siechtum mit massiven symmetrischen Stammganglienverkalkungen (SSGV) entwickeln kann, ohne daß die charakteristischen epileptischen Anfälle auftreten (6).

Beim PHP liegt eine PTH-Resistenz zugrunde, bei der zwar ausreichend oder überschießend PTH gebildet wird, aber in der Niere, bzw. am Knochen keine adäquate Antwort erfolgt. Während ursprünglich für die Diagnose eines PHP auch charakteristische Skelettanomalien gefordert wurden (1), erkannte man in der Folge, daß PTH-Resistenz und die Skelettanomalien der Albright'schen hereditären Osteodystrophie (AHO) auch unabhängig voneinander auftreten können, ja, daß sie nur in losem Zusammenhang stehen.

Die weitere Spezifizierung der PTH-Resistenz durch Chase et al. 1969 (3) mit der Beschreibung des Ausbleibens der cAMP-Antwort im Urin auf Parathyreoideaextrakt (PTE) machte bald die Unterscheidung eines PHP Typ I, bei dem die cAMP-Antwort ausbleibt, von einem Typ II, bei dem lediglich die Phosphatantwort ausbleibt, möglich (4). Seit der Bestätigung dieser Befunde gelten zwei genetische Sub-Typen des PHP als gesichert. Neueste Untersuchungen des N-Fragmentes (Copulin) im Adenylcyclase-System (2, 5, 8) deuten daraufhin, daß es beim PHP Typ I weitere Sub-Typen gibt.

Der Pseudopseudohypoparathyreoidismus (PPHP) andererseits ist nicht als weitere genetische Variante anzusehen. Der mehrdeutig verwendete Begriff dient lediglich der Verwirrung und sollte zugunsten einer strikten Trennung von Patienten mit PTH-Resistenz (= PHP) und Patienten ohne PTH-Resistenz mit Skelettauffälligkeiten (= AHO, Brachydaktylie, o.a.) endgültig aufgegeben werden.

Diese Unterscheidung bereitet allerdings bisher noch gelegentlich Schwierigkeiten, da die PTH-Resistenz meist nur partiell ist. Subklinische, bzw. latente Formen sind offensichtlich häufig. Nach unseren Untersuchungen schließen normale Serumwerte von Calcium, Phosphat und

PTH eine partielle PTH-Resistenz nicht aus, so daß ohne aufwendige Diagnostik inklusive der mit Fehlerquellen behafteten PTE-Belastung begriffliche Klarkeit nicht erreicht werden kann.

Wir haben anhand eines Screening-Programmes, dessen wichtigster Punkt die SSGV ("Morbus Fahr") waren, 32 Patienten mit Calcium-Stoffwechselstörungen identifiziert. 20 Patienten hiervon hatten eindeutig Störungen der Nebenschilddrüsenfunktion. Von diesen wiesen 15 Patienten eine PHP auf, deren klinische Symptomatik in Tabelle 1 dargestellt ist. 8 konnten als PHP Typ I, 5 als Typ II klassifiziert werden. Bei 2 Patienten konnte der Sub-Typ nicht weiter abgeklärt werden.

Der Verzicht auf die Einordnung als PPHP und die Ausschaltung von Fehlerquellen für die Typisierung (Vitamin D-Mangel, Hypomagnesieämie, ausgeprägte Hypocalcämie) führte zu einer recht einheitlichen Gruppe von PHP Typ II-Patienten, die sich von Typ I-Patienten durch folgende Charakteristika abhob:

1. Späte Manifestation (im Mittel mit 48, 4 Jahren, im Gegensatz zu 16, 8 Jahren bei Typ I).
2. Deutlich erhöhte basale Ausscheidungen von anorganischem Phosphat im Urin im Vergleich zu Typ I- und Normalpatienten.
3. Allenfalls gering erhöhte PTH-Spiegel (nur bei 1 von 5 Patienten; bei Typ I bei 5 von 8 Patienten).
4. Normale oder intermittierend geringfügig erniedrigte Calcium-Spiegel im Serum, im Gegensatz zu schweren Hypocalcämien bei 4 von 8 Typ I-Patienten.
5. Häufig SSGV (bei allen 5 Patienten, bei Typ I nur in 4 von 8).
6. Selten epileptische Anfälle (fraglich bei 1 Patient, aber bei 4 von 8 Typ I-Patienten).
7. Selten typische Skelettanomalien (nur bei 1 von 5; bei Typ I bei 4 von 8).
8. Tendenziell blander, symptomarmer Verlauf, der aber dennoch zu schweren Ausfällen führen kann.
9. Unspezifische Knochenmarksreaktion (bei allen 5 Patienten; hingegen Knochenmarksuntersuchungen bei 3 Typ I-Patienten unauffällig).

Der relativ geringfügige biochemische Defekt einer unvollständigen intrazellulären Antwort auf den "second messenger" cAMP führt bei den Typ II-Patienten in der Regel nur unter besonderen Belastungen zu einer Hypocalcämie mit nachfolgender verstärkter PTH-Sekretion (vgl. 6). Dies kann als Erklärung für den schleichenden Verlauf und die nur gelegentlich pathologischen Serumparameter herangezogen werden.

Die SSGV variieren in unserem Krankengut bei beiden Sub-Typen des PHP ganz unsystematisch, sowohl was das Ausmaß, als auch was die Bevorzugung bestimmter Areale angeht (Näheres siehe bei 6).

Während pathologisch gesteigerter Knochenumbau vereinzelt bei beiden Sub-Typen anzutreffen war, fand sich eine - unspezifische - Reaktion des Knochenmarks nur beim Typ II. Dieser Befund war nach den bisherigen Kenntnissen über den PHP nicht zu erwarten und verlangt nach Abklärung.

Eine familiäre Belastung konnte nur bei einer einzigen Patientin des Typs I gesichert werden, so daß die Hypothese der dominanten Vererbung des PHP in unserem Krankengut keine Stütze findet. Im Schrifttum sind bisher nur vereinzelt Fälle von PHP Typ II beschrieben, da normocalcämische Patienten ganz überwiegend ohne Durchführung einer PTE-Belastung

Tabelle 1. Klinische Symptomatik bei Pseudohypoparathyreoidismus

| Patient | | PHP I H.P. | H.B. | E.M. | E.E. | E.L. | G.W. | H.G. | I.M. | PHP II R.S. | H.L. | J.J. | L.St. | L.S. | PHP R.N. | C.W. |
|---|---|---|---|---|---|---|---|---|---|---|---|---|---|---|---|---|
| Geschlecht | | m | m | w | w | w | w | w | w | m | m | m | w | w | m | w |
| Alter bei Diagnose | | 30 | 38 | 25 | 26 | 22 | 27 | 41 | 48 | 45 | 56 | 57 | 58 | 66 | 14 | 16 |
| Manifestationsalter | | 25 | 12 | 10 | 5 | 7 | ? | 37 | 26 | 40 | 56 | 54 | 40 | 64 | 14 | 1 |
| Körpergröße | | 178 | 158 | 158 | 170 | 162 | 152 | 170 | 168 | 173 | 172 | 165 | 156 | 154 | 185 | 137 |
| Gedrungener Körperbau | | – | + | (+) | – | – | + | – | – | – | – | – | (+) | (+) | – | + |
| Brachymetacarpie | | – | – | (+) | – | + | – | – | – | – | – | – | – | – | – | + |
| Brachymetatarsie | | – | – | – | – | + | + | (+) | – | – | – | – | + | – | – | + |
| Rundgesicht | | + | + | + | + | (+) | + | + | + | – | – | – | – | – | – | – |
| trophische Störungen | | – | – | – | + | + | – | – | (+) | + | (+) | + | + | (+) | – | + |
| Zahnschäden | | – | – | – | + | + | – | – | – | – | – | + | – | – | – | + |
| Katarakt | | – | – | – | + | – | – | – | – | – | + | (+) | (+) | – | – | – |
| Weichteilverkalkungen | | – | – | – | – | – | – | – | – | + | – | – | – | – | + | – |
| cerebrale Verkalk. | Rö.-Bild | – | – | + | – | – | – | – | – | + | + | – | – | – | – | – |
| | CT | – | – | + | + | + | – | ? | + | + | + | + | + | + | – | * |
| Tetanie | | – | + | + | + | + | – | + | + | – | – | – | + | – | + | – |
| Epilepsie | | – | + | + | + | + | – | – | – | – | – | – | ? | – | + | – |
| psychisch auffällig | | ++ | ++ | – | + | + | + | + | + | + | – | + | + | + | + | + |
| Intelligenz-Minderung | | – | + | – | + | + | + | – | – | – | – | + | – | + | + | + |
| Hirnnervenausfälle | | – | – | + | – | – | – | – | – | + | + | – | (+) | – | – | – |
| Parkinson-Syndron | | – | – | – | – | – | (+) | – | – | + | (+) | – | – | + | – | – |
| spastische Zeichen | | – | – | (+) | – | – | – | – | – | + | – | + | – | – | – | – |
| Ataxie | | – | – | – | – | + | (+) | – | – | + | – | + | – | – | – | – |
| Dysarthrie | | – | + | – | (+) | + | (+) | – | – | + | – | + | – | + | + | – |
| andere Kleinhirn-Z. | | – | – | (+) | – | + | – | – | + | + | + | + | + | – | – | – |

* = autoptisch

als PPHP klassifiziert wurden, so daß künftigen Untersuchungen die Bestätigung oder Verlagerung der hier aufgezeigten Schwerpunkte vorbehalten bleiben muß.

Zusammenfassung:

Unter Verzicht auf die schlecht definierte Diagnose eines Pseudopseudohypoparathyreoidismus wird erstmals eine Gruppe von Patienten beschrieben mit Pseudohypoparathyreoidismus Typ II. Diese hebt sich hinsichtlich Laborwerten, Symptomatik und Verlauf deutlich von Typ I-Patienten ab.

Literatur

1. Albright F, Burnett CH, Smith PH, Parson W (1942) Pseudohypoparathyroidism – an example of Seabright-bantam syndrome. Endocrinology 30:922-932
2. Bourne HR, Farfel Z, Brickman AS (1981) Pseudohypoparathyroidism: An inherited disorder of adenylate cyclase. In: Dumont JE, Greengard P, Robinson GA (eds) Advances in Cyclic Nucleotide Research, Vol 14. Raven Press, New York
3. Chase LR, Melson GL, Aurbach GD (1969) Pseudohypoparathyroidism: Defective excretion of 3', 5'-AMP in response to parathyroid hormone. J Clin Inv 48:1832-1844
4. Drezner M, Neelson FA, Lebovitz HE (1973) Pseudohypoparathyroidism type II. A possible defect in the reception of the cyclic AMP signal. N Engl J Med 289:1056-1060
5. Farfel Z, Brickman AS, Karlow HR, Brothers VM, Voume HR (1980) Defect of receptor-cyclase coupling protein in PHP. N Engl J Med 303: 237-242
6. Krauseneck P (1980) Symmetrische Stammganglienverkalkungen, Hypo- und Pseudohypoparathyreoidismus in der neurologisch-psychiatrischen Diagnostik. Habilitationsschrift, Würzburg
7. Le Roith D, Burshell AC, Ilia R, Glick SM (1979) Short metacarpal in a patient with idiopathic hypoparathyroidism. Isr J Med Sci 15: 460-461
8. Levine MA, Downs RW jr, Singer M, Marx SJ, Aurbach GD, Spiegel AM (1980) Deficient activity of guanine nucleotide regulatory protein in erythrocytes from patients with pseudohypoparathyroidism. Biochem Biophys Res Commun 94:1319-1324
9. Moses AM, Rao KJ, Coulson R, Miller M (1974) Parathyroid hormone deficiency with Albright's hereditary osteodystrophy. J clin Endocr 39:496-500

# Differentialdiagnose infratentorieller Atrophien, Heredoataxien und Dysplasien mit Hilfe der cranialen Computertomographie

D. Claus, G. Kummer und J. S. Kim

## Einleitung

Atrophien im Bereich der hinteren Schädelgrube, die in der Kindheit beginnen, kommen meist im Rahmen von Heredoataxien vor. Nach dem 40. Lebensjahr beginnen idiopathische Kleinhirn-Spätatrophien und durch Noxen wie Alkohol, Diphenylhydantoin, Schwermetalle, organische Lösungsmittel, Fehlernährung bzw. im Zusammenhang mit Endokrinopathien oder Neoplasmen ausgelöste kleinhirnatrophische Prozesse. Wir berichten über die Erscheinungsform infratentorieller Atrophien und Dysplasien im CT-Bild bei 72 Heredoataxien und 68 Patienten mit Prozessen unterschiedlicher Genese.

## Material und Methode

Es wurden 72 Patienten mit heredodegenerativen Erkrankungen klinisch und computertomographisch untersucht. Eine Friedreich'sche Ataxie mit typischer Symptomatik (1, 5, 7, 8) bestand 62 mal, in 4 Fällen ein Nonne-Marie-Syndrom und ebenso oft eine olivo-ponto-cerebelläre Atrophie (6). Jeweils bei einem Patienten wurden ein Marinesco-Sjoegren- und ein Louis-Bar-Syndrom diagnostiziert.

Bei Auswertung der mit dem Siretom 2000 (256 x 256 Pixels) angefertigten CT's wurde auf in Relation zur Altersnorm (3, 4) pathologisch erweiterte Großhirnfurchenzeichnung geachtet. Die Querdurchmesser der Ventrikel III und IV sowie die Regionen von oberem Vermis, Paravermis, Kleinhirnhemisphären bzw. die infratentoriellen Zisternen wurden nach der von uns früher beschriebenen und anhand von 121 gesunden Kontrollen verifizierten Methode beurteilt (2).

Bei Durchsicht der an unserer Abteilung angefertigten cranialen Computertomogramme fanden sich darüberhinaus 68 infratentorielle Atrophien. Hierbei handelt es sich neben 18 unterschiedlichen Fällen um 21 idiopathische Kleinhirn-Spätatrophien (Beginn nach dem 40 Lebensjahr), 17 sog. alkoholische Kleinhirnatrophien, 2 Atrophien bei Vitamin-B12-Mangel, neoplastischen Prozessen (5 mal) und nach Diphenylhydantoineinnahme (5 Frauen, die durchschnittlich 33 Jahre an hirnorganischen Anfällen litten).

## Ergebnisse

Wie Tabelle 1 zeigt, ist die Substanzminderung bei den 21 idiopathischen Spätatrophien ubiquitär über die Kleinhirnrinde verteilt. Die infratentoriellen Zisternen sind nur vereinzelt erweitert, der vierte Ventrikel in vier Fällen über 20 mm.

Tabelle 1.

| Verteilung und Häufigkeit von Atrophien im CT | | | | | | | | |
|---|---|---|---|---|---|---|---|---|
| | | Cerebellum | | verplumpte Zisternen | | | Ventrikelquer-durchmesser [mm] (Durchschnittswert) | |
| | cerebraler Cortex | Vermis u/o. Paravermis | dorsale und laterale Hemisph. | KHBW-Zisterne | Zisterna pontis | Zisterna ambiens | III | IV |
| idiopathische KH-Atrophie | 6 | 19 | 18 | 5 | 6 | 3 | 6 | 17 |
| n = 21 ≙ 100 % | 29 % | 90 % | 86 % | 24 % | 29 % | 14 % | | |
| paraneoplastische KH-Atrophie n = 5 | 2 | 5 | 5 | 0 | 0 | 0 | 4 | 15 |
| KH-Atrophie nach Diphenylhydantoin n = 5 | 1 | 5 | 5 | 0 | 0 | 1 | 4 | 18 |
| sog. alkoholische KH-Atrophie | 15 | 16 | 7 | 4 | 3 | 3 | 6 | 16 |
| n = 17 ≙ 100 % | 88 % | 94 % | 41 % | 24 % | 18 % | 18 % | | |
| Friedreich'sche Ataxie | 11 | 38 | 8 | 0 | 1 | 2 | 4 | 16 |
| n = 62 ≙ 100 % | 18 % | 61 % | 13 % | / | 2 % | 3 % | | |
| Gruppe Nonne-Marie n = 4 | 0 | 4 | 4 | 0 | 0 | 0 | 5 | 19 |
| olivo-ponto-cerebelläre Atrophie n = 4 | 2 | 4 | 4 | 4 | 4 | 4 | 9 | 21 |

Mit diesem Befund ist das Bild der Diphenylhydantoinbedingten und paraneoplastischen Kleinhirnatrophien aber auch bei den Patienten mit cerebellospinaler Heredoataxie Nonne-Marie vergleichbar.

Auch die zwei Patienten mit Vitamin B12-Mangel weisen im CT eine ubiquitäre Substanzminderung ohne Ventrikel- oder Zisternenverplumpung auf.

Davon abweichend findet sich bei chronischem Alkoholismus (Tabelle) eine mit 94 % deutlich über palaeocerebellären Strukturen betonte Substanzminderung. Diese palaeocerebelläre Betonung findet sich auch in den 62 CT's bei Friedreich'scher Ataxie, wo zudem noch eine Beziehung des degenerativen Prozesses zu Erkrankungsdauer und zum Grad der allgemeinen Behinderung auffällt.

Die vier olivo-ponto-cerebellären Atrophien bieten ein uniformes, vom bisherigen divergierendes Bild.

Mit dorsolateraler Betonung sind die gesamten Kleinhirnhemisphären verkleinert, der vierte Ventrikel und die infratentoriellen Zisternen sind in allen Fällen verplumpt, die Pons ist atrophisch.

Das CT einer 54-jährigen Patientin mit Marinesco-Sjoegren-Syndrom zeigt eine vermehrte Furchenzeichnung über dem Paravermis, ebenso das eines 14-jährigen Jungen mit Louis-Bar-Syndrom, in dem im Unterschied zum Bild bei sog. alkoholischer Kleinhirnatrophie der caudale Wurm deutlich verkleinert ist.

Neben verschiedenen, klinisch oft bedeutungslosen Erweiterungen und Deformierungen der Cisterna cerebellomedullaris fielen die CT's von drei 9-, 11- und 12-jährigen Schwestern, deren Eltern nicht verwandt waren, und deren Mutter an einer cerebellären Ataxie litt, auf. Trotz unauffälliger Familienanamnese entwickelte sich bei den drei geistig retardierten Schwestern eine cerebelläre Rumpf- und Extremitätenataxie, Nystagmus und Dysarthrie.

Sensibilitätsstörungen fanden sich nicht, die Pyramidenbahnzeichen waren negativ, eine Atemstörung vom Typ BIOT konnte anamnestisch in keinem Fall ermittelt werden. Computertomographisch fand sich in allen drei Fällen eine Verplumpung und Deformierung des IV. Ventrikels (Querdurchmesser 25 bis 30 mm), Fehlen des unteren Vermis, vermehrte Furchung der Kleinhirnhemisphären. Die Cisterna cerebellomedullaris ist deformiert und vergrößert, ein CT weist Zeichen einer Liquorabflußstörung auf. Eine Cranialverlagerung des Confluens sinuum läßt sich nicht nachweisen.

## Diskussion

Zur differentialdiagnostischen Abgrenzung infratentorieller Atrophien und Dysplasien kann die Computertomographie wertvolle Hilfe leisten. So haben idiopathische, paraneoplastische, Diphenylhydantoin- bedingte Kleinhirnatrophien und Erkrankungen der Gruppe Nonne-Marie im CT ein anderes Verteilungsmuster als die sog. alkoholischen Kleinhirnatrophien, Morbus Friedreich, Marinesco-Sjoegren- und Louis-Bar-Syndrom.

Innerhalb der beiden Gruppen ist eine Unterscheidung anhand des Ausmaßes der Atrophie, evtl. supratentorieller Beteiligung und des klinisches Bildes möglich. Eine weitere Untergliederung der o.g. Erkrankungen ist aufgrund des CT-Befundes nicht durchführbar.

Die olivo-ponto-cerebellären Atrophien bieten im CT ein charakteristisches Bild, welches bei der Diagnose hilft. Die weitere Differenzierung ist nur anhand des pathologisch-anatomisches Befundes (6) möglich. Zuletzt hilft die CT-Untersuchung bei Diagnose, Differentialdiagnose und Verlaufsbeobachtungen von Fehlbildungen wie dem Dandy-Walker- oder Joubert-Syndrom.

## Zusammenfassung

Computertomographische Befunde werden bei 140 Patienten mit kleinhirnatrophischen oder heredodegenerativen Prozessen erhoben. Dabei handelt es sich um idiopathische Kleinhirn-Spätatrophien, sogenannte alkoholische und paraneoplastische Kleinhirnatrophien, Kleinhirnatrophien bei Mangelerkrankungen, nach Diphenylhydantoineinnahme, Friedreich'sche Ataxie, Nonne-Marie-Syndrom, olivo-ponto-cerebelläre Atrophie und verschiedene andere Syndrome.

Mit Hilfe der Computertomographie können zum Teil spezifische Atrophiemuster erkannt werden.

## Literatur

1. Barbeau A (1976) Friedreich's ataxia – an overview. J Can Sci Neurol 3:389-397
2. Claus D, Aschoff JC (1980) Computer-Tomografie bei Atrophien im Bereich der hinteren Schädelgrube. Arch Psychiat Nervenkr 229:179-187
3. Earnest MP, Heaton RK, Wilkinson WE, Manke WF (1979) Cortical atrophy, ventricular enlargement and intellectual impairment in the aged. Neurology 29:1138-1143
4. Gyldensted C, Pedersen L (1978) Computed tomography in hereditary ataxias. Neuroradiology 16:327-328
5. Hassler R (1953) Erkrankungen des Kleinhirns. In: Bergman G, Frey W, Schwiegk H (eds) Handbuch der inneren Medizin V/3. Springer, Berlin Göttingen Heidelberg, S 620-655

6. Königsmark BW, Weiner LP (1970) The olivopontocerebellar atrophies: a review. Medicine 49:227-241
7. Refsum S, Skre H (1978) Neurological approaches to the inherited ataxias. Adv Neurol 21:1-13
8. Tyrer JH (1975) Friedreich's ataxia. In: Vinken PJ, Bruyn GW (eds) Handbook of clinical neurology, Vol 21. North-Holland Publ. Comp. Amsterdam Oxford, p 319-364

# Kleinhirninfarkt – Klinik und Neuroradiologie

H. Feistner und O. Busse

## Einleitung

Vor Einführung der Computer-Tomographie (CT) konnte ein ischämischer Infarkt im Kleinhirn nur vermutet werden, da er von einem Hirnstamminfarkt nicht eindeutig abgegrenzt werden konnte. Die typische Symptomatik einer Hemiataxie mit Gangabweichung und Fallneigung zur selben Seite nach vorausgegangenem vestibulären oder öfter auch unsystematischem Schwindel kann isoliert ebensogut auch bei Hirnstamminfarkten auftreten (8). Außerdem treten Hirnstamm- und Kleinhirninfarkt öfter gemeinsam auf, da die Kleinhirnarterien neben dem Cerebellum auch den Hirnstamm mitversorgen. Deshalb können klinisch bei ausgedehnter Hirnstammsymptomatik Krankheitszeichen von Seiten des Kleinhirninfarktes ganz in den Hintergrund treten. Hinzu kommt, daß ausgedehnte cerebelläre Infarkte nicht selten eine Blutung oder eine Raumforderung der hinteren Schädelgrube imitieren können und dementsprechend zu Fehldiagnosen führen (4, 7). Auch haben pathoanatomische Studien gezeigt, daß Kleinhirninfarkte viel öfter asymptomatisch bleiben können als supratentoriell lokalisierte (9).

## Material und Methodik

Bei 38 Patienten wurde mit Hilfe der CT die Diagnose eines ischämischen Kleinhirninfarktes gestellt. Es handelte sich um 15 obere im Stromgebiet der A. cerebelli superior, 19 untere in dem der A. cerebelli inferior posterior. In 1 Fall handelte es sich um einen Totalinfarkt einer Kleinhirnhemisphäre, in weiteren 3 Fällen um Infarkte in der Grenzzone zwischen der oberen und der unteren Kleinhirnhemisphäre, wobei es sich möglicherweise um eine Zirkulationsstörung im Gebiet der variablen A. cerebelli inferior anterior handelte.

Die klinischen Verläufe wurden in Abhängigkeit von der Lokalisation des Kleinhirninfarkts miteinander verglichen. Weiterhin wurde überprüft, inwieweit die klinische Diagnose vor der Durchführung der CT mit dem CT-Befund korrelierte. Außerdem wurden die Ergebnisse der Angiographie zu den computertomographischen Befunden in Beziehung gesetzt.

## Ergebnisse

Die vor der CT gestellte klinische Verdachtsdiagnose korrelierte nicht besonders gut mit dem computertomographischen Befund (Tabelle 1). Von den 15 Infarkten der oberen Kleinhirnhemisphäre, die mit 2 Ausnahmen die linke Seite betrafen, sind 4 stumm geblieben, und es handelte sich um einen Zufallsbefund. Bei den übrigen 11 Patienten konnten die klinischen Befunde in 10 Fällen einer Kleinhirnhemisphäre zugeordnet

Tabelle 1. Gegenüberstellung von klinischer Infarktlokalisation und CT-Befund (SCA: A. cerebelli superior; PICA: A. cerebelli inferior posterior)

| CT-Diagnose Gefäßgebiet | N | Klin. Infarktlokalisation Kleinhirn | Hirnstamm | Stumm |
|---|---|---|---|---|
| SCA | 15 | 10 | 1 | 4 |
| PICA | 19 | 7 | 10 | 2 |
| Grenzzone | 3 | 2 | - | 1 |
| Totalinfarkt | 1 | - | 1 | - |
| | 38 | 19 | 12 | 7 |

werden. Einmal wurde ein Hirnstamminfarkt diagnostiziert; dementsprechend war im CT auch ein Infarkt in der Vierhügelregion des Mittelhirns sichtbar. Auch einer der 3 Grenzzoneninfarkte wurde zufällig entdeckt, in 2 Fällen ein Kleinhirninfarkt diagnostiziert. In über der Hälfte der Infarkte im Stromgebiet der A. cerebelli inferior posterior wurde der Infarkt wegen der vorherrschenden Hirnstammsymptomatik zunächst nicht diagnostiziert. Meist bestand ein Wallenberg-Syndrom. Bei dem Totalinfarkt und zwei Infarkten der unteren Kleinhirnhemisphäre reichten die Verdachtsdiagnosen vor der CT von Basilaristhrombose über Hirnstammblutung bis zur akuten Einklemmung.

Die Infarkte der unteren Kleinhirnhemisphäre betrafen überwiegend das gesamte Versorgungsgebiet der A. cerebelli inferior posterior, während sie in der oberen Hemisphäre im allgemeinen kleiner waren und A. cerebelli superior Teilinfarkten entsprachen. Meist war das Stromgebiet der Endäste der A. cerebelli superior, der A. vermiana superior und medialer Hemisphärenäste betroffen (1).

Alle Patienten mit einem A. cerebelli superior Infarkt haben überlebt. Auch die Restitution neurologischer Ausfälle erwies sich als eher günstig. Ein Drittel der Patienten mit einem Infarkt der unteren Hemisphäre sind verstorben. Von den Überlebenden wurde bei je 2 Patienten wegen eines akuten Hydrocephalus occlusus eine Kleinhirnhemisphärenteilresektion durchgeführt bzw. ein Ventrikel-Shunt angelegt.

Angiographisch fanden wir, ebenso wie andere Autoren, in einem Drittel der Fälle, unauffällige Befunde im vertebrobasilären Gefäßsystem (3, 5). Nur bei 4 der 19 Infarkte der unteren Hemisphäre war die A. cerebelli inferior posterior verschlossen. Sonst waren keine isolierten Stenosen oder Verschlüsse cerebellärer Arterien nachweisbar. In 40 % waren Stenosen oder Verschlüsse einer Vertebralarterie erkennbar.

## Diskussion

Durch die Computer-Tomographie ist es möglich geworden, den klinisch schwierig zu diagnostizierenden Kleinhirninfarkt besser zu erkennen. Klinisch können bei ausgedehnter Hirnstammsymptomatik, wie es sich vor allem bei Infarkten der unteren Kleinhirnhemisphäre gezeigt hat, Krankheitszeichen von Seiten des Kleinhirninfarktes ganz in den Hintergrund treten. Hingegen ist computertomographisch der Kleinhirninfarkt viel besser sichtbar zu machen als ein Hirnstamminfarkt, der nach unseren eigenen Erfahrungen allenfalls in einem Viertel der Fälle, wegen

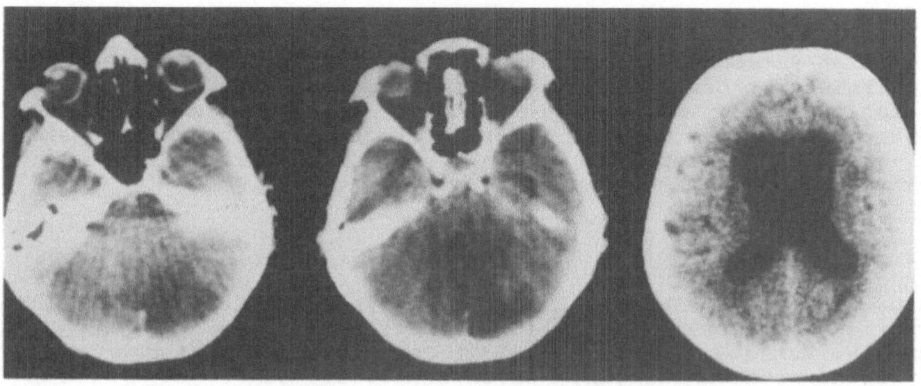

Abb. 1. Ausgedehnter Kleinhirninfarkt im Gebiet der A. cerebelli inferior posterior rechts mit Kompression und Verlagerung des 4. Ventrikels sowie dazugehörigem Verschlußhydrocephalus

ihrer nur geringen Ausdehnung und oft schwierigen Abgrenzung von Artefakten, zur Darstellung kommt (1, 2). Deshalb war bei Infarkten der unteren Kleinhirnhemisphäre der gleichzeitige Infarkt des unteren Hirnstamms computertomographisch nicht faßbar, obwohl die Hirnstammsymptome oft im Vordergrund standen. Zweifellos gibt es auch Fälle mit persistierender cerebellärer Halbseitensymptomatik, bei denen nach unserer Erfahrung im CT weder ein Hirnstamm- noch ein Kleinhirninfarkt erkennbar ist. Diese Fälle waren nicht Gegenstand der vorliegenden Untersuchung.

Größe und Lokalisation des Kleinhirninfarktes bestimmen den Krankheitsverlauf. Die A. cerebelli superior-Infarkte hatten entsprechend ihrer geringen Ausdehnung eine gute Prognose. Sie entsprachen fast ausschließlich A. cerebelli superior-Teilinfarkten (1).

Der Verlauf eines Infarktes der unteren Kleinhirn- oder der ganzen Kleinhirnhemisphäre kann sich dramatisch gestalten. Dies erklärt sich einmal dadurch, daß sie mit einer meist ausgedehnten Hirnstammbeteiligung einhergehen. Andererseits kann sich, wie bei 5 unserer Patienten, innerhalb der ersten ein bis zwei Tage nach dem Insult entsprechend der allmählichen Ödementwicklung ein Hydrocephalus occulusus mit vital bedrohlichen Einklemmungszeichen entwickeln. Aufgrund des CT-Befundes (Abb. 1) wurde ein Ventrikel-Shunt angelegt bzw. eine Kleinhirnhemisphärenteilresektion zur Druckentlastung durchgeführt. Alle Patienten, bei denen ein Teil der Infarktzone resiziert wurde, haben überlebt, und trotz der anfänglich vital bedrohlichen Symptomatik verblieben nur minimale Restsymptome. Unserer Erachtens ist bei Kleinhirninfarkten, die zu einem Occlusionshydrocephalus führen, die Kleinhirnhemisphärenteilresektion, wie sie bei Blutungen im Kleinhirn oder anderen Raumforderungen der hinteren Schädelgrube schon seit langem angewandt wird, heutzutage die Therapie der Wahl (6). Zur Indikationsstellung zum operativen Vorgehen müssen neben den computertomographischen Befunden auch klinische Parameter hinzugezogen werden. So sollte eine beginnende Bewußtseinsstörung, vom CT-Befund her eine Infarktgröße, die ein Drittel einer Hemisphäre überschreitet, und/oder ein beginnender Verschlußhydrocephalus zu einer raschen operativen Intervention führen. Auch bei einer fortgeschrittenen Bewußtseinsstörung bietet die Operation Aussicht auf Erfolg. Kurzfristige CT-Kontrollen in der Akutphase des Infarktes können die OP-Indikation erleichtern.

Zusammenfassung

Es wird über 38 Patienten mit einem computertomographisch nachgewiesenen Kleinhirninfarkt berichtet. Infarkte der unteren Hemisphäre haben im Vergleich zu solchen der oberen Hemisphäre eine größere Ausdehnung und dementsprechend eine weniger günstige Prognose. Selten können sie zu einem Verschlußhydrocephalus führen. Dann ist die Kleinhirnhemisphärenteilresektion die Therapie der Wahl.

Literatur

1. Busse O, Feistner H, Agnoli AL (1982) Teilinfarkte der A. cerebelli inferior im Computer-Tomogramm (CT). Nervenarzt 53:205-297
2. Feistner H, Busse O, Agnoli AL (1981) Computertomographische Befunde bei Hirnstamminfarkten. Nervenarzt 3:163-166
3. Goldenberg G, Reisner Th, Dal-Bianco P (1981) Der Beitrag von Angiographie und Computertomographie zur Beurteilung der Pathogenese und des Verlaufs zerebraler Durchblutungsstörungen. Akt Neurol 8:52-58
4. Hinshaw DB, Thompson JR, Hasso AN, Gallelman ES (1980) Infarctions of the brainstem and cerebellum: a correlation of computed tomography and angiography. Radiology 137:105-112
5. Janzen RWC, Götze P, Kühne D (1979) Über das Wallenberg-Syndrom: Leitsymptom der isolierten Vertebralisverschlüsse? Fortschr Neurol Psych 47:123-143
6. Lehrich JR, Winkler GF, Ojemann RG (1970) Cerebellar infarction with brain stem compression: diagnosis and surgical treatment. Arch Neurol 22:490-498
7. Momose KJ, Lehrich JR (1973) Acute cerebellar infarction presenting a posterior fossa mass. Radiology 109:343-352
8. Rubinstein RL, Norman DM, Schindler RA, Kaseff L (1980) Cerebellar infarction. A presentation of vertigo. Laryngoskope 90:505-514
9. Sypert GW, Alvord EC (1975) Cerebellar infarction. A clinicopathological study. Arch Neurol 32:357-363

# Intrakranielle Verkalkungen im Computertomogramm

H. Becker

## Einleitung

Der röntgenologische Nachweis intrakranieller Verkalkungen war für die Abklärung zerebraler Erkrankungen seit langem von besonderem Interesse, war doch eine pathologische Verkalkungsstruktur oder eine verlagerte physiologische Verkalkung ein wichtiger diagnostischer Hinweis (4). Bedingt durch ihre hohe Dichteauflösung eröffneten sich mit dem Computertomogramm (CT) neue Möglichkeiten bezüglich der Darstellung intrakranieller Verkalkungen (2). Es galt daher zu klären, wie sich die variablen technischen Bedingungen der Computertomographie auf die Erkennbarkeit und Abbildung von Kalk im CT auswirken und welche diagnostische Bedeutung Kalkstrukturen im CT haben.

## Material und Methodik

Um die technischen Parameter zu ermitteln, die die Erkennung und Abbildung intrakranieller Verkalkungen im CT beeinflussen, wurde mit einem Meßphantom gearbeitet. Ein Polyaethylenblock mit eingebrachten Bohrungen von 0,8 bis 40 mm Durchmesser wurde mit Kaliumhydrophosphat-Lösungen verschiedener Konzentration aufgefüllt und im CT-Scanner Somatom 2 N gemessen. $K_2HPO_4$ hat vergleichbare Schwächungskoeffizienten wie Kalziumhydroxylapatit, die am häufigsten vorkommende Kalziumverbindung in intrakraniellen Verkalkungen (1).

Darüberhinaus wurden ca. 25.000 CT-Untersuchungen hinsichtlich pathologischer Verkalkungen gesichtet. Es wurde die maximale Dichte der Verkalkung, ihre Lokalisation, Konfiguration und Größe bestimmt. Diese Ergebnisse wurden mit der Erkennbarkeit von Kalk auf konventionellen Röntgenaufnahmen verglichen.

## Ergebnisse

Wie die Phantomuntersuchungen zeigen, ist die Darstellung intrakranieller Verkalkungen im CT nicht nur von deren Dichte (Absorptionswert), Konfiguration und Größe abhängig. Sie wird wesentlich beeinflußt von Spannung, Stromstärke, Schichtdicke, Schichtebene, Projektionszahl, Zoomfaktor, Bildmatrix und Fenstereinstellung.

Die verwendete Spannung ist von besonderer diagnostischer Bedeutung, da mittels einer niedrigeren Spannung (z.B. 96 kV statt 125 kV), in Abhängigkeit von der effektiven Ordnungszahl, sich die Dichtedifferenz zwischen Kalk und Hirngewebe erhöht. Erkrankungen, die potentiell mit intrakraniellen Verkalkungen einhergehen, wie tuberöse Hirnsklerose, Hypoparathyreoidismus, Parasitosen usw. sollten daher mit niedrigeren kV-Werten untersucht werden. Durch Doppel-kV-Untersuchungen lassen

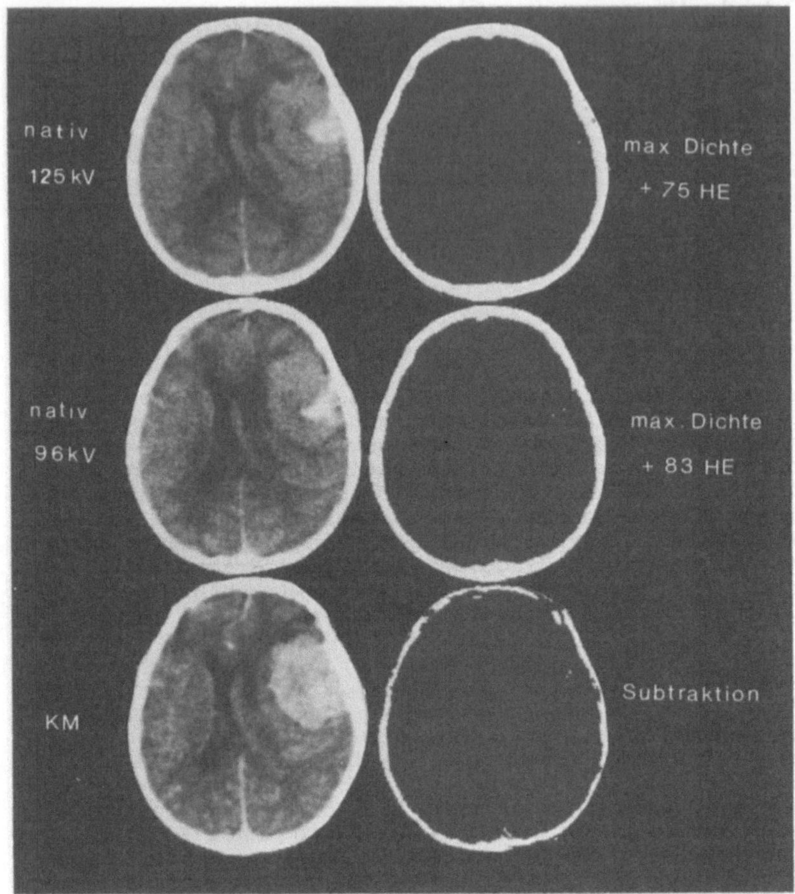


Abb. 1. Kalottenmeningeom frontodorsal rechts. Rundliche hyperdense Formation im Tumorgebiet. Visuell und nach Ausmessung der Dichtewerte ist nicht zu entscheiden, ob es sich um eine Tumorverkalkung oder Tumorblutung handelt. Die Doppel-kV-Untersuchung ergibt einen Anstieg der maximalen Dichte von + 75 HE (125 kV) auf + 83 HE (96 kV), womit eine Tumorverkalkung bewiesen ist. Die Dichtedifferenz ist auch im Subtraktionsbild (125 kV gegen 96 kV) zu dokumentieren. Meningeomtypische Dichteanhebung nach i.v. Kontrastmittelgabe (KM)

sich koaguliertes Blut und Verkalkungen unter + 100 HE, beide hyperdens, differenzieren (Abb. 1). In Abhängigkeit von der effektiven Ordnungszahl kommt es bei koaguliertem Blut zu keiner Änderung der Dichtewerte, während Kalk einen Dichteanstieg bei Verwendung einer niedrigeren Spannung aufweist. Nicht alle hyperdensen Strukturen unter + 100 HE lassen sich durch Meßläufe mit verschiedener Spannung von Verkalkungen abgrenzen. Eisenhaltiges Hämosiderinpigment an der Wandung aller Blutungshöhlen ist nicht von Kalk zu unterscheiden, da die Ordnungszahl von Eisen zu dicht bei der von Kalzium gelegen ist.

Für die Erkennung von Verkalkungen mit geringerer Dichtedifferenz zum umgebenden Hirnparenchym ist eine höhere Stromstärke erforderlich, um das Rauschen zur Verbesserung der Detailerkennbarkeit zu unterdrücken.

Da es sich bei der CT um ein echtes Schichtverfahren handelt, wird nur der Anteil der Verkalkung dargestellt, der auch in der gewählten Schicht gelegen ist. Die Art der Abbildung der Kalkstruktur ist von der programmierten Schichtdicke und Schichtebene abhängig. Eine wesentliche Rolle spielt dabei der Partial-Volumeneffekt. Durch ihn werden Verkalkungen hoher Dichte, aber kleinen Volumens in ihrem Dichtewert zu niedrig dargestellt. Andererseits brauchen Verkalkungen geringer Dichte eine ausreichende Größe, um in der CT erkannt zu werden.

Eine Verbesserung der räumlichen Auflösung bei der Darstellung von Verkalkungen ist durch Erhöhung der Zahl der Projektionen während eines Meßablaufes, durch Verwendung eines größeren Zoomfaktors und einer Matrix mit hoher Bildpunktzahl zu erzielen.

Durch die Wahl der Fenstereinstellung am CT-Gerät läßt sich das Aussehen und die Größe der Verkalkung beliebig variieren. Deren Abbildung in realer Größe ist von ihrer mittleren Dichte abhängig, auf die Fensterlage und -breite ausgerichtet sein müssen.

Die Darstellung der Verkalkungsstruktur ist bei üblicher Fenstereinstellung zur Beurteilung des Hirnparenchyms relativ grob. Eine Unterteilung ist möglich in: feinfleckig, grobfleckig, schalenförmig, inhomogen konfluierend, homogen mit Aussparungen und homogen. Diese Verkalkungskonfigurationen sind in sich unspezifisch.

Eine bessere Abbildung der Strukturierung der Verkalkung gelingt durch Verwendung einer extrem großen Fensterbreite. Bedingt durch die hohe räumliche Auflösung des konventionellen Röntgenbildes ist die Feinstruktur einer Verkalkung, falls abgrenzbar, in der Schädelübersichtsaufnahme jedoch besser zu beurteilen.

Grundsätzlich sind in der CT alle Formen intrakranieller Verkalkungen zu erfassen, wie sie von Schädelröntgenaufnahmen bekannt sind. Dabei ist aber zu berücksichtigen, daß es sich bei der CT um ein Schichtverfahren handelt, bei der nur die in der Schicht erfaßten Verkalkungen abgebildet wird, während das Schädelröntgenbild eine Gesamtübersicht liefert.

Bedingt durch die hohe Dichteauflösung erscheinen Verkalkungen in der CT größer als im Röntgenbild, da auch verkalkte Strukturen geringerer Dichte zur Darstellung kommen, die auf der Röntgenaufnahme nicht erkennbar sind. Die CT ist somit in der Lage, das wahre Ausmaß der Verkalkungen, zumindest annähernd, wiederzugeben. Lediglich die Histologie ist ihr im Nachweis von Verkalkungen geringer Dichte überlegen.

Ein weiterer diagnostischer Vorteil ist die frühere Erkennung pathologischer Verkalkungen im Verlauf einer Erkrankung. Dadurch wird die artdiagnostische Einordnung erleichtert. Es ist zu erwarten, daß ausgeprägte im Röntgenbild sichtbare Verkalkungen z.B. bei Tumoren, in Zukunft durch eine früher einsetzende verbesserte Diagnostik seltener anzutreffen sind, weshalb auch von daher ein Verfahren wie die CT mit hoher Dichteauflösung von Vorteil ist. Da gleichzeitig auch das umgebende Hirngewebe und die Liquorräume zur Abbildung kommen, kann die Verkalkung eindeutig lokalisiert werden. Liegen die Kalkstrukturen in pathologisch veränderten Gebieten, z.B. in Tumorgewebe, kann aus Lokalisation, Konfiguration, Dichte und Kontrastmittelverhalten des Tumors sowie Beschaffenheit des Tumorkalkes im Zusammenhang mit den klinischen Daten eine Artdiagnose gestellt werden.

Physiologische Verkalkungen haben in der CT keine wesentliche Bedeutung mehr, auch wenn sie häufiger als vom Röntgenbild gewohnt, zur

Abbildung kommen. Durch die direkte Darstellung des pathologischen Befundes ist man nicht mehr auf indirekte Zeichen angewiesen.

## Zusammenfassung

Durch experimentelle Untersuchungen sowie vergleichende Auswertung pathologischer Kalkstrukturen im CT und Röntgenbild ergibt sich, daß die Computertomographie heutzutage die wesentliche diagnostische Methode zur Erfassung, Zuordnung und Klärung intrakranieller Verkalkungen ist. Dabei ist zu berücksichtigen, daß deren optimale Erkennbarkeit im CT von verschiedenen variablen technischen Parametern abhängig ist. Konventionelle Schädelröntgenaufnahmen, bisher routinemäßig als erstes diagnostisches Zusatzverfahren bei jedem Verdacht auf eine hirnorganische Erkrankung angewandt, haben ihre frühere Bedeutung für den Nachweis intrakranieller Verkalkungen weitgehend verloren.

## Literatur

1. Baud CA (1973) Etude biophysique des calcifications intra-craniennes. J Belge Radiol 56:265-269
2. Becker H, Grau H, Hacker H (1977) Endokranielle Verkalkungen in der Computer-Tomographie. Ein Vergleich zum Röntgenbild. Fortschr Röntgenstr 126:509-512
3. Becker H (1981) Intrakranielle Verkalkungen im Computertomogramm. Habil.-Schrift, Frankfurt a.M.
4. Parnitzke KH (1961) Endokranielle Verkalkungen im Röntgenbild. Thieme, Leipzig

# XVIII. Ergebnisse neurophysiologischer Untersuchungsverfahren

# Die Bedeutung von Hyperventilation, Reizintensitäten und optischen Einflüssen auf die Blinkreflexuntersuchung

W. Gehlen, D. Kountouris, W. Kutta und G. Sawitzki

## Einleitung

Blinkreflexuntersuchungen werden heute vor allem bei Hirnstammläsionen sowie bei der Verlaufsbeobachtung von Trigeminus- und Facialisalterationen durchgeführt (1-4). Um die Konstanz der Reflexkomponenten, insbesondere der Latenzzeiten und Amplituden zu überprüfen, wurden bei 74 gesunden Probanden Untersuchungen nach Hyperventilation, bei unterschiedlichen Reizintensitäten und bei unterschiedlichen Lichtintensitäten vorgenommen.

Das Alter der 74 Probanden lag zwischen 18 und 68 Jahren. Die Ableitungen erfolgten nach supramaximalen Stimulationen des N. supraorbitalis beidseits bei einer Reizintensität von 150 und 200 Volt und zwar sowohl bei geöffneten als auch bei geschlossenen Augen. Diese Untersuchungen wurden nach Hyperventilation wiederholt. Es wurden die Latenzzeiten der Reflexkomponenten R1, R2 und R2x sowie die Amplitudenhöhen aller Komponenten ausgemessen und miteinander verglichen.

Die Ergebnisse eines Teiles dieser Untersuchungen sind in Tabelle 1 aufgeführt. Besonders deutlich ist eine Veränderung der Latenzen durch Augenöffnen bzw. Augenschluß festzustellen. Ferner findet sich eine Abhängigkeit der Latenzen von den Reizintensitäten. Bei Augenschluß kommt es darüber hinaus zu einer Amplitudenzunahme, die ebenfalls statistisch signifikant ist (2,4). Hingegen wurden die Latenzzeiten und die Amplituden durch die Hyperventilation nicht wesentlich beeinflußt.

Tabelle 1. Latenzzeiten (ms) und Amplituden (uV) der Blinkreflexkomponenten bei geöffneten (AO) und geschlossenen (AZ) Augen sowie bei Reizintensitäten von 200 V und 150 V. (L)=Latenzzeiten, (A)=Amplituden, $p<0,01$ (gerechnet für verbundene Stichproben). Vergleich zwischen AO 200 V und AZ 200 V, bzw. zwischen AO 150 V und AZ 150 V

| | n | AO 200 V | AZ 200 V | AO 150 V | AZ 150 V |
|---|---|---|---|---|---|
| $R_1$ (L) | 74 | 11,46 (SD 1,30) | 10,91 (SD 0,93) | 12,19 (SD 1,30) | 11,19 (SD 1,21) |
| $R_2$ (L) | 74 | 36,18 (SD 5,30) | 33,94 (SD 5,33) | 39,14 (SD 6,88) | 35,66 (SD 4,67) |
| $R_{2x}$ (L) | 74 | 35,97 (SD 6,61) | 33,52 (SD 5,60) | 39,22 (SD 7,54) | 35,11 (SD 6,05) |
| $R_1$ (A) | 74 | 241,20 (SD 169,8) | 340,65 (SD 197,8) | 155,40 (SD 109,7) | 273,40 (SD 162,7) |
| $R_2$ (A) | 74 | 387,60 (SD 204,6) | 441,90 (SD 198,6) | 299,68 (SD 166,9) | 342,80 (SD 176,8) |
| $R_{2x}$ (A) | 74 | 322,90 (SD 184,4) | 371,30 (SD 201,7) | 242,60 (SD 155,8) | 276,40 (SD 154,2) |

Zusammenfassung

Bei 74 gesunden Personen im Alter zwischen 18 und 68 Jahren wurde die Bedeutung von Hyperventilation, Reizintensitäten sowie von optischen Einflüssen auf Amplituden und Latenzzeiten der einzelnen Komponenten des Blinkreflexes untersucht. Die Ergebnisse zeigen, daß die optischen Einflüsse, vor allem Augenschluß, eine deutliche Veränderung von Latenzzeiten und Amplituden hervorrufen. Hingegen werden diese beiden Parameter durch Hyperventilation und durch Änderung der Reizintensitäten nur gering beeinflußt.

Literatur

1. Dengler R, Struppler A (1981) Beurteilung der Lokalisation und Ausdehnung von Hirnstammaffektionen mit Hilfe des Orbicularis-oculi-Reflexes. Z EEG - EMG 12:50-55
2. Kugelberg F (1952) Facial Reflex. Brain 75:385-396
3. Kountouris D, Servet A, Gehlen W Wertigkeit neurophysiologischer Untersuchungen zur Erhärtung der Diagnose bei kindlichen Hirnstammtumoren. 33. Jahrestag der Deutschen Gesellschaft für Neurochirurgie Kiel, 16-20 Mai 1982
4. Malin JP, Stözel R, Freund G (1980) Veränderungen des Blinkreflexes (Orbicularis-oculi Reflexes) im Koma: lokalisatorische und prognostische Bedeutung. Z EEG - EMG 11:12-18

# Blinkreflexuntersuchungen zur Verlaufskontrolle bei Hirnstammerkrankungen und peripheren Facialislähmungen

D. Kountouris und W. Gehlen

## Einleitung

Blinkreflexuntersuchungen erweisen sich als besonders aussagefähig bei Hirnstammerkrankungen und Läsionen des N. trigeminus und N. facialis (1,2,3,4,5,6,7,8). Wir führten bei insgesamt 32 Patienten mehrfach Blinkreflexuntersuchungen im Rahmen von Verlaufsbeobachtungen durch und verglichen die Untersuchungsergebnisse mit den neurologischen Befunden und bei Hirnstammprozessen auch mit den Ergebnissen der craniellen Computer-Tomographie (5).

Bei den 24 Patienten mit Hirnstammprozessen handelte es sich in 8 Fällen um eine Encephalomyelitis disseminata. 9 Patienten litten an einem Hirnstammtumor, 6 Patienten hatten ischämische cerebrale Insulte im Hirnstammbereich erlitten und bei einem Patienten war es zu einer Hämorrhagie im Hirnstammbereich gekommen. Bei 8 Patienten bestand eine periphere Facialisparese.

Die 32 untersuchten Patienten waren zwischen 6 und 56 Jahre alt. Das mittlere Zeitintervall zwischen zwei Blinkreflexuntersuchungen betrug 29 Tage.

## Ergebnisse und Diskussion

Bei 7 unserer 8 Patienten mit einer peripheren Facialisparese fand sich bei der Kontrolluntersuchung des Blinkreflexes eine deutliche Besserung, bei nur einem Patienten war der Befund unverändert.

Bei 4 unserer Patienten mit einer Encephalomyelitis disseminata fand sich bei der Kontrollblinkreflexuntersuchung eine eindeutige Besserung, bei 2 Patienten eine Verschlechterung und bei 2 weiteren Patienten waren die Komponenten unverändert (1).

Bei 8 der 9 Patienten mit einem Hirnstammtumor konnte bei einer Kontrolluntersuchung des Blinkreflexes eine deutliche Verschlechterung der Befunde registriert werden (4,5). Bei einem Patienten waren die Blinkreflexkomponenten unverändert.

Bei 4 der 6 Patienten mit einem ischämischen Hirnstamminsult war bei der Kontrolluntersuchung des Blinkreflexes eine eindeutige Besserung zu erkennen, bei 2 Patienten waren die Befunde unverändert.

Bei dem einen Patienten mit einem hämorrhagischen Infarkt im Hirnstammbereich fand sich bei der Blinkreflexkontrolluntersuchung eine deutliche Verschlechterung.

Die größte Aussagekraft dieser Untersuchungsmethode war bei Patienten mit einer peripheren Facialisparese und bei Patienten mit Hirnstammtumoren gegeben (3,4,5,8). Die Besserungen oder Verschlechterungen waren statistisch signifikant. Bei den Patienten mit einer Encephalomyelitis disseminata und bei einem Teil der Patienten mit einem ischämischen Hirnstamminsult konnten die klinischen Verläufe gut mit den Ergebnissen der Blinkreflexuntersuchungen korreliert werden.

Ferner konnte an Hand der Ausfälle bzw. Veränderungen der einzelnen Reflexkomponenten die Läsion lokalisiert werden (1,2,5,8).

## Zusammenfassung

Etwa 80% unserer Patienten zeigten Veränderungen einzelner Blinkreflexkomponenten und zwar entweder der Latenzen oder der Amplituden oder beider Parameter. Insgesamt gesehen erwiesen sich die mehrfachen Untersuchungen der Blinkreflexe als sehr hilfreich und zwar sowohl hinsichtlich der Verlaufsbeobachtung als auch der Lokalisation der Ausfälle in den verschiedenen Regionen.

## Literatur

1. Dengler R, Struppler A (1981) Beurteilung der Lokalisation und Ausdehnung von Hirnstammaffektionen mit Hilfe des Orbicularis-oculi-Reflexes. Z EEG-EMG 12:50-55
2. Fischer MA, Shahani BT, Young RR (1979) Assessing segmental exitability after acute rostral lesions. II. The blinkreflex. Neurology 29:40-45
3. Kimura J (1970) Alteration of the orbicularis oculi reflex by pontine lesions study in multiple sclerosis. Arch Neurol 22:156-161
4. Kountouris D (1981) Blinkreflex bei kindlichen Hirnstammtumoren. 7. Jahrestagung der Gesellschaft für Neuropädiatrie, Frankfurt 8-10 Oktober 1981
5. Kountouris D, Servet A, Gehlen W (1982) Wertigkeit neurophysiologischer Untersuchungen zur Erhärtung der Diagnose bei kindlichen Hirnstammtumoren. 33. Jahrestagung der Deutschen Gesellschaft für Neurochirurgie, Kiel 16-20 Mai 1982
6. Namerov NJ (1970) The orbicularis oculi reflex in multiple sclerosis. Neurology 20:1200-1203
7. Ongerboer de Visser BW, Kuypers HG (1978) An electrophysiological and neuro-antomical study of Wallenberg's syndrome. Brain 101: 285-294
8. Strachill M (1980) Orbicularis-Oculi-Reflex mit fehlender früher Komponente und normaler später Reaktion bei einem Patienten mit intrapontinem Tumor. Z EEG-EMG 11:19-20

# Elektromyographische Zeichen der peripheren neurogenen Schädigung bei Läsionen des ersten Neurons

L. Gutjahr, H. Müller-Vahl, H. Schliack und H. Künkel

Das Auftreten von Muskelatrophien in zentralgelähmten Muskeln ist seit langem bekannt. Histologisch fand man in den zentralgelähmten Muskeln Zeichen einer einfachen Muskelatrophie (2). Veränderungen im Bereich der Vorderhornzellen wurden als Folge einer kortikalen Läsion von Nyberg-Hansen und Prodel (8) tierexperimentell beobachtet. Van Alphen et al. (11) berichteten über 3 Fälle, die ein zervikales Trauma ein bis zwei Monate überlebten und bei denen im lumbalen Mark Vorderhornzelldegenerationen gesehen wurden.

Auf der anatomischen Vorstellung eines zentralen und eines peripheren Nervensystems fußt die Annahme, daß die beiden Systeme funktionell getrennt sind. Daher werden Zeichen peripherer neurogener Veränderungen bei Schädigungen des zentralen Neurons nicht erwartet, ja sogar bestritten (6). Aus elektromyographischer Sicht berichteten Moskovitz und Porter (7) als erste über 8 Fälle mit Zeichen peripherer neurogener Läsionen bei Hemiplegien. Goldkamp (3) untersuchte 116 hemiplegische Patienten und fand in 57% der Fälle Fibrillationspotentiale (FP) und in 70% der Fälle positive scharfe Wellen (PSW). In den oberen Extremitäten fanden sich FP doppelt so häufig wie in den unteren Extremitäten. Eine Reihe von Autoren bestätigte diese Ergebnisse (siehe 13). Nyboer und Johnson (9) fanden Zeichen einer Läsion des zweiten Neurons in den unteren Extremitäten und in der paravertrebralen, lumbalen Muskulatur bei Patienten mit Quadriplegie nach einer zervikalen Rückenmarksverletzung. Aus Verlaufsuntersuchungen ergab sich, daß die EMG-Veränderungen verschwanden oder eine deutliche Rückbildung zeigten, wenn Willküraktivität auftrat oder sich eine Spastik entwickelte (13).

## Methodik

EMG-Untersuchungen erfolgten mittels einer bipolaren Nadelelektrode. Es wurden mehrere Muskeln, die von verschiedenen Nerven versorgt werden, untersucht. FP und PSW wurden an Phase, Form, Dauer und an ihrem regelmäßigen Auftreten erkannt. Die Auswertung der Muskelaktionspotentiale (MAP) erfolgte nach Komponentenanzahl, Dauer und Amplitude. Die neurographischen Untersuchungen erfolgten mit unipolar angelegten Oberflächenelektroden.

## Ergebnisse

Es werden charakteristische EMG-Befunde von 8 Patienten mit Halbseitenlähmungen infolge eines zerebrovaskulären Geschehens mitgeteilt. Bei keinem Patienten wurde ein Diabetes mellitus, eine Polyneuropathie oder ein umschriebener Nervenschaden nachgewiesen.

Bei 3 Patienten mit Hemiparesen und Tonuserhöhungen waren entweder keine oder nur gering ausgeprägte Zeichen einer peripheren neurogenen Schädigung in den betroffenen Armmuskeln zu erkennen. Bei 5 Patienten mit schlaffer und zunächst vollständiger Halbseitenlähmung waren hingegen stets häufig PSW oder FP 12 Tage bis einen Monat nach Eintreten des akuten Ereignisses zu sehen. Die Veränderungen wurden stets in mehreren, von verschiedenen Armnerven versorgten Muskeln und in einem Beinmuskel der gelähmten Seite beobachtet. Bei 4 dieser Patienten waren zunächst keine Zeichen der Willkürinnervation zu beobachten. Bei 2 Patienten blieb die schlaffe Parese über mehrere Monate bestehen. Sie führte zu einer ausgeprägten Atrophie im Bereich der gesamten Armmuskulatur, weniger in der Beinmuskulatur, mit Umfangdifferenzen von mehr als 2 cm. Bei einem Patienten war das massive Auftreten von Denervationszeichen bereits 12 Tage nach dem akuten Ereignis zu sehen. Bei einer Patientin entwickelte sich eine spastische Tonuserhöhung; nach 6 Wochen fanden sich nur im M. interosseus I rechts noch Zeichen einer partiellen Denervation. An der gesunden Körperseite waren in keinem Fall Denervationen zu sehen. Sämtliche NLG-Werte waren normal, die motorischen Summenpotentiale aber an der gelähmten Körperseite deutlich niedriger als an der gesunden.

Auf den Krankheitsverlauf einer Patientin soll näher eingegangen werden: Die 33-jährige Patientin wurde 4 Jahre zuvor an einem Schmincke-Tumor im Epipharynx operiert und nachbestrahlt. Im Februar 1981 trat eine komplette linksseitige Lähmung auf. Die Patientin kam 4 Wochen danach zur stationären Aufnahme. Sie hatte beidseitige caudale Hirnnervenausfälle. Der linke Arm und das linke Bein waren schlaff gelähmt. Es bestanden deutliche Atrophien der kleinen Handmuskulatur. Die Muskeleigenreflexe waren beiderseits lebhaft auslösbar, das Babinskische Zeichen beiderseits positiv. Ursächlich wurde an einen Infarkt im Bereich des Hirnstammes gedacht. Unter einer entsprechenden Infusionstherapie bildeten sich die Lähmungen zurück. 3 Wochen nach stationärer Aufnahme, also 7 Wochen nach Eintreten des akuten Ereignisses, wurde die Patientin elektromyographisch untersucht. Der M. interosseus I links zeigte ein häufiges Auftreten von PSW und FP, es wurde nur ein Muskelaktionspotential mit erhöhter Komponentenanzahl gesehen. Normale distale motorische Latenz, normale NLG des N. ulnaris am Unterarm und im Sulcus. Der M. extensor digitorum links zeigte ebenfalls häufiges Auftreten von PSW, die MAP waren verändert. Im M. rectus femoris links fanden sich FP und PSW in mäßiger Ausprägung, die MAP waren vermehrt polyphasisch und zum Teil erheblich verlängert. Im M. interosseus dorsalis I rechts fanden sich keine pathologischen Veränderungen. Im Laufe weiterer zwei Monate bildeten sich die Lähmungen zurück. Es kam zu einer spastischen Tonuserhöhung. Bei einer Kontrolluntersuchung fanden sich im M. interosseus I links keine Denervationszeichen mehr.

## Diskussion

Bei allen Patienten mit initial schlaffen Halbseitenlähmungen waren klinisch Atrophien und elektromyographisch ein massives Auftreten von PSW und FP in der betroffenen Muskulatur zu beobachten. Die Veränderungen waren an der oberen und unteren Extremität nachweisbar, umschriebene Nervenschäden konnten ausgeschlossen werden. Die NLG-Werte waren durchweg normal, die Amplituden der motorischen Summenpotentiale an der gelähmten Seite im Vergleich zur Gegenseite jedoch niedriger. Die eigenen Befunde bestätigen die Beobachtungen einer Reihe von Autoren, daß es bei einer Schädigung des zentralmotorischen Neurons zu ausgeprägten Veränderungen in der zunächst schlaff gelähmten Muskulatur kommen kann. Hierzu bietet sich folgende Hypothese an: Die den Muskel innervierenden Alpha- und Gamma-Motoneurone sind funktionell ausgefallen. Der Ausfall von Nervenimpulsen des Alpha-Motoneurons führt nach Untersuchungen von Bray et al. (1) ohne Beeinflussung des axonalen Transports zum Auftreten von Denervationszeichen in mäßiger Ausprägung. Der Ausfall des axonalen Transports läßt mit größerer Deutlichkeit die Effekte der Denervation erkennen (12). Für den vollständigen Ausfall der Alpha-Motoneurone (Impulsfortleitung, axonaler Transport) könnte das Gamma System verantwortlich sein. Fallen die Gamma-I-Motoneurone aus, so werden die Muskelspindeln nicht mehr aktiv innerviert. Dadurch kommt die Aktivität der sensiblen Ia-Fasern, die Impulse von den Muskelspindeln erhalten, zum Erliegen. Die Ia-Fasern senden dann nurmehr bei passiver Spindeldehnung, z.B. bei der Auslösung des Eigenreflexes, Impulse über direkte Reflexkollateralen zu den Vorderhornzellen der Alpha I-Motoneurone. Die Gamma-Fasern werden weder von den sensiblen Fasern der Muskelspindeln, jenen der Kernkettenspindeln noch jenen der Golgi-Sehnenspindeln innerviert. Die Gamma I-Fasern, die über den phasischen Eigenreflex die Muskellänge regulieren, werden vorwiegend von nigrospinalen Fasern beeinflußt (4). Die Gamma II-Fasern für den tonischen Dehnungsreflex zur Regulation der Muskelspannung erhalten Fasern aus einem ponto-reticulären Zentrum (10). Bei Ausfall der Nervenzellen des Substantia nigra kann die Muskellänge nicht über das Gamma-System geregelt werden. Das konnte auch pharmakologisch durch Zusammenbruch der spastischen Tonussteigerung gezeigt werden (5).

Insgesamt scheint der Ausfall nigrospinaler und pontoretino-spinaler Bahnen Ursache einer fehlenden Gamma-Innervation zu sein. Der Ausfall der Gamma-Fasern kann einen funktionellen Stillstand der Alpha-Motoneurone durch Fortfall der Aktivität der Spindelafferenzen verursachen, und der Ausfall der Aktivität der Alpha-Motoneurone führt zur Muskeldenervation. Treten zentrale Impulse wie z.B. bei der Patientin mit der Stammhirnläsion auf, so hört der Denervationsprozeß auf. Dies beweist, daß zentrale Impulse für die Trophik des Muskels von Bedeutung sind.

## Zusammenfassung

Bei mehreren Patienten mit schlaffen Halbseitenlähmungen infolge eines cerebrovaskulären Geschehens wurde ein massives Auftreten von positiven scharfen Wellen (PSW) und von Fibrillationspotentialen (FP) in den gelähmten Muskeln beobachtet. Bei keinem Patienten wurde ein Diabetes mellitus, eine Polyneuropathie oder ein umschriebener Nervenschaden nachgewiesen. Die folgende Beobachtung zeigt die Rückläufigkeit der Veränderungen: Bei einer 33-jährigen Patientin wurde 1977 ein Schmincke-Tumor im Epipharynx operiert und anschließend bestrahlt. 4 Jahre später traten plötzlich eine Parese der caudalen Hirnnerven, rechts deutlicher als links, und eine komplette schlaffe Lähmung der linken Extremitäten auf. Die EMG-Untersuchung 7 Wochen nach dem akuten Ereignis ergab: PSW und FP im M. interosseus I links, im M. extensor digitorum links und im M. rectus femoris links. Regelrechter Befund im M. interosseus I rechts. Normale neurographische Meßwerte des N. ulnaris links. Im Laufe von 2 Monaten bildeten sich die Lähmungen und die EMG-Veränderungen nahezu vollständig zurück. Hierzu bietet sich als Erklärung an, daß nicht nur Alpha-Motoneurone (Alpha-MN) sondern auch Gamma-Motoneurone funktionell ausfallen. Dadurch erhalten die Alpha-MN weder von zentral noch über die spinalen Reflexkollateralen der Ia-Spindelfasern Impulse. Der vollständige Ausfall der Impulsfortleitung und/oder des axonalen Transports der Alpha-MN führt, wie bei einer Axonunterbrechung, zur Denervation. Die Veränderungen sind rückläufig, wenn die Gamma-Motoneurone über nigrospinale und ponto-reticolospinale Bahnen innerviert werden. Daraus ergibt sich, daß zentrale Impulse außer für Bewegungen auch für die Trophik des Muskels von Bedeutung sind.

Literatur

1. Bray JJ, Mills RG, Hubbard JI (1979) The trophic influence of tetrodotoxin-inactivated nerves on normal and reinnervated rat skeletal muscles. J Physiol 297:479-492
2. Chokroverty S, Rubino FA, Reyes MG (1973) Hemiplegic amyotrophy: A histochemical, light microscopic and ultrastructural study of skeletal muscles and motor end-plates. Electromyogr Clin Neurophys 13:133-134
3. Goldkamp O (1967) Electromyography and nerve conduction studies in 116 patients with hemiplegia. Arch Phys Med Rehabil 48:59-63
4. Hassler R (1981) Neurale Grundlagen der spastischen Tonussteigerung. In: Bauer HJ, Koella WP, Struppler A (Hrsg) Therapie der Spastik. Verlag für angewandte Wissenschaften, München, S 11-38
5. Henatsch HD, Ingvar DH (1956) Chlorpromazin und Spastizität. Arch f Psychiatr 195:77-93
6. Ludin HO (1980) Praktische Elektromyographie. Ferdinand Enke, Stuttgart
7. Moskowitz E, Porter JI (1963) Peripheral nerve lesions in upper extremity in hemiplegic patients. N Eng J Med 269:776-778
8. Nyberg-Hansen R, Brodel A (1963) Sites of termination of corticospinal fibers in the cat. An experimental study with silver impregnation methods. J Comp Neurol 120:369-391
9. Nyboer VJ, Johnson HE (1971) Electromyographic findings in lower extremities of patients with traumatic quadriplegia. Arch Phys Med Rehabil 52:256-259
10. Pompeiano O, Hoshino K (1976) Central control of posture: reciprocal discharge by two pontine neuronal groups leading to suppression of decerebrate rigidity. Brain Res 116:131-138
11. van Alphen HA, Lammers HJ, Walder HA (1962) On a remarkable reaction of the motor neurons of lumbosacral region after a traumatic cervical transection in a man. Neurochirurgie 8:328-330
12. Tiedt TN, Wisler PL, Youngkin SG (1977) Neurotrophic regulation of resting membrane potential and acetylcholine sensitivity in rat extensor digitorum longus muscle. Exp Neurol 57:766-791
13. Zalis AW, LaFratta CW, Fauls LB, Oester YT (1976) Electrophysiological studies in hemiplegia: lower motor neurone findings and correlates. Electromyogr clin Neurophysiol 16:151-162

# Zur Standardisierung des elektromyographischen Tetanietests in der Diagnostik der normokalzämischen Tetanie: 10-minütiger Trousseau bei Patienten und gesunden Kontrollpersonen

L. Deecke, B. Müller und B. Conrad

Die Hyperventilationstetanie (normokalzämische Tetanie) tritt von allen tetanischen Erscheinungsformen am weitaus häufigsten auf. Die Diagnose stellt sich bei gründlicher Erhebung der Vorgeschichte meist auf Anhieb. Eine echte hypokalzämische oder hypomagnesiämische Tetanie muß durch entsprechende Serumuntersuchungen ausgeschlossen werden. Um normokalzämische Tetaniker auch im Intervall diagnostisch erfassen zu können, wurden in der klinischen Praxis bislang vor allem der Trousseau- und der Hyperventilationsversuch als Provokationstests verwendet. Einschränkend muß gesagt werden, daß bei einem beträchtlichen Teil der veröffentlichten Studien die empfohlenen Tests lediglich an Patienten durchgeführt wurden und nicht mit einem gesunden Kollektiv verglichen wurden (Alajouanine et al. (1954), Grabner (1974), Isch (1963), Kugelberg (1951)). Wenn nun Gesunde ebenfalls in einem hohen Prozentsatz tetanische Potentiale aufweisen, wäre der diagnostische Wert dieser Provokationstests fraglich. So hatte eine frühere Studie unter Verwendung reiner Hyperventilation bereits einen hohen Prozentsatz falschpositiver Resultate ergeben (Deecke et al. 1975a,b, 1977). Wir haben daher in Fortsetzung dieser Serie einen von Isch (1963) vorgeschlagenen Test mit 10-minütigem Trousseau an 18 Patienten mit positiver Anamnese für latente Tetanie und an einer in Alter und Geschlecht exakt angepaßten Kontrollgruppe geprüft.

## Methodik

Dem altersangepaßten Kontrollkollektiv wurde ein detaillierter Fragebogen vorgelegt, um darin etwa enthaltene normokalzämische Tetaniker aussondern zu können. Zum Versuch wurde am liegenden Patienten oder Probanden mit einer Blutdruckmanschette der rechte Oberarm 10 Min. lang mindestens um 50 mmHg suprasystolisch gestaut. Nach Lösen der Stauung wurden die Muskelpotentiale wenigstens 5 Min. lang vom rechten M. interosseus dorsalis I abgeleitet. Die Auswertung des EMG erfolgte optisch und akustisch wie üblich. Von typischen Ableitungen wurden Polaroidfotographien angefertigt (siehe Abb. 1). Auswertungskriterien waren Zahl der Repetitionen, Latenz, Dauer, kumulierte Gesamtzahl, Frequenz, Rhythmizität und Häufung etwaiger tetanischer Entladungen. Außerdem wurde bei den Kontrollpersonen aus dem hyperämisierten Ohrläppchen der kapilläre $CO_2$-Partialdruck bestimmt.

## Ergebnisse

Von den 18 Patienten mit positiver Anamnese für latente Tetanie traten nach Lösen der Stauung erwartungsgemäß in 100% tetanische Potentiale auf und zwar mit einer Latenz von durchschnittlich 2,5 min und einer mittleren Dauer von 8 min. Unter den Normalpersonen fanden wir bei 16 Probanden (88,8%) ebenfalls gruppierte Mehrfachentladungen nach Öffnen

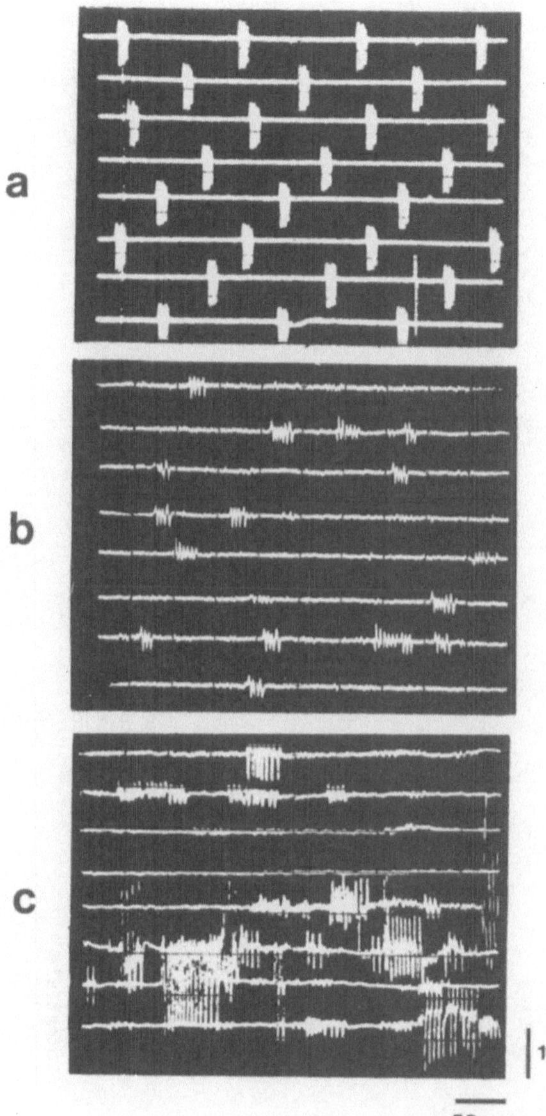


Abb. 1a. Tripletten in rhythmischer Reihenfolge; b: Multipletten (4-8-fach) irregulär aufeinanderfolgend; c: Multipletten (bis 11-fach) dicht aufeinanderfolgend mit unterschiedlicher Amplitude

der Stauung. Diese traten durchschnittlich 80 s nach Stauungsende auf und hielten im Mittel über 1,5 min an. Von diesen test-positiven Normalpersonen zeigten sich bei 10 lediglich vereinzelte Mehrfachentladungen von weniger als 1 min Dauer, bei 6 Personen hielten die Entladungen länger als 1 min an. Die zeitgleich mit dem EMG-Test an den Probanden durchgeführte Blutgasanalyse ergab einen durchschnittlichen $pCO_2$-Wert von 37,6 mmHg; dies entspricht Werten, wie sie bei der Normalbevölkerung gefunden werden.

Der Vergleich von Patienten und Probanden ergab: In der Zahl der Repetitionen (siehe Abb. 1c, Tabelle 1) unterschieden sich beide Gruppen deutlich voneinander ($2p < 0,001$). Bei den Gesunden herrschten Zweifachentladungen vor, während höhere Repetitionszahlen seltener waren.

Tabelle 1

| | Dauer (s) | | Rhythmizität | | Häufung | | | |
|---|---|---|---|---|---|---|---|---|
| | | | (rhythmisch oder irregulär) | (rhythmisch oder irregulär) | vereinzelt | gruppiert | vereinzelt | gruppiert |
| | N | P | N | P | N | | P | |
| 1 | 55 | 120 | irreg. | irreg. | x | – | x | – |
| 2 | 20 | 150 | irreg. | irreg. | x | – | x | – |
| 3 | 4 | 300 | rhyth. | irreg. | – | x | – | x |
| 4 | – | 480 | – | rhyth. | – | – | – | x |
| 5 | 300 | 180 | rhyth./irreg. | rhyth. | x | x | – | x |
| 6 | 180 | 600 | irreg. | rhyth. | – | x | – | x |
| 7 | 25 | 600 | irreg. | irreg. | x | – | x | – |
| 8 | 180 | 300 | irreg. | – | x | x | – | – |
| 9 | 4 | 720 | irreg. | – | x | – | – | – |
| 10 | 1 | 1800 | irreg. | rhyth. | x | – | – | x |
| 11 | 2 | 720 | irreg. | rhyth. | x | – | – | x |
| 12 | 195 | 480 | irreg. | irreg. | x | x | – | x |
| 13 | 5 | 300 | irreg. | – | x | – | – | x |
| 14 | 3 | 450 | irreg. | irreg./rhyth. | x | – | – | x |
| 15 | 210 | 270 | irreg. | irreg. | – | x | – | x |
| 16 | – | 420 | – | irreg. | – | – | – | x |
| 17 | 480 | 300 | irreg. | rhyth. | x | x | – | x |
| 18 | 1 | 480 | irreg. | irreg. | x | – | – | x |
| Total | $\bar{x}_{16}$ =104,1<br>$SD_{16}$=141,0 | $\bar{x}_{18}$ =481,7<br>$SD_{18}$=375,2 | 83,3% irreg.<br>11,1% rhyth.<br>11,1% keine tetanischen Potentiale | 50,0% irreg.<br>38,0% rhyth.<br>16,6% nicht protok. | 72,2% | 38,8% | 16,6%<br><br>11,1% | 72,2%<br><br>nicht protok. |

Bei den Patienten fand sich die umgekehrte Verteilung mit Multipletten vorwiegend hoher Repetitionszahlen (5-fach und mehr). Ein signifikanter Unterschied ergab sich auch in der Dauer der postischämischen tetanischen Aktivität (2p < 0,001). Bei den Normalpersonen hielten die Entladungen im Mittel 1 min 40 s, bei den Patienten dagegen 8 min an. Einen erheblichen Unterschied zeigte der Vergleich der kumulierten Gesamtzahl (2p < 0,001) und der Entladungsfrequenz (2p < 0,005). Beide rechnerisch ermittelten Werte lagen bei den Normalpersonen mit durchschnittlich 320 Entladungen bei einer mittleren Frequenz von 3,5 Spikes/s deutlich unter den Werten, wie wir sie bei den Patienten (10266 Entladungen, 28 Spikes/s) fanden. Bei der Bestimmung der Rhythmizität zeigte sich, daß in der Kontrollgruppe eine ausgeprägte Rhythmisierung eher die Ausnahme war (11%), während eine solche bei den Patienten in 38% nachweisbar war. Allerdings ließ sich hier kein deutlicher Unterschied sichern. Signifikanzniveau erreichte jedoch die Häufung, d.h. vereinzeltes oder gruppiertes Auftreten (2p < 0,05): nur bei 40% der Kontrollpersonen traten die Potentiale gruppiert auf, jedoch bei rund 70% der Patienten (vergleiche Tabelle 1).

## Diskussion

Das überraschende Resultat war, daß auch bei 88,8% der Gesunden in der postischämischen Phase tetanische Potentiale auftraten, zumindest als Doubletten. Ein ähnliches Ergebnis brachte eine frühere Untersuchung mit Hyperventilation als ausschließlicher Provokation, bei der annähernd 89% der Gesunden ebenfalls tetanische Potentiale zeigten (Deecke et al. 1975a,b, 1977, Deecke 1979). Da die tetanische Aktivität bei unseren Kontrollpersonen im Mittel über 1,5 Min. andauerte, erfüllte sie bereits die von Alajouanine (1954) und Ludin (1976) vorgeschlagenen Kriterien, denenzufolge eine normokalzämische Tetanie dann anzunehmen ist, wenn die tetanische Aktivität mindestens 1 Min. lang andauert. Bei Anwendung dieser Kriterien auf die Kontrollgruppe bedeutet dies, daß immer noch ein Drittel der Gesunden zu normokalzämischen Tetanikern gestempelt worden wäre. Es geht also nicht an, diese Methode in kategorischer Auslegung in der klinischen Praxis einzusetzen, wie dies von Isch angestrebt worden ist. Auf der anderen Seite wäre es vorschnell, den Test als Ganzes für ungeeignet zu halten, da die genaue Analyse einzelner Parameter deutliche Unterschiede zwischen Patienten und Gesunden ergab. Die tetanische Reaktion auf den Trousseau fiel bei den Patienten wesentlich stärker aus. Dies zeigt sich 1. in einer Bevorzugung von Multipletten hoher Repetitionszahl, 2. in einer wesentlich längeren Dauer, 3. in einer Neigung zur Rhythmisierung, 4. in einer gruppierten Häufung im Gegensatz zu nur vereinzeltem Auftreten der Entladungen. Daraus ableitend möchten wir folgende diagnostische Empfehlungen formulieren: Eine normokalzämische Tetanie ist dann anzunehmen, wenn

1. Die Anamnese für Hyperventilationsanfälle positiv ist,

2. normales Gesamtserumkalzium und -magnesium eine echte Tetanie ausschließen lassen,

3. der in Ruhe gemessene $CO_2$-Partialdruck im Kapillarblut des hyperämisierten Ohrläppchens bei Lungengesunden weniger als 33 mmHg beträgt,

4. in der postischämischen Phase nach 10-minütigem Trousseau im EMG Multipletten im Sinne von Quadrupletten und darüber auftreten,

5. diese über 2 Min. lang anhalten,

6. Rhythmisierungstendenz zeigen und

7. nicht nur vereinzelt, sondern in Gruppen auftreten.

## Zusammenfassung

18 erwachsene Patienten mit normokalzämischer Tetanie und 18 in Alter und Geschlecht exakt angepaßte gesunde Kontrollen wurden einem Provokationstest mit 10-minütiger Ischämie am rechten Oberarm unterzogen. In der postischämischen Phase wurde das EMG aus dem rechten M. interosseus dorsalis I abgeleitet. Gleichzeitig wurde bei den Kontrollpersonen aus dem hyperämisierten Ohrläppchen der kapilläre $CO_2$-Partialdruck bestimmt. Zwar wurden bei 100% der Patienten Mehrfachentladungen gefunden, jedoch fanden sich solche auch bei 89% der Gesunden, bei einem Drittel von mehr als 1 Min. Dauer. Beim Vergleich beider Gruppen bezüglich Art, Dauer, Rhythmisierung und Gruppierung der Mehrfachentladungen zeigten sich allerdings deutliche Unterschiede. Wertet man nicht das Auftreten tetanischer Potentiale an sich, sondern die eben erwähnten Untersuchungsgrößen, so lassen sich unter Berücksichtigung der Anamnese und des in Ruhe gemessenen $pCO_2$-Partialdrucks im hyperämisierten Ohrläppchen doch elektromyographische Kriterien erarbeiten, die im einzelnen diskutiert werden.

Literatur beim Verfasser

# Effekt von Anticonvulsiva auf die Leitfunktion peripherer Nerven

G. Krämer und R. Besser

## Einleitung

Seit der Erstbeschreibung 1942 (5) wurden eine Reihe von Antikonvulsiva-induzierten Polyneuropathien (PNP) beobachtet. In einer Zusammenstellung von 74 medikamentös-toxischen PNP wurde Diphenylhydantoin (DPH) am zweithäufigsten verantwortlich gemacht (6). Auch für Barbitursäurepräparate (Phenobarbital = PHB, Primidon = PRM) liegen entsprechende Daten vor, während Carbamezepin (CBZ) und insbesondere Valproinsäure (VPA) bislang nur vereinzelt untersucht wurden. Ziel unserer Studie war es daher, den Effekt dieser beiden Substanzen auf die Nervenleitgeschwindigkeit (NLG) zu überprüfen. Dabei wurde auch das CBZ-Derivat Oxcarbazepin (OxCBZ) berücksichtigt. Messungen an Anfallspatienten sollten die klinische Relevanz der Befunde überprüfen.

## Material und Methodik

CBZ (Tegretal), OxCBZ (GP 47680) und Valproinsäure (Leptilan) wurden im Rahmen klinisch-pharmakokinetischer Studien an gesunden Probanden geprüft (bei CBZ/OxCBZ je 7 weibl. und männl., 21-30 Jahre, $\bar{x}$ = 25,6; bei VPA 7 weibl. und 14 männl., 20-30 Jahre, $\bar{x}$ = 25,2). Die Einnahmedauer betrug bei CBZ/OxCBZ 6 Wochen, davon in den ersten drei 400 mg CBZ bzw. 600 mg OxCBZ (= Äquivalenzdosis) täglich und danach in der doppelten Dosis (800/1200 mg/die). VPA wurde 6 Tage in einer Dosis von 1200 mg/die eingenommen. Vor Einnahme und am Ende jeder Dosierungsperiode wurden die orthodrome sensible NLG (sNLG) des N. medianus (Zeigefinger-Handgelenk) und die motorische NLG (mNLG) des N. ulnaris (distal Sulcus-Handgelenk) bestimmt. Bei 24 Anfallspatienten mit mindestens dreijähriger Medikation wurde die sNLG des N. suralis bestimmt. Bei 19 bestand eine Monotherapie, nur 8 hatten auch früher kein anderes Präparat gehabt. DPH, PHB/PRM und CBZ wurden bei jeweils 9 Patienten gegeben, VPA bei 3 (4 Zwei- und 1 Dreifachkombination). Sämtliche Messungen erfolgten unter Berücksichtigung der üblichen Richtlinien (1,9), zusätzlich wurde auf eine konstante Hauttemperatur in einem Bereich von 35 ± 0,5 Grad geachtet (rückgekoppelte batteriebetriebene Heizeinheit).

## Ergebnisse

1. CBZ/OxCBZ: Die sNLG des N. medianus wurde von $\bar{x}$ = 58,7 m/s mit einer Standardabweichung (SD) von 3,3 unter 400/600 mg/die nach 4 Wochen im Mittel um 2,55 m/s verlangsamt (SD = 2,65). Dieser Unterschied war auf dem 0,5%-Niveau signifikant (t-Test für abhängige Stichproben). Nach weiteren 3 Wochen unter 800/1200 mg/die fand sich wieder ein leichter Anstieg um 0,52 m/s. Die Differenz nach 6 Wochen war gegenüber den Ausgangswerten auf dem 1%-Niveau signifikant, im

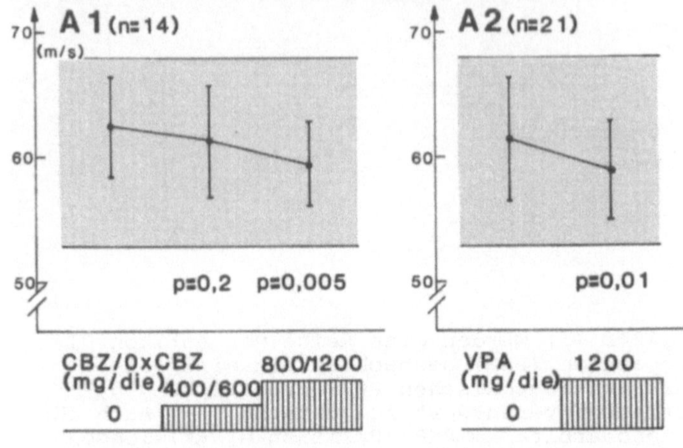


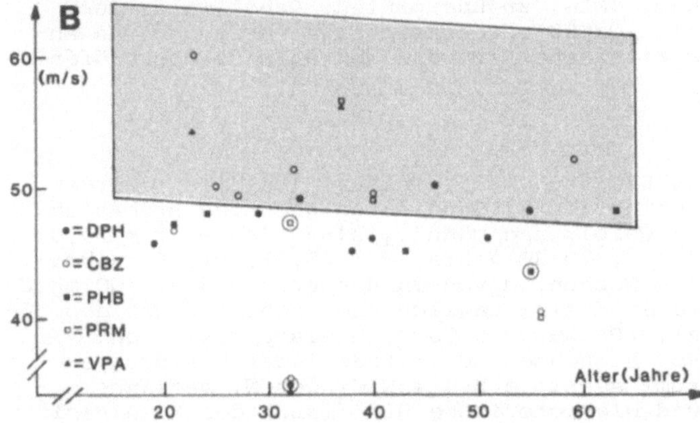


Abb. 1. Effekt verschiedener Anticonvulsiva auf die Leitfunktion peripherer Nerven. A: Untersuchungen bei gesunden Probanden am N. ulnaris (distal Sulcus-Handgelenk). A1: Einfluß von Carbamazepin (CBZ) bzw. Oxcarbazepin (OxCBZ) unter zwei verschiedenen Tagesdosen (OxCBZ-Äquivalenzdosis zum CBZ = 150%) bei jeweils 7 Probanden. Graue Fläche = Normalbereich. p = Signifikanzniveau. A2: Einfluß einer Tagesdosis von Valproinsäure (VPA) bei 21 Probanden. Restliche Abk. wie oben. B: Untersuchungen bei Langzeitpatienten (Anticonvulsiva über mindestens 3 Jahre) am N. suralis (orthodrom, Malleolus lateralis-Wade). DPH = Diphenylhydantoin, PHB = Phenobarbital, PRM = Primidon, eingekreiste Symbole = klinische Zeichen einer Polyneuropathie, restliche Abk. wie oben

Vergleich zur sNLG nach 3 Wochen bestand kein überzufälliger Unterschied. Die mNLG des N. ulnaris ($\bar{x}$ = 62,4 m/s, SD = 3,98) nahm nach 3 Wochen durchschnittlich um 1 m/s und nach 6 Wochen um 3,35 m/s ab (SD = 3,93 bzw. 3,62). Die Differenz nach 3 Wochen war nicht signifikant (p = 0,2), diejenige nach 6 Wochen auf dem 0,5%-Niveau (Abb. 1A1).

2. VPA: Unter VPA nahm die sNLG des N. medianus nach 6 Tagen unter 1200 mg/die von $\bar{x}$ = 58,22 m/s auf 56,46 m/s ab, der Unterschied war auf dem 5%-Niveau signifikant. Die mNLG des N. ulnaris wurde von $\bar{x}$ = 61,3 auf 58,8 m/s verlangsamt, das Ergebnis war auf dem 1%-Niveau signifikant (Abb. 1A2).

3. Patienten: Bei den 24 Anfallspatienten lag die orthodrome sNLG des N. suralis in 12 Fällen innerhalb des Altersnormbereiches (nach (13)): 57,4 - 0,05xAlter, SD = 3,7), allerdings bis auf 2 Ausnahmen in der unteren Hälfte. 11 Werte waren verlangsamt, einmal konnte kein Potential abgeleitet werden. In diesem Fall sowie bei 2 anderen mit verzögerter NLG bestanden auch klinische Zeichen einer PNP. Der Fall ohne verwertbares Potential war der einzige mit einer Dreier-Kombinationstherapie (DPH, CBZ und VPA), wahrscheinlich als Nebenwirkung der Therapie war eine Erhöhung der antinukleären Faktoren im Blut vorhanden. Der Mittelwert der sNLG des N. suralis der 24 Patienten betrug 46,9 m/s (Abb. 1B).

## Diskussion

Bei bis zu 18% von Anfallspatienten wurden Reflexausfälle beschrieben, teilweise auch sensible Störungen und NLG-Verlangsamungen (12). Bei Langzeit-Patienten fand sich eine Korrelation elektrophysiologischer Veränderungen mit höheren Plasmaspiegeln (4). Swift et al. (21) wiesen zwar darauf hin, daß unter nahezu 500 Patienten entsprechender Publikationen nur 14 unter einer Monotherapie mit dem in der Regel angeschuldigten DPH gestanden hatten, andererseits erhielten auch die meisten ihrer eigenen 186 Patienten mehrere Medikamente. Keiner von 28 unter CBZ bekam es als Monotherapie, VPA wurde nur vereinzelt gegeben. Generell verhielt sich das Ausmaß elektrophysiologischer Veränderungen proportional zur Anzahl eingenommener Anticonvulsiva. In einer prospektiven Studie mit u.a. 19 Patienten unter einer CBZ-Monotherapie fanden sich keine klinischen oder elektrophysiologischen Auffälligkeiten (19). Bei einem Fall einer DPH-Intoxikation konnte nach Umsetzen auf CBZ wieder eine Verlangsamung der sNLG des N. suralis nachgewiesen werden, persistierende neurologische Störungen waren aber wohl Folge einer DPH-induzierten zerebellären Schädigung (2). Insgesamt gibt es bislang nur vereinzelte Hinweise auf die Entstehung einer PNP unter CBZ, bei keinem Fall sind elektrophysiologische Daten bekannt (15).

Tierexperimentell war am N. ischiadicus der Ratte ein CBZ-Effekt nachgewiesen worden (7). Bei Probanden fand Hopf (8) unter 1000 mg/die eine Abnahme der mNLG des U. ulnaris um 6,9%. Unser Ergebnis mit einer Abnahme um 5,4% bei 800 mg/ die entspricht dem weitgehend. Zusätzlich konnten wir auch eine signifikante Abnahme der sNLG des N. medianus nachweisen. OxCBZ hat einen identischen Effekt, während seine Verträglichkeit und Nebenwirkungsrate allgemein günstiger zu sein scheint (11).

Systematische Untersuchungen über VPA-Effekte am peripheren Nerven sind u.W. bislang nicht publiziert worden, desgleichen keine Berichte über eine induzierte PNP (10). Einzig Rothe (17) untersuchte in ihrer Dissertation bei Probanden den VPA-Einfluß (bis zu 1500 mg/die). Sie fand keinen Effekt auf die sNLG und mNLG des N. ulnaris und schloß auf einen fehlenden Membraneffekt. Nachdem für die anderen Antiepileptica mit Hilfe der Voltage clamp-Technik Ionenpermeabilitätsänderungen nachgewiesen worden waren (3,18), konnte für VPA jedoch inzwischen eine konzentrationsabhängige Hyperpolarisation infolge einer gesteigerten Kaliumpermeabilität demonstriert werden (20). Eine mögliche Erklärung der Diskrepanz unserer Befunde zu denjenigen von Rothe liegt darin, daß diese Studie mit einer nachträglichen Korrektur für die Hauttemperatur durchgeführt worden war.

Die Befunde bei unseren Anfallspatienten stimmen gut mit Angaben aus der Literatur überein. Swift et al. (21) fanden im Schnitt eine sNLG des N. suralis von 48,69 m/s. Leicht verlangsamte NLGs gehen nur ausnahmsweise mit klinischen Zeichen einer PNP einher, in unserem Krankengut nur bei 3 von 12 Fällen. Dabei scheint auch Folsäuremangel eine Rolle zu spielen (14), bei 2 der 3 PNP-Fälle war sie erniedrigt. Im dritten - mit nicht ableitbarem Suralispotential - kam als komplizierender Faktor eine höchstwahrscheinlich medikamentös bedingte Überempfindlichkeitsreaktion mit erhöhten antinukleären Faktoren hinzu, wie sie in der Literatur insbesondere für DPH beschrieben ist (16).

## Zusammenfassung

1. CBZ, OxCBZ und VPA haben wie die anderen Anticonvulsiva einen Effekt am peripheren Nerven.

2. Dieser erscheint nur dann als Ursache einer klinisch faßbaren PNP möglich, wenn es zu Überdosierungen gekommen ist, eine Kombinationstherapie erfolgte und/oder sich ein Folsäuremangel entwickelt hat.

## Literatur


1. Buchthal F, Rosenfalck A (1966) Evoked action potentials and conduction velocity in human sensory nerves. Brain Res 3:1-122
2. Danner R (1981) Messungen der Nervenleitgeschwindigkeit beim Abklingen einer Diphenylhydantoinintoxikation und während des Beginns einer Carbamazepinmedikation. Eine klinisch-neurophysiologische Dokumentation. Arch Psychiatr Nervenkr 229:267-272
3. Deupress JD (1980) Mode of action of anticonvulsant drugs: membrane effects. In: Tyrer JH (ed) The treatment of epilepsy. MTP Press, Lancaster, p 1
4. Eisen AA, Woods JF, Sherwin AL (1974) Peripheral nerve function in long term therapy with diphenylhydantoin. Neurology 24:411-417
5. Finkelman I, Arieff AJ (1942) Untoward effects of phenytoin sodium in epilepsy. JAMA 118:1209-1212
6. Gibbels E (1974) Medikamentös-toxische Polyneuropathien. akt neurol 1:175-180
7. Honda H, Allen MB (1973) The effect of an iminostilbene derivate (G 32883) on peripheral nerves. J med Ass Ga 62:38-42
8. Hopf HC (1973) Anticonvulsant drugs and spike propagation of motor nerves and skeletal muscle. J Neurol Neurosurg Psychiat 36:547-580
9. Hopf HC, Kaeser HE, Ludin H-P, Ricker K, Stölzel R, Struppler A, Tackmann W (1979) Grundbedingungen für die Durchführung elektromyographischer Untersuchungen. Teil I: EMG, Nervenleitgeschwindigkeit und Endplattenbelastung. EEG EMG 10:57-61
10. Jeavons PM (1982) Valproate. Toxicity. In: Woodbury DM, Penry JK, Pippenger CE (eds) Antiepileptic drugs, second ed. Raven Press, New York, p 601
11. Krämer G (in Vorbereitung) Vergleich der Verträglichkeit und Kinetik von Oxcarbazepin (GP 47680) und Carbamazepin nach einmaliger Gabe bei gesunden Probanden
12. Lovelace RE, Horwitz SJ (1968) Peripheral neuropathy in long-term diphenylhydantoin therapy. Arch Neurol 18:69-77
13. Ludin H-P, Tackmann W (1979) Sensible Neurographie. Thieme, Stuttgart

14. Martinez Figueroa A, Johnson RH, Lambie DG, Shakir RA (1980) The role of folate deficiency in the development of peripheral neuropathy caused by anticonvulsants. J neurol Sci 48:315-323
15. Masland RL (1982) Carbamazepine. Neurotoxicity. In: Woodbury DM, Penry JK, Pippenger CE (eds) Antiepileptic drugs, second ed. Raven Press, New York, p 521
16. Pisciotta AV (1982) Phenytoin. Haematological Toxicity. In: Woodbury DM, Penry JK, Pippenger CE (eds) Antiepileptic drugs, second ed. Raven Press, New York, p 257
17. Rothe L (1977) Vergleich der Wirkung von Dipropylessigsäure mit der anderer antikonvulsiver Medikamente auf das elektrische Verhalten peripherer Nerven des Menschen. Inaugural-Dissertation (Göttingen)
18. Schauf CL, Davis FA, Marder J (1974) Effects of carbamazepine on the ionic conductances of Myxicola giant axons. J Pharmacol Exp Ther 189:538-543
19. Shorvon SD, Reynolds EH (1982) Anticonvulsant peripheral neuropathy: a clinical and electrophysiological study of patients on single drug treatment with phenytoin, carbamazepine or barbiturates. J Neurol Neurosurg Psychiat 45:620-626
20. Slater GE, Johnston D (1968) Sodium valproate increases potassium conductance in Aplysia neurons. Epilepsia 19:379-384
21. Swift TR, Gross JA, Ward LC, Crout BO (1981) Peripheral neuropathy in epileptic patients. Neurology 31:826-831

# Elektroneurographische Untersuchungen unter Diphenylhydantoin (DPH)-Therapie

D. Kömpf, B. Neundörfer und V. Bacher

Neben Beeinflussung zentraler Funktionen werden Diphenylhydantoin (DPH) auch zwei unterschiedliche Wirkungen auf die Funktion peripherer Nerven zugeschrieben (u.a. 6,17): Ein akuter und offenbar reversibler pharmakophysiologischer Effekt mit Erhöhung der Reizschwelle, Erniedrigung des Nervenaktionspotentials und/oder Verzögerung der Nervenleitgeschwindigkeit (NLG; 1,5,10,15), sowie eine durch meist langjährige Einnahme bedingte toxische Polyneuropathie, wobei die Verminderung der NLG auch mit klinisch faßbaren Ausfällen korrelieren kann (3,7,8,9,11,12). Die Annahme einer spezifischen Relation zwischen DPH-Einnahme und Neuropathie wird jedoch eingeschränkt:

1. Bei entsprechenden Kollektiven wurden auch elektrophysiologische und klinische Normalbefunde mitgeteilt (2,17).

2. Nahezu alle retrospektiv untersuchten Patienten hatten neben DPH auch weitere Anticonvulsiva wie Carbamazepin oder Phenobarbital eingenommen, deren möglicher Einfluß nicht untersucht wurde (16,17).

Prospektive Längsschnittuntersuchungen bei Patienten unter DPH-Monotherapie mit Serumspiegeln im therapeutischen Bereich liegen u.E. nicht vor.

## Material und Methode

In die prospektive Untersuchung einbezogen wurden insgesamt 8 Patienten, die wegen Erstmanifestation einer Epilepsie erstmals in ihrem Leben Anticonvulsiva, in diesem Fall DPH erhielten. Es erfolgte eine standardisierte neurologische Untersuchung sowie die Bestimmung der maximalen motorischen NLG (MNLG) des N. medianus, N. tibialis und N. peronaeus und der sensiblen orthodromen NLG (SNLG) des N. suralis vor und 0,5, 6 und 12 Monate (in Einzelfällen bis zu 30 Monate) nach Beginn der DPH-Therapie. Zur Reizung und Ableitung der MNLG wurden Oberflächenelektroden, bei der Suralis-Neurographie (13) monopolare Nadelelektroden benutzt. Die NLG-Werte wurden mit 2 m/s pro Grad Abweichung auf 35°C hochgerechnet. Der DPH-Serumspiegel wurde über den ganzen Untersuchungszeitraum konstant im therapeutischen Bereich zwischen 10-20 µg/ml gehalten. Statistische Berechnungen konnten nur für einen Zeitraum bis zu einem Jahr vorgenommen werden.

## Ergebnisse

Das Durchschnittsalter der 5 Männer und 3 Frauen betrug 29,6 Jahre (21 bis 41 Jahre). Der neurologische Untersuchungsbefund war bei allen Patienten zu allen Untersuchungszeitpunkten regelrecht, insbesondere ergaben sich keine Hinweise auf die Entstehung eines Polyneuropathiesyndroms: ASR und Vibrationsempfinden blieben unverändert erhalten.

Die Ergebnisse der Bestimmungen der MNLG der gemischten Nerven Medianus, Peronaeus und Tibialis sowie der SNLG des rein sensiblen N. suralis (bei 35°C) sind in Tabelle 1 zusammengefaßt:

Tabelle 1. Nervenleitgeschwindigkeit (Mittelwerte von jeweils 8 Probanden, in Klammer die Standardabweichung des Mittelwerts) unter DPH-Therapie (35°C)

| | Mittelwert 8 | | | |
|---|---|---|---|---|
| Zeitpunkt | N. Medianus | N. Peronaeus | N. Tibialis | N. Suralis |
| I vor Ther. | 65,5 (1,6) | 53,9 (1,2) | 50,4 (0,8) | 51,9 (1,5) |
| II 0,5 Mon. | 65,8 (1,5) | 53,5 (1,0) | 51,1 (0,9) | 54,0 (1,5) |
| III 6 Mon. | 63,2 (1,6) | 53,5 (1,5) | 51,5 (0,8) | 54,4 (1,5) |
| IV 12 Mon. | 61,7 (1,7) | 51,6 (1,3) | 49,7 (1,4) | 53,9 (1,4) |

Die statistische Analyse ergab für keinen Nerven zwischen den Ausgangswerten und den Meßergebnissen unter einer bis zu einjährigen DPH-Therapie einen signifikanten Unterschied. Die MNLG-Werte insbesondere jedoch des N. medianus (Abb. 1a), geringer auch des N. peronaeus und N. tibialis (Abb. 1b), lagen jedoch nach einer Therapiedauer von einem halben bis zu einem Jahr bei den meisten Patienten niedriger als zu Beginn, jedoch konnte diese Tendenz nicht statistisch gesichert werden.

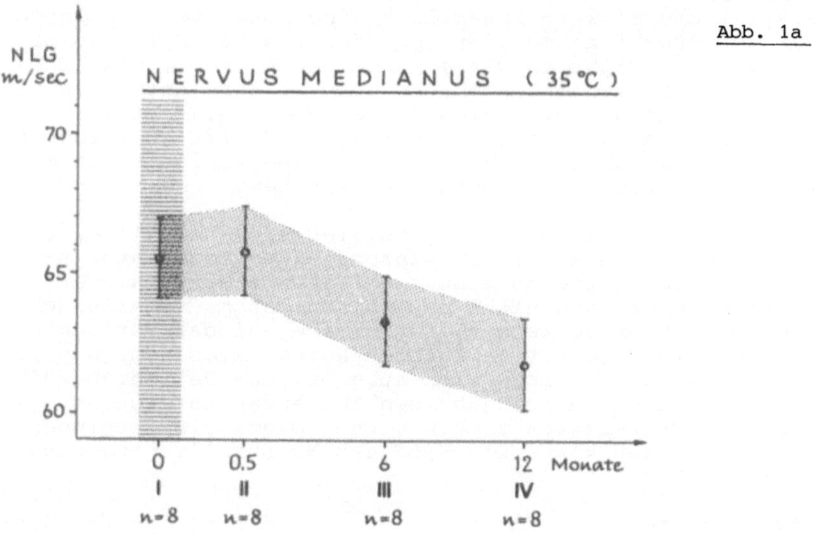


Abb. 1a

Abb. 1a,b. Mittelwert (und jeweilige Standardabweichung des Mittelwerts) der NLG des N. Medianus (a), des N. Peronaeus, N. Tibialis und N. Suralis (b) unter DPH-Therapie (35°C)

Abb. 1b (siehe Seite 916)

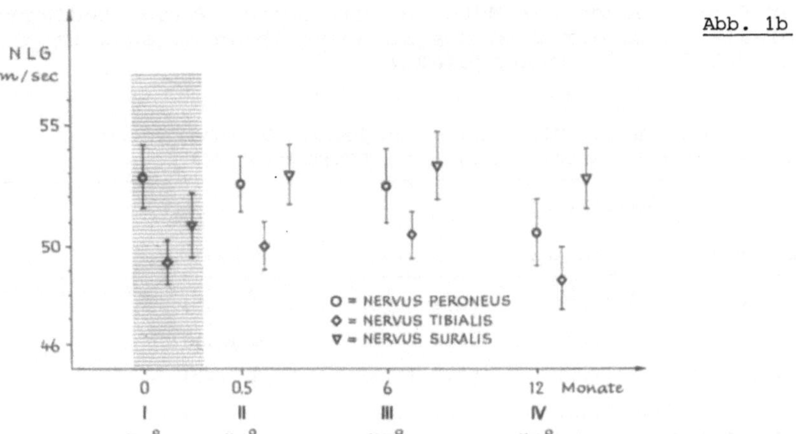


Diskussion

Die akuten pharmakophysiologischen Effekte von DPH bei meist toxischem DPH-Spiegel auf den peripheren Nerven sind gut dokumentiert und sind offenbar reversibel (1,4,5,10,14). Ungeklärt hingegen ist die Entwicklung einer toxischen Polyneuropathie und/oder entsprechenden elektrophysiologisch faßbaren pathologischen Veränderungen bei antikonvulsiv behandelten Epileptikern. Diese werden vornehmlich der DPH-Einnahme zugeschrieben (8,9,12) und es wird zusätzlich eine positive Korrelation zwischen der Dauer der DPH-Einnahme oder der Höhe des DPH-Spiegels mit der Funktionsstörung des peripheren Nerven angenommen (8,9), obwohl nahezu alle untersuchten Patienten neben DPH auch weitere Anticonvulsiva einnahmen, deren Einfluß nicht berücksichtigt wurde (17). Lediglich einer vorläufigen Mitteilung von Vasilescu et al. (18) ist zu entnehmen, daß sie nach zwei- bis fünfjähriger DPH-Therapie eine verlangsamte SNLG bei gleichzeitig unveränderter MNLG beobachten konnten.

In unserer prospektiv angelegten Untersuchung ließ sich bei Einhaltung von DPH-Dosen im therapeutischen Bereich während eines Beobachtungszeitraums bis zu einem Jahr hingegen eine signifikante Erregungsveränderung an den peripheren Nerven nicht nachweisen. Auch die klinisch-neurologische Untersuchung ergab keinerlei Hinweise auf das Vorliegen einer Polyneuropathie. Die MNLG der gemischten Nerven wies jedoch eine Tendenz zur Verlangsamung auf, welche sich auch bei den Patienten, die jetzt schon bis zu 2,5 Jahren in halbjährigen Abständen untersucht werden konnten, weiter fortzusetzen scheint, und so auf eine beginnende Funktionsstörung hinweisen kann. Die SNLG des N. suralis hingegen blieb völlig unbeeinflußt.

Eine endgültige Aussage über eine Funktionsänderung der peripheren Nerven als Ausdruck einer chronischen Intoxikation auch unter therapeutischen DPH-Dosen kann somit auch nach einem Beobachtungszeitraum von einem Jahr noch nicht getroffen werden; aus diesem Grund wird die Untersuchung an denselben Patienten weitergeführt werden.

Literatur

1. Birket-Smith E, Krogh E (1971) Motor nerve conduction velocity during diphenylhydantoin intoxication. Acta Neurol Scand 47: 265-271
2. Brumlik J, Jacobs RS (1966) The effect of diphenylhydantoin on nerve conduction velocity. Neurology 16:1217-1218
3. Chokroverty S, Sayeed ZA (1975) Motor nerve conduction study in patients on diphenylhydantoin therapy. J Neurol Neurosurg Psychiat 38:1235-1239
4. Danner R (1980) Sural nerve conduction velocity during diphenylhydantoin therapy. A case report. Electromyogr Clin Neurophysiol 20:519-528
5. Danner R (1981) Messungen der Nervenleitgeschwindigkeit beim Abklingen einer Diphenylhydantoinintoxikation und während des Beginns einer Carbamazepinmedikation. Arch Psychiatr Nervenkr 229: 267-272
6. Danner R (1982) Electrophysiological effects of diphenylhydantoin and carbamazepine on the peripheral and central nervous system. Acta neurol Scand 65:668-680
7. Dobkin BH (1977) Reversible subacute peripheral neuropathy induced by phenytoin. Arch Neurol 34:189-190
8. Eisen AA, Woods JF, Sherwin AL (1974) Peripheral nerve function in long-term therapy with diphenylhydantoin. A clinical and electrophysiologic correlation. Neurology 24:411-417
9. Encinoza O (1974) Nerve conduction velocity in patients on long-term diphenylhydantoin therapy. Epilepsia 15:147-154
10. Hopf HC (1968) Effects of diphenylhydantoin on peripheral nerves in man. Electroencephalogr Clin Neurophysiol 25:393-416
11. Horwitz SJ, Klipstein FA, Lovelace RE (1968) Relation of abnormal folate metabolism to neuropathy developing during anticonvulsant drug therapy. Lancet 1:563-565
12. Lovelace RE, Horwitz RJ (1968) Peripheral neuropathy in long-term diphenylhydantoin therapy. Arch Neurol 18:69-77
13. Ludin HP (1976) Praktische Elektromyographie. Enke Verlag, Stuttgart
14. Meienberg O, Bajk O (1975) Akute Polyneuropathie durch Diphenylhydantoinintoxikation. Dtsch med Wschr 100:1532-1539
15. Morell F, Bradley W, Ptashne M (1958) Effect of diphenylhydantoin on peripheral nerve. Neurology 8:140-144
16. So EL, Penry JK (1981) Adverse effects of phenytoin on peripheral nerves and neuromuscular junction: A review. Epilepsia 22:467-473
17. Swift ThR, Gross JA, Ward LCh, Crout BO (1981) Peripheral neuropathy in epileptic patients. Neurology 31:826-831
18. Vasilescu C, Hategan D, Volanschi D (1981) Klinische und elektrophysiologische Untersuchungen in den peripheren Nerven bei Epileptikern mit chronischer Diphenylhydantointherapie. 26. Jahrestagung der Deutschen EEG-Gesellschaft, Köln

# Visuell evozierte Potentiale (VEP): Schachbrettmusterinversion und Doppelreize (DR) bei Alkoholikern mit und ohne Anfälle

J. Haan und B. Lappe-Osthege

## Einleitung

Nach vorangegangenen Untersuchungen der VEP mit DR bei gesunden Probanden und Epileptikern (1) wurden zwei Kollektive von Alkoholikern mit und ohne Anfälle untersucht mit dem Ziel, Gemeinsamkeiten und/oder Differenzen zu den beiden anderen Kollektiven zu finden. Insbesondere interessierte die Frage, ob die VEP nach DR sich bei Alkoholikern mit Anfällen ähnlich darstellen würden wie bei Epileptikern.

## Material und Methodik

30 Alkoholiker ohne Anfälle (mittleres Alter 38,7 Jahre) und 32 mit Anfällen (mittleres Alter 40,5 Jahre) im Entzug wurden nach Entgiftung und nach Ausschluß eines durch den Alkoholismus aktivierten primären oder sekundären Anfallsleidens mittels VEP untersucht. Die Ableitung der VEP erfolgte nach monokulärer Stimulation mittels TV-Schachbrettmusterinversion und Mittelung von jeweils 100 Reizen. Die interokuläre Differenz der Latenz von $P_2$ ($L_2$) betrug nie mehr als 2 Millisekunden (msec). Die Reizung mittels DR erfolgte jeweils nur rechts. Der DR-Abstand (DRA) betrug 20,40,60,80,100,120,160,200 und 240 msec. Die Befunde wurden mit einem Kollektiv von 55 gesunden Probanden (mittleres Alter 38,5 Jahre) und von 51 Epileptikern (mittleres Alter 37,4 Jahre) verglichen. Der erste maximale positive Peak wird mit $P_2$ bezeichnet, die entsprechende Welle nach dem 2. Reiz bei der DR-Untersuchung mit $P_2'$.

## Ergebnisse

Unterschiede der Mittelwerte und der Streuung der Werte von $L_2$ zwischen den beiden Alkoholikergruppen ergaben sich nicht. Auch lagen die Werte im Normbereich unseres Labors (107+/-4 msec), wobei Werte zwischen 94 und 120 msec insgesamt als normal angesehen werden. Die Werte von $L_2$ unterscheiden sich nicht von dem des Normalkollektivs.

Die Untersuchungen mit DR zeigten, daß die Differenz $P_2'$-$P_2$-DRA größer war als 0 und zwar umso größer je kleiner der DRA. Dieses Phänomen ist durch die Refraktärperiode zu erklären. Die Werte dieser Differenz im Vergleich zu den Kollektiven von Gesunden und Epileptikern gehen aus der Tabelle hervor.

Wegen erheblicher Schwankungen der Werte bei DR von 20 und 40 msec Abstand und der Tatsache, daß nur teilweise verwertbare kortikale Antwortpotentiale nach diesen DR-Abständen registriert werden konnten, wurden diese Werte in der nachfolgenden Analyse nicht berücksichtigt.

Tabelle 1. $P_2'-P_2$-DR Abstand

| DRA | Alkoholiker ohne Anfälle | Alkoholiker mit Anfällen | gesunde Probanden | Epileptiker |
|---|---|---|---|---|
| (20 msec | 24,50 msec | 17,26 msec | 29,16 msec | 10,71 msec) |
| (40 | 18,87 | 16,82 | 21,52 | 11,45 ) |
| 60 | 16,56 | 15,27 | 16,69 | 10,92 |
| 80 | 15,56 | 15,00 | 15,81 | 10,83 |
| 100 | 13,88 | 13,60 | 14,42 | 10,33 |
| 120 | 13,00 | 12,93 | 12,41 | 7,60 |
| 160 | 12,39 | 8,67 | 11,26 | 6,76 |
| 200 | 11,69 | 7,82 | 10,58 | 6,38 |
| 240 | 8,55 | 7,67 | 8,89 | 6,23 |

Die Werte der Differenz $P_2'-P_2$-DRA wurden mittels statistischer Analyseverfahren einer Geraden angepaßt (Regressionsgerade) (Abb. 1). Wenn wir die Hypothese aufstellen, daß Werte, die sich bei noch größeren DR-Abständen ergeben würden, sich ähnlich verhalten würden, dann kann man die Regressionsgerade bis zum Schnittpunkt der X-Achse verlängern, ebenso ist eine Verlängerung zur Y-Achse denkbar. Hierbei ergeben sich deutliche Differenzen zwischen den beiden Alkoholikerkollektiven, aber auch interessante Unterschiede zu den Regressionsgeraden der Gesunden und der Epileptiker. Während die Schnittpunkte mit der Y-Achse bei den Alkoholikerkollektiven und den Gesunden in etwa gleich sind (zwischen 18 und 18,7 msec), liegt der Schnittpunkt der Epileptiker bei 12,3 msec. Die X-Achse hingegen wird von den Regressionsgeraden der Epileptiker und der Gesunden in etwa bei gleichem DRA geschnitten (440 und 449 msec). Dieser Wert liegt bei Alkoholikern ohne Anfälle bei 468 msec, ein Wert, der durchaus noch mit dem der beiden anderen Gruppen vergleichbar sein dürfte. Für Alkoholiker mit Anfällen findet sich der Schnittpunkt bei 356 msec.

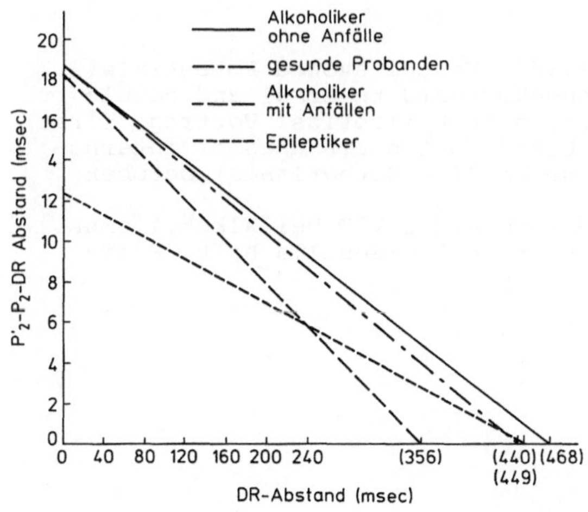


Abb. 1. Darstellung der Differenz $P_2'-P_2$-DRA nach Annäherung der gemessenen Werte an eine gerade Linie (lineare Regression) und hypothetischer Weiterführung der Geraden bis zu den Schnittpunkten mit der X- und der Y-Achse

## Diskussion

Eine Erhöhung der $L_2$, wie dies kürzlich mitgeteilt wurde (2) konnte bei unserem Alkoholikerkollektiv nicht festgestellt werden.

Andere Schlußfolgerungen müssen anhand des vorliegenden Materials und der durchgeführten statistischen Analyse hypothetisch bleiben, erlauben aber Ansätze zur weiteren klinisch-experimentellen Forschung.

Während sich Befunde bei Gesunden und Alkoholikern ohne Anfälle weitgehend ähneln, so sind Differenzen zu den beiden Gruppen mit Anfällen (Epileptiker und Alkoholiker mit Entzugsanfällen) nicht zu übersehen. In der Gruppe Alkoholiker mit Anfällen wird nach DR der 2. Reiz schneller geleitet und zwar umso schneller je größer der DRA. In der Epileptikergruppe wird der 2. Reiz umso schneller geleitet, je kürzer der DRA.

Eine genaue Interpretation ist schwierig. Die Untersuchung zeigt jedoch die Differenz vor allem zwischen Alkoholikern mit Anfällen und Epileptikern. Die Tatsache der schnelleren Leitung bei Doppelreizen in beiden Kollektiven mit Anfällen kann als Hinweis auf eine gestörte zerebrale Erregbarkeit angesehen werden. Das unterschiedliche Verhalten der Impulsleitung nach DR macht unterschiedliche pathophysiologische Mechanismen als Ursache der Erregbarkeitssteigerung wahrscheinlich.

## Zusammenfassung

Differenzen der $L_2$ zwischen Alkoholikern mit und ohne Anfälle und gesunden Probanden konnten bei der Ableitung der VEP nach Schachbrettmusterinversion nicht festgestellt werden. Die Untersuchungen mittels DR zeigte, daß eine schnellere Leitung des 2. Reizes mit zunehmendem DRA bei Alkoholikern mit Anfällen als bei denen ohne Anfälle und bei Gesunden auftritt. Dieses elektrophysiologische Phänomen der schnelleren Leitung besteht auch bei Epileptikern, allerdings hier mit der Abnahme des DRA. Unterschiedliche pathophysiologische Mechanismen scheinen offenbar für die schnellere Reizleitung im optischen System nach DR bei Epileptikern und Alkoholikern mit Anfällen verantwortlich zu sein.

## Literatur

1. Haan J, Hristodorov F, Kordt G (1981) Visual evoked Potentials: results of investigations with checkerboard reversal and double stimuli by checkerboard presentation in Epileptics. Vortrag: first regional meeting of the British-Danish-Dutch branches of international league against Epilepsy. Heeze (The Netherlands) October 28-30, 1981 (im Druck)
2. Meinck HM, Adler L (1982) Veränderungen der VEP bei Alkoholismus. Vortrag: 27. Jahrestagung der Deutschen EEG-Gesellschaft, Freiburg/Breisgau, 30.9.-2.10.1982

# Frühe akustisch evozierte Hirnstammpotentiale bei Wernicke-Enzephalopathie

G. Klös und P.-A. Fischer

Unter den exogenen, metabolisch bedingten dystrophischen Prozessen des Zentralnervensystems ist die Wernicke-Enzephalopathie (W.-E.) die gefährlichste.

Klinisch wird ihre Häufigkeit innerhalb der durch Alkohol bedingten Störungen auf 3% geschätzt. Die entsprechenden Zahlen für post-mortem-Untersuchungen liegen höher (3).

Pathologisch-anatomisch handelt es sich um einen spongiösen Zerfallsprozeß, der kaudal des Diencephalon vier Prädilektionsorte hat (3):

1. Graue Substanz um den Aquädukt
2. Pontomesenzephaler Übergang
3. Pontomedullärer Übergang mit den Kerngebieten des Abducens und des Vestibularis
4. Kleinhirn.

Diese Topographie läßt die Beteiligung der aufsteigenden Hörbahn im Hirnstamm vermuten, deren Untersuchung mit Hilfe der frühen akustisch evozierten Potentiale (FAEP) möglich ist. Bei dieser Methode werden innerhalb von 10 msec nach akustischen Reizen sechs bis sieben im Nanovoltbereich liegende Antwortpotentiale von der Kopfhaut abgeleitet. Die ersten fünf dieser Potentiale (I-V) sind Ausdruck synchronisierter Aktivität des Hörnerven (I), des Nucleus chochlearis (II), des Nucl. olivaris sup. (III), des Lemniscus lat (IV) und des Colliculus inf. (V).

## Material und Methodik

Die FAEP wurden von drei Patienten mit einer W.-E. bei chronischem Alkoholismus in verschiedenen Krankheitsstadien abgeleitet. Unberücksichtigt blieben zwei Patienten wegen des Vorliegens einer zerebralen Zweiterkrankung im einen und starker psychomotorischer Unruhe zum Zeitpunkt der Ableitung im anderen Fall. Die *Technik* der Ableitungen folgt im Wesentlichen der von Stockard (1) angegebenen Methode. Zur Stimulation wurden Rechteckklicks konstanter Polarität über Kopfhörer monaural appliziert (Dauer 0,1 msec, Intensität 70 dB über der individuellen Hörschwelle, Frequenz 10,4/sec). Abdeckung des kontralateralen Ohres durch weißes Rauschen. Die Ableitung erfolgte mit Oberflächenelektroden vom Vertex (Cz) und Ohrläppchen des stimulierten Ohres bei einer Bandbreite des Filters von 150-3000 Hz; Artefaktunterdrückung durch Amplitudendiskriminierung. Mit Hilfe des "*computed averaging*" heben sich die synchron zum Reiz auftretenden Antwortpotentiale nach 1500-3000 Mittelungsschritten aus der Hintergrundaktivität hervor.

## Ergebnisse

Fall 1 (H.M.)
Der 41-jährige Patient wurde 14 Tage nach akutem Krankheitsbeginn mit einer Stand- und Gangataxie, pathologischem Nystagmus und einer Anisokorie stationär aufgenommen und mit Thiamin behandelt. Bis zur Ableitung fünf Wochen nach Krankheitsbeginn hatten sich die okulären Symptome vollständig, die Ataxie weitgehend zurückgebildet. Die FAEP waren regelrecht.

Fall 2 (K.K.)
Bei einem 53-jährigen Patienten, Pförtner in einer psychiatrischen Klinik, konnten die FAEP unmittelbar nach Krankheitsbeginn abgeleitet werden. Klinisch standen neben Sonmnolenz und wechselnder Orientierung eine Ataxie und eine horizontale Blickparese im Vordergrund. Die FAEP (Abb. 1a, oben) wiesen durch eine Verlängerung der Interpeak-Latenz (IPL) III-V auf 2,46 msec (Mittelwert + 2,5 SD: 2,26 msec) auf eine Hörbahnläsion im Gebiet des *pontomesenzephalen* Übergangs hin. Der raschen klinischen Besserung mit vollständiger Rückbildung der Blickparese innerhalb einer 8-tägigen Thiaminbehandlung entsprach die Normalisierung der IPL III-V (Abb. 1a, Mitte), wie auch der Vergleich mit einer Normalkurve verdeutlicht (Abb. 1a, unten).

Fall 3 (R.J.)
Bei dem 50-jährigen Patienten war die Erkrankung durch Somnolenz, Desorientiertheit, Ataxie, vertikalen Nystagmus und eine Abducensparese beidseits gekennzeichnet. Die auch hier im Akutstadium abgeleiteten FAEP ergaben das Bild einer Hörbahnläsion im *pontomedullären* Übergangsbereich mit erheblicher Verlängerung der IPL I-III auf 2,84 msec (MW + 2,5 SD: 2,45 msec) (Abb. 1b, oben). Unter Thiamin-Behandlung wird die IPL I-III innerhalb von 24 Tagen zwar kürzer (Abb. 1b, Mitte), erreicht aber den Normbereich nicht, wie aus dem Vergleich mit einer Normalkurve (Abb. 1b, unten) hervorgeht. Die Abducensparese war zu diesem Zeitpunkt nicht mehr nachweisbar, während Nystagmus und leichte Gangataxie persistierten.

## Besprechung

Die FAEP beider im Akutstadium untersuchter Patienten waren pathologisch, hatten sich aber anläßlich einer Verlaufskontrolle normalisiert (Fall 2) oder zeigten eine entsprechende Tendenz (Fall 3). Die durch die FAEP lokalisierte Höhe der jeweiligen Hörbahnläsion entspricht entweder der pontomesenzephalen (Fall 2) oder der pontomedullären Übergangsregion (Fall 3). Beide Gebiete stellen Prädilektionsorte der Wernicke-Enzephalopathie dar, wie eingangs erwähnt.

Literaturangaben zu diesem Thema sind kaum vorhanden. Nur Stockard (2) erwähnt entsprechende Untersuchungen, ohne nähere Angaben zu machen. Er schließt aus den von ihm erhobenen Normalbefunden auf eine geringere Empfindlichkeit der FAEP gegen Läsionen der bei der W.-E. bevorzugt befallenen grauen Substanz, da entsprechend lokalisierte Herde der weißen Substanz im Rahmen der multiplen Sklerose häufig zu FAEP-Veränderungen führen. Victor (3), der die rasche Rückbildung der okulären Symptome als obligat ansieht und anderenfalls Zweifel an der Diagnose für berechtigt hält, vermutet eine *biochemische Störung* als Ursache dieser Ausfälle. Wir halten nach den bisherigen Erfahrungen mit der Methode einen biochemischen Defekt für weniger wahrscheinlich und vermuten auf Grund der regional begrenzten FAEP-Veränderungen ehe eine *umschriebene strukturelle Läsion* mit rascher Rückbildungstendenz unter geeigneter Behandlung.

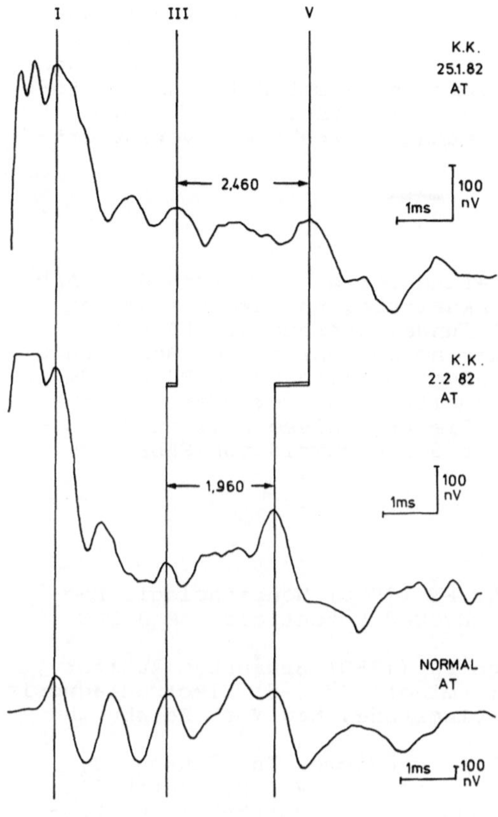


Abb. 1a. Die Verlängerung der Inter-peak-Latenz III-V (*oben*) normalisiert sich innerhalb einer Woche (*Mitte*), wie der Vergleich mit einer Normalkurve zeigt (*unten*).
Alle Kurven beruhen auf Summation mehrerer Einzelabteilungen (additiver Transfer)

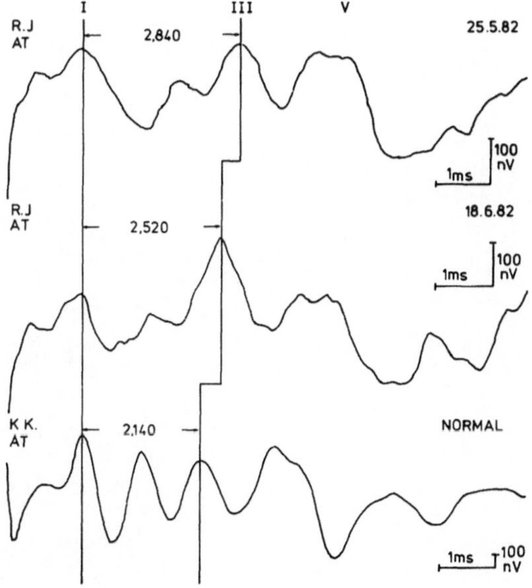


Abb. 1b. Die zu Beginn verlängerte Inter-peak-Latenz I-III (*oben*) ist nach 4wöchiger Thiaminbehandlung kürzer geworden (*Mitte*), ohne Normalwerte zu erreichen (*unten*: Normalkurve).
Alle Kurven beruhen auf Summation mehrerer Einzelableitungen (additiver Transfer)

Aus dem zur Klinik analogen Verhalten der FAEP-Veränderungen mit der Möglichkeit einer raschen Rückbildung ergibt sich die Bedeutung des Untersuchungszeitpunktes für den Nachweis pathologischer FAEP-Befunde. Auch die erstmals nach Abklingen der typischen Symptomatik abgeleiteten normalen FAEP (Fall 1) stützen diese Auffassung. Der *Zeitfaktor* könnte somit für unterschiedliche Untersuchungsergebnisse verantwortlich sein.

## Zusammenfassung

Von drei Patienten mit dem typischen Befund der W.-E. wurden die FAEP abgeleitet. Beide unmittelbar nach Krankheitsbeginn durchgeführten Untersuchungen ergaben pathologische Befunde, während die FAEP in späteren Stadien der Erkrankung entweder normal waren oder Besserungstendenz zeigten. Trotz der raschen, analog zur klinischen Rückbildung der Augensymptome verlaufenden FAEP-Normalisierung vermuten wir eine strukturelle reversible Hörbahnläsion. Die Ergebnisse belegen die Bedeutung des Untersuchungszeitpunktes für den Nachweis von FAEP-Veränderungen bei Wernicke-Enzephalopathie.

## Literatur

1. Stockard JJ, Stockard JE, Sharbrough FW (1978) Nonpathologic Factors Influencing Brainstem Auditory Evoked Potentials. AM J EEG Technol 18:177-209
2. Stockard JJ, Stockard JE, Sharbrough FW (1980) Brainstem Auditory Evoked Potentials in Neurology. In: Aminoff MJ (ed) Electrodiagnosis in Clinical Neurology. Churchill Livingstone, New York Edinburgh London, p 370-413
3. Victor M (1976) The Wernicke-Korsakoff syndrome. In: Vinken PJ, Bruyn GW (eds) Handbook of Clinical Neurology, Vol 28, Metabolic and Deficiency Diseases of the Nervous System. North-Holland Publishing Company, Amsterdam New York Oxford, p 243-270

# XIX. Zytologie und Biochemie des Liquor cerebrospinalis

# Monozytäre Zellreaktionen im Liquor cerebrospinalis

W.-U. Weitbrecht und A. Engelhardt

## Einleitung

Monozytäre Zellreaktionen sind der häufigste unspezifische zytologische Befund im Liquor cerebrospinalis. So findet man eine relative Vermehrung der mononukleären Phagozyten z.B. bei abheilenden Meningitiden, ischämischen Insulten, Bandscheibenvorfällen, nach Schädelhirntraumen und bei anderen nicht entzündlichen Erkrankungen des Zentralnervensystems. Dies weist darauf hin, daß bei der überwiegenden Zahl nicht entzündlicher Erkrankungen des Zentralnervensystems mononukleäre Phagozyten aktiviert werden, die dann im Liquorraum vermehrt nachgewiesen werden können (1,2,7,9,11,12). Die mononukleären Phagozyten repräsentieren zusammen mit den polymorphkernigen Granulozyten den zur Phagozytose befähigten Zellpool (5,6). Tierversuche haben ergeben, daß bei verschiedenen Läsionen des Zentralnervensystems neben ortsständigen mesenchymalen Zellen auch aus den Kapillaren übertretende Blutmonozyten zu Makrophagen aktiviert werden (3,4,8).

Diagnostische Hinweise können aus der Vermehrung der mononukleären Phagozyten im Liquor allein nicht gewonnen werden, außer es lassen sich Makrophagen nachweisen, die spezifische Partikel wie z.B. Erythrozyten und Eisen bei Blutungen in den Subarachnoidalraum phagozytiert haben. Am Beispiel von Befunden bei leichten Schädelhirntraumen, Bandscheibenvorfällen und zerebralen Infarkten soll aufgezeigt werden, welche Schlüsse der Kliniker dennoch aus Ausmaß und Art der monozytären Zellreaktion ziehen kann.

## Material und Methoden

Alle liquorzytologischen Präparate wurden nach dem Sedimentkammerverfahren hergestellt und anschließend nach Pappenheim gefärbt. In diese Untersuchung wurden aufgenommen: 59 Patienten mit leichten Schädelhirntraumen, 100 Patienten, die wegen Lumboischialgien erstmals myelographiert worden waren, sowie 113 Patienten mit durch klinischen Verlauf und Computertomogramm gesicherten ischämischen zerebralen Infarkten.

Die Patientengruppen wurden nach klinischen und radiologischen Befunden jeweils in drei Schweregrade eingeteilt.

## Ergebnisse

Bei den hier untersuchten leichten Schädelhirntraumen waren Zellzahl und Gesamteiweiß im Liquor in keinem der Fälle erhöht. Auffällig war jedoch, daß mit zunehmender Heftigkeit des Trauma der Anteil der mononukleären Phagozyten im Liquor vermehrt war (Abb. 1). Die deutlichsten Unterschiede fanden sich zwischen den einzelnen Gruppen in den ersten 24 Stunden nach dem Trauma. Aktivierte mononukleäre Phagozyten waren bei

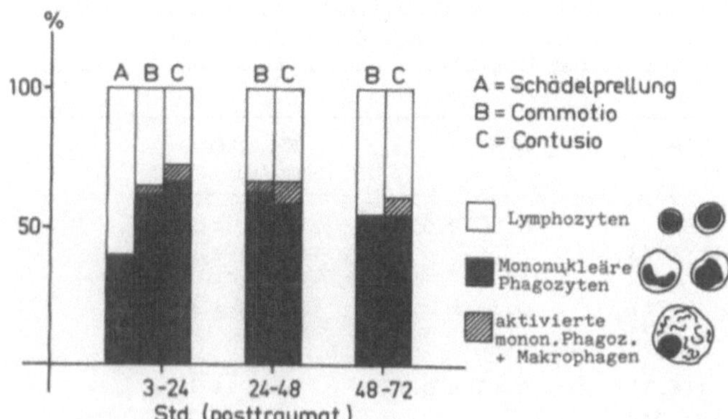


Abb. 1. Verlauf der zytologischen Befunde in den ersten drei Tagen nach leichten Schädelhirntraumen

leichten Kontusionen wesentlich häufiger und anhaltender nachweisbar als bei Kommotionen, bei Schädelprellungen gar nicht. Vereinzelte Siderophagen nach 48-72 Stunden nach dem Trauma fanden sich nur bei Patienten mit Kontusionen, ebenso vereinzelte Lipophagen.

Bei lumbalen Bandscheibenvorfällen fand sich mit Zunahme des myelographisch nachgewiesenen Ausmaßes des Vorfalles eine Zunahme der mononukleären Phagozyten im Liquor. Allerdings ergab sich zwischen laterodorsalen Vorfällen mit Wurzelkompression und Massenprolapsen keine weitere Zunahme der mononukleären Phagozyten. Hier fiel jedoch zytologisch ein gehäuftes Auftreten von neutrophilen Granulozyten bei Massenvorfällen auf. Erhöhungen des Gesamteiweißes waren in beiden Gruppen gleich häufig.

Auch bei den 113 Patienten mit ischämischen zerebralen Infarkten überwogen liquorzytologisch die monozytären Zellreaktionen. Dabei ist hervorzuheben, daß die topographische Lage der Infarkte die Liquorbefunde nicht signifikant beeinflußte. Es ergab sich, daß der Liquorbefund beeinflußt wird durch das Intervall zwischen Auftreten der klinischen Symptome und Punktionszeitpunkt, sowie vom Ausmaß der Nekrose (aufgezeigt am Beispiel der Mediainsulte: siehe Tabelle 1). So finden sich Zellvermehrungen besonders häufig in der 2. und 3. Woche nach dem Insult, während Eiweißerhöhungen in den ersten Tagen am deutlichsten sind. Die Verschiebungen im Zellbild zugunsten der mononukleären Phagozyten nimmt bis zur zweiten Woche zu und bildet sich dann im weiteren Verlauf langsam zurück. Einzelne Siderophagen mit nur geringer Pigmentbeladung fanden sich ab dem 3. Tag. Lipophagen fanden sich am häufigsten in der 2. und 3. Woche zusammen mit den Zellvermehrungen.

Mit zunehmendem Ausmaß des Gewebsunterganges wurden Eiweißerhöhungen häufiger und ausgeprägter und die Verschiebung im Zellbild zugunsten der mononukleären Phagozyten war bei ausgedehnten Nekrosen deutlicher, mit dann auch deutlich vermehrt aktivierten mononukleären Phagozyten und Lipophagen.

## Besprechung der Ergebnisse

Vergleicht man das Verhalten der mononukleären Phagozyten bei den hier untersuchten verschiedenen Krankheitsbildern, so ergibt sich als Gemeinsamkeit aller drei Untersuchungsreihen, daß die relative Zunahme der mononukleären Phagozyten und qualitativen zytologischen Veränderungen Hinweis für das Ausmaß einer unspezifischen Läsion des Zentralnervensystems sein können. Dabei erscheint bemerkenswert, daß insbeson-

Tabelle 1. Zellzahl, Gesamteiweiß (EW) und monozytäre Zellreaktion (L/M = Lymphozyten/Monozyten) bei ischämischen Insulten im Versorgungsgebiet der Arteria cerebri media in Beziehung gesetzt zum Ausmaß der Läsion nach Klinik und Computertomogramm

| | n | EW | Zellen | L/M | EW (MW) mg/dl |
|---|---|---|---|---|---|
| + | 25 | 3 (12%) bis 55 mg/dl | 2 (8%) bis 19/3 | 0,862 ± 0,71 * | 32,2 ± 9,99 |
| ++ | 23 | 10 (43,5%) bis 195 mg/dl | 2 (8,7%) bis 18/3 | 0,30 ± 0,17 * | 47,96 ± 36,4 |
| +++ | 6 | 4 (66,7%) bis 123 mg/dl | 1 (16,7%) bis 13/3 | 0,15 ± 0,12 | 57,3 ± 31,2 |

*hochsignifikanter Unterschied ($p < 0{,}0005$, $t = 23{,}495$)

dere bei der Unterscheidung leichter von mittelschweren Läsionen nicht die qualitativen Veränderungen, wie das Auftreten von Makrophagen, im Vordergrund stehen, sondern vor allem die relative Zunahme der mononukleären Phagozyten im Liquorzytogramm. Bei der Unterscheidung mittelschwerer und schwerer Läsionen treten dann andere Indikatoren hinzu, wie das Auftreten von Makrophagen oder von Granulozyten.

## Zusammenfassung

Monozytäre Zellreaktionen, d.h. relative Vermehrung der mononukleären Phagozyten im Liquorzellbild sind ein häufiger unspezifischer Liquorbefund, dem abgesehen von besonderen Fällen wie Blutungen in den Subarachnoidalraum keine besondere diagnostische Wertigkeit zukommt. Am Beispiel von liquorzytologischen Befunden bei leichten Schädelhirntraumen, lumbalen Bandscheibenvorfällen und Insulten wird aufgezeigt, daß die relative Zunahme der mononukleären Phagozyten im Liquorzellbild und qualitative Veränderungen der Zellpopulation, z.B. Auftreten aktivierter Formen, Hinweis für Ausmaß und Schwere einer Läsion im Zentralnervensystem sein können.

## Literatur

1. Delank HW (1972) Klinische Liquordiagnostik. Nervenarzt 43:57-68
2. Dufresne J-J (1973) Praktische Zytologie des Liquors. Dokumenta Geigy
3. Guseo A (1977) Classification of Cells in the Cerebrospinal Fluid. Eur Neurol 15:169-176
4. Hager H (1964) Die feinere Cytologie und Cytopathologie des Nervensystems. Gustav Fischer, Stuttgart
5. Kapp J-F (1978) Phagozytose - ein zentraler Mechanismus der Entzündungsreaktion. Klin Wschr 56:1039-1047
6. Leder L-D, Schomerus H (1963) Nucleolenuntersuchungen zur Genese der Makrophagen an Hautfensterpräparaten. Klin Wschr 41:87-90
7. Oehmichen M (1976) Cerebrospinal fluid cytology. Thieme, Stuttgart
8. Oehmichen M, Grüninger H (1973) Parabioseversuch zur Herkunft der Fibroblasten im ZNS. Virchows Arch B Cell Pathol 13:351-356

9. Sayk J (1960) Cytologie der Cerebrospinalflüssigkeit. VEB Gustav Fischer, Jena
10. Sayk J, Olischer R-M (1967) Der Liquorbefund bei Schädelhirntraumen unter besonderer Berücksichtigung des Liquorzellbildes. Zbl Neurochir 28:305-316
11. Weitbrecht W-U, Thron A, Thoden U (1978) Wertigkeit des Liquorbefundes bei lumbalen Bandscheibenvorfällen. Nervenarzt 49: 480-483
12. Weitbrecht W-U, Weigel K, Stengele G (1978) Cytologie, Lactatdehydrogenase und Creatinkinase im Liquor cerebrospinalis bei leichten Schädelhirntraumen. Arch Psychiat Nervenkr 225:349-357

# Zytophotometrische DNS-Messungen an Liquorzellen

W.-U. Weitbrecht

## Einleitung

Zytophotometrische Desoxyribonucleinsäure (DNS)-Messungen an Zellen verschiedener Körperorgane ergaben, daß eine starke funktionelle Belastung zu einer Erhöhung des Nukleinsäuregehaltes des Zellkernes führen kann (1,5,7,8). So zeigten Messungen an Entzündungsmakrophagen im Hautfensterpräparat der Ratte (5) und an Milzmakrophagen (8) hyperdiploide DNS-Werte ohne Verdoppelungsgipfel im 4C-Bereich bei fehlendem Hinweis für eine mitotische Aktivität. Diese Befunde wurden daher als Hinweis für eine funktionelle Stimulierung mit Bildung metabolischer DNS interpretiert. Messungen an menschlichen Leberzellen (6) und am Herzen (1) ergaben gar Werte die tetra- und oktoploiden Kernen entsprachen, wobei der DNS-Gehalt mit der Kerngröße korrelierte. Auch dies wurde als Hinweis für eine vermehrte funktionelle Belastung und nicht als Zeichen einer mitotischen Aktivität interpretiert.

Messungen an Tumoren ergaben für differenzierte Neoplasmen als Zeichen der mitotischen Aktivität Verdopplungsgipfel (4C, 8C) die klar abgegrenzt waren, bei entdifferenzierten Tumoren dagegen Werte, die zwar ein Vielfaches von 2C (= diploid) erreichen, jedoch ohne klare Abgrenzung von Verdopplungsgipfeln (3). Dabei scheinen die Histogramme der DNS-Meßwerte tumortypisch zu sein.

Im folgenden soll durch Messungen an Liquorzellen untersucht werden, inwieweit hyperdiploide Werte bei Liquorzellen erwartet werden können und ob sich Tumorzellen im Liquor von der normalerweise vorhandenen Liquorzellpopulation unterscheiden.

## Material und Methoden

Sedimentkammerpräparate von 59 Patienten mit verschiedenen neurologischen Krankheitsbildern (abakterielle Meningitiden n = 14, Multiple Sklerose (MS) n = 12, Encephalitis n = 6, Polyradiculitis n = 5, Lumboischialgie n = 6, Insult n = 6, Polyneuropathie n = 3, Subarachnoidalblutung n = 5, myatrophische Lateralsklerose (ALS) n = 2) und von 4 Patienten (5 Liquores) mit Tumorzellbefunden im konventionell hergestellten Zellbild wurden mit einem Gemisch von Methanol: Formalin (40%): Eisessig wie 85:10:5 fixiert und der DNS-Gehalt wurde nach der von Böhm und Sprenger 1968 beschriebenen Methode gemessen. Als Referenzzellen für den 2C-Bereich (= diploide Körperzelle) wurden Granulozyten aus Venenblut gemessen, welches neben dem Liquorsediment auf dem Objektträger ausgestrichen wurde.

## Ergebnisse

Die Messungen bei verschiedenen Krankheitsbildern zeigen, daß sowohl Lmyphozyten als auch mononukleäre Phagozyten im Liquor hyperdiploide DNS-Werte des Zellkerns aufweisen können. Andere normalerweise sporadisch vorkommende Zellen konnten nicht gemessen werden. Bei den hier im akuten Stadium gemessenen entzündlichen Erkrankungen mit überwiegend lymphozytären Zellbildern, wie den abakteriellen Meningitiden und der Multiplen Sklerose sind häufiger Lymphozyten mit vermehrt DNS im Zellkern nachweisbar als mononukleäre Phagozyten (relativ, bezogen auf die Zahl der gemessenen Zellen je Zellart). Bei den nichtentzündlichen Erkrankungen dagegen, wie zum Beispiel Lumboischialgien, Insulte und Subarachnoidalblutungen, finden sich relativ häufiger bei den mononukleären Phagozyten Zellen mit erhöhtem Kern-DNS-Gehalt. In keinem der Fälle wurden jedoch Werte erreicht, die einen Verdoppelungsgipfel im 4C-Bereich hinweisen. Die Messungen bei Liquores mit Tumorzellbefunden unterscheiden sich deutlich. Hier werden von vielen Tumorzellen DNS-Werte erreicht, die auf Polyploidisierung hinweisen (Tabelle 1). Weiterhin zeigt sich, daß in den Fällen, bei welchen als Primärtumor ein Adenokarzinom nachgewiesen wurde, sich ein klarer Verdopplungsgipfel im Histogramm der DNS-Werte ergab, während in einem Fall mit malignem Melanom und deutlicher noch bei einem kleinzelligen Bronchialkarzinom DNS-Werte bis 16C gemessen werden können, ohne daß sich klare Verdopplungsgipfel abgrenzen.

Tabelle 1. Liquorbefunde bei Patienten mit Tumorzellbefunden mit Häufigkeit erhöhter DNS-Werte bei Tumorzellen. (Primärtumor in allen Fällen durch Sektion gesichert)

| Diagnose | Zellzahl (n/3) | Eiweiß (mg/dl) | Tumorzellen (%) | Ploidiebereiche (%) | | | | |
|---|---|---|---|---|---|---|---|---|
| | | | | 2c | 4c | 6c | 8c | 16 c |
| Adenokarzinom (332/77 M.R.) | 193 | 282 | 19 | 81 | 7 | | | |
| Adenokarzinom (347/77 M.R.) | 66 | 120 | 34 | 73 | 11 | | | |
| Adenokarzinom (287/79 Z.O.) | 1590 | 37 | 38 | 57 | 32 | | | |
| Malignes Melanom (285/78 St.A.) | 4 | 300 | 86 | 18 | 58 | 5 | | |
| Bronchialkarzinom (420/77 S.R.) | 298 | 240 | 98 | 2 | 66 | 15 | 6 | 4 |

## Besprechung der Ergebnisse

Die Untersuchung zeigt, daß auch normalerweise im Liquor vorkommende Zellen einen erhöhten DNS-Gehalt ihrer Kerne aufweisen können. Dabei ergibt sich, daß bei entzündlichen, abakteriellen Erkrankungen Lymphozyten und bei nichtentzündlichen mononukleäre Phagozyten relativ häufiger einen erhöhten DNS-Gehalt der Zellkerne aufweisen. Für die Steuerung des Zellstoffwechsels spielt der Zellkern eine wesentliche Rolle. So haben Untersuchungen an Leberzellen gezeigt, daß die Größe des Zellkerns mit der zellulären Aktivität korreliert (4). Entsprechend der Beobachtung von Meincke 1971, der einen erhöhten DNS-Gehalt der Zellkerne ohne Verdopplungsgipfel bei Entzündungsmakrophagen mit massiver Stoffwechselsteigerung in Hautfensterpräparaten von Ratten als Bildung metabolischer DNS ansah, wird man auch bei unseren Messungen eine erhöhte Stoffwechselaktivität der Zellen und nicht eine Teilungsaktivität als Ursache der erhöhten DNS-Werte annehmen können.

Die zytophotometrischen Messungen bei Tumorzellbefunden unterscheiden sich von Messungen an lympho-monozytären Zellbildern. So zeigen die Tumorzellen ein bimodales Verteilungsmuster bei Adenokarzinomen als Primärtumor mit einem zweiten Häufungsgipfel im 4C-Bereich oder eine weite Streuung der DNS-Werte mit angedeuteten Gipfelbildungen in Bereichen des Vielfachen des diploiden Chromosomensatzes bei malignem Melanom oder kleinzelligem Bronchialkarzinom als Primärtumor. Entsprechende Unterschiede zwischen differenzierten Malignomen, wie Adenokarzinomen, und entdifferenzierten Tumoren verschiedener Organe beschreiben auch Böhm und Sandritter 1975. Durch DNS-Messungen wäre also ein Hinweis auf die Art des Primärtumors von Metastasenzellen im Liquor möglich.

## Zusammenfassung

Der Zellkern-DNS-Gehalt wurde zytophotometrisch gemessen an Lymphozyten und mononukleären Phagozyten in 59 Liquorproben bei verschiedenen neurologischen Krankheitsbildern (Meningitiden, Multiple Sklerose, Polyradikulitiden, lumbalen Bandscheibenvorfällen, Insulten, Subarachnoidalblutungen). Es ergab sich, daß erhöhte DNS-Werte als Hinweis für eine Stoffwechselsteigerung gemessen werden konnten ohne Verdoppelungsgipfel. Tumorzellbefunde unterscheiden sich deutlich durch Verdoppelungsgipfel z.B. bei Adenokarzinomen oder erhöhte Werte bis in den 16C-Bereich bei entdifferenzierten Tumoren.

## Literatur

1. Adler CP (1972) Polyploidisierung und Zellzahl in menschlichen Herzen. Fortschr Med 90:671-675
2. Böhm N, Sprenger E (1968) Fluorescence cytophotometry: a valuable method for the quantitative determinations of nuclear FEULGEN DNA. Histochemie 16:100-118
3. Böhm N, Sandritter W (1975) DNA in human tumors: a cytophotometric study. Curr Topics Path 60:151-219
4. Hildebrand R (1980) Nuclear volume and cellular metabolism. Adv Anat Embryol Biol Vol 60. Springer, Berlin Heidelberg New York
5. Meincke G (1971) Zytophotometrische Messungen des FEULGEN-DNS-Gehaltes von Fremdkörperentzündungszellen. Inaugural Diss Kiel
6. Ranek L (1976) Cytophotometric studies of the DNA, nucleic acid and protein content of human liver cell nuclei. Acta Cytol (Baltimore) 20:151-157
7. Sandritter W (1964) Cytophotometrische Untersuchungen am Portiocarcinom und seinen Vorstufen. Verh Dtsch Ges Path 48:34-50
8. Stutte H, Schroeder L. Kikuchi M (1970) Cytophotometrische Bestimmung des FEULGEN-DNS-Gehaltes von Zellen der roten Milzpulpa. I. Untersuchungen an normalen menschlichen Milzen. Virchow Arch (B) 6:198-207

# Liquorbefunde bei intrakraniellen Germinomen

A. Statz und K. Felgenhauer

Intrakranielle Germinome werden den Stammzelltumoren zugeordnet. Sie sind vorrangig in der Pinealis-Region lokalisiert. Endokrinologische Störungen gehen bei den in der Regel jugendlichen Patienten neurologischen Symptomen zumeist um Monate, häufig um Jahre voraus (2). Häufig findet sich im Liquor cerebrospinalis ein erhöhter Gehalt an β-Choriongonadotropin (β-HCG). Bei zwei Patienten konnten wir im Liquor eine innerhalb des Zentralnervensystems synthetisierte Immunglobulinfraktion nachweisen, die hier - ähnlich wie beim Plasmozytom - als Tumormarker anzusehen ist. Da Germinomzellen in der Regel nicht im Liquor erscheinen, besitzt der Nachweis einer lokal synthetisierten Immunglobulinfraktion bei klinischem Verdacht auf einen solchen Tumor einen großen diagnostischen Wert.

Fall 1:

Bei einem unauffällig herangewachsenen Jungen R. wurde im Alter von 11 1/2 Jahren die Diagnose idiopathische Form eines Diabetes insipidus gestellt. In der Folgezeit wurde der Junge zunehmend antriebslos und schließlich lethargisch. Zwei Monate später entwickelte sich ein extrapyramidales, hyperkinetisches Syndrom mit Myoklonien und eine Tetraspastik. Außerdem bestand eine Aphasie und eine Alexie. Im CT zeigte sich bei leichter Erweiterung des 1. bis 3. Ventrikels mit Deformierung der Vorderhörner nach Kontrastmittelgabe in der Umgebung der Vorderhörner und links paramedian bis zum 3. Ventrikel reichend eine inhomogene Anfärbung. Folgende Liquorbefunde wurden erhoben: 29 Lymphozyten/$mm^3$; keine Tumorzellen; Eiweiß = 94 mg/dl; Blut/Liquor-Schranke leicht gestört ($Q_{Alb}$ = 76); IgG = 11,0 mg/dl, davon mindestens 2,1 mg/dl lokal synthetisiert (Abb. 1). Unter einer Behandlung mit Dexamethason bei Verdacht auf eine entzündlich-granulomatöse Erkrankung kam es zu einem deutlichen Rückgang der Krankheitssymptome. Eine CT-Kontrolle nach 5 Wochen zeigte unverändert die hyperdensen Bezirke, jedoch deutlich weniger ausgeprägt. Im Liquor fanden sich nur noch 3 Lymphozyten/$mm^3$, die Blut/Liquor-Schranke war nahezu im Normbereich ($Q_{Alb}$ = 145), IgG = 3,8 mg/dl, davon etwa 30% lokal synthetisiert.

6 Wochen später kommt es zu einer akuten Verschlechterung. Nach mehreren generalisierten tonisch-klonischen Krampfanfällen ist der Patient komatös. Die Weite der Seitenventrikel und des 3. Ventrikels haben zugenommen. Im Nativscan findet sich ein zarter, hyperdenser Saum der Seitenventrikel, insbesondere frontal, der nach Kontrastmittelgabe ein mäßiges Enhancement aufweist. Im Liquor ist das Eiweiß auf 172 mg/dl erhöht, 66 Lymphozyten/$mm^3$, mittelschwere Störung der Blut/Liquor-Schranke ($Q_{Alb}$ = 65); IgG 10,0 mg/dl, davon etwa 10% lokal produziert (Abb. 1). Wegen des sehr schlechten Allgemeinzustandes wird trotz des jetzt dringenden Verdachts auf ein Germinom von einer Strahlentherapie abgesehen. Bei der Hirnsektion 4 Wochen später zeigte sich ein tapetenartig die erweiterten Seitenventrikel auskleidender

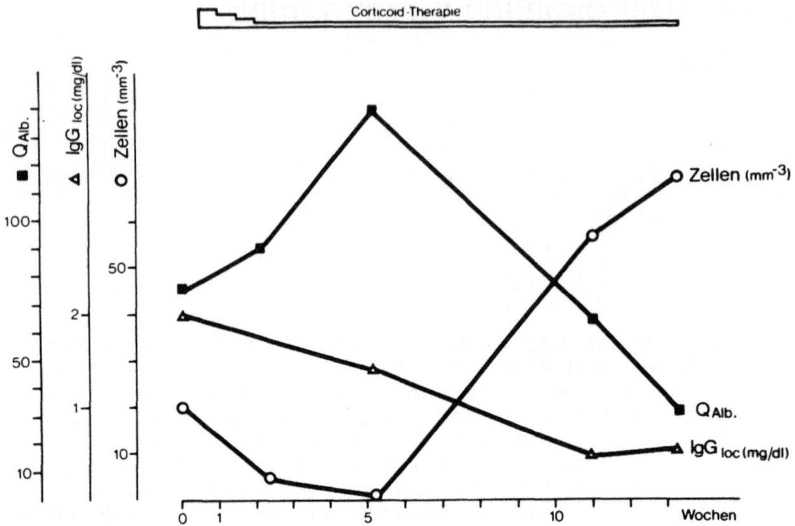


Abb. 1. Blut/Liquor-Schranke ($Q_{Alb}$), lokal synthetisierte Immunglobulin G-Fraktion und Zellzahl im Verlauf der Erkrankung bei einem 12-jährigen Jungen mit intrakraniellem Germinom

Tumor. Histologisch wird die Diagnose Germinom bestätigt. Durch Immunfluoreszenz-Untersuchungen konnten IgG und IgA enthaltende Zellen nachgewiesen werden (Prof. G. Krüger, Abt. für Immunpathologie, Universität Köln).

Die quantitativen Bestimmungen des Albumins und der Immunglobuline A, G und M erfolgte im Serum und Liquor mit der Laser-Nephelometrie oder der Elektroimmundiffusion (4).

Fall 2:

Bei der 16-jährigen Patientin W. wurde auf Grund der neurologischen Symptomatik ein intrakraniell linkshirniger, raumfordernder Prozeß vermutet. Seit etwa 1 1/2 Jahren war eine zunehmende Interessenverarmung und eine Polydipsie beobachtet worden. Eine Menarche war nicht aufgetreten. Das CT zeigte einen tumorösen Prozeß von der Pinealis bis links temporoparietal reichend. Die Liquoruntersuchungen nach 1-wöchiger Decadronphosphat-Therapie zeigten eine mäßige Schrankenstörung ($Q_{Alb}$ = 77), eine lymphozytäre Pleozytose von 8 Zellen/$mm^3$ und lokal synthetisierte Fraktionen von IgG (3,0 mg/dl) und IgM (0,1 mg/dl).

Aufgrund dieser Befunde wurde die Möglichkeit eines entzündlich-granulomatösen Prozesses diskutiert. 4 Wochen später hatte das Ausmaß der Schrankenstörung ($Q_{Alb}$ = 46) und der lokalen Immunglobulinbildung zugenommen ($IgG_{loc.}$ = 5,9 mg/dl, $IgM_{loc.}$ = 0,2 mg/dl). Bei der Hirnsektion fand sich eine vom Hypophysenhinterlappen bis nach frontobasal und temporo-occipital reichendes Germinom. Immunfluoreszenz-Untersuchungen zeigten Immunglobulin-enthaltende Zellen in folgendem Verhältnis:

20 - 40% IgM, 25 - 30% IgG, 10 - 25% IgA.

## Diskussion

Germinome sind Tumoren, die von versprengten, primordialen Keimzellen abstammen. Auch bei einer Ausbreitung in den Ventrikelwänden werden im Liquor nur in einem geringen Prozentsatz Tumorzellen nachgewiesen (3). Deshalb ist der Nachweis von β-HCG eine wichtige diagnostische Hilfe (3). Der Nachweis von im Bereich des Liquorkompartiments sezernierten Immunglobulinen ist in der Regel ein Hinweis auf eine Entzündung (1). Aufgrund unserer Beobachtungen kann eine lokal synthetisierte Immunglobulinfraktion jedoch ausnahmsweise auch auf einen Tumor, etwa auf ein intrakranielles Germinom hinweisen. Germinome enthalten reichlich Lymphozyten, die in den Liquor übertreten können. Die sekretorischen Immunglobuline des Liquors stammen von Plasmazellen, die mit Antiseren gegen die einzelnen Immunglobulinklassen im Tumorverband nachgewiesen werden können. Die bei unserem Patienten R. beobachtete Abnahme der lokal gebildeten Immunglobulinfraktionen dürfte auf den inhibitorischen Effekt der verabreichten Glucocorticoide auf die Immunglobulinsynthese innerhalb des Tumors zurückzuführen sein (5). Dieses bislang bei entzündlichen ZNS-Erkrankungen beobachtete Phänomen tritt also auch bei neoplastischen Krankheitsprozessen auf.

Die Trias raumfordernder Prozeß, Diabetes insipidus und lokal synthetisierte Immunglobulinfraktion bei einem Patienten im 2. Lebensjahrzehnt dürfte die Diagnose Germinom wahrscheinlich machen. Die Beachtung endokrinologischer Symptome, insbesondere einer Polydipsie, und die richtige Zuordnung der Liquorbefunde erlaubt es, die Diagnose eines intrakraniellen Germinoms frühzeitig zu stellen, so daß die aussichtsreiche Strahlentherapie erwogen werden kann.

## Zusammenfassung

Bei zwei Patienten mit intrakraniellem Germinom wurde im Liquor eine lokal synthetisierte Immunglobulinfraktion nachgewiesen. Die Beachtung endokrinologischer Symptome, insbesondere einer Polydipsie, und die richtige Zuordnung der bei Verdacht auf raumfordernden Prozeß ungewöhnlichen Liquorbefunde erlaubt es, die Diagnose eines intrakraniellen Germinoms frühzeitig zu stellen.

## Literatur

1. Felgenhauer K. Ackermann R, Schliep G (1980) The process dynamics of viral and bacterial disease of the central nervous system. J Neurol Sci 47:21-34
2. Giovannelli G (1982) Pineal region tumors: Endocrinological aspects. Child's Brain 9:267-273
3. Raimondi AJ, Tomite T (1982) Pineal tumors in childhood. Child's Brain 9:239-266
4. Schliep G, Felgenhauer K (1978) Rapid determination of proteins in serum and cerebrospinal fluid by lasernephelometry. J Clin Chem Clin Biochem 16:631-635
5. Trotter JL, Garvey WF (1980) Prolonged effects of large-dose methylprednisolone infusion in multiple sclerosis. Neurology 30:702-708

# Paraproteine im Liquor bei neurologischen Erkrankungen

U. Kauerz und B. Weisner

## Einleitung

Das Vorkommen monoklonaler Immunglobuline vom Leichtkettentyp (5) und die Relation gebundener $\varkappa$- und $\lambda$-Ketten bei Patienten mit multipler Sklerose wurden systematisch untersucht (2). Können freie $\varkappa$- und $\lambda$-Ketten (Bence-Jones-Proteine) bei neurologischen Syndromen isoliert im Liquor und nicht im Serum nachgewiesen werden als Hinweis auf eine Produktion im Zentralnervensystem?

## Material und Methoden

In die Studie aufgenommen wurden 404 Patienten mit manifesten neurologischen Syndromen. Die Liquorproben wurden durch Lumbalpunktion gewonnen. Bestimmungen: Normomastixreaktion, Zellzahl (Fuchs-Rosenthal-Kammer, normal bis 4 Zellen/µl), Albumin und IgG quantitativ mit der kinetischen Immunnephelometrie (ICS-Rate Nephelometer, Beckman, Fullerton, Calif.), monospezifische Antikörper (Behringswerke, Marburg), IgA und IgM mit Low-Concentration-Partigen Platten (Behringwerke, Marburg). Freie $\varkappa$- und $\lambda$-Ketten (Bence-Jones-Proteine) wurden halbquantitativ mit der radialen Immundiffusion bestimmt: Auf Agarosegelplatten mit monospezifischen Antiseren wurden in vorgestanzte Einfüllöffnungen die Proben und positive Kontrollen eingefüllt, drei Tage Diffusionszeit, Differenzierung in Pufferlösung (Barbitalpuffer pH = 8,6) und Färbung mit Coomassie Brilliant Blue. Die Auswertung erfolgte in drei Konzentrationsstufen: Grad 1: bis 5 mm, Grad 2: 5,1 - 6,5 mm, Grad 3: über 6,5 mm Diffusionsringdurchmesser. Als positive Kontrolle diente: Bence-Jones-Protein Kontrolle, Typ (Behringwerke, Marburg OTEU$^{02}_{03}$) und Bence-Jones-Protein Kontrolle, Typ (Behringwerke, Marburg OTEV$^{02}_{03}$).

## Ergebnisse

In 19 von 404 Fällen wurden freie $\varkappa$- oder $\lambda$-Ketten im Liquor nachgewiesen (9 Frauen, 10 Männer, Alter: 7 Monate bis 74 Jahre, $\bar{x}$ = 38 Jahre). Bei 3 Patienten ließen sich gleichzeitig vorkommende $\varkappa$- und $\lambda$-Ketten dem IgG-Typ zuordnen. Nur in 2 Fällen zeigte sich die entsprechende freie Kette gleichzeitig in Liquor und Serum (1 SSPE, 1 Multiple Sklerose mit monoklonaler Gammopathie). In jedem Fall war die Mastixreaktion gleichzeitig pathologisch verändert. Eine isolierte Erhöhung des IgG fand sich in 85%, des IgA in 5% der Fälle. Als Zeichen der Schrankenstörung war Albumin in 90% der Fälle erhöht. Tabelle 1 zeigt die Zuordnung der -Paraprotein-positiven Fälle- zu den klinischen Syndromen.

Tabelle 1. Klinische Syndrome mit dem Nachweis von Paraproteinen im Liquor

| Syndrome | Zahl der Fälle n | Häufigkeit der freien κ/λ-Ketten κ n | Ig-Typ | λ n | Ig-Typ |
|---|---|---|---|---|---|
| akute Meningitis | 3 | 2 | IgG | 3 | IgG |
| chron. Entzündung | 1 | | | 1 | IgG |
| Enc. Myelitis dis. | 6 | 2 | IgG | 4 | 2IgA/2IgG |
| Multiple Sklerose | 2 | 1 | IgG | 1 | IgG |
| SSPE | 1 | | | 1 | IgG |
| Polyneuromyelop. | 4 | 1 | IgG | 4 | 1IgA/3IgG |
| Radikulopathie | 1 | | | 1 | IgG |
| Hydrocephalus | 1 | 1 | IgA | | |

Als mögliche auslösende Bedingungen fanden sich auf Grund von Antikörpertiteranstiegen virale Vorinfekte in 2, eine Peritonitis ungeklärter Genese in 1, Tumoren in 2 Fällen. Alle Bence-Jones-Proteine erwiesen sich in diesen Fällen als Paraproteine vom IgG-Typ: In 3 Fällen λ-Ketten (Polyneuromyelopathie, virale Meningitis, akute pontine Encephalitis), in einem Fall κ-Ketten (Multiple Skerose) und in einem Fall κ- und λ-Ketten kombiniert (virale Meningitis). Im Serum gelang der Nachweis in keinem Fall. Im Verlauf akut entzündlicher Syndrome nimmt die Konzentration der freien Ketten ab, gleichzeitig mit der IgG-Konzentration und der Zellzahl (Abb. 1).

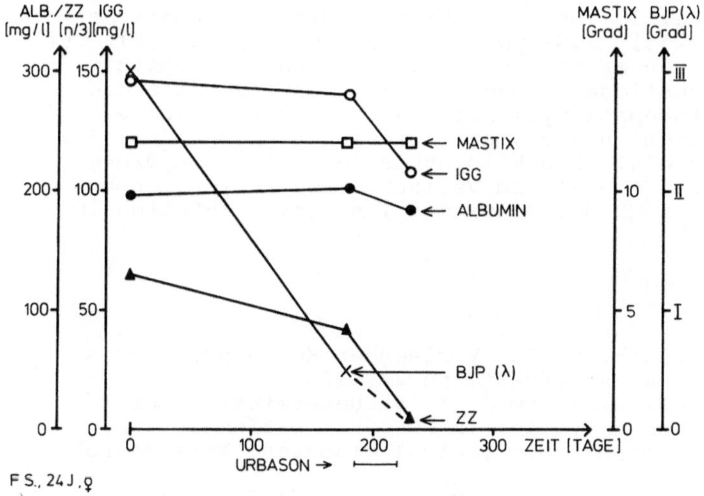


Abb. 1. Verlaufsbeobachtung einer multiplen Sklerose, F.S., 24 Jahre, ♀
Alb. = Albumin im Liquor, BJP (λ) = Bence-Jones-Protein, Typ λ, ZZ = Zellzahl im Liquor

## Diskussion

Das isolierte Auftreten freier Ketten (Bence-Jones-Proteine) im Serum wird auch als sekundäre monoklonale Gammopathie bezeichnet, beobachtet als Begleitsymptome verschiedener Erkrankungen (6). Ätiopathogenetische Beziehungen zwischen dem Grundleiden und der monoklonalen Immunglobulinsynthese bleiben häufig ungeklärt. Entsprechend der individuellen Reaktionslage können verschiedenartige Bedingungen wie virale Infekte, Tumoren oder Immunabwehrschwächen eine Immunopathie systemisch auslösen (7). Tabelle 1 gibt die Häufigkeit der klinischen neurologischen Syndrome wieder, bei denen freie Ketten vom $\varkappa$- und $\lambda$-Typ ausschließlich im Liquor oder in Liquor und Serum gleichzeitig gemessen wurden. Offenbar werden unter bestimmten Krankheitsbedingungen freie Ketten in den Liquor angrenzenden Geweben und im Nervensystem von immunkompetenten Zellen gebildet und vorwiegend in die Liquorräume drainiert, wie z.B. das IgG bei der multiplen Sklerose vom Hirn in den Liquor übertritt (9). Wie im Serum beobachtet, traten freie Ketten in 10% nicht obligat mit einer erhöhten Immunglobulinkonzentration auf (8,3). Ein Klon stimulierter Zellen kann sich den normalen immunologischen Kontrollmechanismen entziehen und eine begrenzte Wachstumsautonomie gewonnen haben (1). In diesen Fällen war nur die Mastixreaktion auffällig. Der Konzentrationsabfall im Verlauf einer akuten disseminierten Encephalomyelitis im Sinne der multiplen Sklerose mit klinischer Besserung deutet die Reversibilität der Paraproteinbildung an (Abb. 1). Die Albuminkonzentration als Parameter einer Schrankenstörung zwischen Blut und Liquor (10) ist keine Entscheidungshilfe zur Untersuchung auf freie Ketten.

## Zusammenfassung

Freie leichte Ketten ($\varkappa$: n = 3, $\lambda$:n = 13, $\varkappa$ und $\lambda$:n = 3) waren im Liquor cerebrospinalis bei 19 von 404 Patienten mit neurologischen Syndromen nachweisbar (= 5%): IgG-Typ (n = 13), IgA-Typ (n = 6). Ihr Auftreten ging klinisch einher mit: disseminierte Encephalopathie bei Verdacht auf postinfektiöse Genese (n = 3), Multiple Sklerose (n = 2), disseminierte Encephalomyelopathien ungeklärter Genese (n = 3), akute Meningitiden (n = 3), chronische Entzündung (n = 1), Polyneuromyelopathien (n = 4), Radikulopathie (n = 1) und Hydrocephalus ungeklärter Genese (n = 1). Im Verlauf eines akuten Schubes einer multiplen Sklerose sank die Konzentration freier $\lambda$-Ketten im Liquor.

## Literatur

1. Braun HJ (1976) Gammopathien. In: Vorlaender KO (Hrsg) Praxis der Immunologie. Thieme, Stuttgart, pp 227-228
2. Eickhoff K, Heipertz R, Wikström J (1978) Determination of $\varkappa/\lambda$ immunoglobulin light chain ratios in CSF from patients with Multiple Sklerose and other neurological diseases. Acta Neurol Scand 57:385-395
3. Fateh-Moghadam A, Lamerz R, Knedel M, Bauer B (1973) Quantitative immunologische Bestimmung von Serumproteinen bei Paraproteinämien. Dtsch med Wschr 98:309-318
4. Froelich CJ, Searles RP, Davis LE, Goodwin JS (1980) A case of Guillain-Barré Syndrome with immunologic abnormalities. Ann Intern Med 93 und Suppl:563-656
5. Link H (1978) Characteristics of the immune response within the CNS in neurological disorders. Acta Neurol Scand Suppl 67, Vol 57:177-190

6. Michaux JL, Heremans JF (1969) Thirty cases of monoclonal immunoglobulin disorders other than myeloma or macroglobulinemia. Am J Med 46:562-565
7. Radl J, vd Berg P (1972) Transitory appearance of homogeneous immunoglobulins "Paraproteins" - in children with severe combined immunodeficiency before and after transplantation treatment. In: Peeters H (ed) Protides of Biological Fluids. Pergamon Press, Oxford New York Toronto, pp 263-266
8. Scheurlen PG (1967) Immunglobuline und $\beta_{1A}$-Globulin (C' 3a) bei Paraproteinämien. Verh Dtsch Ges Inn Med 73:824-828
9. Tourtellotte WW, Potvin AR, Ma BJ, Baumhefner RW, Walsh MJ, Dickstein P, Ingram T, Cowan T, Shapshak P, Delmotte P (1982) Isotachophoresis quantitation of subfractions of multiple sclerosis intra-blood-brain barrier IgG synthesis modulated by ACTH and/or steroids. Neurology 32:261-266
10. Weisner B, Bernhardt W (1978) Liquorbefund und Lebensalter; trivariate Wertung der Konzentrationen von Albumin und Immunglobulin G. J Clin Chem Clin Biochem 16:435-439

# Optimierung von IEF-Verfahren zum Nachweis oligoklonaler Immunglobuline bei neuroimmunologischen Erkrankungen

H. Krüger

Die isoelektrische Fokussierung (IEF) ist beim Nachweis oligoklonaler IgG-Banden in Liquor und Serum von Patienten mit neuroimmunologischen Erkrankungen sensitiver als andere Elektrophorese-Techniken (4,8,10,16). Wir führten eine Reihe von Untersuchungen durch, um die optimale IEF-Technik und Färbemethode zum Nachweis von oligoklonalem IgG bei neurologischen Erkrankungen herauszufinden.

## Material und Methoden

Liquor- und Serumproben von 100 Patienten mit neurologischen Erkrankungen (75 entzündliche Erkrankungen und 25 Kontroll-Fälle) wurden untersucht. Die meisten Proben wurden unmittelbar nach der Lumbalpunktion fokussiert. Wir wendeten folgende IEF- und Färbemethoden an:

1. IEF mit selbstgegossenen Polyacrylamid-Dünnschichtgelen und Serva-Violett-Färbung wie früher beschrieben (7). Die IEF erfolgte im wesentlichen nach Delmotte's Methode (4). Gelabmessungen : 16 x 13 x 0,8 mm. IEF: 2197 Electrofocusing Constant Power Supply LKB. Präfokussierung über 30 min: 15 mA, 1100 V, 8 W. Fokussierung über 3 Stunden: 10 mA, 1100 V, 8 W. Kühlung bei 4°C.

2. IEF wie unter 1. und Silberfärbung nach Merril et al. (12): Nativ-Liquor wurde in IgG-konzentrationsabhängigen Volumina in Löcher gefüllt, die mit Hautbiopsie-Stanzen (Durchmesser: 6 mm) ins Gel gestanzt wurden. Der IgG-Gehalt betrug 1 µg/50 µl Liquor. Liquor mit höherem IgG-Gehalt wurde mit Aqua dest. verdünnt, Liquor mit geringerer IgG-Konzentration in größeren Volumina in größere Gellöcher gefüllt. Das korrespondierende Serum verdünnten wir mit Aqua dest. auf die entsprechende IgG-Konzentration. Die fotochemische Silberfärbung erfolgte wie zuletzt von Merril et al. (12) in der Zeitschrift "Electrophoresis" beschrieben. Reines Serum-IgG (Behring) zeigte ebenso wie normale Serum- und Liquorproblem ein polyklonales Muster (Abb. 1) im pH-Bereich 6,2 bis 9,5 über eine Trennstrecke von 5 cm. Manchmal sahen wir in den IgG-pH-Regionen I-III schollenartige Zonen, jedoch keine scharfen Banden.

3. IEF mit einem modifizierten Dünnschichtgel, das einer Kombination der Methoden von Delmotte (4) und Bauman und Chrambach (1) entsprach. Die Silberfärbung erfolgte nach Merril et al. (12).

4. IEF mit LKB 1804-101 PAG plates pH 3,5-9,5: Es wurde die Multiphor 2117-Kammer von LKB verwendet. IEF nach LKB-Empfehlung. Fokussierung mit konstantem Strom von 35 mA bis 1080 V erreicht waren.

---

Diese Arbeit wurde von der Hertie-Stiftung unterstützt.

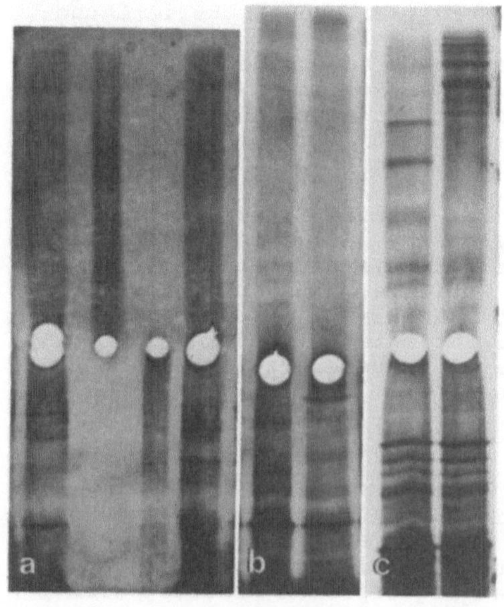


Abb. 1. IEF (Delmotte) und Silberfärbung (Merril): a reines Serum-IgG (links) und reines Serum-IgA (rechts) zwischen polyklonalem Liquor und Serum b polyklonales Serum (links) und polyklonaler Liquor (rechts) c oligoklonales Serum (links) und oligoklonaler Liquor (rechts)

Nach 1 Stunde: Fokussierung mit konstanter Spannung von 1080 V über weitere 2 Stunden. a) Serva-Violett-Färbung. b) Silberfärbung nach Pöhling und Neuhoff (14). c) Silberfärbung nach Merril et al. (12).

5. IEF (siehe unter 1.): Nativ-Liquor; Silberfärbung nach Oakley et al. (13). Die Auswertung der gefärbten Gele erfolgte visuell auf einem Lichtkasten und/oder mit dem Ultro Scan Laser Densitometer von LKB. Jedes Gel wurde zur Dokumentation fotografiert.

## Ergebnisse

1. IEF mit selbstgegossenen Gelen (Delmotte's Methode) - Vergleich der Serva-Violett-Färbung von konzentriertem Liquor und der Silberfärbung (Merrils Methode) von Nativ-Liquor: Die mit beiden Methoden erzielten Ergebnisse waren identisch in 21 Fällen und zeigten leichte Differenzen in 4 Fällen.

2. Vergleich der IEF mit selbstgegossenen Gelen (s. Methoden: 3.) und Merrils Silberfärbung von Nativ-Liquor mit der IEF mit Delmotte's Gelen und der Serva-Violett-Färbung von konzentriertem Liquor: Die Serum- und Liquorproben der 25 Kontroll-Fälle wiesen im Serva-Violett-gefärbten Delmotte-Gel ein polyklonales IgG-Muster auf. Das silbergefärbte Gel nach Delmotte und Bauman und Crambach ließ hingegen in einer Serumprobe einige feine IgG-Banden erkennen. Alle MS-Materialien zeigten mit beiden Methoden das typische IgG-Muster: oligoklonal im Liquor und in nur einigen Fällen mit feinen Banden im Serum. Bei 26 der 29 MS-Patienten war das IgG-Muster mit beiden Methoden identisch. Bei den restlichen Fällen erwies sich die Silberfärbung als sensitiver.

3. IEF mit PAG plates von LKB - Vergleich der Serva-Violett-Färbung von konzentriertem Liquor, der Silberfärbung von Nativ-Liquor nach Pöhling und Neuhoff (14) und der Silberfärbung nach Merril (12):

Die gleichen Proben wurden nach Delmotte's Methode fokussiert und mit Serva-Violett und Silber (12) gefärbt. Die IEF mit den LKB-PAG plates zeigte mit den drei verschiedenen Färbemethoden einige feine, jedoch scharfe IgG-Banden in den pH-Regionen I-III von Serum und Liquor der 5 Kontrollfälle mit nichtentzündlichen Erkrankungen. Nur die pH-Region IV wies im Serum und Liquor dieser 5 Kontrollfälle ein polyklonales IgG-Muster auf.

4. Zuletzt kombinierten wir Delmotte's IEF-Methode mit der Silberfärbung von Nativ-Liquor nach Oakley et al. (13): Die gleichen Proben wurden nach Delmottes Methode fokussiert und nach Merril silbergefärbt. Alle Materialien der Patienten mit nichtentzündlichen Erkrankungen lieferten ein polyklonales IgG-Muster mit beiden Färbemethoden. Der Liquor der Patienten mit entzündlichen Erkrankungen zeigte ein oligoklonales IgG-Muster mit nur leichten Differenzen mit beiden Färbemethoden.

## Diskussion

Die Methode der isoelektrischen Fokussierung (IEF) war mit Schwierigkeiten behaftet: a) Konventionelle Formen der IEF zeigten verschiedene scharfe Banden anstatt des Kontinuums von Immunglobulin-Zonen, das von normalen polyklonalen Serum- und Liquorproben erwartet wird (3). b) Unvermögen der konventionellen IEF-Methoden, das Immunglobulin-Muster über eine ausreichende Trennstrecke im Gel zu spreizen. c) Für die bisherigen Coomassie-Brilliant Blue-Färbemethoden mußte der Liquor konzentriert werden. d) Zu hoher Zeitaufwand der konventionellen Färbemethoden. e) Das menschliche Auge war bisher das empfindlichste Instrument beim Erkennen der Banden. Wir arbeiten seit 3,6 Jahren mit der von Delmotte (4) beschriebenen IEF-Methode. Mehr als 1000 Serum- und Liquorproben wurden bisher untersucht.

Die Einführung verschiedener Silberfärbemethoden in die Gel-Elektrophorese-Technik (6,11,12,13,14) ermöglicht die Verwendung von Nativ-Liquor für die IEF. In den letzten 8 Monaten testeten und verglichen wir die in dieser Arbeit beschriebenen verschiedenen IEF-Techniken und Färbemethoden mit Serva-Violett und Silber.

Der Vergleich der Serva-Violett-gefärbten Delmotte-Gele mit den Silbergefärbten (Merrils Methode) Delmotte-Gelen zeigte nur leichte Differenzen zwischen den IgG-Mustern. Alle polyklonalen Serum- und Liquorproben lieferten ein "normales" polyklonales IgG-Muster mit beiden Färbemethoden. In der Gruppe der oligoklonalen Serum- und Liquorproben war die Silberfärbung in einigen Fällen sensitiver.

Im Vergleich mit dem silbergefärbten Delmotte-Gel zeigte das DatD-Gel keine Vorteile. Im Gegenteil, das Verfahren erwies sich als umständlicher, und die IEF-Ergebnisse waren nicht besser. - Das Hauptproblem der IEF mit PAG plates von LKB ist das Auftreten von falsch positiven scharfen Banden in den pH-Regionen I-III von normalen, polyklonalen Serum- und Liquorproben (2,8,9,10). Die von Pöhling et al. (14) beschriebene Silberfärbung und die Silberfärbung von Delmotte's Gel nach Oakley et al. (13) sind so sensitiv wie andere Silberfärbemethoden. Im Vergleich mit Merrils Silberfärbung der Delmotte-Gele sind diese histochemischen Silberfärbungen komplizierter und benötigen ca. 4 Stunden.

Wir testeten beide von Merril et al. (11,12) empfohlenen fotochemischen Silberfärbungen. Die letzte Publikation beschreibt die praktikabelste Methode mit hoher Sensitivität. - Die nicht signifikanten

Differenzen zwischen den IgG-IEF-Mustern, die wir mit den Serva-Violett- und silbergefärbten Delmotte-Gelen sahen, erlauben den Wechsel zu einer anderen Färbemethode ohne Unterbrechung der Kontinuität unserer IEF-Untersuchungen. Die neuen Ergebnisse sind mit den früheren vergleichbar. Die Kombination von Delmotte's IEF-Methode mit Merrils Silberfärbung löst die oben erwähnten Schwierigkeiten bei der IEF: a) Reines Serum-IgG und normale Serum- und Liquorproben zeigen ein polyklonales Muster ohne scharfe, falsch positive Banden. Rieder et al. (16) machten die gleiche Erfahrung mit Delmotte's IEF-Technik. b) Die Delmotte'sche Ampholine-Mischung spreizt das IgG über den pH-Bereich 6,2-9,5, was einer Trennstrecke von 5 cm entspricht. c) Nativ-Liquor ergibt gute Resultate. d) Die Färbeprozedur dauert nur 100 min. e) Laserdensitometrische Scans sind sensitiver beim Erkennen der Banden als das menschliche Auge.

In diesem Jahr untersuchten wir mehr als 500 Serum- und Liquorproben mit Merrils Silberfärbung. Die Methode hat viele Vorteile gegenüber früheren Färbemethoden: Sensitivität, einfacher Gebrauch, Zeiteffizienz, Reproduzierbarkeit und niedrige Kosten.

## Zusammenfassung

Serum und Liquor von 100 Patienten mit neurologischen Erkrankungen wurden vergleichend mit folgenden IEF- und Färbemethoden untersucht: 1. PAG-IEF (Delmotte): a) Serva-Violett-Färbung von konzentriertem Liquor. b) Silberfärbung von Nativ-Liquor nach Merril. 2. PAG-IEF (modifizierte Delmotte-Methode): Silberfärbung von Nativ-Liquor nach Merril. 3. IEF mit LKB-PAG plates: a) Serva-Violett-Färbung von konzentriertem Liquor. b) Silberfärbung von Nativ-Liquor nach Pöhling. c) Silberfärbung von Nativ-Liquor nach Merril. 4. IEF (Delmotte): Silberfärbung von Nativ-Liquor nach Oakley. - Die von Delmotte beschriebene IEF-Technik ergibt in Kombination mit der von Merril entwickelten fotochemischen Silberfärbung eine optimale Methode zum Nachweis von oligoklonalem IgG bei neuroimmunologischen Erkrankungen.

## Literatur

1. Bauman G, Chrambach A (1976) A highly crosslinked transparent PAG with improved mechanical stability for use in isoelectric focusing and isotachophoresis. Anal Biochem 70:32-38
2. Bergh FA, Roos RAC (1981) Gel isoelectric focusing and IgG index for demonstration of intrathecal IgG synthesis in neurological disorders. Ann Clin Biochem 18:153-15?
3. Chrambach A, An der Lan B, Mohrmann H, Felgenhauer K (1981) Toward an improved immunoglobulin analysis by gel electrophoresis and electrofocusing. Electrophoresis 2:279-287
4. Delmotte P, Gonsette R (1977) Biochemical findings in multiple sclerosis. IV. Isoelectric focusing of the CSF gamma globulins in multiple sclerosis (262 cases) and other neurological diseases (272 cases). J Neurol 215:27-37
5. Görg A, Postel W, Westermeier R (1980) Ultrathin-layer horizontal electrophoresis, isoelectric focusing, and protein mapping in polyacrylamide gels on cellophane. In: Radola BJ (ed) Electrophoresis '79. Walter de Gruyter, Berlin New York
6. Kerényi L, Gallyas F (1972) A highly sensitive method for demonstrating proteins in electrophoretic, immunoelectrophoretic and immunodiffusion preparations. Clin Chim Acta 38:465-467
7. Krüger H, Ehglert D, Pflughaupt KW (1981) Demonstration of oligoclonal immunoglobulin G in Guillain-Barré syndrome and lymphocytic meningoradiculitis by isoelectric focusing. J Neurol 226:15-24

8. Laurenzi MA, Link H (1978) Comparison between agarose gel electrophoresis and isoelectric focusing of CSF for demonstration of oligoclonal immunoglobulin bands in neurological disorders. Acta neurol scand 58:148-156
9. Laurenzi MA, Mavra M, Kam-Hansen S, Link H (1980) Oligoclonal IgG and free light chains in multiple sclerosis demonstrated by thin-layer polyacrylamide gel isoelectric focusing and immunofixation. Ann Neurol 8:241-247
10. Mattson DH, Roos RP, Arnason BGW (1981) Comparison of agar gel electrophoresis and isoelectric focusing in multiple sclerosis and subacute sclerosing panencephalitis. Ann Neurol 9:34-41
11. Merril CR, Goldman D, Sedman SA, Ebert MH (1981) Ultrasensitive stain for proteins in polyacrylamide gels shows regional variation in cerebrospinal fluid proteins. Science 211:1437-1438
12. Merril CR, Goldman D, Van Keuren ML (1982) Simplified silver protein detection and image enhancement methods in polyacrylamide gels. Electrophoresis 3:17-23
13. Oakley BR, Kirsch DR, Morris NR (1980) A simplified ultrasensitive silver stain for detecting proteins in polyacrylamide gels. Analytical Biochemistry 105:361-363
14. Pöhling HM, Neuhoff V (1981) Visualization of proteins with a silver "stain": A critical analysis. Electrophoresis 2:141-147
15. Radola BJ (1980) Ultrathin-layer isoelectric focusing in 50-100 µm polyacrylamide gels on silanized glass plates or polyester films. Electrophoresis 1:43-56
16. Rieder HP, Jegge S (1979) Isoelektrische Fokussierung und Agar-Elektrophorese des Liquor cerebrospinalis bei neurologischen Patienten. Schweiz und Wschr 109:1411-1419

# Opioide im Liquor cerebrospinalis, Hinweise für verschiedene Formen

D. Neuser und H. Przuntek

Die Existenz von Opioiden im Gehirn wurde durch Untersuchungen von Hughes und Kosterlitz (1) mit der Entdeckung der Pentapeptide Met-enkephalin und Leu-enkephalin gezeigt.

Vor allem Terenius (2) hat in zahlreichen Untersuchungen versucht zu belegen, daß Korrelationen zwischen verändertem Opioidgehalt und neurologischen wie auch psychiatrischen Krankheitsbildern bestehen, wenngleich bei genauer Analyse der Opioide zu den Krankheitsbildern die Zuordnung schwieriger wird.

Vor allem Udenfriend und Mitarbeiter (3) haben außer den oben genannten Opioiden zahlreiche andere Opioide isolieren können, die darauf hindeuten, daß es sich eher um ein Opioidsystem handelt, als lediglich um wenige Substanzen mit Opioidcharakter.

Diese These konnte durch den pharmakologischen Nachweis zahlreicher Opioidrezeptoren, wovon die $\mu$- und $\delta$-Rezeptoren zur Zeit am besten charakterisiert sind weiter untermauert werden. Die $\mu$-Rezeptoren werden charakterisiert als Rezeptoren, die eine hohe Bindungsaffinität zu Morphin, Dihydromorphin und $\beta$-Endorphin als Agonisten haben, während die $\delta$-Rezeptoren eine hohe Bindungsaffinität zu Leu-Enkephalin besitzen.

Etorphin hat eine hohe Bindungsaffinität zu $\mu$- und $\delta$-Rezeptoren. Vor allem die Untersuchungen Udenfriends (3), Boarders (4) und seiner Mitarbeiter veranlaßte uns den Liquor auf das Vorhandensein von Opioidliganden zu untersuchen.

## Methoden

Wir haben hierzu ca. 1500 ml Liquor lyophilisiert und das Lyophilisat in 60 ml 0,1 N $CH_3COOH$ aufgenommen und jeweils 8 ml über eine Sephadex G-50 Säule (4 x 150 cm) getrennt. Bei der absorptionsspektrometrischen Messung (280 nM) ergaben sich dabei drei Peaks, mit einem Molekulargewicht von 12000 und mehr in den Fraktionen 28-31 (Peak I), von 1500 und 2500 in den Fraktionen 73-90 (Peak II) und von weniger als 1000 in den Fraktionen 91-100 (Peak III) (Fraktionsgröße 8 ml).

Die fluorimetrische Untersuchung, durch Reaktion mit Fluoreszamin (5) zeigte, daß Peak I und Peak II Proteine bzw. Peptide enthält, während der Peak III keinen Hinweis für den Gehalt an Peptiden ergab.

In einem weiteren Chromatographieschritt wurde der Salzpeak der teilweise mit Peak II identisch ist (Fraktion 76-83) von den Peptiden des Peak II abgetrennt. Hierzu wurden die Fraktionen 76-83 des Peaks II lyophilisiert, in 2 ml 0.1 N $CH_3COOH$ aufgenommen und über eine PD6G Säule (Bio-Rad) fraktioniert.

In einem weiteren Schritt wurde der Gehalt der einzelnen Fraktionen die bei der Chromatographie über die G-50 Sephadex-Säule gewonnen worden waren im Rezeptortest auf Opiatrezeptoraffinität untersucht (6).

Der Opioidgehalt der einzelnen Fraktionen wurde durch Verdrängung von $^{3}$H-Etorphin (μ + δ Agonist) von synaptosomalen Gehirnmembranen (Opiatrezeptoren) bestimmt.

Hierbei ergab sich, daß drei Fraktionsbereiche (Frak. 25-34, MG 12000; Frak. 39-41, MG 5000-7000; Frak. 73-77, MG 1500-2500) $^{3}$H-Etorphin vom Opiatrezeptor verdrängen konnten.

Die höchste Opioid-Aktivität konnte dabei dem Fraktionsbereich 73-76, entsprechend einem Molekulargewicht von 1500-2500, zugeordnet werden.

Nach Abtrennung des Salzes über eine PD6G Säule zeigte sich in den restlichen Fraktionen des Peak II (G-50 Chromatographie) noch eine deutliche $^{3}$H-Etorphin verdrängende Aktivität.

Opiataktive Fraktionen der G-50-Chromatographie (Frak. 73-76) und der PD6G-Chromatographie (Frak. 31-35) wurden vereinigt, lyophilisiert, in 0,1 N Essigsäure gelöst und mittels Hochdruckflüssigkeitschromatographie (Milton-Roy HPLC-Anlage) über eine TSK G 2000 SW Säule mit 0,1 N CH3COOH getrennt. Hierbei konnten mehrere Fraktionen mit Opiatrezeptoraffinität differenziert werden (Abb. 1).

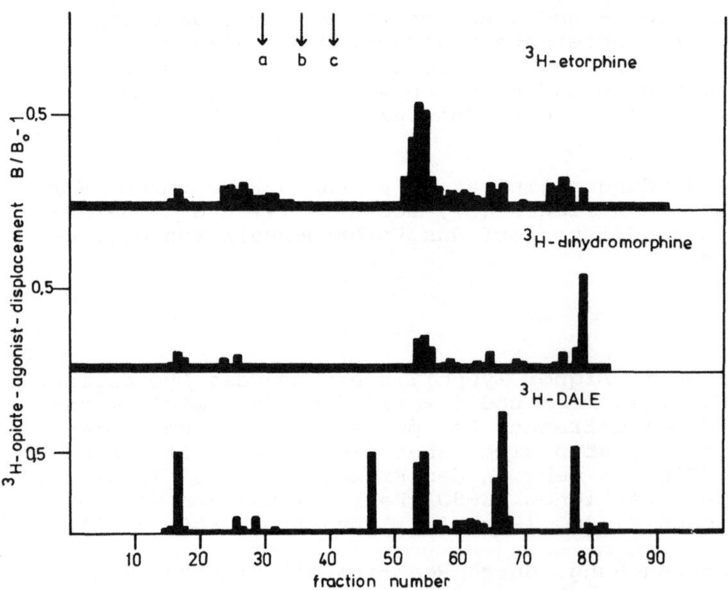


Abb. 1. Rezeptoraffinität der verschiedenen Fraktionen (Molekulargewicht 1500-2500) an μ und δ Rezeptoren).
$^{3}$H-Etorphin (μ + δ Rezeptoren)
$^{3}$H-Dihydromorphin (μ Rezeptoren)
$^{3}$H-DALE (δ Rezeptoren)

Die Affinität der opiataktiven Substanzen zeigt dabei deutliche Unterschiede im Hinblick auf die Verdrängung von $^3$H-Etorphin (μ + δ-Agonist) $^3$H-Dihydromorphin (vorwiegend μ-Agonist) und $^3$H-D-Ala$^2$-D-Leu$^5$-Enkephalin (vorwiegend δ-Agonist)von Gehirnopiatrezeptoren.

Eine eindeutige Zuordnung der opiataktiven Substanzen zu bisher bekannten Opioiden, wie Leu-Enkephalin, Met-Enkephalin, Dynorphin (1-13) oder Met-Enkephalin-Arg-Phe konnte nicht gefunden werden.

## Diskussion

Nach einer aufwendigen chromatographischen Auftrennung von Liquor zeigten sich hochmolekulare Substanzen mit einem Molekulargewicht größer als 12000 und eine Reihe von Peptiden mit einem Molekulargewicht von 5000-7000 und von 1500 bis 2500 die opiatähnliche Eigenschaften besitzen.

Die letztgenannten Fraktionen konnten durch erneute Trennung mittels Hochdruckflüssigkeitschromatographie in weitere opiataktive Substanzen differenziert werden.

Diese Untersuchungen zeigen, daß sich im Liquor cerebrospinalis ähnlich wie in der Nebenniere (3) oder im Plasma (4) zahlreiche Opioide nachweisen lassen, deren biologische Funktion bis jetzt nicht geklärt ist.

## Literatur

1. Hughes J, Smith T, Kosterlitz H, Fothergill LA, Morgan BA, Morris HR (1975) Identification of two related pentapeptides from the brain with potent opiate agonist activity. Nature 258:577-579
2. Lindström LH, Widerlöv E, Gunne LM, Wahlström A, Terenius L (1978) Endorphins in human cerebrospinal fluid. Clin correlation to some psychotic states. Acta psychiat scand 57:163-164
3. Kilpatrick DL, Taniguchi T, Jones BN, Stern A, Shively JE, Hullihan J, Kimura S, Stein ST, Udenfriend S (1981) A highly potent 3200-dalton adrenalin opioid peptide that contains both a (met)- and (leu)enkephalin sequence. Proc Natl Acad Sci USA, Vol 78: 3265-3268
4. Boarder MR, Erdelyi E, Barchas JD (1982) Opioid Peptides in Human Plasma: Evidence for Multiple Forms. J Clin Endocrin Metabol 5: 715-719
5. Udenfriend S, Stein S, Böhlen P, Dairmann W, Leimgruber W, Weigele M (1972) Fluorescamine: A Reagent for Assay of Amino Acids, Peptides, Proteins and Primary Amines in the Picomole Range. Science 178:871-872
6. Chang KJ, Hazum E, Cuatrecasas P (1979) Multiple Opiate Rezeptors: Different regional distribution in the brain and differential binding of opiates and opioidpeptides. Mol Pharmacol 16:99-104

# Benzodiazepinliganden im Liquor cerebrospinalis

J. Deckert, W. Kuhn und H. Przuntek

## Einleitung

Seit Charakterisierung der Benzodiazepinrezeptoren 1977 durch Squires and Braestrup (9) wird nach endogenen Benzodiazepinliganden gesucht.

Neben Nikotinamid (8), den Purinen (6), den β-Carbolinen (2) und neuerdings den Prostaglandinen (1) wurden vor allem ein Protein (3,7, 10) und ein Polypeptid (4) diskutiert. Während dabei - mit Ausnahme von Braestrup et al. (6), die mit menschlichem Urin arbeiteten - Extrakte von tierischen Gehirn u.a. Organen verwendet wurden, berichteten Kuhn, Neuser und Przuntek (5) 1981 von einem großmolekularen und verschiedenen kleinmolekularen 3-H-Diazepam verdrängenden Fraktionen im Liquor von Menschen. Diese Fraktionen wurden im Folgenden genauer charakterisiert.

## Material und Methoden

Gesammelter Liquor wurde über eine Bio-Gel P4-Säule, die mit 0,1 M Essigsäure äquilibriert war, getrennt. Fraktionen mit einem Molekulargewicht kleiner als 4000 wurden vereinigt, lyophilisiert, in 0,1 M Essigsäure aufgenommen, über ein Millex HA-Filter (Porenweite 0,45 µm) gegeben und anschließend mittels Hochdruckflüssigkeitschromatographie (HPLC)[1] auf einer UltroPac TSK-Säule G 2000 SW (7,5 x 600 mm), die mit 0,1 M Essigsäure äquilibriert war, bei einer Flußgeschwindigkeit von 1,3 ml/min, einem Druck von 700 PSI und einer Laufdauer von 50 Minuten aufgetrennt. Es wurden 100 Fraktionen gesammelt, lyophilisiert und in jeweils 400 µl Tris-HCL pH 7,4 aufgenommen. Die in einem Lauf aufgetrennte Substratmenge entsprach dabei 100 ml Poolliquor bzw. 50 ml Benzodiazepinfreiem Liquor.

Der 3-H-Diazepam-Bindungsassay enthielt in einem Volumen von 1 ml 0,14 nM 3-H-Diazepam (spezifische Aktivität 94 Ci/mmol), 75 mM NaCl, 50 mM Tris-HCl, 10 µm GABA, sowie 100 µl Membranpellet und 350 µl Liquorfraktion.

Das Membranpellet war wie bei Kuhn et al. (5) präpariert worden. Auch der Assay selbst wurde wie bei Kuhn et al. (5) durchgeführt. Zur Bestimmung der unspezifischen Bindung wurde 0,2 µM Diazepam[2] zum Assay hinzugesetzt. Sie lag bei durchschnittlich 5%. Die Fähigkeit des Liquors, 50% der spezifischen Bindung vom Rezeptor zu verdrängen, wurde als eine Einheit (E) definiert.

---

1 Leihgabe der Deutschen Forschungsgemeinschaft.

2 Geschenk von Hoffmann-La Roche

Fraktionen aus HPLC-Läufen mit dem Poolliquor, die die 3-H-Diazepam verdrängenden Peaks HPLC-1 und HPLC-2 enthielten, wurden lyophilisiert, bei HPLC-1 in 400 µl und bei HPLC-2 in 100 µl Tris-HCl pH 7,4 aufgenommen und anschließend vereinigt.

Bei der Lineweaver-Burke-Analyse des Bindungsverhaltens wurden zu verschiedenen 3-H-Diazepam-Konzentrationen (0,14 nM, 0,07 nM, 0,035 nM, 0,0175 nM) jeweils 100 und 50 µl der Fraktion HPLC-1 und der Fraktion HPLC-2, sowie 5 nM Diazepam gegeben.

Die Verdrängung von 0,14 nM 3-H-Flunitrazepam (spezifische Aktivität 87,9 Ci/mmol) durch 100 µl der Fraktion HPLC-1 bzw. 200 µl der Fraktion HPLC-2 mit und ohne 10 µM GABA wurde verglichen. Die gleichen Mengen der Fraktion HPLC-1 und der Fraktion HPLC-2 (entsprechend ungefähr 30 bzw. 9 µg Eiweiß) wurden mit 150 µg Papain 20 h lang bei pH 7 und 25°C, Fraktion HPLC-1 zusätzlich mit jeweils 25 µg Chymotrypsin und Pronase E bei pH 7,4 und 37° inkubiert. Chymotrypsin und Pronase E wurden anschließend durch 45 Minuten Erhitzen bei 100°C und 20 Minuten Zentrifugation bei 50000 g entfernt, Papain durch 45 Minuten Erhitzen bei 100°C inaktiviert. Die saure Hydrolyse wurde durch sechsstündige Inkubation mit der fünffachen Menge 6 M HCl bei 95°C durchgeführt. Die Salzsäure wurde anschließend mittels eines Rotationsverdampfers entfernt.

## Ergebnisse

Die Austestung der HPLC-Läufe ergab mindestens drei 3-H-Diazepam verdrängende Peaks, wobei die in HPLC-1 und HPLC-2 enthaltene Aktivität ungefähr 75% der Gesamtaktivität ausmachte (Abb. 1A).

Durch die Lineweaver-Burke-Analyse konnte gezeigt werden, daß die in HPLC-1 und HPLC-2 enthaltene Aktivität kompetitiv an den Benzodiazepinrezeptor bindet (Abb. 1B). Die weiteren Eigenschaften der beiden Peaks sind in der folgenden Tabelle zusammengefaßt. (Die Aktivitätsangaben sind Mittelwerte aus mindestens zwei Versuchen mit Doppelbestimmung, wobei HPLC-2 um den Faktor 8 stärker konzentriert war als HPLC-1-s.o.):

Eigenschaften der beiden Fraktionen HPLC-1 und HPLC-2

| | HPLC-1 | HPLC-2 |
|---|---|---|
| Molekulargewicht (Dalton) | <4000 | <4000 |
| Eiweißgehalt (µg/ml) | 300 | 45 |
| OD 280/250 | 0,32 | 0,44 |
| Aktivität (E) | | |
| -GABA | 0,8 | 0,9 |
| +GABA | 1 | 1,1 |
| nach Erhitzen (45 Min, 100°C) | 1 | 1,1 |
| nach Inkubation mit | | |
| Papain | 1 | 0,80 |
| Pronase E | 1 | - |
| Chymotrypsin | 1 | - |
| nach saurer Hydrolyse | 0,75 | 0,45 |

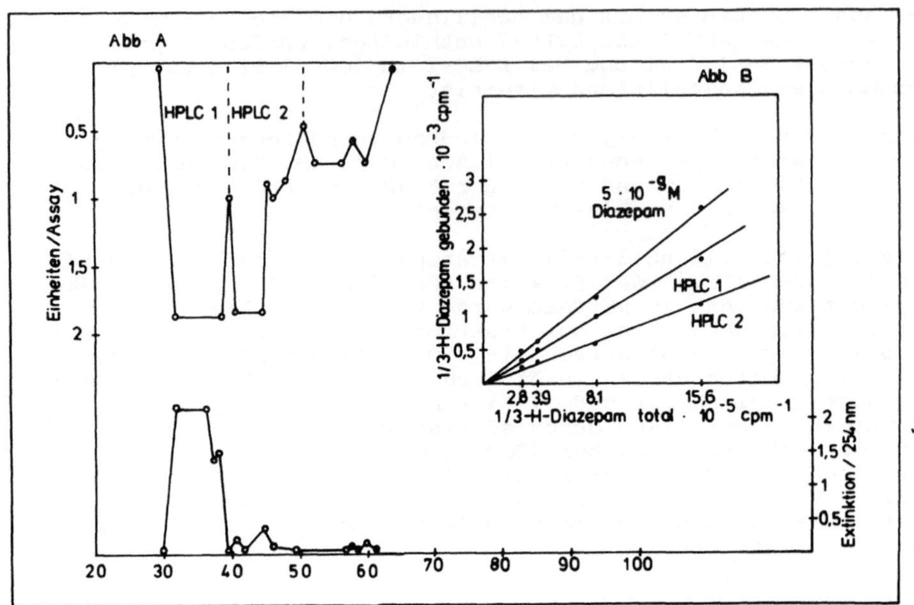


Abb. 1A. Chromatographische Trennung der vereinigten Bio-Gel P-4 Fraktionen mittels HPLC auf einer UltroPac TSK-Säule G 2000 SW (7,5 x 600 mm), die in 0,1 M Essigsäure äquilibriert war. Die Verdrängung von 3-H-Diazepam am Benzodiazepinrezeptor durch Liquorfraktionen wurde je dreimal für Poolliquor und für Benzodiazepinfreien Liquor bestimmt. B. Lineweaver-Burke-Analyse des Bindungsverhaltens der beiden 3-H-Diazepam verdrängenden Peaks HPLC-1 und HPLC-2. 0,14 nM, 0,07 nM, 0,035 nM, und 0,0175 nM 3-H-Diazepam wurden jeweils 50 µl HPLC-1 und HPLC-2, sowie 5 nM Diazepam zugesetzt. Die angegebenen Werte sind die Mittelwerte aus insgesamt vier Versuchen mit Doppelbestimmung

## Diskussion

Die Ergebnisse zeigen, daß mindestens drei kleinmolekulare 3-H-Diazepam verdrängende Peaks im Liquor existieren. In jedem dieser Peaks sind jedoch noch mindestens zwei UV-resorbierende Substrate enthalten, bei HPLC-2 und einem dritten kleinerem Peak möglicherweise noch zwei Substrate, die am Rezeptor aktiv sind (Abb. 1A).

Wie die Lineweaver-Burke-Analyse zeigt, sind jedoch alle in HPLC-1 und HPLC-2 enthaltenen aktiven Substrate kompetitiv am Rezeptor wirksam (Abb. 1B).

Während der fehlende Aktivitätsverlust nach Inkubation mit Enzymen und die geringe Hydrolyseempfindlichkeit bei der Fraktion HPLC-1 eher an Substanzen wie die Purine, β-Carboline oder Prostaglandine denken läßt, gibt es bei Fraktion HPLC-2 Hinweise (Aktivitätsverlust nach Inkubation mit Papain, große Hydrolyseempfindlichkeit), daß zumindest ein Teil der Aktivität durch ein Peptid bedingt sein könnte.

## Zusammenfassung

Das Vorkommen von mindestens drei 3-H-Diazepam verdrängenden Peaks, deren Substrate kleiner als 4000 Dalton sind, wurde gezeigt. Das Bindungsverhalten der in zwei Peaks enthaltenen aktiven Substrate konnte als kompetitiv charakterisiert werden. Es finden sich Hinweise dafür, daß ein Teil der Fraktion HPLC-2 ein Peptid ist.

Literatur


1. Asano T, Ogasawara N (1982) Prostaglandins A as possible endogenous ligands of benzodiazepine receptor. Euro J Pharmacol 80:271-274
2. Braestrup C, Nielsen M, Olsen CE (1980) Urinary and brain β-carboline-3-carboxylates as potent inhibitors of brain benzodiazepine receptors. Proc Natl Acad Sci USA 77:2288-2292
3. Collelo D, Hockenbery DM, Bosmann HB, Fuchs S, Folkers K (1978) Competitive inhibition of benzodiazepine binding by fractions from porcine brain. Proc Natl Acad Sci USA 75:6319-6323
4. Davis LG, Cohen RK (1980) Identification of an endogenous peptide-ligand for the benzodiazepine receptor. Biochem Biophys Res Commun 92:141-148
5. Kuhn W, Neuser D, Przuntek H (1981) 3-H-Diazepam Displacing Activity in Human Cerebrospinal Fluid. J Neurochem 37:1045-1047
6. Marangos PJ, Clark R, Martino AM, Paul SM, Skolnick P (1979) Demonstration of Two New Endogenous "Benzodiazepine-like" Compounds from Brain. Psychiat Res 1:121-130
7. Massotti M, Guidotti A, Costa E (1981) Characterization of benzodiazepine and γ-Aminobutyric recognition sites and their endogenous modulators. J Neurosci 1:409-418
8. Möhler H, Pole P, Cumin R, Pieri L, Kettler R (1979) Nicotinamide is a brain constituent with benzodiazepine-like action. Nature 278:563-565
9. Squires RF, Braestrup C (1977) Benzodiazepine receptors in rat brain. Nature 266:732-734
10. Woolf JH, Nixon JC (1981) Endogenous Effector of the Benzodiazepine Binding Site: Purification and Characterization. Biochem 20:4263-4269

# Erste Ergebnisse von Aminosäuren-Analysen im Liquor

K. Heuser, R. Hüster und D. Soyka

Bisher gibt es Publikationen verschiedener Arbeitsgruppen über Aminosäure-Analysen im Liquor nur bei einzelnen Erkrankungen des ZNS mit jeweils geringen Patientenzahlen (1-4,6,8). Ziel der eigenen Arbeit ist es, systematische Untersuchungen an einem großen Kollektiv vorzunehmen. Bisher wurden Aminosäure-Analysen in 350 lumbal entnommenen Liquores durchgeführt. Die Punktion erfolgte zumeist am Anfang der stationären Behandlung, also vor einer möglichen Therapie. Die zunächst bei -26° eingefrorenen eiweißfreien Ultrafiltrate der Liquores wurden mit einem Flüssigkeits-Ein-Säulen-Chromatographen der Fa. Beckman Instruments untersucht, basierend auf der Grundlage der Ionenaustausch-Chromatographie an vernetzten, sphärischen Polystyrol-Solfonsäureharzen. Bei Probevolumina von 100 µl liegt die Meßgenauigkeit im Nano- und Pikomolbereich, der Meßfehler zwischen 1 und 5%. Die Auswertung erfolgte mit einem Integrator. Die Dauer einer Analyse einschließlich des Regenerierens und Äquilibrierens der Säule beträgt 6 Stunden.

Bei der Analyse lassen sich regelmäßig 24 Aminosäuren nachweisen: P-Serin, Taurin, P-Äthanolamin, Asparaginsäure, Threonin, Serin, Asparagin, Glutaminsäure, Glutamin, Glycin, Alanin, Citrullin, α-Aminobuttersäure, Valin, Methionin, Isoleucin, Leucin, Tyrosin, Phenylalanin, Äthanolamin, Ornithin, Lysin, Histidin und Arginin.

Unsere Normalgruppe umfaßt bislang 69 Patienten, die keine organneurologische Erkrankung aufwiesen und deren Liquordaten mit Zellzahl, Gesamteiweiß, Elektrophorese und Immunglobuline keinen pathologischen Befund ergaben. Das Aminosäurespektrum dieser Gruppe entspricht den Normangaben in der Literatur (5,6,9,10). Ihr gegenübergestellt wurden pathologisch veränderte Liquores von Patienten mit bakterieller, sowie akuter und subakuter viraler Meningo-Encephalomyelitis, Polyradiculitis, zerebralen und spinalen Tumoren, zerebralem Gefäßprozess, Hirnatrophie, Tetraspastik (Patienten mit spastischer Spinalparalyse und myatropher Lateralsklerose) sowie schubförmiger und chronischer Encephalomyelitis disseminata.

Bis zum 10-fachen erhöht waren im gesamten Spektrum die Aminosäure-Konzentrationen bei 8 Patienten mit bakterieller Meningo-Encephalomyelitis, auch bei Kontrollen in den ersten Wochen; nicht ganz so ausgeprägt bei 9 Kranken mit Polyradiculitis GUILLAIN-BARRE. Weniger deutlich im gesamten Spektrum fällt der Unterschied zwischen der Normalgruppe und 11 Probanden mit akuter viraler Meningo-Encephalomyelitis aus, bei der subakuten Form mit bisher 20 Untersuchungen ergibt sich lediglich eine geringe Glycin-Erhöhung.

Wie Tabelle 1 zeigt, ergeben sich hohe Signifikanzen in einem breiten Spektrum der Aminosäuren bei zerebralen und spinalen Tumoren präoperativ. Ähnliche pathologische Werte mit entsprechenden Signifi-

Tabelle 1. Vergleich der Liquor-AS der Normalgruppe zu Tumoren und Gefäßprozessen

| AS | Normalgruppe n = 69, Alter $\bar{x}$ = 39 J. | | Tu., cerebr. u. spin. n = 29 Alter $\bar{x}$ = 51 J. | | cerebr. Gefäßprozeß n = 41, Alter $\bar{x}$ = 56 J. | |
|---|---|---|---|---|---|---|
| Gly | 5.1 | 2.9 | 7.4 | 3.1 ** | 7.6 | 5.5 ** |
| Ala | 24.3 | 8.3 | 36.8 | 13.6 *** | 32.9 | 17.3 ** |
| Cit | 1.5 | 0.6 | 2.3 | 1.4 ** | 2.2 | 1.4 ** |
| Val | 13.0 | 3.9 | 20.2 | 8.8 *** | 19.0 | 9.1 *** |
| Ile | 3.4 | 1.8 | 5.2 | 2.3 *** | 4.7 | 2.4 ** |
| Tyr | 6.6 | 1.9 | 8.7 | 3.2 ** | 8.7 | 2.8 *** |
| Phe | 6.6 | 1.5 | 9.1 | 3.3 *** | 9.0 | 4.3 ** |

Alle Angaben in µmol/l ± SD; Berechnungen nach dem T-Test: **p = 0.01, ***p = 0.001

kanzen lassen sich bei Kranken mit zerebralen Gefäßprozessen nachweisen, nicht nur bei den dargestellten Aminosäuren. In die Gruppe wurden solche Kranke aufgenommen, bei denen angiographisch ein Gefäßprozess und computer-tomographisch ein umschriebener Hirnabbau nachgewiesen wurden.

Kaum auffällige Befunde zeigten die bisher 18 Patienten mit - nach dem CT - diffuser Hirnatrophie und 15 Probanden mit Tetraspastik. Bei 29 Polyneuropathie-Kranken wurden leichte pathologische Erhöhungen in der Konzentration von Ala, Cit, Val und Tyr beobachtet, signifikant auf dem 5%-Niveau.

Wegen des unterschiedlichen Durchschnittsalters in den verschiedenen Krankheitsgruppen prüften wir für mehrere Aminosäuren die Frage der Altersabhängigkeit in der Aminosäure-Konzentration, eine statistische Signifikanz ergab sich nicht.

Bei unserer Normalgruppe ebenso wie bei allen Krankheitsgruppen war das Geschlechtsverhältnis relativ ausgewogen mit Ausnahme der Patienten mit Encephalomyelitis disseminata. Um das Überwiegen von weiblichen MS-Kranken zu berücksichtigen, teilten wir die Normal- und MS-Gruppe mit schubförmigen und chronischem Verlauf nach Geschlechtern auf: dabei zeigt sich, daß die Aminosäure-Konzentrationen in der männlichen Normalgruppe überwiegend höhere Werte aufweisen, die sich von den männlichen MS-Gruppen nicht unterscheiden. Auffällig ist dagegen der Unterschied zwischen der weiblichen Normalgruppe (n = 33) und 13 chronischen MS-kranken Frauen mit Signifikanzen z.B. für Arg auf dem 0,1%-Niveau und für Ala, Orn und Lys auf dem 1%-Niveau.

Weiter beschäftigt uns, inwieweit die Konzentration der verschiedenen Aminosäuren abhängig ist von der Höhe der Liquorparameter Zellzahl, Gesamteiweiß und Immunglobuline. Während sich nur bei wenigen Aminosäuren eine geringe Relation zur Zellzahl ergab, konnten überwiegend hohe Korrelationen zum Gesamteiweiß, IgG und IgA nachgewiesen werden. Ein Beispiel gibt die Abb. 1 mit der Beziehung von Glycin zum Gesamteiweiß.

Bekanntermaßen ist der Liquor-Eiweißgehalt ein Maß für die intakte Funktion der Blut-Liquor-Schranke. Kommt es infolge von eitrigen und serösen Prozessen an den Meningen wie bei der Meningitis oder auch von

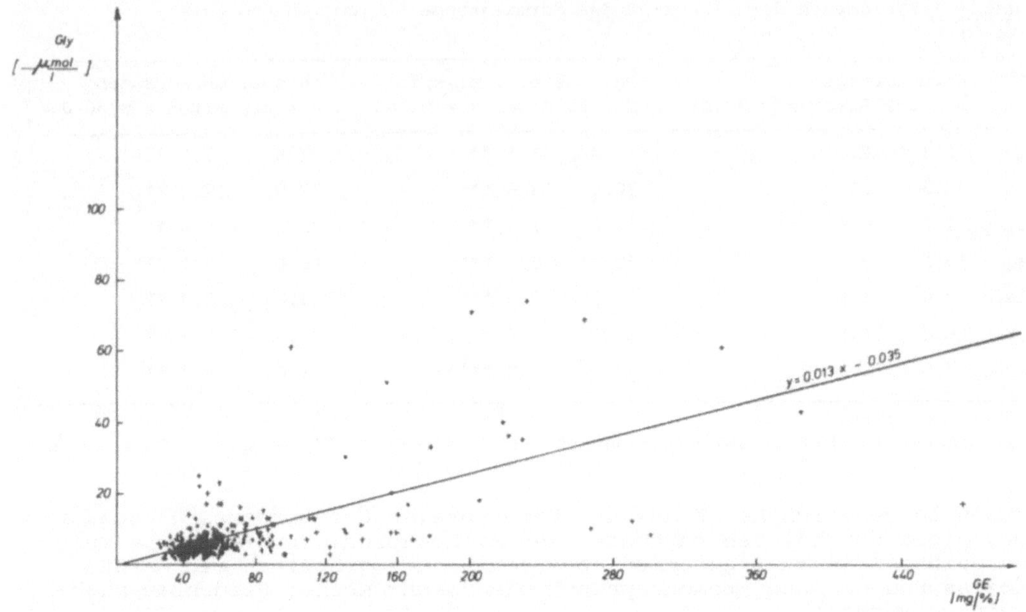


Abb. 1. Dargestellt wird die Korrelation von Gesamteiweiß zu Glycin im Liquor bei 305 Patienten, der Korrelationskoeffizient r = 0,69 ist auf dem 0,1%-Niveau signifikant. Die Gleichung der Korrelationsgraden lautet: y = 0.013 x - 0.035

entzündlichen Infiltrationen an den Hirnnerven oder den spinalen Nervenwurzeln wie bei der Polyradiculitis zu einer Schrankenstörung, steigen die Liquor-, Eiweiß- und auch die Aminosäure-Konzentrationen bis zum 10-fachen an. Neben einer passiven Diffusion sind auch akute Transport-Mechanismen für die einzelnen Eiweißbausteine bekannt, die z.B. bei Entzündungen an den Meningen gestört sein könnten (2,3). Bei den genannten Krankheitsbildern, aber auch bei zerebralen Tumoren und Gefäßprozessen könnte die erhöhte Aminosäuren-Konzentration zumindest zum Teil aus der Aminosäurefreisetzung von zerstörten Nervengewebe resultieren (1). Weiter ist einerseits an eine erhöhte Glukose-Umsatzrate zu denken, aus der z.B. Gly und Ala systetisierbar sind, und andererseits kann die Konzentration der Aminosäuren erhöht sein bei Störungen des Energiestoffwechsels und damit der Energiegewinnung, für die sie physiologischerweise bereitgestellt wurden (7,8).

Falls sich bei unseren weiteren Untersuchungen der Geschlechtsunterschied in der Aminosäure-Konzentration bei der chronischen Encephalomyelitis disseminata erhärten sollte, wäre dies ein interessanter Aspekt geschlechtsspezifischer Veränderungen, für die wir z.Zt. noch keine Erklärung haben.

Auf jeden Fall scheinen sich bei mehreren neurologischen Krankheitsbildern bestimmte Konstellationen von pathologischen Abweichungen in der Aminosäure-Konzentration des Liquors abzuzeichnen, denen weiter nachgegangen werden sollte.

Zusammenfassung

Mit einem Flüssigkeits-Ein-Säulen-Chromatographen wurden Aminosäuren-Analysen von 350 lumbal entnommenen Liquores durchgeführt. Einer Normalgruppe wurden verschiedene Krankheitsgruppen gegenübergestellt. Die deutlichsten Erhöhungen in der Konzentration der Aminosäuren lassen sich bei der bakteriellen Meningo-Enzephalomyelitis nachweisen, weniger ausgeprägt bei der Polyradiculitis, der akuten viralen Meningo-Enzephalomyelitis, den Tumoren und zerebralen Gefäßprozessen. Durchweg hohe Korrelationen finden sich in der Beziehung von Gesamteiweiß, IgG und IgA im Liquor zu den Aminosäure-Konzentrationen. Mögliche Ursache für die pathologischen Befunde werden diskutiert.

Literatur

1. Corston RN et al. (1979) Abnormalities of cerebrospinal fluid amino-acids in purulent meningitis. J Neurol Neurosurg Psychiatry 42:881-886
2. Corston RN et al. (1981) Abnormalities of cerebrospinal fluid amino-acids in patients with the GUILLAIN-BARRE-syndrome. J Neurol Neurosurg Psychiatry 44:86-89
3. Corston RN et al. (1981) Cerebrospinal fluid amino acid concentrations in patients with viral and tuberculous meningitis. J Neurol Neurosurg Psychiatry 44:791-795
4. Heiblim DJ et al. (1978) Amino acid concentrations in cerebrospinal fluid. Arch Neurol 35:765-768
5. Gjiessing LR et al. (1972) The free amino acids in human cerebrospinal fluid. J Neurochem 19:1807-1808
6. Sande M van et al. (1970) The free amino acids in human cerebrospinal fluid. J Neurochem 17:125-135
7. Gründig E (1965) Über die Aminosäurezusammensetzung des Liquor cerebrospinalis. Wien Klin Wschr 77:246-254
8. Gründig E et al. (1978) Über die Anwendung von Guanidinhydrochlorid in der Behandlung degenerativer Nerven- und Muskelerkrankungen. Wien Klin Wschr 90:48-56
9. Perry TL (1975) CFS amino acids and plasma-CSF amino acid ratios in adults. J Neurochem 24:587-589
10. McGale EHF et al. (1977) Studies of the interrelationship between cerebrospinal fluid and plasma amino acid concentrations in normal individuals. J Neurochem 29:291-297

# Die Bedeutung der Liquorlaktatbestimmung bei neurologischen Krankheiten

C. R. Hornig und O. Busse

Die anaerobe Glykolyse, als deren Endprodukt Laktat entsteht, spielt unter normalen Stoffwechselbedingungen im Hirngewebe nur eine untergeordnete Rolle (4). Sie nimmt unter hypoxischen Bedingungen zu und Laktat diffundiert aus der Zelle in die extrazelluläre Flüssigkeit, für die der Liquor als repräsentativ gilt. Die Sauerstoffmangelversorgung des Hirngewebes dürfte die häufigste Ursache erhöhten Liquorlaktats sein. Aber auch Leukozyten und Erythrozyten in der Zerebrospinalflüssigkeit kommen, ebenso wie Bakterien, als Quelle einer erhöhten Laktatkonzentration in Frage (1). Eine Erhöhung des Liquorlaktats ist auch bei gestörter Clearance über die Arachnoidalzotten denkbar (8).

## Material und Methoden

Wir bestimmen die Laktatkonzentration im lumbalen Liquor von 715 Patienten mit unterschiedlichen neurologischen Erkrankungen. Zur Messung verwendeten wir den nach einem elektrochemisch-enzymatischen Prinzip arbeitenden Laktat-Analyzer 640 (Hoffmann-La Roche, Grenzach-Wyhlen). Der Normalwert lag bei 1,52 ± 0,48 mmol/l, d.h. Werte über 2,0 mmol/l wurden als pathologisch bewertet.

## Ergebnisse

Von 183 Patienten mit zerebralen Infarkten hatten nur 13% normale Laktatkonzentrationen im Liquor. Die Werte waren im Mittel auf 3,2 mmol/l erhöht, der höchste Wert betrug 9,1 mmol/l. 26 Patienten mit prolongiert reversiblen Insulten hatten zu 81% normale Laktatkonzentrationen im Liquor. Kein Wert lag über 2,2 mmol/l. Von 27 Patienten mit transitorisch ischämischen Attacken hatten 89% normale Laktatwerte. Kein einziges Mal war der Wert über 2,1 mmol/l erhöht. Während also Patienten mit transitorisch ischämischen Attacken oder prolongiert reversiblen Insulten im allgemeinen normale, nie aber über 2,2 mmol/l erhöhte Laktatwerte hatten, lagen sie bei über drei Viertel der Patienten mit Hirninfarkten über diesem Wert (Abb. 1).

Bei den Entzündungen des Nervensystems ergab sich folgendes Bild: Von 13 Patienten mit einer Encephalitis hatten 6 erhöhte Laktatkonzentrationen, die in keinem Fall über 2,5 mmol/l lag. Bei 2 weiteren Patienten mit nekrotisierender, wahrscheinlich Herpes-Virus-Encephalitis waren die Laktatwerte mit 5,9 und 8,9 mmol/l deutlich höher. 13 Patienten mit metastatischer Herdencephalitis hatten deutlich, im Mittel auf 3,5 mmol/l, erhöhte Laktatwerte. Die Laktatkonzentrationen bei 85 Patienten mit Meningitiden waren in Abhängigkeit von der Ätiologie verschieden. Bei 40 Patienten mit bakteriellen Meningitiden traten die höchsten Werte auf, im Mittel von 8,7 mmol/l. Der höchste Wert lag bei 22,1 mmol/l. 9 Patienten mit tuberkulöser Meningitis

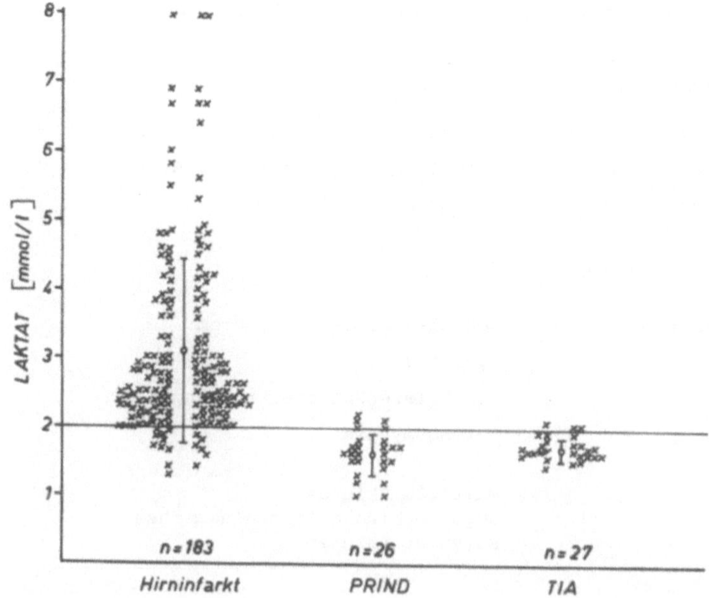


Abb. 1. Liquorlaktat bei ischämischen zerebralen Gefäßerkrankungen. Einzelwerte, Mittelwerte und einfache Standardabweichung bei Patienten mit Hirninfarkten, prolongiert reversiblen Insulten und transitorisch ischämischen Attacken

hatten im Mittel auf 4,8 mmol/l erhöhte Laktatwerte. Die Laktatkonzentration bei 36 Patienten mit Virusmeningitiden war bei 28% normal und den übrigen nur leicht erhöht, meist auf Werte zwischen 2 und 3 mmol/l. Der höchste Wert lag bei 3,3 mmol/l. Die Laktatkonzentrationen waren bei 90% der bakteriellen und 78% der tuberkulösen Meningitiden höher. Bei Laktatwerten über 3,3 mmol/l konnte in unserem Krankengut eine Virusmeningitis ausgeschlossen werden. Von 36 Patienten mit Radiculitiden war das Liquorlaktat bei fast jedem zweiten geringgradig erhöht. Normale Werte haben wir bei 82 Patienten mit einer Multiplen Sklerose gemessen.

11 Patienten mit einer Grand mal-Epilepsie hatten einen Anfall weniger als 12 Stunden vor der Punktion: Immer war die Laktatkonzentration erhöht, im Mittel auf 3,2 mmol/l. Bei 13 Patienten lag der letzte Anfall länger als 12 Stunden zurück, sie hatten fast alle normale Laktatwerte.

Tabelle 1 gibt eine Übersicht über Erkrankungen mit meist, manchmal oder fast nie erhöhten Laktatkonzentrationen im Liquor.

## Diskussion

Zusammengefaßt ergibt sich bezüglich der diagnostischen Relevanz der Liquorlaktatmessung folgendes Bild. Bei Hirninfarkten kann der Laktatspiegel bekannterweise hilfreich zur Beurteilung der Prognose sein. Kurz nach dem Insult kann er zur Differentialdiagnose gegenüber einer transitorisch ischämischen Attacke oder insbesondere einem prolongiert reversiblen Insult beitragen (2). Die Nützlichkeit der Bestimmung des Liquorlaktats in der Differentialdiagnose bakterieller und viraler Meningitiden ist bekannt (6). Wichtig ist,

Tabelle 1. Liquorlaktatkonzentrationen bei verschiedenen neurologischen Erkrankungen

| meist erhöht | manchmal erhöht | nicht erhöht |
|---|---|---|
| Hirninfarkt | Hirntumor | prolongiert reversibler Insult |
| Hirnkontusion | Hirnmetastase | transitorisch ischämische Attacke |
| arteriosklerotische Demenz | Encephalitis | Morbus Parkinson |
| metastatische Herdencephalitis | Virusmeningitis | spinaler Tumor |
| bakterielle Meningitis | Radiculitis | Wurzelkompressionssyndrom |
| tuberkulöse Meningitis | | Myelitis |
| Meningiosis leucaemica | | funikuläre Spinalerkrankung |
| Meningiosis carcinomatosa | | Syringomyelie |
| nach GM-Anfall | | Multiple Sklerose<br>amyotrophische Lateralsklerose<br>Polyneuropathien |

daß auch bei tuberkulöser Meningitis mit nur einer leichten lymphozytären Pleozytose der Laktatwert meist deutlich erhöht ist. Die Erhöhung des Liquorlaktats für einige Stunden nach einem großen epileptischen Anfall kann in Einzelfällen zur Abgrenzung gegen psychogene Anfälle oder Synkopen dienen.

## Zusammenfassung

Bei 715 Patienten mit unterschiedlichen neurologischen Erkrankungen wurde die Laktatkonzentration im Liquor cerebrospinalis bestimmt. Sie war meist erhöht bei Hirninfarkten, Hirnkontusionen, arteriosklerotischer Demenz, metastatischer Herdencephalitis, bakterieller Meningitis, Meningiosis carcinomatosa und nach großen epileptischen Anfällen, manchmal bei Hirntumoren und Hirnmetastasen. Die diagnostische Relevanz der Laktatbestimmung wird für cerebrale Durchblutungsstörungen, die Abgrenzung bakterieller, tuberkulöser und viraler Meningitiden voneinander und die Bestätigung großer epileptischer Anfälle diskutiert.

## Literatur

1. Berger JP, Fawer R (1979) Cerebrospinal Fluid (CSF) Lactate und Pyruvate in acute neurologische situations. In: Lactate in acute conditions. Int Symp Basel 1978. Karger, Basel, pp 115-133
2. Busse O (1980) Die Bedeutung der Liquorlaktatkonzentration und des Befundes im Computertomogramm für die Prognose des ischämischen Hirninfarktes. Habilitationsschrift, Gießen
3. Gottstein U, Bernsmeier A, Sedlmeyer I (1963) Der Kohlenhydratstoffwechsel des menschlichen Gehirns. I. Untersuchungen mit substratspezifischen Methoden bei normaler Hirndurchblutung. Klin Wschr 41:943-948
4. Kleine TO, Baerlocher K, Niederer V, Keller H, Reuter F, Tritschler W, Bablock W (1979) Diagnostische Bedeutung der Laktatbestimmung im Liquor bei Meningitis. Dtsch med Wschr 104:553-537
5. Prockop LD (1968) Cerebrospinal fluid lattic acid, clearance and effect on facilitated diffusion of glucose analogue. Neurology 18:189-196

# Plasma- und Liquor-Gamma-Aminobuttersäure bei neurologischen Erkrankungen

D. Schmidt und W. Löscher

Die Gamma-aminobuttersäure (GABA) gehört zu den inhibitorischen Neurotransmittern im zentralen Nervensystem des Menschen. Dem GABA-System wurde eine Rolle in der Pathogenese einer Reihe von neurologischen und psychiatrischen Erkrankungen zugeschrieben. Hierzu gehören vor allem Huntington's Chorea und - weniger zahlreich belegt - die Alzheimer'sche Demenz, Depression, Schizophrenie, amoytrophe Lateralsklerose und schließlich Epilepsien (4). Bei Patienten mit Huntington's Chorea wurden verminderte GABA-Konzentrationen im postmortal entnommenen Gehirn sowie im Liquor gefunden. Weiterhin spricht ein ventrikulo-spinaler Gradient in der Konzentration von GABA und eine Reihe experimenteller Befunde für die Annahme, daß die Liquorkonzentration einen Rückschluß auf die Gehirnkonzentration erlauben könnte (5). Vergleichswerte für die Liquorkonzentration von GABA stammen meist von wenigen Patienten mit häufig nicht ganz klar umschriebenen neurologischen Erkrankungen. Außerdem ist der Einfluß von Medikamenten bislang nur für selten verwendete Substanzen wie Isoniazid oder Haloperidol untersucht worden, wohingegen die Wirkung der häufig verschiedenen Antidepressiva oder Tranquilizer auf die Liquorkonzentration von GABA nicht ausreichend bekannt ist (4). Kürzlich wurde - auch von uns - gezeigt, daß unter bestimmten Bedingungen Änderungen der Plasmakonzentration von GABA einen indirekten Hinweis auf medikamenten-induzierte Veränderungen der Gehirnkonzentration ergeben. Die Bedeutung der Plasmakonzentration von GABA und der Beziehung der Konzentration in Plasma und Liquor bei Patienten mit neurologischen Erkrankungen ist nicht bekannt. Eine gute Korrelation zwischen Liquor und Plasmakonzentration würde eine Bestimmung der Plasmakonzentrationen sinnvoll erscheinen lassen. In der vorliegenden Arbeit haben wir die GABA-Konzentration im Liquor und im Plasma von 49 Patienten mit genau diagnostizierten neurologischen Erkrankungen und einer vollständigen Medikamentenanamnese untersucht.

## Methodik

Alle Patienten wurden aus klinischer Indikation zur Abklärung ihrer Erkrankung lumbalpunktiert. Die GABA-Konzentration im Liquor und Plasma, die mit dem Radioreceptor-Assay bestimmt wurde, stimmt gut überein mit den Resultaten anderer Verfahren wie der Gaschromatographie-Massenspektrometrie (4).

## Ergebnisse

Die mittlere GABA-Konzentration im Liquor betrug 127 ± 47 pmol/ml (± S.D.) bei einem Bereich von 65-275 pmol/ml. Die Liquor-GABA-Konzentration war unabhängig vom Alter, dem Geschlecht, den Liquorbestandteilen und dem Gesamteiweiß, Zellzahl und der Medikamentenein-

Tabelle 1. Der Einfluß von Alter, Geschlecht und Liquorbefunden auf die Konzentration von GABA in Liquor und Plasma

| | GABA Konzentration Liquor (pmol/ml) | Plasma (pmol/ml) |
|---|---|---|
| Alter (Jahre) | r = -0,520 (49) | r = -0,278 (41) |
| Geschlecht | | |
| weiblich | 124 ± 48 (40) | 304 ± 83 (32) |
| männlich | 138 ± 41 (9) | 327 ± 62 (9) |
| Liquoreiweiß | | |
| <45 mg% | 129 ± 46 (25) | 324 ± 90 (23 |
| ≧45 mg% | 123 ± 42 (20) | 292 ± 65 (17) |
| Zellzahl im Liquor | | |
| <15/3 | 128 ± 49 (36) | 312 ± 87 (31) |
| ≧15/3 | 122 ± 34 (11) | 324 ± 72 (10) |
| Behandlungsart[a] | | |
| Keine Medikamente | 115 ± 29 (9) | 296 ± 70 (8) |
| Antidepressiva[b] | 144 ± 49 (8) | 299 ± 84 (6) |
| Antiepileptica[c] | 117 ± 19 (3) | 314 ± 21 (3) |
| Baclofen (10-120 mg täglich) | 162 ± 99 (3) | 319 ± 50 (3) |
| Bromazepam | 133 ± 47 (20) | 299 ± 88 (18) |
| Diazepam | 112 ± 32 (7) | 306 ± 60 (6) |
| Verschiedene andere Medikamente[d] | 123 ± 48 (22) | 312 ± 81 (17) |

[a]Die meisten Patienten erhielten mehr als ein Medikament; [b]Amitriptylin, Dibenzepin, Sulpirid, Thioridazin; [c]Phenytoin, Phenobarbital, Primidon; [d]Digitalis, Multivitamin, Aspirin, Penicillin, Tetrazyklin, Antacida, Kortikosteroide, Carbidopa, Amantadin, Methyldopa.

Tabelle 2. Die Konzentration von GABA in Liquor und Plasma bei Patienten mit verschiedenen neurologischen Erkrankungen

| Art der Erkrankung | GABA Konzentration Liquor (pmol/ml) | Plasma (pmol/ml) |
|---|---|---|
| Epilepsie | 128 ± 14 (3) | 277 ± 85 (3) |
| Multiple Sklerose | 133 ± 58 (10) | 317 ± 92 (9) |
| Virale Meningitis | 101 ± 26 (5) | 250 ± 73 (5) |
| Polyneuropathie | 121 ± 28 (5) | 268 ± 75 (3) |
| Ischämischer Hirninfarkt | 103 ± 29 (6) | 261 ± 74 (4) |
| Intrakranieller Tumor | 148 ± 36 (3) | 291, 426 (2) |
| Andere neurologische Erkrankungen* | 149 ± 55 (11) | 347 ± 75 (10) |
| Keine neurologischen Erkrankungen | 131 ± 50 (6) | 306 ± 97 (5) |

*Zervikale oder lumbale Bandscheibenerkrankung, postkommotionelle Kopfschmerzen, Meningeosis carcinomatosa, Spastische Paraparese unklarer Ätiologie, Neuralgie des N. pudendus, Externe Hirnatrophie, Parkinson-Syndrom.

nahme (Tabelle 1). Die Liquorkonzentration war bei einer Reihe verschiedener neurologischer Erkrankungen ähnlich (Tabelle 2).

Die mittlere GABA-Konzentration der 44 Plasmaproben betrug 309 ± 79 pmol/ml (± S.D.) mit einem Bereich von 179-498 pmol/ml. Die Plasmakonzentration von GABA schien unbeeinflußt von Alter, Geschlecht, Medikamenteneinnahme und den neurologischen Erkrankungen, die in Tabelle 1 und 2 aufgeführt sind. Es ergab sich keine signifikante Korrelation zwischen der GABA-Konzentration in Liquor und Plasma (r = 0,18).

## Diskussion

Die Untersuchung zeigt, daß die Liquorkonzentration von GABA vom Alter und dem Geschlecht der Patienten nicht beeinflußt wird. Weiterhin zeigten Patienten mit einer Reihe unterschiedlicher neurologischer Erkrankungen wie multipler Sklerose, Hirninfarkt, intrakranieller Tumoren, alkoholischer oder diabetischer Polyneuropathie und Patienten ohne neurologische Erkrankungen ähnliche Liquorkonzentrationen von GABA. Keiner unserer Patienten wies eine Erkrankung auf, die mit einer niedrigeren Liquor-GABA-Konzentration in Zusammenhang gebracht wurde, wie Schizophrenie, Huntington's Chorea, amytrophe Lateralsklerose, spino-zerebelläre Systemerkrankungen und Behcet Syndrom mit Ausnahme von drei Patienten mit Epilepsie. Die Patienten mit Epilepsie in dieser Untersuchung wie auch in anderen Arbeiten wiesen nicht signifikant niedrigere Liquor-GABA-Konzentrationen auf als Patienten mit anderen neurologischen Erkrankungen, während neuere Untersuchungen eine signifikant niedrigere Liquor-GABA-Konzentration bei Epilepsien zeigten wenn gesunde Freiwillige zum Vergleich herangezogen wurden (4). Dies belegt, daß die Auswahl der Vergleichsgruppe von großer Bedeutung ist. Schließlich scheint die Liquor-GABA-Konzentration auch von der Art der Epilepsie und möglicherweise von der Behandlung mit Antiepileptica beeinflußt werden (6). Einige Patienten litten an einer Depression, die mit Antidepressiva behandelt wurde. Kürzlich wurde bei Patienten mit schwerer Depression niedrigere Liquor-GABA-Konzentrationen nachgewiesen (4). Unsere depressiven Patienten wiesen keine niedrigeren Liquor-GABA-Konzentrationen auf. Ebensowenig sahen wir niedrige Konzentrationen bei Patienten mit multipler Sklerose oder Hirninfarkten (1).

Die Behandlung mit verschiedenen Medikamenten u.a. mit der GABAergen Substanz Baclofen änderte die Liquorkonzentration von GABA nicht. Isoniazid wurde nicht gegeben. Der Bereich der mittleren Liquor-GABA-Konzentration unserer Patienten stimmte mit zwei unabhängigen anderen Arbeiten überein bei Patienten mit neurologischen Erkrankungen. Eine Reihe anderer Autoren berichteten über höhere Liquor-Konzentrationen von GABA und größere Standardabweichungen bei neurologisch Erkrankten wie Gesunden. Die Gründe für diese Abweichungen liegen vermutlich in dem unterschiedlichen Probengewinn, Lagerung und der Bestimmungsmethodik (2). So führt z.B. wiederholtes Auftauen und Einfrieren zu falsch hohen Konzentrationen. Für definitive Aussagen fehlen weitere Untersuchungen an gesunden Probanden und Patienten mit neurologischen Erkrankungen, die nicht mit einer GABA-Erniedrigung im Liquor einhergehen. Nach tierexperimentellen Befunden könnten Änderungen in der Plasmakonzentration von GABA als indirekter Indikator für medikamenten-induzierte Änderung in der Konzentration von GABA im Gehirn gelten (3). Valproinsäure erhöht die Plasma-GABA-Konzentration bei Freiwilligen und Patienten mit chronischem Alkoholismus. Ein ähnlich relativer Anstieg der GABA-Konzentration wurde im Liquor schizophrener Patienten unter Valproinsäure beobachtet. In unseren Untersuchungen ergab sich bei Patienten mit verschiedenen neurologischen Erkrankungen keine Korrelation zwischen Liquor und Plasma-GABA-Konzentration. Plasma GABA ist daher nicht als Indikator für die Liquorkonzentration und vermutlich auch der Gehirnkonzentration von GABA geeignet. Ob die Bestimmung von Plasma GABA von Bedeutung ist bei Erkrankungen oder medikamentöser Behandlung, welche die Liquor-GABA-Konzentration verändern, muß zukünftigen Untersuchungen überlassen bleiben.

## Zusammenfassung

Bei 49 Patienten mit verschiedenen neurologischen Erkrankungen wurde mit einem Radioreceptor-Assay die Konzentration von Gamma-aminobuttersäure (GABA) in Plasma und Liquor bestimmt. Die Liquorkonzentration von 127 ± 47 pmol/ml mit einem Bereich von 65-275 (n = 52) war unabhängig vom Alter, dem Geschlecht und der Einnahme verschiedener Medikamente wie Benzodiazepinen, Baclofen, und Antidepressiva. Patienten mit unterschiedlichen neurologischen Erkrankungen wie multipler Sklerose, ischämischem Hirninfarkt, intrakraniellem Tumor, und Polyneuropathie wiesen ähnliche Liquorkonzentrationen von GABA auf. Die mittlere GABA-Konzentration im Plasma betrug 309 ± 79 pmol/ml mit einem Bereich von 179-498 (n = 44). Eine signifikante Korrelation der GABA-Konzentration in Liquor und Plasma bestand nicht (r = 0.18, n = 44). Plasma GABA ist daher kein passender Parameter zum Studium der Liquorkonzentration bei Patienten ohne veränderte GABA-Liquorkonzentration.

## Literatur

1. Achar VS, Welch KMA, Chabi E, Bartosch K, Meyer JS (1976) Cerebrospinal fluid gamma-aminobutyric acid in neurological disease. Neurology 26:777-780
2. Löscher W, Schmidt D (1983) Human CSF GABA concentrations determined by radioreceptor assay: Downward revision of previous control values. J Neurochem, in press
3. Schmidt D, Löscher W (1981) GABA concentrations in cerebrospinal fluid and plasma of patients with epileptic seizures. In: Morselli PL, Lloyd KG, Löscher W, Meldrum B, Reynolds EH (eds) Neurotransmitters, Seizures and Epilepsy. Raven Press, New York, pp 315-322
4. Schmidt D, Löscher W (1982) Plasma and cerebrospinal fluid γ-aminobutyric acid in neurological disorders. J Neurol Neurosurg Psychiatry 45:931-935
5. Wood JH (1980) Neurochemical analysis of cerebrospinal fluid. Neurology 30:645-651
6. Wood JH, Hare TA, Glaeser BS, Ballenger JC, Post RM (1979) Low cerebrospinal fluid γ-aminobutyric acid content in seizure patients. Neurology 29:1203-1208

# XX. Varia

# Dissoziation von Lage- und Vibrationssinn bei Patienten mit postzentralen kortikalen Läsionen

U. W. Buettner, J. Dichgans und M. Stöhr

Head und Holmes (5) beschrieben erstmals, daß bei einseitigen parietalen Läsionen der Vibrationssinn erhalten sein kann, obwohl der Lagesinn völlig fehlt. Seither ist dieser Befund wenig beachtet worden, ist aber implizit in den Untersuchungen von Roland und Nielsen (10) enthalten. Schwartzman (12) hat in Läsionsexperimenten bei trainierten Affen die Dissoziation von Vibrations- und Lagesinn bei parietalen Läsionen (S I und S II) gefunden. Solche Befunde legen nahe, daß die differentielle Bewertung von klinisch als Hinterstrangqualitäten bezeichneten Afferenzen in separaten kortikalen Arealen erfolgt. In der Klinik ist bisher nicht genügend versucht worden, bestimmte Muster von Sensibilitätsstörungen supraspinalen Läsionsorten zuzuordnen. Ziel dieser Arbeit ist es, die Dissoziation von erhaltenem Vibrationssinn und gestörtem Lagesinn (Bewegungssinn) als topodiagnostisches Kriterium zu etablieren.

13 Patienten wurden in dieser Untersuchung berücksichtigt. Die Wahrnehmung von Temperatur und Schmerz wurde qualitativ beurteilt, während die lemniskalen Funktionen: Zweipunktediskrimination, Lage- und Bewegungssinn sowie Vibrationsempfinden und Stereoästhesie semiquantitativ untersucht wurden. Computertomographie des Schädels und zerebrale Angiographie dienten der Lokalisation des Krankheitsherdes, Untersuchungen der evozierten Potentiale der neurophysiologischen Identifikation. Die Lokalisation von Hemisphärenläsionen im CT stützte sich auf eine Arbeit von Gado und Mitarbeitern (4).

## Ergebnisse

Das allen hier berichteten Fällen Gemeinsame ist die Unfähigkeit, Bewegung und Lage der betroffenen Extremität wahrzunehmen. Im Gegensatz hierzu war der Vibrationssinn in allen Fällen normal oder nur gering reduziert. Die durch funktionelle Beeinträchtigung im Vordergrund stehende Störung des Lage- und Bewegungssinnes war ausnahmslos mit einer etwa ebenso schweren Störung der Stereoästhesie verbunden. Stereoästhesie scheint Lagesinn vorauszusetzen. Weniger deutlich und in unterschiedlichem Umfang gestört waren Temperatur- und Schmerzempfinden sowie die Berührungsempfindung. Details der klinischen Symptomatik und der computertomographischen Lokalisation gehen aus Tabelle 1 hervor. Die Läsionsorte betreffen in allen Fällen den parietalen Cortex (Areae 3, 1, 2, 5, 7, 39, 40) und/oder das parietale Marklager mit unterschiedlicher Einbeziehung des Thalamus. Mit Ausnahme eines Patienten, der nur eine Läsion im hinteren Thalamus aufwies, waren stets die Areae 7 und 39/40 betroffen. Viele Patienten haben zusätzlich Läsionen im Marklager und im postzentralen Cortex (S I). In den meisten Fällen bestand neben den somatosensorischen Störungen auch eine Parese der entsprechenden Extremität(en). In einem Fall war die leichte Herabsetzung der Vibrationsempfindung auf eine

Tabelle 1. Diagnose, Lokalisation und Symptomatik

| Patient | Diagnose und Lokalisation | Motorische und somatosensorische Ausfälle* |
|---|---|---|
| 1. W.F. ♂ 19.01.42 | dorso-laterale Thalamusblutung links | leichte Hemiparese rechts<br>V = 0<br>T, P, Th = 2<br>K, St = 6 |
| 2. F.H. ♂ 30.10.53 | ischämischer Insult (kaudaler Thalamus, Marklager, Areae 7, 39, 40) | Hemiparese rechts, homonyme Hemianospie rechts<br>V = 0<br>St, K, T, P = 4 |
| 3. B.H. ♂ 28.01.20 | ischämischer Insult (hinterer Schenkel der Capsula interna, Area 39, 7) | brachio-fazial betonte Hemiparese links<br>St, V = 1<br>T = 2<br>K = 3 |
| 4. G.M.-L. ♀ 25.05.37 | ischämischer Insult (hinterer Schenkel der Capsula interna, parietales Marklager, Areae 3, 1, 2, 40, 41, 5) | schwere Hemiparese rechts<br>V = 2<br>T, P, K, St = 6 |
| 5. L.W. ♂ 09.04.52 | Exzision von Dura und Cortex (parietales Marklager, Areae 3, 1, 2, 39) | V = 0<br>T, Th, P = 2<br>K = 5<br>St = 6 |
| 6. Sch.G. ♂ 16.04.60 | Astrocytom (III-IV) (parietales Marklager, Areae 3, 1, 2, 39, 40) | armbetonte Hemiparese links<br>V = 0<br>Th, P = 4<br>T, K, St = 6 |
| 7a. B.W. ♂ 31.03.20 präoperativ | Glioblastom (Areae 39, 40, 5, 7). | leichte Hemiparese rechts<br>V = 0<br>P, T, Th, St, K = 6 |
| 7b. postop. | Glioblastom (parietales Marklager, Areae 39, 40, 5, 7, 3, 1, 2) | V = 0<br>P = 4<br>St, K = 6 |
| 8. K.E. ♂ 05.07.03 | Glioblastom (parietales Marklager, Areae 3, 1, 2, 5, 7, 39, 40) | brachio-fazial betonte Hemiparese rechts, Aphasie, Ataxie<br>V = 1<br>T, P, K = 4 |
| 9. S.W. ♂ 09.04.15 | Metastase (parietales Marklager, Areae 3, 1, 2, 5, 7, 39, 40) | armbetonte Hemiparese rechts, Aphasie<br>V = 2<br>T, P, Th = 4<br>K, St = 6 |
| 10. B.W. ♂ 12.03.16 | ischämischer Insult (parietales Marklager, Areae 3, 1, 2, 5, 7) | beinbetonte Hemiparese rechts<br>V, P, Th = 0<br>T = 2<br>K = 6 |

Tabelle 1. Diagnose, Lokalisation und Symptomatik (Fortsetzung)

| Patient | Diagnose und Lokalisation | Motorische und somatosensorische Ausfälle* |
|---|---|---|
| 11. G.S. ♂ 30.08.63 | Astrocytom (III-IV) (parietales Marklager, kaudaler Thalamus ?, Areae 3, 1, 2, 5, 7, 39, 40) | leichte Parese der linken Hand<br>Th, V = O<br>T, P = 2<br>K, St = 4 |
| 12. F.H. ♀ | ischämischer Insult (Areae 7, 39, 40) | leichte Parese der linken Hand<br>V = O<br>T, P = 2<br>Th = 3<br>K, St = 4 |
| 13. M.A. ♂ 16.06.97 | ischämischer Insult (Areae 5, 7) | V = O<br>K = 6 |

*Th = Thermaesthesie, T = Berührung, P = Schmerz, K = Bewegungssinn, V = Vibration, St = Stereoästhesie; O = normal 1 = diskret, 2 = spürbar, 3 = mäßig, 4 = deutlich, 5 = hochgradig, 6 = ausgefallen.

Polyneuropathie zurückzuführen. Bei den zwei anderen Patienten mit diskreter Herabsetzung des Vibrationsempfindens erstreckte sich die Läsion auf Teile des Thalamus.

## Diskussion

Eine Dissoziation von schwerst gestörtem Bewegungssinn und erhaltener Vibrationsempfindung ist stets einseitigen Läsionen des parietalen Cortex (Areae 7, 39 und 40), des parietalen Marklagers und seltener des Thalamus zuzuordnen. Ob eine isolierte Läsion von S I zu der gleichen Störung führt, kann aufgrund der vorliegenden Patientendaten nicht beurteilt werden, ist jedoch wahrscheinlich. In den Fällen, in denen der Thalamus mitgeschädigt ist, muß damit gerechnet werden, daß der Vibrationssinn zumindest leicht herabgesetzt ist (5). Daß isolierte Thalamusläsionen diesen Symptomenkomplex bewirken können, wird nur durch den ersten Fall gestützt. Eine derartige Schlußfolgerung verläßt sich aber darauf, daß ein normaler Befund des parietalen Cortex im CT eine funktionell erhebliche Läsion desselben ausschließt, was zumindest gewagt ist. Näher liegt, daß bei thalamusnahen Läsionen sowohl die den Lagesinn isoliert vermittelnden thalamo-kortikalen Bahnen betroffen als auch thalamische Bezirke geschädigt werden, die dann meist (unsere Fälle 3, 4) zu zusätzlichen leichten Störungen der Vibrationsempfindung führen. Zu betonen bleibt, daß bei peripheren oder spinalen Läsionen die Schwelle für eine klinisch faßbare Beeinträchtigung des Vibrationsempfindens stets wesentlich niedriger liegt als für den Lagesinn.

Tabelle 2 stellt die afferenten Leitungswege des Vibrations- und Bewegungssinnes zusammen. Es kann gezeigt werden, daß beide Submodalitäten vom Eintritt in das Rückenmark bis zum Thalamus in den gleichen bzw. unmittelbar benachbarten Strukturen zentralwärts geleitet werden. Aufgrund elektrophysiologischer (7), anatomischer (3) und klinischer (11) Untersuchungen sind Neurone, die Position kodieren, vorwiegend im VPLc lokalisiert. Sie projizieren in die kortikalen Areae 3a, 2

Tabelle 2. Afferente Bahnen des Vibrations- und Lagesinnes

| | Vibration | Bewegungssinn |
|---|---|---|
| Receptor | Pacini K.<br>Muskelspindelaff. | Ruffini K.<br>Golgi Sehnenrez.<br>Freie Nervenendigungen<br>Muskelspindelaff. |
| Lokalisation | Subkutanes Gewebe<br>Muskeln | Sehnen<br>Gelenke<br>Muskeln |
| Fasergruppe | 1β, 1α | 1α, 1β, 1δ |
| Afferente Bahn | Hinterstränge<br>Hinterseitenstränge | Hinterstränge<br>Hinterseitenstränge<br>(Tr.Sp-Thal.) |
| Hirnstamm | Lemn. med. | Lemn. med. |
| Thalamus | $VPL_c$ | $VPL_c$ |
| Cortex | SI (3A),3,1,2<br>▶<br>S II Bilateral | SI3A,3,1,2<br>■ ◀ |

und 5 (2, 3, 13). In S II wurden keine Neurone gefunden, die Bewegungssinn kodieren. Über Untersuchungen der Afferenz zu den Areae 7 und 39 ist wenig bekannt. Untersuchungen, die zeigen konnten, daß Neurone, die Vibration kodieren, sowohl in S I (6) als auch in S II (1) vorkommen, beweisen die wesentlich ausgedehntere Projektion dieses Afferenztyps. Einseitige Abtragung sowohl von S I und S II beeinträchtigt den Vibrationssinn beim Affen (12) nicht. Somit kann angenommen werden, daß Vibration zumindest in S II bilateral repräsentiert ist (8, 14), was zu der von uns beobachteten Dissoziation paßt. Aufgrund der vorliegenden Untersuchung muß angenommen werden, daß Vibration zumindest in S II bilateral repräsentiert ist (8, 14), was zu der von uns beobachteten Dissoziation paßt. Aufgrund der vorliegenden Untersuchung muß angenommen werden, daß Störungen des Bewegungssinnes wahrscheinlich sowohl nach isolierten Läsionen von S I wie auch postparietaler kortikaler Areae (Areae 5, 7, 39, 40) auftreten (s. auch 9).

## Zusammenfassung

Bei 13 Patienten mit unilateralen parietalen Läsionen (Areae 3, 1, 2, 5, 7, 39, 40) wurde eine Dissoziation von schwer gestörtem statischen und dynamischen Lagesinn und der Stereoästhesie bei in der Regel erhaltenem Vibrationsempfinden gefunden. Aus früheren Untersuchungen ist bekannt, daß Neurone, die Lage und Bewegung kodieren, vom VPLc des Thalamus in die Areae 3a, 2 und 5 projizieren. Eine Projektion in S II konnte nicht nachgewiesen werden. Dagegen finden sich sowohl in S I wie S II Neurone, die Vibration kodieren. Es bestehen Hinweise für die Annahme, daß der Vibrationssinn in S II bilateral repräsentiert ist. Somit kann eine Dissoziation von gestörtem Lage- bzw. Bewegungssinn und erhaltener Vibration als diagnostisches Kriterium für einseitige parietale Läsionen herangezogen werden.

Literatur

1. Bennett RE, Ferrington DG, Rowe M (1980) Tactile neuron classes within second somatosensory area (S II) of cat cerebral cortex. J Neurophysiol 43:292-309
2. Duffy FH, Burchfiel JL (1971) Somatosensory system. Organizational hierarchy from single units in monkey area 5. Science 172:273-275
3. Friedman DP, Jones EG (1981) Thalamic input to areas 3a and 2 in monkeys. J Neurophysiol 45:59-85
4. Gado M, Hanaway J, Frank R (1979) Functional anatomy of the cerebral cortex by computed tomography. J Computerassisted Tomogr 3:1-19
5. Head H, Holmes G (1911) Sensory disturbances from cerebral lesions. Brain 34:102-254
6. Mountcastle VB, Talbot WH, Sakata H, Hyvärinen J (1969) Cortical neuronal mechanisms in flutter-vibration studies in anaesthetized monkeys neuronal periodicity and frequency discrimination. J Neurophysiol 32:452-484
7. Poggio GF, Mountcastle VB (1963) The functional properties of ventrobasal thalamic neurons studied in unaesthetized monkeys. J Neurophysiol 26:775-806
8. Poranen A, Hyvärinen J (1982) Effects of attention on multiunit responses to vibration in the somatosensory regions of the monkey's brain. Electroencephalogr Clin Neurophysiol 53:525-537
9. Robinson DL, Goldberg ME, Stanton GB (1978) Parietal association cortex in the primate: sensory mechanisms and behavioral modulations. J Neurophysiol 41:910-931
10. Roland PE, Nielsen VK (1980) Vibratory thresholds in the hands. Comparison of patients with suprathalamic lesions with normal subjects. Arch Neurol 37:775-779
11. Rosenberg NL, Koller R (1981) Computerized tomography and pure sensory stroke. Neurology 31:217-220
12. Schwartzman RJ (1972) Somatesthetic recovery following primary somatosensory projection cortex ablation. Arch Neurol 27:340-349
13. Soso MJ, Fetz EE (1980) Responses of identified cells in postcentral cortex of awake monkeys during comparable active and passive joint movements. J Neurophysiol 43:1090-1110
14. Woolsey CN, Fairman D (1964) Contralateral, ipsilateral and bilateral representation of cutaneous receptors in somatic areas I and II of the cerebral cortex of pig, sheep and other mammals. Surgery 19:684-702

# Das Parinaud-Syndrom – eine klinische und topodiagnostische Analyse in 26 Fällen

D. Kömpf

Seit Parinaud's Erstbeschreibung 1883 (10) gehört das nach ihm benannte Syndrom einer vertikalen Blickparese in Verbindung mit einer Konvergenzparese zu den Klassikern der neurologischen Syndromlehre. Der vertikalen Blickstörung als Kernsymptom wurde in der Folgezeit eine Skala von fakultativen Beispielsymptomen wie Pupillenstörungen, Nystagmus etc. angefügt. Als Läsionsort wurden bis in die jüngste Zeit die oberen Vierhügel und/oder der N. interstitialis Cajal (13) angesehen und erst Stimulations- und Läsionsstudien des letzten Jahrzehnts ergaben ein genaueres Bild der Organisation vertikaler Augenbewegungen im Hirnstamm: Alle okulomotorischen Impulse erreichen zuerst die paramediane, pontine Formatio reticularis (PPRF); hier werden alle schnellen Augenbewegungen generiert (6). Die vertikalen Impulse werden von hier nach rostral in das mesodienzephale Übergangsgebiet geführt. Hier erfolgt die Codierung von Aufwärtsbewegungen im Praetectum (11), von Abwärtsbewegungen gering rostraler im praerubralen Feld (3, 7).

Zur Klärung der klinischen Fragen, ob nun jeder vertikalen Blickparese eine reliable topodiagnostische Bedeutung zukommt, ob im Einzelfall die postulierte mesodienzephale Läsion klinisch-diagnostisch nachzuweisen ist und ob den beschriebenen unterschiedlichen klinischen Syndromen eine unterschiedliche Bedeutung zuzuschreiben ist, wurden 26 Fälle vertikaler Blickparesen analysiert.

Der häufigste neuroophthalmologische Befund ist eine isolierte Heberparese (69%), gefolgt von kombinierter Heber- und Senkerparese in 27%. Eine isolierte Senkerparese ist ein extrem seltenes Symptom - insgesamt wurden nur 6 Fälle mit guter histopathologischer Dokumentation publiziert (zus. Lit. s. 1, 2, 3, 8). Sehr häufige Begleitsymptome waren Konvergenzstörungen (69%) und Vertikalnystagmus (35%), Nystagmus retractorius hingegen lag nur in 2 Fällen vor und stellt somit ein sehr seltenes Symptom dar. Erwartungsgemäß waren bei der Häufigkeit isolierter Heberparesen auch verschiedenste Pupillenstörungen ein frequentes Symptom (2); nur 6 Patienten (27%) wiesen keine Pupillenstörungen auf. Vestibulär und optokinetisch induzierte Nystagmen waren in typischer Weise in Richtung der Bewegungseinschränkung gestört.

Die verschiedenen Ätiologien zeigt in einer Übersicht Tabell 1. In dieser schematischen Darstellung erfolgt eine weitere zusätzliche Aufteilung in Fälle, die eine konstante tonische Deviation nach oben/unten aufweisen; in der Regel bleiben die Augen jedoch trotz vertikaler Blickparese in Primärposition. Die vaskuläre Ätiologie steht im Vordergrund: Ischämien in 38%, intrazerebrale Hämatome in 14% (3 Fälle) und ein Fall eines hypoxischen Zerebralschadens nach Reanimation bei einem 80-jährigen Patienten mit Hirnarteriosklerose. An zweiter Stelle stehen Tumoren mit nur 14%; eine Foramen Monroi Zyste, eine Melanom-

Tabelle 1. Ätiologie des PARINAUD-Syndroms

| | Vaskuläre Erkrankungen | | | | Tumor | | Seltene Ursachen |
|---|---|---|---|---|---|---|---|
| | | | Hämorrhagie | | | | |
| | Hirnstamm-insult | Diffuse zerebrale Hypoxie | Thalamisch | Ponto-mesenc. | Hirnstamm | Cerebellum | |
| Vertikale Blick-parese (PARINAUD-Syndrom) N = 21 | 8 (38%) | 1 (5%) | 2 (9%) | 1 (5%) | 2 (9%) | 1 (5%) | Epidurales Hämatom der hinteren Schädelgrube (N = 1)<br>Obere Herniation bei frontaler Blutung (N = 1)<br>MS (N = 1)<br>STEELE-RICHARDSON-OLSZEWSKI Syndrom (N = 1)<br>Olivo-ponto-cerebelläre Atrophie (N = 1)<br>? (Congenital) (N = 1) |
| Tonische Deviation nach unten N = 4 | - | - | 4 | - | - | - | - |
| Tonische Deviation nach oben N = 1 | - | 1 | - | - | - | - | - |
| ∑ = 26 | 65% (N = 17) | | | | | | |

metastase in der Cisterna quadrigeminalis und eine zerebelläre Metastase. Computertomographisch zeigte sich in den letzten drei Fällen ein deutlicher Begleithydrocephalus und es ist pathogenetisch bedeutsam, daß nach einem atrio-ventrikulären Shunt in zwei Fällen das vertikale Defizit nicht mehr nachweisbar war.

In der Regel traten inkomplette und flüchtige Störungen in der Vertikalität bei vaskulären Störungen und einem MS-Fall auf, vollständige und andauernde Blickparesen hingegen wurden vor allem im Rahmen von Blutungen beobachtet. Die weiteren Ätiologien waren entsprechend den Angaben in der Literatur selten.

Nystagmusphänomene und Pupillenstörungen traten bei allen Ätiologien auf; diesen Zeichen kommt somit eine Hinweisfunktion bezüglich spezieller Ätiologien nicht zu.

Zwei besondere klinische Bilder sollen in diesem Zusammenhang betont werden - das ischämische Basilarisspitzensyndrom und die konstante tonische Augendeviation nach unten bei Thalamusblutung: Eine stenotische Einengung der rostralen Basilarisanteile führt beim Basilarisspitzensyndrom zu Infarzierungen sowohl in rostralen Mittelhirnregionen als auch im Bereich der posterioren Großhirnhemisphären. Zweimal fand sich unter unseren Fällen entsprechend die Symptomatik des PARINAUD-Syndroms kombiniert mit einer kortikalen Blindheit. Eine konstante tonische Blickwendung nach unten war in allen 4 Fällen verbunden mit engen, reaktionslosen Pupillen und einer komatösen Bewußtseinslage; Tabelle 1 ist zu entnehmen, daß ursächlich jeweils eine ausgedehnte (computertomographisch nachweisbare) Thalamusblutung mit deutlicher Verlagerung der umgebenden Mittellinienstrukturen (9) vorlag. Dieses Syndrom beschrieb erstmals Fisher 1967 ("forced ocular downward deviation", 5). Die Prognose ist infaust. Bei zwei überlebenden Patienten lag eine vertikale Blickparese nach oben vor.

Im Gegensatz zu der vorherrschenden Tumorätiologie in klassischen Fallstudien (2, 4, 12, 14) ist hier die häufigste Ursache vertikaler Blickparesen mit 65% vaskulär. Diese ungewohnte Proportion dürfte vorwiegend auf die Miteinbeziehung inkompletter und flüchtiger Formen zurückzuführen sein, die vorwiegend ischämisch bedingt waren.

Das PARINAUD-Syndrom kann insgesamt topodiagnostisch als ein reliables Zeichen einer gestörten Funktion mesodienzephaler Strukturen angesehen werden, obwohl klinisch-diagnostisch nur in einem Fall einer Mittelhirnblutung intra vitam mittels CT eine direkte strukturelle Läsion mesodienzephal demonstriert werden konnte. Das CT in allen anderen Fällen zeigte in diesem Bereich keine sicheren pathologischen Auffälligkeiten. Bei der konstanten tonischen Deviation nach unten wird die praetektale Störung bedingt durch die unmittelbar rostral liegende Blutung (Druckirritation), bei einem Begleithydrocephalus durch die hydrozephale Erweiterung des dritten Ventrikels; in letzterem Fall sind so am ehesten lokalisatorische Fehldiagnosen der primären Hirnerkrankung möglich, da diese hier nur indirekt über eine hydrozephale Ventrikelerweiterung zu einer Dysfunktion praetektaler Strukturen führt.

## Literatur


1. Bender MB (1980) Brain control of conjugate horizontal and vertical eye movements. A survey of the structural and functional correlates. Brain 103:23-69
2. Bender MB, Pasik P, Pasik T, Rudolph SH (1981) Vertical gaze: clinical and experimental considerations with particular reference to oblique movements. Neuro-Ophthalmology 1:79-94
3. Büttner-Ennever JA, Büttner U, Cohen B, Baumgartner G (1982) Vertical gaze paralysis and the rostral interstitial nucleus of the medial longitudinal fasciculus. Brain 105:125-149
4. Christoff N (1974) A clinico-pathological study of vertical eye movements. Arch Neurol 31:1-8
5. Fisher CM (1964) Some neuro-ophthalmologic observations. Neurology 11:543-546
6. Henn V, Cohen B (1976) Coding of information about rapid eye movements in the pontine reticular formation of alert monkeys. Brain Res 108:307-325
7. Kömpf D, Pasik T, Pasik P, Bender MB (1979) Downward gaze in monkeys. Stimulation and lesion studies. Brain 102:527-558
8. Kömpf D (1982) Supranukleäre und internukleäre Augenbewegungsstörungen. Fortschr Neurol Psychiat 50:143-164
9. Kömpf D (1982) Tonische Augendeviation nach unten im Koma und ihre differentialdiagnostische Bedeutung. Psycho 8, Suppl I: 52-53

10. Parinaud H (1883) Paralysies des mouvements associés des yeux. Arch Neurol 5:145-172
11. Pasik T, Pasik P (1975) Experimental models of oculomotor dysfunction in the Rhesus monkey. In: Meldrum BS, Marsden CD (eds) Advances in Neurology. Raven Press, New York, pp 77-89
12. Segarra JM, Ojemann RJ (1961) Convergence nystagmus. Neurology 11:883-893
13. Szentagothai J (1943) Die zentrale Innervation der Augenbewegungen. Arch Psychiat Nervenkr 116:721-760
14. Walsh FB, Hoyt WF (1969) Clinical Neuroophthalmology. The Williams and Wilkins Company, III. Edition, Baltimore

# Vertikale Blickparesen

U. Büttner und J.A. Büttner-Ennever

Vertikale Blickparesen können isoliert nach oben, nach unten oder kombiniert nach oben und unten auftreten. Bei intakten horizontalen Augenbewegungen deuten sie auf eine Läsion im rostralen Mesencephalon hin (1). Allein aufgrund klinischer Untersuchungen war bisher ein Verständnis der pathophysiologischen Mechanismen und eine genauere lokal-diagnostische Zuordnung bei vertikalen Blickparesen nicht möglich. In den letzten Jahren haben jedoch tierexperimentelle Untersuchungen an Affen wesentliche Erkenntnisse erbracht, wobei insbesondere Läsionsexperimente (7), neuroanatomische Untersuchungen mit Tracersubstanzen (3, 5) und Einzelzellregistrierungen bei wachen Tieren (2, 6) zu nennen sind. Ziel der vorliegenden Untersuchungen war es, diese Ergebnisse für die Interpretation klinischer Befunde zu verwenden.

## Anatomische Strukturen im Mesencephalon und ihre Beziehung zu vertikalen Augenbewegungen

Mehrere anatomische Strukturen im rostralen Mesencephalon (MRF) wurden mit der prämotorischen Kontrolle vertikaler Augenbewegungen in Verbindung gebracht. Dies sind insbesondere Nucl. interstitialis Cajal (iC), Nucl. Darkschewitsch (nD), hintere Kommissur (PC), Kerne der hinteren Kommissur (npc) und neuerdings der rostrale interstitielle Kern des MLF (rostral iMLF) (Abb. 1).

Rostral iMLF wurde zuerst beim Affen beschrieben (3), bei dem auch gezeigt werden konnte, daß er an der Generation rascher vertikaler Augenbewegungen beteiligt ist (2, 6, 7). Mit Hilfe cyto-architektonischer Kriterien läßt sich rostral iMLF auch beim Menschen nachweisen (4). Wie beim Affen liegt die Zellgruppe interstitiell im MLF rostral zu iC und ist von iC durch den Tractus retroflexus getrennt (Abb. 1). Rostral iMLF liegt dorsomedial zum Nucleus ruber (pars parvocellularis) und wird dorsal von der paramedianen Art. post. thalamosubthalamica begrenzt.

Während auch neuere experimentelle Untersuchungen eine Rolle für iC bei der Steuerung der vertikalen Blickmotorik bestätigen, trifft dies für nD nicht zu. Ausfälle bei Läsionen hier deuten vielmehr auf eine Unterbrechung prämotorischer Fasern hin, die durch oder in unmittelbarer Nähe von nD verlaufen. Gleiches gilt für PC und npc, wobei über die letzteren Kerngruppen bezüglich der vertikalen Blickmotorik nur sehr wenig bekannt ist (4).

Mit Unterstützung der DFG (SFB 200, A2, A3).

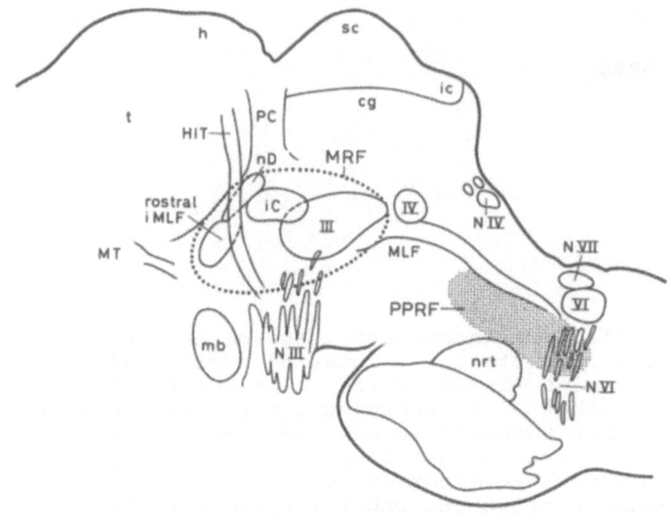


Abb. 1. Die Lage von Zellgruppen in der mesenzephalen retikulären Formation (MRF) schematisch dargestellt in einem sagittalen Schnitt durch den Hirnstamm des Affen. Abkürzungen: HIT = Tractus retroflexus, iC = Nucl. interst. Cajal, MLF = Fasciculus long. med., N III = Nervus oculomot., nD = Nucl. Darkschewitsch, PC = comm. post., PPRF = paramediane pontine retikuläre Formation, rostral iMLF = rostraler interstitieller Kern des MLF, t = Thalamus, III = Nucl. oculomot.

## Läsionen bei vertikalen Blickparesen

Bei den sehr seltenen Blickparesen nach unten finden sich in allen Fällen zwei einzelne bilaterale Läsionen bei erhaltenen Strukturen an der Mittellinie. Betroffen sind rostral iMLF und nD. iC kann intakt sein. Die häufigere Blickparese nach oben tritt nach einer Läsion in der Region von PC oder npc auf, wobei auch iC und nD betroffen sein können. Im Vergleich zu den Blickparesen nach unten handelt es sich meistens um einzelne mehr caudal und ventral gelegene Läsionen. Zu einer kombinierten Blickparese nach oben und unten kommt es bei Läsionen von iC, nD und rostral iMLF, aber auch wenn nur rostral iMLF betroffen ist. Es scheint, daß im Gegensatz zu den Läsionen bei Blickparesen nach unten dann jedoch auch die medialen Anteile von rostral iMLF betroffen sind.

## Augenbewegungsstörungen

Bei vertikalen Blickparesen fallen insbesondere die raschen Augenbewegungen (Sakkaden, rasche Nystagmusphasen) aus, während die vestibulär induzierten langsamen Augenbewegungen beim vestibulo-okulären Reflex intakt sind (4). Dies ist in guter Übereinstimmung mit Einzelzellregistrierungen bei wachen Affen, die für eine Rolle des rostralen Mesencephalon bei der Generation rascher, vertikaler Augenbewegungen sprechen (2, 6).

## Diskussion

Die pathologisch-anatomischen Befunde sprechen dafür, daß rostral iMLF auch beim Menschen eine Rolle bei der Generation rascher, vertikaler Augenbewegungen spielt. Nach den bisherigen Untersuchungen scheint es, daß zwei getrennte, bilaterale Läsionen in den lateralen Anteilen von rostral iMLF zu einer isolierten Blickparese nach unten führen, während Läsionen mit Einschluß mehr medialer Anteile zu einer Blickparese nach oben und unten führen. Eine Blickparese nach oben oder nach unten kann durch eine einzelne Läsion beidseits der Mittellinie hervorgerufen werden, dagegen sind bei der Blickparese nach unten zwei getrennte Läsionen erforderlich. Dies mag ein Grund für ihr seltenes

Auftreten sein. Wenn eine Blickparese nach unten auftritt, liefert sie jedoch einen wichtigen diagnostischen Hinweis, da diese Läsionsverteilung praktisch nur bei einer Unterbrechung der vaskulären Versorgung durch die unpaare, paramediane Art. post. thalamo-subthalamica auftritt.

Literatur


1. Bender MB (1980) Brain control of conjugate horizontal and vertical eye movements. A survey of the structural and functional correlates. Brain 103:23-69
2. Büttner U, Büttner-Ennever JA, Henn V (1977) Vertical eye movement related activity in the rostral mesencephalic reticular formation of the alert monkey. Brain Res 130:239-252
3. Büttner-Ennever JA, Büttner U (1978) A cell group associated with vertical eye movements in the rostral mesencephalic reticular formation of the monkey. Brain Res 151:31-47
4. Büttner-Ennever JA, Büttner U, Cohen B, Baumgartner G (1982) Vertical gaze paralysis and the rostral interstitial nucleus of the medial longitudinal fasciculus. Brain 105:125-149
5. Graybiel AM (1977) Organization of oculomotor pathways in the cat and rhesus monkey. In: Baker R, Berthoz A (eds) Control of gaze by brain stem neurons. Elsevier, North Holland, p 79-88
6. King WM, Fuchs A (1979) Reticular control of vertical saccadic eye movements by mesencephalic burst neurons. J Neurophysiol 42: 861-876
7. Kömpf D, Pasik T, Pasik P, Bender MB (1979) Downward gaze in monkeys. Stimulation and lesion studies. Brain 102:527-558

# Prolongierter Status epilepticus. Anfallsregistrierung und Therapiekontrolle

F. J. v. Baumgarten, U. Fuhrmeister, H. Przuntek, J. Marquardt und W. Hassel

## Einleitung

Nach Aminoff (1) war ein Status epilepticus in 90 v.h. der beobachteten 98 Fälle innerhalb 36 Stunden mit Diazepam, Phenytoin oder Barbituraten zu beenden. Heintel (3) fand in der Literatur Angaben zur Statusdauer von 1 Stunde bis zu 6 Tagen. Detaillierter Therapieberichte über länger dauernde Anfallstatus, die in einem Drittel der Fälle zum Tod führen (2), sind selten.

Bei 2 Patienten, 39 J., 40 J., beobachteten wir eine Statusdauer von 7 Wochen, bei einer weiteren Patientin, 12 J., von 3 Wochen.

Anfallsregistrierung mit EEG- und EMG-Dauerableitungen, kontinuierliche Messung des intrakraniellen Drucks in einem Fall, Antikonvulsiva-Serumspiegelkontrollen sollen Grundlage für eine Diskussion über die noch wenig gesicherte Therapie solcher Fälle sein.

## Patienten und Methoden

Die beobachteten Patienten wurden 12 Stunden bis 3 Tage nach Beginn eines Status epilepticus zur neurologischen Intensivtherapie überwiesen, nachdem auswärts Therapieversuche mit Diazepam und Barbituraten erfolglos waren. Der 1. Patient, 39 J., Kraftfahrer, bisher anfallsfrei, bekam Attacken kurzer "Geistesabwesenheit", 6 Wochen später einen mehrstündigen Dämmerzustand, aus dem generalisierte tonisch-klonische Anfälle auftraten, die zu einem 7 Wochen andauernden Status epilepticus führten.

Der 2. Patient, 40 J., bisher arbeitsfähig, mit einer mäßigen Porenzephalie belastet, kam bei einem Alkoholexzess in einen Status epilepticus von 7 Wochen Dauer. Der 3. Patient, eine 12-jährige Schülerin, bisher wahrscheinlich gelegentlich Absencen, geriet ohne Prodromi in einen dreiwöchigen Status epilepticus tonisch-klonischer Anfälle. Bei allen Patienten waren das Computertomogramm, die Angiographie und breites Laborscreening in Liquor und Serum ohne Hinweis auf eine faßbare Grunderkrankung.

Je nach Anfallsmanifestation und Medikation wurde die Anfallshäufigkeit mittels Dauer EEG- oder EMG-Ableitungen registriert. Die EEG-Ableitung mit Klebeelektroden war zuverlässig, wenn unter Narkose mit Barbituraten mittlerer Halbwertzeit, hier Pentobarbital, in einem EEG vom "burst suppression"-Typ ein flacher Kurvenverlauf in regelmäßigen Abständen von Krampfpotentialen hoher Amplitude unterbrochen wurde, was eine Zählung der deutlich abgesetzten Anfälle bei langsamer Aufzeichnung erlaubte. Unter hochdosierter Langzeitbarbiturattherapie mit Phenobarbital, das weniger hypnotisch wirkt als Pentobarbital, waren im EEG-Kurvenverlauf die Krampfpotentiale für eine langsame Schreibung nicht mehr deutlich genug abgesetzt. Da in dieser Situation fokale Anfallsentäußerung in einzelnen Muskelgruppen auftrat, konnten Krampfanfälle in einer simultanen EMG-Aufzeichnung identifiziert werden. Bei der 12-jährigen Patientin wurde zusätzlich eine epidurale Druckmessung (Sonde gaeltec type ICT/b) durchgeführt. Die Basistherapie in allen Fällen war: Sicherstellung vitaler Funktion z.B. Intubation, Beatmung.

## Ergebnisse

Bei dem 1. Patienten (39 J., m.) wurden bis zu 480 Anfälle pro Tag registriert. Die Therapie war: anfangs hochdosiert Diazepam, Phenytoin-Schnellsättigung mit Infusionskonzentrat, Barbiturate bis 1500 mg/d. Nach verschiedenen Kombinationsversuchen waren bei Anfallsbeendigung in der Therapie: Phenytoin, Carbamazepin, Valproinsäure, Phenobarbital. Zeitweise zwang eine Metamizol-induzierte Agranulozytose bis zu ihrer Klärung dazu, alle Medikamente abzusetzen. Dies führte prompt zum Anstieg der Anfallsfrequenz auf den höchsten beobachteten Wert. Der Patient bot nach der Behandlung das Bild eines schweren zerebralen Defekts: Kopfwackeltremor, Ataxie, Dysarthrie, Verminderung der intellektuellen Leistungsfähigkeit, Hirnatrophie. Nach Absetzen des Phenytoins besserte sich der Schwere Kopfwackeltremor.

Bei dem 2. Patienten (40 J., m.) wurden bis zu 300 Anfälle pro Tag registriert. Nach oben beschriebenem Therapiebeginn kam wegen der Alkoholkrankheit besonders Paraldehyd und Clomethiazol zur Anwendung. Anfallsfrei wurde der Patient unter Paraldehyd und Carbamazepin. Der Status epilepticus rezidivierte Wochen später und führte zu einer schwersten Demenz.

Die 3. Patientin (12 J., w.) hatte bis zu 240 Anfälle pro Tag (Abb. 1). Bei Ende des Status epilepticus wurde noch mit Phenobarbital, Valproinsäure und Carbamazepin therapiert. Vergleicht man die Kurve der Anfallsfrequenz mit den Kurven für Dosis und Spiegel der verabreichten Medikamente, kann für einzelne Medikamente oder deren Kombinationen keine spezifisch günstige Wirkung zugeordnet werden. Es wurde bei der Patientin ein erhöhter epiduraler Druck gemessen, der das Resultat zweier verschiedener Phänomene ist: (Abb. 1). Zum einen ist der basale Hirndruck auf 20 bis 25 Torr gesteigert, zum anderen treiben rhythmische krampfsynchrone Wellen den Druck auf Spitzenwerte von über 30 Torr. Als Folge der Erkrankung bestand ein hirnorganisches Psychosyndrom, morphologisch eine deutliche Hirnatrophie.

## Diskussion

Der Therapieverlauf in allen drei beobachteten Fällen war unbefriedigend. Wechsel der antikonvulsiven Medikation und Neukombination mit anderen Mitteln sowie extreme Dosissteigerungen, besonders beim Diazepam und bei den Barbituraten, die bis zum zeitweiligen Aussetzen der ableitbaren elektrischen Hirnaktivität dosiert wurden, brachten keinen eindeutig ablesbaren Effekt auf die Krampffrequenzkurve. Der ungewollte Auslassversuch der antikonvulsiven Medikamente bei lebensbedrohlicher Knochenmarkdepression im Fall des 1. Patienten bewies deren Wirksamkeit trotz Statuspersistenz. Toxische Wirkungen des Phenytoins haben vermutlich einen erheblichen Anteil am Zustandekommen des schweren Kopfwackeltremors und der Ataxie bei dem 1. Patienten. Die Substanz mußte zur Erhaltung ausreichender Serumspiegel bis zu 750 mg/d dosiert werden. Es erhebt sich die Frage, welche vom Therapie-

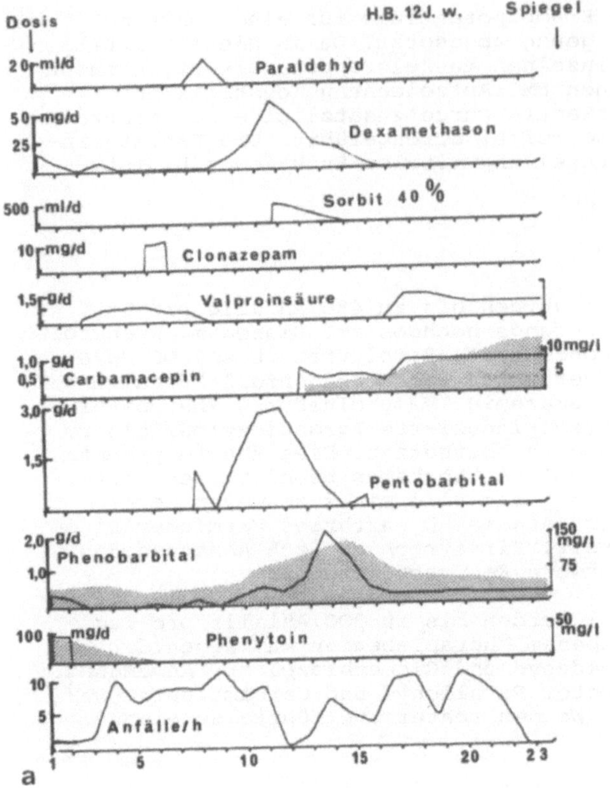


a

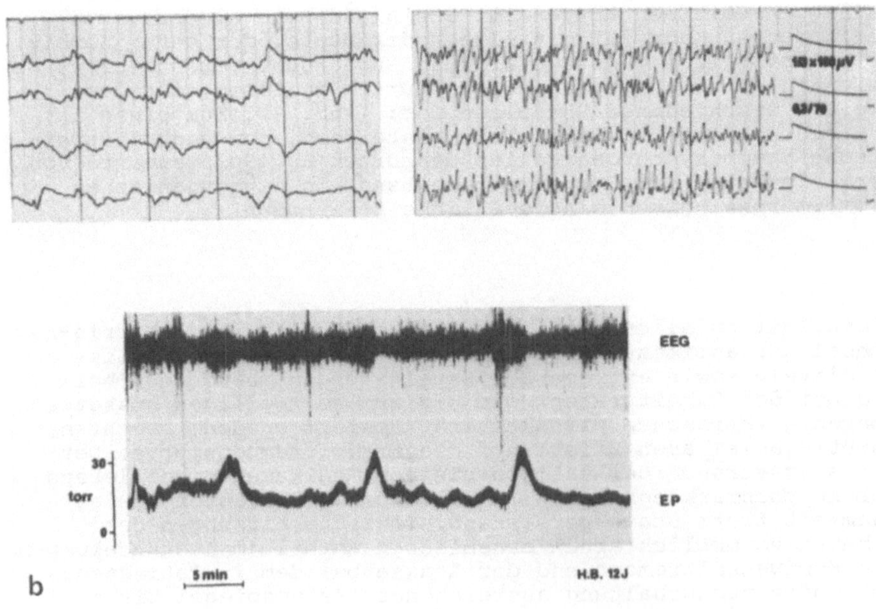


b

Abb. 1a,b. In der Abbildung a sind Tagesdosis (Eichung links) und Serumspiegel (Eichung rechts, dargestellt als gepunktete Flächen) der verabreichten Medikamente im Vergleich zum Verlauf der Anfallsfrequenzkurve aufgezeichnet. In der Abbildung b oben: EEG-Ableitung im Anfallsintervall (links) und während eines Anfalls (rechts) (vereinfachte Ableitungstechnik mit unipolaren Ableitungen F4; F3;Cz;P4;P3). Darunter: Langsame EEG-Schreibung (Ableitung über eine Klebeelektrode). Anfälle sind anhand der Amplituden- und Frequenzerhöhung abzugrenzen. Unten: Simultane Aufzeichnung des epiduralen Drucks über re frontal implantierten Druckaufnehmer. Krampfanfälle sind von Druckwellen gefolgt. Der Basisdruck ist erhöht

prinzip der Antikonvulsiva nicht berührte pathogene Faktoren zum Fortbestehen der Krampfaktivität führten. Die bei der jungen Patientin durchgeführte epidurale Druckmessung wies bei erhöhtem Basisdruck auf ein Hirnödem hin. Die darüber hinaus beobachteten krampfsynchronen Hirndruckwellen traten auch unter kompletter Relaxierung und Beatmung auf und beruhen offensichtlich auf einer metabolisch gesteuerten Vasodilatation. Frequenz und Höhe dieser Druckwellen ließen sich durch entwässernde Maßnahmen nicht beeinflussen. Ihre pathogenetische Bedeutung ist unklar. Dagegen läßt sich die Druckkomponente, die zur Erhöhung des intrakraniellen Basisdrucks führt, durch gezielten Einsatz von Osmotherapeutika und Steroiden behandeln.

## Zusammenfassung

In einer ausführlichen Dokumentation von Anfallsfrequenz und Therapie wurde an drei Patienten gezeigt, das ein Status epilepticus auch bei einer Dauer von 7 Wochen überlebt werden kann. Bei den Betroffenen ist mit schweren Defekten zu rechnen. Diese entstehen durch das Krampfgeschehen und toxische Wirkungen der Antikonvulsiva, die in den vorliegenden Fällen ohne erkennbare zusätzliche Effekte auf die Anfallsfrequenz in ihrer Dosis gesteigert wurden. Steigender Hirndruck ist ein weiterer pathogenetischer Faktor, der für Dauerschäden und die Anfallspersistenz verantwortlich sein könnte. Vorliegende Beobachtungen legen daher nahe, bei der Behandlung prolongierter Anfallstatus auf immer höhere Dosierung der Antikonvulsiva zu verzichten und sich rechtzeitig der druckorientierten Hirnödemtherapie zuzuwenden.

## Literatur

1. Aminoff MJ, Simon RP (1980) Status Epilepticus. Am J Med 69:57-666
2. Bladin PF, Vajda FJ, Syminton GR (1977) Therapeutic Problems related to Tonic Status Epilepticus. Clin Exp Neurology 14:203-207
3. Heintel H (1972) Der Status Epilepticus. 1. Aufl, Fischer, Stuttgart

# Verkennung von hirnorganischen Anfällen mit hypersensitivem Karotissinus-Reflex als hypersensitives Karotissinus-Syndrom

K.-F. Druschky, J. Kotzian, K.-D. Preis, H. Daun, R. Leutschaft und E. Müller

Die Anzahl der Schrittmacher-Patienten in der Bundesrepublik Deutschland wird derzeit auf mehr als 130.000 geschätzt. Der Anteil des hypersensitiven Karotissinus-Syndroms (HKSS) unter den Indikationsstellungen zur Schrittmachertherapie liegt zwischen 1 und 9% (nach 5). An die Diagnose eines HKSS vom asystolischen Typ ist dann zu denken, wenn anamnestisch Synkopen oder gravierende Schwindelattacken angegeben werden und der Karotisdruckversuch eine länger als 3 sec andauernde Asystolie bewirkt (8). Die Therapie der Wahl stellt die Schrittmacherimplantation dar (4, 9, 10, 11, 14).

## Patientengut und Ergebnisse

Von 1978 bis 1981 wurden in Zusammenarbeit mit der Chirurgischen Universitäts-Klinik 36 Patienten im Alter von 32 bis 74 Jahren untersucht, bei denen bereits unter der Diagnose HKSS eine Schrittmacherimplantation erfolgt war. Der Karotisdruckversuch hatte in diesen Fällen zu einer Asystolie geführt, deren Dauer bis zu 8,5 sec betrug. Von allen Patienten wurde über das Auftreten anfallsartiger Zustände mit Bewußtlosigkeit, zum Teil mit tonisch-klonischen Bewegungsabläufen, oder über kurzzeitige Bewußtseinsbeeinträchtigungen berichtet.

Bei 10 Patienten, 3 Frauen und 7 Männern im Alter zwischen 46 und 74 Jahren, die zwischen 1976 und 1980 unter der Diagnose HKSS einen Schrittmacher erhielten, kam es durch die Schrittmacher-Implantation nicht zu einer belangvollen Veränderung der vor dieser Maßnahme vorhandenen klinischen Symptomatik. Das Vorliegen eines HKSS vom asystolischen Typ war damit ausgeschlossen. Die Anamneseerhebung, die neurologische Untersuchung oder die Ergebnisse der apparativen Zusatzuntersuchungen sowie der Verlauf nach der Schrittmacher-Implantation sprachen bei dieser Gruppe eindeutig für das Vorliegen hirnorganischer Anfälle.

Bei zwei Patienten traten während der Untersuchungssituation in unserer Poliklinik psycho-motorische Anfälle auf, die zur Klärung der Diagnose beitrugen. In einem anderen Fall gelang hirnzintigraphisch und durch das kraniale CT der Nachweis eines Hirntumors als Ursache zerebraler Anfälle (5). Drei Patienten zeigten im kranialen CT Auffälligkeiten, die an das Vorliegen einer perinatalen Schädigung oder an einen zerebralen Gefäßprozeß denken ließen.

Eine antiepileptische Medikation führte bei dieser Gruppe zu Anfallsfreiheit oder einer Verringerung der Anfallsfrequenz.

## Diskussion

Das HKSS zählt zu den Reflexsynkopen, wobei die synkopalen Anfälle auf der Grundlage eines hypersensitiven Karotissinusreflexes (HKSR) erfolgen (1). Durch den Druck auf den Sinus caroticus sind bradykarde Veränderungen der Herzaktion bis hin zur Asystolie möglich. Werden Bewußtlosigkeitszustände durch bradykarde Rhythmusstörungen verursacht, stellt die Schrittmacher-Implantation die Therapie der Wahl dar (4, 5, 6, 8, 9, 10, 13, 14).

Geisler (9) sieht die Indikation für eine Schrittmacher-Behandlung dann als gegeben an, wenn der Karotisdruckversuch eine länger als 3 sec dauernde Asystolie oder einen Frequenzabfall unter 30/min bei normaler Ausgangsfrequenz bewirkt und anamnestisch synkopale Zustände oder gravierende Schwindelattacken angegeben werden. Andere mögliche Ursachen synkopaler Zustände müssen ausgeschlossen sein (5, 10, 13).

Untersuchungen verschiedener Autoren zeigen nun, daß die klinische Relevanz des Karotisdruckversuches im Hinblick auf die Indikation zur Schrittmacher-Behandlung überschätzt wird (3, 6, 13). Das gilt vor allem, wenn als Diagnose ein HKSS vom asystolischen Typ angenommen wird. Franke (7) führte den Nachweis, daß bei Menschen über 65 Jahren der Karotissinus-Reflex in einem Viertel der Fälle hypersensitiv ist. Als Ursache wird eine Kombinationssklerose am Karotissinus und an den Herzkranzgefäßen diskutiert. Brown und Mitarbeiter (2) fanden 1980 einen direkten Zusammenhang zwischen dem Ausmaß einer koronaren Herzerkrankung und durch den Karotisdruck ausgelösten Asystolien. Im Vergleich zu dem im höheren Lebensalter häufigen HKS-Reflex sind HKS-Syndrome eher selten. Der HKSR allein stellt keine Indikation für eine Schrittmacher-Behandlung dar (3, 5, 13, 15).

Neben der Überschätzung der diagnostischen Wertigkeit eines HKSR, insbesondere auch bei Patienten im höheren Lebensalter (3, 6, 13), wird die Diagnose eines HKSS dadurch erschwert, daß eine Unterscheidung zwischen Anfällen aus dem epileptischen Formenkreis und Synkopen klinisch oft nicht leicht ist (12). Die diagnostische Zuordnung bei unseren 10 Patienten, bei denen das Vorliegen hirnorganischer Anfälle und der Nachweis eines HKSR zu der Diagnose HKSS vom asystolischen Typ führten, war dadurch erleichtert, daß es sich um eine retrospektive Untersuchung nach Schrittmacher-Implantation handelte (6). Das Auftreten hirnorganischer Anfälle und der Nachweis eines HKSR können keinesfalls als beweisend für die Diagnose HKSS gelten (5). Vor einer Schrittmachertherapie sind deshalb im Rahmen einer engen interdisziplinären Zusammenarbeit andere mögliche Ursachen synkopaler Zustände oder das Vorliegen einer Epilepsie auszuschließen, selbst wenn der Karotissinusreflex hypersensitiv ist (3, 5, 13).

## Zusammenfassung

Berichtet wird über eine retrospektive Studie an 36 Patienten, bei denen unter der Diagnose eines HKSS eine Schrittmacher-Implantation erfolgte. In allen Fällen hatte der Karotisdruckversuch zu einer Asystolie geführt, deren Dauer bis zu 8,5 sec betrug.

Die Schrittmacher-Implantation bei 10 Patienten erbrachte keine Änderung der Symptomatik, so daß das Vorliegen eines HKSS vom asystolischen Typ als ausgeschlossen gelten kann. Bei allen Kranken ergaben sich Anhaltspunkte für das Auftreten zerebraler Krampfanfälle. Durch eine antiepileptische Therapie konnten Anfallsfreiheit oder ein Rückgang der Anfallsfrequenz erzielt werden. Eine Patientin verstarb an einem Hirntumor.

Die klinische Relevanz des Karotisdruckversuches wird überschätzt. Ein HKSR ist gerade bei älteren Patienten häufig, echte HKS-Syndrome vom asystolischen Typ stellen demgegenüber eine Seltenheit dar.

Literatur

1. Adams WE (1980) Karotissinusmassage und Karotisdruckversuch. In: Toole JF, Patel AN (Hrsg) Zerebro-vaskuläre Störungen. Springer, Berlin Heidelberg New York, S 101-111
2. Brown KA, Maloney JD, Smith HC, Hartzler GO, Ilstrup DM (1980) Carotid sinus reflex in patients undergoing coronary angiography Relationship of degree and localisation of coronary disease to response to carotid sinus massage. Circulation 62:697-703
3. Buchner CH, Thierfelder K (1982) Die klinische Relevanz des Carotisdruckversuches bei der Indikation zur Schrittmacheranwendung. Herzschrittmacher 2:25-28
4. Davies AB, Stephens MR, Davies AG (1979) Carotid sinus hypersensitivity in patients presenting with syncope. British Heart J 42:583-586
5. Druschky K-F, Kotzian J, Daun H, Müller E, Leutschaft R (1981) Zur Differentialdiagnose hypersensitives Karotissinus-Syndrom - zerebrales Anfallsleiden unter Berücksichtigung der Indikation zur Schrittmacher-Therapie. In: Remschmidt H, Rentz R, Jungmann J (Hrsg) Epilepsie 1980. Thieme, Stuttgart New York, S 270-275
6. Franke H (1979) Syndrom des hypersensitiven Carotissinus. Dtsch med Wschr 104:541-542
7. Franke H (1967) Zur Therapie des Karotissinus-Syndroms. Dtsch med Wschr 92:1157
8. Geisler LS, Kollmeier J, Thiel H, Rohner H-G, Fischer K (1979) Schrittmachertherapie beim Carotissinus-Syndroms vom kardialen Typ. Dtsch med Wschr 97:519-520
9. Haasis R (1972) Die Schrittmacherimplantation als Therapieform der vagal-kardialen Form des spontanen hypersensitiven Carotissinus-Syndroms. Dtsch med Wschr 97:519-520
10. Hager W, Seling A (1978) Praxis der Schrittmachertherapie. Schattauer, Stuttgart New York
11. Kollmannsberger A, Bolte HD (1978) Synkopale (nicht-epileptische) Anfälle. In: Flügel KA (Hrsg) Neurologische und psychiatrische Therapie. Schattauer, Stuttgart, S 283-288
12. Luckmann E, Runge M, Narula OS (1975) Funktionsanalyse des Reizleitungssystems beim kardioinhibitorischen Typ des Carotissinus-Syndroms (CSS). Verh Dtsch Ges Kreislaufforschung 41:587-390
13. Merx W, Effert S, Hanrath P, Pop T, Rehder W, Schweizer P (1981) Hyperaktiver Carotissinusreflex. Dtsch med Wschr 106:135-140
14. Peretz DI, Gerein AN, Miyagishima RT (1973) Permanent demand pacing for hypersensitive carotid sinus syndrome. Canad Med Ass J 108:1131-1134
15. Thomas JE (1976) Diseases of the carotid sinus-syncope. In: Vinken PJ, Bruyn GW (eds) Vascular diseases of the nervous system. Part I. North-Holland Publishing Company, Amsterdam, p 532-551

# Sind Epilepsien mit psychomotorischen Anfällen heilbar?

J. J. Tsai und D. Schmidt

Es wird geschätzt, daß 60 bis 80% aller Patienten mit Epilepsie mit einer geeigneten Antiepileptikatherapie anfallsfrei werden (8). Selbst bei einer relativ schwierig zu behandelnden Epilepsie mit psychomotorischen Anfällen werden etwa zwei Drittel aller Patienten anfallsfrei (1, 3, 11). Aus dieser erfreulichen Erfahrung ergibt sich die Frage, ob die Beseitigung der klinischen Symptome, der Anfälle also, auch eine Heilung der Erkrankung in Gang setzt.

Definiert man Heilung als mindestens 5-jährige Anfallsfreiheit ohne die Einnahme von Antiepileptica (7), so ist die Frage nach der Heilbarkeit mit der Inzidenz von Anfallsrezidiven 5 Jahre nach Absetzen der Antiepileptica zu beantworten. Liegt die Zahl der dann noch anfallsfreien Patienten höher als bei einem unbehandelten Spontanverlauf der Epiplepsie, könnte dies als Hinweis gedeutet werden, daß die Pharmakotherapie zur Heilung von Epilepsien mit psychomotorischen Anfällen beiträgt. Diesen Fragen sind wir mit Hilfe einer retrospektiven Untersuchung der Langzeitresultate von 155 Patienten mit psychomotorischen Anfällen nachgegangen.

## Material und Methodik

Wir wählten 155 Patienten aus der Sprechstunde von Prof. Janz nach folgenden Kriterien aus. 1) Mindestens drei psychomotorische Anfälle, 2) keine Raumforderung oder neurochirurgische Behandlung und 3) eine mindestens dreijährige Behandlung. Die Beobachtungsdauer betrug durchschnittlich 10 Jahre (3-23 Jahre). Anfallsfreiheit ist definiert als das Ausbleiben jeder Art epileptischer Anfälle, also auch Auren für mindestens 2 Jahre.

## Ergebnisse

96 der 155 Patienten (62%) waren mindestens 2 Jahre anfallsfrei. Bei 24 anfallsfreien Patienten (15%) wurden die Antiepileptica abgesetzt. Bei 11 der 24 Patienten (46%) kam es nach Absetzen der Medikamente zu einem Anfallsrezidiv. Das Anfallsrezidiv trat bei 6 der 24 Patienten innerhalb des ersten Jahres nach Absetzen auf. 4 von 17 Patienten hatten im 2. Jahre ein Rezidiv und 1 von 6 Patienten nach einer 6-jährigen Anfallsfreiheit. Die Rezidivquote war um so kleiner je länger der Patient anfallsfrei war, bevor das Medikament abgesetzt wurde (Abb. 1).

6 der 13 Patienten, die kein Anfallsrezidiv nach Absetzen der Medikamente erlitten, blieben anfallsfrei bis 5 Jahre nach Absetzen. Bezieht man diese 6 Patienten auf die Gesamtzahl der 125 Patienten, die mindestens 5 Jahre beobachtet wurden, so ergibt sich eine Heilungsrate von 5%.

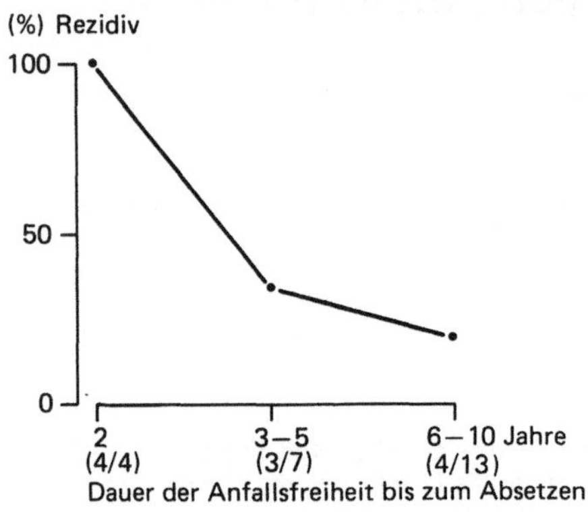


Abb. 1. Rezidivquote und die Dauer der Anfallsfreiheit bis zum Absetzen. Die Rezidivquote beträgt 100% der 4 Patienten mit 2-jähriger Anfallsfreiheit, 43% der 7 Patienten mit 3- bis 5-jähriger Anfallsfreiheit und 31% der 13 Patienten mit mindestens 6-jähriger Anfallsfreiheit

## Besprechung

Die Untersuchung zeigt eine - willkürlich definierte - Heilungsrate von 5% unserer Patienten mit psychomotorischen Anfällen. Dieses Ergebnis ist infolge der retrospektiven Anlage der Untersuchung, den heute möglicherweise besseren Therapieergebnissen und der Tatsache, daß auch nach mehr als 5 Jahren nach dem Absetzen noch Rezidive auftreten können (3, 5, 10) vorsichtig zu interpretieren.

Die Rezidivquote nach dem Absetzen der Medikamente reicht in der Literatur von 25% (3,4) über 31% (5), 35% (9) bis zu 50% (2), wobei die Dauer der Katamnese, die Auswahl der Patienten und die Modalität des Absetzens variierten. Eine Reihe von Faktoren könnten für die geringe Heilungsrate verantwortlich sein. Hierzu gehört ein zu frühes Absetzen der Medikamente (2,3). Unsere Rezidivquote sank von 100% über 43% auf 31%, wenn nach 2-jähriger, 3- bis 5-jähriger oder mindestens 6-jähriger Anfallsfreiheit abgesetzt wurde. Bei einem großen Teil der anfallsfreien Patienten wurde das Medikament nicht abgesetzt. So wurden 48 der 54 Patienten, die 5 Jahre anfallsfrei waren, noch mit Antiepileptica behandelt. Schließlich handelt es sich um eine Auswahl schwer behandelbarer chronischer Epilepsien, die z.T. von weither eine spezielle epileptologische Behandlung suchten. Dies mag erklären, weshalb unsere Resultate niedriger liegen als die einer epidemiologischen Untersuchung in der 20 Jahre nach der Diagnosestellung 35% der Patienten 5 Jahre nach dem Absetzen anfallsfrei waren (1).

Vergleicht man unser Ergebnis von 5% mit der in der Literatur angegebene Prognose bei Spontanverlauf, so gibt Janz nach 20 Krankheitsjahren eine Spontanremission von 7% bei 167 Patienten mit kryptogenen primären psychomotorischen Anfällen an (6). Demnach bleibt offen, ob die Anfallsfreiheit bei 5% der Patienten einen Therapieeffekt darstellt oder es sich um die Spontanremission der Epilepsie handelt.

Aus der Untersuchung geht zusammenfassend hervor, daß Epilepsien mit psychomotorischen Anfällen in 62% erfolgreich zu behandeln sind, aber langfristig nur in 5% als geheilt angesehen werden können.

## Zusammenfassung

Der Verlauf der medikamentösen Behandlung von 155 Patienten mit psychomotorischen Anfällen wurde im Durchschnitt 10 Jahre (3-23 Jahre) retrospektiv untersucht. 96 von 155 Patienten (62%) wurden während der Behandlung mindestens 2 Jahre anfallsfrei. 24 von 155 Patienten (15%) blieben während des Absetzens der Antiepileptica anfallsfrei.

5 Jahre nach dem Absetzen waren noch 46% der Patienten anfallsfrei, d.h., 6 von 13 Patienten, die kein Anfallsrezidiv nach dem Absetzen der Medikamente erlitten. Spricht man von Heilung bei einer mindestens 5-jährigen Anfallsfreiheit nach dem Absetzen der Medikamente, so sind lediglich 5% unserer Patienten, nämlich 6 der 125 Patienten, die mindestens 5 Jahre beobachtet wurden, als geheilt zu betrachten. Epilepsien mit psychomotorischen Anfällen sind in 62% erfolgreich zu behandeln, aber langfristig in nur 5% als geheilt zu betrachten. Es bleibt offen, ob es sich bei den 5% der Patienten um einen Therapieeffekt oder die Spontanremission der Epilepsie handelt.

Literatur

1. Annegers JF, Hauser WA, Elveback LR (1979) Remission of seizures and relapse in patients with epilepsy. Epilepsia 20:729-737
2. Förster Ch, Schmidberger G (1982) Prognose der Epilepsie im Kindesalter nach Absetzen der Medikation. Monatsschr Kinderheilkd 130:225-228
3. Groh Ch (1975) Zur Frage der Heilbarkeit kindlicher Epilepsien. Wien klin Wschr 87 Suppl 40:3-23
4. Holowach J, Thurston DL, O'Leary J (1972) Prognosis in childhood epilepsy: follow-up study of 148 cases in which therapy had been suspended after prolonged anticonvulsant control. N Engl J Med 286:169-174
5. Holowach J, Thurston DL, Hixon BB, Keller AJ (1982) Prognosis in childhood epilepsy: additional follow-up of 148 children 15 to 23 years after withdrawal of anticonvulsant therapy. N Engl J Med 306:831-836
6. Janz D (1969) Die Epilepsien. Spezielle Pathologie und Therapie. Thieme, Stuttgart, S 240
7. Janz D (1972) Results of long term treatment in epilepsy. Riv Pat nerv ment 72-85
8. Janz D, Coper H, Creutzfeldt O, Doose H, Dreyer R, Latsch G, Penin H, Veith G (1973) Denkschrift Epilepsie. Boldt, Boppard, S 36
9. Juul-Jensen P (1964) Frequency of recurrence after discontinuance of anticonvulsant therapy in patients with epileptic seizures. Epilepsia 5:352-363
10. Juul-Jensen P (1968) Frequency of recurrence after discontinuance of anticonvulsant therapy in patients with epileptic seizures. Epilepsia 9:11-16
11. Tsai JJ, Schmidt D (1982) Long-term seizure prognosis in patients with complex partial seizures. In: Akimoto H, Kazamatsuri H, Seino M, Ward A (eds) Advances in Epileptology: XIIIth Epilepsy International Symposium. Raven Press, New York, p 43-46

# Das Zeitmuster als Leitsymptom der Migräne

H. Isler

Galen, Stammvater unserer Medizin, hat vor 1800 Jahren die Migräne als "Hemikrania" beschrieben (1). Überall sonst sind seine Lehren korrigiert, die Hemikranie aber wird heute noch (Diagnosenschlüssel der WHO, 1979) anstelle der Migräne als Diagnose mißbraucht, obwohl sie als Symptom gar nicht obligat ist. Die traditionellen Kriterien bedürfen der Ergänzung.

Im Vergleich mit anderen Syndromen fällt die zeitliche Strukturierung der Migräne auf. Zeitgebundene Eigenarten sind sichere Kennzeichen der Migräne und können auch in atypischen Fällen die Diagnose begründen (2).

Im Folgenden wird das Ungenügen der Hemikranie als Leitsymptom und die zentrale Stellung des Zeitmusters in der Symptomatik kurz dargestellt.

Als Belegmaterial dienen Ergebnisse einer Multicenterstudie (3) von 1980/81 über dokumentierte Migräneanfälle, in der Schweiz über 100, in Deutschland über 1600, ferner, aus der Kopfwehsprechstunde unserer Klinik, die Topographie von 222 1982 neu erfaßten Kopfwehpatienten und Aspekte des Zeitmusters bei 50 Migränepatienten, bei denen die Zeitsymptomatik besonders eingehend (2) erfragt worden war.

## Ergebnisse

In der Multicenterstudie (3) wurden 108 Anfälle in der Schweiz und 1675 in Deutschland mit detaillierten Fragebogen erfaßt. Einseitige Schmerzlokalisation wurde in der Schweiz in 44,4%, in Deutschland in 46,7% angegeben.

Bei 222 Patienten mit therapieresistenten Kopfschmerzen überwogen einseitige Schmerzlokalisationen bei Migräne und beidseitige bei cephalaea vasomotorea (Tabelle 1). *Eindeutige* hemikranische Lokalisationen waren aber auch bei Migräne in der Minderzahl: 67 von 151 Fällen, also 44,4%, wie bei der Multicenterstudie. 46 Fälle hatten außer einseitigen auch bilaterale Kopfschmerzen oder aber auf die Gegenseite übergreifende Hemikranien. Zusammen mit bilateralen Lokalisationen bildeten diese Fälle eine Mehrheit von 55,6% der Migränen.

Ähnliche Verteilungen fanden sich bei den 50 Patienten von 1970 40 Männern und 10 Frauen. Es waren 40 einfache und 3 ophthalmische Migränen, 4 Fälle von Migraine accompagnée und 3 von Cluster Headache. 16 gaben eindeutige Hemikranie an, 24 die oben geschilderten fraglichen Zwischenformen, und 10 bilaterale Lokalisationen. Nausea wurde von 45 Patienten erwähnt, oft als seltene oder längst vergangene Erscheinung.

Tabelle 1. Hemikranie: 222 Patienten von 1982

| | posttr./ | sympt./ | C.vasom. | Migräne: einf./ | ophth./ | acc./ | bas./ | Ges./ | Clust. | |
|---|---|---|---|---|---|---|---|---|---|---|
| wechselnd | | | | 27 | 3 | | | | | 30 |
| einseitig | 1 | 1 | 7 | 33 | 2 | 2 | | 3 | 2 | 51 |
| "" + bds. | | | 4 | 27 | 3 | 2 | 1 | | | 37 |
| eins. betont | 1 | | 8 | 19 | 1 | 1 | | 2 | | 32 |
| bilateral | 6 | 2 | 33 | 27 | 2 | 1 | | 1 | | 72 |
| insgesamt | 8 | 3 | 52 | 133 | 11 | 6 | 1 | 6 | 2 | 222 |

Bei 6 Patienten konnte der *Anfallscharakter* nur indirekt aus zusätzlichen Zeitangaben erschlossen werden, etwa einer Latenz zwischen Beginn und Maximum der Kopfschmerzen, da ihre Migräne durch Schmerzmittelabusus chronifiziert war. 43 Patienten konnten bestimmte Zeiten oder Tageszeiten für den Beginn der Anfälle nennen, 37 bezeichneten eine Zeit zwischen 01 und 10 Uhr morgens, davon 23 frühmorgens zwischen 01 und 06 Uhr, mit vorzeitigem Erwachen. 44 konnten Latenzzeiten vom Beginn bis zum Maximum der Schmerzen angeben, 39 vom Schmerzbeginn bis zum Einsetzen der Nausea.

Nur 6 hatten fokale Prodrome, Minuten vor den Kopfschmerzen, während 28 Vorläufer nicht sicher fokaler Natur hatten, wie Müdigkeit, Hyperaktivität, Hunger, mit Latenzzeiten von Minuten bis 1 1/2 Tagen vor den Kopfschmerzen, wobei erst die Angabe solcher Latenzzeiten diese Vorläufer von unspezifischen Veränderungen der Befindlichkeit unterscheiden läßt.

Zeitangaben zur *Periodizität* konnten 43 Patienten machen, 32 erwähnten regelmäßige Zusammenhänge mit Wetterwechsel, 19 regelmäßiges Auftreten an Wochenenden, 7 an Werktagen, und 18 Frauen nannten zeitliche Zusammenhänge mit der Menstruation.

*Eine weitere Dimension* ergab sich aus Berichten über längerdauernde Schwankungen oder erstes Auftreten oder Verschlimmerung der Migräne im Zusammenhang mit sogenannten life events. 36 Patienten berichteten über emotionell besonders relevante Veränderungen der Lebenslage, wie etwa Berufsaufgabe zugunsten des Haushalts, Bestehen des medizinischen Staatsexamens, aber auch Verlobungslösung mit Morddrohung des Verlobten. In 11 Fällen begann die Migräne in der Pubertät, in 9 nach Anbehandlung mit Ovulationshemmern, in 2 nach deren Absetzen und in einem Fall nach operativer Sterilisation, in 7 Fällen nach einer Geburt, in 3 nach Unfällen, in 2 nach Immigration, und in einem nach der Heirat. Verschlimmerungen beim Jahreszeitenwechsel erwähnten 2, nach der Menopause 2, in der Schwangerschaft 2, und Besserung nach Beinbruch mit Rezidiv nach Heilung 2; Besserung nach der Pubertät, und in der Schwangerschaft je eine Frau.

## Diskussion

Die Migräneanamnese ist oft erschwert, weil die Patienten sich dagegen wehren, sich mit ihrem Leiden abzugeben, und weil es oft besonders schwer erscheint, über die eigene Migräne zu reden, wie schon Nitzsche bemerkt hat. Die bunte Symptomatik, ihre Maskierung durch Abusus und Behandlungsfolgen, die Folklore ("das gehört nicht hierher, das kommt vom Halswirbel" - "ich habe auch Neuralgie, das ist etwas Anderes") und die Zeitnot der Befrager behindern die Erfaßung des Syndroms und verfälschen oft die Situation.

Das klassische Kardinalsymptom Hemikranie ist in einem größeren Krankengut aus der Allgemeinpraxis bei weniger als der Hälfte der Fälle vertreten. Bei genauer topographischer Aufzeichnung ist die eindeutige Hemikranie ebenfalls in der Minderzahl. Sie erscheint als wegleitendes Kennzeichen wenig geeignet. Noch weniger eignen sich dazu die "klassischen" fokalen Prodrome, die in allgemein nach Migränekriterien zusammengestellten Gruppen nur seltene Spezialfälle auszeichnen. Die Nausea wieder ist nur bei sehr genauer Befragung häufig, ist nicht für jeden Anfall obligat und kann jahrzehntelang fehlen. Diese traditionellen Leitsymptome genügen also nicht und bedürfen der Ergänzung. Nach unserer Erfahrung eignet sich dafür am besten das typische Zeitmuster der Migräne, dessen Kennzeichen in einer Gruppe von 50 Patienten dargestellt worden sind.

Die Migräne erscheint hier charakterisiert einmal durch die große Anzahl *zeitbestimmter Angaben an sich*, im Gegensatz etwa zur Cephalaea vasomotorea (bzw. "Spannungskopfweh"), wo solche Angaben regelmäßig selten sind.

Die zeitbestimmten Angaben zum *Anfallsablauf* ergeben das Bild eines überwiegend mehrphasischen Vorgangs, bei dem die mehr oder weniger regelmäßigen Latenzzeiten zwischen den Phasen auf eine Serie weitgehend automatischer Reaktionen schließen lassen, während die Bindung an bestimmte Tageszeiten auf emotionelle Faktoren hinweist.

Angaben zur *Periodizität* finden sich bei einer großen Mehrheit, wobei am häufigsten Wetterabhängigkeit, in über der Hälfte der Fälle aber auch Häufung an gewissen Wochentagen, meist am Wochenende, genannt wird, und bei fast der Hälfte der Frauen Abhängigkeit von der Menstruation. Die Häufung am Wochenende dürfte spezifisch europäisch, vielleicht sogar schweizerisch sein - eine Befragung mit demselben Fragebogen (2) in Argentinien ergab, daß nur einer von 40 Patienten Häufung am Wochenende nannte (4).

Das Auftreten *individueller Pathomorphosen* (Veränderung des Charakters, der Frequenz, der Intensität, Dauer und Therapieresistenz der Kopfschmerzen, die etwa dann erst zum Problem werden, "ein ganz anderes Kopfweh" werden) wird in unserem Material durch zeitlichen Zusammenhang mit sogenannten "life events" großer emotioneller Relevanz und durch Koinzidenz mit der Pubertät oder dem Einsatz - oder Absetzen - antikonzeptiver Maßnahmen charakterisiert. Dieses Bild wird abgerundet durch vereinzelte Nennungen auslösender, verschlimmernder oder bessernder Faktoren wie Geburten, Schwangerschaften, Heilungsphase von Beinbrüchen, wie sie in der Praxis jedem bekannt sind.

Bei eingehender Befragung nach zeitlichen Zusammenhängen zeigte es sich, daß in jedem Fall die Antworten ein individuelles Zeitmuster erkennen ließen, das einen Anfallsablauf wenigstens rudimentär, meist aber typisch mehrphasisch, aufzeigte und die typische Periodizität und individuelle Pathomorphose der Migräne enthielt. Dadurch erscheint die Migräne für diagnostische Zwecke besser gekennzeichnet als durch die traditionellen Symptome.

## Zusammenfassung

An den Ergebnissen einer Feldstudie und einer topographischen Studie wird gezeigt, daß die traditionelle Hemikranie als wegleitendes Symptom ungenügend ist. Die Ergebnisse der Exploration von 50 Migränepatienten zeigen, daß Migräne durch ein typisches strukturiertes Zeitmuster gekennzeichnet ist, das sich in Anfallsablauf, Periodizität und individuelle Pathomorphose einteilen läßt. Im Gegensatz zu Hemikranie, fokalen Symptomen und Nausea ist das Zeitmuster ein obligates Symptom der Migräne, das auch bei chronifizierten Migränen noch auffindbar ist. Es darf deshalb als wegleitendes Symptom gelten.

## Literatur


1. Galenus, Opera, Carolus Gottlob (ed) Kühn, Leipzig 1824, Vol VIII, S 204-207
2. Isler H (1970) Vom Kopfweh zur Diagnose. In: Cephalaea, Adliswil, pp 83-93
3. Multicenter-Studie "Migräne-Anfallskupierung mit Ergosanol Spezial" Anfomed, Bräuningshof, 1981 (nur auszugsweise publiziert)
4. Weinstein JH, Herskovits E, Zavala HA, Delamonica E, Brignoli R (1976) E1 HH 232 en el tratamiento de las jaquecas. Rev Neurol Arg I:214-219

# Aspekte der Behandlungsführung in der Initialphase bei polytraumatisierten Schädel-Hirn-Verletzten

Ch. Sobirey

Nach publizierten Angaben wird die Gesamtzahl der Unfälle mit Personenschaden auf 400 bis 600.000 pro Jahr geschätzt (7, 2). In etwa 1/3 der Fälle wurde eine Schädelhirnbeteiligung beobachtet (5), innerhalb dieser Gruppe ist von 30 bis 45000 Schwerverletzten auszugehen (6). Bei 50 bis 70% der rund 27600 Unfalltoten des Jahres 1980 (6) stand das Schädelhirntrauma (SHT) im Vordergrund (4). 70% davon starben innerhalb der ersten 24 Stunden (7). Diese gleichbleibend hohen Zahlen betonen die Bedeutung des SHT innerhalb von Mehrfachverletzungen und erfordern eine Überprüfung der Maßnahmen in der Versorgung während der Initialphase. Während früher ein Mangel an Erstversorgungsmöglichkeiten am Unfallort bestand, beobachten wir jetzt häufiger, daß bei zu schneller Versorgung am Unfallort und auch in der Klinik zu schnell Maßnahmen eingeleitet werden, deren Notwendigkeit nicht nachvollzögen werden kann und die symptomüberdeckend die Verlaufsbeurteilung behindern. Ein Beispiel sei erwähnt: Ein 2-jähriges Mädchen fiel aus dem Fenster im 2. Stock und war kurzfristig bewußtlos. Bei Klinikaufnahme war es ansprechbar und reagierte adäquat. Man fand eine Schädelfraktur mit Liquorfistel. Vor der geplanten Verlegung reagierte es nicbt mehr auf Ansprechen, wurde daraufhin sediert und intubiert. Die tiefe Bewußtseinsstörung erforderte ein CT, erkennbar war nur die Fraktur. Zur Vermeidung einer Aspiration wurden Sedierung und Beatmung weitergeführt. Am nächsten Morgen extubierte sich das Kind selbst und war bei regelrechtem Befund uneingeschränkt ansprechbar. Die Unkenntnis in der Einschätzbarkeit der Schädelfraktur sowie die Fehlbeurteilung der Bewußtseinslage - das Kind hatte nur tief geschlafen - haben hier vorschnell zu eingreifenden Maßnahmen geführt.

Wir haben 1981 771 SHT mituntersucht. 103 schwere SHT hatten Mehrfachverletzungen, 21 ein intrakranielles Hämatom, 82 wurden konservativ behandelt. Bei den 82 Fällen stand die Hirnschwellung, in geringerer Zahl in Kombination mit Kontusionen im Vordergrund. Im Hinblick auf die Bedeutung der Hirnschwellung für den Verlauf muß, am Unfallort beginnend, der Behandlungsablauf nach Prioritäten gestaltet werden. Nach einer Sichtung der Krankengeschichten hat sich folgender Ablauf bewährt: Die Maßnahmen am Unfallort sollten ausschließlich der Erhaltung und Wiederherstellung vitaler Funktionen sowie der Verhinderung einer Schocksituation gelten. Der allgemeine und neurologische Befund ist festzuhalten und weiterzugeben. Weitere Maßnahmen, besonders diejenigen unter der Vorstellung einer Hirnödemprophylaxe in Verbindung mit einer tiefen Sedierung haben bis zur Klinikaufnahme Zeit.

Bei einer Kopfverletzung steht die klinische Beurteilung des Neurologen im Vordergrund. Die scalierte kontrollierte Befunderhebung ermöglicht die Erkennung einer intrakraniellen Komplikation, die besonders beim PT schwierig sein kann. Fast immer ist dann eine Beurteilung möglich, ob einer unfallchirurgischen Primärversorgung zugestimmt werden kann oder ob ergänzende Untersuchungen vorrangig sind. Da eine frühestmögliche Stabilisierung von Frakturen anzustreben ist, ist die

Frage des Unfallchirurgen berechtigt, wann und wielange dem Verletzten eine Narkose zugemutet werden kann. Unproblematisch ist die Entscheidung bei Notfalleingriffen, da hier die gleichzeitige Hirnverletzung nachrangig ist. Eindeutig gegen eine Frühoperation spricht das nachgewiesene intrakranielle Hämatom. Bei der Mehrzahl der Fälle muß gemeinschaftlich eine Entscheidung über den Zeitpunkt der Operation getroffen werden. Es handelt sich hier um Patienten mit nachgewiesener Hirnschwellung oder um Verletzte mit einer Hirnstammschädigung. Ein hier zuverlässiger Indikator für den Schweregrad der Hirnschädigung sind die Tiefe und die Dauer der Bewußtseinsstörung, die zusammen mit dem Lebensalter für die Initialphase von entscheidender Bedeutung sind.

An zweiter Stelle der Diagnostik steht die individuell eingesetzte CT-Untersuchung. Die kurzfristige Kontrolle ist besonders dann indiziert, wenn Komplikationen im nicht-neurologischen Bereich im Vordergrund stehen und initial ein unauffälliger CT-Befund erhoben worden ist. Die Kontrolle sichert die sich später entwickelnde Raumforderung bzw. das Hirnödem. Zusätzliche EEG-Untersuchungen klären das Ausmaß der Allgemeinstörung. Sprechen eine schwere Bewußtseinsstörung und CT-Befunde für eine intrakranielle Drucksteigerung, gibt ein für eine begrenzte Anzahl von Tagen epidural plazierter Druckfühler Informationen, ob, in welchem Ausmaß und unter welchen Bedingungen der intrakranielle Druck erhöht ist. Nur die nachgewiesene Druckerhöhung rechtfertigt dann eingreifende Therapiemaßnahmen. Diese sollten nach standardisierten Richtlinien erfolgen. Bereits die Hochlagerung des Kopfes um ca. 30 Grad führt in einigen Fällen als isolierte Maßnahme zur Drucksenkung. Die durch die motorische Unruhe des Verletzten verursachte Drucksteigerung kann durch Sedativa beeinflußt werden. An entscheidender Stelle der Therapie steht jedoch die kontrollierte Hyperventilation. Nur der kurzfristige Einsatz osmotisch wirksamer Substanzen führt zu klinisch beurteilbaren Resultaten. Verändert hat sich die Einstellung in der Dosierung von Barbituraten. Zur Vermeidung toxischer Nebenwirkungen beschränkt man sich auf Dosierungen zwischen 6 bis 800 mg pro Tag. Man erreicht dabei eine notwendige Basissedierung, kann die Tiefe der Bewußtseinsstörung kontrollieren und bietet gleichzeitig einen antikonvulsiv wirksamen Schutz. Verändert hat sich auch die Einstellung gegenüber dem Einsatz von Dexamethason. Als Mittel der Wahl immer noch großzügig eingesetzt wird seit 2 bis 3 Jahren in kontrollierten Studien dargelegt, daß die Wirksamkeit der Steroide in der Therapie der intrakraniellen Drucksteigerung bzw. im Sinne der Hirnödemprophylaxe nicht beweisbar ist (1, 3). Diese Beurteilungen haben sich bisher nicht durchgesetzt.

## Zusammenfassung

Der hohe Anteil von schweren Schädelhirntraumen im Rahmen von Mehrfachverletzungen erfordert eine nach Prioritäten gestaltete Behandlungsführung während der Initialphase. Zahlenmäßig überlegen sind die Verletzten mit einer Hirnschwellung. Diagnostische und therapeutische Bemühungen werden aufgezeigt.

## Literatur

1. Cooper PR et al. (1979) Dexamethasone and severe head injury. A prospective double-blind study. J Neurosurg 51:307-316
2. Dmw-Kleine Mitteilungen (1981) Straßenverkehrsunfälle 1981. Dtsch med Wschr 13:519

3. Gudemann SK et al. (1979) Failure of high-dose steroid therapy to influence intracranial pressure in patients with severe head injury. J Neurosurg 51:301-306
4. Kretschmer H (1978) Neurotraumatologie, 1. Aufl. Thieme, Stuttgart
5. Kretschmer H (1981) Akutbehandlung schwere Schädel-Hirn-Verletzungen. Scripta medica Merck 16:3
6. Mitteilungen (1980) Todesursachen 1981. Der Deutsche Arzt 2:46
7. Schiefer W (1979) Maßnahmen bei Schädel-Hirn-Traumen am Notfallort und während des Transports. Leben Retten 3:31-40

# Benzodiazepin-Abhängigkeit in der Neurologie

S. Poser, D. Roscher, W. Poser und A. Argyrakis

## Einleitung

Der Benzodiazepinverbrauch in der Bundesrepublik ist wahrscheinlich der höchste auf der Welt. Berechnet man die Zahl der verkauften Tagesdosen je 1000 Einwohner (5), so erhält man die für internationale Vergleiche geeignete Größe DDD (Defined Daily Dose). Aus Abb. 1 ist die Sonderstellung der Bundesrepublik klar ersichtlich.

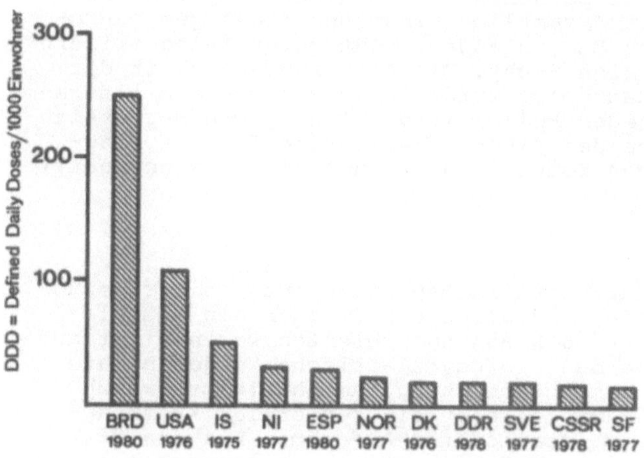


Abb. 1. Benzodiazepin-Verbrauch in verschiedenen Staaten. DDD = Tagesdosen je 1000 Einwohner. Für Diazepam (Valium) sind das z.B. 10 mg. BRD = Bundesrepublik Deutschland; USA = Vereinigte Staaten von Amerika; IS = Island; NI = Nordirland; ESP = Spanien; NOR = Norwegen; DK = Dänemark; DDR = Deutsche Demokratische Republik; SVE = Schweden; CSSR = Tschechoslowakei; SF = Finnland

Die Zahl der Benzodiazepinabhängigen ist entsprechend groß und wird - da Suchtentwicklungen viele Jahre brauchen - noch steigen. Unseren Beobachtungen nach kommen Patienten mit Benzodiazepinmißbrauch häufig auch in die Neurologie; ihre Abhängigkeit wird dort ebenso wie in anderen Disziplinen oft nicht erkannt.

In der Psychiatrischen Universitätsklinik Göttingen liegt bei etwa 8% der stationären Patienten eine Benzodiazepinabhängigkeit vor. Im Laufe der letzten 6 Jahre sind 395 Fälle bekannt geworden, 1/3 waren reine Benzodiazepinabhängigkeiten, 2/3 gemischte Abhängigkeiten, meist mit Alkohol.

In der vorliegenden Untersuchung soll der Frage nachgegangen werden, wie häufig und unter welchen Diagnosen diese psychiatrisch auffällig gewordenen Patienten in der Neurologie auftauchen, welche Symptomatik sie bieten und welche Zusatzuntersuchungen veranlaßt werden und sinnvoll erscheinen. Insbesondere interessierte die Frage, ob sich die von Alkoholikern bekannten, computertomographisch faßbaren Hirnatrophien auch bei Benzodiazepinabhängigen finden.

## Patienten und Methodik

In der Psychiatrie wurden jahrgangsweise alle Unterlagen von stationären und ambulanten Patienten mit Suchtkrankheiten gesammelt. Folgende Daten gingen in die Untersuchung ein: Suchtbeginn, Suchtmittel im Längsschnitt, eingenommene Dosen, körperliche Entzugserscheinungen, Suchtmittelnachweis, EEG-Befund. Die Kriterien für die Diagnose Benzodiazepinabhängigkeit (Einzelheiten s. 3) sind Operationalisierungen folgender Begriffe: Regelmäßige oder periodische Einnahme überhöhter Dosen, Toleranzentwicklung, psychische Abhängigkeit, Verwahrlosungstendenzen, Entzugserscheinungen, süchtige Fehlhaltungen. Wenn die Diagnose sicher war, wurde überprüft, ob der Patient auch in der Neurologie bekannt war. Es wurden Gruppen gebildet, je nachdem ob der Patient niedrige oder hohe Dosen (Grenze bei 30 mg Diazepam oder Äquivalenzdosis) isoliert oder in Kombination mit anderen Suchtmitteln eingenommen hatte. Die Auswertung der EEG's erfolgte visuell.

Bei der Beurteilung der Computertomogramme (CT) wurden die Ventrikeltaille und die größte Weite des 3. Ventrikels gemessen (1). Eine auffällige Rindenatrophie wurde visuell nach der Methode von Ron (4) blind skaliert (4 Stufen für die Oberflächengyri, 3 Stufen für die Fissura Sylvii und 2 Stufen für den Interhemisphärenspalt, höchstmögliche Punktzahl 6). Die Kontrollpersonen (1. ambulante Kopfschmerzpatienten, 2. Zyklothyme) hatten sämtlich einen unauffälligen neurologischen Befund, ein normales EEG, standen nicht unter Tranquilizern und boten keinen Hinweis auf eine Sucht. Die Altersabhängigkeit der Ventrikelweite und der Rindenatrophie wurde durch Bildung von altersgleichen Kontrollgruppen zu jedem Kollektiv von Abhängigen berücksichtigt. Bei der Vergleichsgruppe der Alkoholiker wurden für die Diagnose die Kriterien des American Council on Alcoholism (2) angewandt.

## Ergebnisse

181 der 395 psychiatrisch erfaßten Patienten waren auch in der Neurologie registriert. Bei 81 wurden lediglich ein CT oder ein EMG als technische Leistung angefordert. 6 Krankengeschichten waren nicht auffindbar. 94 kamen - meist ohne daß die psychiatrische Vorgeschichte bekannt war - zur neurologischen Untersuchung. Am häufigsten waren unspezifische Schmerzen und Schwindel oder ein zerebraler Krampfanfall Anlaß zur Untersuchung bzw. stationären Aufnahme. Bei den 26 Patienten mit reiner Benzodiazepinabhängigkeit war der Abusus bei der Untersuchung seltener bekannt und blieb auch häufiger unentdeckt (17/26) im Vergleich zu Patienten mit kombiniertem Mißbrauch (20/68 blieben unentdeckt).

Die häufigsten Abweichungen im neurologischen Befund waren: Ataxie, Dysarthrie, Nystagmus und Tremor. Unruhe, Schlaflosigkeit und ein Entzugstremor waren in mehreren Fällen Anlaß, Benzodiazepine erneut zu verabreichen. 35 Patienten (37%) boten zerebrale Krampfanfälle und in dieser Gruppe wurde die Diagnose am häufigsten richtig gestellt (30/35). Unter Benzodiazepinen zeigte sich im EEG als typischer Befund (bei 68% der abgeleiteten EEG's) ein hochamplitudiger langsamer Betarhythmus, der sich im Berger-Versuch nicht blockieren ließ. Dieser Befund bildete sich mit der Elimination des Bezodiazepins zurück. Krampfpotentiale fanden sich - auch unmittelbar postiktal - nur in 4 Fällen.

Die CT's zeigten bei den Patienten mit ausschließlichem Benzodiazepinmißbrauch - im Gegensatz zu den deutlichen Atrophien bei Alkoholikern - keine signifikanten Abweichungen von den Kontrollkollektiven. Bei Patienten mit kombiniertem Mißbrauch von Alkohol und Benzodiazepinen war die Hirnatrophie nicht so ausgeprägt wie bei den reinen Alkoholikern.

Suchtmittelnachweise trugen - obwohl spezifisch und oft beweisend - selten zur Diagnose bei: Früher konnte die Bestimmung nicht durchgeführt werden, heute wird sie oft nicht genutzt, das Ergebnis kommt zu spät oder die Aussagekraft wird durch Benzodiazepingabe in der Klinik eingeschränkt. Über die Hälfte der Patienten gab übereinstimmend mit Aussagen der Angehörigen an, die Bekanntschaft mit dem Suchtmittel anläßlich einer längerfristigen ärztlichen Verordnung gemacht zu haben. Bei vielen verschrieb der Arzt die volle Suchtdosis über Jahre, bei anderen wurden Rezepte von verschiedenen Ärzten gleichzeitig bezogen.

## Diskussion

Die Symptomatik der Benzodiazepinabhängigkeit ist so bunt und unspezifisch, daß häufig Fehldiagnosen vorkommen. Auch in der Psychiatrie laufen Süchtige oft lange Zeit unter Diagnosen wie "Endogene Depression" oder "Neurotische Fehlhaltung", ohne daß die Abhängigkeit erkannt wird. In der Neurologie blieben 39% der schon psychiatrisch auffällig gewordenen Patienten unerkannt. Unspezifische Schmerzen und Schwindel waren die häufigsten Klagen dieser Patienten. Zerebrale Krampfanfälle führten am ehesten auf die richtige Spur. Das EEG erwies sich, vor allem durch die im Berger-Versuch nicht blockierte Betatätigkeit, als wichtiges Hilfsmittel. Das CT brachte nur in Fällen, in denen gleichzeitig ein Alkolholismus vorlag, Aufschluß in Form von hirnatrophischen Veränderungen. Allerdings bietet diese Patientengruppe ohnehin weniger diagnostische Schwierigkeiten.

Pathogenetisch ist das Fehlen atrophischer Veränderungen im CT interessant insofern als das klinische Bild von Benzodiazepin-Intoxikationen und -Suchten große Ähnlichkeit mit alkoholbedingten Veränderungen hat, toxische Schäden am Gehirn und an den peripheren Nerven jedoch mit klinischen Methoden nicht nachweisbar sind. Fehlen sie auch pathologisch-anatomisch, so könnte die Benzodiazepinabhängigkeit als Modell dienen, an dem das pathologische Geschehen der Sucht an Nervenstrukturen ohne Sekundärschäden untersucht werden kann.

## Zusammenfassung

Mit 181 von 395 psychiatrisch auffällig gewordenen Benzodiazepinabhängigen Patienten wurde auch die Neurologische Klinik frontiert. 94 wurden klinisch neurologisch untersucht, wobei unspezifische Schmerzsyndrome, Schwindel und zerebrale Krampfanfälle der häufigste Anlaß waren. Ataxie, Nystagmus, Dysarthrie und Tremor waren die führenden neurologischen Symptome. Bei 39% der Patienten wurde die Sucht nicht erkannt, wobei reine Benzodiazepinabhängigkeiten am leichtesten übersehen wurden. Das EEG erwies sich durch den Nachweis einer im Berger-Versuch nicht blockierbaren Betatätigkeit als hilfreich. Das CT zeigte bei alleiniger Benzodiazepineinnahme keine Abweichungen.

## Literatur

1. Carlen PL, Wilkinson DA, Wortzman G, Holgate R, Cordingley J, Lee MA, Huszar L, Moddel G, Singh R, Kiraly L, Rankin JG (1981) Cerebralatrophy and functional deficits in alcoholics without clinically apparent liver disease. Neurology 31:377-385

2. National Council on Alcoholism. Criteria Committee (1972) Criteria for the diagnosis of alcoholism. Amer J Psychiat 129:127-135
3. Poser W, Kemper N, Poser S (1981) Mißbrauch und Abhängigkeit bei Benzodiazepin-Hypnotika. Internationales Symposium über Benzodiazepine in der Behandlung von Schlafstörungen. Frankfurt, November 1981
4. Ron MA, Acker W, Lishman WA (1980) Morphological abnormalities in the brains of chronic alcoholics. Acta psychiat scand 62, Suppl 286:41-46
5. Tognoni G, Bellantuono C, Lader M (eds) (1981) Epidemiological impact of psychotropic drugs. Elsevier North-Holland Biomedical Press, Amsterdam New York Oxford

# Schlußwort

D. Seitz

Mit dem Ende dieser Sitzung schließe ich die 56. Tagung der Deutschen Gesellschaft für Neurologie.

Es ist mir ein besonderes Bedürfnis, allen Vorsitzenden zu danken, die mit leichter Hand die Sitzungen souverän geleitet und dafür Sorge getragen haben, daß das Tagungsprogramm ohne jede Verzögerung eingehalten werden konnte.

Ich danke ferner allen Referenten und Vortragenden für das hohe Niveau ihrer Beiträge, die das Zuhören im allgemeinen zu einem Genuß machten.

Das Gelingen von Tagungen hängt, wie ich erfahren konnte, entscheidend von diesen drei Teilnehmergruppen ab.

Ich danke vor allem meinen Mitarbeitern, die mich während der ganzen Vorbereitungszeit mit großer Selbstverständlichkeit unterstützt und schließlich die ganze Last des Klinikbetriebes getragen haben.

In diesem Zusammenhang danke ich besonders meiner Sekretärin, Frau S. Barras, die sich unermüdlich mit Engagement und Umsicht eingesetzt hat, sowie unserer Bibliothekarin, Frau H. Hepprich, die die Schrifttumverzeichnisse der Manuskripte mit großer Sorgfalt durchgesehen hat.

Last not least danke ich meiner Frau. Ohne ihre ständige Unterstützung und ihr Verständnis für meine wechselnde psychische Verfassung hätte die Tagung nicht stattfinden können.

Schließlich danke ich allen Diskutanten und Zuhörern, die in so großer Zahl bis zu dieser späten Stunde ausgeharrt haben.

Ich wünsche Ihnen allen eine gute Heimreise und hoffe auf ein gesundes Wiedersehen in drei Jahren anläßlich des Internationalen Kongresses für Neurologie hier in Hamburg.

*D. Seitz*

# Sachverzeichnis